HANDBUCH DER ALLGEMEINEN PATHOLOGIE

HERAUSGEGEBEN VON

F. BÜCHNER   E. LETTERER   F. ROULET

VIERTER BAND

DER STOFFWECHSEL

ZWEITER TEIL

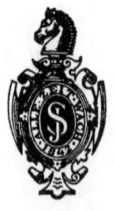

SPRINGER-VERLAG BERLIN HEIDELBERG GMBH

1957

DER STOFFWECHSEL
II

BEARBEITET VON

K. BETKE · F. BÜCHNER · L. HEILMEYER · K. LANG · D. LÜBBERS
E. OPITZ† · J. PICHOTKA · K. PLÖTNER · W. PRIBILLA
H. SCHAEFER · W. STICH · W. VOLLAND · L. WEISSBECKER

REDIGIERT VON

E. LETTERER

MIT 177 ABBILDUNGEN

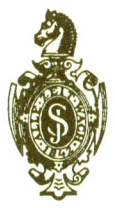

SPRINGER-VERLAG BERLIN HEIDELBERG GMBH

1957

ISBN 978-3-642-86171-0   ISBN 978-3-642-86170-3 (eBook)
DOI 10.1007/978-3-642-86170-3

Alle Rechte, insbesondere das der Übersetzung in fremde Sprachen, vorbehalten

Ohne ausdrückliche Genehmigung des Verlages ist es auch nicht gestattet, dieses Buch oder Teile daraus auf photomechanischem Wege (Photokopie, Mikrokopie) zu vervielfältigen

© by Springer-Verlag Berlin Heidelberg 1957

Ursprünglich erschienen bei Springer-Verlag oHG. Berlin · Göttingen · Heidelberg 1957

Softcover reprint of the hardcover 1st edition 1957

Die Wiedergabe von Gebrauchsnamen, Handelsnamen, Warenbezeichnungen usw. in diesem Werk berechtigt auch ohne besondere Kennzeichnung nicht zu der Annahme, daß solche Namen im Sinn der Warenzeichen- und Markenschutz-Gesetzgebung als frei zu betrachten wären und daher von jedermann benutzt werden dürften

Inhaltsverzeichnis.

Seite

Funktion und Stoffwechsel der Schwermetalle. Von Professor Dr. L. HEILMEYER-Freiburg i. Br. und Professor Dr. L. WEISSBECKER-Freiburg i. Br. Mit 38 Abbildungen . . . 1

I. Einleitung. Von Professor Dr. L. WEISSBECKER 1
II. Das Eisen. Von Professor Dr. L. HEILMEYER 4
   1. Bestimmungsmethoden 4
   2. Vorkommen und Funktion des Eisens im Organismus 5
      Formen des organischen Eisens 5
      a) Das Hämoglobineisen 5
      b) Das Myoglobineisen 6
      c) Das Eisen der Zellhämine 6
      d) Das Depoteisen 7
        Formen des Depoteisens S. 9.
      e) Das zirkulierende Plasmaeisen (Serumeisen), das eisenbindende Protein (Transferrin, Siderophilin) 15
   3. Physiologie des Eisenstoffwechsels 16
      a) Die Eisenresorption 16
      b) Die Eisenexkretion und die physiologischen Eisenverluste, der Eisenbedarf 20
      c) Die Physiologie des Plasmaeisens 23
        Bedeutung des Plasmaeisens und der Eisenbindung im Plasma für den Eisenstoffwechsel 27
        Regulation des Eisenstoffwechsels 28
   4. Die Pathologie des Eisenstoffwechsels 29
      a) Die Eisenstoffwechselstörung beim Infekt 29
      b) Die Eisenmangelkrankheit 39
        Die experimentelle Eisenmangelkrankheit der Maus 39
        Die Eisenmangelerkrankung des Menschen 40
      Die einzelnen Bilder der Eisenmangelerkrankung und ihre Pathogenese . . 41
        Die Eisenmangelerkrankung des Säuglings und Kleinkinds 41
        Die Eisenmangelerkrankung in den Postpubertätsjahren der Frau (Chlorose) 42
        Die essentielle hypochrome Anämie (achylische Chloranämie) . . . 42
        Eisenmangel durch anderweitige Ursachen einer Eisenresorptionsstörung 42
        Der Eisenmangel durch Blutverluste 43
      Der Eisenstoffwechsel bei Lebererkrankungen 43
        Leberparenchymerkrankungen 43
      Der Eisenstoffwechsel bei hämolytischen und aplastischen Anämien, bei Polycythämien und bei Myodegeneration 45
        Das Serumeisen bei Untergang von Muskelgewebe 48
      Der Eisenstoffwechsel bei der Hämochromatose (Eisenspeicherungskrankheit) 48
   Rückblick 52
   Nachtrag von Dr. F. WÖHLER s. S. 768.
III. Das Kupfer. Von Professor Dr. L. HEILMEYER 53
   1. Bestimmungsmethoden 53
   2. Vorkommen im Organismus 53
   3. Funktion und biologische Bedeutung des Kupfers im Organismus 55
      a) Kupferproteide als Fermente 55
      b) Die Bedeutung des Kupfers für die Bildung des Hämoglobins und des Atmungsferments 56
      c) Katalytische Wirkung des Kupfers im Organismus für Wachstum und Pigmentbildung 56

		Seite

4. Physiologie und Pathologie des Kupferstoffwechsels 58
  a) Bedeutung des Plasmakupfers 58
  b) Pathologie des Plasmakupfers 59
  c) Verteilung des Kupfers auf Plasma und Blutkörperchen 61
  d) Die Kupferstoffwechselstörung beim Morbus Wilson (Hepato-lenticuläre Degeneration) 61
5. Die Kupfermangelkrankheit 62
Schlußbetrachtung 62
Nachtrag von Dr. F. WÖHLER s. S. 777.

IV. Kobalt, Zink, Mangan und einige andere biologisch wichtige Schwermetalle. Von Professor Dr. L. WEISSBECKER 63
1. Kobalt 63
2. Zink 67
3. Mangan 70
4. Andere biologisch wichtige Schwermetalle 73
  Molybdän 73
  Titan 73
  Vanadium 73
Literatur 73
  Nachtrag zu Zink 87

Die Pathologie des Stoffwechsels der Schwermetalle. Von Professor Dr. med. W. VOLLAND-Köln und Privatdozent Dr. W. PRIBILLA-Köln 88
Eisen 88
  I. Eisenablagerungen infolge vermehrter Eisenresorption (Hämochromatose) . . 96
    Experimentelles zum Hämochromatoseproblem 100
  II. Eisenstoffwechselstörungen auf Grund gesteigerten Blutzerfalls 107
  III. Eisenablagerungen infolge Abbaues von Muskulatur sowie sonstiger Zell- und Gewebseinschmelzungen 128
  IV. Eisenablagerungen auf Grund einer intermediären Stoffwechselstörung, speziell bei Infekten und verwandten Abwehrprozessen des Organismus 132
  V. Eisenablagerungen auf Grund sonstiger Störungen der Eisenverwertung . . 138
  VI. Eisen- bzw. Kalkeiseninkrustationen 140
  VII. Eisenablagerungen unbekannter Bedeutung (autochthones Gehirneisen) . . 142
  VIII. Morphologische Befunde bei der Eisenmangelkrankheit 145
    Schlußbemerkungen 146
Kupferstoffwechselstörungen 151
  Einleitung 151
  I. Kupfer und Melaninbildung 158
  II. Kupfer und Lebercirrhosen 162
  III. Über die Kupferstoffwechselstörung bei der hepatolentikulären Degeneration 165
  IV. Zur Pathologie des Auges in bezug auf Kupferstoffwechselstörungen . . . 168
  V. Kupfer und Gallensteine 169
  VI. Kupfermangelanämien 169
  VII. Kupfermangelbedingte Skeleterkrankungen 172
  VIII. Kupfermangel und Zentralnervensystem 172
  IX. Sonstige Kupfermangelerscheinungen 173
  X. Kupferstoffwechsel bei Infektionskrankheiten 174
  XI. Kupferstoffwechsel bei Tumorleiden 174
    Schlußbemerkungen 175
Literatur 175

Biochemie und Funktion des Hämoglobins und verwandter Stoffe. Von Dozent Dr. W. STICH-München 204
Einleitung 204
  I. Häminproteide 205
    A. Blutfarbstoffe und Muskelfarbstoffe 206
      1. Hämoglobin 206
        a) Vorkommen, Darstellung und Eigenschaften 206
        b) Chemie 207

	Seite
c) Bestimmungsmethoden	208
d) Stoffwechsel	208
α) Aufbau	209
β) Abbau	210
e) Funktion	211
2. Myoglobin	212
a) Vorkommen, Darstellung und Eigenschaften	212
b) Chemie	213
c) Bestimmungsmethoden	213
d) Stoffwechsel	214
e) Funktion	215
B. Häminfermente	215
1. Das sauerstoffübertragende Ferment der Atmung	216
a) Vorkommen, Darstellung und Eigenschaften	216
b) Chemie	216
c) Bestimmungsmethoden	217
d) Stoffwechsel	217
e) Funktion	218
2. Die Cytochrome	218
a) Cytochrom a	218
b) Cytochrom b	219
c) Cytochrom c	219
α) Vorkommen, Darstellung und Eigenschaften	219
β) Chemie	219
γ) Bestimmungsmethoden	220
δ) Stoffwechsel	220
ε) Funktion	221
3. Katalase	221
a) Vorkommen, Darstellung und Eigenschaften	221
b) Chemie	222
c) Bestimmungsmethoden	222
d) Stoffwechsel	222
e) Funktion	223
4. Peroxydasen	223
a) Vorkommen, Darstellung, Eigenschaften	223
b) Chemie	224
c) Bestimmungsmethoden	224
d) Stoffwechsel	224
e) Funktion	224
5. Weitere Häminfermente	225
II. Hämine	225
1. Hämatin	225
2. Zellhämine	225
Häminfermente und Zellatmung	226
1. Das Zusammenwirken der Faktoren	226
2. Die Lokalisation der Häminfermente in der Zelle	226
3. Die Histochemie der Zellatmung	227
III. Porphyrine	228
a) Vorkommen, Darstellung und Eigenschaften	228
b) Chemie	230
c) Bestimmungsmethoden	230
d) Stoffwechsel	231
e) Funktion	233
IV. Gallenfarbstoffe	233
a) Vorkommen, Darstellung und Eigenschaften	234
b) Chemie	234
c) Bestimmungsmethoden	236
d) Stoffwechsel	237
e) Funktion	238
Literatur	239

Pathologie des Hämoglobins und verwandter Stoffe. Von Professor Dr. Dr. K. PLÖTNER-Freiburg i. Br. und Dozent Dr. K. BETKE-Freiburg i. Br. 245
  I. Pathologie des Hämoglobins 245
    Pathologische Blutfarbstofftypen S. 245. — Reaktive Veränderungen des Blutfarbstoffs S. 245.
    A. Pathologische Blutfarbstofftypen 245
      1. Systematik und Vorkommen 245
      2. Eigenschaften und Methoden der Differenzierung 247
        Spektrophotometrie S. 247. — Kristallstruktur S. 247. — Aminosäurenzusammensetzung S. 247. — Löslichkeit S. 248. — Elektrophorese S. 248. — Adsorption und Chromatographie S. 249. — Alkalidenaturierung S. 249. — Hitzedenaturierung S. 249. — Serologische Spezifität S. 249. — Eigenschaften der biologischen Funktion S. 250. — Bestimmungsmethoden S. 250. — Genetik S. 250. — Die Anlage für die Produktion von Hb F S. 251. — Klinik S. 253.
    B. Reaktive Veränderungen des Blutfarbstoffs 255
      1. Kohlenoxydhämoglobin (CO Hb) 255
        Nachweis des CO Hb S. 256.
      2. Hämiglobin (= Methämoglobin, Ferrihämoglobin) 257
        Therapie S. 258. — Vergiftungen durch Methämoglobinbildner S. 258. — Familiäre Methämoglobinämie S. 259. — Therapeutische Anwendung von Hämiglobin S. 260.
      3. Grüne Blutfarbstoffe 260
  II. Pathologie des Hämoglobinumsatzes 262
    A. Störungen der Hb-Synthese 263
      1. Verringerte Hb-Synthese durch Baustoff- und Wirkstoffmangel 263
        Eisenmangel S. 263. — Globinmangel S. 264. — Spurenelemente S. 264. — Vitaminmangel S. 264. — Endokrine Störungen S. 265. — Chronische Infekte und maligne Tumoren S. 266. — Idiopathische Lungenhämosiderose S. 266. — Bleiintoxikation S. 266. — Aplastische Anämien S. 266.
      2. Gesteigerte Hb-Synthese 267
    B. Störungen des Hb-Umsatzes 267
      Bestimmung des Hb-Umsatzes 267
      Hämolyse und Hb-Abbau 268
      1. Regeneratorische hämolytische Anämien 268
      2. Toxische hämolytische Anämien 269
      3. Megaloblastische hyperchrome Anämien 269
      4. Hämatinämien 270
    C. Pathologie des Umsatzes der übrigen Häminproteide 270
      1. Paroxysmale Myoglobinurie 270
      2. Haffkrankheit 271
      3. Crush-Syndrom. Myorenales Syndrom 271
      4. Häminfermente 271
    D. Die pathologischen Porphyrinurien und die Porphyrien 272
      1. Die pathologischen Porphyrinurien 273
        Die toxischen Porphyrinurien S. 273. — Sekundäre Porphyrinurien S. 274. — Porphyrinurien bei Blutkrankheiten S. 274.
      2. Die Porphyrien 275
        Die kongenitale lichtsensitive Porphyrie. GÜNTHERsche Krankheit S. 275. — Die intermittierend akute Porphyrie S. 276. — Die Porphyria cutanea tarda S. 277.
  Literatur 277

Die Biochemie des intermediären Stoffwechsels. Von Professor Dr. Dr. KONRAD LANG-Mainz. Mit 2 Abbildungen 287
  Einleitung 287
  Die biologische Oxydation 289
  Der Kohlenhydratstoffwechsel 298
    Allgemeines 298
    Spaltung und Aufbau von Glykogen 302
    Die Glykolyse 303
    Die Endoxydation über den Citronensäurecyclus 307

	Seite
Der Pentosephosphatweg der Glucoseoxydation	311
Fructose	314
Galaktose	315
Glucuronsäure	317
Glucosamin und Chondrosamin	317
Pentosen	318
Der Stoffwechsel des Eiweißes und der Aminosäuren	320
Der Eiweißstoffwechsel	320
Allgemeines über den Stoffwechsel der Aminosäuren	327
Glykokoll und Serin	331
Valin und Leucin	332
Die schwefelhaltigen Aminosäuren und der Schwefelstoffwechsel	333
Glutaminsäure	337
Ornithin, Arginin und Lysin	338
Phenylalanin und Tyrosin	339
Tryptophan	344
Histidin	345
Prolin und Oxyprolin	347
Die Harnstoffbildung	347
Bildung und Stoffwechsel von Kreatin	349
Cholin und Transmethylierung	350
Der Fettstoffwechsel und Lipoidstoffwechsel	352
Die β-Oxydation der Fettsäuren	352
Die Stellung der Acetessigsäure im Fettstoffwechsel	355
Das Coenzym A und die Transacetylierung	356
Die ω-Oxydation der Fettsäuren und die Dicarbonsäuren	358
Der Abbau von Fettsäuren mit einem verzweigten Kohlenstoffskelet	359
Die Dehydrierung der Fettsäuren in 9,10-Stellung	360
Die mehrfach ungesättigten Fettsäuren	360
Glycerin	361
Phosphatide	361
Sterine und Steroide	363
Der Stoffwechsel der Pyrrolfarbstoffe	370
Bildung von Pyrrolfarbstoffen	370
Der Abbau der Pyrrolfarbstoffe	373
Der Stoffwechsel der Erythrocyten	377
Stoffwechsel der Nucleinsäuren	378
Nucleotide und Nucleoside	378
Biosynthese der Pyridinnucleotide und Flavinnucleotide	380
Purine und Pyrimidine	380
Stoffwechselantagonisten	384
Lokalisation der Stoffwechselprozesse an den Zellstrukturen	386
Literatur	390

Allgemeine Physiologie der Zell- und Gewebsatmung. Von Professor Dr. E. OPITZ †
und Dozent Dr. med. D. LÜBBERS-Kiel. Mit 24 Abbildungen 395

Einleitung	395
A. Grundzüge der Zellatmung	396
1. Schematische Darstellung der Zellatmung	396
2. Atmung und Oxydation	399
B. Energiegewinnung beim Nährstoffabbau	404
1. Der Abbau der Nährstoffmoleküle	404
a) Der anaerobe Abbau der Kohlenhydrate	404
α) Die Startreaktionen	404

Startreaktion des Glykogenabbaus S. 404. — Startreaktion des Glucoseabbaus S. 406.

β) Anaerobe Energiegewinnung und -speicherung	407

Oxydation von Glycerinaldehyd-3-Phosphorsäure S. 407. — Innermolekulare Umlagerung der enol-Brenztraubensäure S. 408.

γ) Reduktionsreaktion als Endreaktion der Glykolyse	408
b) Der aerobe Abbau der Nährstoffmoleküle	409
α) Der Citronensäurecyclus	410

Startreaktion des Citronensäurecyclus S. 411. — Energieliefernde Reaktionen im Citronensäurecyclus S. 412.—Dehydrierungen im Citronensäurecyclus S. 412.

β) Der oxydative Abbau der Fettsäuren 414
  Startreaktionen S. 414. — Wasserstoffliefernde Reaktionen S. 414. —
  Bildung von Essigsäureresten S. 414.
γ) Der direkte oxydative Glucoseabbau 416
2. Wasserstoff und Sauerstoff bei der Energiegewinnung 417
 a) Der gebundene Wasserstoff 417
  α) Die Dehydrogenasen mit den Cofermenten DPN (Codehydrogenase I)
   und TPN (Codehydrogenase II) 417
  β) Die Flavoenzyme 418
  γ) Die Histochemie der Reduktionsorte 420
 b) Die Kette der Atmungsfermente und der molekulare Sauerstoff . . . 421
  α) Übersicht 421
  β) Historisches 422
  γ) Die einzelnen Cytochrome 422
  δ) Cytochromoxydase [sauerstoffübertragendes Ferment (WARBURG)] . . 424
  ε) Der Aufbau der Atmungskette 425
  ζ) Energiegewinnung in der Atmungskette 427
  η) Die Beteiligung der verschiedenen morphologischen Elemente der Zelle
   an der Energiegewinnung 432
  ϑ) Katalase und Peroxydase 434
  ι) Histochemischer Nachweis von Oxydasen und Hydroperoxydasen . . 435
  κ) Myoglobin 437
C. Energetik der Zellatmung 440
 1. Energieumwandlung 440
  a) Allgemeine Gesetzmäßigkeiten der Energieumwandlung 440
  b) Die Entropie als Maß für die nichtumwandelbare Energie 443
  c) Die freie Enthalpie als Maß für die freie Umwandelbarkeit von Energie . 445
 2. Zellarbeit und Struktur 447
 3. Die Energiebilanz beim Nährstoffabbau 451
 4. Mechanismen der Energiegewinnung und -ausnutzung 455
D. Die Physiologie der Zellatmung 461
 1. Die Regulation der Zellatmung 461
 2. Gewebsatmung und Enzymaktivität 468
 3. Kritischer Sauerstoffdruck und kritische Schichtdicke der Zelle 472
 4. Größe und Sauerstoffverbrauch 477
Literatur 481

Der Gesamtorganismus im Sauerstoffmangel. Von Professor Dr. J. PICHOTKA-Freiburg i. Br. Mit 43 Abbildungen 497
Einleitung 497
 I. Terminologie und Begriffsbestimmungen 499
  1. Hypoxie 499
  2. Hypoxydose 503
 II. Die perakute Hypoxie 505
 III. Die akute Hypoxie 507
  1. Höhenkrankheit 508
  2. Experimentelle Untersuchungen 509
   a) Die Atmung 509
   b) Das Säure-Basen-Gleichgewicht 513
   c) Der Kreislauf 514
    Herzminutenvolumen 514
   d) Die Körpertemperatur 517
   e) Die Sauerstoffaufnahme 519
   f) Die Beziehungen von Körpertemperatur und Sauerstoffaufnahme . . 531
    Die Beziehung von O_2-Spannung und O_2-Aufnahme bei Berücksichtigung
    des zeitlichen Einstellverlaufs 535
   g) Die Sauerstoffschuld im Sauerstoffmangel 539
   h) Mechanismus der Sauerstoffmangelwirkung 541
 IV. Die chronische Hypoxie und Höhenanpassung 545
  a) Die Atmung 545
  b) Das Säure-Basengleichgewicht 547
  c) Herz und Kreislauf 547

	Seite
d) Das Blutbild	550
e) Das Blutbild bei völliger Adaptation an große Höhen	550
f) Änderungen des Blutes bei kurzfristiger Hypoxie	556
g) Wesen und Bedeutung der Adaptation	557
Literatur	563

Die Pathologie der cellulären und geweblichen Oxydationen. Die Hypoxydosen. Von Professor Dr. F. Büchner-Freiburg i. Br. Mit 50 Abbildungen 569
Die Hypoxydosen 572
  1. Hypoxydosen und ihre Auswirkungen am Leberparenchym 574
     a) Die vacuolige Veränderung am Leberparenchym nach akuter Hypoxydose . 575
     b) Die Verfettung des Leberparenchyms bei Hypoxydose 581
     c) Die Nekrosen des Leberparenchyms nach Hypoxydosen 587
  2. Hypoxydotische Schäden des Herzmuskels 596
  3. Hypoxydotische Schädigungen des Gehirns 612
    Bemerkungen zum Stoffwechsel des Gehirns 612
     a) Morphologische Veränderungen des Zentralnervensystems bei Hypoxydosen . 614
     b) Die Veränderungen des Gehirns bei Hypoxydose durch Glucosemangel . . . 627
     c) Der Krampfanfall als eine funktionelle Manifestierung akuter Hypoxydose . 629
  4. Hypoxämie und Oligämie 631
  5. Mißbildungen durch Hypoxydose 632
     a) Bemerkungen zur Biochemie der Entwicklung 632
     b) Sauerstoffmangel als teratogenetischer Faktor 634
     c) Andere Hypoxydosen als Mißbildungsursachen 640
  6. Hemmung der postnatalen Entwicklung durch Hypoxydose 644
  7. Hypoxydose als ein Faktor in der Carcinogenese? 645
Rückblick und Ausblick 649
Literatur 650

Elektrobiologie des Stoffwechsels. Von Professor Dr. H. Schaefer-Heidelberg. Mit 20 Abbildungen 669
  I. Struktur und elektrische Phänomene der Zelle 670
    1. Membranstruktur 670
    2. Intracelluläre Strukturen 672
    3. Das Problem der Erregung einer Membran 673
      a) Die Problematik des Erregungsbegriffs 673
      b) Die Auslösung der Erregung 675
      c) Lokale Erregung 678
      d) Der Beginn der „Erregung" 681
      e) Die Fortleitung der Erregung 686
    4. Spitzenpotential und Nachpotential 686
    5. Zusammenfassung und Problemübersicht 687
  II. Erregbarkeit, Membranbeschaffenheit und Stoffwechsel 689
    1. Bestimmung des Problems 689
    2. Einflüsse auf das Membranpotential 690
      a) Ionenkonzentrationen 690
      b) Ionenpumpe 691
      c) Intracellulärer Stoffwechsel als Motor der Ionenpumpe 691
      d) Membranstoffwechsel als Quelle elektromotorischer Vorgänge 692
      e) Die Anteile des Membranpotentials 693
      f) Folgerungen für die Zellfunktion 694
    3. Einflüsse auf die Membranstruktur, Membran und Atmung 694
    4. Auflösung scheinbarer Widersprüche. Membranpotentiale und Nachpotentiale 696
  III. Die Wechselwirkung elektrischer und chemischer Faktoren 700
    1. Die Verhältnisse am Nerven 700
    2. Das Grundproblem einer jeden synaptischen Übertragung 701
    3. Das Endplattenpotential und das Problem der elektrischen und chemischen Wechselwirkung bei synaptischen Überträgerfunktionen 704

     4. Andere Überträgermechanismen 706
     5. Die Auslösung sog. spontaner Erregungen. 708
     6. Membranerregung und Zellerregung. 711
  IV. Pharmakologische Bemerkungen 712
     1. Allgemeine Klassifikation pharmakologischer Wirkungen an Membranen . 712
     2. Spezifität der Wirkungen an verschiedenen Wirkorten 714
     3. Abhängigkeit der Wirkung von der Konzentration 715
   V. Chemie des erregten Zustandes. 717
     1. Die Vorgänge in der Membran. 717
     2. Die Herkunft der Erregungssubstanzen 718
     3. Die chemische Elementarreaktion der Erregung 718
  VI. Zellschichten als Potentialquellen 721
 VII. Elektrische Vorgänge als Antagonisten nichtelektrischer Prozesse 722
VIII. Abnorme elektrische Prozesse an der Zelle. 724
     1. Störungen der Potentialdifferenz beiderseits der Zellmembran und der
        Membranstruktur. 724
     2. Störungen der Fortleitung einer Erregungswelle 726
     3. Störungen der Übertragungen elektrischer Veränderungen auf eine spezifische
        nichtelektrische Leistung der Zelle 728
     4. Störungen der Dauer des erregten Zustandes 728
     5. Störungen der Nachwirkung nach einer Erregung 729
     6. Entartungsreaktionen 730
  IX. Ausblick auf allgemeine Probleme. 735
     1. Antagonistische Innervationen und Regelvorgänge 735
     2. Lokale und allgemeine Innervation 739
     3. Funktion und Bau der Zelle. 740
     4. Das Tonusproblem 741
     5. Lokale und generalisierte Schäden als Problem 744
     6. Spezifische Bahnen und Isolation der Erregung 747
     7. Spontane Erregungen und das psychische Problem. 751
   Literatur 754
Nachträge von Dr. F. WÖHLER-Freiburg i. Br. zum Beitrag HEILMEYER u. WEISSBECKER
   „Funktion und Stoffwechsel der Schwermetalle" (S. 1—87) 768
   Zu: II. Das Eisen (S. 4) 768
   Literatur zum Nachtrag „Eisen" 772
   Zu: III. Das Kupfer (S. 53) 777
Namenverzeichnis 778
Sachverzeichnis 831

Funktion und Stoffwechsel der Schwermetalle.

Von

L. Heilmeyer-Freiburg i. Br. und L. Weissbecker-Freiburg i. Br.

Mit 38 Abbildungen.

I. Einleitung.

Von

L. Weissbecker.

Schwermetalle sind regelmäßige Bestandteile des Lebenden. Zwar sind fast alle im periodischen System vorkommenden Schwermetalle im Organismus nachgewiesen, über ihre physiologische Bedeutung oder gar ihre Lebensnotwendigkeit für höhere Organismen ist jedoch für viele nur wenig bekannt. Lediglich Eisen, Kupfer, Mangan, Zink und Kobalt sind für den Menschen und die Säugetiere in ihrer Bedeutung erkannt. Bei niedrigeren Organismen finden sich noch einige andere lebensnotwendige Schwermetalle, sicher Vanadium. Von diesen Spurenelementen sind, solange wir noch nichts über ihre Bedeutung wissen, die Schwermetalle als Begleitelemente abzutrennen, die mit der Nahrung aufgenommen und resorbiert werden. Daraus geht hervor, daß der Nachweis eines Schwermetalls im Organismus noch keineswegs für seine funktionelle oder materielle Bedeutung spricht. Selbst die wechselnde Verteilung der Schwermetalle läßt keine weiteren Schlüsse zu. Die Verteilung kann Ausdruck der besonderen Affinität des betreffenden Schwermetalls zum chemischen oder physikochemischen Milieu oder Ausdruck einer unspezifischen physiologischen Speichereigenschaft des jeweiligen Organs, im besonderen des reticuloendothelialen Systems sein. Verteilt sich ein Schwermetall in bestimmter Weise unter normalen Bedingungen auf die einzelnen Organe, so ändert sich der Verteilungsmodus bei Zufuhr großer Mengen — wie im Falle der Vergiftung — im allgemeinen nicht. Diese mehr oder weniger große Organspezifität läßt schließen, daß der größere Teil der Schwermetalle intracellulär liegt, daß also die Vorstellung von der Impermeabilität der Zellgrenzflächen für Kationen hier nicht gilt. Schwermetalle werden von den Zellen, auch von den Erythrocyten, als wahrscheinlich echten Membranträgern sicher und relativ rasch aufgenommen. Die erste Phase — Adsorption an die Zellgrenzfläche — verläuft sehr rasch. Die so ausgelöste Wirkung ist durch Entionisation, z. B. durch Sulfhydrilgruppen reversibel. Die zweite Phase — langsames Eindringen in die Zelle — führt dosenabhängig meist zu irreversibler Veränderung. Dieses Eindringen von Kationen in die Zelle ist nur durch zumindest temporäre Umladung der Grenzfläche zu erklären, vielleicht auf dem Wege über elektrisch wenig aktive Schwermetallproteinbildung. Damit ist die Möglichkeit einer Wirkung auf Zellfunktion und Morphe gegeben. Bleibt das Schwermetall extracellulär, also im Plasma oder im Interstitium, so treten meist keine morphologisch faßbaren Wirkungen auf.

Chemisch betrachtet bestehen zwischen den einzelnen lebensnotwendigen Schwermetallen gewisse systematische Beziehungen, aus denen sich aber nicht allzuviel ableiten läßt. Sie gehören im periodischen System alle der vierten Periode, d. h. der ersten großen Periode an. Die Ordnungszahlen folgen einander dicht, ebenso wie die Atomgewichte und die Atomvolumina, vom Nickel abgesehen, dessen Lebensnotwendigkeit allerdings noch nicht bewiesen ist. Das sonstige chemische Verhalten divergiert weitgehend. Auffällig ist aber die relative Häufung von Komplexbildnern wie Eisen, Kobalt und Kupfer. Schwermetalle haben — soweit bis jetzt bekannt — ausschließlich Bedeutung als Funktionselement, d. h. sie sind in die chemischen Abläufe meist als Katalysatoren eingebaut (WARBURG). Beim Eisen wird dabei zwischen dem Hämoglobineisen, das quantitativ gesehen schon nicht mehr zu den eigentlichen Spurenelementen gehört und dem Fermenteisen als echtem Spurenelement unterschieden. Vom Eisen, Kupfer, Kobalt und Zink abgesehen sind für die anderen Schwermetalle nur wenige physiologische Funktionen bekannt. Die meisten dieser Schwermetallwirkungen sind streng spezifisch, d. h. sie sind an eine chemisch meist wohldefinierte Trägergruppe gebunden. Ersatz des einen Schwermetalls durch ein anderes ist hier nur unter Wirkungsabnahme oder Verlust möglich. Das ist verständlich, da die Aktivität des jeweiligen Metalls selbst gegen minimale Veränderungen im physikochemischen Milieu sehr empfindlich ist. Derart streng spezifische und empfindliche Reaktionen sind z. B. im Hämoglobin- und Cytochromsystem für Eisen, in der Carbanhydrase für Zink und im Vitamin B_{12} für Kobalt gegeben. Daneben gibt es katalytische Schwermetallreaktionen, die nur von der allgemeinen Schwermetallnatur, weniger dagegen von der Spezifität des Metalls abhängig sind. Dabei handelt es sich meist um Steuerungsvorgänge in Fermentsystemen im Sinne einer Aktivierung oder Bremsung (Katalyse und Antikatalyse WARBURGs). Während bei streng spezifischen Schwermetallkatalysen im Biologischen nur eine isolierte und nur bei dem betreffenden Metall vorkommende physikochemische Eigenart ausgenutzt wird, wie z. B. der milieuabhängige leichte Elektronenaustausch im System Cytochrom-Cytochromoxydase, kommen bei der Fermentsteuerung unspezifische Schwermetallwirkungen häufiger vor. Diese sind meist Ausdruck der Neigung bestimmter Schwermetallgruppen zu Komplexbildung, wie z. B. Hemmung der Zymohexaseaktivität durch SH-Gruppen, Aktivierung durch Eisen, Kobalt oder Zink. Gleiches gilt für die Steuerung z. B. der Phosphatasenaktivität und vieler anderer Fermentsysteme durch Schwermetallreaktionen mit chemisch zum Teil noch nicht einwandfrei definierten Gruppen. Vermutet werden bei redoxaktiven Systemen Komplexbildungen mit Sulfhydrilgruppen durch die sog. ,,thiolopriven" Substanzen von BACQ[1], darunter viele Schwermetalle. Darüber hinaus ließ sich zeigen, daß Schwermetalle mit enolisierbaren Carbonylgruppen in vivo und in vitro Komplexe bilden (Typ Ascorbinsäure und verschiedene Reduktone) und mit koordinativ 4wertigem Stickstoff. Im letzten Falle ist eine Komplexbildung mit dem Stickstoff der prosthetischen Gruppe des Coferments allein nicht möglich. Nur am gesamten Coferment läßt sich dieser Stickstoff mit dem betreffenden Schwermetall in Reaktion bringen, wie im System Nicotinsäureamid-Codehydrase I (Abhängigkeit vom elektrisch aktiven Phosphat des Nucleotids). Dieser angedeutete Mechanismus, der sich bis jetzt nur auf redoxaktive Systeme bezieht und vor allem eine Hemmung des Wasserstoff- bzw. Elektronenaustausches zur Folge hat, wurde von WEISSBECKER[2] unter dem Begriff ,,Aredoxie" zusammengefaßt.

---

[1] BACQ 1946. [2] WEISSBECKER 1950.

Wenn den physiologisch bedeutsamen Spurenelementen ein Anteil an der Fermentsteuerung zugesprochen wird, so muß eine übermäßige Zufuhr von Schwermetallen zu Fermentstörungen bzw. Funktionsstörungen des Substrates führen, die dann als Vergiftung imponieren. Das gilt in erster Linie für Schwermetalle, die zum Substrat eine größere Affinität haben als das physiologische Element. Am Eiweißmodell ließ sich zeigen, daß sich Eisen durch Kupfer in festgelegten molaren Verhältnissen verdrängen läßt, daß auch zwischen Kupfer und Kobalt eine derartige Beziehung besteht. Dieser Grundversuch, angestellt mit unspezifischem Eiweiß, läßt sich allerdings nicht auf spezifische Substrate übertragen. Blei z. B. kann Hämoglobineisen nicht ersetzen, hemmt aber auf noch unbekannte Weise die Eiseneinlagerung in den Porphinring. Für das dem Eisen eng verwandte Kobalt dagegen wird vermutet, daß es das Hämoglobineisen — wenn auch nicht funktionell — ersetzen kann. Ziemlich sicher ist der Ersatz des Katalaseeisens durch Kobalt unter Katalaseaktivierung nachgewiesen. Daraus ergibt sich, daß die gegenseitige Ersetzbarkeit der Schwermetalle eine Funktion der spezifischen Eigenart des jeweiligen Metalls und des Reaktionspartners ist. Allgemeingültige Gesetzmäßigkeiten lassen sich also nicht aufstellen.

Voraussetzung der Schwermetallwirkung ist das Vorliegen in aktiver und resorbierbarer Form. Enteral gegebene Schwermetalle werden nur resorbiert, wenn sie im Intestinaltrakt in löslicher Form und als Kation ionisiert auftreten. Schwermetalle im anionischen Komplex haben keine Schwermetallwirkung. Die reinen fein verteilten Metalle auch in kolloidaler Form werden immer resorbiert. Die Resorption erfolgt an verschiedenen Stellen. Die physiologischen Schwermetalle wie Eisen, Kupfer, Kobalt, Mangan und Zink werden hauptsächlich von der Duodenalschleimhaut aufgenommen wie auch viele andere Metalle. Quecksilber, Blei, Thallium werden auch von der intakten Haut resorbiert, Kupfer und Zink nur in lipoidlöslicher Form durch die Schweiß- und Talgdrüsen. Adstringierende Metalle bilden auf der Schleimhaut und der verletzten Haut Proteinate, die dann resorbiert werden und so zu Vergiftungen Anlaß geben können. Das gilt für die reinen Metalle und ihre Salze. Alle Metalle werden in Staubform von der Lunge aufgenommen, meist in Proteinate umgewandelt und dann resorbiert, eine häufige Ursache industrieller Schwermetallvergiftung. Daneben kommt pulmonale Resorption bei dampfbildenden Schwermetallen (Quecksilber, Blei) vor. Bei intravenöser Applikation verschwinden die Schwermetalle rasch aus dem Blut und reichern sich zunächst besonders in Lunge und Milz an, bei intramuskulärer Gabe finden sich die größten Mengen meist in Leber und Niere. Die relative Konzentration in Niere oder Leber hängt von der Art des Metalls ab.

Höher in der Leber   Höher in der Niere
        Cu—Ag—As III—Th—As V—Pb—Hg—Bi—Au—U.

Bei intramuskulärer Applikation kann elementares injiziertes Metall sehr lange am Ort liegen bleiben und dort nach Jahren noch nachgewiesen werden. Auch können Metallverbindungen am Ort reduziert werden und dort lange liegen bleiben. Über den Transport der Schwermetalle im Organismus ist abgesehen vom Eisen wenig bekannt. Während Eisen in der β 1-Globulinfraktion, die allerdings in der Ammonsulfatfällung Albumincharakter zeigt, enthalten ist, werden die anderen Schwermetalle wahrscheinlich von allen Eiweißkörpern transportiert und finden sich in allen Aussalzfraktionen. Bei Eisen liegt eine streng spezifische Bindung vor, aus der eine Verdrängung durch andere Metalle kaum möglich ist. Die Bindung der anderen transportierten Schwermetalle an Eiweiß ist nur locker. Andere Verhältnisse müssen bei der Depotform in den einzelnen

Speicherorganen vorliegen. Denn hier läßt sich Eisen z. B. aus seiner Depoteiweißbindung wahrscheinlich in Form des Ferritins durch kleine Mengen Kobalt oder Mangan verdrängen. Die anderen Schwermetalle werden meist als Eiweißverbindung deponiert. Blei und einige verwandte Metalle werden als unlösliches Phosphat bevorzugt in den Knochen gespeichert und deshalb nur sehr verzögert wieder abgegeben. Die besondere Affinität des Hg, Pb, Bi zu Schwefel führt zu Ablagerung als Sulfid auch an den Stellen, die als Folge von Fäulnisvorgängen Schwefelwasserstoff ausgesetzt sind, so an der gesamten Schleimhaut des Gastrointestinaltraktes besonders Mund und Colon. Ag und Au können in der Haut deponiert zu sichtbaren Verfärbungen Anlaß geben. Die Form der Deposition ist also in erster Linie von den chemischen Eigenschaften des Metallkations abhängig.

Die Ausscheidung der Schwermetalle erfolgt hauptsächlich durch die Niere und die Galle, seltener durch Speichel und Schweiß. Die Annahme, daß Schwermetalle durch die Colonschleimhaut ausgeschieden werden, blieb nicht unwidersprochen. Der Schwermetallgehalt der Faeces stammt zum größten Teil aus der Galle oder bei oraler Gabe aus den nicht resorbierten Anteilen. Es ist weitgehend unbekannt, in welcher Form die Schwermetalle ausgeschieden werden. Manche erscheinen zweifellos als Sulfid in den Faeces. Sie können dann dem Stuhl eine charakteristische Farbe verleihen. Die Dauer der Ausscheidung hängt von der Applikationsart und Form ab, daneben von den jeweiligen Ablagerungsformen. Ein Teil wird sofort im Urin ausgeschieden. Dabei beträgt die Urinkonzentration meist das 5—10fache des Blutspiegels. Je nach Mobilisation der Depots hält die Ausscheidung lange an. Während Kupfer, Kobalt und Zink rasch wieder ausgeschieden werden, dauert die Ausscheidung von Blei, Quecksilber, Chrom oder Thallium manchmal jahrelang an. Thorium wird praktisch überhaupt nicht mehr ausgeschieden, Eisen nur in geringen Mengen.

II. Das Eisen[*].
Von
L. Heilmeyer.

1. Bestimmungsmethoden.

Zur Bestimmung des Eisens in Körperflüssigkeiten werden heute fast ausschließlich colorimetrische oder photometrische Verfahren angewandt. Am meisten gebräuchlich ist die Phenantrolinmethode[1, 2], daneben die Dipyridil-[3] und Rhodanmethode[4]. Eine genaue Beschreibung dieser Verfahren bei [1-5]. Die genannten Methoden können auch für Organanalysen nach vorausgegangener feuchter Veraschung mit Salpetersäure angewandt werden[6]. — Eine exakte quantitative Methode zur Bestimmung des Ferritins in den Organen wurde neuerdings von meinen Mitarbeitern[7] ausgearbeitet. Das Prinzip der Methode beruht darauf, daß das Ferritin aus frisch homogenisiertem Organgewebe durch geeignete Fraktionierungs- und elektrophoretische Trennverfahren von den anderen eisenhaltigen Proteinen abgetrennt wird. Nach Anfärbung der Elektrophoresestreifen mit Amidoschwarz bzw. Durchführung der Berliner Blau-Reaktion kann der Apoferritingehalt und der Ferritineisengehalt photoelektrisch bestimmt werden. Die erhaltenen Werte gestatten den absoluten und den prozentualen Ferritingehalt in den Organen zu berechnen[7]. — Für Stoffwechseluntersuchungen

---
[1] Heilmeyer und Plötner 1937. [2] Heilmeyer, Keiderling und Stüwe 1941.
[3] Hill 1925. [4] Moore, Arrowsmith, Quilligan und Read 1937.
[5] Hemmeler 1951 (Übersicht). [6] Lederer, Ballière und van Damme 1946.
[7] Keiderling und Wöhler 1954.
[*] Siehe Nachtrag Seite 768, welcher die neuen Forschungsergebnisse ab Herbst 1955 bis Sommer 1957 enthält.

hat sich die Anwendung des radioaktiven Eisenisotops Fe[59] mit einer Halbwertszeit von 46,3 Tagen besonders bewährt[1]. Der histochemische Eisennachweis beruht auf der Überführung in Berliner Blau oder TURNBULL-Blau. Bei Bewertung histochemischer Befunde ist zu beachten, daß nur ionisierbares oder in ionisierbare Form überführbares Eisen histochemisch in Erscheinung tritt. Über einen verfeinerten histochemischen Nachweis, der auch das normale Gewebseisen weitgehend erfassen soll, s. [2] und [3]. Durch Hydrolyse mit HCl und gleichzeitiger Kaliumferrocyanidreaktion bei 55° Wärme scheint neben der Hämosiderin- auch die Ferritineisendarstellung in Gewebsschnitten möglich[4]. Fest in ein organisches Molekül eingebautes Eisen, wie es z. B. im Hämin vorkommt, ist nicht faßbar. Quantitative Schlüsse aus histochemischen Eisenbefunden sind nicht ohne weiteres erlaubt.

2. Vorkommen und Funktion des Eisens im Organismus.

Eisen ist wie Kupfer ein lebensnotwendiges Metall, das sämtliche pflanzlichen und tierischen Zellen in kleinen Mengen besitzen. Vorkommen und Verteilung des Eisens im menschlichen Organismus geht aus Abb. 1 hervor, welche nach Organanalysen an 13 Kindern im Alter von 1—4 Jahren entworfen worden ist [5].

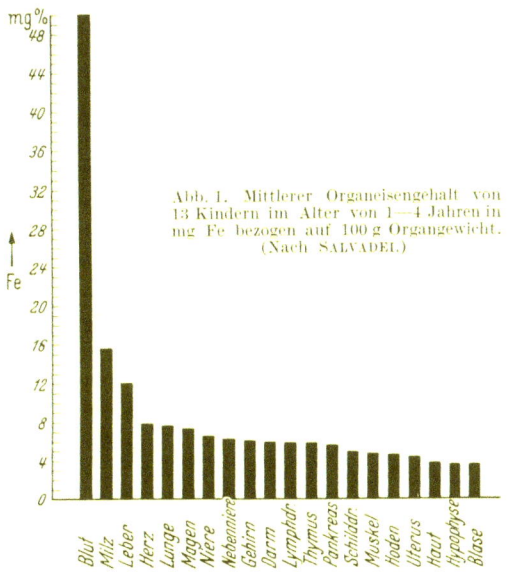

Abb. 1. Mittlerer Organeisengehalt von 13 Kindern im Alter von 1—4 Jahren in mg Fe bezogen auf 100 g Organgewicht. (Nach SALVADEI.)

Wie man sieht, ist das eisenreichste Organ das Blut, das in 100 cm³ 50 mg Fe fast ausschließlich als Hämoglobineisen enthält. Blutverlust bedeutet deshalb Eisenverlust. Neben dem Blut sind Milz und Leber die eisenreichsten Organe, was auf ihre besonderen Aufgaben im Eisenstoffwechsel hinweist. Die übrigen Organe enthalten nur relativ geringe Eisenmengen, die zwischen 4—7,5 mg-% liegen.

Formen des organismischen Eisens.

a) Das Hämoglobineisen.

Die Hauptmasse des Eisens im Säugetierorganismus ist am Aufbau des Blutfarbstoffs beteiligt. Beim Menschen beträgt der Gesamthämoglobinbestand durchschnittlich rund 900 g. Da der Eisengehalt des Hämoglobins 0,34% beträgt, so enthält das gesamte zirkulierende Blut rund 3 g Fe. Dazu kommt noch der Hämoglobineisengehalt des Knochenmarks, der sich in den reifen und halbreifen Zellen der Erythropoese vorfindet. Nach vorsichtiger Schätzung beträgt der Hämoglobingehalt des Knochenmarks etwa $1/5$ von dem des Blutes, was bei einem Gesamtorgangewicht von 2,5 kg 0,5 Liter Blut entsprechen würde. Daraus berechnet sich der Eisengehalt des gesamten Knochenmarks mit rund 250 mg. Das gesamte Hämoglobineisen würde demnach mit 3,25 g einzuschätzen sein. Über den Einbau des Eisens in das Hämoglobinmolekül und über den chemischen

---

[1] HAHN 1951 (Übersicht).   [2] POPOFF, W. N. und A. POPOFF 1943.
[3] DEJARDIN und LAMBRECHTS 1944.   [4] WÖHLER 1955.   [5] SALVADEI 1931.

Aufbau des Hämins s. Abschnitt Hämoglobinstoffwechsel, ferner bei[1]. Hier sei nur daran erinnert, daß das Eisen für den Sauerstofftransport von fundamentaler Bedeutung ist. Durch das Hämoglobineisen, das mehr als die Hälfte des Gesamteisenbestands des Körpers ausmacht, ist der Eisenstoffwechsel eng an den Hämoglobinstoffwechsel angeschlossen. Alle Ereignisse, welche Bildung und Zerstörung der roten Blutzellen beeinflussen, müssen sich deshalb auch im Eisenstoffwechsel dokumentieren. Infolge der großen Masse des Hämoglobineisens und der raschen Veränderlichkeit des Hämoglobinbestandes im Organismus stellt der Hämoglobinstoffwechsel eine dominante Größe für den Eisenstoffwechsel dar. Da unter physiologischen Bedingungen die Größe des Hämoglobinbestandes am stärksten durch O_2-Mangel beeinflußt wird, so geht auch der Sauerstoffmangel als wichtiger Faktor in den Eisenstoffwechsel ein.

b) Das Myoglobineisen.

Das Myoglobin ist in der Muskulatur zu durchschnittlich 0,6% enthalten[2]. Wenn man das Gewicht der Gesamtmuskulatur des Menschen zu 30 kg annimmt, so entspricht das einem Gesamtmyoglobinbestand von 180 g. Da der Eisengehalt des Myoglobins mit dem des Hämoglobins identisch ist, so entsprechen 180 g Myoglobin 0,6 g Eisen. Die Funktion des Myoglobins bildet eine Fortsetzung der Funktion des Hämoglobins, indem das Myoglobin den auf dem Blutwege zugeführten Sauerstoff auf die Muskelzelle überträgt. Zwischen Myoglobineisen und Hämoglobineisen bestehen Beziehungen insofern, als bei hochgradigem Hämoglobinmangel eventuell Myoglobineisen zum Neuaufbau von Hämoglobin herangezogen wird. Andererseits wird durch anoxämische Vorgänge sowohl die Myoglobinbildung wie die Hämoglobinbildung angeregt. Darüber hinaus wird der Eisenstoffwechsel auf dem Wege über das Myoglobineisen auch durch hochgradigen Muskelzerfall oder durch raschen Muskelaufbau beeinflußt. Doch wird dieser Einfluß angesichts der viel geringeren Myoglobineisenmenge quantitativ weit hinter den Einflüssen des Hb-Stoffwechsels zurückstehen.

c) Das Eisen der Zellhämine.

In jeder Zelle finden sich eine Anzahl eisenhaltiger Fermente, die für die Sauerstoffaufnahme und Sauerstoffübertragung auf die zu oxydierenden Substanzen unentbehrlich sind. Alle diese Fermente sind nach Art des Hämins gebaut; sie bestehen aus einem Porphyrinringsystem, in das Eisen eingebaut ist. Wir kennen eine ganze Reihe solcher Zellhämine, nämlich die Cytochrome und das WARBURGsche Atmungsferment, ferner Peroxydasen und Katalasen. Die Cytochrome, die nach der Trennung von THEORELL[3] in drei Hauptklassen mit Untergruppen als Cytochrom a_1—a_3, b_1, b_2 und c und c_1 nach ihrem spektroskopischen Verhalten unterteilt werden, sind Hämineiweißverbindungen. Das Cytochrom c ist von THEORELL sowie von KEILIN und HARTREE[4] rein dargestellt worden. Es ist mit 0,43% Eisengehalt viel eisenreicher als das Hämoglobin. Sein Molekulargewicht beträgt 16500, so daß ein Atom Fe auf ein Molekül Cytochrom c kommt. Der Cytochromgehalt der Zellen ist um so höher, je größer der Zellstoffwechsel ist. Im Herzen finden wir beispielsweise in den Herzkammern einen etwa doppelt so hohen Cytochromgehalt wie in den Vorhöfen. Hypertonieherzen haben mehr Cytochrom als normale Herzen. Dabei liegt der Cytochrom c-Gehalt der Herzmuskulatur durchschnittlich 3mal höher als in der Skeletmuskulatur[5]. Ein weiteres Zellhämin ist das WARBURGsche Atmungsferment[6] (Cytochromoxydase),

---

[1] LEMBERG und LEGGE 1949, BRUGSCH, J. 1950, BÉNARD, GAJDOS und TISSIER 1949.
[2] HAHN und WHIPPLE 1936.   [3] THEORELL 1943 (Übersicht).
[4] KEILIN und HARTREE 1937.   [5] GOBAT 1947.   [6] WARBURG 1946 (Übersicht).

welches den Sauerstoff aufnimmt und auf das Cytochrom a überträgt, bzw. schärfer ausgedrückt das Oxydationsäquivalent des Sauerstoffs weitergibt. Es kommt in allen Zellen vor. Weitere eisenhaltige Häminverbindungen sind die Peroxydasen, welche den Sauerstoff des H_2O_2 auf einen Sauerstoffakzeptor übertragen. Ihr Eisengehalt beträgt 0,06—0,12%[1, 2]. Sie enthalten ebenfalls 1 Eisenatom im Molekül. Ähnlich gebaut sind die Katalasen mit rund 0,09% Eisengehalt[2]. Sie zerlegen das H_2O_2 Molekül in H_2O und O. Über Einzelheiten der Funktion der verschiedenen Zellhämine siehe das Kapitel Zellhämine in diesem Handbuch. Für die Betrachtung des Eisenstoffwechsels ist die Kenntnis der Quantität des Zellhämineisens in den Organen notwendig. Diese kann nur indirekt erschlossen werden. Mobilisiert man das in den Organen vorhandene Depoteisen (s. unten) durch wiederholte Blutentziehungen, so bleibt schließlich eine konstante Eisenmenge in den Geweben zurück, die für den Aufbau von Hämoglobin nicht mehr zur Verfügung steht. Diese für das Zelleben unbedingt notwendige Resteisenmenge ist mit großer Wahrscheinlichkeit das Eisen der Zellhämine. Es beträgt in den einzelnen Organen[3]:

Milz	6,6 mg-%
Leber	4,0 ,,
Knochenmark	3,5 ,,
Muskel	3,3 ,,
Lunge	2,1 ,,
Nieren	1,4 ,,
Pankreas	1,1 ,,

Bei Ratten, bei denen das gesamte Depoteisen der Leber unter Anoxämiebedingungen mobilisiert war, wurde ein Resteisengehalt der Leber zu 1,7—1,9 mg-% gefunden[4].

Man kann nach diesen verschiedenen Analysen den Fermenteisengehalt der Organe mit durchschnittlich 2 mg-% ansetzen, was einer Gesamtmenge des Zellhämineisens von etwa 1 g entspricht. Für den 20 kg schweren Hund wurde die Gesamtmenge des Zellfermenteisens auf 240 mg geschätzt[5], was auf den Menschen umgerechnet 700—800 mg ergeben würde. Der Anteil des Zellhämineisens am Gesamteisenstoffwechsel ist trotz dieser erheblichen Menge gering, da die Organe im allgemeinen ihr Fermenteisen relativ zäh festhalten. Nur bei schweren Eisenmangelzuständen wurden auch Veränderungen des Fermenteisens gefunden[6].

d) Das Depoteisen.

Neben dem in den Häminverbindungen eingebauten Eisen, das in Form des Hämoglobins, Myoglobins und der Zellhämine lebenswichtige Funktionen erfüllt („Funktionseisen"), findet sich in den Organen noch Eisen, das keine Funktion hat, sondern als Materialeisen dort abgelagert ist, um bei Eisenverlusten oder bei besonderen Beanspruchungen des Organismus für den Aufbau von Hämoglobin oder der Zellhämine zur Verfügung zu stehen. Man hat dieses Eisen als Depoteisen bezeichnet. Es nimmt nach Eisenverlusten, etwa nach Blutverlusten, stark ab, nach Hb-Injektionen oder bei intravitaler Hämolyse erheblich zu, wie Tabelle 1 eindrucksvoll zeigt.

Demnach sind Milz und Leber Hauptlagerstätten für Depoteisen. Sie zeigen die stärksten Verschiebungen des Eisengehalts. Die Nieren haben unter normalen Bedingungen nur kleine Mengen von Depoteisen. Wird aber Hb injiziert, das ja bei überschwelliger Blutkonzentration durch die Nieren ausgeschieden wird,

---

[1] THEORELL 1943 (Übersicht).   [2] LEMBERG und LEGGE 1949.
[6] BOGNIARD und WHIPPLE 1932.   [4] LINTZEL und RADEFF 1930.   [5] HAHN 1951.
[3] VANNOTTI 1948.

so lagern sich erhebliche Eisenmengen zunächst in der Niere, zum Teil in Form von Ferritin ab[1], und die Niere wird zu einem vorübergehenden Eisendepot. Auch das Knochenmark hat gewisse Depotmöglichkeiten, die anderen Organe nur in minimalem Umfang. Die Muskulatur beteiligt sich an der Eisendeponierung überhaupt nicht. Wird statt Hb Ferrieisen intravenös injiziert, so findet die Hauptdeponierung in der Leber, erst bei höherer Dosierung in Lungen und Milz statt. Bei Injektion radioaktiven Eisens, das an Trägerglobulin gebunden ist, sieht man beim Gesunden eine vorzugsweise Abwanderung ins Knochenmark[2].

Tabelle 1.

	Bei normaler Diät mg-%	Nach chronischen Blutentziehungen mg-%	Nach Hämoglobininjektion mg-%
Leber	30,3	4,0	37,5
Milz	46,0	6,6	177,1
Nieren	5,4	2,9	44,8
Rippen	14,4	3,5	24,7
Herz	4,0	2,5	3,9
Musk. Psoas	2,4	3,3	2,5
Lunge	6,1	2,1	4,7
Pankreas	3,2	1,1	3,2

Die Heranziehung der Eisendepots in Leber und Milz bei hochgradiger Beanspruchung der Hämoglobinbildung geht auch aus den schönen Versuchen von LINTZEL und RADEFF (1930) eindrucksvoll hervor. Setzt man Ratten der Wirkung starker Luftverdünnung aus, so kommt es zu einer starken Zunahme des im Blute zirkulierenden Hämoglobinbestandes. Diese Hämoglobinvermehrung wird durch Heranziehung der Eisenreserven in Leber und Milz, gleichzeitig aber auch durch eine gesteigerte Eisenresorption aus der Nahrung bewerkstelligt, wie folgende Tabelle 2 zeigt.

Tabelle 2.

	Gesamt-Hb-Eisen (berechnet auf 1 kg Körpergewicht) mg	Resteisen in Leber und Milz mg-%
In normaler Luft	17,8	10,6
Nach Akklimatisation in Höhenklima (8000 m)	27,0	2,6
Zurückgebracht in normale Luft	22,4	8,2

Von den 9,2 mg Hb-Eisenzuwachs unter Luftverdünnung werden also 8 mg durch Heranziehung des Depoteisens in Leber und Milz gedeckt. Will man sich eine quantitative Vorstellung von der Größe der gesamten Eisendepots beim Menschen machen, so muß man die enorme Schwankungsbreite des Depoteisens berücksichtigen. Nach den vorliegenden Analysen treffen auf das Leberdepoteisen etwa 400 mg (Leber des Mannes durchschnittlich 397 mg, Leber der Frau 244 mg[3]), auf das Milzeisen etwa 60 mg. Für das Knochenmark würde ein Betrag von etwa 150 mg einzusetzen sein. Dazu kämen noch die kleinen Depoteisenbeträge in den übrigen Geweben außer in den Muskeln und im Skelet, die wir mit 1—2 mg-% veranschlagen dürfen, was insgesamt rund 400 mg ausmachen würde. Wir kämen dann auf einen Depoteisenbestand unter normalen Bedingungen beim Menschen von etwa 1 g. GRANICK (1946) schätzt das gesamte Depoteisen auf etwa 1,5 g, von denen $2/3$ in Leber, Milz und Knochenmark lokalisiert seien.

Eine ähnliche Rechnung wurde von HAHN (1937) für den Hund aufgestellt. Er kommt zu einem verfügbaren Depoteisengehalt für einen 20 kg schweren

---
[1] HAMPTON jr. und MAYERSON 1950.
[2] LINTZEL 1953, HUFF, ELMLINGER, GARCIA, ODA, COCKRELL und LAWRENCE 1951.
[3] SCHAIRER und RECHENBERGER 1949.

Hund von 300 mg, was auf den Menschen übertragen 900—1200 mg ausmachen würde. Wie man sieht, ergeben die verschiedenen Schätzungen eine recht gute Übereinstimmung.

Der Betrag von 1 g Depoteisen genügt, um die Hb-Menge von 2 Liter Blut aufzubauen. Da ein akuter Blutverlust von über 2 Liter tödlich ist, so scheint das Depoteisen gerade ausreichend, um den größtmöglichen akuten Blutverlust zu ersetzen.

Formen des Depoteisens. Die neueren Forschungsergebnisse haben über das Depoteisen wichtige Kenntnisse gebracht.

Das Ferritin. Nachdem schon SCHMIEDEBERG (1894) aus Leber und Milz eine Eisen-Eiweißverbindung isoliert hatte, die er *Ferratin* nannte, die aber zunächst wenig Beachtung fand, da sie schlecht definiert war, gelang es 1937 LAUFBERGER eine schön kristallisierende braune Eisen-Eiweißverbindung mit rund 20% Eisengehalt zu isolieren, die er mit *Ferritin* bezeichnete. Die Arbeiten LAUFBERGERS wurden von R. KUHN und Mitarbeitern (1940), ferner von GRANICK (1946 und 1949) u. a. fortgeführt[1]. LAUFBERGER hatte das Ferritin aus Pferdemilz und anderen Organen verschiedener Tiere dadurch erhalten, daß er diese Eisen-Eiweißverbindung aus ihrer Lösung sehr leicht mit Hilfe von Cadmiumsulfat kristallisierte. Das Eisen kann aus dieser Verbindung abgetrennt werden, wodurch ein farbloser eisenfreier Eiweißkörper zurückbleibt, welcher genau wie Ferritin mit Cadmiumsulfat kristallisiert. Dieses Eiweiß, das mit keinem der bisher bekannten Eiweißkörper übereinstimmt, wurde *Apoferritin* genannt. Das Apoferritin erwies sich als ein homogenes Eiweiß vom Molekulargewicht 460000. Es enthält keine Nucleinsäure, keinen Phosphor, ist durch Hitze koagulierbar und nähert sich in seinen Eigenschaften mehr den Globulinen als den Albuminen. Es wandert etwa mit der Geschwindigkeit der α_2-Globuline im elektrischen Feld[2].

Diese Eigenschaft erlaubte die papierelektrophoretische Abtrennung des Ferritins von anderen eisenhaltigen Proteinen, wie sie bei der quantitativen Ferritinbestimmung angewandt wird[3]. Ferritin wandert zur Anode, während Cytochrom kathodisch wandert und Hämosiderin am Auftragungsort liegen bleibt (s. Abb. 2 und 3). Das Hämoglobin wandert ebenfalls etwas anodenwärts, gibt aber nach Hydrolyse mit 6 n HCl keine Berliner Blau-Reaktion und ist damit sicher vom Ferritin unterscheidbar.

Die elektrophoretische Wanderungsrichtung des Ferritins wurde auch noch auf einem anderen Weg bestimmt.

An Ratten wurde radioaktives Fe^{59} verfüttert und dann aus der Leber dieser Tiere strahlendes Ferritin dargestellt. Abb. 5 zeigt das Autoradiogramm.

Trägt man von einer solchen Ferritinlösung etwas auf Elektrophoresepapier auf und schaltet den Strom ein, so kann man die Radioaktivität des Ferritins auf der anodischen Seite feststellen.

Unter den Aminosäuren des Ferritins überwiegen die Glutaminsäure, Leucin, Arginin, Lysin, Histidin und Asparaginsäure. Cystin und Methionin kommen zu je 2% vor[4]. Der Eiseneinbau in das Apoferritin erfolgt nicht in einer Ionen- oder Komplexbindung, sondern in Form von Eisenhydroxyd und Eisenphosphatmicellen von der annähernden Zusammensetzung $[(FeOOH)_8 \cdot (FeO \cdot OPO_3H_2)]_x$ in die Zwischenräume des Kristallgitters des Apoferritins[5]. Der Einbau ist so, daß das Eisen keine Ionenreaktion gibt und deshalb auch histochemisch nicht

---

[1] MICHAELIS 1947, GRANICK und MICHAELIS 1943.
[2] SCHWIETZER 1952, KEIDERLING und WÖHLER 1954.
[3] KEIDERLING und WÖHLER 1954. [4] MAZUR, LITT und SHORR 1950.
[5] MICHAELIS 1947, HAHN, GRANICK, BALE und MICHAELIS 1943, ROTHEN 1944.

nachweisbar ist. Der Eisengehalt ist nicht konstant, sondern schwankt je nach dem Eisenangebot an die aufnehmende Zelle zwischen 17 und 24%. In vitro

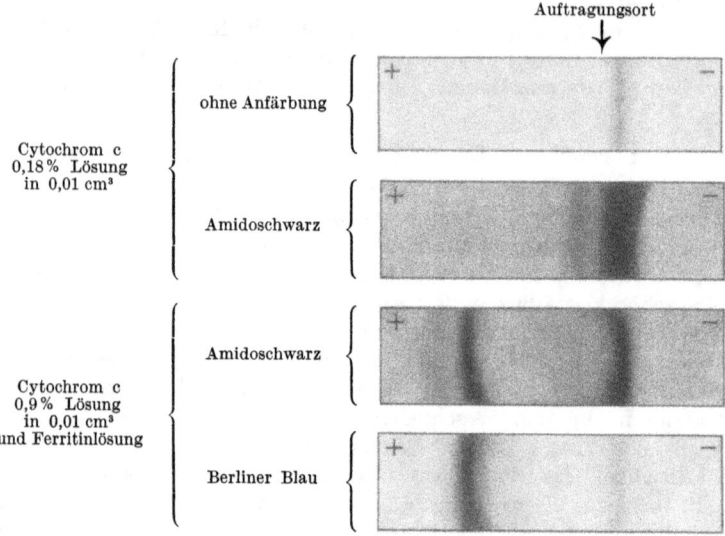

Abb. 2. Elektropherogramme von Cytochrom c und Ferritinlösungen nach Anfärbung mit Amidoschwarz und Kaliumferrocyanid. Ferritin wandert anodenwärts, Cytochrom c schwach kathodenwärts. (Veronal-Natriumpuffer p_H 8,6). (Nach KEIDERLING und WÖHLER.)

gelang es, aus Apoferritin und Ferroammoniumsulfat unter Dehydrierung Ferritin zu synthetisieren[1]. Wahrscheinlich ist der Eisenein- und -abbau in der

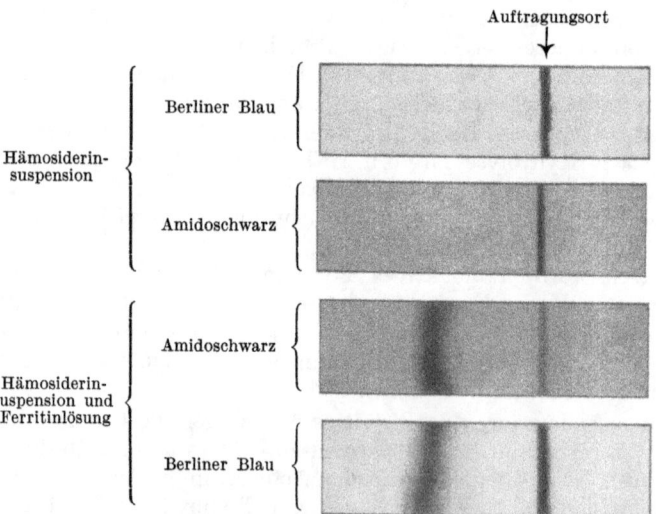

Abb. 3. Elektropherogramme von Hämosiderin und Ferritinlösungen nach Anfärbung mit Amido-schwarz und Kaliumferrocyanid. Hämosiderin bleibt am Auftragungsort liegen, Ferritin wandert anodenwärts. (Veronal Natriumpuffer p_H 8,6). (Nach KEIDERLING und WÖHLER.)

Zelle ein fermentativer Prozeß. Die Kristalle des Ferritins sind braun (Abb. 6 und 7), die des Apoferritins farblos. Sie gehören dem kubischen System an und treten gewöhnlich als Oktaeder in Erscheinung.

---

[1] BIELIG und BAYER 1955.

Ferritin konnte bei allen bisher untersuchten Säugetieren gefunden werden, zum Teil allerdings nur in nicht kristallisierender Form. Besonders reichlich

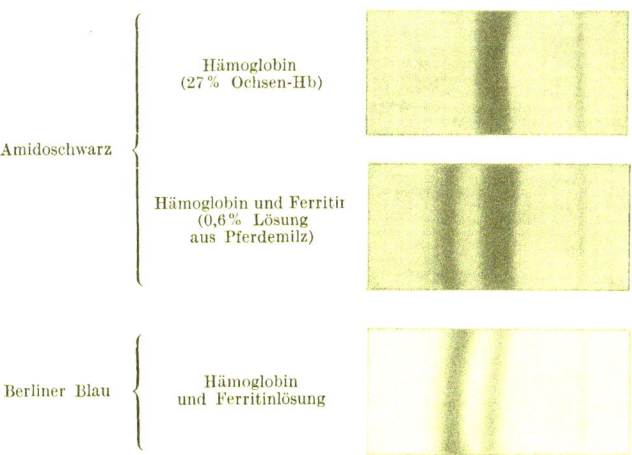

Abb. 4. Elektropherogramme von Hämoglobin- und Ferritinlösungen nach Anfärbung mit Amidoschwarz und Kaliumferrocyanid. Ferritin wandert anodenwärts, das Hb schwächer anodenwärts. Letzteres gibt nach Zusatz von 6 n HCl keine Berliner Blau-Reaktion. Der schwache Hb-Streifen unten in der Abbildung ist die braune Eigenfarbe des salzsauren Hämatins (Veronal-Natriumpuffer pH 8,6). (Nach KEIDERLING und WÖHLER.)

findet es sich in Milz, Leber, Knochenmark und Nieren sowie in der Dünndarmschleimhaut, weniger in Testes, Pankreas, Ovarien und Lymphknoten. Im Blut

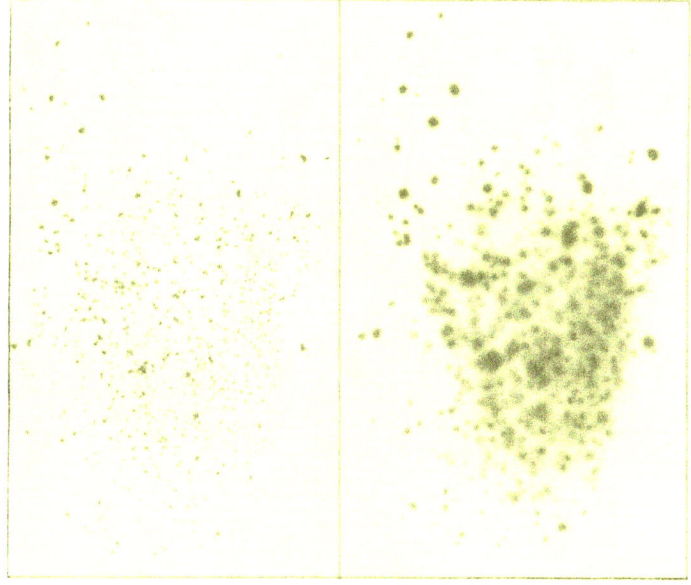

Abb. 5. Ferritinkristalle aus Rattenleber nach Verfütterung von radioaktivem Eisen. Links Naturkristalle, rechts Autoradiogramme dieser Kristalle. (Nach KEIDERLING und WÖHLER.)

kommt es normalerweise nicht vor. Der Ferritingehalt eines Organs ist nicht konstant, sondern vom Eisenangebot sowie von anderen Faktoren des Eisenstoffwechsels abhängig. Seine Depotfunktion ist durch verschiedene experimentelle

Untersuchungen erwiesen. Injiziert man Tieren radioaktives Ferriammoniumcitrat, so erscheinen 80% der Radioaktivität in Form von Ferritin in der Leber des

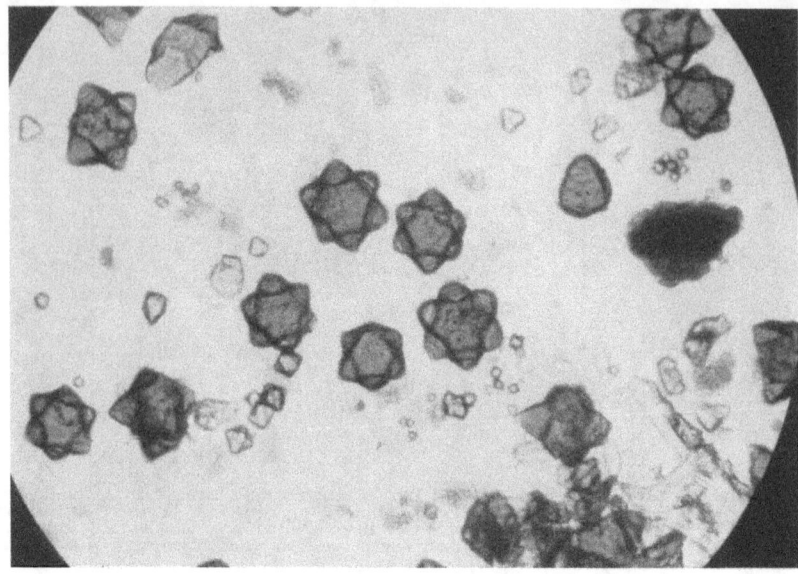

Abb. 6. Ferritinkristalle aus Pferdemilz. (Nach KEIDERLING und WÖHLER.)

Versuchstieres. Die Speicherung in der Leber erfolgt sehr rasch; schon nach 2 Std findet man dort 61%. Dagegen wird in der Milz nur sehr wenig Radioeisen ge-

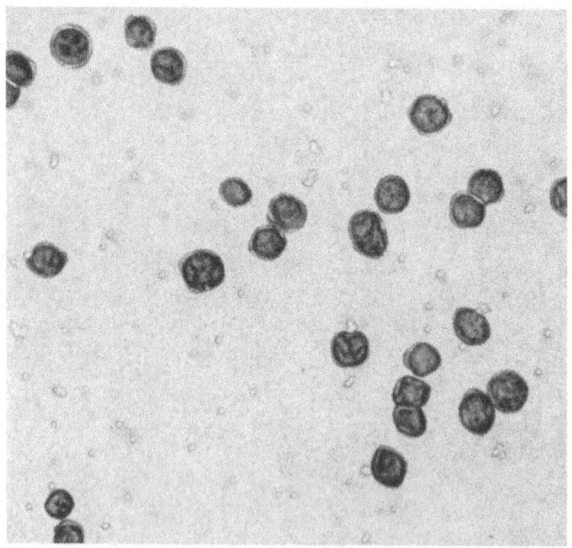

Abb. 7. Ferritin aus Menschenleber. (Nach L. MICHAELIS[1].)

funden. Bei ungenügender Bereitstellung von Apoferritin kann vorübergehend auch eine Ablagerung des zugeführten Radioeisens in der Form des Hämosiderins erfolgen, bis ein Aufbau zu Ferritin möglich ist[2]. Gibt man Versuchstieren Erythro-

[1] MICHAELIS 1947, HAHN, GRANICK, BALE und MICHAELIS 1943, ROTHEN 1944.
[2] WÖHLER 1955.

cyten, welche Radioeisen in ihr Hämoglobin eingebaut haben, so erscheint das Radioeisen aus dem Zerfall dieser Erythrocyten reichlich in Milz und Leber in Ferritinform. Damit übereinstimmend wurde bei experimenteller toxisch hämolytischer Anämie bei der Ratte eine deutliche Zunahme des Ferritins in der Milz (aber nicht in der Leber!) festgestellt[1]. Die Milz speichert also hauptsächlich Eisen, das aus dem Erythrocytenabbau stammt. In der Niere findet sich Ferritin vermehrt, wenn freies Hämoglobin in der Blutbahn kreist, das von der Niere abgefangen und bei Überschreitung des Schwellenwertes ausgeschieden wird.

Bei der akuten Blutungsanämie kommt es zu einer bedeutenden Verminderung des Ferritins in der Leber, während in der Milz keine Abnahme des Ferritins eintritt (s. Abb. 8).

Eine exogene Eisenzufuhr bewirkt merkwürdigerweise keine prozentuale Zunahme des Ferritins in Leber und Milz. Es kommt eher zu einer Abnahme. Das exogen zugeführte Eisen wird zunächst als Hämosiderin abgelagert. Eine spätere Umwandlung in Ferritin ist aber möglich. Entzündungen (Terpentinabscesse) vermindern

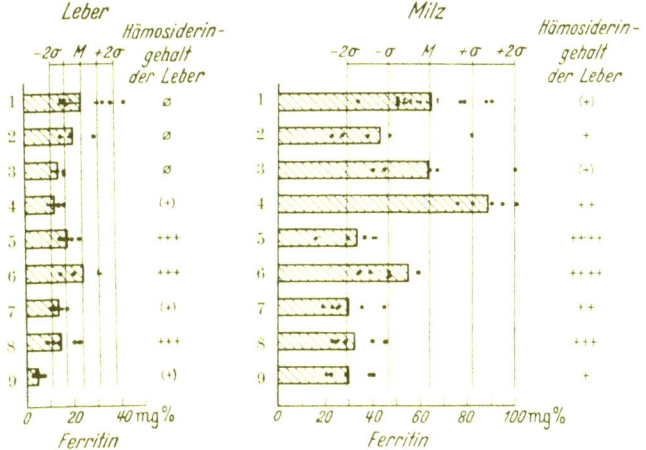

Abb. 8. Ferritingehalt von Leber und Milz bei Ratten unter verschiedenen Bedingungen. Die Streubreite in σ ist angegeben. Der gleichzeitig untersuchte histochemische Hämosideringehalt geschätzt[1]. 1 Normaltiere; 2 wiederholte Äthernarkose; 3 akute Blutungsanämie; 4 toxisch-hämolytische Anämie; 5 exogene Eisenzufuhr 100 mg; 6 exogene Eisenzufuhr 200 mg; 7 sterile Entzündung (Terpentinabsceß); 8 sterile Entzündung + 100 mg Fe; 9 Leberschädigung (Tetrachlorkohlenstoff).

das Ferritin der Leber und Milz, wobei vermehrt Eisen als Hämosiderin in der Milz in Erscheinung tritt. Bei Leberschädigung ist das Ferritin in der Leber extrem vermindert, geringer in der Milz, Hämosiderin erscheint dabei vermehrt. Die Leberschädigung macht also eine extreme Störung der Apoferritinsynthese. Über die Bedeutung des Ferritins in der Dünndarmschleimhaut siehe Abschnitt über Eisenresorption (S. 19). Aus den geschilderten Versuchen geht klar hervor, daß das Ferritin eine jederzeit verfügbare Vorratsform des Eisens ist. Da die Speicherorgane, wenn sie eisenverarmt sind, kein Apoferritin besitzen, aber schon wenige Stunden nach Eisenverabreichung reichlich Ferritin aufweisen, so geht daraus hervor, daß das Apoferritin nicht vorgebildet in den Zellen existiert, sondern daß es jedesmal, wenn ein Eisenangebot erfolgt, zum Zwecke der Speicherung synthetisiert wird. Nach Abgabe des Eisens aus den Depots wird der Eiweißanteil wieder abgebaut. — Das Ferritin erweist sich als stark diuresehemmend und blutdrucksenkend. Die Diuresehemmung geht über die Neurohypophyse[2]. Manche Kollapszustände bei Hämochromatose werden darauf bezogen. Allerdings ergab eine pharmakologische Testung bei Katze, Hund und Kaninchen mit *specieseigenem* Ferritin keine Wirkung auf den Blutdruckanstieg nach Adrenalingabe. Auch zeigte sich, daß Ferritin weder einen Effekt auf das isolierte Meerschweinchenileum, auf das

---

[1] KEIDERLING, WÖHLER und ALTMEYER 1954.
[2] BAEZ, MAZUR, SHORR, METZ, LITT und FRENKEL 1950, MAZUR, LITT und SHORR 1950, TAYLOR 1951.

Meerschweinchenherz und die nach SOLLMANN und v. OETTINGEN durchströmte Meerschweinchenlunge hatte. Ebenfalls negativ war die Wirkung auf die Blutzirkulation in der isolierten Hundeextremität[1].

Das Hämosiderin. Neben dem histochemisch schwer faßbaren Ferritin erscheint vor allem in den Zellen der Eisendepotorgane unter bestimmten Bedingungen auch ein *histochemisch* nachweisbares Eisen, das man als Hämosiderin bezeichnet. Auch das Hämosiderin ist ein Ferrihydroxyd, das an Eiweiß gebunden ist. Jedoch liegt der Eisengehalt viel höher als beim Ferritin, nämlich zwischen 29 und 36%[2]. Die eisenärmeren Hämosiderinfraktionen sind, ähnlich wie das Ferritin, wasserlöslich, die stärker eisenhaltigen nicht mehr. Man kann also das Hämosiderin als ein Ferritin mit viel höherem Eisenhydroxydgehalt auffassen, jedoch bestehen zwischen diesen beiden Stoffen strukturchemische Unterschiede[3]. Während das Ferritin einen Eisenhydroxydkomplex darstellt, der leicht peptisierbar ist, ist das Hämosiderin ein Eisenhydroxydgel, das zum Teil noch peptisierbar, bei sehr hohem Eisengehalt aber nicht mehr peptisierbar ist[4]. Das Verhältnis von Eisengehalt zum Eiweißgehalt, gemessen am Stickstoffgehalt, von Ferritin und verschiedenen Hämosiderinen, geht aus folgenden Analysen[2-4] hervor:

	Fe %	N %	Fe/N %	
Apoferritin	0	16,2	—	
Ferritin	22,5	10,2	2,20	
Zwischenstufe, wahrscheinlich peptisierbares Eisenhydroxydgel.				
Hämosiderin a	31,6	5,7	5,5	wenig löslich
Hämosiderin b	35,9	4,0	9,0	praktisch unlöslich

Das Depoteisen fällt als Hämosiderin an, wenn nicht genügend Apoferritin zur Verfügung steht. Dieser Zustand kann unter Bedingungen des Eiweißmangels oder einer Fermentstörung beim Aufbau des Apoferritins oder bei einer übermäßigen Anflutung von Eisen eintreten[4]. Verabreichtes Radioeisen wird sowohl als Ferritin wie als Hämosiderin gespeichert[5]. Auch das Hämosiderin steht als Depoteisen bis zu einem gewissen Grade zur Verfügung. Denn bei Behandlung der perniziösen Anämie[6] sowie nach Aderlässen wird histochemisch nachweisbares Eisen für den Hämoglobinaufbau herangezogen. Das Verhältnis von Ferritin zu Hämosiderin in den Depotorganen verschiebt sich im höheren Lebensalter zugunsten des Hämosiderins[7]. Die sehr eisenreichen und wasserunlöslichen Hämosiderine gehen aber in einen mineralisierten Zustand über, wie er in den Mineralien Hämatit, Limonit und Goethit vorliegt. Diese Form ist selbst in verdünnten Säuren und Laugen unlöslich und kann auch vom Organismus nicht mehr mobilisiert werden[8].

Der Gesamteisenbestand des Menschen.

Der Gesamteisenbestand des menschlichen Organismus errechnet sich auf Grund der dargelegten Unterlagen wie folgt:

Hämoglobineisen	3,25 g =	55,5%
Myoglobineisen	0,60 g =	10,3%
Zellhämineisen	1,00 g =	17,1%
Depoteisen	1,00 g =	17,1%
Gesamteisenbestand	5,85 g =	100,0%

---

[1] HALEY und LEITCH 1954.   [2] BEHRENS und ASHER 1933.
[3] BEHRENS und TAUBERT 1952.   [4] SCHWIETZER 1952.
[5] SHODEN, GABRIO und FINCH 1953.   [6] WENDEROTH 1951.
[7] RECHENBERGER 1955.   [8] SCHWIETZER 1951.

Auf Grund sorgfältiger Analysen[1] wurde folgender Eisenbestand beim Hund gefunden:

Hämoglobineisen 57%
Myoglobineisen 7%
Hämineisen 16%
Depoteisen 20%

Man sieht die gute Übereinstimmung mit unserer obigen Schätzung. Die Größe des menschlichen Depoteisens wurde mit Hilfe von Blutentziehungen zu 1200—1500 mg bei Männern errechnet[2].

Bestimmt man das Gewebseisen (= Gesamteisen — Hb-Eisen) in den verschiedenen Organen beim Menschen, was allerdings methodische Schwierigkeiten hat, so findet sich bei Frauen ein geringerer Gewebseisenbestand als bei Männern[3].

e) Das zirkulierende Plasmaeisen (Serumeisen), das eisenbindende Protein (Transferrin, Siderophilin).

Bei Berechnung des Gesamteisenbestandes wurde noch eine Eisenfraktion unberücksichtigt gelassen, die sich im zirkulierenden Blutplasma vorfindet. Sie beträgt insgesamt nur 3—4 mg, also nicht ganz 1°/₀₀ des Gesamtbestandes, so daß sie mengenmäßig vernachlässigt werden kann. Aber gerade die Kenntnis dieser kleinen Eisenfraktion hat zu der Erforschung des Eisenstoffwechsels soviel beigetragen, daß das Plasmaeisen heute im Brennpunkt des Interesses steht und eine ausführliche Darstellung notwendig macht. Noch vor 30 Jahren hielt ABDERHALDEN das Blutserum für eisenfrei. Durch Aufarbeitung sehr großer Mengen haben FONTÈS und THIVOLLE[4] erstmals im Jahre 1925 im Pferdeserum Eisen nachgewiesen. Zur exakten Bestimmung fehlte lange Zeit eine geeignete Methodik, die erst durch HEILMEYER und PLÖTNER[5] 1936 gefunden wurde. Unabhängig davon haben MOORE und Mitarbeiter in Amerika 1937 die ersten einwandfreien Serumeisenbestimmungen durchgeführt[6]. Seitdem hat die Methode der Serumeisenbestimmung in allen wissenschaftlichen Ländern der Welt Eingang gefunden und wertvolle Ergebnisse gebracht[7].

Die Konzentration des zirkulierenden Plasmaeisens (auch kurz Serumeisen genannt) liegt nach gut übereinstimmenden Daten der verschiedenen Untersucher bei Frauen niedriger als bei Männern (Frauen 90—120 γ-%, Männer 120 bis 140 γ-%). Bezüglich der physiologischen und pathologischen Faktoren, welche die Konzentration des Serumeisens beeinflussen, s. Abschnitt Eisenstoffwechsel S. 23). Das Eisen ist im Plasma an ein spezifisches Eiweiß locker gebunden, das nach der COHNschen Fraktionierung der β-1-Globulin-Komponente der Fraktion IV/7 entspricht[8]. Diese Fraktion bindet Eisen wesentlich stärker als die anderen Plasmakolloide und gibt das Eisen erst bei tieferen p_H-Werten ab[9]. Das betreffende Eiweiß hat ein kleines Molekulargewicht von 90000, und es ist keineswegs sicher, ob es sich dabei wirklich um ein Globulin handelt. Von LAURELL und INGELMANN[10] wurde das eisenbindende Eiweiß aus Schweineserum rein dargestellt und Transferrin benannt. Sie fanden ein Molekulargewicht von 88000 und seinen isoelektrischen Punkt bei p_H 4,4. Das gereinigte Protein wird

---

[1] HAHN 1951.   [2] HASKINS, STEVENS jr., FINCH und FINCH 1952.
[3] ROTH, JASINSKI und v. BIDDER 1951.   [4] FONTÈS und THIVOLLE 1925.
[5] HEILMEYER und PLÖTNER 1936 und 1937.
[6] MOORE, ARROWSMITH, QUILLIGAN und READ 1937.
[7] SKOUGE 1939, LEDERER 1940, VAHLQUIST 1941, VANNOTTI und DELACHAUX 1942, BRØCHNER-MORTENSEN und OHLSEN 1940, HEMMELER 1951, LAURELL 1947, BÜCHMANN 1941, WETZEL 1942.
[8] COHN 1947, SCHADE und CAROLINE 1946, EDSELL 1947.   [9] PRINZIE 1951.
[10] LAURELL und INGELMANN 1947.

weder mit 50%iger Ammonsulfatsättigung noch mit gesättigter Natriumsulfatlösung gefällt. Es verhält sich darin also wie ein Albumin. Die Eisenbindung wird bereits durch eine Abnahme des Serum-p_H unter 7,2 teilweise gelöst, während eine Verschiebung nach der alkalischen Seite keine Eisenionen in Freiheit setzt. Unter p_H 5,0 ist fast alles Eisen vom Eiweißanteil abgetrennt und in ionisierter Form vorhanden. Von großer Bedeutung ist die Tatsache, daß im Plasma des gesunden Menschen stets sehr viel mehr eisenbindendes Protein zirkuliert, als zur Bindung des vorhandenen Plasmaeisens notwendig ist. Das eisenbindende Protein ist also unter normalen Verhältnissen nicht mit Eisen gesättigt. Die Sättigungsgrenze wurde bei 315 γ-% im Durchschnitt gefunden[1]. Der Quotient des wirklich gebundenen Eisens (manifest gebunden) zum möglich zu bindenden liegt zwischen 0,3—1,0. Die Verhältnisse der Eisenbindung im Plasma liegen also völlig anders als beim Kupfer, bei dem es eine latente Bindung nicht gibt. Das kupferbindende Protein ist stets total abgesättigt. Über die Bedeutung der latenten Eisenbindung für den intermediären Eisenstoffwechsel s. S. 27.

Die Meinung von THEDERING[2], wonach oral verabreichtes Eisen an die Albumine gebunden sei und in der Leber gespeichert werde, während intravenös verabreichtes Eisen an die Globuline gebunden sei und als Ferritin zur Ablagerung komme, hat wenig Wahrscheinlichkeit für sich und bedarf der Nachprüfung.

3. Physiologie des Eisenstoffwechsels.

a) Die Eisenresorption.

Das mit der Nahrung dargebotene Eisen wird in erster Linie durch die Salzsäure des Magensaftes aus der Nahrung herausgelöst und in die ionisierte Form überführt. Reine Salzsäurelösung ist sogar noch wirksamer als Magensaft gleichen Salzsäuregehalts[3,4]. Gleichzeitige Anwesenheit von Vitamin C verbessert die Ionisation des Nahrungseisens[3] und erhöht die Resorption[5]. Bei Versuchen mit Radioeisen betrug die Zunahme der Eisenresorption unter Ascorbinsäure etwa das 2—3fache[6]. Tatsächlich wird die Eisenresorption durch Cystein und Ascorbinsäure in Gang gebracht. Es findet dabei ein Fe-Transport entgegen dem Koncentrationsgefälle statt[7]. Umgekehrt wirken organische Säuren, welche mit Eisen schwer spaltbare Komplexsalze bilden, wie Milchsäure, Citronensäure, in geringerem Grade auch Essigsäure entionisierend und resorptionshemmend[8]. Ähnlich wirken Phosphate[9], Calciumsalze[10] und Phytate[11] resorptionshemmend. Mit diesen Feststellungen rückt die *Bedeutung* der Art *der Ernährung* für die Größe der Eisenresorption stark in den Vordergrund. Bei Mangelernährung, besonders bei Pellagra wurde eine gesteigerte Eisenresorption mit Auftreten von Hämosiderose in verschiedenen Organen gefunden[12]. Ähnlich wirkt Unterbindung des Pankreasgangs[13]. Umgekehrt vermindert eine Diät, welche reich ist an Alkalien oder Kalk die Eisenresorption[14]. Ganz besonders stark ist der resorptionshemmende Einfluß der Phosphate[8]. Der Betrag an resorbiertem Eisen ist umgekehrt proportional zum Phosphatgehalt der Nahrung. Durch phosphatarme Ernährung (z. B. mit Maisgrieß und Fett) kann man Ratten mit Eisen überschwemmen, so daß es zu einer schweren Hämosiderose der Leber und anderer Organe kommt. Auch wenn das Redoxsystem der Dünndarmschleimhautzellen

---

[1] LAURELL 1947.   [2] THEDERING 1949.   [3] HEILMEYER und v. MUTIUS 1943.
[4] HEMMELER 1951.
[5] MOORE, ARROWSMITH, WELSCH und MINNICH 1939, THEDERING jr. 1949.
[6] STEINKAMP, DUBACH und v. MOORE 1955.   [7] JAKOBI, PFLEGER und RUMMEL 1956.
[8] LINTZEL und RADEFF (Übersicht) 1931, AMANN 1940.
[9] HEGSTEDT, FINCH und KINNEY 1949.   [10] KLETZIEN 1940.
[11] McCANCE, EDGCOMBE und WIDDOWSON 1943.   [12] GILLMAN, J., und T. GILLMAN 1945.
[13] TAYLOR, STEVEN und REID 1931, GILLMAN, J. u. T. und MANDELSTAM und GILBERT 1947.
[14] KELLOG und METTIER 1936, FREEMAN und IVY 1942.

zugunsten einer gesteigerten Reduktion verschoben ist, dürfte die Eisenresorption möglicherweise zunehmen, weil dadurch der Übergang von Ferritin in Ferroeisen und damit die Abgabe an die Blutcapillaren erleichtert wird.

Eine solche Situation ist durch Anoxämie infolge Anämie gegeben. Bei Anämien ist deshalb die Eisenresorption im allgemeinen erhöht[1], auch bei hämolytischen und aplastischen Formen, bei denen das Serumeisen hoch liegt und die Eisendepots gefüllt sind[1].

Das aus der Nahrung herausgelöste Eisen tritt im Magen stets in Ferroform auf, da im Nahrungsbrei stets genügend reduzierende Substanzen vorhanden sind, um dreiwertiges Eisen in zweiwertiges überzuführen[2]. Außer dem Magensaft hat auch die Galle, wenn auch in viel geringerem Maße eine eisenionisierende Fähigkeit[3]. Auch im Dünndarm sowie im Dickdarm ist noch eine Ionisation des Eisens zum Teil durch die Kohlensäure bzw. Wasserstoffionen möglich[4]. Über die Menge des täglich aufgenommenen Nahrungseisens liegen zahlreiche Schätzungen vor. Sie liegen zwischen 11—50 mg[5]. Jedoch wird von dieser Menge nur ein kleiner Teil ionisiert, schätzungsweise etwa 20%. So kommt HEMMELER auf Grund einer sorgfältigen Berechnung zu einer täglichen Gesamteisenaufnahme von 51,4 mg, von denen 9,3 mg ionisiert werden[6]. Natürlich sind solche Schätzungen nur approximativ, aber sie zeigen doch eindrucksvoll, daß der ionisierte Anteil des täglichen Nahrungseisens nur wenige Milligramm beträgt. Damit stimmen auch Untersuchungen mit radioaktivem Eisen überein, welche bei 7—10jährigen Schulkindern eine Resorptionsquote des einverleibten Eisens von rund 8—18% ergaben[7]. Auch Eisenbilanzen nach Verabreichung verschiedener Ferrosalze ergaben im Durchschnitt eine tägliche Retention von 9—13 mg[8]. Die Bedeutung des ionisierbaren Eisenanteils für die Resorption liegt darin, daß nach heute allgemein anerkannten, bewiesenen Vorstellungen das Eisen allein als Ferroion resorbiert wird, wie HEUBNER zuerst gezeigt hat[9]. Dreiwertige Eisensalze müssen also, um resorbiert zu werden, erst in zweiwertige umgewandelt werden, was bei Zufuhr großer Mengen nur unvollständig gelingt. Aus diesem Grunde werden Ferrisalze schlechter resorbiert als Ferrosalze, wie HEILMEYER und PLÖTNER[10] erstmals durch Serumeisenanalysen nachgewiesen haben und wie später durch Versuche mit radioaktivem Eisen[11] bestätigt worden ist. Als Ort der Eisenresorption sind seit QUINCKEs und ABDERHALDENs Untersuchungen das Duodenum und der obere Dünndarm bekannt. Aber auch im unteren Dünndarm kann noch Resorption stattfinden, wenn man Ferroeisensalze mit einer Sonde direkt dorthin bringt[12]. Dagegen findet im Dickdarm keine Eisenresorption mehr statt[13]. Im Magen scheint eine gewisse Eisenresorption möglich zu sein[14]. Das resorbierte Eisen tritt ins Pfortaderblut über und kaum in die Lymphe, denn es wird nach oraler Eisengabe ein Anstieg des Serumeisens, aber kein Anstieg in der Ductus thoracicus-Lymphe beobachtet[15]. v. EHRENSTEIN berichtet aber beim Kaninchen über einen solchen Anstieg des Lympheisens,

---

[1] GRANICK 1949.   [2] KIRCH, BERGEIN, KLEINBERG und JAMES 1947.
[3] HEILMEYER und v. MUTIUS 1942, HAWKINS, ROBSCHEIT-ROBBINS und WHIPPLE 1938.
[4] REIMANN und FRITSCH 1931 und 1932, WENDEL 1952.
[5] LINTZEL und RADEFF (Übersicht) 1931, HORNEMANN 1913, REIMANN und FRITSCH 1931 und 1932, FLEISCH 1947.
[6] HEMMELER 1951.   [7] DARBY, HAHN, KASER, STEINKAMP, DENSEN und COOK 1947.
[8] GRAM und LEVERTON 1952.   [9] HEUBNER 1924, LINTZEL 1933.
[10] HEILMEYER und PLÖTNER 1937.
[11] MOORE und Mitarb. 1939, 1944, HAHN, JONES, LOWE, MENEELY und PEACOCK 1945.
[12] ARROWSMITH und MINNICH 1941.
[13] HEILMEYER und KOCH 1939, HEMMELER 1951.
[14] HAHN, BALE, ROSS, BALFOUR und WHIPPLE 1943.
[15] MOORE und Mitarb. 1939, 1944, ENDICOTT, GILLMAN, BRECHER, NESS, CLARKE und ADAMIK 1949.

wobei das Eisen an Transferrin gebunden sei[1]. Beim Durchtritt des Pfortaderblutes durch die Leber wird bereits ein Teil des Eisens von der Leber zurückgehalten, das Cavablut, ebenso das Blut der V. hepatica enthält nach Eisenbelastung stets weniger Eisen als das Pfortaderblut[2]. Die Leber spielt also bei der Regulation des Plasmaeisens eine wichtige Rolle.

Unter *den Faktoren, welche auf die Größe der Eisenresorption Einfluß haben*, steht unter normalen Ernährungsverhältnissen die Salzsäureproduktion des Magens an erster Stelle. Trotz der Möglichkeit der Eisenionisation durch Dünndarmsekret und Galle zeigt sich doch im allgemeinen eine Verminderung der Resorption bei Herabsetzung der Salzsäureproduktion des Magens, wenn es auch vereinzelt Anacide gibt, die noch eine bemerkenswert gute Eisenresorption aufweisen[3]. Neben der Salzsäureproduktion des Magens ist für die Größe der Eisenresorption der *Eisenbedarf des Organismus* entscheidend. Diese These, die zuerst von HEILMEYER und PLÖTNER[4] auf Grund von Eisenresorptionsversuchen bei Eisenmangelanämien ausgesprochen und durch spätere weitere Versuche mit KOCH[5] gestützt worden ist, wurde in der Folgezeit vor allem durch amerikanische Autoren so erhärtet, daß heute darüber kein Zweifel mehr bestehen kann. Verabreicht man einem gesunden Menschen 8 Tage lang Eisenpräparate und macht danach einen Eisenresorptionsversuch mit 1 g Ferrum reductum, so fallen die Serumeisenwerte danach viel niedriger aus als vor der Eisenverabreichung. Bei einem schweren Eisenmangelzustand sind die bei einem solchen Resorptionsversuch gewonnenen Serumeisenwerte dagegen viel höher (Abb. 9) als beim Gesunden vor Eisenbelastung. Die Autoren schlossen daraus, ,,daß die Eisenresorption keine konstante Größe ist, sondern vom jeweiligen Bedarf des Organismus weitgehend reguliert werden kann; denn sowohl nach reichlicher Eisenzufuhr kann der Körper weiteres Eisen ablehnen, als auch umgekehrt nach größeren Eisenverlusten sich mehr von dem angebotenen Eisen nutzbar machen''. Schon LINTZEL hat in Bilanzversuchen am Menschen zeigen können[6], daß der Eisenansatz in keiner Weise von der Menge des zugeführten Eisens abhängig war. So fand er, daß gleichgültig, ob er 50, 100 oder 200 mg Eisen verabreichte, jedoch jeweils nur 15 mg Eisen retiniert wurden. Er vermutete deshalb in der Darmwand einen Mechanismus, der die Überschwemmung des Körpers mit Eisen verhindert. Ferner haben REIMANN und FRITSCH in Bilanzversuchen eine vermehrte Eisenresorption bei Blutungsanämien zeigen können[7]. Auch MOORE und Mitarbeiter[8] haben in Amerika als erste auf die Abhängigkeit der Eisenresorption vom Eisenbedarf des Organismus hingewiesen. Weitere Nachprüfungen dieser Frage an größeren Versuchsreihen haben diese Befunde voll bestätigt[9]. In besonders eleganter Weise konnte die Abhängigkeit der Eisenresorption vom Eisen-

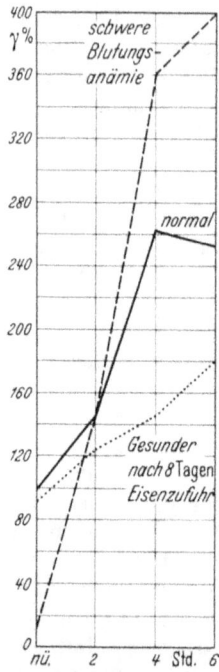

Abb. 9. Eisenresorptionskurven von je 1 g Ferrum reductum vor und nach 8tägiger Eisenbelastung sowie bei einem Fall mit schwerem Eisenmangelzustand (Blutungsanämie). (Nach HEILMEYER und KOCH[5].)

---

[1] zit. nach v. HEVESY 1955.   [2] NEANDER und VAHLQUIST 1949.
[3] HEILMEYER und KOCH 1939, SKOUGE 1939, HEMMELER 1951, DONNER 1955.
[4] HEILMEYER und PLÖTNER 1937, S. 43.   [5] HEILMEYER und KOCH 1939.
[6] LINTZEL 1929.   [7] REIMANN und FRITSCH 1931.
[8] MOORE, ARROWSMITH, WELSCH und MINNICH 1939.
[9] HEMMELER 1951.

bedarf durch Versuche mit radioaktivem Eisen im Tierexperiment und am Menschen gesichert werden[1].

Dabei ergab sich keine direkte Beziehung der Resorptionsgröße weder zum Grade der Anämie noch zur Höhe der Plasmaeisenkonzentration noch zum Eisengehalt der Darmwand, so daß die Art der Regulation der Eisenresorption unklar blieb. Doch scheint eine Abhängigkeit der Resorptionsgröße von dem Füllungszustand der Eisendepots zu bestehen. Es wurde nämlich gefunden, daß nach mehrfachen Blutverlusten die Eisenresorption anfangs noch völlig normal bleibt, erst nach einer Woche, wenn sich die Eisendepots stärker entleert haben[2], nimmt die Resorption zu. Anderseits wurde eine gesteigerte Resorption von Radioeisen bei den verschiedensten Anämien, auch bei solchen, bei denen die Eisendepots Überschuß von Eisen zeigen, wie bei perniziöser Anämie, aplasti-

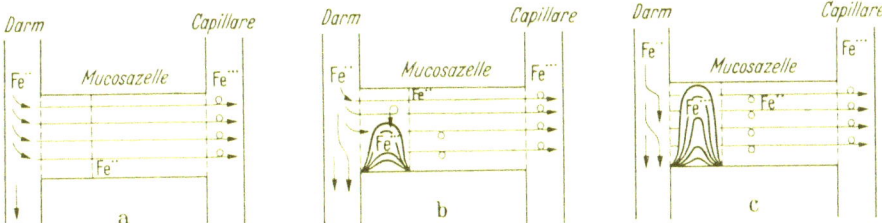

Abb. 10. a Vorgang der Eisenresorption bei geringem Eisenangebot aus dem Darm. Die Eisenionen durchwandern die Mucosazellen glatt. Eisenaufnahme und -abgang im Gleichgewicht. b Vorgang bei reichlichem Eisenangebot aus dem Darm. Das Angebot ist größer als die Abgabe ins Blut. Eisen wird als Ferritin gespeichert. c Zelle ist mit Ferritin angefüllt. Der Ferritinblock verhindert Neuaufnahme von Eisen aus dem Darm. Die Abgabe an das Blut geht weiter.

schen Anämien und sogar bei hämolytischen Anämien gefunden[3]. Alle diese Befunde machen einen komplizierten Regulationsmechanismus wahrscheinlich. Durch die Arbeiten von GRANICK[4] über die Bedeutung des Ferritins in der Duodenalschleimhaut ist die Frage der Eisenresorption in ein neues Licht gerückt worden. Auf Grund der Befunde GRANICKs wurde folgende Vorstellung entwickelt: Das mit der Nahrung aufgenommene Eisen wird von den Mucosazellen des Duodenums und des oberen Dünndarms in Ferroform aufgenommen und von dort an das Plasma in Bindung an das spezifische Plasmaprotein weitergegeben. Strömt der Mucosazelle eine übernormale Eisenmenge zu, so wird das Eisen in der Mucosazelle unter Überführung in die dreiwertige Form in Bindung mit Apoferritin, das, wie oben schon besprochen, zu diesem Zweck ad hoc synthetisiert wird, als Ferritin gespeichert. Ist die Zelle mit Ferritin angefüllt, so ist eine weitere Aufnahme aus dem Darm unmöglich. Das gespeicherte Ferritin wirkt als *Mucosablock* gegen jede weitere Eisenresorption aus dem Darmkanal. Das in der Darmwand gespeicherte Ferritin gibt sein Eisen nach Bedarf an das Plasma allmählich wieder ab, wo es vom Transferrin aufgenommen wird. Das Ferritin verschwindet damit allmählich wieder, so daß eine Neuaufnahme von Eisen aus dem Darmkanal möglich wird. Durch diese Einrichtung wird der Organismus gegen Eisenüberschwemmungen geschützt. Gleichzeitig wird der *periodische* Zustrom des Eisens aus dem Magen-Darm-Kanal in einen *kontinuierlichen* Abstrom an das Plasma verwandelt. Der ganze Vorgang ist in Abb. 10 schematisch dargestellt.

---

[1] HAHN, BALE, LAWRENCE und WHIPPLE 1939, BALFOUR, HAHN, BALE, POMMERENKE und WHIPPLE 1942, MOORE, ROBERTS und MINNICH 1941, DUBACH, CALLENDER und MOORE 1948, AUSTONI und GREENBERG 1940, COPP und GREENBERG 1946.
[2] HAHN 1937.
[3] STEWART 1953, STEWART, VESSER und STONE 1953.
[4] GRANICK 1946.

Diese neuen Vorstellungen sind durch Tierexperimente weitgehend gesichert. Verfüttert man eine eisenreiche Kost, so nimmt die Ferritinmenge im Duodenum und Jejunum erheblich zu. Bereits nach 7 Std wird ein Maximum der Ferritinspeicherung in der Darmschleimhaut erreicht. Füttert man die nächsten Tage Eisen weiter, so bleibt die Ferritinspeicherung erhalten. Sie sinkt erst vom 3. Tage nach Absetzung der Eisenzufuhr ab und wird am 6. Tage normal. Zweifellos vermag die Theorie von GRANICK eine Reihe von Befunden zu erklären.

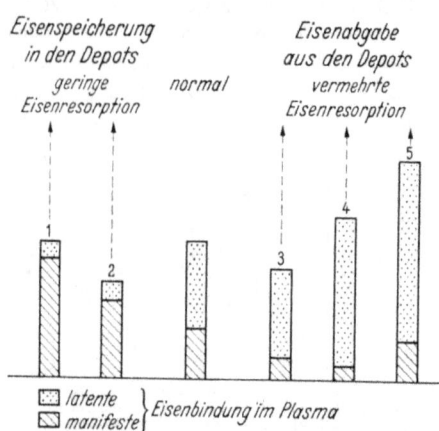

Abb. 11. Beziehung zwischen manifester und latenter Eisenbindung im Plasma zu verschiedenen Störungen des Eisenstoffwechsels. 1. Nach intravenöser Eiseninjektion bei Gesunden. 2. Bei akuten und chronischen hämolytischen Anämien und beim Fet. 3. In der Regeneration hämolytischer Anämien. 4. Bei chronischen Blutungsanämien. 5. Während der letzten Monate der Schwangerschaft.

Wenn z. B. LINTZEL[1] ganz unabhängig vom Eisenangebot eine stets gleichbleibende Resorptionsgröße fand, so ist das durch die Vorstellung des Mucosablocks gut erklärbar. Jedoch vermag die neue Theorie noch nicht die verschieden große Abgabe ans Blut je nach den Bedürfnissen des Organismus zu deuten. Warum gibt das Ferritin bei Eisenmangelzuständen sein Eisen reichlicher an das Blut ab als bei Gesunden? Bei dieser Frage scheint die Höhe der Plasmaeisenkonzentration und die Menge des eisenbindenden Proteins mit herein zu spielen. So hat LAURELL[2] gezeigt, daß die Eisenresorption erhöht ist, wenn das Plasmaeisen tief liegt und gleichzeitig das Eisen bindende Protein vermehrt ist und umgekehrt. Die Verhältnisse gehen aus Abb. 11 klar hervor.

Durch diese neuen Befunde über den Ferritinblock und über die Eisenbindung im Plasma sind wichtige Faktoren im Betrieb des Eisenstoffwechsels erkannt worden. Trotzdem ist mit Kenntnis dieser Mechanismen die ganze Frage der Regulation der Eisenresorption noch keineswegs restlos geklärt. Ich muß HEMMELER[3] darin zustimmen und die Möglichkeit übergeordneter nervöser Regulationsmechanismen anerkennen, über welche S. 28 Hinweise auf ihre Existenz gegeben werden*.

b) Die Eisenexkretion und die physiologischen Eisenverluste, der Eisenbedarf.

Die Eisenausscheidung mit den Exkreten ist entgegen der Ansicht älterer Untersucher, die mit ungenügender Methodik gearbeitet haben, heute als sehr gering erkannt worden. Während man früher annahm, daß das Eisen in großer Menge durch die Darmwand und die Gallenwege ausgeschieden wird, haben die Bilanzversuche LINTZELs[4] gezeigt, daß durch Einschränkung der Eisenzufuhr die Eisenausscheidung im Stuhl auf minimale Werte absinkt. Bei extrem eisenarmer Nahrung fand LINTZEL nur mehr 0,9 mg Eisen täglich im Stuhl. Auch im Tierexperiment konnten MADDOCK und HEATH[5] keine Ausscheidung durch ein in die Bauchwand explantiertes Stück Dünndarm beim Hund nachweisen. Auch bei Zufuhr intravenös injizierten radioaktiven Eisens fanden HAHN und Mitarbeiter[6] nur 2—8% des injizierten Eisens während der ersten 3—15 Tage

---

[1] LINTZEL 1929.   [2] LAURELL 1947.   [3] HEMMELER 1951.   [4] LINTZEL 1929.
[5] MADDOCK und HEATH 1939.   [6] HAHN, BALE, HETTIG, KAMEN und WHIPPLE 1939.
* Neuere Untersuchungen haben die Theorie des Mukosablocks schwer erschüttert (siehe Nachtrag.)

im Stuhl wieder. Nach diesem Zeitraum kamen nurmehr Spuren zum Vorschein. (Damit übereinstimmende Befunde bei[1].) Der Eisengehalt der *Galle* wurde von HEMMELER[2] eingehend und unter gleichzeitiger Bestimmung der Plasmaeisenkonzentration untersucht. Er fand stets nur sehr geringe Werte zwischen 5 bis 28 γ-% in der Galle. Nach Injektion von Eisen erhöhten sich diese Werte nur um ein weniges auf maximal 38 γ-%. Der Eisengehalt der Galle ist ungefähr ebenso hoch wie der Eisengehalt des Liquor cerebrospinalis, der zwischen 15—50 γ-% im Mittel zu 32 γ-% gefunden wurde[3]. Die Leber ist also demnach kein Ausscheidungsorgan für Eisen, sondern hauptsächlich ein Eisenspeicherorgan. Aber auch *die Ausscheidung im Urin* ist entgegen früherer Ansicht äußerst gering. Im Harn des Gesunden werden durchschnittlich 64 γ Eisen in 24 Std gefunden[4]. Die immer wieder einmal gefundenen höheren Harneisenwerte bedürfen sehr kritischer Beurteilung[5]. Ein Teil des im Harn gefundenen Eisens dürfte sicher aus abgeschilferten Zellen in den Harn gelangt sein[6]. Selbst bei hämolytischen Erkrankungen ist der Eisengehalt des Harns selten erhöht. Vereinzelt wurde nur bei perniziöser Anämie eine leicht erhöhte Eisenausscheidung im Harn gesehen[7]. Nach oralen Eisengaben soll nur dann eine vermehrte Eisenausscheidung nachweisbar sein, wenn eine Ätzung der Darmschleimhaut besteht. — Nach intravenöser Verabreichung von Ferroverbindungen kommt es nur dann zu einer

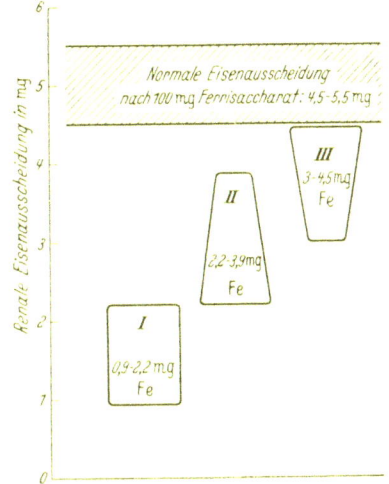

Abb. 12. Renale Eisenausscheidung bei verschieden starkem Eisenmangel nach intravenöser Eisenbelastung mit 100 mg Ferrisaccharat. (Nach PLÖTNER.) *I* Schwerer Eisenmangelzustand; *II* mittlerer Eisenmangel; *III* larvierter Eisenmangel.

erhöhten Harneisenausscheidung, wenn die Eisenbindungskapazität des Plasmas überschritten wird und dadurch ionisiertes Eisen auftritt, welches das Nierenfilter passiert[8].

Die Höhe der Eisenausscheidung im Urin nach intravenöser Verabreichung von 100 mg Ferrisaccharat kann als Kriterium für einen bestehenden Eisenmangel verwandt werden[4] (s. Abb. 12). Beim Gesunden werden in 24 Std etwa 4,5—5,5 mg Eisen ausgeschieden, bei schwerem Eisenmangel nur 0,9—2,2 mg, bei mittlerem Eisenmangel etwa 2,2—3,9 mg und bei larviertem Eisenmangel 3,0—4,5 mg Eisen.

Die neuen Ergebnisse des Studiums der Eisenausscheidung zeigen also übereinstimmend, daß diese nur minimale Beträge umfaßt, und daß das einmal vom Organismus aufgenommene Eisen zäh festgehalten wird.

Aus der Betrachtung der Untersuchungsergebnisse über Resorption und Ausscheidung des Eisens ergibt sich eindeutig, daß der Eisenstoffwechsel unter anderen Gesetzen steht als der Stoffwechsel der meisten übrigen Stoffe. Während sonst gewöhnlich ein Einfuhrüberschuß durch Steigerung der Ausfuhr ausgeglichen wird,

---

[1] LITTLE, POWER und WAKEFIELD 1948. [2] HEMMELER 1941.
[3] VONKENNEL und TILLING 1940. [4] PLÖTNER 1955.
[5] MORCZEK 1950, TEPE und TÖGEMANN 1953, PLÖTNER und PETZEL 1955.
[6] HEILMEYER und PLÖTNER 1937, ERIKA SCHMIDT 1943, MITCHELL und HAMILTON 1949, MCCANCE und WIDDOWSON 1937.
[7] LAMBRECHTS und PLÜMER 1942, ERIKA SCHMIDT 1943.
[8] HAHN, BALE, HETTIG, KAMEN und WHIPPLE 1939, VANNOTTI 1947, HEMMELER 1951.

wird der Eisenstoffwechsel allein durch eine Regulation der Einfuhr im Gleichgewicht gehalten, während die Ausfuhr dauernd bis auf minimale Beträge gedrosselt ist.

Zu der geringfügigen Eisenausfuhr kommen noch *Eisenverluste* durch Zellabschuppung der Haut und der Schleimhäute, ferner durch Verluste an Haaren und Nägeln. Letztere enthalten 1—2 mg-% Eisen[1]. Da der Verlust an desquamierten Zellen einschließlich der Haare und Nägel sich täglich auf höchstens 50—100 mg belaufen dürfte, so dürfte der dadurch entstandene Eisenverlust nur 1—2 γ täglich betragen, also praktisch zu vernachlässigen sein. Die hohen Eisenverluste durch den Schweiß, welche MITCHELL und HAMILTON[2] gefunden haben, haben Nachprüfungen nicht bestätigen können[3]. Viel größer sind die Eisenverluste, welche durch die Menstrualblutung entstehen. Wenn wir den

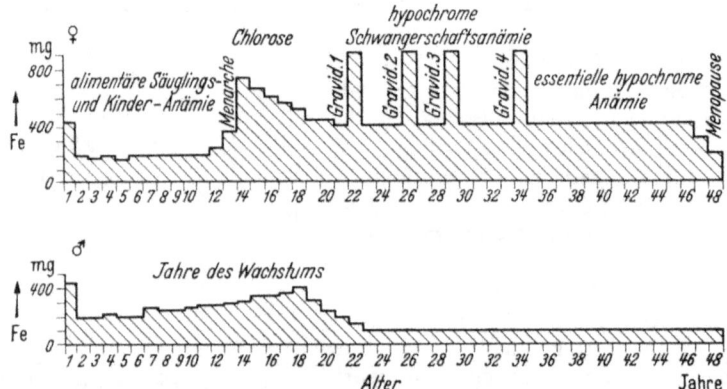

Abb. 13. Durchschnittlicher jährlicher Eisenbedarf von Mann und Frau vom 1.—48. Lebensjahr (berechnet auf Grund der Angaben über das Körperwachstum und die Eisenverluste durch Menstruation, Schwangerschaft und Lactation. (Nach HEILMEYER[4].). Bei Darstellung der weiblichen Verhältnisse sind die wichtigsten Eisenmangelanämien mit eingetragen

Blutverlust durch eine Menstruation zu 20—100 cm^3 ansetzen, so beträgt der Eisenverlust 10—50 mg, also etwa 1 mg als Tagesdurchschnitt je Monat. Nach anderen Berechnungen benötigt die Menstruation im Jahre 600 mg Eisen, also nicht ganz 2 mg täglich[5]. Die zusätzlichen Eisenverluste durch eine Schwangerschaft betragen rund 300 mg, für die Blutverluste bei der Geburt etwa 100 mg und für die Lactation 100—200 mg, also insgesamt 500—600 mg.

Der Eisengehalt der Frauenmilch ist höher als der der Tiermilch. — Papierelektrophoretische Untersuchungen mit radioaktivem Eisen ließen erkennen, daß das Eisen an ein Globulin gebunden ist, es wandert langsamer als das β-Lactoglobulin. Das Milcheisen ist fast völlig säurelöslich, nicht dialysabel und aus seiner organischen Bindung durch Salzsäure leicht abzutrennen[6].

Auf Grund vorsichtiger Schätzung wurde der Eisenbedarf für die Frau und den Mann vom 1.—48. Lebensjahr unter Einberechnung von 4 Schwangerschaften bei der Frau zu rund 15 g berechnet, der Eisenbedarf des Mannes bis zum Abschluß der Wachstumsperiode auf rund 4 g[4]. Eine Übersicht über den Eisenbedarf in den einzelnen Lebensjahren bei Frau und Mann gibt Abb. 13.

Nach Abschluß des Wachstums findet beim Manne keine wesentliche Eisenausscheidung mehr statt, außer der geringfügigen Eisenverluste durch Zellabschilferung im Harn, sowie durch Eisenausscheidung mit der Galle, die täglich

---

[1] HEMMELER 1951.
[2] HEILMEYER und PLÖTNER 1937, ERIKA SCHMIDT 1943, MITCHELL und HAMILTON 1949. McCANCE und WIDDOWSON 1937.
[3] MOORE (mündliche Mitteilung).   [4] HEILMEYER 1944,
[5] RATH, CATON, REID, FINCH und CONROY 1950.   [6] SCHÄFER 1955.

etwa 300 γ beträgt, was je Jahr rund 100 mg ausmacht, wobei eine mögliche Rückresorption im Dünndarm nicht berücksichtigt ist. Zu ganz ähnlichen Zahlen des Eisenbedarfs für Mann und Frau gelangten HEATH und PATEK[1], welche den Gesamteisenbedarf des Mannes mit rund 3,2 g, den der Frau bis zum 26. Lebensjahr mit 12,2 g berechnen. Dieser Überblick über den Eisenbedarf der beiden Geschlechter zeigt also, daß die Frau 3—4mal mehr Eisen in ihrem Leben benötigt als der Mann. Bei Betrachtung des Eisenbedarfs bei den verschiedenen Lebensaltern tritt vor allem der Einfluß des Wachstums stark hervor (Abb. 13). In der Zeit des größten Wachstums im 1. Lebensjahr ist auch der Eisenbedarf am größten. Eine weitere Zeitspanne besonders gesteigerten Wachstums reicht vom 11.—18. Lebensjahr. Auch das ist eine Periode gesteigerten Eisenbedarfs. Mit dem 22. Lebensjahr ist das Wachstum erloschen. Damit sinkt beim Manne der Eisenbedarf auf ein Minimum und bleibt während des ganzen weiteren Lebens niedrig. Bei der Frau wird das Entwicklungsalter noch zusätzlich durch das Eintreten der Menstruationsblutungen belastet. Im späteren Alter der Frau sind es dann die Schwangerschaften, die einen entsprechenden Mehrbedarf an Eisen erfordern. Man erkennt daraus, daß es beim weiblichen Geschlecht drei kritische Zeitpunkte für den Eisenstoffwechsel gibt, in denen der Bedarf am höchsten ist: nämlich das 1. Lebensjahr, das Entwicklungsalter und die Fruchtbarkeitsperiode. Am Ende dieser drei Phasen können die Eisenreserven in den Depots erschöpft sein und Eisenmangelzustände auftreten, die charakteristische Krankheitsbilder auslösen (s. S. 41).

Die angegebenen Zahlen geben den absoluten Bedarf des Organismus an Eisen an, der sich nicht mit dem Eisengehalt der Nahrung deckt. Letzterer ist naturgemäß viel höher, da nur ein Teil des Nahrungseisens zur Resorption gelangt. So wurde der Nahrungseisenbedarf von Kindern zwischen 7—11 Jahren zu 2—4 mg, von anderen zu 11 mg täglich geschätzt[2]. Für Mädchen im Alter von 13—14 Jahren nach Eintritt der Menarche wurde der tägliche Eisenbedarf zu 12—13 mg errechnet[3].

c) Die Physiologie des Plasmaeisens.

Wie schon S. 15 berichtet, ist der Plasmaeisenspiegel auf eine bestimmte Konzentration einreguliert und schwankt im allgemeinen zwischen ± 30%. Zwischen Männern und Frauen besteht hinsichtlich des Plasmaeisenspiegels ein von allen Untersuchern gefundener statistisch signifikanter Unterschied, wobei die Werte für die Frau rund 20—30 γ-% tiefer liegen als die des Mannes. Für diesen Unterschied sind verschiedene Erklärungen gegeben worden, ohne daß darüber bis heute Einigkeit bestünde. Der Hämoglobingehalt, der bei der Frau ebenfalls niedriger ist als beim Manne, hat keinen direkten Einfluß auf die Höhe der Plasmaeisenkonzentration[4]. Man hat in erster Linie zur Erklärung der niedrigeren Plasmaeisenwerte der Frau an die menstruellen Eisenverluste gedacht[4], jedoch hebt reichliche Eisenzufuhr den Geschlechtsunterschied des Plasmaeisens nicht auf[5]. Von anderer Seite wurde auf hormonale Zusammenhänge besonders mit der Funktion der Geschlechtsdrüsen hingewiesen[6]. Neben dem Geschlechtsunterschied finden sich charakteristische Tagesschwankungen in dem Sinne, daß die Plasmaeisenkonzentration am Morgen am höchsten liegt und im Laufe des Tages um 9—60% (durchschnittlich 36%) abfällt, um während

---

[1] HEATH und PATEK 1937.
[2] DARBY, HAHN, KASER, STEINKAMP, DENSEN und COOK 1947, JOHNSTON und ROBERTS 1942.
[3] SCHLAPHOFF und JOHNSTON 1942.   [4] HEILMEYER und PLÖTNER 1937.
[5] VAHLQUIST 1950.   [6] DEJARDIN und LAMBRECHTS 1942.

der Nacht wieder anzusteigen[1]. Der Tagesrhythmus des Plasmaeisens findet sich auch im Kindesalter[2]. Der tiefste Punkt liegt zwischen 18 und 23 Uhr, der höchste um 8 Uhr morgens. Die Unterschiede betragen 20—60 γ-%! Bei vegetativ Labilen sind sie manchmal noch größer! Einen bedeutenden Einfluß auf die Tag-Nachtschwankungen hat der Schlaf. Wenn der Schlaf ausfällt, dann fällt der nächtliche Serum-Eisenanstieg sehr viel geringer aus. Bei Umkehrung des Schlafrhythmus, also bei Personen, die nachts wachen und tags schlafen, kehrt sich allmählich auch die Kurve der Serumeisenbewegung um, ebenso wie auch die Temperaturkurve invertiert wird (Abb. 14). Auch durch Fasten wird der Tag-Nachtrhythmus des Serumeisens verändert[3]. Gänzlich verlieren sich die Tag-Nacht-Schwankungen im Alter[4]. Die Ursache dieser Tagesschwankungen ist noch nicht restlos geklärt. Man geht aber wohl nicht fehl, wenn man annimmt, daß in den Schwankungen des Serumeisens der Ausdruck einer rhythmischen Funktion des vegetativen Nervensystems zu sehen ist, wie das für viele andere vegetative Vorgänge (Temperatur, Puls, Blutzucker) bekannt ist. Da wir heute wissen, daß das adrenocorticotrope Hormon und das Cortison die Serumeisenkonzentration erniedrigen, sind die Tag-Nachtschwankungen vielleicht Ausdruck einer rhythmischen Hypophysen-Nebennierenrindenaktivität[5], was aber für den Menschen bestritten wird[6]. Da der Abfall im Tagesrhythmus ebenso wie nach Cortisoninjektionen niemals tiefer als 60 γ-% geht, wurde angenommen[5], daß dieser bewegliche Teil des Plasmaeisens für die physiologischen Bedürfnisse des RES unter Stressbedingungen notwendig sei, während der Restbestand des Plasmaeisens dem Hämoglobinstoffwechsel diene. Da die Tagesschwankungen des Serumeisens bei aplastischer Anämie und unbehandelter Perniciosa und Eisenmangelanämie vermindert sind, nach Behandlung aber wieder auftreten, hat man an eine Abhängigkeit der Tagesschwankungen von der Geschwindigkeit des Turnovers gedacht[7] (rhythmische Knochenmarkfunktion?)

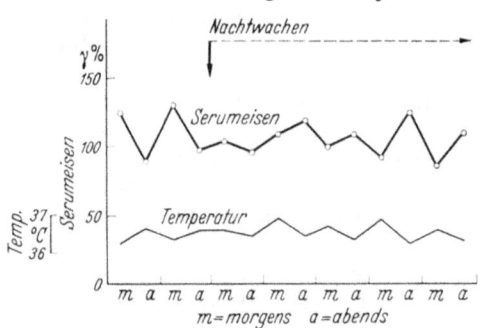

Abb. 14. Verhalten der Serumeisenbewegung und der Temperaturkurve vor und nach Umkehrung des Schlafrhythmus. (Nach HEMMELER[1].)

Andere physiologische Einwirkungen wie Nahrungsaufnahme, Hunger, Menstruation, Arbeitsbelastung oder vegetative Gifte bewirken keine Ausschläge, die höher wären als die physiologischen Tagesschwankungen[8]. Während der Schwangerschaft ist das Serumeisen im allgemeinen etwas erhöht[8,9]. Der Fet zeigt demgegenüber in den ersten 6 Monaten Eisenwerte, die niedriger liegen als diejenigen der Mutter[10]. Vom 8. fetalen Monat an beginnen die Serumeisenwerte anzusteigen und erreichen im 9. und 10. Schwangerschaftsmonat höhere Werte als die des mütterlichen Blutes. Auch kurz nach der Geburt liegt der Serumeisengehalt des Säuglings mit 150—170% über den mütterlichen Werten[9,10].

---

[1] HEMMELER 1951, HOYER 1946, PATERSON, MARRACK und WIGGINS 1952.
[2] MAURER 1952.   [3] JACOT 1951.   [4] RECHENBERGER 1955.
[5] BRAUNSTEINER, GISINGER und PAKESCH 1952.
[6] PATERSON, MARRACK und WIGGINS 1952, 1953.
[7] HEMMELER 1951, HEILMEYER und PLÖTNER 1932, SKOUGE 1939.
[8] LEDERER 1940.   [9] ALBERS 1941, NEUWEILER 1942.
[10] VAHLQUIST 1941.

Diese Differenz zwischen mütterlichen und Neugeborenen-Serumeisenwerten schließt eine Diffusion des Plasmaeisens der Mutter — die gegen das Konzentrationsgefälle durch die Placenta erfolgen müßte — aus. Der Übergang von Eisen aus dem Plasma der Mutter in die Zirkulation des Fetus wurde mit Hilfe von radioaktivem Eisen nachgewiesen[1]. Neuere tierexperimentelle Untersuchungen zeigten, daß hierbei dem Ferritin in der Placenta die Aufgabe der

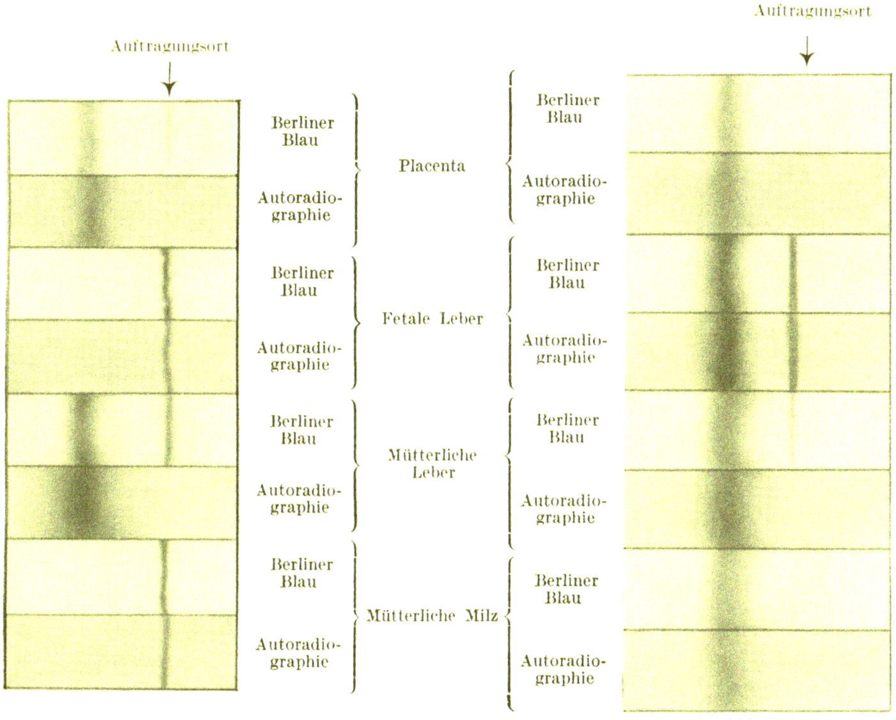

Abb. 15a

Abb. 15b

Abb. 15a. Autoradiographien von Elektropherogrammen aus angereicherten Ferritinlösungen aus Placenta, fetaler Leber, mütterlicher Leber und mütterlicher Milz 40 min nach intravenöser Gabe von 1,25 mg radioaktivem Ferrosulfit enthaltend 100 μ C Fe^{55-59} (Anfärbung der Ferritin- und Hämosiderinbanden mit Kaliumferrocyanid [Berliner Blau-Reaktion]). (Nach WÖHLER.)

Abb. 15b. Autoradiographien von Elektropherogrammen aus angereicherten Ferritinlösungen aus Placenta, fetaler Leber, mütterlicher Leber und mütterlicher Milz 24 Std nach intravenöser Gabe von 1 mg radioaktivem Ferrosulfit enthaltend 80 μ C Fe^{55-59}. (Anfärbung der Ferritin- und Hämosiderinbanden mit Kaliumferrocyanid [Berliner Blau-Reaktion]). (Nach WÖHLER.)

Eisenaufnahme aus dem mütterlichen Plasma zufällt (s. Abb. 15a und b)[2]. Dieses aufgenommene Eisen kann in der Placenta vorübergehend als Hämosiderin gespeichert werden, um bei verstärktem fetalen Eisenbedarf zur Verfügung zu stehen[2]. Die Placenta erfüllt demnach eine Resorptions- und Depotaufgabe für den Fetus. In Abb. 16 wird das Verhalten des Ferritin- und Organeisengehaltes der Placenta zum Serumeisengehalt der Mutter und des Neugeborenen graphisch dargestellt. Sie läßt erkennen, daß Hämosiderineisen und Serumeisen des Feten bzw. Neugeborenen von dem Eisenangebot der Mutter abhängig sind. Die Ferritineisenfraktion, die durch ihre Resorptionsfunktion sicher von größter Wichtigkeit für die Eisenversorgung ist, erscheint demgegenüber nur geringeren Veränderungen unterworfen zu sein, wenn auch bei schweren Eisenmangel-

---

[1] POMMERENKE, HAHN, BALE und BALFOUR 1946.
[2] WÖHLER 1955.

zuständen der Mutter eine Erniedrigung eintreten kann. Die Erschöpfung der mütterlichen Eisenreserven findet demnach ihren Ausdruck in einem Abfall des Serumeisens[1]. Dementsprechend beobachtet man nach oraler Eisengabe

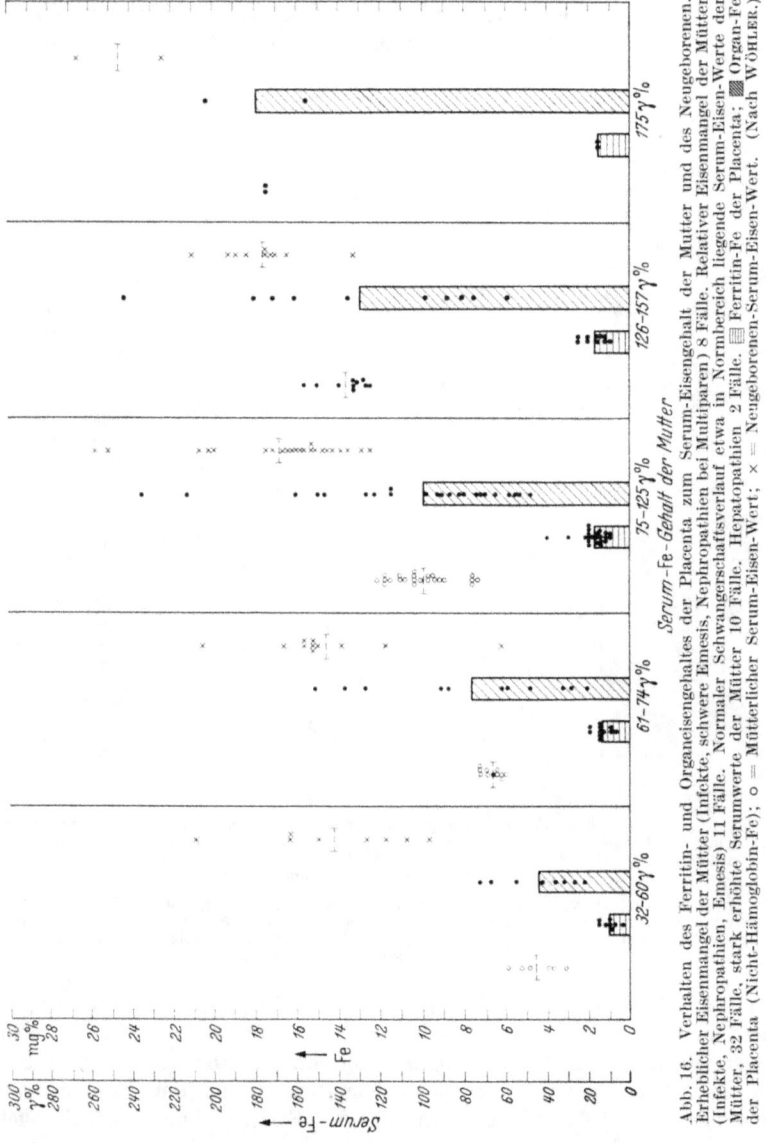

Abb. 16. Verhalten des Ferritin- und Organeisengehaltes der Placenta zum Serum-Eisengehalt der Mutter und des Neugeborenen. Erheblicher Eisenmangel der Mütter (Infekte, schwere Emesis, Nephropathien bei Multiparen) 8 Fälle. Relativer Eisenmangel der Mütter (Infekte, Nephropathien, Emesis) 11 Fälle. Normaler Schwangerschaftsverlauf etwa in Normbereich liegende Serum-Eisen-Werte der Mütter, 32 Fälle, stark erhöhte Serumwerte der Mütter 10 Fälle. Hepatopathien 2 Fälle. ▨ Ferritin-Fe der Placenta; ▬ Organ-Fe der Placenta (Nicht-Hämoglobin-Fe); ● = Mütterlicher Serum-Eisen-Wert; × = Neugeborenen-Serum-Eisen-Wert. (Nach WÖHLER.)

einen Anstieg des Serumeisens im Sinne eines gesteigerten Bedarfs[2]. Ein regelmäßiger plötzlicher Eisenabfall findet sich im Augenblick der Geburt mit der Austreibung der Frucht[3]. Dieser Abfall nimmt während der ersten Tage des Wochenbettes noch zu, dann beginnt das Serumeisen wieder langsam auf normale Werte anzusteigen.

---

[1] DAHL 1945.   [2] VENTURA und KLOPPER 1951.
[3] ALBERS 1941, NEUWEILER 1942

Während der ersten Lebenstage sinkt der Plasmaeisenspiegel des *Säuglings* ziemlich rasch ab und fällt dann oft nach vorübergehendem Wiederanstieg[1] langsam im Laufe der nächsten Monate weiter, um im 6. Monat ein Minimum mit einem Durchschnittswert von 60 γ-% zu erreichen. Das Serumeisen bleibt bis zum 2. Lebensjahr niedrig und steigt dann allmählich im Laufe der nächsten Jahre auf die Werte des Erwachsenen an. Dieses charakteristische Verhalten des Serumeisenspiegels von der Geburt bis zur Geschlechtsreife zeigt große Ähnlichkeit mit dem Verhalten der Hämoglobinwerte, wie Abb. 17 eindrucksvoll zeigt.

Dieses charakteristische Verhalten der Serumeisenwerte beim Neugeborenen und Kleinkind ist Ausdruck der wechselnden Füllung der Eisendepots. Diese sind kurz nach der Geburt infolge des Abbaus des überschüssigen Hämoglobins am stärksten gefüllt [1, 3]. Deshalb ist es wichtig, nicht zu früh die Nabelschnur zu unterbinden, weil das noch zufließende Placentarblut einen wichtigen Eisenvorrat darstellt[1]. Im Laufe der ersten beiden Lebensjahre tritt dann eine allmähliche Erschöpfung der kindlichen Eisendepots

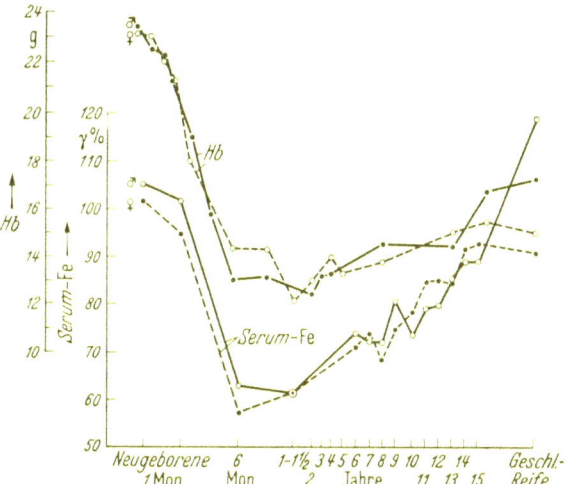

Abb. 17. Serumeisenkonzentration der beiden Geschlechter in verschiedenen Lebensaltern nach ALBERS[2], verglichen mit dem Hb-Gehalt der beiden Geschlechter derselben Lebensalter. (Nach WILLIAMSON[4].)

infolge der eisenarmen Milchernährung ein. Mit Übergang zu eisenreicher Nahrung gleichen sich die Verhältnisse dann allmählich denjenigen bei Erwachsenen an.

Bedeutung des Plasmaeisens und der Eisenbindung im Plasma für den Eisenstoffwechsel.

Das Plasmaeisen hat keine Funktion, sondern ist reines Transporteisen. Gebunden an ein spezifisches Protein wird das Eisen von der Darmschleimhaut aufgenommen und den Depots, dem RES und dem Knochenmark zugeführt. Reicht das aus dem Magen-Darm-Kanal kommende Eisen für die Ansprüche der Hb-Neubildung nicht aus, so wird das Eisen aus den Depotorganen mobilisiert und an das Plasma abgegeben, mit dem es wiederum dem Knochenmark zuströmt.

Das folgende Schema (Abb. 18) gibt einen Überblick über diese Verhältnisse.

Nach neueren Untersuchungen mit Radioeisen wird das Plasmaeisen bei Gesunden 8—10mal täglich erneuert, was einer täglichen Neubildung von 30 bis 35 mg entspricht[5]. Der Umsatz des Plasmaeisens wurde mit radioaktivem Fe zu 50% höher gefunden als der Erneuerung des Erythrocyteneisens entspricht[6]. Er wird jedoch bei starker Zunahme der Erythropoese bei hämolytischen Anämien und Polycythämie ebenfalls stark erhöht[6], ebenso die Abwanderungsgeschwindigkeit aus dem Plasma[7].

---

[1] HOET und RENAER 1943.   [2] ALBERS 1941.   [3] SCHAIRER und RECHENBERGER 1944.
[4] WILLIAMSON 1916.   [5] SCHAPIRA, DREYFUS und KRULE 1953, KEIDERLING 1955.
[6] HUFF, HENNESY, AUSTIN, GARCIA, ROBERTS und LAWRENCE 1950.
[7] WASSERMAN, ROSHKOFF, LEUVITT und Mitarb. 1952.

Für die Frage der Resorption und Speicherung ist, wie schon S. 18 gezeigt, neben der Höhe des Plasmaeisengehaltes das Verhältnis von manifest gebundenem Eisen zu solchem latenter Bindung wichtig[1]. Hoher Plasmaeisenspiegel und geringe latente Bindung geht mit einer Tendenz zu vermehrter Speicherung und Verminderung der Resorption einher, während niedriger Plasmaeisenspiegel mit hoher latenter Bindung die Eisenresorption aus dem Darm und die Mobilisierung der Eisendepots begünstigt (s. Abb. 11) S. 20. Diese Beziehungen zwischen Eisenbindungsvermögen und Speicherung wurden auch dadurch zu erklären versucht[2], daß bei starker Speicherung das eisenbindende Eiweiß (Transferrin) zum Aufbau des Apoferritins verbraucht wird, während bei entleerten Eisendepots das Apoferritin in das Transferrin umgesetzt wird. Nach dieser Theorie liegen die Kausalbeziehungen gerade umgekehrt zur Theorie LAURELLs[1].

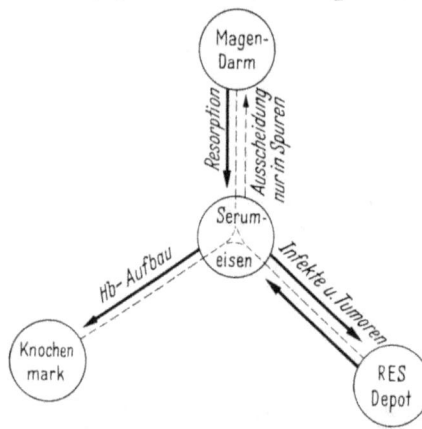

Abb. 18. Schema der Serumeisenbewegung. (Nach HEILMEYER und PLÖTNER[3].)

Neuere Versuche mit Transferrin, welches mit C^{14} markiert war, ergaben, daß diese Verbindung nur mit einer Halbwertszeit von einigen Tagen die Blutflüssigkeit verläßt. Da das an Transferrin gebundene Eisen mit einer Halbwertszeit von 70—110 min aus dem menschlichen und etwas langsamer aus dem Kaninchenkreislauf austritt, verläßt demnach das Eisen das Plasma ohne an Proteine gebunden zu sein. Der die Austrittsgeschwindigkeit bestimmende Vorgang dürfte die Dissoziation des Eisentransferrins sein, da die abgespaltenen Eisenionen oder eisenhaltige Radikale die Capillarwand mit größter Leichtigkeit durchdringen[4]. — Demnach erscheint es wenig wahrscheinlich, daß das Transferrin zum Aufbau von Apoferritin Verwendung finden sollte. Eine endgültige Entscheidung ist jedoch noch nicht möglich.

Die Eisenbindungsverhältnisse bei Kindern wurden von HAGBERG eingehend untersucht[5].

Regulation des Eisenstoffwechsels.

Nach allem bisher Behaupteten ist nicht anzunehmen, daß allein physikochemische Faktoren den Eisenstoffwechsel regulieren. Es ist vielmehr wahrscheinlich, daß auch für den Eisenstoffwechsel, ebenso wie bei anderen Stoffwechselvorgängen, ein Regulationsmechanismus besteht, an welchem nervöse und endokrine Faktoren teilhaben. Schon die Tatsache, daß die Eisenkonzentration im Plasma weitgehend konstant gehalten wird, weist auf eine Regulation hin. Noch mehr wird diese Tatsache durch den gesetzmäßigen Tag-Nacht-Rhythmus unterstrichen[6]. Daß dabei nervöse Regulationen eine Rolle spielen, geht aus neueren Versuchen hervor, wonach Halsmarkdurchschneidung den gesetzmäßigen Tagesrhythmus aufhebt[7], ebenso aus der Beobachtung, daß dieser Rhythmus bei Encephalitis verändert ist. Auch die Beobachtung, daß für den Ausfall oraler Belastungskurven und für die Spontantagesschwankungen das WILDERsche Ausgangsgesetz zutrifft[8], weist in dieselbe Richtung. Auch die plötzliche

---

[1] LAURELL 1947.   [2] BRAUNSTEINER, GISINGER und PAKESCH 1952.
[3] HEILMEYER uud PLÖTNER 1937.   [4] v. HEVESY 1955.   [5] HAGBERG 1953.
[6] HEMMELER 1944.   [7] SCHÄFER und BOENECKE 1949.   [8] THEDERING 1949.

Serumeisenverminderung unmittelbar nach der Geburt mit nachfolgendem Wiederanstieg ist schwer ohne die Annahme regulatorischer Vorgänge zu verstehen. Dasselbe gilt für die interessante Beobachtung einer gesteigerten Resorption des Eisens nach Aderlässen, die erst dann vermehrt einsetzt, wenn die Eisendepots entleert werden[1]. Ganz besonders sind es die Hyposiderämie auslösenden Eingriffe am Zentralnervensystem wie Commotio cerebri, Ventrikelblutung, Liquorentnahme, Encephalographie, Insulinschock, Kurzwellendurchflutung der Stammhirngegend, intravenöse Pyramidoninjektionen, welche auf eine zentrale Regulation des Eisenstoffwechsels hinweisen[2], doch ist gerade hierbei daran zu erinnern, daß dieselben Eingriffe auch die Erythropoese anregen und damit zu einem gesteigerten Eisenverbrauch im Knochenmark führen, wodurch ebenfalls eine Hyposiderämie erzeugt werden kann, so wie das nach Lactoflavininjektionen besonders bei manchen mit Porphyrinurie einhergehenden Anämieformen der Fall ist[3]. Daß neben dem Nervensystem auch das endokrine System in diese Regulation einbezogen ist, haben die Beobachtungen der Hyposiderämie nach ACTH- und Cortisoninjektionen gezeigt[4]. Ebenso die Abnahme des Serumeisens unter Stresseinflüssen[5, 2]. Doch sind wir trotz vieler Untersuchungen und Beobachtungen über regulatorische Vorgänge beim Eisenstoffwechsel noch weit entfernt, eine klare Vorstellung dieser Regulation zu besitzen. Wir sind noch kaum über das Stadium erster Hypothesenbildung hinaus. Daß eine Regulation besteht, kann als Tatsache angenommen werden, über das Wie haben wir nur sehr lückenhafte Vorstellungen.

4. Die Pathologie des Eisenstoffwechsels.

a) Die Eisenstoffwechselstörung beim Infekt.

Mit dem Eintritt eines Infekts, zum Teil schon in der Inkubationsperiode[6], kommt es zu einem raschen Rückgang des Plasmaeisens auf sehr niedrige Werte[7]. Das Gesetzmäßige dieses Vorgangs wurde von HEILMEYER und Mitarbeitern aufgezeigt und von allen Nachuntersuchern bestätigt[8]. Als Beispiel möge das Verhalten des Serumeisens bei einer Masernerkrankung gezeigt werden (Abb. 19), welche bereits vor dem Auftreten des Fiebers das Absinken des Serumeisenspiegels erkennen läßt.

Während des Fiebers ist der Serumeisenspiegel niedrig, nach Abfieberung steigt er allmählich wieder auf den Ausgangswert an. Grundsätzlich derselbe Vorgang findet sich bei malignen Tumoren[9], bei schweren Allergien[10], bei Injektionen von artfremdem Eiweiß[11,12], von Bakterienvaccine oder Bakteriengiften[4], sowie bei manchen Hautkrankheiten[13]. Bei allen diesen Zuständen kommt es gleichzeitig zu einer Vermehrung des Plasmakupfers, das sich zum Serumeisen gerade entgegengesetzt verhält, wie Abb. 20 zeigt.

---

[1] HAHN und WHIPPLE 1941. [2] SCHÄFER und BOENECKE 1949. [3] STICH und WOLFF 1951.
[4] HAMILTON und Mitarb. 1951, CARTWRIGHT und Mitarb. 1951, BRAUNSTEINER, GISINGER und PAKESCH 1952.
[5] GODON und REGINSTER 1942, INDOVINA 1947.
[6] SCHÄFER 1940, 1942, 1948, HEMMELER 1951.
[7] HEILMEYER und PLÖTNER 1937, LOCKE, MAIN und ROSSBASH 1932, THOENES und ASCHAFFENBURG 1935 und THOENES 1941, HEILMEYER, KEIDERLING und STÜWE 1941, CARTWRIGHT, LAURITZEN, HUMPHREYS, JONES, MERRIL, WINTROBE 1946, HIRVONEN 1941.
[8] HEMMELER 1939, BÜCHMANN und HEYL 1939, VAHLQUIST 1941, BRØCHNER-MORTENSEN und STEIN 1942.
[9] HEILMEYER und PLÖTNER 1937.   [10] SCHÄFER 1948.
[11] HEILMEYER, KEIDERLING und STÜWE 1941.   [12] VOLLAND 1940.
[13] RUSTRING 1949.

Aus Abb. 20 geht auch hervor, daß das Eisen ebenso wie das Kupfer wieder zur Norm zurückkehrt, sobald eine überschießende Antikörperbildung einsetzt und das zugeführte Toxin dadurch entgiftet wird. Dasselbe Verhalten des Serumeisenspiegels wird auch durch künstliche Hyperthermie in Form heißer Bäder

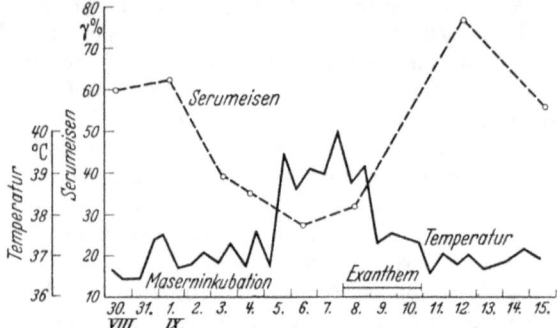

Abb. 19. Serumeisenbewegung bei einer Masernerkrankung. (Nach SCHÄFER[1].)

oder Packungen, welche über viele Stunden eine Erhöhung der Rectaltemperatur über 40° herbeiführt, ausgelöst[2]. Neuere Untersuchungen haben gezeigt, daß ganz allgemein durch die verschiedensten Stresseinwirkungen eine Verminderung des Serumeisens herbeigeführt wird, wie das auch durch ACTH und Cortison

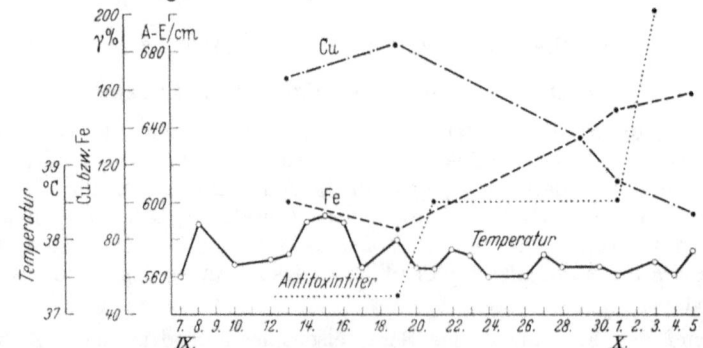

Abb. 20. Kupfer- und Eisenbewegung im Verlauf der Immunisierung eines Tetanuspferdes. (Nach HEILMEYER, KEIDERLING und STÜWE)[3].

bewirkt wird[4]. Damit scheint erwiesen, daß das Hypophysennebennierenrindensystem an den Regulationsvorgängen des Serumeisenspiegels auch beim Infekt beteiligt ist.

Die weitere Analyse dieses Geschehens ergab, daß nach Injektion von Eisen in die Blutbahn beim Infekt eine viel raschere Abwanderung aus dem Plasma erfolgt als beim Gesunden[5, 6]. Dieses Ergebnis wurde auch durch radioaktives Eisen bestätigt[7]. So wurde die Halbwertszeit des injizierten Plasma-Fe^{59} bei

---

[1] SCHÄFER 1940. [2] GODON und REGINSTER 1942.
[3] HEILMEYER, KEIDERLING und STÜWE 1941.
[4] HAMILTON, GUBLER, ASHENBRUCKER, CARTWRIGHT und WINTROBE 1951, CARTWRIGHT, HAMILTON, FELLOWS, ASHENBRUCKER und WINTROBE 1951, SELYE 1951, BRAUNSTEINER, GISINGER und PAKESCH 1952.
[5] HEILMEYER und PLÖTNER 1937.
[6] SKOUGE 1939, GREENBERG, ASHENBRUCKER, LAURITZEN und WINTROBE 1947, TÖTTERMAN 1949, GOLDECK und REMY 1953.
[7] CARTWRIGHT, HUGULEY, ASHENBRUCKER, FEY und WINTROBE 1948.

Gesunden zu 1,43 Std, bei chronischen Infektanämien zu 0,5 Std gefunden[1]. Außerdem erwies sich die Plasmaeisen-Umsatzgeschwindigkeit bei Infektanämien als vergrößert[1].

Eine Besserung der Blutbildung gelingt auch mit Eisengaben meist nicht, solange der Infekt floride ist[2], was einer alten klinischen Erfahrung der Eisenresistenz von Infektanämien entspricht. Nur sehr hohe intravenöse Eisengaben vermögen in manchen Fällen nach Absättigung der Gewebsaffinität die Hb-Bildung geringgradig zu fördern[3]. Diese Erfahrung fand ihre Bestätigung in der verminderten Inkorporation von Fe^{59} in die Erythrocyten beim Infekt [1, 4, 5]. Tierexperimentelle Untersuchungen lassen erkennen, daß das Ausmaß der Inkorporation von Fe^{59} von der Schwere des Infektes abhängig ist (s. Abb. 21)[5].

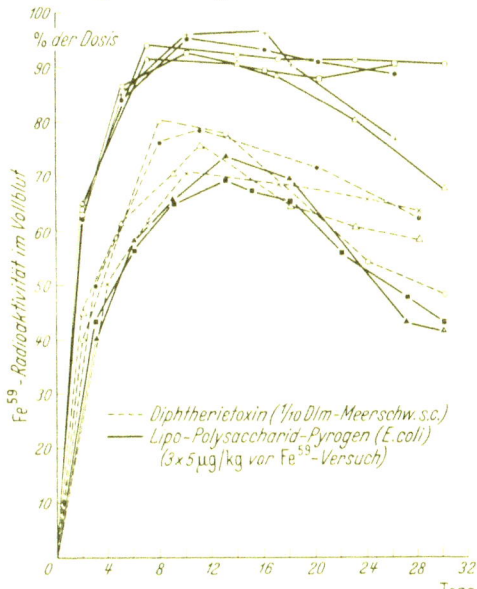

Abb. 21. Fe^{59}-Inkorporation in die Erythrocyten unter Einwirkung von Diphtherietoxin und Lipopolysaccharid-Pyrogen (E. coli) beim Kaninchen. (Nach KEIDERLING und Mitarbeitern.)

Untersuchungen bei Patienten mit tuberkulösen Krankheitsprozessen, akuten und chronischen Infekten bestätigten die im Tierexperiment gewonnenen Ergebnisse. Das Ausmaß der Inkorporation von Fe^{59} war auch beim Menschen von der Schwere des tuberkulösen Krankheitsprozesses, bzw. des akuten oder chronischen Infektes abhängig[5].

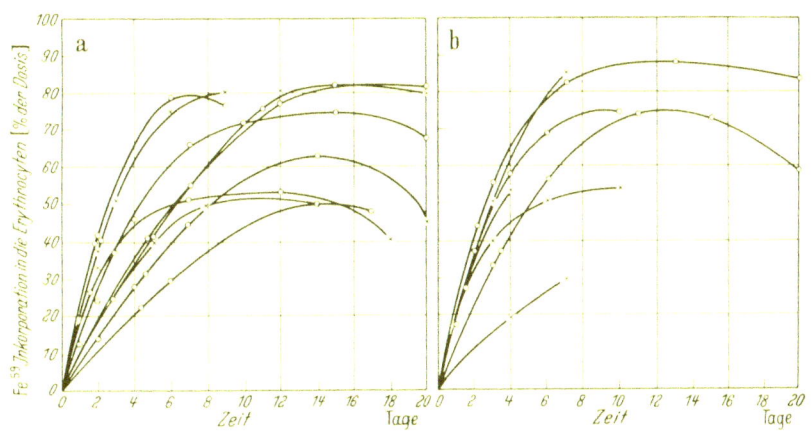

Abb. 22. Fe^{59}-Inkorporation in die Erythrocyten beim Infekt. a Tuberkulöse Krankheitsprozesse. b Akute und chronische Infekte. (Nach Keiderling und Mitarbeitern).

---

[1] BUSH und CARTWRIGHT 1954. [2] HEILMEYER und PLÖTNER 1937.
[3] SINCLAIR und DUTHIE 1950.
[4] GREENBERG, ASHENBRUCKER, LAURITZEN, WARTH, HUMPHREYS und WINTROBE 1947, FINCH, GIBSON, PEACOCK und FLUHARTY 1949.
[5] KEIDERLING, SCHMIDT, LEE und FRANK 1955.

Beim Infekt injiziertes Eisen, das rasch aus dem Plasma abwandert, wird in Leber, Milz und Knochenmark gespeichert[1]. Spritzt man gesunden Kaninchen Eisen intravenös, so findet man in der Milz eine mäßige Eisenspeicherung (Abb. 23a). Injiziert man das Eisen gleichzeitig mit Diphtherietoxin, so kann man eine enorme Eisenspeicherung in der Milz histochemisch feststellen (Abb. 23b).

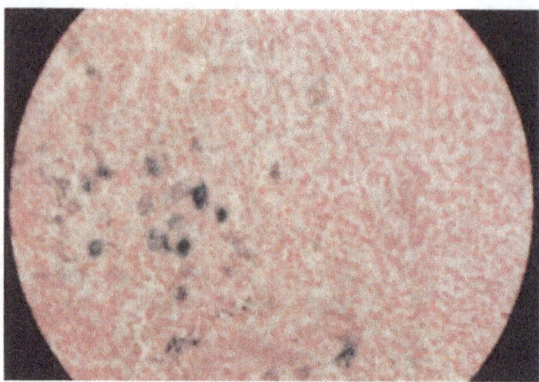

Abb. 23a. Schnitt durch eine Kaninchenmilz nach Eiseninjektionen (Ceferro), mäßige Eisenspeicherung.

Um die schon normalerweise wechselnden Verhältnisse der Eisenspeicherung in der Kaninchenmilz auszuschalten, wurden bei ein und demselben Versuchstier kleine Stückchen Milz vor und nach der Injektion des Diphtherietoxins herausgenommen. Auch dabei ergaben sich eindeutig die geschilderten Verhältnisse[1]. Dieselbe Zunahme der Eisenspeicherung wurde nach Injektion von artfremdem Eiweiß sowie von Tuberkelbacillen gefunden[1].

Auch Leber und Knochenmark zeigten danach eine erhöhte Eisenspeicherung, wenn auch lange nicht in demselben Umfange wie in der Milz. Diese Versuchsergebnisse fanden auch durch Untersuchungen mit radioaktivem Eisen ihre volle Bestätigung[2]. Exakte quantitative Bestimmungen des Verhaltens von Ferritin-Fe zu Hämosiderin-Fe in Leber, Milz, Niere und Knochenmark unter experimentellen Infektbedingungen mittels Diphtherietoxin beim Kaninchen machten deutlich, daß im akuten Infekt das Ferritin der Milz fast vollkommen verschwinden kann, bei gleichzeitig sehr starker Zunahme des Hämosiderins, wie es in Abb. 24 dargestellt wird[3].

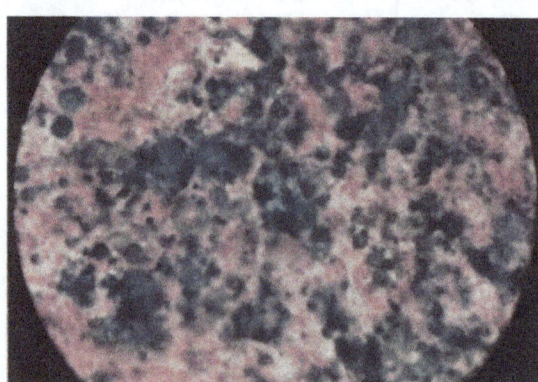

Abb. 23b. Schnitt durch die Kaninchenmilz nach Eiseninjektion + Diphtherietoxin, enorme Eisenspeicherung.

Dieses Versuchsergebnis läßt daran denken, daß eine anderweitige Verwendung des Apoferritineiweißes erfolgt, die vorerst noch unbekannt ist. Ferner zeigen unsere Versuche, daß eine Hämosiderose auch dadurch zustande kommen kann, daß der Ferritingehalt der Organe abnimmt, so daß das Eisen als histochemisch sichtbares Hämosiderin erscheint. Hämosiderose braucht demnach nicht eine Vermehrung abgelagerten Eisens zu bedeuten. Auch nach Terpentinabscessen

---

[1] HEILMEYER, EHRICH und LANGE 1944.
[2] GREENBERG, ASHENBRUCKER, LAURITZEN und WINTROBE 1947, GREENBERG, ASHENBRUCKER, LAURITZEN, WARTH, HUMPHREYS und WINTROBE 1947, CARTWRIGHT und WINTROBE 1952.
[3] HEILMEYER 1955.

wurde in Leber und Milz bei Ratten Ferritin verringert gefunden[1]. Weitere Untersuchungen zeigten, daß im subakuten und chronischen Infekt das Verhältnis

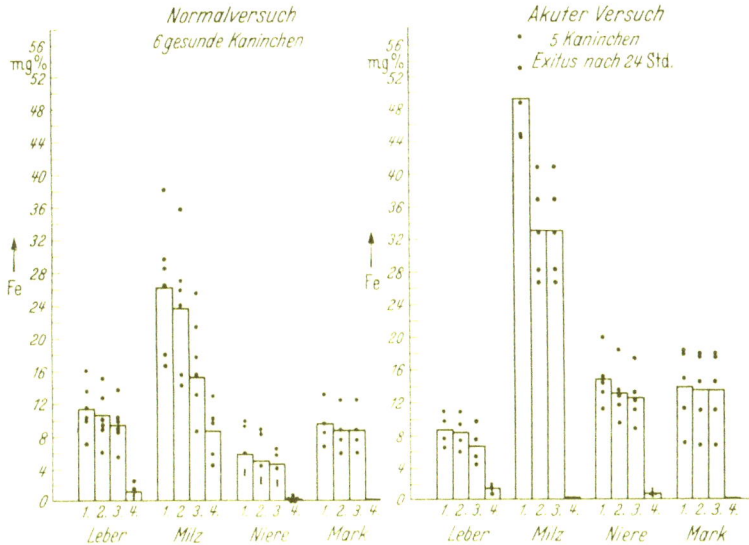

Abb. 24. Die verschiedenen Eisenfraktionen von Leber, Milz, Niere und Knochenmark bei Normalkaninchen und bei Kaninchen, welche mit Diphtherietoxin vergiftet wurden. Man sieht einen totalen Schwund des Ferritins in der Milz bei gleichzeitiger Zunahme anderer Eisenfraktionen. 1. Säule: Gesamteisen; 2. Säule: Organeisen; 3. Säule: Hämosiderineisen; 4. Säule: Ferritineisen.

von Ferritin-Eisen zu Hämosiderin-Eisen sich deutlich zugunsten des Ferritins verschob, während im chronischen Infekt die Milz eine Abnahme aufwies (s. Abb. 25)[2].

Chemische Eisenanalysen des Gewebseisengehaltes von weißen Mäusen im Infekt ließen eine starke Zunahme erkennen, während der Hämoglobin-Eisengehalt normal oder leicht erniedrigt war[3]. Das vermehrt gespeicherte Gewebseisen wurde vor allem in Milz, Leber, Knochenmark und zum Teil auch in der Lunge gefunden. Der gegenteilige Befund von RECHENBERGER[4] ist vorerst noch nicht erklärbar. Hier spielen vielleicht methodische Schwierigkeiten bei Bestimmung des Gewebseisens mit herein. Da auch der Gesamteisenbestand der Infekttiere höher war, als derjenige der Normaltiere, wurde eine gesteigerte Eisenresorption während des Infektes angenommen[3], eine Vorstellung, auf die wir noch zurückkommen werden. Chemische Eisenanalysen an menschlichen Organen bei Infekt- und Tumoranämien bestätigten den im

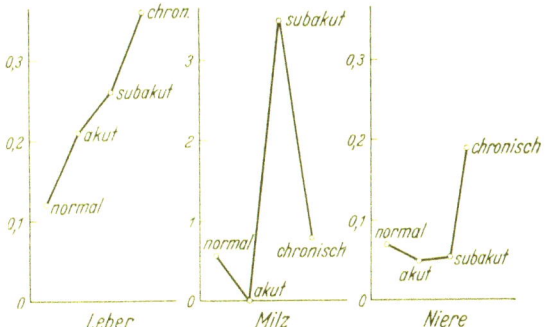

Abb. 25. Verschiebung des Quotienten Ferritin-Eisen (in mg-%) zu Hämosiderin-Eisen (in mg-%) beim akuten, subakuten und chronischen Infekt mittels Diphtherietoxin beim Kaninchen. Mittelwerte von je 5 Tieren) aus Leber, Milz und Niere.

---

[1] KEIDERLING, WÖHLER und ALTMEYER 1954.
[2] HEILMEYER noch unveröffentlicht.
[3] SCHÄFER 1940, 1942, 1943.   [4] RECHENBERGER 1951.

Tierexperiment erhobenen Befund eines höheren Eisengehaltes der Organe[1], besonders auch des Knochenmarks[2].

Warum das Eisen beim Infekt in das Gewebe abwandert, ist noch nicht endgültig beantwortet. Bei der Herkunft des vermehrten Organeisens wird an die bei schweren Infekten stattfindende Hämolyse gedacht[3]. Daß tatsächlich ein verstärkter Blutabbau bei schweren Infekten stattfindet, konnte in neueren Untersuchungen über die Infektanämie mittels Radioeisen und Radiochrom bestätigt werden, da sich in Abhängigkeit von der Schwere des Infektes eine deutliche Verkürzung der Erythrocytenlebenszeit bei Mensch und Tier fand (s. Abb. 26)[4].

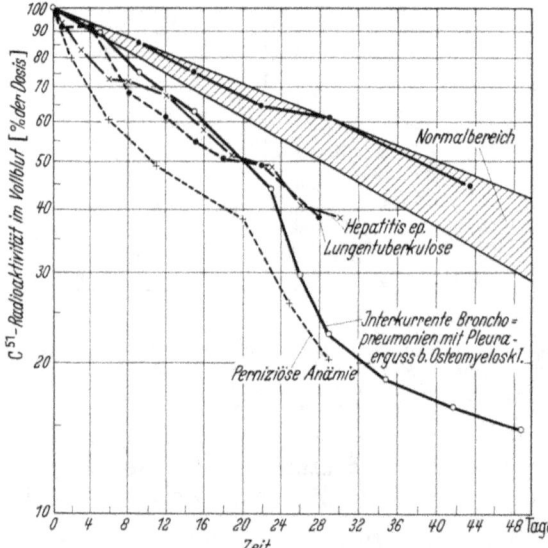

Abb. 26. Lebenszeit von Cr.^{51} markierten Erythrocyten beim Infekt. (Nach KEIDERLING und Mitarbeitern.)[4]

HEMMELER glaubte annehmen zu dürfen, daß das toxisch geschädigte Knochenmark beim Infekt Eisen nicht zu verwerten vermag[5]. Das vom Knochenmark bei der gesteigerten Hämolyse nicht verwertbare Eisen sollte im RES gespeichert werden.

Diese Deutung ist bestechend, hat aber eine Schwierigkeit: Bei allen solchen Zuständen, bei denen das Knochenmark das Eisen nicht zu verwerten vermag oder eine gesteigerte Hämolyse vorliegt, ist das Serumeisen normal oder erhöht, aber keinesfalls erniedrigt. Man hat deshalb angenommen, daß beim Infekt eine verminderte Bindungsfähigkeit für Eisen im Blutplasma vorliege[6]. Tatsächlich konnte beim Infekt eine verminderte Eisenbindungskapazität des Plasmas nachgewiesen werden[7]. Die Menge des im Plasma kreisenden Transferrins (Siderophilins) ist herabgesetzt[8]. Auch die bekannte Änderung der Plasmakolloidzusammensetzung mit Verminderung der Albumine und Zunahme der Globuline wurde als Ursache für die erhöhte Abwanderung des Eisens aus der Blutbahn angenommen[9].

Die Annahme einer verminderten Eisenbindung im Plasma als Ursache der gesteigerten Abwanderung ins Gewebe konnte aber in einer Arbeit von CARTWRIGHT und WINTROBE[10] widerlegt werden. Sie haben bei Patienten mit Infektanämie das eisenbindende Protein (Fraktion IV/VII von COHN) in solcher Menge injiziert, daß es dadurch zu einer wesentlichen Erhöhung der Plasmaeisenbindungsfähigkeit kam. Trotzdem wurde die Abwanderung injizierten Eisens aus dem Plasma nicht gehemmt, und der erniedrigte Serumeisenspiegel wurde nicht erhöht. Sie schlossen daraus, daß die Hyposiderämie beim Infekt nicht

---
[1] ROTH, JASINSKI und v. BIDDER 1951.   [2] DAVIDSON und JENNISON 1952.
[3] HEILMEYER und PLÖTNER 1937.   [4] KEIDERLING, SCHMIDT, LEE und FRANK 1955.
[5] HEMMELÉR 1951.   [6] LAURELL 1947.
[7] LAURELL 1947, RATH und FINCH 1949, HAGBERG 1953.
[8] LAURELL 1947, HAGBERG 1953.   [9] NEUKOMM 1949.
[10] CARTWRIGHT und WINTROBE 1949.

durch eine Verminderung der Eisenbindungsfähigkeit des Plasmas verursacht sein kann. Das erscheint auch a priori unwahrscheinlich, da beim Infekt der Plasmaeisengehalt stets stärker erniedrigt ist als das Eisenbindungsvermögen.

Von v. HEVESY[1] wird in diesem Zusammenhang angenommen, daß der Plasmaeisenmangel bei Infektionskrankheiten zu einem gewissen Teil dem gestörten Übergang des Ferritineisens in das Plasma zuzuschreiben ist, andererseits nimmt er an, daß die Austrittsgeschwindigkeit des Eisens aus dem Plasma auch durch den rascheren Stoffwechsel der Depotorgane beschleunigt wird. Weiterhin könnten Bedingungen vorliegen, die unter dem Infekt eine Dissoziation des Eisentransferrins, — welche einer Penetration des Eisens durch die Capillarwand vorausgeht, — fördern und auch dadurch den Austritt des Eisens aus der Blutflüssigkeit beschleunigen.

Die Ursache der infektiösen Hyposiderämie ist aber leztlich bis heute noch ungeklärt. Vieles spricht dafür, daß die Ursache nicht in Veränderungen des Plasmas, sondern in einer Veränderung der speichernden Zellen selbst zu suchen ist, die unter der Einwirkung des Infekts, aber ebenso nach Toxininjektionen oder anderen Reizwirkungen, bei denen das Hypophysen-Nebennierensystem aktiviert wird (s. S. 28) eintritt[2].

Man hat auch nach dem Sinn der Eisenspeicherung im RES beim Infekt gefragt und geglaubt, daß das Eisen zur bakteriellen Abwehr und Entgiftung in den RES-Zellen benützt wird[3]. Man hat in den Untersuchungen von WOHLFEIL und HETTCHE[4], welche eine Hemmung von Bakterienfermenten und eine Neutralisation von Bakterientoxinen durch das Eisen wahrscheinlich machten, eine starke Stütze für diese Ansicht gesehen. So lebten Tiere, die mit Diphtherie-, Tetanus- oder Botulismustoxin und gleichzeitig mit Eisen gespritzt wurden, 3mal solange wie Kontrolltiere ohne Eisengaben. Dabei wurde die bemerkenswerte Feststellung gemacht, daß nur das histochemisch nachweisbare Eisen diese Schutzwirkung ausübt, während histochemisch nicht nachweisbares Eisen keine Schutzwirkung zeigte. Durch Ferroeiseninjektionen gelang es WOHLFEIL, diphtherieinfizierte Meerschweinchen vor dem sonst tödlichen Ausgang der Erkrankung zu bewahren.

VANNOTTI und DELACHAUX[5] glauben deshalb, daß das in das RES abgewanderte Eisen für die Aktivierung der Immunkörperbildung, für die Zunahme der Zellatmung und für die Bildung der Leukocyten notwendig sei. Eine endgültige Klärung der ganzen Frage ist jedoch noch keineswegs erzielt. Eine gesteigerte Abwanderung des Eisens in tuberkulöses Gewebe wurde bei Ratten gefunden, nicht aber bei anderen Versuchstieren, auch nicht beim Menschen. Auch hat die Eisenzufuhr keinen Effekt auf den Verlauf der experimentellen Tuberkulose[6].

Die weitere Frage, inwieweit der geschilderte Vorgang der Eisenabwanderung in das RES für die Entstehung der Infektanämie verantwortlich zu machen ist, wurde verschieden beantwortet. Von HEILMEYER und Mitarbeitern[7] wurde angenommen, daß durch die Bindung des Eisens im RES dieses nicht mehr genügend für die Neubildung von Hämoglobin zur Verfügung stehe, so daß eine Eisenmangelanämie resultiere, die aber nicht durch einen allgemeinen Eisenmangel des

---

[1] v. HEVESY 1955.
[2] SCHÄFER 1942, CARTWRIGHT, HAMILTON, GUBLER, FELLOWS, ASHENBRUCKER und WINTROBE 1951.
[3] HEILMEYER, KEIDERLING und STÜWE 1941, SCHÄFER 1942.
[4] WOHLFEIL 1937, HETTCHE 1939.
[5] VANNOTTI und DELACHAUX 1942. [6] GOMORI 1950.
[7] HEILMEYER und PLÖTNER 1937.

Gesamtorganismus, sondern durch eine fehlerhafte Verteilung des Eisens mit Fixation im RES bedingt sei. Unter dem höheren Gesichtspunkt der Infektabwehr müsse die Eisenverwertung für die Blutbildung zurücktreten[1].

Für diese Ansicht scheint auch das Verhalten der Sideroblasten- und Siderocytenwerte im Knochenmark zu sprechen. Unter infektiös-toxischen Prozessen, Eisenmangel- und Tumoranämien mit niedrigem Serumeisenwert findet sich nämlich ein entsprechend starkes Absinken dieser Zellen (s. Abb. 27)[2]. Bei hämolytischen Anämien und der Perniciosa besteht dagegen eine Vermehrung der Sideroblasten und Siderocyten. Als Ausnahme findet sich jedoch bei der Hämochromatose trotz hohem Serumeisen und Eisenüberfüllung der Organe keine Sideroblastenvermehrung[3].

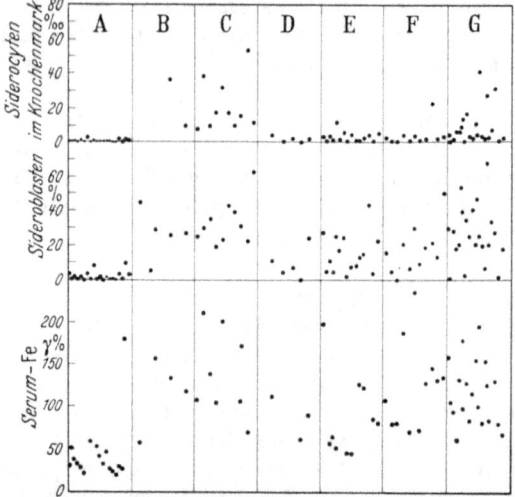

Abb. 27. Sideroblasten und Siderocytenwerte des Knochenmarks und Siderocytenwerte des peripheren Blutes nebst den zugehörigen Serumeisenwerten[2]. A: Eisenmangelanämien, infektiös-toxische Anämien, Tumoranämien mit erniedrigten Serumeisenwerten. B: Hämolytische Anämien. C: Perniziöse Anämien. D: Polycythämien. E: Leukämien. F: Aplastische Anämien, Panmyelopathien, Agranulocytosen. G: Patienten mit verschiedenen nicht hämatologischen Erkrankungen von links nach rechts angeordnet: Cholecystitis, Asthma bronchiale, Lungentuberkulose, Chronische Bronchitis, Cushing, Polyneuritis, Mesenterialtuberkulose, Nephrolithiasis, Ovarialcyste, Cholangitis, Hepatitis epidemica, Milzvenenthrombose, Nephritis, Gesundbefund, Bleiintoxikation, Lebercirrhose.

Gegen die oben geäußerte Ansicht wurde geltend gemacht, daß die Infektanämie vielfach die Zeichen einer Eisenmangelanämie vermissen lasse, der Färbeindex sei nicht erniedrigt, trophische Eisenmangelstörungen seien auch bei länger dauernden Infektanämien nicht zu beobachten und die Störungen im Knochenmark sprächen mehr für eine toxische Genese. Auch sei der plötzliche Eisenabfall im Plasma, der sich bei Erkrankungen mit Hypersiderämie mit derselben Regelmäßigkeit beim Eintritt eines Infektes zeige, nicht durch einen Mangel zu erklären[4], und endlich könne durch noch so große Eisengaben die Infektanämie nicht beseitigt werden[5]. Das sind gewiß gewichtige Gegengründe gegen unsere Ansicht. Hierzu muß aber gesagt werden, daß es nicht selten auch stark hypochrome Infektanämien, so besonders bei manchen Tuberkulosen, bei chronischem Rheumatismus, beim Lymphogranulom mit stark erniedrigtem Färbeindex gibt. Ferner konnte ein normalisierender Einfluß des Eisens auf die Anisocytose[6] sowie eine deutliche Zunahme des Hämoglobins und der Erythrocyten durch Injektion sehr großer Eisendosen bei einem Teil der Infektanämien nachgewiesen werden[7, 8]. Dabei zeigte sich auch eine Normalisierung der Erythroblastenteilungskurve und Erythroblastenreifungskurve im Knochenmark trotz gleichzeitig bestehendem schwerem Infektzustand[9]. Auch Knochenmarkskulturen von chronischen Polyarthritikern konnten normalisiert werden, wenn dem eisenarmen Serum, in dem die Kulturen wuchsen, Eisen zugefügt wurde. Über eine Besserung der Anämie bei Tuberkulose mit oraler Eisenanwendung wurde schon

---

[1] HEILMEYER und PLÖTNER 1937.   [2] ANAGNOSTU und BILGER 1955.   [3] MORSE 1955.
[4] HEMMELER 1951.   [5] TÖTTERMAN 1949.   [6] SCHÄFER 1940.
[7] FLEISCHHACKER und SCHÜRER-WALDHEIM 1938, THEDERING und GROSS 1949.
[8] BRUCKMOOSER 1952.   [9] KERSLEY 1955.

früher berichtet[1]. Alle diese Beobachtungen zeigen, daß auch bei der Infektanämie ein relativer Eisenmangel eine Rolle spielen kann, ohne daß damit die Möglichkeit einer direkten Schädigung des Knochenmarks mit gleichzeitig gesteigerter Hämolyse in Abrede gestellt werden soll. Die Infektanämie ist offensichtlich komplexer Genese, die Eisenfixation im RES muß als ein Teilfaktor bewertet werden. Daß im Infektzustand die Eisenaufnahme durch die Erythrocyten gehemmt ist, konnte durch Versuche mit radioaktivem Eisen bewiesen werden[2]. Doch ist die Hemmung der Hämoglobinsynthese nur eine relative und keine absolute. Ebenso wie durch den Infekt wird durch Pyridoxin-

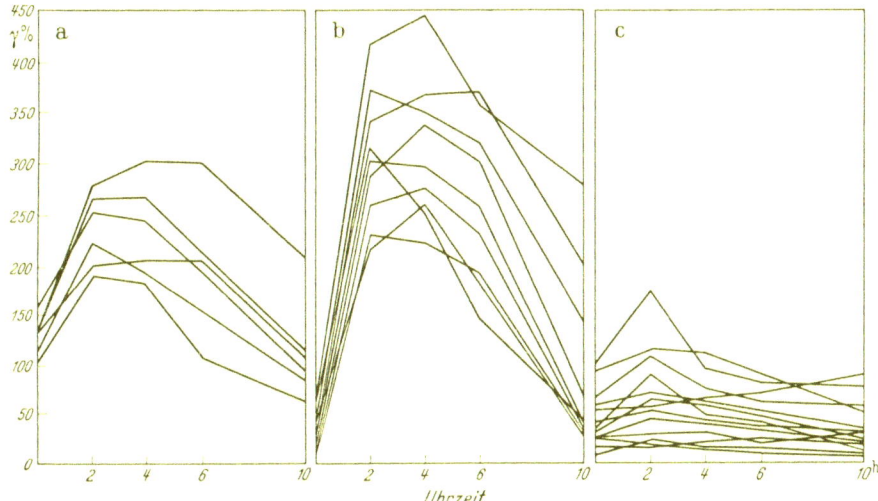

Abb. 28. Eisenresorptionskurven, a) bei Normalen, b) bei Eisenmangelpatienten, c) beim Infekt. (Nach HEMMELER.)[4]

mangel (Vitamin B_6) eine Unfähigkeit der Eisenverwertung erzeugt, die durch Pyridoxinzufuhr beseitigt werden kann. Wird gleichzeitig ein künstlicher Infekt gesetzt, so wird trotz genügender Pyridoxin- und Eisenzufuhr die Hemmung der Eisenverwertung nicht ganz überwunden. Ebenso verhält sich ein Eisenmangeltier beim Infekt; besteht gleichzeitig eine Blutungsanämie, so kann die Aufnahme von Radioeisen in die Erythrocyten sogar völlig normal sein[3]. Aus diesen Versuchen geht klar hervor, daß bei der Infektanämie neben der Eisenabwanderung ins RES keine absolute Störung der Eisenverwertung im Knochenmark besteht.

Die Frage, ob beim Infektgeschehen wirklich ein erhöhter Eisenbedarf des RES vorliegt, hat auch zur Frage der Resorption des Eisens beim Infekt geführt. Ein erhöhter Eisenbedarf im Organismus hat im allgemeinen eine erhöhte Resorption zur Folge, wie S. 18 dargestellt wurde. Jedoch hatten die darüber durchgeführten Untersuchungen ein widerspruchsvolles Ergebnis. Geht man von Belastungskurven aus, so scheint die Resorption deutlich vermindert zu sein. Die Kurven sind von denen bei wirklichem Eisenmangel deutlich verschieden[4] (Abb. 28).

Doch läßt sich dagegen einwenden, daß beim Infekt, wie oben gezeigt, eine stark erhöhte Eisenabwanderung in das RES stattfindet, so daß ein eventuell

---

[1] LI, M. S. 1949
[2] LI, M. S., WINTROBE, GREENBERG, HUMPHREYS, ASHENBRUCKER, WARTH und KRAMER 1947.
[3] YUILE, BLY, STEWART, IZZO, WELLS und WHIPPLE 1949.
[4] HEMMELER 1951, BÜCHMANN 1944, NEUWEILER 1942.

erhöhter Zustrom von Eisen aus dem Darm durch einen erhöhten Abstrom ins Gewebe ausgeglichen wird und dadurch eine normale oder gesteigerte Resorption in der Belastungskurve nicht zum Ausdruck kommt. Leider sind nicht genügend Untersuchungen mit radioaktivem Eisen über die Frage der Resorptionsgröße beim Infekt gemacht worden. Doch haben neuerdings amerikanische Autoren bei fiebernden Patienten eine gesteigerte Resorption von Radioeisen gefunden. Es wurde dabei weit mehr retiniert als für den Neubau von Hämoglobin notwendig war[1]. Diese Befunde amerikanischer Autoren konnten von meinem Mitarbeiter KEIDERLING vollauf bestätigt werden. Er fand nach oraler Verabreichung von Fe^{59} eine beschleunigte und gesteigerte Resorption mit Aufnahme in Milz, Leber und Knochenmark[2]. Chemisch analytische Untersuchungen haben sowohl am Menschen als auch beim Tierexperiment eine gesteigerte Resorption ergeben[3]. Bei den Infektmäusen war der Eisenbestand des Gesamttieres gegenüber den Kontrollen deutlich erhöht, was schwerlich anders als im Sinne einer gesteigerten Resorption während des Infektes gedeutet werden kann. Auch histologische Untersuchungen über die Beteiligung des Darmepithels

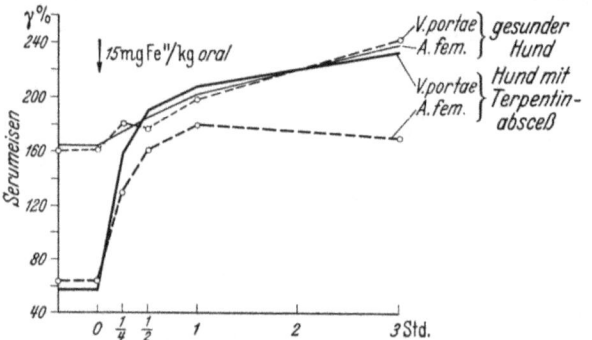

Abb. 29. Serumeisen im Pfortaderblut und peripheren Blut nach oraler Eisengabe beim gesunden und fiebernden Hund. Fiebererzeugung durch Terpentinabscesse. (Nach SCHÄFER[5].)

an der Eisenresorption ließen bei einigen untersuchten Tieren nach Terpentinabscessen eine verstärkte und überstürzte Eisenaufnahme erkennen[4]. In neueren, noch unveröffentlichten Versuchen über den Serumeisengehalt des Pfortaderblutes und des peripheren Blutes fand SCHÄFER im Pfortaderblut beim Infekt nach oralen Eisengaben eine starke Serumeisenerhöhung, die stärker war als bei den Tieren ohne Infekt. Dagegen blieb der Eisenanstieg im peripheren Blut stark zurück. Es wird also vermehrt Eisen beim Infekt in der Leber retiniert (Abb. 29).

Fassen wir die Ergebnisse der Eisenstoffwechseluntersuchungen beim Infektgeschehen zusammen, so ergeben sich folgende Tatsachen: Das Serumeisen wird mit dem Eintritt des Infekts stark erniedrigt; neu zugeführtes Eisen wandert beschleunigt aus der Blutbahn in das Gewebe, besonders in das RES ab. Die beschleunigte Abwanderung ist nicht durch mangelhafte Eisenbindung des Plasmas, sondern durch eine erhöhte Speicherungsfunktion der Zellen bedingt, welche auf unbekannte Weise das Eisen vermehrt an sich ziehen. Die Resorption des Eisens aus dem Darm ist während des Infektes nicht vermindert, wie aus Belastungskurven hervorzugehen scheint. Dies rührt daher, daß das aus dem Darm resorbierte Eisen in der Leber vermehrt gespeichert wird und außerdem beschleunigt aus dem Plasma ins Gewebe abwandert. Neuere entscheidende Untersuchungen sprechen für eine erhöhte Resorption. Die Infektanämie ist nur zum Teil durch Eisenfixation im Gewebe bedingt, daneben besteht eine

---

[1] DUBACH, CALLENDER und MOORE 1948.
[2] HEILMEYER und KEIDERLING (im Druck) 1955.
[3] SCHÄFER 1940, 1942.   [4] GILLMAN und IVY 1947.
[5] Noch unveröffentlicht. Für die freundliche Überlassung dieser Abbildung sei Herrn Prof. SCHÄFER herzlichst gedankt.

Störung der Hämoglobinsynthese, die aber keine absolute ist. Das im RES vermehrt gespeicherte Eisen scheint für Aufgaben der Infektabwehr nützlich zu sein.

b) Die Eisenmangelkrankheit.

Bei der lebenswichtigen Bedeutung des Eisens für die Hämoglobin- und Myoglobinbildung sowie für die Synthese der Zellhämine müssen sich verschiedene Störungen einstellen, wenn der Gesamtorganismus an Eisen verarmt. Die erste vollständige und exakte Kenntnis dieser Störungen am Tier verdanken wir M. B. SCHMIDT[1]. Als diese grundlegende Arbeit von M. B. SCHMIDT erschien, war eine Eisenmangelerkrankung beim Menschen noch völlig unbekannt. Erst durch die blutchemischen Untersuchungen des Serumeisens[2] wurde das gar nicht seltene Vorkommen von Eisenmangelstörungen auch beim Menschen sichergestellt.

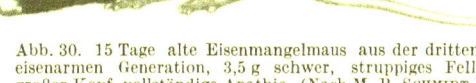

Die experimentelle Eisenmangelkrankheit der Maus.

Abb. 30. 15 Tage alte Eisenmangelmaus aus der dritten eisenarmen Generation, 3,5 g schwer, struppiges Fell, großer Kopf, vollständige Apathie. (Nach M. B. SCHMIDT.)

M. B. SCHMIDT ist es bei Mäusen durch eine extrem eisenarme Ernährung (Milch und Reis) über mehrere Generationen hinweg geglückt, das volle Bild einer schweren Eisenmangelerkrankung zu erzeugen. Die wichtigsten Erscheinungen sind folgende:

Alle Tiere zeigen eine hochgradige Anämie von hypochromem Charakter. Die Farbstoffbildung ist stärker herabgesetzt als die Zellbildung. Im peripheren Blut treten zum Teil unreife basophil tingierte Erythrocyten auf; gleichzeitig kommt es zu einer Schädigung der Zellbildung, die sich durch eine starke Anisocytose und Poikilocytose verrät. Durch Eisenfütterung lassen sich diese Störungen der Blutbildung restlos beseitigen. Neben den Störungen im Blutsystem zeigen sich trophische Störungen auch in anderen Zellsystemen, die jugendlichen Tiere bleiben im Wachstum zurück. Im Verhältnis zum Körper erscheinen Kopf und Ohren besonders groß.

Die Tiere machen einen kümmerlichen und schwächlichen Eindruck und zeigen eine stark herabgesetzte Vitalität. Ihr Bewegungsdrang ist stark vermindert, das Haarkleid ist spärlich und struppig; es finden sich kahle Stellen, die nur mit Flaum bedeckt sind. Die Spürhaare fehlen vollkommen. Die nackte Schnauze macht einen schweinsrüsselähnlichen Eindruck. Der Gesamtstoffwechsel der Tiere ist herabgesetzt, der Fettgehalt der Organe wird vermehrt, die Thymusdrüse ist abnorm klein, dagegen ist das Herz enorm hypertrophiert. In dem hypertrophischen Herzmuskel finden sich oft Verkalkungen. Funktionell steht die hochgradige Muskelschwäche im Vordergrund (Eisenmangeladynamie). Die Tiere sind müde und haben ein großes Wärmebedürfnis. Oft sind sie so schwach, daß sie den Kopf nicht mehr heben können, um den Rand der Futterschalen zu erreichen. Die Fortpflanzungsfähigkeit erlischt. Überblickt man das Gesamtbild der experimentellen Eisenmangelerkrankung, ergibt sich eine Trias der Erscheinungen: 1. Störungen der Blutbildung (hypochrome Anämie), 2. Störungen der Gewebstrophik (Wachstumshemmung), trophische Störungen des Haarkleids, Organverfettungen, Thymushypoplasie, 3. Funktionelle Störungen des Zellstoffwechsels, besonders der Muskulatur (Eisenmangeladynamie).

---

[1] MARTIN BENNO SCHMIDT 1928 (Monographie).
[2] HEILMEYER und PLÖTNER 1937, MOORE und Mitarb. 1937.

Die Eisenmangelerkrankung des Menschen[1].

Auch die menschliche Eisenmangelerkrankung zeigt im Grunde dieselben Erscheinungen wie das Tierexperiment. Im Vordergrund stehen meist Veränderungen des Blutes im Sinne einer hypochromen Anämie mit stark herabgesetztem Färbeindex. In leichteren Fällen kann der Färbeindex noch nahezu normal sein. Die Eisenmangelerythrocyten erscheinen auch im gefärbten Blutausstrich abnorm farbstoffarm. Ihr Zellvolumen ist herabgesetzt, besonders durch Abnahme der Scheibendicke, während der Scheibendurchmesser meist nur leicht vermindert, manchmal sogar vergrößert sein kann. Es besteht Anisocytose, in schwersten Fällen auch Poikilocytose. Die Leukocyten sind meist vermindert. Im Knochenmark sind die unreifen Vorstufen bis zu den Proerythroblasten abnorm vermehrt, was auf eine Reifungshemmung hinweist. Die Hämoglobinabbauprodukte sind vermindert, besonders im Blutserum, das in schweren Fällen eine wasserhelle Farbe annimmt. Der wichtigste blutchemische Befund ist die abnorme Verminderung des Plasmaeisens, die in schweren Fällen Werte unter 10γ-% aufweist[2]. Die Eisenbindungsfähigkeit des Blutplasmas ist dagegen stark erhöht[3]. Nach oraler Eisenbelastung sieht man bei bestehendem Eisenmangel einen steilen Anstieg des Serumeisens[4], was zur Aufdeckung larvierter Eisenmangelzustände benützt wurde[5]. Bei intravenöser Eisengabe verläßt das injizierte Eisen bei Eisenmangelzuständen die Blutbahn rascher als normal[6], auch dann, wenn das injizierte Eisen an β_1-Globulin vorher gebunden wird, wie mit Radioeisen gezeigt werden konnte[7]. Die Eisendepots in Leber, Milz und Knochenmark[8] sind abnorm vermindert. Neben den Blutbildveränderungen finden sich Störungen der Gewebstrophik. Bei schweren Fällen kindlicher Eisenmangelerkrankung kommt es wie bei den Mäusen zu Wachstumshemmung, wobei auch hier der Kopf abnorm groß im Verhältnis zum Körper erscheint[9].

Beim Erwachsenen zeigen sich trophische Störungen an der Haut und ihren Anhangsgebilden, besonders an Nägeln und Haaren. Die Nägel werden brüchig, zeigen zunehmende Abplattung und schließlich Löffelnagelbildung (Koilonychie), die Haare werden struppig, die Haut welk. An den Mundwinkeln kommt es zur Rhagadenbildung. An den Schleimhäuten zeigen sich verwandte Erscheinungen: Die Zunge wird glatt, die Papillen atrophieren, manchmal sieht man eine Entzündung der Mundschleimhaut, Glossitis und Gingivitis. Im Oesophagus kommt es zu Ulcerationen, welche Spasmenbildungen zur Folge haben (PLUMMER-VINSON-Syndrom)[10]. Die Magensekretion läßt nach, jedoch meist ohne völlig zu erlöschen. Durchfälle sind beschrieben worden. Die Schleimhaut der weiblichen Genitalien ist in Form vulvovaginitischer Erscheinungen beteiligt[11]. Die trophischen Störungen unter Eisenmangel sind vielfach dieselben, wie man sie bei B_2-Mangel sieht. In diesen beiden Fällen handelt es sich um Störungen der Gewebsatmung, was die Ähnlichkeit der Symptomatologie verständlich macht. Zu den trophischen Störungen gehören auch die Funktionsstörungen der weiblichen Keimdrüsen, welche zum teilweisen oder gänzlichen Ausfall der Menstruation Anlaß geben und durch Eisenzufuhr behoben werden können. Neben den

---

[1] HEILMEYER und PLÖTNER 1937 (Monographie), BÜCHMANN 1941 (Übersicht), SKOUGE 1939, VAHLQUIST 1941, VANNOTTI und DELACHAUX 1942, HEMMELER 1939.
[2] LAURELL 1947, CARTWRIGHT und WINTROBE 1949, RATH und FINCH 1949.
[3] HEILMEYER und KOCH 1939.
[4] JASINSKI 1949, JASINSKI und ROTH (Monographie) 1954, GOLDECK 1952.
[5] BRENDSTRUP 1950.   [6] WASSERMAN, RASHKOFF, LEUVITT, MAYER und PORT 1952.
[7] DAVIDSON und JENNISON 1952.   [8] FONTÈS und THIVOLLE 1925.
[9] GLANZMANN 1937.   [10] WALDENSTRÖM 1941.   [11] REIMANN 1931.

trophischen Störungen findet man eine allgemeine Ermüdbarkeit, Antriebsschwäche, Leistungsabnahme, besonders auch eine Schwäche der Muskulatur und Neigung zu Temperaturerhöhung (Eisenmangelfieber)[1]. Alle die genannten Störungen der Gewebstrophik und der Gewebsfunktion können auch ohne begleitende Anämie auftreten (Eisenmangelerkrankung ohne Anämie, Gewebsanämie)[2], wobei es unklar bleibt, warum in einem Falle zuerst das Blutsystem, in den letztgenannten, selteneren Fällen zuerst das Gewebe unter dem Eisenmangel notleidet.

Die einzelnen Bilder der Eisenmangelerkrankung und ihre Pathogenese.

Die Betrachtung des Eisenbedarfs der beiden Geschlechter in den verschiedenen Lebensaltern (s. Abb. 13) zeigt, daß das weibliche Geschlecht viel mehr zu Eisenmangelzuständen neigen muß als der Mann. Die Eisendepots der Frau sind infolge des höheren Bedarfs meist weniger gefüllt. So haben vergleichende Untersuchungen des Lebereisengehalts bei beiden Geschlechtern ergeben, daß die Leber der Frau wesentlich weniger Eisen enthält als die Leber des Mannes[3]. Diesen Tatsachen entspricht, daß wir im Erwachsenenalter bei der Frau viel häufiger Eisenmangelerkrankungen antreffen als beim Manne. Besonders sind es drei kritische Zeitabschnitte im Laufe des Lebens, in denen die Eisenreserven zur Erschöpfung neigen, nämlich die Zeit des intensivsten Wachstums im 1. und 2. Lebensjahr, 2. das Entwicklungsalter und 3. die Fruchtbarkeitsperiode mit ihren großen Eisenverlusten durch Schwangerschaft, Menstruation und Wochenbett. Diesen kritischen Phasen entsprechend finden wir auch typische Krankheitsbilder.

Die Eisenmangelerkrankung des Säuglings und Kleinkinds.

Wie schon gezeigt, besitzt das Neugeborene einen hohen Eisengehalt in Leber und Milz, der sich auch in der Hypersiderämie des Blutplasmas dokumentiert. Der Eisengehalt des fetalen Blutes kann am Ende der Schwangerschaft höher liegen als im Blut der Mutter. Trotzdem geht die Eisenversorgung des Kindes weiter. Dies wird dadurch möglich, daß die Placenta imstande ist, Eisen in Form von Ferritin zu speichern, wie mein Mitarbeiter WÖHLER gezeigt hat[4] (s. S. 26). Diese schon von BUNGE erkannten Eisendepots stammen aus dem hohen Hämoglobingehalt der pränatalen Periode. Nach der Geburt mit dem Übergang in ein sauerstoffreicheres Milieu wird der überhöhte Hb-Gehalt abgebaut und das Eisen in Depots eingelagert. Der Säugling ist dadurch für die Zeit der reinen Milchernährung im ersten Lebenshalbjahr mit Eisen versorgt. Aber trotz dieser Reserven sinkt allmählich der Eisengehalt der Organe und des Plasmas ab, ebenso vermindert sich die Zahl der Erythrocyten. Der Säugling gerät am Ende des 1. Lebensjahres in einen Eisenmangelzustand, der physiologisch zu nennen ist, da er sich auch bei gesunden Kindern gesunder Mütter regelmäßig einstellt.

Mit rechtzeitiger Zulage von Gemüsen und Übergang zu gemischter Kost werden in der 2. Hälfte des 1. Lebensjahres die Eisenreserven allmählich wieder aufgefüllt, aber es dauert viele Jahre, bis das Plasmaeisen und das Hämoglobin die Werte des Erwachsenen erreichen. Nach dieser Sachlage ist es klar, daß es verhältnismäßig geringer Störungen bedarf, um in dieser kritischen Phase des Eisenstoffwechsels ein völliges Versagen der Eisenbeschaffung herbeizuführen. Solche Störfaktoren sind: 1. unvollständige Füllung der Eisendepots infolge Eisenmangels der Mutter oder durch Frühgeburt, da die Haupteisenanreicherung des Foeten erst in den letzten Schwangerschaftsmonaten erfolgt. 2. Kuhmilch-

---

[1] REIMANN 1931.   [2] FANCONI 1945, JASINSKI 1949, WALDENSTRÖM 1941.
[3] LAPIQUE 1947, SCHAIRER und RECHENBERGER 1949.
[4] VAHLQUIST 1941, ALBERS 1941, WÖHLER 1955.

ernährung (Kuhmilch ist eisenärmer als Muttermilch) und zu später Übergang zu gemischter Nahrung. 3. Verdauungsstörungen, besonders Diarrhoen oder Achylia gastrica. 4. Blutverluste. Alle diese Faktoren können zur typischen Eisenmangelanämie des Kleinkindes führen.

Die Eisenmangelerkrankung in den Postpubertätsjahren der Frau (Chlorose).

Die Chlorose ist heute als echte Eisenmangelerkrankung erkannt[1]. Bei ihrer Entstehung dürften verschiedene Ursachen mitwirken: Der gesteigerte Eisenverbrauch in der Wachstumsperiode und die zusätzlichen Eisenverluste durch Menstruation, ferner eisenarme Ernährung. Der wichtigste Faktor scheint aber in einer Störung der Eisenresorption zu beruhen trotz annähernd normaler Säureverhältnisse des Magens. In einigen exakt untersuchten Chlorosefällen wurde tatsächlich eine funktionelle, reversible Eisenresorptionsstörung nachgewiesen[2]. Die enorme Häufigkeit der Chlorose um die Jahrhundertwende und ihr allmähliches Verschwinden lassen bestimmte Umwelteinflüsse als maßgebende Ursache annehmen. Beste Chlorosekenner glauben an eine Störung vegetativer für die Eisenresorption bedeutungsvoller Funktionen, die durch die psychische Einengung der Lebensführung der jungen Mädchen in der vergangenen Zeit verbunden mit der Einschnürung des Leibes (Korsett) ausgelöst wurde[3].

Die essentielle hypochrome Anämie (achylische Chloranämie).

Diese Eisenmangelerkrankung, die alle Symptome des schweren chronischen Eisenmangels einschließlich der trophischen Störungen aufweist, tritt bei Frauen am häufigsten am Ende der Fruchtbarkeitsperiode im 4.—5. Dezennium in Erscheinung. Man findet meist eine Herabsetzung, seltener ein Fehlen der Salzsäuresekretion des Magens, verbunden mit einer Störung der Eisenresorption[4]. Die Möglichkeit der Frau im Eisenmangelzustand die Eisenresorption über die Norm hinauszusteigern, ist sehr begrenzt; „die Bedarfsresorptionssteuerung dekompensiert"[5]. Die mangelhafte Resorption gestaltet die Eisenstoffwechselbilanz dieser Frauen negativ, um so mehr, wenn durch Schwangerschaften oder gesteigerte Menstrualblutungen die Eisenverluste besonders groß werden.

Eisenmangel durch anderweitige Ursachen einer Eisenresorptionsstörung.

Auch durch eine chronische Enteritis, durch Pankreaserkrankungen, durch partielle oder totale Resektion des Magens, ferner bei der Sprue, beim Megacolon oder bei Darmstrikturen können Eisenresorptionsstörungen auftreten, welche bei langer Dauer eine Eisenmangelerkrankung vor allem bei Frauen manifest werden lassen. Eine Eisenresorptionsstörung findet sich auch häufig bei der perniziösen Anämie. Der Eisenmangel wird jedoch dabei infolge der gleichzeitig vorliegenden Knochenmarkstörung und oft gesteigerten Hämolyse nicht manifest. Erst wenn durch eine ausreichende B_{12} oder Folsäurebehandlung die perniziöse Störung beseitigt wird, können sich die Eisendepots erschöpfen und eine Eisenmangelstörung manifest werden. Das Serumeisen sinkt dann auf tiefe Werte ab. Der Färbeindex sinkt; die Hb-Bildung bleibt trotz Zufuhr des Leberstoffs stehen und erst Eisenzulagen führen zu einer Normalisierung des Blutbildes[6].

---

[1] HEILMEYER und KOCH 1939, ALSTED 1941, HEMMELER 1951.
[2] HEILMEYER und KOCH 1939.
[3] SCHWARZ (1951 Monographie über Chlorose).
[4] HEILMEYER und PLÖTNER 1937, MOORE, DOAN und ARROWSMITH 1937, GOIDSENHOVEN, HOET und LEDERER 1938, GOUTTAS und Mitarb. 1955, BADENOCH und CALLENDER 1954.
[5] THEDERING und BECK 1953.
[6] BÜCHMANN 1941, HEILMEYER und PLÖTNER 1937.

Der Eisenmangel durch Blutverluste.

Dies ist wohl die häufigste Form der Eisenmangelanämie, was verständlich erscheint, wenn man den enormen Eisenreichtum des Blutes im Vergleich zum Eisengehalt der andern Organe betrachtet (s. Abb. 1, S. 5). Große Blutverluste von einem halben bis 1 Liter bedeuten einen Eisenverlust von 250—500 mg. Sind die Eisenreserven normal, so werden solche Blutverluste noch gut ausgeglichen.

Zwar kommt es auch dabei unmittelbar nach dem Blutverlust zu einem Absinken des Plasmaeisens infolge der beschleunigten Ausreifung und Hb-Bildung der verfügbaren Erythroblasten des Markes. Aber nach 24—36 Std setzt eine Ausschüttung des Eisens aus den Depots ein, so daß der Plasmaeisengehalt oft noch höher ansteigt als vor Beginn der Blutung[1, 2]. Allmählich setzt auch eine gesteigerte Eisenresorption aus dem Magen-Darmkanal ein[2, 3]. In den nächsten Tagen tritt eine lebhafte Erythroblastenwucherung im Mark und damit eine gesteigerte Hb-Synthese ein, was zum neuerlichen Absinken des Serumeisenspiegels führt. Fortlaufende vergleichende Reticulocytenzählungen und Serumeisenbestimmungen lassen sehr schön diesen engen Zusammenhang zwischen Knochenmarkstätigkeit und Serumeisenbewegung erkennen[2]. Sind die Eisendepots nicht genügend gefüllt, so kann es schon im Anschluß an eine große Blutung zu einem Eisenmangelzustand kommen. Viel häufiger tritt dieser Zustand im Gefolge chronischer Blutverluste ein, besonders wenn die Nahrungszufuhr wie bei Ulcusblutungen sehr eisenarm ist oder eine chronische Entzündung der Magen-Darmschleimhaut die Eisenresorption herabsetzt. Man sieht in solchen Fällen oft schwerste Eisenmangelzustände, manchmal mit Serumeisenwerten mit nur mehr wenigen Gamma. Wenn diese Zustände sehr lange anhalten, bilden sich auch die S. 40 beschriebenen trophischen Störungen aus, ein Zeichen dafür, daß die Versorgung des Gewebes mit Eisen schwer notleidet. Daß eine solche Gewebsanämie nicht günstig für die Ulcusheilung ist, erscheint verständlich.

Der Eisenstoffwechsel bei Lebererkrankungen.

Leberparenchymerkrankungen.

Bei der Hepatitis wurde von HEMMELER[4] erstmals eine starke Zunahme des Serumeisens gefunden, ein Befund, der in der Folgezeit von zahlreichen Nachuntersuchern bestätigt wurde[5]. Die Serumeisenvermehrung tritt meist erst mit Erscheinen des Ikterus oder kurz danach ein. In der meist febrilen Initialphase gehorcht das Eisen den Gesetzen des Infekts, d. h. es ist vermindert[6]. In der ikterischen Phase ist das Serumeisen dauernd hoch, wenn es nicht durch Komplikationen vermindert wird (Infekte, Cholangitis u. a.)[7]. Das Maximum liegt in der Mehrzahl der Fälle in der 2.—3. Woche. Oft steigt das Serumeisen noch an, wenn das Bilirubin bereits abfällt. Immer dauert die Serumeisenerhöhung länger als die Bilirubinämie. Die Zunahme des Serumeisens ist sehr bedeutend. Die Werte liegen über $200\,\gamma$-% und erreichen manchmal $400\,\gamma$-%. Solche hohen Werte sind möglich, da beim Parenchymikterus gleichzeitig auch das eisen-

---

[1] HEILMEYER und PLÖTNER 1937. [2] HEMMELER 1951.
[3] MOORE, ROBERTS, MINNICH 1941. [4] HEMMELER 1939.
[5] SKOUGE 1939, VAHLQUIST 1941, BÜCHMANN 1944, VANNOTTI und DELACHAUX 1942, WALDENSTRÖM 1941, BENDA und RISSEL 1949, RAMBERT und Mitarb. 1946, LEMAIRE und Mitarb. 1949, KEIDERLING und SCHARPF 1952, BJERRE und CHRISTOFFERSEN 1942 und 1944, PETERSON 1952.
[6] HEMMELER 1939 und 1951, KEIDERLING und SCHARPF 1952.
[7] KEIDERLING und SCHARPF 1952, PETERSON 1952, ECKEY 1953.

bindende Globulin vermehrt ist[1]. Bedeutungsvoll ist die Tatsache, daß mit dem Übergang der Hepatitis in akute gelbe Leberatrophie die erhöhten Serumeisenwerte absinken, manchmal bis auf normale Werte [2, 3].

Bei den Lebercirrhosen sind die Serumeisenwerte wechselnd, meist normal oder niedrig normal, manchmal aber auch leicht erhöht. Bei Pigmentcirrhosen werden höhere Werte erreicht[3]. Beim infektiösen oder toxischen Ikterus sind die Serumeisenwerte wenigstens in bestimmten Phasen erniedrigt, nur selten erhöht. Bei den entzündlichen Erkrankungen der Gallenwege ist die Serumeisenkonzentration trotz des vorhandenen Ikterus normal oder erniedrigt[3]. Ebenso liegen die Verhältnisse beim Verschlußikterus [2, 3]. Nur ganz selten treten dabei erhöhte Werte auf, was differentialdiagnostisch für die Hepatitis sehr wesentlich ist.

Die Bestimmung der latenten Eisenbindungskapazität bei Lebererkrankungen zeigte bei Hepatitis und Lebercirrhose gegenüber Gesunden etwa noch normale Werte, jedoch ist die Streuung in den Fällen von Cirrhosen erheblich. Bei Pigmentcirrhosen ist die totale und latente Eisenbindungskapazität stark erniedrigt[4].

Man sieht, daß der Eisenstoffwechsel bei Lebererkrankungen zwei verschiedenen Gesetzen gehorcht, die im einzelnen Fall in verschiedener Weise interferieren. Der schwere Leberparenchymschaden führt zur Serumeisenerhöhung, das begleitende entzündliche, infektiöse Geschehen zur Serumeisenverminderung durch Abwanderung in das RES. Bei der Hepatitis beherrscht das Infektgeschehen nur die präikterische Phase. Mit dem Auftreten des Ikterus steht die Eisenausschüttung im Vordergrund.

Die Ursache der Eisenzunahme des Plasmas bei Leberparenchymerkrankungen ist vielfach diskutiert worden [2-6]. Daß eine einfache Eisenretention infolge Unfähigkeit der Ausscheidung vorliegt, ist ausgeschlossen, da die Eisenausscheidung durch die Galle nur minimal ist und außerdem gerade beim Verschlußikterus die Serumeisenwerte nicht erhöht sind. Etwas mehr Wahrscheinlichkeit besitzt die Vorstellung, daß die schwer geschädigte Leber zur Eisenspeicherung nicht mehr befähigt ist [5-9]. Dann besteht allerdings die Schwierigkeit einer Erklärung des Absinkens des Serumeisens beim Übergang in akute gelbe Leberatrophie, bei welcher die Speicherung ja noch mehr notleiden müßte. Bei mangelnder Speicherung der Leber müßte das aus dem Darm zufließende Eisen den Serumeisenspiegel stärker erhöhen als normal. In der Tat ergaben Injektionsversuche mit Eisen bei Hepatitis diesen Befund [5, 9]. Doch kann dies auch dadurch zustande kommen, daß die eisenbindende Fähigkeit des Plasmas bei Hepatitis erhöht ist[10]. Noch wenig diskutiert ist die Vorstellung, daß gerade bei Hepatitis ein starker Untergang von Leberzellen vorliegt, die Eisen naturgemäß an das Plasma abgeben müssen.

In der Tat haben experimentelle Untersuchungen an Hunden mit Tetrachlorkohlenstoffvergiftung und anderen nekrotisierenden Eingriffen eine gute Übereinstimmung zwischen dem Umfang der Leberzellnekrosen und dem Anstieg des Serumeisens ergeben[11]. Bei einer menschlichen Tetrachlorkohlenstoffvergiftung bei Hämochromatose mit enormer Serumeisenerhöhung konnten wir aus dem Plasma Ferritinkristalle gewinnen, was wohl als direkte Ausschleusung des Leberzellferritins in die Blutbahn zu deuten ist[12]. (s. Abb. 31 und 32).

Eine endgültige Klärung dieses Problems ist jedoch mit keiner der erwähnten Hypothesen gegeben.

---

[1] LAURELL 1947, BRENDSTRUP 1953. [2] HEMMELER 1939 und 1951.
[3] KEIDERLING und SCHARPF 1952. [4] KLEIN 1955. [5] SKOUGE 1939.
[6] BÜCHMANN 1944. [7] VANNOTTI und DELACHAUX 1942.
[8] KEIDERLING und SCHARPF 1952. [9] SCHOLL und WEINMANN 1951.
[10] LAURELL 1947. [11] REISSMANN, CHRISTIANSON und DELP 1953.
[12] HEILMEYER und WÖHLER 1955, HEILMEYER 1955.

Bei Lebercirrhosen wird häufig eine gesteigerte Hämosiderinablagerung in der Leber gefunden. In diesem Zusammenhang sind die von uns mit exakter quantitativer Bestimmungsmethode erhobenen Befunde eines stark verminderten Ferritingehaltes der Cirrhoseleber bedeutungsvoll, die wahrscheinlich darauf zu beziehen sind, daß die Synthese des Apoferritins gestört ist. Dadurch wird das Eisen vermehrt in der histologisch sichtbaren, eiweißärmeren Form des Hämosiderins abgelagert[1], wie es in Abb. 33 gut zur Darstellung kommt.

Bezüglich der Zusammensetzung des Ferritins erscheint es interessant, daß in den Fällen von Ferritinverminderung bei Lebererkrankungen der Eisengehalt des Ferritins am höchsten ist. Es dürfte sich demnach um eine Unfähigkeit der Leber, Apoferritin zu synthetisieren, handeln, wobei das einmal gebildete Apoferritin maximale Mengen von Eisen bindet (s. Abb. 34).

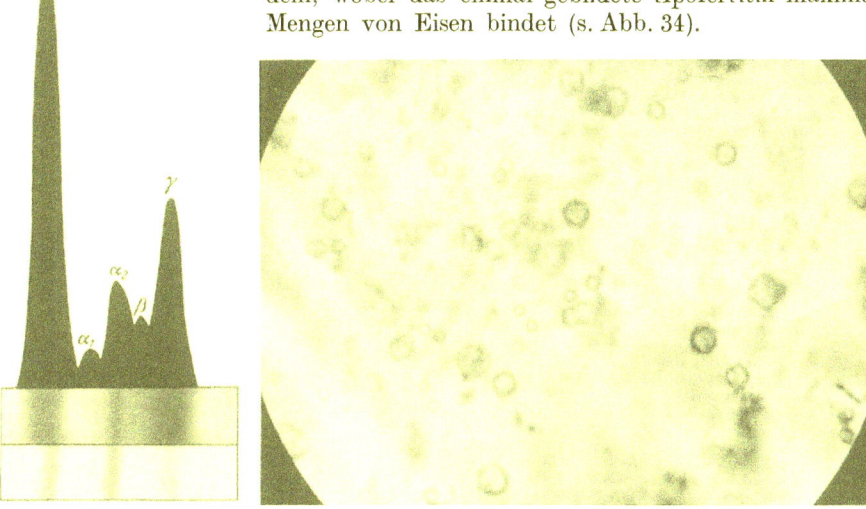

Abb. 31.   Abb. 32.

Abb. 31. Elektrophoresediagramm des Serums des mit CCl₄ vergifteten Hämochromatosefalles. Darunter die Darstellung der Eisenfraktionen mit Berliner Blau-Färbung. Man erkennt einen starken Eisenstreifen im Bereich der α_2-Fraktion.

Abb. 32. Ferritinkristalle aus dem Serum des mit CCl₄ vergifteten Hämochromatosefalles gewonnen.

Damit übereinstimmend wurde auch bei experimenteller Tetrachlorkohlenstoffvergiftung bei Ratten der Ferritingehalt der Leber extrem vermindert gefunden[2].

Die Ferritinanalyse in den Organen Verstorbener (Abb. 34) ließen im Vergleich zu einem Verunglückten erkennen, daß bei Kreislauf- und anderen Erkrankungen in der Milz eine leichte Vermehrung des Ferritins nachweisbar war. Bei entzündlichen Krankheitsprozessen war der Ferritingehalt vielleicht etwas vermindert, ebenso verhielten sich Tumoren.

Der Eisenstoffwechsel bei hämolytischen und aplastischen Anämien, bei Polycythämien und bei Myodegeneration.

Das beim Blutzerfall freiwerdende Eisen wird für den Neuaufbau von Hämoglobin wieder benützt, so daß im Gleichgewicht dieser beiden Vorgänge das Plasmaeisen völlig normal sein kann, jedoch ist der Turnover des Plasmaeisens gesteigert[3]. Überwiegt der Zerfall über die Neubildung, so kommt es zum Anstieg

---

[1] HEILMEYER und WÖHLER 1955, HEILMEYER 1955.
[2] KEIDERLING, WÖHLER und ALTMEYER 1954.
[3] HUFF, HENNESY, AUSTIN, GARCIA, ROBERTS und LAWRENCE 1950.

des Plasmaeisens[1] der so lange anhält, bis der Neuaufbau im Knochenmark den Zellzerfall überwiegt. Da das Eisenbindungsvermögen des Plasmas bei hämolyti-

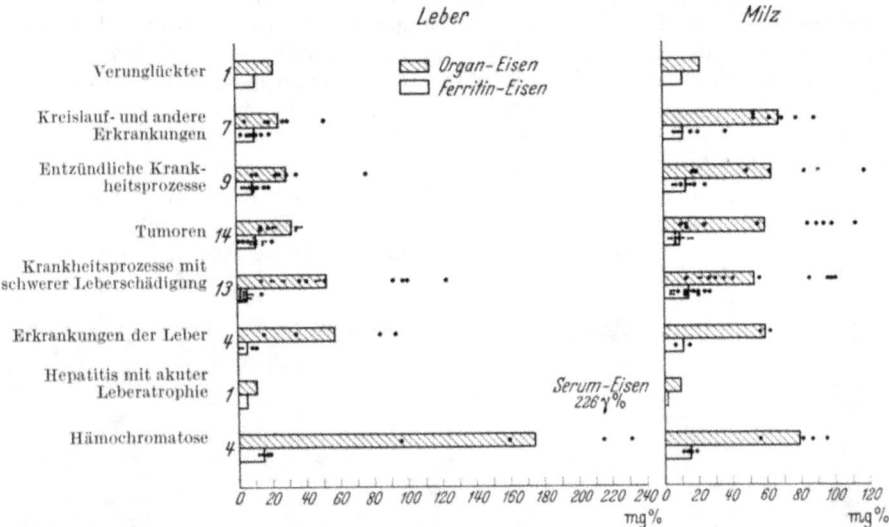

Abb. 33. Ferritineisengehalt menschlicher Leber und Milz bei verschiedenen Erkrankungen und einem verunglückten primär Gesunden in Beziehung zum Gesamteisengehalt. Man beachte die starke Ferritinabnahme bei Lebererkrankungen[2].

schen Zuständen leicht herabgesetzt ist[3], so kann bei Erhöhung des Serumeisens durch Blutzerfall unter Umständen die Sättigungsgrenze überschritten werden.

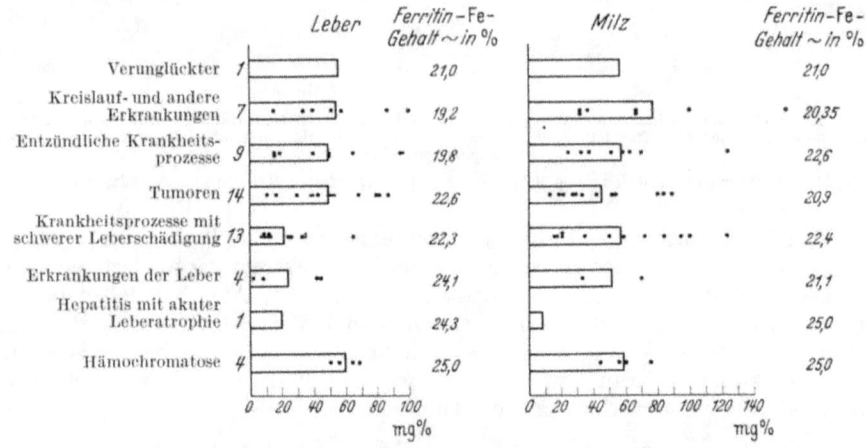

Abb. 34. Ferritingehalt in menschlicher Leber und Milz bei verschiedenen Erkrankungen und bei einem Verunglückten, primär Gesunden. Neben den Säulen ist der jeweilige Eisengehalt des vorliegenden Ferritins in Prozent angegeben.

Damit sind ideale Bedingungen für eine gesteigerte Aufnahme des Eisens in die Depotorgane gegeben. Tatsächlich ließ sich auch nach Injektion von radioaktivem Eisen bei hämolytischen Zuständen eine gesteigerte Abwanderung

---

[1] HEILMEYER und PLÖTNER 1937, SKOUGE 1939, VANNOTTI und DELACHAUX 1942, VAHLQUIST 1941, HEMMELER 1939 und 1951, CAMMERER, KIESE und TAUSCHWITZ 1949.
[2] HEILMEYER und WÖHLER 1955, HEILMEYER 1955.   [3] LAURELL 1947.

erkennen[1,2]. In den Depotorganen wird dementsprechend meist vermehrt Eisen gefunden meist in Form von Hämosiderin. Doch hängt das von der Knochenmarksfunktion ab. Ist letztere, wie häufig bei Hämolysen, erheblich gesteigert, so wird das Eisen vermehrt zur Hb-Synthese gebraucht und man findet dann nur eine sehr geringe Hämosiderose in den Depotorganen, wie ich das experimentell am Kaninchen bei der Phenylhydrazinhämolyse zeigen konnte[3]. Damit ist die Bedeutung der Knochenmarkstätigkeit für den Eisenstoffwechsel herausgestellt. Liegt diese darnieder wie bei den aplastischen Anämien[4] bei Panmyelophthisen[5], bei akuten Leukämien[6], bei schwerer Bleivergiftung[7], so ist das Plasmaeisen hoch. Die Depotorgane sind mit Eisen überfüllt und radioaktiv gegebenes Eisen erscheint nicht in den Erythrocyten[8]. Zu den Anämien mit erhöhtem Plasmaeisen gehören auch die Anämien bei Urämie. Hier dürfte eine Kombination von gesteigerter Hämolyse mit verminderter Knochenmarksfunktion vielleicht als Folge der retinierten Phenolderivate eventuell mit gleichzeitiger Leberschädigung vorliegen[9].

Eine gesteigerte Eisenspeicherung in Milz und Leber findet sich auch im Hunger, sowie nach Cholesterin und Ölfütterung. Auch hierfür werden hämolytische Vorgänge verantwortlich gemacht[10], im Hunger auch eine mangelhafte Eisenausnützung durch das Knochenmark[11], oder mangelhafte Apoferritinbildung in der Leber.

Eine Kombination von gesteigerter Hämolyse mit Unterfunktion des Knochenmarks liegt auch bei der perniziösen Anämie vor. Infolgedessen liegt der Plasmaeisengehalt hoch[12] und die Sättigungsgrenze ist ähnlich wie bei hämolytischen Anämien erniedrigt[13] so daß die Plasmaeisenkonzentration nahe der Sättigungsgrenze liegt oder diese erreicht. Dadurch ist die Tendenz zur Eisenabgabe an die Depots erhöht, während die Resorption vermindert ist. Entsprechend der beschleunigten Abwanderung des Eisens aus dem Plasma zeigen die Plasmaeisenwerte nach oraler Belastung kaum einen Anstieg[14].

Auch nach parenteraler Eisenverabreichung tritt nur eine geringfügige Steigerung des Serumeisens ein. Die Ursache liegt zweifellos in der sehr schnellen Abwanderung des Eisens infolge stark verminderter Eisenbindung. Deshalb sind auch bei der perniziösen Anämie die Eisendepots stark gefüllt. Wir finden eine Hämosiderose in den Speicherorganen. In dem Augenblick aber, in dem die erythropoetische Knochenmarksfunktion durch Zufuhr des fehlenden Katalysators B_{12} in Gang kommt, tritt eine völlige Umstellung im Eisenstoffwechselgeschehen ein: Das Serumeisen sinkt rasch ab und die Eisendepots entleeren sich. Der Abfall des Serumeisens nach Zufuhr von B_{12}, Folsäure oder Leberextrakten erfolgt außerordentlich rasch. Bereits 1—2 Tage nach der Injektion ist der Serumeisenspiegel abgesunken[15] Er erreicht kurz vor oder während der Reticulocytenkrise seinen tiefsten Punkt, um dann allmählich wieder auf subnormale Werte anzusteigen. Waren die Eisendepots schlecht gefüllt, so bleibt dieser Anstieg aus und es wird ein vorher verdeckter Eisenmangelzustand sicht-

---

[1] HUFF, HENNESY, AUSTIN, GARCIA, ROBERTS und LAWRENCE 1950.
[2] FINCH GIBSON, PEACOCK und FLUHARTY 1949. [3] Eigene, unveröffentlichte Versuche.
[4] HEILMEYER und PLÖTNER 1937, HEMMELER 1945, BÜCHMANN 1944.
[5] HEMMELER 1945, BÜCHMANN 1944. [6] SCHULZ und MORCZEK 1951.
[7] TOMASELLI 1941. [8] FINCH und Mitarb. 1949.
[9] HEMMELER 1951. OLIVA und FURLETTA 1943. [10] SCHETTLER 1949.
[11] BETHARD, WISSLER, THOMSON und ROBSON 1952.
[12] HEILMEYER und PLÖTNER 1937, HEMMELER 1951, BRØCHNER-MORTENSEN 1943.
[13] LAURELL 1947, RATH und FINCH 1949.
[14] HEILMEYER und PLÖTNER 1937, HEMMELER 1951, WALDENSTRÖM 1944.
[15] BÜCHMANN 1944, WALDENSTRÖM 1944, HEMMELER 1951.

bar[1]. Die schlechte Füllung der Eisendepots dürfte mit der Achylie in Zusammenhang stehen. Dem widerspricht aber, daß in Bilanzversuchen mit radioaktivem Eisen eine erhöhte Eisenresorption gefunden wurde[2]. Auf jeden Fall ist die Resorption nach wirksam werdender Leberbehandlung gesteigert[3].

Bei Polycythämien, soweit sie nicht durch Aderlässe behandelt sind, ist das Serumeisen im Durchschnitt leicht erhöht. Der Plasmaeisenumsatz ist entsprechend der gesteigerten Erythropoese erhöht[4]. Bei sekundären durch O_2-Mangel bedingten Polycythämien kann durch Sauerstoffzufuhr der Plasmaeisenumsatz herabgemindert werden, was der primären Polycythaemia vera Vaquez-Ossler nicht möglich ist[4].

Das Serumeisen bei Untergang von Muskelgewebe.

Da beim Zerfall von Muskelgewebe Myoglobin frei wird, das (soweit es nicht bei Überschreitung des Nierenschwellwertes im Harn ausgeschieden wird) dem Abbau verfällt, kommt es, analog den Vorgängen bei der Hämolyse, zum Freiwerden von Eisen, was sich in einer Erhöhung des Serumeisens ausdrückt. So wird bei Poliomyelitis im Stadium der Muskeleinschmelzung im Beginn der 3. Woche ein erheblicher Anstieg des Serumeisens, der im Mittel aus 12 Fällen 202 γ-% beträgt, beobachtet[5]. Das frei gewordene Eisen wird in die Depots abgeführt.

Der Eisenstoffwechsel bei der Hämochromatose (Eisenspeicherungskrankheit).

Die Eisenstoffwechselsituation bei der Hämochromatose ist durch folgende Tatsachen gekennzeichnet: Enorme Eisenspeicherung in zahlreichen Organen, besonders Leber, Pankreas, Haut, Lymphdrüsen, Gelenkinnenhäuten, auffallend gering dagegen in Milz und Knochenmark. Der Eisengehalt der Leber liegt nach gut übereinstimmenden Analysen zwischen 2—3 g/100 g Frischgewicht, was einem Gesamteisengehalt der Leber von 30—50 g (!) entspricht[6]. Da der normale Gesamteisenbestand des Menschen (s. S. 14) zwischen 5—6 g liegt, so besitzt bei der Hämochromatose allein schon die Leber einen mehrfachen Betrag des normalen Bestandes.

Der Gesamteisengehalt des Organismus bei Hämochromatose wird auf über das 10fache des Normalen geschätzt[7]. Daraus geht bereits eine fundamentale Tatsache hervor: Die Hämochromatose kann nicht durch eine intermediäre Verschiebung des Eisenbestandes erklärt werden, also beispielsweise nicht, wie früher oft vermutet wurde, durch gesteigerten Blutzerfall. Sie ist vielmehr Ausdruck einer abnormen Eisenspeicherung im Gesamtorganismus, der durch die Bezeichnung „Eisenspeicherungskrankheit" treffend charakterisiert ist. Neben der Überfüllung aller Organe mit Eisen findet sich auch eine Erhöhung des Serumeisens[8], mit stark herabgesetzter Bindungskapazität[9]. Resorptionsversuche bei Hämochromatose ergaben nur einen geringen Anstieg des Serumeisens bei oraler Belastung[10]. In manchen Fällen zeigte sich überhaupt keine Zunahme nach Eisengabe. Man hat daraus auf eine verminderte Resorption geschlossen, was jedoch nicht berechtigt ist, da ein fehlender Anstieg nach oraler Belastung

---

[1] HEILMEYER und PLÖTNER 1937, BÜCHMANN 1944.
[2] DUBACH, CALLENDER und MOORE 1948.
[3] HEMMELER 1951, DUBACH, CALLENDER und MOORE 1948.
[4] LAWRENCE, ELMLINGER und FULTON 1952.   [5] SCHAPIRA und Mitarb. 1947.
[6] RAMAGE und SHELDON 1935, SHELDON 1935, GRANICK 1949, HESS und ZURHELLE 1905.
[7] GRANICK 1949.
[8] HEILMEYER und PLÖTNER 1937, VANNOTTI und DELACHAUX 1942, BÜCHMANN und SCHENZ 1948 (Monographie), HEMMELER 1951.
[9] GITLOW, BEYERS und COLMORE 1952, HOUSTON und THOMPSON 1952.
[10] BÜCHMANN und SCHENZ (Monographie), HEMMELER 1951.

auch durch beschleunigte Abwanderung ins Gewebe bewirkt wird (s. die Verhältnisse bei der perniziösen Anämie S. 42). In der Tat haben Untersuchungen mit radioaktivem Eisen bei Hämochromatose gegenüber Normalpersonen eine gesteigerte Eisenresorption ergeben[1], wobei aber nur ein viel geringerer Teil als normal in die roten Blutkörperchen eingeht[2]. Das aufgenommene Eisen wird also nicht zur Erythrocytenneubildung verwandt, sondern wandert in die Speicherorgane ab. Die Verhältnisse liegen also ähnlich wie bei der Infektanämie und Lungenhämosiderose. Versuche mit intravenösen Eiseninjektionen zeigen ebenfalls ein rascheres Verschwinden des Eisens aus der Blutbahn[3]. Bei einem Hämochromatosefall sahen wir, daß die Plasma-Fe^{59}-Clearance nach

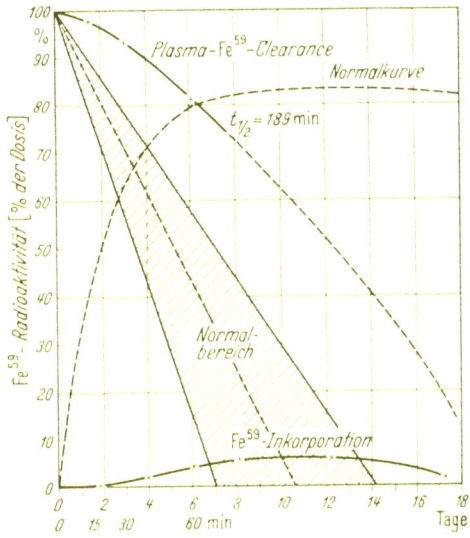

Abb. 35. Plasma-Fe^{59}-Clearance, Fe^{59}-Inkorporation, Plasma-Fe- und Erythrocyten-Fe-Turnover bei Hämochromatose.
D., F., 49 J. ♂
Ser. Fe 238 γ-% [total 10,493 mg]
Ser. Fe Bindungskapazität 89,7 γ-%   Normalwerte
Plasma-Fe-Turnover = 55,4 mg/24 Std   [27,3 mg/24 Std]
                [0,67 mg/kg/24 Std]   [0,29—0,48 mg/kg/24 Std]
Ery-Fe-Turnover =   3,2 mg/24 Std   [20,0 mg/24 Std]
                [0,038 mg/kg/24 Std]   [0,21—0,28 mg/kg/24 Std]

Gabe von radioaktivem $β_1$-Globulin (Transferrin) stark verlängert war, wohl als Ausdruck der maximal mit Eisen gesättigten Depotorgane. Die Fe^{59}-Inkorporation in die Erythrocyten erschien außerordentlich verringert. Der Plasma-Eisen-Turnover war erhöht, der Erythrocyten-Fe-Turnover außerordentlich erniedrigt (Abb. 35)[4].

Die Deutung dieser Befunde ist schwierig. Da die Eisenausscheidung schon normalerweise äußerst gering ist, kann man die Hämochromatose nicht als eine Folge einer Ausscheidungsstörung betrachten, wie angenommen wurde. Dagegen ist eine gesteigerte Resorption trotz Überfüllung der Depots sichergestellt. Es liegt also ein Versagen der Einfuhrsperre vor, die physiologischerweise bei

---
[1] DUBACH, CALLENDER und MOORE 1948, HEILMEYER mit ODENTHAL und PHILIPP 1954, ALPER, SAVAGE und BOTHWELL 1951.
[2] BALFOUR, HAHN, BALE, POMMERENKE und WHIPPLE 1942, FINCH und Mitarb. 1949, DUBACH, CALLENDER und MOORE 1948.
[3] HEMMELER 1951, IVERSEN und WARNING-LARSEN 1946, GITLOW, BEYERS und COLMORE 1952.
[4] HEILMEYER und KEIDERLING 1955.

Überfüllung der Eisendepots eintritt. Andererseits ist eine gesteigerte Affinität der befallenen Organe für Eisen möglich, worauf die beschleunigte Abwanderung in diese Organe hinweist. Auf die Parallele zum Infektzustand wurde oben schon hingewiesen und deshalb auch eine toxisch-infektiöse Ursache der Hämochromatose angenommen. Jedoch kann kein universeller Infektzustand vorliegen, da sonst eine Hyposiderämie auftreten müßte, die man auch bei der Hämochromatose bei eintretendem Infekt findet[1]. Schwierigkeiten der Deutung bereitet auch die Bevorzugung bestimmter Organe bei relativ geringerem Befall anderer (Milz, Knochenmark). Dies könnte dadurch erklärt werden, daß die Milz nur das aus dem Blutzerfall frei werdende Eisen in der Hauptsache speichert[2]. Bei der Hämochromatose liegt aber kein gesteigerter Blutzerfall vor. Deshalb erfolgt die Eisenspeicherung so wie bei vermehrter oraler Zufuhr. Dafür spricht auch, daß die abdominalen Lymphdrüsen viel mehr Eisen enthalten als die paratrachealen Lymphdrüsen[3]. Daß auch beim Normalen die Eisenresorption auf dem Lymphwege eine Bedeutung hat, geht aus dem Hämosiderinnachweis in den pankreatisch-mesenterialen Drüsen hervor[4]. Die beschleunigte Abwanderung des Eisens aus dem Plasma bei der Hämochromatose kann auch Folge der erhöhten Eisenkonzentration im Plasma bei herabgesetzter Bindung sein (wie immer bei Lebercirrhose)[5]. Von SCHWIETZER[6] wurde neuerdings darauf hingewiesen, daß der Eiweißmangel ein wichtiger Faktor für die Entstehung der Hämosiderose sei. Da unter Eiweißmangel in den Depotorganen nur wenig Ferritin gebildet werden kann, soll das gespeicherte Eisen als Hämosiderin ausfallen. Gleichzeitig komme es in der Darmschleimhaut zu einer Hemmung der Mucosablockbildung durch Unfähigkeit der Apoferritinsynthese. Diese Vorstellungen sind zweifellos sehr bestechend, jedoch nicht stichhaltig, weil bei der Hämochromatose Ferritin in großen Mengen in den Speicherorganen gefunden wurde[7] (s. Abb. 36). Besonders in Pankreas, Nieren, Magen, Duodenum und Dünndarm war der Ferritingehalt außerordentlich hoch. Auch im Dünndarm wäre demnach genug Ferritin vorhanden, um einen Mucosablock hervorzurufen. Vergleicht man den in den Hämochromatoseorganen gefundenen Ferritineisengehalt mit dem gesamten Organeisengehalt (Abb. 37), so ist der Ferritingehalt naturgemäß gering. Die Einlagerung dieser gewaltigen Eisenmengen gelingt nur in der eiweißärmeren Form des Hämosiderins. Offenbar steht nicht soviel Apoferritin zur Verfügung, um diese großen Eisenmengen als Ferritin einzulagern. Das Hämosiderin ist aber sicher zum großen Teil für die Blutbildung verwertbar, da es bei Blutentziehungen für den Neuaufbau des Hämoglobins herangezogen wird[8], also in durchaus verwertbarer Form vorliegt.

Es käme also nur eine örtliche Störung der Apoferritinbildung (Fermentschädigung?) in der Darmmucosa unter dem Einfluß von Toxinen oder anderen schädigenden Momenten in Frage. Ein Versagen der Einfuhrsperre kann auch durch verminderten Phosphorgehalt der Nahrung erzeugt werden, wodurch bei Ratten eine ausgedehnte Hämosiderose experimentell erzielt werden kann[9]. Nach GRANICK kann auch eine mangelhafte Sauerstoffversorgung der Darmschleimhaut mit Verminderung oxydierender Fermente oder eine Steigerung reduzierender Fermente durch Erleichterung der Umwandlung von Ferritin in Ferroion eine erhöhte Eisenresorption bewirken. Bei der Hämochromatose scheint der pathogenetische Mechanismus genbedingt zu sein.

---

[1] BÜCHMANN und SCHENZ 1948 (Monographie).   [2] HEILMEYER (Monographie) 1944.
[3] HEILMEYER mit WÖHLER 1955.
[4] SCHMIDT 1940.   [5] RATH und FINCH 1949.   [6] SCHWIETZER 1952.
[7] GRANICK 1949, HEILMEYER und WÖHLER 1954 (im Druck).
[8] BEYERS und GITLOW 1951, DAVIS und ARROWSMITH 1952.
[9] KINNEY, HEGSTED und FINCH 1949.

Zusammenfassend ergibt sich für die Störung des Eisenstoffwechsels bei der Hämochromatose folgendes Bild: Bei der Hämochromatose liegt eine Störung der Regulation der Eisenresorption in dem Sinn vor, daß die physiologischerweise

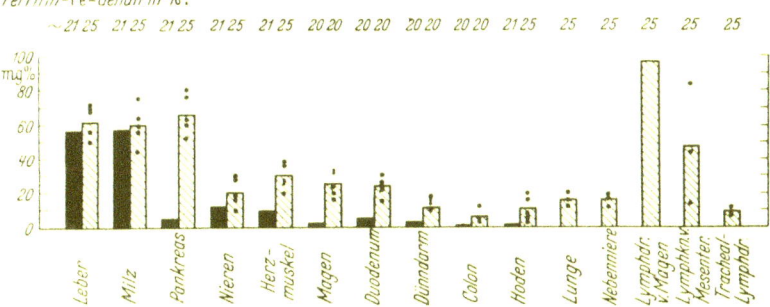

Abb. 36. Ferritingehalt verschiedener Organe von Hämochromatosekranken, verglichen mit den Werten eines gesunden Verunglückten. Die schraffierten Säulen stellen Durchschnittswerte von 5 Hämochromatosefällen dar. ■ Normalwerte; ▨ Werte bei Hämochromatose; : Streubreite der Hämochromatosefälle.

nach Überfüllung der Eisendepots auftretende Resorptionshemmung nicht eintritt. Folge ist eine dauernd gesteigerte Eisenresorption, die im Laufe eines Zeitraums von vielen Jahren zu einer gewaltigen Überfüllung aller derjenigen Organe führt, die auch normalerweise das resorbierte Eisen speichern. Als klinischer Hinweis auf diese Genese können auch diejenigen Fälle dienen, bei welchen

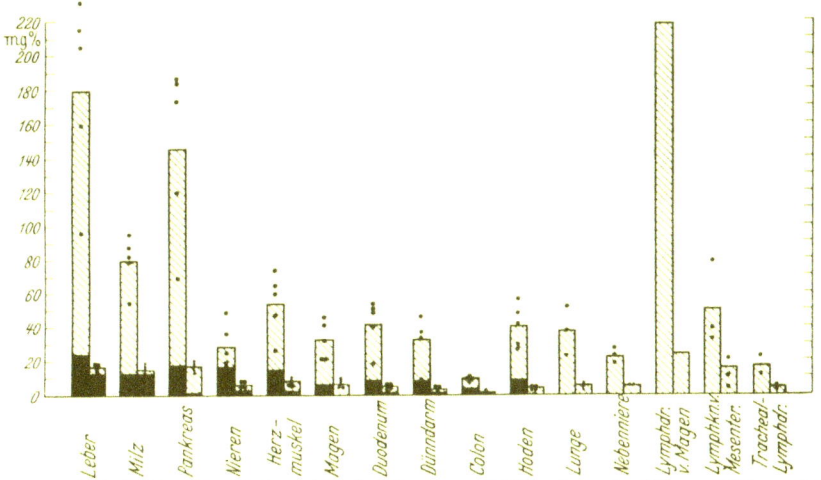

Abb. 37. Durchschnittlicher Ferritineisengehalt der Organe von 5 Hämochromatosefällen verglichen mit dem Gesamtorganeisengehalt. Die Normalwerte sind gleichzeitig mit angegeben. ■ Normalwerte; ▨ Werte bei Hämochromatose; 1. Säule Organeisen; 2. Säule Ferritineisen; : Streubreite der Hämochromatosefälle.

infolge übermäßiger oraler Eisenmedikation sich eine Hämochromatose entwickelte[1]. Milz und Knochenmark bleiben deshalb von der Überfüllung relativ frei. Die dauernd erhöhte Eisenresorption führt auch zur Erhöhung des Serumeisens bis fast an die verminderte Sättigungsgrenze heran. Deshalb wandert das Eisen beschleunigt an die Depots ab. Die Überfüllung der Eisendepots führt zu gesteigerter Ferritin- und Hämosiderinablagerung, wobei nicht mehr genügend Eiweiß für die Eisenbindung zur Verfügung steht. Auf dieser Basis kommt es zur Entwicklung cirrhotischer Vorgänge in den befallenen Organen. Diese Auffassung hat in jüngster Zeit eine wesentliche Stütze dadurch erfahren, daß durch

---

[1] WALLERSTEIN und ROBBINS 1953.

lang dauernde große Blutentziehungen von 25—50 l/Jahr mit Reinfusion des Plasmas das in der Leber abgelagerte Hämosiderin zum weitgehenden Verschwinden gebracht werden kann, wobei sich die Leberfunktion bessert und die Haut abblaßt[1] und sich sogar die diabetische Störung bessern kann (eigene Beobachtung).

Rückblick.

Das Eisen steht als wesentlicher Bestandteil des Hämoglobins, des Myoglobins und der Zellhämine im Dienste des Sauerstofftransports und der Zellatmung. Ohne Eisen ist deshalb kein Zelleben möglich. Diese außerordentliche Bedeutung des Eisens für den Organismus findet ihren Niederschlag in besonderen Einrichtungen des Eisenstoffwechsels. Wie bei keinem anderen Stoff bekannt, gibt es praktisch kaum eine Ausscheidung, sondern nur Resorptionsmöglichkeiten. Dadurch ist eine weitgehende Sicherung gegen Verluste dieses lebenswichtigen Elementes gegeben. Durch Einrichtung großer Depotplätze können Reserven für Notzustände geschaffen werden, die normalerweise so groß sind, daß auch die größtmöglichen akuten Eisenverluste bei Blutverlusten voll ersetzt werden können. Mit Hilfe spezifischer Eiweißkörper, die je nach Bedarf synthetisiert werden, wird das Eisen in eine für die Zelle unschädliche Depotform überführt und im Plasma transportiert. Ein kompliziertes Regulationssystem, das erst in Andeutung bekannt ist, sorgt für eine sinnvolle Verteilung des Eisens an die Verbrauchsstellen sowie für eine Regelung der Aufnahme aus dem Darm. Sind die Eisendepots maximal gefüllt, so wird die weitere Aufnahme des Metalls aus dem Darm regulativ gedrosselt. Die Regulation arbeitet so fein, daß auf der Straße der Blutbahn stets eine nahezu gleichbleibende Konzentration vorhanden ist. Nur bei exzessiven Ansprüchen des Knochenmarks sinkt die Eisenkonzentration im Plasma ab, während sie bei übermäßiger Anschüttung, etwa bei enormem Blutzerfall, ansteigt. Die Vorgänge der Erythrocytenbildung und -zerstörung sind die wichtigsten den Eisenstoffwechsel beeinflussenden Faktoren. Daneben spielen die Vorgänge der Myoglobinbildung und -zerstörung eine viel geringere, jedoch unter pathologischen Bedingungen nicht zu vernachlässigende Rolle. Die Insuffizienz des Eisenstoffwechsels tritt unter den Erscheinungen des Eisenmangels oder der Eisenüberfüllung zutage.

Der Eisenmangel führt zur Verminderung des Hämoglobins, des Myoglobins und der Zellhämine und damit zu Störungen der Gewebstrophik und der Gewebsfunktion als Folge mangelhafter Sauerstoffversorgung. Die Überfüllung mit Eisen führt infolge nicht genügender Eiweißbindung zur Stapelung unlöslicher mineralischer Eisenverbindungen, die sich vielleicht unter besonderen Bedingungen schädlich auf die Zelle auswirken können. Die Entstehung solcher Zustandsbilder sind durch Versagen der Regulationsvorgänge bei der Eisenaufnahme aus dem Darm bedingt. Ein besonderes Geschehen im Eisenstoffwechsel stellt sich beim Infekt ein, wobei es zur Eisenverminderung im strömenden Blut und zur Anhäufung in den Eisendepots kommt. Der biologische Sinn dieses Vorgangs ist noch nicht restlos geklärt.

So läßt die Gesamtbetrachtung des Eisenstoffwechsels neuartige Gesetzmäßigkeiten der Stoffbeherrschung im Dienste der Erhaltung lebenswichtiger Funktionen und damit auch neuartige Störungsmöglichkeiten erkennen — eine Erkenntnis, welche die Erforschung des Eisenstoffwechsels so besonders reizvoll gestaltet und viele neue Probleme aufwirft.

---

[1] DAVIS und ARROWSMITH 1952 und eigene Beobachtung.

III. Das Kupfer*.

Von

L. HEILMEYER.

1. Bestimmungsmethoden.

Übersicht über ältere Bestimmungsmethoden siehe Fußnote 1. Zur Kupferbestimmung in Körperflüssigkeiten wird heute hauptsächlich die Natriumdiäthyldithiocarbamatreaktion von CALLAN und HENDERSON in der Ausgestaltung von McFARLANE[2] angewandt. Diese Methode wurde eingehend geprüft und für sehr brauchbar befunden[1]. Sie gestattet noch 5×10^{-8} g/cm³ Kupfer sicher zu bestimmen. Für Organanalysen wurde eine Modifikation mit feuchter Veraschung ausgearbeitet[3], [4]. Zu Kupferbestimmungen in der Leber wird vielfach auch die Kryogeninmethode[5] benützt oder auch die Bestimmung mit Dithizon[6]. Zum Teil werden für Organanalysen wegen ihrer relativen Einfachheit auch spektralanalytische Methoden herangezogen[7]. Ein histochemischer Nachweis findet sich bei OKAMOTO[8]. Für Stoffwechselfragen wurde auch das radioaktive Isotop Cu^{64} mit einer Halbwertszeit von 12,8 Std verwendet[9].

2. Vorkommen im Organismus.

Kupfer kommt als lebenswichtiges Spurenelement in allen Organen von Pflanzen und Tieren vor. Bei Arthropoden und Mollusken übernimmt ein Kupferproteid die Rolle des Blutfarbstoffs als Sauerstoffüberträger. Dieses Kupferproteid, *Hämocyanin*, enthält 0,15—0,26% Kupfer. Es ist bei Sauerstoffausschluß farblos und nimmt bei Sauerstoffaufnahme eine blaue Farbe an[10].

Im Organismus der Säugetiere wurde zuerst von MANN und KEILIN 1938[11] ein kristallines blaues Kupferproteid aus roten Blutkörperchen von Ochsen, Schafen und Pferden gewonnen, das sie *Hämocuprein* nannten. Es enthält 0,34% Kupfer bei einem Molekulargewicht von 35000, was etwa 2 Atomen Cu auf 1 Eiweißmolekül entspricht. Ein ähnliches Kupferproteid wurde von den genannten Autoren aus Ochsenleber isoliert (Hepatocuprein). Es ist farblos und zeigt keine Tendenz zur Kristallisation. Das Kupfer ist in beiden Proteinen nur locker an das Eiweiß gebunden und wird durch Säuren leicht abgespalten. Die beiden Kupferproteide sind nahe verwandt und haben keine katalytische Funktion. Ferner wurde aus verschiedenen tierischen Geweben ein Eisen-Kupfer-Nucleoproteidkomplex isoliert, in welchem das Kupfer ebenfalls nur locker gebunden ist[12]. Weitere Kupferproteidverbindungen wurden aus Virusarten[13] und aus Zellgranula[14] dargestellt.

Über die Verteilung des Kupfers in menschlichen Organen geben die Untersuchungen von W. GERLACH Auskunft, die in folgender Tabelle niedergelegt sind[15].

Der Gesamtkupferbestand des erwachsenen Menschen beträgt nach vorsichtiger Schätzung etwa 150 mg[16].

Wie aus Tabelle 3 ersichtlich, ist das kupferreichste Organ die Leber, aus der ja auch das obengenannte Hepatocuprein dargestellt werden konnte. Die übrigen Organe zeigen alle einen annähernd gleichen Kupfergehalt. Beachtlich ist der sehr hohe Kupfergehalt der Neugeborenenleber, der bis zum 20fachen

---

[1] HEILMEYER, KEIDERLING und STÜWE 1941.   [2] McFARLANE 1932.
[3] BRAUN und SCHEFFER 1940.   [4] EDEN und GREEN 1940.
[5] HINSBERG und LANG 1938 und 1951.   [6] FISCHER 1933.
[7] GERLACH, WA. und WE. 1933.   [8] OKAMOTO 1939.
[9] SCHUBERT und RIEZLER 1947, SCHUBERT, MAURER und RIEZLER 1948a und b.
[10] DAWSON und MALLETTE 1945.   [11] MANN und KEILIN 1938.
[12] SAHA und GUHA 1941.   [13] HOAGLAND und Mitarb. 1941.   [14] CLAUDE 1941.
[15] GERLACH 1934.   [16] BRÜCKEMANN und ZONDEK 1939.
* Siehe Nachtrag Seite 777.

Tabelle 3. *Organkupfergehalt beim Erwachsenen und Neugeborenen.* (Nach GERLACH.)

Organe	Durchschnitts-organgewicht bei Erwachsenen in g	Durchschnitts-organgewicht bei Neugeborenen in g	γ Cu je g feuchtes Gewebe bei Erwachsenen	γ Cu je g feuchtes Gewebe beim Neugeborenen	Durchschnitts-Cu-Gehalt je g feuchtes Gewebe bei Erwachsenen in γ	Durchschnitts-Cu-Gehalt je g feuchtes Gewebe bei Neugeborenen in γ	Organ-Cu-Gehalt in mg bei Erwachsenen	Organ-Cu-Gehalt in mg bei Neugeborenen
Leber	1800	140	3—13	15—250	7,5	67,9	13,5	9,51
Milz	160	10	0,1—10		1,78	3,8	0,23	0,04
Nieren	300	23			2,98		0,89	
Gehirn	1400	380	1—6		3		4,2	
Lungen	900	54			2,5	3,7	2,25	0,2
Herz	300	23	1—6		3		0,9	
Muskulatur	28000	770	1—6		3		84	
Skelet	11500	420	1—6		3		34,5	
Auge	27	7,5	0,4—16,6	0,22—27,7				
Pankreas	98	3,5	1—6		3		0,29	

der Erwachsenenleber betragen kann. Im Laufe des 1. Lebensjahres nimmt der Kupfergehalt der Neugeborenenleber rasch ab[1] und erreicht erst am Ende der Wachstumsperiode den Kupfergehalt der Erwachsenenleber[1]. Es erhellt daraus, daß die Leber ein Depotorgan für Kupfer darstellt, aus dem das Metall nach Bedarf an das übrige Körpergewebe abgegeben wird. Diese Depotfunktion der Leber für Kupfer geht auch aus der Tatsache hervor, daß nach Kupferinjektionen das Metall in der Leber angereichert wird[2]. Ferner wurden bei Kupferminenarbeitern große Kupfermengen in der Leber gefunden[3].

Auch im Blute der Säugetiere und des Menschen ist stets eine bestimmte Kupferkonzentration vorhanden, die offenbar durch regulative Maßnahmen auf konstanter Höhe gehalten wird. Die Fragen des Blutkupfers wurden von HEILMEYER und Mitarbeitern eingehend untersucht; dort auch die Gesamtliteratur über das Blutkupfer)[4]. Der Blutkupfergehalt liegt bei Männern und Frauen zwischen 70—140 γ-%, im Mittel wurde er bei 60 Gesunden bei 106 γ-% gefunden, wobei $\sigma = 17\,\gamma$ betrug[5]. Das Cu verteilt sich bei Gesunden ziemlich gleichmäßig auf Blutkörperchen und Blutplasma. In der Schwangerschaft steigt der Blutkupfergehalt bis auf das 2—3fache des Normalwertes an[6]. Der Plasmakupfergehalt der Säuglinge liegt auffallend tief, im Durchschnitt bei 55 γ-% und erreicht erst in der 4. Lebenswoche den Wert der Erwachsenen[7].

Die Hauptmenge des Kupfers im Blutplasma ist an ein spezifisches Protein gebunden. Durch Säure- und Alkalieinwirkung wird es leicht abgespalten. Es wurde von HOLMBERG und LAURELL[8] als ein blaues Globulin („Caeruloplasmin") isoliert und hat die Fermenteigenschaft einer Polyphenoloxydase[9]. Es hat ein Molekulargewicht von 151000; sein isoelektrischer Punkt liegt bei p_H 4,4. Der Kupfergehalt beträgt wie beim Hämocuprein 0,32—0,34%, sodaß 8 Kupferatome auf 1 Eiweißmolekül treffen. Das Hämocuprein scheint demnach ein Spaltprodukt des Caeruloplasmins zu sein, so daß 4 Teile Hämocuprein 1 Caerulo-

---

[1] KLEINMANN und KLINKE 1930. [2] SUGIHARA 1925.
[3] GORDON und RABINOWITSCH 1933. [4] HEILMEYER, KEIDERLING und STÜWE 1941.
[5] HEILMEYER, KEIDERLING und STÜWE 1941, CARTWRIGHT, JONES und WINTROBE 1945, CARTWRIGHT, HUGULEY, ASHENBRUCKER, FAY und WINTROBE 1948.
[6] NEUWEILER 1942, RÖTTGER 1950, HEILMEYER, KEIDERLING und STÜWE 1941.
[7] BRENNER 1948. [8] HOLMBERG und LAURELL 1947 und 1948.
[9] HOLMBERG und LAURELL 1951.

plasminmolekül geben würden. Die Ausflockung des reinen Caeruloplasmins erfolgt bei einer Ammonsulfatkonzentration von über 48%, liegt also der Albuminflockungsgrenze nahe. Nimmt man die Fällung im menschlichen Plasma vor, so bleibt es bei Halbsättigung mit Ammonsulfat mit den Albuminen in Lösung[1]. Fast das gesamte Plasmakupfer ist beim Menschen in Form dieser Proteinverbindung vorhanden. Dem Plasma zugefügtes ionisiertes Kupfer bleibt als solches bestehen[1].

Es findet sich also kein überschüssiges kupferbindendes Protein im Plasma. Die Verhältnisse liegen also grundsätzlich anders als beim eisenbindenden Protein (s. S. 15). Die ursprüngliche Annahme von COHN, daß eisen- und kupferbindendes Protein identisch seien, ist nicht haltbar[2]. Injiziertes Kupfer wandert wegen mangelnder Bindung außerordentlich rasch aus der Blutbahn ab[3] und erscheint zum Teil auch im Harn. Nur etwa 4% des menschlichen Plasmakupfers sind nicht Caeruloplasminkupfer sondern wahrscheinlich Transportkupfer[3].

3. Funktion und biologische Bedeutung des Kupfers im Organismus.

a) Kupferproteide als Fermente.

Aus verschiedenen Pflanzen sind sauerstoffübertragende Fermente als Kupfer-Eiweißverbindungen identifiziert worden[4]. So isolierte KUBOWITZ unter WARBURG aus Kartoffeln eine Phenoloxydase[5], die 0,2% Kupfer enthält. Dasselbe Ferment wurde von KEILIN und MANN aus Pilzen gewonnen[6]. Ebenso ist die Laccase, welche die Dunkelung und Härtung des Lacks bewirkt, ein ähnliches Kupferproteidferment[7]. Von LOVETT und NELSON[8] wurde aus Kürbissamen eine spezifische Ascorbinsäureoxydase als ein weiteres sauerstoffübertragendes Kupferproteid isoliert. Die Spezifität des Proteinanteils der Ascorbinsäureoxydase geht daraus hervor, daß dieses Ferment 300mal wirksamer ist als eine Kupferproteinverbindung mit einem unspezifischen Eiweiß wie dem Albumin[9].

Auf die nahe Verwandtschaft dieser pflanzlichen Oxydasen mit den Hämocyaninen (s. S. 6) hat WARBURG aufmerksam gemacht und die These aufgestellt, daß sich die Hämocyanine aus diesen sauerstoffübertragenden Zellfermenten entwickelt haben. Er schloß daraus, daß auch tierische Zellen Fermente enthalten müssen, die als Kupfereiweißverbindungen Sauerstoff übertragen. Solche wurden inzwischen gefunden. So wurde von BAKER und NELSON[10] ein laccaseähnliches Ferment aus der Leber gewonnen, das Kupfer enthielt und dessen Kupfergehalt mit fortschreitender Reinigung zunahm. Es katalysiert die Oxydation von Hydrochinon, Catechol und Adrenalin. Adrenalin wird dadurch inaktiviert und zu Adrenochrom oxydiert. Ferner wurde von BODINE und Mitarbeitern[11] eine inaktive Vorform der Tyrosinase (Protyrosinase) aus den Eiern von Grashüpfern und aus den Larven des Mehlwurms isoliert, welche sich ebenfalls als ein Kupferproteid herausstellte. Protyrosinase zusammen mit Tyrosinase wurde auch im Serum des Krebses gefunden[11]. Da Tyrosinase auch die Oxydation von Dopa zu Melanin bewirkt, ergeben sich Beziehungen des Kupfers zum Pigmentstoffwechsel, worauf auch andere Beobachtungen hinweisen (s. S. 57). Daß das im Serum vorhandene Kupferproteid Caeruloplasmin ebenfalls eine Polyphenoloxydase ist, wurde bereits oben erwähnt[12]. Aus den Darlegungen geht

---

[1] KEIDERLING 1950.   [2] HOLMBERG und LAURELL 1947 und 1948.
[3] GUBLER, LAHEY, CARTWRIGHT und WINTROBE 1953.
[4] WARBURG 1946 (Übersicht), DAWSON und MALLETTE 1945 (Übersicht).
[5] KUBOWITZ 1937 und 1938.   [6] KEILIN und MANN 1938.   [7] KEILIN und MANN 1939.
[8] LOVETT und NELSON 1940.   [9] MATSUKAWA 1940.   [10] BAKER und NELSON 1943.
[11] BODINE und Mitarb. 1938—1943.   [12] HOLMBERG und LAURELL 1951.

hervor, daß das Kupfer heute als wesentlicher Bestandteil verschiedener sauerstoffübertragender Fermente im Pflanzen- und Tierreich nachgewiesen ist und wahrscheinlich auch beim Menschen solche Funktionen ausübt.

b) Die Bedeutung des Kupfers für die Bildung des Hämoglobins und des Atmungsferments.

Daß Kupfer für die Hämoglobinbildung des Säugetierorganismus unbedingt notwendig ist, erscheint durch zahlreiche experimentelle und klinische Beobachtungen erwiesen. Werden junge Ratten durch reine Milchdiät kupfer- und eisenarm ernährt, so entsteht eine hypochrome Anämie, die auf Eisen allein nicht anspricht, dagegen ausheilt, wenn gleichzeitig Kupfersalze zur Nahrung zugefügt werden[1]. Dasselbe gilt für Hühnchen und junge Schweine[2]. Ratten, die nur an Kupfer und nicht an Eisen verarmt sind, zeigen ebenfalls eine hypochrome mikrocytäre Anämie mäßigen Grades mit Reticulocytenvermehrung[3]. Auch junge, noch wachsende Hunde, welche durch Aderlässe anämisch gemacht werden, bessern ihre Anämie nicht mit Eisen allein, sondern erst durch Zulage von Kupfer[4], während erwachsene Hunde, die nicht an Kupfer verarmt sind, unter denselben Bedingungen keinen eindeutigen Effekt auf Kupferzulagen erkennen lassen[5]. Übereinstimmend mit diesen Experimenten zeigt sich bei der Kupfermangelkrankheit australischer Schafe eine mikrocytäre hypochrome Anämie, welche nach Kupfersalzfütterung verschwindet. Die Wirkungsweise des Kupfers auf die Hb-Bildung ist jedoch noch keineswegs klar. Bei Kupfermangel wird das Eisen normal resorbiert und normal gespeichert, aber im Knochenmark nicht verwertet[6]. Nach Kupferzufuhr setzt eine Mobilisierung des Eisens aus den Depots und seine Verwertung für die Hämoglobinsynthese im Knochenmark ein. Die fragliche Rolle des Kupfers für die Hämoglobinsynthese hat durch die Aufdeckung der Beziehung des Kupfers zur Aktivität des WARBURGschen Atmungsferments, der Cytochromoxydase, eine neue Beleuchtung erfahren. SCHULTZE[7] konnte zeigen, daß Kupfermangel bei der Ratte zu einer beträchtlichen Herabsetzung des Gehalts an Atmungsferment in der Leber und am Herzmuskel führt. Nach Kupferzufuhr wird die Konzentration des Atmungsferments wieder normalisiert. Die Gegenwart von Kupfer scheint für die Bildung und Aufrechterhaltung der Aktivität des Atmungsferments in den Geweben unbedingt erforderlich zu sein. In weiteren Versuchen konnte gezeigt werden, daß bei der Kupfermangelanämie der Ratte die Konzentration des Atmungsferments im Knochenmark erheblich herabgesetzt ist. Nach Kupferzufuhr konnte nach kurzer Zeit eine Normalisierung der Atmungsfermentaktivität im Knochenmark erzielt werden. Es scheint also möglich, daß die Wirkung des Kupfers für die Hämoglobinsynthese über die Aktivitätssteigerung des Atmungsferments der Knochenmarkszellen geht.

c) Katalytische Wirkung des Kupfers im Organismus für Wachstum und Pigmentbildung.

Die geschilderten Beobachtungen über die Bedeutung des Kupfers für die Bildung oder Funktion des Atmungsferments geben eine Erklärung für ältere

---

[1] ELVEHJEM (Übersicht) 1935, SCHULTZE (Übersicht) 1940.
[2] ELVEHJEM und HART 1929, 1932.   [3] SMITH und MEDLICOTT 1944.
[4] MAASS, MICHAUD, SPECTOR, ELVEHJEM und HART 1944.
[5] ROBSCHEIT-ROBBINS und WHIPPLE 1942.   [6] SCHULTZE, ELVEHJEM und HART 1936.
[7] SCHULTZE 1939, 1941.

Beobachtungen, die man unter dem Begriff einer „biokatalytischen Wirkung" zusammenfaßte. Dafür gibt es auch neuere Beobachtungen: So nehmen Blätter von Elodea canadensis, wenn man sie in eine Lösung bringt, der eine geringe Menge radioaktiven Kupfers zugesetzt ist, das Kupfer selektiv auf. Diese kupferbehandelten Blätter besitzen einen höheren Sauerstoffverbrauch als unbehandelte. Das Kupfer ist dabei zellgebunden und nicht auswaschbar[1].

Japanische Autoren[2] untersuchten an Kaninchen den Oxydationsquotienten des Harns vor und nach Kupferverabreichung und folgern aus ihren Versuchen, daß die Verbrennungsprozesse durch Kupferzulage positiv beeinflußt werden. Kulturen von Aspergillus niger kommen nur dann zur normalen Entwicklung, wenn Spuren von Kupfer in der Nährflüssigkeit vorhanden sind[3]. Dasselbe wurde beim Wachstum der Hefe beobachtet. In eisen- und kupferarmen Kulturmedien tritt eine Wachstumsverlangsamung ein, der Cytochromgehalt sinkt ab und die Atmung wird erniedrigt. Durch Eisenzusatz wird diese Störung zum großen Teil ausgeglichen, noch stärker aber durch Zusatz von Eisen und Kupfer, wobei der Cytochromgehalt besonders stark ansteigt[4]. Bekannt ist ferner die kümmerliche Entwicklung von Körner- und Hülsenfrüchten auf frisch urbar gemachten Heidemooren, welche durch Düngung mit Kupfersulfat beseitigt werden kann (Heidemoorkrankheit[5]). Damit stimmt überein, daß rasch wachsende Pflanzen einen höheren Kupfergehalt aufweisen als langsam wachsende. Im Lichte dieser Tatsachen erscheint auch das große fetale Kupferdepot der Leber sinnvoll, das zur Zeit der Geburt ein Maximum an Kupfer aufweist. Von diesem Zeitpunkt an gibt die Leber während der Wachstumsperiode Kupfer an die übrigen Gewebe im Körper ab[6]. Aus all diesen Beobachtungen ergibt sich zwanglos, daß Kupfer für tierische und pflanzliche Wachstumsvorgänge unentbehrlich ist. Wie in der unbelebten Welt viele chemische Reaktionen durch Kupfer katalysiert werden, so übernimmt dieses Metall auch in der Welt des Lebendigen vielfach durch Bindung an spezifische Eiweißkörper spezifische katalytische Funktionen, die für das Wachstum wesentlich sind. Jedoch ergaben Untersuchungen an Kupfermangelratten keine histologischen Veränderungen des Zentralnervensystems[7].

Verschiedene Beobachtungen liegen auch hinsichtlich der Rolle des Kupfers bei der *Pigmentbildung* vor. Schwarze Ratten werden grau, wenn sie kupferarm ernährt werden. Durch tägliche Zufuhr von 50 γ Kupfer kann die ursprüngliche schwarze Haarfarbe in wenigen Wochen wiederhergestellt werden[8]. Andere Metalle vermögen diese Funktion des Kupfers nicht zu übernehmen.

Die Oxydation des Dopa wird durch Kupfer am stärksten von allen Metallen katalysiert[9]. Analysen von schwarzen und weißen Haaren bei Kaninchen, Meerschweinchen und Ratten ergaben in den schwarzen Haaren stets einen höheren Kupfergehalt als in den weißen. Dagegen zeigen rote Haare keinen höheren Kupfergehalt, wohl aber mehr Eisen[9]. In melanotischen Mäusetumoren wurde Tyrosinase nachgewiesen[10]. Gleichzeitig erwies sich das Melanin aus solchen Tumoren 4—13mal stärker kupferhaltig als das übrige Kupfergewebe. Nimmt man hinzu, daß die Tyrosinase selbst ein Kupferproteid ist (s. oben), so kann an der Bedeutung des Kupfers als Katalysator der Melaninbildung nicht mehr gezweifelt werden.

---

[1] MAZIA, LORRIN und MULLINS 1941.   [2] ODA und OSUKA 1932.
[3] SCHWARTZ, STEINHART 1933, BORTELS 1927.   [4] ELVEHJEM 1931.
[5] KOLLATH 1938.   [6] BRÜCKEMANN und ZONDEK 1940.
[7] FRICK und LAMPL 1953.   [8] KEIL und NELSON 1931.   [9] FLESH 1949.
[10] HOGEBOOM und ADAMS 1942.

4. Physiologie und Pathologie des Kupferstoffwechsels.

Der Kupferbedarf des Menschen wird auf etwa $^1/_{10}$ seines Eisenbedarfs geschätzt. Die tägliche Nahrung liefert 1—4 mg Kupfer je Tag. Die Lösung des Kupfers aus der Nahrung erfolgt wie beim Eisen hauptsächlich durch den Magensaft. Die Resorption erfolgt im Dünndarm[1], wo etwa 5—40% des angebotenen Kupfers resorbiert werden[2]. Nach oraler Verabreichung radioaktiven Kupfers erscheint dieses schon nach 30 min im Plasma[3], wo es nach 2—5 Std das Maximum erreicht, um dann wieder abzufallen. Das resorbierte Kupfer dringt auch relativ rasch in die zirkulierenden Erythrocyten ein, wo es jedoch langsamer als im Plasma ansteigt und sich länger hält[4], aber keinen Anteil am Hämoglobin nimmt[5]. Sehr bald läßt sich das resorbierte Kupfer auch in Knochenmark, Leber und Nieren nachweisen. Es sind diejenigen Organe, wo es seine stärkste katalytische Aktivität entfaltet, denn auch nach Injektion radioaktiven Kupfers bei Ratten mit alimentärer Anämie findet sich in Knochenmark und Nieren die höchste Konzentration[6]. Die Ausscheidung des Kupfers erfolgt hauptsächlich mit der Galle[7]. Im Duodenalsaft wurden 28—68 γ-% Cu gefunden, in der eingedickten Blasengalle sogar 233 γ-%[8]. Nach oraler Gabe nimmt der Kupfergehalt in Galle und Faeces stark zu[7]. Deshalb findet man auch in Gallensteinen oft erhebliche Kupfermengen[9]. Dagegen wird im Harn unter normalen Bedingungen beim gesunden Menschen Kupfer nur in Spuren ausgeschieden. Ältere Untersuchungen, die einen höheren Gehalt an Cu im Harn ergaben, waren methodisch nicht einwandfrei[10]. Lediglich in der Schwangerschaft erscheinen geringe Kupfermengen im Harn. Die Tatsache, daß kein Kupfer im Harn erscheint liegt darin begründet, daß das Kupfer im Plasma in Proteinbindung vorliegt und nicht in ionisierter Form[11] und daß in der Niere diese Bindung nicht gelöst wird. Unter pathologischen Bedingungen jedoch wird Cu im Harn bei Ikterus und bei Albuminurien verschiedener Genese ausgeschieden[12]. Interessanterweise geht aber Kupfer in den Liquor über, der 10—15 γ-% in leicht dialysabler Form enthält[13].

a) Bedeutung des Plasmakupfers.

Das Plasmakupfer stellt in der Hauptsache nach den Untersuchungen von HOLMBERG und LAURELL[14] eine Polyphenoloxydase dar. Das Cu ist dabei an hochmolekulares Eiweiß (Caeruloplasmin, Molekulargewicht 151000!) gebunden. Das Caeruloplasmin wandert elektrophoretisch mit den α-Globulinen. Nur etwa 4% des menschlichen Plasmakupfers sind nicht fermentaktiv und sind locker an die Plasmakolloide gebunden, so daß sie direkt mit Diaethyldithiocarbamat reagieren[15]. In vitro zu menschlichem Serum zugesetztes Kupfer wird zu 90% an die Albumine gebunden. Nach intraperitonealer Injektion von radioaktivem Kupfer findet zunächst ebenfalls eine Bindung an die Albumine statt. Aber bereits nach 2 Std fanden sich 81% der Aktivität im Bereich der α_2-Globuline und nach 24—48 Std war schließlich die gesamte Aktivität im Bereich der α_2-Globuline, lag also offenbar als Caeruloplasmin vor[16].

Wie die meisten anderen Stoffe des Blutes zeigt das Plasmakupfer eine weitgehend konstante Konzentration. Es müssen also Regulationseinrichtungen vor-

---

[1] TOMPSETT 1940.   [2] DARBY 1950.   [3] YOSHIKAWA, HAHN und BALE 1942.
[4] SCHULTZE und SIMONS 1942.   [5] ELVEHJEM, STEENBOCK und HART 1929.
[6] SCHUBERT, MAURER und RIEZLER 1948.   [7] SCHUBERT und RIEZLER 1947.
[8] SCHERER 1952.   [9] GERLACH 1934.   [10] HEILMEYER und BIESDORF 1952.
[11] KEIDERLING 1950.
[12] SCHERER 1952, MUNCH-PETERSEN 1950, CARTWRIGHT, GUBLER und WINTROBE 1954.
[13] YOSHIKAWA 1939.   [14] HOLMBERG und LAURELL 1951.
[15] GUBLER, LAHEY, CARTWRIGHT und WINTROBE 1953.   [16] HORST 1954.

liegen, welche diese Konstanz aufrechterhalten. Dafür spricht auch das Vorliegen eines Tages-Nachtrhythmus (tiefster Wert um Mitternacht) und seine Umkehr bei Nachtarbeit[1], jedoch nicht so ausgeprägt wie beim Serumeisen. Über die Art dieser Einrichtungen ist noch nichts näheres bekannt. Die physiologischen Schwankungen sind geringfügig und überschreiten nicht $\pm 30\%$. Von den endokrinen Drüsen scheint lediglich die Schilddrüse eine deutliche Wirkung auf die Plasmakupferkonzentration auszuüben. Bei thyreodektomierten Tieren nimmt der Plasmakupfergehalt ab, nach Thyroxingaben steigt er wieder an[2]. Diese Befunde stimmen auch mit unseren eigenen Erfahrungen bei Hypo- und Hyperthyreosen überein (s. S. 60). Unter physiologischen Bedingungen tritt nur in der Schwangerschaft eine erhebliche Vermehrung des Plasmakupfers bis über das Doppelte der Norm ein[3].

Dabei ist ebenfalls die Caeruloplasminkonzentration erhöht. Im fetalen Blut findet man sehr viel niedrigere Kupferkonzentrationen[4]. Das Nichtcaeruloplasminkupfer weist jedoch zwischen Mutter und Kind keinen so großen Konzentrationsunterschied auf (im Mittel 10,7 γ-% Mutter und 8,5 γ-% Kind), so daß für diese Kupferfraktion ein diaplacentarer Diffusionsaustausch wahrscheinlich ist[5].

Da bei Schwangeren auch im Harn Kupfer auftritt, ist anzunehmen, daß im Blute der Schwangeren geringe Kupfermengen ionisiert oder locker gebunden vorhanden sind, wodurch der diaplacentare Übertritt wesentlich erleichtert würde. Tatsächlich wird in der Schwangerschaft mehr Kupfer im Plasma gefunden als der Fermentaktivität entspricht[6].

Alle übrigen physiologischen Faktoren wie Alter, Geschlecht, Jahreszeiten, Nahrungsaufnahme, vegetative Reize haben keinen ausschlaggebenden Einfluß auf die Konzentration des Plasmakupfers. Die Befunde amerikanischer Autoren[7], daß Frauen einen etwas höheren Kupfergehalt aufweisen als Männer, konnten wir in unserem Untersuchungsgut, bei dem wir besonders auf völlig normale Körperbefunde achteten, nicht bestätigen.

b) Pathologie des Plasmakupfers [8,9].

Die Abweichungen von der normalen Konzentration des Plasmakupfers decken intermediäre Verschiebungen des Kupferstoffwechsels auf, denen beim krankhaften Geschehen eine bestimmte Bedeutung zukommen muß. Ausgehend von der physiologischen Bedeutung des Kupfers für die Hämoglobinsynthese wurde das Plasmakupfer zunächst bei Anämien untersucht[8]. Dabei ergaben sich bei reinen Eisenmangelanämien ohne Infektbeteiligung zwar eine leichte Vermehrung über den normalen Durchschnitt, aber keine pathologischen Werte. Ähnlich liegen die Verhältnisse bei unkomplizierter perniziöser Anämie. Dagegen liegt die Plasmakupferkonzentration bei Infektanämien und Panmyelopathien erheblich über der Norm. Da die Plasmaeisenkonzentration bei den Infektanämien in derselben Weise erniedrigt ist wie bei den reinen Eisenmangelanämien, hat die gleichzeitige Bestimmung des Plasmakupfers insofern diagnostische Bedeutung, als sie hypochrome Anämien mit oder ohne Infektbeteiligung unterscheiden läßt (Abb. 38).

Lassen sich also stärkere Verschiebungen des Plasmakupfers in Abhängigkeit von der Erythropoese nur innerhalb der physiologischen Schwankungsbreite feststellen, so gehen diese Verschiebungen beim *Infektgeschehen* weit über das

---

[1] MUNCH-PETERSEN 1950.   [2] NARASAKA 1938.
[3] HEILMEYER, KEIDERLING und STÜWE 1941, THOMPSON und WATSON 1949.
[4] NEUWEILER 1942.   [5] SCHEINBERG 1954.   [6] PLÖTNER (noch unveröffentlicht).
[7] CARTWRIGHT, JONES und WINTROBE 1945.
[8] HEILMEYER, KEIDERLING und STÜWE 1941.   [9] BRENDSTRUP 1951.

Physiologische hinaus[1-3, 7]. Mit dem Eintritt eines Infekts steigt das Plasmakupfer bis auf das Doppelte der Norm an. Denselben Kupferanstieg findet man nach Injektion unspezifischer Eiweißkörper oder von Vaccinen, ferner bei hochgradigen allergischen Reaktionen, bei allen floriden *rheumatischen* Erkrankungen[1, 4], bei malignen Tumoren[5], Leukämien und bei Lymphogranulomatose, ferner auch beim Myocardinfarkt[6]. Immer wenn der Abwehrapparat des Organismus mit erhöhter Bildung von Globulinen (Senkungszunahme), in Tätigkeit gesetzt wird, steigt das Plasmakupfer erheblich an. Wahrscheinlich wird das Kupfer auch im Entzündungsgebiet angereichert. Bisher liegen über diese Fragen nur Untersuchungen über die tuberkulöse Entzündung vor. In der tuberkulösen Lunge wurde 4—5mal mehr Kupfer gefunden als in der normalen Lunge[8]. Weiterhin konnte im Tierexperiment gezeigt werden, daß bei aktiver Immunisierung, etwa mit Tetanus- oder Diptherietoxin, die Plasmakupferkonzentration erheblich ansteigt und erst zur Norm zurückkehrt, wenn der Antitoxintiter im Blute hoch wird. Die erhöhte Kupferkonzentration im Blutplasma steht also mit der Antikörperproduktion in irgendeinem Zusammenhang.

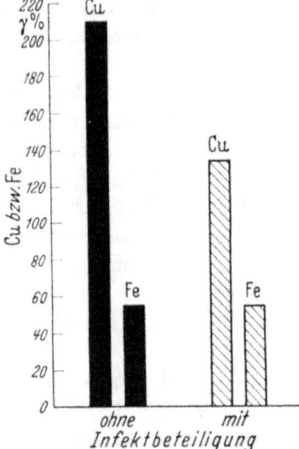

Abb. 38. Plasmakupfer und Plasmaeisen bei hypochromen Anämien mit und ohne Infektbeteiligung. (Nach Heilmeyer, Keiderling und Stüwe[1].)

Eine weitere, sichere Korrelation des Plasmakupfers besteht zur Tätigkeit der *Schilddrüse*. Bei Hypothyreosen ist der Plasmakupfergehalt des Blutes unterdurchschnittlich, bei Hyperthyreosen liegt er über dem Durchschnitt, und zwar im allgemeinen um so höher, je mehr der Grundumsatz gesteigert ist[1]. Nach Einspritzung von Substanzen, welche die Thyroxinsynthese hemmen, wie Aminothiazol, wird die Blutkupferkonzentration vermindert[9]. Ob die Zunahme des Plasmakupfers bei den Hyperthyreosen im Sinne einer Thyroxinentgiftung, die durch Hesse[10] nachgewiesen ist, oder im Sinne der Bereitstellung von Material für den Aufbau stoffwechselkatalytischer Fermente zu deuten ist, ist vorerst noch nicht entscheidbar, doch erscheint das letztere wahrscheinlicher.

Eine Zunahme der Plasmakupferkonzentration findet sich auch bei *Lebererkrankungen*. Die höchsten Werte werden bei Verschlußikterus beobachtet, während Fälle von Parenchymikterus meist nur eine geringe Erhöhung des Plasmakupfers aufweisen. Auch bei Lebercirrhosen werden erhöhte Blutkupferwerte gefunden[1, 11]. Die Erhöhung bei Verschlußikterus erklärt sich durch den Kupferreichtum der Galle, mit welcher das resorbierte Nahrungskupfer normalerweise zur Ausscheidung kommt. Bei Lebercirrhosen wurden häufig erhöhte Kupferwerte auch bei der Organanalyse gefunden[1].

Eine in ihrer Bedeutung noch keineswegs geklärte Erhöhung des Plasmakupfers findet sich bei manchen Psychosen besonders bei Schizophrenie[1, 12], ferner

---

[1] Heilmeyer, Keiderling und Stüwe 1941.   [2] Brendstrup 1951.
[3] Cartwright und Wintrobe 1952, Munch-Petersen 1948 und 1950.
[4] Böni und Jung 1949, Vallee 1952, Evers 1952, Jeffrey und Watson 1954.
[5] Pirrie 1952.   [6] Vallee 1952.   [7] Brenner 1948.
[8] Schubert, Maurer und Riezler 1948.
[9] Fontaine und Leloup 1946.   [10] Hesse 1933.
[11] Locke, Main und Rosbash 1932, Bruzzone und Massimello 1940, Herkel 1930, Gerlach 1934, Mallory 1926, Lubarsch 1929, Zalka 1931, Brenner 1948.
[12] Brenner, zit. bei Cichemann 1951 und Ullrich und Widemann 1952.

bei der PFAUNDLER-HURLERschen Krankheit[1], sowie bei schwerer Unterernährung (Dystrophie)[2].

Eine Verminderung des Plasmakupfers wurde nur äußerst selten, so bei schweren Amyloidosen und Nephrosen beobachtet,[3,4]. Es ist dabei an chronische Kupferverluste durch den Harn zu denken, da bei gesteigerter Durchlässigkeit der Niere für hochmolekulares Eiweiß auch das Caeruloplasmin in den Harn übertreten kann.

c) Verteilung des Kupfers auf Plasma und Blutkörperchen.

Während beim Gesunden sich das Kupfer ziemlich gleichmäßig auf Plasma und Blutkörperchen verteilt, sieht man bei den Plasmakupfervermehrungen infolge Infekts oder maligner Tumoren eine ungleichmäßige Verteilung zugunsten des Plasmas. Der Kupfergehalt der Erythrocyten liegt in solchen Fällen oft bedeutend niedriger als der Kupfergehalt des Plasmas. Jedoch liegt im Gesamtblut meist eine echte Vermehrung vor[3].

d) Die Kupferstoffwechselstörung beim Morbus Wilson (Hepato-lenticuläre Degeneration).

In neuerer Zeit wurden beim Morbus Wilson tiefgreifende Störungen im Kupferstoffwechsel aufgedeckt. Schon 1913 stellte RUMPEL und später 1930 HAUROWITZ eine deutliche Erhöhung des Kupfergehalts im Gehirn und in der Leber dieser Kranken fest. Diese Befunde fanden eine volle Bestätigung[5]. Eine besondere Anhäufung des Kupfers wurde in den Stammganglien festgestellt[6]. Ferner wurde eine gesteigerte Kupferausscheidung durch den Harn beobachtet[7]. Während normalerweise nur Spuren von Kupfer (Tagesausscheidung 10—20 γ) im Harn beobachtet werden, wurden bei M. Wilson-Kranken bis über 1000 γ festgestellt[8], wobei eine Störung der tubulären Rückresorption vorliegen soll[9]. Die Serumkupferwerte wurden teils erhöht[10], teils normal teils erniedrigt gefunden[11]. Dabei erwies sich besonders der Gehalt an Caeruloplasmin (gemessen an der Fermentaktivität) als vermindert[12]. Die Kupferresorption im Darm soll deutlich erhöht sein[13] und hierin das Wesen der Kupferüberladung des Organismus zu suchen sein[14]. Übereinstimmend mit dieser Auffassung erwies sich der KAYSER-FLEISCHERsche Cornealring als durch Kupferablagerung bedingt[15].

Die Auffassung der WILSONschen Erkrankung als Kupferspeicherungskrankheit, wird auch durch eine Besserung des Zustandes durch BAL-Therapie wahrscheinlich gemacht[16], wobei sich vor allem die neurologischen Symptome bessern.

---

[1] VOLLAND, ZINGSHEIM und GOHR 1950.   [2] BUTZENGEIGER und LANGE 1952.
[3] HEILMEYER, KEIDERLING und STÜWE 1941.
[4] CARTWRIGHT, GUBLER und WINTROBE 1954.
[5] GLAZEBROOK 1945, CUMINGS 1948/49, SPILLENE, KEYSER und PARKER 1952.
[6] MANDELBROTE, STANIER, THOMPSON und THRUSTON 1948.
[7] BEARN und KUNKEL 1952, 1953, ERDMANN-MÜLLER und HORNBOSTEL 1953, HODGES, KIRKENDALL, SCHWARTZ und WILD 1954, ZIMDAHL, HYMAN und STAFFORD jr. 1954.
[8] BEARN und KUNKEL 1952.   [9] HODGES, KIRKENDALL, SCHWARTZ und WILD 1954.
[10] GLAZEBROOK 1945, CUMINGS 1951.
[11] BEARN und KUNKEL 1952, ZIMDAHL, HYMAN und STAFFORD jr. 1954, BEARN 1953, ERDMANN-MÜLLER und HORNBOSTEL 1953, MATTHEWS, MILNE und BELL 1952, BRINTON 1947.
[12] BEARN und KUNKEL 1953, SCHEINBERG und GITLIN 1952.
[13] ZIMDAHL, HYMAN und COOK 1953.   [14] SIEMERLING und OLOFF 1922.
[15] DENNY-BROWN und PORTER 1951.
[16] ZIMDAHL, HYMAN und STAFFORD jr. 1954, ERDMANN-MÜLLER und HORNBOSTEL 1953. CUMINGS 1951, BRINTON 1947.

Unter BAL steigt die Kupferausscheidung im Harn wesentlich an. Gleichzeitig bildet sich der FLEISCHERsche Cornealring zurück[1]. Neben der Störung des Kupferstoffwechsels besteht beim M. Wilson eine erhebliche Aminoacidurie[2], wobei auch Aminosäuren (Ornithin und Citrullin) im Harn auftreten, welche normalerweise fehlen. In welcher Beziehung die Aminosäurestoffwechselstörung zu der Kupferstoffwechselstörung steht, ist noch nicht geklärt.

5. Die Kupfermangelkrankheit.

Eine echte Kupfermangelerkrankung ist beim erwachsenen Menschen bisher nicht sicher beobachtet. Die vielen Tausende von Plasmakupferbestimmungen durch HEILMEYER und seine Mitarbeiter, die in 14 Jahren an der Medizinischen Klinik Jena und an der Medizinischen Klinik Freiburg durchgeführt worden sind, haben außer bei den obengenannten Nephrose- und Amyloidfällen niemals eine Verminderung des Plasmakupfers ergeben. Die Ursache liegt wohl darin, daß die geringen Kupfermengen, die der Organismus benötigt, mit der Nahrung leicht beschafft werden können und zum andern, daß das dem Organismus einverleibte Metall zäh festgehalten wird. Bei Blutverlusten, die eine Hauptursache der Eisenmangelerkrankung darstellen, gehen jeweils nur $100\,\gamma$ Kupfer, dagegen $50000\,\gamma$ Eisen je $100\,cm^3$ Blut verloren! So wird verständlich, daß Eisenmangelzustände viel leichter auftreten können als Kupfermangelzustände. Lediglich bei Säuglingen mit reiner Milchernährung (Milch ist sehr kupferarm![3]) besteht die Möglichkeit der Entwicklung eines Kupfermangels, wofür einige Hinweise vorliegen. So erzeugt Kupferzulage zur Ernährungsanämie bei Kleinkindern manchmal einen höheren Effekt als Eisen allein oder löst eine zweite Reticulocytenkrise aus[4]. Im übrigen ist uns das Bild der Kupfermangelerkrankung nur aus dem Tierexperiment hinreichend sicher bekannt[5]. Es ist gekennzeichnet durch die Entwicklung einer mikrocytären hypochromen Anämie, durch Schwächezustände, Osteoporose[6] und Depigmentation. Man findet eine Abnahme der Aktivität der Oxydasen und der Zellhaemine (Cytochrom, Cytochromoxydase, Katalase). Es geht daraus hervor, daß beim Kupfermangel eine Unfähigkeit der Eisenverwertung vorliegt. Auf die ähnlichen Kupfermangelerscheinungen bei australischen Schafen wurde oben (S. 56) verwiesen.

Schlußbetrachtung.

Faßt man rückblickend die Ergebnisse der chemischen, physiologischen und klinischen Kupferforschung zusammen, so ist kein Zweifel darüber möglich, daß dem Kupfer eine lebenswichtige Bedeutung zukommt. Als Bestandteil verschiedener Oxydasen sowie als Katalysator beim Aufbau oder bei der Funktion der Zellhämine ist es für das pflanzliche und tierische Leben von fundamentaler Bedeutung. Durch die Aufrechterhaltung einer einregulierten Plasmakupferkonzentration wird eine dauernde und ungestörte Kupferzufuhr zu den Zellen gewährleistet. Bei den Zuständen gesteigerten Verbrauchs, so in der Schwangerschaft für das Wachstum der Frucht, bei der erhöhten Aktivität des RES, bei der Steigerung des Stoffwechsels unter Schilddrüseneinfluß wird die Plasmakupferkonzentration erhöht und damit das Metall in Form des fermentaktiven Caeruloplasmins in erhöhtem Ausmaß den Zellen angeboten. Umgekehrt sinkt beim Kupfermangel die Oxydationsfähigkeit, die Blutbildung leidet, die Aktivität der

---
[1] ERDMANN-MÜLLER und HORNBOSTEL 1953.   [2] BEARN und KUNKEL 1952.
[3] RÖTTGER 1950.
[4] ELVEHJEM, DOUCKLES und MENDENHALL 1937, MOORE, BIERMAN und ARROWSMITH 1940.
[5] DARBY 1950.   [6] BAXTER und VAN WYK 1953.

Zellhämine sinkt, die Pigmentbildung wird unmöglich und die gesamte Vitalität der Organismen geht zurück. So fügen sich die physiologischen und klinischen Befunde zu einem einheitlichen Bild, das in groben Umrissen die Bedeutung des Kupfers für den Organismus bereits erkennen läßt, wenn auch noch viele leere Stellen der Aufklärung harren.

IV. Kobalt, Zink, Mangan
und einige andere biologisch wichtige Schwermetalle.
Von
L. WEISSBECKER

1. Kobalt.

Chemisch läßt sich Kobalt als stark gefärbtes Komplexsalz nach verschiedenen Methoden nachweisen. α-Nitroso-β-Naphthol ist nur ein qualitatives Kobalt-Reagens[1]. Mit Rhodan ist bei relativ geringer Empfindlichkeit ein quantitativer Nachweis möglich. Größere Eisenmengen stören allerdings dabei. Hochempfindlich und zur quantitativen Mikrobestimmung sehr geeignet ist der Nachweis mit 3,6 disulfosaurem Nitrosonaphthol (Nitroso-R-Salz)[2]. Die Braunfärbung mit Cystein ist zwar streng spezifisch, aber für biologische Untersuchungen zu unempfindlich[3]. Der Nachweis von Kobalt im Blut gelang erstmals mit einer Mikromethode, die von der Beobachtung ausging, daß Kobaltrhodanidverbindungen sich aus wäßrigem Medium mit alicyclischen enolisierbaren Ketonen (z. B. Cyclohexanon) ausschütteln lassen unter starker Farbentwicklung[4]. Das sonst störende Eisen läßt sich als Fluorid eliminieren. Höchstempfindlich und absolut spezifisch ist die Emissionsspektrographie nach dem Prinzip der letzten Linien. Allerdings sind hier besondere Kautelen zu beachten, die die Analyse erschweren.[5]

Die Resorptionsverhältnisse liegen bei den verschiedenen Tierarten und beim Menschen ziemlich gleich. Sie sind bei oraler Gabe von der jeweiligen Kobaltverbindung abhängig. Die Wasserlöslichkeit und die Fähigkeit, mit den verschiedenen im Magen-Darmtrakt vorkommenden Radikalen lösliche Verbindungen einzugehen, sind für die orale Resorption entscheidend[6]. Kobalt wird in zwei- und dreiwertiger Form resorbiert. Allerdings fehlt den dreiwertigen Komplexen die eigentliche Kobaltwirkung, sofern sie nicht im Organismus aufgespalten und reduziert werden[7]. Dreiwertige Kobalteiweißkomplexe sind deshalb wirksam. Als Ort der Resorption wird der Dünndarm angesehen.

Das wird aus histochemischen Versuchen mit dem allerdings sehr fragwürdigen Ammonsulfidnachweis geschlossen. Dabei fand sich Kobalt nur in dem dem Lumen zugekehrten Teil der Zylinderzellen des Dünndarmepithels. Schnitte von Magen und Dickdarm waren frei von Kobalt[8]. Sicher ist, daß Kobaltsalze auch vom Dickdarm aus sehr rasch aufgenommen werden[9]. Parenteral injizierte wasserlösliche Kobaltsalze werden rasch abtransportiert. Oral resorbierter Kobalt erscheint beim Menschen zu etwa 8%, beim Rind nur zu 0,5% im Harn. Intravenös gegebener Kobalt wird bei Mensch und Tier in den ersten 48 Std. im Harn und zu 20—30% in der Faeces eliminiert. Die Galle enthält dabei beachtliche

---

[1] ILINSKY und v. KNORRE 1885. [2] STARE und ELVEHJEM 1933. [3] MICHAELIS 1929.
[4] WEISSBECKER 1950. [5] WOLFF 1950. [6] HENDRYCH und WEDEN 1934.
[7] UNTERSTEINER 1931. [8] MASCHERPA 1927.
[9] WEISSBECKER 1950, COMAR und DAVIS 1947.

Mengen. Die Galleausscheidung scheint von der Höhe des Kobaltgehalts des Blutes abhängig zu sein[1]. Eine vermutete Ausscheidung durch den Dickdarm ist bisher noch nicht einwandfrei bewiesen.

In welcher Form Kobalt nach der Resorption transportiert wird, ist unbekannt. Ein spezifischer eiweißartiger Kobaltreceptor — wie er für Eisen im β_1-Globulin bekannt ist — scheint nicht zu existieren. Bei Aussalzversuchen findet sich in allen Plasmafraktionen mehr oder weniger Kobalt nach Zufuhr von entsprechenden Salzen. Auch der Befund, daß Kobaltsalze oral gegeben immer im ungefähr gleichen Verhältnis zur eingenommenen Menge resorbiert werden, spricht gegen einen spezifischen Transport- und Speicherungsmechanismus ebenso wie die dosenabhängige Harnausscheidung[1]. Aus der auch zeitlich unterschiedlichen Wirkung von dissoziierbarem und nicht dissoziierbarem Kobalt, wie er im anionischen Komplex vorliegt, ist zu schließen, daß dissoziierbarer Kobalt als solcher resorbiert und wahrscheinlich im lockeren Eiweißkomplex transportiert wird. Als dreiwertiges Kobaltalbumin gegeben, ist die Ausscheidung deutlich verzögert[2]. Gemessen an der Ausscheidungsgeschwindigkeit ist es nicht gleichgültig, an welches Eiweiß Kobalt gebunden ist. Versuche mit Kobalt-Aminosäurekomplexen zeigen, daß die Affinität des zweiwertigen Kobalts zu Histidin wesentlich größer ist als die zu anderen Aminosäuren. Diese Chelatbindung erfolgt im Kobaltohistidinkomplex an der Amino- und Iminogruppe. Dabei soll der Imidazolstickstoff die koordinativen Eigenschaften des Histidins verstärken[3]. Andererseits bildet dreiwertiger Kobalt im Eiweißhydrolysat mit allen Aminosäuren nicht dialysierbare Komplexsalze, wobei in der Bindungsaffinität kein wesentlicher Unterschied zu bestehen scheint[4]. Über die Bindungsverhältnisse in einem beschriebenen Porphyrinkomplex ist nichts Grundlegendes bekannt[5]. Auch eine Bindung an koordinativ vierwertigen Nichtaminosäurestickstoff ist wahrscheinlich, so an den Stickstoff verschiedener prosthetischer Gruppen von Cofermenten wie Aneurin, Lactoflavin, Pyridoxin und Nicotinsäureamid[6]. Die große Affinität des Kobalts zur Sulfhydrilgruppe läßt sich in vitro und in vivo zeigen. Kobalt wurde deshalb unter die „thiolopriven Substanzen" eingereiht[7]. Das unter Sauerstoffabschluß sich aus einfachen Salzen bildende Kobaltocystein geht bei Sauerstoffzutritt rasch in Kobalticystein über, obwohl sonst zweiwertiger Kobalt nur außerordentlich schwer in die höher oxydierte Form überzuführen ist. Cystein ist hier für Kobalt ein „valence exiter"[8]. Eine Oxydation zu einem Kobaltcystin findet nicht statt, wie zunächst unter der Annahme eines reversibeloxydablen Systems vermutet wurde. Das gleiche gilt für Glutathion. Nach Gaben von Kobalt sinkt der Gehalt an reduziertem Blutglutathion ab. Ebenso kann die pharmakodynamische Wirkung des Kobalts durch Sulfhydrile (Cystein, Dimercaptopropanol) blockiert werden, vermutlich durch Bildung eines zunächst schwer dissoziierbaren Komplexes[8, 9]. Damit ergibt sich die weitere Möglichkeit, daß Transport und Speicherung des Kobalts auch durch Sulfhydrilgruppenträger vermittelt werden. Ob die ebenfalls nachgewiesene Affinität des Kobalts zu enolisierbaren Ketonen vom Typ der Ascorbinsäure für den Austausch des Kobalts eine Rolle spielt, ist ungewiß, wenn auch unter Kobalt der Gehalt an reduzierter Ascorbinsäure im Plasma abnimmt und die Kobaltwirkung durch diese Säure zu blockieren ist[10]. Ob die Verteilung des normalerweise im menschlichen Körper vorkommenden Kobalts eine Beziehung zu dem Gehalt der Organe an derart komplexaffinen Verbindungen hat, bleibt noch zu prüfen. Da Kobalt in Pankreas

---

[1] WEISSBECKER 1950, COMAR und DAVIS 1947.   [2] MASCHERPA und CALLEGARI 1933.
[3] HEARON u. a. 1949.   [4] LALAND und CLOSS 1949.   [5] GRANICK 1950, zit. n. LEHNINGER 1950.
[6] WEISSBECKER l. c.   [7] BACQ 1946.   [8] MICHAELIS und YAMAGUCHI 1929b.
[9] WEISSBECKER 1950b.   [10] BRUDER 1949.

und Leber in besonders hoher Konzentration vorkommt[1], könnte man an ein Gleichlaufen mit dem SH bzw. SS-Gehalt denken. Die Beziehungen des Kobalts zu anderen körpereignen Schwermetallen sind zum Teil durch die größere Komplexaffinität dieses Metalls ausgedrückt. Wie Kobalt in vitro Eisen und Kupfer aus seiner Eiweißbindung verdrängen kann[2], so wirkt es auch in vivo. Unter Kobalt nimmt die Eisenspeicherungsfähigkeit der Milz ab[3], das Serumeisen geht zurück unter Anstieg des Serumkupfers. Nach hohen Kobaltdosen steigt das Serumeisen, der Milzeisengehalt nimmt rasch zu[4], Porphyrin tritt vermehrt im Harn auf[5]. Da unter Kobalt das Hämoglobin ansteigt, ist folgende Deutung wahrscheinlich: Kobalt verdrängt Eisen und Kupfer aus seiner Depotform, das freigesetzte Eisen wird vermehrt zum Hämoglobinaufbau herangezogen, die Kupferverwertung wird dagegen durch Kobalt nicht beeinflußt. Kleine Kobaltmengen scheinen die Eisenutilisation zum Hämoglobinaufbau zu katalysieren, daher seine Wirkung auch bei Infektanämie, also bei Eisenverwertungsstörung[6]. Hohe Kobaltdosen führen zu einer toxischen Eisenverwertungsstörung, der Eisenüberschuß wird in den entsprechenden Organen deponiert. Eine Methämoglobinbildung findet nicht statt[7]. Nach Kobaltgaben läßt sich in den Erythrocyten Kobalt nachweisen[8]. Da die Eiweißkomponente des Hämoglobins besonders reichlich Histidin enthält, ist eine nähere Beziehung zu Kobalt auch hier möglich. Über die Bedeutung des Kobalts als lebensnotwendiges Spurenelement geben verschiedene Befunde Auskunft. Die Feststellung, daß bei Wiederkäuern im Kobaltmangel schwere Blutbildungsstörungen auftreten, weist dem Kobalt einen Platz vornehmlich in der Hämopoese zu[9]. Die Kobaltmangelkrankheit ist über die ganze Erde verbreitet und vom Kobaltgehalt des Bodens abhängig. Die Angabe, daß bei Kobaltmangeltieren eine B-Avitaminose vorliegt — vor allem Mangel an Nicotinsäureamid, Pyridoxin und Riboflavin[10] — konnte von Nachuntersuchern nicht bestätigt werden[11]. Nur orale, nicht dagegen parenterale Gaben von Kobalt heilen die Krankheit[12]. Daß diese Kobaltmangelkrankheit Ausdruck eines Vitamin B_{12}-Mangels sei, wurde anfänglich bestritten[12]. Damals war nicht bekannt, daß vor allem Schafe und Rinder, die am häufigsten unter der Kobaltmangelkrankheit leiden, einen wesentlich höheren Kobalt- bzw. B_{12}-Bedarf haben als andere Tiere. Höher dosierte B_{12}-Injektionen heilen dagegen die Kobaltmangelkrankheit[13]. Offensichtlich ist also die Kobaltmangelkrankheit Ausdruck einer Kobalt-Exokarenz, d. h. zur B_{12}-Synthese im Magen-Darmtrakt steht dann nicht genug Kobalt zur Verfügung. Vitamin B_{12} — Cyan-Cobalamin — enthält bei Molekulargewicht von etwa 1500 4% Kobalt. Seine Konstitutionsformel wurde unlängst aufgeklärt. Kobaltcyanid steht hier als Zentralatom in einem 4er Ring, der 3 Pyrrolin- und einen Pyrrolidinring trägt, also nur indirekten Beziehungen zum Porphyrin hat. Die komplizierte Formel enthält noch eine phosphorylierte Furanose, Benzimidazol und eine Peptidgruppe[14].

B_{12} scheint die Thymidinbildung aus Thymin und Desoxyribose zu katalysieren. Dieses Desoxyribonucleotid ist die Vorstufe der Thymonucleinsäure, einer sehr wichtigen Zellkernsubstanz. Wenn auch B_{12} augenfällig der antiperniciöse Wirkstoff ist, so ist er nicht nur für die Blutbildung, sondern ebensosehr auch für sämtliche sich teilenden und reifenden Zellen von größter Bedeutung[15]. Die

---

[1] BERTRAND 1925. [2] LIEBEN und JESSERER 1936. [3] KATO und IOB 1940.
[4] WEISSBECKER 1952. [5] BRUGSCH 1951. [6] WINTROBE 1947.
[7] BUCCIERO 1949. [8] HEYROVSKY 1952. [9] MARSTON 1939.
[10] RAY u. a. 1947, THOMPSON und ELLIS 1947, POPE u. a. 1947.
[11] HOEKSTRA u. a. 1952. [12] BECKER 1949, MARSTON 1949.
[13] HOEKSTRA u. a. 1952b. [14] BONNETT u. a. 1955, HODGKIN u. a. 1955.
[15] HEILMEYER 1952.

Steigerung der Erythrocyten- und Hämoglobinbildung durch Kobalt hat nichts mit Vitamin B_{12} zu tun. Diese mehr pharmakodynamische Wirkung führt bei Mensch und Tier bis zur Polyglobulie. Sie hat in die Therapie der Anämien Eingang gefunden[1]. Die chemischen und physikochemischen Grundlagen dieser Wirkung berühren sich eng mit der Allgemeingesetzlichkeit der Spurenelemente. Die Theorie, daß Kobalt im Organismus wie Eisen ein Oxydationskatalysator sei, wurde früh widerlegt[2]. Neueste Versuche mit Kobaltodihistidin zeigen aber, daß diese Verbindung sehr gut Sauerstoff überträgt und zwar abhängig von Sauerstoffspannung und Temperatur, ohne daß sich die Zweiwertigkeit des Kobalts ändert[3]. Darüber hinaus sind auch zweiwertige redoxaktive Kobaltporphyrinverbindungen beschrieben[4]. Dieser Befund könnte wohl andere Wirkungen des Kobalts, vor allem die Hemmung des Impftumorwachstums erklären[5], nicht aber die Polyglobulie. Bei ihr ist die Atmung der Erythrocyten herabgesetzt[6], was allerdings von einem Nachuntersucher nicht bestätigt wurde[7]. Eine Hemmung der Sauerstoffaufnahme oder der Sauerstoffübertragung im Sinne einer Sauerstoffverwertungsstörung oder im Sinne einer Hypoxämie nach Art einer Höhenpolyglobulie durch Angriff am Cytochromsystem wurde vermutet. Allerdings läßt sich durch Injektion von Cytochrom c die Kobaltpolyglobulie nicht beeinflussen[8]. Neuerdings wird die Ansicht vertreten, daß Kobalt durch eine „Aredoxie", d. h. eine Blockade wasserstoffübertragender Redoxsysteme, die innere Atmung hemmt und so einen kompensatorisch beantworteten Reiz setzt[9]. Diese Theorie könnte alle pharmakodynamischen Wirkungen des Kobalts erfassen. Eine weitere auf die Polyglobulie bezogene Deutung geht von der Steige-

---

[1] WEISSBECKER 1947, 1950, 1950b, 1951, 1955.
[2] SCHULZ 1884, DUFRAISSE und NAKAE 1932.   [3] HEARON 1949. u. a.
[4] GRANICK und GILDER 1947.   [5] BURK 1946, v. EULER und GLASER 1950.   [6] BARRON 1936.
[7] WARREN u. a. 1944.   [8] LEVEY 1950.   [9] WEISSBECKER 1950.

rung der Blutkatalaseaktivität unter Kobalt aus. Kobalt soll hiernach Eisen aus dem Katalasehämin verdrängen. Das so freiwerdende aktive Eisen führt dann zur Blutneubildung[1]. Allerdings wird die Aktivität der Leberkatalase durch Kobalt gehemmt[2]. Zudem geht diese Theorie an der Tatsache vorbei, daß dadurch nur sehr geringe Mengen Eisen freiwerden könnten.

Die Wirkung von Kobalt auf Fermente ist am Modell nach vielen Seiten hin untersucht worden. Allerdings finden sich meist nur unspezifische Wirkungen, die Kobalt mit anderen Schwermetallen, vor allem Zink, teilt. Bei der Aktivierung der Zymohexase war eine Klärung insofern möglich, als Kobalt wie auch Zink und Eisen allein wirksam sind, während Schwermetallkomplexbildner wie Cystein, Dipyrridyl und Pyrophosphat die Aktivität hemmen[3]. Ähnlich liegen die Verhältnisse bei den genau untersuchten Phosphatasen. Hier sind nach dem Modell 3 schwermetallbindende Gruppen vorhanden. Davon binden 2 aktivierende und eine inaktivierende Metalle. Aktivierend wirken hier Kobalt, Mangan, Magnesium, Kupfer und Quecksilber. Magnesium ist dabei unentbehrlich, aktiviert aber nur zusammen mit einem der anderen genannten Metalle[4]. Diese Aktivierung kann durch Aminosäuren gehemmt werden, die, hinwiederum durch Kobalt als Komplex gebunden, aus dem Hemmungsmechanismus herausgenommen werden können[5]. Das gilt besonders für die alkalische Phosphatase als Paradigma des komplizierten Aktivierungsmechanismus durch Schwermetalle. Meist ist die Aktivierung relativ unspezifisch, sie ist aber doch immer bei einem bestimmten Metall am intensivsten. Auch andere Fermente wie Carboxylase[6], Arginase[7], Phosphoglukomutase[8], Cholinesterase[9], Serumpeptidase u. a. werden durch die verschiedenen Metalle, auch durch Kobalt mehr oder weniger intensiv aktiviert[10]. Die Ursache der Verstärkung des Penicillineffekts durch Kobalt ist noch unklar[11]. Die These, daß Kobalt die Dehydrierung reduzierten Glutathions beschleunigt und die Rehydrierung hemmt, also eine Aredoxie vorliegt, wurde wahrscheinlich gemacht[12]. In verschiedenen Systemen fördert Kobalt die Kreatinbildung, so aus Glykocyamin, ein Vorgang, der durch Methioninzusatz unter Komplexbildung gehemmt werden kann. Andererseits fördert Kobalt im System Ascorbinsäure-Methionin die Methylübertragung, ebenso auch die Methylierung durch Cholin[13]. Im System Arginin-Ascorbinsäure fördert dagegen nur Mangan und nicht Kobalt die Kreatinbildung. Über den genauen Mechanismus dieser sicher fermentativ gesteuerten Reaktionen ist noch nichts Näheres bekannt.

Wenn Kobalt so für verschiedene Funktionen des Organismus Bedeutung hat, so ist doch beim Menschen eine Kobaltmangelerscheinung unbekannt geblieben, wohl nicht zuletzt, weil der Bedarf offensichtlich sehr gering ist und unsere Nahrung genug Kobalt enthält. Er wird auf etwa 0,01 mg täglich geschätzt. Die Wahrscheinlichkeit, daß Kobaltverwertungsstörungen beim Menschen in der Pathogenese eine Rolle spielen, zeichnet sich aber schon ab[14].

2. Zink*.

Die Mehrzahl der früher angegebenen Methoden zum Zinknachweis entspricht den heutigen Bedürfnissen nicht mehr. Bewährt hat sich die jodometrische Mikromethode mit Kaliumferrocyanzink[15]. Weitere brauchbare Methoden

---

[1] STAFFE und DARGUZAS 1950. [2] v. EULER und GLASER 1950. [3] WARBURG 1946.
[4] CLOETENS 1941, 1942. [5] BODANSKY und BLUMENFELD 1949.
[6] LOHMANN und KOSSEL 1939. [7] HELLERMANN und PERKINS 1935.
[8] CORI u. a. 1938, GILL und LEHMANN 1939. [9] PUNT 1942.
[10] LEHNINGER 1950. [11] PRATT und DUFRENOY 1948, STRAIT 1948.
[12] PRATT und DUFRENOY 1948b, WOLFF 1950.
[13] BARRENSCHEEN 1948, PAPADOPOULOU 1948. [14] HEYROVSKY 1952.
[15] SAHYUN und FELDKAMP 1936.
* Siehe Nachtrag S. 87.

arbeiten mit Anthranilsäure[1] oder mit Oxychinolin als Komplexbildner[2]. Polarographisch ist Zink in biologischem Material gut zu fassen[3]. Die sehr genaue und empfindliche Methode mit Dithizon wurde in letzter Zeit wesentlich verbessert und arbeitet sehr schnell[4]. Die Zinkanalysen der neuesten Arbeiten wurden meist polarographisch oder mit Dithizon durchgeführt. Histochemische Nachweismethoden sind bisher auf Dithizon beschränkt[5]. Radioautogramme mit Zn^{65} sind möglich. Oral gegebene Zinksalze, auch unlösliche, werden bei normalen Magensaftverhältnissen in lösliche Salze übergeführt und als solche resorbiert. Wie bei anderen oral gegebenen Schwermetallsalzen erscheint der größte Teil des Zinks als unlösliches Sulfid, Carbonat oder Phosphat wieder in den Faeces. Ein Teil des Faeceszinks stammt aus der Galle, die einen beachtlichen Anteil des resorbierten Zinks in den Darm abgibt[6]. Injiziertes radioaktives Zink reichert sich zunächst in der Leber an, dem folgt eine Anreicherung in Pankreas, Niere und Hypophyse. Knochen und Milz nehmen im Gegensatz zu älteren Angaben nicht sehr viel Zink im akuten Versuch auf[7]. Die Verteilung des zugeführten Zinks scheint der normalen Zinkverteilung weniger zu entsprechen, da der normale Zinkgehalt der Muskeln, Haut, Anhangsgebilde und aller inkretorischen Organe sowie Lymphknoten sehr hoch liegt[8]. Eine ausgesprochene Speicherung von Zink findet sich in den Erythrocyten, den Leukocyten, den Knochen[9] und den β-Zellen der LANGERHANSschen Inseln[10]. Der Plasmazinkgehalt liegt mit etwa $150\,\gamma$-% ziemlich niedrig. Je höher phylogenetisch die Entwicklung, desto mehr Zink enthalten die Erythrocyten[11]. Da die meisten Zinksalze lipoidlöslich sind, ist eine Resorption durch die Haut möglich. Die Vermutung, daß Zink durch die Leukocyten transportiert wird, hat sich mit radioaktivem Zink nicht bestätigen lassen[12]. Über den Transport geben Plasmabindungsversuche Auskunft. In der COHNschen Fraktion IV-7, die auch eisenbindendes Globulin enthält, soll sich ein Eiweiß finden lassen, das in physiologischem p_H-Bereich besonders viel Zink bindet[13]. Zink kann mit den Carboxylgruppen der Aminosäuren Bindung eingehen, nachgewiesen besonders bei Glykokoll und Cystin. Da bei Bindung an Cystein zwei Äquivalente frei werden, wird das freiwerdende zweite Säureäquivalent dem Sulfhydrilwasserstoff zugeschrieben. Da Insulin, das auffällige Beziehungen zum Zink hat, nur Disulfidgruppen hat, errechnete sich aus der Zinkbindung an Insulin eine Zahl von 29—37 Carboxygruppen[14]. Wenig bekannte Beziehungen bestehen zwischen Zink und Porphyrin. Bei intermittierender akuter Porphyrie wurde der Zinkkomplex des WALDENSTRÖMschen Uroporphyrins[15] immer in den Faeces und im Urin gefunden. Kongenitale Porphyrien scheiden diesen Komplex nicht aus. In diesen Fällen wurde ein Zinkuroporphyrin aus der Leber isoliert[16]. Zinkkoproporphyrin wurde im Harn bei Bleivergiftung und bei akuter rheumatischer Polyarthritis gefunden[17]. Weiterhin ist ein Zinkhämatoporphyrin mit peroxydatischen Eigenschaften beschrieben. Über die Bedeutung dieser auffälligen Beziehung ist noch nichts bekannt. Die Wechselwirkungen zwischen Zink, Fermenten und Hormonen sind vielgestaltig, aber nur zum geringsten Teil klar. Die Tatsache, daß Insulin als Zinksalz kristallisiert[18], hat zu der von den Autoren niemals behaupteten Annahme geführt, daß Insulin normalerweise Zink enthalte. Auch andere Metalle, die ebenfalls im

---

[1] CIMERMAN und WENGER 1935. [2] DABROWSKI und MARCHELEWSKI 1935.
[3] ZANCAN 1940. [4] VALLEE und GIBSON 1948, WOLFF 1950. [5] OKAMOTO 1943.
[6] EICHHOLTZ 1935. [7] MONTGOMERY u. a. 1943, SHELINE u. a. 1943.
[8] KOGA 1935, LEINER 1941, VALLEE u. a. 1947. [9] VALLEE u. a. 1949.
[10] OKAMOTO 1942, STAMPFL u. a. 1951. [11] MIYAKE 1933, KOGA 1934.
[12] VALLEE u. a. 1949. [13] VALLEE u. a. 1947. [14] EISENBRAND und WEGEL 1941.
[15] WALDENSTRÖM 1937. [16] WATSON und LARSON 1947. [17] MERTENS 1936, KAPP 1939.
[18] SCOTT 1934.

Pankreas in hoher Konzentration vorkommen, wie Nickel und Kobalt, führen zu kristallisierten Insulinen, allerdings nicht mit einer derart ausgesprochenen Depotwirkung wie das Zinkinsulin[1]. Dem Zinkgehalt kristallisierten Insulins entsprechend finden sich nur 2 Atome Zink auf 1 Insulinmolekül[2], also wesentlich weniger Zink, als tatsächlich auf Altinsulin berechnet im Pankreas enthalten ist[3]. Daß im Pankreas, besonders in den Inseln, auffällig große Mengen von Zn, Ni und Co gefunden werden, deutet zwar auf einen Zusammenhang mit der Insulinwirkung hin, um so mehr als Dithizon, Oxin und Thiocarbamat, also ausgesprochene Komplexbildner zu demselben Diabetes führen wie Alloxan[4]. Dabei findet sich nach der Injektion histochemisch ein völliger Zinkschwund aus den β-Zellen der Inseln[5]. Während im Hungerzustand eine signifikante Vermehrung des Inselzinks gefunden wird, verschwindet es nach Kohlenhydratzufuhr[6]. Allerdings differiert das normale und das diabetische Pankreas bezüglich seines Zinkgehaltes nicht sicher[7]. Im Grunde sind also die Beziehungen noch reichlich unklar. Ähnlich unübersichtlich ist die Bedeutung des Zinks bei anderen Hormonen. Extrakte von Hormondrüsen enthalten große Mengen Zink, wenn das Hormon eiweißartig ist[8]. So enthält auch die Hypophyse außerordentlich viel Zink[9]. Das gonadotrope Hormon wird in seiner Wirkung durch Zink verstärkt[10], ebenso das Testosteron[11]. und das Progesteron[12]. Im Zinkmangel ist die Hypophysenvorderlappenaktivität herabgesetzt[13]. Zink verlängert die Wirkung des Adiuretins[14]. Zink ist als integrierender Bestandteil der Carbanhydrase ein lebensnotwendiges Spurenelement[15]. Zinkgehalt und Carbanhydraseaktivität gehen parallel[16]. Der hohe Gehalt der Erythrocyten an diesem Ferment erklärt daher den hohen Zinkgehalt. 75% des Blutzinks entfallen auf die Erythrocyten, 22% auf das Plasma und 3% auf die Leukocyten, obwohl der Zinkgehalt der Leukocyten den der Erythrocyten um das 25fache übersteigt[17]. Krankheiten mit latenter oder akuter Insuffizienz der Atmung haben einen erniedrigten Plasmazinkspiegel, ebenso Leber- und Nierenparenchymschäden sowie maligne Tumoren. Da bei der Ateminsuffizienz der Zinkgehalt der Erythrocyten ansteigt, dürfte der erniedrigte Plasmazinkspiegel Ausdruck einer vermehrten kompensatorischen Bildung von Carbanhydrase in den Erythrocyten sein. Nach Behebung der Ateminsuffizienz stellt sich wieder das normale Erythrocyten-Plasmaverhältnis bezüglich des Zinks ein. Daß bei hämolytischen Krankheiten das Plasmazink vermehrt ist, ergibt sich aus der Auflösung carbanhydrasehaltiger roter Zellen[18]. Nicht zu erklären ist der erhöhte Zinkgehalt der Megalocyten. Hier steigt der Zinkgehalt wesentlich höher an, als der Zunahme des Hämoglobins je Zelle oder dem vergrößerten Zellvolumen entspricht. Auch hier stellen sich durch spezifische Behandlung die normalen Zinkrelationen wieder her[19]. Zwischen Diabetes und Plasmazinkgehalt besteht kein Zusammenhang[18]. Die Beziehungen des Zinks zu Malignomen sind noch unklar. Ältere Arbeiten, die mit unzureichender Methodik einen erhöhten Zinkgehalt in menschlichem Tumorgewebe fanden, wurden neuerdings widerlegt[20]. Die Zinkwerte liegen niedrig normal. Übertragbare Tiertumoren, aber auch manche klinisch beobachteten Sarkome sollen dagegen hohe Zinkwerte auch in anderen Geweben aufweisen[21]. Auffällig ist, daß myeloisch-leukämische Leukocyten nur 10% des normalen Leukocytenzinks besitzen[22]. Dieser Befund ist für die Leukämie nicht charakteristisch,

---

[1] Scott und Fisher 1935. [2] Eisenbrand und Wegel 1941. [3] Fisher und Scott 1935.
[4] Kadota 1950, Wolff 1951. [5] Wolff 1951. [6] Okamoto 1942, Maske 1952.
[7] Eisenbrand 1941b. [8] Handovsky 1941. [9] Simakov 1937. [10] Bertrand 1936.
[11] Urbain 1938. [12] Cahen und Tronchon 1937. [13] Hove u. a. 1937.
[14] Boyd und Clark 1939. [15] Keilin und Man 1939, 1940.
[16] Vallee u. a. 1949. [17] Vallee u. a. 1948. [18] Wolff 1951.
[19] Vallee u. a. 1949. [20] Gibson u. a. 1947. [21] Sugai 1939, 1940. [22] Vallee 1949b.

da auch normale unreife Leukocyten ebensowenig Zink enthalten[1]. Unter erfolgreicher Strahlen- oder Urethantherapie steigt das Leukocytenzink in linearem Verhältnis zum Abfall der Leukocytenzahl. Bei „refraktären" Anämien mit Leukopenie, einem Krankheitsbild, das möglicherweise mit der aleukämischen Leukose identisch ist, liegt das Leukocytenzink sehr hoch[2]. Das Leukocytenzink verhält sich also hier umgekehrt proportional zur Leukocytenzahl. Auch diese Frage ist experimentell noch ungenügend geklärt. Andere Fermente werden durch Zink, aber auch durch andere Schwermetalle mehr oder weniger stark aktiviert. Für die Cocarboxylase ist eine Aktivierung durch Zink beschrieben, die quantitativ an die Manganaktivierung heranreicht[3]. Ähnlich wie bei der B_1-Avitaminose der Mangangehalt der Gewebe niedrig liegt, so ist bei der Beri-Beri das Gewebszink stark vermindert[4]. Der Zinkbedarf scheint an Stoffwechselvorgänge, vor allem an Kohlenhydratumsetzungen gekoppelt zu sein[5], denn im untrainierten Muskel findet sich wesentlich weniger Zink als im trainierten[6]. Außerdem flacht Zinkgabe die Hyperglykämiekurve deutlich ab[7]. Die Zymohexase scheint Zink als integrierenden Bestandteil zu enthalten[8]. Unter anderen Schwermetallen aktiviert Zink intensiv die Nierenphosphatase[9]. Die Aktivierung der alkalischen Serumphosphatase durch Zink ist noch umstritten[10]. Schlangengift enthält sehr viel Zink[11]. Die Bedeutung dieses Zinks für die Schlangengiftwirkung und seine Beziehung zur Phosphataseaktivität wurde neuerdings untersucht[12]. In die Entgiftungsvorgänge der Leber scheint Zink fördernd auf noch unbekanntem Wege einzugreifen[13]. Auch die penicillaseähnliche Wirkung des Zinks ist noch unklar[14]. Zinkmangeldiät führt beim Tier zu Wachstumshemmung, Gewichtsverlust, Sterilität, intestinaler Resorptionsstörung, Anämie, Haar- und Pigmentverlust, Epithelverdickung, spezifischen Cornea- und Oesophagusveränderungen ähnlich dem Riboflavinmangel[15]. Die Carbanhydraseaktivität ist aber bei alimentärem Zinkmangel nicht herabgesetzt[16]. Bei chronischen Zinkvergiftungen steht die Pankreasfibrose im Vordergrund[17]. Die akute Zinkvergiftung, das Zinkfieber (Gießfieber), ist durch ausschließliche pulmonale Aufnahme des leicht verdampfenden Zinks gekennzeichnet.

3. Mangan.

Der qualitative Nachweis von Mangan wird meist durch eine Rosafärbung mit Tetralin oder Blaufärbung mit Tetramethylendiaminotriphenylmethan geführt. Im Prinzip gehen fast alle quantitativen Manganbestimmungen auf die Oxydation zu Permanganat zurück. Bei Anwesenheit größerer Mengen Mangan kann es als Permanganat colorimetrisch oder durch Titration mit Thiosulfat bestimmt werden[18]. Bei kleinen Mengen, selbst bei Spuren von Mangan, kann mit der oben genannten Tetramethylenverbindung Permanganat als gelbe Verbindung colorimetriert werden[19]. Die von diesem Prinzip ausgehenden verschiedenen Mikromethoden sind nicht völlig spezifisch. Der spektrochemische Nachweis dagegen ist relativ einfach und streng spezifisch und ergibt im biologischen Material niedrigere Werte als die chemisch-colorimetrischen Methoden[20]. Cystein wird von Schwermetallen oxydiert und zwar in einem für jedes Schwer-

---

[1] AMANN und WOLFF 1955. [2] VALLEE 1949b. [3] LOHMANN und KOSSEL 1939.
[4] EGGLETON 1939. [5] SCUOLAR 1939. [6] SIMAKOV 1940. [7] SANFILIPPO 1942.
[8] WARBURG 1946. [9] MASSART und VANDENDRIESSCHE 1940.
[10] BODANSKY u. BLUMENFELD 1949. [11] DELEZENNE 1919. [12] FLECKENSTEIN u. GERKHARDT 1952.
[13] SANFILIPPO 1942b. [14] EISNER und PORCEZANSKI 1946.
[15] DAY und MCCOLLUM 1940, FOLLIS u. a. 1941, MUSIL u. a. 1941, HOVE 1937, 1938, DAY u. a. 1940.
[16] DAY 1940b. [17] DRINKER u. a. 1927, SCOTT und FISHER 1938.
[18] LANGECKER 1934. [19] GATES und ELLIS 1947. [20] WOLFF 1948.

metall spezifischen p_H-Bereich. Daraus wurde eine sehr empfindliche, aber umständliche Nachweismethode für Eisen, Kupfer und Mangan entwickelt[1]. Weitere brauchbare Mikromethoden arbeiten mit Diäthylanilin[2], Na-Wismutat[3] und mit einem mikrobiologischen Wachstumstest[4]. Auch eine elektrochemische Manganbestimmung hat sich bewährt. Ein histochemischer Nachweis von Mangan ist unbekannt. Lösliche anorganische und organische Mangansalze werden, wenn auch langsam, vom Magen-Darmkanal aus resorbiert. Der Mangangehalt des Blutes steigt dabei nur geringfügig an. Unlösliche Manganverbindungen können durch den Magensaft, abhängig von Acidität und Verweildauer, resorbierbar werden[5]. Oral gegebenes Mangan erscheint als Sulfid im Stuhl. Ausscheidung resorbierten Mangans durch die Galle ist nachgewiesen, Ausscheidung durch die Colonschleimhaut fraglich[6]. Bei der relativ geringen Resorption vom Intestinaltrakt aus lassen sich mit Mangan auch bei längerer Gabe am Tier keine deutlichen Vergiftungserscheinungen auslösen. Daß beim Menschen orale Resorption doch toxische Erscheinungen auslösen kann, zeigt eine Gruppenintoxikation mit manganhaltigem Trinkwasser[7]. Intravenös oder intraperitoneal gegebenes radioaktives Mangan wird relativ rasch durch den Darm, zur Hälfte über die Galle ausgeschieden[8]. Die Urinausscheidung bleibt geringfügig[9]. Wird das RES mit Tusche blockiert, so geht die Manganausscheidung durch die Galle ebenso zurück wie die des Eisens, Nickels oder Kobalts[10]. Bekannt ist die große Resorptionsquote des Mangans als Staub durch die Lungen, die häufigste Form der Manganvergiftung. Hier finden sich lokale Veränderungen in den Lungen und resorptive Störungen vor allem am Zentralnervensystem[11]. Die Verteilung des Mangans auf die Organe ist bei den verschiedenen Species sehr ungleich. Das Verhältnis des Mangangehalts der einzelnen Organe zueinander ist dagegen ziemlich konstant[12]. Normalerweise, aber auch nach oraler und parenteraler Gabe findet sich in Leber, Niere und Pankreas der höchste Mangangehalt[13]. Diese Verteilung steht im Gegensatz zu älteren, mit weniger sicheren Methoden gewonnenen Angaben. Gehirn und Knochen retinieren nur wenig Mangan. Die Angaben der einzelnen Autoren über den Mn-Gehalt des Blutes schwanken mit der angewandten Methodik zwischen 0,15 und 20 γ-%[14]. Der Organismus hält besonders bei pulmonaler Aufnahme Mangan sehr lange fest. Ausscheidungszeiten von 16 Monaten wurden beschrieben[15]. Andererseits wird nach parenteraler Injektion über sehr rasche Ausscheidung berichtet[16,17]. Manganverbindungen sind in der zweiwertigen Form weniger in der Permanganatstufe im Körper stabil. Mangan wird wahrscheinlich als zweiwertiges Ion resorbiert. Eine Umwandlung in eine höhere Oxydationsstufe im Organismus ist unwahrscheinlich. Zweiwertige Mangansalze fällen Albumin ebensowenig wie die zweiwertigen Eisen- und Kobaltsalze. Globulin fällt dagegen bei höherer Metallkonzentration aus[18]. Die Vermutung, daß Mangan an Globulin gebunden transportiert wird, ist experimentell noch nicht bestätigt. Über Komplexaffinitäten zu biologisch vorkommenden Gruppen ist erst neuerdings etwas bekannt geworden. Von der Feststellung ausgehend, daß die Schwermetalle der ersten großen Periode eine unvollständige dritte Elektronenschale besitzen, leitet sich das Bestreben der Elektronenaufnahme von anderen Gruppen wie Aminogruppen oder Wasser unter koordinativer Bindung ab. Das gilt auch

---

[1] WARBURG 1927.   [2] KUN 1947.   [3] WIESE und JOHNSON 1939.   [4] BENTLEY u. a. 1947.
[5] REINMANN und UINOT 1920.   [6] HARNACK 1901, zit. nach HEFFTER-HEUBNER.
[7] KAWAMURA und IKUTA 1940.   [8] GREENBERG u. a. 1943.
[9] KENT und MCCANCE 1941.   [10] IWAI 1933.
[11] SCHWARZ und PAGELS 1923, FAIRHALL und NEAL 1943.   [12] OETTINGEN 1935.
[13] EVERSON und DANIELS 1934, BORN u. a. 1943.   [14] WOLFF 1948.
[15] MULLER und TISSIÉ 1949.   [16] GREENBERG u. a. 1943.   [17] HANDOVSKY u. a. 1925.
[18] SCHUSTER 1925.

für Mangan, für das eine Chelatbindung in bestimmten Systemen wie Leucylpeptidase mit den Aminogruppen wie Leucinamid wahrscheinlich gemacht wurde[1]. Daraus wird abgeleitet, daß Mangan bei der Aktivierung dieser Peptidase katalytisch durch Wasserstoff oder Hydroxyl die Hydrolyse ermöglicht. Wenn auch in der Natur bei dieser Peptidase nur Mg und nicht Mn gefunden wurde, so ist doch die Aktivierung durch Mn wesentlich größer und erlaubt eine chemische Erklärung der Wirkung. Zudem ist die Aktivierung streng an eines der beiden Metalle gebunden. Zu einer ähnlichen Erklärung führen die Versuche mit Arginase, die sicher Mangan enthält und die durch Mn optimal aktiviert wird[2]. Unter diesen Gesichtspunkten scheint Mangan eine besondere Beziehung zur Aktivierung proteolytischer Fermente zu haben. Aber auch hinsichtlich der Aktivierung der Carboxylase steht Mangan mit an der Spitze einer Reihe weniger intensiv aktivierender Schwermetalle, obgleich Mangan außerhalb dieses Fermentsystems am wenigsten die Decarboxylierung z. B. von Oxalessigsäure katalysiert[3]. Schließlich spielt Mangan sicher eine Rolle bei der Aktivierung verschiedener Phosphatasen und phosphatübertragender Fermente und zwar meist parallel einer ähnlichen Aktivierungspotenz des Magnesiums[4]. Allerdings ist Mangan nicht immer in gleicher Weise der potentielle Vertreter des Magnesiums im Betriebs- und Baustoffwechsel der Zelle. So ist der Mechanismus der Aktivierung bei der Hefegärung durch Magnesium, da durch Fluorid hemmbar, ein anderer als der durch Mangan, der durch Fluorid nicht hemmbar ist[5]. Die besonders intensive Aktivierung der Cocarboxylase durch Mangan läßt an Beziehungen zum Aneurinhaushalt denken[6]. Gehalt der Nahrungsmittel an Aneurin und Mangan gehen einander parallel[7]. Leber und Blut B_1 avitaminotischer Tauben sind manganärmer als die der Kontrollen. Zulage von Mangan soll die Avitaminose günstig beeinflussen. Der Manganhunger des B_1 avitaminotischen Tieres scheint besonders groß. Nach Manganinjektionen werden hier größere Mengen retiniert als normalerweise. Bei Zulage von Aneurin sinkt die Manganretention wieder ab. Andererseits lassen sich die durch B_1- Überdosierung hervorgerufenen Fertilitätsstörungen durch Mangan beseitigen[8]. Hiernach besteht also nicht nur im Gärtest[9], sondern auch im höher entwickelten Organismus eine enge Beziehung zwischen Mangan und der Carboxylase. Beim Menschen findet sich unter Mangan eine Abflachung der diabetischen Hyperglykämiekurve, die allerdings nicht mit Sicherheit auf eine Fermentaktivierung zurückgeführt werden kann[10]. Es scheint sich hier allerdings mehr um einen unspezifischen Schwermetalleffekt zu handeln. Die Bedeutung des Mangans für die Tocopherolwirkung und die Ascorbinsäuresynthese im Organismus ist noch unklar[11]. Die Schilddrüse kann auffallend viel Mangan speichern. Manganverbindungen steigern die Thyroxinsynthese[12]. Die Wirkung des Mangans auf die Blutbildung ist noch umstritten[13]. Die biologische Bedeutung des Mangans im Stoffwechsel zeigt sich bei Manganmangeltieren an Knochenwachstumsstörungen, an einer Verminderung der Aktivität der Leberarginase und der alkalischen Knochenphosphatase[14], an Fertilitätsstörungen[15], Veränderungen im Zentralnervensystem [16] und Anämie. Schließlich kommt bei Hühnern eine definierte Manganmangelkrankheit, die Perosis, vor, die durch Knochenwachstumsstörungen gekennzeichnet ist[17]. Wie Manganmangel zu Wachstumsverzöge-

---

[1] SMITH 1948, 1949.   [2] HELLERMANN 1937, 1938.   [3] KREBS 1942.
[4] LEHNINGER 1950.   [5] NILSON und BURSTRÖM 1942.   [6] LOHMANN und KOSSEL 1939.
[7] HAMAMOTO 1935.   [8] PERLA u. a. 1939.   [9] WARBURG 1936.
[10] SPIESS-BERTSCHINGER 1947.   [11] HESTER 1941, SKINNER u. a. 1946.
[12] REINECKE und TURNER 1945.   [13] SKINNER 1946, KLEINBERG 1934, SKINNER 1934.
[14] ELLIS u. a. 1947.   [15] SKINNER 1934.   [16] HILL 1950.   [17] CASKEY u. a. 1939.

rung führt, so verursacht Manganzulage Wachstumsförderung[1]. Höhere Dosen von Mangan, parenteral gegeben, führen zu einem subakuten Vergiftungsbild, bei dem Leberschäden bis zur echten Cirrhose im Vordergrund stehen[2]. Bei pulmonaler Resorption ist die Intoxikation durch charakteristische Manganpneumonien, Manganrheumatismus und besonders durch Zwischenhirnläsionen und extrapyramidale Störungen gekennzeichnet[3]. Eine Manganmangelkrankheit beim Menschen ist bisher noch unbekannt.

4. Andere biologisch wichtige Schwermetalle.
Molybdän.

Es ist für Schimmelpilze lebensnotwendig. Darüber hinaus ermöglicht es neben Vanadium und Wolfram die Ausnutzung atmosphärischen Stickstoffs durch verschiedene Azotobakterarten. In der Säugerleber findet sich am meisten Molybdän. Ob es hier besondere Funktionen hat, ist wahrscheinlich, aber noch unsicher. Auch der Befund, daß sich in menschlichen Mammacarcinomen Molybdän vermehrt nachweisen läßt, harrt noch der Deutung[4]. Molybdän verdrängt im Organismus Kupfer, so daß beim Tier Kupfermangelkrankheiten entstehen können[5]. Auch beim Menschen steigt nach Molybdängaben die Kupferausscheidung an[6].

Titan.

Titan ist beim Hund in allen Organen, vor allem in der Leber vorhanden[7] und hat die merkwürdige Eigenschaft, die Oxydation von Sulfhydrilgruppen zu Sulfonsäuren zu hemmen, die Disulfidbildung dagegen nicht. Es wird vermutet, daß das Metall diesen Oxydationsvorgang steuert[8].

Vanadium.

Im Blut von Ascidien kommen bestimmte morphologisch definierte Zellen vor, Vanadocyten, die einen blaugrünen stark vanadiumhaltigen Farbstoff und große Mengen Schwefelsäure enthalten. Es handelt sich wahrscheinlich um einen Pyrrolfarbstoff. Dieses Vanadium ist, da zweiwertig, ein äußerst starkes Reduktionsmittel. Vorkommen von Vanadium wird als Zeichen der Primitivität angegeben, es fehlt bei höher differenzierten Species[9]. Vanadium kann ebenso wie Wolfram oder Molybdän die Stickstoffassimilation durch Bodenbakterien fördern. Außerdem aktiviert es spezifisch die Oxydation von Fettsäuren fast ausschließlich in Phospholipoiden. Ob es als Oxydationskatalysator im Organismus eine Bedeutung hat, ist noch fraglich[10].

Literatur.
Eisen.

ALBERS, H.: Eisen bei Mutter und Kind. Leipzig: Georg Thieme 1941. — ALPER, T., D. V. SAVAGE and TH. BOTHWELL: Radioeisenuntersuchungen bei einem Fall von Hämochromatose. Z. Labor. a. Clin. Med. **37**, 665 (1951). — ALSTED, G.: Chlorosis. Amer. J. Med. Sci. **201**, 1 (1941). — ALT, H. L., E. E. WILSON, QU. B. DE MARCHE and WINDLE: Placentarblutentfernung als Ursache kindlicher Eisenmangelanämie. Amer. J. Physiol. **133**, 196 (1941). — ALTHAUSEN, DOIG, WEIDEN, MOTTERAM, TURNER and MOORE: Hämochromatose. Arch. Int. Med. **88**, 553 (1951). — AMANN, A.: Über die Resorption von Ferrosalzen, speziell des Ferrobicarbonats. Arch. exper. Path. u. Pharmakol. **194**, 277 (1940). — ANAGNOSTU, E., u. R. BILGER: Untersuchungen über die siderophilen Einschlußkörperchen in den Erythroblasten und Erythrocyten. 5. Europ. Hämatologen-Kongr. 1955. — ANDERSON, H. D., K. B. MCDONOUGH and C. A. ELVEHJEM: Eisenresorption, Hemmung durch Phosphate. J. Labor. a. Clin. Med. **25**, 464 (1950). — ARROWSMITH, W. M., and V. MINNICH:

---

[1] EHRISMANN 1939.   [2] CHENON 1938.   [3] BÜTTNER 1940, GREENBURG 1949.
[4] DINGWALL und BEANS 1934.   [5] CARTWRIGHT 1955.   [6] BICKEL 1955.
[7] CHUJKO und VOJNAR 1939.   [8] BERNHEIM 1939.   [9] WEBB 1939.   [10] BERNHEIM 1939b.

Ort der Eisenresorption im Magendarmtrakt. J. Amer. Med. Assoc. **116**, 2427 (1941). — AUSTONI, M. E., and D. M. GREENBERG: Eisenstoffwechselstudien mit Radioisotopen. Resorption, Ausscheidung und Verteilung des Eisens bei Ratten bei normaler Kost und Eisenmangeldiät. J. of Biol. Chem. **134**, 27 (1940).

BADENOCH, J., and S. T. CALLENDER: Radioeisenuntersuchungen bei Anämien. Brit. J. Radiol. **27**, 381 (1954). — BAEZ, S., A. MAZUR, E. SHORR, D. METZ, J. LITT and R. FRENKEL: Antidiuretische Wirkung des Ferritins. Amer. J. Physiol. **162**, 198 (1950). — BALFOUR, W. M., P. F. HAHN, W. F. BALE, W. F. POMMERENKE and G. H. WHIPPLE: Radioaktive Eisenresorption bei klinischen Fällen. J. of Exper. Med. **76**, 15 (1942). — BARER, A. P., and W. M. FOWLER: Eisenverluste bei Menstruation. Amer. J. Obstetr. **31**, 976 (1936). — BEHRENS, M., u. TH. ASHER: Untersuchungen an isolierten Zell- und Gewebsbestandteilen. II. Untersuchung und Isolierung des Hämosiderin in der Pferdemilz. Z. physiol. Chem. **220**, 97 (1933). — BEHRENS, M., u. M. TAUBERT: Über Beziehungen zwischen Hämosiderin und Ferritin. Hoppe-Seylers Z. **289**, 116 (1952). — BÉNARD, H., A. GAJDOS et M. TISSIER: Hämoglobin und verwandte Pigmente. Paris 1949. — BENDA, L., u. E. RISSEL: Eisenstoffwechsel bei akuten Leberparenchymerkrankungen. Wien. klin. Wschr. **1949**, 816. — BENDA, L., E. RISSEL u. G. SCHOLDA: Zur Frage der Abhängigkeit des Serumeisenspiegels vom autonomen Nervensystem. Wien. klin. Wschr. **1952**, 264. — BETHARD, W. F., R. W. WISSLER, J. S. THOMSON and M. J. ROBSON: Verteilung und Ausnützung von Radioeisen bei Eiweißmangelratten. Z. Clin. Invest. **31**, 617 (1952). — BEYERS, M. R., and S. E. GITLOW: Eisenstoffwechsel bei der Hämochromatose. Amer. J. Clin. Path. **1951**, 349. — BIELIG, H. J., u. E. BAYER: Synthetisches Ferritin, ein Eisen(III)-Komplex des Apoferritins. Naturwiss. **1955**, H. 5, 125. — BJERRE, S., u. N. R. CHRISTOFFERSEN: Serumeisen bei Hepatitis. Nord. Med. **1942**, 3314. ~ Serumeisen als Diagnosticum der akuten Hepatitis. Nord. Med. **23**, 1345 (1944). — BOGNIARD, R. P., and G. H. WHIPPLE: Eisengehalt der blutfreien Gewebe und Eingeweide und ihre Veränderungen durch Diät, Anämie und Hb-Injektionen. J. of Exper. Med. **55**, 653 (1932). — BRAUNSTEINER, H., E. GISINGER u. F. PAKESCH: Ferritin, Transferrin und Serumeisen. Klin. Wschr. **1952 I**, 394. — BRENDSTRUP, P.: Intravenöse Eisenbelastung beim Infekt. Acta med. scand. (Stockh.) **138** Suppl. **239**, 201 (1950). ~ Eisenbindung bei Hepatitis. Acta med. scand. (Stockh.) **146**, 107 (1953). — BRENNER, W., u. A. BREIER: Beiträge zum Eisen-Kupferstoffwechsel im Kindesalter. Z. Kinderheilk. **66**, 620 (1949). — BRØCHNER-MORTENSEN, K.: Serumeisengehalt bei perniciöser Anämie. Acta med. scand. (Stockh.) **113**, 43 (1943). — BRØCHNER-MORTENSEN, K., u. K. OHLSEN: Colorimetrische Methode der Serumeisenbestimmung. Der normale Serumeisengehalt. C. r. Trav. Labor. Carlsberg, Chim. **23**, 235 (1940). — BRØCHNER-MORTENSEN, K., u. K. S. STEIN: Serumeisen bei akuten und chronischen Infektionen. Nord. Med. **1942**, 235. ~ Serumeisengehalt bei akuten und chronischen Infektionen. Acta tbc. scand. (Københ.) **16**, 334 (1942). — BRUCKMOOSER, M.: Erythropoese, Mitosenverläufe und klinische Erfahrungen bei Infektanämien unter Behandlung mit Ferriamphiolen. Dtsch. med. Wschr. **1952**, 301. — BRUGSCH, J.: Hämoglobin. Leipzig: Georg Thieme 1950. — BÜCHMANN, P.: Bedeutung der Serumeisenbestimmung für die Klinik. Erg. inn. Med. **60**, 446 (1941). ~ Eisenresorption und Klinik. Erg. inn. Med. **64**, 505 (1944). ~ Das Serumeisen bei der perniziösen Anämie. Dtsch. med. Wschr. **1944 I**, 146. — BÜCHMANN, P., u. E. HEYL: Die Bewegung des Serumeisens bei der Grippe. Klin. Wschr. **1939 II**, 990. — BÜCHMANN, P., u. G. SCHENZ: Hämochromatose und Eisenstoffwechsel. Stuttgart: Wissenschaftliche Verlagsgesellschaft 1948. — BUSH, J. A., and G. E. CARTWRIGHT: Ferrokinetics in anemia of Infection. J. Clin. Invest. **33**, 921 (1954).

CAMMERER, A., N. KIESE u. K. TAUSCHWITZ: Eisenstoffwechsel bei akuter Dinitrobenzolvergiftung. Arch. exper. Path. u. Pharmakol. **206**, 384 (1949). — CARTWRIGHT, G. E., L. D. HAMILTON, C. J. GUBLER, N. M. FELLOWS, H. ASHENBRUCKER and M. M. WINTROBE: Studien über experimentell erzeugte akute Hyposiderämie bei Hunden und ihre Beziehung zur NNR-Hyposiderämie. Z. Clin. Invest. **30**, 161 (1951). — CARTWRIGHT, G. E., C. M. HUGULEY, H. ASHENBRUCKER, J. A. FEY and M. M. WINTROBE: Studien über Erythrocytenprotoporphyrin, Plasmaeisen und Plasmakupfer bei normalen und anämischen Menschen. Blood **3**, 501 (1948). — CARTWRIGHT, G. E., M. A. LAURITZEN, S. R. HUMPHREYS, P. J. JONES, I. M. MERRIL and M. M. WINTROBE: Die Anämie bei chronischem Infekt. Science (Lancaster, Pa.) **103**, 72 (1946). — CARTWRIGHT, G. E., and M. M. WINTROBE: Chemische, klinische und immunologische Studien über Plasmafraktion. Mitteilungen 39. Infektanämie und Eisenbindungskapazität im Serum. J. Clin. Invest. **28**, 86 (1949). ~ Die Infektanämie. Adv. Int. Med. **5**, 165 (1952). — COHN, E. J.: Chemische, physiologische und immunologische Eigenschaften und klinische Verwendung von Blutderivaten. Experientia (Basel) **3**, 125 (1947). — COPP, D. H., and D. M. GREENBERG: Studien über den Eisenstoffwechsel mit radioaktivem Eisen. J. of Biol. Chem. **164**, 377 (1946). — COSYNS, H., A. BALLIÈRE et J. LEDERER: Eisenmangel als Ursache der Säuglingsanämie. Rev. belge Sci. méd. **14**, 163 (1942).

DAHL, S.: Serumeisen der gesunden Frau in den letzten Monaten der Schwangerschaft, Lactation und Wochenbett. Mschr. Geburtsh. 119, 281 (1945). — DARBY, W. J., P. F. HAHN, M. M. KASER, R. C. STEINKAMP, P. M. DENSEN and M. B. COOK: Resorption von radioaktivem Eisen durch Kinder im Alter von 7—10 Jahren. J. Nutrit. 33, 107 (1947). — DAVIDSON, W. M., and R. F. JENNISON: Beziehungen zwischen Speichereisen und Anämie. J. Clin. Path. 5, 281 (1952). — DAVIS jr., W. D., and W. R. ARROWSMITH: Die Wirkung wiederholter Aderlässe bei Hämochromatosen. J. Labor. a. Clin. Med. 39, 526 (1952). — DEJARDIN, J., et A. LAMBRECHTS: Untersuchungen über das Plasmaeisen bei Erwachsenen. Acta biol. belg. 2, 159 (1942). — DONNER, L.: Die Bedeutung einiger Faktoren für die Eisenresorption. 5. Europ. Hämatologen-Kongr. 1955. — DUBACH, R., S. CALLENDER and C. MOORE: Studien über Eisentransport und -Stoffwechsel. VI. Resorption von radioaktivem Eisen bei Fieber und Anämien. Blood 3, 526 (1948).

ECKEY, P.: Klinische Erfahrungen mit Serumeisenbestimmung beim Ikterus. Z. inn. Med. 8, 21 (1953). — EDSELL, J. T.: Die Plasmaproteine und ihre Fraktionierung. Adv. Protein Chem. 3, 457 (1947). — ENDICOTT, K. M., T. GILLMAN, G. BRECHER, A. T. NESS, F. A. CLARKE and E. R. ADAMIK: Untersuchungen über das histochemische sichtbare Eisen mit Hilfe radioaktiver Markierung. J. Labor. a. Clin. Med. 34, 414 (1949).

FANCONI, G.: Die klinische Bedeutung der Serumeisenbestimmung über verkappte Anämien. Ann. paediatr. (Basel) 164, 214 (1945). — FERRONI, A., e I. INDOVINA: Tagesschwankungen des Serumeisens bei postencephalitischem Parkinsonismus. Acta neurol. (Napoli) 2, 167 (1947). — FINCH, C. A., J. G. GIBSON, W. C. PAECOCK and R. G. FLUHARTY: Ausnützung intravenösen, radioaktiven Eisens. Blood 4, 905 (1949). — FLEISCH, A.: Ernährungsprobleme in Mangelzeiten. Basel: Benno Schwabe & Co. 1947. — FLEISCHHACKER, H., u. F. SCHÜRER-WALDHEIM: Zur peroralen und intravenösen Therapie mit ascorbinsaurem Eisen. Wien. klin. Wschr. 1938 II, 776. — FONTÈS, G., et L. THIVOLLE: Serumeisen bei experimenteller Anämie. C. r. Soc. Biol. Paris 93, 687 (1925). — FREEMAN, S., and A. C. IVY: Einfluß des Säuremangels auf die Eisenresorption bei anämischen Ratten. Amer. J. Physiol. 137, 706 (1942).

GILLMAN, J., and T. GILLMAN: Eisenstoffwechsel bei Pellagra. Arch. of Path. 40, 239 (1945). — GILLMAN, J., T. GILLMAN, J. MANDELSTAM and C. GILBERT: Cytosiderosis und Genese der Arteriosklerose. Nature (Lond.) 159, 875 (1947). — GILLMAN, T., and A. C. IVY: Histologische Studie über die Teilnahme des Darmepithels, des RES und des Lymphgefäßsystems an der Resorption und am Transport des Eisens. Gastroenterology 9, 162 (1947). — GITLOW, ST. E., M. R. BEYERS and J. P. COLMORE: Metabolism of Iron II. Intraven. Irontolerancetests in Laennecs Cirrhosis. J. Labor. a. Clin. Med. 40, 541 (1952). — GLANZMANN, E.: Zur Behandlung der Kinderanämien mit ascorbinsaurem Eisen. Schweiz. med. Wschr. 1937, 436. — GOBAT, Y.: Verschiedenheiten des Cytochrom-C-Gehaltes im Herzmuskel in der menschlichen Pathologie. Helvet. med. Acta 14, 45 (1947). — GODON, CH., et A. REGINSTER: Plasmaeisen bei experimenteller Hyperthermie. Acta biol. belg. 2, 202 (1942). — GOIDSENHOVEN, F. VAN, J. HOET et J. LEDERER: Das Serumeisen in der Klinik. Rev. belge Sci. méd. 10, 177 (1938). — GOLDECK, H.: Passagere und larvierte Sideropenien. Verh. dtsch. Ges. inn. Med. 1952. — GOLDECK, H., u. D. REMY: Abwanderungsgeschwindigkeit des Fe nach intravenösen FeIII-Gaben. Klin. Wschr. 1953, 608. — GOMORI, G.: Verteilung des Eisens im tuberkulösen Granulationsgewebe. Amer. Rev. Tbc. 61, 500 (1950). — GOUTTAS, A., TAX. DASKALAKIS, HIPP. TSEVRENIS, FR. COSTEAS, EP. VAKRINOS, HIPP. YATZIDIS and EM. ANTIPAS: Plasma iron in post-gastrectomy anaemias before and after treatment. 5. Europ. Hämatologen-Kongr. 1955. — GRAM, M. R., and R. M. LEVERTON: Eisenresorption bei der Frau nach Gaben von Ferrosalzen. J. Labor. a. Clin. Med. 39, 871 (1952). — GRANICK, S.: Ferritin. Physikalische und chemische Eigenschaften. J. of Biol. Chem. 146, 451 (1942). ~ Ferritin. IX. Funktion des Ferritins bei der Regulation der Eisenresorption. J. of Biol. Chem. 164, 737 (1946). ~ Ferritin, seine Eigenschaften und seine Bedeutung für den Eisenstoffwechsel. Chem. Rev. 38, 379 (1946) (Übersicht). ~ Eisenstoffwechsel und Hämochromatose. Bull. New York Acad. Med. 25, 403 (1949). — GRANICK, S., and P. F. HAHN: Ferritin, Eisenaufnahme durch die Leber und Umwandlung in Ferritineisen. J. of Biol. Chem. 155, 661 (1944). — GRANICK, S., and L. MICHAELIS: Ferritin. II. Apoferritin aus Pferdemilz. J. of Biol. Chem. 149, 91 (1943). — GREENBERG, G. R., H. ASHENBRUCKER, M. LAURITZEN, W. WARTH, S. R. HUMPHREYS and M. M. WINTROBE: Infektanämie. II. Das Schicksal injizierten, radioaktiven Eisens bei Entzündung. J. Clin. Invest. 26, 121 (1947). — GREENBERG, G. R., H. ASHENBRUCKER, M. LAURITZEN and M. M. WINTROBE: Die Infektanämie. IV. Mangelnde Beziehung zwischen Eisenabwanderung im Plasma und Ursache der Anämie. J. Clin. Invest. 26, 114 (1947). — GROEN, J., W. A. VAN DEN BROECK and H. VELDMAN: Resorption von Eisenverbindungen aus dem Dünndarm der Ratte. Biochim. et Biophysica Acta 1, 315 (1947).

HAGBERG, B.: Studien über den Plasmaeisentransport. Uppsala 1953. — HAHN, P. F.: Eisenstoffwechsel. Medicine 16, 249 (1937). ~ Der Gebrauch von radioaktiven Isotopen beim Studium des Eisen- und Hämoglobinstoffwechsels und für die Physiologie des Erythrocyten. Adv. Biol. a. Med. Physics **2**, 28 (1951). — HAHN, P. F., W. F. BALE, R. A. HETTIG, M. D. KAMEN and G. H. WHIPPLE: Radioaktives Eisen und seine Ausscheidung in Urin, Galle und Stuhlgang. J. of exper. Med. **70**, 443 (1939). — HAHN, P. F., W. F. BALE, E. D. LAWRENCE and G. H. WHIPPLE: Radioaktives Eisen und sein Stoffwechsel bei Anämie, seine Resorption, Transport und Ausnützung. J. of Exper. Med. **69**, 739 (1939). — HAHN, P. F., W. F. BALE, J. F. ROSS, W. M. BALFOUR and G. H. WHIPPLE: Radioaktive Eisenresorption im Magendarmtrakt. J. of exper. Med. **78**, 169 (1943). — HAHN, P.F., S. GRANICK, W. F. BALE and L. MICHAELIS: Ferritin, Umwandlung von anorganischem und hämoglobinischem Eisen in Ferrieisen im tierischen Körper. J. of Biol. Chem. **150**, 407 (1943). — HAHN, P. F., P. J. JONES, R. C. LOWE, G. R. MENEELY and W. PEACOCK: Resorptionsversuch mit radioaktivem Eisen. Amer. J. Physiol. **143**, 191 (1945). — HAHN, P. F., and G. H. WHIPPLE: Eisenstoffwechsel. Amer. J. Med. Sci. **24**, 191 (1936). ~ Verwendung radioaktiven Eisens zur Untersuchung der experimentellen Anämie. J. of Exper. Physiol. **12**, 314 (1941). — HALEY, J. T., et J. L. LEITCH: Ein Beitrag zur Pharmakologie von Ferritin. Arch. internat. Pharmacodynamie **100**, 120 (1954). — HAMILTON, L. D., G. J. GUBLER, H. ASHENBRUCKER, G. E. CARTWRIGHT and M. M. WINTROBE: Studien über die Beziehungen der NNR zur experimentell erzeugten Hyposiderämie der Ratte. Endocrinology 48, 44 (1951). — HAMILTON, L. D., C. J. GUBLER, G. E. CARTWRIGHT and M. M. WINTROBE: Tagesschwankungen des Plasmaeisens beim Menschen. Proc. Soc. Exper. Biol. a. Med. **75**, 65 (1950). — HAMPTON jun. and H. S. MAYERSON: Hb-Eisen als Stimulus für die Ferritinbildung für die Niere. Amer. J. Physiol. **160**, 1 (1950). — HASKINS, D., A. R. STEVENS jun., S. FINCH and C. A. FINCH: Eisenspeicher beim Menschen gemessen durch Aderlässe. J. Clin. Invest. **31**, 543 (1952). — HAWKINS, W. B., F. S. ROBSCHEIT-ROBBINS and G. H. WHIPPLE: Beeinflussung der Hämoglobinproduktion durch Gallenfistel. J. of Exper. Med. **67**, 89 (1938). — HEATH, C. W., and A. J. PATEK: Die Eisenmangelanämie. Medicine **16**, 267 (1937). — HEGSTED, D. M., C. A. FINCH and TH. D. KINNEY: Der Einfluß der Diät auf die Eisenabsorption. II. Die Beziehung von Eisen und Phosphor. J. of Exper. Med. **90**, 147 (1949). — HEILMEYER, L.: Die Eisentherapie und ihre Grundlagen. Leipzig: S. Hirzel 1944. ~ Neuere Ergebnisse der Eisenstoffwechselforschung bei Hämochromatose. Dtsch. med. Wschr. **1954**, 280. ~ Ferritinstudien. Med. Wschr. **1955**, 1377. — HEILMEYER, L., G. EHRICH u. G. LANGE: Noch unveröffentlicht. Referiert in L. HEILMEYER, Eisentherapie. Leipzig: S. Hirzel 1944. — HEILMEYER, L., W. KEIDERLING u. G. STÜWE: Kupfer und Eisen als körpereigene Wirkstoffe. Jena: Gustav Fischer 1941. — HEILMEYER, L., u. H. KOCH: Untersuchungen über die Eisenresorption bei pathologischen Verhältnissen. Dtsch. Arch. klin. Med. **185**, 89 (1939). — HEILMEYER, L., u. J. v. MUTIUS: Untersuchungen über die Eisenherauslösung aus Nahrungsmitteln durch Magensaft und Galle. Z. exper. Med. **112**, 192 (1942). — HEILMEYER, L., u R. PLÖTNER: Eisenmangelzustände und ihre Behandlung. Klin. Wschr. **1936**, 166. ~ Das Serumeisen und die Eisenmangelkrankheit. Jena: Gustav Fischer 1937. — HEILMEYER, L., gemeinsam mit F. WÖHLER: Eisenstoffwechseluntersuchungen bei Hämochromatose. 5. Europ. Hämatologen-Kongr. 1955. — HEILMEYER, L., F. WÖHLER u. W. KEIDERLING: Neue Methode zur quantitativen Bestimmung von Ferritin in den Organen und ihre vorläufigen Ergebnisse. Acta haematol. (Basel) **12**, 154 (1954). — HEMMELER, G.: Eisenstoffwechsel. Paris: Masson & Cie. 1951. ~ Serumeisen und Leber. Klin. Wschr. **1939 II**, 1247. ~ Serumeisen und Eisentherapie. Schweiz. med. Wschr. **1939**, 316. ~ Die Tagesschwankungen des Serumeisens. Helvert. med. Acta 11, 201 (1944). ~ Aplastische Anämie. Praxis (Bern) **19**, 207 (1945). — HETTCHE, O. H.: Die Bedeutung der körpereigenen Metalle für die Toxinentgiftung des Organismus. Klin. Wschr. **1939 II**, 1437. — HESS, O., u. E. ZURHELLE: Klinische und pathologisch-anatomische Beiträge zum Bronzediabetes. Z. klin. Med. **57**, 344 (1905). — HEUBNER, W.: Bemerkungen zur Eisentherapie. Z. klin. Med. **100**, 675 (1924). — HEVESY, G. v.: Anwendung von Isotop-Indicatoren in der Hämatologie. 5. Europ. Hämatologen-Kongr. 1955. — HILL, R.: Hämoglobin in Beziehung zu anderen metallischen Hämatoporphyrinen. Biochemic. J. **19**, 341 (1925). ~ Proc. Roy. Soc. Lon. **107**, 205 (1930). — HIRVONEN, M.: Untersuchungen über den Serumeisengehalt bei einigen gewöhnlichen Infektionskrankheiten. Acta med. scand. (Stockh.) **106**, 495 (1941). — HOET, J. P., et M. RENAER: Das Serumeisen des Neugeborenen. Acta biol. belg. **3**, 191 (1943). — HORNEMANN, K.: Zur Kenntnis des Salzgehaltes der täglichen Nahrung. Z. Hyg. **75**, 553 (1913). — HOUSTON, J. C., and R. H. S. THOMPSON: Serumeisen bei Hämochromatose. Quart. J. Med., N. S. **21**, 215 (1952). — HOYER, K.: Physiologische Schwankungen des Serumeisens. II. Acta med. scand. (Stockh.) **119**, 577 (1944). — HUFF, R. L., T. G. HENNESY, R. E. AUSTIN, J. F. GARCIA, B. M. ROBERTS and J. H. LAWRENCE: Plasma- und Erythrocyteneisentumoren bei Gesunden und bei verschiedenen hämatopoetischen Störungen. Z. Clin. Invest. **29**, 1041 (1950). — HUFF, R. L., P. J. ELMLINGER, J. F. GARCIA, J. M. ODA, M. C. COCKRELL and J. H. LAWRENCE: Ferrokinetik bei Normalpersonen und Patienten mit verschiedenen erythropoetischen Störungen. J. Clin. Invest. **30**, 1512 (1951).

INDOVINA, I.: Über den Eisenstoffwechsel bei primitiven Myopathien; Verhalten des Eisens im Serum bei Myopathien und Tagesschwankungen. Boll. Soc. ital. biol. sper. **23**, 395 (1947). — IVERSEN u. WARNING-LARSEN 1946.
JACOBI, H., K. PFLEGER und W. RUMMEL: Komplexbildner und aktiver Eisentransport durch die Darmwand. Arch. exper. Path. u. Pharmakol Bd. 229, 1956. — JACOT, B.: Einfluß des Fastens auf den Tag-Nacht-Rhythmus des Serumeisens. Experientia (Basel) **7**, 33 (1951). — JASINSKI, B.: Diagnose der Eisenmangelzustände. Schweiz. med. Wschr. **1949**, 291. — JOHNSTON, F. A., and L. J. ROBERTS: Eisenbedarf von Kindern. J. Nutrit. **23**, 181 (1942).
KEIDERLING, W., u. H. SCHARPF: Serumkupfer und Serumeisen bei Leber und Gallenerkrankungen. Ärztl. Forsch. **1952** I, 115. — KEIDERLING, W., H. A. E. SCHMIDT, M. LEE u. K. TH. FRANK: Untersuchungen über die Infektanämie mit Radioeisen und Radiochrom. 5. Europ. Hämatologen-Kongr. 1955. — KEIDERLING, W., u. F. WÖHLER: Zur Physiologie und Pathologie des Speichereisens. 1. Mitt. Quantitative Ferritinbestimmung. Arch. exper. Path. u. Pharmakol. **221**, 418 (1954). — KEIDERLING, W., F. WÖHLER u. H. ALTMEYER: Zur Physiologie und Pathologie des Speichereisens. 2. Mitt. Tierexperimentelle Untersuchungen über Ferritin und Hämosideringehalt von Leber und Milz. Arch. exper. Path. u. Pharmakol. **223**, 375 (1954). — KEILIN, D., and E. F. HARTREE: Reindarstellung des Cytochrom C. Proc. Roy. Soc. Lond. **13**, 122, 298 (1937). — KELLOG, F., and ST. R. METTIER: Eisenresorptionshemmung durch Alkalidiät. Arch. Int. Med. **58**, 278 (1936). — KERSLEY, G. D.: Markkultur bei rheumatischen Leiden. 3. Europ. Rheuma-Kongr. 1955. — KINNEY, TH. D., D. M. HEGSTED and C. A. FINCH: Der Einfluß der Diät auf die Eisenabsorption. I. Die Pathologie des Eisenüberschusses. J. of exper. Med. **90**, 137 (1949). — KIRCH, E. R., O. BERGEIN, J. KLEINBERG and S. JAMES: Reduction des Fe durch Nahrungsmittel bei künstlicher Magenverdauung. J. of Biol. Chem. **171**, 687 (1947). — KLEIN, E.: Eine einfache Methode zur Bestimmung der Eisenbindungskapazität des Blutes und deren Verhalten bei Leberkrankheiten. 5. Europ. Hämatologen-Kongr. 1955. — KLETZIEN, W.: Eisenstoffwechsel. Die Rolle des Calciums für die Eisenassimilation. J. Nutrit. **19**, 187 (1940). — KUHN, R., N. A. SÖRENSEN u. L. BIRKHOFER: Über die Eisenproteide der Milz; der Bauplan des Ferritins. Ber. dtsch. chem. Ges. **73**, 823 (1940).
LAMBRECHTS, A., et M. PLÜMER: Untersuchungen über das „leicht abspaltbare Eisen". Acta biol. belg. **2**, 235 (1942). — LAPIQUE, L.: Leber der Frau ist eisenärmer als die des Mannes. C. r. Soc. Biol. Paris **141**, 214 (1947). — LAUFBERGER, V.: Über die Kristallisation des Ferritins. Bull. Soc. Chim. biol. Paris **19**, 1576 (1937). — LAURELL, C. B.: Studien über den Transport und den Stoffwechsel des Eisens im Körper. Acta physiol. scand. (Stockh.) **14**, Suppl. 46 (1947). — LAURELL, C. B., u. B. INGELMANN: Das eisenbindende Protein des Schweineserums. Acta chem. scand. (Copenh.) **1**, 770 (1947). — LAWRENCE, J. K., P. J. ELMLINGER u. G. FULTON: Eisenturnover bei primärer und sekundärer Polycythämie. Cardiologia (Basel) **21**, 337 (1952). — LEDERER, J.: Die Physiopathologie des Eisens. Louvain 1940. — LEDERER, J., A. BALLIÈRE et F. VAN DAMME: Gehalt des Gewebes an Eisen. Arch. internat. Pharmacodynamic **73**, 54 (1940). — LEMAIRE, A., J. LOEPER et I. LOEPER: Serumeisen bei Leberaffektionen und endokrinen Störungen. Presse méd. **1949**, 117. — LEMBERG, R., and J. W. LEGGE: Hämine und Gallenfarbstoffe. New York: Intersience 1949. — LEVERTON, R. M., and ROBERTS: Eisenstoffwechsel der Frau. J. Nutrit. **13**, 65 (1937). — LI, M. S.: Eisenmangel und Eisenbehandlung bei Tuberkulose im Kindesalter. Beitr. Klin. Tbk. **101**, 14 (1949). — LINTZEL, W.: Zur Frage des Eisenstoffwechsels. V. Mitt. Über den Eisenbedarf des Menschen. Z. Biol. **89**, 342 (1929). ~ Zum Nachweis der Resorption des Nahrungseisens als Ferroion. Biochem. Z. **263**, 173 (1933). ~ Verhalten intravenös injizierten Eisens im Organismus. Ärztl. Forsch. **7**, 136 (1953). — LINTZEL, W., u. T. RADEFF: Über die Wirkung der Luftverdünnung auf Tiere. 2. Mitt. Arch. ges. Physiol. **224**, 451 (1930). ~ Über den Eisengehalt und Eisenansatz neugeborener und säugender Tiere. Erg. Physiol. **31**, 844 (1931). — LITTLE, A. G., M. H. POWER and E. G. WAKEFIELD: Absorption und Ausscheidung des Eisens. Ann. Int. Med. **23**, 627 (1945). — LOCKE, A., E. R. MAIN and D. O. ROSHBASH: Der Kupfer- und Nichthämoglobineisengehalt des Blutserums bei Krankheiten. J. Clin. Invest. **11**, 527 (1932).
MADDOCK, ST., and C. W. HEATH: Wird Eisen durch den Magen-Darm-Kanal des Hundes ausgeschieden? Arch. Int. Med. **63**, 584 (1939). — MAURER, L.: Serumeisentageskurven bei Kindern. Z. Kinderheilk. **70**, 527 (1952). — MAZUR, A., J. LITT and E. SHORR: Chemische Eigenschaften des Ferritins. J. of Biol. Chem. **187**, 473 (1950). — McCANCE, R. A., C. N. EDGCOMBE and E. M. WIDDOWSON: Eisenresorption nach Phytatzusatz. Lancet **1943**, 126.— McCANCE, R. A., and F. M. WIDDOWSON: Resorption und Ausscheidung von Eisen. Lancet **1937** II, 680. ~ Die chemische Zusammensetzung der Nahrung. London 1942. ~ Eisenausscheidung und Stoffwechsel beim Menschen. Nature (Lond.) **152**, 326 (1943). — MICHAELIS, L.: Ferritin und Apoferritin. Adv. Protein Chem. **3**, 53 (1947). — MITCHELL, H. H., u. HAMILTON: J. biol. Chem. **178**, 345 (1949). — MOORE, C. V., W. M. ARROWSMITH, J. QUILLIGAN and J. T. READ: Studien über Eisentransport und Eisenstoffwechsel. Chemische

Methode und Normalwerte für Plasmaeisen. J. Clin. Invest. **16**, 613 (1937). — MOORE, C. V., W. M. ARROWSMITH, J.. WELSCH and V. MINNICH: Studien über Eisentransport und Eisenstoffwechsel. IV. Beobachtungen über die Eisenresorption im Magendarmtrakt. J. Clin. Invest. **18**, 543 (1939). — MOORE, C. V., C. A. DOAN and W. R. ARROWSMITH: Studien über Eisentransport und Eisenstoffwechsel. J. Clin. Invest. **16**, 627 (1937). — MOORE, C. V., R. DUBACH, V. MINNICH and H. K. ROBERTS: Resorption von radioaktivem Ferro- und Ferrieisen beim Menschen und Hund. J. Clin. Invest. **23**, 755 (1944). — MOORE, C. V., H. ROBERTS and V. MINNICH: Eine Studie über die selektive Resorption des Eisens mit Hilfe radioaktiver Isotope. J. Clin. Invest. **20**, 436 (1941). — MORSE, W. J.: Färbbare Eisengranula in Erythroblasten und Erythrocyten. Canad. Med. Assoc. J. **72**, 418 (1955). — MUIRHEAD, E. E., G. CRASS, F. JONES and J. M. HILL: Eisenüberlastung durch Bluttransfusionen. Arch. Int. Med. **83**, 477 (1949).

NEANDER, G., u. B. VAHLQUIST: Untersuchungen über den Serumeisenspiegel in der Pfortader während der Eisenresorption. Acta physiol. scand. (Stockh.) **17**, 97 (1949). — NEUKOMM, S.: Die physikochemische Regulation des Serumeisens. Acta haematol. (Basel) **2**, 213 (1949). — NEUWEILER, W.: Über Eisenresorption in der Schwangerschaft. Zbl. Gynäkol. **66**, 938 (1942). ~ Serumeisen in der Schwangerschaft und nach der Geburt. Z. Geburtsh. **124**, 252 (1942).

OLIVA e FURLETTA: Serumeisen bei Nierenkrankheiten. Riforma med. **1943**, 259.

PATERSON, J. C. S., D. MARRACK and H. S. WIGGINS: Bedeutung der Tagesschwankungen des Serumeisen. Clin. Sci. **11**, 417 (1952). ~ Tagesschwankung bei erythropoetischen Störungen. J. Clin. Path. **6**, 105 (1953). — PETERSON, R. E.: Serumeisen bei akuter Hepatitis. J. Labor. a. Clin. Med. **39**, 225 (1952). — PLÖTNER, K.: Renale Eisenausscheidung bei Eisenmangelanämien nach intravenöser Eisenbelastung. 5. Europ. Hämatologen-Kongr. 1955. — PLÖTNER, K., u. H. PETZEL: Höhe der renalen Eisenausscheidung und Kritik der Harneisenbestimmung. Klin. Wschr. **1954**, 821. — POMMERENKE, W. T., P. F. HAHN, W. F. BALE and W. M. BALFOUR: Übergang von radioaktivem Eisen in den menschlichen Foetus. Amer. J. Physiol. **137**, 147 (1946). — POPOFF, W. N., and A. POPOFF: Die Bedeutung von losgelöstem Eisen bei Traumen und anderen Zuständen. Yale J. Biol. a. Med. **16**, 197 (1943). — PRINZIE, A.: Über die Natur des Serumeisens. Arch. internat. Pharmacodynamic **86**, 267 (1951).

RAMAGE, H., and S. J. SHELDON: Haemochromatose. Quart. J. Med. **4**, 121 (1935). — RAMBERT, P., A. MOREL, J. BOISSIER et R. NEGRI: Das Serumeisen bei Ikterus und Anämie. Semaine Hôp. **1946**, 1617. — RATH, CH. R., W. CATON, D. E. REID, C. A. FINCH and L. CONROY: Eisenstoffwechsel in der Schwangerschaft. Surg. etc. **90**, 320 (1950). — RATH, CH. R., and C. A. FINCH: Untersuchungen über Plasmaeisen. Mitt. 38. Das Eisenbindungsvermögen des menschlichen Serums. J. Clin. Invest. **28**, 79 (1949). — RECHENBERGER, J.: Eisenstoffwechsel beim chronischen Infekt. Dtsch. Z. Verdgs- usw. Krkh. **11**, 15 (1951). ~ Altersveränderungen des Eisenstoffwechsels. 5. Europ. Hämatologen-Kongr. 1955. — REIMANN, F.: Das Eisenmangelfieber. Acta haematol. (Basel) **2**, 247, 269 (1949). — REIMANN, F., u. F. FRITSCH: Vergleichende Untersuchungen zur therapeutischen Wirksamkeit der Eisenverbindungen bei Anämien. Z. klin. Med. **115**, 13 (1931). ~ Experimentelle Untersuchungen über die Bedeutung des Nahrungseisens. Z. klin. Med. **120**, 16 (1932). — REISSMANN, K. R., J. F. CHRISTIANSON and M. H. DELP: Serumeisen bei experimenteller Leberschädigung. J. Labor. a. Clin. Med. **42**, 934 (1953). — ROTH, O., B. JASINSKI u. H. v. BIDDER: Das Gewebeeisen beim Menschen bei normalen und pathologischen Zuständen. Helvet. med. Acta **18**, 159 (1951). — ROTHEN, A.: J. of Biol. Chem. **152**, 679 (1944). — RUSTRING, E.: Studien über das Serumeisen. Acta dermato-vener. (Stockh.) **29**, Suppl. 21 (1949).

SALVADEI, A.: Untersuchungen über den Eisengehalt in verschiedenen kindlichen Organen. Paediatr. prat. **8**, 8 (1931). — SCHADE, A. L., and L. CAROLINE: Eisenbindendes Eiweiß. Science (Lancaster, Pa.) **104**, 340 (1946). — SCHÄFER, K. H.: Zur Pathogenese der Infektanämie insbesondere ihre Beziehungen zum Eisenstoffwechsel des wachsenden Organismus. Klin. Wschr. **1940 I**, 590. ~ Untersuchungen über den exogenen Eisenstoffwechsel bei fieberhaften Infekten im Kindesalter. Klin. Wschr. **1940 II**, 979. ~ Über den Einfluß von Infektionen und ähnlichen Vorgängen auf den Eisenstoffwechsel. Z. exper. Med. **110**, 678 (1942). ~ Über den Einfluß von Infektionen und ähnlichen Vorgängen auf den Eisenstoffwechsel. 1. Mitt. Z. exper. Med. **110**, 678 (1942); 2. Mitt. Z. exper. Med. **110**, 697 (1942); 3. Mitt. Z. exper. Med. **110**, 713 (1942). ~ Gewebseisenstoffwechsel und Hb-Bildung bei Infektionen. Klin. Wschr. **1943 I**, 98. ~ Neue Erkenntnisse auf dem Gebiete des kindlichen Eisenstoffwechsels. Dtsch. med. Wschr. **1946**, 114. ~ Bedeutung allergischer Einflüsse auf Serumeisen. Mschr. Kinderheilk. **96**, 18 (1948). — SCHÄFER, K. H., u. J. BOENECKE: Die neurovegetative Lenkung des Eisenstoffwechsels. Arch. exper. Path. u. Pharmakol. **207**, 666 (1949). — SCHÄFER, K. H., BREYER HORST u. KARTE: Quantität und Qualität des Milcheisens. 5. Europ. Hämatologen-Kongr. 1955. — SCHAIRER, E., u. R. RECHENBERGER: Über den Eisenbestand und Eisenstoffwechsel frühgeborener Kinder. Z. Kinderheilk. **64**, 1345 (1944). ~ Über den Eisenstoffwechsel bei Mutter und Kind. Z. Geburtsh. **130**, 181 (1949). — SCHAPIRA, G., J. C. DREYFUS et J. KRULE: Physiopathologie des Hb und der Ery. untersucht mit Radioeisen. Sang

24, 142 (1953). — Schapira, G., J. C. Dreyfus u. F. Schapira: Serumeisen und Poliomyelitis. Bull. Acad. nat. Med. **131**, 361 (1947). — Schettler, G.: Histochemisch nachweisbares Gewebseisen nach Fett- und Cholesterinfütterung. Z. exper. Med. **115**, 100 (1949). — Schlaphoff, D., u. F. A. Johnston: Der Eisenbedarf erwachsener Mädchen. J. Nutrit. **39**, 67 (1949). — Schmidt, E.: Über Eisenausscheidung im Harn. Inaug.-Diss. Med. Jena 1943. — Schmidt, M. B.: Der Einfluß eisenarmer und eisenreicher Nahrung auf Blut und Körper. Jena: Gustav Fischer 1928. — Schmiedeberg, O.: Über das Ferritin und seine diätetische und therapeutische Anwendung. Arch. exper. Path. u. Pharmakol. **33**, 101 (1894). — Scholl, F., u. O. Weinmann: Eisenbelastung und Leberfunktion. Wien. med. Wschr. **1951**, 991. — Schulz, F. H., u. A. Morczek: Serumeisen bei Leukämien. Z. inn. Med. **1951**, 611. — Schwarz, E.: Chlorosis, eine retrospektive Untersuchung. Acta med. belg. **1951** Suppl. — Schwietzer, H.: Bedeutung des Eiweißes für den Eisenstoffwechsel. Materia med. Nordmark **1951**, 213. — Schwietzer, C. H.: Eiweißmangel als ätiologisches Moment der Hämochromatose. Dtsch. med. Wschr. **1952** I, 17. — Scott, R. B.: Eisenmangelanämie. Lancet **1938** II, 549. — Selye, H.: Annual Report on Stress. Montreal: Medical publishers 1951. — Sheldon, J. H.: Haemochromatosis. Lancet **1934** II, 1031. ~ Haemochromatosis. London, Oxford: Univ. Press 1935. — Shoden, A., B. W. Gabrio and C. A. Finch: Beziehung von Ferritin und Hämosiderin bei Ratten und Mensch. J. of Biol. Chem. **204**, 823 (1953). — Sinclair and Duthie: Intravenöses Eisen in der Behandlung der hypochromen Anämien bei rheumatischer Arthritis. Brit. Med. J. **1950**, No 4691, 1257. — Skouge, E.: Klinische und experimentelle Untersuchungen über das Serumeisen. Skrifter utg. av det norske videnskaps.-Akad. Oslo 1939. — Steinkamp, R., R. Dubach and C. v. Moore: Untersuchungen über Eisentransport und Eisenstoffwechsel. VIII. Aufnahme von Radioeisen aus eisenangereichertem Brot. Arch. Int. Med. **95**, 181 (1955). — Stewart, W. B.: Aspekte des Eisenstoffwechsels. Bull. New York Acad. Med. **29**, 818 (1953). — Stewart, W. B., P. S. Vesser and R. S. Stone: Eisenresorption bei Hunden während der Phenylhydrazinanämie. J. Clin. Invest. **32**, 1225 (1953). — Stich u. Wolff: Einfluß des Lactoflavins auf den Serumeisenspiegel. Klin. Wschr. **29**, 356 (1951). — Stodtmeister, R., u. P. Büchmann: Die Bedeutung des Serumeisenspiegels für die Beurteilung Leukämiekranker. Klin. Wschr. **1939** II, 1365. — Sundelin, G.: Serumeisen in der Schwangerschaft. Sv. Läkartidn. **1942**, 1451.

Taylor, H. E.: Rolle des Ferritins bei Schockauslösung bei Hämochromatose. Amer. J. Clin. Path. **21**, 530 (1951). — Taylor, J., D. Stiven and E. W. Reid: Hämochromatose bei Pankreasgang unterbundenen Katzen. J. of Path. **34**, 793 (1931). — Tepe, H. J., u. F. J. Tögemann: Harneisenausscheidung. Med. Klin. **1953**, 1439. — Thedering jr., F.: Eisenresorption und Vitamin C. Dtsch. med. Wschr. **1949**, 921. ~ Zur vegetativen Steuerung des Serumeisens. Klin. Wschr. **1949** II, 496. ~ Zur Bindung des Transporteisens an die Plasmaproteine. Verh. dtsch. Ges. inn. Med. **55**, 310 (1949). — Thedering, F., u. R. Beck: Störungen der Eisenverdauung und Eisenresorption als pathogenetische Faktoren der essentiellen hypochromen Anämie. Klin. Wschr. **1953**, 127. — Thedering, F., u. R. Gross: Fortschritte mit der intravenösen Eisentherapie. Z. inn. Med. **1949**, 634. — Theorell, H.: Neuere Untersuchungen über Cytochrome, Peroxydasen und Katalasen. Erg. Enzymforsch. **9**, 230 (1943). — Thoenes, F.: Physiologie und Pathologie des Eisenstoffwechsels im Wachstumsalter. Dtsch. Z. Verdgs- u. Stoffwechselkrkh. **4**, 209 (1941). — Thoenes, F., u. R. Aschaffenburg: Eisenstoffwechsel des wachsenden Organismus. Abh. Kinderheilk. **103**, H. 35 (1935). — Tötterman, L. E.: Vitamin C und Eisenstoffwechsel mit besonderer Berücksichtigung der Infektanämie. Acta med. scand. (Stockh.) **134**, Suppl. **230**, 158 (1949). — Tomaselli, A.: Eisenstoffwechsel bei Bleivergiftung. Z. exper. Med. **109**, 594 (1941). — Tramontana, C.: Serumeisen bei Hyperthyreidismus. Fol. endocrinol. (Pisa) **5**, 15 (1952).

Vahlquist, B. C.: Das Serumeisen. Acta paediatr. (Suppl. 5.) **28**, 1 (1941). ~ Ursache der Geschlechtsdifferenz von Ery., Hb und Serumeisen. Blood **5**, 874 (1950). — Vannotti, A.: Eisenausscheidung durch die Nieren. Schweiz. med. Wschr. **1947**, 79. ~ Klinische Beobachtungen über die Rolle der Hämine. Experientia (Basel) **4**, 133 (1948). — Vannotti, A., u. A. Delachaux: Der Eisenstoffwechsel und seine klinische Bedeutung. Basel: Benno Schwabe & Co. 1942. — Ventura, S., and A. Klopper: Eisenstoffwechsel in der Schwangerschaft. S. Afric. Med. J. **1951**, 969. — Volland, W.: Untersuchungen über den intermediären Eisenstoffwechsel nach wiederholter Injektion artfremden Serums. Klin. Wschr. **1940** II, 1243. — Vonkennel, J., u. T. Tilling: Eisenbestimmung im Liquor. Klin. Wschr. **1940** I, 177.

Waldenström, J.: Serumeisenbestimmung und ihre praktische Bedeutung. Nord. Med. **1941**, 2341. ~ Serumeisen und Eisenmangel bei perniciöser Anämie. Schweiz. med. Wschr. **1944**, 978. — Waldenström, J., u. L. Hallen: Eisen und Epithel, einige klinische Beobachtungen. Acta med. scand. (Stockh.) **90**, 380 (1938). — Wallerstein, R. O., and S. L. Robbins: Hämochromatose nach Eisenbehandlung bei einem Fall von hämolytischer Anämie. Amer. J. med. **14**, 256 (1953). — Warburg, Otto: Schwermetalle,

Berlin: Saenger 1946. — WASSERMAN, L. R., J. A. RASHKOFF, D. LEUVITT, J. MAYER and S. PORT: Abwanderungsgröße von injiziertem Radioeisen aus dem Plasma als Index der Erythropoese. J. Clin. Invest. **31**, 32 (1952). — WENDEL, H.: Zur Lösung metallischen Eisens im Magen-Darmkanal. Arch. exper. Path. u. Pharmakol. **215**, 148 (1952). — WENDEROTH, H.: Das Eisen im punktierten Knochenmark. Acta haematol. (Basel) **5**, 338 (1951). — WETZEL, U.: Untersuchungen über das Eisen im menschlichen Serum. J. of Exper. Med. **111**, 320 (1942). — WILLIAMSON, C. S.: Einfluß von Alter und Geschlecht auf Hämoglobin. Arch. Int. Med. **18**, 504 (1916). — WINTROBE, M. M., G. R. GREENBERG, S. R. HUMPHREYS, H. ASHENBRUCKER, W. WARTH and R. KRAMER: Die Infektanämie. III. Die Aufnahme von radioaktivem Eisen bei Schweinen mit Eisenmangel und Pyridoxinmangel vor und nach akuter Entzündung. J. Clin. Invest. **26**, 103 (1947). — WÖHLER, F.: Zur Physiologie und Pathologie des Speichereisens. III. Mitt. Der intermediäre Eisenstoffwechsel der Placenta. Dtsch. med. Wschr. **1955**, 30. ~ Die Bedeutung des Ferritins für die Eisenübertragung von der Mutter zum Kind. Europäischer Hämatologenkongreß. Freiburg 1955. — WOHLFEIL, T.: Verlauf der Diphtherieinfektion unter der Wirkung von Schwermetallen. Zbl. Bakter. **139**, 417 (1937).

YUILE, C. L., C. G. BLY, W. B. STEWART, A. J. IZZO, J. C. WELLS and G. H. WHIPPLE: Radioaktives Eisen im Plasma und in den Erythrocyten nach i. v. Injektion bei normalen und anämischen Hunden mit Terpentinabszessen. J. of Exper. Med. **20**, 273 (1949).

Kupfer.

BAKER, D. L., and I. M. NELSON: Leberlaccase. J. of biol. Chem. **147**, 341 (1943). — BAUMGARTEN, A., and A. LUGER: Über die Wirkung von Metallen auf Bakterientoxin. Wien. klin. Wschr. **1917**, 1259. — BAXTER, J. H., and J. J. VAN WYK: A bone dissorder associated with Cupper deficiency. Bull. Johns Hopkins Hosp. **93**, 1 (1953). — BEARN, A. G.: Genetic and biochemical aspects of Wilson's disease. Amer. J. Med. **15**, 442 (1953). — BEARN, A. G., u. H. G. KUNKEL: Bakterientoxin. Wien. klin. Wschr. **1917**, 1259. ~ Biochemical abnormalities in Wilson's disease. J. Clin. Invest. **31**, 616 (1952). ~ Abnormalities of coffer metabolism in Wilson's disease and their relationship to the aminoacidurie. J. Clin. Invest. **33**, 400 (1953). — BODINE, J. H. u. Mitarb.: Die zahlreichen Arbeiten über Protyrosinase finden sich ausführlich besprochen und zitiert im Referat von C. R. DAWSON u. M. F. MALLETTE, Adv. Protein Chem. **2** (1945). — BÖNI, A., u. A. JUNG: Bedeutung der Serumeisen- und Serumkupfertageskurven bei der Beurteilung rheumatischer Erkrankungen. Verh. schweiz. naturw. Ges. **1949**, 200. — BORTELS, H.: Über die Bedeutung von Eisen, Zink und Kupfer für Mikroorganismen (unter besonderer Berücksichtigung von Aspergillus niger. Biochem. Z. **182**, 301 (1927). — BRAUN, L., u. L. SCHEFFER: Über mikrophotometrische Bestimmung des Kupfers. Biochem. Z. **304**, 397 (1940). — BRENDSTRUP, P.: Serumkupfer und -eisen bei akuten und chronischen Infekten. Acta med. scand. (Stockh.) **145**, 315 (1953). — BRENNER, W.: Serumeisen und Serumkupfer beim gesunden und kranken Kind. Med. Mschr. **2**, 232 (1948). ~ Zit. bei H. WIEDEMANN, PFAUNDLER-HURLERsche Krankheit. Z. Kinderheilk. **70**, 81 (1951) und bei J. ULLRICH u. H. WIEDEMANN: Zur Frage der konstitutionellen Granulationsanomalien. Klin. Wschr. **1952**. — BRINTON, D.: Wilson's disease. Proc. Roy. Soc. Med. **40**, 556 (1947). — BRÜCKEMANN, G., and S. G. ZONDEK: Eisen-, Kupfer- und Mangangehalt menschlicher Organe in verschiedenem Alter. Biochemic. J. **33**, 1845 (1939). ~ Das kongenitale Kupferdepot der Ratte. Nature (Lond.) **1940 II**, 30. — BRUZZONE, L., e F. MASSIMELLO: Untersuchungen über Totaleisen- und Kupferbestimmungen im Blut unter verschiedenen krankhaften Bedingungen. Arch. Sci. med. **69**, 172, 236 (1940). — BUTZENGEIGER, K. H., u. J. LANGE: Eisen- und Kupferspiegel im Blut bei Erkrankungen der Leber und Gallenwege. Dtsch. Arch. klin. Med. **199**, 633 (1952).

CARTWRIGHT, E. E., P. J. JONES and M. M. WINTROBE: Methode zur Kupferbestimmung im Blutserum. J. of Biol. Chem. **160**, 593 (1945). — CARTWRIGHT, G. E., C. J. GUBLER and M. M. WINTROBE: Kupfer- und Eisenstoffwechsel beim nephrotischen Syndrom. J. Clin. Invest. **33**, 685 (1954). — CARTWRIGHT, G. E., C. M. HUGULEY jr., H. ASHENBRUCKER, J. FAY and M. M. WINTROBE: Untersuchungen über Ery.-protoporphyrin, Plasmaeisen und Plasmakupfer bei Normalen und Anämischen. Blood **3**, 501 (1948). — CARTWRIGHT, G. E., and M. M. WINTROBE: Infektanämie (Übersicht). Adv. Int. Med. **5** (1952). — CLAUDE, A.: Besondere Bestandteile des Cytoplasmas. Cold. Spring Harbor Symp. Quant. Biol. **9**, 263 (1941). — CUMINGS, J. N.: The copper and iron content of brain and liver in the normal and in hyatolenticular degeneration. Brain **71/72**, 410 (1948/49). ~ Effects of BAL in hepatolenticular degeneration. Brain **74**, 10 (1951).

DARBY, W. J.: Eisen und Kupfer. J. Amer. Med. Assoc. **142**, 1288 (1950). — DAWSON, C. A., and M. F. MALLETTE: Die Kupferproteine. Adv. Protein Chem. **2** (1945). — DENNY-BROWN, D., and H. PORTER: The effect of BAL (2,3-dimercaptopropanol) on hepatolenticular degeneration (Wilson's disease). New England Z. Med. **245**, 917 (1951).

EDEN, A., and H. H. GREEN: Mikrobestimmung des Kupfers im biologischen Material. Biochemic. J. **34**, 1202 (1940). — ELVEHJEM, C. A., C. DOUCKLES and D. R. MENDENHALL: Iron versus iron and copper in the treatment of anemia in infants. Amer. J. Dis. Childr. **53**, 785 (1937). — ERDMANN-MÜLLER, G. J., u. H. HORNBOSTEL: Über BAL-Behandlung und Kupferausscheidung beim hepatolentikulären Syndrom. Klin. Wschr. **1953**, 1102. — EVERS, A.: Serumkupfer bei primär chronischer Arthritis. Z. Rheumaforsch. **11**, 164 (1952).
FLESH, P., and S. ROTHMAN: Rolle des Kupfers bei Säugetierpigmentation. Proc. Soc. Exper. Biol. a. Med. **70**, 79 (1949). — FRICK, E., u. F. LAMPL: Über die Entwicklung des Gehirns von Ratten bei Kupfermangel. Klin. Wschr. **1953**, 912.
GLAZEBROOK, A. J.: „Wilson's disease". Edinburgh Med. J. **52**, 83 (1945). — GUBLER, C. J., M. E. LAHEY, G. E. CARTWRIGHT and M. M. WINTROBE: Studien über den Kupferstoffwechsel. IX. Der Kupfertransport im Blut. J. Clin. Invest. **32**, 405 (1953).
HAUROWITZ, F.: Über eine Anomalie des Kupferstoffwechsels. Z. physiol. Chem. **190**, 72 (1930). — HECHT, G., u. F. EICHHOLTZ: Versuch einer pharmakologischen Analyse des Karzinomstoffwechsel. Biochem. Z. **206**, 282 (1929). — HEILMEYER, L., u. H. BIESDORF: Noch nicht veröffentlicht. — HEILMEYER, L., W. KEIDERLING u. G. STÜWE: Kupfer und Eisen als körpereigene Wirkstoffe. Jena: Gustav Fischer 1941. — HERKEL, W.: Über die Bedeutung des Kupfers, Zinks und Mangans in Biologie und Pathologie. Beitr. path. Anat. **85**, 513 (1930). — HESSE, E., I. CARPUS u. L. ZEPPMEISEL: Die Entgiftung des Schilddrüsenhormons. III. Arch. exper. Path. u. Pharmakol. **176**, 283 (1934). — HESSE, E., K.-R. JACOBI u. G. BREGULLA: Die Entgiftung des Schilddrüsenhormons. I. Arch. exper. Path. u. Pharmakol. **170**, 13 (1933). — HETTCHE, H. O.: Die Bedeutung der körpereigenen Metalle für die Toxinentgiftung des Organismus. Klin. Wschr. **1939 II**, 1437. — HINSBERG, K., u. K. LANG: Medizinische Chemie, 2. Aufl. 1951. Berlin: Springer 1938. — HOAGLAND, C. L., S. M. WARD, I. E. SMADEL and T. M. RIVERS: Bildung von Elementarkörperchen der Vaccinia. Darstellung des Kupfers. J. of Exper. Med. **74**, 69 (1941). — HODGES, R. E., W. M. KIRKENDALL, CH. SCHWARTZ and J. B. WILD: Some aspects of kidney function in hepatolenticular degeneration (Wilson's disease). J. Clin. Invest. **33**, 942 (1954). — HOGEBOOM, G. H., and H. and M. H. ADAMS: Mammalina thyrosinase und dopa oxidase. J. of Biol. Chem. **145**, 273 (1942). — HOLMBERG, C. G., u. C. B. LAURELL: Forschungen über das Serumkupfer. I. Acta chem. scand. (Stockh.) **1**, 944 (1947). ~ Forschungen über das Serumkupfer. II. Acta chem. scand. (Stockh.) **2**, 550 (1948). ~ Oxydasereaktionen im menschlichen Plasma verursacht durch Ceruloplasmin. J. Clin. a. Labor. Invest. **3**, 103 (1951). — HORST, W.: Transport und Bindung radioaktiven Cu (und anderer Elemente) im Blutserum. Klin. Wschr. **1954**, 961.
JEFFREY, M. R., u. D. WATSON: Freies Ery.-porphyrin und Plasmakupfer bei rheumatischen Erkrankungen. Acta haematol. (Basel) **12**, 169 (1954).
KEIDERLING, W.: Über die Kupferproteinverbindung im Blutplasma. Klin. Wschr. **1950**, 460. — KEIL, H. L., and V. E. NELSON: Die Rolle des Kupfers bei der Hämoglobinbildung. J. of Biol. Chem. **93**, 49 (1931). — KEILIN, D., and T. MANN: Polyphenoloxydase, Purifreration, Natur und Darstellung. Proc. Roy. Soc. Lond., Ser. B **125**, 187 (1938). ~ Die Kohlensäureoxydase. Nature (Lond.) **143**, 442 (1939). — KLEINMANN, H., u. J. KLINKE: Über den Kupfergehalt menschlicher Organe. Virchows Arch. **275**, 422 (1930). — KOLLATH, W.: Die Spurenelemente, ihre Stellung im periodischen System und ihre praktische Bedeutung. Münch. med. Wschr. **1938 II**, 1769. — KUBOWITZ, F.: Über die chemische Zusammensetzung der Kartoffeloxydase. Biochem. Z. **292**, 221 (1937).
LAUBENHEIMER, K.: Wirkung der Metallsalze auf Bakteriengifte. Z. Hyg. **92**, 78 (1921). — LOCKE, A., E. R. MAIN and B. O. ROSHBASH: Der Kupfer- und Nichthämoglobineisengehalt des Blutserums bei Krankheiten. J. Clin. Invest. **11**, 527 (1932). — LOVETT-JANISON, P. L., and J. M. NELSON: Aminosäureoxydase bei „summer crook neck squash". J. Amer. Chem. Soc. **62**, 1409 (1940). — LUBARSCH, O.: Über Lebercirrhose insbesondere die Pigmentcirrhose. Dtsch. med. Wschr. **1929 II**, 1749.
MAASS, A. R., L. MICHAUD, H. SPECTOR, C. A. ELEVEHJEM and E. HART: Die Beziehung von Kupfer zur Hämatopoese bei experimentellen Aderlaßanämien. Amer. J. Physiol. **141**, 322 (1944). — MALLORY, F. B.: Hämochromatoxie und chronische Kupfervergiftung. Arch. Int. Med. **37**, 366 (1926). — MANDELBROTE, B. M. M. W. STANIER R. H. S. THOMPSON and M. N. THRUSTON: Studien in copper metabolism in Demyelinating diseases of the Central Nervous System. Brain **71**, 212 (1948). — MANN, T., and D. KEILIN: Hämocuprein und Hepatocuprein, Kupfereiweißverbindungen im Blut und in der Leber von Säugetieren. Proc. Roy. Soc. Lond., Ser. B **126**, 308 (1938). — MATSUKAWA, D.: Untersuchungen über Ascorbinsäureoxydase. J. of Biochem. **132**, 265 (1940). — MATTHEWS, W. B., M. D. MILNE and M. BELL: The metabolic disorder in hepatolenticular degeneration. Quart. J. Med. **84**, 425 (1952). — MAZIA, D., and L. J. MULLINS: Radioaktives Kupfer und der Mechanismus der oligodynamischen Wirkung. Nature (Lond.) **1941 I**, 642. — MCFARLANE, W. D.: Verwendung der Na-diäthyl-dithiocarbamat-Reaktion zur mikrocolorimetrischen Bestimmung von Kupfer in organischen Substanzen. Biochemic. J. **26**, 1022 (1932). — MOORE, C. V.,

O. S. Bierman, V. Minnick and W. M. Arrowsmith: Blut, Herz und Kreislauf, S. 34. Washington D. C.: Science Press 1940. — Morelli, E.: Die Wirkung des Kupfers auf den KH-Stoffwechsel. Boll. Soc. ital. Biol. sper. **13**, 712 (1938). — Munch-Petersen, S.: (a) Schwankungen des Serumkupfers im Tagesverlauf. Scand. J. Clin. a. Labor. Invest. **2**, 48 (1950). ~ (b) Über Urinkupfer bei Proteinurie. Scand. J. Clin. a. Labor. Invest. **2**, 337 (1950). ~ (c) Über Serumkupfer bei Angina simpl. und inf. Mononucleose. Acta med. scand. (Stockh.) **131**, 588 (1948). ~ (d) Über Serumkupfer bei Lungentbc. Acta tbc. scand. (Københ.) **24**, 132 (1950).
Narasaka, S.: Untersuchungen über die Biochemie des Kupfers. Mitt. 23, 26 u. 27. Jap. J. Med. Sci. Trans. II. Biochem. **4**, 1, 25, 29 (1938). — Neuweiler, W.: Über fetale Resorption von Kupfer aus der Plazenta. Klin. Wschr. **1942 I**, 521.
Oda, S., u. P. Osuka: Über Kupferwirkungen. Z. exper. Med. **82**, 128 (1932). — Okamoto, K., u. M. Utamura: Biologische Untersuchungen über Kupfer. II. Mitt. Über den histochemischen Nachweis des Kupfers bei normalen Tieren. Act. Scholae med. Kioto **22**, 334 (1939). — Okamoto, K., M. Utamura and G. Mikami: Biologische Untersuchungen des Kupfers über das Kupfer bei der Lebercirrhose. Histochemische Verteilung des Kupfers. Act. Scholae med. Kioto **22**, 348 (1939). — Oudin, J.: Immunochemische Analyse des menschlichen Serums und seiner Fraktionen. Ann. Inst. Pasteur **85**, 336 (1953).
Pirrie, R.: Serumkupfer und Serumeisen bei neoplastischen Erkrankungen. J. Clin. Path. **5**, 190 (1952).
Repetto, R.: Der Einfluß des Kupfer auf die blutzuckersenkende Wirkung des Insulins bei Gesunden und Zuckerkranken. Arch. Fisopatologia **11**, 29 (1943). — Robscheit-Robbins, F. S., and Q. H. Whipple: Kupfer und Cobalt und ihre Beziehungen zur Hb-Produktion bei experimentellen Anämien. J. of Exper. Med. **75**, 421 (1942). — Röttger, H.: Kupfer bei Mutter und Kind. Arch. Gynäkol. **177**, 650 (1950). — Rubowitz, F.: Spaltung und Resynthese der Polyphenoloxydase und des Hämocyanins. Biochem. Z. **299**, 32 (1938). — Rumpel, A.: Zit. nach F. Haurowitz, Hoppe-Seyler Z. **190**, 72 (1930). Dtsch. Z. Nervenheilk. **49**, 54 (1913).
Saha, K. C., and B. C. Guha: Eisen-Kupfer-Nucleoprotinkomplex im tierischen Gewebe. Nature (Lond.) **148**, 595 (1941). — Scheinberg, J. H., C. D. Cook and J. A. Murphy: The concentration of Copper and Ceruloplasmin in maternal and infant plasma at devilery. J. Clin. Invest. **33**, 963 (1954). — Scheinberg, J. H., and D. Gitlin: Deficiency of ceruloplasmin in patients with hepatolenticular degeneration (Wilson's disease). Science (Lancaster, Pa.) **116**, 484 (1952). — Schnetz, H.: Über den Einfluß des Kupfers auf den KH-Stoffwechsel des Menschen. Z. klin. Med. **129**, 739 (1936). ~ Über eine insulinsparende Wirkung des Kupfers. Klin. Wschr. **1937 I**, 664. — Schubert, G., W. Maurer u. W. Riezler: Tierexperimentelle Indikatoruntersuchungen mit Radiokupfer bei der Tuberkulose. Klin. Wschr. **1948**, 493. ~ Indikatoruntersuchungen mit Radiokupfer bei der alimentären Rattenanämie. Klin. Wschr. **1948**, 555. — Schubert, G., u. W. Riezler: Indikatoruntersuchungen mit radioaktivem Kupfer beim Menschen. Klin. Wschr. **1947**, 304. — Schultze, M. O.: Der Einfluß von Kupfer- und Eisenmangel auf die Cytochromoxydase in Rattengewebe. J. of Biol. Chem. **129**, 729 (1939). ~ Die Beziehung des Kupfer zur Cytochromoxydase und der hämopoetischen Aktivität des Knochenmarks der Ratte. J. of Biol. Chem. **138**, 219 (1941). — Schultze, M. O., C. A. Elvehjem and E. B. Hart: Studien über Kupfer- und Eisengehalt der Gewebe und Organe bei Ernährungsanämie. J. of Biol. Chem. **116**, 93, 107 (1936). — Schultze, M. O., and S. J. Simmons: Anwendung radioaktiven Kupfers zu Studien an der Ernährungsanämie der Ratte. J. of Biol. Chem. **142**, 97 (1942). — Schwartz, W., u. H. Steinhart: Untersuchungen über die oligodynamische Wirkung des Kupfers. Arch. f. Mikrobiol. **4**, 301 (1933). — Shimamura, T.: Über die Wirkung des Kupfers auf den K.H.-Stoffwechsel. II. Mitt. Fol. pharmakol. jap. **26**, 287 (1939). ~ Über den Einfluß der Kupferpräparate auf den Glykogengehalt der Gewebe. Fol. pharmakol. jap. **26**, 300 (1939). — Siemerling, E., u. H. Oloff: Klin. Wschr. **1922**, 1087. — Smith, S. E., and M. Medlicott: Das Blutbild von Kupfer- und Eisenanämieratten. Amer. J. Physiol. **141**, 354 (1944). — Spillene, J. D., J. W. Keyser and R. A. Parker: Amino-acidurie and copper metabolism in hepatolenticular degeneration. J. Clin. Path. **5**, 16 (1952). — Sugihara, N.: Über die tödlichen Dosen und über die Verteilung von Kupfer und Mangan bei Kaninchen nach Injektion in den protalen und peripheren Blutkreislauf. Acta Scholae med. Kioto **7**, 491 (1925).
Thompson, R. H. S., and D. Watson: Serumkupfer in der Schwangerschaft und Präeklampsie. J. Clin. Path. **2**, 193 (1949). — Tompsett, S. L.: Faktoren, welche die Resorption von Eisen und Kupfer aus dem Verdauungstrakt beeinflussen. Biochemic. J. **34**, 961 (1940).
Vallee, B. L.: Zeitlicher Verlauf der Serumkupferkonzentration beim Myocardinfarkt. Metabolism **1**, 420 (1952). — Volland, W., M. Zingsheim u. H. Gohr: Über den Serumkupferspiegel bei Inanitionszuständen. Ärztl. Forsch. **4**, 242 (1950).
Warburg, O.: Schwermetalle als Wirkungsgruppen von Fermenten. Berlin: Saenger 1946. — Wintrobe, M. M.: Clinical Hematology, 2. Aufl. Philadelphia: Lea & Febiger 1947.

Yoshikawa, H.: Untersuchungen über die Biochemie des Kupfers. Jap. J. Med. Sci. Trans. II, Biochem. 4, 89, 219 (1938). — Yoshikawa, H., P. F. Hahn and W. F. Bale: Rote Blutkörperchen und Plasma, radioaktives Kupfer bei normalen und anämischen Hunden. J. of Exper. Med. 75, 489 (1942).

Zalka, E. v.: Untersuchungen über Kupfergehalt bei Lebercirrhosen. Verh. dtsch. path. Ges. 26, 114 (1931). — Zimdahl, W. T., J. Hyman and E. D. Cook: Metabolism of Copper in hepatolenticular degeneration. Neurology 3, 564 (1953). — Zimdahl, W. T., J. Hyman and W. F. Stafford jr.: The effect of drugs upon the copper metabolism in hepatolenticular degeneration and in normal subjects. J. Labor. a. Clin. Med. 43, 774 (1954).

Kobalt.

Bacq, Z. M.: Die Thiolopriven Substanzen. Experientia (Basel) 2, H. 9/10 (1946). — Barron, A. G., and E. S. Barron: Der Mechanismus der Kobaltpolycythämie. Proc. Soc. Exper. Biol. a. Med. 35, 407 (1936). — Becker, D. E., S. E. Smith and J. K. Loosli: Vitamin B_{12} und Kobaltmangel bei Schafen. Science (Lancaster, Pa.) 110, 71 (1949). — Bertrand, G., u. M. Macheboeuf: Der Kobaltgehalt menschlicher Organe. C. r. Acad. Sci. Paris 37, 934, 942 (1925). — Bodanksy, O., and N. Blumenfeld: Einfluß von Mangan und Kobalt auf die Hemmung der Knochen-, Darm- und Knochensarkomphosphatase durch Aminosäuren. J. of Biol. Chem. 179, 81 (1949). — Bonnett, R., J. R. Cannon, A. W. Johnson, I. Sutherland, A. R. Todd and E. L. Smith: Die Struktur des Vitamin B_{12} und sein Hexacarbonsäureabbauprodukt. Nature (Lond.) 176, 330 (1955). — Brugsch, J.: Porphyrine. Leipzig: Johann Ambrosius Barth 1952. — Bucciero, M. C., and J. M. Orten: Einfluß von Kobalt auf die Sauerstoffsättigung und den Methämoglobingehalt des Blutes. Blood 4, 395 (1949). — Burk, D.: Wirkung von Kobaltkomplexen auf Tumoren. Cancer Res. 6, 497 (1946).

Cloetens, R.: Aktivierungsmechanismus der alkalischen Phosphatase II. durch Metallionen. Biochem. Z. 307, 352 (1941); 308, 37 (1941); 310, 42 (1942). — Comar, C. L., and G. K. Davis: Untersuchungen über den Kobaltstoffwechsel. Ausscheidung und Verteilung von radioaktivem Kobalt bei Rindern. Arch. of Biochem. 12, 257 (1947). — Cori, G. T., S. P. Colowick and C. F. Cori: Beziehung von Phosphoglukomutase zu Schwermetallen. J. of Biol. Chem. 124, 543 (1938).

Dufraisse, Ch., et D. Nakae: Über die Katalyse der Autoxydation. Oxydationshemmende Eigenschaften des Kobalt. C. r. Acad. Sci. Paris 194, 880 (1932).

Euler, H. v., u. A. Glaser: Wirkungen von Kobaltkomplexen auf Katalase. Dtsch. med. Wschr. 1950, 632.

Gill, P. M., and H. Lehmann: Fermentaktivierung durch Metalle. Biochemic. J. 33, 1151 (1939). — Granick, S., and H. Gilder: Advances in Enzymology. New York 1947.

Hearon, J. Z., D. Burk and A. L. Schade: Physikalisch-chemische Untersuchungen über reversible und irreversible Kobalt-Histidinkomplexe mit molekularem Sauerstoff. J. Nat. Canc. Inst. (Washington) 9, 337 (1949). — Heilmeyer, L., u. H. Begemann: Blut und Blutkrankheiten. Handbuch der inneren Medizin, Bd. 2, S. 284. 1951. — Hellermann, L., and M. E. Perkins: Untersuchungen über die Arginase. J. of Biol. Chem. 112, 175 (1935). — Hendrych, F., u. H. Weden: Kobalt und Nickel. In Heubner-Heffters Handbuch der experimentellen Pharmakologie, Bd. III/2. 1934. — Heyrovsky, A.: Verteilung von Kobalt im Organismus. Čas. lék. česk. 1952. — Hodgkin, D. C., J. Pickworth, J. H. Robertson, K. N. Trueblood, R. F. Prosen and J. G. White: Die Kristallstruktur der von Vitamin B_{12} abgeleiteten Hexacarbonsäure und die molekulare Struktur des Vitamins. Nature (Lond.) 176, 325 (1955). — Hoekstra, W. G., A. L. Pope and P. H. Phillips: Synthese verschiedener B-Vitamine bei Kobaltmangelschafen unter Berücksichtigung von Vitamin B_{12}. J. Nutrit. 48, 421 (1952). ~ Reaktion von Kobaltmangelschafen auf intravenöse Injektionen von Vitamin B_{12}. J. Nutrit. 48, 431 (1952).

Ilinsky, M., u. G. v. Knorre: Über eine neue Trennung von Nickel und Kobalt. Ber. dtsch. chem. Ges. 18, 699 (1885).

Kato, K., and V. Iob: Einfluß von Kobalt auf Transport und Speicherung von Eisen. Amer. J. Clin. Path. 10, 751 (1940).

Laland, P., and K. Closs: Bildung dreiwertiger Kobaltkomplexe in Eiweißhydrolysaten. Nature (Lond.) 163, 565 (1949). — Lehninger, A. L.: Bedeutung der Metallionen in Fermentsystemen. Physiologic. Rev. 30, 393 (1950). — Levey, St.: Kobaltpolycythämie und Cytochrom C. Science (Lancaster, Pa.) 111, 13 (1950). — Lieben, F., u. H. Jesserer: Studien zur Biuretreaktion der Proteine, Eiweißverbindungen des Kupfer, Nickel und Kobalt. Biochem. Z. 285, 36 (1956); 287, 84 (1936). — Lohmann, K., u. A. J. Kossel: Untersuchungen über die Cocarboxylase. Naturwiss. 25, 595 (1939).

Marston, H. R.: Über die Kobaltmangelkrankheit. Annal. Rev. Biochem. 8, 557 (1939). Marston, H. R., and H. J. Lee: Wirkungsmechanismus des Kobalt bei Wiederkäuern. Nature (Lond.) 164, 529 (1949). — Mascherpa, P.: Die Ausscheidung des Nickel und des

Kobalt. Arch. exper. Path. u. Pharmakol. **124**, 356 (1927). — MASCHERPA, P., u. L. CALLEGARI: Serum- und Hepatokobaltprotein und deren Verteilung im Organismus. Arch. exper. Path. u. Pharmakol. **169**, 206 (1933). — MICHAELIS, L.: Oxydations-Reduktionssysteme von biologischer Bedeutung. J. of Biol. Chem. **84**, 777 (1929a). — MICHAELIS, L., and S. YAMAGUCHI: Oxydations-Reduktionssysteme von biologischer Bedeutung. J. of Biol. Chem. **83**, 367 (1929b).
 PAPADOPOULOU, D.: Zur Frage der physiologischen Vorstufen des Kreatins. Hoppe-Seylers Z. **283**, 227 (1948). — POPE, A. L., P. H. PHILLIPS and G. BOHSTEDT: Die Wirkung von Kobalt auf Wachstum und Blut von Schafen. J. Anim. Sci. **6**, 334 (1947). — PRATT, R., and J. DUFRENOY: Verstärkung des Penicilineffektes durch Kobalt. J. Bacter. **55**, 75 (1948). ~ Zytochemische Mechanismen der Penicillinwirkung. Einfluß von Kobalt. J. Bacter. **55**, 727 (1948). — PUNT, A.: Wirkung von Kobalt auf die Cholinesterase. Arch. néerl. Physiol. **26**, 212 (1942).
 RAY, S. N., W. C. WEIR, A. L. POPE and P. H. PHILLIPS: Untersuchungen über den Gehalt an Vitaminen der B-Gruppe im Blut von normalen und Kobaltmangelschafen. J. Nutrit. **34**, 595 (1947).
 SCHULZ, H.: Über den Chemismus der Wirkung unorganischer Gifte. Arch. exper. Path. u. Pharmakol. **18**, 193 (1884). — STAFFE, A., u. V. DARGUZAS: Zur Frage der Kobaltwirkung in großen Höhen. Acta haematol. (Basel) **3**, 135 (1950). — STARE, F. J., and C. A. ELVEHJEM: Kobalt in der Tierernährung. J. of Biol. Chem. **99**, 473 (1933). — STRAIT, L. A.: Verstärkung der Penicillinwirksamkeit durch Kobaltspuren. J. Amer. Pharmaceut. Assoc. **37**, 133 (1948).
 THOMPSON, J. F., and G. H. ELLIS: Ist Kobalt für Kaninchen lebensnotwendig ? J. Nutrit. **34**, 121 (1947).
 UNTERSTEINER, L.: Verteilung von Kobaltchlorid und Kobaltprotein im Organismus. Arch. internat. Pharmacodynamic **41**, 410 (1931).
 WARBURG, O.: Schwermetalle als Wirkungsgruppen von Fermenten. Berlin 1946. — WARREN, C. O., Q. D. SCHUBMEHL and I. R. WOOD: Zum Wirkungsmechanismus der Kobaltpolycythämie. Amer. J. Physiol. **142**, 173 (1944). — WEISSBECKER, L.: Kobalt als Spurenelement und Pharmakon. Stuttgart 1950. ~ Die Kobalttherapie. Dtsch. med. Wschr. **1950**, 116. ~ Neue Möglichkeiten der Kobalttherapie. Klin. Wschr. **1951**, 80. ~ Die Bedeutung des Kobalt für den Eisenstoffwechsel. Arzneimittel-Forsch. **4**, 171 (1952). ~ Verh. 5. Europ. Hämatologen-Kongr., Freiburg 1955. — WEISSBECKER, L., u. R. MAURER: Kobaltwirkungen am Menschen. Klin. Wschr. **1947**, 855. — WINTROBE, M. M.: Kobaltwirkung bei der Infektanämie der Ratte. Blood **2**, 323 (1947). — WOLFF, H.: Emissionsspektrographische Untersuchungen über den Kobaltspiegel des Serums. Klin. Wschr. **1950**, 280. — WOLFF, H., u. I. KRAMMER: Die Aktivierbarkeit des bakteriostaischen Penicillineffektes durch Metallspuren. Klin. Wschr. **1950**, 316.

Zink.

Allgemeines Schrifttum.

HEFFTER-HEUBNERS Handbuch der experimentellen Pharmakologie, Bd. III/3. Berlin 1935.
 LEHNINGER, A. L.: Physiologic. Rev. **30**, 393 (1950). — LEUTHARDT, F.: Erg. Physiol. **44**, 613 (1941).
 VALLEE, B. L., and M. D. ALTSCHULE: Physiologic. Rev. **29**, 370 (1949).

Spezielles Schrifttum.

AMANN, R., et H. P. WOLFF: Cytochemische Untersuchungen über den Schwermetallgehalt von Leukocyten. Verh. 5. Europ. Hämatologen-Kongr. 1955.
 BERTRAND, G.: Über die physiologische Bedeutung des Zink bei Tieren. Bull. Soc. Chim. biol. Paris **18**, 213 (1936). — BODANSKY, O., and O. BLUMENFELD: Wirkung von Zink auf die alkalische Serumphosphatase bei Patienten mit und ohne Krebs. Proc. Soc. Exper. Biol. a. Med. **70**, 546 (1949). — BOYD, E. M., and K. J. CLARK: Verlängerung der Wasserbilanzreaktion des Hypophysenhinterlappens durch Zinksalze. Amer. J. Med. Sci. **198**, 171 (1939).
 CAHEN, E., et B. TRONCHON: Wirkungsverstärkung des Progesteron durch Zink. C. r. Acad. Sci. Paris **206**, 1409 (1937). — CIMERMAN, CH., u. P. WENGER: Mikrobestimmung des Zn mit Anthranilsäure. Mikrochem. **12**, 53 (1935).
 DABROWSKI, J., u. L. MARCHELEWSKI: Mikrobestimmung von Zink in organischem Substrat. Bull. internat. Acad. pol. Sci. **1935**, 479. ~ Zit. nach Ber. Physiol. **92**, 18 (1936). — DAY, H. G., and E. V. MCCOLLUM: Die Wirkung eines akuten alimentären Zinkmangels bei Ratten. Proc. Soc. Exper. Biol. a. Med. **45**, 282 (1940). ~ Fermentstudien bei Zinkmangeltieren. Proc. Soc. Exper. Biol. a. Med. **45**, 437 (1940). — DAY, H. G., and B. SKIDMORE: Einige Wirkungen des alimentären Zinkmangels bei der Maus. J. Nutrit. **33**, 27 (1947). — DELEZENNE, C.: Zinkgehalt von Schlangengift. Ann. Inst. Pasteur **33**, 68 (1919). — DRINKER, K., PH. K. THOMPSON and M. MARSH: Wirkung langdauernder Verfütterung von Zn-Verbindungen an Ratten unter Berücksichtigung der Resorptions-Ausscheidungsbeziehungen. Amer. J. Physiol. **81**, 284 (1927).

EGGLETON, W. G. E.: Zn- und Cu-Gehalt der Organe von Chinesen. Biochemic. J. **33**, 403 (1939). ~ Zinkgehalt epidermaler Strukturen bei Beri-Beri. Biochemic. J. **34**, 991 (1940). — EICHHOLTZ, F.: In HEFFTER-HEUBNERS Handbuch der experimentellen Pharmakologie, Bd. III/3. Berlin 1935. — EISENBRAND, J., u. F. WEGEL: Über die Verbindung von Zink mit Glykokoll, Cystein, Cystin und Glutathion und über die Naturder Bindung zwischen Insulin und Zn. Hoppe-Seylers Z. **268**, 26 (1941). — EISNER, H., and B. PORCEZANSKI: Zink und Penicillin. Science (Lancaster, Pa.) **103**, 629 (1946).

FISHER, A. M., and D. A. SCOTT: Zinkgehalt des Rinderpankreas. Biochemic. J. **29**, 1055 (1935.) — FLECKENTSEIN, A., u. H. GERKHARDT: Zink als Schlangengiftinhibitor. Arch. exper. Path. u. Pharmakol. **214**, 135 (1952). — FOLLIS, R. H., H. G. DAY and E. V. MCCOLLUM: Histologische Befunde bei Zn-Mangelratten. J. Nutrit. **22**, 223 (1941).

GIBSON II, J. G. B. L. VALLEE, R. G. FLUHARTY and J. E. NELSON: Proc. 4th Internat. Canc. Res. Congr. St. Louis, 104, 1947.

HANDOVSKY, H.: Zink und Hormone. Arch. internat. Pharmacodynamie **66**, 460 (1941). — HOVE, E., C. A. ELVEHJEM and E. B. HART: Studien über Zinkmangel bei Ratten. Amer. J. Physiol. **119**, 768 (1937); **124**, 751 (1938).

KADOTA, I.: Untersuchungen über den experimentellen Diabetes. J. Labor. a. Clin. Med. **35**, 568 (1950). — KAPP, E. M.: Zinkporphyrine im Harn von Patienten mit akuter rheumatischer Polyarthritis. Brit. J. Exper. Path. **20**, 33 (1939). — KEILIN, D., u. T. MANN: Untersuchungen über die Carbanhydrase und ihre Beziehung zu Zink. Nature (Lond.) **144**, 442 (1939). ~ Biochemic. J. **34**, 1163 (1940). — KOGA, A.: Untersuchungen über die Frage des Zinkgehalts isolierter Kerne. Keijo J. Med. **5**, 80 (1934). ~ Verteilung des Zink in Tierorganen. Keijo J. Med. **5**, 97 (1934).

LEINER, M., u. G. LEINER: Der Gehalt von Zink und Carbanhydrase in verschiedenen Organen von Wirbeltieren. Naturwiss. **29**, 763 (1941). — LOHMANN, K., u. A. J. KOSSEL: Untersuchungen über die Cocarboxylase. Naturwiss. **25**, 595 (1939).

MASKE, H.: Über die Beziehung des Inselzinks zum Kohlehydratstoffwechsel. (Im Druck.) Zit. nach H. WOLFF. Die Medizinische **1952**, 596. — MASSART, L., u. L. VANDENDRIESSCHE: Schwermetalle und Nierenphosphatase. Naturwiss. **28**, 143 (1940). — MERTENS, E.: Über die Ausscheidung von Koproporphyrin III bei Bleivergiftung. Klin. Wschr. **1937**, 61. — MIYAKE, N.: Isolierung von Erythrozytenkernen und ihr Zinkgehalt. Keijo J. Med. **4**, 247 (1933). — MONTGOMERY, M. L., G. E. SHELINE and I. L. CHAIKOFF: Schicksal des Zink im Organismus. J. of Exper. Med. **79**, 151 (1943). — MUSIL, J.: Störungen bei Zinkmangelernährung. Wien. tierärztl. Mschr. **1941**, 136.

OKAMOTO, K.: Über die Zinkverteilung im Pankreas. Trans. jap. path. Soc. **32**, 99 (1942). ~ Histochemischer Zinknachweis. Trans. jap. path. Soc. **33**, 297 (1943).

SAHYUN, M., and R. F. FELDKAMP: Die Bestimmung des Zink in biologischem Material. J. of Biol. Chem. **116**, 555 (1936). — SANFILIPPO, G.: Einfluß des Zink auf den Blutzucker und die Hyperglykämie nach Glukose beim Hund. Arch. Farmacol. sper. **73**, 87 (1942). ~ Wirkung des Zink auf die synthetischen Funktionen der Leber. Arch. Farmacol. sper. **73**, 120 (1942). ~ Boll. Soc. ital. Biol. sper. **17**, 121 (1942). — SCOTT, D. A.: Über kristallines Insulin. Biochemic. J. **28**, 1592 (1934). — SCOTT, D. A., and A. M. FISHER: Die Wirkung von Zinksalzen auf den Insulineffekt. J. of Pharmacol. **55**, 206 (1935). ~ Beobachtungen an Pankreas und Leber normaler und zinküberfütterter Katzen. Amer. J. Physiol. **121**, 253 (1938). — SCUOLAR, F. L.: Quantitative spektralanalytische Untersuchungen über das Zn in der Nahrung. J. Nutrit. **17**, 103 (1939). — SHELINE, G. E., I. L. CHAIKOFF, H. B. JONES and M. L. MONTGOMERY: Verteilung des Zn im Organismus. J. of Biol. Chem. **149**, 139 (1943). — SIMAKOV, P. V.: Zink in den Hormondrüsen des Menschen. Bull. Biol. et Med. exper. URSS. **4**, 435 (1937). ~ Zinkgehalt im trainierten Muskel. Bull. Biol. et Med. exper. URSS. **9**, 79 (1940). — STAMPFL, B., H. WOLFF, H. MASKE u. F. BAUMGARTEN: Histochemische Untersuchungen bei Dithizon- und Alloxandiabetes. Klin. Wschr. **1951**, 671. — SUGAI, M.: Studien über Zink in Geschwülsten. Mitt. med. Akad. Kyoto **27**, 816 (1939); **29**, 314 (1940).

URBAIN, L.: Wechselwirkungen zwischen Testosteron und Zink. C. r. Acad. Sci. Paris **207**, 941 (1938).

VALLEE, B. L., and M. D. ALTSCHULE: Spurenelemente im Blut unter besonderer Berücksichtigung von Zink und Carbanhydrase. Blood **4**, 398 (1949). ~ Zink im Säugerorganismus und seine Beziehungen zur Carbanhydrase. Physiologic. Rev. **29**, 370 (1949). — VALLEE, B. L., R. G. FLUHARTY and J. G. GIBSON: Proc. 4th Internat. Canc. Res. Congr. St. Louis, 137, 1947. — VALLEE, B. L., and J. G. GIBSON: Eine verbesserte Dithizonmethode zur Bestimmung kleiner Mengen Zink in Blut und Gewebe. J. of Biol. Chem. **176**, 435 (1948). ~ Der Zinkgehalt von normalem menschlichem Vollblut, Plasma, Leukozyten und Erythrozyten. J. of Biol. Chem. **176**, 445 (1948). — VALLEE, B. L., and B. A. KOECHLIN: Transport von Zink in Beziehung zum Eiweiß. Unveröffentl. Vers. zit. nach B. L. VALLEE u. M. D. ALTSCHULE, Physiologic. Rev. **29**, 370 (1949). — VALLEE, B. L., H. D. LEWIS, M. D. ALTSCHULE and J. G. GIBSON: Die Beziehung zwischen Carbanhydraseaktivität und Zinkgehalt der Erythrocyten unter normalen, anämischen und anderen pathologischen Bedingungen. Blood **4**, 467 (1949).

WALDENSTRÖM, J.: Studien über Porphyrie. Acta med. scand. (Stockh.) **1937**, 254. — WARBURG, O.: Schwermetalle als Wirkungsgruppen von Fermenten. Berlin 1946. — WATSON, C. J., and E. A. LARSON: Die Koproporphyrine des Urins bei Gesunden und Kranken. Physiologic. Rev. **27**, 478 (1947). — WOLFF, H.: Die quantitative Bestimmung des Serumzink mit Dithizon. Biochem. Z. **320**, 291 (1950). — WOLFF, H., u. R. AMANN: Der Serumzinkspiegel und seine klinische Bedeutung. Klin. Wschr. **1951**, 316. — WOLFF, H., u. H. MASKE: Untersuchungen über den Dithizondiabetes. Verh. dtsch. Ges. inn. Med. **1951**. — WOLFF, H., H. MASKE, B. STAMPFL u. F. BAUMGARTEN: Untersuchungen über den Dithizondiabetes. Klin. Wschr. **1951**, 671.

ZANCAN, L.: Polarographische Zinkbestimmung in Geweben. Atti Soc. med.-chir. Padova **18**, 99 (1940). Zit. nach Ber. Physiol. **122**, 166 (1941).

Mangan.
Allgemeines Schrifttum.

BÜTTNER, H. E.: Erg. inn. Med. **59**, 1 (1940).
FAIRHALL, L. T., and P. A. NEAL: Nat. Inst. Health Bull. Nr 182, 1943.
HEFFTER-HEUBNER: Handbuch der experimentellen Pharmakologie, Bd. III/2. Berlin 1934.
LEUTHARDT, F.: Erg. Physiol. **44** (1941).
SCHARRER, K.: Biochemie der Spurenelemente. Berlin 1941.

Spezielles Schrifttum.

BENTLEY, O. D., E. E. SNELL and P. H. PHILLIPS: Mikrobiologische Methode zur Manganbestimmung. J. of Biol. Chem. **170**, 343 (1947). — BORN, H. J., TIMOFEEF-RESSOWSKY u. WOLF: Manganverteilung im Organismus. Naturwiss. **31**, 246 (1943). — BÜTTNER, H. E.: Der Manganismus. Erg. inn. Med. **59**, 1 (1940).

CASKEY, C. D., W. D. GALLUP and L. C. NORRIS: Manganbedarf bei der Skelettentwicklung des Hühnchens. J. Nutrit. **17**, 407 (1939). ~ Proc. Soc. Exper. Biol. a. Med. **40**, 590 (1938). — CHENON, F.: Organläsionen nach Mangan. J. of Path. **46**, 521 (1938).

EHRISMANN, O.: Über den Einfluß des Mangan auf Körpergewicht und Fortpflanzung. Z. Hyg. **122**, 171 (1939). — ELLIS, G. H., S. E. SMITH, E. M. GATES, D. LOLB and E. J. LARSON: Untersuchung der Manganmangelerscheinungen am Kaninchen. J. Nutrit. **34**, 21 (1947). — EVERSON, G. J., and A. L. DANIELS: Manganbilanz bei Kleinkindern. J. Nutrit. **8**, 497 (1934).

FAIRHALL, L. T., and P. A. NEAL: Übersicht über Manganschäden. Nat. Inst. Health Bull. Nr 182, 1943.

GATES, E. M., u. G. H. ELLIS: Mikrokolorimetrische Methode zur Bestimmung von Mangan in biologischem Material. J. biol. Chem. **168**, 537 (1947). — GREENBERG, M., S. COBB and W. F. CUTHBERTSON: Metalle in der Gallenflüssigkeit. J. of Biol. Chem. **147**, 749 (1943). — GREENBURG, L.: Diagnose und Behandlung gewerblicher Metallvergiftungen. J. Amer. Med. Assoc. **139**, 815 (1949).

HAMAMOTO, E.: Studien über die Beziehung zwischen B_1-Avitaminose und Mangan. Orient. J. Dis. Infants **18**, 21 (1935). Zit. nach Ber. Physiol. **94**, 387 (1936). — HANDOVSKY, H., H. SCHULZ u. M. STÄMMLER: Über akute und chronische Schwermetallvergiftungen. Arch. exper. Path. u. Pharmakol. **110**, 265 (1925). — HELLERMANN, L.: Untersuchungen über Fermentaktivatoren von Schwermetallcharakter. Physiologic. Rev. **17**, 454 (1937). ~ Beziehungen von Arginase zu Schwermetallen. J. of Biol. Chem. **125**, 753, 771 (1938). — HESTER, J. B.: Studien zur Ascorbinsäurebildung. Science (Lancaster, Pa.) **93**, 401 (1941). — HILL, R. M.: Nervenveränderungen durch Mangan. J. Nutrit. **41**, 359 (1950).

IWAI, T.: Ausscheidung von Eisen, Nickel, Kobalt und Mangan. Biol. Abstr. **7**, 1096 (1933). — KAWAMURA, R., and K. IKUTA: Manganvergiftungen. Biol. Abstr. **15**, 1119 (1940). — KENT, N. L., and MCCANCE: Resorption und Ausscheidung von Spurenelementen beim Menschen. Biochemic. J. **35**, 877 (1941). — KLEINBERG, W.: Einfluß von Mangan auf die Blutbildung. Amer. J. Physiol. **108**, 545 (1934). — KREBS, H. A.: Über nichtfermentative Decarboxylierungsvorgänge. Biochemic. J. **36**, 303 (1942). — KUN, E.: Mikrobestimmung von Mangan durch Katalyse. J. of Biol. Chem. **170**, 509 (1947).

LANGECKER, H.: Mangan. In HEFFTER-HEUBNERS Handbuch der experimentellen Pharmakologie, Bd. III/2. Berlin 1934. — LEHNINGER, A. L.: Bedeutung der Metallionen in Fermentsystemen. Physiologic. Rev. **30**, 393 (1950). — LOHMANN, K., u. A. J. KOSSEL: Über die Einwirkung des Zink und anderer Metalle auf die Carboxylase. Naturwiss. **25**, 595 (1939).

MULLER, M., et M. TISSIÉ: Untersuchungen zur gewerblichen Manganvergiftung. Arch. Mal. profess. **10**, 33 (1949).

NILSON, R. F., u. D. BURSTRÖM: Mangan als Vertreter des Magnesium im Stoffwechsel der Zelle. Arch. Mikrobiol. **12**, 353 (1942).

OETTINGEN, W. F. v.: Die Stellung des Mangan im Organismus. Physiologic. Rev. **15**, 175 (1935).

PERLA, D., M. SANDBERG and O. M. HOLLY: Beziehungen zwischen Vitamin B_1 und Mangan. Proc. Soc. Exper. Biol. a. Med. **41**, 552 (1939); **42**, 368, 371 (1939).

REINECKE, E. P., and C. V. TURNER: Mangan und Schilddrüsenfunktion. J. of Biol. Chem. **161**, 612 (1945). — REINMANN, CL. K., and A. S. MINOT: Methode zur quantitativen Manganbestimmung und Angaben über den Mangangehalt von menschlichem Blut und Gewebe. J. of Biol. Chem. **42**, 329 (1920).

SCHUSTER, F. A.: Beiträge zur Pharmakologie der Nickel-, Kobalt- und Mangansalze. Inaug.-Diss. Würzburg 1925. — SCHWARZ, L., u. J. PAGELS: Versuche zur Frühdiagnose der gewerblichen Manganvergiftung. Arch. f. Hyg. **92**, 77 (1923). — SKINNER, J. T.: Wirkung von Manganmangel auf die Fortpflanzung. Amer. J. Physiol. **100**, 591 (1934). — SKINNER, J. T., and McHARQUE: Mangan und Vitamin C-Bildung. Amer. J. Physiol. **145**, 500 (1946). — SKINNER, J. T., N. H. PETERSON u. H. STEENBOCK: Über die Wirkung von Mangan und Pflanzenasche auf das Wachstum und die Hämoglobinsynthese. Biochem. Z. **250**, 392 (1933). — SMITH, E. L.: Metallreaktionen mit Fermenten. J. of Biol. Chem. **176**, 21 (1948); **180**, 1209 (1949). — SPIESS-BERTSCHINGER, A.: Stoffwechselwirkungen von Mangan. Wien. Z. inn. Med. **28**, 45 (1947).

WARBURG, O.: Methode zur Bestimmung von Kupfer und Eisen und über den Kupfergehalt des Blutserums. Biochem. Z. **187**, 255 (1927). — WARBURG, O., u. CHRISTIAN: Über Pyridinnucleotide. Biochem. Z. **287**, 294 (1936). — WIESE, A. C., and B. C. JOHNSON: Neue Methode zur Mikrobestimmung von Mangan. J. of Biol. Chem. **127**, 203 (1939). — WOLFF, H.: Spektrochemische Untersuchungen über den Mangangehalt des Blutes. Biochem. Z. **318**, 521 (1948).

Andere biologisch wichtige Schwermetalle.
Allgemeines Schrifttum.

LEUTHARDT, F.: Erg. Physiol. **44** (1941).

SCHARRER, K.: Biochemie der Spurenelemente. Berlin 1941.

Spezielles Schrifttum.

BERNHEIM, F., and M. BERNHEIM: Über die Einwirkung von Mangan und einigen anderen Metallen auf die Oxydation verschiedener Stoffe durch die Leber. J. of Biol. Chem. **127**, 353 (1939); **128**, 416 (1939). ~ Die Einwirkung von Vanadium auf die Oxydationen von Phospholipoiden. J. of Biol. Chem. **127**, 695 (1939). — BICKEL, H.: Zur Biochemie der WILSONschen Krankheit. Verh. dtsch. Ges. inn. Med. **1955**.

CARTWRIGHT, G. E.: Spurenelemente in der Nahrung. Amer. J. Clin. Nutr. **3**, 11 (1955). — CHUJKO, V., u. A. VOJNAR: Über den Titangehalt tierischer Organe. Biochem. Z. (ukrain.) **14**, 191 (1939). Zit. nach Ber. Physiol. **120**, 372 (1940).

DINGWALL, A., and H. T. BEANS: Spektrographische Studien über das Vorkommen von Chrom und Molybdän im menschlichen Brustkrebs. Proc. Nat. Acad. Sci. U.S.A. **20**, 416 (1934).

WEBB, D. A.: Beobachtungen am Blut einiger Ascidien in Beziehung zur Biochemie des Vanadium. J. of Exper. Biol. **16**, 499 (1939).

Nachtrag zu Zink.

Im dorsolateralen Anteil der Rattenprostata, in der Prostata des Menschen und des Hundes liegen Zinkgehalt und Aufnahmefähigkeit für Zink 5—10mal höher als in anderen Geweben[1,2]. Der Zinkgehalt nimmt im jugendlichen Alter stark zu und im Alter ab und zwar offensichtlich in Beziehung zum Carbanhydrasegehalt[2]. In Prostatacarcinomen ist dagegen das Zink auf $1/4$ des Normalwertes reduziert[2], wie überhaupt Tumoren mit Ausnahme des Carcinoids zinkarm sind[3]. Neben den β- enthalten auch die α-Zellen der Pankreasinseln viel Zink. Dem entspricht der Zinkreichtum der daraus gewonnenen hyperglykämisierenden Extrakte. Carcinoide sind besonders mit Zink angereichert (zwischen 0,7 und 2,4 mg/g Trockengewebe)[4,5]. Alle genannten zinkreichen Zellen sind argyrophil, ohne daß jedoch ein Zusammenhang mit der Bildung des hyperglykämisierenden Faktors oder des Serotonin besteht[4].

---

[1] GUNN, S. A., TH. C. GOULD, S. S. GINORI u. J. G. MORSE: Selektive Aufnahme von Zn^{65} in der Rattenprostata. Proc. Soc. Exper. Biol. a. Med. **88**, 556 (1955); **92**, 17 (1956).

[2] FISCHER, M. I., A. O. TIKKALA u. C. A. MAWSON: Zink, Carbanhydrase und Phosphatase in der Rattenprostata. J. Biochem. a. Physiol. **33**, 18 (1955).

[3] ADDINK, N., u. L. FRANK: Beziehungen von Zink zum Krebs. Naturwiss. **14**, 419 (1955).

[4] WEITZEL, G., O. ROESTER, E. BUDDECKE u. F. J. STRECKER: Zinkgehalt und blutzuckersenkende Wirkung von Organextrakten. Hoppe-Seylers Z. **303**, 161 (1956).

[5] FEYRTER, F.: Zur Pathologie und Klinik des Darmcarcinoids. Dtsch. med. Wschr. **1956**, 1073.

Die Pathologie des Stoffwechsels der Schwermetalle.

Von

W. VOLLAND-Köln und W. PRIBILLA-Köln.

Eisen.

Wenn der pathologische Anatom zu Fragen der Eisenstoffwechselstörungen Stellung nimmt, wird er vornehmlich die hierbei morphologisch nachweisbaren Veränderungen ins Auge fassen. Letztere können einmal auf einer generalisierten oder örtlich beschränkten Eisenanreicherung der Organe und Gewebe, zum anderen auf einer Verarmung des Organismus an Eisen beruhen, wie sie sich beim Tier[1] und bei der menschlichen Eisenmangelkrankheit[2] manifestiert. Die moderne pathologische Anatomie beschränkt sich aber bekanntlich nicht mehr auf die Beschreibung morphologischer Befunde, sondern bemüht sich auch um ihre Deutung. Zu diesem Zweck hat der pathologische Anatom Forschungsergebnisse der inneren Medizin, der normalen und pathologischen Physiologie, der physiologischen und klinischen Chemie sowie verwandter Disziplinen zu berücksichtigen, um dem Verständnis morphologisch nachweisbarer Veränderungen bei Störungen des Eisenstoffwechsels gerecht zu werden.

Immer noch nimmt bei der Beurteilung generalisierter und örtlicher Eisenanreicherung im Gewebe der Nachweis jenes, mit der Berliner Blau-[3], TURNBULL-Blau-, Schwefelammonreaktion[4] usw. nachweisbaren, histochemisch eisenpositiven intracellulären Pigments von gelbbrauner bis rostbrauner Eigenfarbe einen wichtigen Platz ein, welches als *Hämosiderin* bezeichnet wird[5]. Wirkt Schwefelwasserstoff auf Hämosiderin ein, so resultiert bekanntlich eine auf Bildung von Schwefeleisen beruhende schiefrigschwärzliche Verfärbung, nämlich die sog. Pseudomelanose oder Sulfosiderose[6]. Diese Schwefeleisenbildung erfolgt in erster Linie, aber nicht ausschließlich, postmortal; denn schwefelwasserstoffbildende Bakterien können ja auch gelegentlich intravital, z.B. bei gewissen Entzündungsprozessen, ihre Wirksamkeit entfalten[7]. Trotz seiner leichten Darstellbarkeit ist die chemische Zusammensetzung dieses Pigments noch nicht genau bekannt. Naheliegend war der Gedanke an Eisenalbuminate[4]. Andere Autoren vermuteten, daß keine feste chemische Verbindung vorliege, da sich durch Behandlung mit Salzsäure alles histochemisch nachweisbare Eisen aus den Organen extrahieren läßt[8]. Neuere Untersuchungen über Nachweis und Trennung von Hämosiderin und Hämoglobin durch Papierelektrophorese sprechen allerdings nicht in diesem Sinne[9]. Auch wurde an Eisenoxyd bzw. Eisenoxydhydrat gedacht, welches an eiweiß- oder fettähnliche Körper adsorbiert ist[10]. Ferner wurde die Ansicht geäußert, das Hämosiderin sei eine Eisenoxyd oder Eisenhydroxyd enthaltende kolloidale Substanz, die frei von C und N, mithin nicht den Charakter einer organischen Substanz besitze[11]. Schon frühzeitig wurde zur Vorsicht gemahnt, chemische Untersuchungen am Hämosiderin von Leichenorganen vorzunehmen. In diesem Zusammenhang wurde überdies betont, daß die TURNBULL- und Berliner

---

[1] M. B. SCHMIDT 1928.   [2] HEILMEYER und PLÖTNER 1937.   [3] PERLS 1867.
[4] QUINCKE 1868.   [5] E. NEUMANN 1917.   [6] BIANCHI 1948.   [7] HUECK 1927.
[8] OBERNDORFER 1921, HUECK 1912.
[9] HÖRSTEBROCK, SCHLEPPER und SCHÜMMELFEDER 1953.   [10] HUECK 1927.
[11] COOK 1929.

Blau-Reaktion nicht geeignet sei, Rückschlüsse auf die Wertigkeit des im Hämosiderin enthaltenen Eisens zu ziehen[1]. Eine andere Definition geht dahin, daß das Hämosiderin im wesentlichen Eisenhydroxyd neben Spuren von Calciumphosphat darstelle, welches in ein eiweißhaltiges „Stroma" eingelagert sei[2]. Folgende andere Auffassungen wurden vertreten: Das Hämosiderin sei Eisenoxydhydrat oder oberflächlich von einer Oxydschicht überzogenes elementares Eisen[3], das in Frage stehende Pigment stelle eine lockere Verbindung von Eisen bzw. Eisenoxyd mit eiweißhaltigen Komplexen dar[4], Eisen sei an Zellgranula (Plasmosomen) adsorbiert[5], es handle sich um Ferrihydroxydeiweißkomplexe[6]. Nach neueren amerikanischen Forschungen ist das Hämosiderin eine granuläre Masse, welche außer Eisenhydroxyd ein gewisses Quantum Eiweiß enthält, und zwar soll der Eisengehalt der aus der Pferdemilz isolierten Hämosideringranula etwa 35 Gew.-% betragen[7]. Nach jüngeren deutschen Autoren[8] enthält der eisenfreie farblose Restkörper des Hämosiderins außer Eiweiß offenbar von ortsständigen Zellen gebildete saure Mucosaccharide und eine dem Ceroid nahe stehende Lipoidkomponente mit schwacher Eigenfluorescenz. Diese Forschungsergebnisse bestätigen insofern oben erwähnte ältere Vorstellungen, als jüngst Beziehungen des Hämosiderins bzw. Cytosiderins zu den Mitochondrien erörtert worden sind[6], welch letztere bekanntlich eiweiß- und lipoidhaltig sein sollen und für den Fermentstoffwechsel der Zelle Bedeutung haben dürften[9]. Auch auf histochemische Differenzen zwischen dem Hämosiderin in Epithelien und Stromazellen ist aufmerksam gemacht worden[8]. Übrigens sind aus der Pferdemilz auch Hämosiderine von verschiedenem Eisengehalt isoliert worden[10]. Von anderer Seite wird das Hämosiderin zu den nicht in Hämform vorliegenden eisenhaltigen Substanzen des Organismus gerechnet und zwar im Sinne eines Polymerisationsproduktes des Ferritins (s. unten), dessen Eisen dem Organismus nicht so leicht zur Verfügung steht wie das Ferritineisen. Wenn reichlich Hämosiderin vorhanden ist, findet sich im allgemeinen auch Ferritin in hoher Konzentration[7]. In Untersuchungen aus jüngster Zeit, in welchen die Beziehung zwischen Ferritin und Hämosiderin eingehend geprüft wurden, hat man letzteres auf eine Alterung des Ferrioxydhydratgels bei ungenügendem Eiweißschutz bezogen und chemisch mit gewissen eisenhaltigen Mineralien wie Hämatit (Roteisenstein), Limonit (Brauneisenstein) und Goethit (Pyrrhosiderit) in Verbindung gebracht[10]. Oft, aber keineswegs immer sind Farbstoffkörnchen mit den histologischen und gewissen histochemischen Eigenschaften des Hämosiderins hämoglobinogener Natur sofern aus traditionellen Gründen an dieser, auch im internationalen Schrifttum gebräuchlichen Bezeichnung festgehalten wird. Dieser Tatsache Rechnung tragend wurde nicht durch Blutzerfall entstandenes eisenpositives intracelluläres Pigment von Hämosiderincharakter als Cytosiderin bezeichnet[11]. Auch angesichts der Tatsache, daß es sich ja nicht um eine chemisch exakt definierte Verbindung handelt, daß ferner die Mobilisierbarkeit des als Hämosiderin bezeichneten Pigments eine unterschiedliche ist, könnte man von „Hämosiderinen" sprechen, falls man es nicht vorzieht, dem Hämosiderin noch stärker mineralisierte Formen des Eisens gegenüberzustellen[12]. Nachdem Beziehungen zwischen dem sog. Hämosiderin und dem sich aus Zuflüssen verschiedener Sektoren des Eisenstoffwechsels zusammensetzenden Serumeisen klargestellt sind, erübrigt sich heute eine Diskussion über die früher oft aufgeworfene Frage, ob sich morphologisch das Nahrungseisen von dem aus der Blutmauserung stammenden Eisen trennen

---

[1] SCHULTZE 1931.   [2] ASHER 1944.   [3] EPPINGER 1937.   [4] STURM 1942.
[5] M. B. SCHMIDT 1940.   [6] GILLMAN 1947.   [7] GRANICK 1949.
[8] GEDIGK und STRAUSS 1953, 1954, GOESSNER 1953.   [9] BARGMANN 1948.
[10] SCHWIETZER 1952.   [11] GILLMAN 1945—1947.   [12] BEGEMANN 1952.

lasse, ganz abgesehen davon, daß unter anderem Muskelabbauprozesse (s. unten II B) zur Bildung eines morphologisch und histochemisch nicht vom „Hämosiderin" zu unterscheidenden Pigments führen können. In diesem Zusammenhang sei an den Begriff des Myosiderins erinnert[1].

Bezüglich der *Herkunft* der Siderinpigmente wurde oben bereits im Zusammenhang mit der Erörterung der Begriffe „Cytosiderin" und „Myosiderin" angedeutet, daß nicht ausschließlich eine hämoglobinogene Entstehung in Frage kommt. Ferner gehen gewisse intermediäre Eisenstoffwechselstörungen mit Siderosen einher. Wir erinnern in diesem Zusammenhang an den Abstrom des Serumeisens aus der Blutbahn in speicherfähige Zellen beim floriden Infekt und verwandten Zuständen, ein für das Zustandekommen der Infektsiderosen bedeutungsvoller Vorgang[2]. Dies schließt freilich nicht aus, daß bei gewissen infektiös bedingten, entzündlichen Erkrankungen, die wie die Pneumonie offensichtlich mit einem Blutzerfall einhergehen, auch der Erythrocytenabbau für die Siderosen mitverantwortlich gemacht werden muß[3]. Desgleichen gehen gewisse andere Störungen der Eisenverwertung mit Siderosen einher. Man denke z. B. an die Siderosen bei der GAUCHERschen Krankheit sowie die Eisenpigmentablagerungen in den Schaumzellen der Cholesterinosen, ferner an die Porphyrie (s. unten). Endlich unterliegt es heute keinem Zweifel mehr, daß die durch eine abnorme Eisenspeicherung gekennzeichnete Hämochromatose keine Blutzerfallskrankheit darstellt. Hingegen spricht vieles für eine vermehrte Eisenresorption. Die Bezeichnung „Eisenspeicherungskrankheit"[4] ist deshalb gerechtfertigt. Abgesehen davon, daß ferner verschiedene exogen bedingte Siderosen, z. B. Siderokoniosen, Siderosen nach Eindringen eisenhaltiger Fremdkörper in den Augapfel oder in andere Organe sowie parenterale Zufuhr von Eisenpräparaten ebenfalls durch die Ablagerung eines intracellulären eisenpositiven Pigments gekennzeichnet sind, ergibt sich also nach dem Gesagten zwanglos, daß die Pigmente mit histologischen und histochemischen Eigenschaften des Hämosiderins bezüglich ihrer Entstehung recht heterogener Natur sind. In diesem Zusammenhang sei auch erwähnt, daß in den Epithelien der apokrinen Hautdrüsen, also der großen Schlauchdrüsen der Achselhöhle, des Mons pubis, der Circumanal- und Areolargegend, der Glandulae ceruminales und der MOLLschen Drüsen eisenpositive Pigmentgranula beschrieben worden sind[5], welche, nicht durch einen Blutzerfall entstanden, einen physiologischen Befund darstellen. Auch histiocytäre Elemente in der Umgebung der genannten Drüsen sowie Myoepithelien, d. h. die das Epithel der apokrinen Drüsen unmittelbar begrenzenden glatten Muskelfasern, enthalten, zwar nicht regelmäßig, unabhängig von Geschlecht und Lebensalter eisenpositive Pigmentgranula[5]. Das histochemisch nachweisbare Eisen der apokrinen Hautdrüsen, welches nicht nur beim Menschen, sondern auch bei einigen daraufhin untersuchten Säugetierarten nachgewiesen wurde, tritt offenbar in das Drüsensekret über[5], was angesichts der in letzter Zeit diskutierten Eisenexkretion durch die Haut bemerkenswert erscheint. Während nach gewissen Angaben des Schrifttums[6] beim Menschen mit dem Schweiß täglich 6,5 mg Eisen ausgeschieden werden, mithin ein Quantum, welches das Sechsfache der täglich in Galle und Urin abgegebenen Menge entspricht, ist nach anderen Autoren[7] die Hauptmenge des Eisens nicht im Schweiß, sondern in den desquamierten Epithelien der Haut

---

[1] M. B. SCHMIDT und ISHIDA 1912.
[2] HEILMEYER, KEIDERLING und STÜWE 1941, SCHÄFER 1942 u. a.
[3] RECHENBERGER und SCHAIRER 1948.
[4] EPPINGER 1949, LETTERER 1949, BÜCHNER 1950 u. a.   [5] RICHTER 1933.
[6] MITCHELL und HAMILTON 1949.
[7] ADAMS und Mitarbeiter 1950, ERDMANN-MÖLLER, SAUER und WENDEROTH 1953.

enthalten. Infolgedessen dürfte die Eisenexkretion für die Regulation des Eisenstoffwechsels bedeutungslos sein. Auch ist darauf hingewiesen worden, daß der Eisengehalt des Schweißes von der Eisenzufuhr offenbar weitgehend unabhängig ist und auch durch das Ausmaß der Schweißsekretion nicht wesentlich beeinflußt wird[1]. Übrigens scheidet der Hund nach Verfütterung bzw. intravenöser Injektion von radioaktivem Eisen letzteres gar nicht oder nur in minimaler Menge durch die Haut aus[2]. Bemerkenswert ist in diesem Zusammenhang der relativ hohe Eisengehalt der Haare[3]. Ein eisenhaltiges Pigment in roten Menschenhaaren ist als *Trichosiderin* bezeichnet worden[4]. Auch soll das rotbraune Haar des Meerschweinchens eisenreicher sein als das weiße[5]. Diese Angaben sind bedeutungsvoll für die pathologischen Veränderungen der Haut und Hautanhangsgebilde bei der Eisenmangelkrankheit. Da bekanntlich die Mamma ebenfalls zu den Drüsen der Haut gehört, ist aber bemerkenswerterweise die Milch des Menschen und verschiedener daraufhin untersuchter Säuger relativ eisenarm, eine pädiatrisch wichtige Tatsache[6]. Andererseits haben histochemische und quantitativ-chemische Untersuchungen ergeben, daß die Mamma von Zuchtmäusen, welche bereits geboren hatten, in signifikanter Weise eisenreicher ist als die Milchdrüse von virginellen und männlichen Mäusen[7].

Ein gewisser Hämosideringehalt von Milz, Leber und Knochenmark muß als physiologischer Befund angesprochen werden[8]. Andererseits ist nicht regelmäßig in der Milz, welche bekanntlich zu den eisenreichsten Organen des Körpers gehört, Hämosiderin vorhanden. So sah LUBARSCH (1927) bei Feten, Tot- und Neugeborenen nur selten eine Milzpulpahämosiderose. Nach einer Arbeit jüngeren Datums zeigte ein Drittel der Totgeborenen histochemisch nachweisbares Eisen in der Milz, während etwa die Hälfte in der Leber Eisen aufwies[9]. Im übrigen befassen sich zahlreiche Arbeiten der beiden letzten Jahrzehnte mit den Besonderheiten des Eisenstoffwechsels in der Schwangerschaft, Fetal-, Neugeborenen- und Säuglingsperiode[10]. Im höheren Alter ist die Pulpa manchmal siderinfrei[11]. Mithin gehören Eisenpigmentablagerungen nicht zum eigentlichen Bilde der Altersatrophie der Milz. Bei gesunden, nach Unfall plötzlich verstorbenen Erwachsenen kommt ebenfalls keineswegs regelmäßig Eisenpigment in der Milz vor. Am häufigsten sah M. B. SCHMIDT (1940) Hämosiderin bei derartigen Sektionsfällen im Knochenmark, daneben oder auch allein in der Milz, seltener in der Leber. Quantitativ-chemisch und histochemisch vergleichende Untersuchungen über den Eisengehalt von Milz und Leber zeigen im allgemeinen bei Frauen niedrigere Werte als bei Männern[12], wie übrigens schon früher für die Leber festgestellt und mit der relativen Häufigkeit der Hämochromatose beim männlichen Geschlecht in Zusammenhang gebracht worden war[13]. Während nach gewissen Angaben[13] im Gegensatz zum Lebereisen für das Milzeisen mit zunehmendem Lebensalter ein deutlicher Anstieg statistisch nicht sicher nachweisbar war, wurde in der neueren Literatur[12] bei älteren Personen eine große Streuung der Werte, speziell für das Milzeisen, vermerkt, wenn auch im allgemeinen der Eisengehalt im Alter eine gewisse Zunahme aufweisen soll. Bei den großen Haussäugetieren[14], desgleichen beim Kaninchen[15] nimmt die Milzpulpasiderose mit

---
[1] HOUSTEN und THOMPSON 1952.   [2] STEWART, SNOWMAN, YUILE und WHIPPLE 1950.
[3] WENDEROTH 1950, BARER und Mitarbeiter 1949.   [4] ABDERHALDEN 1948.
[5] FLESCH 1949.   [6] ALBERS 1941, SCHÄFER 1948.   [7] RAWLINSON und PIERCE 1950.
[8] LEUPOLD 1935.   [9] LANGLEY 1951.
[10] GLADSTONE 1932, SCHÄFER 1940—1948, ALBERS 1941, LINTZEL, RECHENBERGER und SCHAIRER 1944, RECHENBERGER und SCHAIRER 1944, FREUDENBERG 1947, MOORE 1947, WIDMER 1948, LUND 1951, VENTURA und KLOPPER 1951, PRIBILLA 1954, 1956.
[11] LUBARSCH 1927.   [12] SCHAIRER und RECHENBERGER 1948.   [13] SCHWARZ 1929.
[14] HENSCHEN 1929.   [15] LUBARSCH 1927, KUNZ und WEBER 1935.

dem Lebensalter zu. Die normale Mäusemilz enthält regelmäßig Hämosiderin[1]. Bezüglich spontaner Eisenvorkommnisse in den Reticulumzellen der Lymphfollikel bei der Maus sei auf MASSHOFF (1949) verwiesen. Die Lebern normaler erwachsener Menschen enthalten häufig etwas Hämosiderin in den Sternzellen, hingegen nur ausnahmsweise und in spärlicher Menge innerhalb der Leberzellen, während bei Neugeborenen meist Sternzell- und Leberzellsiderose vorhanden ist[1]. Während bei der Sektion im Knochenmark normaler Neugeborener Hämosiderin vermißt wurde, fand sich dasselbe bei 64% aller übrigen Obduktionen, einschließlich der Enthaupteten oder durch plötzlichen Unfall Verstorbenen im Knochenmark[2]. Ob der histochemische Hämosiderinnachweis im intravital gewonnenen Knochenmark klinisch-therapeutische Konsequenzen rechtfertigt, ist zur Zeit noch Gegenstand der Diskussion[3]. Mithin geht es nach dem Gesagten, entgegen einigen neueren Angaben des Schrifttums, grundsätzlich nicht an, nur das Ferritin als Speicherform des Eisens anzuerkennen und im Hämosiderin lediglich ein pathologisches Stoffwechselprodukt zu erblicken[4].

Nach SPATZ (1922—1926) findet sich das mengenmäßig in verschiedenen Graden vorkommende, nicht zum Hämoglobinsektor des Eisenstoffwechsels gehörende *physiologische Gehirneisen*, dessen Bedeutung noch nicht genau bekannt ist, am reichlichsten im Pallidum und in der melaninfreien Zona reticulata der Substantia nigra (Gruppe I), während die übrigen Zentren des extrapyramidalen Systems nach diesem Autor der Gruppe II angehören. Wesentliche Mengen finden sich teils diffus verteilt, teils in Form farbloser Körnchen (feingranuläre Speicherung) in Nerven- und Gliazellen, unter welchen speziell bei einer „pathologischen" Vermehrung des „physiologischen" Gehirneisens die Oligodendrogliazellen eine Sonderstellung einnehmen. Erst wenn in ihnen die Speicherung einen bestimmten Grad erreicht hat, beteiligen sich auch HORTEGA-Zellen, Astrocyten und mesodermale Elemente (fixe Gefäßwandzellen, Histiocyten) an der Eisenspeicherung. Physiologisches Gehirneisen in histochemisch nachweisbarer Form fehlt bei der Maus, ist beim Kaninchen kaum vorhanden, bei höheren Säugetieren spärlicher als beim Menschen[5]. Unter Hinweis auf ältere Untersuchungen über den Eisengehalt der extrapyramidalen Zentren des Pferdes[6] erwähnt SCHERER (1944) das Vorkommen von physiologischem Gehirneisen beim Schimpansen in geringerer Intensität als beim Menschen, aber in gleicher Verteilung, Abstufung und Form. Mit Hilfe der TURNBULL-Reaktion nach TIRMANN und SCHMELZER wurde in der Nebenniere gesunder erwachsener Menschen eine Eisenablagerung ohne Eigenfarbe nachgewiesen, und zwar in Endothelzellen der Zona reticularis und fasciculata. Gelegentlich fand sich Eisen auch im Bindegewebe und in Gefäßwänden des Nebennierenmarkes[7]. Ob histochemisch darstellbares Eisen in der Magenschleimhaut immer als pathologisch anzusprechen ist, erscheint höchst problematisch. Während nämlich einige Autoren[8] Hämosiderin in der Mucosa und Submucosa des Magens als einen sehr häufigen Befund bezeichneten, sollen nach ASCHOFF (1928) die Hauptzellen des Magens Eisen enthalten. Auch über physiologische Hämosiderinbefunde in der Peripherie der Tonsillen, der Lymphfollikel des Wurmfortsatzes und des Zungengrundes gibt es Untersuchungen[9]. Höchstwahrscheinlich ist auch Eisen in gewissen Lymphknoten

---

[1] M. B. SCHMIDT 1940.   [2] ASKANAZY 1927.
[3] RATH und FINCH 1949, MASSHOFF und GRANER 1951, WENDEROTH 1951, PRIBILLA 1953, HUTCHINSON 1953.
[4] Vgl. LANG 1952, COTTIER 1952, FINCH und Mitarbeiter 1953; s. auch VOLLAND und PRIBILLA 1955 (daselbst neuere Literatur über Siderinpigmente).
[5] SPATZ 1922—1926.   [6] KIKUCHI 1928.
[7] WALLRAFF 1939; vgl. auch NISSIM 1952 (III).   [8] LUBARSCH und BORCHARDT 1929.
[9] M. B. SCHMIDT 1907.

(lymphatischer Portalring, pankreatisch-mesenteriale Drüsen) nicht pathologisch[1]. Bis zu einem gewissen Grade ist ferner das Vorhandensein von Siderocyten im strömenden Blut als physiologisch anzusprechen (s. unten IV).

Das für die Speicherung von Eisen wesentliche Ferritin, welches nicht mit dem von LIBET und ELLIOTT (1944) aus der Leber gewonnenen Ferrin identisch ist[2], wurde durch MICHAELIS, GRANICK und Mitarbeiter (1942—1949) anschließend an die Arbeiten von LAUFBERGER (1937) über das Ferratin untersucht. Es ergab sich, daß es sich um eine beim Menschen und bei zahlreichen Tierspecies in Milz, Leber, Knochenmark, Nieren und anderen Organen serologisch und kristallographisch (mittels Cadmiumsulfat) nachweisbare Eisenverbindung handelt. Außer der kristallographischen Form ist ferner noch ein nicht kristallisierbares Ferritin bekannt. Etwa 15% des im Körper vorhandenen Eisens dürfte als Ferritin vorliegen, welches übrigens schwächere magnetische Eigenschaften besitzt als das Hämosiderin[3]. Wahrscheinlich werden Synthese und Abbau des Ferritins fermentativ gesteuert. Allerdings soll durch Natriumthionit das dreiwertige Eisen des Ferritins zu zweiwertigem reduziert und gleichzeitig abgespalten werden, so daß auf diese Weise nur farbloses Apoferritin zurückbleibt[4]. Leider läßt sich Ferritin nicht exakt quantitativ bestimmen. Neuere Untersuchungen von GABRIO und Mitarbeitern (1953) haben allerdings eine quantitative Bestimmung des Ferritins mit „immunochemischer" Methodik zum Gegenstand*. Histochemisch ist es im Gegensatz zum Hämosiderin nicht distinkt darstellbar. Da nach obigem das Hämosiderin vielleicht ein Kondensations- bzw. Polymerisationsprodukt von Ferritinmolekülen darstellt, warnen FINCH und Mitarbeiter (1950) vor einer allzu scharfen Trennung zwischen diesen beiden intracellulären Eisenspeicherformen[5]. SHODEN, GABRIO und FINCH (1953) stellten nämlich bei Kaninchen, denen Radioeisen appliziert worden war, nach Aderlässen eine Mobilisierung von Ferritin und Hämosiderin fest. Übrigens soll nach FINNEBERG und GREENBERG (1955) im Hämosiderin auch Apoferritin enthalten sein. Ohne die heute von allen maßgeblichen Sachkennern anerkannte, übrigens auch durch zahlreiche Experimente mit radioaktivem Eisen gut fundierte Auffassung anzuzweifeln, nach welcher der Eisenstoffwechsel grundsätzlich durch den Bedarf des Organismus nach Maßgabe der Eisenresorption durch die Darmschleimhaut reguliert wird, machte HEMMELER (1952) gegen die von GRANICK und MICHAELIS vertretene Hypothese des ferritinbedingten Mucosablocks geltend, daß im Tierversuch nur nach unphysiologisch hohen peroralen Eisengaben Ferritin in der Darmschleimhaut nachweisbar sei. Andererseits leugnen mehrere Autoren[6] nicht, daß es bei ausgesprochen pathologischen Zuständen, wie unter anderem hochgradigem Eiweißmangel zu einer Eisenüberschwemmung des Organismus kommen kann. Diese Vorstellung berührt sich eng mit der Annahme, nach welcher das Ferritin ein Reserveeisen in Zellschutzform darstellt. Auch die menschliche Placenta soll Ferritin enthalten[7], was für die Eisenversorgung des Feten bedeutungsvoll sein dürfte[8]. Wie oben bereits angedeutet, wird der farblose Eiweißanteil des Ferritins als Apoferritin bezeichnet, während das in Ferriform vorhandene Eisen maximal 23% beträgt. Ferritin kann als die „aktive Speicherform" des Eisens für den Bedarf des Organismus leichter mobilisiert werden als das Hämosiderin, welches unter Umständen jedenfalls zum Teil völlig unmobilisierbar bleibt[9].

---

[1] M. B. SCHMIDT 1940.   [2] FLEISCHHACKER und DITTRICH 1951.
[3] GRANICK und Mitarbeiter 1942—1949.   [4] HAUROWITZ 1948.
[5] Vgl. auch BEHRENS und TAUBERT 1952.   [6] HEMMELER 1952, SCHWIETZER 1952.
[7] GRANICK 1949, WÖHLER 1955.   [8] PRIBILLA 1954.   [9] SCHWIETZER 1952, PRIBILLA 1952/53.

* *Anmerkung bei der Korrektur:* Inzwischen wurde von KEIDERLING und WÖHLER (1954) eine elektrophoretische Methode zur quantitativen Bestimmung des Ferritins und des Apoferritins angegeben.

Die uns zu Gebote stehenden *histochemischen Eisennachweismethoden*, zu welchen außer der TURNBULL-Blau- und Berliner Blau-Reaktion bzw. ihren Modifikationen, z. B. die TURNBULL-Blau-Methode nach TIRMANN und SCHMELZER, auch gewisse eigens für die histochemische Technik ausgearbeitete Rhodanmethoden gehören[1], sind selbst ohne Vornahme der verschiedenen im einschlägigen Schrifttum angegebenen Demaskierungsverfahren des Eisens geeignet, gewisse Eisenablagerungen ohne Eigenfarbe zur Darstellung zu bringen. Dies gilt nicht nur für das bei der Verknöcherung der osteoiden Substanz, bei der Bildung der Hartsubstanzen des Zahnes[2] nachweisbare Eisen, sondern auch für die sog. Eisen- bzw. Kalkeiseninkrustationen, welche nicht immer pathologische Stoffwechselprodukte darstellen (positive Eisenreaktion der Sandkörper in Aderhautgeflechten und Zirbeldrüse[3]), des „Pseudokalks" im Gehirn[4]. Diese histochemischen Methoden sind der Schnittveraschung[5] überlegen, bei welcher das Gehirneisen in den Zentren des extrapyramidalen Systems offenbar infolge seiner zu geringen Konzentration nicht im Aschenbild erscheint. Andererseits gelingt es, mit Hilfe der für die histochemische Technik ausgearbeiteten Eisennachweismethoden an Organstücken makroskopisch das in Frage stehende Schwermetall selbst dann noch nachzuweisen, wenn es im mikroskopischen Schnitt nicht mehr erfaßbar ist. SPATZ (1922—1926) konnte auf diese Weise wichtige Aufschlüsse über den Ausbreitungstyp und die mengenmäßige Verteilung des physiologischen Gehirneisens und des Paralyseeisens (s. unten) ermitteln. Übrigens wurde im letzten Jahrzehnt eine makroskopische Berliner Blau-Methode modifiziert, die erfolgreich bei experimentellen Arbeiten über den Hämoglobinstoffwechsel Anwendung fand[6]. Desgleichen gelingt es mittels der Berliner Blau-Reaktion, eindrucksvoll den Eisenreichtum bei gewissen menschlichen Nierenhämosiderosen an Hand eines durch das ganze Organ geführten Längsschnittes zu veranschaulichen[7].

Obwohl der histochemische Nachweis des Schwermetalls keineswegs für eine erschöpfende Beurteilung des Eisenstoffwechsels und seiner Störungen ausreicht, ist nicht zu verkennen, daß in zunehmendem Maße die *bioptische Hämosiderinprobe* praktisch-klinische Bedeutung erlangt hat. Namentlich bei der oft schwierigen Differentialdiagnose zwischen Hämochromatose und ADDISONscher Krankheit wird neben dem Siderinnachweis in der durch Probeexcision gewonnenen Haut die bioptische Untersuchung der Leber nach Punktion oder Probelaparotomie empfohlen[8]. Manche Kliniker ziehen den bioptischen Siderinnachweis in der durch Probepunktion gewonnenen Magenschleimhaut vor, da sie hierin einen harmloseren Eingriff erblicken als in der Leberpunktion[9]. In ihren an einem großen Krankengut durchgeführten Untersuchungen enthalten bei der Hämochromatose die Hauptzellen, nicht hingegen die Belegzellen der Magenschleimhautdrüsen reichlich eisenpositives Pigment. Aus den gleichen Erwägungen heraus ist auch der histochemische Eisennachweis an exstirpierten Lymphknoten empfohlen worden[10]. Desgleichen hat man wiederholt im punktierten Knochenmark histochemisch nach Eisen gefahndet, wie oben bereits erwähnt wurde. Auch ist die Abnahme des gespeicherten Eisens unter dem Einfluß der spezifischen Behandlung bei der perniziösen Anämie auf Grund wiederholter Leberpunktionen laufend verfolgt worden[11]. Die keineswegs seltenen Hämosiderinablagerungen in der cürettierten Schleimhaut des Corpus uteri finden sich am reichlichsten bei

---

[1] KOCKEL 1930, SCHMELZER, ROMEIS 1948, ROULET 1948.   [2] HUECK 1927.
[3] HUECK 1912.   [4] SPATZ 1922—1926.   [5] K. F. SCHEID 1930.
[6] ROTHLIN, UNDRITZ und v. BIDDER 1945—1948.   [7] ALLEN 1951.
[8] FRANDSEN 1947, BÖHLKE 1950, FEDER und Mitarbeiter 1950, BEYERS und GITLOW 1951
[9] ALTHAUSEN und Mitarbeiter 1951.   [10] KRAININ und KAHN 1950.
[11] BANCHE und CUGNASCO 1951.

der puerperalen Endometritis[1]. Freilich hat der einst von einigen Autoren mit Einschränkung empfohlene bioptische Eisennachweis in dem durch Probepunktion oder Probeexcision[2] nach Trepanation gewonnenen Hirngewebe für die klinische Diagnostik der progressiven Paralyse keine praktische Bedeutung erlangt, weil er einen zu großen und dank der Fortschritte auf serologischem Gebiet entbehrlich gewordenen Eingriff bedeutet[3].

Bekanntlich gestattet der histochemische Nachweis nur eine Schätzung des vorhandenen Eisens. Folglich sind nach wie vor zur Ergänzung quantitativ-chemische Analysen unerläßlich, zumal mit ihrer Hilfe auch das histochemisch nicht erfaßbare Schwermetall nachgewiesen werden kann. Andererseits gestatten die histochemisch in Erscheinung tretenden Eisenablagerungen gewisse Rückschlüsse auf die quantitativ-chemischen Werte der einzelnen Organe, wie für die Leber[4], das physiologische Gehirneisen[5], das Paralyseeisen[6], die Mäusemamma[7], die menschliche Milz, Leber und Stauungslunge festgestellt worden ist, während eine quantitativ-chemische Analyse des Knochenmarks in bezug auf Eisen mit methodischen Schwierigkeiten verbunden ist[8].

Röntgenologisch erscheint nicht nur für die Lungenpathologie die Tatsache bemerkenswert, daß hochgradige Eisenpigmentablagerungen Verschattungen verursachen können. Als geistreicher Vorschlag kann in diesem Sinne gelten, das Röntgenbild der Parotis bei Verdacht auf Hämochromatose mit dem des Gesunden zu vergleichen, um bei einer dichteren Verschattung Rückschlüsse auf eine Eisenspeicherung zu ziehen[9]. Allerdings handelt es sich vom modernen Standpunkt hierbei keineswegs um eine zuverlässige diagnostische Methode von praktischer Bedeutung[10].

Die den quantitativ-chemischen Methoden anhaftenden Mängel sind nicht zuletzt durch den unterschiedlichen Blutgehalt der Organe und Gewebe bedingt. Deshalb hat man vielfach nach vorausgegangener Durchspülung der Gefäße den Eisengehalt quantitativ analysiert. Jedoch ist der Einwand erhoben worden, daß sich auf diese Weise das Gewebe nicht in ausreichendem Maße vom Blut befreien lasse. Ferner treten möglicherweise wasserlösliche Eisenverbindungen in die Spülflüssigkeit über. Diese Gedankengänge gaben Veranlassung, ein Verfahren auszuarbeiten, bei welchem das im Gewebe enthaltene Hämoglobin durch Salzsäurezusatz in salzsaures Hämatin übergeführt wird. Nunmehr erfolgt eine Extraktion des letzteren mit Alkohol und Äther, bevor nach feuchter Veraschung das Eisen im Gewebe in Anlehnung an die Serumeisenbestimmungsmethode von HEILMEYER und PLÖTNER quantitativ-chemisch analysiert wird[11]. Zur Kontrolle bestimmt man gleichzeitig die Eisenkonzentration des nicht extrahierten Gewebsbreies sowie des hämatinhaltigen Extraktes. Freilich läßt der auf diese Weise ermittelte Wert für das im Gewebe befindliche Eisen keinerlei Rückschlüsse in funktioneller Hinsicht zu; denn es entzieht sich der Kenntnis, wieviel Schwermetall etwa als Bestandteil lebenswichtiger Fermente bzw. als Speichereisen in aktiver oder weniger aktiver Form vorliegt.

Auch den pathologischen Anatomen interessiert heute sowohl bezüglich der Eisenanreicherung in Zellen und Geweben als auch hinsichtlich des Eisenmangelproblems das Verhalten des Serumeisenspiegels[12], dessen Bestimmung freilich in erster Linie eine Domäne der Klinik und physiologischen Chemie darstellt. Deshalb sei an dieser Stelle nicht näher eingegangen auf die einzelnen Methoden der

---

[1] WÄTJEN 1941/42.   [2] PETER 1924, PETTE 1925.   [3] JAHNEL 1930.
[4] HUECK 1912, W. SCHWARZ 1929.   [5] WUTH 1923.   [6] TINGEY 1937.
[7] RAWLINSON und PIERCE 1950.   [8] SCHAIRER und RECHENBERGER 1943, 1948.
[9] EPPINGER 1937.   [10] BÜCHMANN und SCHENZ 1948.   [11] KOOYMAN 1949.
[12] HEILMEYER und PLÖTNER 1940.

Serumeisenbestimmung, die Fraktionen des Serumeisens, die Kurve des Serumeisenspiegels nach enteraler und parenteraler Eisenzufuhr, die Eisenbindungskapazität des Serums usw. Auch die Untersuchung des roten Blutbildes ist vorzugsweise vom klinischen Standpunkt aus wichtig. Die Eisenbilanzversuche, die früher eine große Rolle spielten, sind heute wegen der ihnen anhaftenden Fehler gegenüber Experimenten mit radioaktivem Eisen in den Hintergrund getreten. Freilich ist nicht zu leugnen, daß nach exakten Eisenbilanzversuchen[1], allerdings ohne Berücksichtigung des schwierigen Problems der Eisenabgabe durch die Haut, der menschliche Eisenstoffwechsel vorwiegend durch Anpassung der Eisenresorption an den Bedarf des Organismus reguliert wird, während die Eisenexkretion durch Darm und Niere unter normalen und vielen pathologischen Bedingungen minimal ist[2]. Nach LINTZEL (1931) wird beim Erwachsenen durch eine tägliche Zufuhr von 0,9 mg Eisen der Stoffwechsel des genannten Schwermetalls im Gleichgewicht gehalten. Freilich muß beim kindlichen Organismus infolge der Wachstumsvorgänge die Eisenbilanz mehr oder weniger stark positiv werden[3]. Ohne im Rahmen dieses pathologisch-anatomischen Beitrags auf die physiologische Chemie des Eisenstoffwechsels in extenso einzugehen, sei im Hinblick auf die oben angedeuteten Angaben bezüglich der nicht in Hämform vorliegenden Eisenverbindungen, nämlich Hämosiderin, Ferritin, Siderophilin des Blutplasmas und der durch die Darmschleimhaut resorbierten Ferroionen[4] beiläufig erwähnt, daß auch eine Eisentransportfunktion des Serumalbumins erwogen worden ist[5], und daß Hund und Ratte bemerkenswerterweise offenbar sowohl Ferro- als auch Ferriionen durch die Darmschleimhaut resorbieren können[6].

Versuchen wir nunmehr unter kritischer Würdigung der mit den angeführten Methoden gewonnenen Forschungsergebnisse, jedoch unter bewußter Herausstellung des morphologisch und histochemisch Faßbaren eine Einteilung der einzelnen Formen der Eisenstoffwechselstörungen vorzunehmen, so würden sich folgende Gruppen unterscheiden lassen:

I. Eisenablagerungen infolge vermehrter Eisenresorption.
II. Eisenablagerungen infolge Zerfalls von Erythrocyten, Muskulatur und sonstiger Zell- und Gewebseinschmelzung.
III. Eisenablagerungen auf Grund einer intermediären Eisenstoffwechselstörung, speziell bei Infekten und verwandten Abwehrprozessen des Organismus.
IV. Eisenablagerungen auf Grund sonstiger Störungen der Eisenverwertung.
V. Eisenablagerungen in Gestalt von Eisen- bzw. Kalkeiseninkrustationen.
VI. Eisenablagerungen unbekannter Bedeutung.

Da sich die Natur bekanntlich niemals in ein starres Schema pressen läßt, ist uns bewußt, daß auch dieser Einteilung Mängel anhaften, indem Überschneidungen vorkommen, manchmal sogar eine exakte Rubrifizierung unmöglich ist. Ohne die vorläufig weitgehend im Bereich des Funktionellen und Humoralen befindlichen Eisenstoffwechselstörungen nach Läsionen des ZNS[7] näher einzugehen, interessieren endlich die morphologischen Befunde bei der

VII. Eisenmangelkrankheit.

I. Eisenablagerungen infolge vermehrter Eisenresorption (Hämochromatose).

Zu den wesentlichsten Kennzeichen der Hämochromatose gehört die excessive Speicherung histochemisch nachweisbaren Eisens in den Epithelien zahlreicher

---

[1] LINTZEL 1931, McCANCE und WIDDOWSON 1937/38.
[2] McCANCE und WIDDOWSON 1938, HAHN, BALE, HETTIG, KAMEN und WHIPPLE 1939, GRANICK 1946, GILLMAN und IVY 1947, DUBACH, CALLENDER und MOORE 1948.
[3] SCHÄFER 1953. [4] HEUBNER 1924. [5] THEDERING 1949. [6] PIRRIE 1950.
[7] SCHÄFER und BOENECKE 1949.

Organe wie Leber, Bauchspeicheldrüse, Mundspeichel- und Tränendrüsen, Magen-Darmkanal, Gallengängen, Nebennieren, Hypophyse, Schilddrüse, Epithelkörperchen, seltener auch des Hodens, des Ovars und des Thymusrestes. Ferner ist Eisen in den Schleimdrüsen der oberen Luftwege, im Ductus deferens und im Bereiche der Samenblasen nachgewiesen worden. Über die Grenzen des RES hinaus befindet sich ferner Eisen im Mesenchym, z. B. in Endothelien, Adventitialzellen und sonstigen Bindegewebszellen der Cutis, seltener in Epidermisepithelien[1] sowie in den Synovialmembranen der Gelenke, der Skelet- und Herzmuskulatur. Auf die diagnostische Bedeutung des Eisennachweises in der Haut wurde einleitend bereits hingewiesen; jedoch sind auch einwandfreie Hämochromatosefälle ohne Siderinablagerungen in der Haut publiziert worden[2], während andererseits intracutanes Eisenpigment nicht unbedingt für eine Hämochromatose beweisend ist; denn freilich kann es sich hierbei eventuell um Blutungsreste handeln (s. II). Auffallend gering ist hingegen oft die Hämosiderose von Milz und Knochenmark. Allerdings liegen auch Beobachtungen über beträchtliche Milzpulpahämosiderose vor[3]. Auch ist über hämosiderinhaltige Zellen im Milzpunktat bei Hämochromatose berichtet worden[4]. Lubarsch (1927) sah gelegentlich bei Lebercirrhosen im allgemeinen Eisenpigmentablagerungen jeglicher Lokalisation (Pulpa, Trabekel, Kapsel). Auch das Knochenmark kann reichlich Hämosiderin enthalten[5]. Bemerkenswerterweise befindet sich in den Nieren histochemisch wenig oder sogar kein Eisen[6]. Wiederholt ist darauf hingewiesen worden, daß namentlich die Hauptstückepithelien im Gegensatz zu den Schaltstücken, Henleschen Schleifen und Sammelröhren fast hämosiderinfrei sind[7]. Im Gehirn bleibt in einigen Fällen des Schrifttums die Eisenspeicherung nicht auf die Aderhautgeflechte beschränkt, welche zu den durch Massenablagerung von Eisenpigment ausgezeichneten Orten bei der Hämochromatose gehören[8]. Während einerseits[9] über eine Vermehrung des „physiologischen Gehirneisens" bei der Hämochromatose berichtet worden ist, wurde andererseits[10] darauf hingewiesen, daß der Eisengehalt des Gehirns nicht histochemisch, wohl aber quantitativ-chemisch bis etwa auf das Doppelte vermehrt sei. Wichtig sind die Untersuchungen von Cammermeyer (1947), nach denen histochemisch nachweisbare Eisenablagerungen nicht nur im Plexus chorioideus, sondern auch in den weichen Häuten, im Ependym und in der subependymalen Glia des 4. Ventrikels sowie in bestimmten paraventrikulären Gebieten des Zwischen- und Endhirns angetroffen werden. Ferner fand dieser Autor eine spärliche intracelluläre Eisenspeicherung der Großhirn- und Kleinhirnrinde sowie der Ganglien des peripheren autonomen Nervensystems. Die Durchsicht des Schrifttums ergibt überdies einen Fall von Hämochromatose mit ungewöhnlicher Beteiligung des ZNS[11]. Letzterer war gekennzeichnet durch hochgradige Eisenpigmentierung von Hirnbasis, Hirnstamm, Rückenmark und weichen Häuten, ohne daß sich zentralnervöse Parenchymschädigungen bzw. deren Residuen nachweisen ließen. Allerdings wird anamnestisch ein Unfall mit Verlust eines Auges erwähnt, so daß sich vielleicht eine vorausgegangene Subarachnoidalblutung nicht absolut sicher ausschließen läßt. Bei einer anderen Beobachtung[12] fanden sich außer Plexussiderose Eisenpigmentkörner in Capillarendothelien der Großhirnrinde und beträchtliche perivasculäre Eisenablagerungen in Brücke und Mittelhirn, die möglicherweise ebenfalls Blutungsreste darstellten und infolgedessen nicht sicher der Hämochromatose zur Last zu legen sind.

---

[1] Petrides und Wild 1948, Fishback 1939.   [2] Beckmann 1952.
[3] Bork 1928, Petrides und Wild 1948, Oebike 1950.   [4] Moeschlin 1947.
[5] Askanazy 1927, Rath und Finch 1948, Wenderoth 1949.
[6] Büchmann und Schenz 1948.   [7] B. Walthard 1947.   [8] Rössle 1930.
[9] Wohlwill 1925.   [10] Sheldon 1927.   [11] Bauer 1928.   [12] Herzenberg 1926.

Zweifellos auf einen Blutzerfall sind hingegen jene Eisenpigmentablagerungen im Bereich des ZNS und seiner weichen Häute zu beziehen, welche von META A. NEUMAN (1948) unter der nicht sehr glücklichen Bezeichnung „Hämochromatosis of the Central Nervous System" beschrieben worden sind. Auf diese Eisenbefunde werden wir noch unten zurückkommen, da sie zum Blutzerfalleisen und infolgedessen nicht zur echten Hämochromatose gehören. Daß die Eisenablagerungen bei der echten Hämochromatose auffällige Übereinstimmungen mit denen bei der Thalassämie aufweisen, wird unten (Abschnitt II) näher zu erörtern sein.

Außer eisenpositivem Pigment werden bei der Hämochromatose bekanntlich auch eisennegative Pigmente abgelagert. Während die Haut, seltener auch die Mundschleimhaut eine Melanose zeigt, findet man im Bindegewebe und in der glatten Muskulatur zahlreicher Organe das sog. Hämofuscin des älteren Schrifttums, dessen Ceroidcharakter neuerdings diskutiert wird[1]. Ferner gehören zum typischen Bild der Hämochromatose Bindegewebsproliferationen. Sie spielen eine Rolle bei der meist hypertrophischen, seltener atrophischen Form der Lebercirrhose[2] sowie bei der Pankreascirrhose, gelegentlich auch Fibrosen bzw. Cirrhosen anderer Organe und Gewebe (Herzmuskulatur[3], Mundspeicheldrüsen, Schilddrüse, Hypophyse, seltener Nebennieren). Bemerkenswert ist in diesem Zusammenhang, daß bei der kongenitalen cystischen Pankreasfibrose nicht nur Hämosiderose der Leber[4] sondern auch Lebercirrhose und vernarbende Myokarditis beobachtet worden ist[5]. Endlich stellt nach SHELDON (1934) die Hypoplasie der Sexualorgane ein weiteres Kardinalsymptom der Hämochromatose dar. Mehrere ausführliche Arbeiten[6] geben eine Darstellung über alle bei der Hämochromatose bekanntgewordenen Organ- und Gewebsveränderungen. Es sei deshalb auf diese Arbeiten verwiesen, da an dieser Stelle lediglich die in Frage stehende Eisenstoffwechselstörung zu erörtern ist. Bemerkt sei jedoch in diesem Zusammenhang, daß es zur Zeit noch durchaus zur Diskussion steht, ob das gesamte Krankheitsbild der Hämochromatose ausschließlich auf die abnorme Eisenanreicherung zurückgeführt werden darf. Außer in den beschriebenen, oft excessiven Hämosiderinablagerungen manifestiert sich die Eisenstoffwechselstörung der Hämochromatose im Verhalten des Serumeisenspiegels, welcher in der Regel erhöht ist oder sich wenigstens an der oberen Grenze der Norm zu bewegen pflegt[7]. Gleichzeitig ist die Eisenbindungskapazität weitgehend erschöpft[8].

Allerdings liegen im Schrifttum auch einige Mitteilungen über normale[9], ja sogar erniedrigte Eisenwerte vor. Dies ist nicht überraschend, wenn man, abgesehen von den unterschiedlichen Untersuchungsmethoden der einzelnen Autoren, den Schwankungen des Serumeisenspiegels schon im Bereich des physiologischen, namentlich aber die Möglichkeit des Vorkommens interkurrenter Infektionen bei dieser ausgesprochen chronischen Stoffwechselkrankheit berücksichtigt[10].

Vielfach begnügt man sich heute nicht mehr mit einer einmaligen Serumeisenbestimmung, sondern ermittelt an Hand wiederholter Serumeisenanalysen nach parenteraler Eisenzufuhr die Eisenbelastungskurve.

---

[1] HEDINGER 1953.   [2] ALTHAUSEN und Mitarbeiter 1951.   [3] HOWARD 1954 u. a.
[4] ANDERSSON 1950.   [5] WISSLER und ZOLLINGER 1945/46.
[6] M. B. SCHMIDT 1940, BÜCHMANN und SCHENZ 1948, FINCH und FINCH 1955.
[7] HEILMEYER und PLÖTNER 1937, VANNOTTI und DELACHAUX 1942, AUSSANNAIRE und LAFONTAINE 1946, FRANDSEN 1947, BÜCHMANN und SCHENZ 1948, GRANICK 1949, BÖHLKE 1950, HEMMELER 1951, HOUSTON und THOMPSON 1952.
[8] Hemochromatosis versus Addison's disease 1950, FINCH, HASKINS und FINCH 1950.
[9] SCHMIDT 1949.   [10] FRANDSEN 1947.

Bei einem Fall von typischer Hämochromatose, welcher in dieser Richtung untersucht wurde[1], kehrte bereits 1 Std nach der Injektion von 10 mg Eisenlactat der Serumeisenspiegel wieder zu seinem Ausgangswert zurück. Folglich war das Schwermetall ungewöhnlich rasch aus dem Kreislauf verschwunden. Da eine vermehrte Eisenexkretion durch den Urin nicht in Frage kommt, neigte der Untersucher trotz aller Vorsicht, die bei der Auswertung solcher kurzfristiger Versuche in Anbetracht des chronischen Verlaufes der Hämochromatose am Platze ist, zu der Auffassung, diese Beobachtung als Hinweis auf eine abnorme Retention des Eisens in der Leber, vielleicht auch in anderen Organen zu deuten. Nach peroraler Eisenzufuhr wurde ein schwächerer Anstieg des Serumeisenspiegels als bei gesunden Kontrollpersonen festgestellt.

Auf Grund gleichartiger Versuchsergebnisse[2] wandert das zugeführte Eisen offenbar so schnell aus der Blutbahn ins Gewebe ab, daß kaum ein nennenswerter Serumeisenanstieg zu verzeichnen ist. Übrigens haben neuere Experimente mit radioaktivem Eisen (s. unten) tatsächlich einwandfrei bewiesen, daß die Organe bei Hämochromatose mehr Eisen speichern als unter normalen Bedingungen.

Bemerkenswerterweise ist nach GRANICK (1949) und HEILMEYER 1954/55 an der Eisenspeicherung bei der Hämochromatose außer dem Hämosiderin auch Ferritin beteiligt; denn diesem Forscher gelang die Darstellung typischer Ferritinkristalle bei einer echten Hämochromatose mit Lebercirrhose, und zwar nicht nur im Bereich der Duodenalschleimhaut, sondern auch in der Leber. Hieraus wurde gefolgert, daß die Bildung weder von Eisenhydroxydmicellen noch der am Ferritin- bzw. Apoferritinaufbau beteiligten Enzyme bei der Hämochromatose gestört ist. Gut in Einklang mit der Feststellung, daß Ferritin an der Eisenspeicherung beteiligt ist, steht die Beobachtung, nach welcher bei eisenarm ernährten Hämochromatosepatienten im Anschluß an wiederholte Aderlässe eine schnellere Regeneration der Erythrocyten erfolgt als beim Gesunden[3]; denn es steht ja — jedenfalls bei einem Teil der in dieser Richtung untersuchten Hämochromatosefälle — Speichereisen in aktiver Form zur Verfügung, während das Hämosiderin nach GRANICK günstigenfalls nur relativ langsam für die Erythropoese nutzbar gemacht werden kann.

Da Ferritin vasodepressorisch wirkt, wurde gelegentlich ein Schocktod bei Hämochromatose durch den plötzlichen Einbruch von Ferritin oder Apoferritin in die Blutbahn erklärt[4], zumal sich autoptisch weder eine Perforation noch eine Pankreatitis nachweisen ließ, welche dieses klinische Bild hätte erklären können. Wahrscheinlich beruht der vasodepressorische Effekt des Ferritins nicht auf der Eisenkomponente[5]; denn das eisenfreie Apoferritin besitzt die gleiche blutdrucksenkende Wirkung.

Angesichts des gelungenen Ferritinnachweises bei echter Hämochromatose ist größte Vorsicht geboten, den Eiweißmangel als ätiologischen Faktor bei der Eisenspeicherungskrankheit zu überschätzen, obwohl wiederholt Pigmentcirrhosen der Leber bzw. hämochromatoseartige Krankheitsbilder auf dem Boden der Hungerkrankheit beschrieben worden sind[6] (vgl. auch II B). Bemerkt sei bereits an dieser Stelle, daß wir bei den hungerbedingten hämochromatoseartigen Krankheitsbildern des uns zugänglichen Schrifttums Anhaltspunkte für das Vorliegen eines manifesten oder latenten Diabetes (Bronzediabetes!) vermissen,

---

[1] HOWARD 1954 u. a.   [2] HEMMELER 1951.
[3] FINCH und Mitarbeiter 1950, BEYERS und GITLOW 1951, DAVIS und ARROWSMITH 1952, HOUSTON 1953.
[4] TAYLOR und Mitarbeiter 1951. KAPPELER 1956.   [5] GRANICK 1949.
[6] LUBARSCH 1921, KALK 1950, SCHWIETZER 1952.

und daß, wie unten näher ausgeführt, speziell ein Phosphatverlust bei Hunger- und Fehlernährungen erwogen werden muß, wie PRIBILLA (1952) unter Bezugnahme auf die Ausführungen von SCHWIETZER betont hat. Mithin muß vorläufig das Problem der Eiweißstoffwechselstörung bei der Hämochromatose, speziell bezüglich der vermehrten Eisenresorption vorläufig noch als weitgehend ungeklärt betrachtet werden[1], obwohl grundsätzlich die Möglichkeit zugegeben werden muß, daß das seines Zellschutzes beraubte Eisen zu Eiweißausfällungen und Nekrosen führen könnte[2]. Unten wird zu erörtern sein, ob bzw. bis zu welchem Grade die experimentelle Krankheitsforschung tiefere Einblicke in die Pathogenese der Hämochromatose gewährt.

Experimentelles zum Hämochromatoseproblem.

Da die Hämochromatose eine Eisenspeicherungskrankheit darstellt, liegt es auf der Hand, daß viele Versuche unternommen worden sind, beim Tier durch parenterale Zufuhr von verschiedenartigen Eisenverbindungen das in Frage stehende Krankheitsbild zu reproduzieren, zumal Eisen ja nur in minimaler Menge vom Organismus ausgeschieden wird. Derartige Experimente stellen gleichsam ein Anologon zu jenen Arbeiten der „Cholesterinära" dar, welche die excessive Cholesterinzufuhr beim Kaninchen zum Gegenstand hatten, vorwiegend mit der Zielsetzung, auf diese Weise der Atherosklerose entsprechende Lipoidablagerungen in den Arterienwänden zu erzeugen[3]. Einige Autoren transfundierten zu diesem Zweck Kaninchen über eine längere Zeit hin Blut, andere applizierten intravenös Eisenchlorid und andere Eisenverbindungen. Nur ausnahmsweise wurde in derartigen Versuchen beim Kaninchen die Entwicklung einer Lebercirrhose beobachtet[4]. Mehrere großangelegte Übersichtsarbeiten, auf die hier verwiesen werden muß, betreffen das sehr umfangreiche diesbezügliche ältere Schrifttum[5]. Nach Injektionen von Ferronascin „Roche" bei Kaninchen ist eine Eisenspeicherung im RES, später auch in den Leberzellen, jedoch ohne ein hämochromatoseartiges Krankheitsbild mit den entsprechenden Fibrosen beobachtet worden[6]. Neuere Versuche anderer Autoren führten grundsätzlich zu dem gleichen Resultat[7]. NISSIM (1955) berichtete über eine mit Degeneration und Atrophie der Samenkanälchen einhergehende Siderose des Interstitiums der Hoden bei Mäusen nach intravenöser Applikation von extrem hohen Dosen „Irondextran-complex". Mithin muß offenbar bei der Pathogenese der Hämochromatose außer der gesteigerten Eisenresorption noch ein anderer Faktor hinzukommen. Freilich hat man zugunsten einer cirrhogenen Wirkung des bei der Hämochromatose excessiv angereicherten Eisens geltend gemacht, daß nach bioptischen Leberuntersuchungen bei Frühfällen von Hämochromatose die Siderose der Cirrhose zeitlich offenbar vorausgeht, und daß ein Eisenentzug durch Aderlässe nicht nur eine Verminderung der Eisenpigmentablagerung, sondern angeblich auch einen Rückgang der Bindegewebsproliferationen bewirken soll[8]. EPPINGER (1937) sah außer einer Sternzellsiderose eine Eisenpigmentablagerung in degenerierenden Leberzellen des Kaninchens nur dann, wenn er die intravenöse Zufuhr kolloidalen Eisens mit der Verabreichung von Lebergiften wie Phosphor und Oleum pulegi kombinierte. Vieles dürfte deshalb dafür sprechen, daß Eisen allein nicht zellschädigend und cirrhogen wirkt. Allerdings sei ausdrücklich betont, daß nach KALK (1953), welcher sich auf ausgedehnte eigene bioptische

---

[1] HEMMELER 1952.   [2] SCHWIETZER 1951/52.
[3] ROUS und OLIVER 1918, CAPPEL 1930, MENKIN 1933 u. a.   [4] POLSON 1933.
[5] LEUPOLD 1925, STARKENSTEIN 1934, M. B. SCHMIDT 1940.   [6] STUDER 1948.
[7] HEMMELER 1951/52, PRIBILLA 1953.   [8] Haemochromatosis. Leitartikel Lancet 1952.

und laparoskopische Untersuchungen stützt, die Eisenüberladung bei der Hämochromatose eine Lebercirrhose hervorzurufen vermag; denn es gibt Frühfälle, die bereits eine Hypersiderämie aufweisen, jedoch zunächst eine Lebercirrhose vermissen lassen. Mithin ist nach KALK, speziell im Frühstadium, die Lebercirrhose für die Hämochromatose, welche man zweckmäßigerweise als „Siderophilie" bezeichnen sollte, nicht obligatorisch.

Wichtig dürften in diesem Zusammenhang auch jene Experimente sein, welche nicht hämolytisch bedingte Organsiderosen bzw. auch andere pathologische Veränderungen ohne parenterale Eisenzufuhr zum Gegenstand haben. Beim entpankreatisierten Kater wurde eine Siderose der allerdings nicht cirrhotischen Leber sowie der Milz, der Nieren und Lymphknoten in Verbindung mit einer Atrophie und Siderose der Hoden beobachtet[1]. Nach Unterbindung des Pankreasausführungsganges in Verbindung mit toxischer Leberschädigung und Verabreichung eisenreicher Nahrung im Tierversuch tritt Hämosiderose und Glykosurie auf[2]. Kobaltmangel beim Rind sowie Pyridoxinmangel beim Schwein haben ebenfalls hochgradige Eisenpigmentablagerung der Organe zur Folge[3]. Gleiches soll auch für den Alloxandiabetes des Kaninchens gelten[4]. Berechtigt erscheint freilich die Warnung, derartige tierexperimentelle Untersuchungsergebnisse in ihrer Bedeutung für das Problem der menschlichen Hämochromatose zu überschätzen[5]; denn abgesehen davon, daß es sich um kurzfristige Versuche handelt, wurde der Einwand erhoben, es sei nicht quantitativ-chemisch der exakte Beweis erbracht, daß der Eisengehalt des Gesamtorganismus auf Grund einer vermehrten Eisenresorption tatsächlich angereichert ist. Folglich könnten diese Eisenpigmentablagerungen vielleicht auf einer intermediären Eisenstoffwechselstörung beruhen. Demgegenüber ist eine quantitativ gesicherte Eisenanreicherung in Milz, Lymphknoten und Darmzottenstroma nach Verabreichung von Katechin beschrieben worden[6]. Tatsächlich gibt es Siderosen von Leber und Milz nach Fehlernährungen ohne vermehrte Eisenresorption bei Mäusen auf Grund von Fett- und Cholesterinverfütterung. Während sich hierbei eine exogene Siderose sicher ausschließen läßt, kommt einerseits ein vermehrter Zerfall von Erythrocyten und Skeletmuskulatur, andererseits auch eine Eisenphanerose infolge Änderung der Bindungsverhältnisse des Schwermetalls in Betracht[7]. Neuerdings ist nun tatsächlich wiederholt über Organsiderosen berichtet worden, bei denen eine Vermehrung des Gesamteisenbestandes sichergestellt und ein Anstieg der Eisenresorption bewiesen werden konnte. So erzielten FINCH und Mitarbeiter (1950) bei Hunden im Vergleich zu normal ernährten Kontrolltieren eine hochgradige Eisenpigmentablagerung der Organe, wenn sie über Monate eine aus Getreideschrot bestehende Mangeldiät mit Zusatz von 2%igem Eisencitrat verabfolgten. Die Gesamteisenmenge der in dieser Weise fehlernährten Hunde war 10—30mal größer als die der normal ernährten Kontrolltiere, und zwar auch dann, wenn letztere zusätzlich Eisencitrat bekommen hatten. Im übrigen beobachteten die genannten Autoren, nach deren Ansicht im Gegensatz zu anderen Forschern excessiv angereichertes Eisen vielleicht doch toxisch wirkt und Fibrosen verursacht, daß bei Hunden die primäre Ablagerungsstelle des Eisens von der Form abhängig ist, in welcher das Schwermetall zugeführt wird. Allmählich erfolgt progressiv ein Abtransport des Eisens in die Leber, nach deren Überfüllung die übrigen speicherfähigen Zellen des Organismus gleichsam als sekundäre Eisenreceptoren mit dem in Frage stehenden Schwermetall beladen werden. Diese Hundeversuche sind als Hinweis auf die Bedeutung des Eiweiß-

---

[1] TAYLOR, STIVEN und REED 1931.   [2] HERBUT und TAMAKI 1946.
[3] CARTWRIGHT 1947.   [4] HERBUT, WATSON und PERKINS 1946.
[5] KRAININ und KAHN 1950.   [6] GABE 1950.   [7] SCHETTLER 1949.

mangels für die vermehrte Eisenresorption angesprochen worden[1]; jedoch muß auch das Fehlen anderer „Wirkstoffe" in Erwägung gezogen werden. Es liegen Mitteilungen vor, nach denen Aderminmangel einen Anstieg des Serumeisens und eine Organsiderose zur Folge hat[2].

Wichtig ist der Nachweis, daß bei Ratten nach Verfütterung einer phosphatarmen Diät (Maisschrot mit Eisenzusatz) eine erhebliche Organsiderose in Verbindung mit Hypersiderämie und verminderter Eisenbindungskapazität des Serums auftritt[3]. Durch Phosphatzulage konnte die Eisenresorption wieder vermindert werden. Darüber hinaus ließ sich wahrscheinlich machen, daß nicht nur das Vorhandensein von Phosphat-Phosphor, sondern auch das Verhältnis von Eisen zu Phosphor für die Resorption des in Frage stehenden Schwermetalls eine ausschlaggebende Rolle spielt. Diese Tierexperimente sind auch für die Deutung humanpathologischer Beobachtungen wichtig. GILLMAN und Mitarbeiter (1944—1947) beschrieben nämlich eine zweifellos auf vermehrter Eisenresorption beruhende Eisenspeicherung der Leber bei pellagrakranken südafrikanischen Negern, deren Nahrung vorwiegend aus Maisbrei bestand, welcher in eisernen Töpfen zubereitet wurde. Diese Befunde stellen gleichsam ein ungewolltes Experiment zum Hämochromatoseproblem dar. Während die Mangelkost fraglos erst die Voraussetzungen für die vermehrte Eisenresorption schaffte, stellte der Eisengehalt der Kochgeräte die Quelle für das reichliche Eisenangebot bei dieser Kostform dar[4]. Die Beobachtungen von GILLMAN und Mitarbeitern sind für das Hämochromatoseproblem auch deshalb wichtig, weil außer dem eisenhaltigen Pigment, welches die Autoren aus formalen Gründen als Cytosiderin bezeichneten, eisenfreies „Cytolipochrom" abgelagert wurde und sich überdies nach einer vorherigen Fettinfiltration eine Lebercirrhose entwickelt. Dennoch geht es nicht an, die chronische Pellagra der südafrikanischen Neger mit der echten Hämochromatose zu identifizieren. Gegen letztere spricht die andere Altersverteilung, indem GILLMANNS Untersuchungsgut meist Patienten unter 40 Jahren betraf, ferner das gleich häufige Vorkommen bei beiden Geschlechtern, das Fehlen des Diabetes mellitus und die Häufigkeit des Leidens innerhalb des fehlernährten Personenkreises, während bei zahlreichen Fällen der an sich seltenen echten Hämochromatose eine Fehl- oder Mangelernährung mit größter Wahrscheinlichkeit ausgeschlossen werden kann[5]. Übrigens übten auch HIGGINSON und Mitarbeiter (1953), welche keine konstante Beziehung zwischen Eisenablagerung und Fibrose feststellen konnten, Kritik an der von GILLMAN vertretenen Auffassung bezüglich der Ätiologie des in Frage stehenden hämochromatoseähnlichen Krankheitsbildes. Trotz Anerkennung der großen Bedeutung dieser Forschungsergebnisse für unsere Kenntnis vom Eisenstoffwechsel im allgemeinen und für das Hämochromatoseproblem im besonderen finden sich also bei der chronischen Pellagra der südafrikanischen Neger wesentliche Unterschiede gegenüber der relativ seltenen echten Hämochromatose.

Die Fülle von neuem Tatsachenmaterial, welches die Eisenstoffwechselforschung der letzten Jahre zutage gefördert hat, mußte zwangsläufig eine Revision der Vorstellungen vom Wesen der Eisenstoffwechselstörung bei der Hämochromatose zur Folge haben. Die alte Auffassung, nach welcher ein gesteigerter Blutzerfall als Ursache für die abnorme Eisenablagerung anzuschuldigen sei[6], ist allmählich ganz in den Hintergrund gedrängt worden[7]. Der Nachweis wiederholter Hämolysen spricht sogar gegen das Vorliegen einer echten Hämo-

---

[1] SCHWIETZER 1952.   [2] GUBLER und Mitarbeiter 1949.
[3] HEGSTEDT und Mitarbeiter 1949, WYATT und HOWELL 1953.
[4] WALKER und ARVIDSSON 1950.   [5] Hemochromatosis versus Addison's disease 1950.
[6] RÖSSLE 1930 u. a.   [7] M. B. SCHMIDT 1940.

chromatose[1]. Bereits 1899 wurde einmal das in Frage stehende Krankheitsbild als Eisenstoffwechselstörung charakterisiert, bei welcher vermutlich eine Retention oder verringerte Ausfuhr des Schwermetalls vorliege[2]. Wenige Jahrzehnte später konnte man bereits namentlich wegen des Fehlens einer nennenswerten Anämie das Wesen der Stoffwechselstörung auf eine gesteigerte Eisenspeicherung beziehen, also nicht auf einen pathologischen Blutzerfall[3]. Eindeutig gegen die Blutzerfallstheorie sprachen klinische Untersuchungen[4], nach denen der Blutmauserungsindex bei der Hämochromatose nicht erhöht ist. Überdies wurde auf die unterschiedliche Lokalisation der Eisenablagerungen bei Hämochromatose einerseits, bei hämolytischen Vorgängen andererseits hingewiesen[1]. Während nämlich die Hämochromatose Leber, Bauchspeicheldrüse, Haut, Epithel des Verdauungsschlauches, verschiedener inkretorischer Organe und des Plexus chorioideus bevorzugt, sind die Hämosiderosen bei hämolytischen Anämien vornehmlich im Bereich des RES lokalisiert. Dies schließt allerdings nicht sicher aus, daß auch auf dem Boden eines vermehrten Blutzerfalls eine Leberzellhämosiderose resultieren kann, wie excessive Eisenablagerungen nach wiederholten Bluttransfusionen beweisen[5]. Fehlt mithin im allgemeinen eine Anämie, so kann die Hämochromatose manchmal doch mit Perniciosa-artigen Veränderungen des Blutes und des Knochenmarks einhergehen[6]. EPPINGER vermutete den Schwerpunkt der Stoffwechselstörung in einer Unfähigkeit des Organismus, speziell des RES und der Leber, das bei der Häminbildung frei gewordene Eisen in entsprechender Weise weiterzuleiten. Diese Auffassung berührt sich eng mit der jüngst vertretenen Hypothese, daß eine erhöhte Gewebsaffinität für Eisen vorliege[7]. Gegen die Hypothese, daß das beim Hämoglobinabbau freigewordene Eisen infolge toxischer Leberzellschädigung im Blutkreislauf und RES verbleibe[8], läßt sich der Einwand erheben, daß ja die Leberzellen bei der Hämochromatose stark an der Eisenspeicherung beteiligt sind. Andererseits hat man wiederholt ursächlich eine Leistungsschwäche der Leber und des RES hinsichtlich der Eisenverarbeitung angeschuldigt[9]. Nachdem diese Zellgruppen mit Eisen überladen und infolgedessen für das weitere mit dem Blut zugeführte Eisen blockiert seien, sollte anschließend eine Eisenablagerung in den Epithelien der Speichel- und anderer Drüsen erfolgen. Von vielen Fachforschern ist die Hämochromatose zu den Thesaurismosen gerechnet worden[10]. Da bei der Hämochromatose außer Eisen auch Kupfer abnorm gespeichert wird, ist übrigens von DARNIS (1955) auch eine BAL-Therapie zwecks Ausschwemmung der Schwermetalle durch die Niere erwogen worden. Von diesem Blickpunkt aus betrachtet, stellt sie freilich heute nicht mehr ausschließlich eine celluläre Speicherung dar; denn die oben erörterte Hypersiderämie beweist ja, daß sich die Eisenanreicherung des Organismus auch im humoralen Bereich manifestiert. Dies muß namentlich deshalb betont werden, weil SHELDON (1934), eine abnorme Affinität der speicherfähigen Zellen für Eisen annehmend, einen niedrigen Eisengehalt des Serums bei der Hämochromatose vermutet hatte. Nach dem letztgenannten Autor kann übrigens die abnorme Anreicherung des Organismus mit Eisen auf 20, eventuell sogar bis auf 50 g gegenüber 4—5 g beim Normalen letzten

---

[1] WARREN und DRAKE 1951.   [2] ANSCHÜTZ 1899.   [3] HERZENBERG 1926.
[4] EPPINGER 1937, HEILMEYER 1937.
[5] LEVINSON und LIMARZI 1947, SCHWARTZ und BLUMENTHAL 1948, WYATT und GOLDENBERG 1949, COTTIER 1952 u. a.
[6] KOSZEWSKI 1952.   [7] REMY 1953.
[8] VANNOTTI und DELACHAUX 1942, FRANDSEN 1947.
[9] M. B. SCHMIDT 1940, EPPINGER 1937.
[10] EPPINGER 1937, LETTERER 1939, BÜCHNER 1950, HEMMELER 1951, M. B. SCHMIDT 1940.

Endes nur auf einer sich über Jahrzehnte erstreckenden vermehrten Eisenresorption durch den Darm beruhen. Hierfür ist durch neuere Untersuchungen mit radioaktivem Eisen bei einschlägigen Fällen der exakte Beweis erbracht worden[1]. Aus Untersuchungen von FINCH und Mitarbeitern (1949) geht hervor, daß nach Injektion von Radioeisen nur geringe Quantitäten desselben in den Erythrocyten wieder auffindbar sind; folglich wird mehr Eisen gespeichert, als für den Aufbau der Erythrocyten nötig ist. Hierin manifestiert sich in der Tat eine abnorme Affinität der speicherfähigen Gewebe für Eisen. Durch mehrere neuere Arbeiten ist dieser Befund bestätigt worden, wenn auch das Ausmaß der Eisenresorption nach Verabreichung der Testdosis bei einzelnen Fällen Unterschiede aufwies[2]. Infolgedessen erblickt heute die Mehrzahl der Forscher in einer gesteigerten Eisenresorption durch das Duodenum bzw. Jejunum einen ausschlaggebenden pathogenetischen Faktor der Hämochromatose[3]. HEILMEYER (1954) verlegt den Schwerpunkt der Stoffwechselstörung auf ein primäres Versagen der Einfuhrregulation für Eisen, während nach HARVIER und Mitarbeitern (1953) eine primäre Stoffwechselstörung der Leberzelle ausschlaggebend sein soll.

Freilich findet sich pathologisch-anatomisch bemerkenswerterweise am Darm kein Substrat für diese abnorme Eisenresorption[4]. Um so verständlicher ist es, daß auch eine nervös-hormonale Fehlsteuerung von seiten übergeordneter Zentren (Hypophysenzwischenhirnsystem) in Erwägung gezogen ist[5]. Eindrucksvoll dokumentiert sich hierin, wie sehr sich heute der Schwerpunkt der Krankheitsforschung vom Deskriptiv-Morphologischen zur funktionellen Pathologie verschoben hat. Hält man an der von GRANICK entwickelten tierexperimentell fundierten, allerdings von HEMMELER (1952) stark angezweifelten Auffassung fest, nach welcher das Ferritin bei der Regulierung der Eisenresorption eine wesentliche Rolle spielt, so bereitet die Tatsache, daß bei der Hämochromatose Ferritin in Leber und Duodenalschleimhaut nachgewiesen worden ist, erhebliche Schwierigkeiten, die vermehrte Eisenresorption zu erklären. Infolgedessen versuchte GRANICK (1949) die Hypothese zu begründen, daß die Zellen im Organismus bei Hämochromatose stärker als sonst Eisen zu reduzieren vermögen. Dieses abwegige Verhalten sei entweder durch eine vermehrte Wirksamkeit der reduzierenden Fermente oder durch eine abgeschwächte Funktion der oxydierenden Zellenzyme zu erklären. Somit würde letzten Endes die Eisenstoffwechselstörung der Hämochromatose auf einer Funktionsstörung gewisser Enzymsysteme beruhen und könnte demnach jenen angeborenen Stoffwechselstörungen an die Seite gestellt werden, welche man auf anlagemäßig bedingte Störungen von Enzymsystemen zu beziehen pflegt, wie Ochronose, Porphyrie, Pentosurie und Alkaptonurie[6]. Mit diesen Vorstellungen über das Wesen der Eisenstoffwechselstörung der Hämochromatose, bei welcher die als Stoffwechselprodukte zu bewertenden Pigmente nicht mehr im Mittelpunkt der pathogenetischen Betrachtungen stehen, berühren wir die grundsätzlich wichtige und heute noch keineswegs einheitlich beantwortete Frage, ob alle zur Hämochromatose gehörenden Organveränderungen letzten Endes nur Folgeerscheinungen der abnormen Eisenanreicherung im Organismus sind. Es bleibt also zu erörtern, ob die Bindegewebsproliferationen (Leber- und Pankreascirrhose, Myokardfibrose usw.), die regressiven Veränderungen der männlichen Sexualorgane lediglich durch die Eisenablagerung bedingte Gewebsläsionen darstellen, und ob endlich auch die Bildung der bei dieser Krankheit vorkommenden eisenfreien Pigmente ursächlich

---

[1] BALFOUR und Mitarbeiter 1943, DUBACH und Mitarbeiter 1949.
[2] DUBACH und Mitarbeiter 1948; ALPER und Mitarbeiter 1951, BALFOUR und Mitarbeiter 1942.
[3] HEMMELER 1951, 1952.   [4] M. B. SCHMIDT, KRAININ und KAHN 1950.
[5] REGELSBERGER 1942, BÜCHMANN und SCHENZ 1948.   [6] KRAININ und KAHN 1950.

mit der Eisenstoffwechselstörung in Zusammenhang steht. Es ist verständlich, daß gelegentlich erfahrene Fachforscher[1] sich in dieser Hinsicht nicht eindeutig festlegen konnten, indem sie einerseits die Hämochromatose wegen des Vorkommens auch eisenfreier Pigmente nicht als reine Eisenstoffwechselstörung bewerteten, andererseits aber wenigstens für einen Teil der Fälle die Leber- und Pankreascirrhose auf die gewaltigen Eisenpigmentablagerungen zurückführten. Nach GRANICK (1949) ist es bisher unbewiesen, daß Hämosiderin oder Ferritin Zelluntergang mit anschließender Fibrose verursacht. Hingegen erwägt er, ob nicht in die genannte Ferrihydroxydform umgewandeltes Eisen etwa durch Eiweißausfällung oder durch Inaktivierung spezifischer Enzyme bei der Hämochromatose zellschädigend wirke. Auch ist es nach GRANICK denkbar, daß etwa beim Hineinspielen eines Infekts ein nicht an Hämosiderin oder Ferritin gebundener Eisenüberschuß irreparable Zellschädigungen verursachen könnte. Durchaus unentschieden ist die Frage, ob sich die gelegentlich als Todesursache anzusprechende Myokardfibrose ausschließlich auf dem Boden der Eisenpigmentablagerung im Herzmuskel entwickelt[2]. Ceteris paribus gilt dasselbe für das Problem der zum Wesen der Hämochromatose gehörenden Lebercirrhose[3]. Was die übrigen Kennzeichen der in Frage stehenden Stoffwechselkrankheiten betrifft, so ist in letzter Zeit wiederholt darauf hingewiesen worden, daß das mit MALLORYs basischem Fuchsin darstellbare, im übrigen offenbar mit dem Abnutzungspigment nahe verwandte, vielleicht sogar identische eisennegative Hämofuscin nicht spezifisch genug ist, um diagnostische Anhaltspunkte für das Vorliegen einer Hämochromatose zu gewähren[4]. Hingegen ist bis in die jüngste Zeit von mehreren Autoren[5] diskutiert worden, ob die charakteristische Melanose der Haut, welche zur Bezeichnung Bronzediabetes Anlaß gegeben hat, auf einer Schädigung der Nebennieren durch die Eisenablagerungen beruht. Hierzu sei bemerkt, daß Nebennierenfibrosen bei Hämochromatose nur selten beschrieben worden sind[6] und daß ferner statistisch keine Kongruenz zwischen Nebennierenhämosiderose und Bronzehaut feststellbar ist[7]. In einigen Arbeiten der letzten Jahre wird die regelrechte Beschaffenheit der Nebennieren ausdrücklich betont[8]. Übrigens beweist ja eine Eisenablagerung in der Nebenniere noch nicht eine Schädigung dieses Organs, abgesehen davon, daß wie oben erörtert, bereits in der normalen Nebenniere histochemisch Eisen nachgewiesen worden ist[9].

Vom klinischen Standpunkt aus machten ALTHAUSEN und Mitarbeiter (1951) geltend, daß auf Grund der Blutdruckwerte und der Untersuchung des Elektrolythaushaltes bei zwei ihrer Hämochromatosepatienten die Melanose der Haut und das Schwächegefühl schwerlich auf eine Nebennierenrindeninsuffizienz bezogen werden konnte. Bei einer von LAWRENCE (1949) beschriebenen, autoptisch gesicherten Hämochromatose ließ sich durch die chemische Untersuchung des Blutes ebenfalls eine Nebenniereninsuffizienz ausschließen. Endlich wurde auch eine normale Ausscheidung der Corticoide durch den Urin beobachtet und gegen das Vorliegen einer Nebenniereninsuffizienz bei typischer Hämochromatose geltend gemacht[8]. Keineswegs geht es an, den Hypogenitalismus mit Rückbildung der äußeren Genitalien, weiblichem Behaarungstyp und Abnahme der Libido bei der Hämochromatose auf die meist nur relativ geringgradige Hämo-

---

[1] LUBARSCH 1927, M. B. SCHMIDT 1940.
[2] KRAININ und KAHN 1950, DOERR 1950; vgl. auch HORNS 1949 sowie PRIBILLA 1954.
[3] Vgl. ALTHAUSEN und Mitarbeiter 1951 sowie DAVIS und ARROWSMITH 1950.
[4] Hemochromatosis versus Addison's disease 1950, WARREN und DRAKE 1951.
[5] BÜCHNER 1950, HUECK 1921 und WOHLWILL 1925.
[6] M. B. SCHMIDT 1940, BÜCHMANN und SCHENZ 1948.
[7] STRÄTER 1914, BORK 1928. [8] Hemochromatosis versus Addison disease 1950.
[9] WALLRAFF 1949.

siderinablagerung in den Hoden und eine etwa hierdurch bedingte Fibrosis testis zu beziehen[1]. Ob dieser Hypogenitalismus hypophysär bedingt ist[2] oder mit einer Funktionsstörung der Leber zusammenhängt[3], mag hier unerörtert bleiben. Bei der kausalen Genese der echten Hämochromatose ist zweifellos eine angeborene Stoffwechselanomalie im Spiel, wenn auch, wie jüngst wieder von SCHULTEN (1953) betont, die Bedeutung exogener Kausalfaktoren, jedenfalls für einen Teil der Fälle nicht bestritten werden kann. In diesem Zusammenhang sind Eiweißmangel, Unter- bzw. Fehlernährung, Intoxikationen (Alkohol[4], Blei[5]), Infektionen[6], wie Hepatitis epidemica[7], homologer Serumikterus[8] ? zu nennen. Unerörtert bleibe die im älteren Schrifttum wiederholt diskutierte Frage der Beziehungen zwischen Hämochromatose und ,,Pseudotuberkulose"[9]. Wenn zugunsten des endogenen Charakters unter anderem das überwiegende Vorkommen bei Männern angeführt worden ist[10,11], so liegt es auf der Hand, daß die physiologischen Eisenverluste der Frau durch Menstruation, Geburt und Lactation einer physiologischen Eisenspeicherung entgegen wirken. Erinnert sei in diesem Zusammenhang an die Tatsache, daß der Eisenstoffwechsel bereits normaliter geschlechtsbedingte Unterschiede aufweist. Doch beruhen diese Geschlechtsdifferenzen, wie unten ausgeführt (Schlußbemerkungen), vielleicht nicht ausschließlich auf den physiologischen Eisenverlusten der Frau. Ganz entschieden für eine angeborene Stoffwechselanomalie spricht das gelegentlich familiär gehäufte Auftreten der Hämochromatose, ferner die Tatsache, daß sie sich mit anderen sicher endogen bedingten seltenen Krankheitsbildern überschneiden kann. Dies gilt nicht nur für die GAUCHERsche Krankheit[12], sondern gelegentlich auch für die hepatolentikuläre Degeneration[13]. Ferner ist die geographische Verteilung der publizierten Hämochromatosefälle gegen die Hypothese angeführt worden, daß Mangel- und Fehlernährung pathogenetisch unerläßlich[14] seien. In der Tat werden ja auch bei einer Reihe von Fällen jegliche exogenen Noxen vermißt. Ob aber eine allzu scharfe Abgrenzung dieser Fälle als idiopathische, genuine, endogene, angeborene Hämochromatose von allen jenen Beobachtungen, bei welchen die erwähnten exogenen Noxen nachweisbar sind, angängig ist, bleibe dahingestellt; denn bei der letztgenannten Gruppe läßt sich die pathogenetische Bedeutung des konstitutionellen Faktors schwer abschätzen. Was aber die Frage der Eisenstoffwechselstörung bei der Hämochromatose betrifft, so wird man speziell hinsichtlich jener Fälle, welche Hinweise auf äußere Schädlichkeiten bieten, abgesehen von der vermehrten Eisenresorption eine heute etwas in den Hintergrund getretene, von MEYTHALER (1938) und J. BRUGSCH (1947) aber unseres Erachtens mit gutem Recht betonte Eisenverwertungsstörung ernstlich in Betracht ziehen müssen; denn während es einerseits nach obigem zweifellos Hämochromatosefälle gibt, bei denen abnorm gespeichertes Eisen reichlicher als beim Normalen für die Hämatopoese zur Verfügung steht, so darf andererseits nicht aus dem Auge gelassen werden, daß die Bleivergiftung zweifellos eine Eisenverwertungsstörung bedingen kann[15], welche sich klinisch nicht nur in

---

[1] FEDER, GITMAN und HOFFMAN 1950.   [2] SHELDON 1934, ALTHAUSEN und KERR 1933.
[3] FEDER, GITMAN und HOFFMAN 1950, KRAININ und KAHN 1950.
[4] M. B. SCHMIDT 1940, HEILMEYER 1944, BÜCHMANN und SCHENZ 1948.
[5] PETRIDES und WILD 1948, FASSBENDER 1951 u. a.   [6] HEILMEYER 1944.
[7] RADEL 1951.   [8] COTTIER 1952.   [9] Literatur bei UMLAUFT 1931.
[10] MIELKE 1953.
[11] FRISCH 1922, RÖSSLE 1930, UHLENBRUCK 1930, SHELDON 1935, BÜCHMANN und SCHENZ 1948, LAWRENCE 1949, ALTHAUSEN und Mitarbeiter 1951, *Editorial* 1952, LÖHR und REINWEIN 1952.
[12] LUBARSCH 1927, PICK 1927.   [13] VOLLAND 1947.   [14] KRAININ und KAHN 1950.
[15] BÜCHNER 1950.

Porphyrinurie sondern auch in einer Bleianämie[1] zu manifestieren vermag. Überhaupt ist ja wiederholt über Porphyrinurie bei Hämochromatose berichtet worden[2]. Auch bei der Hungerkrankheit hat man manchmal eine Inanitionsanämie[3] beobachtet und auf Eiweißmangel bezogen. Erinnert sei hier auch an das Problem der Infektanämie (s. unten) und an die Hämochromatosen mit Perniciosa-ähnlichem Blutbild[4]. Auf die Eisenanreicherung des Organismus nach wiederholten Bluttransfusionen, welche gelegentlich als „Transfusionshämochromatose", treffender aber als „Transfusionshämosiderose" bezeichnet wird[5], kommen wir unten zurück (s. II). Auf die Frage der Kupferanreicherung bei der Hämochromatose muß ebenfalls unten noch näher eingegangen werden.

II. Eisenstoffwechselstörungen auf Grund gesteigerten Blutzerfalls.

Der Erörterung der Eisenstoffwechselstörungen auf dem Boden eines Erythrocytenzerfalls seien einige Bemerkungen über die normale Blutmauserung vorausgeschickt. Während früher die intravasale Hämolyse vielfach für pathologisch gehalten wurde, gewinnt heute die Auffassung, daß es eine normale intravasale Hämolyse gibt, immer mehr an Wahrscheinlichkeit. Nach MAEGRAITH und Mitarbeitern (1943) befindet sich in Lunge, Leber, Niere, Milz, Knochenmark und Muskulatur ein bestimmter artspezifischer, hämolytisch wirkender Stoff von Enzymcharakter, der sich mit einer antagonistisch wirksamen, im Blutserum und im Gewebe vorhandenen Substanz das Gleichgewicht hält. Auch nach MASSHOFF (1943—1951) wird der Erythrocytenabbau in erster Linie durch eine intravasale Hämolyse eingeleitet. An sie schließt sich als zweite Phase des Erythrocytenabbaues die Freigabe von Eisen aus dem gelösten Hämoglobin an, und zwar vermutlich auf Grund eines fermentativen Vorgangs[6]; denn durch Behandlung des Blutplasmas mit Cyankali oder CO, desgleichen durch Erhitzen wird der im Blutplasma enthaltene, wahrscheinlich an Eiweißkörper gebundene, eisenabspaltende Faktor zerstört. Unter Hinweis auf PONDER (1948), MAIER (1950), GASSER (1951) und WASASTJERNA (1951) sei auf eine Erörterung aller sich bei der Hämolyse abspielenden Veränderungen der Erythrocyten verzichtet. Bemerkt sei jedoch, daß bei vielen hämolytischen Prozessen infolge einer Entmischung des Erythrocytenplasmas Hämolysekörnchen auftreten, welche auf Grund ihres histochemischen Verhaltens offenbar Eiweiß, Fett und Hämoglobin enthalten[7]. Diese Beobachtungen basieren auf der Untersuchung normaler Erythrocyten, welche mit Streptokokkenhämolysin und anderen Hämolytika behandelt wurden; mithin handelt es sich hier um pathologische Prozesse, welche mit dem physiologischen Blutabbau nicht identifiziert werden dürfen. Über letzteren sind wir bisher nur lückenhaft unterrichtet; denn infolge der auf etwa 120—127 Tage begrenzten Lebensdauer[8] des roten Blutkörperchens findet dauernd ein Erythrocytenzerfall statt, der normaliter durch die Erythropoese wieder ausgeglichen wird. Da nach Milzexstirpation, etwa wegen einer traumatischen Milzruptur vorher gesunder Personen keine nennenswerten Ausfallserscheinungen aufzutreten brauchen, darf entgegen einer noch weitverbreiteten Auffassung die Blutabbaufunktion der Milz — jedenfalls unter normalen Verhältnissen — keineswegs als sehr hochgradig bewertet werden[9]. Bezüglich des

---

[1] VANNOTTI 1937.
[2] GÜNTHER 1927, EPPINGER 1937, VANNOTTI 1937, BRUGSCH 1947—1952.
[3] WEISSBECKER 1952.   [4] KOSZEWSKI 1952.   [5] COTTIER 1952 u. a.
[6] LEUPOLD 1914.   [7] GÜNTHER 1941/42.
[8] ASHBY 1948, HEILMEYER und OETZEL 1931, MEDES 1949.
[9] LUBARSCH 1927, PONDER 1948; (vgl. auch GORDON und Mitarbeiter 1937, MILLER und Mitarbeiter 1942, SINGER und Mitarbeiter 1945.

Siderocytenanstieges nach Splenektomie sei auf IV verwiesen. Hinsichtlich der Deutung dieses Phänomens ist erörtert worden, ob die Milz entweder die Siderocytenbildung hemmt oder die vom Knochenmark gebildeten Siderocyten aus dem Blutstrom entfernt[1]. Mithin können sich Hämoglobinabbau und -aufbau dergestalt die Waage halten, daß keine Hämosiderose resultiert. Andererseits gibt es gewisse krankhafte Bedingungen, unter denen Hämoglobinurie ohne Ablagerung von Hämosiderin erfolgt. Daß aber beim gesteigerten Blutabbau außer der Leber und dem RES von Milz und Knochenmark die Niere eine wesentliche Rolle spielt, wird unten näher zu erörtern sein.

Grundsätzlich hat man 3 Möglichkeiten des Erythrocytenabbaues erwogen, nämlich erstens Erythrophagocytose, zweitens intravasale Hämolyse mit der entsprechenden Hämoglobinämie und Hämoglobinurie, drittens Hämoglobinurie ohne hämatologisch nachweisbare Hämolyse[2]. Übrigens halten sich beim pathologisch gesteigerten Blutzerfall Gallenfarbstoffbildung bzw. Ikterus einerseits und Hämosiderose andererseits durchaus nicht immer die Waage, wie am Beispiel eines Vergleichs von im Tierversuch erzeugter Plethora[3] mit gewissen experimentell hervorgerufenen Hämolysen dargelegt worden ist[4]. Daß grundsätzlich mit dem Freiwerden von histochemisch nachweisbarem Eisen nicht zwangsläufig eine Gallepigmentbildung verknüpft ist, geht auch aus den Untersuchungen über die Zerlegung des Hämoglobins in Pentdyopent und Eisen durch die Niere hervor[5].

Während mithin der normale Erythrocytenabbau offenbar durch eine intravasale Hämolyse eingeleitet wird, spielen physiologischerweise Erythrophagocytosen keine oder höchstens eine sehr untergeordnete Rolle; denn bei der großen Zahl täglich zugrunde gehender Erythrocyten müßte sich sonst dieses Phänomen histologisch nachweisen lassen, was jedoch trotz sorgfältiger Untersuchung nicht gelingt[6]. Auch in der Milz sind Erythrophagocytosen höchst selten[7]. Bei Untersuchung intravital gewonnener Milzpunktate werden sie erfahrungsgemäß vermißt[8]. Möglicherweise handelt es sich hier sogar um einen postmortalen Vorgang[9]. Daß es aber unter gewissen pathologischen Verhältnissen auch beim Menschen in der Tat einen intracellulären Abbau roter Blutkörperchen gibt, wird durch das Vorkommen von Erythrocytophagien im RES, z. B. bei Thalassämie, Sichelzellanämie und verschiedenen akuten Infektionskrankheiten wie Typhus abdominalis, Gelbfieber, WEILscher Krankheit[10] und Fleckfieber[11] bewiesen.

Eine Beobachtung betrifft ferner Erythrophagocytosen der KUPFFERschen Sternzellen in Verbindung mit Hämosiderose der letzteren, der Leberzellen, der Milz und der Nierenhauptstückepithelien in Verbindung mit dem Bild der „lower nephron nephrosis" bei einer 20jährigen Frau, welche wegen einer ätiologisch unklaren hämolytischen Anämie wiederholt Bluttransfusionen erhalten hatte[12]. MUIRHEAD und SHIELDS (1954) berichteten über Erythrophagocytosen und Hämosiderose von Milz, Leber und Lymphknoten bei chronischer Glomerulonephritis, Pyelonephritis und anderen Nierenleiden. Auch über Erythrophagocytose bei Plasmazelleukämie ist berichtet worden[13]. Ferner betreffen Mitteilungen Erythrophagocytosen in Milz, Leber und Lymphknoten nach Bluttransfusionen, speziell bei einem Fall von Lymphknotentuberkulose und Bronchopneumonie, vielleicht als Folge der Sensibilisierung des Organismus durch

---

[1] BILGER und TETZNER 1953.   [2] FRAILEY 1940.   [3] QUINCKE 1877—1884.
[4] M. B. SCHMIDT 1940.   [5] BINGOLD 1938.
[6] ROUS 1925, M. B. SCHMIDT 1940, KNISELY und Mitarbeiter 1948.
[7] TISCHENDORF und HECKNER 1950.   [8] MOESCHLIN 1947.   [9] ROHR 1949.
[10] M. B. SCHMIDT 1940.   [11] ASCHOFF 1915, CEELEN 1916, ROTH 1944.
[12] RATHER 1948.   [13] BUTTERWORTH und Mitarbeiter 1953.

die Infektion; denn bei Mäusen, welche Blutübertragungen erhalten hatten und außerdem durch Caseosaninjektionen sensibilisiert worden waren, ist ebenfalls Erythrophagocytose gefunden worden, speziell dann, wenn statt Vollblut gewaschene Erythrocyten transfundiert wurden[1].

Diese Beobachtungen stehen in Einklang zu den stürmischen Resorptionsprozessen im sensibilisierten Organismus infolge einer Aktivierung des Mesenchyms[2]. Da heute bekanntlich die fetale Erythroblastose (s. unten) pathogenetisch ebenfalls auf eine Sensibilisierung bzw. Antigen-Antikörperreaktion bezogen wird, sei hier bereits erwähnt, daß auch bei dieser Krankheit in großem Umfang Erythrocyten phagocytiert werden. Schon vor mehreren Jahrzehnten hat man wiederholt die wegen ihrer Kernhaltigkeit leicht erkennbaren Vogelerythrocyten zu Phagocytoseversuchen erfolgreich benutzt[3]. Wenn Meerschweinchen Hühnererythrocyten intravenös injiziert werden, läßt sich feststellen, daß beim Immuntier gegenüber dem Normaltier die Fähigkeit zur Erythrophagocytose erhöht ist[4]. Doch kommt offensichtlich nicht nur nach Aktivierung des Mesenchyms[5] bzw. bei der allergisch-hyperergischen Entzündung[6] eine Erythrophagocytose vor; denn letztere ist auch nach Intoxikationen mit Hämolytika wie Toluylendiamin und Arsenwasserstoff beschrieben worden[7]. Höchst zweifelhaft ist es, ob Epithelien in ihrem Zelleib Erythrocyten zu Hämosiderin verarbeiten können; denn gewisse Beobachtungen[8] über Erythrophagocytose mit anschließender Umwandlung der phagocytierten roten Blutkörperchen durch Leber- und Pankreasepithelien bei gleichzeitiger Schädigung und Zerstörung der Capillaren durch infektiös toxische Noxen sind vereinzelt geblieben. Bei einigen Krankheiten dürften die Erythrocyten selbst für die verstärkte Hämolyse verantwortlich sein. So hat man zwischen einer „erythroklastischen Diathese" mit erhöhter mechanischer Fragilität der Erythrocyten bei Thalassämie und Sichelzellanämie einerseits und der „hämolytischen Diathese", z. B. beim familiären hämolytischen Ikterus, unterschieden[9]. Ob die Fragmentation der Erythrocyten infolge mechanischer Insulte, welche die roten Blutkörperchen auf ihrem Weg im Kreislauf erleiden, bei der normalen Blutmauserung eine Rolle spielt, ist nicht sicher bekannt.

Betrachten wir speziell hinsichtlich der histochemisch nachweisbaren Eisenablagerungen zunächst die erblichen hämolytischen Anämien, so fällt auf, daß beim *familiären hämolytischen Ikterus* trotz des starken Erythrocytenzerfalls die histochemisch nachweisbaren Eisenbefunde im allgemeinen nicht sehr imponierend sind. Die Milz, deren Exstirpation bekanntlich bei dieser Krankheit gute therapeutische Erfolge zeitigt, kann zwar gelegentlich eine erhebliche Hämosiderose der Pulpazellen und Sinusendothelien sowie der Reticulumzellen der Lymphfollikel aufweisen[10], aber manchmal ist die Pulpasiderose relativ gering[11]. Wiederholt sind in Verbindung mit Blutungen Eisen- bzw. Kalkeiseninkrustationen innerhalb der Wandungen und Gefäßscheiden, desgleichen hämosiderinhaltige Zellen in den Trabekeln beschrieben worden[10]. Auch kleine extracelluläre, kugelige, tropfen- oder fadenförmige Eiseninkrustationen der Sinuswände kommen vor[12]. Stärker als die Siderose der Milz pflegt im allgemeinen die Eisenablagerung in der Leber, speziell in den Sternzellen zu sein[13]. Der Nierenbefund ist nicht einheitlich, indem manchmal eine Hauptstücksiderose wie bei der Perniciosa vorhanden ist, in anderen Fällen hingegen jede Eisenablagerung in der Niere

---

[1] Masshoff 1949. [2] Siegmund 1927. [3] Metschnikoff und Rössle 1914.
[4] Oeller 1925. [5] Siegmund 1927 [6] Rössle 1914, Klinge 1933 u. a.
[7] Hueck 1927, Leites und Riabow 1927. [8] Rössle 1930.
[9] Marmont und Bianchi 1947. [10] Lubarsch 1927, Ceelen 1931.
[11] Ceelen 1931, Schäfer 1948. [12] Ceelen 1931. [13] Eppinger 1937.

fehlt[1]. Bemerkenswert ist das seltene Vorkommen eines „Bürstenschädels" als Ausdruck der gesteigerten Erythropoese des Knochenmarks[2], wie er bei der Thalassämie bekannt ist.

Bei der *Sichelzellanämie*, jener fast ausschließlich Neger befallenden, erblichen hämolytischen Anämie, welche ihren Namen nach der typischen Veränderung der Erythrocyten führt, findet sich eine stärkere Hämosiderose der Milz, während die Eisenpigmentablagerungen in Leber, Nieren, Knochenmark und Gekröselymphknoten geringer zu sein pflegen. Im übrigen sind bei dieser Anämie Erythrophagocytosen in Leber und Milz, speziell in hyperplastischen Sternzellen, ferner Kalkeiseninkrustationen der Milz beschrieben worden[3]. Als Ursache der typischen Erythrocytenveränderung denkt man an eine Anomalie im chemischen Aufbau des Hämoglobins[4].

Pathologisch-anatomisch bemerkenswerte Eisenbefunde sind bei der *Thalassämie*, speziell bei ihrer schweren Verlaufsform oder Talassaemia major (COOLY-Anämie) erhoben werden, welche durch eine erhöhte mechanische Fragilität der roten Blutkörperchen bei vermehrter osmotischer Resistenz gekennzeichnet ist. Indem wir auf eine eingehende Erörterung der Symptomatologie und Erbbiologie dieser interessanten Blutkrankheit verzichten[5], sei erwähnt, daß neuerdings auch in Deutschland und in der Schweiz Fälle von Thalassämie beobachtet worden sind[6]. WHIPPLE und BRADFORD (1936)[7] haben genaue pathologisch-anatomische Befunde bei mehreren einschlägigen Beobachtungen von Thalassaemia major erhoben. Hiernach zeigen die Eisenablagerungen in den Organen weitgehende Ähnlichkeit mit denen bei der Hämochromatose, indem eine erhebliche Siderose in Epithelzellen zahlreicher parenchymatöser Organe wie Leberzellen, weniger Gallengangsepithelien, im exkretorischen Parenchym der Bauchspeicheldrüse, in Epithelien von Schilddrüse, Nebennieren, Nebenschilddrüsen, Speicheldrüsen, Niere sowie in Schleimdrüsen des Rachens, der Luftröhre und des Duodenums festgestellt werden konnte. Da die Zellen des RES in Milz, Knochenmark und Leber weniger Eisenpigment enthielten als bei den typischen hämolytischen Anämien, ist mit Recht vermutet worden, daß das Hämosiderin nicht ausschließlich dem Erythrocytenzerfall entstammt, sondern noch eine andere Eisenstoffwechselstörung vorliegt, welche vielleicht auf einer fehlerhaften Hämoglobinsynthese beruht[8]. Als weitere mit der Eisenstoffwechselstörung in Zusammenhang stehende morphologische Befunde sind Osteoporose und Bürstenschädel als Hinweis auf eine gesteigerte Erythropoese, Blutbildungsherde in Milz und Leber, Erythrocytophagien und Kalkeiseninkrustationen der Milz[9] beschrieben worden. Trotz der hämochromatoseähnlichen Eisenbefunde ist es im Gegensatz zu MALLORY (1935) mit WHIPPLE und BRADFORD (1936), ELLIS und Mitarbeiter (1954) nicht angängig, die Thalassämie als kindliche Hämochromatose zu bezeichnen; denn nicht nur das Lebensalter, sondern auch die rassische Bedingtheit, die progressive Anämie, die erwähnten Veränderungen am Skeletsystem, ferner der Umstand, daß die LANGERHANSschen Inseln und die Haut weitgehend unverändert sind, stellen signifikante Unterschiede gegenüber der echten Hämochromatose dar. Endlich sei erwähnt, daß bei der Thalassämie, welche mit einer Hypersiderämie einher geht, nie Zeichen von Gewebseisenmangel beobachtet worden sind[10].

---

[1] M. B. SCHMIDT 1940.   [2] SCHÄFER 1948, LETTERER 1949.   [3] STASNEY 1943.
[4] PAULING und Mitarbeiter 1949, SINGER und Mitarbeiter 1951, CHERNOFF 1955, BETKE 1956.
[5] CHINI und MALAGUZZI VALERI 1949, CHINI 1949, ASTALDI und Mitarbeiter 1951.
[6] PRIBILLA 1951, HEILMEYER und Mitarbeiter 1951, MARTIN 1952.
[7] Vgl. auch CURRIN 1954, ELLIS 1954.
[8] PRIBILLA 1951, WINTROBE 1949, MALLORY 1935.   [9] WHIPPLE und BRADFORD 1936.
[10] PRIBILLA 1951.

Eine serologisch bedingte erworbene Anämie, bei welcher aber die Vererbung ebenfalls eine Rolle spielt, ist die *fetale Erythroblastose*. Die Eisenstoffwechselstörung bei dieser, auch als Morbus haemolyticus der Neugeborenen[1] bezeichneten Krankheit, zu welcher der Icterus neonatorum gravis oder Kernikterus[2], der Hydrops congenitus[3] und die Anaemia neonatorum als Krankheitseinheit gehören, ist durch einen gesteigerten Blutzerfall (Hämolyse und Erythrophagocytose) in Verbindung mit einer vermehrten intra- und extramedullären Erythropoese gekennzeichnet. Ursache dieser Krankheit ist bekanntlich eine sich zwischen Fet und Mutter abspielende Antigen-Antikörperreaktion auf Grund einer Unverträglichkeit der Blutgruppen, bei welcher der von LANDSTEINER und WIENER (1940) entdeckte Rhesusfaktor zwar in den meisten Fällen, aber nicht ausschließlich eine ätiologische Rolle spielt[4]. Nicht eingegangen sei auf die von GOWAN und SCOTT (1953) diskutierte Frage des Kernikterus ohne Anhaltspunkte für eine Blutgruppenunverträglichkeit. Offenbar kommt nach CRIGLER und Mitarbeiter (1952) auch Kernikterus auf dem Boden eines recessiven Erbleidens vor. Eine wechselnd starke Hämosiderose der Leber (Parenchym- und Sternzellen)[5] und der Milzpulpa[6], aber auch der Nieren[7] ist bereits vor Jahrzehnten beschrieben worden. Die Nierensiderose betrifft vorzugsweise die Hauptstückepithelien, seltener Glomerulusschlingen und interstitielles Bindegewebe. Gelegentlich geben auch „Eiweißgerinnsel" in den Kapselräumen der Glomeruli und in den Harnkanälchen eine positive Eisenreaktion. Seltener findet sich Hämosiderin im perivasculären Bindegewebe der Lunge und eine Eisenimprägnation der Milztrabekel[8]. Man hat den bei dieser Krankheit im strömenden Blut nachweisbaren Erythroblasten eine diagnostische Bedeutung zugesprochen[9] und nach letzteren im Lumen der Lungencapillaren macerierter Feten gefahndet. Auch sind Erythrophagocytosen im strömenden Blut nachgewiesen worden[10]. Auf die Gewebsbefunde an Placenta[11], Leber und Pankreas[12], speziell auch an LANGERHANSschen Inseln[13] sowie auf das neurohistopathologische Bild des Kernikterus[14] und seiner Residuen[15] sei im Rahmen dieser Darstellung der Eisenstoffwechselstörungen nicht näher eingegangen.

Die *perniziöse Anämie* (Morbus Biermer), welche ätiologisch auf einem Mangel des kobalthaltigen Vitamins B_{12} beruht[16] und hämatologisch mehr zu den Reifungsstörungen der Erythrocyten als zu den hämolytischen Anämien gerechnet wird, interessiert seit langem die Eisenstoffwechselforschung, und zwar nicht nur wegen der sie begleitenden Hypersiderämie, welche durch die spezifische Therapie, ähnlich wie die bioptisch nachweisbare Lebersiderose, rückgängig gemacht werden kann, sondern auch wegen der pathologisch-anatomisch eindrucksvollen Eisenbefunde. Zum klassischen Sektionsbild der Perniciosa gehört die Hämosiderose der Leber und der Nieren. Während die Sternzellen mit grobkörnigem Eisenpigment beladen sind, die Leberzellen feinere Siderinkörnchen zu enthalten pflegen, ist die Eisenpigmentablagerung in den Nierenhauptstückepithelien vielfach so hochgradig, daß bereits makroskopisch die Rinde gegenüber dem Mark eine braune Verfärbung zeigt. Diese Nierensiderose darf nicht als Ausdruck einer gesteigerten Eisenexkretion mit dem Urin bewertet werden[17].

---

[1] WOLFF 1941, DAHR und WOLFF 1944, GILMOUR 1944, VAUGHAN 1946, BALLOWITZ 1952, POTTER 1946, EGGIMANN 1949, BERBLINGER 1952, CLAIREAUX 1950, ZOLLINGER 1946.
[2] SCHMORL 1903.   [3] SCHRIDDE 1910.   [4] LEVINE und Mitarbeiter 1941.
[5] BERBLINGER 1952.   [6] LUBARSCH 1927, SCHRIDDE 1910.   [7] v. GIERKE 1921, 1929.
[8] MACCLURE 1931.   [9] POTTER 1946.   [10] COOPER 1950.   [11] NOACK 1946.
[12] ZOLLINGER 1946.   [13] LIEBEGOTT 1938, BENECKE 1939.   [14] JACOB 1951.
[15] PENTSCHEW 1948/49.
[16] MARY SHORB 1947, SMITH 1948, RICKES und Mitarbeiter 1948, BEGEMANN 1949 u. a.
[17] QUECKENSTEDT, zit. nach M. B. SCHMIDT 1940.

Vielmehr beruht sie, ähnlich wie bei den hämorrhagischen Glomerulonephritiden und hämoglobinämischen Nephrosen auf einer Stoffaufnahme aus dem Lumen der Harnkanälchen im Sinne der Rückresorption[1]. Im Gegensatz zur Leber ist der histochemisch nachweisbare Eisengehalt der Milz, welche übrigens überhaupt keine schwereren histologischen Veränderungen zu zeigen braucht, gar nicht oder nicht nennenswert erhöht[2]. Freilich kommen gelegentlich gestrüppartige Kalkeiseninkrustationen in den Lymphfollikel- und Trabekelarterien der Milz vor[3]. Die Hämosiderinbefunde des Knochenmarks sind bei hochgradiger Erythropoese wechselnd[4]. Die Eisenpigmentablagerung in den Lymphknoten bleibt nicht auf jene Drüsengruppen beschränkt, welche schon beim Gesunden Eisen zu enthalten pflegen[5]. Gering ist hingegen die Eisenablagerung in der Bauchspeicheldrüse im Vergleich mit der Siderose von Nieren und Leber[6]. Gelegentlich wurde ferner eine Eisenpigmentspeicherung in den Hauptzellen des Magens bei perniziöser Anämie beobachtet[7].

Bei der früher oft mit der menschlichen Perniciosa verglichenen *infektiösen Anämie der Pferde* stellt die Sternzellhämosiderose der Leber ein konstantes Merkmal dar, während eine gleichzeitig vorhandene Leberzellhämosiderose seltener beobachtet wird[8]. Oft, aber nicht regelmäßig entspricht die Menge des Lebereisens etwa dem Grade der Anämie. Wie seit langem bekannt, zeichnet sich hingegen die Milz durch einen relativ geringen Hämosideringehalt aus[8]. Da bei der in Frage stehenden Krankheit im Gegensatz zur menschlichen Perniciosa kein Mangelzustand, sondern eine Virusinfektion vorliegt, ist es verständlich, daß die Symptomatologie in wesentlichen Punkten vom Morbus Biermer abweicht. Klinisch ist eine septicämische Verlaufsform bekannt. Morphologisch können histiocytär-lymphoide Zellansammlungen und Ependymitis granularis als Hinweise auf die infektiöse Genese der Krankheit gewertet werden[9].

Bei Hunden, denen operativ eine Dünndarmstriktur angelegt wurde, soll ein Perniciosa-ähnliches Blutbild in Verbindung mit hochgradiger Milzpulpahämosiderose, Eisenablagerungen in den mesenterialen Lymphknoten, KUPFFERschen Sternzellen und im Knochenmark beobachtet worden sein. Hingegen wurde bei diesen Tieren keine Nierenhauptstückhämosiderose beschrieben[10]. Mithin entsprechen diese Hämosiderinablagerungen nicht denen der menschlichen Perniciosa. Da die anämischen Tiere nach der Operation überdies Durchfälle geboten hatten und stark abgemagert waren, liegt die Annahme näher, die geschilderten Eisenpigmentablagerungen auf die Inanition zu beziehen, als im Sinne einer experimentell erzeugten perniziösen Anämie zu deuten. Ein oft mit Perniciosa-artigem Blutbild einhergehendes Leiden ist die *Sprue*, bei welcher häufig, allerdings nicht regelmäßig, eine Siderose von Milz, Sternzellen und Nierenstroma beobachtet worden ist[11]. Postmortal, jedoch nie intravital sind bei dieser Krankheit Erythrophagocytosen beschrieben worden[12]. Fakultativ gibt es bei myeloischen *Leukämien* Pulpa-, Kapsel- und Trabekelhämosiderose der Milz[13]. Ferner kommt Siderose der Lymphknoten und KUPFFERschen Sternzellen vor[14]. Speziell die lymphatischen Formen der Leukämien lassen hingegen

---

[1] RANDERATH und KRÜCKEMEYER 1949.
[2] HUECK 1926/27, SCHMORL 1925, STERNBERG 1925, LUBARSCH 1927.
[3] LUBARSCH 1927.   [4] ASKANAZY 1927, RATH und FINCH 1949, M. B. SCHMIDT 1940.
[5] M. B. SCHMIDT 1940.   [6] ASKANAZY 1927.   [7] LUBARSCH und BORCHARDT 1929.
[8] LÜBKE 1952.   [9] POTEL 1953.   [10] SEYDERHELM und Mitarbeiter 1927.
[11] ADLERSBERG und SCHEIN 1947, LUCKSCH und SACHS, HOTZ und ROHR 1938.
[12] RHOADS und CASTLE 1933.
[13] LUBARSCH 1927, KIRSHBAUM und PREUSS 1943, JONSSON und Mitarbeiter 1950.
[14] DAVIS 1944.

des öfteren Eisenablagerungen pathologischer Art vermissen[1]. Übrigens kann das Wesen der Eisenstoffwechselstörung bei Leukämien schwerlich immer auf einen einheitlichen Nenner gebracht werden[2]. Zweifellos spielt vielfach eine erworbene hämolytische Anämie eine Rolle[3]. Doch muß, abgesehen von einer Verdrängung des erythropoetischen Gewebes durch leukämische Infiltrate und einer etwaigen hämorrhagischen Diathese, auch an die Möglichkeit einer Eisenverwertungsstörung (s. unten) gedacht werden[4]. Endlich liegt auf der Hand, daß durch gewisse therapeutische Maßnahmen, wie Bluttransfusionen und die Anwendung von Cytostatica, der Eisenhaushalt beeinträchtigt werden kann. Auch über Hämosiderose von Milz, Knochenmark und Sternzellen bei *Erythroleukämien* liegen Berichte vor[5]. Der von VERLOOP und Mitarbeitern (1952) beschriebene Fall, welcher zunächst als Erythroblastose, später als akute Leukämie imponierte und mit reichlich Bluttransfusionen behandelt worden war, zeigte unter anderem eine hochgradige Hämosiderose der Leber mit Beteiligung der Parenchym- und Sternzellen sowie des GLISSONschen Bindegewebes.

Bemerkenswert sind die Befunde bei *hämolytischen Anämien* auf dem Boden abnormer *serologischer Reaktionen*, unter anderem infolge von Kälteagglutininen[6] in Form von Siderose und Erythrophagocytose der Sternzellen, Eisenpigmentablagerung in den Leberzellen, der Pulpa und den Balkenvenen der Milz sowie in Makrophagen der Lunge und einer nicht auf die Hauptstücke beschränkten Hämosiderose der Nieren, während Knochenmark und periportale Lymphknoten histochemisch kein Eisenpigment enthalten. Ein ähnliches Bild bot ein Fall von hämolytischer Anämie unbekannter Ätiologie, bei welcher autoptisch unter anderem eine generalisierte Lymphdrüsenschwellung und Pneumonie gefunden wurde[7]. Auch das Knochenmark kann bei hämolytischen Anämien mit serologisch nachgewiesenen Autoagglutinationsphänomenen Erythrophagocytosen aufweisen[8]. Bemerkt sei in diesem Zusammenhang das Vorkommen der sog. lower nephron nephrosis (s. unten) bei tödlich verlaufener paroxysmaler Kältehämoglobinurie[9]. Bei der *Lymphogranulomatose* ist außer Eiseninkrustationen der faserigen Bestandteile wechselnd starke Milzpulpasiderose beschrieben worden[10]. Übrigens kommt auch bei dieser Krankheit hämolytische Anämie vor[11]. Desgleichen fanden sich klinisch Anhaltspunkte für eine vermehrte Hämolyse bei einer besonderen Form von histiocytär-medullärer Retikulose, welche als atypische Lymphogranulomatose angesprochen wurde[12]. Pathologisch-anatomisch manifestierte sich hier die Eisenstoffwechselstörung nicht nur in Hämosiderose von Milz und Leber (Parenchym- und Sternzellen), sondern auch in Erythrophagocytosen der Milz und der Lymphknoten[13]. Sehr zahlreich sind die Grundleiden, welche fernerhin als Ursache erworbener hämolytischer Anämien in Frage kommen und pathologisch-anatomisch von wechselnd starken Organ-

---

[1] WHIPPLE und Mitarbeiter 1933, FOY und Mitarbeiter 1946, COLLINS und Mitarbeiter 1948 (vgl. andererseits v. KRESS 1934 und JAFFÉ 1935), KIRSHBAUM und PREUSS 1943.
[2] WINTROBE 1952.
[3] v. KRESS 1934, JAFFÉ 1935, STATS 1950, BERLIN 1951, BROWN und Mitarbeiter 1951.
[4] COLLINS und Mitarbeiter 1948.   [5] DUESBERG 1940, MOESCHLIN 1940.
[6] HEILMEYER, HAHN und SCHUBOTHE 1947, HAHN und LÜTTGENS 1949, SCHUBOTHE und ALTMANN 1950.
[7] RATHER 1948.   [8] HAHN und LÜTTGENS 1949.   [9] SUSSMAN und KAYDEN 1948.
[10] FIESSINGER und Mitarbeiter 1941, DAVIS 1944, GRUELUND 1947, SIEVERS und Mitarbeiter 1953.
[11] DAVIDSON 1932, WATSON 1938/39, FIESSINGER und Mitarbeiter 1941, HEILMEYER und BEGEMANN 1951.
[12] SCOTT und ROBB-SMITH 1939.
[13] WATSON 1938/39, DAMESHEK und SCHWARTZ 1940, TIGERTT und Mitarbeiter 1940, SINGER und DAMESHEK 1941.

siderosen begleitet sein können. Hierzu gehören mannigfache Tumoren, wie Sarkome[1], Carcinome[2], Dermoidcysten[3], Ovarialcystome[4], ferner Reticuloendotheliosen[5], BOECKsches Sarkoid[6], Viruspneumonien[7], infektiöse Mononucleose[8] und Hepatitis[9].

Offenbar recht komplexer Natur, mithin keineswegs rein hämolytisch bedingt ist die Einwirkung strahlender Energie auf den Organismus z. B. bei Atombombenversuchen, welche sich pathologisch-anatomisch unter anderem in Erythrophagocytosen und Hämosiderosen von Knochenmark, Lymphknoten und Sternzellen manifestiert. Auch auf sonstige Strahlenwirkungen sei an dieser Stelle hingewiesen. Außer einer passageren Markhemmung dürfte hier einer erhöhten Gefäßpermeabilität eine wesentliche Bedeutung zukommen[10]. Nach *Verbrennung* finden sich, abgesehen von einer Hämolyse, Anhaltspunkte für eine Regenerationshemmung der roten Blutkörperchen[11]. Im Erwachsenenalter, nicht hingegen bei Kindern wurde Milzpulpahämosiderose beobachtet[12]. Letztere ist nach neueren Untersuchungen[13] relativ geringfügig, während Hämosiderinablagerungen in Lymphknoten und Knochenmark keine Rolle spielen bzw. sogar fehlen. Eisenpigmentablagerungen in zugrunde gehenden Herz- und Skeletmuskelfasern sind als Myosiderin gedeutet worden[13]. Auch im Entzündungswall von Brandwunden kommen Eisenablagerungen vor[14]. Beim *Hitzschlag* sind zwar hämoglobinurische Nephrose, gelegentlich auch Ikterus und petechiale Blutungen zahlreicher Organe beobachtet, bemerkenswerterweise beschreiben aber MALAMUD, HAYMAKER und CUSTER (1946) bei der Auswertung ihres großen einschlägigen autoptischen Materials keine Eisenpigmentablagerungen in den von ihnen eingehend untersuchten Organen.

Im Rahmen einer Darstellung der Eisenstoffwechselstörungen bei Krankheiten des roten Blutbildes bedürfen auch die Polycytämien der Berücksichtigung, bei welchen die histochemischen Eisenbefunde der Milzpulpa nicht einheitlich sind[12]. In der Milz ist das Vorkommen von Erythrophagocytosen beschrieben worden[15]. Nach wissenschaftlich exakt ausgewerteten Aderlaßversuchen[16] an Patienten mit Polycytaemia vera werden bei dieser Krankheit täglich etwa 2—4 mg Eisen aus der Nahrung für die pathologisch gesteigerte Hämoglobinbildung benötigt. Es nimmt deshalb nicht wunder, daß gelegentlich auf Eisentherapie reagierende sideropenische Erscheinungen in Gestalt von Störungen der Gewebstrophik (Mundwinkelrhagaden, Schluckbeschwerden) vorkommen[17]. Trotz Phenylhydrazinbehandlung ist die Eisenausscheidung bei Polycytämikern gering[18]. Mithin findet das bei der Hämolyse frei werdende Eisen offenbar weitgehend für die Neubildung von Erythrocyten Verwendung. Gut in Einklang zu diesen Beobachtungen stehen Unterdruckversuche an Ratten[19], nach welchen dem Ansteigen der Erythrocytenwerte bei den in der Unterdruckkammer gehaltenen Tieren ein Absinken des Eisengehalts von Milz und Leber entspricht. Umgekehrt steigt nach Aufgabe des Unterdrucks der Eisenwert für die genannten

---

[1] THOMPSON 1939, AUBERT und BRENDEMOEN 1949.   [2] DAVIS 1944.
[3] SINGER und DAMESHEK 1941.   [4] WATSON 1938/39.
[5] DAVIDSON und Mitarbeiter 1938.   [6] CRANE und Mitarbeiter 1945.
[7] HEGGLIN 1949, HEILMEYER und BEGEMANN 1951.   [8] FELDMAN und YARVIS 1944.
[9] DAVIDSON 1932, KALK 1947 u. a.
[10] KAHN und FURTH 1952, KOLODNY 1925, TSUZUKI 1926, TING und Mitarbeiter 1940, TULLIS 1947, DE COURSEY 1948, LIBOW und Mitarbeiter 1949, TULLIS 1949, WARREN und Mitarbeiter 1950, SHEPPARD und BEYL 1951, Ross und Mitarbeiter 1952.
[11] MOORE und Mitarbeiter 1946, MONSAINGEON und Mitarbeiter 1948.
[12] LUBARSCH 1927.   [13] ZINCK 1940.   [14] MOORE und Mitarbeiter 1946.
[15] ZADEK 1927.   [16] FINCH und Mitarbeiter 1950.
[17] GOLDECK und REMY 1953, PRIBILLA und WOLFERS 1955.
[18] McCANCE und WIDDOWSON 1937.   [19] SCHAIRER und RECHENBERGER 1944.

Organe wieder an, erreicht aber erst nach 14 Tagen seinen Höhepunkt und manifestiert sich zu diesem Zeitpunkt in einer Hämosiderose. Nach HEMMELER (1951) tendieren die Polycytämie (VAQUEZ) und die symptomatischen Polyglobulien bei gewissen Lungenerkrankungen, Morbus Cushing usw. offenbar infolge der gesteigerten Erythropoese, welche übrigens mit einem verminderten Blutabbau einhergeht[1], zu erniedrigten Serumeisenwerten. Bezüglich der Polycytämie bei Arbeitern der kobaltverarbeitenden Industrie, welche sich übrigens auch tierexperimentell reproduzieren läßt, sei auf den Beitrag von HEILMEYER und WEISSBECKER in diesem Handbuch verwiesen. Die bereits vor einem halben Jahrhundert[2] durch intravenöse Zufuhr artgleichen Blutes erzeugte künstliche Plethora bei Hunden möchten wir heute eher zu den „Transfusionssiderosen" rechnen.

Bei der *Erythroblastose* vom Typ DI GUGLIEMO[3], welche mit Hämolysen einhergehen kann[4], sind Hämosiderinablagerungen in Leber- und Sternzellen[5], Reticulumzellen der Lymphknoten, Zona glomerulosa der Nebennieren und im Interstitium der Schilddrüse[5] beschrieben worden. Hingegen hat man Eisenablagerungen in der exstirpierten Milz vermißt, während eine Pigmentcirrhose von Leber und Pankreas vorkommt[4]. Bemerkenswerterweise kann das Knochenmark frei von Hämosiderin sein[6]. Bei umschriebener Blastombildung der abdominellen Lymphknoten auf dem Boden einer akuten Erythroblastose ist Hämosiderose der Leberläppchenperipherie und der Milzpulpa beobachtet worden[7]. Eine chronische Erythroblastose vom Typ HEILMEYER-SCHÖNER zeigte außer roter Umwandlung des Knochenmarks und Erythroblastenherden in zahlreichen Organen nur geringgradige Hämosiderose von Reticulumzellen der roten Milzpulpa bei weitgehendem Follikelschwund[8].

Nach Einwirkung der mannigfaltigen *hämolytischen Gifte* brauchen nicht zwangsläufig als pathologisch anzusprechende Hämosiderosen zu resultieren, wie speziell nach Toluylendiaminintoxikation für das Knochenmark gezeigt worden ist[9]. Kalium chloricum, Arsenwasserstoff und Toluylendiamin bedingen nur bei längerer Krankheitsdauer eine starke Milzpulpahämosiderose[10]. Grundlegende Kenntnisse über die Eisenablagerung in Milz, Knochenmark und Leber nach Verabreichung hämolytischer Gifte an Versuchstiere wurden bereits in der zweiten Hälfte des vorigen Jahrhunderts gesammelt[11]. Klinisch besonders bedeutungsvoll sind die durchaus nicht einheitlichen Nierenbefunde nach Einwirkung von Hämolytika[12], auf welche wir unten unter Berücksichtigung des neueren humanpathologischen Schrifttums bei der Besprechung der hämoglobinogenen Organsiderosen zurückkommen werden. Doch sei an dieser Stelle bereits erwähnt, daß das Schwarzwasserfieber außer nephrotischen Veränderungen eine durchaus wechselnde Nierenhauptstückhämosiderose zeigt. In der Milz sind Pulpahämosiderose und Erythrophagocytosen, in der Leber Ablagerungen von Hämosiderin und Malariapigment (s. unten) sowohl innerhalb der Parenchymzellen als auch der Sternzellen beschrieben worden. Grundsätzlich gehen auch beim Schwarzwasserfieber die Eisenablagerungen dem Ausmaß der Hämolyse keineswegs parallel[13]. Daß nach *Mißbrauch von Chinin* zwecks Schwangerschaftsunterbrechung außer einer hämoglobinurischen Nephrose auch Pulpahämosiderose der Milz und Sternzellhämosiderose auftreten kann, ist ebenfalls durch eine einschlägige Beobachtung belegt[14].

---

[1] HEILMEYER 1942. [2] QUINCKE 1877—1884. [3] DI GUGLIEMO 1945, 1946.
[4] SCHWARTZ und Mitarbeiter 1952. [5] DUESBERG 1940.
[6] MACKENZIE und Mitarbeiter 1952. [7] BIRKLE 1951. [8] FRESEN 1948.
[9] ASKANAZY 1927. [10] LUBARSCH 1927. [11] QUINCKE 1868—1894.
[12] LEPEHNE 1917—1919. [13] DUDGEON 1921. [14] TERPLAN und JAVERT 1936.

Besonders wichtig für die Kenntnis der Eisenstoffwechselstörungen infolge vermehrten Erythrocytenzerfalls sind jene Untersuchungen, welche *Bluttransfusionen* bei Mensch und Tier zum Gegenstand haben. Die Organe vorher gesunder Personen (Soldaten), welchen wegen Blutverlusten durch Verwundung oder Unfall 300—1100 cm^3 Blut transfundiert worden waren, können eine die Milz bevorzugende Hämosiderose (teils diffuse, teils granuläre Hämosiderinspeicherung in Sinusendothelien und Reticulumzellen der roten Pulpa sowie in Pulpazellen, nicht hingegen innerhalb der Lymphfollikel dieses Organs) aufweisen und zwar in Verbindung mit Hypersiderämie[1]. Im übrigen kommt außer posttransfusioneller Pulpahämosiderose der menschlichen Milz[2] Siderose der Sternzellen und mesenterialen Lymphknoten vor. Auch sind phagocytierte Erythrocytentrümmer in der Milz beschrieben worden[3]. Im Bereich der Leber hat man nach Blutübertragungen Sternzellsiderose, Parenchymzellsiderose der Läppchenperipherie und positiven Ausfall der Eisenreaktion an den Gitterfasern und Capillarmembranen beobachtet, während die Nierenhauptstückepithelien nur wenig Hämosiderin zu enthalten pflegen[1]. Auch hochgradige Knochenmarkshämosiderose kommt nach wiederholten Bluttransfusionen vor[4]. Man kann infolgedessen angesichts dieser Befunde das Knochenmark als einen fakultativen Speicherungsort für Eisen bezeichnen[5].

Handelte es sich bei den bisher erörterten Zuständen nach Bluttransfusionen um eine einigermaßen einheitliche Eisenstoffwechselstörung, welche trotz des vorausgegangenen Blutverlustes in charakteristischen Organsiderosen zum Ausdruck kommt, so liegen seit Ausbau des Blutspenderdienstes, welcher es erlaubt, bei Patienten mit therapieresistenten Anämien bzw. Panmyelopathien (aplastischer Anämie), hämolytischem Ikterus, Anämie durch chronische Torulainfektion oder Leukämien usw., zahlreiche, eventuell Hunderte von Bluttransfusionen vorzunehmen, die Verhältnisse wesentlich verwickelter. Da der Organismus nur in minimaler Menge Eisen auszuscheiden vermag, resultieren hier oft, aber durchaus nicht immer[6] histochemisch und quantitativ-chemisch nachgewiesene Eisenanreicherungen, die den bei der echten Hämochromatose bekannten Eisenbefunden durchaus an die Seite gestellt werden können. Derartige Fälle sind als „Hemochromatosis brought on by a large number of transfusions"[7] bzw. exogene oder sekundäre Hämochromatosen bezeichnet worden[8]. Neben excessiver Sternzellsiderose zeigt unter diesen Umständen die Leber oft Eisenablagerungen in den Parenchymzellen der Läppchenperipherie, gelegentlich auch des Läppchenzentrums und der Gallengangsepithelien. In der Niere sind meist vorwiegend die Hauptstücke, weniger die distalen Harnkanälchenabschnitte, im Pankreas das interstitielle Bindegewebe und das Epithel des exkretorischen Parenchyms, ausnahmsweise auch die LANGERHANSschen Inseln[9] mit Eisen beladen. Ferner imponiert im allgemeinen die Hämosiderose des RES von Knochenmark, Lymphknoten und Milz, sofern letztere nicht zuvor aus therapeutischen Gründen exstirpiert worden ist. Häufig befindet sich auch reichlich Eisenpigment in der Zona glomerulosa und fasciculata der Nebenniere sowie in speicherfähigen Zellen der Lunge, während Prostata, Schilddrüse, Herzmuskel, Magenschleimhaut, Schweiß- und Talgdrüsen der Haut weniger Eisen zu enthalten pflegen. Mithin entspricht die Ablagerung des Schwermetalls nicht in allen Punkten der echten

---

[1] MASSHOFF 1943.   [2] KUNZ und WEBER 1935.   [3] SCHALLOCK 1943.
[4] RATH und FINCH 1949.   [5] MASSHOFF und GRONER 1951.   [6] COTTIER 1952.
[7] GRANICK 1949.
[8] SCHWARTZ und BLUMENTHAL 1948, MOESCHLIN 1947, NORRIS und Mitarbeiter 1950, RIJSSEL und Mitarbeiter 1951, DARNIS 1955 u. a.
[9] SCHWARTZ und BLUMENTHAL 1948.

Hämochromatose, obwohl andererseits phänomenologisch gewisse Übereinstimmungen mit letzterer vorliegen; denn einmal ergeben die quantitativ-chemischen Organanalysen gelegentlich mehr Eisen, als mit den Bluttransfusionen zugeführt worden war[1], so daß eine zusätzliche vermehrte Eisenresorption durch den Darm erwogen werden muß, zum anderen finden sich bei einigen Fällen[2] außer Parenchymnekrosen fibrotische Bindegewebsproliferationen in Leber, Pankreas und Lunge, welche der Menge des abgelagerten Eisens nicht parallel gehen[3]. Die offenbar vermehrte Eisenresorption durch den Darm dürfte mit der Grundkrankheit in Zusammenhang stehen, wegen welcher die Bluttransfusionen notwendig wurden[4]. Bemerkenswert ist übrigens in diesem Zusammenhang auch die bei den in Frage stehenden Krankheitsbildern beobachtete Hypersiderämie in Verbindung mit einer verminderten Eisenbindungskapazität des Serums wie bei der Hämochromatose[5]. Verständlicherweise ist es auch bei den Transfusionssiderosen mehr als fragwürdig, ob die erwähnten Fibrosen durch die Eisenablagerung selbst verursacht sind. Die letztgenannte Bezeichnung wird von mehreren Autoren[6] nicht zuletzt deshalb bevorzugt, weil das Fehlen der für die echte Hämochromatose bis zu einem gewissen Grade typischen Geschlechtsgebundenheit, die Seltenheit des Diabetes mellitus, die andere Altersverteilung der Patienten, das Ausbleiben einer Rückbildung der männlichen Sexualorgane und endlich das Fehlen einer Melanose wesentliche Unterschiede gegenüber der echten Hämochromatose darstellen. Allerdings ist ausnahmsweise eine Melanodermie beobachtet worden[7]. Übrigens kann nach wiederholten Bluttransfusionen die Hämosiderinverteilung im Organismus durchaus verschieden sein[1]. Gelegentlich beschränkt sich die Eisenablagerung auf das RES und die Parenchymzellen der nicht cirrhotischen Leber, während andererseits die Eisenpigmentverteilung und fibrotische Umwandlung von Leber und Pankreas der echten Hämochromatose weitgehend gleicht. Es ist erwogen worden, daß im letzteren Fall eine präexistente Hämochromatoseanlage im Spiele ist; auch hat man an die Folge einer posttransfusionellen Virushepatitis („Serumhepatitis") gedacht. Desgleichen müssen andere Infektionen in Betracht gezogen werden[8].

Bluttransfusionsversuche bei Tieren sind für die Eisenstoffwechselstörung namentlich deshalb wertvoll, weil sie an gesunden Organismen vorgenommen werden. Infolgedessen ist die Auswertung der Untersuchungsresultate nicht durch ein „Grundleiden" erschwert. Freilich ist auch hier bei der Übertragung der Versuchsergebnisse auf die menschlichen Verhältnisse angesichts der artbedingten Besonderheit des Eisenstoffwechsels, welche sich bereits in einem unterschiedlichen Gehalt an histochemisch nachweisbarem Eisen in den einzelnen Organen normaler unbehandelter Tiere verschiedener Species manifestiert[9], Vorsicht am Platze. Schon im vorigen Jahrhundert wurde über Hämosiderose von Milz und Sternzellen bei Hunden berichtet, denen intravenös artgleiches Blut in einer Menge zugeführt worden war, welche 64% des Gesamtblutes nicht überstieg[10]. Falls die Tiere ein größeres Blutquantum mittels Transfusion erhalten hatten, so beteiligten sich außerdem Leberzellen, Nierenepithelien und Lymphknoten an der Hämosiderinablagerung.

---

[1] COTTIER 1952.
[2] ZELTMACHER und BEVANS 1945, CHESNER 1946, MUIRHEAD 1949, WYATT und GOLDENBERG 1949.
[3] COTTIER 1952, WENDEROTH 1950 (dort weitere Literaturhinweise).
[4] WYATT und GOLDENBERG 1949.
[5] CARTWRIGHT und WINTROBE 1949, RATH und FINCH 1949, HOUSTEN und THOMPSON 1952.
[6] WYATT und Mitarbeiter 1949, COTTIER 1952. [7] KARK 1937
[8] HUMPHRIES u. SOUTHWORTH 1945, *Editorial* 1952. [9] M. B. SCHMIDT 1940.
[10] QUINCKE 1880—1883.

Verschiedene Autoren haben nachgewiesen, daß binnen weniger Tage durch Bluttransfusionen eine Hämosiderose von Milz und Leber bei Hunden und Kaninchen auftreten kann[1]. Als Resultat monatelang fortgesetzter Bluttransfusionen resultieren bei Kaninchen schwerste Hämosiderosen von Milz, Knochenmark, Lymphknoten, Sternzellen, Leberzellen der Läppchenperipherie, Nierenhauptstückepithelien, Herzmuskelfasern und Gefäßwandzellen, während die LANGERHANSschen Inseln des Pankreas verschont bleiben[2]. Auch Meerschweinchen zeigen bei Bluttransfusionsversuchen eine Hämosiderose der Milz (diffuse und granuläre Eisenspeicherung der Sinusendothelien und Pulpareticulumzellen neben Eisenimprägnation der Reticulumfasern)[3]. Geringgradig ist hingegen bei dieser Tierart die Eisenablagerung in der Leber, indem nur spärliche Sternzellen, vereinzelte Leberzellen, gelegentlich auch einige Gitterfasern histochemisch nachweisbares Eisen enthalten. Hierzu kontrastiert eine hochgradige Hämosiderose der Lunge (diffuse und granuläre Eisenpigmentablagerung in speicherfähigen Zellen, speziell innerhalb atelektatischer Bezirke des Lungengewebes sowie in Reticulumzellen der intrapulmonalen Lymphfollikel). Während das Knochenmark keine auffälligen Eisenbefunde darbietet, findet sich ferner eine geringe Hämosiderose der Nierenhauptstückepithelien sowie des Nierenstromas, der Lymphfollikel, gelegentlich auch der Epithelien des Dickdarms. Endlich kommen Erythrophagocytosen in Milz und Leber, seltener in der Lunge vor, während nach anfänglicher Senkung des Serumeisenspiegels eine Hypersiderämie nachweisbar ist. Bei der durch Caseosaninjektionen sensibilisierten Maus tritt eventuell schon 5 Std nach der Blutübertragung eine Hämosiderose von Milz, Leber, Niere, Lunge und Lymphknoten auf[4]. Gewaschene Erythrocyten werden schneller als Vollblut zerstört. Im allgemeinen wird körperfremdes oder gar artfremdes Blut[5] schneller abgebaut als körpereigenes[6].

Dies Verhalten entspricht den stürmischen Resorptionsprozessen im sensibilisierten Organismus infolge einer Aktivierung des Mesenchyms[7]. Untersuchungen über den Einfluß der Quantität subcutan injizierten Hämoglobins auf den Eisenstoffwechsel junger Kaninchen[8] zeitigten folgendes Resultat: Nach Verabreichung kleiner Mengen tritt keine Hämosiderose auf. Wenn mehr Hämoglobin appliziert wird, so erfolgt eine Hämosiderose der Leberläppchenperipherie. Nach Zufuhr noch größerer Dosen kommt es außerdem zu Hämoglobinurie und Nierensiderose, nicht hingegen zu Eisenpigmentablagerungen in Milz und Knochenmark. Nach intravenöser Hämoglobinzufuhr bei Hunden wurde ebenfalls Hämosiderose von Leber, Milz, Lunge und Niere beobachtet[9]. Nach Untersuchungen über das Schicksal intraperitoneal injizierten Hämoglobins bei Ratten[10] erscheint schon binnen 4 Std histochemisch nachweisbares Eisenpigment in den Nierenhauptstückepithelien, dessen Menge während der nächsten Stunden und Tage zunimmt. Nach 7 Tagen enthalten auch die Parenchymzellen und Sternzellen der Leber Eisenpigment, ohne daß in Milz und Knochenmark eine nennenswerte Verarbeitung des injizierten Hämoglobins zu Hämosiderin feststellbar ist. Übrigens liegen Versuche an Mäusen und Kaninchen vor, nach denen die Niere unter Verwendung von intraperitoneal appliziertem Hämoglobineisen zunächst Ferritin bildet und anschließend eine Ferritinablagerung in Milz und Knochenmark durch die Hämoglobininjektionen stimuliert wird[11].

Aus den obigen Ausführungen geht hervor, daß eine scharfe Abgrenzung zwischen der eigentlichen Hämochromatose und den generalisierten Hämo-

---

[1] OZERELJEV 1931, KUNZ, ZACHERL und WEBER 1932—1935.   [2] ROUS und OLIVER 1918.
[3] MASSHOFF 1943.   [4] MASSHOFF 1949.   [5] OELLER 1925.   [6] MEESSEN 1952.
[9] SIEGMUND 1927.   [8] MASTER, ROUS und LARIMORE 1922.
[7] AUBURTIN und Mitarbeiter 1939.   [10] RATHER 1948.   [11] HAMPTON und MAYERSON 1950.

siderosen auf Grund eines gesteigerten Blutzerfalls unmöglich ist. Eine schematische Darstellung dieser beiden Formen generalisierter Eisenpigmentablagerungen, wie wir sie im folgenden wiederzugeben versuchen, muß deshalb zwangsläufig Mängel aufweisen.

	Hämochromatose	Generalisierte Hämosiderose auf Grund eines gesteigerten Blutzerfalls
Parenchymzellen von Leber, Pankreas, Mundspeicheldrüsen usw.	Hochgradige Siderose	Keine oder geringe Siderose
Nierenhauptstückepithelien	Keine Siderose	Siderose
Speicherungsfähiges Mesenchym (RES von Leber, Milz und Knochenmark)	Oft geringe Siderose	Hochgradige Siderose
Rotes Blutbild	Regelrecht	Hämolytische Anämie
Eisenfreie Pigmente (Melanin, „Hämofuscin")	Vermehrt	Meist nicht vermehrt

Bezüglich des *örtlichen Blutabbaues* ist seit langem bekannt, daß im Bereich älterer Hämatome infolge eines Hämoglobinabbaues außer Hämosiderin Hämatoidin entstehen kann, also jenes eisenfreie Pigment, welches mit dem Bilirubin identisch ist[1]. Die Bildung dieses Hämosiderins, an dessen Speicherung sich nicht nur mesenchymale Zellen (RES, aktives Mesenchym), sondern auch gewisse Epithelien, z. B. die der Leber, der Niere und des Plexus chorioideus sowie Gliazellen zu beteiligen vermögen, soll bei Menschen durchschnittlich etwa 2—3 Tage beanspruchen[2]. Im Gehirn dürfte sie mehr Zeit benötigen (s. unten). Manche älteren Hämatome enthalten nur Hämosiderin, andere wiederum lediglich Hämatoidin, ähnlich wie sich die einzelnen Organe hinsichtlich der Speicherung von Blutzerfallsprodukten recht unterschiedlich verhalten; denn bemerkenswerterweise erscheint ja weder beim normalen noch beim pathologisch gesteigerten Blutzerfall Gallepigment im Milzgewebe, während die oft als Äquivalente der Milz betrachteten Sternzellen der Leber nebeneinander Hämosiderin und Gallenfarbstoffe enthalten können[3].

Übrigens ist kürzlich, abgesehen von Malariapigment, Hämosiderin und den Gallenfarbstoffen, über ein bisher unbekanntes Pigment berichtet worden, welches ebenfalls einem Blutabbau seine Entstehung verdankt. Zweifellos hämoglobiner Natur ist nämlich das Pigment der von HAMPERL (1949/50) beschriebenen, im Ultraviolettlicht fluorescierenden Körnchenzellen, die deshalb als Fluorocyten bezeichnet worden sind. Letztere sind scharf zu unterscheiden von den Fluorescyten, d. h. den protoporphyrinhaltigen Vorstufen der roten Blutkörperchen. Bei den von HAMPERL untersuchten Fällen handelt es sich um Makrophagen, die mit einem Pigment von gelblicher bis hellbräunlicher Eigenfarbe beladen sind. Dieses Pigment ist elektiv nach ZIEHL-NEELSEN darstellbar, während es sich nur fakultativ mit Silber schwärzen läßt. Auf Grund einer innigen Lagebeziehung zu stattgehabten Blutungen, z. B. bei Endometrioseteercysten des Ovars, bei chronischer Salpingitis nach und ohne vorausgegangener Salpingographie, in der Umgebung drüsiger Hyperplasien und Cysten der Mamma erblickt HAMPERL in den Fluorocyten den Ausdruck einer eigenartigen Verarbeitung der beim Blutzerfall frei werdenden Stoffe durch Makrophagen, während E. MÜLLER (1949) eher an zu den Lipoproteinen gehörende Gewebsabbauprodukte denken möchte. Möglicherweise ist das Pigment der Fluorocyten mit dem Ceroid

---

[1] M. B. SCHMIDT 1940, HAMPERL 1942, HEILMEYER 1942, BÜCHNER 1950, BAUMGÄRTEL 1950.
[2] HUECK 1921, HICKS und WARREN 1950.   [3] M. B. SCHMIDT 1940.

des amerikanischen Schrifttums verwandt, aber zweifellos nicht identisch; denn nach HAMPERL kommen auch histochemisch fettfreie Fluorocyten vor.

Übrigens ist beim örtlichen Blutzerfall auch Ferritin gefunden worden; denn im Corpus luteum des Hundes lassen sich als Residuen jener kleinen, beim Follikelsprung entstehenden Hämorrhagien Ferritinkristalle nachweisen[1]. Wie unten (s. V.) näher ausgeführt, spielt endlich bei der Entstehung gewisser Kalkeiseninkrustationen, z. B. der GAMNA-GANDYschen Körperchen der Milz, ein Abbau von Erythrocyten und Hämoglobin zweifellos ebenfalls eine wesentliche Rolle. Erythrophagocytosen werden in älteren Hämatomen des Menschen meist vermißt[2]. Hingegen kommt bei Tieren, z. B. bei der Maus sogar eine intensive Erythrophagocytose durch gewucherte Histiocyten in Hämatomen vor[3].

Im ZNS beteiligen sich alle 3 Gliazellarten an einer histochemisch faßbaren Speicherung von „Blutzerfallseisen"[4]. Die HORTEGA-Zellen spielen hierbei aber eine besondere Rolle, indem sie sich infolge maximaler Eisenpigmentspeicherung zu freien Pigmentkörnchenzellen umwandeln. Letztere bevorzugen im Bereich des Blutungsherdes die Nähe der Gefäße und der Pia, weil an diesen Stellen offenbar eine Abgabe des Eisens an das mesodermale Gewebe erfolgt. Auch tierexperimentell ist die Hämosiderose nach Hirntraumen untersucht worden[5]. Bei Kaninchen treten frühestens 4 Tage nach der Hirnverletzung innerhalb der traumatischen Erweichungsherde eisenpositive Körnchenzellen auf. In einiger Entfernung vom Blutungsherd enthält ausschließlich die Mikroglia des nicht zerstörten Nervengewebes histochemisch nachweisbares Eisen. Bei traumatischen Hirnblutungen der Maus wurde schon nach 48 Std, regelmäßig jedoch nach 72 Std intracerebral abgelagertes Hämosiderin gefunden[6], während am menschlichen Untersuchungsgut frühestens am 6. Tag nach traumatischen bzw. Spontanblutungen des Gehirns eine Hämosiderinspeicherung feststellbar ist[6].

Im Bereich offener und gedeckter Rückenmarksverletzungen sind die Resorptionsbedingungen für das hämoglobinogene Hämosiderin günstiger als in Blutungsherden des Gehirns[7], während intracerebral bekanntlich oft noch nach Jahren herdförmige Eisenpigmentablagerungen nachweisbar sind[8]. Auch die ausgedehnten Hämosiderinablagerungen in den Synovialmembranen der Gelenke bei Hämophilie bestehen trotz der großen Blutverluste, welche die Milz- und Leberreserven aufzehren, lange Zeit unberührt[2]. Ebenso ist in rostbraunen Flecken der Haut als Residuen alter Hämatome noch nach Jahren Eisenpigment nachweisbar, während das Hämosiderin aus Milzinfarkten in kurzer Zeit wieder verschwindet[2]. Allerdings läßt sich schwer der Beweis erbringen, daß die zentralnekrotischen, hämatoidinhaltigen Teile des Milzinfarktes vorher tatsächlich Hämosiderin enthalten haben, während man in den Randbezirken der Milzinfarkte und in Milzinfarktnarben regelmäßig Hämosiderin antrifft[9]. Als Blutungsreste zu bewerten sind ferner die häufigen Kapselhämosiderosen der Milz im Anschluß an die verschiedenartigsten Schwellungszustände dieses Organs, welche im Gefolge der bekannten Kapselzerreißungen bei Leukämien, Infektionskrankheiten, z. B. Malaria usw. durchaus verständlich sind[9]. Mithin sind nach dem Gesagten Anhaltspunkte dafür gegeben, daß der Abtransport von Hämosiderin infolge eines örtlichen Blutzerfalls in den einzelnen Organen ungleich schnell erfolgt. Freilich muß hierbei stets auch erwogen werden, daß Körper mit den histologischen und histochemischen Eigenschaften des Hämosiderins eine unterschiedliche Löslichkeit besitzen können[10]; denn zweifellos ist ja das

---

[1] GRANICK 1949. [2] M. B. SCHMIDT 1940. [3] MEESSEN 1952. [4] SPATZ und METZ 1926.
[5] v. LEHOCZKY 1928. [6] STRASSMANN 1949. [7] KLAUE 1948.
[8] M. B. SCHMIDT 1940, BÜCHNER 1950. [9] LUBARSCH 1927.
[10] PRIBILLA 1952, SCHWIETZER 1952.

Hämosiderin chemisch keine einheitlich definierte Substanz. In diesem Zusammenhang sei auch bemerkt, daß die Eisenabspaltung aus Hämoglobin in Exsudaten schneller als in Transsudaten erfolgt[1]. Das erwähnte Fehlen von Erythrophagocytosen in älteren Hämatomen spricht zugunsten der Auffassung, nach welcher die Verarbeitung von Erythrocyten bzw. Hämoglobin zu Hämosiderin vorzugsweise humoral vonstatten geht. Nach älteren Experimenten läßt sich im Verlauf von 3—6 Tagen Hämosiderin aus Menschenblut in vitro erzeugen, wenn das Blut vorübergehend mit Nierenstückchen oder Bakterien versetzt wird[2]. Überläßt man hingegen steriles Menschenblut ohne Zusatz irgendwelcher lebender Substanzen der Autolyse, so tritt kein Hämosiderin auf. LEUPOLD (1914) machte infolgedessen für die Hämosiderinbildung einen fermentativen Prozeß verantwortlich. Auch ist in vitro eine Hämosiderinbildung aus Hühnererythrocyten studiert worden und zwar unter Zusatz von Kulturen embryonaler Hühnermilz[3]. Nach Phagocytose der Erythrocyten durch Makrophagen traten zunächst eisennegative Tröpfchen auf. Mit dem dritten Tag wurde die TURNBULL-Reaktion positiv und verstärkte sich bis zum 5. oder 6. Tag.

Wenden wir uns nunmehr einzelnen *hämoglobinogenen Organsiderosen* zu, so bedürfen in erster Linie die Zusammenhänge zwischen *Niere* und Blutabbauprozessen einer eingehenden Erörterung. Bezugnehmend auf ältere Beobachtungen, nach welchen einige, aber nicht alle splenektomierten Ratten eine Nierenhauptstücksiderose in Verbindung mit Hämoglobin- und Hämosiderinzylindern im Harnkanälchenlumen zeigten[4], ist die Möglichkeit erwogen worden, daß nach Wegfall der Milz die Niere kompensatorisch die übrigens, wie oben erörtert, von namhaften Fachforschern durchaus nicht sehr hochgradig bewertete Blutabbaufunktion des erstgenannten Organs übernommen haben könnte[5]. Freilich legen diese Beobachtungen dar, daß die Nierenhauptstückepithelien aus Erythrocyten bzw. Hämoglobin Hämosiderin zu bilden vermögen. Während nach den obigen Ausführungen die im allgemeinen relativ geringfügige Siderose der Nieren bei der Hämochromatose die Schaltstücke, HENLEschen Schleifen und Sammelröhren bevorzugt[6], bewirkt, wie seit langem bekannt, ein Überangebot von Hämoglobin (Hämoglobininjektionen, Bluttransfusionen, Hämolytika, hämolytische Anämien) in der Regel eine Nierenhauptstückhämosiderose. Bei hochgradiger Hämoglobinämie können die Nierenhauptstückepithelien des Hundes so reichlich Eisen speichern, daß der Niereneisengehalt quantitativ-chemisch das Fünffache des Normalwertes beträgt[7]. Bei der perniziösen Anämie kann durch die Nierenhauptstückhämosiderose die Rinde gegenüber dem Mark makroskopisch braun verfärbt sein[5]. Auch bei der paroxysmalen nächtlichen Hämoglobinurie (MARCHIAFAVA-MICHELI) wird namentlich, wenn sich das Leiden über Jahre erstreckt, eine starke Nierenhauptstückhämosiderose beobachtet, und zwar gelegentlich in Verbindung mit einer geringen Hämosiderose der Glomerulusschlingen und des Nierenstromas, während das klinische und morphologische Bild der Nephrose bzw. interstitiellen Nephritis fehlt[8]. Diese Nierenhauptstückhämosiderose wird als Ausdruck einer Rückresorption des Hämoglobineisens nach Passage des Glomerulusapparates gedeutet[8]; eine Auffassung, welche sich durchaus mit den tierexperimentell fundierten Untersuchungsergebnissen bezüglich der Nierenhauptstückhämosiderose bei menschlichen hämoglobinämischen Nephrosen und chronischen diffusen Glomerulonephritiden deckt[9]. Wiederholt ist allerdings über Hämosiderin im Lumen der Harnkanälchen berichtet worden[10], so unter anderem

---

[1] MASSHOFF und Mitarbeiter 1949.   [2] LEUPOLD 1914.   [3] KASTEN 1939.
[4] LEPEHNE 1917—1919.   [5] M. B. SCHMIDT 1940.   [6] WALTHARD 1947.
[7] BAGNIARD und WHIPPLE 1932.   [8] ALLEN 1951.
[9] RANDERATH und KRÜCKEMEYER 1949.   [10] O'DONNELL 1950.

auch bei der Niereninsuffizienz auf dem Boden der paroxysmalen Kältehämoglobinurie[1]. Wichtig ist übrigens die Feststellung, daß Hämoglobin und Myoglobin unter gewissen pathologischen Bedingungen im Tubulusapparat der Niere ohne bzw. ohne nennenswerte Nierensiderose auftreten kann. Mit histologischer und histochemischer Methodik allein, d. h. ohne Zuhilfenahme komplizierter chemischer bzw. physikalisch-chemischer Untersuchungsverfahren (Spektroskopie), ist allerdings eine einwandfreie Unterscheidung zwischen Muskel- und Blutfarbstoff unmöglich; doch liegt es auf der Hand, daß eine ausgedehnte Quetschung der Muskulatur (Crushsyndrom) auch mit erheblichen Blutextravasaten einhergeht. Desgleichen kommt in Verbindung mit nichttraumatisch bedingten Muskelabbauprozessen Hämolyse vor. So finden sich z. B. bei der Haffkrankheit in dem braunrote Detritusmassen enthaltenden Harnsediment spektroskopisch außer Myoglobin geringe Beimengungen von Oxyhämoglobin und hämatologisch ebenfalls gewisse Hinweise auf eine gleichzeitig vorhandene Hämolyse[2]. Pathologisch-anatomisch entspricht diesem Befund das Bild der jüngst eingehend untersuchten „Crush- und Hämolyseniere"[3], welche keine oder eine nur spärliche Siderose der Nierenepithelien zeigt, während die Leber manchmal eine auf die Sternzellen beschränkte Eisenpigmentablagerung aufweist. Ohne auf das in diesem Zusammenhang gehörende Problem der „lower nephron nephrosis"[4] näher einzugehen, sei bemerkt, daß mehrere maßgebliche Fachforscher[5] mit Recht der Auffassung ablehnend gegenüberstehen, daß ein Verschluß der distalen Abschnitte des Tubulusapparates durch Harnzylinder die Ursache für die Schädigung der Hauptstückepithelien bei der in Frage stehenden Nephrose darstellt. Vielmehr bedingen offenbar Vasoconstriction und Anoxie der Rinde, allergische Vorgänge und Schockzustände sowie primär an den Leberzellen und Nierenhauptstückepithelien angreifende Noxen die Schädigung der Nierenhauptstücke bei der hämoglobinurischen Nephrose. Mit gutem Recht ist auf Grund tierexperimenteller Untersuchungen über die Hämoglobinausscheidung durch die Niere erwogen worden, daß Hämolytika, wie Kalium chloratum, Santonin, Arsenwasserstoff und Lugolsche Lösung möglicherweise nicht nur die Erythrocyten, sondern auch die Niere selbst schädigen könnten[6]. In diesem Sinne stellt wahrscheinlich die „Chromoproteinurie", d. h. das Auftreten der braunen Harnzylinder die Manifestation einer Lähmung bzw. eines Nichtfunktionierens der histochemisch eisenfreien oder eisenarmen Nierenhauptstückepithelien infolge einer schockbedingten Gewebsanoxie dar[7]. Auch beim Morbus haemolyticus neonatorum, bei der Lederer-Anämie und Kältehämoglobinämie gibt es Fälle ohne Hämosiderose des Tubulusepithels, während bei akuter febriler Hämolyse (Lederer-Brill) gelegentlich eine hochgradige Eisen- und Hämoglobinspeicherung der Hauptstückepithelien in Verbindung mit Hämoglobinzylindern in den Sammelröhren beobachtet worden ist[7]. Das Schicksal des transfundierten Blutes ist nicht einheitlich[8], indem gelegentlich trotz Kenntnis des Rh-Faktors und bei Verwendung gruppengleichen Blutes Transfusionszwischenfälle vorkommen, welche unter dem Bilde des hämolytischen Schockes mit Hämoglobinurie, eventuell sogar Anurie und Urämie letal verlaufen[9]. Bei Mäusen und Meerschweinchen, welche mit Mäuse- bzw. Meerschweinchenerythrocyten vorbehandelt worden waren, sind im Anschluß an Injektionen von Kaninchenserum Hämoglobinurie und Ikterus festgestellt worden[10]. Bei Hunden hat man nach Infusionen von hämolysiertem Kaninchenblut Hämoglobinurie und Niereninsuffizienz nebst

---

[1] Sussman und Kayden 1948. [2] Maier 1950. [3] Zollinger 1952.
[4] Bywaters und Dible 1942, Lucké 1946. [5] Bell 1950, Allen 1951, Smith 1951.
[6] E. Fahr 1942. [7] Zollinger 1952. [8] Heilmeyer und Begemann 1951.
[9] Payne 1934, Ayer und Gauld 1942. [10] Bieling 1949.

Hämosiderose der Nierenhauptstückepithelien, des Nierenstromas, der Milz, der Lymphknoten und KUPFFERschen Sternzellen beobachtet[1]. Als Ursache der menschlichen hämoglobinurischen Nephrose kommen außer den erwähnten Bluttransfusionen und dem Crush-syndrom Haffkrankheit, Überempfindlichkeit gegenüber Sulfonamiden[2], Chinin (Schwarzwasserfieber) und Favabohnen[3] (Favismus) sowie den zahlreichen in der Toxikologie bekannten Hämolytika, zu denen übrigens auch das Toxin von Clostridium welchii gehört, ferner Höhenkrankheit, Hitzschlag, Verbrennung[4], Resorption uteroplacentarer Hämatome, Hämolyse durch Spülung der Harnblase und des Wundbettes mit destilliertem Wasser bei der transurethralen Prostatektomie und Insektenstiche in Betracht[5], während die Hämolyse allein, etwa beim hämolytischen Ikterus, bei der paroxysmalen nächtlichen Hämoglobinurie (MARCHIAFAVA-MICHELIsches Syndrom), Kältehämoglobinurie usw. im allgemeinen nicht das dramatische Bild der hämoglobinurischen Nephrose mit Niereninsuffizienz zu verursachen pflegt[6], bei welcher übrigens auch entzündliche Infiltrate im Nierenstroma beschrieben worden sind[7]. Wie bereits angedeutet, kann das Problem der hämoglobinurischen Nephrose und der ihr eng verwandten CRUSH-Niere also nicht einseitig vom Blickpunkt des Eisenstoffwechsels aus betrachtet werden.

Nicht identisch mit der „CRUSH- und Hämolyseniere"[8] ist ein von LETTERER und MASSHOFF (1949) beschriebenes Krankheitsbild. Diese Autoren sahen durch Eigenfluorescenz ausgezeichnete Hämoglobinabbauprodukte bei der morphologisch der Myoglobinnephrose ähnlichen erythrolytischen Nephrose, für welche sie pathogenetisch eine capillar- und parenchymschädigende Noxe verantwortlich machen. Im Gegensatz zu den mit Hämaturie einhergehenden hämatogenen, doppelseitigen, entzündlichen Nierenerkrankungen sowie der hämoglobinämischen Nephrose entstehen bei dieser Nierenaffektion aus den roten Blutkörperchen nach Passage des Glomerulus intratubulär jene atypischen körnigen hämoglobinogenen Abbauprodukte von gelber bis goldbrauner Eigenfarbe, welche speziell wegen ihrer Eigenfluorescenz der Krankheit das besondere Gepräge verleihen.

Vermag mithin die Niere auf einen vermehrten Erythrocytenabbau mit verschiedenartigen Bildern zu reagieren, so ist andererseits darauf hinzuweisen, daß Nierenleiden als solche den Blutabbau beeinflussen können. So liegen Berichte über eine hämolytische Anämie bei akuter Glomerulonephritis vor[9]. Bei gewissen Nierenerkrankungen werden offenbar transfundierte rote Blutkörperchen schneller als beim Normalen abgebaut[10]. Hierzu in Einklang stehen tierexperimentelle Untersuchungen, nach denen eine doppelseitige Unterbindung der Ureteren bzw. Nephrektomie eine hämolytische Anämie mit hochgradiger Hämosiderose der Milz, aber auch der Sternzellen und Lymphknoten sowie Erythrophagocytosen in Milz, Leber und Lymphknoten zur Folge hat[11]. Die auf eine Rückresorption zu beziehende Nierenhauptstückhämosiderose bei Glomerulonephritiden, welche übrigens häufig von Milzpulpahämosiderosen begleitet sind[12], wurde oben bereits erwähnt. Die urämische Anämie gleicht weitgehend der Blutarmut bei akuten und chronischen Infekten; allerdings kommen bei urämischen Zuständen wechselnde Serumeisenwerte vor[13].

Zu den Siderosen infolge eines Erythrocytenabbaues gehören auch jene Organ- und Gewebsveränderungen, welche nicht auf hämolytischen Anämien beruhen,

---

[1] DE GOWIN und Mitarbeiter 1938.   [2] RAVID und Mitarbeiter 1940.
[3] LUISADA 1941, EADS und Mitarbeiter 1943, ROSEN und Mitarbeiter 1948.
[4] SHEN und Mitarbeiter 1943.   [5] BELL 1950, ALLEN 1951, SMITH 1951.
[6] ALLEN 1951, ZOLLINGER 1952.   [7] BELL 1950, ZOLLINGER 1952.
[8] ZOLLINGER 1952.   [9] EMERSON 1948.   [10] LAGE und Mitarbeiter 1950.
[11] MUIRHEAD und Mitarbeiter 1951—1954.   [12] LUBARSCH 1927.   [13] HEMMELER 1951.

sondern einem *lokalen Erythrocytenzerfall* ihr besonderes Gepräge verdanken. Allerdings gilt es, wie wir im folgenden zeigen werden, stets kritisch zu prüfen, ob die in Frage stehenden Eisenpigmentablagerungen tatsächlich und ausschließlich auf einem Abbau von roten Blutkörperchen beruhen. Daß es sich hierbei nicht nur um die oben erörterte Hämosiderinbildung infolge Resorption traumatisch entstandener Hämatome zu handeln braucht, beweist die sog. *braune Induration der Lunge*, die übrigens trotz ständigen Nachschubs extravasierter roter Blutkörperchen keine Erythrocytenphagocytosen aufweist[1]. Die kardial bedingte Lungensiderose bei Mitralfehlern und beim chronischen Versagen der linken Herzkammer ist vornehmlich durch herdförmige Ansammlungen von „Siderophagen" (Herzfehlerzellen) in benachbarten Alveolar-, manchmal auch Bronchiolarlichtungen gekennzeichnet, welche topographische Beziehungen zu Anastomosen zwischen Lungen- und Bronchialarterienästen aufweisen sollen und als Residuen wiederholter Hämorrhagien infolge einer Druckerhöhung im kleinen Kreislauf aufzufassen sind[2]. Das zwischen den Siderophagenherden befindliche Lungengewebe behält seine normale Struktur weitgehend bei. Mithin ist die Bezeichnung „Induration" trotz einer elastisch-muskulären Hypertrophie der Arterienwände durch die Druckerhöhung im kleinen Kreislauf nicht ganz zutreffend. Diese Feststellung ist insofern bemerkenswert, als infolgedessen auch die Stauungslunge nicht geeignet ist, die These zu stützen, daß ein excessiver örtlicher Hämosiderinreichtum Bindegewebsproliferationen verursachen muß. Als weitere Eisenbefunde bei der Stauungslunge sind intra- und extracelluläre Hämosiderinkörnchen in den Alveolarsepten, Eisen- bzw. Kalkeisenimprägnationen der die Capillarendothelien umgebenden reticulären Fasern sowie der elastischen Elemente des Lungengewebes und der Gefäßwände bemerkenswert. Manchmal kommen auch kugelige, ovoide, tropfenförmige, spiralig gewundene oder spießförmige eisenpositive Gebilde in mehrkernigen Riesenzellen bzw. riesenzellhaltigen Granulomen vor. Endlich sind Siderophagenherdchen im kollagenen Bindegewebe der Pleura, Eisenkörnchen im Epithel der Bronchiolen und bronchialen Schleimdrüsen bei relativ geringem Eisengehalt der Hiluslymphknoten beobachtet worden[2]. Vom röntgenologischen Standpunkt aus ist als bemerkenswerte Tatsache zu verbuchen, daß der hämatogen bedingte Eisenreichtum der Stauungslunge Verschattungen hervorrufen kann, welche gelegentlich Bildern von Siderokoniosen, Silikosen, Miliartuberkulosen und Lungenödemen zum Verwechseln ähnlich sind[3]. Im Röntgenbild können Herzfehlerzellenhaufen eine Tüpfelung im Bereich der Stauungslungen bedingen[4]. Quantitativ-chemisch ist bei Herzfehlern eine Eisenanreicherung der Lungen in Verbindung mit einer Eisenverarmung von Leber und Milz, also eine Eisenverschiebung des Schwermetalls im Organismus festgestellt worden, während Pneumonien, sofern sich letztere nicht in Stauungslungen entwickelt haben, niedrigere Eisenwerte für das Lungengewebe ergaben[5].

Nicht primär kardial bedingt, jedoch vielfach von einer offenbar sekundär entstandenen Rechtshypertrophie des Herzens begleitet ist die seltene, seit VIRCHOW bekannte, ebenfalls auf Diapedesisblutungen beruhende *kindliche Eisenlunge*[6] oder *idiopathische Lungenhämosiderose*, bei welcher die Lunge derb, schwer und infolge des auch quantitativ-chemisch festgestellten Eisenreichtums braun bis dunkelrot verfärbt ist. Histologisch findet sich eine hochgradige Hämosiderose in intra- und interalveolären sowie interlobulären speicherfähigen

---
[1] M. B. SCHMIDT 1940. [2] LENDRUM 1950.
[3] ROSENHAGEN 1928, SCOTT und Mitarbeiter 1947, PENDERGRASS und Mitarbeiter 1949.
[4] SYLLA 1952. [5] RECHENBERGER und SCHAIRER 1943, 1951.
[6] CEELEN 1930, BORSOS-NACHTNEBEL 1942, WILLIE und Mitarbeiter 1948, NANCEKIEVILL 1949, HEILMEYER und BEGEMANN 1951 (dort weitere Literaturhinweise), MUNDT 1951/52.

Zellen des Lungengewebes, die heute ebenso wie die Siderophagen der Stauungslunge von der Mehrzahl der Autoren mit gutem Recht als mesenchymale Elemente und nicht als Alveolarepithelien gedeutet werden. Ferner finden sich Eisenspeicherzellen in den oft sklerosierten bronchialen, gelegentlich auch paraaortalen Lymphknoten. Außer intraalveolären und subpleuralen Blutextravasaten kommen freie Hämosiderinkörnchen in den Lungenbläschen, im Interstitium der verdickten Alveolarwände, im interlobulären und peribronchialen Bindegewebe vor. Daß diese Krankheit keine Beziehung zur Hämochromatose aufweist, geht eindeutig aus dem Fehlen von Eisenablagerungen in den übrigen Organen, der begleitenden Hyposiderämie[1], der hypochromen Anämie und der anderen Alters- und Geschlechtsverteilung hervor. Extrem selten ist das Vorkommen dieser Erkrankung bei Erwachsenen[2]. Ein diesbezüglicher einschlägiger Fall von „lungenhämosiderotischer Anämie" betraf einen 38jährigen Mann mit Rechtshypertrophie des Herzens ohne Vitium cordis bei Lungenhämosiderose und sekundärer Anämie[2]. Das weibliche Geschlecht ist häufiger als das männliche betroffen[3]. Bezüglich der noch unklaren Pathogenese dürfte eine primäre minderwertige Anlage der elastischen Fasern als Grundlage der Zirkulationsstörungen und Diapedesisblutungen am wahrscheinlichsten sein[4], zumal eine Verminderung, Fragmentation und Nekrose der vielfach in Fremdkörperriesenzellen eingeschlossenen elastischen Fasern beschrieben ist. Allerdings hat man auch an sekundär entstandene Gefäßwandschäden[5], ferner an eine entzündliche Genese gedacht[6]. Höchst fragwürdig erscheint die Annahme, daß die Milz kausalgenetisch eine Rolle spielt*. Diese Hypothese wurde in bezug auf einen einschlägigen Fall aufgestellt, bei welchem mit Erfolg eine Splenektomie vorgenommen wurde[7]. Nur ausnahmsweise tritt die Krankheit familiär gehäuft auf[8]. Klinische Symptome sind außer der erwähnten hypochromen Anämie und Hyposiderämie kleine Hämoptysen und „Herzfehlerzellen" im Sputum, Cyanose, Atemnot, Husten, Fieber, Trommelschlegelfinger und durch den Eisenreichtum bedingte Verschattungen der Lungen im Röntgenbild[3].

Die strenggenommen nicht zu den Eisenstoffwechselstörungen gehörenden *Siderokoniosen*, welche einmal das Bild der roten Eisenlunge (Gewerbekrankheit nach Aufnahme von Eisenoxyd bei Hantierung mit eisenhaltigen Polier-, Putz- und Färbemitteln oder nach Ablagerungen von Roteisenstein in der Lunge), zum andern das der schwarzen Eisenlunge bedingen können, welch letztere metallisches Eisen, Eisenoxyduloxyd oder Ferriferrophosphat nebst Kohlepigment enthält, seien hier anhangsweise erwähnt, weil tierexperimentell eine Umwandlung des Spateisenstein oder Siegerländer Erzes in ein histochemisch von „Hämosiderin" nicht zu unterscheidendes Pigment nachgewiesen ist und sich überdies die im Beruf erworbenen Lungenfibrosen schlechthin infolge der erschwerten Kreislaufverhältnisse mit dem Bild der chronischen Stauungslunge überschneiden können, wie unter Hinweis auf den in silikotischen Lungen festgestellten Eisenreichtum und unter Bezugnahme auf die Verhältnisse bei der Lungenasbestose mit ihren von einer eisenpositiven Hülle umgebenen Asbestosekörperchen näher erörtert worden ist[9]. Endlich sei bemerkt, daß nach gewissen Beobachtungen durch die Einwirkung von Eisenoxydstaub Bronchialcarcinome verursacht werden können[10].

---

[1] HEILMEYER und BEGEMANN 1951.   [2] BORSOS-NACHTNEBEL 1942.
[3] ELGEMARK und KJELLBERG 1948.   [4] CEELEN 1930.   [5] GARSCHE 1948.
[6] HARTL 1952.   [7] CORDEIRO 1952.   [8] GLANZMANN und WALTHARD 1941.
[9] NORDMANN 1949, NORDMANN und HOLLENBECK 1944.
[10] DREYFUS 1936, CAMPELL 1940, BAUER 1949.

* *Anmerkung bei der Korrektur.* Vergleiche andererseits die in diesem Zusammenhang wichtigen beiden Fälle von W. LESCHKE, der auch auf ähnliche Beobachtungen mit Milz- und generalisierten Lymphdrüsenveränderungen hinweist („Beitrag zur essentiellen Lungenhämosiderose." Vortrag gelegentlich d. Nord- u. Westdtsch. Pathologentagung Oktober 1956 in Pyrmont. Zusammenfassung erscheint demnächst im Zbl. Path.).

Seit langem bekannt ist die zweifellos auf einem örtlichen Blutzerfall beruhende Hämosiderinablagerung bei der sog. *Pachymeningitis haemorrhagica interna*, deren histologisches Bild und Pathogenese in letzter Zeit vielfach eingehend untersucht worden ist. Während nicht von allen Autoren ein traumatisches chronisch-progredientes subdurales Hämatom[1] anerkannt wird, unterscheiden zahlreiche Fachforscher grundsätzlich zwischen traumatischen subduralen Blutungen einerseits und intraduralen Hämorrhagien andererseits, was natürlich für die Topographie der in Frage stehenden Hämosiderinablagerungen bedeutungsvoll ist[2].

Ein ebenfalls durch Ablagerungen von Hämosiderin infolge lokalen Blutzerfalls gekennzeichnetes, übrigens erstmalig vor wenigen Jahren beschriebenes Krankheitsbild ist die „*Hemochromatic pigmentation of the central nervous system*"[3] oder „*Hemochromatosis of the central nervous system*"[4], welche freilich mit der echten allgemeinen Hämochromatose lediglich die nur auf das ZNS beschränkte Eisenanreicherung gemeinsam hat. Letztere beruht auf Residuen intrakranieller Blutungen. Kennzeichnend ist eine hochgradige diffuse Eisenpigmentablagerung, besonders an der Hirnbasis, im Bereich des Hirnstammes, namentlich an der inneren und äußeren Oberfläche des Gehirns und in der verdickten Leptomeninx mit Bevorzugung der basalen Zisternen in Verbindung mit Gewebsdefekten der Windungskuppen des Kleinhirns und umschriebenen Gliosen der Orbitalgyri. Manchmal läßt sich eine traumatische Genese nachweisen. Auch die von NOETZEL (1940) beschriebene Diffusion von Blutfarbstoff in der inneren Randzone und an der äußeren Oberfläche des ZNS bei Subarachnoidalblutung ist von amerikanischen Autoren zu diesem Krankheitsbild gerechnet worden. Als klinische Symptome gelten Ataxie, Verlust des Hörvermögens, Kopfschmerz, Erbrechen und Reflexanomalien. Die Lokalisation der Eisenpigmentablagerung im ZNS unterscheidet sich grundsätzlich von derjenigen, welche bei der echten Hämochromatose beschrieben worden ist[5]. Freilich kommt sowohl bei letzterer als auch nach Subarachnoidalblutungen eine Siderose von Epithel und Stroma des Aderhautgeflechtes vor[6]. Erwähnt sei der Fall einer auf das Epithel beschränkten Plexussiderose als Folge einer operativ bedingten Subarachnoidalblutung bei einem 12 Tage alten Säugling mit Spina bifida, welche am 3. Lebenstag chirurgisch angegangen war[7].

Die bekannten *Hämosiderosen des Magen-Darmkanals*, welche infolge Schwefelwasserstoffeinwirkung als Pseudomelanosen oder „Sulfosiderosen"[8] imponieren, sind zweifellos nur zum Teil auf eine Resorption und Verarbeitung von Blutfarbstoff im Sinne hämoglobinogener Siderosen zu bewerten. Dies gilt für die Pseudomelanose des Magens bzw. „schiefrige Gastritis", bei welcher sich Eisenpigment in der Schleimhaut, speziell deren Hauptzellen, im submukösen, intramuskulären, subserösen Bindegewebe und in den Reticulumzellen der Lymphfollikel befindet[9]. Entsprechend liegen die Verhältnisse bei den Pseudomelanosen des Darmes, nämlich der sog. Zottenmelanose des Dünndarms, der Pseudomelanose im Bereich des lymphatischen Gewebes von Dünn- und Dickdarm und der fleckförmigen Form der Hämosiderinablagerung in der Darmwand. Keineswegs immer finden sich Anhaltspunkte für vorausgegangene Blutungen. Vielmehr kommen auch Krankheiten mit andersartig zu bewertenden Eisenstoffwechselstörungen als Grundleiden in Betracht, wie z. B. Hämochromatose[10], Mangel- und Fehlernährungen (s. I. u. II) und Entzündungen, die allerdings manchmal

---

[1] HANKE 1939.
[2] LINK 1945, BANNWARTH 1949, JACOB 1950, PETERS 1950/51, WEPLER 1950.
[3] LEVEY und GOWONS 1942.   [4] META A. NEUMAN 1948.   [5] CAMMERMEYER 1947.
[6] WÜLLENWEBER 1924, ZAND 1930, NOETZEL 1940, LANGE-COSACK 1944.
[7] ASKANAZY 1914.   [8] BIANCHI 1948.   [9] LUBARSCH und BORCHARDT 1939.   [10] HUECK 1927.

hämorrhagischen Charakter haben mögen[1]. Ferner sind als Ursache der Pseudomelanose des Darmes unter anderem hämorrhagische Nephritis, perniziöse Anämie, Leukämien und Hämochromatose geltend gemacht worden[2]. Bei der perinodulären Pseudomelanose des Darmes auf dem Boden von Infektionskrankheiten, wie Diphtherie und Typhus[2] wird man heute in pathogenetischer Hinsicht sowohl an einen Blutabbau als auch an eine Infektsiderose (s. unten) denken müssen. Daß übrigens nicht jede Hämosiderinablagerung im Bereich des Verdauungsschlauches zwangsläufig als pathologisch zu bewerten ist, wurde einleitend erwähnt.

Da, wie oben erörtert, der *bioptische Siderinnachweis in der Cutis* zur Diagnose bzw. Differentialdiagnose der Hämochromatose gegenüber der ADDISONschen Krankheit empfohlen worden ist, sei bemerkt, daß nicht nur nach Traumen und bei den verschiedenen Purpuraformen Eisenpigment infolge eines örtlichen Blutabbaues vorkommt[3]. Eine durch Hämosiderinablagerung auf Grund eines örtlichen Erythrocytenzerfalls gekennzeichnete Dermatose ist der Morbus Schamberg, welcher im Schrifttum auch als „Peculiar progressive pigmentary disease of the skin", „Purpura pigmentosa perstans", „Purpura haemosiderica perstans et progressiva", „Haemosiderosis maculosa perstans", „Sidérose dermoepidermique", „Dermatitis purpurica lichinoides atrophicans", „Dermatosis pigmentaria progressiva" bezeichnet wird. Hierbei handelt es sich makroskopisch um braune bis braunrote oder purpurartige Flecken, besonders an den unteren Extremitäten. Histologisch findet man Hämosiderinablagerungen im Papillarkörper und Corium, angeblich auch in Epidermisepithelien neben capillären Hämorrhagien und Telangiektasien ohne nennenswerte Melanose. Allerdings ist eine durch örtlichen Blutzerfall bedingte Hämosiderinspeicherung der Epidermisepithelien auch angezweifelt worden[4]. Pathogenetisch werden die Blutungen beim Morbus Schamberg mit einer konstitutionellen Minderwertigkeit des Capillarsystems und Thrombopenie in Zusammenhang gebracht[5]. Die Dermatologie unterscheidet den Morbus Schamberg von der auch durch Blutungen bedingten progredienten racemösen Hämosiderose der alten Leute[6]. Sicher auf Blutungen zu beziehen sind ferner die Hämosiderinablagerungen bei dem als Sarcoma idiopathicum multiplex *Kaposi* bezeichneten Krankheitsbild[7].

Unklar ist die Pathogenese des ungefähr an der Stelle des Arcus senilis gelegenen FLEISCHERschen Cornealringes beim Ceratoconus[8], welcher histologisch durch Hämosiderinablagerungen im Hornhautepithel und dessen Kittleisten gekennzeichnet ist. Da es sich hier wahrscheinlich nicht um Blutungsreste aus neugebildeten Capillaren handeln dürfte, hat man erwogen, ob sekundär in Hämosiderin umgewandelter Blutfarbstoff vom Rande der Hornhaut in letztere hineingelangt sei, oder ob das Hämoglobin aus der Tränenflüssigkeit stamme[9].

Nicht näher erörtert sei die im ophthalmologischen Schrifttum eingehend abgehandelte *Siderose des Auges* nach Eindringen von Eisensplittern in den Bulbus oculi. Hierdurch kann es nicht nur zur Eisenimprägnation aller Abschnitte des Auges, sondern auch zur Phthisis bulbi kommen[10].

Auch die *Epulis* oder der sog. braune Tumor zeichnet sich durch einen Reichtum an Hämosiderin infolge örtlichen Blutzerfalls aus. Offenbar gehen hier in den maschenwerkartig strukturierten Capillaren Erythrocyten zugrunde[11]. Das Vorkommen offener Blutgefäßnetze in der Epulis ist wiederholt bestätigt

---

[1] BIANCHI 1948. [2] LUBARSCH und BORCHARDT 1939.
[3] GANS 1925—1928, BECKMANN 1952. [4] M. B. SCHMIDT 1940.
[5] MEIROWSKY 1933, ROBERT 1947. [6] MEIROWSKY 1933.
[7] KREN 1933, MEIROWSKY 1933. [8] SCHICK 1931. [9] v. HIPPEL 1928.
[10] v. HIPPEL 1928, LÖHLEIN 1928. [11] SIEGMUND 1926.

worden[1]. Übrigens kommen, abgesehen von dem kavernös-angiomatösen Bau dieser Geschwulst, auch Traumen, welche mit dem Kauakt zusammenhängen, für die Eisenpigmentablagerungen in Betracht[2]. Es bleibe an dieser Stelle unerörtert, ob die Epulis als Resorptionsgranulationsgewebe zu bewerten ist[3], ob es sich gewissermaßen um Resorptionsorgane des Milchzahngebisses handelt[4], oder ob man sie zu den gutartigen Riesenzellgeschwülsten rechnen soll[1]. LIEBEGOTT (1952) grenzt trotz Anerkennung eines makroskopisch ähnlichen Verhaltens die Epulis granulomatosa eindeutig von der blastomatösen echten Riesenzellepulis ab. Ebenso wie die Epulis verdanken die braunen Tumoren bei der Osteodystrophia fibrosa, welche von einigen Autoren zu den echten Geschwülsten, von anderen zu regenerativen Fehl- und Überschußbildung gerechnet werden[5], ihren Eisenreichtum vorausgegangenen Hämorrhagien, welche mindestens zum Teil auf Spontanfrakturen nach geringfügigen Gelegenheitstraumen und zentralen Nekrosen zurückzuführen sind. Ähnlichkeit mit den Epuliden weisen die Hämosiderin speichernden Riesenzellgeschwülste der Sehnen- und Sehnenscheiden auf[2].

III. Eisenablagerungen infolge Abbaues von Muskulatur sowie sonstiger Zell- und Gewebseinschmelzungen.

Vermehrte „Hämosiderinablagerungen" sind bei mannigfachen Krankheiten bekannt, welche sich durch einen vielfach bereits makroskopisch als Abmagerung imponierenden Zell- und Gewebsabbau auszeichnen, im übrigen recht heterogener Natur sind, was auch für die Beurteilung der diesen Pigmentablagerungen zugrunde liegenden Eisenstoffwechselstörungen von Bedeutung ist. Grundsätzlich geht es heute nicht mehr an, ausschließlich eine gesteigerte Hämolyse für diese Siderosen anzuschuldigen. Wissenschaftlich gut fundiert sind Beobachtungen, nach denen eine Einschmelzung von Muskulatur und anderen eisenreichen Geweben Siderosen bedingen kann. Dies ist nicht nur in bezug auf die Eisenablagerungen bei Unterernährung (Eiweißmangel, Hungerkrankheit, Hungerödem, Hungerosteopathie usw.) sowie neurogenen und sonstigen Muskelatrophien, sondern auch bei anderen kachektisierenden Krankheiten zu berücksichtigen. Bezüglich der Knochenmarkssiderose bei Karenz- und Inanitionsatrophien[6] ist es nicht unwesentlich, ob die in Frage stehende Grundkrankheit infektiös bedingt bzw. von einem Infekt begleitet ist, welcher seinerseits mit einer charakteristischen Eisenstoffwechselstörung einhergeht. Letztere vermag auch den Eisengehalt der Milz und der Leber maßgeblich zu beeinflussen und ist von grundsätzlicher Bedeutung für das Verständnis der hochgradigen Milzpulpahämosiderose beim infektiös bedingten Marasmus[7] (s. auch III). Überdies wird heute beim Eiweißmangel und gewissen anderen Mangelzuständen eine Störung im Eisenresorptionsmechanismus ernstlich erwogen, was speziell bezüglich der wiederholt diskutierten Frage der Hämochromatoseentstehung infolge von Mangel- und Fehlernährungen wichtig ist (s. I.).

Über hochgradige und ausgedehnte Eisenpigmentablagerungen in Parenchym- und Mesenchymzellen zahlreicher Organe und Gewebe, besonders in Leber und Milz, aber auch in Knochenmark, Nieren, Nebennieren, Schilddrüse, Hoden, Darmschleimhaut, quergestreifter Muskulatur, Speicheldrüsen, Lungen (hier speziell im subpleuralen, peribronchialen und perivasculären Bindegewebe) usw., bei Hunger- und Erschöpfungskrankheiten des Menschen und der Tiere ist

---

[1] v. ALBERTINI 1928, HERZOG 1949.   [2] LIEBEGOTT 1952.   [3] SIEGMUND 1926.
[4] GESCHICKTER und COPELAND 1936.   [5] Literatur bei LIEBEGOTT 1952.
[6] ASKANAZY 1927.   [7] LUBARSCH 1927.

wiederholt im Schrifttum berichtet worden[1]. Die Leberzellen unterernährter Mäuse speichern reichlicher Eisen als diejenigen eiweißreich ernährter Kontrolltiere. Durch Eiweißzufuhr wird die Entspeicherung des Eisens beschleunigt[2]. Bereits im vorigen Jahrhundert war bekannt, daß die Leber von Hungerhunden einen höheren Eisengehalt als die jener Kontrolltiere aufweist, welche mit Fleisch gefüttert worden waren[2]. Daß es sich bei den hungerbedingten Siderosen nicht um Residuen eines vermehrten Blutzerfalls handelt, beweisen eindeutig neuere klinische Untersuchungen[3]. Auch die bei der Hungerkrankheit nicht seltene Anämie, welche, sofern nicht spezifische Mängel (Avitaminosen) im Spiele sind, einen normochromen Charakter aufweist, ist keine hämolytische, sondern eine aplastische Anämie und wird durch eine Bildungsstörung des Hämoglobins infolge von Eiweißmangel erklärt[4].

Da das beim normalen Blutzerfall frei werdende Eisen in mangelhafter Weise zum Hämoglobinaufbau verwertet wird, ist das Zustandekommen einer Hämosiderose durchaus verständlich. Doch spielt, wie oben bereits angedeutet, außerdem die Einschmelzung von Skeletmuskulatur eine nicht zu unterschätzende Rolle. Daß Muskelabbauprozesse zur Bildung eines histologisch und histochemisch vom Hämosiderin im engeren Sinne des Wortes nicht zu unterscheidenden eisenhaltigen Pigmentes führen können, geht aus Untersuchungen atrophischer Muskelfasern hervor, welch letztere außer sudanophilen Pigmentkörnchen Farbstoffgranula enthalten, die vom Myoglobin abgeleitet und infolgedessen als Myosiderin bezeichnet worden sind[5]. Zur Begründung dieser Auffassungen wurde geltend gemacht, daß der Gehalt an eisenhaltigem Pigment in der Muskulatur nicht den „Hämosiderinablagerungen" der anderen Organe parallel geht und ferner im Tierversuch nach Nervendurchschneidung derselbe Pigmentbefund im Bereich der atrophischen Muskulatur erhoben werden kann[5]. Desgleichen ist die starke Eisenspeicherung in atrophierenden Muskeln (innerhalb der Muskelfibrillen und im Interstitium zwischen den Muskelfasern), ferner aber auch in Milz, Leber und Knochenmark bei Erschöpfungskrankheiten ohne Blutveränderungen als myogene Siderose gedeutet worden[6]. Im Bereich der Muskelfasern findet sich das eisenpositive Pigment besonders in der Nähe der sehnigen Muskelansätze angereichert. Im übrigen spricht zugunsten der These einer myogenen Entstehung des in Frage stehenden Pigments die Diskrepanz zwischen dem Körpergewicht und dem histochemisch faßbaren Eisengehalt der Organe[6]. Da übrigens die Ablagerung des im amerikanischen Schrifttum als Ceroid bezeichneten Pigments im Bereich der Muskulatur mit Gewebsabbauprozessen einhergeht und überdies das Ceroid angeblich eisenpositiv werden kann[7], sind vorderhand Beziehungen zwischen Myosiderin und Ceroid durchaus in Betracht zu ziehen.

Vom klinisch-chemischen Standpunkt aus erweist sich die Kreatininausscheidung durch den Urin geeignet, in quantitativer Hinsicht Anhaltspunkte für den Muskelabbau zu geben[8]. Angesichts der innigen Wechselbeziehungen zwischen der Höhe des Serumeisenspiegels und den Eisenablagerungen im Gewebe ist in diesem Zusammenhang die Hypersiderämie im Lähmungsstadium der Poliomyelitis bemerkenswert[9], wie übrigens auch bei Hungerzuständen ein Anstieg des Serumeisens beobachtet worden ist[10]. Bei letzteren muß freilich außer der Muskulatur auch die Einschmelzung von anderen eisenhaltigen Zellen

---

[1] LUBARSCH 1921, BETTINGER 1921, GIESE 1944, OVERZIER 1947, BANSI 1949 u. a.
[2] Siehe L. SCHWARZ 1928.   [3] MOLLISON 1946, SCHULTEN 1947, BERNING 1944, 1947.
[4] HEILMEYER 1946 u. a.   [5] M. B. SCHMIDT und ISHIDA 1912.   [6] GIESE 1944.
[7] RUPPEL und MEESSEN 1949.   [8] DUESBERG 1949, GROSSE-BROCKHOFF 1950.
[9] DREYFUS und SCHAPIRA 1949.   [10] BERNING 1947.

und Geweben, z. B. von Lebersubstanz, in Rechnung gesetzt werden[1]. Erfahrungsgemäß ist nämlich die Leber im Hunger oft sehr erheblich, eventuell sogar bis auf die Hälfte verkleinert[2]. Ein derartiger Leberabbauprozeß, welcher sich auch tierexperimentell beim Eiweißmangel reproduzieren läßt[3], macht es verständlich, daß bei nicht letal verlaufenden Fällen von Hungerkrankheit Lebercirrhosen resultieren können, die angesichts der minimalen Eisenexkretion des Organismus gelegentlich den Charakter einer Pigmentcirrhose bzw. eines hämochromatoseartigen Krankheitsbildes aufweisen[4]. Andererseits muß auf Grund statistischer Untersuchungen[5] vor einer Überschätzung der Häufigkeit der Lebercirrhose bei Spätheimkehrern trotz überstandener Hungerdystrophie (und Hepatitis epidemica) ausdrücklich gewarnt werden[4]. Da Muskelhämoglobin und Cytochrome grundsätzlich denselben Umwandlungsmöglichkeiten wie der Blutfarbstoff unterliegen[6], ist es bemerkenswert, daß bei anämisch gemachten Tieren schon 10 Tage nach Verabreichung von Radioeisen 25% dieser Substanz in der Muskulatur nachgewiesen worden ist[7]. Da übrigens, wie oben erörtert (s. I.), ein Phosphatmangel der Nahrung eine verstärkte Eisenresorption durch den Darm zur Folge hat, ist bezüglich der Eisenanreicherungen im eiweißarm ernährten Organismus bemerkenswert, daß der Körper bei der Dystrophie zu einer vermehrten Ausscheidung von Calcium, Kalium, Magnesium und Phosphorsäure neigt[8], wodurch ja bekanntlich die Grundlage für die Entstehung einer Hungerosteomalacie gegeben ist. Infolgedessen stellt vielleicht die vermehrte Eisenablagerung im Gewebe beim Hunger und gewissen anderen Mangel- bzw. Fehlernährungen nicht ausschließlich das Resultat des Abbaues von Muskulatur und anderen eisenhaltigen Geweben dar, sondern hat außerdem wahrscheinlich eine weitere Ursache in einer vermehrten Eisenresorption. Das Vorkommen von Hämosiderosen nicht nur bei der Hungerosteopathie, sondern bei der Osteomalacie schlechthin ist in diesem Zusammenhang bemerkenswert[9].

Obwohl außer den Eisenpigmentablagerungen und der Lebercirrhose auch eisenfreie Pigmentierungen, unter anderem Melanosen der Haut bei Inanitionszuständen bekannt sind[10], finden wir in dem uns zugängigen Schrifttum keine Angaben über das Vorkommen eines manifesten oder latenten Diabetes mellitus bei hungerbedingten hämochromatoseartigen Krankheitsbildern, während andererseits Berichte über schwerste, sogar letal endende Hypoglykämien bei Hungerzuständen vorliegen[2]. Mithin ist größte Vorsicht am Platz, diese Pigmentcirrhosen mit der typischen, echten Hämochromatose ohne jegliche Anhaltspunkte für eine Mangel- oder Fehlernährung zu identifizieren, abgesehen davon, daß sich bei den in Frage stehenden Krankheitsfällen oft schwerlich das Hineinspielen anderer Kausalfaktoren endogener oder exogener Art, z. B. Infektionskrankheiten, mit Sicherheit ausschließen läßt. Ob es angängig ist, in pathogenetischer Hinsicht die bekannten hochgradigen Siderinpigmentablagerungen in Milz und Leber sowie in Parenchym- und Mesenchymzellen zahlreicher anderer Organe bei der Pädatrophie[11] mit den Eisenbefunden bei der Hungerkrankheit des Erwachsenen gleichzusetzen, erscheint fraglich, nachdem man gelernt hat, den für die einzelnen Lebensperioden charakteristischen Eisengehalt der verschiedenen Organe mehr Aufmerksamkeit zu schenken. So ist erwogen worden, ob die in Wachstum und Entwicklung zurückgebliebenen Säuglinge mit ali-

---

[1] WENDEROTH 1950.   [2] BERTRAM 1948.   [3] MEESSEN 1952.
[4] LUBARSCH 1921, KALK 1950, BÖHLKE 1950, WYATT und Mitarbeiter 1950.
[5] MEYRINGH 1953.   [6] DUESBERG 1949.   [7] AUSTONI und GREENBERG 1940.
[8] SCHWIETZER 1952.   [9] SCHMORL 1921.
[10] Literatur bei VOLLAND, ZINGSHEIM und GOHR 1950, ferner bei BANSI 1949.
[11] M. B. SCHMIDT 1921, LUBARSCH 1921, 1927, STRÄTER 1914, SAITO 1924, DUBOIS 1921/22.

mentärer Intoxikation eisenstoffwechselmäßig einer jüngeren Altersklasse zuzuordnen seien, in welcher höhere physiologische Hämosiderinwerte für Milz und Leber die Regel bilden[1]. Endlich hat man auch die Milz- und Lebersiderosen bei kindlichen Ernährungsstörungen mit einem durch die Grundkrankheit bedingten pathologischen Blutabbau in Beziehung gebracht[2].

Zu den Siderosen infolge eines Zell- und Gewebszerfalls gehören natürlich auch die bei Mensch und Tier oft beschriebenen Eisenpigmentablagerungen nach Einwirkung strahlender Energie besonders nach Röntgenbestrahlungen[3]. Offenbar handelt es sich auch bei den braunen Pigmentkörnern in den Reticulumzellen des Knochenmarks, welche Hunde nach intensiver Röntgenbestrahlung aufweisen[4], ebenfalls um „Hämosiderin". Bei Personen, welche dem Abwurf von Atombomben zum Opfer gefallen waren, fanden sich übrigens außer anderen pathologischen Veränderungen auch Hämosiderosen von Knochenmark, Milz und Sternzellen[5]. Nach Anwendung von radioaktivem Phosphor (P^{32}) wegen Leukämien, Myelomen und Lymphogranulomatose hat man im Knochenmark, abgesehen von Nekrosen, regressiven Veränderungen der Knochenmarksriesenzellen, fibröser Umwandlung und Hämorrhagien, ebenfalls Hämosiderose beobachtet[6]. Verzichtet sei auf eine Aufzählung aller mit Gewebsabbauprozessen einhergehenden Krankheitsbilder, bei denen Eisenpigmentablagerungen beschrieben worden sind. Erwähnt sei in diesem Zusammenhang nur die Milzpulpasiderose bei Kachexia thyreopriva[7]. Bezüglich der Frage der Eisenstoffwechselstörung bei der SIMMONDschen Kachexie sei auf die Schlußbemerkung verwiesen (s. unten).

Übrigens ist nicht jeder, selbst erhebliche, Myoglobinverlust zwangsläufig von einer myogenen Siderose gefolgt; denn es gibt auch gewisse Krankheitsbilder, bei welchen Myoglobin durch die Niere ausgeschieden wird, falls nicht unter dem Bilde der Niereninsuffizienz und Anurie der Tod eintritt. Als Beispiel kann das jüngst eingehend untersuchte, mit Chromoproteinurie und Anurie einhergehende Crushsyndrom gelten[8], welchem bezüglich der Myoglobinstoffwechselstörung die Haffkrankheit und die Kreuzlähme der Pferde an die Seite zu stellen sind[9]. Allerdings läßt sich bei der in Frage stehenden Chromoproteinurie ohne Zuhilfenahme der Spektroskopie nicht sicher entscheiden, ob außer dem Myoglobin auch Hämoglobin vorhanden ist (s. oben II A). Die Haffkrankheit[10] wird nach Genuß von Fischen beobachtet, die in einem Giftsubstanzen enthaltenden Wasser leben. Diese toxischen Produkte rühren von der Celluloseindustrie her[11]. Die erwähnte Kreuzlähme der Pferde wird ursächlich mit einer Säurestarre der Muskulatur bei Arbeit der Tiere nach Ruhetagen in Zusammenhang gebracht. Ein der Haffkrankheit ähnliches myorenales Syndrom (myoglobinurische Nephrose bei ausgedehnter ZENKERscher Degeneration der Skeletmuskulatur) ist bei experimentellen Infektionen der Maus mit Viren der Coxsackie-A-Gruppe beobachtet worden[12]. Ferner muß hier die mit Farbstoffverlust der Muskulatur und Braunfärbung des Urins einhergehende Myositis myoglobinurica genannt werden[13], welcher die Muskelporphyrie nahesteht[14]. Auch über eine Reihe verwandter Krankheitsbilder bei Mensch und Tier liegen Berichte vor[15].

---

[1] GÜTHERT und FUCHS 1949, LANGLEY 1951. [2] MASSHOFF und WALDSCHÜTZ 1951.
[3] HEINECKE 1905, FROMME 1917, KOLODNY 1925, TSUZUKI 1926, SCHWARZ 1928.
[4] NACHTNEBEL 1933—1943. [5] LIBOW, WARREN und DE COURSEY 1949.
[6] PLATT 1947. [7] LUBARSCH 1927. [8] KOSLOWSKI 1951, ZOLLINGER 1952 u. a.
[9] BREDAUER 1920, MINAMI 1923, MÜLLER 1941, SELBERG 1942, ROTHMANN 1944.
[10] MÜLLER 1941. [11] STOELTZER 1932, BELL 1950, SMITH 1951. [12] GÄDEKE 1952.
[13] GÜNTHER 1924. [14] M. B. SCHMIDT 1921, VANNOTTI 1937. [15] BRASS 1943/44.

IV. Eisenablagerungen auf Grund einer intermediären Stoffwechselstörung, speziell bei Infekten und verwandten Abwehrprozessen des Organismus.

Bereits den Pathologen jener Ära, welche vor Kenntnis des Serumeisenspiegels unter normalen und pathologischen Bedingungen mit emsigem Fleiß unter Zuhilfenahme der bekannten histochemischen Eisennachweismethoden den Eisenstoffwechsel und seine Störungen zu erforschen bestrebt waren, war durchaus bekannt, daß bei Infektionskrankheiten als pathologisch anzusprechende „Hämosiderin"-Ablagerungen vorkommen, welche als Infektsiderosen bezeichnet wurden. So hatte man beispielsweise reichlich Hämosiderin im Knochenmark bei Typhus abdominalis, Enteritis und chronischer Tuberkulose, aber auch bei Krankheitsprozessen nicht infektiöser Natur, welche offenbar mit Abwehrleistungen für den Organismus verknüpft sind, z. B. bei Krebsleiden, vermerkt[1]. Hierzu in Einklang stehen Hämosiderinbefunde neueren Datums in dem durch Punktion gewonnenen Knochenmark bei Infektanämie[2]. Speziell infektiös bedingte abzehrende Krankheiten, z. B. chronische Tuberkulosen, zeigen hochgradige Milzpulpahämosiderose[3]. Dafür, daß die meist recht erheblichen Eisenpigmentablagerungen in der roten Pulpa und in den KUPFFERschen Sternzellen der Leber bei der Endocarditis lenta nicht, wie gelegentlich angenommen wurde, auf der kardialen Stauung beruhe, spricht der Umstand, daß nach vollständig abgelaufener Endokarditis, also bei reinen alten Herzfehlern der Hämosideringehalt der Milzpulpa nur ganz ausnahmsweise vermehrt ist[3]. Als Endzustand der Lentasepsis ist ein kachektisches Zustandsbild beschrieben worden, welches unter anderem durch eine makroskopisch braune, eisenpigmentreiche Milz ausgezeichnet ist[4]. Auch bei infektiösen Krankheiten des Säuglingsalters hat man auf die starke Milzpulpahämosiderose hingewiesen[3]. Beim Typhus abdominalis kommt eine mit Erythrophagocytosen vergesellschaftete Hämosiderose der Milz, aber auch Eisenpigmentablagerung in den cervicalen, axillären und inguinalen Lymphknoten vor[5]. Bei Sepsis, Tetanus und Typhus zeichnen sich vielfach auch die Tonsillen durch Eisenreichtum aus[5]. Hierzu in Einklang steht die Häufigkeit der Siderose des lymphatischen Portalringes bei Infektionskrankheiten verschiedener Ätiologie[6]. Nach neueren Untersuchungen zeigt die Milz bei verschiedenen daraufhin untersuchten Infektionskrankheiten, wie Sepsis, Pneumonie und Tuberkulose quantitativ-chemisch einen Anstieg des Nichthämoglobineisens[7]. Andererseits sei ausdrücklich betont, daß speziell akute Infektionskrankheiten durchaus nicht regelmäßig mit Hämosiderosen der genannten Organe einhergehen müssen[3]. Beim Fleckfieber hingegen ist, abgesehen von Erythrophagocytosen, hochgradige Milzpulpahämosiderose sowie Siderose der Sternzellen und HENLEschen Schleifen beschrieben worden[8]. Ein Anstieg des Milzeisens ist bei der Diphtherie auf Grund quantitativ-chemischer Analysen zwar möglich, aber statistisch nicht einwandfrei gesichert[7]. Die Lymphogranulomatose, welche bekanntlich neuerdings teils zu den Infektionskrankheiten ungeklärter Ätiologie, teils zu den malignen Neoplasmen gerechnet wird, geht ebenfalls häufig mit Milzpulpahämosiderose einher[3]. Daß bei sicher nicht infektiösen „Abwehrprozessen des Organismus" eine Ablagerung von Hämosiderin in Milz, Leber und Lymphknoten vorkommt, zeigen ältere Untersuchungen, nach denen im Tierversuch im Anschluß an wiederholte parenterale Eiweißzufuhr außer einer Atrophie verschiedener Organe Siderosen auftreten[9]. Grundsätzlich beschränkt sich bei Infektionskrankheiten und verwandten Abwehrprozessen des Organismus die histochemisch nachweisbare Eisenablagerung nicht streng auf jenes Zell-

---

[1] ASKANAZY 1927. [2] RATH und FINCH 1948, WENDEROTH 1949.
[3] LUBARSCH 1927. [4] DIETRICH und SIEGMUND 1925—1933. [5] M. B. SCHMIDT 1940.
[6] FAHR 1923. [7] RECHENBERGER und SCHAIRER 1948. [8] ROTH 1944. [9] DOLD 1916.

system, welches mit ASCHOFF zum RES gehört. So sind Leberzellsiderosen bei Infektionskrankheiten etwas durchaus Häufiges[1]. Wichtig ist in diesem Zusammenhang ferner, daß die entzündlichen Infiltrate in der Aortenwand bei Mesaortitis syphilitica zwar nicht regelmäßig, aber häufig histochemisch nachweisbares Eisen enthalten[2]. Hierbei handelt es sich um offensichtlich nicht durch einen örtlichen Erythrocytenzerfall entstandene Siderinkörnchen in intimalen und adventitiellen Zellen der Vasa vasorum sowie auch in außerhalb der Vasa vasorum gelegenen speicherfähigen histiocytären Elementen der Media und Adventitia. Angesichts der engen nosologischen Beziehungen zwischen Mesaortitis syphilitica und progressiver Paralyse liegt es auf der Hand, das „Paralyseeisen"[3] pathogenetisch zu den Eisenablagerungen bei Mesaortitis syphilitica in Parallele zu setzen[4]. Die Hauptmenge dieses Paralyseeisens befindet sich in mesodermalen Gefäßwandzellen des Gehirns, während von den übrigen Zellarten des nervösen Zentralorgans ausschließlich die mit den Stäbchenzellen NISSLs[5] identischen hypertrophischen HORTEGA-Gliazellen, welche in funktioneller Hinsicht dem RES nahe stehen, mit Paralyseeisen beladen sind[3]. Die Ausbreitung des Paralyseeisens im Gehirn entspricht weitgehend dem paralytischen Prozeß. Infolgedessen ist das Grau des Endhirns bevorzugt; weniger findet es sich in der Substantia nigra, dem Pallidum und dem Thalamus. Eisenablagerungen im Kleinhirn spielen eine untergeordnete Rolle[3]; im Plexus chorioideus werden sie vermißt[6]. Nicht regelmäßig bleibt, entgegen einer früher wiederholt geäußerten Behauptung[5], die Brücke von Eisenablagerungen bei der progressiven Paralyse verschont[4]. Außer der syphilitisch miterkrankten Aorta findet sich bei der progressiven Paralyse histochemisch nachweisbares Eisen auch in Milz, Leber, Knochenmark, Nierenmarkbindegewebe und Hypophyse, was allgemeinpathologisch wichtig ist[7]. In diesem Zusammenhang sei daran erinnert, daß heute die progressive Paralyse nicht mehr als Manifestation einer Metalues angesprochen werden darf, sondern ein bestimmtes Stadium einer noch floriden Infektionskrankheit verkörpert, nachdem der Nachweis der Spirochaeta pallida im Paralytikergehirn erbracht worden ist[8]. Eigene histochemische Untersuchungen an den Körperorganen von Paralytikern ergaben ebenfalls gegenüber Kontrolluntersuchungen an Leichenorganen von Personen, welche aus voller Gesundheit durch katastrophale Ereignisse ums Leben gekommen waren, regelmäßig wesentlich stärkere Eisenablagerungen in der Milz (Pulpazellen, Sinusendothelien und Reticulumzellen der Lymphfollikel) als in der Leber, deren Parenchymzellen keine oder eine nur sehr geringe, deren Sternzellen hingegen durchschnittlich eine nur mäßig starke Hämosiderose aufwiesen. Der Milzsiderose konnte ein reichlicher Eisengehalt des Knochenmarks an die Seite gestellt werden, während die Eisenreaktionen im Bereich der Nierenepithelien stets negativ ausfielen[4].

Daß dem Paralyseeisen nicht etwa lediglich eine Eisenphanorose zugrunde liegt, beweisen eindeutig an Paralytikergehirnen durchgeführte quantitativ-chemische Eisenanalysen[9]. Nach letzteren betrug der Eisengehalt für die Großhirnrinde des Paralytikers (calorimetrische Methode von LYONS nach Veraschung) 29,0 mg je 100 g getrockneten Gewebes, während der entsprechende Wert für normale menschliche Gehirne nur 22,6 mg betrug. Nach Malariabehandlung war quantitativ-chemisch eine signifikante Verminderung des Paralyseeisens festzustellen[9]. Mithin ist es unseres Erachtens durchaus angängig,

---

[1] M. B. SCHMIDT 1940. [2] LUBARSCH 1917, VOLLAND 1942. [3] SPATZ 1921—1924.
[4] VOLLAND 1942. [5] LUBARSCH 1917, v. LEHOCZKY 1928, GALBRAITH 1938.
[6] v. LEHOCZKY 1928, ZAND 1930. [7] LUBARSCH 1917. [8] NOGUCHI 1913.
[9] TINGEY 1937.

das SPATZsche Paralyseeisen und die oben erwähnten Eisenablagerungen in den entzündlichen Infiltraten bei Mesaortitis syphilitica als eine besondere Manifestation der „Infektsiderose" anzusprechen; andererseits findet sich aber bei Entzündungen infektiöser oder nichtinfektiöser Genese grundsätzlich keineswegs immer eine Eisenanreicherung am Entzündungsort. Von wenigen Ausnahmen abgesehen, auf die unten noch einzugehen ist, fungieren in erster Linie das RES und hier wiederum namentlich die Milz und das Knochenmark bei Infekten und verwandten Abwehrprozessen des Organismus als Speicherungsstätten für Eisen. Dem Umstand, daß beispielsweise bei banalen Meningitiden und den meisten Encephalitiden Eisendepots an den Hirn- und Meningealgefäßen vermißt werden[1], verdankt ja gerade das Paralyseeisen seine spezifische, differentialdiagnostisch wichtige Bedeutung, welche auch für die gerichtsärztliche und unfallmedizinische Praxis seit langem erfolgreich ausgewertet worden ist[2]. Grundsätzlich sei betont, daß, falls nicht Hämorrhagien im Spiele sind, außer der progressiven Paralyse nur bei wenigen entzündlichen Erkrankungen des Gehirns innerhalb der Infiltrate selbst Eisenablagerungen beschrieben worden sind. Zu erwähnen ist in diesem Zusammenhang die bekanntlich der Paralyse nahe stehende menschliche Trypanosomiasis oder afrikanische Schlafkrankheit[3] und die mit Durchfall und Somnolenz einhergehende Spirochaetosis gallinarum[4]. Ausnahmsweise wurden Eisenablagerungen in den Gefäßwandzellen der Pia und der in die Pia einstrahlenden Gefäße[5] sowie in der Kleinhirnrinde bei Endarteriitis luica beobachtet[6]. Einige wenige Autoren berichteten über Eisenvorkommnisse bei Encephalitis lethargica[7]. Auch bei gewissen Fällen von diffuser disseminierter Encephalomyelitis[8], ferner bei der PICKschen Krankheit[9] ist eisenhaltiges Pigment gefunden worden.

Daß der Eisengehalt der Lunge bei den verschiedensten Pneumonien niedrig ist, geht eindeutig aus diesbezüglichen histochemischen und quantitativ-chemischen Bestimmungen hervor[10]. Diese Untersuchungen erstreckten sich auf lobäre und Bronchopneumonien, Miliartuberkulose der Lunge, käsige und „carcinomatöse" Pneumonie (Lungenmetastasen eines Pankreascarcinoms). Ob im tuberkulösen Granulationsgewebe des Kaninchens intravenös injiziertes Eisenchlorid tatsächlich angereichert und infolgedessen hierdurch der Krankheitsverlauf günstig beeinflußt wird[11], muß vorläufig als höchst fragwürdig angesehen werden[12]. Übrigens scheinen in dieser Hinsicht bei der experimentellen Tuberkulose der einzelnen Versuchstierspecies auch artbedingte Unterschiede zu bestehen[12]. Es liegen Berichte vor, nach denen bei Mensch, Kaninchen und Meerschweinchen im tuberkulösen Granulationsgewebe Eisenablagerungen fehlen, während Milz und Leber eine Eisenanreicherung erfahren[13]. Selbstverständlich gehört der positive Ausfall der Eisenreaktion in verkalkenden tuberkulösen Käseherden nicht zu den Infektsiderosen, sondern stellt eine Kalkeiseninkrustation dar. Im Endometrium menstruierender Frauen wurde nur dann Hämosiderin in beträchtlicher Menge nachgewiesen, wenn gleichzeitig eine örtliche Entzündung vorhanden war[14]. Hierzu gut in Einklang steht die Beobachtung, nach welcher Hämosiderinablagerungen in der Schleimhaut des Corpus uteri am reichlichsten bei der puerperalen Endometritis anzutreffen sind[15]. Unter gewissen Versuchsbedingungen beobachtet man eine Hämosiderinablagerung in Histiocyten nur

---

[1] JAHNEL 1930. [2] STIEFLER 1923, SCHRADER zit. nach JAKOB 1929.
[3] SPIELMEYER und SPATZ, Literatur bei JAHNEL 1930. [4] WERTHAM 1931.
[5] OSTERTAG 1924. [6] MALAMUND 1926, JAKOB 1929. [7] Literatur bei JAHNEL 1930.
[8] HALLERVORDEN 1930. [9] v. BRAUNMÜHL 1930.
[10] RECHENBERGER und SCHAIRER 1951. [11] MENKIN und MENKIN 1931—1934.
[12] GOMORI 1950, GOMORI und Mitarbeiter 1948, 1950. [13] STEINMANN 1935.
[14] PÖSCH 1925. [15] WÄTJEN 1941/42.

dann, wenn gleichzeitig Pepton verabreicht wird[1]. Mithin bewirkt offenbar die Entzündung eine verstärkte Tendenz, Hämosiderin zu deponieren[2]. Verständlicherweise hat es nicht an Versuchen gefehlt, auch im Tierexperiment das Problem der Eisenstoffwechselstörung bei Infekten und verwandten Abwehrvorgängen des Organismus in Angriff zu nehmen. Erwähnt seien an dieser Stelle die Siderosen nach wiederholter parenteraler Eiweißzufuhr[3]. Bereits ältere Experimente befassen sich mit der Bedeutung der Infektion für die Hämosiderinbildung. So hat z. B. der Austritt roter Blutkörperchen ins Gewebe, desgleichen die Injektion steriler Hämoglobinlösungen durchaus nicht regelmäßig eine Hämosiderose zur Folge, während andererseits auch ohne Blutzufuhr lediglich die Injektion von Streptokokken bei entsprechend immunisierten Kaninchen eine hochgradige Hämosiderose der Milz zur Folge hat[4]. Gesetzmäßig zeigten ferner mangelhaft ernährte Mäuse bereits 24 Std nach einer Infektion mit Streptokokken oder Staphylokokken eine im Vergleich zu nicht infizierten Kontrolltieren sehr starke Milzpulpasiderose, welche übrigens auch nach Röntgenbestrahlungen der Versuchstiere beobachtet wurde[5]. Diese Hämosiderosen des RES, und zwar speziell der Milz, bei Infekten und verwandten, mit Entzündungsprozessen einhergehenden Krankheitszuständen dürfen nicht als Ausdruck eines Eisenüberschusses des Organismus angesprochen werden, und zwar um so weniger, als akute und chronische Infekte, desgleichen analoge Abwehrvorgänge des Organismus, z. B. nach Diphtherie- und Tetanustoxininjektionen[6], nach parenteraler Eiweißzufuhr[7], bei malignen Tumoren[8] gesetzmäßig mit Hyposiderämie einhergehen[9]. Hunde zeigen eine Hyposiderämie, wenn bei ihnen bakterielle bzw. sterile Abscesse oder Knochenfrakturen gesetzt, desgleichen wenn ein anaphylaktischer Schock erzeugt wurde[10]. Eine derartige Senkung des Serumeisenspiegels trat auch nach Injektion von Histamin, Formalin, Nebennierenrindenextrakt und ACTH auf, nicht hingegen bei adrenalektomierten Tieren nach ACTH-Injektion und „Nebennierenstress". Die Verminderung des zirkulierenden Serumeisens, welche bereits 1934 bei scharlach-, diphtherie- und masernkranken Kindern festgestellt worden ist[11], beruht nicht etwa, wie zunächst angenommen wurde, auf einer Hemmung der Hämolyse. Vielmehr konnten HEILMEYER und seine Mitarbeiter[12] einwandfrei nachweisen, daß das Eisen unter diesen Bedingungen außerordentlich stark in das RES, und zwar ganz besonders in die Milz, abwandert[13], wie durch Nachuntersuchungen bestätigt worden ist[14]. Tierexperimentelle Erfahrungen über den Verbleib des aus der Blutbahn abgewanderten Eisens stimmen hiermit vollkommen überein[15]. Nach letzteren wurde der Gesamtgehalt an Gewebseisen nach Veraschung der sorgfältig entbluteten weißen Mäuse, vom Hämoglobineisengehalt getrennt, bestimmt. Nachdem eine große Zahl von Normalwerten ermittelt worden war, wurden andere Mäuse mit Staphylokokken und Streptokokken infiziert. Einige Tiere erhielten Injektionen von Tetanustoxin und artfremdem Serum. Nunmehr konnte mit analytischer Methodik bestätigt werden, daß in der Tat beim Infekt im RES Eisen aufgespeichert wird. Darüber hinaus ergaben die Organanalysen der infizierten und normalen Tiere eindeutig, daß in erster Linie die Milz und fernerhin die Leber und das Knochenmark, zum Teil auch die Lungen, an der Vermehrung des Gewebseisens beteiligt

---

[1] WALLBACH 1931.   [2] COTTIER 1952.   [3] DOLD 1916.   [4] WALLBACH 1927.
[5] L. SCHWARZ 1928.   [6] LOCKE, MAIN und ROSBASH 1932.
[7] HEILMEYER, KEIDERLING und STÜWE 1941, SCHÄFER 1942, VOLLAND 1940.
[8] HEILMEYER und PLÖTNER 1936, HEMMELER 1946, BÜCHMANN 1941, JASINSKI 1950.
[9] Vgl. auch M. B. SCHMIDT 1940.   [10] CARTWRIGHT und Mitarbeiter 1951.
[11] THOENES und ASCHAFFENBURG 1934.
[12] PLÖTNER 1936, KEIDERLING und STÜWE 1941, EHRLICH 1942, LANGE 1942.
[13] HEILMEYER 1944.   [14] SKOUGE 1939.   [15] K. H. SCHÄFER 1942.

waren, während die anderen Organe und Gewebe keine wesentliche Änderung ihres Eisengehalts beim Infekt erkennen ließen. Weiterhin wurde bestätigt, daß die Infekthyposiderämie weder mit einer verminderten Eisenresorption noch mit einer vermehrten Eisenexkretion einhergeht, folglich nur auf einem Abstrom oder einem „Abgedrücktwerden" des Serumeisens aus der Blutbahn ins Gewebe, und zwar speziell in die Milz, das RES bzw. letzterem funktionell nahe stehende speicherfähige Zellen beruhen kann. Folglich gehen Infektionen und verwandte Abwehrvorgänge des Organismus mit einer bestimmten intermediären Eisenstoffwechselstörung einher. Mit Hilfe der modernen Isotopenforschung ist es gelungen, die geschilderte Eisenverschiebung im Tierversuch einwandfrei nachzuweisen[1]. Sowohl an Ratten, bei welchen Terpentinabscesse und bakterielle Infektionen gesetzt worden waren, als auch an normale Kontrolltiere wurde radioaktives Eisen mit dem Ergebnis verabreicht, daß eine deutliche Anreicherung des etikettierten Schwermetalls in Milz und Leber speziell bei jenen Tieren festzustellen war, welche einen Entzündungsherd aufwiesen, während im entzündlich veränderten Gewebe selbst keine bemerkenswerte Eisenanreicherung feststellbar war. Darüber hinaus wurde als Folge der Entzündung eine Verzögerung der Erythropoese beobachtet, welche vornehmlich durch eine Eiweißstoffwechselstörung verursacht sein dürfte[2]. Auf die Beeinflussung der Infektanämie durch Kobalt im Sinne einer gesteigerten Eisenutilisation für den Hämoglobinaufbau sei an dieser Stelle nicht näher eingegangen[3]. Freilich ist vom hämatologischen Standpunkt aus gegen das Vorliegen eines typischen Eisenmangelzustandes mit Recht geltend gemacht worden, daß die Infektanämie einen normochromen, vorübergehend aplastischen Charakter besitzt[4]. Im Rahmen dieses Kapitels, welches die pathologisch-anatomischen Befunde bei Störungen des Eisenstoffwechsels zum Gegenstand hat, sei bewußt auf eine Erörterung der von namhaften Fachforschern[5] wiederholt lebhaft diskutierten, klinisch-therapeutisch wichtigen Frage verzichtet, ob die Abwanderung des Eisens ins RES vom teleologischen Standpunkt aus als eine Schutz- bzw. Abwehrmaßnahme des Organismus gegenüber dem Infekt anzusprechen ist. Nur andeutungsweise sei erwähnt, daß die Eisenstoffwechselstörung beim Infekt, welche sich in einer Hyposiderämie, verbunden mit einer nicht den Verhältnissen beim typischen Eisenmangelzustand entsprechenden Verminderung der Eisenbindungskapazität des Serums[6] manifestiert, sicher recht komplexer Natur ist. Als Kausalfaktoren der Infektanämie kommt außer der Beschlagnahme des Eisens durch das RES eine Störung des Eisentransportmechanismus, eine durch Kobalt beeinflußbare Eisenverwertungsstörung, ferner eine irreversible Veränderung der Eisendepotform, d. h. die Bildung des nicht mehr mobilisierbaren Eisengels „Hämosiderin" bzw. einer noch stärker mineralisierten Eisenform und endlich eine Eiweißsynthesestörung in Betracht[7]. Letztere ist vielleicht durch einen Apoferritinmangel bedingt[8]. Ähnliche Gedankengänge sind von mehreren Autoren diskutiert worden[9]. Daß in diesem Sinne vom klinisch-hämatologischen Standpunkt aus enge Beziehungen zwischen der Infekt- und Inanitionsanämie nicht von der Hand zu weisen sind, ist auch für die pathologische Anatomie der Eisenstoffwechselstörungen bei In-

---

[1] GREENBERG, WINTROBE und Mitarbeiter 1947.
[2] GREENBERG, WINTROBE und Mitarbeiter 1947; vgl. auch HEMMELER 1946, HEILMEYER und BEGEMANN 1951.
[3] WINTROBE 1947, WOLFF 1950, WEISSBECKER 1952.   [4] BÜCHMANN 1951.
[5] HEILMEYER 1944, K. H. SCHÄFER 1942, HEMMELER 1946 u. a.
[6] LAURELL und Mitarbeiter 1947.   [7] WEISSBECKER 1952.
[8] SCHWIETZER 1952, KEIDERLING, WÖHLER und ALTMEYER 1954, WUHRMANN und JASINSKI 1955.
[9] BEGEMANN 1952, CARTWRIGHT und Mitarbeiter 1946—1949.

fekten und verwandten Krankheitszuständen einleuchtend; denn wenn auch, wie oben ausgeführt, die Abwanderung des Eisens aus der Blutbahn in die Milz und in die Leber mittels der Isotopentechnik exakt bewiesen werden konnte, so ist dennoch die Frage berechtigt, ob hiermit allein die Infektsiderose eine befriedigende Erklärung findet. Zweifellos ist es kein Zufall, daß nach den obigen Darlegungen beim infektiös oder carcinomatös bedingten Marasmus besonders eindrucksvolle Milzsiderosen zustande kommen. Mithin kombinieren sich vielfach Entzündungsvorgänge bzw. analoge Krankheitsprozesse mit Inanitionszuständen, wenn im histologischen Bild besonders augenfällige Eisenbefunde imponieren. Ein weiterer, in diesem Zusammenhang nicht zu vernachlässigender Umstand ist die Tatsache, daß bei Infekten trotz der Hyposiderämie die Blutmauserung nicht nur nicht gehemmt, sondern sogar erhöht sein kann[1]. Zum Beispiel ist die Zunahme des Milzeisens bei Sepsis, Pneumonie und Tuberkulosen von einigen Autoren[2] auf den gesteigerten Blutabbau bezogen worden. Daß es aber dennoch auch vom pathologisch-anatomischen Standpunkt aus heute nicht mehr angeht, die mit einem vermehrten Erythrocytenzerfall einhergehenden Infektionskrankheiten den hämolytischen Anämien im engeren Sinne des Wortes zurechnen zu wollen, dürfte nach dem Gesagten feststehen. Nach HEILMEYER (1938) ist in der Regel bei jeder schwereren Infektionskrankheit der Blutzerfall gesteigert, besonders bei der Malaria, bei welcher sich das unter dem Zwange des Infektes abgewanderte Eisen besonders reichlich im RES nachweisen läßt. Andererseits bleibe nicht unerwähnt, daß wenige infektiös bedingte Krankheitsbilder gesetzmäßig mit einem Anstieg des Serumeisenspiegels einhergehen. Bezüglich der immer noch problematischen Pathogenese der Hämochromatose ist es nicht irrelevant, daß Hepatitiden eine Hypersiderämie aufweisen[3]. Bemerkenswert ist auch die Hypersiderämie im Lähmungsstadium der Poliomyelitis acuta anterior infolge des Abbaues von Muskelgewebe[4]. Lymphogranulomatose, Leukämien und bösartige Tumoren im engeren Sinne des Wortes gehen, speziell wenn bei ihnen entzündliche Reaktionen fehlen, meist, aber nicht 100%ig, mit Hyposiderämie einher[5]. Allerdings liegen auch Berichte über eine Erhöhung des Serumeisenspiegels speziell bei akuten Myeloblastenleukämien vor[6].

Angesichts der von HEILMEYER u. a.[5] eingehend erörterten, für das Infektproblem wichtigen Frage, ob Beziehungen zwischen dem Eisen- und Vitamin C-Gehalt des Serums bestehen, sei auf histochemische Untersuchungen hingewiesen, nach denen histiocytäre und andere mesenchymale Elemente im Bereich heilender Wunden, also bei aseptischen Entzündungen sowohl eine Anreicherung an Vitamin C als auch an intravenös zugeführtem Eisen erfahren[7]. Ähnliches gilt auch für die Nebennierenrinde, welche allerdings bezüglich der genaueren Topographie der beiden in Frage stehenden Substanzen bei Maus und Ratte gewisse artbedingte Unterschiede aufweist[7]. Angesichts der engen Beziehungen zwischen Vitamin C und Catechin sei endlich erwähnt, daß durch intraperitoneale Catechininjektionen bei normal ernährten Albinoratten eine verstärkte Siderose von Milz, intraabdominalen und cervicalen Lymphknoten, wie auch vom Darmzottenstroma erzielt worden ist[8].

Im Rahmen der Eisenstoffwechselstörungen bedarf endlich das histochemisch eisennegative Malariapigment einer Erwähnung[9], weil die Hämatinnatur desselben

---

[1] HEILMEYER 1938, SCHÄFER 1940.   [2] SCHAIRER und RECHENBERGER 1948.
[3] HEMMELER 1939 u. a., Literatur bei HEMMELER 1951, PETERSON 1952.
[4] SCHAPIRA, DREYFUS, SCHAPIRA 1947.   [5] HEMMELER 1951, TÖTTERMAN 1951.
[6] SCHULZ und MORCZEK 1951.   [7] NISSIM 1952.   [8] GABE 1950.   [9] HUECK 1927.

spektrophotometrisch nachgewiesen worden ist[1]. Wie von anderen Autoren bestätigt[2], wird dieses Hämatin durch Umwandlung des Hämoglobins der Wirtszelle von den Mikroparasiten gebildet.

V. Eisenablagerungen auf Grund sonstiger Störungen der Eisenverwertung.

In dem häufig feststellbaren Eisenpigmentgehalt vieler Schaumzellen bei den Cholesterinosen kann man einen Hinweis auf eine intracelluläre Stoffwechsel- und Ausscheidungsstörung erblicken[3]. Auch bei anderen Lipoidosen sind Eisenpigmentablagerungen bekannt. Erwähnt sei die Kombination der GAUCHERschen Krankheit mit Hämochromatose[4]. Im allgemeinen enthalten die GAUCHER-Zellen kein oder wenig Eisenpigment[5]; hingegen ist eine Siderose der Sinusendothelien, Reticulumzellen und Trabekel der Milz, der Lymphknoten und des Knochenmarks wiederholt beschrieben worden[6]. Bezüglich der Genese dieser Eisenvorkommnisse hat man an die Möglichkeit einer Koppelung der Lipoidstoffwechselstörung an die Hämatopoese gedacht, ferner aber auch berücksichtigt, daß Blutungen im GAUCHER-Gewebe vorkommen[7]. Bemerkenswerterweise finden sich jedoch klinisch keine Anhaltspunkte für eine verstärkte Hämolyse bei dieser Krankheit[8]. Auch bei der NIEMANN-PICKschen Lipoidose ist Eisenpigment, und zwar in den Speicherzellen, beobachtet worden[5]. Als Beispiel für eine Siderose im Bereich örtlicher Lipoidspeicherungen mögen die xanthomatöse Riesenzellgeschwulst der Sehnen und Sehnenscheiden[9] und das im veterinärmedizinischen Schrifttum bekannte hämosiderinhaltige Perlcholesteatom des Aderhautgeflechtes dienen[10]. Hingegen müssen bei den bekannten Eisenpigmentablagerungen in der Riesenzellepulis und der ihr makroskopisch ähnlichen Epulis granulomatosa auch Blutungen infolge der mit dem Kauakt zusammenhängenden Traumen in Rechnung gesetzt werden[9].

Nicht näher eingegangen sei auf die ebenfalls als Ausdruck einer Eisenverwertungsstörung anzusprechenden, oft gewaltigen Hämosiderinablagerungen bei den angeborenen und erworbenen Porphyrien, welche sich unter anderem in Parenchymzellen und Sternzellen der Leber, im Knochenmark, in Lymphdrüsen, Gefäßendothelien, Nierenhaupt- und Schaltstückepithelien vorfinden[11]. Diese Eisenpigmentablagerungen sind übrigens insofern für das Hämochromatoseproblem bemerkenswert, als auf dem Boden der mit Hypersiderämie einhergehenden Bleivergiftung[12] die manchmal mit Porphyrinurie einhergehende Eisenspeicherungskrankheit wiederholt beobachtet worden ist[13]. Auch bei der Hämatoporphyria congenita sind hämochromatoseähnliche Bilder mit Lebercirrhose und hochgradigen Eisenpigmentablagerungen beschrieben worden[14]. Übrigens bestehen enge Beziehungen zwischen der menschlichen kongenitalen Porphyrie und der Osteohämochromatose oder sog. Ochonose der Schlachttiere[15].

Im Rahmen einer Erörterung des Eisenstoffwechsels bei den Porphyrien im allgemeinen, der Bleivergiftung im besonderen bedarf hier auch das *Siderocytenproblem* einer kurzen Erwähnung, welches im hämatologischen Schrifttum eingehender abgehandelt worden ist. Während sich bekanntlich das Hämoglobin histochemisch eisennegativ verhält, kennt die Hämatologie den Begriff der

---

[1] HEILMEYER 1933.   [2] DEVINE und FULTON 1941/42, FISCHER und REICHENOW 1952.
[3] LETTERER 1939.   [4] PICK 1927 und 1933, LETTERER 1939.   [5] LUBARSCH 1927.
[6] PICK 1933, ASKANAZY 1927, LUBARSCH 1927.   [7] LETTERER 1939.   [8] EPPINGER 1939.
[9] LIEBEGOTT 1952.   [10] DOBBERSTEIN 1937.
[11] M. B. SCHMIDT 1940, BORST und KÖNIGSDÖRFFER 1929, DUESBERG 1931, FRAENKEL, HEGLER und SCHUMM 1913, KÄMMERER 1933 und 1949, A. H. MÜLLER 1935, VANNOTTI 1935—1937, BRUGSCH 1947, STICH 1950/51 u. a.
[12] VANNOTTI 1937.   [13] EPPINGER 1920, VANNOTTI 1937.
[14] GROHÉ 1913, GÜNTHER 1922.   [15] VANNOTTI 1937, BORST 1928/29.

Siderocyten[1] in Gestalt von roten Blutkörperchen mit staubförmigen oder klumpigen Granula, welche die Berliner Blau-Reaktion und die eigens für die Untersuchungen von Blut- und Knochenmarksausstrichen modifizierte TURNBULL-Blau-Reaktion nach TIRMANN und SCHMELZER geben[2]. Folglich kann man das histochemisch nachweisbare Eisen der Siderocyten in den Kreis der Eisenverwertungsstörungen einreihen, und zwar nicht zuletzt auch deshalb, weil Beziehungen zwischen Siderocytenzahl und Porphyringehalt der Erythrocyten sehr wahrscheinlich sind und der Siderocyt einer Entgleisung des Hämoglobinstoffwechsels seine Entstehung verdanken dürfte[3]. Die eisenpositiven Granula der Siderocyten haben keine Beziehung zur Substantia granulofilamentosa und zu den JOLLY-Körperchen. Normalerweise beträgt ihr Gehalt im Blut 0,5 bis 0,8 je Mille[4] bzw. 0,0—3 je Mille[3]. Ein Siderocytenanstieg wurde beim familiären und erworbenen hämolytischen Ikterus, bei der unbehandelten perniziösen Anämie, der Sichelzellanämie, nach Phenylhydrazinbehandlung der Polycytämien und nach Splenektomie[5], bei urämischer Anämie und Bleivergiftung, ferner bei besonderen, sich recessiv vererbenden Anämien der Maus[6] und einigen anderen Blutkrankheiten beobachtet[3]. Während einerseits Beziehungen zum Hämoglobinabbau vermutet wurden[4], sind Zusammenhänge mit dem Hämoglobinaufbau wahrscheinlicher, da Siderocyten bei menschlichen und tierischen Embryonen (Ratte, Maus) nachgewiesen worden sind[6]. Autoradiographisch wurde übrigens von AUSTONI (1954) eine Aufnahme von Radioeisen in die Proerythroblasten und basophilen Erythroblasten des Knochenmarks der Ratte nachgewiesen. Andererseits ist die Annahme ausgesprochen worden, daß sowohl Hämoglobinaufbau als Abbauprozesse im Spiele sein können[7]. Angesichts des unten zu erörternden tinktionellen Verhaltens gewisser Eisenablagerungen gegenüber Kernfarbstoffen ist bemerkenswert, daß ein Teil der Granula in den basophil punktierten Erythrocyten bei der Bleivergiftung des Menschen und des Meerschweinchens eine positive Eisenreaktion gibt[8]. Zwecks Vermeidung von Mißverständnissen sei erwähnt, daß im älteren Schrifttum eisenhaltige Leukocyten bzw. speicherfähige mesenchymale Zellelemente, denen man vor Kenntnis des Serumeisenspiegels eine Bedeutung für den Eisentransport in der Blutbahn beimaß, ebenfalls als Siderocyten bezeichnet wurden[9].

Bezüglich des interessanten Problems der kobaltbedingten Eisenverwertungsstörung sei auf WEISSBECKER (1952) verwiesen.

Im Rahmen der Eisenverwertungsstörungen bedürfen auch die *Panmyelopathien* bzw. *aplastischen Anämien* insofern einer Besprechung, als bei ihnen nicht alles aus dem Hämoglobinabbau stammende Eisen zum Hämoglobinaufbau wieder verwertet wird[10]. Infolgedessen sind Siderosen, z. B. der Leber (Parenchym- und Sternzellen)[11] und der Milz[12] beobachtet worden, für die allerdings zum Teil die aus therapeutischen Gründen vielfach wiederholt vorgenommenen Bluttransfusionen mitverantwortlich gemacht werden müssen. Mannigfache Noxen kommen als Ursache dieser Blutkrankheiten in Betracht. Erwähnt seien hier z. B. strahlende Energie (vgl. auch II), Benzol[13], Arsen-[14] und Gold-

---

[1] GRÜNEBERG 1941, DONIACH und Mitarbeiter 1943.   [2] KOSZEWSKI 1952.
[3] BILGER und TETZNER 1953.   [4] CASE 1943—1946.
[5] PAPPENHEIMER und Mitarbeiter 1945.   [6] GRÜNEBERG 1941.   [7] MAIER 1950.
[8] MCFADZEAN und DAVIS 1949.   [9] EPPINGER 1921.
[10] RHOADS und Mitarbeiter 1938, BOMFORD und RHOADS 1941.
[11] WHIPPLE und Mitarbeiter 1933.   [12] ADAMS 1951, BOON und Mitarbeiter 1951.
[13] KRACKE 1932, GOLDWATER 1941.
[14] MCCARTHY und Mitarbeiter 1932.

verbindungen[1], Anticonvulsiva[2], Sulfonamide[3], Streptomycin[4], Chloromycetin[5], Cytostatica sowie zahlreiche Substanzen, die in industriellen Betrieben eine Rolle spielen[6]. Auf Grund zahlreicher Arbeiten findet sich bei Panmyelophthisen in mehr als der Hälfte der Fälle eine Hämosiderose, namentlich der Milz und der Leber (Parenchym- und Sternzellen), meist geringeren Grades des Knochenmarks und anderer Organe, z. B. in Gestalt einer Pseudomelanose des Darms[7]. Diese Hämosiderosen beruhen vermutlich eher auf einer Eisenverwertungsstörung als auf Blutabbauprozessen, sofern nicht wiederholte Bluttransfusionen vorausgegangen sind[7]. Auch Erythrophagocytosen sind im Knochenmark und in der Milzpulpa bei Panmyelophthisen beobachtet worden[7]. Ferner kommen Knochenmetastasen maligner Tumoren, multiple Myelome[8] sowie Myelofibrosen und Osteosklerosen als Ursache einer Panmyelopathie bzw. aplastischen Anämie in Betracht[9]. Bekannt ist auch eine Hämosiderose des Knochenmarks bei der osteosklerotischen Anämie[10]. Ferner ist über aplastische Anämie bei SIMMONDscher Kachexie infolge eines Hypophysentumors berichtet worden[11]. Endlich gibt es idiopathische Krankheitsbilder[12], welche akut oder chronisch verlaufen können.

VI. Eisen- bzw. Kalkeiseninkrustationen.

Die in diese Kategorie gehörenden histochemisch nachweisbaren Eisenablagerungen ohne Hämosiderincharakter stellen nicht immer dystrophische, also pathologische Inkrustationen dar. Vielfach entstehen sie in einem infolge Blutzerfalls oder Hämochromatose abnorm eisenreichen humoralen Milieu. Doch ist letzteres nicht unbedingt für ihr Zustandekommen erforderlich, wie unter anderem die seit langem bekannte Tatsache beweist, daß die histochemischen Eisenreaktionen bei den in Entwicklung begriffenen Hartsubstanzen des Zahnes und bei der physiologischen, aber auch pathologischen, z. B. callösen Knochenneubildung positiv ausfallen[13], während bemerkenswerterweise der fertige Knochen nicht mehr die Berliner Blau-Reaktion gibt[14]. Dieses Verhalten muß für die in Frage stehenden Stoffwechselprodukte, zu denen auch die Sandkörper der normalen Epiphyse gerechnet werden[15], als charakteristisch angesehen werden; denn immer ist im Schrifttum darauf hingewiesen worden, daß die Imbibition mit Eisen der Kalkinkrustation vorausgeht. Die im älteren Schrifttum gelegentlich diskutierte Auffassung, ob das Eisen von Verunreinigungen der Fixierungsflüssigkeiten herrühre, ist neuerdings eindeutig widerlegt; denn auch am unfixierten Gewebsmaterial fallen hier die Eisenreaktionen positiv aus[16]. Sogar ist das in Frage stehende Schwermetall nach Mikroveraschung auch quantitativchemisch nachgewiesen worden[16]. Wahrscheinlich beruht die bekannte Anfärbbarkeit des verkalkenden und verkalkten Materials mit Hämatoxylin und anderen Kernfarbstoffen nicht etwa auf dem Calciumgehalt des Gewebes, sondern, jedenfalls zum Teil auf der Anwesenheit von Eisen[17]. Übrigens wurde bereits schon früher die Frage aufgeworfen, ob Hämatoxylin als Reagens auf Eisen angesprochen werden dürfe[18]. Hierbei handelt es sich offenbar um ein aus der

---

[1] FITZPATRICK und Mitarbeiter 1948, MARRIOTT und Mitarbeiter 1950.
[2] BEST und PAUL 1950, MEIER 1953.   [3] STRAUSS 1943.
[4] DEYKE und WALLACE 1948.
[5] RICH und Mitarbeiter 1950, HARGRAVES und Mitarbeiter 1952.
[6] HUNTER 1943.   [7] BUTZENGEIGER 1953.   [8] VAUGHAN 1936, BEGEMANN 1948.
[9] WIENBECK 1938/39, WYATT und SOMMERS 1950; s. auch ERF und Mitarbeiter 1944, SCHULZE und Mitarbeiter 1952, ACHENBACH 1953, STODTMEISTER und Mitarbeiter 1953.
[10] APITZ 1939.   [11] BLOOM und Mitarbeiter 1948.   [12] ABT 1949.
[13] v. GIERKE 1902, SCHMORL 1905.   [14] GRUBER 1938.   [15] HUECK 1921.
[16] BUNTING 1949 und 1951.   [17] CAMERON 1930.
[18] MACALLUM 1908, MÜHLMANN und SEEMEL 1928.

Gewebsflüssigkeit stammendes Ferri- und Ferroeisen in sehr labiler Form ohne Eigenfarbe, welches stärker wasserlöslich ist als das Hämosiderin[1]. Derartige Eisenablagerungen kommen in offenbar mit dem SPATZschen Pseudokalk identischen Konkrementen des Gehirns, in Aderhautgeflechten und Meningeomen, in der Wand der Aorta und anderer Gefäße, z. B. des Herzens, der Milz und des Uterus, ferner in inkrustierten Herzmuskelfasern, Nierenepithelien und in den SCHAUMANNschen Körperchen der BOECKschen Krankheit vor[2]. Über den positiven Ausfall der Eisenreaktion bei den letztgenannten Gebilden haben übrigens mehrere Autoren[3] berichtet. Zweifellos bestehen enge Beziehungen zwischen Porphyrin- und Eisenstoffwechsel einerseits, aber auch zwischen Porphyrin- und Kalkstoffwechsel[4]; denn abgesehen davon, daß aus den Knochen bei der mit der menschlichen Porphyrie verwandten Ochonose oder Osteohämochromatose der Schlachttiere Uroporphyrin isoliert worden ist, sind Porphyrine nicht nur in den Eierschalen der Vögel (Ooporphyrin), in den Schalen der Muscheln (Conchoporphyrin), in verkalkten Cysticercusblasen, sondern auch in der Verkalkungszone des Knorpels, in wachsenden Zähnen und im frischen Knochencallus nachgewiesen. Auch Amyloid kann eisenhaltig sein[5]; desgleichen sind konzentrisch geschichtete kalkeiseninkrustierte Gebilde vom Bau der Corpora amylacea, jedoch ohne die färberischen Eigenschaften des Amyloids in Alveolen emphysematöser, ödematöser und gestauter Lungen beschrieben worden[6]. Mehrfach wurde ferner über einen positiven Ausfall der Eisenreaktionen in der Randzone intracellulär gespeicherten Kollidons berichtet[7]. Diesem Phänomen kann man den bekannten eisenpositiven Hof um anthrakotisches Pigment an die Seite stellen[8]. Übrigens kommen in menschlichen Lungen nicht nur um Kohlestäubchen, sondern auch im Bereich von Kieselgurkörperchen Eiseninkrustationen vor[9]. Der erwähnten Eisenspeicherung im Anschluß an Kollidonzufuhr soll eine Hämosiderose der Milz ohne sichere Hinweise auf einen gesteigerten Blutabbau vorausgehen[10]. Ein abnorm eisenreiches humorales Milieu stellt offenbar für die Bildung der sog. Eisen- bzw. Kalkeiseninkrustationen keine Conditio sine qua non dar, obwohl speziell beim Zustandekommen der Eiseninkrustation von Milzgefäßen bei Hämochromatose und hämolytischem Ikterus der örtliche Eisenreichtum durchaus eine Rolle spielen könnte[11]. Letzteres Moment ist übrigens auch bei jenen Pseudokalkkonkrementen in Betracht zu ziehen, welche sich in dem an autochthonem Gehirneisen reichen Pallidum befinden. Zweifellos wichtig ist ein eisenreiches humorales Milieu für die Genese der bekannten dystrophischen Kalkeiseninkrustationen der Milz, welche als siderofibröse Herde oder GANDY-GAMNAsche Knötchen bezeichnet werden. Hierbei handelt es sich um teils farblose, teils gelblichrötliche, graubraune, tabakfarbene oder grünliche, eventuell bis über hirsekorngroße Gebilde von büschel-, gestrüpp-, reiser- oder pilzmycelartiger, manchmal auch amorpher bandförmiger oder kristallinischer, selten sphäroidförmiger[12] Beschaffenheit. Sie stellen imprägniertes Gewebe (Trabekel, Arterienwände, Milzkapsel, fibröses Bindegewebe) dar und sind meist, aber nicht ausnahmslos[13] in vergrößerten via Pfortader, seltener kardial gestauten Milzen bei den verschiedensten Grundleiden, wie Lebercirrhosen, Hämochromatose, Pfortaderthrombose, Leukämien, Lymphogranulomatose, hämolytischem Ikterus und Morbus Banti gefunden worden[14]. Die im älteren

---

[1] BUNTING 1949, 1951, BUCK 1951.   [2] BUNTING 1949 und 1951.
[3] SKAVLEM und RITTERHOFF 1946, LEITNER 1949.
[4] LIGNAC 1925, BRUGSCH 1952, VANNOTTI 1937.   [5] MISSMAHL 1950.
[6] SCHILDKNECHT 1932.   [7] FRESEN 1949, MÜLLER 1949, FRESEN und WEESE 1952.
[8] M. B. SCHMIDT 1940.   [9] BRASS 1944.   [10] FRESEN und WEESE 1949—1952.
[11] BUNTING 1949—1951.   [12] STERNBERG 1929.   [13] HOGENAUER 1928.
[14] CHRISTELLER und PUSKEPPELIES 1924, SCHUPPISSER 1922, CHRISTELLER 1922, KRAUS 1922, 1930, SCHUPPISSER 1922, SIEGMUND 1922/23, GÁSPÁR 1933/34.

Schrifttum vertretene Annahme, daß die GAMNAschen Knötchen bei der ätiologisch ungeklärten sog. ägyptischen oder sideromykotischen Splenomegalie (Splenogranulomatosis siderotica[1]) eisenhaltige Pilzmycelien darstellen, wird heute im allgemeinen abgelehnt[2], obwohl in der Tat Beobachtungen über eiseninkrustierte Pilze in der Milz vorliegen[3]. Experimentell ist die Erzeugung typischer GAMNA-Knötchen durch künstliche Pfortaderstauung[4] bzw. durch Alkoholinjektion in die gestaute Katzenmilz gelungen[5]. Bei der Bildung der GAMNAschen Knötchen spielt außer dem Untergang von Bindegewebe und glatter Muskulatur das Auftreten von Blutungen eine wichtige Rolle[6]. Möglicherweise entstehen die GAMNAschen Knötchen unter anderem aus MALPIGHIschen Körperchen, deren Zirkulation durch fortschreitende periarterielle Fibrose infolge chronisch-produktiver Perilymphangitis gestört ist[7]. Folglich ist offenbar eine generalisierte Kalkeisenstoffwechselstörung für die Genese dieser Gebilde nicht obligat; doch könnte gelegentlich eine Anomalie des Kalkhaushaltes pathogenetisch eine gewisse Rolle spielen[8]. In diesem Sinne spricht ein Fall, welcher eine Frau mit vergrößerter Milz betraf, die nach einer Teilresektion des Magens wegen Ulcus pylori verstorben war. Mithin waren die Voraussetzungen für eine hypochlorämische Kalkstoffwechselstörung gegeben. Diese Feststellung ist auch bezüglich des Problems der bekannten Kalkeiseninkrustationen in Stauungslungen insofern bemerkenswert, als nach erfahrenen Fachforschern[9] außer dem örtlichen Eisenreichtum pathogenetisch offenbar noch ein anderer Faktor hinzukommen muß; denn auffallenderweise sind bei den schwersten Formen von chronischer Lungenstauung nur relativ selten Kalkeiseninkrustationen festzustellen[10]. In einem eigenen einschlägigen Fall[11], bei welchem sich gleichzeitig eine durch ein präpylorisches Magengeschwür bedingte Pylorusstenose und eine Kalknephrose fand, lag die Annahme einer hypochlorämischen Kalkstoffwechselstörung[12] nahe. Es überrascht infolgedessen auch nicht, daß Kalkeiseninkrustationen phosphathaltig sind[13]. Den GAMNAschen Knötchen der Milz durchaus entsprechende siderofibrotische Herde sind auch in Lymphknoten, Follikelnarben des Ovars, strumösen Schilddrüsen, seltener in der Magenwand, im großen Netz und an anderen Stellen des Organismus beschrieben worden[2]. In Anbetracht der oben erörterten Feststellung, daß regressiv verändertes und infolgedessen seines Kolloidschutzes beraubtes, verkalkendes Gewebe überaus häufig Eisen in histochemisch nachweisbarer Form enthält, sei an dieser Stelle bewußt Abstand genommen von einer Aufzählung aller bisher bekannten Fundorte von Kalkeiseninkrustationen, zu denen auch die menschliche Placenta gehört[14].

VII. Eisenablagerungen unbekannter Bedeutung (autochthones Gehirneisen).

Eine bemerkenswerte Sonderstellung unter den histochemisch nachweisbaren Eisenablagerungen nimmt zweifellos das einleitend bereits bei den normalen Eisenvorkommnissen erwähnte, mengenmäßig in drei verschiedenen Graden vorhandene, physiologische oder autochthone Gehirneisen in den Zentren des extra-

---

[1] GAMNA 1923, NANTA 1926/27, NANTA und Mitarbeiter 1926, ASKANAZY, SCHWEIZER 1927, SCHWEIZER 1927, WEIL und Mitarbeiter 1927, ASKANAZY und BAMATTER 1928, OBERLING 1928, GRIPWALL 1933.
[2] M. B. SCHMIDT 1940.   [3] JAFFÉ 1928, REISS 1953/54.   [4] JÄGER 1931.
[5] OSSELADORE 1929.
[6] KLINGE 1925, HENNINGS 1926, HERXHEIMER 1927, LUBARSCH 1927, STERNBERG 1929, JÄGER 1931.
[7] JÄGER 1937.   [8] CATSARAS 1929.   [9] LUBARSCH und PLENGE 1931.
[10] Vgl. auch LENDRUM 1950.   [11] VOLLAND 1940.
[12] BÜCHNER und HATANO 1938, BÜCHNER 1950.   [13] BUNTING 1951.
[14] HUECK 1921, M. B. SCHMIDT 1921, 1940, WÄTJEN 1941/42.

pyramidalen Systems ein[1], welches nicht nur beim Menschen, sondern, wenn auch in geringerer Quantität, bei verschiedenen Säugetieren nachgewiesen worden ist[2]. Bekanntlich rechnet SPATZ zu der ersten, eisenreichsten Gruppe das teils in feingranulär gespeicherter, teils in diffus verteilter Form vorliegende Schwermetall im Pallidum und im melaninfreien Teil der Substantia nigra. Nicht granulär, sondern ausschließlich diffus verteilt ist das Eisen der zweiten Gruppe im Nucleus ruber und dentatus sowie im Putamen, Claustrum und Corpus subthalamicum Luysi. Während die zur dritten Gruppe zählende Großhirn- und Kleinhirnrinde bei der Berliner Blau- bzw. TURNBULL-Blau-Reaktion lediglich makroskopisch, nicht mikroskopisch eine diffuse Blaufärbung erkennen lassen, fallen am Corpus geniculatum laterale und mediale, an der Olive, dem Rückenmark, den Spinalganglien und dem Grenzstrang des Sympathicus die Eisenreaktionen negativ aus. Daß dieses histochemische Verhalten gut mit den quantitativ-chemischen Eisenanalysen übereinstimmt, ist von mehreren Autoren[3] bewiesen worden. TINGEY, welcher den Eisengehalt des veraschten Hirngewebes nach der colorimetrischen Methode von LYONS bestimmte, ermittelte für das Corpus striatum einen Durchschnittswert von 55,5 mg je 100 g getrockneten Gewebes, während der entsprechende Wert für die Großhirnrinde 22,6, für die weiße Substanz 12,6 betrug. Mithin ist der Eisengehalt der einzelnen Hirnabschnitte in signifikanter Weise different, allerdings wesentlich geringer als derjenige gewisser anderer Organe; denn vergleichsweise fand der letztgenannte Autor in einer menschlichen Milz mit histochemisch starker Eisenreaktion einen Wert von 267,26 mg je 100 g getrockneten Gewebes. Das autochthone Gehirneisen ist bei der klinisch unter anderem durch Rigor und Demenz ausgezeichneten HALLERVORDEN-SPATZschen Krankheit, bei welcher an eine erblich bedingte Störung des intracerebralen Eisenstoffwechsels gedacht worden ist[4], im Bereich des Pallidums und der roten Zone der Substantia nigra pathologisch vermehrt[5], während bei der HUNTINGTONschen Chorea eine Anreicherung im Bereich des Striatum, bei Spätfällen von Encephalitis epidemica eine solche in der roten Zone der Substantia nigra nachgewiesen worden ist[6].

Wie oben bereits angedeutet, nimmt das autochthone Gehirneisen gegenüber zahlreichen anderen bekannten Eisenablagerungen eine Sonderstellung ein. Nachdem nämlich SPATZ die einst von LUBARSCH vertretene Hypothese überzeugend widerlegt hatte, daß dieses Eisen genetisch mit einer erythrocytenzerstörenden Funktion der Glia in Zusammenhang stehe, ist tierexperimentell der Nachweis erbracht worden, daß der Eisengehalt in den Stammganglien weder durch eisenarme Diät noch durch parenterale Eisenzufuhr beeinflußt wird[7]. Auch bei Kaninchen, denen intravenös Eisen in Form von Ferronascin-*Roche* zugeführt wurde, nahm das ZNS nicht an der Speicherung teil, abgesehen davon, daß die Aderhautgeflechte histochemisch gelegentlich geringe Eisenablagerungen aufwiesen[8].

Angesichts der Tatsache, daß Striatum regelmäßig, seltener auch Pallidum und rote Zone der Substantia nigra ,,paralytische'' Veränderungen aufweisen, ist den Eisenbefunden in den Zentren des extrapyramidalen Systems besondere Aufmerksamkeit geschenkt worden[6]. Hierbei hat sich gezeigt, daß die Oligodendrogliazellen und Astrocyten dieser Hirngebiete bei der progressiven Paralyse Eisen lediglich in der für die genannten Zellarten charakteristischen Art und

---

[1] SPATZ 1922—1926.   [2] KIKUCHI 1928, SCHERER 1944.
[3] WUTH 1923, STEIN 1923, TINGEY 1937.   [4] PETERS 1952.
[5] HALLERVORDEN und SPATZ 1922, HALLERVORDEN 1930, KALINOWSKI 1936, EICKE 1940.
[6] SPATZ und METZ 1926.   [7] ROTHLIN und UNDRITZ 1947.
[8] STUDER 1948.

Menge enthalten, während völlig unabhängig hiervon HORTEGA-Glia und Gefäßwandelemente Paralyseeisen zu speichern pflegen. Gegenüber der einst beschriebenen Vermehrung des autochthonen Gehirneisens bei Hämochromatose[1] ist heute eine gewisse Skepsis am Platze, nachdem CAMMERMEYER (1947) den der Hämochromatose eigentümlichen Ausbreitungstyp der intracerebralen Eisenablagerungen dargelegt hat (vgl. I) und fernerhin nachgewiesen worden ist, daß keine Beziehungen zwischen dem Serumeisen und dem Eisengehalt der Stammganglien bestehen[2]. Letzterer ist nämlich im Gegensatz zu ersterem im Kindesalter niedriger. Desgleichen erscheint es zur Zeit noch fragwürdig, ob die tödliche Verbrennung tatsächlich, wie behauptet worden ist[3], mit einem Schwund des autochthonen Gehirneisens einhergeht. Übrigens ist der Eisengehalt der Zentren des extrapyramidalen Systems nicht nur vom Lebensalter abhängig, sondern weist auch individuelle Schwankungen auf. So hat man bei der gelegentlich zu beobachtenden Verstärkung der normalerweise leicht rostbraunen Färbung des Pallidum ohne jegliche klinische Erscheinungen von einem „Status pigmentosus" gesprochen[4]. Hierbei handelt es sich allerdings nicht ausschließlich um Ablagerungen eisenhaltiger Farbstoffkörnchen; denn bekanntlich kommen auch eisennegative Pigmente im Pallidum vor, welche übrigens bei der HALLERVORDEN-SPATZschen Krankheit ebenfalls angereichert sind.

Namentlich unter Hinweis auf die bekannten Pallidumnekrosen bei CO- und Blausäurevergiftung[5] sowie bei anderen hypoxydotischen Zuständen, z. B. Anämien[6] und Kompression der Halsschlagadern[7] ist immer wieder an eine Beziehung des autochthonen Gehirneisens zur Zellfunktion, speziell zur Zellatmung gedacht worden[8]. SPATZ hatte in diesem Zusammenhang sowohl die Möglichkeit eines vermehrten Sauerstoffbedarfs als auch eine Stockung im Ablauf der Oxydationsvorgänge erwogen. Namentlich auch angesichts der Untersuchungen, nach denen die Zentren des extrapyramidalen Systems nicht nur einen hohen Gehalt an Eisen, sondern auch an Lactoflavin aufweisen[9], sind in der Tat Beziehungen zur Zellatmung durchaus wahrscheinlich, obwohl es nicht angeht, das gesamte autochthone Gehirneisen als Fermenteisen aufzufassen; denn der Eisengehalt des WARBURGschen Atmungsferments beträgt nur 4×10^{-7} g je Gramm Trockensubstanz oder $1/250$ des überhaupt vorhandenen Zelleisens[10]. Mithin liegt die Annahme nahe, daß ein gewisser Anteil des autochthonen Gehirneisens nicht abtransportierte Stoffwechselschlacken darstellt, zumal ja auch der normaliter im Pallidum vorhandene „Pseudokalk" (SPATZ) offenbar lediglich als ein Stoffwechselschlackenprodukt bewertet werden muß. Da sich der Pseudokalk, welcher in einer bisher noch nicht klar ersichtlichen Weise bei der Bildung gewisser intracerebraler Gefäßverkalkungen eine Rolle spielt[11], übrigens ebenfalls eisenpositiv verhält, ergaben sich Beziehungen zu den Eisen- bzw. Kalkeiseninkrustationen. Über den Ferritingehalt des menschlichen Gehirns herrscht noch keine absolute Klarheit. Einerseits wird behauptet, daß das Vorkommen von Ferritin im menschlichen Gehirn noch ungewiß sei[12]; andererseits liegen Untersuchungen vor, nach denen wenigstens ein Teil des physiologischen Gehirneisens in Form von Ferritin vorhanden ist.[13]

---

[1] WOHLWILL 1925.   [2] TINGEY 1937.   [3] ZINCK 1940.   [4] SCHERER 1944.
[5] HALLERVORDEN 1930.   [6] OVERHOFF 1933.
[7] KAMMY 1938; vgl. auch BÜCHNER und LUFT 1936.
[8] M. B. SCHMIDT 1940, STURM 1942, ALBERT 1952.
[9] LEEMANN und PICHLER 1942.   [10] HEILMEYER, KEIDERLING und STÜWE 1941.
[11] FAHR 1930, HALLERVORDEN 1930, VOLLAND 1940, BEYME 1945, KÖRNYEY und MÁTTYUS 1950, KUCSKO und SEITELBERGER 1952, BURGHARDT 1953.
[12] GRANICK 1946.   [13] DIEZEL und TAUBERT 1954.

VIII. Morphologische Befunde bei der Eisenmangelkrankheit.

Im Rahmen dieses Beitrages verzichten wir darauf, alle Ursachen einer Verarmung des Organismus an Eisen aufzuzählen. Statt dessen beschränken wir uns auf eine kurze Besprechung der wesentlichsten morphologischen Befunde der Eisenmangelkrankheit, deren Kenntnis wir vornehmlich den klassischen Tierexperimenten von M. B. SCHMIDT (1928) verdanken. Dieser Forscher erzielte bekanntlich dadurch eine hochgradige Verminderung des Eisenbestands im Organismus, daß er weiße Mäuse über mehrere Generationen ausschließlich mit einer eisenarmen Kost (Milch und Reis) ernährte. Als Resultat dieser Mangelernährung sah er nicht nur eine hypochrome Anämie und einen Schwund des normaliter in der Milz stets nachweisbaren Hämosiderins, sondern auch dystrophische Veränderungen der Haut und Hautanhangsgebilde in Gestalt mangelhafter Ausbildung des Haarkleides, Ausbleiben der Spürhaare an der Nase und Verdünnung der Haut. Diese Veränderungen wurden vornehmlich auf eine mangelhafte Bildung von Atmungsfermenten bezogen. Ein weiteres Merkmal der Eisenmangelkrankheit der Maus ist eine sich auf Rumpf, Extremitäten und innere Organe, unter anderem speziell auf die Thymusdrüse erstreckende Wachstums- und Entwicklungshemmung, welche, wie die mikroskopische Untersuchung ergibt, auf einer mangelhaften Ausbildung des Zellprotoplasmas beruht, während die Zellkerne an Zahl und Größe nicht hinter der Norm zurückstehen. Im Gegensatz zu dieser Wachstumshemmung ist eine sich über beide Ventrikel erstreckende Herzhypertrophie bemerkenswert, welche nach M. B. SCHMIDT nicht als unmittelbare Eisenmangelwirkung, sondern als Folge der Anämie zu deuten, vielleicht auch als Ausdruck einer Gleichgewichtsstörung zwischen Thymus und chromaffinem Gewebe in ihrer Einwirkung auf den Blutdruck aufzufassen ist. Ein weiteres Kennzeichen stellt die oft mit Lipämie verbundene abnorme Fettablagerung in Parenchymzellen von Leber und Nieren sowie Alveolarepithelien der Lunge, Herzmuskel-, gelegentlich auch Skeletmuskelfasern dar. Endlich gehört ein in der dritten, spätestens in der vierten Generation auftretendes Erlöschen der Fortpflanzungsfähigkeit zum Wesen dieses Krankheitsbildes.

Dem bei der Maus erzeugten Eisenmangelzustand entsprechen weitgehend die Kuhmilchanämie der Ratte[1], die alimentäre Mehlanämie des Kaninchens[2], gewisse veterinärpathologische Beobachtungen bei Schweinen[3] sowie vor allem die von HEILMEYER und PLÖTNER (1937) genauer untersuchte Eisenmangelkrankheit des Menschen, welche ebenfalls mit trophischen Störungen der Haut und Hautanhangsgebilde (Welkheit und Trockenheit der Haut, Struppigkeit des Kopfhaares, Weichheit, Brüchigkeit und Deformierung der Nägel in Gestalt der Koilonychie) einhergeht und durch ein ferritinarmes Knochenmark gekennzeichnet ist[4]. Freilich kann, wie eingehend erörtert, das Fehlen von Hämosiderin in der menschlichen Milz nicht als sicherer Beweis für das Vorliegen eines Eisenmangelzustandes betrachtet werden. Ob ein hämosiderinfreies Knochenmark in diesem Sinne bewertet werden darf[5], ist zur Zeit noch Gegenstand der Diskussion[6]. Wie oben erörtert, erfolgt im Eisenmangelzustand offenbar keine Verminderung des autochthonen Gehirneisens[7]. Dystrophische bzw. atrophische Schleimhautveränderungen äußern sich in Mundwinkelrhagaden und einer der HUNTERschen Glossitis ähnlichen Atrophie der Zungenschleimhaut. Letztere neigt zur Geschwürsbildung und ist oft mit einer klinisch als PLUMMER-

---

[1] ROTHLIN und UNDRITZ 1946. [2] LI 1943, SCHÄFER 1947.
[3] McGOWAN und CRICHTON 1923/24. [4] TAUBERT und HOFFMANN 1952.
[5] RATH und FINCH 1948, WENDEROTH 1951.
[6] MASSHOFF und GRANER 1951, MASSHOFF 1951. [7] ROTHLIN und UNDRITZ 1947.

VINSONsches Syndrom bekannten Dysphagie kombiniert. Pathologisch-anatomisch handelt es sich hierbei nicht nur um eine Atrophie der Rachen- und Speiseröhrenschleimhaut[1], sondern gelegentlich auch um chronische unspezifischentzündliche Veränderungen, Hämorrhagien, Hyperkeratose, degenerative Veränderungen des Epithels, eventuell mit Übergang in präcanceröse Epithelproliferationen[2]. Die gleichzeitig bestehende Achylie des Magens beruht offenbar ebenfalls auf einer Atrophie der Magenschleimhaut, wie SCHULTEN bereits 1934 unter Bezugnahme auf die essentielle hypochrome Anämie bzw. achylische Chloranämie und verwandte Krankheitsbilder ausgeführt hatte; vgl. auch HALLÉN, welcher die Bedeutung des Eisenmangels für die Salzsäuresekretion des Magens bereits 1938 diskutierte und klinisch wichtige Eisenmangelsyndrome erörterte. Als Folge weiterer Schleimhautatrophien ist ferner eine gewisse Neigung zu Genital-, Mund- und Rectalblutungen angesprochen worden[3]. Auch eine den Befunden bei der im Eisenmangel lebenden Maus entsprechende, durch Eisentherapie günstig beeinflußbare Wachstums- und Entwicklungsstörung ist beim Säugling beobachtet worden[4]. Daß übrigens trotz stärksten Eisenmangels parenteral zugeführtes, als „Hämosiderin" gespeichertes Eisen unter Umständen zu einem großen Teil nicht mehr mobilisierbar ist[5], wird unten näher ausgeführt werden.

Nicht regelmäßig geht ein hochgradiger Eisenmangelzustand mit hypochromer Anämie einher. Nachdem SAHLI schon 1905 über „subjektive Anämiesymptome" ohne Anämie berichtet hatte, ist in letzter Zeit die Kenntnis von den, speziell beim weiblichen Geschlecht vorkommenden, auf Eisentherapie gut ansprechenden Hyposiderosen (Sideropenie, Asiderose, Asiderämie), welche meist mit einer hochgradigen Verminderung des Serumeisens und des Eisengehaltes der Gewebe einhergehen, jedoch ohne Anämie verlaufen können, wesentlich erweitert worden[6]. Diese Krankheitsbilder sind wegen ihrer ähnlichen Symptomatologie vielfach als B-Avitaminosen fehl gedeutet worden[7]. Neuerdings erwähnt JASINSKI (1952), welcher sich auf quantitative Eisenanalysen der Organe und Gewebe nach der Methode von SCHÄFER stützt, die Möglichkeit eines als Todesursache anzusprechenden Gewebseisenmangels bei autoptisch unklaren kindlichen Todesfällen.

Schlußbemerkungen.

Angesichts der Tatsache, daß Eisen vom Organismus nur in minimaler Menge ausgeschieden wird und überdies histochemisch leicht darstellbar ist, nimmt es nicht wunder, daß ein fast unübersehbar umfangreiches, bis in das vorige Jahrhundert zurückreichendes Schrifttum über feingewebliche und quantitativchemische Untersuchungen nach künstlicher Eisenzufuhr im Tierexperiment vorliegt, wie oben bereits angedeutet wurde. Unter Verzicht auf eine Wiedergabe aller diesbezüglichen, in zahlreichen Übersichtsarbeiten[8] zusammengefaßten Untersuchungsergebnisse, welche übrigens nach Maßgabe der gewählten Versuchsanordnung durchaus nicht einheitlich sind, sei hervorgehoben, daß sich, wie zu erwarten, die Zellen des RES vorzugsweise an der Speicherung der verschiedenen Eisenpräparate zu beteiligen pflegen. Darüber hinaus ist aber auch

---

[1] WALDENSTRÖM und KJELLBERG 1939.   [2] MOUTIER 1951.
[3] WALDENSTRÖM 1938, WALDENSTRÖM und KJELLBERG 1939, HEILMEYER 1944.
[4] GLANZMANN 1937.   [5] PRIBILLA 1952/53, SCHULTEN 1953.
[6] WALDENSTRÖM 1939—1946, ROTHLIN und UNDRITZ 1946, JASINSKI 1949—1952, KÄMMERER 1949, HEMMELER 1951, ROTH, JASINSKI und v. BIDDER 1951.
[7] DARBY 1946, GROSSE-BROCKHOFF 1950, STICH 1950, HEMMELER 1951.
[8] LEUPOLD 1925, STARKENSTEIN 1934, M. B. SCHMIDT 1940.

eine Eisenablagerung im übrigen Bindegewebe, z. B. im GLISSONschen Bindegewebe[1] sowie im Cytoplasma der Epithelien zahlreicher Organe, z. B. der Leber und der Niere[2], in der Dickdarmschleimhaut[3], in Gallengängen, Gallenblase, BRUNNERschen Drüsen, Pankreas, Zona glomerulosa der Nebennierenrinde[4], ferner in Gefäßendothelien und Glomerulusschlingen[5] beobachtet worden. Sogar im Kern, namentlich im Nucleolus der Leberzellen eisenreich gefütterter Mäuse soll unter Umständen histochemisch nachweisbares Eisen enthalten sein[2]. Bei dem gelegentlich beobachteten Vorkommen von Eisen in Leukocyten unter der Darmschleimhaut nach peroraler Eisenzufuhr besteht freilich der Verdacht, daß es sich hier um eine Schädigung der Darmschleimhaut durch die unphysiologisch hohe Dosierung des Schwermetalls handelt[2]. Die gleichen Erwägungen sind unseres Erachtens auch bei dem positiven Ausfall der Eisenreaktion im Bereich des Blutplasmas der submukösen Venen nach peroraler Eisenzufuhr am Platz[2]. Die Leber scheint sowohl bei enteraler Eisenzufuhr als auch bei parenteraler Applikation leicht löslicher Eisensalze als Hauptspeicherorgan zu fungieren[4]. Nimmt man bei eisenbehandelten, nicht anämischen Tieren Aderlässe vor, so verschwindet die Sternzellsiderose schneller als die Leberzellsiderose[6]. Daß nach Aderlässen übrigens die Eisenabnahme der einzelnen Organe ungleich ist, haben Kaninchenversuche von VANNOTTI und Mitarbeitern (1950) ergeben. Übrigens ist nach diesen Autoren der Ablagerungsmodus für 2- und 3wertiges Eisen nach intravenöser Zufuhr verschieden. Trotz hochgradiger Anämie und Hyposiderämie kann infolge mangelhafter Mobilisation des intravenös zugeführten und intracellulär gespeicherten Eisens bemerkenswerterweise noch eine deutliche Organsiderose vorhanden sein, wie Versuche am Hund[7] und am Kaninchen[8] gezeigt haben. Die meisten neueren Autoren stehen der Annahme, daß durch die künstliche Eisenzufuhr ein der menschlichen Hämochromatose ähnliches Krankheitsbild erzeugt werden kann, ablehnend oder zum mindesten sehr skeptisch gegenüber. Allerdings halten FINCH und Mitarbeiter (1950) die Entwicklung von Fibrosen infolge excessiver Eisenzufuhr für möglich. Freilich ist es nicht ausgeschlossen, daß eine übertriebene parenterale Applikation der an sich zweifellos sehr wirkungsvollen[9] und gut verträglichen Ferrisaccharatpräparate[10] Organschäden verursachen kann. So wurden bei Mäusen infarktartige Hämorrhagien in den Lungen und Petechien im Bereich von Leber, Nieren, Herz und Darm beschrieben[11]. Wichtig sind in diesem Zusammenhang neuere Untersuchungen von NISSIM (1954) über die gerinnungshemmende und capillarschädigende Wirkung bestimmter Eisenpräparate. Bemerkenswert ist ferner, daß der genannte Autor jüngst (1955) massive Eisenablagerungen im Interstitium der degenerativ veränderten Hoden bei Mäusen nach Verabreichung gewisser excessiv hoch dosierter Eisenverbindungen („iron-dextran-complex") beobachtet hat. Bei Katzen fanden sich nach intravenöser Injektion von letalen Dosen verschiedener Ferrisaccharatlösungen eisenpositive Thromben in Capillaren und kleinen Venen der Leber, Lunge und Nebenniere[12]. Bezüglich der beim Menschen beobachteten, mit Krämpfen, Bewußtlosigkeit und elektrencephalographisch nachgewiesenen temporalen Störung, jedoch nicht letal verlaufenen „iron encephalopathy" als Folge einer Überdosierung von Ferrisaccharat[13] liegen vorläufig noch keine anatomischen Befunde vor. Andererseits ist durch exakte

---

[1] BROWN und Mitarbeiter 1950. [2] M. B. SCHMIDT 1940. [3] STUDER 1948.
[4] FINCH und Mitarbeiter 1950. [5] BROWN und Mitarbeiter 1950, ANDERSSON 1950.
[6] PRIBILLA 1953. [7] FINCH und Mitarbeiter 1950.
[8] PRIBILLA 1952, SCHULTEN 1953. [9] NISSIM 1947.
[10] ANDERSSON 1950, PRIBILLA 1952/53, VANNOTTI 1944, HEMMELER 1949, SCHULTEN 1950, HOLLY 1951 u. a.
[11] NISSIM und ROBSON 1949. [12] STILLE 1952. [13] BIRCH und TILL 1951.

humanmedizinische Beobachtungen bewiesen, daß intravenös zugeführtes Ferrisaccharat für die Eisenbedürfnisse des Organismus verwertet und als Hämosiderin gespeichert werden kann. Bereits aus dem Jahre 1922 liegen Untersuchungen vor, nach denen postmortal eine Eisenspeicherung im RES von Milz, Leber, Knochenmark und Lymphknoten nachweisbar ist, wenn Moribunden Ferrum oxydatum saccharatum injiziert wurde[1]. Neuerdings ist wiederholt bei Patienten mit sekundärer Anämie bioptisch eine Siderose von Parenchym- und Sternzellen der Leber sowie von Reticulumzellen des Knochenmarks nach Ferrisaccharatbehandlung verifiziert worden[2].

Außer einer reinen „Materialwirkung" entfaltet perorale und parenterale Eisenzufuhr auch eine pharmakodynamische oder „Reizwirkung" auf das Knochenmark, welche sich unter anderem in einer bei Mensch[3] und Tier[4] nachgewiesenen Zunahme der Reticulocyten manifestiert. Von einigen Autoren[5] wurden allerdings Bedenken gegenüber dem Begriff des „Reizeisens" geäußert, während zahlreiche Fachforscher eine sich übrigens nicht ausschließlich auf das Knochenmark beschränkende Reizwirkung des Eisens annehmen[6].

Durchaus unklar ist, wie die *Regulation des Eisenstoffwechsels* bewerkstelligt wird. Während einerseits die Hypothese einer physikalisch-chemischen Regulation der Siderämie begründet wurde[7], sind andererseits die verschiedensten Organe für den Regulationsmechanismus des Eisenhaushalts verantwortlich gemacht worden. Der Annahme, daß die eisenreiche und in hohem Maße zur Eisenspeicherung befähigte Milz in diesem Sinne wirkt, widersprechen jene Beobachtungen, nach welchen Splenektomien nicht zwangsläufig Eisenstoffwechselstörungen zur Folge haben. Angesichts der im allgemeinen nur sehr geringen Eisenexkretion, speziell auch durch den Urin, dürfte ferner der Niere kein wesentlicher Einfluß auf die Regulation des Eisenhaushalts zukommen. Möglicherweise ist die Leber in Verbindung mit dem vegetativen Nervensystem an der Höhe des Serumeisenspiegels und damit am Regulationsmechanismus des Eisenstoffwechsels beteiligt[8]. Angesichts der überragenden Bedeutung der sich den Bedürfnissen des Organismus weitgehend anpassenden Eisenresorption liegt es auf der Hand, daß die Darmschleimhaut, welche ihrerseits natürlich wiederum unter dem Einfluß des vegetativen Nervensystems stehen mag, für die Regulation des Eisenstoffwechsels wichtig ist, obwohl speziell die Existenz eines ferritinbedingten Schleimhautblockmechanismus in letzter Zeit angezweifelt worden ist[9]. Da in der Fetalperiode die Placenta das Resorptionsorgan repräsentiert, ist verständlicherweise auch dieses Organ für die Regulation des Eisenstoffwechsels in Betracht gezogen worden[10]. Bei den engen Beziehungen zwischen vegetativem Nervensystem und Inkretorium nimmt es nicht wunder, daß die verschiedensten innersekretorischen Organe mit dem Eisenhaushalt in Zusammenhang gebracht worden sind. Bei der Hämochromatose ist einerseits eine zentrale Regulationsstörung[11] erwogen, andererseits an eine Fehlsteuerung des Hypophysenzwischenhirnsystems gedacht worden[12]. Im übrigen haben endokrinologische und pathologisch-anatomische Untersuchungen der Hypophyse bisher durchaus keine befriedigende Erklärung gebracht, ob bzw. wie das letztgenannte Organ den Eisenstoffwechsel beeinflußt. Einige Forscher[13] fanden bei der Hämochromatose keinen

---

[1] EPPINGER und Mitarbeiter 1922.
[2] FINCH und Mitarbeiter 1950, PRIBILLA 1952/53, HOLLY 1951.
[3] HEILMEYER 1944 und 1950.   [4] CREMER 1940.
[5] BÜCHMANN und RABENSCHLAG 1950.
[6] FLEISCHHACKER und SCHÜRER-WALDHEIM 1938, HEINZELMANN 1941, HEILMEYER 1944.
[7] NEUKOMM 1949.   [8] DREYFUS und SCHAPIRA 1949.   [9] HEMMELER 1952/53.
[10] WIDMER 1948, VENTURA und KLOPPER 1951.   [11] BÜCHMANN und SCHENZ 1948.
[12] REGELSBERGER 1942.   [13] FEDER und Mitarbeiter 1950.

Anhalt für eine hypophysäre Störung, andere stellten hingegen pathologisch-anatomisch eine Siderose und Fibrose des Hirnanhangs mit entsprechenden endokrinologischen Ausfallserscheinungen fest[1]. Umgekehrt beobachtete HEMMELER (1951) bei SIMMONDSscher Kachexie ohne Anhalt für einen gleichzeitig vorhandenen floriden Infekt Hyposiderämie und nur leichten Anstieg der Serumeisenkurve nach Eisenbelastung, während die Verabreichung von Hypophysenpräparaten bei dieser Krankheit bemerkenswerterweise die Eisenresorption günstig beeinflußte. Erwähnt sei in diesem Zusammenhang ferner, daß über einen Fall mit fibröser Umwandlung der Hypophyse berichtet worden ist, welcher unter anderem ein PLUMMER-VINSONsches Syndrom und eine atrophische Gastritis aufwies[2]. Ein Vergleich dieser Beobachtungen mit der erwähnten Fibrose der Hypophyse bei Hämochromatose läßt es unseres Erachtens zur Zeit noch höchst fraglich erscheinen, ob die Hypophyse tatsächlich engere Beziehungen zum Eisenstoffwechsel hat. Daß wohl im allgemeinen eine Nebennierenrindenläsion bei der Eisenspeicherungskrankheit ohne wesentliche Bedeutung sein dürfte, wurde oben (I) erörtert. Andererseits wird zugunsten einer Regulation des Serumeisenspiegels durch die Nebennierenrinde geltend gemacht, daß Hunde auf die Injektion von Adrenalin, Nebennierenrindenextrakt und ACTH mit Hyposiderämie reagieren[3]. Letztere bleibt aus, wenn adrenalektomierten Tieren ACTH injiziert bzw. ein „stress" gesetzt wird[3]. Adrenalininjektionen verursachen hingegen bei nebennierenlosen Hunden eine nur mäßige Hyposiderämie[3]. Auch über einen etwaigen Zusammenhang zwischen Keimdrüsenfunktion und Eisenhaushalt ist wenig Sicheres bekannt. Sprachen gynäkologisch fundierte Beobachtungen dafür, daß die menstruellen Blutverluste allein nicht hinreichend die physiologische Geschlechtsdifferenz des Eisenstoffwechsels erklären[4], sondern daß hierbei offenbar das Ovar noch in anderer Weise im Spiele sei, so ist trotz Berücksichtigung artbedingter Unterschiede in der Genitalfunktion mit M. B. SCHMIDT darauf hinzuweisen, daß an Ratten erhobene Befunde[5] gegen die Bewertung des Ovars als ein den Eisenstoffwechsel regelndes Organ geltend zu machen seien; nach Kastration weiblicher Ratten zeigte nämlich der Eisengehalt der Organe quantitativ-chemisch keine merklichen Abweichungen. Allerdings decken sich diese Befunde nicht vollständig mit den Versuchsergebnissen anderer Autoren[6]. Die Erfahrungen bei der menschlichen Hämochromatose lehren jedenfalls, daß trotz der unbestrittenen Geschlechtsdifferenz im Eisenstoffwechsel ein sicher nicht durch Eisenpigmentablagerungen in den Hoden bedingter Hypogenitalismus keineswegs Hypersiderämie und vermehrte Eisenresorption ausschließt. Ohne die Möglichkeit abzustreiten, daß zwischen vegetativem Nervensystem und Erfolgsorganen humorale Überträgermechanismen eingeschaltet seien, und daß die Stoffwechselorgane der Peripherie keine absolute Abhängigkeit von der zentralen Lenkung aufweisen, zumal dekapitierte Katzen vor und nach dem Eingriff in gleicher Weise auf Überhitzungshyperthermie mit Hyposiderämie reagieren, begründeten SCHÄFER und Mitarbeiter (1949)[7] die Annahme einer neurovegetativen Lenkung des Eisenstoffwechsels mit der Beobachtung, daß cerebral erregende Momente (Commotio cerebri, Ventrikelblutung, Lumbalpunktion, Encephalographie, Kurzwellenbestrahlung des Hirnstammes) eine Senkung des Serumeisenspiegels zur Folge haben, während andererseits[8] — zwar nicht regelmäßig — ein Anstieg im Anschluß an Vestibularisreizung beobachtet worden ist. Nach SCHÄFER könnten möglicherweise zum sympathischen

---

[1] Hemochromatosis versus Addison's disease 1950.   [2] LAUB 1938.
[3] CARTWRIGHT und Mitarbeiter 1951.   [4] ALBERS 1941.   [5] TOMINAGA 1925.
[6] McCANCE und WIDDOWSON 1948; vgl. Tabelle 14 in der Monographie von HEMMELER 1951.
[7] SCHÄFER und BOENECKE 1949.   [8] MIES und RICHARZ 1952.

System gehörende Zwischenhirnareale den Serumeisenspiegel senkende Impulse aussenden; denn Halsmarkdurchtrennung bei Hund und Kaninchen löscht den Tagesrhythmus des Serumeisenspiegels aus[1]. Auch nach HEMMELER (1951) stellt die Annahme eines den intermediären Eisenstoffwechsel und den Eisenresorptionsmechanismus regulierenden diencephalen Zentrums eine annehmbare Hypothese dar.

In den obigen Ausführungen haben wir uns bemüht, die einzelnen Formen der Siderosen nach pathogenetischen Gesichtspunkten zu unterscheiden, ohne zu verhehlen, daß, wie seit langem bekannt, Blutzerfall und Eisenpigmentablagerungen durchaus nicht parallel zu gehen brauchen. Im übrigen darf grundsätzlich die Möglichkeit von Überschneidungen zwischen den verschiedenen Ablagerungsformen nie aus dem Auge gelassen werden. So geht es nicht an, die Eisenstoffwechselstörung bei der Hämochromatose lediglich in einer vermehrten Eisenresorption zu erblicken. Allein die Tatsache, daß manchmal eine Bleivergiftung ätiologisch in Frage kommt, muß den Gedanken an eine Eisenverwertungsstörung nahe legen. Selbstverständlich gehen zahlreiche Infektionskrankheiten nicht nur mit einer intermediären Verschiebung des Eisens im Organismus, wie sie für das Infektionsgeschehen charakteristisch ist, sondern auch mit signifikanten hämolytischen Vorgängen einher. Wie oben erörtert, muß bei gewissen Mangel- und Fehlernährungen, desgleichen bei manchen Transfusionssiderosen außer einer Eisenablagerung infolge Zell- und Gewebsabbaues auch eine gesteigerte Eisenresorption in Betracht gezogen werden; ebenso wie der Eisenreichtum der Epuliden zwar mit den strukturellen Besonderheiten dieser Gebilde erklärt werden kann, ohne daß sich andererseits die Möglichkeit traumatisch bedingter Blutungen durch den Kauakt ausschließen läßt. Diese Beispiele mögen genügen, um zu zeigen, daß sich auch hier die Natur nicht in ein starres Schema pressen läßt. Ein wesentlicher Fortschritt gegenüber der Eisenstoffwechselforschung früherer Jahrzehnte ist darin zu erblicken, daß heute die Versuche, Nahrungs- und Depoteisen histologisch zu trennen, irrelevant geworden sind, nachdem einer einseitig morphologischen Arbeitsrichtung eine synoptische Betrachtungsweise gefolgt ist. Letztere erlaubt uns besser als früher, eine im wahrsten Sinne des Wortes „allgemeine Pathologie" des Eisenstoffwechsels zu betreiben, nicht zuletzt in der Hoffnung, biologische Gesetzmäßigkeiten allgemeiner Art aufzudecken oder wenigstens zu ahnen. Betrachten wir von diesem Gesichtspunkt rückschauend den Eisenstoffwechsel und seine Störungen, so fällt auf, daß der Bestand des in Frage stehenden, in der Natur weitverbreiteten Schwermetalls, welches als lebenswichtiger „körpereigener Wirkstoff"[2] fungiert, im allgemeinen vom menschlichen und tierischen Organismus mit großer Zähigkeit festgehalten wird, worauf übrigens bereits 1921 nachdrücklich hingewiesen worden ist[3]. Die neueren Erkenntnisse, nach denen die Eisenausscheidung normaliter, sofern man von den menstruellen Blutverlusten absieht, geringer ist, als früher angenommen wurde, nach denen ferner die — bei der Hämochromatose, manchmal offenbar auch bei der Transfusionssiderose pathologisch gesteigerte — Eisenresorption sich im allgemeinen weitgehend nach dem Eisenbedarf des Organismus richtet[4], wie besonders eindrucksvoll Experimente mit Radioeisen bei anämisch gemachten Tieren[5], therapeutische Erfolge mit Eisenpräparaten bei Eisenmangelzuständen gezeigt haben, sprechen eindeutig dafür, daß der Körper mit dem Eisen sparsam umgeht[6]. Nach HEILMEYER und BEGEMANN (1951) besteht ein hochgradiger Ausführungsschutz für Eisen. Mit COTTIER (1952), welcher auf GRANICK und

---

[1] SCHÄFER und BOENECKE 1949.   [2] HEILMEYER, KEIDERLING und STÜWE 1941.
[3] ERNST 1921.   [4] HEILMEYER und KOCH 1939.
[5] HAHN, BALE, ROSS, BALFOUR und WHIPPLE 1943.   [6] FELIX 1951.

Mitarbeiter (1943—1949) Bezug nimmt, kann man von einem „one way transfer" sprechen. Auch KÄMMERER (1949) betont gelegentlich seiner Untersuchungen über Porphyrin, Hämatin, Hämverbindungen und Ablagerungen des „kostbaren" Metalls die große Sparsamkeit, welche der Organismus bei der Eisenausscheidung walten läßt. Im gleichen Sinne sprechen nicht nur die Besonderheiten des Eisenstoffwechsels in der Fetal-, Neugeborenen- und Säuglingsperiode, sondern auch jene Beobachtungen, nach welchen zu Hämosiderin abgebautes Hämoglobin- bzw. Myoglobineisen für die Eisenbedürfnisse des Organismus wieder verwertet wird; mag es sich hierbei um die Hämosiderinresorption in älteren Hämatomen, um Siderosen bei Einschmelzung von Muskulatur und anderen eisenreichen Geweben oder um die als Rückresorptionsphänomen gewertete Nierenhauptstück- hämosiderose handeln. Auch gewisse intermediäre Eisenverschiebungen können als weitere Beispiele dienen, so etwa die reversible Hämoglobinvermehrung bei den von LINTZEL, SCHAIRER und RECHENBERGER (1944) an Ratten durch- geführten Unterdruckversuchen, nach denen dem Hämoglobinanstieg eine Eisen- verarmung von Milz und Leber entspricht. Alle diese Befunde sind geeignet, die These zu stützen, daß ein bestimmtes, für die Lebensvorgänge wichtiges Prinzip, auf dessen Bedeutung für die Pathologie LINZBACH (1947) an Beispielen betreffs der Sauerstoffversorgung von Nieren, Herz und Stützgewebe hingewiesen hat, auch für den Eisenstoffwechsel gültig ist, nämlich das Ökonomieprinzip.

Kupferstoffwechselstörungen.

Einleitung.

Obwohl bereits im vorigen Jahrhundert Kupfer in menschlichen und tierischen Organen chemisch nachgewiesen worden ist[1], verdanken wir namentlich For- schungen der letzten Jahrzehnte die gesicherte Erkenntnis, daß das in Frage stehende Spurenelement[2] nicht nur bei Pflanzen und Wirbellosen, sondern auch bei den Wirbeltieren und den Menschen in zahlreiche Lebensprozesse der Zelle als Biokatalysator eingreift[3] und deshalb mit HEILMEYER, KEIDERLING und STÜWE (1941) geradezu als körpereigener Wirkstoff angesprochen werden muß. Diese Erkenntnis ist auch für die pathologische Anatomie in mannigfacher Weise bedeutungsvoll. Ausdruck einer Kupferstoffwechselstörung stellt z. B. der ab- norme Kupferreichtum gewisser Organe, unter anderem speziell der Leber, z. B. bei Lebercirrhosen verschiedenster Ätiologie und bei Krankheitsbildern dar, welche, wie Hämochromatose und hepatolentikuläre Degeneration (WILSON- WESTPHAL-STRÜMPELLsche Krankheit), mit einer Lebercirrhose einherzugehen pflegen. Die Tatsache, daß Kupfer einen Bestandteil gewisser lebenswichtiger Enzyme darstellt, z. B. der Phenoloxydasen[4], der Tyrosinase[5] usw., ist nicht nur hinsichtlich der normalen Melanogenese und der Genese pathologischer Melanosen bemerkenswert. Auch Beziehungen des Kupfers zur Lipase[6], zur Butyryl-Coenzym-A-Dehydrogenase[7], zur intracellulären Diastase[8] und Hista- minase[9], ferner zum Cytochrom-Cytochromoxydasesystem[10] und zur Katalase[11] sind erörtert worden. Ob es hingegen eine spezifische kupferhaltige Ascorbin-

---

[1] Zusammenfassende Literatur bei ELVEHJEM und LINDOW 1929, HEILMEYER und Mitarbeiter 1941, BRENNER 1953.
[2] HAUROWITZ 1938, HEILMEYER und Mitarbeiter 1941, ABDERHALDEN 1944, SCHARRER 1944, 1947, WOLFF 1949, HEUPKE 1950.
[3] ELVEHJEM 1953. [4] KUBOWITZ 1937/38, WARBURG 1946.
[5] LERNER und Mitarbeiter 1950, HEUPKE 1950, FITZPATRICK und LERNER 1954.
[6] CORRAN 1929.   [7] CARTWRIGHT 1955.   [8] PETERS und Mitarbeiter 1909.
[9] BORN 1953.   [10] SCHULTZE 1939, 1941, LEUTHARDT 1941, HUSZÁK 1950.
[11] SCHULTZE und KUIKEN 1941.

säureoxydase gibt[1], ist zweifelhaft[2]. Auch bei der Bildung gewisser anderer Pigmente spielt Kupfer eine Rolle. Dies gilt nicht nur für das zoologisch interessante Turacin, den Prunkfarbstoff in den Federn von Turacusarten, welcher chemisch eine Cu-Uroporphyrin-III-Verbindung darstellt[3], sondern unter anderem auch für jenes humanpathologisch wichtige Pigment, welches den KAYSER-FLEISCHERschen Cornealring bei der hepatolentikulären Degeneration bedingt. Hämatologisch bemerkenswert ist die Bedeutung des Kupfers für die Erythropoese. Da Kupfer vorwiegend mit der Galle ausgeschieden wird, interessiert den Pathologen der Kupferreichtum gewisser Gallensteine. Über die Bedeutung des „milk copper protein"[4] ist noch nichts Sicheres bekannt. Angesichts des hohen Kupfergehaltes sprossender Gewebe wird unten ferner der hohe Kupfergehalt gewisser Neoplasmen zu erörtern sein.

Der gesamte Kupferbestand des normalen erwachsenen Menschen dürfte etwa 100—150 mg betragen[5]. Ein großer Teil dieses Kupfers wird in der Leber gespeichert, dem Hauptstoffwechsel- und Ausscheidungsorgan für das in Frage stehende Schwermetall[6]. Infolgedessen ist auch die Galle stets kupferhaltig[7]. In der Säuglingsleber ist die Kupferkonzentration 5—10fach höher als in der Erwachsenenleber[8]. Der tägliche Kupferbedarf des erwachsenen Menschen dürfte etwa 2 mg betragen.

Spektrographisch sind in der normalen Leber des Erwachsenen 3—13 γ Kupfer je 1 g Feuchtsubstanz gefunden worden[9]. Nach den Analysen anderer Autoren[6] schwankt der Kupfergehalt der nichtcirrhotischen Leber zwischen 0,5 und 13 mg je Kilogramm Organ. Errechnet man aus 120 Fällen des Schrifttums das Mittel des Kupfergehaltes der normalen menschlichen Leber, so ergibt sich nach BRENNER (1953) für Frischsubstanz ein Wert von 0,72 mg-%, für Trockensubstanz ein Betrag von 2,74 mg-%[10]. Bezüglich der Form des in der Leber vorhandenen Kupfers sind die Untersuchungen von MANN und KEILIN (1938) wichtig, denen es gelang, aus der Rinderleber die Kupfereiweißverbindung Hepatocuprein mit einem Kupfergehalt von 0,34% und einem Molekulargewicht von 35000 in kristalliner Form zu isolieren, während diese Autoren aus dem Rinderblut das Hämocuprein darstellten. Die genannten beiden Kupfereiweißverbindungen unterscheiden sich vom Hämocyanin im Blut zahlreicher Wirbelloser (Mollusken, Krebse) physiologisch grundsätzlich dadurch, daß sie keine sauerstoffbindende Funktion bzw. katalytische Wirkung besitzen[11]. Es ist diskutiert worden, daß zwischen dem Kupfer der menschlichen Leber und des Blutes ein funktionelles Bindeglied in Form einer „disponibelen Metallfraktion" besteht[12], welche für die Erythropoese von Bedeutung ist. Zugunsten einer innigen Beziehung zwischen Leberkupfergehalt und Neubildung der Erythrocyten[13] könnte einmal der oben erörterte Kupferreichtum der Neugeborenenleber sprechen, zum anderen die Beobachtung, daß der Leberkupfergehalt bei der perniziösen Anämie vermindert ist[14]. Diese Feststellung hat man früher mit dem Wirkungsmechanismus des Antiperniciosaprinzips in Zusammenhang gebracht, zumal sich die kupferarme Leber von gastrektomierten Tieren bei der Perniciosa als therapeutisch wirkungslos erweist[15]. Übrigens ist im Blut des erwachsenen Menschen Kupfer sowohl im Serum als auch in den Erythrocyten

---

[1] RÖTTGER 1950 u. a.   [2] LEUTHARDT 1941.   [3] ABDERHALDEN 1944.
[4] CARTWRIGHT 1955.   [5] CHOU und ADOLPH 1934, HEUPKE 1950.
[6] HEILMEYER und Mitarbeiter 1941 u. a.
[7] ANDRIADNOFF und ANSBACHER 1930, SCHARRER 1947.
[8] CHOU und ADOLPH 1934, HEUPKE 1950.   [9] GERLACH 1935.
[10] ANDRIADNOFF und ANSBACHER 1930.   [11] HAUROWITZ 1938.   [12] MASSHOFF 1951/52.
[13] CUNNINGHAM 1931 u. a.   [14] EPPINGER 1937.
[15] BENCE und Mitarbeiter 1936, BRENNER 1953.

enthalten. In den Erythrocyten ist das Kupfer an ein noch nicht isoliertes Protein gebunden; allerdings ist bekannt, daß dieses Protein, nämlich das Erythrocuprein immunologisch vom Caeruloplasmin verschieden ist[1]. Bezüglich des Serumkupfers werden neuerdings 2 Fraktionen unterschieden, das mit Carbamat direkt reagierende Kupfer, welches nur etwa 17% des Serumkupfers ausmacht, an Albumin gebunden ist und die Transportform des Kupfers darstellt und das indirekt reagierende Kupfer, welches an Caeruloplasmin gebunden ist[2]. Über den Kupfergehalt der normalen menschlichen Leukocyten liegen offenbar noch keine exakten Untersuchungen vor[3]. Der Kupfergehalt des Serums, der erstmalig von WARBURG und KREBS (1927) quantitativ bestimmt wurde, beträgt etwa 1×10^{-3} mg je 1 cm³ Serum. Wie allgemein bestätigt, ist während der Schwangerschaft ein deutlicher Anstieg des Serumkupfers zu verzeichnen[4]. Dieser Serumkupferanstieg hat möglicherweise Beziehung zur Mobilisierung des in Frage stehenden Schwermetalls beim Übertritt auf die Placenta[5]. Der Kupfergehalt des menschlichen Mutterkuchens schwankt innerhalb weiter Grenzen[6]. Sein Mittelwert beträgt etwa 0,32 mg-%[7]. Da das Blut der Nabelschnurgefäße wesentlich kupferärmer ist als das mütterliche Blut[8], findet offenbar eine fetale Resorption von Kupfer aus der Placenta statt[8]. Im übrigen sei bezüglich des Kupferstoffwechsels im wachsenden Organismus auf die ausführliche zusammenfassende Darstellung von BRENNER (1953) verwiesen.

Während Milz, Lunge und Niere relativ kupferarme Organe sind[6], ist der Kupferreichtum der Haut und Hautanhangsgebilde, auf welche wir unten im Zusammenhang mit dem Melaninproblem zurückkommen werden, bemerkenswert. Allgemeinpathologisch und neuropathologisch bedeutungsvoll ist der unterschiedliche Kupfergehalt einzelner Abschnitte des menschlichen Gehirns. Angesichts der bekannten Schwellungs- und Ödembereitschaft des nervösen Zentralorgans erscheint es deshalb wichtig, daß sowohl für Frischgewebe[9] als auch für Trockensubstanz des Gehirns[10] exakte Werte vorliegen. Nachdem bereits seit Anfang dieses Jahrhunderts Kupfer im menschlichen Gehirn nachgewiesen worden war[11], bestimmte TINGEY (1937) den Kupfergehalt verschiedener Teile des Gehirnes in einer Lösung der Asche des Hirngewebes. Die so gewonnenen Kupferwerte in Milligramm je 100 g Feuchtsubstanz betragen nach diesem Autor für die Großhirnrinde 0,43, die weiße Substanz 0,29, die Kleinhirnrinde 0,40, das Striatum 0,47, den Thalamus 0,41, das Pallidum 0,60, die Substantia nigra 1,45. Den besonders auffallenden Kupferreichtum der Nigra brachte TINGEY mit dem Melaningehalt dieses Hirnzentrums in Zusammenhang; denn die melaninfreie Nigra des Rindes enthält nur halb so viel Kupfer wie die schwarze Substanz des Menschen. Nach CUMINGS (1948/49) betragen die Kupferwerte in Milligramm je 100 g Trockengewebe normaliter für die weiße Substanz 1,1 bis 8,2, für die Großhirnrinde 2,4—9,9, für das Caudatum 3,4—9,4, für den Thalamus 3,1—12,4, das Putamen 6,1—12,4, das Pallidum 6,1—12,0. Im großen und ganzen bestätigen also diese Analysen die von TINGEY erhobenen Befunde. Bezüglich des Caeruloplasmingehalts einzelner Hirnabschnitte und verschiedener Körperorgane s. IV.

---

[1] MARKOWITZ zit. nach CARTWRIGHT (1955).   [2] GUBLER und Mitarbeiter.
[3] BRENNER 1953.
[4] WARBURG und KREBS 1927, SARATA 1934, HEILMEYER und Mitarbeiter 1941, NEUWEILER 1942/43, EFFKEMANN 1950, RÖTTGER 1950, VENTURA und KLOPPER 1951, MARKOWITZ und Mitarbeiter 1955.
[5] FAY und Mitarbeiter 1949.   [6] GERLACH 1935.   [7] BRENNER 1953.
[8] NEUWEILER 1942.   [9] TINGEY 1937.   [10] CUMINGS 1949.
[11] THUDICUM 1901, BODANSKY 1921, GERLACH 1935, TOMPSETT 1935, BRÜCKMANN und ZONDEK 1939, EGGLETON 1940.

Über die Bedeutung des Kupfers in den einzelnen Hirnabschnitten läßt sich zur Zeit wenig Exaktes aussagen. Freilich ist es angesichts der Kupferstoffwechselstörung bei der hepatolentikulären Degeneration (s. unten) vielleicht kein Zufall, daß die Stammganglien des Menschen schon normaliter einen relativ hohen Kupfergehalt aufweisen. Da möglicherweise in der weißen Substanz des Zentralnervensystems eine Kupfereiweißverbindung als Sauerstoffaktivator und -überträger eine Rolle spielt[1], erscheint es verständlich, daß durch Kupfermangel der Mutterschafe eine Entmarkungskrankheit der Lämmer auftreten kann, zumal der Kupferstoffwechsel des Schafes artbedingte Besonderheiten aufweist (s. unten). Über die Bedeutung des Melanins, bei dessen Bildung kupferhaltige Phenoloxydasen eine Rolle spielen (s. unten), innerhalb gewisser Nervenzellen herrscht noch keineswegs Klarheit. In Arbeiten über den Melaningehalt des Zentralnervensystems der Anuren[2], speziell während der Metamorphose[3] wird die Hypothese zu begründen versucht, daß es sich bei diesem Melanin um ein intracelluläres Stoffwechselabbauprodukt handelt[4], welches speziell bei einer Umstellung der Funktion auftritt. Zur Begründung dieser Auffassung ist darauf hingewiesen worden, daß beim Menschen während der postnatalen Entwicklung das pyramidalmotorische System auf Kosten des extrapyramidalen in zunehmendem Maße an Bedeutung gewinnt. Hierzu steht in Einklang, daß zur Zeit der Geburt die zum extrapyramidalen System gerechnete Nigra des Menschen noch melaninfrei ist, um erst vom 3. Lebensjahr an in zunehmendem Maße Melanin zu speichern[5]. Allerdings herrscht über die funktionelle Bedeutung der übrigen melaninhaltigen Anteile des menschlichen Gehirnes, nämlich des Locus coeruleus und des vegetativen Vaguskernes noch keinerlei Klarheit. Andererseits wird von einigen Autoren[6] ausdrücklich davor gewarnt, in den Melaninen schlechthin funktionell wertlose Stoffwechselschlacken zu erblicken. In der Tat hat man gelegentlich auch dem Melanin im Zentralnervensystem eine gewisse funktionelle Bedeutung zugesprochen[7]. Übrigens manifestiert sich vielleicht im Melaningehalt sympathischer Ganglienzellen sowie in der Tatsache, daß das Zwischenhirn des Hundes einen melaninreichen Kern beherbergt[8], irgendein funktioneller Zusammenhang mit einer vegetativen Bedeutung der melaninhaltigen Nervenzellen[9].

Angesichts eines hohen Kupfergehaltes der Rippen, weniger der Wirbel, ist die Möglichkeit erwogen worden, daß die Knochen eine kupferspeichernde Funktion besitzen[10]. Ob das Auftreten von Skeleterkrankungen infolge Kupfermangels hiermit in Kausalzusammenhang steht, bleibe dahingestellt. Vielleicht gibt es ein für die Knochenentwicklung notwendiges Enzymsystem, welches die Phosphoranlagerung in der Knochensubstanz bei normalem Kupferstoffwechsel begünstigt; denn nur bei vermindertem Kupfergehalt der Leber soll Molybdän dieses Enzymsystem dergestalt hemmen, daß weniger Phosphor im Knochen angelagert wird[11]. Nach WEISSBECKER (1955) besteht ein Antagonismus zwischen Kupfer und Molybdän; infolgedessen erkranken auf einer molybdänreichen Weide gehaltene Tiere an einer Kupfermangelanämie.

Zu den kupferhaltigen Körperflüssigkeiten gehört außer dem Blut (Blutplasma und corpusculäre Elemente) und der Galle auch der Urin; denn die Niere kommt ebenfalls als Ausscheidungsorgan für Kupfer in Betracht. Diese Feststellung hat in den letzten Jahren insofern Interesse erregt, als bei der hepatolentikulären Degeneration die BAL-Therapie eine Hypercuprurie zur

---

[1] HUSZÁK 1947, 1950. [2] SCHARRER 1935. [3] ADLER 1939. [4] FLORENTINE 1934.
[5] PILCZ 1895, ADLER 1939. [6] SCHMIDTMANN 1949 u. a.
[7] MARINESCO 1909. [8] GRÜNTHAL 1929. [9] VOLLAND 1954. [10] THOMPSETT 1935.
[11] BRENNER 1953, COMAR und Mitarb. 1948/49.

Folge hat (s. unten). Desgleichen ist bei Nephrosen und glomerulotubulären Nephritiden eine vermehrte Kupferausscheidung durch den Urin in Verbindung mit Hypocuprämie beobachtet worden[1]. Auch über die freilich nur geringen Kupferverluste durch das Menstrualblut[2] und den Schweiß[3] liegen Analysen vor. Der Mittelwert des Liquorkupfergehaltes dürfte etwa nur 15 γ-% betragen[4]. Der artspezifisch unterschiedliche Kupfergehalt der Milch ist für das Problem der Kupfermangelanämien (s. unten) bedeutungsvoll.

Obwohl die Bewegungen des Serumkupferspiegels unter normalen und pathologischen Verhältnissen im einzelnen nicht Gegenstand dieses Handbuchbeitrages sind, sei grundsätzlich darauf hingewiesen, daß allein an Hand von Serumkupferbestimmungen Rückschlüsse auf den Kupferstoffwechsel des Gesamtorganismus keineswegs immer zulässig sind. So ist z. B. bei der normalen Ratte der Serumkupferspiegel mit 276—400 γ-% recht hoch, während der Leberkupfergehalt mit 1,8—3,4 mg-% relativ gering ist. Andererseits hat das Schaf einen bemerkenswert großen Kupferreichtum der Leber (23,6—32,3 mg-%), jedoch einen auffallend niedrigen Serumkupferspiegel (16—29 γ-%)[5]. Diese Beispiele zeigen zugleich, daß infolge artbedingter Unterschiede die Kupferstoffwechselverhältnisse bei Tieren nicht kritiklos auf die des Menschen übertragbar sind. Andererseits haben Erfahrungen der Veterinärmedizin und des Tierexperimentes zweifellos die Kenntnis des menschlichen Kupferstoffwechsels wesentlich befruchtet.

Unter pathologischen Verhältnissen, etwa beim Kupfermangelzustand des Schafes, werden erniedrigte Kupferwerte für Serum und Leber beobachtet. Hingegen kommen bei Patienten mit verschiedenen Lebererkrankungen und abnorm kupferreichen cirrhotisch veränderten Lebern sowohl pathologisch erhöhte als auch abnorm niedrige Serumkupferwerte vor (s. unten). Im Zusammenhang mit dem Kupferstoffwechsel bei pathologischen Melanosen wird noch näher zu erörtern sein, daß unter Umständen sowohl Hyper- als auch Hypocuprämie auf eine Störung im Kupferhaushalt hinweisen kann.

Ähnlich wie beim Eisen ist auch beim Serumkupferspiegel eine zentralnervöse Steuerung erwogen worden. Zugunsten dieser Annahme hat man auf das Vorkommen erhöhter Serumkupferwerte bei gewissen Psychosen und organischen Gehirnerkrankungen hingewiesen[6].

Als Kupfernachweismethoden stehen dem Pathologen mehrere histochemische Reaktionen zur Verfügung[7], welche gelegentlich erfolgreich angewendet worden sind, um den pathologischen Kupferreichtum gewisser Organe und Gewebe zu veranschaulichen. Erinnert sei in diesem Zusammenhang vor allem an die bekannten Untersuchungen von MALLORY (1921—1939). Auch im KAYSER-FLEISCHERschen Hornhautring hat man nach OKAMOTO und UTAMURA (1938/39) histochemisch Kupfer nachgewiesen[8]. Bei der einen dieser beiden Reaktionen erscheint kupferhaltiges Material nach Behandlung mit Rubeanwasserstoffsäure in Gestalt grünschwarzer Granula, während bei der anderen nach Einwirkung von p-Dimethylaminobenzylidenrhodamin eine rotviolette bis braunrote Färbung resultiert. Desgleichen ist mit Hilfe von vier histochemischen Methoden (Hämatoxylin nach MALLORY, Diphenylcarbohydrazid, Rubeanwasserstoffsäure, Carbamatmethode nach WATERHOUSE) bei einem Fall von hepatolentikulärer Degeneration im Gewebeschnitt Kupfer dargestellt worden[9], und zwar in Leber (Parenchym-

---

[1] MARKOWITZ und Mitarb. 1955.   [2] LEVERSTON und BINKLEY 1944.
[3] MITCHELL und HAMILTON 1949.   [4] BRENNER 1953, COMAR und Mitarb. 1948/49.
[5] BRENNER 1953, COMAR und Mitarbeiter 1948/49.
[6] HEILMEYER und Mitarbeiter 1941, BRENNER und Mitarbeiter 1949.
[7] RIES 1939, ROMEIS 1948, ROULET 1948 u. a.   [8] BRAND und TAKATS 1951.
[9] GREEN 1955.

und Sternzellen, Makrophagen des periportalen Bindegewebes), Milz (RES der Milzsinus) und Gehirn (Media und Adventitia kleiner Arterien von Putamen, Pallidum und Caudatum, ferner im Bereich intracerebraler Capillaren, namentlich in der Umgebung kleiner Erweichungsherde des Putamens und der Kleinhirnrinde). Da sich die Nervenzellen des Hirnstammes und der Großhirnrinde histochemisch kupfernegativ verhielten, folgerte der Verfasser, daß das in Frage stehende, aus dem Blutstrom stammende Schwermetall von speicherfähigen Zellen phagocytiert worden sei. In eigenen Kupferspeicherungsversuchen[1] an Kaninchen gelang mittels der Rubeanwasserstoffmethode der histochemische Kupfernachweis am Boden der vorderen Augenkammer nahe dem Kammerwinkel sowie in speicherfähigen Mesenchymzellen der geringgradig cirrhotisch veränderten Leber (GLISSONsches Bindegewebe, Sternzellen) und der Milzpulpa. Freilich ist grundsätzlich festzustellen, daß die histochemischen Kupfernachweismethoden nicht in gleicher Weise wie etwa die bekannten Eisenreaktionen Schwermetallstoffwechselstörungen zur Darstellung zu bringen geeignet sind, und zwar einmal, weil Kupfer, abgesehen von chronischen Intoxikationen und unphysiologischen Speicherungsversuchen, nicht so exzessiv abgelagert wird wie Eisen, zum andern weil die Spezifität einiger Reaktionen weniger ausgesprochen, ja sogar umstritten ist — nach ROULET (1948) leistet z. B. die Rubeanwasserstoffsäure als Reagens, obwohl sie auch bei Gegenwart von Silber positiv ausfällt, bessere Dienste als MALLORYs Hämatoxylinlackmethode — und endlich, weil die Eigenfarbe gewisser kupferhaltiger Pigmente den Farbeffekt der histochemischen Reaktionen erschwert bzw. vereitelt. Wichtiger als letztere sind deshalb zum Nachweis von Kupferstoffwechselstörungen quantitativ-chemische Organanalysen, welche zwar vornehmlich eine Domäne des physiologischen Chemikers darstellen[2], sich manchmal aber auch in der Hand des erfahrenen Pathologen als fruchtbar erwiesen haben. Erinnert sei an die spektralanalytischen Kupferbestimmungen von GERLACH und Mitarbeitern (1933—1935). Grundsätzlich muß angesichts des unterschiedlichen Wassergehaltes der Organe, wie oben im Zusammenhang mit den Kupferbestimmungen am Gehirn bereits angedeutet wurde, bei der Auswertung der quantitativ-chemischen Kupferanalysen beachtet werden, ob die ermittelten Werte für getrocknetes oder Frischgewebe gelten. Daß überdies nach Maßgabe der jeweils angewandten Methodik die Untersuchungsresultate nicht immer exakt miteinander übereinstimmen, ist verständlich. So liegen z. B. die von einigen Autoren[3] angegebenen Kupferwerte nach Ansicht anderer Sachkenner[4] zu hoch.

Wie bereits angedeutet, sind auch die modernen Serumkupferbestimmungen, z. B. nach der von HEILMEYER, KEIDERLING und STÜWE (1941) modifizierten Carbamatmethode für die Deutung gewisser morphologisch faßbarer Kupferstoffwechselstörungen wichtig (s. unten). Nicht zuletzt für das Verständnis der Kupferstoffwechselstörung bei der hepatolentikulären Degeneration ist der Serumspiegel des Cäruloplasmins bedeutungsvoll, d. h. jener kupferhaltigen α_2-Globulinfraktion des Serums, deren Darstellung an die Namen HOLMBERG und LAURELL (1947) geknüpft ist. Hierbei handelt es sich um ein blaues Protein mit etwa 0,32—0,336% Cu, welches etwa 90% des Serumkupfers enthält. Das Cäruloplasmin hat 8 Kupferatome und ein Molekulargewicht von etwa 151000 [vgl. aber andererseits die etwas abweichenden Werte, die MARKOWITZ (1955) angegeben hat]. Nach Ansicht der Autoren enthält dieser Eiweißkörper, welcher eine Oxydaseaktivität gegenüber verschiedenen Substanzen, speziell dem p-Pheny-

---

[1] GLEES, PRIBILLA und VOLLAND 1956.
[2] EICHHOLTZ 1934, HEILMEYER und Mitarbeiter 1941, BRENNER 1953.
[3] PEDRERO und KOZELKA 1951. [4] BRENNER 1953 u. a.

lendiamin besitzt, wahrscheinlich 4 Einheiten der von MANN und KEILIN (1938) in kristalliner Form isolierten, auch in menschlichen Erythrocyten vorkommenden, blaugrünen Kupferproteinverbindung Hämocuprein (s. oben). Durch diese Forschungsergebnisse ist die früher vielfach vertretene Auffassung widerlegt, nach welcher Kupfer im Serum vorwiegend an Albumine gebunden sei[1]. Nach neueren Untersuchungen[2] enthält die Albuminfraktion des Serums normaliter etwa 2—12 bzw. 0—17% des Serumkupfers.

Wie auch für andere, im Organismus vorkommende Elemente, so gilt auch für Kupfer, daß die Isotopenforschung, also die Verwendung von radioaktivem Kupfer, unter Umständen geeignet ist, die quantitativ-chemischen Kupferanalysen der Organe und des Serums in der Richtung wertvoll zu ergänzen, daß tiefere Einblicke in die Dynamik der Stoffwechselvorgänge möglich sind. Angesichts des Kupferreichtums embryonaler Gewebe interessieren in diesem Zusammenhang z. B. Untersuchungen über die Verteilung von Cu^{64} im Organismus junger Hühnerembryonen[3]. Injiziert man in angebrütete Hühnereier Cu^{64} und untersucht dann autoradiographisch die Embryonen, so zeigt sich, daß das radioaktive Kupfer in gleicher Weise wie gewöhnliches Kupfer gesetzmäßig im Embryo des Huhnes gespeichert wird: Nach einer bis 78stündigen Bebrütung gibt es ein primäres anterior-posteriores Gefälle, welches sich im Kopfbeugestadium entwickelt und bereits nach 48 Std nicht mehr deutlich in Erscheinung tritt. Ein zweites hinteres Zentrum steht wahrscheinlich mit der Entwicklung des Schwanzes in Zusammenhang. Endlich läßt sich ein schwaches mediolaterales Gefälle nachweisen, welches bei 46 Std alten Embryonen immer deutlicher in Erscheinung tritt. Besonders hoch ist die Kupferkonzentration in Körperpartien mit rasch wachsenden bzw. sich schnell entwickelnden Organstrukturen. Möglicherweise steht ein großer Teil des Kupfers mit der Gehirnentwicklung in Zusammenhang. Das mediolaterale Gefälle dürfte der Entwicklung des Rückenmarkes entsprechen. Grundsätzlich messen auch diese Untersucher dem Kupfer eine Bedeutung für die Sauerstoffübertragung auf die Zelle bei. Vielleicht spielen hier ähnlich wie bei der Polyphenoloxydase[4] Kupfereiweißverbindungen im Rahmen des Cytochromoxydasesystems eine Rolle, zumal alle bekannten Kupferinhibitoren auf die Aktivität der Cytochromoxydasen hemmend wirken sollen[5]. Diesen Versuchen an Hühnerkeimen lassen sich Experimente mit Radiokupfer an die Seite stellen, welche das Speicherungsvermögen von Säugetierfeten zum Gegenstand haben[6]. Auch die Kupfermangelanämie der Ratte ist mittels radioaktiven Kupfers studiert worden[7]. Hierbei zeigte sich eine gesteigerte Affinität des Radiokupfers zum Knochenmark. Nach intravenöser Injektion von radioaktivem Kupfer beim Hund weist die Leber die stärkste Anreicherung auf. Wesentlich geringer ist die Kupferaufnahme in Nebennierenrinde, Lunge, Herz, Magen-Darmkanal und Muskulatur. Beträchtliche Aktivität zeigen ferner die als kupferarmes Organ bekannte Milz, ferner Knochenmark, Pankreas und Hypophyse. Die Nebenniere erweist sich unter den besonderen physiologischen Bedingungen der Gravidität als wesentlich weniger indifferent im Vergleich zu nichtgraviden Tieren. Auch nach peroraler Applikation von Radiokupfer läßt sich tierexperimentell die besonders hohe Speicherfähigkeit der Leber demonstrieren, während in gewissen kupferreichen Organen, wie Haut und Gehirn eine auffallend geringe Aufnahme von Radio-

---

[1] EISLER und Mitarbeiter 1936.   [2] MARKOWITZ und Mitarbeiter 1955.
[3] SMITH und GRAY 1948.   [4] KUBOWITZ 1937/38, WARBURG 1946.
[5] GRAUBARD 1941.   [6] SCHUBERT und Mitarbeiter 1949.
[7] SCHULTZE 1941, SCHUBERT und Mitarbeiter 1948, CHASE, GUBLER, CARTWRIGHT und WINTROBE 1952.

kupfer verzeichnet worden ist[1]. Bei tuberkulös infizierten Meerschweinchen lagert die spezifisch erkrankte Lunge rascher und intensiver Radiokupfer an als das gesunde Kontrollorgan. Desgleichen läßt sich beim Menschen mit einem tuberkulösen Kniegelenksempyem ein gezielter Kupfertransport zum Erkrankungsherd nachweisen. Man wird nicht fehlgehen, vom allgemein-pathologischen Standpunkt aus dieses Phänomen mit der bekannten Speicherfähigkeit des aktiven Mesenchyms in Zusammenhang zu bringen; ebenso wie die Aufnahme von Radiokupfer durch die normaliter kupferarme Milz auf dem Reichtum dieses Organs an reticuloendothelialen, also speicherfähigen Zellelementen beruhen dürfte. Die Tatsache, daß mit der Galle wesentlich mehr Kupfer ausgeschieden wird als durch die Nieren, läßt sich übrigens ebenfalls mit Hilfe des markierten Kupfers eindeutig demonstrieren [2]. Aus jüngster Zeit stammen übrigens endlich Untersuchungen über die Kupferstoffwechselstörung bei der WILSONschen Krankheit unter Verwendung von Cu^{64} [3].

Versuchen wir nunmehr eine Einteilung der einzelnen Formen der pathologisch-anatomisch wichtigen Teilprobleme des Kupferstoffwechsels vorzunehmen, so würden sich folgende Abschnitte unterscheiden lassen:

I. Kupfer und Melaninbildung.

Die Auffassung, daß der einleitend erwähnte relativ hohe Kupfergehalt der Haut, besonders der Epidermis[4], und der Haare weniger mit der minimalen Kupferexkretion durch den Schweiß sondern vornehmlich mit der Melanogenese zusammenhängt, wird durch mehrere Untersuchungen gestützt, nach denen stark pigmentierte Haut bzw. Haare im allgemeinen kupferreicher sind als melaninarme. Bei neugeborenen Mongolenkindern weisen die durch den Mongolenfleck ausgezeichneten Hautpartien einen höheren Kupfergehalt als die übrige Haut auf[5]. Der senilen Depigmentation des menschlichen Haares entspricht ebenfalls eine Verminderung des Kupfergehaltes[6]. Die Haut dunkelhaariger Kaninchen und Ratten enthält mehr Kupfer als die Haut weißer Tiere[7]. Haut und Haare gefleckter Katzen und Hunde zeigen im Bereich der melaninreichen Partien höhere Kupferwerte als in Bezirken mit weißem Haar[8]. Man hat den hohen Leberkupfergehalt des Schafes mit der Tatsache in Zusammenhang bringen wollen, daß diese Tierspecies große Mengen Wolle produziert; doch entspricht der Langhaarigkeit des Angorakaninchens kein vermehrter Kupfergehalt im Vergleich zu kurzhaarigen Kaninchenrassen[9]. Das schwarze und graue Haar von Kaninchen, Meerschweinchen und Ratten enthält im allgemeinen, jedoch nicht regelmäßig, mehr Kupfer als das weiße Haar dieser Versuchstiere[10]; allerdings hat nach FLESCH (1949) die Epidermis des Negers den gleichen Kupfergehalt wie die Oberhaut weißhaariger Menschen; jedoch stand diesem Autor nicht genügend Untersuchungsmaterial zur Verfügung, um eine endgültige Schlußfolgerung zu ziehen. Grundsätzlich bejaht er aber die Bedeutung des Kupfers für die örtlich gebundene Melanogenese der Säugetiere; denn das aus Mäusemelanomen (HARDIN-PASSEY-Melanomen) isolierte Melanin (Verdauung mittels Pepsin-Salzsäure oder Trypsin, Extraktion des Melanins durch 1%ige Natronlauge) enthielt 4—13mal mehr Kupfer als die Neoplasmen, aus denen das Melanin gewonnen worden war. Auch die oben erwähnte Tatsache,

---

[1] SCHUBERT und Mitarbeiter 1943—1949.   [2] SCHUBERT und Mitarbeiter 1943—1949.
[3] EARL und Mitarbeiter 1954, BEARN und KUNKEL 1955.
[4] CORNBLEET 1935, FLESCH 1948.   [5] NASARAKA 1937.
[6] YOSIKAWA 1935/36, COHEN 1941.   [7] CUNNINGHAM 1931.   [8] SARATA 1935.
[9] CUNNINGHAM 1931.   [10] FLESCH 1949.

daß die menschliche Epidermis wesentlich kupferreicher ist als das Corium, spricht nach FLESCH (1948/49) für die Bedeutung des Kupfers bei der Melanogenese. Auch hat es nicht an Versuchen gefehlt, Vitiligoflecken durch örtliche Kupferapplikation therapeutisch zu beeinflussen. Allerdings wird ausdrücklich vermerkt, daß der Kupfergehalt in menschlichen Vitiligoflecken noch nicht exakt analysiert worden sei[1]. Die Schlußfolgerung, daß die Depigmentierung bei Vitiligo schwerlich auf einem Kupfermangel beruhe, weil der Serumkupferspiegel bei Vitiligo nicht signifikant erhöht sei[2], ist nicht zwingend; denn z. B. sind bei der hepatolentikulären Degeneration trotz erwiesener pathologischer Kupferanreicherung in zahlreichen Organen und Geweben die Serumkupferwerte vielfach erniedrigt (s. unten). Speziell bezüglich des noch ungeklärten Vitiligoproblems ist deshalb mit Recht betont worden, daß Serumkupferbestimmungen ungenügend seien, um die Frage des Kupfers bei der Melanogenese richtig zu beurteilen; denn ebenso wichtig sind entsprechende Kupferanalysen in der Peripherie[3]. Übrigens werden schwarze und scheckige Ratten bei Kupfermangeldiät grauhaarig, während sie nach Kupferzufuhr ihre ursprüngliche normale Haarfarbe wieder erlangen[4]. Auch bei Katzen bewirkt Kupfermangeldiät eine Depigmentation der Haare, welche durch Kupferzufuhr geheilt werden kann[5]. Desgleichen ist bei jener Form von Lecksucht der Weidetiere (Rind, Ziege), welche erwiesenermaßen auf Kupfermangel beruht, eine Braunfärbung des ursprünglich schwarzen Felles beobachtet worden[6]. Endlich haben Untersuchungen über den Mechanismus der Antu- oder α-Naphthylthioureavergiftung bei Ratten ergeben, daß Stoffe, die kupferhaltige Fermente hemmen, depigmentierend wirken[7]. Der Kupferreichtum von Haut und Federn bei Vögeln[8] darf hingegen nicht kritiklos mit der Melanogenese in Zusammenhang gebracht werden, da bei der Färbung gewisser Vogelfedern auch andere kupferhaltige Pigmente eine Rolle spielen (s. unten).

Wie einleitend bereits angedeutet, bezog TINGEY (1937) bei seinen Gehirnanalysen den auffallend hohen Kupfergehalt der menschlichen Substantia nigra deshalb auf den Melaninreichtum der Nervenzellen dieses Zentrums, weil die melaninfreie Nigra des Rindes wesentlich kupferärmer ist als die melaninhaltige des Menschen. Er erinnerte in diesem Zusammenhang an den bekannten Kupferreichtum des Tintensackes beim Octopus, dessen Sekret, nämlich die „Tinte" melaninhaltig[9], ja sogar als kolloidale Melaninlösung bezeichnet worden ist[10].

Humanpathologisch wichtig sind Melanosen bei Krankheitsbildern mit nachweisbaren Kupferstoffwechselstörungen, wie Lebercirrhosen, Hämochromatose und hepatolentikuläre Degeneration. Auch der von einer Hypercuprämie begleitete physiologische Zustand der Gravidität interessiert in diesem Zusammenhang hinsichtlich der Genese des Chloasma gravidarum[11]. Bemerkenswert sind deshalb Hypercuprämien bei verschiedenartigen Melanosen. Bei RIEHLscher Melanose[12] und Chloasma auch ohne Gravidität ist stets ein erhöhter Blutkupfergehalt gefunden worden[13]. Zwei Fälle von LIEBETRAU (1951) zeigten eine beträchtliche Grundumsatzsteigerung. Offenbar beruhte hier die Hypercuprämie auf einer Thyreotoxikose. Hingegen bot ein Fall von Morbus Addison mit nicht sehr ausgeprägter Pigmentierung einen normalen Blutkupferwert[13]. SCHUPPLI (1950—1952) bestätigte an zahlreichen Fällen von pathologischen Pigmentierungen wie Urticaria pigmentosa und anderen Melanosen die Erhöhung des

---

[1] SCHAFFER 1938. [2] LIEBETRAU 1951. [3] ROBERT 1952.
[4] KEIL und NELSON 1931, HUNDLEY 1950. [5] GORTER 1935.
[6] SJOLEMMA 1933, 1938. [7] RICHTER 1945, DUBOIS und Mitarbeiter 1946.
[8] ROTHMAN und SCHAAF 1929. [9] YOSIKAWA 1935/36. [10] FIGGE 1941.
[11] LIEBETRAU 1951, SCHUPPLI 1952. [12] GRACIANSKY 1945. [13] LIEBETRAU 1951.

Blutkupferspiegels. Folglich hat die Feststellung einer Hypercuprämie keinen großen diagnostischen Wert für die Hämochromatose, da nach dem Gesagten erhöhte Blutkupferwerte bei zahlreichen Melanodermien gefunden worden sind[1]. Nachdem bereits über erhöhte Blutkupferwerte bei Beriberi-, Ödemkrankheit und Unterernährung berichtet worden war[2], bestätigten wir in eigenen Untersuchungen das Vorkommen einer Hypercuprämie bei Inanitionszuständen wie Hungerkrankheit[3], Cutis vagabundorum, RIEHLscher Melanose, Tumorkachexie und infekt bedingtem Marasmus[4] und schlossen bezüglich dieser Melanosen, daß der „körpereigene Wirkstoff Kupfer"[5] als Bestandteil des bei der Melaninbildung wirksamen Fermentkomplexes im Spiele sei. Mithin finden sich bezüglich des Kupferstoffwechsels gewisse Parallelen zwischen dem Chloasma gravidarum und dem „Chloasma cachecticorum"[6]. Nach unseren Beobachtungen lag ein Zusammenhang zwischen der bekannten Hypercuprämie bei Infektionskrankheiten, Tumorleiden und zahlreichen Lebererkrankungen[7] auf der Hand. Wichtig ist übrigens in diesem Zusammenhang, daß sich Lebercirrhosen und hämochromatoseartige Krankheitsbilder erfahrungsgemäß auch auf dem Boden von Mangel- und Fehlernährungen entwickeln können (s. zusammenfassende Lit. in unserem Beitrag über die Eisenstoffwechselstörungen in diesem Handbuch). Ein Einfluß des Kupfers auf die Melanose bei der Hämochromatose ist mehrfach erwogen worden[8], obwohl bei letzterer trotz erhöhten Leberkupfergehaltes auch normale Blutkupferwerte vorkommen können[9]. Gelegentlich ist der Blutkupfergehalt sogar erniedrigt[10]. Gleiches gilt für die häufig von einer Melanose der Haut begleitete hepatolentikuläre Degeneration[11], welche sich gelegentlich mit der Hämochromatose überschneidet[12]. Während einige Autoren bei der hepatolentikulären Degeneration nicht erhöhte, sogar erniedrigte Blutkupferwerte feststellten[13], ist bei dieser Krankheit gelegentlich übrigens auch Hypercuprämie beobachtet worden[14].

Angesichts dieser humanpathologischen, veterinärpathologischen und tierexperimentellen Erfahrungen erscheint es notwendig, die Rolle des Kupfers bei der Melanogenese näher zu erörtern. Freilich sind die Forschungen über dieses Problem keineswegs abgeschlossen, so daß die Anschauungen der Autoren manchmal divergieren. Dies ist allein auf Grund der Tatsache, daß es sowohl beim Menschen als auch bei den Tieren verschiedene Melanine gibt[15], durchaus verständlich. Ferner sei betont, daß die an sich aufschlußreichen und interessanten diesbezüglichen Versuche in vitro nicht immer mit den wesentlich komplizierteren Verhältnissen in vivo übereinstimmen[16]. Da einerseits das „Melanin" ein proteinogenes Pigment darstellt, andererseits nach neueren Forschungsergebnissen die Bedeutung des Zellkerns für die Eiweißsynthese in der Zelle als erwiesen gelten kann, ist die schon zu Anfang dieser Jahrhunderts beschriebene Beobachtung wichtig, daß bei der Melanogenese histologisch nachweisbare Bestandteile aus dem Zellkern in den Protoplasmaleib der Zelle übertreten[17], eine Feststellung, welche in der Folgezeit mehrfach bestätigt worden ist[18]. Nachdem ferner FUERTH und SCHNEIDER bereits 1902 über tierische Tyrosinasen und ihre

---

[1] DARNIS 1955.   [2] EGGLETON 1940.   [3] SCHULTEN 1946 u. a.
[4] VOLLAND, ZINGSHEIM und GOHR 1950.   [5] HEILMEYER, KEIDERLING und STÜWE 1941.
[6] HALLA 1948.   [7] HEILMEYER und Mitarbeiter 1941 u. a.
[8] ROBERT 1947, VOLLAND 1947, 1949, 1950, 1954, PETRIDES und WILD 1948.
[9] BRENNER 1947—1953.   [10] CARTWRIGHT und Mitarbeiter 1948.
[11] VOLLAND 1949 u. a.   [12] VOLLAND 1947.
[13] BEARN und KUNKEL 1952, HORNBOSTEL 1954, GASTAGER und Mitarbeiter 1954, STEGER 1954 u. a.
[14] GLAZEBROOK 1954.   [15] VOLLAND 1954 u. a.   [16] SCHUPPLI 1950, VOLLAND 1954 u. a.
[17] MEIROWSKY 1908—1940.   [18] v. SZILLY 1911, RÖSSLE 1904, APITZ 1937.

Beziehung zur Melaninbildung berichtet hatten, kann heute als erwiesen gelten, daß cyclisch strukturierte Bestandteile des Eiweißmoleküls wie Tyrosin, Dopa, Tryptophan u. a. m. durch Einwirkung spezifischer Oxydasen (Tyrosinase, Phenyloxydase, Polyphenyloxydasen) vielfach auf dem Umweg über farblose bzw. rote Zwischenprodukte Melanincharakter erhalten. Infolgedessen steht die Dopalehre von BLOCH (1928) immer noch im Zentrum der Diskussion über die Melanogenese. Diese Lehre wurde durch die meisten späteren Arbeiten zwar gelegentlich etwas modifiziert, aber im großen und ganzen prinzipiell bestätigt[1]. Bereits 1937 ist nachgewiesen worden, daß die aus Kartoffeln isolierte Phenoloxydase ein Kupferproteid mit einem Kupfergehalt von etwa 0,2% darstellt[2]. Desgleichen handelt es sich bei der Tyrosinase um ein Kupferproteid[3]. Auch bei Pflanzen gibt es melaninartige Pigmente. Ausgehend von der Erkenntnis, daß die Sporenköpfe des Pilzes Aspergillus niger heller oder dunkler gefärbt sind, je nachdem ihm mehr oder weniger Kupfer zugängig ist[4], wurde ein biologisches Verfahren ausgearbeitet, um den landwirtschaftlich und veterinärmedizinisch wichtigen Kupfergehalt bzw. -mangel des Erdbodens zu erkennen[5]. Bei einer bestimmten Kupfermenge bleibt die Sporenfarbe immer die gleiche. Fehlende Pigmentbildung in den Sporen beruht auf einem Mangel an kupferhaltigen Phenyloxydasen[6]. Eingehende vergleichende Untersuchungen über die Melanogenese beim Kaninchen und bei der Drosophila, von deren Erörterung an dieser Stelle Abstand genommen werden soll, haben ergeben, daß hierbei jeweils eine blausäureempfindliche Diphenolase im Spiele ist, welche offenbar ebenso wie die von KUBOWITZ untersuchten Phenoloxydasen ein Kupferproteid darstellt[7]. Aus Melanomextrakten ist Tyrosinase und Dopaoxydase gewonnen worden[8]. Allerdings verhalten sich in dieser Hinsicht die einzelnen Melanomstämme der Maus nicht absolut gleich[9]. Wie oben erwähnt, enthält das aus Mäusemelanomen isolierte Melanin etwa 4—13mal mehr Kupfer als die Tumoren, aus denen es gewonnen war[10].

Eine Erörterung des Kupferstoffwechsels in seiner Beziehung zur Melanogenese bedarf auch einer kurzen Erwähnung diesbezüglicher Versuche in vitro, obwohl vom histoenzymatischen Standpunkt aus die Dopareaktion von BLOCH eine Sonderstellung einnimmt[11] und die Versuche in vivo und in vitro gewisse Diskrepanzen aufweisen[12]. Mittels Kupfer läßt sich die Oxydation von Dopa durch dopaoxydasehaltige Hautextrakte beschleunigen[13]. Kupfer vermag sogar ohne Dopaoxydase Dioxyphenylalanin zu oxydieren[14]. Andererseits läßt sich offenbar eine Verstärkung der Dopaoxydation nicht nur durch Kupfer, sondern auch durch Eisen, Mangan u. a. m. in vitro erzielen[15]. Allerdings scheint Kupfer stärker als andere Metalle die Dopareaktion zu beschleunigen[16]. SH-Gruppen hemmen in vitro die Pigmentbildung[17], und zwar offenbar deshalb, weil sie sich mit Kupfer verbinden und auf diese Weise das Schwermetall der Fermentreaktion entziehen[18]. Da in vivo intracutane Injektionen von $CuSO_4$, nicht hingegen von $Fe_2(SO_4)_3$, $FeSO_4$ und $MnSO_4$ die Melaninbildung fördern, wurde gefolgert, daß die Haut einen Faktor enthält, welcher durch Kupfer aktiviert wird[19]. Im übrigen sei bezüglich der Rolle des Kupfers im Rahmen der Melanogenese auf die Arbeit von GRUPPER und PLAS (1951) verwiesen.

---

[1] SCHUPPLI 1950, VAN DUIJN 1953, VOLLAND 1954 u. a. [2] KUBOWITZ 1937/38.
[3] HEUPKE 1950. [4] BORTELS 1927. [5] MULDER 1939.
[6] BORTELS 1927, LEUTHARDT 1941. [7] DANNEL 1943.
[8] HOGEBOOM und ADAMS 1942, LERNER und FITZPATRICK 1950.
[9] HESSELBACH und BURK 1950, LOUSTALOT und Mitarbeiter 1952.
[10] FLESCH 1949. [11] VAN DUIJN 1953. [12] ROBERT und ZÜLCHER 1950.
[13] CUNNINGHAM 1931. [14] CORNBLEET 1935, SARATA 1938. [15] SCHUPPLI 1950.
[16] FLESCH 1948. [17] FIGGE 1941. [18] SCHUPPLI 1952. [19] SCHUPPLI 1950.

Außer den Melaninen gibt es noch andere kupferhaltige Pigmente. Wie bei der Pathologie des Auges erörtert (s. dort), stellt Kupfer einen wesentlichen Bestandteil jenes Pigmentes dar, welches den KAYSER-FLEISCHERschen Cornealring und den Sonnenblumenstar bei der hepatolentikulären Degeneration bedingt. Gelegentlich der Kupferstoffwechselstörungen bei Lebercirrhosen ist ausgeführt worden, daß es unseres Erachtens nicht angeht, die Berechtigung des freilich noch umstrittenen Begriffes „copper hemofuscin" im Sinne von MALLORY strikte abzulehnen. Wie oben angedeutet, kommt für den hohen Kupfergehalt von Vogelfedern[1] nicht ausschließlich Melanin in Betracht, da gewisse Vogelfedern auch andere kupferhaltige Pigmente enthalten. So stellt das Turacin, der rote epidermoidale Farbstoff in den Flügelfedern der Musophageiden, eine Kupferporphyrinverbindung dar[2]; letzteres gilt auch für das chemisch verwandte grüne Pigment Turacoverdin bei anderen Turacusarten[3]. Werden Kanarienvögel, deren Gefieder bekanntlich Pigmente vom Typ der Carotinoide enthält, während der Mauserung mit Kupfersulfat gefüttert, so soll eine tiefgelbe Färbung der Federn resultieren[4]. Im Hinblick auf die Leberpathologie drängen sich hier Vergleiche auf mit der „hemofuscin"-artigen Pigmentierung, welche tierexperimentell sowohl nach Applikation von Kupferpräparaten als auch nach Verfütterung (kupferreicher) Karotten bei Kaninchen beschrieben worden ist (s. Lebercirrhosen). Nicht als Ausdruck einer Kupferstoffwechselstörung sind exogene Pigmentierungen bei Kupferarbeitern in Form einer rotgrünlichen Verfärbung von Haut, Nägeln und Haaren sowie eines Kupfersaumes der Gingiva zu bewerten[5].

II. Kupfer und Lebercirrhosen.

Nachdem MALLORY und Mitarbeiter 1921 erstmalig einen abnormen Kupferreichtum cirrhotischer Lebern festgestellt hatten, werden bis in die jüngste Zeit die Beziehungen zwischen Kupfer einerseits, Lebercirrhosen bzw. Hämochromatose andererseits diskutiert. Dieser Fragenkomplex umfaßt mehrere Teilprobleme, welche sich etwa folgendermaßen formulieren lassen: Wirkt Kupfer cirrhogen und gleichzeitig hämofuscinbildend, oder ist die Kupferanreicherung lediglich durch die gestörte Leberfunktion bedingt?

Bekanntlich erzeugte MALLORY durch perorale und parenterale Kupferapplikation (metallischer Kupferstaub, Kupferacetat) tierexperimentell eine Pigmentcirrhose und somit ein hämochromatoseähnliches Krankheitsbild. Diese Befunde wurden von einigen Autoren[6] bestätigt, und zwar auch unter Verwendung anderer Kupferverbindungen wie $CuSO_4$[7]. Wieder andere Untersucher vermißten hingegen die Entwicklung eines cirrhotischen Umbaus der Leber nach Verabreichung kupferhaltiger Verbindungen[8]. Gelegentlich wurde tierexperimentell nach Applikation von Kupfersulfat, aber auch Kupferstereat, -chlorid und -tartrat zwar keine Cirrhose, wohl aber eine Pigmentierung der Leberzellen und KUPFFERschen Sternzellen beobachtet[9] und in Anbetracht der Tatsache, daß verschiedene Kupfersalze gleichsinnig wirkten, die Pigmentbildung ursächlich auf die Kupferapplikation bezogen, mithin als „copper hemofuscin" im Sinne von MALLORY gedeutet, obwohl die histochemische Kupfernachweismethode des letztgenannten Forschers als nicht streng spezifisch gilt (s. Einleitung). Da aber

---
[1] ROTHMAN und SCHAAF 1929.   [2] ROTHMAN und SCHAAF 1929 u. a.
[3] GÜNTHER 1922.   [4] CUNNINGHAM 1931.
[5] PETRI 1930, NEUREITER und Mitarbeiter 1940.
[6] HALL und BUTT 1928, HALL und MAC KAY 1933.
[7] ANDRIADNOFF und ANSBACHER 1930.
[8] POLSON 1929, OSHIMA und SIEBERT 1930, RÖSSLE 1930.
[9] HERKEL 1930, SCHINDEL 1931.

nach Karottenfütterung ohne zusätzliche Kupfergabe eine ähnliche Pigmentierung der Leber beobachtet wurde[1], glaubte man vielfach, daß es sich nicht um ein kupferhaltiges Pigment handeln könne. Diese Schlußfolgerung erscheint uns heute nicht mehr unbedingt stichhaltig; denn der modernen Pädiatrie ist bekannt, daß Karottensaft ein kupferreiches Nahrungsmittel darstellt, da die Karotte Kupfer in einer Menge von 8,1 mg je Kilogramm Trockensubstanz enthält[2]. In eigenen Kupferspeicherungsversuchen[3] sahen wir bei Kaninchen, denen in langfristigen Versuchen das Kupferpräparat Ebesal-Hoechst in hoher Dosierung injiziert worden war, an der Leber außer einem zwar nicht hochgradigen, aber deutlichen cirrhotischen Umbau intracelluläre Pigmentablagerungen, welche kupferpositiv waren (Rhodanwasserstoffsäuremethode), sich im übrigen ebenso wie bei den Kupferversuchen von SCHINDEL (1931) vielfach histochemisch als eisenhaltig erwiesen. Grundsätzlich entsprach aber das Gewebebild nicht dem der Hämochromatose. Vielmehr hatten wir Grund, den gelungenen Hämosiderinnachweis auf eine durch das hochdosierte Kupferpräparat bedingte, verstärkte Hämolyse zu beziehen (vgl. den Abschnitt über Kupfermangelanämien in diesem Beitrag); denn gleichzeitig fand sich eine Nierenhauptstückhämosiderose, welche bekanntlich bei verstärkter Hämolyse vorkommt, nicht hingegen zum Bilde der menschlichen Hämochromatose gehört. Nicht zuletzt auf Grund neuerer Untersuchungen[4] erscheint es uns höchst fragwürdig, ob die Annahme berechtigt ist, nach welcher das sog. Hämofuscin im Bindegewebe und in der glatten Muskulatur bei der Hämochromatose mit dem banalen Abnutzungspigment oder Lipofuscin identisch sei, und zwar speziell deshalb, weil bei der hepatolentikulären Degeneration, die sich gelegentlich mit der Hämochromatose überschneidet[5], an Hand mehrerer histochemischer Kupfernachweismethoden kupferpositive Granula nachgewiesen worden sind, und zwar zum Teil auch an Orten, an denen erfahrungsgemäß eisennegative Pigmentablagerungen von Hämofuscincharakter vorkommen, wie Media und Adventitia kleiner Arterien, Parenchym- und Sternzellen der Leber[4]. Im neuropathologischen Schrifttum ist übrigens über eisennegative Pigmentierungen auch im Bereich der Nieren, der Trabekel und Pulpa der Milz bei der hepatolentikulären Degeneration berichtet worden[6].

Zugunsten einer ätiologischen Bedeutung der chronischen Kupfervergiftung bei der Lebercirrhose und Hämochromatose hat man die Kupferaufnahme mit alkoholischen Getränken (Aufbewahrung derselben in kupferhaltigen Gefäßen, Kupferung des Weinstocks), mit Nahrungsmitteln, welche unter Verwendung von Kupfersalzen gefärbt waren[7], ferner die Kupferexposition in der kupferverarbeitenden Industrie[8] geltend gemacht. Manchmal finden sich freilich Anhaltspunkte dafür, daß die Arbeiter der Kupferindustrie gleichzeitig auch bleigefährdet sind[9]. Infolgedessen vertreten einige Autoren[10] den Standpunkt, daß das Kupfer, wenn überhaupt, nur eine untergeordnete ätiologische Bedeutung für die Hämochromatose besitze. Während manche Forscher[11] die Kupfertheorie MALLORYS noch nicht für erledigt halten, wird von toxikologischer und arbeitshygienischer Seite eine gewerbliche Kupfervergiftung im allgemeinen abgelehnt[12].

---

[1] FINN und v. GLAHN 1929.   [2] BRENNER 1953.   [3] GLEES, PRIBILLA und VOLLAND 1956.
[4] GREEN 1955.   [5] VOLLAND 1947, 1949.   [6] RUMPEL 1913, VOLLAND 1947.
[7] MALLORY und Mitarbeiter 1921—1926, ASKANAZY, zit. nach RÖSSLE 1930, BÜCHMANN und SCHENZ 1948.
[8] PETRIDES und WILD 1948, KALK 1953.   [9] PETRIDES und WILD 1948 u. a.
[10] BÜCHMANN und SCHENZ 1948.
[11] CALLENDER 1928, VANNOTTI und DELACHAUX 1942, PETRIDES und WILD 1948, MILLS 1950, KALK 1953.
[12] KOELSCH 1954, PETRI 1930, EICHHOLTZ 1934.

Nach der deutschen Rechtsprechung gehören Erkrankungen durch Kupfer nicht zu den 40 meldepflichtigen Berufskrankheiten[1]. In Frankreich ist das Kupfern von Gemüse erlaubt[2]. Man wird deshalb SCHARRER (1947) beipflichten müssen, welcher das Kupfer als schweres Gift für Bakterien, Algen und Pilze bezeichnet, während es für Säugetiere und Menschen nur in relativ hoher Konzentration toxisch wirkt. Bei Schafen sind nach Aufnahme von sog. Kupferkalk, welcher in 2%iger Lösung zur Schädlingsbekämpfung in Obstplantagen verwendet wird, fettige Degeneration der Leber mit Ikterus, Dermatitis, Nephritis mit Ödemen und Dysfunktion des Genitalapparates beschrieben worden[3]. (Kupferbedingte Hämolyse, Leukocytose und eitrige Entzündung s. Abschnitt Kupfermangelanämien).

Freilich gibt es bekanntlich auch gewisse hochtoxische Kupferverbindungen. Während die Giftwirkung des arsenigessigsauren Kupfers oder Schweinfurter Grüns auf die Arsenkomponente bezogen wird, wirkt hochkonzentriertes Kupfersulfat ätzend und verursacht eine lokale Eiweißausfällung[4]. Verhindert man aber hier die Schutzwirkung des koagulierten Eiweißes durch Bildung von nicht fällbarem weinsaurem Kupferoxydkalium, so treten nach intravenöser Injektion schwerste Vergiftungen auf[5].

Bereits vor Kenntnis der modernen Kupferstoffwechselforschung war der allerdings nicht absolut regelmäßige, aber meistens nachweisbare abnorme Kupferreichtum cirrhotisch veränderter Lebern bekannt[6], und zwar auch bei Formen ohne jeglichen Anhaltspunkt für eine besondere Kupfergefährdung. So wurden schon früh abnorm hohe Kupferwerte bei der hepatolentikulären Degeneration ermittelt[7]. Auch bei der Phosphorvergiftung ist die Leber kupferreicher als das normale Kontrollorgan[8]. Desgleichen ist nach SÜMEGI (1933) die Leber chloroformvergifteter Kaninchen meistens abnorm kupferreich. Daß Lebercirrhosen der verschiedensten Ätiologie einen vermehrten Kupfergehalt aufweisen können, veranschaulicht besonders eindrucksvoll eine Arbeit v. ZALKAS (1931). Während dieser Autor für normale Lebern einen durchschnittlichen Kupferwert von 3,52 mg je Kilogramm Leber ermittelte, zeigten 34 cirrhotische Lebern (Cirrhosen auf dem Boden des Alkoholabusus und der Tuberkulose, Hämochromatose, Status nach gelber Leberatrophie usw.) einen Mittelwert von 31,59 mg, 4 biliäre Cirrhosen sogar einen Mittelwert von 47,41 mg je Kilogramm Lebergewebe. Manche Autoren[9] fanden den Leberkupfergehalt bei der Hämochromatose mit 30—60 mg je Kilogramm Trockensubstanz um etwa das 4fache höher als beim normalen Kontrollorgan. Nach anderen Untersuchern[10] enthielt die normale Leber 0,5—13 mg, während cirrhotisch veränderte Lebern 20 bis über 100 mg Kupfer je Kilogramm Organ aufwiesen. Diese Befunde, speziell die Untersuchungsergebnisse von v. ZALKA sprechen nicht nur gegen die MALLORYsche Theorie, sondern sind überdies geeignet, die einleitend erörterte Feststellung zu bestätigen, daß die Leber nicht nur als Hauptstoffwechselorgan, sondern auch als wichtigstes Exkretionsorgan für Kupfer fungiert; die Galle infolgedessen stets kupferhaltig ist[11]. Übrigens[10] wurde bereits 1931 klar ausgesprochen, daß die cirrhotische Leber den Kupferreichtum und nicht etwa umgekehrt der hohe

---

[1] BAADER 1954.   [2] NEUREITER, PIETRUSKY und SCHÜTT 1940.   [3] LÜTJE 1939 u. a.
[4] KOELSCH 1954.   [5] STRAUB 1944.
[6] MALLORY 1921, SCHÖNHEIMER und OSHIMA 1929, ANDRIADNOFF und ANSBACHER 1930, HERKEL 1930, KLEINMANN und KLINKE 1930, SCHÖNHEIMER und KOCKEL 1930, ASCHOFF 1931 1940, ASKANAZY 1931, GERLACH 1935, MÜLLER 1935 1947, HAHN und FAIRMAN 1936, EPPINGER 1937 u. a.
[7] KIRCH 1931, WERTHEMANN 1931, GERLACH 1935.   [8] EICHHOLTZ 1934.
[9] SCHÖNHEIMER und OSHIMA 1929, HERKEL 1930.   [10] ANDRIADNOFF und ANSBACHER 1930.
[11] HEILMEYER und Mitarbeiter 1941, SCHARRER 1947, BRENNER 1953 u. a.

Kupfergehalt die Lebercirrhose zur Folge habe[1]. Zahlreiche andere Autoren[2] hatten sich übrigens ebenfalls in diesem Sinne geäußert. Desgleichen maß SHELDON (1934) dem Kupfergehalt der alkoholischen Getränke keine ätiologische Bedeutung für die Hämochromatose bei. Übrigens hat der oben erörterte Kupfergehalt der Galle insofern für die Leberkrankheiten eine differentialdiagnostische Bedeutung erlangt, als bei der Hepatitis, welche mit Hypersiderämie bei annähernd normalem Serumkupferspiegel einhergeht, der Fe/Cu-Quotient etwa 1,5 beträgt. Hingegen ist beim Verschlußikterus der Serumeisenspiegel normal oder sogar erniedrigt, während die Serumkupferwerte ansteigen. Infolgedessen sinkt der Fe/Cu-Quotient auf etwa 0,4 ab[3]. Grundsätzlich sei bemerkt, daß Lebercirrhosen und andere Leberparenchymschäden zwar oft[4], aber keineswegs generell mit Hypercuprämie einhergehen, wie gelegentlich der Kupferstoffwechselstörung bei der hepatolentikulären Degeneration (s. dort) erörtert worden ist. Daß bei der fetalen Erythroblastose nicht nur erhöhte Lebereisen-, sondern auch erhöhte Leberkupferwerte vorkommen[5], ist verständlich, da bekanntlich oft gleichzeitig Icterus neonatorum gravis, also eine Gallenfarbstoffvermehrung besteht, ferner auf dem Boden dieser Erkrankung Lebercirrhosen entstehen können[6] und endlich für die vermehrte Hämoglobinbildung infolge der gesteigerten Erythropoese ein größerer Kupferbedarf erwartet werden könnte (vgl. auch Abschnitt Kupfermangelanämien).

III. Über die Kupferstoffwechselstörung bei der hepatolentikulären Degeneration.

Die hepatolentikuläre Degeneration[7], welche die WILSONsche und WESTPHAL-STRÜMPELLsche Krankheit umfaßt und ebenfalls mit einer Lebercirrhose einhergeht, zeigt, wie wir heute wissen, gesetzmäßig eine Störung des Kupferstoffwechsels. Bemerkenswerterweise überschneidet sich manchmal die WILSON-WESTPHAL-STRÜMPELLsche Krankheit mit der Hämochromatose, wie einige einschlägige Beobachtungen des Schrifttums beweisen[8]. In diesen Fällen fanden sich neben einer Hämochromatose Gehirnveränderungen vom Typ der hepatolentikulären Degeneration. Eine weitere einschlägige Beobachtung[9] kann ebenfalls in diese Gruppe von Kombinationsfällen gerechnet werden, denn die cirrhotische Leber wies quantitativ-chemisch erhöhte Werte sowohl für Eisen als auch für Kupfer auf. Andererseits sei ausdrücklich betont, daß keineswegs regelmäßig die meist grobknotig-cirrhotische, nur ausnahmsweise pathologischanatomisch unveränderte Leber[10] bei der hepatolentikulären Degeneration histochemisch durch einen abnormen Eisenreichtum gekennzeichnet ist[11]. Auch sind unseres Wissens nie Hirnschäden vom Typ der WILSON-Pseudosklerose nach Verabreichung von Kupfer im Tierexperiment beschrieben worden. Ausdruck der Kupferstoffwechselstörung bei der hepatolentikulären Degeneration sind ein abnormer Kupferreichtum von Leber und Gehirn[12]. Auch liegen Beobachtungen vor, nach denen der zu dieser Krankheit gehörende KAYSER-FLEISCHERsche

---

[1] SCHINDEL 1931.
[2] LUBARSCH 1929, OSHIMA und SIEBERT 1930, RÖSSLE 1930, EPPINGER 1937 u. a.
[3] BUTZENGEIGER und LANGE 1952, KEIDERLING und SCHARFF 1952, EWERBECK 1955.
[4] HEILMEYER und Mitarbeiter 1941 u. a. [5] MASSHOFF 1954.
[6] CRAIG 1950, EWERBECK 1955 u. a. [7] HALL 1921.
[8] BROUWER 1936, VAN BOGAERT 1934, KUIPERS 1932, OETTEL und THADDEA 1940, VOLLAND 1931. 1947, WERTHEMANN 1931.
[9] CUMINGS 1948—1951. [10] EICKE 1942. [11] RÖSSLE 1930.
[12] CUMINGS 1948—1951, GERLACH 1935, GLAZEBROOK 1945, HAUROWITZ 1930, JAKOB und Mitarbeiter 1952, MANDELBROTE und Mitarbeiter 1948, SPILLANE und Mitarbeiter 1952, VOGT 1921 bis1930, WERTHEMANN 1931 u. a.

Cornealring durch eine kupferhaltige Pigmentierung bedingt ist[1] (vgl. aber andererseits auch Abschnitt V). Bemerkenswerterweise findet sich überdies manchmal ein Kupfer- oder Sonnenblumenstar[2]. Letzterer hat eine ähnliche Beschaffenheit, wie der nach Eindringen kupferhaltiger Fremdkörper in die Linse bekannte Kupferstar. Zugunsten der Hypothese, daß die Kupferstoffwechselstörung bei dem in Frage stehenden Krankheitsbild keinen belanglosen Nebenbefund darstellt, sondern für die neurologische Symptomatologie bedeutungsvoll ist, läßt sich anführen, daß nach Behandlung mit BAL die an sich schon bei dieser Krankheit vorhandene Hypercuprurie gesteigert wird, während sich manchmal, mithin nicht regelmäßig, die neurologischen Symptome bessern[3].

Bezüglich dieser Hypercuprurie ist darauf hingewiesen worden, daß angesichts des Konzentrationsvermögens der Niere ein kleiner Anstieg des nicht ausschließlich an das Cäruloplasmin gebundenen diffusionsfähigen Kupfers[4] genügt, um große Mengen dieses Schwermetalls zur Ausscheidung zu bringen[5]. Den Schwerpunkt der Kupferstoffwechselstörung erblicken verschiedene Autoren[6] in einer verminderten Bindungskapazität des Blutplasmas für Kupfer. Hierdurch soll einerseits vermehrt Kupfer in Gehirn, Leber und eventuell auch anderen Organen, z. B. dem Auge (s. oben) gespeichert, andererseits aber auch mehr Kupfer mit dem Urin ausgeschieden werden[7]. Voraussetzung hierfür ist freilich eine erhöhte Kupferresorption durch den Magen-Darmtrakt[8]. Übrigens ist von dieser Überlegung ausgehend auch eine Behandlung der hepatolentikulären Degeneration mit „Resinen", als Ionenaustauscher wirkenden harzartigen Kunststoffen empfohlen worden, welches die Kupferresorption vermindern soll[9]. Da das Serumkupfer größtenteils in dem erwähnten kupferhaltigen α^2-Globulin Caeruloplasmin enthalten ist, ist die Annahme einer mangelhaften Caeruloplasminsynthese, also einer Eiweißstoffwechselstörung bei der hepatolentikulären Degeneration berechtigt[10]. In der Tat hat man auch die Aminoacidurie bei dieser Krankheit als Manifestation der in Frage stehenden Eiweißstoffwechselstörung betrachtet[11]. Nicht unerwähnt sei, daß die BAL-Therapie, wie oben erörtert, zwar eine vermehrte Kupferausscheidung durch den Urin bedingt, die Aminoacidurie aber unbeeinflußt läßt[12]. Vielleicht ist die Ursache der Aminoacidurie bei der hepatolentikulären Degeneration eine Anomalie der Nierenschwelle für Aminosäuren und nicht etwa der Leberschaden[13]. Diese Auffassung stützt sich im wesentlichen auf das Verhalten der Leberfunktionsproben bei dem in Frage stehenden Krankheitsbild. Mithin werden möglicherweise vom Organismus Substanzen durch den Harn ausgeschieden, welche für den Leber- und Gehirnstoffwechsel wichtig sind. Von morphologischer Seite ist auf eine gewisse Ähnlichkeit der für die hepatolentikuläre Degeneration einigermaßen charakteristischen nackten Gliazellen ALZHEIMERS mit den sog. Glykogenkernen bei Lebercirrhosen hingewiesen und insofern mit der Kupferstoff-

---

[1] FLEISCHER und GERLACH 1934, ROHRSCHNEIDER und GERLACH 1934, TRACHSLER 1934, VOGT 1921—1930 u. a.
[2] HORNBOSTEL 1954, JESS 1922, KUBIK 1922, OLOFF und SIEMERLING 1922, THIEL 1934.
[3] DENNY-BROWN und PORTER 1951, EARL und Mitarbeiter 1954, HORNBOSTEL 1954, SCHECHTER und Mitarbeiter 1953.
[4] EARL und Mitarbeiter 1954.   [5] MATTHEWS 1954.
[6] BOUDIN und Mitarbeiter 1954, EARL und Mitarb. 1954.
[7] MANDELBROTE und Mitarbeiter 1948.   [8] BEARN 1952.
[9] ZIMDAHL und Mitarbeiter 1953.
[10] BOUDIN und Mitarbeiter 1954, EARL und Mitarbeiter 1954, SCHEINBERG und Mitarbeiter 1952.
[11] PORTER und DENNY-BROWN 1951, UZMAN und DENNY-BROWN 1948.
[12] PORTER 1949—1951, STEGER 1954.   [13] SPILLANE und Mitarbeiter 1952.

wechselstörung in Zusammenhang gebracht worden[1], als das in Frage stehende Schwermetall eine insulinsparende Wirkung besitzt[2]. Anderseits spielt möglicherweise bei der Bildung jenes nach SPIELMEYER (1922) weder lipoiden noch hämatogenen, im NISSL-Bild grüngelblichen Pigments in den ALZHEIMERschen Gliazellen Kupfer eine Rolle; denn der erwähnte Neuropathologe erwägt bei der Bildung dieses Pigments die Mitwirkung des hochgradig veränderten Zellkernes und berührt damit Gedankengänge, wie sie von verschiedenen Autoren[3] bezüglich der Melanogenese erörtert worden sind. Dies erscheint insofern bemerkenswert, als nicht nur Beobachtungen über den Kupferreichtum des pigmentierten KAYSER-FLEISCHERschen Hornhautringes vorliegen sondern auch bei der Melaninbildung kupferhaltige Fermente im Spiele sind und andererseits Melanosen der Haut bei der hepatolentikulären Degeneration vorkommen[4]. Da ferner das für den Kohlenhydrathaushalt unentbehrliche Vitamin B_1 offensichtlich Beziehung zum Kupfer hat[5], ist es möglicherweise kein Zufall, daß bei der alkohologenen MARCHIAFAVAschen Krankheit ähnliche Markläsionen wie bei der hepatolentikulären Degeneration beobachtet worden sind[6], zumal es bekanntlich eine B_1-Hypovitaminose auf dem Boden des Alkoholismus gibt[7].

Nur noch medizinhistorisch interessiert die einst gelegentlich vertretene Auffassung, daß die Leberveränderung bei der hepatolentikulären Degeneration wegen der bekannten Erbbedingtheit dieses Leidens eine Mißbildung darstelle. Demgegenüber wurde schon frühzeitig der cirrhotische Charakter der pathologisch veränderten Leber betont[8]. Im übrigen ist heute dank besserer Kenntnis der generalisierten Stoffwechselstörung bei der hepatolentikulären Degeneration, welche sich auch in einer Kupferanreicherung der Nieren[9] manifestiert, offenbar infolge der Hypercuprurie[10], die früher viel diskutierte Frage irrelevant geworden, ob die Leberveränderung oder die Gehirnerkrankung das Primat darstelle oder ob etwa Leber- und Hirnläsion als koordinierte Gewebeschäden zu bewerten seien[11]. Auch ist es heute verständlich geworden, daß Leber-, Gehirn-, Augen- und Hautveränderungen von Fall zu Fall stark variieren können. Kennzeichnet man mit HORNBOSTEL (1954) das hepatolentikuläre Syndrom als Kupferthesaurismose, so stellt die therapeutisch forcierte Kupferausschwemmung durch BAL, welche manchmal eine Besserung der cerebralen Symptome zur Folge hat (s. oben), keinen Beweis für eine Giftwirkung des Kupfers dar; denn bei einem Vergleich mit anderen Speicherkrankheiten, z. B. der Glykogenose oder der Cholesterinose liegt es auf der Hand, daß körpereigene, lebensnotwendige Substanzen gewebeschädigend wirken können, wenn sie im Übermaß vom Organismus gestapelt werden.

Wie einleitend bereits angedeutet, liegen aus letzter Zeit Untersuchungen vor, welche unter Verwendung von Radiokupfer einen tieferen Einblick in das Wesen der vorliegenden Stoffwechselstörung zu vermitteln geeignet sind[12]. So wurde nach Applikation von Cu^{64}, welches sich im Serum zunächst an das Albumin bindet, um dann im Caeruloplasmin zu erscheinen, bei der hepatolentikulären Degeneration ein abnormer Abfall der Radioaktivität des Serums

---

[1] STADLER 1936—1940.
[2] BRENNER 1953, HEILMEYER, KEIDERLING und STÜWE 1941 u. a.
[3] APITZ 1937, MEIROWSKY 1908, RÖSSLE 1904, v. SZILY 1911.
[4] VOLLAND 1947, 1949 u. a.   [5] BRENNER 1953, STEPP 1937.
[6] SEITELBERGER und BERNER 1955.   [7] BÜCHNER 1950 u. a.
[8] WILSON 1912, KUBITZ und STAEMMLER 1915, HALLERVORDEN 1930, RÖSSLE 1930 u. a.
[9] MARKOWITZ und Mitarbeiter 1955, EWERBECK 1955 u. a.
[10] PORTER 1951, SCHECHTER 1953, ZIMDAHL und Mitarbeiter 1953, CUMINGS 1954, HORNBOSTEL 1954, STEGER 1954.
[11] MEYTHALER 1938 u. a.
[12] MATTHEWS 1954, EARL und Mitarbeiter 1954, BEARN und KUNKEL 1954/55.

infolge vermehrter Exkretion von Radiokupfer durch die Nieren, vielleicht außerdem durch Abwanderung des Kupfers in die Leber beobachtet[1]. Auch BEARN und KUNKEL (1954/55) stellten eine gesteigerte Exkretion von Cu^{64} mit dem Urin fest. Sie deuteten diesen Befund als Ausdruck einer mangelhaften Caeruloplasminsynthese. Zu dieser Deutung gut in Einklang stehen neuerdings durchgeführte Caeruloplasminbestimmungen in einzelnen Geweben[2].

IV. Zur Pathologie des Auges in bezug auf Kupferstoffwechselstörungen.

Fast spezifisch für die hepatolentikuläre Degeneration ist der meist doppelseitige, ausnahmsweise aber auch einseitige[3] KAYSER-FLEISCHERsche Hornhautring, welcher nur ganz ausnahmsweise bei anderen Erkrankungen des Zentralnervensystems, wie Trepanosomiasis[4], Encephalitis epidemica[5] und Hemichorea beschrieben worden ist. Übrigens hegt HALLERVORDEN (1930) Zweifel bezüglich der Stichhaltigkeit der Diagnose bei den beiden letztgenannten Fällen. Hinsichtlich der feingeweblichen Beschaffenheit des in der DESCEMETschen Membran gelegenen KAYSER-FLEISCHERschen Cornealringes sei auf das ophthalmologische Schrifttum[6] verwiesen. Über das Wesen des diesen Ring bedingenden Pigmentes sind in der älteren Literatur verschiedene Theorien geäußert worden (Hämoglobinderivat[7], Urobilin[8]). Die einst lebhaft diskutierte Frage, ob das Pigment silberhaltig sei[9], galt als erledigt, nachdem die gelegentlich beobachtete Silberablagerung durch eine vorausgegangene Silbermedikation erklärt und infolgedessen auf eine akzidentelle Argyrose bezogen wurde. Vieles sprach in dem Sinne, daß es sich um ein kupferhaltiges Pigment handele[10]; denn während normaliter die zellreichen Abschnitte des Auges kupferreicher sind als die zellärmeren (Conjunctiva, Sklera, Linse und Glaskörper[11]), haben spektrographische Untersuchungen ergeben, daß die vordere Bulbushälfte mit dem Cornealring den vielfachen Kupfergehalt gegenüber der hinteren Bulbushälfte und dem Normalwert aufweist[12]. Dieser Normalwert beträgt 0,4—16,6 γ Cu je 1 g Frischgewebe. Hierzu gut in Einklang steht der von ophthalmologischer Seite erhobene Befund, daß in den Augenflüssigkeiten sich auflösende Kupfersalze ein Bild hervorrufen können, welches dem KAYSER-FLEISCHERschen Cornealring völlig gleicht[13]. Nicht unerwähnt sei aber in diesem Zusammenhang, daß neuerdings mit analytisch-chemischer, spektrographischer und histochemischer Methodik wiederum auf die Bedeutung des Silbers für die Pigmentbildung beim KAYSER-FLEISCHERschen Hornhautring hingewiesen worden ist[14]. Sicher hat das in Frage stehende Pigment keinen Melanincharakter. Vielmehr sprechen histochemische Untersuchungen in dem Sinne, daß das Kupfer offenbar an Lipoide gebunden ist[15]. In eigenen Kupferspeicherungsversuchen an Kaninchen (intravenöse Applikation des Kupferpräparates Ebesal-Hoechst) haben wir einen histochemisch kupferpositiven Niederschlag (Rhodanwasserstoffsäure) im Bereich des vorderen Kammerwinkels bzw. an der Hornhautrückfläche gefunden, den wir als Vorstufe zur Ringbildung bewerteten[16]. Tierexperimentell ist durch intraokuläre Kupferapplikation eine dem KAYSER-FLEISCHERschen Ring ähnliche Hornhautpig-

---

[1] EARL und Mitarbeiter 1954. [2] MARKOWITZ und Mitarbeiter 1955.
[3] HALLERVORDEN 1930, TSIMINAKIS 1931, FUNDER 1954. [4] VAN BOGAERT 1933.
[5] HOLZER 1921. [6] v. HIPPEL 1928, VOGT 1930, BLEST 1931, SCHICK 1931.
[7] HALL 1921, ROHRSCHNEIDER 1932. [8] KUBIK 1922. [9] VOGT 1930 u. a.
[10] GERLACH und ROHRSCHNEIDER 1934, TRACHSLER 1934, GERLACH 1935, STADLER 1936 bis 1940 u. a.
[11] TAUBER und KRAUSE 1943. [12] TRACHSLER 1934, GERLACH 1935.
[13] JESS 1922, SCHICK 1931. [14] CAGIANUT und THEILER 1956.
[15] BRAND und TAKATS 1951, FUNDER 1954. [16] GLEES, PRIBILLA und VOLLAND 1956.

mentierung erzeugt worden. Durch wiederholte Injektionen von BAL in die vordere Augenkammer konnte diese Pigmentierung zum Verschwinden gebracht werden[1]. Übrigens ist gelegentlich auch ohne BAL-Behandlung eine Rückbildung des KAYSER-FLEISCHERschen Cornealringes beschrieben worden[2]. Wie bei Erörterung der Kupferstoffwechselstörung auf dem Boden der hepatolentikulären Degeneration ausgeführt, ist der KAYSER-FLEISCHERsche Cornealring keineswegs so ganz selten mit dem Sonnenblumenstar oder Kupferkatarakt vergesellschaftet[3], mithin einer durchaus ähnlichen Form der Linsentrübung, wie sie nach Eindringen kupferhaltiger Fremdkörper in die Linse bekannt ist[4]. Auf andere seltene Augenveränderungen bei der hepatolentikulären Degeneration[5] sei nicht näher eingegangen, zumal ihre Beziehungen zu Störungen im Kupferhaushalt nicht sicher erwiesen sind.

V. Kupfer und Gallensteine.

Angesichts des Kupfergehaltes der Galle ist es verständlich, daß auch Gallensteine, und zwar speziell Pigment- bzw. Pigmentkalksteine der Gallenblase und Gallenwege, in wechselnder Menge Kupfer enthalten[6]. Während nach SCHÖNHEIMER und HERKEL (1931) alle Gallensteine mit Ausnahme der sog. reinen Cholesterinsteine kupferhaltig sind und der pigment- und kalkreiche Rückstand von Cholesterinpigmentkalksteinen nach Ätherextraktion 0,3—1% beträgt, gibt GERLACH (1931) an, daß auch in facettierten Gallensteinen der Kupfernachweis regelmäßig gelingt. Übrigens bezweifelte ASCHOFF (1931) das Vorkommen von Kupferspuren in reinen Cholesterinsteinen nicht, da letztere stets etwas Galle in ihren Lücken beherbergen. Andere Autoren[7] stellten in gewissen Gallensteinen einen Kupfergehalt von 3 g je Kilogramm fest[8]. Da, wie oben erörtert, die Leber bei Hämochromatose abnorm Kupfer speichert, sei endlich bemerkt, daß nach DARNIS (1955) für die bei dieser Krankheit vorkommenden krisenhaften Leibschmerzen ursächlich weniger Cholelithiasis, hingegen vielmehr Cholecystitis, Milzinfarkte, Porphyrie, vielleicht auch Reizung des Plexus solaris durch die pigmentcirrhotische Bauchspeicheldrüse in Betracht kommen.

VI. Kupfermangelanämien.

HART, STEENBOCK, ELVEHJEM und WADDEL (1925) zeigten erstmalig, daß Ratten und Kaninchen nach der Abstillung bei ausschließlicher Kuhmilchnahrung trotz Eisenzulage anämisch werden. Diese Anämie läßt sich durch eine zusätzliche Verfütterung von Kupfer schlagartig heilen. Bei der Ratte tritt übrigens offenbar deshalb besonders schnell Kupfermangelanämie auf, weil das neugeborene Tier nur geringe Kupfervorräte besitzt und überdies die Kuhmilch lediglich etwa $1/10$ des Kupfergehalts der Rattenmilch enthält[9]. Später gelang es, ähnliche Anämien auch bei anderen Säugetierarten zu erzeugen. Allerdings sind diese Kupfermangelanämien bei den einzelnen Säugetierspecies hämatologisch nicht absolut gleichartig. So hat bei der Ratte die Anämie mikrocytären, hypochromen Charakter[10]. Gleichzeitig ist der Gesamtkupfergehalt des Organismus, speziell der Leberkupferwert vermindert[11]. Ebenso verhält sich das

---

[1] NEWELL und Mitarbeiter 1949.   [2] PELNAR 1924, HALLERVORDEN 1930.
[3] SIEMERLING und OLOFF 1922, HALLERVORDEN 1930, VOGT 1930, BEST 1931, THIEL 1934 u. a.
[4] JESS 1922, EICHHOLTZ 1934, LOBECK 1937, ROSEN 1949.   [5] FUNDER 1954.
[6] ASCHOFF 1929, ASKANAZY 1929 u. a.   [7] MEUNIER und SAINT-LAURENS 1926.
[8] EICHHOLTZ 1934.   [9] BRENNER 1953.
[10] FOSTER 1931, FITZ-HUGH und Mitarbeiter 1933, SMITH und MEDLICOTT 1944.
[11] SCHULTZE, ELVEHJEM und HART 1936.

Kaninchen[1], während beim Schwein eine mikrocytäre, eventuell aber auch normocytäre Anämie auftritt[2]. Reiner Kupfermangel bedingt übrigens bei jungen Schweinen außer Anämie mit Abfall des Hämoglobinwertes von 15 auf 2 g-% Leukopenie und normoblastische Hyperplasie des Knochenmarks[3]. Bemerkenswerterweise zeigen Schweine, die in reinem Eisenmangel leben, eine kupferreichere Leber als die mit Eisen und Kupfer ernährten Kontrolltiere. Der Kupfermangelzustand geht mit Hyposiderämie, erhöhter Eisenbindungskapazität des Serums und geringer Coproporphyrinurie einher. Angesichts des einleitend bereits erwähnten Antagonismus zwischen Kupfer und Molybdän[4] sei bemerkt, daß perorale Molybdänzufuhr beim Schwein keine Akzentuierung der Kupfermangelsymptome zur Folge zu haben braucht. Wird außer Milch lediglich Eisen zugeführt, so zeigen Ratten einen Anstieg des mittleren Erythrocytenvolumens von 27 auf 51 μ^3 gegenüber 60 μ^3 bei normalen Kontrolltieren, jedoch keine Steigerung der mittleren Hämoglobinkonzentration. Bei Kaninchen bewirkt Eisengabe weder Zunahme des mittleren Erythrocytenvolumens noch Besserung der mittleren Hämoglobinkonzentration. Auch durch Aderlässe anämisierte junge Hunde zeigen bei Milchdiät eine eisenrefraktäre Blutarmut, die auf Kupfertherapie anspricht. Hingegen reagieren erwachsene Hunde ohne Kupfermangelzustand auf Kupferzulage unterschiedlich[5]. Andererseits ist bei normalen Kaninchen durch Kupferapplikationen über einen Erythrocytenanstieg berichtet worden[6]. Fügt man Menschen zur üblichen Nahrung 1 mg Kupfer täglich bei, so tritt vielfach eine Steigerung des Hämoglobingehaltes im Blut um 5—26% auf[7]. Schafe, die auf kupferarmen Weiden gehalten werden, zeigen während der Gravidität und Lactationsperiode eine makrocytäre, hypochrome Anämie, die von diesen Muttertieren geworfenen Lämmer hingegen außer der SWAYBACK-Krankheit des Zentralnervensystems (s. unten) eine mikrocytäre, hypochrome Anämie in Verbindung mit verminderten Organ- und Serumwerten für Kupfer. Bei Kindern mit alimentärer Anämie hat man Kupferarmut der Leber[8] und erfolgreiche kombinierte Eisen- und Kupfertherapie beobachtet[9]. Angesichts des niedrigen Kupfergehaltes der Milch läßt sich die Bedeutung des Kupfers für die Erythropoese des erwachsenen Menschen im allgemeinen schwerer demonstrieren, da die notwendige perorale Kupferzufuhr von 2 mg pro die[10] meist nicht unterschritten wird. Der Umstand, daß eine Kupfermangelanämie beim erwachsenen Menschen infolgedessen vielfach nicht eindeutig nachzuweisen ist[11], stellt aber keinen Gegenbeweis dar, daß für die Erythropoese im Erwachsenenalter Kupfer unentbehrlich ist[12].

Bezüglich der Beeinflussung des Eisenstoffwechsels durch Kupfer bzw. Kupfermangel ist beim Schwein an eine Wirkung des Kupfers auf die Resorption, den Transport, die Speicherung und Utilisation des Eisens für die Erythropoese gedacht worden[13]. In der Tat haben auch Fütterungsversuche mit Radioeisen[11] ergeben, daß Schweine und Ratten im Kupfermangelzustand eine verminderte Eisenresorption aufweisen[14]. Andererseits sind beim Schaf während des Kupfer-

---

[1] SMITH und ELLIS 1944.   [2] HAMILTON und Mitarbeiter 1933.
[3] LAHEY und Mitarbeiter 1953, GUBLER und Mitarbeiter 1952.
[4] CUNNINGHAM 1950, DAVIS 1950, MARSTEN 1950, MARSTON 1952, BAXTER 1951, WEISSBECKER 1955.
[5] ROBSCHEIT-ROBBINS uns WHIPPLE 1942.   [6] ODA 1932.   [7] McGHEE 1936/37.
[8] CHOU und ADOLPH 1935.
[9] ELVEHJEM und Mitarbeiter 1929—1937, JOSEPHS 1931/32, MAKAY 1933, HUTCHINSON 1938 u. a.
[10] CARTWRIGHT 1950 u. a.
[11] BETHELL und Mitarbeiter 1934, FOWLER und BARER 1941, HEILMEYER und Mitarb. 1941.
[12] WINTROBE 1952 u. a.   [13] LAHEY und Mitarbeiter 1953.
[14] CHASE und Mitarbeiter 1952, GUBLER und Mitarbeiter 1952.

mangelzustandes die Lebereisenwerte erhöht. Für eine gestörte Utilisation des Eisens spricht[1] der Umstand, daß bei Kupfermangelschweinen nach intravenöser Injektion von 200 mg Fe in Form von Ferrisaccharat in der Leber das Eisen vorwiegend als Hämosiderin, weniger als das bekanntlich leichter verfügbare Ferritin gespeichert wird. Da trotz dieser Eisenspeicherung die Erythropoese unzureichend ist, geht der Kupfermangel offensichtlich nicht nur mit einer verminderten Eisenresorption, sondern auch mit einer Eisenverwertungsstörung einher. Letztere dürfte ihren Sitz im Knochenmark haben; denn die Eisensaccharatzufuhr normalisiert für eine gewisse Zeit den Serumeisenspiegel. Auch mit Hilfe der Isotopenforschung ist für die alimentäre Kupfermangelanämie der Ratte die Bedeutung einer Funktionsstörung des Knochenmarkes nachgewiesen worden. Hierbei läßt sich nämlich eine erhöhte Affinität des Radio-Cu zum Knochenmark feststellen, die offenbar mit der hämatopoetischen Funktion dieses Gewebes zusammenhängt[2]. Möglicherweise wird die Hämatopoese durch einen Anstieg der Aktivität der Cytochrom-c-Oxydase in Gang gebracht[3]. Übrigens ist auch hinsichtlich der Kupfermangelanämie der Ratte erwogen worden, daß S-haltige Verbindungen, welche die Erythropoese hemmen, durch Kupfer unschädlich gemacht werden könnten[5]. Die Beobachtung, daß Blutentzug bei Vögeln einen Serumkupferanstieg zur Folge hat[4], hat man im Sinne einer Mobilisierung des Kupfers für die Hämoglobinregeneration gedeutet[6].

Auch auf Grund von Beziehungen zwischen Erythrocytenzahl und Hämoglobingehalt einerseits, Kupfergehalt des Hühnerembryos andererseits hat SÜMEGI (1932) auf die Bedeutung des Kupfers für die Erythropoese des Vogels hingewiesen.

Mithin kann heute als gesichert gelten, daß das Kupfer, welches in verschiedener Weise den Eisenstoffwechsel beeinflußt, und zwar am Ort der Resorption (Darmschleimhaut), der Depotorgane (Leber und Milz) und des Knochenmarkes grundsätzlich für die Erythropoese benötigt wird[7].

Nachdem einleitend bereits die chemischen Beziehungen zwischen Hämocuprein in den roten Blutkörperchen einerseits, Caeruloplasmin im Blutplasma andererseits erörtert worden sind, sei in diesem Zusammenhang erwähnt, daß das Hämoglobinmolekül sicher kupferfrei ist[8] und daß nach neuesten Untersuchungen die normalen menschlichen Erythrocyten kein Caeruloplasmin enthalten[9].

Hiermit sind die Beziehungen des Kupfers zu Erkrankungen des roten Blutbildes keineswegs erschöpft. Der verminderte Leberkupfergehalt bei der Perniciosa[10] wurde oben (s. Einleitung) bereits erwähnt. Bemerkt sei endlich die auch für die experimentelle Pathologie nicht irrelevante Tatsache, daß gewisse Kupferpräparate bei Unverträglichkeit und Überdosierung hämolysierend wirken[11].

Nach gewissen Beobachtungen haben parenterale Kupferapplikationen eine Leukocytose zur Folge[12]. Hierzu gut in Einklang steht die seit längerem bekannte Tatsache, daß kupferhaltige Fremdkörper eine sterile eitrige Entzündung verursachen können[13].

---

[1] COOK und SPILLES 1931, ELVEHJEM und SHERMAN 1932, JOSEPHS 1931/32, MUNTWYLER und HANZAL 1933, SCHULTZE 1940, MARSTON 1948.
[2] SCHUBERT und Mitarbeiter 1948.   [3] SCHULTZE 1941.   [4] HAUROWITZ 1938.
[5] WARBURG und KREBS 1927.   [6] LEUTHARDT 1941.   [7] ABDERHALDEN 1944.
[8] BRENNER 1953.   [9] MARKOWITZ und Mitarbeiter 1955.   [10] EPPINGER 1937.
[11] HAHN 1954, GLEES, PRIBILLA und VOLLAND 1956 u. a.
[12] SARATA 1933, BRENNER 1953.
[13] EICHHOLTZ 1934 u. a.

VII. Kupfermangelbedingte Skeleterkrankungen.

Über eine wegen Gangstörungen zunächst fälschlicherweise als neuromuskuläre Erkrankung gedeutete, hingegen einwandfrei auf Kupfermangel beruhende, durch Kupfersulfat heilbare Skeleterkrankung bei jungen Hunden haben BAXTER und Mitarbeiter (1951, 1953) berichtet. Dieselbe ist gekennzeichnet durch Deformierungen und Spontanfrakturen der Extremitätenknochen sowie Auftreibung des Knorpels im Bereich der Epiphysengegend. Die genauere Untersuchung ergibt Verdünnung der Corticalis, Osteoporose infolge Schwundes der Knochenbälkchen mit der entsprechenden Erweiterung der Markräume, osteoide Säume und Proliferation der Knorpelzellen im Bereich der Epiphysen. Da die alkalische Phosphatase, der Calcium- und Phosphatstoffwechsel keine Abweichung von der Norm aufweist, überdies der Vitamin D-Gehalt des Blutes nicht vermindert ist, liegt hier sicher keine echte Rachitis vor. Desgleichen ist diese Skeleterkrankung nicht Folge von Inaktivität, Inanition bzw. Anämie. Hierzu steht nicht in Widerspruch, daß gleichzeitig auch andere Kupfermangelsymptome wie Ergrauen des ursprünglich schwarzen Haares und hypochrome Anämie beobachtet werden. Letztere geht mit Verminderung der Reticulocytenzahl, eventuell auch Leukopenie einher, während die Blutplättchen vermehrt sind. Das Serum zeigt Hypocuprämie und Hyposiderämie. Das Knochenmark weist eine Hyperplasie hämoglobinarmer Normoblasten auf.

Entsprechende Skeletanomalien sind auch bei Schweinen, die im Kupfermangel stehen, beobachtet worden[1]. Nach neueren Untersuchungen an Schweinen, welche im Kupfermangelzustand gehalten wurden, beruht die Verdünnung der Corticalis der langen Röhrenknochen auf einer mangelhaften Osteoblastentätigkeit. Dies gilt auch für das Ausbleiben einer Verknöcherung der verkalkten Knorpelgrundsubstanz. Letztere wird nicht abgebaut. Eine Störung des Knorpelwachstums liegt hingegen nicht vor[2]. Desgleichen kommen Spontanfrakturen bei Rindern und Schafen auf Grund von Kupfermangel vor[3].

VIII. Kupfermangel und Zentralnervensystem.

Für die Tatsache, daß jedenfalls bei gewissen Haustieren ein Kupfermangel das Zentralnervensystem schädigen kann, läßt sich geltend machen, daß bei Schaflämmern, deren Muttertiere kupferarm ernährt werden, eine klinisch durch progressive Ataxie gekennzeichnete organische Erkrankung des Zentralnervensystems beobachtet worden ist, welche als „enzootic ataxia"[4] bzw. „Swayback"[5] bezeichnet wird. Morphologisch gehört diese Krankheit in den Formenkreis der Leukodystrophien und erinnert an die menschliche degenerative diffuse Sklerose vom Typ SCHOLZ-BIELSCHOWSKY-HENNEBERG[6]. Neuropathologisch findet man hier eine wechselnd schwere symmetrische Degeneration des Großhirnhemisphärenmarkes. In schwersten Fällen kommt es sogar zur Verflüssigung der Centra semiovalia bei intakter Rinde und unversehrten Stammganglien, in leichteren Fällen zu symmetrischen diffusen Entmarkungen mit mäßiger Fasergliose, welche die Occipitalregionen bevorzugt, während eine Tendenz zum Erhaltenbleiben der subcorticalen Markfasern erkennbar ist. Meist lassen sich mäßig reichlich lipoide Abbauprodukte nachweisen, während Entzündungsphänomene vermißt werden. In subakuten Fällen kommen Demyelinisationen des Rückenmarkes, und zwar des mittleren Dorsal- und Lumbalmarkes, bei der

---

[1] LAHEY und Mitarbeiter 1953, TEAGUE und CARPENTER 1951.
[2] FOLLIS und Mitarbeiter 1955.   [3] CUNNINGHAM 1950, DAVIS 1950.
[4] BENNETS und CHAPMANN 1937.   [5] INNES 1939, PALSSON und Mitarbeiter 1953.
[6] SCHERER 1944.

akuten Form Entmarkungen von Balken, innerer Kapsel und motorischen Bahnen des Rückenmarkes vor. Durch Kupfergaben während der Gravidität der Mutterschafe wird das Auftreten der in Frage stehenden Krankheiten bei den Lämmern verhütet oder zum mindesten seltener beobachtet[1]. Daß dieses Krankheitsbild elektiv bei Schaflämmern beobachtet wird, dürfte mit dem für diese Tierspecies eigentümlichen Kupferstoffwechsel zusammenhängen, da speziell das Schaf normaliter einen besonders hohen Leberkupfergehalt aufweist[2]. Übrigens ist in der Tat bei den Mutterschafen der erkrankten Lämmer ein abnorm niedriger Kupferwert der Leber festgestellt worden. Bezüglich der Pathogenese der Entmarkungen auf dem Boden des Kupfermangels hat man die Vermutung geäußert, daß in der weißen Substanz eine Kupfereiweißverbindung als Sauerstoffüberträger dient[3], während die Großhirnrinde normaliter reich an Cytochrom c ist. Angesichts der noch ungeklärten Ätiologie der menschlichen multiplen Sklerose einerseits, der erwähnten veterinärmedizinisch wichtigen Erkrankung des Zentralnervensystems der Lämmer andererseits ist wiederholt der Vorschlag gemacht worden, bei Entmarkungskrankheiten des Menschen, einen Versuch mit einer Kupfertherapie zu machen[4]. Freilich ist andererseits darauf hingewiesen worden, daß durch BAL der Leberkupfergehalt bei weißen Ratten vermindert wird, ohne daß eine Entmarkungskrankheit resultiert[5]. Im übrigen liegen entgegen der von SHIELD (1947) geäußerten Vermutung, daß ein Mangel an Spurenelementen als Ursache für die Zunahme der multiplen Sklerose anzusprechen sei, Befunde vor, nach denen bei menschlichen Entmarkungskrankheiten kein Kupfermangelzustand besteht[6]. Vielleicht wird bei Bleierkrankungen des Nervensystems Kupfer durch Blei verdrängt[7]; denn angeblich wird die Geflügellähme durch Injektionen von Kupfersulfat in Verbindung mit Magnesium geheilt[7]. Neuropathologisch ist in diesem Zusammenhang bemerkenswert, daß nicht nur bei der hepatolentikulären Degeneration sondern auch bei der oft alkohologenen WERNICKEschen Encephalopathie und bei der experimentellen Bleivergiftung außer Markscheidenzerfall intracerebrale Gefäßproliferationen, zum Teil in Verbindung mit Gliawucherungen vorkommen, was mit dem bekannten großen Zuckerhunger des Gehirns in Zusammenhang gebracht worden ist[8].

IX. Sonstige Kupfermangelerscheinungen.

Die Veterinärmedizin kennt unter den Mangelkrankheiten eine besondere Form der Lecksucht, welche bei Rindern und Ziegen vorkommt, die auf neutrockengelegtem bzw. heidemoorkrankem Sandboden gehalten werden. Nachweislich beruht diese Form der Lecksucht deshalb auf einem Kupfermangel, weil die chemischen Analysen des Grases und des Heues sowie des Blutes, der Leber und der Haare der erkrankten Tiere abnorm niedrige Kupferwerte ergeben und diese Krankheit durch Verabreichung von Kupfersalzen geheilt werden kann[9]. Mithin handelt es sich hier gleichsam um ein ungewolltes Kupfermangelexperiment. Die erkrankten Tiere lecken an unverdaulichen Gegenständen, fressen schmutzige Streu und zerbeißen Holz. Weitere Symptome des Krankheitsbildes sind unter anderem Freßunlust, Diarrhoe, Abmagerung, Depigmentation des ursprünglich schwarzen Haares, eventuell, aber keineswegs regelmäßig Anämie[10]. Grundsätzlich sei bemerkt, daß es auch andere Formen von Lecksucht gibt, welche nicht auf einem Kupfermangel beruhen[11].

---
[1] INNES 1939, SCHERER 1944, PALSSON und GRIMSSON 1953.
[2] CUNNINGHAM 1931, BRENNER 1953.   [3] HUSZÁK 1950.
[4] ELSTE 1951, HÖGLER 1949, SCHERER 1944.   [5] MANDELBROTE und Mitarb. 1948.
[6] KÖRNYEY 1952.   [7] HÖGLER 1949.   [8] PETERS 1951.   [9] SJOLEMMA 1933, 1938.
[10] ABDERHALDEN 1944.   [11] LEUTHARDT 1941, SCHARRER 1944—1953, HEUPKE 1950.

X. Kupferstoffwechsel bei Infektionskrankheiten.

Die im Verlauf florider Infektionskrankheiten verschiedenster Ätiologie von zahlreichen Autoren[1] festgestellte Hypercuprämie ist teils als humoraler Abwehrvorgang des Makroorganismus[2] im Sinne von Toxin- und Fermentbindung sowie wegen die Toxicität des Kupfers für Mikroorganismen (vgl. Abschnitt Lebercirrhosen), teils als Ausdruck der Mobilisation des Kupfers infolge gesteigerter Zellaktivität[3] gedeutet worden. Unerörtert bleibe in diesem Kapitel das Problem der Kupfertherapie bei Infektionskrankheiten[4] und anderen entzündlichen Prozessen, wie z. B. Ekzemen[5]. Einleitend wurde erwähnt, daß der durch Isotopenversuche nachgewiesene Kupfertransport zum tuberkulösen Entzündungsherd[6] durchaus mit den Erfahrungen der allgemeinen Pathologie über die Speicherfähigkeit des aktiven Mesenchyms in Einklang steht. Die Rolle des Kupfers bei der Genese der fakultativ vorkommenden Melanosen auf dem Boden des infektiös bedingten Marasmus wurde oben erörtert[7].

XI. Kupferstoffwechsel bei Tumorleiden.

Ähnlich wie bei Infektionskrankheiten ist auch bei malignen Tumoren eine mit Hyposiderämie vergesellschaftete Hypercuprämie bekannt[8], welche als Ausdruck der Mobilisierung des Kupfers infolge gesteigerter Zellaktivität des Organismus gedeutet werden kann, zumal es keineswegs angeht, diese Hypercuprämie generell auf eine Ausschwemmung des Kupfers aus den Neoplasmen zu beziehen. Chemische Analysen haben nämlich ergeben, daß Carcinome in der Leber wesentlich weniger Kupfer enthalten als das übrige Lebergewebe[9]. Bei Ratten, denen peroral cancerogene Substanzen (3'-Methyl-4-dimethylaminoazobenzen bzw. p-Dimethylaminoazobenzen) appliziert wurden, soll eine Zugabe von Kupfer zur Nahrung auf die Tumorentwicklung in der Leber hemmend wirken[10]. Andererseits liegen Beobachtungen vor, nach denen sich der EHRLICH-PUTNOKYsche Rattenkrebs, und zwar namentlich der nekrotische Geschwulstanteil durch einen Kupferreichtum auszeichnet[11]. Auch das JENSEN-Sarkom der Ratte, d. h. jenes relativ unreife transplantable Neoplasma vom Bau des Spindelzellsarkoms[12], soll einen hohen Kupfergehalt aufweisen[13]. Nach den Analysen anderer Autoren[14] gilt für dieses Neoplasma ebenfalls, daß die nekrotischen Partien kupferreicher sind als das lebende Tumorgewebe. Nach GERLACH (1935) schwankt der Kupfergehalt menschlicher Tumoren (Primärtumoren und Metastasen) in weiten Grenzen. Irgendeine Parallelität zwischen histologischem Geschwulstbild und dem Kupfergehalt besteht nicht. Desgleichen findet sich keine Beziehung zwischen dem Kupfergehalt der Leber bei Trägern maligner Neoplasmen und dem Kupferwert ihrer Tumoren. Im übrigen können innerhalb des gleichen Organes, z. B. der Leber, zwischen Kupfergehalt und Geschwulstmetastase beträchtliche Unterschiede bestehen. Gutartige Geschwülste zeigen nach GERLACH einen geringen Kupfergehalt, der innerhalb der Grenzen schwankt, wie wir· ihn schlechtlich bei den verschiedensten Organen und Geweben des Menschen finden. Daß der Kupfergehalt von Mäusemelanomen weitgehend durch den Melaninreichtum dieser Geschwülste bedingt ist[15], wurde oben bereits erörtert.

---

[1] WARBURG und KREBS 1928, HEILMEYER und Mitarbeiter 1938—1950, BRENNER 1948—1953, MARKOWITZ und Mitarbeiter 1955 u. a.
[2] HEILMEYER und Mitarbeiter 1938—1950. [3] LEUTHARDT 1941.
[4] v. LINDEN 1919, PERSCH 1942 u. a. [5] BUREAU und Mitarbeiter 1936.
[6] SCHUBERT und Mitarbeiter 1948. [7] VOLLAND, ZINGSHEIM und GOHR 1950.
[8] HEILMEYER und Mitarbeiter 1941, BRENNER 1953 u. a. [9] ASCHOFF 1931.
[10] SHARPLESS 1946, PEDRERO und KOZELKA 1951. [11] SÜMEGI 1935. [12] BAUER 1949.
[13] v. EULER und Mitarbeiter 1937, HINSBERG 1942.
[14] EDLBACHER und GERLACH 1935. [15] FLESCH 1949.

Schlußbemerkungen.

Von einer erschöpfenden Besprechung des Kupfers in seiner Beziehung zum *Endokrinium* sei bewußt Abstand genommen. Die bei gewissen Melanosen festgestellte Hypercuprämie auf dem Boden der Gravidität und der Thyreotoxikose wurde oben bereits unter Bezugnahme auf die Bedeutung des Kupfers für die Melanogenese gewürdigt. Ob Kupfer bei der Adrenalinwirkung eine Rolle spielt, ist nach Vannotti (1937) noch hypothetisch. Auf die Beziehungen des Kupferhaushaltes zum Kohlenhydratstoffwechsel wurde gelegentlich der hepatolentikulären Degeneration speziell deshalb kurz hingewiesen, weil man von neuropathologischer Seite[1] in hypothetischer Weise das Vorkommen von sog. Glykogenkernen in der cirrhotischen Leber, die mit den Kernen der Alzheimer-Glia morphologisch eine gewisse Ähnlichkeit aufweisen, mit einer durch die Kupferstoffwechselstörung bedingten Anomalie im Kohlenhydrathaushalt in Kausalzusammenhang gebracht hat. Während es fraglich ist, ob Genitalstörungen bei Tieren im Kupfermangelzustand direkt auf der Störung des Kupferhaushalts beruhen, sei abschließend erwähnt, daß Injektionen von Kupferacetat in den 3. Ventrikel des Kaninchens eine Ovulation auslösen[2], nachdem bereits früher über den gleichen Effekt nach intravenöser Applikation von Kupfersalzen berichtet worden war[3].

Wenn noch 1931[4] konstatiert wurde, daß wir nicht wissen, wo das Kupfer in der Leber zur Ablagerung kommt, wie lange es daselbst durchschnittlich verbleibt, welche Verbindungen es eingeht, in welcher Weise es überhaupt in Stoffwechsel, Farbstoffwechsel und Zellneubildung eingreift, so mögen die obigen Ausführungen zeigen, daß auf dem Gebiet der Kupferstoffwechselforschung im Laufe der letzten $2^{1}/_{2}$ Jahrzehnte grundlegende Fortschritte erzielt worden sind.

Anmerkung bei der Korrektur. Während der Drucklegung wurde uns die kürzlich erschienene, wichtige Arbeit von C. J. Gubler: Copper metabolism in man. J. Amer. Med. Assoc. **161**, 530 (1956) zugängig, die u. a. folgende pathologisch-anatomisch und hämatologisch bemerkenswerte Hinweise enthält: Im Kupfermangel ist jüngst eine verkürzte Lebensdauer der Erythrocyten festgestellt worden. Bei der Sprue finden sich Anhaltspunkte für eine Kupferstoffwechselstörung, die sich in einem extrem niedrigen Serumkupferspiegel manifestiert. Ferner ist nicht nur für Molybdän sondern auch für Zink ein Antagonismus gegenüber Kupfer nachgewiesen worden.

Literatur.

Eisen.

Abderhalden, E.: Lehrbuch der physiologischen Chemie. Basel 1948. — Abt, A. F.: Aplastic anemias in childhood. Report of a primary idiopathic refractory type, with splenectomy, in an eleven year old girl. Amer. J. Dis. Childr. **78**, 516 (1949). — Achenbach, W.: Idiopathische Myelosklerosen als Typus der Knochenmarksinsuffizienz. Dtsch. Arch. klin. Med. **200**, 323 (1953). — Adams, E. D.: Aplastic anaemia. Rev. of 27 cases. Lancet **1951**I, 657. — Adams, W. S., A. Leslie and M. H. Levin: Dermal loss of iron. Proc. Soc. Exper. Biol. a. Med. **74**, 46 (1950). — Adlersberg, D., and J. Schein: Clinical and pathologic studies in sprue. J. Amer. Med. Assoc. **134**, 1459 (1947). — Albers, H.: Eisen bei Mutter und Kind. Leipzig: Georg Thieme 1941. — Albert, E.: Wechselwirkungen zwischen Gehirn und Leber. 3. Kolloquium der Ges. für physiol. Chemie am 26./27. April 1952 in Mosbach-Baden. Berlin-Göttingen-Heidelberg: Springer. — Albertini, A. v.: Gutartige Riesenzellgeschwülste. Eine vergleichend-histologische Untersuchung. Leipzig: Georg Thieme 1928. — Allen, A. C.: The kidney. Medical and surgical diseases. New York: Grune & Stratton 1951. — Alper, T., D. V. Savage and T. H. Bothwell: Radioiron studies in a case of hemochromatosis. J. Labor. a. Clin. Med. **37**, 665 (1951). — Althausen, T. S., R. K. Doig, S. Weiden, R. Motteram, C. N. Turner and A. Moore: Hemochromatosis. Investigation of twenty-three cases, with special reference to etiology, nutrition, iron metabolism and studies of hepatic and pancreatic function. Arch. Int. Med. **88**, 553 (1951). — Althausen, T. S., and W. J.

---

[1] Stadler 1936—1940. [2] Harris 1941.
[3] Zusammenfassende Literatur bei Brenner 1953. [4] Schindel 1931.

KERR: Hemochromatosis. Report of three cases with endocrine disturbaces and notes on a previously reported case. Discussion of etiology. Endocrinology 17, 621 (1933). — AMMON, R., u. W. MÜLLER: Der Einfluß hoher Peristongaben auf den Kaninchenorganismus unter besonderer Berücksichtigung der Speicherorgane. Dtsch. med. Wschr. 1949, 465. — ANDERSEN, D. H.: Cystic fibrosis of the pancreas and its relation to celiac disease. Amer. J. Dis. Childr. 56, 344 (1938). — ANDERSSON, N. S. E.: Experimental and clinical investigations into the effect of parenteraly administrated iron. Acta med. scand. (Stockh.) 138, Suppl. 241, (1950). — ANSCHÜTZ, W.: Über den Diabetes mit Bronzefärbung der Haut. Dtsch. Arch. klin. Med. 62, 411 (1899). — APITZ, K.: Zur Histogenese der Knochenveränderungen bei osteosklerotischer Anämie. Verh. dtsch. path. Ges. 12, 486 (1939). — ASCHOFF, L.: Über anatomische Befunde bei Fleckfieber. Med. Klin. 11, 798 (1915). ~ Pathologische Anatomie. Spez. Teil, Magen, S. 726. Jena: Gustav Fischer 1928. — ASHBY, W.: Span of life of red blood cell. Blood 3, 486 (1948). ~ Determination of length of life of transfused blood corpusceles in man. J. of Exper. Med. 29, 267 (1949). — ASHER, TH.: Untersuchungen an isolierten Zell- und Gewebsbestandteilen; Isolierung und chemische Untersuchung des Haemosiderins in der Pferdemilz. Hoppe-Seylers Z. 220, 97 (1933). — ASKANAZY, M.: Zur Physiologie und Pathologie des Plexus chorioidei. Verh. dtsch. path. Ges. 17, 85 (1914). ~ Knochenmark. In Handbuch HENKE-LUBARSCH, Bd. 1/2. Berlin: Springer 1927. — ASKANAZY, M., u. F. BAMATTER: Wirkliche u. scheinbare Sideromykose. Zbl. Path. 43, 337 (1928). — ASKANAZY, M., u. A. SCHWEIZER: Über sideromykotische Splenomegalie. Schweiz. med. Wschr. 1927, 33, 777. — ASTALDI, G., P. TOLENTINO e C. SACCHETTI: La Talassemia. Pavia 1951. — AUBERT, A., and O. J. BRENDEMOEN: Acquired hemolytic anemia and lymphoblastoma. Scand. J. Clin. a. Labor. Invest. 1, 95 (1949). — AUBURTIN, E., A. LACOSTE et R. CASTAGNOU: Teneur en fer des divers organes chez des chiens ayant subi une injection d'hémoglobine dans les veines. C. r. Soc. Biol. Paris 132, 139 (1939). — AUSSANNAIRE, M., et A. LAFONTAINE: Deux tests du diagnostic de l'hémochromatose: la ponction-biopsie du foie et le dosage du fer et du cuivre sériques. Rev. du foie 2, 158 (1946). — AUSTONI, M. E.: Autoradiographic studies on iron^{59} turnover by erythroid cells in rat bone marrow. Proc. Soc. Exper. Biol. a. Med. 85, 48 (1954). — AUSTONI, M. E., and D. M. GREENBERG: Studies in iron metabolism with the aid of its artificial radioactive isotope. The absorption, excretion and distribution in the rat on normal and iron — deficient diets. J. of Biol. Chem. 134, 27 (1940). — AYER, G. D., and A. G. GAULD: Uremia following blood transfusion. The nature and significance of the renal changes. Arch. of Path. 33, 513 (1942).

BAGNIARD, R., and G. WHIPPLE: The iron contents of blood free tissues and viscera. Variations due to diet, anemia and hemoglobin injections. J. of Exper. Med. 55, 653 (1932). — BALFOUR, W. M., P. F. HAHN, W. F. BALE, W. T. POMMERENKE and G. H. WHIPPLE: Radioactive iron absorption in clinical conditions; normal, pregnancy anemia and hemochromatosis. J. of Exper. Med. 76, 15 (1942). — BALLOWITZ, L.: Die fetalen Erythroblastosen und der Rhesusfaktor. Erg. inn. Med. 1952, 538. — BANCHE, M., e L. CUGNASCO: Il comportamento della emosiderosi epatica negli anemici perniciosis. (Studio istochimico su frammenti di tessuto epatico prelevati con apopuntura biopsica). Minerva med. (Torino) 1951, 466. ~ Etudes histochimiques de l'hémosidérose dans l'anémie pernicieuse. Comptes rendus du 3. Congr. internat. Europ. de la Soc. d'Hématologie. Rom 1951. — BANNWARTH, A.: Das chronische zystische Hygrom der Dura in seinen Beziehungen zum sog. chronischen traumatischen subduralen Haematom und zur Pachymeningitis haemorrhagica interna. Sammlung psychologischer und neurologischer Einzeldarstellungen. Stuttgart: Georg Thieme 1949. — BANSI, H. W.: Das Hungerödem und andere alimentäre Mangelerkrankungen. Stuttgart 1949. — BARGMANN, W.: Histologie und mikroskopische Anatomie des Menschen, Bd. 1. Stuttgart 1948. — BAUER, E.: Über einen Fall von Haemochromatose mit besonderer Beteiligung von Gehirn und Rückenmark. Borna-Leipzig: Noske 1928. — Med. Diss. Würzburg 1928. — BAUER, K. H.: Das Krebsproblem. Berlin-Göttingen-Heidelberg: Springer 1949. — BAUMGÄRTEL, TR.: Physiologie und Pathologie des Bilirubinstoffwechsels als Grundlagen der Ikterusforschung. Stuttgart: Georg Thieme 1950. — BECKMANN, K.: Krankheiten der Leber. In Handbuch der inneren Medizin, Bd. III/2. Berlin: Springer 1952. — BEGEMANN, H.: Wesen der perniciösen Anaemie. Klin. Wschr. 1949, 217. ~ Die Therapie der Anämien. Verh. dtsch. Ges. inn. Med. 58, 639 (1952). ~ Myelome und aplastische Anämie (Panmyelopathie). Ärztl. Forsch. 1948, 146. — BEHRENS, M., u. M. TAUBERT: Über die Beziehungen zwischen Hämosiderin und Ferritin. Hoppe-Seylers Z. 289, 115 (1952). — BELL, E. T.: Renal diseases. Philadelphia: Lea a. Febiger 1946. ~ Renal diseases. Philadelphia: Lea a. Febiger 1950. — BENECKE, E.: Hyperinsulinismus und Glykogenspeicherung beim Icterus familiaris gravis. Zbl. Path. 72, 401 (1939). — BERBLINGER, W.: Der Morbus haemolyticus der Neugeborenen. Virchows Arch. 322, 116 (1952). — BERLIN, R.: Red cell survival studies in normal and leukemic subjects. Acta med. scand. (Stockh.) 139, Suppl. 252 (1951). — BERNING, H.: Zur Klinik von Ödemzuständen bei Resorptionsstörungen und falscher Ernährung. Z. klin. Med. 143, 1 (1943). ~ Die Eiweißmangelanämie. Klin. Wschr. 1947, 585. ~

Hunger als Ursache der Leberzirrhose. Dtsch. med. Wschr. **1951**, 346. — BERTRAM, F.: Über Ernährungsschäden vom Standpunkt der zentralen Regulationen. Dtsch. med. Wschr. **1948**, 36. — BEST, W. R., u. J. T. PAUL: Severe hypoplastic anemia following anticonvulsant medication. Amer. J. med. **8**, 124 (1950). — BETKE, K.: Anomale menschliche Hämoglobine. Klin. Wschr. **1956**, 113. — BETTINGER, H.: Die Ödemkrankheit auf Grund der Kriegserfahrungen des patholog. Instituts Halle. Virchows Arch. **234**, 195 (1921). — BEYERS, M. R., and S. E. GITLOW: Metabolism of iron in hemochromatosis. J. Clin. Path. **21**, 349 (1951). — BEYME, F.: Über das Gehirn einer familiär Oligophrenen mit symmetrischen Kalkablagerungen, besonders in den Stammganglien. Schweiz. Arch. Neur. **56** (1945). ~ Schweiz. Arch. Neur. **57** (1945). — BIANCHI, P. G.: Die gastroduodenale Sulfosiderose (Pseudomelanose) und ihre Beziehungen zu den allergischen gastroduodenalen Entzündungen. Biol. 1. 1. 1948. Ref. Schweiz. med. Wschr. **1949**, 255. — BIDDER, H. v., u. E. UNDRITZ: Der Einfluß von Alter und Geschlecht auf Hämoglobin, Erythrocyten und Eisengehalt der Leber bei der normal ernährten Laboratoriumsratte. Helvet. physiol. Acta **6**, 765 (1948). — BIELING, R.: Diskussionsbemerkung zu MASSHOFF. Verh. dtsch. Ges. Path. **33**, 155 (1949). — BIELING, R., u. M. NORDMANN: Kriegserfahrungen zur Pathologie und Therapie des Gasbrandes. Veröffentlichungen aus der Konstit. u. Wehrpathol. **11**, H. 1 (1941). — BILGER, R., u. K. H. TETZNER: Über siderophile Einschlußkörperchen in den Zellen des erythropoetischen Systems. Acta haematol. (Basel) **9**, 137 (1953). — BINGOLD: Eigenschaften und physiolog. Bedeutung des Pentdyopents. Klin. Wschr. **1938 I**, 289. — BIRCH, C. A., and M. TILL: Iron encephalopathy. Brit. Med. J. **1951**, 4697. — BIRKLE, K.: Umschriebene Blastombildung bei akuter Erythroblastose. Dtsch. Arch. klin. Med. **198**, 212 (1951). — BLOCH, R. G., G. GOMORI and M. SPERRY-BRAUDE: The effect of iron on experimental tuberculosis. Amer. Rev. Tbc. **58**, 671 (1948). — BLOOM, A., and C. C. BRYSON: Aplastic anaemia in Simmonds Disease. Brit. Med. J. **1948 II**, 75. — BÖHLKE, E.: Ein Beitrag zur Differentialdiagnose und Pathogenese der Hämochromatose. Dtsch. med. Wschr. **1950**, 1620. — BOMFORD, R. R., and C. P. RHOADS: Refractory anaemia. Quart. J. Med. **10**, 175 (1941). — BONFIGLIO, G.: Contributo alla conoscenza dei prodotti di disfacimento del sistema nervoso. Pigmenti emosiderinici. Congr. della Società Italiana di Freniatria. Riv. sper. Freniatr. **39**, 133 (1912). Autoref. Z. Neur. Ref. **3**, 718. — BOON, T. H., and J. N. WALTON: Aplastic anemia. Quart. J. Med. **20**, 75 (1951). — BOORMAN, K., and B. DODD: Group specific substances A, B, M, N, Rh: Their occurence in tissues and body fluids. J. of Path. **55**, 329 (1943). — BORK, K.: Zur Lehre von der allgemeinen Hämochromatose. Virchows Arch. **269**, 178 (1928). — BORSOS-NACHTNEBEL, Ö.: Zur Pathologie der Lungenhämosiderose. Zbl. Path. **79**, 174 (1942). ~ Anämie mit Lungenhämosiderose. Dtsch. med. Wschr. **1947**, 266. — BORST, M.: Untersuchungen über kongenitale Porphyrie. Verh. dtsch. path. Ges. **23**, 353 (1928). — BORST, M., u. H. KÖNIGSDÖRFFER: Untersuchungen über Porphyrie. Leipzig: Hirzel 1929. — BOTHWELL, T. H.: The relationship of transfusional haemochromatosis to idiopathic haemochromatosis. S. Afric. J. Clin. Sci. **4**, 53 (1953). — BOTHWELL, T. H., and T. ALPER: The cardiac complications of haemochromatosis. Report of a case with a review of the literature. S. Afric. J. Clin. Sci. **2**, 226 (1951). — BOTHWELL, T. H., B. VAN LINGEN, T. ALPER and M. L. DU PREEZ: The cardiac complications of hemochromatosis. Report of a case including radioiron studies and a note on etiology. Amer. Heart. J. **43**, 333 (1952). — BRASS, K.: Über Eisenpigmentinkrustationen um Kohlestäubchen in menschlichen Lungen. Frankf. Z. Path. **58**, 484 (1944). ~ Über ein charakteristisches Syndrom bei akuter schwerer Myelose. Frankf. Z. Path. **58**, 387 (1943/44). — BRAUNMÜHL, A. v.: PICKsche Krankheit. In BUMKES Handbuch der Geisteskrankheiten, Bd. 11. Spez. Teil 7. Die Anatomie der Psychosen, S. 692. Berlin: Springer 1930. — BREDAUER, K.: Pathologische Befunde bei Verschüttung im Kriege. Med. Diss. München 1920. — BROWN, E. B., C. V. MOORE, C. REYNAFARJE and D. E. SMITH: Intravenously administeres saccharated iron oxide in the treatment of hypochromic anemia. Therapeutic results, potential dangers and indications. J. Amer. Med. Assoc. **144**, 1084 (1950). — BROWN, G. M., S. M. ELLIOTT and W. A. YOUNG: The hemolytic factor in the anemia of lymphatic leukemia. J. Clin. Invest. **30**, 130 (1951). — BRUGSCH, J.: Untersuchungen und Auftrennungen des quantitativen Porphyrinstoffwechsels bei familiärem hämolytischem Icterus und Hämochromatose. Z. inn. Med. **1947**, H. 21/22, 641. ~ Untersuchungen zur Bedeutung des Tetrapyrrolsystems im menschlichen Pigmentstoffwechsel. Z. inn. Med. **1947**, H. 3/4, 71. ~ Porphyrine. Bedeutung-Stoffwechsel-Untersuchungsverfahren beim gesunden und kranken Menschen. Leipzig: Johann Ambrosius Barth 1952. — BUCK, R.: Minerals of normal and atherosclerotic aortas. Arch. of Path. **51**, 319 (1951). — BÜCHMANN, P.: Über die therapeutische Wirkung von Bluttransfusionen bei Eisenmangel- und Blutungsanämien. Med. Klin. **1950**, 849. ~ Zur Pathogenese der Infektanämie. Dtsch. med. Wschr. **1951**, 921. — BÜCHMANN, P., u. K. RABENSCHLAG: Über die intravenöse Eisentherapie mit Ferronascin bei Eisenmangelanämien. Dtsch. med. Wschr. **1950**, 233. — BÜCHMANN, P., u. R. STODTMEISTER: Über die Regulierung der Eisenaufnahme. Med. Klin. **1949**, 1246. — BÜCHMANN, P., u. G. SCHENZ: Hämochromatose und Eisenstoffwechsel. Stuttgart: Wissenschaftliche Verlagsgesellschaft 1948. — BÜCHNER, F.: Allgemeine Pathologie. München u. Berlin: Urban & Schwarzenberg 1950. — BÜCHNER, F., u. U. LUFT: Hypoxämische Veränderungen des Zentralnervensystems im Experiment. Beitr. path. Anat. **96**, 549 (1936). — BÜCHNER, F., u. S. HATANO: Experimente über Kalknephrose bei Hypochlorämie. Verh. dtsch. path. Ges. (31. Tagg) **1938**, 350. — BUNTING, H.: Stain Technol. **24**, 109 (1949). ~ Histochemical analysis of pathological mineral deposits at various sites. With discussion of methods used. Arch. of Path. **52**, 458 (1951). — BURGHARDT, E.: Idiopathische, nichtarteriosklerotische, intracerebrale Gefäßverkalkung und hypoparathyreogene Kalkstoffwechselstörung. Wien. Z. inn. Med. **1953**, 51. — BUTT, H. R., and R. M. WILDER: Hemochromatosis. Report of thirty cases in which the diagnosis was made during life. Arch. of Path. **26**, 262 (1938). — BUTTERWORTH, CH. E., W. B. FROMMEYER and W. H. RISER: Erythrophagocytosis in a case of plasma cell leukemia. Blood **8**, 519 (1953). — BUTZENGEIGER, K. H.: Die Panmyelophthise und verwandte Zustände der Knochenmarksinsuffizienz. Erg. inn. Med., N. F. **4**, 257 (1953). — BYWATERS, E. G. L., and J. H. DIBLE: The renal lesion in traumatic anuria. J. of Path. **54**, 111 (1942).

CAMERON, G. R.: Staining of calcium. J. of Path. **33**, 929 (1930). — CAMMERMEYER, J.: Deposition of iron in paraventricular areas of the human brain in hemochromatosis. J. of Neuropath. **6**, 111 (1947). — CAMPELL, J.: Zit. nach K. H. BAUER 1949. — CAPPEL, D. F.: The late results of i. v. injection of colloidal iron. J. of Path. **33**, 175 (1930). — CARTWRIGHT, G. E., M. A. LAURITSEN, P. J. JONES, I. M. MERRIL and M. M. WINTROBE: 1. The anemia of infection. I. Hypoferremia, hypercupremia and alterations in porphyrin metabolism in patients. J. Clin. Invest. **25**, 1, 65 (1946). — CARTWRIGHT, G. E., C. M. HUGULEY jr., H. ASHENBRUCKER, J. A. FAY and M. M. WINTROBE: 2. Studies on free erythrocyt protoporphyrin, plasma iron and plasma copper in normal and anemic subjects. Blood **3**, 501 (1948). — CARTWRIGHT, G. E., L. D. HAMILTON, C. J. GUBLER, N. M. FELLOWS, H. ASHENBRUCKER and M. M. WINTROBE: The anemia of infection. XIII. Studies on experimentally produced acute hypoferremia in dogs and the relation-ship of the adrenal cortex to hypoferremia. J. Clin. Invest. **30**, 161 (1951). — CASE, R. A. M.: Siderocytes in mammalian blood. Nature (Lond.) **152**, 599 (1943). ~ Siderocytes in haemolytic diseases; new index of severity and progress. J. of Path. **57**, 221 (1945). ~ Siderocytes in mammilian blood. Proc. Roy. Soc. Lond. **133**, 235 (1946). — CATSARAS, J.: Über eine eigenartige Form von Milzfibrose mit ausgedehnten Eisen- und Kalkinkrustationen und multipler knotiger Pulpahyperplasie. Zugleich ein Beitrag zu den sog. Sideromykosen der Milz. Virchows Arch. **275**, 57 (1929). — CEELEN, W.: Histologische Befunde bei Fleckfieber. Berl. klin. Wschr. **1916**, 530. ~ Die Kreislaufstörungen der Lunge. In Handbuch HENKE- LUBARSCH, Bd. 3, Abschn. 3. 1930. ~ Über die blutabbauende Fähigkeit der Milz bei hämolyt. Anämie. Beitr. path. Anat. **86**, 175 (1931). — CHERNOFF, A. I.: The human hemoglobins in health and disease. New England J. Med. **1955**, 322, 365, 416. — CHESNER, C.: Hemochromatosis. Review of literature and presentation of a case without pigmentations or diabetes. J. Labor. a. Clin. Med. **31**, 1029 (1946). — CHINI, V.: Syndromes hémopathiques méditerranéens. Rapports et communications du 2. Congr. internat. de Méd. d'Ostende 1949. — CHINI, V., and C. MALAGUZZI VALERI: Méditerranean hémopathic syndromes. Blood **4**, 989 (1949). — CHRISTELLER, E.: Über Ruptur der Milzarterienäste bei Pfortaderstauung. Tagg der Abt. für allg. Pathol. u. pathol. Anat. der Jahrhundertfeier Dtsch. Naturforscher u. Ärzte in Leipzig 17.—24. Sept. 1922. Bericht im Zbl. Path. **33**, 239 (1923). — CHRISTELLER, E., u. M. PUSKEPPELLIES: Die periarteriellen Eisenund Kalkinkrustationen in der Milz. Virchows Arch. **250**, 107 (1924). — CLAIREAUX, A.: Haemolytic diseae of the newborn. Part. I: A clinical-pathological study of 157 cases. Arch. Dis. Childh. **25**, 61 (1950). — COHRS, P.: Virusanämie des Pferdes. In NIEBERLE-COHRS' Lehrbuch der speziellen pathologischen Anatomie der Haustiere. Jena: Gustav Fischer 1949. COLLINS, D. H., and W. M. ROSE: The nature of anemia in leukemia. J. of Path. **60**, 63 (1948). COOPER, M. B.: Erythrophagocytosis in hemolytic disease of the newborn. Blood **5**, 678 (1950). — CORDEIRO, M.: Un cas d'hémosidérose pulmonaire idiopathique guéri par splénectomie. Helvet. paediatr. Acta, Ser. D **7**, 501 (1952). — COTTIER, H.: Transfusionssiderose u. allgemeine Hämochromatose. Schweiz. med. Wschr. **1952**, Nr 35, 873. — COURSEY, E. DE: Human pathologic anatomy of ionizing effects of the atomic bomb explosions. Mil. Surgeon **102**, 427 (1947). — CRANE, W. F., and A. M. ZETLIN: Hemolytic anemia, hyperglobulinemia and Boeck's Sarcoid. Ann. int. Med. **23**, 882 (1945). — CREMER, J.: Blutbildveränderungen bei experimenteller Eisenspeicherung. Z. exper. Med. **107**, 467 (1940). — CRIGLER jr. J. F., u. Mitarb.: Congenital familial nonhemolytic jaundice with kernicterus. Pediatrics **10**, 169 (1952). — CROIZAT, P. u. Mitarb.: Etude anatomo-clinique et chimique d'un cas de maladie de Marchiafava-Micheli. Sang. **19**, 218 (1948). — CURRIN, J. F.: Occurence of secondary hemochromatosis in patient with thalassemia major. Arch. Int. Med. **93**, 781 (1954).

DAMESHEK, W., and S. O. SCHWARTZ: Acute hemolytic anemia. Medicine **19**, 231 (1940). — DARBY, W. J.: The oral manifestations of iron deficiency. J. Amer. Med. Assoc. **130**, 830 (1946). — DARNIS, F.: Les hémochromatoses. Rev. internat. Hépatol. **5**, 63 (1955). — DAVIDson, L. S. P.: Macrocytic hemolytic anemia. Quart. J. Med. 1, 543 (1932). — Davidson, L. S. P., and H. W. Fullerton: Some rare types of macrocytic anemia. Quart. J. Med. 7, 43 (1938). — Davis, L. J.: Symptomatic hemolytic anemia: a report of four cases. Edinburgh Med. J. 51, 70 (1944). — Davis, A. D., and W. R. Arrowsmith: The effect of repeated phlebotomies in hemochromatosis. J. Labor. a. Clin. Med. 39, 526 (1952). — Davis jr., W. D., and W. R. Arrowsmith: The effect of repeated bleeding in hemochromatosis. J. Labor. a. Clin. Med. 36, 814 (1950). — Devine, J., and J. D. Fulton: Observations on the nature of the malarial pigment present infections of monkeys with plasmodium knowlesi. Ann. Trop. Med. 35, 15 (1941). ~ The pigment formed by plasmodium gallinaceum brumpt in the domestic fowl. Ann. Trop. Med. 36, 167 (1942). — Deyke, V. F., and J. B. Wallace: Development of aplastic anemia during the use of streptomycin. J. Amer. Med. Assoc. 136, 1098 (1948). — Dietrich, A.: Die Reaktionsfähigkeit des Körpers bei septischen Erkrankungen in ihren pathologisch-anatomischen Äußerungen. Verh. dtsch. Ges. inn. Med. 37, 180 (1925). ~ Endocarditis und Allgemeininfektion. Münch. med. Wschr. 1928, 1328. — Diezel, P. B., u. M. Taubert: Untersuchungen am Gehirneisen. Verh. dtsch. Ges. Path. (38. Tagg) 1955, 321. — Dobberstein, J.: In Handbuch Joest-Dobberstein, Spezielle pathologische Anatomie der Haustiere, 2. Aufl., Bd. II, Zentralnervensystem, S. 718. 1937. — Doerr, W.: Herzmuskelveränderungen bei Hämochromatose. Verh. dtsch. Ges. Path. 1950, 266. — Dold, H.: Die Kachexie nach parenteraler Einverleibung von arteigenem Organeiweiß. Z. Immun.forsch. 24, 355 (1916). — Doniach, I., H. Grüneberg and J. E. G. Pearson: Occurrence of siderocytes in adult human blood. J. of Path. 55, 23 (1943). — Dubach, R., S. T. Callender and C. V. Moore: Studies in iron transportation and metabolism. VI. Absorption of radioactive iron in patients with fever and with anemias of varied etiology. Blood 3, 526 (1948). — Dubois, M.: Die Hämosiderose bei den Ernährungsstörungen der Säuglinge. Virchows Arch. 236, 481 (1921/22). — Dudgeon, L. S.: Blackwater fever. J. of Hyg. 19, 208 (1921). — Duesberg, R.: Über die Anämien. Arch. exper. Path. u. Pharmakol. 162, 245, 280 (1931). ~ Anämien infolge erythroblastischer Fehldifferenzierung. Klin. Wschr. 1940, 417. ~ Physiologie und Pathologie des Hämoglobinstoffwechsels: Dtsch. Arch. klin. Med. 195, 371 (1949). — Dreyfus, J.: Lungencarcinom bei Geschwistern nach Inhalation von eisenoxydhaltigem Staub in der Jugend. Z. klin. Med. 130, 256 (1936).

Eads, J. T., and R. M. Kash: Favism: Case report. U. S. Nav. Med. Bull. 41, 1720 (1943). *Editorial:* Hemosiderosis and the parenteral administration of iron. Ann. Int. Med. 36, No 2 (1952). — Eggimann, P.: Lésions hépatiques et pancréatiques dans l'érythroblastose foetale. Année pédiatr. 172, 73 (1949). — Ehrlich, G.: Die Eisenspeicherung, ein Ausdruck reaktiver Abwehrvorgänge im RES. Med. Diss. Jena 1942. — Eicke, W. J.: Neue Beobachtungen über die Hallervorden-Spatzsche Krankheit. Arch. f. Psychiatr. 111, 514 (1940). — Elgemark u. Kjellberg: Hemosiderosis of the lungs. Typical roentgenological findings. Acta radiol. (Stockh.) 29, 32 (1948). — Ellis, I. T. u. Mitarb.: Cooly anemia. Amer. J. Path. 30, 287 (1954). — Emerson, C. P.: The pathogenesis of anemia in acute glomerulonephritis. Estimations of blood production and blood destruction in a case receiving massive transfusions. Blood 3, 263 (1948). — Eppinger, H.: Die hepatolienalen Erkrankungen. Berlin: Springer 1920. ~ Die Milz als Stoffwechselorgan. Verh. dtsch. Ges. Path. 18, 33 (1921). ~ Das reticuloendotheliale System. Wien. klin. Wschr. 1922. ~ Die Leberkrankheiten. Berlin: Springer 1937. ~ Die Klinik der Lipoidosen. Verh. dtsch. path. Ges. 1939, 51. — Eppinger, H., u. Ph. Stöhr: Zur Pathologie des RES. Wien. klin. Wschr. 1922 II, 1543. — Erdmann-Möller, G. J., H. Sauer u. H. Wenderoth: Untersuchungen der Eisenausscheidung durch die Haut. Klin. Wschr. 1953, 719. — Erf, L. A., and P. A. Herbut: Primary and secondary myelofibrosis (a clinical and pathological study of 13 cases of fibrosis of the bone marrow). Ann. Int. Med. 21, 863 (1944). — Ernst, P.: Virchows Cellularpathologie einst und jetzt. Virchows Arch. 235, 88 (1921).

Fahr, E.: Experimentelle Untersuchungen über die Hämoglobinausscheidung durch die Niere. Frankf. Z. Path. 56, 497 (1942). — Fahr, Th.: Idiopathische Verkalkung der Hirngefäße. Zbl. Path. 50, 129 (1930). ~ Lymphatischer Portalring und Hämoglobinstoffwechsel. Virchows Arch. 246, 89 (1923). — Fairley, N. H.: The fate of extracorpuscular circulating haemoglobin. Brit. Med. J. 1940 II, 213. — Fasiani, G. M., et G. Osseladore: Essai de reproduction expérimentale des nodules de Gandy-Gamma. Presse méd. 37, 1136 (1929). ~ Über die experimentelle Erzeugung siderofibröser Milzveränderungen. Virchows Arch. 284, 474 (1932). — Fassbender, H. G.: Zur Pathogenese der Hämochromatose. Dtsch. med. Wschr. 1951, Nr 31/32, 970. — Feder, J. A., L. Gitman and J. B. Hoffman: Hemochromatosis. Rev. Gastroenterol. 17, 1048 (1950). — Feldman, F., and Y. Yarvis: Manifestations of hemolytic phenomena and infectious mononucleosis in a case of lymphatic leukemia. New York State J. Med. 44, 1693 (1944). — Felix, K.: Physiologische Chemie. Heidelberg 1951. — Fiessinger, N. u. Mitarb.: Le rôle de la globine dans la réaction indirecte de diazotation de la bilirubine. C. r. Soc. Biol. Paris 135, 1572 (1941). — Finch, C. A.: Iron metabolism in hemochromatosis. J. Clin. Invest. 28, 780 (1949). — Finch, C. A., J. G. Gibson II, W. C.

Peacock and R. G. Fluharty: Utilization of intravenous radiactive iron. Blood **4**, 905 (1949). — Finch, C. A., M. Hegsted, T. D. Kinney, E. D. Thomas, Ch. E. Rath, D. Haskins, St. Finch and R. G. Fluharty: Iron metabolism. The pathophysiology of iron storage. Blood **5**, 983 (1950). — Finch, C. A., and St. Finch: Idiopathic hemochromatosis, an iron storage disease. Medicine **34**, 381 (1955). — Finch, C. A. u. Mitarb.: Siehe auch Gabrio. — Finch, St., D. Haskins and C. A. Finch: Iron metabolism. Hematopoesis following phlebotomy. Iron as a limiting factor. J. Clin. Invest. **29**, 1078 (1950). — Finneberg and G. R. Greenberg: Symposium on the metabolism and function of iron. Portland, Oreg. 20./21. Okt. 1955. — Fischer, L., u. E. Reichenow: Malaria. In Handbuch der inneren Medizin von Mohr-Staehelin, Bd. 1/2, Infektionskrankheiten, S. 438. 1952. — Fishback, H. R.: Clinical demonstration of iron in skin in hemochromatosis. J. Labor. a. Clin. Med. **25**, 98 (1939). — Fitzpatrick, W. J., and S. O. Schwartz: Aplastic anemia secondary to gold therapy. Blood **3**, 192 (1948). — Fleischhacker, H., u. H. Dittrich: Eisenstoffwechsel und Eisentherapie. Wien. Z. inn. Med. **1951**, H. 9, 416. — Fleischhacker, H., u. F. Schürer-Waldheim: Zur peroralen und intravenösen Therapie mit ascorbinsaurem Eisen. Wien. klin. Wschr. **1938**, 776. — Flesch, P.: The role of copper in mammalian pigmentation. Proc. Soc. Exper. Biol. a. Med. **70**, 79 (1949). — Foy, H., A. Koudi and J. F. Murray: The syndrome of leukanemia: report of a case. J. of Path. **58**, 157 (1946). — Fraenkel, E. u. Mitarb.: Haematoporphyria congenita. Dtsch. med. Wschr. **1913 I**, 842. — Frandsen, S.: On the metabolism of iron in hemochromatosis. Acta med. scand. (Stockh.) **128**, 186 (1947). — Fresen, O.: Die Histologie der Erythroblastosen. Chronische Erythroblastose (Typ Heilmeyer-Schöner). Virchows Arch. **315**, 672 (1948). ~ Versuche mit Kollidon verschiedener Teilchengröße. Verh. dtsch. path. Ges. **33**, 126 (1949). — Fresen, O., u. H. Weese: Das gewebliche Bild nach Infusion verschiedener Kollidonfraktionen beim Tier. Beitr. path. Anat. **112**, 44 (1952). — Freudenberg, E.: Alimentäre Anämien im Säuglingsalter. Ann. paediatr. (Basel) **169**, 163 (1947). — Frisch, A. V.: Über familiäre Hämochromatose. Wien. Arch. inn. Med. **4**, 149 (1922). — Fromme, G.: Über die allgemeine Wirkung der Röntgen- und Radiumstrahlen. Z. Geburtsh. **79**, 579 (1917).

Gabe, M.: Action de la catéchine sur la répartition du fer figuré chez le rat albinos. Experimentia (Basel) **6**, 390 (1950). — Gabrio, B. W., A. Shoden and C. A. Finch: A quantitative fractionation of tissue ferritin and hemosiderin. J. of Biol. Chem **204**, 815 (1953). ~ The relationship between ferritin and hemosiderin in rabbits and man. J.. of Biol. Cehm. **204**, 823 (1953). — Gädeke, R.: Morphologische Grundlagen neuerer Anschauungen über das Krankheitsbild der Poliomyelitis. Virchows Arch. **322**, 563 (1952). — Galbraith, A. J.: Some problems in the histopathology of general paralysis of the insane. Brit. J. Vener. Dis. **14**, 197 (1938). — Gamna, C.: Contributio all conoscenza delle splenomegalie croniche primitive. Splenogranulomatosi siderotica. Haematologica. Arch. ital. Ematol e Sierol. **4**, 129 (1923). — Gans, O.: Histologie der Hautkrankheiten, Bd. 1. Berlin- Springer 1925. Bd. 2. Berlin: Springer 1928. — Garsche, R.: Über eine besondere Form der Blutungsanämie im Kindesalter (die sog. progressive pneumo-haemorrhagische Anämie). Dtsch. med. Rdsch. **1948**, 381. — Gàspàr, I.: Über Splenomegalien mit Gandy-Gamnaschen Herden. Beitr. path. Anat. **92**, 74 (1933/34). — Gasser, C.: Die hämolytischen Syndrome im Kindesalter. Leipzig: Georg Thieme 1951. — Gedigk, P., u. G. Strauss: Zur Histochemie des Haemosiderins. Verh. dtsch. Ges. Path. (37. Tagg) **1953**. ~ Zur formalen Genese der Eisenpigmente. Virchows Arch. **326**, 172 (1954). — Geschickter, Ch. F., and M. M. Copeland: Tumors of bcne. Amer. J. Canc., 1. Aufl. 1931, rev. Aufl. 1936. — Gierke, E. v.: Über den Eisengehalt verkalkter Gewebe unter normalen und pathologichen Bedingungen. Virchows Arch. **167**, 318 (1902). ~ Kernicterus u. Erythroblastose. Verh. dtsch. path. Ges. (18. Tagg.) **1921**, 322. ~ Fetale Erytro-Leukoblastose. Virchows Arch. **275**, 330 (1929). — Giese, W.: Myogene Siderose. Verh. Dtsch. Pathologen. Breslauer Tagg 1944. S. 151. Stuttgart: Piscator-Verlag 1949. — Gillman, J., and T. Gillman: Pathogenesis of cytosiderosis (hemochromatosis) as evidenced in malnourished africans. Gastroenterology **8**, 19 (1947). ~ Structure of liver in pellagra. Arch. of Path. **40**, 239 (1945). — Gillman, J., and Ivy: A histological study of the participation of the intestinal epithelium, the reticuloendothelial system and the lymphatics in iron absorption and transport. Gastroenterology **9**, 162 (1947). — Gillman, J., J. Mandelstam and T. Gillman: A comparison of chemical and histological estimations of the iron and copper content of the livers of Africans in relation to the pathogenesis of cytosiderosis and cirrhose (hemochromatosis). S. Afric. J. Med. Sci. **10**, 109 (1945). — Gilmour, J. R.: Erythroblastosis fetalis. Arch. Dis. Childh. **19**, 1 (1944). — Gladstone, S. A.: Iron in liver and in the spleen after destruction of blood and transfusions. Amer. J. Dis. Childr. **44**, 81 (1932). — Glanzmann, E.: Zur Behandlung der Kinderanämien mit askorbinsaurem Eisen. Schweiz. med. Wschr. **1937**, 436. — Glanzmann, E., u. Waldhard: Idiopathische progressive braune Lungeninduration im Kindesalter. Mschr. Kinderheilk. **88**, 1 (1941). — Goessner, W.: Histochemischer Nachweis einer organischen Trägersubstanz im Hämosiderin. Virchows Arch. **323**, 685 (1953). — Goldeck, H., u. D. Remy: Eisenmangel bei Polycytämie. Klin. Wschr. **1953**, Nr. 7/8, 155. — Goldwater, L. J.: Disturbaces in the blood following exposure to benzol. J. Labor. a. Clin. Med. **26**, 957 (1941). — GOMORI, G.: The distribution of iron in tuberculous granulation tissue. Amer. Rev. Tbc. **61**, 560 (1950). — GORDON, A. S., and W. KLEINBERG: Study of the relation of the spleen to erythropoiesis and red cell destruction in the guinea pig. Amer. J. Physiol. **118**, 757 (1937). — GOTT jr., R.: Hemochromatosis. Report of a case. J. Amer. Med. Assoc. **101** (II), 1874 (1933). — GOWAN, A. D. T., and J. M. SCOTT: Kernicterus and prematurity. Lancet **1953**, 611. — GOWIN, E. L. DE, E. D. WARNER and W. L. RANDALL: II. Anatomic changes in man compared with those in dogs with experimental hemoglobinuria. Renal insufficiency from blood transfusion. Arch. Int. Med. **61**, 609 (1938). — GRANICK, S.: 4. Ferritin. Its properties and significance for iron metabolism. Chem. Rev. **38**, 379 (1946). ~ Protein Apoferritin and Ferritin in iron feeding and absorption. Science (Lancaster, Pa.) **103**, 107 (1946). ~ Iron metabolism and hemochromatosis. New York Acad. Med. **25**, 403 (1949). — The presence of ferritin in the duodenal mucosa and liver in hemochromatosis. Proc. Soc. Exper. Biol. a. Med. **66**, 296 (1947). — GRANICK, S., and P. F. HAHN: Ferritin. Speed of uptake of iron by the liver and its conversion to ferritin iron. J. of Biol. Chem. **155**, 661 (1944). — GRANICK, S., and L. MICHAELIS: Ferritin. II. Speed of utakep of iron by the liver and its conversion to ferritin iron. J. of Biol. Chem. **149**, 91 (1943). — GREENBERG, G. R., H. ASHENBRUCKER, M. LAURITSEN, W. WORTH, S. R. HUMPHREYS and M. M. WINTROBE: The anemia of infections. V. Fate of injected radioactive iron in the presence of inflammation. J. Clin. Invest. **26**, 121 (1947). — GRIPWALL, E.: Operierter Fall einer bei uns unbekannten Art von Splenomegalie (Splenogranulomatosis siderotica Nanta). Acta med. scand. (Stockh.) **79**, 489 (1933). — GROHÉ: Wirkung des Eisengehaltes des Blutmehls. Biochem. Z. **53**, 256 (1913). — GROSSE-BROCKHOFF, F.: Einführung in die pathologische Physiologie. Berlin-Göttingen-Heidelberg: Springer 1950. — GRUBER, GG. B. in E. KAUFMANN: Erkrankungen des Knochensystems. Im Lehrbuch der speziellen pathologischen Anatomie, Bd. **2**, S. 1002 1938. — GRUELUND, S.: A case of lymphogranulomatosis (Hodgkin) with hemolytic anemia. Acta med. Scand. (Stockh.) **129**, 361 (1947). — GRÜNEBERG, H.: Siderocytes; new kind of erythrocytes. Nature (Lond.) **148**, 114 (1941). ~ Siderocytes in man. Nature (Lond.) **148**, 469 (1941). — GUBLER, C. J., G. E. CARTWRIGHT and M. M. WINTROBE: The effect of pyridoxine deficiency on the absorption of iron by the rat. J. of Biol. Chem. **178**, 989 (1949). — GÜNTHER, H.: Die Bedeutung der Hämatoporphyrine in Physiologie und Pathologie. Erg. Path. **20**, 1 (1922). — GUGLIELMO, G. DI: La malattie eritremiche. Instituto Bibliogr. Ital. 1945. ~ Les maladies érythrémiques. Rev. d'Hématol. **1**, 355 (1946). — GÜNTHER, W. H.: Myositis myoglobinurica. Virchows Arch. **251**, 141 (1924). ~ Über die Hämolyse roter Blutkörperchen. Virchows Arch. **308**, 321 (1941/42). — GÜTHERT, H., u. I. FUCHS: Untersuchungen zur Frage der Hämosiderose von Leber und Milz bei alimentären Intoxikationen im Säuglingsalter. Beitr. path. Anat. **110**, 254 (1949).

HABELMANN, G.: Knochenmarksreaktionen nach Bluttransfusionen. Dtsch. med. Wschr. **1941**, 1363. — *Haemochromatosis* (Leitartikel): Lancet **1952**, 650. — HAHN, F., u. W. LÜTTGENS: Autoagglutinationsphänomene bei hämolytischem Icterus. Dtsch. Arch. klin. Med. **194**, 586 (1949). — HAHN, P. F., W. F. BALE, R. HETTIG, PH. W. KAMEN and G. H. WHIPPLE: Radioactive iron and its excretion in urina, bile and feces. J. of Exper. Med. **70**, 443 (1939). — HAHN, P. F., W. F. BALE, E. D. LAWRENCE and G. H. WHIPPLE: Radioactive iron and its metabolism in anemia, its absorption, transportation and utilization. J. of Exper. Med. **69**, 739 (1939). — HAHN, P. F., W. F. BALE, J. F. ROSS, W. M. BALFOUR and G. H. WHIPPLE: Radioactive iron absorption by gastrointestinal tract. Influence of anemia, anoxaemia and antecedent feeding. Distribution in growing dogs. J. of Exper. Med. **78**, 169 (1943). — HALLÉN, L.: Gastric secretion. Acta med. scand. Suppl. **89**, 398 (1938). — HALLERVORDEN, J.: Eigenartige und nicht rubrizierbare Prozesse. In BUMKES Handbuch der Geisteskrankheiten, Bd. 11. Spez. Teil 7, S. 1063. Berlin: Springer 1930. — HALLERVORDEN, J., u. H. SPATZ: Eigenartige Erkrankung im extrapyramidalen System mit besonderer Beteiligung des Globus pallidus und der Substantia nigra. Ein Beitrag zu den Beziehungen zwischen diesen beiden Zentren. Z. Neur. **79**, 254 (1922). — HAMPERL, H.: Fluoreszierende Körnchenzellen (Fluorozyten). Verh. dtsch. Ges. Path. **33**, 121 (1949). ~ Über fluoreszierende Körnchenzellen (Fluorozyten). Virchows Arch. **318**, 32 (1950). — HAMPTON, J. K., and H. S. MAYERSON: Hemoglobin iron as a stimulans for the production of ferritin by the kidney. Amer. J. Physiol. **160**, 1 (1950). — HANKE, H.: Das subdurale Hämatom. Berlin: Springer 1939. — HARGRAVES, M. M., S. D. MILLS and F. J. HECK: Aplastic anemia associated with the administration of chloramphenicol. Proc. Staff Meet. Mayo Clin. **27**, 280 (1952). — HARTL, F.: Kindliche Eisenlunge. 36. Tagg Dtsch. Ges. für Path. in Freiburg i. Br. 1952. Ref. Zbl. Path. **90**, 54 (1953). — HARVIER, P. u. Mitarb.: Ponction-biopsie du foie et cirrhose pigmentaria. Presse méd. **61**, 423 (1953). — HAURCWITZ, F.: Fortschritte der Biochemie. 1938—1947. Basel u. New York: Karger 1948. — HAYASI, M.: Histologische Studien über Eisenreaktion an der paralytischen Großhirnrinde. Neurologia (jap.) **12**, Nr 1—3 (1913). Ref. Fol. neurobiol. **8**, 638 (1914). — HEDINGER, CH.: Zur Pathologie der Hämochromatose; Hämochromatose als Syndrom. Helvet. med. Acta Suppl. **32**, 20, 3 (1953). — HEGGLIN, R.: Zur Klinik der Viruserkrankungen. Verh. dtsch. Ges. inn. Med. **54**, 231 (1949). — HEGSTED, D. M., C. A. FINCH and T. D. KINNEY: The influence of diet on iron absorption. The interrelation of iron and phosphorus. J. of Exper. Med. **90**, 147 (1949). — HEILMEYER, L.: Medizinische Spektrophotometrie. Jena: Gustav Fischer 1953. ~ Die Eiweißmangelanämie. Med. Welt **1938**, 138. ~ Lehrbuch der spez. path. Physiologie. Jena: Gustav Fischer 1942. ~ Blutkrankheiten. In Handbuch der inneren Medizin, 3. Aufl., Bd. 2. Berlin: Springer 1942. ~ Die Eisentherapie und ihre Grundlagen. Leipzig 1944. ~ Zur Frage der Reizwirkung des Eisens. Dtsch. med. Wschr. **1950**, 1086. ~ Neuere Ergebnisse der Eisenstoffwechselforschung bei der Hämochromatose. Dtsch. med. Wschr. **1954**, 280. ~ Die Hämochromatose: Klinik, Eisenstoffwechsel und Pathogenese. Acta haematol. (Basel) **11**, 137 (1954). ~ Ferritinstudien. Dtsch. med. Wschr. **1955**, 1377. — HEILMEYER, L., u. H. BEGEMANN: Blut und Blutkrankheiten. In Handbuch der inneren Medizin von BERGMANN-STAEHELIN, Bd. 2. 1951. — HEILMEYER, L., F. HAHN u. H. SCHUBOTHE: Hämolytische Anämien auf der Basis abnormer serologischer Reaktionen. Klin. Wschr. **1947**, 193. — HEILMEYER, L., W. KEIDERLING u. G. STÜWE: Kupfer und Eisen als körpereigene Wirkstoffe. Jena 1941. — HEILMEYER, L., u. H. KOCH: Eisenstoffwechseluntersuchungen. Untersuchungen über die Eisenresorption unter normalen und pathologischen Verhältnissen. Dtsch. Arch. klin. Med. **184**, 89 (1939). — HEILMEYER, L., W. MÜLLER u. H. SCHUBOTHE: Über eisenrefraktäre, kobaltsensible Anämien und zur Frage des Vorkommens der Thalassaemia minor in Deutschland. Klin. Wschr. **1951**, 333. — HEILMEYER, L., u. W. OETZEL: Blutstoffwechselstudien. 2. Mitt. Ergebnisse bei Gesunden. Diätversuche. Der Blutstoffwechsel im Hunger. Dtsch. Arch. klin. Med. **171**, 365 (1931). — HEILMEYER, L., u. K. PLÖTNER: Das Serumeisen und die Eisenmangelkrankheit. Jena 1937. — HEILMEYER, L., u. W. SCHÖNER: Die chronische reine Erythroblastose des Erwachsenen als leukämie-paralleler Prozeß des erythrocytären Systems. Dtsch. Arch. klin. Med. **187**, 225 (1941). — HEILMEYER, L., F. WÖHLER u. W. KEIDERLING: Eine neue Methode zur quantitativen Bestimmung von Ferritin in den Organen und ihre vorläufigen Ergebnisse. Acta haematol. (Basel) **12**, 154 (1954). — HEINECKE, H.: Experimentelle Untersuchungen über die Einwirkung der Röntgenstrahlen auf das Knochenmark. Dtsch. Z. Chir. **78**, 196 (1905). — HEMMELER, G.: Serumeisen und Leber. Klin. Wschr. **1939**, 1247. ~ L'anémie infectieuse. Basel: Benno Schwabe & Co. 1946. ~ Le traitement intraveineux par le fer. Acta med. scand. (Stockh.) **132**, 364 (1949). ~ Métabolisme du fer. Physiologie, pathologie, traitement. Paris: Masson & Cie. 1951. ~ Die Bedeutung des Ferritins für den Eisenstoffwechsel. Verh. dtsch. Ges. inn. Med. **58**, 705 (1952). ~ Der Eisenstoffwechsel im Rahmen neuro-vegetativer Regulationen. Acta neurovegetativa (Wien) **1953**, H. 3/4. — *Hemochromatosis versus Addison's Disease.* Amer. J. Med. **9**, 383 (1950). — HENNINGS: Beitrag zur periarteriellen Eisen-Kalkinkrustation der Milz. Virchows Arch. **259**, 244 (1926). — HENSCHEN, F.: Hämosiderose der Milz. Spezielle Anatomie der Haustiere von JOEST, Bd. 1, S. 334. 1929. — HERBUT, P. A., and H. T. TAMAKI: Cirrhosis of the liver and diabetes as related to hemochromatosis. Amer. J. Clin. Path. **16**, 640 (1946). — HERBUT, P. A., WATSON and PERKINS: Alloxan in experimental hemochromatosis. Am. J. Clin. Path. **16**, 506 (1946). — HERXHEIMER, G.: Krankheitslehre der Gegenwart. Wissenschaftliche Forschungsreihe 17. Dresden u. Leipzig: Theodor Steinkopff 1927. — HERZENBERG, H.: Über Hämochromatose. Virchows Arch. **260**, 110 (1926). — HERZOG, G.: Epulis. In Handbuch HENKE-LUBARSCH, Bd. 9/5 Knochengeschwülste, S. 180. 1944. — HESS, O., u. E. ZURHELLE: Klinische und pathologisch-anatomische Beiträge zum Bronzediabetes. Z. klin. Med. **57**, 344 (1905). — HEUBNER, W.: Bemerkungen zur Eisentherapie. Z. klin. Med. **100**, 675 (1924). — HEUPKE: Die Spurenstoffe. Münch. med. Wschr. **1950**, 352. — HICKS, S. P., u. S. WARREN: Introduction to Neuropathology. New York-Toronto-London 1950. — HIGGINSON, J., TH. GERRITSEN and A. R. P. WALKER: Siderosis in the Bantu of Southern Africa. Amer. J. Path. **29**, 779 (1953). — HINTZE, K.: Über Hämochromatose. Virchows Arch. **139**, 459 (1895). — HIPPEL, E. V.: Keratokonus. In Handbuch HENKE-LUBARSCH, Bd. 11/1, Teil 1, S. 309. Berlin: Springer 1928. — HÖRSTEBROCK, R., M. SCHLEPPER u. N. SCHÜMMELFEDER: Nachweis und Trennung von Hämosiderin u. Hämoglobin durch Papierelektrophorese. Naturwissenschaften 1953, S. 141. — HOGENAUER, F.: Zur Frage der ausgedehnten Eiseninkrustationen in der Milz. Virchows Arch. **269**, 688 (1928). — HOLLY, R. G.: Intravenous iron; evaluation of the use of saccharated iron oxide in iron deficiency states in obstetrics and gynacology. Blood **6**, 1159 (1951). — HOMMA, H.: Zit. nach RICHTER 1926. — HORNS, H. L.: Hemochromatosis. Cardiac failure associated with extensive hemosiderosis of the myocardium. Amer. J. Med. **6**, 272 (1949). — HORST, L. VAN DER: Carbon monoxide intoxications. Nederl. Tijdschr. Geneesk. **1947**, 846. — HOTZ, H. W., u. K. ROHR: Die einheimische Sprue. Erg. inn. Med. **54**, 174 (1938). — HOUSTON, J. C.: Phlebotomy for Haemochromatosis. Effect of removing 52 pints of blood in sixteen months. Lancet **1953**, 766. — HOUSTON, J. C., and R. H. S. THOMPSON: The diagnostic value of serum iron studies in hemochromatosis: observations on seven patients. Quart. J. Med., N. S. **21**, 215 (1952). — HOWARD, P. L.: Cardiac involvement in hemochromatosis. Amer. J. Med. Sci. **227**, 544 (1954). — HUECK, W.:

Pigmentstudien. Beitr. path. Anat. **54**, 68 (1912). ~ Die hämatogenen Pigmente. In Handbuch der allgemeinen Pathologie von KREHL u. MARCHAND, Bd. 3, Abt. 2. 1921. ~ Über die Bedeutung der Milz bei den Anämien. Verh. Leipziger Med. Ges. Klin. Wschr. **1926**, 437. — HUMPHRIES, G. H., and H. SOUTHWORTH: Aplastic anemia terminated by removal of a mediastinal tumor. Amer. J. Med. Sci. **210**, 501 (1945). — HUTCHISON, H. E.: The significance of stainable iron in sternal marrow sections. Its application in the control of iron therapy. Blood 8, 236 (1953). — HUNTER, D.: Industrial toxicology. Quart. J. Med. **12**, 185 (1943).

ISHIDA, M.: Auftreten mikrochemisch nachweisbaren Eisens in quergestreiften Muskelfasern. Virchows Arch. **210**, 67 (1912).

JACOB, H.: Zur Genese und Begutachtung der Pachymeningitis haemorrhagica interna. Zbl. Neurochir. **5**, 265 (1950). ~ Über unterschiedliche Formen der Hirnschädigung bei Icterus gravis neonatorum. Zbl Path. **87**, 97 (1951). — JÄGER, E.: Über Stauungsmilz. Verh. dtsch. path. Ges. (26. Kongr.) **1931**, 334. ~ Milzbau und Kreislaufstörung. II. Virchows Arch. **299**, 560 (1936). — JAFFÉ, R. H.: The nature of the anemia in acute leukemia. Arch. of Path. **20**, 725 (1935). ~ Frage der mykotischen Natur der gestrüppartigen Eisenablagerungen in der Milz. Zbl. Path. **42**, 385 (1928). — JAHNEL, F.: Pathol. Anatomie der progressiven Paralyse. In BUMKES Handbuch der Geisteskrankheiten, Bd. 11. Spez. Teil 7, S. 431. 1930. — JAKOB, A.: Normale und pathologische Anatomie und Histologie des Großhirns. In Handbuch der Psychiatrie von ASCHAFFENBURG, Bd. 2. 1929. — JASINSKI, B.: Die Bedeutung der Eisenresorptionsversuche für die Diagnose und Differentialdiagnose der Eisenmangelanämie. Schweiz. med. Wschr. **1949**, 291. ~ Eisenresorption und Infektion. Acta haematol. (Basel) **3**, 17 (1950). ~ Das Verhalten des Geweberisens bei ungeklärten Todesfällen. Schweiz. med. Wschr. **1952**, 659. — JASINSKI, B., u. O. ROTH: Larvierte Eisenmangelkrankheit. Basel: Benno Schwabe & Co. 1954. — JOEST, E., u. J. DOBBERSTEIN: Spezielle patholog. Anatomie der Haustiere, 2. Aufl., Bd. 2. Zentralnervensystem, S. 718. 1937. — JONSSON, U., O. C. PRUSS and R. W. RUNDLES: Hemolytic anemia in myelogenous leukemia with splenectomy. Blood **5**, 920 (1950).

KÄMMERER, H.: Biologie und Klinik der Porphyrien. Verh. Kongr. inn. Med. **1933**, 28. ~ Ausgewähltes über Porphyrin, Hämatin, Hämverbindungen. Dtsch. Arch. klin. Med. **195**, 393 (1949). — KAHN, J. B., and J. FURTH: The pathogenesis of postirradiation anemia. Blood **7**, 404 (1952). — KALINOWSKI, L.: HALLERVORDENsche Krankheit. In BUMKE-FOERSTERS Handbuch der Neurologie, Bd. 16/6, S. 874. 1936. — KALK, H.: Hunger als Ursache der Lebercirrhose. Dtsch. med. Wschr. **1950**, 225. ~ Klinik der Hämochromatose. Verh. dtsch. Ges. Verdgs- u. Stoffw.krkh. (17. Tagg) **1953**, S. 48. ~ KALK, H., u. a.: Die chronischen Verlaufsformen der Hepatitis epidemica in Beziehung zu ihren anatomischen Grundlagen. Dtsch. med. Wschr. **1947**, 308. — KAMMY, E.: Beitrag zur Histopathologie und Histogenese der Sauerstoffmangelschädigung der Gewebe mit besonderer Berücksichtigung des Gehirns. Beitr. path. Anat. **100**, 248 (1938). — KAPLAN, E., W. W. ZUELZER and J. V. NEEL: A new inherited abnormality of hemoglobin and its interaction with sickle cell anemia. Blood **6**, 1240 (1951). — KAPPELER, R.: Familiäre Hämochromatose. Schweiz. med. Wschr. **1956**, 477. — KARK, R. M.: Two cases of aplastic anaemia. One with secondary haemochromatosis following 290 transfusions in nine years and the other with secundary carcenoma of the stomach. Guy's Hosp. Rep. **87**, 343 (1937). — KASTEN, W.: Bildung von Hämosiderin in vitro. Frankf. Z. Path. **53**, 480 (1939). — KEIDERLING, W., u. F. WÖHLER: Zur Physiologie und Pathologie des Speichereisens. I. Mitt. Eine Methode zur quantitativen Bestimmung des Ferritins. Arch. exper. Path. u. Pharmakol. **221**, 418 (1954). — KEIDERLING, W., F. WÖHLER u. H. ALTMEYER: Zur Physiologie und Pathologie des Speichereisens. II. Mitteilung: Tierexperimentelle Untersuchungen über Ferritin- und Hämosideringehalt von Leber und Milz unter physiologischen und pathologischen Bedingungen. Arch. exper. Path. u. Pharmakol. **223**, 375 (1954). — KIKUCHI, K.: Über Altersveränderungen am Gehirn des Pferdes. Arch. Tierheilk. **58**, 541 (1928). — KING, W. E., u. F. DOWNIE: Haemochromatosis: Observations on the incidence and on the value of liver biopsy in diagnosis. Quart. J. Med. **17**, 247 (1948). — KING, W. E., F. DOWNIE, J. H. TOPP and M. C. F. LINDERT: The diagnosis of hemochromatosis by means of needle biopsy of the liver. Gastroenterology **10**, 813 (1948). — KINNEY, T. D., D. M. HEGSTED and C. A. FINCH: The influence of diet on iron absorption: I. The pathology of iron excess. J. of Exper. Med. **90**, 137 (1949). — KIRSHBAUM, J. D. and F. S.: Leukemia. A clinical and pathologic study of 123 fatal cases in a series of 14400 necropsies. Arch. Int. Med. **71**, 777 (1943). — KLAUE, R.: Beitrag zur pathologischen Anatomie der Verletzungen des Rückenmarks. Arch. f. Psychiatr. u. Z. Neur. **180**, 206 (1948). — KLECKNER jr., M. S., A. H. BAGGENSTOSS and J. F. WEIR: Hemochromatosis and transfusional hemosiderosis. A clinical and pathologic study. Amer. J. Med. **16**, 382 (1954). — KLINGE, F.: Periarterielle Eisen- und Kalkinkrustationen in der Milz. Virchows Arch. **255**, 599 (1925). ~ Der Rheumatismus. Patholog.-anatomische u. experimentell-anatomische Tatsachen und ihre Auswertung für das ärztliche Rheumaproblem. Erg. Path. **27**, 1 (1933). — KNISELY, M. H., E. H. BLOCH u. L. WARNER: Zit. nach WASASTJERNA, Kgl. danske Vidensk. Selsk. Biol. Skr. **4**, Nr 7 (1948). — KOCKEL, H.: Histochemische

Metallnachweise. Virchows Arch. **277**, 856 (1930). — KÖRNYEY, ST., u. A. MÁTTUNS: Zur Kenntnis der vornehmlich striato-dental lokalisierten Kalkablagerung im Gehirn. Mschr. Psychiatr. **119**, 1 (1950). — KOLODNY, A.: Tissue changes after experimental deep roentgen irradiation. Amer. J. Path. **1**, 285 (1925). — KOOYMAN, J. C.: Investigations on serum- and tissue-iron. Acta med. scand. (Stockh.) **134**, 205 (1949). — KOSLOWSKI, L.: Experimentelle Untersuchungen zur Pathogenese und Morphologie des Crush-Syndroms. Zbl. Path. **87**, 49 (1951). — KOSZEWSKI, B. J.: The Occurence of megaloblastic erythropoiesis in patients with hemochromatosis. Blood **7**, 12, 1182 (1952). ~ Zur Methodik des Hämosiderinnachweises in den Blut- und Knochenmarksausstrichen. Klin. Wschr. **1952**, 926. — KRACKE, R. R.: Experimental production of agranulocytosis. Amer. J. Clin. Path. **2**, 11 (1932). — KRAININ, PH., and B. S. KAHN: Hemochromatosis: report of a case in a negro; discussion of iron metabolism. Ann. Int. Med. **35**, 453 (1950). — KRAUS, E. J.: Über ein bisher unbekanntes eisenhaltiges Pigment in der menschlichen Milz. Beitr. path. Anat. **70**, 234 (1922). ~ Zur Frage der Eiseninkrustation in der menschlichen Milz. Virchows Arch. **278**, 284 (1930). — KREN, O.: Sarcoma idiopathicum haemorrhagicum Kaposi. In J. JADASSOHNs Handbuch der Haut- und Geschlechtskrankheiten, Bd. 12, Teil 3. Berlin: Springer 1933. — KRESS, H. F. v.: Die Leukaemien im Rahmen allgemeinen pathologischen Probleme. Dtsch. Arch. klin. Med. **176**, 359 (1934). — KRUMBHAAR, E. B., and A. STENGEL: The spleen in leukemia. Arch. of Path. **34**, 117 (1942). — KUCSKO, L., u. F. SEITELBERGER: Zur Kenntnis der diffusen symmetrischen Kalkablagerung im Gehirn. Wien. Z. Nervenheilk. **5**, 228 (1952). — KUCZINSKI, M. H.: Weitere Beiträge zur Lehre vom Amyloid. Klin. Wschr. **1923**, 2193. — KUHN, R., N. A. SOERENSEN u. L. BIRKHOFER: Über die Eisenproteide der Milz; Bauplan des Ferritins. Ber. dtsch. chem. Ges. **73**, 8, 223 (1940). — KUNZ, H., u. H. WEBER: Haemosiderose der Milz nach Bluttransfusion. Arch. klin. Chir. **181**, 263 (1935). — KUNZ, H., u. M. K. ZACHERL: Der Eisengehalt der Milz nach Bluttransfusion. Wien. klin. Wschr. **1932**, 1406.

LAGE, J. P., R. D. LANGE and C. V. MOORE: Characterization of the anemia of chronic renal insufficiency. J. Clin. Invest. **29**, 830 (1950). — LANDSTEINER, K., u. A. S. WIENER: An agglutinable factor in human blood recognizable by immune sera for rhesus blood. Proc. Soc. Exper. Biol. a. Med. **43**, 223 (1940). — LANG, K.: Der intermediäre Stoffwechsel. In Lehrbuch der Physiologie von W. TRENDELENBURG u. E. SCHÜTZ, S. 319. Berlin-Göttingen-Heidelberg: Springer 1952. — LANGE, G.: Retikuloendothel und Eisenspeicherung. Med. Diss. Jena 1942. — LANGE-COSACK, H.: Die Hydrancephalie (Blasenhirn) als Sonderform der Großhirnlosigkeit. Arch. f. Psychiatr. **117**, 1, 595 (1944). — LANGLEY, F. A.: Hemopoiesis and siderosis in the foetus and newborn. Arch. Dis. Childh. **26**, 64 (1951). — LAUB, R.: Le syndrome de Plummer-Vinson. Contribution à l'étude clinique du cancer des voies digest. Super. Acta oto-laryng. (Stockh.) **26**, 668 (1938). — LAUFBERGER, V.: Sur la cristallisation de la ferratine. Bull. Cos. chim. biol. **19**, 1576 (1937). — LAURELL, C. B.: Studies on the transportation and metabolism of iron in the body. Acta physiol. scand. (Stockh.) **14**, Suppl. **46**, (1947). — LAWRENCE, R. D.: Haemochromatosis in three families and in a woman. Lancet **1949 I**, 736. — LEEMANN, H., u. E. PICHLER: Über den Laktoflavingehalt des Zentralnervensystems und seine Bedeutung. Arch. f. Psychiatr. **114**, 265 (1942). — LEHOCZKY, T. v.: Zur Frage der Eisenreaktion im Gehirn. II. Untersuchungen an paralytischen Gehirnen. Arch. f. Psychiatr. **85**, 229 (1928). ~ Beiträge zum anatomischen Bilde der mit Malaria behandelten Paralysis progressiva sowie zur Frage der Pigmente bei der Impfmalaria. Arch. f. Psychiatr. **86**, 442 (1929). ~ Eisenreaktion in der Diagnose der progressiven Paralyse. Orv. Hetil. (ung.) **1928 II**, 988. — LEITES, S., u. A. RIABOW: Über die Rolle des RES im Eisenstoffwechsel. Krankheits-Forsch. **4**, 249 (1927). — LEITNER, ST. J.: Der Morbus Besnier-Boeck-Schaumann. Basel 1949. — LENDRUM, A. C.: Pulmonary haemosiderosis of cardiac origin. J. of Path. **62**, 555 (1950). — LEPEHNE, G.: Milz und Leber. Beitr. path. Anat. **64**, 55 (1917). ~ Zerfall der roten Blutkörperchen bei Icterus infectiosus. Beitr. path. Anat. **65**, 163 (1919). — LETTERER, E.: Versuche über das Verhalten der Proteine bei den Speicherungsvorgängen des RES. Verh. dtsch. path. Ges. **23**, 347 (1928). ~ Allgemeine Pathologie und pathologische Anatomie der Lipoidosen. Verh. dtsch. path. Ges. (31. Tagg) **1939**, 12. ~ Über den Bürstenschädel und seine Bedeutung. Zbl. Path. **85**, 244 (1949). — LETTERER, E., u. W. MASSHOFF: Über erythrolytische Nephrose. Virchows Arch. **317**, 56 (1949). — LEUPOLD, E.: Das Verhalten des Blutes bei steriler Autolyse unter besonderer Berücksichtigung der Entstehung von Hämosiderinpigment. Beitr. path. Anat. **59**, 501 (1914). ~ Lipoid-, Glykogen- u. Pigmentstoffwechsel. In ABDERHALDENs Handbuch der biologischen Arbeitsmethoden, Abt. 8, 1, S. 791. 1925. — LEVEY, F. H., and S. R. GOWONS: Hemochromatic pigmentation of the central nervous system. J. of Neuropath. **1**, 129 (1942). — LEVINE, P., E. M. KATZIN and L. BURNHAM: Isoimmunization on pregnancy. J. Amer. Med. Assoc. **116**, 825 (1941). — LEVINSON, S. A., and L. R. LIMARZI: Agnogenic myeloid metaplasia of spleen; report of case with necropsy findings. Amer. J. Clin. Path. **17**, 449 (1947). — LEWIS, H. P.: Cardiac involvement in hemochromatosis. Amer. J. Med. Sci. **227**, 544 (1954). — LI, M. S.: Über die Pathogenese der Mehlanämie. Z. exper. Med. **112**, 127 (1943). — LIBET, B., u.

K. A. C. Elliott: Iron-protein complex obtained from liver. J. of Biol. Chem. **152**, 613 (1944). — Libow, A. A., S. Warren and E. de Coursey: Pathology of atomic bomb casualities. Amer. J. Path. **25**, 853 (1949). — Liebegott, G.: Zur Pathogenese des Hydrops congenitus. Beitr. path. Anat. **101**, 319 (1938). ~ Die Morphologie und Klinik der Geschwülste. In Lexer, Lehrbuch der allgemeinen Chirurgie, 21. umgearb. Aufl., Bd. 2. Stuttgart: Ferdinand Enke 1952. — Lignac, G. O. E.: Über die Beeinflussung der Porphyrinwirkung im tierischen Organismus durch Kaliumsalze. Krankheits-Forsch. **1**, 177 (1925). — Link, H.: Traumatische sub- und intradurale Blutung. Pachymeningitis haemorrhagica. Veröff. Kriegs- u. Konstit.path. **55** (1945). — Lintzel, W.: Neuere Ergebnisse der Erforschung des Eisenstoffwechsels. Erg. Physiol. **31**, 843 (1931). — Lintzel, W., J. Rechenberger u. E. Schairer: Über den Eisenstoffwechsel des Neugeborenen und des Säuglings. Z. exper. Med. **113**, 591 (1944). — Linzbach, J.: Das ökonomische Prinzip in der Sauerstoffversorgung der Nieren, des Herzens und des Stützgewebes. Z. inn. Med. **2**, 144 (1947). — Lobeck, E.: Auge. In Handbuch Henke-Lubarsch, Teil 3. 1937. — Locke, A., E. R. Main and D. C. Rosbash: The copper and non hemoglobin iron contents of the blood serum in disease. J. Clin. Invest. **11**, 527 (1932). — Löhlein, W.: Auge. In Handbuch Henke-Lubarsch, Teil 1. 1928. — Löhr, K., u. H. Reinwein: Konkordantes Auftreten von Lebercirrhose und Diabetes (Hämochromatose) bei eineiigen Zwillingen. Dtsch. Arch. klin. Med. **200**, 53 (1952). Lubarsch, O.: Zur Kenntnis der im Hirnanhang vorkommenden Farbstoffablagerungen. Berl. klin. Wschr. **1917** I., 65. ~ Zur pathologischen Anatomie der Erschöpfungs- und Unterernährungskrankheiten. Zbl. Path. **31**, 563 (1920/21). ~ Erschöpfungskrankheiten. In Sjerning, Handbuch der ärztlichen Erfahrungen im Weltkrieg, Bd. 8, Pathologische Anatomie, S. 75. 1921. ~ Beiträge zur pathologischen Anatomie und Pathologie der Unterernährungen und Erschöpfungskrankheiten. Beitr. path. Anat. **69**, 242 (1921). ~ Über die Ablagerung eisenhaltigen Pigments im Gehirn und ihre Bedeutung bei der progressiven Paralyse. Arch. f. Psychiatr. **67**, 1 (1923). ~ Pathologische Anatomie der Milz. In Handbuch Henke-Lubarsch, Bd. 1/2. Berlin: Springer 1927. ~ Pathologische Anatomie der Milzvergrößerungen. Verh. dtsch. path. Ges. **1928**. — Lubarsch, O., u. H. Borchardt: Verdauungschlauch. In Handbuch Henke-Lubarsch, Bd. 4/3, S. 31. Berlin: Springer 1929. — Lubarsch, O., u. K. Plenge: Atmungswege und Lungen. Die krankhaften Ablagerungen und Speicherungen. In Henke-Lubarsch' Handbuch der speziellen pathologischen Anatomie und Histologie, Bd. 3/3, S. 607. 1931. — Lucké, B.: Lower Nephron Nephrosis. Mil. Surgeon **97**, 371 (1946). — Lübke, A.: Die Leberveränderungen bei der Virusanämie (infektiöse Anämie) des Pferdes. Virchows Arch. **322**, 187 (1952). — Luisada, A.: Favism. Medecine **20**, 229 (1941). — Lund, C. J.: Studies on the iron deficiency anemia of pregnancy. Amer. J. Obstetr. **62**, 5, 947 (1951).

Macallum, A. C.: Die Methoden und Ergebnisse der Mikrochemie in der biologischen Forschung. Erg. Physiol. **7** (1908). — MacClure: Über Ikterus neonatorum gravis. Z. Kinderheilk. **51**, 86 (1931). — Mackenzie, I., and A. G. Stephenson: A case of erythremic myelosis. Blood **7**, 927 (1952). — Maegraith, B., G. M. Findley and N. H. Martin: Mechanism of lysis of redblood cells. Nature (Lond.) **151**, 252 (1943). — Maier, C.: Hämolyse and hämolytische Krankheiten. Bern: Huber 1950. — Malamud, N., W. Haymaker and R. Ph. Custer: Heat Stroke. A clinico-pathologic study of 125 fatal cases. Mil. Surgeon **99**, 5, 397 (1946). — Malamund, W.: Zur Klinik und Histopathologie der chronischen Gefäßlues im CNS. Z. Neur. **102**, 778 (1926). — Marks, J.: Marchiafava Micheli syndrome (paroxysma nocturnal haemoglobinuria). Quart. J. Med. **18**, 105 (1949). — Marmont, A.: Il midollo osseo ed i fattori mielopatici nella sindrome anemico — itterica di Rietti-Greppi-Micheli. Gazz. med. ital. **106** (1947). — Marmont, A., e V. Bianchi: Sull'importanza dei fattori corpuscolari nel determinismo della velocita di sedimentazione nella sindrome di Rietti-Greppi-Micheli. Boll. Soc. ital. Biol. sper. **22** (1946). ~ L'hemoglobina nell'anemia tipo Rietti-Greppi-Micheli. I. Proprieta cristallografiche. Boll. Soc. ital. Biol. sper. **23** (1946). ~ L'hemoglobina nell' anemia tipo Rietti-Greppi-Micheli. II. Analisi spettrofotometrica. Boll. Soc. ital. Biol. sper. **23** (1947). — Marriott, H. J. L., and H. R. Peters: Blood dyscrasias secondary to gold. Ann. Int. Med. **32**, 864 (1950). — Martin: Über weitere Fälle von Thalassaemia minor in Deutschland. 58. Tagg Dtsch. Ges. Inn. Med. 1952. — Masshoff, W.: Das Eisen im Gewebe und im Blutserum nach Transfusionen. Beitr. path. Anat. **108**, 88 (1943). ~ Blutabbau im Lichte der allgemeinen Pathologie. Dtsch. med. Wschr. **1946**, 92. ~ Über pathologische Physiologie und Anatomie des Blutersatzes. Fiat. Rev. **2** (1948). ~ Über den Abbau transfundierten Blutes im sensibilisierten Tier. Verh. dtsch. Ges. Path. **33**, 148 (1949). ~ Untersuchungen über den Erythrozytenabbau. 5. Tagg Schweiz. Haematol. Ges. Neuenburg 5. Mai 1950. Schweiz. med. Wschr. **1950**, 1093. ~ Eisenstoffwechsel und Leber. Nach morphologischen und chemischen Untersuchungen. Verh. dtsch. Ges.Verdgskrkh. **1954**, 3. — Masshoff, W.,u. W. Graner: Zur biologischen Bewertung von Ergüssen. Klin. Wschr. **1949**, 730. — Masshoff, W., W. Graner u. H. Hellmann: Experimentelle Untersuchungen über Transsudat und Exsudat. Virchows Arch. **317**, 114 (1949). — Masshoff, W., u. P. Gruner: Das Eisen im punktierten

Knochenmark. Acta haematol. (Basel) **5**, 19 (1951). ~ Das Eisen im punktierten Knochenmark. Erwiderung auf vorstehenden Artikel von H. WENDEROTH. Acta haematol. (Basel) **5**, 344 (1951). — MASSHOFF, W., u. E. WALDSCHÜTZ: Über Wesen und Bedeutung der Milz- und Lebersiderose bei ernährungsgestörten Säuglingen mit experimentellem Beitrag. Virchows Arch. **320**, 618 (1951). — McCANCE, R. A., and E. M. WIDDOWSON: The fate of the elements removed from the blood stream during the treatment of the polycytemia by acetyl-phenylhydracin. Quart. J. Med. **1937**, 277. ~ Absorption and excretion of iron. Lancet **1937** II, 680. ~ Absorption and excretion of iron following oral and intravenous administration. J. of Physiol. **94**, 148 (1938). ~ Iron excretion and metabolism in man. Nature (Lond.) **152**, 326 (1943). ~ Variations du fer suivant l'âge et le sexe. J. Thérap. franç. 1946. Soin 1948. — McCARTHY, F. P., and R. WILSON: The blood dyscrasias following the arsphenamines. J. Amer. Med. Assoc. **99**, 1557 (1932). — McFADZEAN, A. J. S., and L. J. DAVIS: On the nature and significance of stippling in lead poisoning, with reference to the effect of splenectomy. Quart. J. Med. **18**, 57 (1949). ~ Iron-staining erythrocytic inclusions with especial reference to acquired haemolytic anaemia. Glasgow Med. J. **28**, 237 (1947). ~ Anemia associated with unidentified erythrocytic inclusions after splenectomy. Quart. J. Med. **18**, 57 (1949). — McGOWAN, and CRICHTON: On the effect of deficiency of iron in the diet of pigs. Biochemic. J. **17**, 204 (1923). ~ Biochemic. J. **18**, 265 (1924). — McMASTER, PH. D., P. ROUS and L. C. LARIMORE: Significance of the hemosiderosis of pernicious anemia. J. of Exper. Med. **35**, 521 (1922). — MEDES, G.: Isotopes in medicine. Amer. J. Clin. Path. **18**, 354 (1948). — MEESSEN, H.: Experimentelle Histopathologie. Stuttgart: Georg Thieme 1952. — MEIER, U.: Knochenmarksschädigung durch moderne Antikonvulsiva (Hydantoinkörper und Tridion). Dtsch. med. Wschr. **1953**, 1107. — MEIROWSKY, E.: SCHAMBERGsche Erkrankung. In J. JADASSOHNS Handbuch Haut- und Geschlechtskrankheiten, Bd. 4/2, S. 971. Berlin: Springer 1933. — MENKIN, V., and M. F. MENKIN: The accumulation of iron in tbc. areas. J. of Exper. Med. **53**, 919 (1931). ~ The accumulation of iron. II. Survival time of the tbc. rabbits injected with ferric chlorid. J. of Exper. Med. **55**, 101 (1932). ~ Effect of ferric chlorid injections on the course of development of tbc. in rabbits. Amer. J. Med. Sci. **185**, 40 (1933). ~ The effect of ferric chlorid on the course of tbc. reinfected rabbits. J. of Exper. Med. **60**, 463 (1934). — MESSERLI, H.: Untersuchungen über Eiweißmangel als Ursache der Hämochromatose. Internat. Z. Vitaminforsch. **225**, 35 (1954). — METSCHNIKOFF, E.: Immunität bei Infektionskrankheiten. Jena 1902. — MEYERINGH, H.: Vortrag. Tagg. Unfall- u. Gewerbemed. Bad Neuenahr 1953. — MEYTHALER, F.: In TH. NAEGELI, Pathologische Physiologie chirurgischer Erkrankungen, 4. Aufl., Teil 1, Verdauungsorgane. Berlin: Springer 1938. — MICHAELIS, L., C. D. CORYELL and S. GRANICK: Ferritin III. The magnetic properties of ferritin and some other colloidal compounds. J. of Biol. Chem. **148**, 463 (1943). — MIELKE, H. G.: Hämochromatose — ein seltenes Krankheitsbild bei der Frau. Ärztl. Wschr. **1953**, 646. — MIES, H., u. G. RICHARZ: Zur Frage der vegetativen Steuerung des Serumspiegels. Acta neurovegetativa (Wien) **5**, 165 (1952). — MILLER, E. B., K. SINGER and W. DAMESHEK: Use of the daily fecal output of urobilinogen and the hemolytic index in the measurement of hemolysis. Arch. Int. Med. **70**, 722 (1942). — MINAMI, S.: Über Nierenveränderungen nach Verschüttung. Virchows Arch. **245**, 247 (1923). MISSMAHL, H. P.: Histochemische Versuche an der Amyloidsubstanz. Virchows Arch. **318**, 345 (1949). — MOESCHLIN, S.: Erythroblastosen, Erythroleukämien und Erythroblastämien. Fol. haematol. (Basel) **64**, 262 (1940). ~ Die Milzpunktion. Basel: Benno Schwabe & Co. 1947. — MOLLISON, P. L.: Obesrvations on cases of starvation at Belsen. Brit. Med. J. **1946**, 4. — MONSAINGEON, A., et A. HURPÉ: Contribution a l'étude de l'anémia des brulés. Presse méd. **1948** II, 790. — MOORE, R. A.: A Textbook of Pathology. Philadelphia u. London: W. B. Saunders Company 1947. — MOORE F. D., W. C. PEACOCK, C. BLAKELY and D. COPE: The anemia of thermal burns. Ann. Surg. **124**, 811 (1946). — MOUTIER, F.: La dyphagie sidéropénique. Arch. des Mal. Appar. digest. Suppl. **5**, 53 (1951). — MÜHLMANN, M., u. J. SEEMEL: Hämatoxylin als Reagens auf Eisen. Virchows Arch. **269**, 682 (1928). — MÜLLER, A. H.: Zur Kenntnis der Porphyria congenita. Z. klin. Med. **127**, 460 (1935). — MÜLLER, E.: Fluoreszierende Speicherzellen. Diskussionsbemerkung zu HAMPERL. Verh. dtsch. Ges. Path. **33**, 125 (1949). — MÜLLER, W.: Haffkrankheit. Virchows Arch. **307**, 616 (1940/41). — MÜLLER, W., u. R. AMMON: Der Einfluß hoher Peristongaben auf den Kaninchenorganismus unter besonderer Berücksichtigung der Speicherorgane. Dtsch. med. Wschr. **1949**, 465. — MUIRHEAD, E. E., G. CRASS, F. JONES and J. M. HILL: Iron overload (hemosiderosis) aggravated by blood transfusions. Arch. Int. Med. **83**, 477 (1949). — MUIRHEAD, E. E., L. B. TURNER and A. GROLLMAN: Hypertensive cardiovascular disease. Vascular lesions of dogs maintained for extended periods following bilateral nephrectomy or ureteral ligation. Arch. of Path. **51**, 575 (1951). — MUIRHEAD, E. E., F. JONES u. A. GROLLMAN: The anemia of renal insufficiency as induced by bilateral nephrectomy ot the rabbit; with emphasis on its hemolytic nature. J. Labor. a. Clin. Med. **39**, 505 (1952). — MUIRHEAD, E. E., and W. F. SHIELDS: Erythrophagocytosis and hemosiderosis in lymphnodes, spleen and liver in patients dying of malignant hypertension, chronic glomerulonephritis and pyelonephritis and polycystic disease. Ann. Int. Med. **40**, 307 (1954). — MUNDT, E.: Die Begleitretikulose oder Réticulose associée (dargestellt am Beispiel einer eosinophilen allergischen Dermatose und der progressiven pneumohaemorrhagischen Anämie). Dtsch. Arch. klin. Med. **198**, 11 (1951). — MUNDT, E., u. E. M. KRIEGEL: Die idiopathische Lungenhämosiderose. Dtsch. Arch. klin. Med. **199**, 275 (1952).

NACHTNEBEL, E.: Über Aleukia haemorrhagica. Vergleichende Untersuchung an mit großen Röntgendosen bestrahlten Hunden. Beitr. path. Anat. **92**, 157 (1933/34). — NANCE-KIEVILL, L.: Akute idiopathic pulmonary haemosiderosis. Brit. Med. J. **1949**, 431. — NANTA, M.: Une splénomégalie granulomateuse bactérienne. J. méd. franç. **1926**. ~ Existe-t-il une splénomégalie algérienne ? Algerie méd. **1927**. — NANTA, M. u. Mitarb.: Sur certaines splénomégalies granulomateuses à type clinique de Banti de nature infectieuse. C. r. Soc. Biol. Paris **1926**. — NEEL, J. V.: The inheritance of the sickling phenomenon, with particular reference to sickle cell disease. Blood **6**, 389 (1951). — NEUKOMM, S.: La régulation physicochimique de la sidérémie. Acta haematol. (Basel) **2**, 213 (1949). — NEUMAN, META, A.: Hemochromatosis of the central nervous system. J. of Neuropath. **7**, 19 (1948). — NEUMANN, E.: Blut und Pigmente. Jena 1917. — NISSIM, J. A.: Intravenous administration of iron. Lancet **1947 II**, 49. ~ The relation between the distribution of iron and ascorbic acid in the body. Brit. J. Exper. Path. **33**, 419 (1952). ~ The mechanisms of toxicity of some iron preparations. Brit. J. Pharmacol. **9**, 103 (1954). ~ Deposition of iron in the testes after administration of an iron-dextran-complex. Lancet **1955**, 701. — NISSIM, J. A., and J M. ROBSON: Preparation and standardisation of saccharated iron oxide for intravenous administration. Lancet **1949 I**, 686. — NOACK, M.: Zur Klinik und Pathogenese der foetalen Erythroblastose. Ärztl. Wschr. **1946**, Nr 7/8, 105. — NOETZEL, H.: Diffusion von Blutfarbstoff in der inneren Randzone u. äußeren Oberfläche des Zentralnervensystems bei subarachnoidaler Blutung. Arch. f. Psychiatr. **111**, 129 (1940). — NOGUCHI, H.: Studien über den Nachweis der Spirochaeta pallida im CNS bei progressiver Paralyse und bei Tabes dorsalis. Münch. med. Wschr. **1913**, 737. — NORDMANN, M.: Im Beruf erworbene Lungenfibrosen. Verh. dtsch. Ges. Path. **33**, 266 (1949). — NORDMANN, M., u. J. HOLLENBECK: Die Metallunge, dargestellt am Beispiel der Metallunge eines Elektroschweißers. Verh. Dtsch. Pathologen, Breslauer Tagg 1944. S. 174. Stuttgart 1949. — NORRIS, R. P., and F. J. McEWEN: Exogenous hemochromatosis following multiple blood transfusions. J. Amer. Med. Assoc. **143**, 740 (1950).

OBERLING, C.: Le rôle pathogène de la mycose splénique de Nanta. Presse méd. **1928**, Nr 1. — OBERNDORFER, S.: In LUBARSCH-OSTERTAG, Erg. der Path., Bd. 19/2, S. 47. 1921. — O'DONNELL, W. M.: Renal siderosis in hemoglobinuric nephropathy. Amer. J. Path. **26**, 899 (1950). — OEBIKE, B.: Wesen und Herkunft endogener Pigmente und ihre besondere Bedeutung für die Pigmentstoffwechselstörung der Hämochromatose. Veröffentlichung aus der morphologischen Pathologie. Jena: Gustav Fischer 1950. — OELLER, H.: Experimentelle Studien zur pathologischen Physiologie des Mesenchyms und seiner Stoffwechselstörungen bei Infektionen. Krankheits-Forsch. **1**, 28 (1925). — OKAMOTO, K.: Zit. nach ROMEIS. — OSTERTAG, B.: Die diagnostische Verwertbarkeit der Eisenreaktion bei den luischen Erkrankungen des CNS. Berliner Ges. Psychiatrie. Sitzg 14. Juli 1924. — OVERHOFF, K.: Über das Vorkommen symmetrischer Gehirnerweichungsherde bei sekundärer Blutarmut. Virchows Arch. **287**, 784 (1933). — OVERZIER, C.: Beiträge zur Kenntnis des Hungerödems. Virchows Arch. **314**, 655 (1947). — OZERELJEV: Zit. nach KUNZ u. WEBER, Nov. Chir. Arch. (russ.) **24**, 291 (1931).

PAPPENHEIMER, A. W., W. P. THOMPSON, D. D. PARKER and K. E. SMITH: Anemia associated with unidentified erythrocytic inclusions, after splenectomy. Quart. J. Med. **14**, 75 (1945). — PAULING, L., H. A. ITANO, S. J. SINGER and J. C. WELLS: Sickle cell anemia a mollecular disease. Science (Lancaster, Pa.) **110**, 543 (1949). — PAYNE, R. V.: Acute haemolytic anemia; death after transfusion. Guy's Hosp. Rep. **84**, 65 (1934). — PENDERGRASS, E. P., and E. L. LAME: Hemosiderosis of the lung due to mitral disease. A. report of six cases simulating pneumoconiosis. Amer. J. Roentgenol. **61**, 443 (1949). — PENTSCHEW, A.: Encephalopathia posticterica infantum. Arch. f. Psychiatr. u. Z. Neur. **180**, 118 (1948). ~ Über die Beziehung zwischen Gehirn und Leber bei der Encephalopathia posticterica infantum im Lichte neuerer Forschungsergebnisse. Nervenarzt **5**, 220 (1949). — PERLS, M.: Nachweis von Eisenoxyd in gewissen Pigmenten. Virchows Arch. **39**, 42 (1867). — PETER, C.: Über die Eisenreaktion bei Paralytikern, angestellt an Hirnpunktionsmaterial. Münch. med. Wschr. **1924**, 12. ~ Zur Frage des differential-diagnostischen Wertes der Eisenreaktion an Probepunktionsmaterial. Münch. med. Wschr. **1924**, 99. — PETERS, G.: Trauma und Pachymeningitis haemorrhagica interna. Zbl. Neurochir. **1950**, H. 5, 280. ~ Die Pachymeningitis haemorrhagica interna, das intradurale Hämatom und das chronische subdurale Hämatom Fortschr. Neur. **1951**, H. 11, 485. ~ Stoffwechselstörungen und Zentralnervensystem. Dtsch. Z. Nervenheilk. **169**, 446 (1953). — PETERSON, R. E.: The serum iron in acute hepatitis. J. Labor. a. Clin. Med. **39**, 225 (1952). — PETRI, E.: Vergiftungen. In HENKE-LUBARSCH'

Handbuch der speziellen pathologischen Histologie, Bd. 10. Berlin: Springer 1930. — PETRIDES, P., u. H. WILD: Zur Klinik der Hämochromatose. Klin. Wschr. **1948**, Nr 33/34, 521. — PETTE, H.: Über den Eisengehalt der Hirnrinde und der Meningen bei syphilitischen Erkrankungen des Zentralnervensystems. Münch. med. Wschr. **1925**, 894. — PICK, L.: Die Skelettform (ossäre Form) des Morbus Gaucher. Veröff. Kriegs- u. Konstit.path. **1927**, H. 17. ~ A classification of the diseases of lipoid metabolism and GAUCHER's diesase. Amer. J. Med. Sci. **185**, 453 (1933). — PIRRIE, R.: Iron metabolism: a review of recent literature. Glasgow Med. J. **31**, 397 (1950). — PLATT, W. R.: Effects of radioactive phophorus on normal tissues. Arch. of Path. **43**, 1 (1947). — PÖSCH, W.: Über den Nachweis von Hämosiderin im Endometrium. Arch. Gynäk. **123**, 671 (1925). — POLSON, C. J.: The fate of colloidal iron administered intravenously. J. of Path. **32**, 247 (1929). ~ Failure of prolonged administration of iron to cause haemochromatosis. Brit. J. Exper. Path. **14**, 73 (1933). ~ Fate of colloidal iron administered intravenously. J. of Path. **31**, 445 (1928). — PONDER, E.: Hemolysis and related phenomena. New York: Grune & Stratton 1948. — POTEL, K.: Ist die infektiöse Anämie der Pferde eine Reticuloendotheliose? Dtsch. Ges. f. Path., 37. Tagg, 1953. S. 169. — POTTER, E. L.: Diagnosis of erythroblastosis fetalis in the macarated fetus. Arch. of Path. **41**, 223 (1946). — PRATT, P. T., and M. E. JOHNSON: Marrow iron stores in anemia. Arch. Int. Med. **93** 725 (1954). — PRIBILLA, W.: Thalassaaemia minor. Dtsch. Arch. klin. Med. **198**, 223 (1951). ~ Diskussionsbemerkung zu HEMMELER. Verh. dtsch. Ges. inn. Med. **58**, 731 (1952). ~ Diskussionsbemerkung zu SCHWIETZER. Verh. dtsch. Ges. inn. Med. **58**, 792 (1952). ~ Das Verhalten des Ferri-Saccharates im Organismus und seine therapeutische Bedeutung. Arch. exper. Path. u. Pharmakol. **217**, 508 (1953). ~ Tierexperimentelle Untersuchungen über den Eisenaustausch zwischen Mutter und Foet nach intravenöser Eisengabe. Acta haematol. (Basel) **12**, 371 (1954). ~ Eisentherapie und ihre Grenzen. Pharmakologische Therapie. Fortschr. Med. **73**, Nr 8, 209 (1955). — PRIBILLA, W., u. G. GEHRMANN: Untersuchungen über die Eisenversorgung des menschlichen Foeten unter besonderer Berücksichtigung des Ferritins. Fol. haemat., N. F. **1**, 23 (1956). — PRIBILLA, W., u. H. WOLFERS: Das Verhalten des Serumeisens bei Polyzythämien vor und während der Behandlung mit radioaktivem Phosphor. Klin. Wschr. **1955**, 960.

QUECKENSTEDT, H. J.: Untersuchungen über den Eisenstoffwechsel bei der perniziösen Anämie. Z. klin. Med. **79**, 49 (1914). ~ Zit. nach M. B. SCHMIDT 1940. — QUINCKE, H. J.: Über das Verhalten der Eisensalze im Tierkörper. Du Bois-Reymonds Arch. Anat. u. Physiol. **1868**, 7.

RADEL, J.: Ein Beitrag zur Ätiologie des Bronzediabetes. Berliner med. Z. **1951**, H. 7/8, 174. — RANDERATH, E., u. K. KRÜCKEMEYER: Experimentelle Untersuchungen zur Frage der Hämoglobinausscheidung durch die Niere. Zbl. Path. **85**, 313 (1949). — RATH, C. E., and C. A. FINCH: Sternal marrow hemosiderin. J. Labor. a. Clin. Med. **33**, 81 (1948). — RATHER, L. J.: Renal athrocytosis and intracellular digestions of intraperitoneally injected hemoglobin in rats. J. of Exper. Med. **87**, 163 (1948). ~ Acquired acute hemolytic anemia of unknown cause. Arch. Int. Med. **82**, 578 (1948). — RAVID, J. M., and CH. CHESNER: A fatal case of hemolytic anemia and nephrotic uremia following sulfapyridine administration. J. Amer. Med. Assoc. **199**, 380 (1940). — RAWLINSON, H. E., and B. PIERCE: Iron content as a quantitative measurement of the effect of previous pregnancies of the mammary glands of mice. Endocrinology **46**, 426 (1950). — RECHENBERGER, J., u. E. SCHAIRER: Über den Eisengehalt der Lungen bei Stauung. Z. exper. Med. **112**, 559 (1943). ~ Untersuchungen über die Hämosiderose beim Blutabbau II. Die Hämosiderose beim Säugling. Virchows Arch. **312**, 660 (1944). ~ Leber- und Milzeisen bei verschiedenen Infektionskrankheiten. Virchows Arch. **315**, 326 (1948). ~ Der Eisengehalt der Lunge bei der Lungenentzündung. Z. exper. Med. **117**, 114 (1951). — REGELSBERGER, H.: Über die Regulation des Eisenstoffwechsels bei der Hämochromatose. Klin. Wschr. **1942**, 1122. — REICH, C., and W. RUMSEY: Agnogenic myeloid metaplasia of the spleen. Report of 5 cases illustrating diagnostic difficulties and the danger of splenectomy and radiation therapy. J. Amer. Med. Assoc. **1942**, 1200. — REISS, J.: Über Schimmelmykosen (als Beitrag zur Kenntnis der Pilzerkrankungen). Zbl. Path. **91**, 113 (1953/54). — RHOADS, C. P., and W. B. CASTLE: The pathology of the bone marrow in sprue — anemia. Amer. J. Path. **9**, 813 (1933). — RHOADS, C. P., and D. K. MILLER: Histology of the bone marrow in aplastic anemia. Arch. of Path. **26**, 648 (1938). — RICH, M. L., R. J. RITTERHOFF and R. J. HOFFMANN: A fatal case of aplastic anemia following chloramphenicol. therapy. Ann. Int. Med. **33**, 1459 (1950). — RICHTER, W.: Beiträge zur normalen und pathologischen Anatomie der apokrinen Hautdrüsen des Menschen. Virchows Arch. **287**, 277 (1933). — RICKES, E. L. u. Mitarb.: Crystalline Vitamine B_{12}. Science (Lancaster, Pa.) **167**, 396 (1948). — RIJSSEL, TH. G., u. W. F. STENFERT KROESE: Hämosiderose u. Hämochromatose. Nederl. Tijdschr. Geneesk. **51**, 3843 (1951). — ROBBERS, H., u. K. RÜMELIN: Die Hepatosen, ihr klinisches Bild und ihre histologische Grundlage. Dtsch. Arch. klin. Med. **199**, 502 (1952). — ROBERT, P.: Über die Beziehungen der Melaninbildung zu den in der Haut gespeicherten Schwermetallen. Schweiz. Z. Path. u. Bakter. **10**, Suppl. 74,

(1947). — Rössle, R.: Über die Merkmale der Entzündung im allergischen Organismus. Verh. dtsch. path. Ges. (17. Tagg) 1914, 281. ~ Leber. In Henke-Lubarsch' Handbuch der speziellen pathologischen Anatomie und Histologie, Bd. 5, Teil 1. 1930. — Rogers jr., W. F.: Familial hemochromatosis, with comments on adrenal function in hemochromatosis. Amer. J. Med. Sci. 220, 530 (1950). — Rohr, K.: Das menschliche Knochenmark, 2. Aufl. Stuttgart: Georg Thieme 1949. — Romeis, B.: Nachweis von Eisen. In Mikroskopische Technik, S. 281. München: Leibniz 1948. — Rosen, A. P., and J. J. Scanlan: Favism. New England J. Med. 239, 367 (1948). — Rosenberg, M.: Broncediabetes und Blei. Klin. Wschr. 1928, 505. — Rosenhagen, H.: Über einige Beziehungen zwischen histologischen Veränderungen und Röntgenbild bei der chronischen Stauungslunge. Fortschr. Röntgenstr. 1928, 353. — Ross, M. H., J. Furth and R. R. Bigelow: Changes in cellular composition of the lymph caused by ionizing radiations. Blood 7, 417 (1952). — Roth, F.: Die Histopathologie des Fleckfiebers. Veröff. Konstit. u. Wehrpath. 12, H. 54 (1944). — Roth, O., B. Jasinski u. H. v. Bidder: Das Gewebeeisen beim Menschen bei normalen und pathologischen Zuständen. Helvet. med. Acta 18, 159 (1951). — Rothlin, E., u. E. Undritz: Experimenteller Beitrag zum Eisenstoffwechsel. Bericht über die Resultate der bisherigen Versuche mit der Eisenbehandlung der Kuhmilchanämie der Ratte. Helvet. med. Acta 13, 460 (1946). ~ Beitrag zum Eisenstoffwechsel. Verh. schweiz. naturforsch. Ges. 125, 212 (1945). ~ Experimenteller Beitrag zur Kenntnis der larvierten ferripriven Anämie (Sideropenie ohne Anämie). Schweiz. med. Wschr. 1947, 58. — Rothmann, A.: Beitrag zur Frage der Myoglobinurie. Verh. dtsch. path. Ges. 1944, 156. — Roulet, F.: Methoden der pathologischen Histologie. Wien: Springer 1948. — Rous, P.: Destruction of the red blood cells. Physiologic. Rev. 3, 75 (1923). — Rous, P., and J. Oliver: Experimental Haemochromatosis. J. of Exper. Med. 28, 629 (1918). — Ruppel, W.: Organveränderungen bei E-avitaminotischen Ratten. Arch. exper. Path. u. Pharmakol. 206, 584 (1949).

Sahli, A.: Lehrbuch der klinischen Untersuchungsmethoden. Leipzig: Franz Deutike 1931. — Saito, H.: Beiträge zur pathologischen Anatomie und Histologie der Ernährungsstörungen der Säuglinge. Virchows Arch. 250, 69 (1924). — Schade, A. L., and L. Caroline: An iron-binding component in human blood plasma. Science (Lancaster, Pa.) 104, 340 (1946). — Schäfer, K. H.: Untersuchungen über den exogenen Eisenstoffwechsel bei fieberhaften Infekten im Kindesalter. Klin. Wschr. 1940, Nr 38, 979. ~ Über den Einfluß von Infektionen u. ähnlichen Vorgängen auf den Eisenstoffwechsel. Z. exper. Med. 110, 679, 697, 713 (1942). ~ Gewebseisenstoffwechsel und Hämoglobinbild bei Infektionen. Klin. Wschr. 1943, 98. ~ Neuere Erkenntnisse auf dem Gebiet des kindlichen Eisenstoffwechsels. Ärztl. Wschr. 1947, Nr 37/38, 577. ~ Blut und blutbildende Organe; einschl. Eisenstoffwechsel. In Kinderheilkunde, herausgeg. von H. Kleinschmidt. Naturforschung und Medizin in Deutschland 1939—1946. Fiat Rev. 76, 89 (1948). ~ Über hämolytische Erkrankungen im Kindesalter. Mschr. Kinderheilk. 96, 210 (1948). ~ Der Eisenstoffwechsel des wachsenden Organismus. Erg. inn. Med., N. F. 4 (1953). — Schäfer, K. H., u. I. Boenecke: Die neurovegetative Lenkung des Eisenstoffwechsels. Arch. exper. Path. u. Pharmakol. 207, 666 (1949). ~ Die neurovegetative Lenkung des Eisenstoffwechsels. Klin. Wschr. 1949, 177. — Schairer, E., u. J. Rechenberger: Untersuchungen über die Hämosiderose beim Blutabbau. I. Versuche an akklimatisierten Ratten. Virchows Arch. 312, 652 (1944). ~ Das Leber- und Milzeisen bei Mann und Frau in verschiedenen Lebensaltern. Virchows Arch. 315, 309 (1948). ~ Vergleichende Untersuchungen über den chemisch und mikrochemisch bestimmten Eisengehalt in Leber und Milz. Virchows Arch. 315, 320 (1948). — Schallock, G.: Anatomische Untersuchungen über das Schicksal von Blutersatzmitteln im Empfängerorganismus und der durch sie ausgelösten Reaktionen. Beitr. path. Anat. 108, 405 (1943). — Schapira, G., J. C. Dreyfus et F. Schapira: Fer sérique et poliomyélite. Bull. Acid. Méd. 19, 361 (1947). — Scheid, K. F.: Histologische Studien am Gehirn mit Hilfe der Schnittveraschung. Virchows Arch. 277, 673 (1930). — Schenz, G.: Siehe P. Büchmann. — Scherer, H. J.: Vergleichende Pathologie des Nervensystems der Säugetiere. Leipzig: Georg Thieme 1944. — Schettler, G.: Histochemisch nachweisbares Gewebseisen nach Fett- und Cholesterininfütterung. Z. exper. Med. 115, 100 (1949). — Schick, F.: Handbuch der Ophthalmologie von Schick-Brückner, Bd. 4, S. 368. 1931. ~ (Hämosiderinring bei Ceratoconus) Auge. In Handbuch Henke-Lubarsch, Teil 1. 1928. — Schildknecht, O.: Zur Pathogenese verkalkter Schichtungskugeln, sog. „Corpora amylacea", in der Lunge (unter Mitteilung eines ungewöhnlichen Falles). Virchows Arch. 285, 466 (1952). — Schmelzer, W.: Der mikrochemische Nachweis von Eisen in Gewebselementen mittels Rhodanwasserstoffsäure und die Konservierung der Reaktion in Paraffinöl. Z. wiss. Mikrosk. 50, 99. — Schmidt, K.: Beitrag zur Differentialdiagnose der Hämochromatose. Klin. Wschr. 1949, 566. — Schmidt, K. E. A.: Sekundäre hämochromatische Leberzirrhose durch Bluttransfusionen. Fol. haemat. (Lpz.) 72, 94 (1953). — Schmidt, M. B.: Pigmentbildung in den Tonsillen und im Processus vermiformis. Verh. dtsch. path. Ges. (Kongr.) 11, 24 (1907). ~ Die Verkalkung. Der Eisengehalt verkalkter Teile. In Handbuch der allgemeinen Pathologie von Krehl-Marchand, Bd. 3, Abt. 2, S. 248. 1921. ~ Diskussionsbemerkung zu LUBARSCH. Verh. dtsch. path. Ges. 18, 113 (1921). ~ Einfluß eisenarmer u. eisenreicher Nahrung auf Blut und Körper. Jena: Gustav Fischer 1928. ~ Eisenstoffwechsel. In Handbuch der normalen und pathologischen Physiologie, Bd. 16/2, S. 1644. 1931. ~ Störungen des Eisenstoffwechsels und ihre Folgen. Erg. Path. **35**, 105 (1940). — SCHMIDTMANN, M.: Zwei Fälle schwerster Hämosiderose. Zbl. Path. **70**, 247 (1938). — SCHMORL, G.: Zur Kenntnis des Icterus neonatorum, insbesondere der dabei auftretenden Gehirnveränderungen. Verh. dtsch. path. Ges. (6. Tagg) **1903**, 109. ~ Über feine Knochenstrukturen und über den Eisengehalt des Knochengewebes unter pathologischen Verhältnissen. Verh. dtsch. path. Ges. (8. Tagg) **1905**, 144. ~ Diskussionsbemerkung zu LUBARSCH. Verh. dtsch. path. Ges. 18, 112 (1921). — SCHRADER, G.: Experimentelle Untersuchungen zum Paralysennachweis an faulenden Gehirnen. Dtsch. Z. gerichtl. Med. **14**, 401 (1929). — SCHRIDDE, H.: Die angeborene allgemeine Wassersucht. Münch. med. Wschr. **1910**, Nr 8. — SCHUBOTHE, H., u. H. W. ALTMANN: Kältehämagglutinine als Ursache chronisch hämolytischer Anämien. Z. klin. Med. **146**, 428 (1950). — SCHULTEN, H.: Über die essentielle hypochrome Anämie und verwandte Krankheitsbilder. Erg. inn. Med. **46**, 236 (1934). ~ Die Hungerkrankheit. Berlin-Saulgau: Haug 1946. ~ Lehrbuch der klinischen Hämatologie, 4. Aufl. Stuttgart 1948. ~ Über die Anämiebehandlung mit hoch dosierbaren intravenös anwendbaren Eisenpräparaten. Neue med. Welt **1** (1950). ~ Physiologie und Pathologie des Eisenstoffwechsels. Dtsch. med. Wschr. **1953**, 117. — SCHULTZE, K. W.: Zur Chemie des Hämosiderins. Beitr. path. Anat. **86**, 101 (1931). — SCHULZ, E.: Bluttransfusion und Blutersatzflüssigkeit im Kriege. Dtsch. med. Wschr. **1941**, 779. — SCHULZ, F. H., u. A. MORCZEK: Das Serumeisen bei Leukämien. Z. inn. Med. **6**, 611 (1951). — SCHULZ, W.: Zur Frage des Eisenstoffwechsels und der Eisentherapie vom Standpunkt der inneren Medizin. Dtsch. med. Wschr. **1942**, 157. — SCHULZE, E., u. R. FRANKE: Über myeloische Metaplasie als klinisches Syndrom. Dtsch. Arch. klin. Med. **199**, 369 (1952). — SCHUPPISSER, H.: Über Eiseninkrustation der Bindegewebssubstanzen bei Hämochromatose und bei lokalen Blutungen. Virchows Arch. **239**, 2 (1922). — SCHWARTZ, S. O., and S. BLUMENTHAL: Exogenous hemochromatosis resulting from blood transfusions. Blood **3**, 617 (1948). — SCHWARTZ, S. O., and J. CRITCHLOW: Erythremic Myelosis (di Guglielmo's disease). Blood **7**, 765 (1952). — SCHWARZ, L.: Einfluß der Ernährung auf die Eisenspeicherung der Leber u. Milz der weißen Maus (Beitrag zum Eisenstoffwechsel). Virchows Arch. **269**, 638 (1928). ~ Vergleichende histochemische u. chemisch-quantitative Untersuchungen über den Eisengehalt der Leber und Galle. Virchows Arch. **275**, 77 (1929). — SCHWEIZER, A.: Über ägyptische Splenomegalie. Schweiz. med. Wschr. **1927**, 1017. — SCHWIETZER, C. H.: Ferritin. Arzneimittel-Forsch. **1**, 72 (1951). ~ Eisen, Eiweiß, Hämochromatose. Verh. dtsch. Ges. inn. Med. **58**, 768 (1952). ~ Eiweißmangel als ätiologisches Moment der Haemochromatose. Dtsch. med. Wschr. **1952**, Nr 1, 17. ~ Untersuchungen über das Haemosiderin. Acta hämatol. (Basel) **10**, 174 (1953). — SCOTT, L. D. W., L. W. D. PARK and A. LENDRUM: The clinical, radiological and pathological aspects of pulmonary hämosiderosis. Brit. J. Radiol. **1947**, 100. — SCOTT, R. B., and A. T. H. ROBB-SMITH: Histiocytic medullary reticulosis. Lancet **1939 II**, 194. — SELBERG, W.: Tödliche Hämoglobinurie nach Verschüttung. Dtsch. med. Wschr. **1942**, 561. — SEYDERHELM, R., W. LEHMANN u. P. PICHELS: Intestinale perniciöse Anämie beim Hund durch experimentelle Dünndarmstruktur. Krankheits-Forsch. **4**, 263 (1927). — SHELDON, J. H.: The iron content of the tissues in hemochromatosis with special reference to the brain. Quart. J. Med. **21**, 123 (1927/28). ~ Hemochromatosis. London: Oxford University Press 1935. — SHEMIN, D., and D. RITTENBERG: The utilization of glycin for the synthesis of a porphyrin. J. of Biol. Chem. **159**, 567 (1945). ~ Life span of human red blood cell. J. of Biol. Chem. **166**, 627 (1946). — SHEN, S. C., TH. H. HAM and E. M. FLEMING: Studies on the destruction of red blood cells. III. Mechanism and complications of hemoglobinuria in patients with thermal burns: Spherocytosis and increased osmotic fragility of red blood cells. New England J. Med. **229**, 701 (1943). — SHEPPARD, C. W., and G. E. BEYL: Cation exchange in mammalian erythrocytes. III. The proteolytic effect of X rays on human cells. J. Gen. Physiol. **34**, 691 (1951). — SHODEN, A., B. W. GABRIO and C. A. FINCH: The relationship between ferritin and hemosiderin in rabbits and men. J. of Biol. Chem. **204**, 823 (1953). — SHORB, M. S.: Activity of vitamin B_{12} for the growth of lactobacillus lactis. Science (Lancaster, Pa.) **107**, 397 (1948). — SIEBERT, P.: Über menschliche Hämochromatose. Beitr. path. Anat. **84**, 111 (1930). — SIEGMUND, H.: Zur Pathologie der chronischen Streptokokkensepsis. Münch. med. Wschr. **1925**, 639. ~ Demonstrationen ungewöhnlicher Eisenablagerungen. Verslg Westdtsch. Path. Düsseldorf 23. Juli 1922. Ref. Zbl. Path. **33**, 240 (1923). ~ Diskussionsbemerkungen zu CHRISTELLER. Zbl. Path. **33**, 240 (1923). ~ Retikuloendothel u. aktives Mesenchym. Med. Klin., Beih. (1) **1927**, 1. ~ Das RES und seine Leistung im Lichte der Vitalfärbung. Jkurse ärztl. Fortbildg 18, 5 (1927). ~ Untersuchungen zur Pathogenese der Endocarditis. Virchows Arch. **290** (1933). — SIEGMUND, H., u. R. WEBER: Pathologische Histologie der Mundhöhle. Leipzig: Hirzel 1926. — SIEVERS, K., u. H. G. HARWERTH: Zur Therapie symptomatischer hämolytischer Anämien. Acta haematol. (Basel) **9**, 208 (1953). — SINGER, K., A. J. CHERNOFF and L. SINGER: Studies on abnormal hemoglobin. Blood **6**, 413 (1951). — SINGER, K., and W. DAMESHEK: Symptomatic hemolytic anemia. Ann. Int. Med. **15**, 544 (1941). — SINGER, K., and L. WEISZ: Life cycle of erythrocyte after splenectomy and problems of splenic hemolysis and target cell formation . Amer. J. Med. Sci. **210**, 301 (1945). — SKAVLEM, I. H., and R. J. RITTERHOFF: Coexistent pulmonary asbestosis and sarcoidosis. Amer. J. Path. **22**, 493 (1946). — SKOUGE, E.: Klinische und experimentelle Untersuchungen über das Serumeisen. Oslo 1939. — SMITH, H. W.: The kidney. Structure and function in health and disease. New York: Oxford University Press 1951. — SMITH, L. E.: Purification of anti PA factor from liver. Nature (Lond.) **161**, 138 (1948). ~ Presence of cobalt in the anti-pernicious anemic factor. Nature (Lond.) **162**, 144 (1948). — SPATZ, H.: Zur Eisenfrage, besonders bei der progressiven Paralyse. Zbl. Neur. **27**, 171 (1921). ~ Über den Eisennachweis im Gehirn, besonders in Zentren des extrapyramidal-motorischen Systems. Z. Neur. **77**, 261 (1922). ~ Über eine einfache Methode zur anatomischen Schnelldiagnose der progressiven Paralyse. Münch. med. Wschr. **1922**, 1376. ~ Zur anatomischen Schnelldiagnose der progressiven Paralyse mittels der Eisenreaktion. Münch. med. Wschr. **1924**, 1645. ~ Zur anatomischen Schnelldiagnose der progressiven Paralyse. Zbl. Path. **33**, 313 (1923). ~ Physiologie und Pathologie der Stammganglien. In Handbuch der normalen und pathologischen Physiologie, Bd. 10, S. 318. 1927. — SPATZ, H., u. A. METZ: Die 3 Gliazellarten und der Eisenstoffwechsel. Z. Neur. **100**, 428 (1926). ~ Die HORTEGAschen Zellen (= das sog. „dritte Element") und über ihre funktionelle Bedeutung. Z. Neur. **89**, 138 (1924). — SPIELMEYER, W.: Schlafkrankheit und progressive Paralyse. Münch. med. Wschr. **1907**, 1065. — STARKENSTEIN, E.: Eisen. In Handbuch der experimentellen Pharmakologie, Bd. 3, S. 2. Berlin: Springer 1934. — STASNEY, J.: Erythrophagocytosis and hemosiderosis in liver a. spleen in sickle cell disease. Amer. J. Path. **19**, 225 (1943). — STATS, D.: The sedimentation differential agglutination test. Blood **5**, 950 (1950). — STAUFFER, M. H., H. R. BUTT and M. B. DOCKERTY: Hemochromatosis: Clinical features and methods of diagnosis in 27 cases. Gastroenterology **27**, 31 (1954). — STEIN, F.: Über den quantitativen Eisennachweis im extrapyramidal-motorischen Kernsystem beim Menschen. Z. Neur. **85**, 614 (1923). — STEINMANN, B.: Über Eisenspeicherung im tuberkulösen Gewebe. Beitr. klin. Tbk. **86**, 84 (1935). — STERNBERG, C.: Diskussionsbemerkung zu EPPINGER. Verh. dtsch. path. Ges. (18. Tagg) **1921**, 68. ~ Über Sphaeroide und Eiseninkrustationen in der Milz. Virchows Arch. **275**, 50 (1929). — STEWART, W. B., R. T. SNOWMAN, C. L. YUILE and G. H. WHIPPLE: Radioiron absorption in anemic dogs fluctuations in mucosal block and evidence for gradient of absorption in gastrointestinal tract. J. of Exper. Med. **92**, 375 (1950). — STICH, W.: Die Bedeutung der B$_2$-Vitamine für den Dualismus der Porphyrine und den Abbau von Häminproteiden. Dtsch. med. Wschr. **1950**, Nr 37, 1217. ~ Die Vitamintherapie der Porphyrinkrankheiten. Dtsch. med. Wschr. **1951**, Nr 31/32, 967. — STIEFLER, G.: Über die SPATZsche Methode der anatomischen Schnelldiagnose der progressiven Paralyse. Münch. med. Wschr. **1925**, 704. ~ Über die SPATZsche Methode zur histologischen Schnelldiagnose der progressiven Paralyse. Z. Neur. **89**, 438 (1924). — STILLE, G.: Gefahren der intravenösen Eisentherapie. Materia medica Nordmark 1952, IV/1, 12. — STODTMEISTER, R., ST. SANDKÜHLER u. A. LAUR: Osteosklerose und Knochenmarkfibrose. Stuttgart 1953. — STOELTZER, W.: Die Ursache der Haffkrankheit. Dtsch. med. Wschr. **1932**, 1929. — STRASSMANN, G.: Hemosiderin and tissue iron in the brain, its relationship, occurrence and importance. A study of ninety-three human brains. J. of Neuropath. **4**, 393 (1945). ~ Formation of hemosiderin and hematoidin after tramatic and spontaneous cerebral hemorrhages. Arch. of Path. **47**, 205 (1949). — STRÄTER, R.: Beiträge zur Lehre von der Hämochromatose und ihren Beziehungen zur allgemeinen Hämosiderose. Virchows Arch. **218**, 1 (1914). — STRAUSS, H. M.: Erythrocyte aplasia following sulfathiazole. Amer. J. Clin. Path. **13**, 249 (1943). — STUDER, A.: Experimentelle Eisenspeicherung mit Ferronascin „Roche". Helvet. med. Acta **1948**, 252. — STURM, A.: In HEILMEYERS Lehrbuch der speziellen pathologischen Physiologie, S. 410. Jena: Gustav Fischer 1942. — SUSSMAN, R. M., and H. J. KAYDEN: Renal insufficience due to paroxysmal cold hemoglobinuria. Arch. Int. Med. **82**, 598 (1948). — SYLLA, A.: Lungenkrankheiten, 2. Aufl. Urban & Schwarzenberg 1952.

TAUBERT, M., u. L. HOFFMANN: Untersuchungen des Ferritins im Knochenmark bei schwerem Eisenmangelzustand. Ärzt. Forsch. **1952**, 505. — TAYLOR, H. E.: The possible role of ferritin in the production of shock in hemochromatosis. Amer. J. Clin. Path. **21**, 530 (1951). — TAYLOR, J., D. STIVEN and E. W. REED: Hemochromatosis in depancreatised cat. J. of Path. **34**, 793 (1931). ~ Experimental and idiopathic siderosis in cats. J. of Path. **41**, 397 (1935). — TERPLAN, K. L., and C. T. JAVERT: Fatal hemoglobinuria with uremia from quinine in early pregnancy. J. Amer. Med. Assoc. **106**, 529 (1936). — THEDERING jr., F.: Zur vegetativen Steuerung des Serumeisens. Klin. Wschr. **1949**, 496. — THOENES, F., u. R. ASCHAFFENBURG: Der Eisenstoffwechsel des wachsenden Organismus. Abh. Kinderheilk. **35**, 103 (1934). — THOMPSON, W. P.: Hemolytic jaundice. Bull. New York Acad. Med. **15**, 174 (1939). — TIGERTT, W. D., C. N. DUNCAN and A. J. HIGHT: Erythrocyte Morphology in experimental hemolytic anemia as induced by specific hemolysin. Amer. J. Med. Sci.,

N. S. 200, 173 (1940). — TING, T. P., and R. E. ZIRKLE: The nature and cause of the hemolysis produced by X rays. J. Cellul. a. Comp. Physiol. 16, 189 (1940). — TINGEY, A. H.: Iron, copper and manganese content of human brain. J. Ment. Sci. 83, 452 (1937). — TISCHENDORF, W., u. HECKNER: Zit. nach R. SCHÖN u. W. TISCHENDORF, Klinische Pathologie der Blutkrankheiten. Stuttgart: Georg Thieme 1950. — TÖRNE, H. v.: Über „spontane" Milzkapselrisse bei Fleckfieber. Zbl. Path. 83, 247 (1947). — TÖTTERMAN, L. E.: Vitamin C and iron metabolism. A study on the relation between vitamin C and iron under physiological conditions and infections diseases with special reference to the pathogenesis of infections anemia. Acta med. scand. (Stockh.) 134, Suppl. 230 (1949). ~ Intravenous iron tolerance tests in malignant neoplasms. Their value for diagnosis and for antianemic treatment with iron, vitamin C and penicillin. Acta med. scand. (Stockh.) 140, 265 (1951). — TOMINAGA: Untersuchungen über den Eisenstoffwechsel in seiner Abhängigkeit von Milz und Ovarien. Biochem. Z. 156, 418 (1925). — TSUZUKI, M.: Experimental studies on the biological action of hard roentgen-rays. Amer. J. Roentgenol. 16, 134 (1926). — TULLIS, J. J.: The response of tissue to total body irradiation. Amer. J. Path. 25, 829 (1949). — TULLIS, J. J., and SH. WARREN: Gross autopsy observations in the animals exposed at Bikini. J. Amer. Med. Assoc. 134, 1155 (1947).

UHLENBRUCK, P.: Familiäre Hämochromatose mit Melanurie (nebst Bemerkungen über den Eisengehalt der Organe). Dtsch. Arch. klin. Med. 167, 80 (1930). — UMLAUFT, W.: Pseudotuberkulose und Hämochromatose. Virchows Arch. 280, 18 (1931). — UNGEHEUER, H.: Ein Fall von Bronzediabetes mit besonderer Berücksichtigung des Pigments. Virchows Arch. 216, 86 (1914).

VANNOTTI, A.: Klinik und Pathogenese der Porphyrien. Erg. inn. Med. 49, 337 (1935). ~ Zwei seltene Fälle von Porphyrie. Z. exper. Med. 97, 377 (1936). ~ Porphyrine und Porphyrinkrankheiten. Berlin: Springer 1937. ~ Ausscheidung des Eisens durch die Nieren. Schweiz. med. Wschr. 1947, 79. — VANNOTTI, A., A. CLOSUIT u. A. JACCOTTET: Nouvelles acquisitions dans le domaine du métabolisme du fer à l'aide d'un isotope radioactif. In Beiträge zur Anwendung der Isotopentechnik in Biologie, Klinik und Therapie. Herausgeg. von der Isotopenkommission der Schweiz. Akad. Med. Wiss. Basel: Benno Schwabe & Co. 1950. — VANNOTTI, A., u. A. DELACHAUX: Der Eisenstoffwechsel und seine klinische Bedeutung. Basel: Benno Schwabe & Co. 1942. — VAUGHAN, J. M.: Leuco-erythroblastic anaemia. J. of Path. 42, 541 (1936). — VAUGHAN, V. C.: Kernicterus in erythroblastosis fetalis. J. of Pediatr. 29, 462 (1946). — VENTURA, S., u. A. KLOPPER: Iron metabolism in pregnancy. The behaviour of hemoglobin, serum iron, the ironbinding capacity of serum proteins, serum copper and free erythrocyte protoporphyrin in normal pregnancy. J. Obstetr. 58, 173 (1951). — VERLOOP, M. C., H. DEENSTRA and L. H. VAN DER HOEVER: Erythroblastosis and leukemia. A case report illustrating variations in the clinical picture. Blood 7, 454 (1952). — VOLLAND, W.: Beitrag zur Frage der Herkunft des „Paralyseeisens". Virchows Arch. 303, 611 (1939). ~ Über intracerebrale Gefäßverkalkungen: Die idiopathische Form mit vorwiegend extrapyramidalem Krankheitsbild nebst Bemerkungen zur STURGE-WEBERschen Krankheit. Arch. f. Psychiatr. u. Nervenheilk. 111, 5 (1940). ~ Kalkeiseninkrustationen der Lungen bei callösem Magengeschwür mit Pylorusstenose. (Ein Beitrag zur Kenntnis der extrarenalen Verkalkungen bei Hypochlorämie). Virchows Arch. 307, 85 (1940). ~ Untersuchungen über den intermediären Eisenstoffwechsel nach wiederholter Injektion artfremden Serums. Klin. Wschr. 1940, Nr 48, 1242. ~ Über das „Paralyseeisen" und die Eisenablagerungen bei Mesaortitis syphilitica unter besonderer Berücksichtigung ihrer Herkunft und Spezifität (Histopathologische und humoralpathologische Untersuchungen). Virchows Arch. 309, 145 (1942). ~ Gehirnbefunde bei Hämochromatose (Zugleich ein Beitrag zur Frage des Eisen- und Kupferstoffwechsels bei der Hämochromatose). Z. inn. Med. 1947, H. 19/20, 634. ~ Über Mineralstoffwechselstörungen des Gehirns. II. Mitt. Eisen- und Kupferstoffwechsel des Gehirns. Med. Mschr. 4, 246 (1949). — VOLLAND, W., u. W. PRIBILLA: Über die Siderinpigmente. Klin. Wschr. 1955, 145. — VOSBURGH u. FLEXNER: Ferritin in der menschlichen Placenta. Zit. nach GRANICK 1949.

WÄTJEN, J. W.: Über Hämosiderinbefunde im Endometrium. Virchows Arch. 311, 303 (1941/42). — WALDENSTRÖM, J.: Iron and epithelium. Acta med. scand. (Stockh.) Suppl. 90, 380 (1938). ~ Serumeisen und Eisenmangel. „Sideropenie" bei der perniciösen Anämie. Schweiz. med. Wschr. 1944, 978. ~ The incidence of „Iron deficiency" (sideropenia) in some rural and urban population. Acta med. scand. (Stockh.) Suppl. 170, 252 (1946). — WALDENSTRÖM, J., u. S. R. KJELLBERG: The roentgenological diagnosis of sideropenia dysphagia. Acta radiol. (Stockh.) 20, 618 (1939). — WALKER, A. R. P., and V. B. ARVIDSSON: Iron intake and hämochromatosis in the Bantu. Nature (Lond.) 166, 438 (1950). — WALLBACH, G.: Über die Entstehung des Hämosiderins, von Standpunkt der Zellaktivität betrachtet. Verh. dtsch. path. Ges. 22, 163 (1927). ~ Über die mikroskopisch sichtbaren Äußerungen der Zelltätigkeit. Darstellung einer funktionellen Zellmorphologie. Erg. Path. 24, 92 (1931). ~ Weitere mikroskopisch-chemische Untersuchungen über die Beeinflussung der

Eisenresorption. Z. exper. Med. **83**, 657 (1932). — Wallraff, J.: Histochemische Untersuchungen an den Nebennieren des erwachsenen Menschen. Z. Zellforschung **34**, 362 (1949). — Walthard, B.: Über die Bedeutung der Haemosiderose der Nieren bei allgemeiner Hämochromatose. Schweiz. Z. Path. **10**, Suppl. **159** (1947). — Warren, S., and J. Z. Bowers: The acute radiation syndrome in man. Ann. Int. Med. **32**, 207 (1950). — Warren, S., and W. L. Drake: Primary carcinom of the liver in haemochromatosis. Amer. J. Path. **27**, 573 (1951). — Wasastjerna, C.: The destruction of red blood corpuscles in experimental hemolytic anemia. Acta med. scand. (Stockh.) Suppl. **258** (1951). — Watson, C. J.: Hemolytic jaundice and macrocytic hemolytic anemia in a serie of 35 cases. Ann. Int. Med. **12**, 1782 (1938/39). — Weil, P. u. Mitarb.: La splénomégalie primitive aspergillaire. Sang **1** (1927). — Weissbecker, L.: Kobalt als Spurenelement und Pharmakon. Beihefte zur Med. Mschr. **1950**, H. 9. ~ Die Bedeutung des Kobalts für den Eisenstoffwechsel. Arzneimittel-Forsch. **2**, 171 (1952). ~ Die Infektanämie, ihre Ursache und Behandlung. Dtsch. med. Wschr. **1952**, 1452. — Wenderoth, H.: Eisennachweis im Sternalpunktat bei Hämochromatose. Z. klin. Med. **145**, 534 (1949). ~ Hämosiderose und Hämochromatose. Ärztl. Forsch. **4** (I), 549 (1950). ~ Das Eisen im punktierten Knochenmark. Acta haematol. (Basel) **5**, 338 (1951). — Wepler, W.: Zur Frage der sog. Pachymeningitis haemorrhagica interna. Verh. dtsch. Ges. Path. **34**, 213 (1950). — Wertham, F.: Zur Frage des Eisenbefundes bei der Dementia paralytica auf Grund vergleichend histopathologischer Untersuchungen. Z. Neur. **136**, 62 (1931). — Whipple, G. H., and W. L. Bradford: Mediterranean diseases. Thalassemia: Associated pigment abnormalities simulating hemochromatosis. J. of Pediatr. **9**, 279 (1936). — Whipple, G. H., and F. S. Robscheit-Robbins: Hemoglobin production factors in the human liver. III. Anemias, primary, aplastic and secondary, leukemias. J. of Exper. Med. **57**, 671 (1933). — Widmer, W.: Beitrag zur fetalen Eisenversorgung. Schweiz. med. Wschr. **1948**, 4, 38. — Wienbeck, J.: Das Knochenmarksbild bei Myelophthisen. Virchows Arch. **303**, 60 (1938/39). — Wintrobe, M. M.: Clinical hematology. Philadelphia 1949. ~ Clinical hematology. Philadelphia 1952. — Wintrobe, W., u. Mitarb.: Anemia of infection. Influence of cobalt on anemia associated with inflammation. Blood **2**, 323 (1947). ~ Studies on free erythrocyte protoporphyrin; plasma iron and plasma copper in normal and anemic subjects. Blood **3**, 501 (1948). — Wissler, H., u. H. U. Zollinger: Die familiäre kongenitale zystische Pancreasfibrose mit Bronchiektasien. Helvet. paediatr. Acta **1**, 9 (1945/46) mit Suppl. 1—3. — Wöhler, F.: Zur Physiologie und Pathologie des Speichereisens. Dtsch. med. Wschr. **1955**, 30. — Wohlwill, F.: Über Broncediabetes. Verh. dtsch. path. Ges. **20**, 207 (1925). — Wolff, H.: Kobaltwirkung auf die Hämatopoese. Klin. Wschr. **1950**, 279. — Wolff, J.: Die fetalen Erythroblastenkrankheiten. Erg. inn. Med. **60**, 72 (1941). — Wood, I. J., R. K. Doig, R. Motteram and A. Hughes: Gastric biopsy: Report on 55 biopsies using a new flexible gastric biopsy tube. Lancet **1949**, 18. — Wood, I. J., R. K. Doig, R. Motteram, S. Weiden and A. Moore: The relationship between the secretions of the gastric mucosa and its morphology as shown by biopsy specimens. Gastroenterology **12**, 949 (1949). — Wright, G. P.: An introduction to Pathology. London-New York-Toronto: Longmans Green & Co. 1950. — Wüllenweber, G.: Über die Funktion des Plexus chorioideus und die Entstehung des Hydrocephalus internus. Z. Neur. **88**, 208 (1924). — Wuhrmann, F., u. B. Jasinski: Zur klinischen Bedeutung der Eiweißeisenstoffwechselbeziehungen. Klin. Wschr. **1955**, 97. — Wuth, O.: Über den Eisengehalt des Gehirns. Z. Neur. **84**, 474 (1923). — Wyatt, J. P., and Goldenberg: Hemosiderosis in refractory anemia. Arch. Int. Med. **83**, 67 (1949). — Wyatt, J. P., and J. Howell: Experimental induction of iron overload in the rat. I. Morphological alterations due to dietary siderosis. Arch. of Path. **55**, 466 (1953). — Wyatt, J. P., H. K. Mighton and V. Moragues: Transfusional siderosis. Amer. J. Path. **26**, 883 (1950). — Wyatt, J. P., and S. C. Sommers: Chronic marrow failure, myelosclerosis and extramedullary hematopoiesis. Blood **5**, 329 (1950). — Wyllie, W. G., W. Sheldon, M. Bodian and A. Barlow: Idiopathic pulmonary haemosiderosis (Essential brown induration of the lungs). Quart. J. Med. **17**, 25 (1948).

Zadek, I.: Die Polycytämien. Erg. Med. **10**, 355 (1927). — Zand, N.: Les plexus chorioides. Paris: Masson & Cie. 1930. — Zeltmacher, K., and M. Bevans: Aplastic anemia and its asssociation with hemochromatosis. Arch. Int. Med. **75**, 395 (1945). — Zinck, K. H.: Pathologische Anatomie der Verbrennung.... Veröff. Konstit. u. Wehrpath. **1940**, H. 46. — Zollinger, H. U.: Die biliäre Lebercirrhose im Säuglings- und Kleinkindalter und ihre Beziehung zum Morbus haemolyticus neonatorum. Helvet. paediatr. Acta Suppl. **2**, 104 (1946). ~ Pathologische Anatomie und Pathogenese des familiären Morbus haemolyticus neonatorum. Helvet. paediatr. Acta Suppl. **2**, 127 (1946). ~ Anurie bei Chromoproteinurie (Hämolysniere, Crushniere). Stuttgart: Georg Thieme 1952. ~ Die hämatogenen interstitiellen Nephritiden; Ursachen, Erscheinungsformen und Folgen. Verh. dtsch. Ges. inn. Med. **58**, 153 (1952). ~ Die Pathologie des haemolytischen Transfusionszwischenfalles. Dtsch. med. Wschr. **1953**, 847.

Kupferstoffwechselstörungen.

ABDERHALDEN, E.: Lehrbuch der physiologischen Chemie. Berlin u. Wien: Urban & Schwarzenberg 1944. — ADLER, A.: Melanin pigment in the central nervous system of vertebrates. J. Comp. Neur. **70**, 315 (1939). — ANDRIADNOFF, N., u. S. ANSBACHER: Leber und Kupfer. Dtsch. med. Wschr. **1930 I**, 357, 421. — ANSBACHER, S., R. E. REMINGTON and F. B. CULP: Copper determination in organic matter. Industr. Engin. Chem. Anal. ed. **3**, 314 (1931). — APITZ, K.: Über die Pigmentbildung in den Zellkernen melanotischer Geschwülste. Virchows Arch. **300**, 89 (1937). — ASCHOFF, L.: Disk.-Bem. zu GERLACH. Verh. dtsch. path. Ges. (26. Tagg) **1931**, 172. ~ Disk.-Bem. zu ASKANAZY. Verh. dtsch. path. Ges. **24**, 96 (1929). — ASKANAZY, M.: Disk.-Bem. zu GERLACH. Verh. dtsch. path. Ges. (26. Tagg) **1931**, 172. ~ Mikrolith und Pigmentkalkstein. Verh. dtsch. path. Ges. **24**, 87 (1929).

BAADER, E. W.: Gewerbekrankheiten. München u. Berlin: Urban & Schwarzenberg 1954. — BAUER, K. H.: Das Krebsproblem. Berlin-Göttingen-Heidelberg: Springer 1949. — BAXTER, J. H.: Bone disorder in copper-deficient puppies. Amer. J. Physiol. **167**, 766 (1951). — BAXTER, J. H., and J. J. VAN WYK: A bone disorder associated with copper deficiency. I. Gross morphological, roentgenological, and chemical observations. Bull. Johns Hopkins Hosp. **93**, 1 (1953). — BAXTER, J. H., J. J. VAN WYK and R. H. FOLLINS jr.: A bone disorder associated with copper deficiency. II. Histological and chemical studies on the bones. Bull. Johns Hopkins Hosp. **93**, 25 (1953). — BEARN, A. G.: Genetic and biochemical aspects of Wilson's disease. Amer. J. Med. **15**, 442 (1953). — BEARN, A. G., and H. G. KUNKEL: Biochemical abnormalities in Wilson's disease. J. Clin. Invest. **31**, 616 (1952). ~ Localisation of Cu^{64} in serum fractions following oral administration. An alteration in Wilson's disease. Proc. Soc. Exper. Biol. a. Med. **85**, 44 (1954). ~ Abnormalities of copper metabolism in Wilson's disease and their relationship to the aminoaciduria. J. Clin. Invest. **33**, 400 (1954). ~ Metabolic studies in Wilson's disease using Cu^{64}. J. Labor. a. Clin. Med. **45**, 623 (1955). ~ Abnormalities of copper metabolism in Wilson's disease and their relationship to the aminoaciduria. J. Clin. Invest. **33**, 400 (1954). — BECK, A. B., and H. W. BENNETS: Enzootic ataxia and copper deficiency in sheep in Western Australia, Council for Scientific and Industrial Research, Commonwealth of Australia. Bull. No 147, Melbourne 1942. — BENCE, C., J. LENDVAI u. J. SZÉKELY: Der Kupfergehalt des Blutes bei Anämien. Z. klin. Med. **130**, 299 (1936). — BENNETS, H. W., and F. E. CHAPMANN: Zit. nach BRENNER 1953. Austral. Vet. J. **13**, 138 (1937). — BERSIN, TH.: Komplexverbindungen in der physiologischen Chemie. Angew. Chem. **62**, 246 (1950). — BEST, F.: KAYSER-FLEISCHERscher Ring. In Handbuch der Ophthalmologie von F. SCHICK und A. BRÜCKNER, Bd. 6, S. 642. 1931. — BETHELL, F. H., S. M. GOLDHAMER, R. ISAACS and C. C. STURGIS: The diagnosis and treatment of irondeficiency anemias. J. Amer. Med. Assoc. **103**, 797 (1934). — BLOCH, B.: Das Pigment. In Handbuch der Haut- und Geschlechtskrankheiten von JADASSOHN, Bd. 2, S. 434. Berlin: Springer 1927. — BODANSKY, M.: The zinc and copper content of the human brain. J. of Biol. Chem. **48**, 361 (1921). — BOGAERT, L. VAN: Troubles extrapyramidaux, anneau cornéen et cirrhose pigmentaire au cours de la trypanosomiase africaine. J. belge Neur. **33**, 561 (1933). — BONNET, P.: Imprégnation des couches profondes de la cornée, consecutive à des injections intraveineuses et intramusculaires de sels d'or et de cuivre colloïdal. Ann. d'Ocul. **180**, 243 (1947). ~ Le cercle vert de la cornée, la semblecataracte en fleur de tournasol dans la pseudo-sclérose. Schweiz. med. Wschr. **1948**, 41. — BORN, G. V. R.: Brit. J. Pharmacol. **8**, 42 (1953). Zit. nach GIESINGER 1955. — BORTELS, H.: Bedeutung von Eisen, Zink usw. für die Mikroorganismen. Biochem. Z. **182**, 301 (1927). — BOUDIN, G., et B. PÉPIN: La dégénéressence hépato-lenticulaire, nouvelle affection métabolique. Presse méd. **1954**, 243. — BRAND, J., u. J. TAKATS: Histochemische Untersuchungen des KAYSER-FLEISCHERschen Hornhautringes. Graefes Arch. **151**, 391 (1951). — BRENNER, W.: Beiträge zur Kenntnis des Kupfer- und Eisenstoffwechsels im Kindesalter. I. Mitteilung: Die Eisen- und Kupferkurve im Serum normaler Kinder. Z. Kinderheilk. **65**, 727 (1948). ~ Beiträge zur Kenntnis des Eisen- und Kupferstoffwechsels im Kindesalter. 2. Mitteilung: Serumeisen und Serumkupfer bei akuten und chronischen Infektionen. Z. Kinderheilk. **66**, 14 (1948). ~ Serumeisen und Serumkupfer beim gesunden und kranken Kinde. Med. Mschr. **1948**, H. 7, 232. ~ Beiträge zur Kenntnis des Eisen- und Kupferstoffwechsels. 3. Mitteilung. Z. Kinderheilk. **66**, 299 (1949). ~ Über die Bedeutung des Kupfers in Biologie und Pathologie. Med. Mschr. **1953**, Nr 6, 343 u. Nr 7, 409. ~ Die Bedeutung des Kupfers in Biologie und Pathologie unter besonderer Berücksichtigung des wachsenden Organismus. Erg. inn. Med., N. F. **4**, 806 (1953). — BRENNER, W., u. A. BREIER: Beiträge zur Kenntnis des Eisen- und Kupferstoffwechsels im Kindesalter. Zugleich ein Beitrag zur Kenntnis der kindlichen Schizophrenie. Z. Kinderheilk. **66**, 620 (1949). — BROUWER, B.: The spleen, the liver, and the brain. Proc. Roy. Soc. Med. **29**, 579 (1936). — BRÜCKMANN, G., and S. G. ZONDEK: Iron, copper and manganese in human organs at various ages. Biochemic. J. **33**, 1845 (1939). — BÜCHMANN, P.: Eisenresorption und Klinik. Erg. inn. Med. **64**, 505 (1944). — BÜCHMANN, P., u. G. SCHENZ: Hämochromatose und Eisenstoffwechsel. Beih. Med. Mschr. Stuttgart: Wissenschaftliche Verlagsgesellschaft 1948. — BÜCHNER, F.: Allgemeine Pathologie. München u. Berlin: Urban & Schwarzenberg 1950. — BUREAU u. ORTAB: Glykocholsaures Kupfer bei Furunkel, Anthrax usw. Presse méd. **1936**. Zit. nach BRENNER. — BUTZENGEIGER, K. H., u. J. LANGE: Über die Bedeutung der Eisenkupferbestimmung im Blutserum für die Differentialdiagnose des Icterus. Ärztl. Wschr. **1952**, 250.

CAGIANUT, B., u. K. THEILER: Zur Kenntnis des KAYSER-FLEISCHERschen Cornealringes. Graefes Arch. **157**, 302 (1956). — CALLENDER, G. R.: Haemochromato.is. Internat. Clin. **2**, 268 (1928). — CARTWRIGHT, G. E.: Copper metabolism in human subjects, in: Copper metabolism: A symposium on animal, plant and soil relationship. W. D. McELROY Ed. Baltimore: Johns Hopkins University Press 1950. ~ Studies on copper metabolism. Blood copper in normal human subjects. VI. J. Clin. Invest. **32**, 322 (1953). ~ The relationship of copper, cobalt, and other trace elements to hemopoiesis J. of Clin. Nutr. **3**, 11 (1955). — CARTWRIGHT, G. E., C. J. GUBLER and M. M. WINTROBE: Studies on copper metabolism. XI. Copper and iron metabolism in the nephrotic syndrome. J. Clin. Invest. **33**, 685 (1954). — CARTWRIGHT, G. E., R. E. HODGES, C. J. GUBLER, J. P. MAHONEY, K. DAUM, M. M. WINTROBE and W. B. BEAN: Studies on copper metabolism. XIII. Hepatolenticular degeneration. J. Clin. Invest. **33**, 1487 (1954). — CARTWRIGHT, G. E., C. M. HUGULEY jr., H. ASHENBRUCKER, J. A. FAY and M. M. WINTROBE: 2. Studies on free erythrocyt: protoporphyrin, plasma iron and plasma copper in normal and anemic subjects. Blood **3**, 501 (1948). — CARTWRIGHT, G. E., P. J. JONES and M. M. WINTROBE: A method for the determination of copper in blood serum. J. of Biol. Chem. **160**, 593 (1945). — CARTWRIGHT, G. E., M. A. LAURITSEN, P. J. JONES, I. M. MERRIL and M. M. WINTROBE: 1. The anemia of infection. I. Hypoferremia, hypercupremia and alteration in porphyrin metabolism in patients. J. Clin. Invest. **25**, 1, 65 (1946). — CARTWRIGHT, G. E., and M. M. WINTROBE: The anemia of infection. XVII. A review. Adv. Int. Med. **5**, 165 (1952). — CHASE, M. S., C. J. GUBLER, G. E. CARTWRIGHT and M. M. WINTROBE: Studies on copper metabolism. IV. The influence of copper on the absorption of iron. J. of Biol. Chem. **199**, 757 (1952). — CHOU, T. P., and W. H. ADOLPH: Living copper metabolism in man. Biochemic. J. **29**, 476 (1935). — CLAIREAUX, A.: Hemolytic disease of the newborn. Arch. Dis. Childh. **25**, 61 (1950). — COHEN, G. N.: Trav. Soc. Chim. biol. **23**, 1504 (1941). Zit. nach ROBERT 1950. — COHEN, E., and C. A. ELVEHJEM: The relation of iron and copper to the cytochrome and oxidase content of animal tissues. J. of Biol. Chem. **107**, 97 (1934). — COMAR, C. L., G. K. DAVIS and L. SINGER: Molybdenum metabolism and interrelationships with copper and phosphorus. J. of Biol. Chem. **180**, 913 (1949). — COOK, S. F., and N. M. SPILLES: Some factors regulating the utilization of splenic iron. Amer. J. Physiol. **98**, 626 (1931). — COOPER, A. M., R. D. ECKHARDT, W. W. FALOON and C. S. DAVIDSON: Investigation of the aminoaciduria in Wilson's disease (hepatolenticular degeneration): Demonstration of a defect in renal function. J. Clin. Invest. **29**, 165 (1950). — CORNBLEET, TH.: Vitamin C and pigment. Arch. of Dermat. **35**, 471 (1937). — CORRAN, R. F.: The influence of various substances on lipase action. Biochemic. J. **23**, 188 (1929). — CRAIG, J. M.: Sequences in development of cirrhosis of the liver in cases of erythroblastosis fetalis. Arch. of Path. **49**, 665 (1950). — CUMINGS, J. N.: Copper and iron in the normal and in hepatolenticular degeneration. Brain **71**, 410 (1948). ~ The copper and iron content of brain and liver in the normal and hepatolenticular degeneration. Brain **71/72**, 410 (1948/49). ~ The effect of BAL in hepatolenticular degeneration. Brain **74**, 10 (1951). ~ Copper storage in hepatolenticular degeneration and allied diseases. Proc. Roy. Soc. Med. **47**, 152 (1954). — CUNNINGHAM, I. J.: Copper and molybdenum in relation to diseases of cattle and sheep in New Zealand. In. W. D. McELROY and B. GLASS, A Symposium on copper metabolism. Baltimore: Johns Hopkins Press 1950. ~ Some biochemical and physiological aspects of copper in animal nutrition. Biochemic. J. **25**, 1267 (1931).

DANNEL, R.: Melaninbildende Fermente bei Drosophila melanogaster. Biol. Zbl. **63**, 377 (1943). — DARNIS, F.: Les hémochromatoses. Rev. internat. Hépatol. **5**, 63 (1955). — DAVIS, G. K.: The influence of copper on the metabolism of phorphorus and molybdenum. In: McELROY and GLASS, A Symposium on copper metabolism. Baltimore: Johns Hopkins Press 1950. — DENNY-BROWN, D.: Abnormal copper metabolism and hepatolenticular degeneration. Res. Publ. Assoc. Res. Nerv. a. Ment. Dis. **32**, 190 (1953). — DENNY-BROWN, D., and H. PORTER: The effect of BAL (2,3-Dimercaptopropanol) on hepatolenticular degeneration (Wilson's disease). New England J. Med. **245**, 917 (1951). — DUBOIS, K. P., and W. F. ERVAY: Studies on mechanism of action of thiourea and related compounds; inhibition of oxidative enzymes and oxidations catalyzed by copper. J. of Biol. Chem. **165**, 711 (1946). — DUIJN, P. VAN: Inactivation experiments on the Dopa factor. J. Histochem. a. Cytochem. **1/3**, 143 (1953).

EARL, C. J., M. J. MOULTON and B. SELVERSTONE: Metabolism of copper in Wilson's disease and in normal subjects. Amer. J. Med. **17**, No 2, 205 (1954). — EDLBACHER, S., u. FR. LEUTHARDT: Über den Einfluß der Ascorbinsäure auf die Arginasewirkung. Klin. Wschr. **1933**, 1843. — EDLBACHER, S., u. W. GERLACH: Über den Kupfergehalt des JENSEN-Sarkoms und seine Beziehungen zum Organkupfer. Z. Krebsforsch. **42**, 272 (1935). — EFFKEMANN, G., u. H. RÖTTGER: Über den Kupfergehalt während der Schwangerschaft. Klin. Wschr. **1950**, 216. — EGGLETON, W. G. E.: Zinc and copper contents of organs and tissues of Chinese subjects. Biochemic. J. **34**, 991 (1940). — EICHHOLTZ, F.: Über Schwermetallkatalysen in der lebenden Substanz. Klin. Wschr. **1931** I, 721. ~ Kupfer. In Handbuch der experimentellen Pharmakologie (HEFFTER-HEUBNER), Bd. 3, Teil 3, S. 1958. 1934. ~ Lehrbuch der Pharmakologie, 3. u. 4. Aufl. Berlin: Springer 1944. — EICKE, W. J.: WILSON-Pseudosklerose ohne Leberzirrhose. Arch. f. Psychiatr. **114**, 214 (1942). — EISLER, B., G. ROSDAHL u. H. THEORELL: Untersuchungen über die Zustandsform des Kupfers im Blutserum mit Hilfe der Kataphorese. Biochem. Z. **286**, 435 (1936). — ELSTE, R.: Multiple Sklerose und Schizophrenie als Syndrom bei Spurenmangelkrankheiten. Stuttgart: Hippokrates-Verlag. Marquardt & Co. 1951. — ELVEHJEM, C. A.: The biological significance of copper and its relation to iron metabolism. Physiologic. Rev. **15**, 471 (1935). — ELVEHJEM, C. A., C. DUCKLES and D. R. MENDENHALL: Iron versus iron and copper in the treatment of anemia in infants. Amer. J. Dis. Childr. **53**, 785 (1937). — ELVEHJEM, C. A., and E. B. HART: The relation of iron and copper to hemoglobin synthesis in the chick. J. of Biol. Chem. **84**, 131 (1929). — ELVEHJEM, C. A., and C. W. LINDOW: The determination of copper in biological materials. J. of Biol. Chem. **81**, 435 (1929). — ELVEHJEM, C. A., and W. C. SHERMAN: The action of copper in iron metabolism. J. of Biol. Chem. **98**, 309 (1932). — EPPINGER, H.: Leberkrankheiten. Wien: Springer 1937. — EULER, H. v., M. MAHLBERG u. G. GÜNTHER: Zur Biochemie des JENSEN-Sarkoms. Z. Krebsforsch. **45**, 425 (1937). — EWERBECK, H.: Lebererkrankungen im Kindesalter. Erg. inn. Med., N. F. **6**, 466 (1955).

FAY, J., G. E. CARTWRIGHT and M. M. WINTROBE: Studies on free erythrocyte protoporphyrin, serum iron, serum iron-binding capacity and plasma copper during normal pregnancy. J. Clin. Invest. **28**, 487 (1949). — FIGGE, F. H. J.: Effect of glutathione on tyrosinase and significande of Dopa reaction. Proc. Soc. Exper. Biol. a. Med. **46**, 269 (1941). — FINN, F., and W. C. v. GLAHN: A chemical and pathologic study of the effects of copper on the liver. J. of Exper. Med. **45**, 5 (1929). — FITZ-HUGH, R., G. M. ROBSON and D. L. DRABKIN: Hemoglobin production. IV. Evaluation of the therapeutic agents in anemia, due to milk diets, based on a study of the blood and bone marrow of rats from birth to maturity. J. of Biol. Chem. **103**, 617 (1933). — FITZPATRICK, TH. B., and A. B. LERNER: Biochemical basis of human melanin pigmentation A. M. A. Arch. of Dermat. **69**, 133 (1954). — FLASCHENTRÄGER, B.: Physiologische Chemie. Berlin-Göttingen-Heidelberg: Springer 1951. — FLEISCHER, B.: Zur Ätiologie des Keratokonus. Arch. Augenheilk. **100/101**, 247 (1929). — FLEISCHER, B., u. W. GERLACH: Zur Frage der Silberpigmentierung des KAYSER-FLEISCHERschen Hornhautringes. Klin. Wschr. **1934**, 255. — FLESCH, P.: Studies on role of copper in mammilian pigmentation; preliminary report. J. Invest. Dermat. **11**, 157 (1948). — FLESCH, P., and S. ROTHMAN: The role of copper in mammilian pigmentation. Proc. Soc. Exper. Biol. a. Med. **70**, 79 (1949). — FLORENTINE, P.: L'excrétion de la colloïde pituitaire chez le crapaud (Bufo vulgaris). C. r. Soc. Biol. Paris **117**, 185 (1934). — FOLLIS jr., R. H., J. A. BUSH, G. E. CARTWRIGHT and M. M. WINTROBE: Studies on copper metabolism. XVIII. Skeletal changes associated with copper deficiency in swine. Bull. Johns Hopkins Hosp. **97**, 405 (1955). — FOSTER, P. C.: The effects of radiant energy on milk anemia in rats. J. Nutrit. **4**, 517 (1931). — FOWLER, W. M., and A. P. BARER: The effect of copper and iron on hemoglobin regeneration. J. Labor. a. Clin. Med. **26**, 832 (1941). — FUERTH, O. V., u. H. SCHNEIDER: Über tierische Tyrosinasen und ihre Beziehungen zur Pigmentbildung. Beitr. Chem. u. Path. **1**, 229 (1902). — FUNDER, W.: Seltene Augenveränderungen beim hepatolentikulären Syndrom. Klin. Mbl. Augenheilk. **125**, 472 (1954).

GASTAGER, H., O. HORNYKIEWICZ u. H. TSCHABITSCHER: Das Verhalten des Serumkupfers und der p-Polyphenoloxydaseaktivität bei klinischen und subklinischen Formen von hepatolentikulären Erkrankungen. Wien. Z. Nervenheilk. **9**, 312 (1954). — GERLACH, W.: Alkohol, Kupfer, Leberzirrhose. Schweiz. med. Wschr. **1935**, 194. ~ Untersuchungen über den Kupfergehalt menschlicher und tierischer Organe. Virchows Arch. **294**, 171 (1935). ~ Über den Kupfergehalt menschlicher Organe in besonderen Fällen. Virchows Arch. **295**, 394 (1935). ~ Über den Kupfergehalt menschlicher Tumoren in Beziehung zum Kupfergehalt der Leber. Z. Krebsforsch. **42**, 290 (1935). — GERLACH, W., u. K. RUTHARDT: Der Elementarnachweis im Gewebe. Die quantitative Bestimmung von Kupfer im Gewebe mittels Spektralanalyse nebst Untersuchungen eines Falles von fraglicher Kupfersulfatvergiftung. Beitr. path. Anat. **92**, 347 (1933). — GIESINGER, E.: Beiträge zum Kupferstoffwechsel. Wien. Z. inn. Med. **1955**, 168. — GIESINGER, E., u. A. NEUMAYR: Zur Frage der Hautpigmentierung bei Leberzirrhosen und Hämochromatose. Wien Z. inn. Med. **1955**, 107. — GLAZEBROOK, A. J.: Wilson's disease. Edinburgh Med. J. **52**, 82 (1945). — GLEES, M., W. PRIBILLA u. W. VOLLAND: Kupferspeicherungsversuche unter Berücksichtigung des Auges. Klin. Wschr. **1956**, 90. — GOHR, H.: Siehe VOLLAND. — GORTER, E.: Copper and anemia. Amer. J. Dis. Childr. **46**, 1066 (1933). ~ Depigmentation, new dietary deficiency disease, cured by copper.

Nature (Lond.) **136**, 185 (1935). — GRACIANSKY, P. DE: Recherches biochimiques sur la mélanose de Riehl. Ann. de Dermat. **5**, 125 (1945). — GRAUBARD, M.: Uterine respiration, cytochrome oxidase and copper. Amer. J. Physiol. **131**, 584 (1941). — GREEN, CH. L.: Histochemical demonstration of copper in a case of hepatolenticular degeneration. Amer. J. Path. **31**, 545 (1955). — GRÜNTHAL, E.: Der Zellaufbau des Hypothalamus beim Hunde. Z. Neur. **120**, 157 (1929). — GRUPPER, CH., and G. PLAS: Le rôle du cuivre dans la mélanogénèse. Bull. Soc. franç. Dermat. **1**, 59 (1951). — GUBLER, C. J., M. E. LAHEY, G. E. CARTWRIGHT and M. M. WINTROBE: Studies on copper metabolism. IX. The transportation of copper in blood. J. Clin. Invest. **32**, 405 (1953). — GUBLER, C. J., M. E. LAHEY, M. S. CHASE, G. E. CARTWRIGHT and M. M. WINTROBE: Studies on copper metabolism. III. The metabolism of iron in copper deficient swine. Blood **7**, 1075 (1952). — GÜNTHER, H.: Die Bedeutung der Hämatoporphyrine in Physiologie und Pathologie (LUBARSCH-OSTERTAG). Erg. Path. **20** (I), 613 (1922). — GÜNTHER, M.: Beitrag zur Kenntnis der extrapyramidalen Bewegungsstörungen infolge körperlicher Erkrankungen. Arch. f. Psychiatr. **72**, 12 (1925). HÄUSLER, H., u. H. SCHNETZ: Änderung des Kohlehydratstoffwechsels durch Kupferzufuhr. Biochem. Z. **275**, 204 (1935). — HAHN, F.: Zur Pharmakologie und Toxikologie des Kupfers unter besonderer Berücksichtigung des Cupri- bis (8-Hydroxchinolin-5-Diäthylaminosulfonats). Arzneimittel-Forsch. **4**, 536 (1954). — HAHN, P. F., and E. FAIRMAN: The copper content of some human and animal tissues. J. of Biol. Chem. **113**, 161 (1936). — HALL, E. M., and E. M. BUTT: Experimental pigment cirrhosis due to copper poisoning; its relation to hemochromatosis. Arch. of Path. **6**, 1 (1928). — HALL, E. M., and E. M. MACKAY: Experimental hepatic pigmentation and cirrhosis. Amer. J. Path. **7**, 343 (1931). — HALL, G. H.: La dégénérescence hépatolenticulaire (maladie de Wilson-pseudosclérose). Paris: Masson & Cie. 1921. — HALLA, F.: Kosmetik und allgemeine Pathologie. Wien: Wilhelm Maudrich 1948. — HALLERVORDEN, J.: Die extrapyramidalen Erkrankungen. In BUMKES Handbuch der Geisteskrankheiten, Bd. 11, Spez. Teil 7, S. 996. Berlin: Springer 1930. — HAMILTON, T. S., G. E. HUNT and W. E. CAROLL: The prevention of anemia in suckling pigs, with observations on the blood picture. J. Agricult. Res. **47**, 543 (1933). — HANKE, V.: Die degenerativen und neurotrophischen Hornhauterkrankungen. Zbl. Ophthalm. **36**, 469 (1936). HARRIS, G. W.: Further evidence concerning the role of the hypothalamus in the induction of ovulation in the rabbit following injections of copper acetate. J. of Physiol. **100**, 231 (1941). — HART, E. B., H. STEENBOCK, J. WADDELL and C. A. ELVEHJEM: Iron in nutrition VII. Copper as a supplement to iron for hemoglobin building in the rat. J. of Biol. Chem. **77**, 797 (1928). — HAUROWITZ, F.: Über eine Anomalie des Kupferstoffwechsels. Hoppe-Seylers Z. **190**, 72 (1930). ~ Fortschritte der Biochemie, Teil 3. Steinkopff 1938. — HEILMEYER, L.: In G. DOMAGK, Chemotherapie der Tuberkulose mit den Thiosemikarbazonen, S. 379. Stuttgart: Georg Thieme 1950. — HEILMEYER, L., W. KEIDERLING u. G. STÜWE: Kupfer und Eisen als körpereigene Wirkstoffe und ihre Bedeutung beim Krankheitsgeschehen. Jena: Georg Fischer 1941. — HEILMEYER, L., u. G. STÜWE: Der Eisen-Kupferantagonismus im Blutplasma beim Infektionsgeschehen. Klin. Wschr. **1938**, 925. — HERKEL, W.: Über die Bedeutung des Kupfers, Zink und Mangans in der Biologie und Pathologie. Beitr. path. Anat. **85**, 513 (1930). — HESSELBACH, M. L., M. WOODS and D. BURK: Oxidative activities of mouse melanomas with reference to melanization. Zoologica **35**, 31 (1950). — HEUBNER, W.: Mineralbestand des Körpers. In Handbuch der normalen und pathologischen Physiologie, Bd. 16/2, S. 1475. 1931. — HEUPKE, W.: Die Spurenstoffe. Münch. med. Wschr. **1950**, 352. — HINSBERG, K.: Das Geschwulstproblem in Chemie und Physiologie. Wiss. Forschgsber., Naturwiss. Reihe **57**, 10 (1942). — HIPPEL, E. V.: Hornhaut. In Handbuch HENKE-LUBARSCH, Bd. 11/1, Auge, S. 339. 1928. — HOEDE, K.: Chloasma. In JUST, Handbuch der Erbbiologie des Menschen, Bd. 3/1, S. 517. 1940. — HÖGLER, F.: Kupferbehandlung der multiplen Sklerose. Ars medici **1949**, 557. — HOGEBOOM, G. H., and M. H. ADAMS: Mammilian tyrosinase and Dopa oxidase. J. of Biol. Chem. **145**, 273 (1942). — HOLMBERG, C. H., u. C. B. LAURELL: Investigations in serum copper. I. Nature of serum copper and its relation to the iron-binding protein in human serum. Acta chem. scand. (Copenh.) **1**, 944 (1947). ~ Investigations in serum copper. II. Isolation of the copper containing protein, and a description of some of its properties. Acta chem. scand. (Copenh.) **2**, 550 (1948). ~ Investigations in serum copper. III. Coeruloplasmin as an enzyme. Acta chem. scand. (Copenh.) **5**, 476 (1951). ~ Investigations in serum copper. IV. Effect of different anions on the enzymatic activity of coeruloplasmin. Acta chem. scand. (Copenh.) **5**, 921 (1951). ~ Oxidase reactions in human plasma caused by coeruloplasmin. Scand. J. clin. Laborat. Investig. **3**, 103 (1951). — HOLZER, W.: Der amyostatische Symptomenkomplex bei Encephalitis epidemica. Berl. klin. Wschr. **1921**, 130. — HOOD, B., u. S. E. FRAGERBERG: Hepatolenticular degeneration, biochemical observations in children with and without neurological symptoms; hyperaminociduria. Acta med. scand. (Stockh.) **140**, 374 (1951). — HORNBOSTEL, H.: Neuere Erkenntnisse über das hepatolentikuläre Syndrom. Schweiz. med. Wschr. **1954**, Nr 1, 7. — HUNDLEY, J. M.: Achromotrichia due to copper deficiency. Proc. Soc. Exper. Biol. a. Med. **74**, 531 (1950). — HUSZAK, J.: Acta chem. scand. (Copenh.)

1, 813 (1947). ~ Cytochrome and cytochrome oxydase in multiple sclerosis. Confinia neur. (Basel) **10**, 104 (1950). — HUTCHINSON, J. H.: The role of copper in iron-deficiency anaemia in infancy. Austral. J. Med. **7**, 397 (1938).
INNES, J. R. M,: Swayback: demyelinating disease of lambs with affinities to Schilder's encephalitis and its prevention by copper. J. of Neur. **2**, 323 (1939).
JAKOB, I., u. M. PANCZÉL: Combinations à la pathomorphologie et pathochimie de la maladie de Wilson-Westphal-Strümpell. Acta med. (Budapest) **3**, 341 (1952). — JESS, A.: Das histologische Bild der Kupfertrübung der Linse; ein Beitrag zur Frage der Linsenernährung. Klin. Mbl. Augenheilk. **68**, 433 (1922). ~ Hornhautverkupferung in Form des FLEISCHERschen Pigmentringes bei der Pseudosklerose. Klin. Mbl. Augenheilk. **69**, 218 (1922). — Über die Grundlage des Pseudoskleroseringes. Klin. Mbl. Augenheilk. **86**, 404 (1931). — JOSEPHS, H. W.: Treatment of anemia of infancy with iron and copper. Bull. Johns Hopkins Hosp. **49**, 246 (1931). ~ Studies on iron metabolism and the influence of copper. J. of Biol. Chem. **96**, 559 (1932).
KALK, H.: Klinik der Hämochromatose. Verh. Dtsch. Ges. für Verdauungs- u. Stoffwechselkrankheiten. 17. Tagg in Stuttgart-Cannstatt u. Bad Mergentheim 1953, S. 48. — KARP, J.: Kupfer und B-Vitamin. Z. exper Med. **89**, 765 (1933). — KEIDERLING, W., u. H. SCHARPF: Über die klinische Bedeutung der Serumkupfer- und Serumeisenbestimmung bei Erkrankungen des Leberparenchyms und der Gallenwege. Ärztl. Forsch. **6**, H. 3, I/115 (1952). — KEIL, H. L., and V. W. NELSON: Role of copper in hemoglobin-formation. Proc. Soc. Exper. Biol. a. Med. **28**, 392 (1930/31). ~ The effect of oral administration of aminoacids and intraperitoneal injection of various elements and hydrochloric acid on regeneration of hemoglobin. J. of Biol. Chem. **97**, 115 (1932). — KEILIN, D., and T. MANN: Lacase, a blue copper-protein oxidase from the latex of Rhus succedana. Nature (Lond.) **143**, 23 (1939). — KIRCH, E.: Diskussionsbemerkung zu v. ZALKA. Verh. dtsch. path. Ges. **26**, 187 (1931). — KLEINMANN, H., u. J. KLINKE: Über den Kupfergehalt menschlicher Organe. Virchows Arch. **275**, 422 (1930). — KOCKEL, H.: Histochemische Metallnachweise. Virchows Arch. **277**, 856 (1930). — KOELSCH, F.: Lehrbuch der Arbeitshygiene, Bd. 1, S. 314. Stuttgart: Ferdinand Enke 1954. — KÖRNYEY, ST.: Die Entmarkungsencephalomyelitiden. Fortschr. Neur. **20**, 17 (1952). — KREBS, H. A.: Über das Kupfer im menschlichen Blutserum. Klin. Wschr. **1928**, 584. — KUBIK, J.: Zur Kenntnis des KAYSER-FLEISCHERschen Kornealringes. Klin. Mbl. Augenheilk. **69**, 214 (1922). ~ Hornhautverkupferung in Form des FLEISCHERschen Pigmentringes bei der Pseudosklerose. Klin. Mbl. Augenheilk. **69**, 218 (1922). ~ Über die Grundlage des Pseudoskleroseringes. Klin. Mbl. Augenheilk. **86**, 404 (1931). — KUBITZ, A., u. M. STAEMMLER: Über die Leberveränderungen bei Pseudosklerose (WESTPHAL-STRÜMPELL) und progressive Linsenkerndegeneration (WILSONscher Krankheit). Beitr. path. Anat. **60**, 76 (1915). — KUBOWITZ, F.: Über die chemische Zusammensetzung der Kartoffeloxydase. Biochem. Z. **292**, 221 (1937). ~ Resynthese der Phenoloxydase aus Protein und Kupfer. Biochem. Z. **296**, 443 (1938). ~ Spaltung und Resynthese der Polyphenoloxydase und des Hämocyanins. Biochem. Z. **299**, 32 (1938). — KUIPERS, E. C.: Over Haemochromatosis met hepato-cerebrale degeneratie. Ref. Dtsch. Z. Nervenheilk. **128**, 120 (1932). Med. Diss. Amsterdam, 1932.
LAHEY, M. E., C. J. GUBLER, G. E. CARTWRIGHT and M. M. WINTROBE: Studies on copper metabolism. VII. Blood copper in pregnancy and various pathologic states. J. Clin. Invest. **32**, 329 (1953). ~ Studies on copper metabolism. VI. Blood copper in normal human subjects. J. clin. Invest. **32**, 322 (1953). — LAHEY, M. E., C. J. GUBLER, M. S. CHASE, G. E. CARTWRIGHT and M. M. WINTROBE: Studies on copper metabolism. II. Hematologic manifestations of copper deficiency in Swine. Blood **7**, 1053 (1952). — LAURELL, C. B.: What is function of transferrin in plasma. Blood **6**, 183 (1951). ~ Siehe HOLMBERG. — LERNER, A. B., and T. B. FITZPATRICK: Biochemistry of melanin formation. Physiologic. Rev. **30**, 91 (1950). — LEUTHARDT, F.: Mineralstoffwechsel (Die Spurenelemente). Erg. Physiol. **44**, 588 (1941). — LEVERSTON, R. M., and E. S. BINKLEY: The copper metabolism and requirement of young women. J. Nutrit. **27**, 43 (1944). — LIEBETRAU, H. R.: Studien zum Problem der Pigmentbildung in der Haut. Dermatologica (Basel) **103**, 75 (1951). — LINDEN, Gräfin v.: Die bisherigen Tatsachen und die therapeutischen Aussichten der Kupfertherapie. Erg. inn. Med. **17**, 116 (1919). — LOBECK, E.: Die Verletzungen des Sehorgans. Durch Fremdkörper im Bulbus verursachte Veränderungen des Augapfels. In Handbuch HENKE-LUBARSCH, Bd. 11/3, S. 471. 1937. — LOCKE, A., E. R. MAIN and D. O. ROSBASH: The copper and nonhemoglobinous iron contents of the blood serum in disease. J. Clin. Invest. **11**, 527 (1932). — LÖWY, J.: Zur Kasuistik der WILSONschen Krankheit. Arch. klin. Med. **141**, 213 (1923). — LOUSTALOT, P. u. Mitarb.: Growth and histopathology of melanotic and amelonotic derivatives of the Cloudman melanoma. J. Nat. Cancer Inst. **12**, 1079 (1952). — LUBARSCH, O.: Über Leberzirrhose, insbesondere die Pigmentzirrhose. Dtsch. med. Wschr. **1929**, 1749. — LÜTJE, F.: Über die hepatolentikuläre Degeneration. Dtsch. Z. Nervenheilk. **123**, 101 (1931). ~ Nochmals über Kupfervergiftungen bei Weidetieren. Dtsch. tierärztl. Wschr. **1939**, 442. ~

Kupfervergiftungen bei Weidetieren. Dtsch. tierärztl. Wschr. **1939**, 372. Ref. Zbl. Path. **75**, 67 (1940). — LÜTTEKEN, W.: Über Leber- und Milzveränderungen bei WILSONscher Krankheit. Med. Diss. Erlangen 1930.

MAAS, A. R., L. MICHAUS, H. SPECTOR, C. A. ELVEHJEM and E. B. HART: The relationship of copper to hematopoesis in experimental hemorrhagic anemia. Amer. J. Physiol. **141**, 322 (1944). — MALLORY, F. B.: The relation of chronic poisoning with copper to hemochromatosis. Amer. J. Path. **1**, 117 (1925). ~ Hemochromatosis and chronic poisoning with copper. Arch. Int. Med. **37**, 336 (1926). ~ Pathological technique. Philadelphia: W. B. Saunders Company 1938. — MALLORY, F. B., and F. PARKER: Experimental copper poisoning. Amer. J. Path. **7**, 351 (1931). ~ The microchemical demonstration of copper in pigment cirrhosis. Amer. J. Path. **7**, 365 (1931). ~ Fixing and staining methods for lead and copper in tissues. Amer. J. Path. **15**, 517 (1939). — MALLORY, F. B., F. PARKER and R. N. NYE: Experimental pigment cirrhosis due to copper and its relation to hemochromatosis. J. Med. Res. **42**, 461 (1921). — MANDELBROTE, B. M., M. W. STAINER, R. H. S. THOMPSON and M. N. THRUSTON: Studies on copper metabolism in demyelinating disease of the central nervous system. Brain **71**, 212 (1948). — MANN, T., and D. KEILIN: Haemocuprein and hepatocuprein, copperprotein compounds of blood and liver in mammals. Proc. Roy. Soc. Lond. **126**, 303 (1938). — MARKOWITZ, H., C. J. GUBLER, J. P. MAHONEY, G. E. CARTWRIGHT and M. M. WINTROBE: Studies on copper metabolism. XIV. Copper, ceruloplasmin and oxidase activity in sera of normal human subjects, pregnant women, and patients with infection, hepatolenticular degeneration and the nephrotic syndrome. J. Clin. Invest. **34**, 1498 (1955). — MARINESCO, G.: La cellule nerveuse. Paris: Octave Doin & Fils 1909. — MARSTON, H. R.: Problem associated with copper-deficiency in ruminants. In: McELROY and GLASS, A Symposium on copper metabolism. Baltimore: Johns Hopkins Press 1950. ~ Cobalt, copper and molybdenum in the nutrition of animals and plants. Physiologic. Rev. **32**, 66 (1952). — MARSTON, H. R., H. J. LEE u. I. W. McDONALD: Cobalt and copper in the nutrition of the sheep. J. Agricult. Sci. **38**, 216 (1948). — MASSHOFF, W.: Über die Beziehungen zwischen Eisen und Kupfer in der menschlichen Leber. Verh. dtsch. Ges Path. **1952**, 229. ~ Eisenstoffwechsel und Leber. Verh. dtsch. Ges. Verdgskrkh., 17. Tagg, S. 3, 1954. — MATTHEWS, W. B.: The absorption and excretion of radiocopper in hepatolenticular degeneration. (Wilsons disease.) J. of Neur. **17**, 242 (1954). — MATTHEWS, W. B., M. D. MILNE and M. BELL: The metabolic disorder in hepatolenticular degeneration. Quart. J. Mcd. **84**, 425 (1952). — McCARTY, J. F., L. F. GREEN and C. G. KING: The substrate specificity and inhibition characteristics of two copperprotein „oxidases". J. of Biol. Chem. **128**, 455 (1939). — McGHEE, J. L.: Effects of copper in the diet of one hundred forty persons. J. Labor. a. Clin. Med. **22**, 356 (1936/37). — McKAY, H. M. M.: Copper in the treatment of nutritional anemia in infancy. Arch. Dis. Childh. **8**, 145 (1933). — MEIROWSKY, E.: Über den Ursprung des melanotischen Pigments der Haut und des Auges. Leipzig 1908. ~ Handbuch der Haut- und Geschlechtskrankheiten von JADASSOHN, Bd. 4/2, S. 592. Berlin 1933. ~ Critical review of pigment research in last hundred years. Brit. J. Dermat. **52**, 205 (1940). — MEYTHALER, F.: Leber. In TH. NAEGELI, Pathologisch- Physiologisch- Chirurgische Erkrankungen, 4. Aufl., Teil 1. Berlin: Springer 1938, Verdauungsorgane. — MEUNIER, J., et G. SAINT-LAURENS: Sur des calculs biliaires humains à forte teneur en cuivre. C. r. Acad. Sci. Paris **183**, 1311 (1926). — MILLS, E. S.: Hemochromatosis with special reference to its frequency and to its occurence in women. Arch. Int. Med. **34**, 292 (1924). — MITCHELL, H. S., and T. S. HAMILTON: The dermal excretion unter controlled environmental conditions of nitrogen and minerals in human subjects, with particular reference to calcium and iron. J. of Biol. Chem. **178**, 345 (1949). — MOORE, R. A.: A textbook of pathology. W. B. Saunders Company 1947. — MÜLLER, A. H.: Die Rolle des Kupfers im Organismus mit besonderer Berücksichtigung seiner Beziehungen zum Blut. Erg. inn. Med. **48**, 444, 456 (1935). ~ Z. inn. Med. **1947**, H. 7/8, 205. ~ Gedanken zur Ätiologie der Leberzirrhose. Dtsch. med. Wschr. **1947**, Nr 15/16, 192. — MULDER, E. G.: Über die Bedeutung des Kupfers für das Wachstum von Mikroorganismen und über eine mikrobiologische Methode zur Bestimmung des pflanzenverfügbaren Bodenkupfers. Arch. Mikrobiol. **10**, 72 (1939). — MUNTWYLER, E., and R. T. HANZAL: Action of copper and other elements in iron metabolism. Proc. Soc. Exper. Biol. a. Med. **30**, 845 (1933).

NASARAKA, S.: Studies in the biochemistry of copper. XIV. Accumulation of copper in the mongolian spot. Jap. J. Med. Sci., Trans. II. Biochem. **3**, 175 (1937). — NEUREITER, F. v., F. PIETRUSKY u. E. SCHÜTT: Handwörterbuch der gerichtlichen Medizin, S. 426. Berlin: Springer 1940. — NEUWEILER, W.: Über die fetale Resorption von Kupfer aus der Placenta. Klin. Wschr. **1942**, 521. ~ Über das Blutkupfer in der Schwangerschaft, bei Toxikosen und im Wochenbett. Helvet. med. Acta **10**, 619 (1943). — NEWELL, F. W., J. A. D. COOPER and C. J. FARMER: Effect of BAL (2,3 Dimercaptopropanol) on intraocular copper. Amer. J. Ophthalm. **32**, 161 (1949). — NYEDA: Acta Scholae med. Kioto **7**, 481 (1925). Zit. nach EICHHOLTZ 1934.

ODA, S.: Die Kombination von Eisen und Kupfer in ihren Beziehungen zur Blutbildung und zum allgemeinen Stoffwechsel und die Abhängigkeit dieser Wirkungen von der krystallinischen Beschaffenheit des Zustandes dieser Metalle. Z. exper. Med. 84, 719 (1932). — ODA, S., u. T. OSUKA: Über Kupferwirkungen. Z. exper. Med. 82, 128 (1932). — OETTEL, H. J.: Siehe THADDEA. — OETTEL, H. J., u. TAUSCHWITZ: Neue Gesichtspunkte in der Eisentherapie. Ther. Gegenw. 1950, H. 12, 414. — OKAMOTO, K., M. UTAMURA u. G. MIKAMI: Biologische Untersuchungen des Kupfers. Über die Verteilung des histochemisch nachweisbaren Kupfers bei normalen Tieren. Acta Scholae med. Kioto 22, 334, 348 (1938/39). — OLOFF, H.: Siehe SIEMERLING. — OSHIMA, F., u. P. SIEBERT: Experimentelle chronische Kupfervergiftung. Ein Beitrag zur Pathogenese der Hämochromatose. Beitr. path. Anat. 84, 106 (1930).

PALSSON, P. A., and H. GRIMSSON: Demyelinating in lambs from ewes which feed on seaweeds. Proc. Soc. Exper. Biol. a. Med. 83, 518 (1953). — PEDRERO jr., E., and F. L. KOZELKA: Effect of various pathological conditions on the copper content of human tissues. Arch. of Path. 52, 447 (1951). ~ Effect of copper on hepatic tumors produced by 3'Methyl-4-Dimethylaminobenzene. Arch. of Path. 52, 455 (1951). — PELNAR: WILSONsche Krankheit. Zbl. Neur. 38, 150 (1924). — PERSCH, W.: Kupfertherapie mit Ebesal. In Medizin und Chemie, Bd. 4, S. 174. Berlin: Verlag Chemie GmbH 1942. — PETERS, A., and O. BURRES: Studies on encymes II: The diastatic encyme of paramoicum in relation to the killing concentration of copper sulfate. J. of Biol. Chem. 6, 65 (1909). — PETERS, G.: Spezielle Pathologie der Krankheiten des zentralen und peripheren Nervensystems. Stuttgart: Georg Thieme 1951. — PETRI, E.: Vergiftungen. In Handbuch HENKE-LUBARSCH, Bd. 10, S. 43. 1930. PETRIDES, P., u. H. WILD: Zur Klinik der Hämochromatose (mit besonderer Berücksichtigung der Herzbeteiligung und der Pathogenese). Klin. Wschr. 1948, Nr 33/34, 521. — PILCZ, A.: Beitrag zur Lehre von der Pigmententwicklung in der Nervenzelle. Arb. Neur. Inst. Wien 3, 123 (1895). — POLICARD, A.: Étude par la méthode histo-spectrographique, du cuivre renfermé dans le foie normal et pathologique. C. r. Soc. Biol. Paris 112, 1418 (1933). — POLSON, C. J.: Chronic copper poisoning. Brit. J. Exper. Path. 10, 241 (1929). — PORTER, H.: Siehe DENNY-BROWN. ~ Amino acid excretion in degenerative diseases of nervous system. J. Labor. a. Clin. Med. 34, 1623 (1949). ~ Copper excretion in the urine of normal individuals and of patients with hepatolenticular degeneration. Arch. of Biochem. 31, 262 (1951).

RAVESTEYN, A. H. VAN: Copper metabolism in man. Acta med. scand. (Stockh.) 118, 162 (1944). — RICHTER, C. P.: Development and use of alpha-naphthylthiourea (ANTU) as rat poison. J. Amer. Med. Assoc. 129, 927 (1945). — RIES, E.: Grundriß der Histophysiologie. In Probleme der Biologie von RIES und WETZEL, Bd. 2. Leipzig: Akademische Verlagsgesellschaft 1938. — ROBERT, P.: Über die Vitiligo (zugleich ein Beitrag zur Frage der Pigmentbildung). Dermatologica (Basel) 84, 257 (1941). ~ Über die Beziehungen der Melaninbildung zu den in der Haut gespeicherten Schwermetallen. Schweiz. Z. Path. 10, 74 (1947). ~ Disk.-Bem. zu SCHUPPLI. Dermatologica (Basel) 104, 232 (1952). — ROBERT, P., u. E. A. ZELLER: Pigmentbildung und Diaminstoffwechsel. Schweiz. med. Wschr. 1941, 1605. — ROBERT, P., u. H. ZÜLCHER: Pigmentstudien. I. Mitteilung. Dermatologica (Basel) 100, 217 (1950). — ROBSCHEIT-ROBBINS, F. S., and G. H. WHIPPLE: Copper and cobalt. Related hemoglobin production in experimental anemia. J. of Exper. Med. 75, 481 (1942). — RÖSSLE, R.: Der Pigmentierungsvorgang im Melanosarkom. Z. Krebsforsch. 2, 291 (1904). ~ Leber. In Handbuch HENKE-LUBARSCH, Bd. 5, Teil 1, S. 278. 1930. — RÖTTGER, H.: Kupfer bei Mutter und Kind. Arch. Gynäk. 177, 650 (1950). — ROHRSCHNEIDER, W.: Über den Arcus lipoides cornae senilis, seine Entstehung und seine Beziehungen zu Verfettungszuständen anderer Organe, insbesondere zur Atherosklerose. Klin. Mbl. Augenheilk. 74, 93 (1925). ~ Über die Art des in der Hornhaut abgelagerten Pigments bei einem Fall von Pseudosklerose (KAYSER-FLEISCHERscher Kornealring). Ber. dtsch. ophthalm. Ges. 49, 60 (1932). ~ Untersuchungen über den Farbstoff beim KAYSER-FLEISCHERschen Hornhautring. Arch. Augenheilk. 108, 391 (1934). — ROHRSCHNEIDER, W., u. W. GERLACH: Besteht das Pigment des KAYSER-FLEISCHERschen Hornhautringes aus Silber? Klin. Wschr. 1934 I, 48. — ROMEIS, B.: Mikroskopische Technik. München: Leibnitz 1948. — ROSEN, E.: Copper within the eye. With report of a case of typical sunflower cataract of the posterior capsule of the left eye. Amer. J. Ophthalm., Ser. III 32, 248 (1949). — ROTHMAN, S., u. F. SCHAAF: Chemie der Haut. In JADASSOHNS Handbuch der Haut- und Geschlechtskrankheiten, Bd. 1, Teil 2, S. 318. 1929. — ROULET, F.: Methoden der pathologischen Histologie. Wien: Springer 1948. — RUMPEL, A.: Über das Wesen und die Bedeutung der Leberveränderungen und der Pigmentierungen bei den damit verbundenen Fällen von Pseudosklerose. Dtsch. Z. Nervenheilk. 49, 54 (1913).

SACHS, A., V. E. LEVINE and A. A. FABIAN: Copper and iron in human blood. Arch. Int. Med. 55, 227 (1935). — SARATA, U.: Studies in the biochemistry of copper. XI. Copper and pigmentation of skin and hair. Jap. J. Med. Sci., Trans. II. Biochem. 3, 79 (1935). ~

Studies in the biochemistry of copper. VI. Copper in relation to the menstruation and pregnancy, with the copper content of men's blood. Jap. J. Med, Sci., Trans. II. Biochem. **3**, 1 (1935). ~ 1933—1938 s. BRENNER 1953. — SARMA, A. V. S.: Hepatolenticular degeneration. Antiseptic (Madras) **49**, 621 (1952). — SCHAAF, F.: Manometrische Vergleichsuntersuchungen mit Preßsäften aus weißer und pigmentierter Meerschweinchenhaut. (Beitrag zur BLOCHschen Dopatheorie der Pigmentgenese.) Arch. f. Dermat. **176**, 646 (1938).— SCHAFFER, B.: The effect of copper in vitiligo. J. Invest. Dermat. **1**, 225 (1938). — SCHARRER, E.: Über das Pigment im Amphibiengehirn. Zool. Anz. **109**, 304 (1935). ~ Biochemie der Spurenelemente. Berlin: Parey 1944. ~ Die Bedeutung der Spurenelemente für die pflanzliche, tierische und menschliche Ernährung. Bad Oeynhausen z. Z. Minden: Lutzeyer 1947. ~ Spurenelemente. Mikrochim. Acta **40**, 347 (1953). — SCHECHTER, M. M., and CH. A. JONES: Hepatolenticular degeneration. Review of the literature and report of a case with dimercaprol (BAL) therapy. Arch. Int. Med. **91**, 541 (1953). — SCHEINBERG, J. H., and D. GITLIN: Deficiency of ceruloplasmin in patients with hepato-lenticular degeneration. (Wilson's disease.) Science (Lancaster, Pa.) **116**, 484 (1952). — SCHERER, H. J.: Vergleichende Pathologie des Nervensystems der Säugetiere. Leipzig: Georg Thieme 1944. — SCHICK, F.: KAYSER-FLEISCHERscher Hornhautring. In Handbuch Ophthalmologie von SCHICK und BRÜCKNER, Bd. 4, S. 368. 1931. — SCHIFF, E., u. N. JAFFÉ: Kupferbehandlung der Frühgeburtenanämie. Klin. Wschr. **1931** II, 1946. — SCHINDEL, L.: Chronische Kupfervergiftung und KUPFFERsche Sternzellen. Beitr. path. Anat. **87**, 768 (1931). — SCHMIDT, M. B.: Störungen des Eisenstoffwechsels und ihre Folgen. Erg. Path. **35**, 105 (1940). — SCHMIDTMANN, M.: Über die physiologische Bedeutung der Melanine. Verh. dtsch. Ges. Path. **34**, 212 (1950). — SCHÖNHEIMER, R., u. W. HERKEL: Über die Bedeutung des Kupfers für die Leberzirrhose. Klin. Wschr. **1930**, 1449. ~ Über das Vorkommen von Schwermetallen in menschlichen Gallensteinen. Klin. Wschr. **1931**, 345. — SCHÖNHEIMER, R., u. H. KOCKEL: Bedeutung des Kupfers für die Leberzirrhose. Klin. Wschr. **1930**, 1449. — SCHÖNHEIMER, R., u. F. OSHIMA: Der Kupfergehalt normaler und pathologischer Organe. Hoppe Seylers Z. **180**, 249 (1929). — SCHUBERT, G., W. MAURER u. W. RIEZLER: Tierexperimentelle Indikatoruntersuchungen mit Radiokupfer bei der Tuberkulose. Klin. Wschr. **1948**, 493. ~ Indikatoruntersuchungen mit Radiokupfer bei der alimentären Rattenanämie. Klin. Wschr. **1948**, 555. ~ Radioaktive Indikatoren bei Untersuchungen über den Kupferstoffwechsel. Absorption, Speicherung und Ausscheidung des Radiokupfers im Tierexperiment und beim Menschen. Z. inn. Med. **3**, 170 (1948). ~ Indikatoruntersuchungen mit Radiokupfer. Der Mechanismus der Kupferabsorption bei Zufuhr verschieden hoher physiologischer Kupferdosen und nach Vorbehandlung mit Kupfer und Eisen. Z. inn. Med. **3**, 178 (1948). ~ Versuche über das Verhalten radioaktiv markierten Kupfers im Organismus. Z. inn. Med. **1948**, H. 5/6, 174. ~ Tierexperimentelle Indikatoruntersuchungen mit Radiokupfer in der Schwangerschaft und beim Feten. Arch. Gynäk. **176**, 229 (1949). — SCHUBERT, G., u. W. RIEZLER: Indikator-Untersuchungen mit Radiokupfer beim Menschen. Klin. Wschr. **1947**, Nr 24/25, 304. ~ Zur biologischen Wirkung injizierter künstlich radioaktiver Substanzen. Strahlenther. **76**, 407 (1947). — SCHUBERT, G., H. VOGT, W. MAURER u. F. N. RIEZLER: Tierexperimentelle Indikatoruntersuchungen mit radioaktivem Kupfer. Naturwiss. Z. **1943**, H. 49/50, 589. — SCHULTEN, H.: Die Hungerkrankheit, S. 46. Hang-Berlin-Saulgau 1946. — SCHULTZ-BRAUNS, O.: Disk.-Bem. Verh. dtsch. path. Ges. (26. Tagg) **1931**, 73. — SCHULTZE, M. O.: The effect of deficiencies in copper and iron on the cytochrome oxidase of rat tissues. J. of Biol. Chem. **129**, 729 (1939). ~ Metallic elements and blood formation. Physiologic. Rev. **20**, 37 (1940). ~ The relation of copper to cytochrome oxidase and hematopoietic activity of the bone-marrow of rats. J. of Biol. Chem. **138**, 219 (1941). — SCHULTZE, M. O., C. A. ELVEHJEM and E. B. HART: Studies on the copper and iron content of tissues and organs in nutritional anemia. J. of Biol. Chem. **116**, 93 (1936). — SCHULTZE, M. O., and K. A. KUIKEN: Effect of deficencies in copper and iron on catalase activity of rat tissues. J. of Biol. Chem. **137**, 727 (1941). — SCHUPPLI, R.: Studien zur Pigmentgenese. Dermatologica (Basel) **100**, 242 (1950). ~ Weitere Untersuchungen über die Pigmentgenese. Dermatologica (Basel) **104**, 231 (1932). — SEITELBERGER, F., u. P. BERNER: Über die MARCHIAFAVAsche Krankheit. Virchows Arch. **326**, 257 (1955). — SHARPLESS, G. R.: The effects of copper on liver tumor introduction by p-dimethylaminoazobenzene. Federat. Proc. **5**, 239 (1946). — SHELDON, J. H.: Haemochromatosis. Lancet **1934** II, 1031. — SHELDON, J. H., and H. RAMAGE: On the occurrence of copper and manganese in preparations of iron. Quart. J. Med. **1**, 135 (1932). — SHIELD, J. A.: Farm practices influencing the incidence of multiple sclerose. South. Med. J. **40**/1, 55 (1947). — SIEMERLING, E., u. H. OLOFF: Pseudosklerose mit Kornealring und doppelseitiger Scheinkatarakt usw. Dtsch. med. Wschr. **1922**, 925. — SJÖVALL, E.: Quelques problèmes concernant la dégénérescence hépato-lenticulaire. Acta path. scand. (København.) **6**, 193 (1929). — SJOLEMMA, B.: Kupfermangel als Ursache von Krankheiten bei Pflanzen und Tieren. Biochem. Z. **267**, 151 (1953). ~ Kupfermangel als Ursache von Tierkrankheiten. Biochem. Z. **295**, 372 (1938). — SMITH, E. E., and P. GRAY:

The distribution of copper[64] in early embryo chicks. J. of Exper. Zool. **107**, 183 (1948). — SMITH, S. E., and G. H. ELLIS: The blood picture of iron and copper deficiency anemias in the rabbit. Amer. J. Physiol. **142**, 179 (1944). — SMITH, S. E., and M. MEDLICOTT: The blood picture of iron and copper deficiency anemias in the rat. Amer. J. Physiol. **141**, 354 (1944). — SPIELMEYER, W.: Die histopathologische Zusammengehörigkeit der WILSONschen Krankheit und Pseudosklerose. Z. Neur. **57**, 312 (1920). ~ Histopathologie des Nervensystems, S. 189. Berlin: Springer 1922. — SPILLANE, J. D., J. W. KAYSER and R. A. PARKER: Amino-aciduria and copper metabolism in hepatolenticular degeneration. J. Clin. Path. **5**, 16 (1952). — STADLER, H.: Histopathologische Untersuchungen zur Frage der Beziehung zwischen Leber- und Gehirnveränderungen. Z. Neur. **154**, 626 (1936). ~ Weitere Untersuchungen zum WILSON-Pseudoskleroseproblem. Z. Neur. **158**, 92 (1937), Kongreßberichte 2 (1936). ~ Die Erkrankungen der WESTPHAL-WILSONschen Pseudosklerose auf Grund anatomischer, klinischer und erbbiologischer Untersuchungen. Z. Neur. **164**, 583 (1939). ~ Die Erkrankungen der WESTPHAL-WILSONschen Pseudosklerose als Stoffwechselproblem. Dtsch. med. Wschr. **1940**, 1325. — STEGER, J.: Zur Klinik der hepatolentikulären Degeneration. Zbl. Neur. **128**, 338 (1954). — STEPP, W.: Angew. Chem. **50**, 30 (1937). — STERNBERG: Zit. nach BEST. — STRAUB, W.: Pharmakologisch-toxikologisches über Kupfersulfat. Münch. med. Wschr. **1944**, Nr 1/2, 8. — STRÜMPELL, A.: Über die WESTPHALsche Pseudosklerose und über diffuse Hirnsklerose, insbesondere bei Kindern. Dtsch. Z. Nervenheilk. **12**, 115 (1898). ~ Ein weiterer Beitrag zur Kenntnis der sog. Pseudosklerose. Dtsch. Z. Nervenheilk. **14**, 348 (1899). ~ Zur Kenntnis der sog. Pseudosklerose. Dtsch. Z. Nervenheilk. **54**, 207 (1915). — SÜMEGI, S.: Über Kupferhaushalt. 1. Mitteilung. Blutbildung und Kupfergehalt des Hühnerembryos. Frankf. Z. Path. **43**, 565 (1932). ~ Über Kupferhaushalt. 2. Mitteilung. Experimentelle und morphologische Untersuchungen über den Kupfergehalt der Leber. Frankf. Z. Path. **44**, 490 (1933). ~ Kupferhaushalt und experimenteller Rattenkrebs. Frankf. Z. Path. **48**, 35 (1935). — SZILLY, A. v.: Über die Entstehung des melanotischen Pigments im Auge der Wirbelembryonen und im Chorioidalsarkom. Arch. mikrosk. Anat. **77**, 87 (1911). ~ Linse. In Handbuch HENKE-LUBARSCH, Bd. 3/3, S. 225 (1937).

TAUBER, F. W., and A. C. KRAUSE: The role of iron, copper, zinc and manganese in the metabolism of the ocular tissues, with special reference to the lens. Amer. J. Ophthalm. **26**, 260 (1943). — TEAGUE, H. S., and L. E. CARPENTER: The demonstration of a copper deficiency in young growing swine. J. Nutrit. **43**, 389 (1951). —THADDEA, S., u. H.-J. OETTEL: Isolierte Hämochromatose der Haut bei Morbus Wilson. Z. Neur. **170**, 551 (1940). — THIEL, R.: Sonnenblumenstar bei hepato-lentikulärer Degeneration (Pseudosklerose). Klin. Mbl. Augenheilk. **93**, 12, 194 (1934). — THOMPSETT, S. L.: The copper and „inorganic" iron contents of human tissues. Biochemic. J. **29**, 480 (1935). — THUDICUM, L. J. W.: Die chemische Konstitution des Gehirns des Menschen und der Tiere. Tübingen 1901. — TINGEY, A. H.: The iron, copper and manganese content of the human brain. J. Ment. Sci. **83**, 452 (1937). — TRACHSLER, W.: Spektrographische Untersuchungen am menschlichen Auge. Diss. Med. Basel 1934. — TSIMINAKIS, Y.: WILSONsche Krankheit mit KAYSER-FLEISCHERschem Ring. Z. Augenheilk. **75**, 103 (1931).

UZMAN, L. L.: On the relationship of urinary copper excretion to the aminoaciduria in Wilson's disease (hepatolenticular degeneration). Amer. J. Med. Sci. **226**, 645 (1953). — UZMAN, L. L., and D. DENNY-BROWN: Amino-aciduria in hepatolenticular degeneration (Wilson's disease). Amer. J. Med. Sci. **215**, 599 (1948). — UZMAN, L. L., and B. HOOD: The familial nature of the amino-aciduria of Wilson's disease (hepatolenticular degeneration). Amer. J. Med. Sci. **223**, 392 (1952).

VANNOTTI, A.: Porphyrine und Porphyrinkrankheiten. Berlin: Springer 1937. — VANNOTTI, A., u. A. DELACHAUX: Der Eisenstoffwechsel und seine klinische Bedeutung. Basel: Benno Schwabe & Co. 1942. — VENTURA, S., and A. KLOPFER: Iron metabolism in pregnancy. The behavior of haemoglobin, serum iron, the ironbinding capacity of serum proteins, serum copper and free erythrocyte protoporphyrin in normal pregnancy. J. Obstetr. (Altrincham) **58**, 173 (1951). — VOGT, A.: Weitere Ergebnisse der Spaltlappenmikroskopie des vorderen Bulbusabschnittes. I. Abschnitt: Hornhaut, S. 63. II. Abschnitt: Vorderkammer, S. 104. Graefes Arch. **106** (1921). ~ Lehrbuch und Atlas der Spaltlampenmikroskopie des lebenden Auges, 2. Aufl., Teil I. Berlin: Springer 1930. ~ Kupfer und Silber, gespeichert im Auge, Leber, Milz und Niere als Symptome der Pseudosklerose. Schweiz. med. Wschr. **1930**, 73. ~ Klin. Mbl. Augenheilk. **85**, 1, 15 (1930). — VOLLAND, W.: Gehirnbefunde bei Hämochromatose (zugleich ein Beitrag zur Frage des Eisen- und Kupferstoffwechsels bei der Hämochromatose). Z. inn. Med. **2**, 634 (1947). ~ Über Mineralstoffwechselstörungen des Gehirns. II. Mitteilung: Eisen- und Kupferstoffwechsel des Gehirns. Med. Mschr. **1949**, H. 4, 246. ~ Aktuelle Melaninprobleme. Med. Mschr. **1954**, H. 10, 652. ~ Siehe GLEES. — VOLLAND, W., M. ZINGSHEIM u. H. GOHR: Über den Serumkupferspiegel bei Inanitionszuständen. Ärztl. Forsch. **1950 I**, 242.

WARBURG, O.: Über Kupfer im Blutserum des Menschen. Klin. Wschr. **1927**, 1094. ~ Methode zur Bestimmung von Kupfer und Eisen über den Kupfergehalt des Blutserums. Biochem. Z. **187**, 255 (1927). ~ Schwermetalle als Wirkungsgruppen von Fermenten, S. 150. Berlin: Saenger 1946. — WARBURG, O., u. H. A. KREBS: Über locker gebundenes Kupfer und Eisen im Blutserum. Biochem. Z. **190**, 143 (1927). — WARNOCK, C. G.: Hepatolenticular degeneration, Wilson's disease; a report of 5 cases with commentary. Ulster Med. J. **21**, 155 (1952). — WARREN, S., and W.L. DRAKE: Primary carcinom of the liver in hemochromatosis. Amer. J. Path. **27**, 573 (1951). — WATERHOUSE, D. F.: Studies of the physiology and toxicology of blowflies. A histochemical examination of the distribution of copper in Lucilia cuprina. Council for Scientific an Industrial research Commenwealth of Australia, Melbourne 1945, Bull. No 191, 20. — WEISSBECKER, L.: 5. Europäischer Hämatologenkongr. in Freiburg 1955. Ref. in Materia medica Nordmark, Januar 1956, VIII/1, S. 34. — WERTHEMANN, A.: Disk.-Bem. zu v. ZALKA. Verh. dtsch. path. Ges. **26**, 186 (1931). — WERTHEMANN, A., u. H. WERTHEMANN: Facialis-Tic bei hepatolentikulärer Degeneration mit schwerer perniciosaartiger sekundärer Anämie. Z. Neur. **126**, 758 (1930). — WESTPHAL, C.: Über eine dem Bilde der cerebrospinalen grauen Degeneration ähnliche Erkrankung des centralen Nervensystems nebst einigen Bemerkungen über paradoxe Kontraktion. Arch. f. Psychiatr. **14**, 87 (1883). — WILSON, S. A.: Progressive lenticular degeneration; a familiar nervous disease associated with cirrhosis of the liver. Brain **34**, 295 (1912). — WINTROBE, M. M.: Clinical hematology, 3. Aufl. Philadelphia 1952. — WOLFF, H.: Klinische Spurenelementprobleme. Med. Mschr. **3**, 88 (1949). ~ Bedeutung und Problemstellungen der Spurenstoffforschung für die Balneologie. Medizinische **1952**, Nr 17, 566. — WOLFF, H. P.: Kupfer. In: Künstliche radioaktive Isotope in Physiologie, Diagnostik und Therapie. Redigiert von H. SCHWIEGK. Berlin-Göttingen-Heidelberg: Springer 1953. — WYK, J. J. VAN, J. H. BAXTER, J. H. AKEROYD and A. G. MOTULSKY: The anemia of copper deficiency in dogs compared with that produced by iron deficiency. Bull. Johns Hopkins Hosp. **93**, 41 (1953).

YOSIKAWA, H.: Studies in the biochemistry of copper. XVI. Copper in black and white hairs of the aged people. Jap. J. Med. Sci., Trans. II. Biochem. **3**, 195 (1935/36).

ZALKA, E. v.: Untersuchungen über den Kupfergehalt bei Leberzirrhosen. Verh. dtsch. path. Ges. **26**, 180 (1931). — ZELLER: Helvet. chim. Acta **21**, 880 (1938). — ZIMDAHL, W. T., I. HYMAN and E. D. COOK: Metabolism of copper in hepatolenticular degeneration. Neurology **3**, 569 (1953). — ZIMDAHL, W. T., I. HYMAN and W. F. STAFFORD: The effect of drugs upon the copper metabolism in hepatolenticular degeneration and in normal subjects. J. Labor. a. Klin. Med. **43**, 774 (1954). — ZINGSHEIM, M.: Siehe VOLLAND. — ZOLLINGER, H. U.: Die biliäre Leberzirrhose im Säuglings- und Kleinkindesalter und ihre Beziehung zum Morbus haemolyticus neonatorum. Helvet. paediatr. Acta **1**, Suppl. 1—3, 104 (1945—1950).

Biochemie und Funktion des Hämoglobins und verwandter Stoffe.

Von

W. STICH.

Einleitung.

Die Atmung stellt eine elementare Voraussetzung des menschlichen Lebens dar. Ohne die laufende Versorgung des Organismus mit Sauerstoff und die Intaktheit sämtlicher Atmungssysteme können die Lebensvorgänge nicht erhalten werden, denn zur Erhaltung von Struktur und Funktion der Gewebe und Zellen ist die dauernde Lieferung von Energie notwendig. Diese Energien werden im Verlauf der Zellatmung durch die biologischen Oxydationen gebildet. Atmung und Assimilation sind die beiden Grundvorgänge, welche das Leben auf der Erde überhaupt erst ermöglichen. Beide Vorgänge werden von den zwei wichtigsten Naturfarbstoffen, welche chemisch eng verwandt sind, entscheidend beherrscht. Für die Assimilation ist der grüne Blattfarbstoff, das Chlorophyll und für die Dissimilation der rote Blutfarbstoff, das Hämoglobin bzw. seine chemischen Verwandten in jeder Zelle, die Häminfermente, verantwortlich.

1. Assimilation (Photosynthese und O_2-Bildung bei der Pflanze).

$$6\,CO_2 + 12\,H_2O + 674\,Cal. \xrightleftharpoons[\text{Hämine}]{\text{Chlorophylle}} C_6H_{12}O_6 + 6\,H_2O + 6\,O_2$$

2. Dissimilation (Respiration und O_2-Verbrauch bei Mensch und Tier).

Durch die assimilatorischen Prozesse wird die Pflanze zum dauernden Lieferanten des für Mensch und Tier unentbehrlichen Sauerstoffs, den schon LAVOISIER als Lebensstoff bezeichnet hatte. Für den Menschen stellt die Dissimilation den wesentlichen Lebensprozeß dar. Dabei werden die biologischen Adäquate physikalischer Energie in Form der energiereichen Verbindungen gewonnen. Da das Substrat nicht autoxydabel ist, stellt die biologische Oxydation keine direkte Oxydation der Brennstoffe dar. Vielmehr wird der im Sinne der WIELANDschen Dehydrierungstheorie aktivierte Wasserstoff des Substrats mit dem im Sinne der WARBURGschen Oxydationstheorie aktivierten Sauerstoff zur Reaktion gebracht, wobei die Häminproteide unentbehrliche Funktionen innehaben.

Wie jede Stoffklasse, so unterliegen auch die Häminproteide, wie wir die Funktionsverbindungen der biologischen Pyrrolfarbstoffe nach THEORELL bezeichnen, einem bestimmten Stoffwechsel. Die Art des Aufbaus als Porphyrin-Eisen-Proteinkomplex bedingt einen Stoffwechsel des Porphyrins, des Eisens und der jeweiligen Proteine. Porphyrine entstehen beim Aufbau, Gallenfarbstoffe beim Abbau der Häminproteide.

In der Tabelle 1 wird ein Überblick über Vorkommen und Funktion der wichtigsten menschlichen Pyrrolfarbstoffe gegeben.

Die Darstellung der Biochemie und Physiologie der Pyrrolfarbstoffe soll nicht begonnen werden, ohne vorher des Lebenswerkes von HANS FISCHER zu gedenken,

Tabelle 1. *Die biologischen Pyrrolfarbstoffe des Menschen.*

Bezeichnung	Vorkommen	Funktion
I. Häminproteide		
1. *Hämoglobin*	Erythrocyten	O_2 und CO_2-Transport
2. *Myoglobin*	Muskelzellen	O_2-Reservoir
3. *Cytochromoxydase*	Jede Zelle	O_2-Aktivierung
4. *Cytochrome* a, b, c	Jede Zelle	O_2-Zellatmung
5. *Peroxydasen*	Leukocyten, Zellen	Übertragung von Peroxyd-O_2
6. *Katalase*	Jede Zelle	Zerlegung des H_2O_2
Derivate der Häminproteide		
7. *Hämiglobin* (Methämoglobin)	Erythrocyten	Hb-Oxydationsprodukt
8. *Verdoglobin*	Erythrocyten	Hb-Abbauprodukt
II. Hämine		
9. *Hämatin*	Erythrocyten, Serum	Hb-Abbauprodukt
10. *Zellhämin*	Zellen	Katalysator?
III. Porphyrine		
11. *Protoporphyrin*	Erythrocyten	Hb-Baustein
12. *Koproporphyrin I*	Harn, Faeces, Galle	Hämsynthesenebenprodukt
13. *Koproporphyrin III*	Harn, Faeces, Galle	Hämsynthesenebenprodukt
14. *Uroporphyrin I*	Harn, Knochen, Zellen	Pathologisches Syntheseprodukt
15. *Uroporphyrin III*	Harn, Knochen, Zellen	Pathologisches Syntheseprodukt
16. *Deuteroporphyrin*	Faeces, Harn	Häm-Fäulnisprodukt
17. *Mesoporphyrin*	Faeces, Harn	Häm-Fäulnisprodukt
18. *Hämatoporphyrin*		Präparatives Kunstprodukt
19. *Porphyrinogene*	Harn, Faeces	Porphyrinleukoverbindungen
20. *Porphobilinogen*	Harn	Zwischenprodukt der Uroporphyrinsynthese
21. *Porphobilin*	Harn	Porphobilinogenkondensationsprodukt
IV. Gallenfarbstoffe		
22. *Biliverdin*	Erythrocyten	Bilirubinvorstufe
23. *Bilirubin*	Serum, Galle	Hb- und Mb-Abbauprodukt
24. *Stercobilinogen*	Faeces, Harn	Bakt. Bilirubinreduktionsprodukt
25. *Stercobilin*	Faeces, Harn	Stbgn.-Oxydationsprodukt
26. *Urobilinogen*	Galle (Faeces), Harn	Cell. Bilirubinreduktionsprodukt
27. *Urobilin*	Galle (Faeces), Harn	Oxydationsprodukt
28. *Propentdyopent*	Harn, Galle	Oxydatives Abbauprodukt
29. *Mesobilileukan*	Harn, Faeces	Oxyd. red. Abbauprodukt
30. *Bilileukan*	Harn	Oxyd. red. Abbauprodukt
31. *Mesobilifuscin*	Harn, Faeces, Galle	Aggregationsprodukt
32. *Bilifuscin*	Harn	Aggregationsprodukt
33. *Myobilin*	Faeces	Myoglobinabbauprodukt

welcher mit seiner Schule die Chemie der Hämine, Porphyrine, Gallenfarbstoffe und Chlorophylle zur Vollendung führte und damit den Grundstein für die weitere biologische und medizinische Erforschung dieses Gebietes gelegt hat.

I. Häminproteide[1].

Unter Häminproteiden verstehen wir bestimmte Porphyrin-Eisen-Proteinkomplexe. Sie stellen *die eigentlichen Funktionsverbindungen der biologischen Pyrrolfarbstoffe bei Mensch und Tier* dar. Als einfachsten Baustein enthalten sie das Pyrrol. Vier Pyrrolkerne sind durch Methinbrücken zu einem Tetrapyrrol-

---

[1] *Zusammenfassende Darstellungen*: THEORELL 1944, 1947, STOLL 1948, VANNOTTI 1948, FLORKIN 1948, WYMANS 1948, THEORELL 1949.

ring verbunden, in dessen Innerem Eisen sitzt. Eisen und Tetrapyrrolring (Porphyrin) bilden die jeweilige prosthetische Gruppe, welche mit den entsprechenden Proteinkomponenten zum Komplex verbunden ist. Zu den *Häminproteiden* zählen wir heute den roten Blutfarbstoff *Hämoglobin*, den Muskelfarbstoff *Myoglobin*, die Häminfermente der Zellen, *das sauerstoffübertragende Ferment der Atmung (Cytochromoxydase)*, die *Cytochrome* a, b und c, die *Katalase* und die *Peroxydasen*.

Am Beispiel der Häminproteide hat die Natur wohl die großartigste *Variation eines wirksamen Prinzips* durchgeführt. Sie kommt folgendermaßen zustande:

a) Durch die *Wertigkeit des Eisens*. Hämoglobin und Myoglobin enthalten Ferroeisen, Peroxydasen und Katalasen, Ferrieisen, Cytochromoxydase und Cytochrome schwingen zwischen Ferro- und Ferrieisen.

b) Durch die *Art des Proteins*. Alle Häminproteide enthalten spezifische Proteinkomponenten. Das Eiweiß prägt im wesentlichen den Charakter eines Häminproteins.

c) Durch die *Art des Porphyrins*. Die Porphyrine der biologischen Häminproteide leiten sich alle vom Ätioporphyrin III ab, die meisten enthalten das Protoporphyrin IX der Isomerenreihe III.

d) Durch die *Art der Bindung zwischen Protein und prosthetischer Gruppe*. Im Hämoglobin erfolgt sie über 2 Partialvalenzen des Ferroeisen an 2 N-Atome von Imidazolringen zweier Histidinreste des Globins, im Cytochrom c außerdem noch über zwei cysteintragende Äthylgruppen des Porphyrin c.

Den *Wirkungsmechanismus der Häminproteide* hat THEORELL (1944) auf die einfachste Art präzisiert. Die Häminproteide können auf drei prinzipiell verschiedene Arten reagieren.

1. Das Eisen bleibt 2-wertig. Beispiel: reversible O_2-Anlagerung beim Hämoglobin und Myoglobin. $Fe^{++} + O_2 \rightleftharpoons Fe^{++}O_2$.

2. Das Eisen schwingt zwischen 2- und 3wertig, so daß immer ein Elektron aufgenommen und nach der anderen Seite hin weitergegeben wird. Beispiel: Cytochrom c: $Fe^{+++} + e \rightleftharpoons Fe^{++}$.

3. Das Eisen bleibt immer 3wertig. H_2O_2 wird angelagert und entweder gespalten (Katalasen) oder oxydativ aktiviert (Peroxydasen).

A. Blutfarbstoffe und Muskelfarbstoffe.

1. Hämoglobin[1].

Die älteste Beschreibung der Verwandlung der Blutfarbe unter dem Einfluß der Luft stammt von M. SERVET (1553). Im Jahre 1673 beschrieb dann LEUWENHOEK die roten Blutkörperchen des Menschenblutes. 1840 stellten der Chemiker HUENEFELD und 1849 die Anatomen REICHERT, KÖLLIKER und LEYDIG die ersten Kristalle aus Blut dar, während die erste exakte Darstellung von Blutfarbstoffkristallen 1867 F. HOPPE-SEYLER gelang. Von ihm stammen auch die Bezeichnungen Hämoglobin für den Farbstoff des venösen Blutes und Oxyhämoglobin für den Farbstoff des arteriellen Blutes. Um die Jahrhundertwende gelang dann NENCKI und SIEBER der Nachweis des Pyrrolkerns im Hämoglobin, nachdem schon 1834 die Entdeckung des Pyrrols im Steinkohlenteer durch RUNGE und 1870 die Bekanntgabe der Pyrrolstruktur durch A. v. BAYER erfolgt war. Lagen auch schon um 1900 wertvolle Einzelergebnisse über den Blutfarbstoff und Hämin vor (NENCKI, KÜSTER, PILOTY), so brachten doch erst die Untersuchungen von H. FISCHER endgültige Klarheit über die Konstitution und Struktur von Hämoglobin und Hämin. 1929 wurden diese Arbeiten mit der Totalsynthese des Hämins durch H. FISCHER und K. ZEILE gekrönt.

a) Vorkommen, Darstellung und Eigenschaften.

Das Hämoglobin steht in quantitativer Beziehung innerhalb der Häminproteide an erster Stelle. In den Erythrocyten des Blutes und den Erythroblasten

---

[1] *Monographien*: BARCROFT 1929, ROUGHTON und KENDREW 1949, BRUGSCH 1950, BETKE 1954.
Zusammenfassende Darstellungen: BARKAN 1928, FISCHER 1933, SCHUMM 1932, HAUROWITZ 1935, ZEILE 1948, BINGOLD und STICH 1954.
Originalien: WOLPERS 1942, LINDEMANN 1949, JUNG 1950.

des Knochenmarkes findet sich eine Gesamtmenge von 700—800 g Hämoglobin. Elektronen-optische Untersuchungen haben gezeigt, daß der Erythrocyt eine echte Membran besitzt, welche in ihrem Inneren ähnlich einer Ballonhülle das Hämoglobin enthält. Dabei befinden sich die Hb-Moleküle in einem Zustand zwischen der völligen Ordnungslosigkeit einer verdünnten Lösung und der Ordnung eines Kristalls. Die Hb-Konzentration in der Zelle beträgt 34%, sie ist die optimale Konzentration, bei welcher die Zelle ohne Verlust an Reaktionsvermögen die höchste O_2-Kapazität besitzt[1, 2].

Menschliche Hb-Kristalle sind schwieriger als tierische zu gewinnen. Verfahren sind dazu von HAUROWITZ (1921) und ASCODI (1932) angegeben worden. Nach einer neueren Methode[3] lassen sich krist. Oxy-Hb, CO-Hb und red. Hb aus menschlichen Erythrocyten mit einer Ausbeute von etwa 70—75% erhalten.

Hb-Kristalle können sowohl dem rhombischen (HbO_2, Methb.) als auch dem hexagonalen System (red. Hb.) angehören. Die Kristalle sind doppeltbrechend und pleochroitisch, der Wassergehalt beträgt etwa 3—9%. Hb ist gut wasserlöslich, noch besser in schwachen Alkalien, mit denen es als schwache Säure Salze bildet, es ist unlöslich in Alkohol, Äther, Chloroform.

Ultrazentrifugenuntersuchungen[4] haben für das Hämoglobin ein mittleres Teilchengewicht von 68000 ergeben, wobei das Molekül aus vier gleichen Bruchstücken vom Mol.-Gew. 17000 (SVEDBERG-Einheit) besteht. Die Hämoglobine der verschiedenen Tierspecies unterscheiden sich durch ihre spezifischen Globinkomponenten. Die SVEDBERG-Einheit des Hämoglobins setzt sich aus 1 Mol Häm und 1 Mol Globin zusammen. Röntgenanalysen[5] ergaben für das Hb-Molekül (68000) einen zylindrischen Bau von 57 Å Durchmesser und 34 Å Höhe, wobei noch eine Wasserhülle von 3 Å vorhanden ist, so daß das Hb-Molekül insgesamt einen Kugelraum von 74,5 Å zur freien Rotation braucht. Das Globin setzt sich aus vier parallelen Polypeptidschichten von je 8,5 Å zusammen, wobei an der proximalen und distalen Oberfläche je zwei flache, ringförmige Hämeinheiten parallel zueinander und senkrecht zu den Polypeptidschichten angeordnet sind[6].

b) Chemie.

Das Hämoglobin besteht aus der Farbkomponente Häm (4%) und der Proteinkomponente Globin (96%). Die prosthetische Gruppe, das Häm wurde mit dem Ferrokomplex des Protoporphyrins IX der Isomerenreihe III identifiziert. Sie enthält 3,66% Protoporphyrin und 0,34% Eisen. Ein einwandfreier Beweis für die 2-Wertigkeit des Eisens wurde neuerdings erbracht[7]. Das Wissen über das Globin ist entsprechend dem Stand der Proteinchemie noch unvollständig. Anfangs wurde Globin als Histon aufgefaßt, es ist aber ein besonderes Albumin. Über den Aminosäuregehalt der Globine liegen zahlreiche Arbeiten vor, auffallend ist der hohe Gehalt an Leucin, Histidin, Valin, Alanin und Glutaminsäure und der niedrige Gehalt an Methionin und Cystin.

Nach den heutigen Kenntnissen ergibt sich folgender Bau des Hämoglobins (I). Die Angaben über den Aminosäuregehalt beziehen sich auf Pferdeglobin.

Über den feineren Bau des Hb-Moleküls liegen folgende Erkenntnisse vor[8]: Zur Einlagerung des Eisens in den Protoporphyrinring ist die Anwesenheit von zwei peripher gelegenen Propionsäuregruppen erforderlich. Die Fe-Bindung des Häms an das Globin erfolgt über das jeweilige N-Atom im Imidazolring des Histidins. Von 6 Bindungsvalenzen des Eisens gehen demnach vier an die Protoporphyrin N-Atome, eine geht nach abwärts an das Histidin des Globins und erst nach dieser Proteinbindung ist die restliche Valenz befähigt, O_2 reversibel zu binden. Elektromagnetische Messungen[9] trugen wesentlich zur Aufklärung des Hb-Baus und der Hb-Funktion bei.

---

[1] PONDER 1948.   [2] PERUTZ 1948.   [3] KUBOWITZ 1948.
[4] THE SVEDBERG und KAI O. PEDERSEN 1940.   [5] BOYS-WATSON 1947.
[6] GRANICK 1949.   [7] TREIBS 1950.   [8] GRANICK 1949.   [9] PAULING 1944.

	%
Arginin	3,71
Histidin	8,45
Lysin	8,10
Tyrosin	3,15
Tryptophan	1,28
Phenylalanin	6,68
Prolin	2,1
Hydroxyprolin	1,0
Serin	5,19
Leucin	15,1
Isoleucin	1,5
Valin	8,85
Alanin	7,65
Glycin	5,6
Threonin	3,82
Cystin	0,82
Methionin	0,72
Glutaminsäure	8,5
Asparaginsäure	10,3
Amino-N	1,01

(I) Hämoglobin

c) Bestimmungsmethoden.

Die klinisch gebräuchlichen Bestimmungsmethoden nach dem SAHLI-Prinzip sind ungenau, auch wenn sie mit verbesserten Apparaturen durchgeführt werden. Die Farbintensität von salzsauren Hämatinlösungen ist zeit- und temperaturabhängig, ferner spielen bei der Messung individuelle Faktoren eine Rolle[1]. Die Messung mit dem Hämoglobinometer nach BÜRKER wurde verschiedentlich angegriffen. Gasometrische und Eisenmethoden wurden schon früher beschrieben und liefern sehr gute Ergebnisse. Auch die stufenphotometrische Messung des reduzierten Hämoglobins oder noch besser des Oxy-Hb im UV-Licht liefert äußerst zuverlässige Werte[2]. Letztgenanntes Verfahren dient als Standardmethode der Hämometereichung. Neuere Methoden sind für Hb-Bestimmung mittels alkalischem Hämatin[3], Cyanhämiglobin[4] und Protoporphyrin[5] angegeben worden. Vergleichsuntersuchungen mit den einzelnen Methoden wurden neuerdings in England[6] und Deutschland[7] durchgeführt. In Deutschland wurde 1951 durch Beschluß der Gesellschaft für Innere Medizin[8] veranlaßt, das relative Maßsystem in Prozent-Hb endgültig aufzugeben und an seine Stelle allein das einwandfreie absolute Maßsystem in Grammprozent-Hb zu setzen. Der Normbereich des Hb-Gehalts des menschlichen Blutes liegt zwischen 14—17 g-%, daher ist die Festlegung 16 g = 100% unsinnig. Die Angabe des bisherigen Färbeindex fällt weg, an seine Stelle tritt der absolute Hb-Gehalt des Einzelerythrocyten (Hb_E), dessen Normbereich zwischen 28 und 36 γγ liegt[9].

d) Stoffwechsel[10].

Durch den Erythrocytenumsatz wird der Stoffwechsel des Hämoglobins hervorgerufen. Bestimmte Regulationen halten Neubildung und Untergang von Erythrocyten und damit zugleich Aufbau und Abbau des Blutfarbstoffs in Richtung Isostruktur des Blutes im Gleichgewicht. Die Lebensdauer der Erythrocyten beträgt etwa 120 Tage.

---

[1] HEILMEYER 1933.   [2] HEILMEYER und BEGEMANN 1951.   [3] HOLDEN 1947.
[4] BETKE und SAVELSBERG 1950.   [5] BRUGSCH 1952.   [6] KING 1947.
[7] DRUCKREY und Mitarbeiter 1952.
[8] BÜRGER, HEILMEYER, KILCHLING, SCHULTEN 1951.   [9] LIPPS 1952.
[10] THANNHAUSER 1929, BINGOLD 1932, DUESBERG 1948, BINGOLD und STICH 1948, BÉRNARD 1950, HEILMEYER und BEGEMANN 1951.

α) *Aufbau.*

Innerhalb des mesenchymalen Systems sind es bestimmte Zellen, die Erythroblasten, welche zur Hb-Bildung befähigt sind. In der Fetalzeit unterscheiden wir die mesoblastische, die hepatolienale, sowie schließlich die medulläre Periode der Blutbildung, beim Erwachsenen findet die Hämopoese nur im Knochenmark statt. Von HAUROWITZ wurde schon 1930 auf die Verschiedenheit des fetalen und Erwachsenen-Hb hingewiesen. Das erste Halbjahr des postfetalen Lebens stellt eine Übergangszeit dar, in der alle 2 Hb-Typen gefunden werden. Verschiedene Globine bedingen diese 2 Typen, der Unterschied erstreckt sich auf die Alkalidenaturierung, die Kristallstruktur, die O_2-Affinität, den Aminosäuregehalt, die UV-Absorption und die Löslichkeit in Salzlösungen[1].

Zur Hb-Biosynthese müssen Eisen, Protoporphyrin und Globin bereitgestellt werden. Die Bildung des Häms ist weit besser aufgeklärt als die des Globins[2]. Für die Bildung des Globins müssen die entsprechenden Aminosäuren vorhanden sein. Durch seinen Gehalt an exogenen Aminosäuren steht das Globin mit dem Plasmaalbumin an der Spitze der biologisch hochwertigen Proteine. Die Synthese des Protoporphyrins erfolgt aus den einfachen Bausteinen Glykokoll und Essigsäure bzw. einem ihr nahestehenden Derivat (s. Kapitel „Porphyrine"). Die Hb-Synthese konnte auch in vitro durchgeführt werden. UV-mikrospektrographische Studien[3] ließen einen mehrphasigen Verlauf der Hb-Synthese erkennen. Zunächst erfolgt die Bildung des Globins nach den Gesetzen der Proteinsynthese, dann die Bildung des Häms und schließlich die Kupplung beider Komponenten. Bei der Zufuhr von N^{15}-etikettiertem Glykokoll erscheint bereits wenige Stunden darauf markiertes Hämoglobin in der Blutbahn. Das Glykokoll wird in durchaus spezifischer Weise für die Hb-Synthese verwendet[4]. Nach Verfütterung von $C^{14}H_2 \cdot NH_2 \cdot COOH$ wurde im Protoporphyrin des Hb eine 7—10fach höhere Aktivität als in Globin gefunden[5]. Wird aber $CH_2 \cdot NH_2 \cdot C^{14}OOH$ gegeben, so wird nur im Globin C^{14} gefunden, d. h. das Carboxyl-C wird nicht für die Porphyrinsynthese verwendet[6]. Sowohl aus den Versuchen mit etikettiertem Glykokoll (N^{15}, C^{14}) als auch mit C^{14}-Lysin und Radioeisen (Fe^{55}, Fe^{59}) hat sich ergeben, daß das Hb-Molekül am allgemeinen Stoffwechsel nicht teilnimmt, sondern ein integrierender Bestandteil der Erythrocyten bis zu ihrer Zerstörung bleibt[7]. Nach neuesten Untersuchungen[8] wird das Lysin-ε-C^{14} nicht nur ins Globin, sondern in auffallender Weise auch in Protoporphyrin eingelagert. Das Koproporphyrin I entsteht als Nebenprodukt der Hämsynthese etwa im Verhältnis 1:10000. Das Lactoflavin konnte neuerdings[9] als wichtiger Regulator und Katalysator der Hb-Synthese nachgewiesen werden, unter seinem Einfluß wird die Häm III-Synthese enorm gesteigert, während die Porphyrin I-Bildung fast restlos unterdrückt wird. Beim Mangel an Lactoflavin kommt es zur exzessiven Bildung von Koproporphyrin I. Wahrscheinlich ist auch das Koproporphyrin III ein Nebenprodukt der Häm III-Synthese[10]. Neben dem Globin und Protoporphyrin fungiert Eisen als weiterer Baustein für das Hämoglobin[11]. Das Eisen gelangt nach der Resorption über seine Depotform Ferritin und über Ferrialbumine bzw. Ferriglobuline des Serums in das Knochenmark, wo es in den Reticulumzellen für die Hb-Synthese bereitgestellt wird. Im Gegensatz zur leichten Bildung von Protoporphyrin und Globin kommt es häufig zu Störungen der Hb-Synthese wegen Eisenmangel. Der Einsatz von Radioeisen Fe^{55} und

---

[1] BETKE 1951, WHITE 1950.   [2] RIMINGTON 1949.   [3] THORELL 1947.
[4] SHEMIN und RITTENBERG 1945, 1946.   [5] ALTMAN 1948.   [6] GRINSTEIN 1949.
[7] BALE 1949, LONDON, SHEMIN und WEST 1949.   [8] ALTMAN 1952.
[9] STICH 1950/51.   [10] GRINSTEIN 1950.
[11] HEILMEYER, KEIDERLING und STÜWE 1941, VANNOTTI und DELACHAUX 1942.

Fe^{59} hat unsere Kenntnisse über die Beziehungen von Fe- und Hb-Stoffwechsel wesentlich vertieft und gezeigt, daß die Hb-Synthese im Bedarf des Körpers mit an erster Stelle steht[1].

β) *Abbau*[2].

Beim Abbau des Hb sind die Verhältnisse bezüglich der prosthetischen Gruppe weitgehend geklärt, über den Abbau des Globins wissen wir noch sehr wenig. Die Etikettierung des Globins mit Lysin-C^{14} und Glykokoll-C^{14} bzw. Glykokoll-N^{15} hat ergeben, daß nach dem Untergang des Erythrocyten und dem Hb-Abbau nur ein kleiner Teil des Globins zum Hb-Neuaufbau Verwendung findet[3]. Der eigentliche Hb-Abbau erfolgt nach ASCHOFF im RES, vor allem von Milz und Leber. Durch den Nachweis von grünem Blutfarbstoff wurde ein bereits intravasaler Blutfarbstoffabbau wahrscheinlich gemacht. Der grüne Blutfarbstoff, als *Verdoglobin*[4] bezeichnet, ist die erste irreversible Abbaustufe des Hb und stellt das Zwischenglied zu den Gallenfarbstoffen dar. Das Verdoglobin entsteht durch die Oxydation der α = CH-Brücke des Hb zu —C·OH— und schließlich zu —CO—. Am Modell des Kopro I-Pyridin-Hämochromogens ist die Aufklärung dieses Abbauvorganges gelungen[5], die Chemie der grünen Blutfarbstoffe läßt aber trotzdem noch eine Reihe von wichtigen Fragen offen. Neben dem physiologischen Verdoglobin, welches wohl am ehesten dem Verdoglobin A entspricht, gibt es noch weitere Verdoglobine. Verdoglobin A entsteht bei der gekuppelten Oxydation von Hb und Ascorbinsäure, Verdoglobin S bei Einwirkung von H$_2$S und O$_2$ auf Hb *(Sulfhämoglobin)* und Verdoglobin NO$_2$ bei der Einwirkung von H$_2$O$_2$ und Nitrit auf Hb[6]. Verdoglobin NO$_2$ enthält als prosthetische Gruppe das Spirographishämin[6]. Das physiologische Verdoglobin dürfte mit dem BARKANschen *Pseudohämoglobin* nahe verwandt, wenn nicht gar identisch sein. Aus dem Verdoglobin entsteht durch Globinabspaltung und Ringöffnung das Biliverdin, welches zu Bilirubin reduziert wird. Der weitere Umbau und Abbau des Bilirubins führt zu Stercobilinogen, Urobilinogen, Propentdyopent, Mesobilileukan, Mesobilifuscin u. a. (s. Kapitel „Gallenfarbstoffe").

Die *Mechanik des Hb-Abbaus* wird im wesentlichen vom H$_2$O$_2$, welches bei den biologischen Oxydationen gebildet wird und der Katalase bestimmt[7]. Die Katalase, mit der die Erythrocyten in überreichlichem Maße ausgestattet sind, ist ein spezifisches Schutzferment des Blutfarbstoffs gegenüber H$_2$O$_2$. Ihre Schutzwirkung erstreckt sich vor allem auf die gegenüber oxydativen Kräften sehr empfindlichen Methinbrücken. Ohne Katalaseschutz wird Hb durch H$_2$O$_2$ in 2-kernige Pyrrolverbindungen, die Propentdyopente[8], zerlegt. Die Katalase schützt das intraglobale Hb so lange, bis die Erythrocytolyse einsetzt, dann gewinnen allerdings die oxydativen Kräfte die Oberhand und das H$_2$O$_2$ bestimmt den Abbau zu Verdoglobin und Biliverdin, im Extremfall auch zu Propentdyopent. Dieser Abbauweg stellt den oxydativen Vorgang des Hb-Abbaus dar, welcher dann in den reduktiven Weg der Bildung von Gallenfarbstoffen einmündet. Neben dem oxydativen und reduktiven Abbauweg wurde neuerdings ein dritter und im Organismus physiologisch wohl vorherrschender oxydoreduktiver Weg gefunden, welcher zu Bilileukan bzw. Mesobilileukan führt[9]. Diese Verbindungen stehen zum Propentdyopent in enger Beziehung und haben die Neigung sich zu aggregieren, wobei Bilifuscine und Mesobilifuscine entstehen. Diese sind die eigentlichen Urochrome und Koprochrome[10]. Unter physiologischen Verhältnissen wird der Endabbau des Blutfarbstoffs durch reduktive und oxydo-

---

[1] HAHN 1948.   [2] SIEDEL 1944, STICH 1950, BINGOLD 1951.   [3] BALE 1949.
[4] KIESE 1942.   [5] STIER 1947.   [6] KIESE 1947.   [7] BINGOLD 1941.
[8] BINGOLD, STICH 1949.   [9] SIEDEL, STICH, EISENREICH 1948.   [10] STICH 1948.

reduktive Kräfte bestimmt. Der Hb-Abbau kann durch die Messung von Sterco- und Urobilinogen in Harn und Faeces ungefähr quantitativ erfaßt werden. Normalerweise werden täglich etwa 150 mg Bilirubinoide ausgeschieden, was einem täglichen Abbau von rund 3,5 g Hb entspricht, so daß innerhalb 180 Tagen der Gesamtbestand an Hb ersetzt sein würde. Es handelt sich dabei aber nur um eine Vergleichsmethode. Berücksichtigt man auch die neugefundenen Hb-Abbauprodukte, so errechnet sich bei vorsichtiger Schätzung etwa gleicher Mengen von Stercobilin-Urobilin und Bilileukan-Bilifuscin (bzw. Meso-Isologe) eine Lebensdauer von Erythrocyten und Hb von rund 100 Tagen[1], eine Zahl, welche mit der aus Isotopenstudien gewonnenen von 120 Tagen recht gut übereinstimmt.

e) Funktion[2].

Das Hämoglobin ist der O_2-Transporter des Blutes. Täglich werden über 700—1000 Liter O_2 an die Zellen und Gewebe herangeführt. Blut ohne Hb könnte nur 0,5 Vol.-% O_2 aufnehmen, das Hb ermöglicht es ihm aber über 18—21 Vol.-%, also das rund 40fache zu transportieren. Die O_2-Aufnahme in den Lungen und die O_2-Abgabe in den Geweben wird durch physikalische und physikalisch-chemische Mechanismen reguliert. Die leichte Reversibilität der Oxy-Hb-Bildung ermöglicht den O_2-Austausch zwischen Blut und Lungen bzw. Geweben. Das *Oxy-Hämoglobin* enthält 1 Mol O_2 an der 6. Valenz des Ferroeisens. Unter den Bedingungen in den Geweben (niedriger O_2-Druck, hohe CO_2-Spannung u. a.) gibt Oxy-Hb seinen O_2 ab. Im arteriellen Blut liegt bei einem O_2-Druck von etwa 100 mm Hg eine O_2-Sättigung von 95% vor, nach Abgabe des O_2 im Capillargebiet besteht im venösen Blut bei einem O_2-Druck von 40 mm Hg immer noch eine O_2-Sättigung von 70%.

Nur das unveränderte Hämoglobin bzw. Oxy-Hämoglobin ist zum O_2-Transport befähigt. Das *Hämiglobin (Methämoglobin)* ist dagegen zur reversiblen O_2-Anlagerung unfähig, da sein Eisen in Ferriform vorliegt und scheidet daher für den O_2-Transport aus. Das Hämiglobin kommt auch physiologisch vor[3]. Neben der rein physikalischen O_2-Bindung ($Hb^{II} + O_2 \rightleftharpoons Hb^{II}O_2$) spielt sich nämlich bei der Einwirkung von O_2 auf Hb noch eine weitere Reaktion, die Oxydation des Hb zu Hämiglobin ab ($Hb^{II} + O_2 \rightleftharpoons Hb^{III}$). Innerhalb weniger Stunden würde das Hämoglobin durch diesen Prozeß dem O_2-Transport entzogen sein, was jedoch mit dem Leben unvereinbar ist. Zur Sicherung sind mehrere Fermentsysteme vorhanden, welche das Hämiglobin laufend zu Hb reduzieren[4]. Die Substrate dieser Systeme entstehen durch Vergärung der Glucose in den Erythrocyten. Bekannt sind bisher Systeme, die mit folgenden Substraten reagieren: Hexosemonophosphat, Glycerinaldehydphosphorsäure, daneben auch Milchsäure, Äpfelsäure und Fumarsäure. Im Blute ist daher unter physiologischen Umständen nur eine Hämiglobinkonzentration vorhanden, welche unter 1% des Hb-Bestands liegt und etwa 0,2 g Hb^{III} in 100 cm³ Blut beträgt. Die Möglichkeit der Rückführung des Hb^{III} zu Hb^{II} in vivo war schon seit langem auf Grund von Beobachtungen bei methämoglobinbildenden Giften bekannt[5].

Neben dem O_2-Transport beteiligt sich das Hämoglobin auch direkt am CO_2-Transport. Das *Carbhämoglobin* übernimmt diese Aufgabe zu etwa 20%. Im Gegensatz zur O_2-Bindung in Form des HbO_2 beteiligt sich hierbei das Fe^{II} des Häms nicht, sondern CO_2 wird am N-Atom des Histidins, also vom Globin fixiert. Der weitaus größere Teil des CO_2, etwa 80% wird jedoch im Plasma in

---
[1] STICH 1950.   [2] BARCROFT 1929, ROUGHTON 1949.   [3] HEUBNER 1946.
[4] KIESE 1949.   [5] HEUBNER 1940.

Form von Bicarbonaten transportiert. Auch dieser Vorgang wird wesentlich vom Hb bestimmt. Der Vorgang $H_2O + CO_2 \rightleftharpoons H_2CO_3$, der an und für sich träg verläuft, wird durch ein zinkhaltiges Ferment, die Carboanhydrase[1], katalysiert.

Neben seiner Atmungsfunktion für O_2 und CO_2 spielt der Blutfarbstoff auch noch die wichtige Rolle eines Puffers für die Konstanterhaltung des Blut-p_H.

Durch die Eigenschaften des Hämoglobins während des Vorganges $Hb^{II} + O_2 \rightleftharpoons Hb^{II} O_2$ wird der ganze Charakter des Hb derart verwandelt, daß ganz von selbst am richtigen Ort und zur richtigen Zeit die beiden anderen Aufgaben des CO_2-Transports und der Pufferung erfüllt werden.

Neuerdings[2] konnte in der normalen Ausatmungsluft mittels eines verfeinerten CO-Meßgerätes 0,00015% CO nachgewiesen werden, woraus sich ein normaler Hb-CO-Gehalt des Blutes von 0,3—0,6% beim Gesunden errechnen läßt. Das CO entstammt dem Stoffwechsel.

2. Myoglobin[3].

Der Farbstoff der Muskeln wurde lange Zeit mit dem Hämoglobin für identisch gehalten. Erst 1932 konnte THEORELL die exakte Trennung von Myoglobin und Hämoglobin durchführen. Der Myoglobingehalt der Muskulatur beträgt 1—3 g-%. Die Gesamtmenge soll etwa 40 g beim Menschen betragen, also rund 5% der Hb-Menge.

KÖLLIKER erklärte bereits 1850, „daß die Farbe der Muskeln nicht von den zahlreichen Blutgefäßen, sondern von einem besonderen Farbstoff, der in der Muskulatur selbst seinen Sitz hat, herrührt". Der Muskelfarbstoff wurde 1897 erstmals von MOERNER unter dem Namen Myochrom beschrieben. CAMUS und PAGNIEZ beobachteten 1902, daß nach intravenöser Applikation eines Muskelextrakts dieses Pigment schneller als Hb im Harn eliminiert wird. 1926 fanden dann WHIPPLE und ROBSCHEIT-ROBBINS, daß die Abbauprodukte des Muskelfarbstoffs mit den Gallenfarbstoffen identisch sind. SCHUMM wies die Identität des Hämins von Blut- und Muskelfarbstoff nach. Die heute allgemein gebräuchliche Bezeichnung Myoglobin wurde schon von GÜNTHER, welcher wesentliche Verdienste an der frühzeitigen Herausstellung des Muskelfarbstoffs besitzt, vorgeschlagen.

a) Vorkommen, Darstellung und Eigenschaften.

Der Myoglobin (Mb)-Gehalt der verschiedenen Muskeln zeigt beträchtliche Unterschiede (Tabelle 2 nach BIÖRCK)[4]. Innerhalb des Herzens enthält der linke Ventrikel mehr Mb als der rechte. Autoptisches und chirurgisches Material zeigten keine Unterschiede, ebenso nicht die beiden Geschlechter. Dagegen spielt das Lebensalter eine beträchtliche Rolle (Tabelle 3).

Tabelle 2. *Myoglobingehalt menschlicher Muskeln.*

Muskel	Myoglobingehalt g-%
Extremitäten	2,73
Bauch	2,55
Herz	1,38
Uterus	0,28

Tabelle 3. *Myoglobingehalt und Lebensalter.*

Muskel	Alter (Jahre)	Myoglobin g-%
Herz	1—16	1,38
	17—50	1,62
	51—75	1,43
	über 75	1,26
Bauch	1—16	2,79
	17—50	2,63
	51—75	2,26
	über 75	2,52

---

[1] SCOTT 1942. [2] SJÖSTRAND 1950.
[3] *Monographien:* BIÖRCK 1949.
Zusammenfassende Darstellungen: GÜNTHER 1921, MILLIKAN 1936, DE LANGEN 1946, BIÖRCK 1948.
Originalien: DRABKIN 1950.
[4] BIÖRCK 1949.

Die Reindarstellung kristallisierten menschlichen Myoglobins gelang DRABKIN (1945) und unabhängig davon THEORELL und DE DUVE (1946). Es bildet ganz charakteristische Nadeln wie das Pferde-Mb, jedoch unterscheiden sich beide Farbstoffe hinsichtlich der spektralen Eigenschaften ihrer CO-Myoglobine. Der i.e. Punkt liegt bei p_H 6,99, also gegenüber dem Hb (6,68) etwas mehr im Alkalischen. Die p_H-Stabilität reicht von p_H 6—13! Sie ist damit bedeutend größer als die des Hb (p_H 6—8). Die Affinitätskonstanten von Mb und Hb für O_2 und CO sind verschieden, die beiden Gase werden vom Mb weniger fest gebunden. Das Mol.-Gewicht wurde mit 17 600 bestimmt, so daß auf die Proteinkomponente nur eine Hämscheibe kommt.

b) Chemie[1].

Das Myoglobin besteht aus Häm (Fe^{II}-Protoporphyrin IX) und einer spezifischen Proteinkomponente. Der Fe-Gehalt beträgt 0,34%. Der Aminosäuregehalt ist genau untersucht[2]. Mb enthält weniger Arginin und Cystin, dagegen mehr Lysin als Hb. Tabelle 4 gibt einen Überblick über verschiedene Komponenten des Mb und Hb[2].

Die Myoglobine verschiedener Tierspecies unterscheiden sich durch ihren Aminosäuregehalt. Mb bildet wie Hb charakteristische Derivate, welche durch ihr spektrales Verhalten unterschieden werden können: *Oxy-Myoglobin, Met-Myoglobin, Sulf-Myoglobin, Carboxy-Myoglobin, Myochromogen* u. a.

Tabelle 4.

	Myoglobin %	Hämoglobin %
Eisen	0,34	0,34
Histidin	8,2	8,1
Lysin	11,0	7,98
Arginin	1,98	4,0
Cystin	0,65	0,71
Tryptophan	3,4	2,0
Schwefel, total	0,57	0,65
S — nicht Cystin	0,4	0,47
Stickstoff	16,4	16,7

Die Mb-Derivate zeigen gegenüber denen des Hb ganz allgemein 2 Besonderheiten: Die Absorptionsbanden sind leicht nach Rot verschoben und die Intensität der Banden ist weniger stark.

Tabelle 5 gibt nochmals die wichtigsten Befunde von Myoglobin und Hämoglobin im Überblick.

Tabelle 5.

	Myoglobin	Hämoglobin
1. *Prosthetische Gruppe*	Fe-Protoporphyrin	Fe-Protoporphyrin
2. *Proteinkomponente*	spezifisches Globin	Globin
3. *Fe-Gehalt und Wertigkeit*	0,34% Fe^{++}	0,34% Fe^{++}
4. *Molekulargewicht*	17 600	68 000
5. *α-Band mμ*	oxy 582 CO 579	oxy 577 CO 568
6. *Dissoziationskurve*	hyperbolisch	sigmoid
7. O_2-*Bindung* bei p_H 7,4 und 20° (Liter milli-$Mol^{-1} sec^{-1}$)	19 600	4000
8. O_2-*Dissoziation*, sec^{-1}	40	37
9. *Gehalt im Organismus*	1—3 g-% (Muskel)	14—17 g-% (Blut)

c) Bestimmungsmethoden.

Die quantitative Erfassung des Myoglobins geht schon auf GÜNTHER (1921) zurück, er erhielt jedoch nur relative Werte mit seiner Methode. Die ersten brauchbaren Werte erhielt (1927) WHIPPLE mit einer neuen Methode. In der Folgezeit wurden noch weitere Methoden zur

---

[1] ROSSI-FANELLI 1949.   [2] ROSSI-FANELLI 1947, 1948, ROCHE 1942.

Mb-Bestimmung mitgeteilt[1]. Erst nach der Darstellung kristallisierten menschlichen Myoglobins sind aber wirklich brauchbare Verfahren entwickelt worden[2]. Besonders die Methode DE DUVES erlaubt eine exakte Einzelbestimmung von Mb und Hb in gemeinsamen Lösungen. Seine Methode verwendet die Verschiedenheit der Absorption von CO-Mb und CO-Hb bei drei ausgewählten Wellenlängen (575,5 mμ = isobest. Punkt, 568 und 583,4 mμ) als Grundlage. Aus dem THEORELLschen Institut erschien eine weitere Methode[3], welche die Verschiedenheit der Absorption von Oxy-Mb und Oxy-Hb in der Soret-Region (400—450 mμ) als Grundlage der spektrophotometrischen Messung verwendet.

d) Stoffwechsel[4].

Das Myoglobin unterliegt einem Stoffwechsel, welcher unabhängig vom Hb-Stoffwechsel im Rahmen des Muskelstoffwechsels erfolgt. Die Geschwindigkeit des Mb-Umsatzes ist wesentlich geringer als die des Hb-Stoffwechsels. Die Anwendung von Radio-Fe hat gezeigt[5], daß beim normalen Kaninchen Fe^{59} in etwa 3—5 Tagen ins Hb-Molekül eingelagert wird, ins Mb-Molekül jedoch erst in 15—20 Tagen. Die Mb-Biosynthese erfolgt aus Eisen, Protoporphyrin IX und bestimmten Aminosäuren. Vitamin E und eine bestimmte Substanz des Pankreas sollen auf diesen Vorgang regulierenden Einfluß besitzen. Folgende Tatsachen stellen die unabhängige Mb-Synthese heraus: Fehlen der Anämie bei Myopathien und Myoglobinurien, fehlende Myoglobinverminderung bei Anämien und fehlende Hb-Steigerung bei Muskelhypertrophien trotz Mb-Vermehrung. Im Gegenteil findet sich bei Anämien oft eine kompensatorische Mb-Vermehrung. Das Myoglobin wird nur in der Muskelzelle gebildet und tritt physiologisch nicht in die Blutbahn über. Das Mb rangiert auch in quantitativer Beziehung weit hinter dem Hb, seine Gesamtmenge beträgt nur etwa 40 g gegenüber 500 bis 800 g Hb[6]. Diese Tatsache ist für die Aufstellung von Bilanzen des Tetrapyrrolsystemstoffwechsels von Bedeutung. Der O_2-Druck der Luft und des Blutes ist der entscheidende Regulator der Hb-Bildung. Beim Aufstieg in große Höhen soll das Hb um 30—50%, das Mb um 50—70% und das Cytochrom c sogar um 100—200% zunehmen[7]. Neuerdings[8] konnte aber bei hypoxämischer Hypoxie keine Erhöhung des Mb-Gehalts der Skeletmuskulatur nachgewiesen werden. Trotz regelmäßiger Ausbildung einer hypoxämischen Polycythämie zeigte sich in der Skeletmuskulatur sogar eine Abnahme des Mb-Gehalts. Dagegen hatte der Herzmuskel, dessen Aktivität ja während der Hypoxie gesteigert wird, einen deutlich vermehrten Mb-Gehalt. Mit Recht wird daraus gefolgert, daß der Mb-Gehalt der Muskulatur mehr von der Aktivität des Muskels als von der Hypoxie bestimmt wird.

Schon 1926 haben WHIPPLE und ROBSCHEIT-ROBBINS den *Abbau des Myoglobins* zu Gallenfarbstoffen aufgezeigt. Ähnliche Beobachtungen wurden bei Myoglobinurien (myorenales Syndrom!) gemacht, welche mit Ikterus, Hyperbilirubinämie und gesteigerter Urobilinkörperexkretion einhergehen[9]. Ob der Mb-Abbau vollständig in der Muskelzelle vonstatten geht oder ob dabei wie beim Hb-Abbau das RES eine wesentliche Rolle spielt, ist noch unklar. Wenn Mb in die Blutbahn gelangt, wird es infolge seines niedrigen Mol.-Gewichts rasch über die Nieren im Harn eliminiert. Bei gesteigerten Mb-Abbau konnte in den Faeces ein typisches Abbauprodukt, das *Myobilin*[10] aufgefunden werden. Das Myobilin ist ein braunes, spontanfluoreszierendes Pigment, seine prosthetische Gruppe ist mit dem *Mesobilifuscin* identisch[11]. Das Mesobilifuscin geht aus einer

---

[1] WATSON 1935, MORGAN 1936.   [2] CRANDALL und DRABKIN 1946, DE DUVE 1948.
[3] BEZNAK 1948.   [4] MELDOLESI 1950.   [5] VANNOTTI 1946.   [6] DRABKIN 1949.
[7] VANNOTTI 1946.   [8] POLL 1949, BOWEN 1949.   [9] BINGOLD 1950.
[10] MELDOLESI, SIEDEL, MÖLLER 1939.   [11] SIEDEL, MÖLLER 1939.

farblosen Vorstufe, dem *Mesobilileukan* (Promesobilifuscin)[1] hervor. Zweifellos wird also nicht nur der Blutfarbstoff sondern auch der Muskelfarbstoff zu 4- und 2 kernigen Gallenfarbstoffen abgebaut.

e) Funktion[2].

Über die respiratorische Funktion des Myoglobins besteht kein Zweifel. Viel schwieriger ist dagegen die Frage nach dem Modus dieser Funktion zu beantworten. Während seiner Funktion bleibt das Mb-Eisen stets 2wertig: $Mb^{II} + O_2 \rightleftharpoons Mb^{II}O_2$. Von WHIPPLE wurde 1928 angenommen, daß der höhere Mb-Gehalt der Skeletmuskulatur auf seine mehr explosive Tätigkeit, der niedrigere Mb-Gehalt des Herzens auf seine mehr rhythmische Aktion zurückzuführen sei. Befriedigende Klarheit über die Wirkungsweise des Myoglobins brachten aber erst die Arbeiten von MILLIKAN und von THEORELL. Myoglobin ist bei einem normalen O_2-Druck der Capillaren zu 90% gesättigt. Ein Drittel dieses O_2 kann bei weiterer Erniedrigung des O_2-Drucks auf 5 mm Hg freigesetzt werden, wobei die Verhältnisse dem optimalen Tätigkeitsmilieu des sauerstoffübertragenden Ferments entsprechen. Myoglobin besitzt demnach die *Funktion eines O_2-Reservoirs der Muskelzelle*. Die Verbindung des O_2 mit Mb verläuft 2,5—5mal schneller als mit Hb. Mit Hilfe seines Oxymeters konnte MILLIKAN direkt im Muskel messen. Nach ihm besitzt das Mb alle Eigenschaften eines idealen O_2-Vermittlers im Rahmen des Muskelstoffwechsels. Es kann als Zwischenstation und Vermittlerstoff zwischen dem Hb als O_2-Transporter und den Häminfermenten als O_2-Katalysatoren aufgefaßt werden. Das Myoglobin ermöglicht einen höheren Grad funktioneller Adaptation besonders für die Muskulatur, welche benötigt wird für "slow, repetitive activity of considerable force" (MILLIKAN).

B. Häminfermente[3].

Im Gegensatz zum Hämoglobin, welches als O_2-Transporter des Blutes funktioniert und zum Myoglobin, welches O_2-Reservoir und O_2-Vermittler der Muskelzelle zugleich darstellt, spielen die nun zu besprechenden Häminproteide eine wesentliche Rolle als Fermente der biologischen Oxydationen im Rahmen der Gewebs- und Zellatmung. Die Häminfermente übernehmen dabei den O_2 vom Hämoglobin bzw. Myoglobin und bringen ihn mit dem Wasserstoff der H_2-übertragenden Fermente zur Reaktion. Die Ausschaltung der Eisenatmung (Häminfermente), etwa durch HCN, ist mit dem Leben unvereinbar und führt je nach Konzentration des einwirkenden Hemmstoffs in mehr oder weniger kurzer Zeit zum Tode. Es stellt dies das celluläre Analogon zur Ausschaltung des Hb vom O_2-Transport im Blut durch CO dar und beweist wie diese die absolute Lebensnotwendigkeit des Sauerstoffs. Die Häminfermente sind wie ganz allgemein alle Häminproteide in funktionell so optimaler Weise in das System der Energiegewinnung eingegliedert, daß ihre Störung zu schwersten Veränderungen der Funktion und lebenden Struktur führen muß.

Schon 1885 hatte MCMUNN respiratorische Zellfarbstoffe unter dem Namen „Histo- und Myohämatine" beschrieben. Die Isolierung eines Hämins aus Hefe durch H. FISCHER bewies 1925 die vom Blutfarbstoff unabhängige Existenz eines Zellhämins. Gleichzeitig erweiterten die Befunde KEILINS 1926 die Beobachtungen von MCMUNN und zeigten die elementare Bedeutung der nunmehr als Cytochrome bezeichneten Histohämatine auf. Vor allem aber waren es die bahnbrechenden Arbeiten von WARBURG, welcher die Postulierung der Eisen- und Häminkatalyse mit der Entdeckung des sauerstoffübertragenden Ferments

---
[1] SIEDEL, STICH, EISENREICH 1948.   [2] MILLIKAN 1939, THEORELL 1947.
[3] *Zusammenfassende Darstellungen:* EULER 1934, LARDY 1950, ZEILE 1950, THUNBERG 1951.

der Atmung im Jahre 1926 krönen konnte. Die Untersuchung des photochemischen Wirkungsspektrums der CO-Verbindung des Atmungsferments führte zur Charakterisierung als Häminferment. 1933 konnte WARBURG bei Essigbakterien und Acetobacter auch den direkten spektralen Nachweis seines zunächst indirekt aufgefundenen Ferments führen. 1939 fanden KEILIN und HARTREE dieses Spektrum auch in Herzmuskelpräparaten. Die Synthese des Hämins (1929) durch H. FISCHER und K. ZEILE war die erste Synthese eines Coferments, 1 Jahr später bereits gelang ZEILE der Nachweis des Hämins als Coferment der Katalase. Später wurden auch die Wirkgruppen des Cytochrom c (KEILIN 1937, THEORELL 1940) und der Peroxydase (THEORELL 1943) als Hämine charakterisiert.

1. Das sauerstoffübertragende Ferment der Atmung[1].

Durch das Studium der lichtreversiblen CO-Hemmung der Zellatmung konnte WARBURG mittels des Wirkungsspektrums das sauerstoffübertragende Ferment der Atmung als Häminferment kennzeichnen und wenige Jahre später das Absorptionsspektrum dieses Ferments direkt an Bakterien nachweisen. Diese Entdeckung war die Lösung einer lange gestellten Frage nach der Natur der autoxydablen Substanz in der Zelle. Nachdem das Substrat nicht autoxydabel war, fragte man seit Kenntnis der Zellatmung mit Recht, womit denn dann der in den atmenden Zellen verschwindende O_2 eigentlich reagiere.

a) Vorkommen, Darstellung und Eigenschaften.

Das Atmungsferment soll nach WARBURG in allen aerob lebenden Zellen vorkommen. Die Versuche zur präparativen Darstellung gehen bereits auf BATELLI und STERN (1912) zurück. Zwischen 1930 und 1940 bemühten sich KEILIN und HARTREE um die Isolierung geeigneter Präparate[2]. Sie erhielten ein Gemisch des WARBURGschen Ferments mit dem Cytochromsystem und einer Succinodehydrase. Die Aktivität solcher Präparate wurde zu einem Q_{O_2}-Wert von etwa 3400 bestimmt[3]. In der Folgezeit wurden noch zahlreiche Versuche zur Reindarstellung des Atmungsferments unternommen[4], ohne daß bis heute eine kristallisierte Isolierung des Ferments oder eine einwandfreie Reinigung erzielt werden konnte. Der Grund für die außerordentlichen Schwierigkeiten, welche der Isolierung des Ferments entgegenstehen, ist in der Bindung desselben an die Zellstruktur zu suchen. So ist es fraglich, ob die Abtrennung des sauerstoffübertragenden Ferments von der Zellstruktur unter gleichzeitiger Erhaltung seiner Gesamtstruktur überhaupt prinzipiell möglich ist. Aus seinem Verhalten gegen gallensaure Salze ist auf die Lipoproteinnatur des Ferments zu schließen. Die bei 283 mμ liegende sog. Soretbande wird bis zu einem Drittel von der Proteinkomponente verursacht und kann daher zur vergleichsweisen Bestimmung des Mol.-Gewichts verwendet werden[5]. Durch Vergleich mit dem Hämoglobin ergibt sich für das WARBURGsche Ferment etwa ein Mol.-Gewicht von 75000.

b) Chemie.

Die bisherigen Untersuchungen haben sich auf die prosthetische Gruppe erstreckt, da das Gesamtferment noch nicht einwandfrei zu gewinnen war. WARBURG und NEGELEIN (1928/29) sowie KUBOWITZ und HAAS (1932) haben mit Hilfe der photochemischen Spaltung der CO-Verbindung des Ferments die Ext.-Konstanten der CO-Verbindung bestimmt. Aus der Extinktionskurve haben sie auf ein mischfarbenes Hämin als prosthetische Gruppe geschlossen, ähnlich dem Spirographishämin oder dem Phäohämin b_6. WARBURG unterschied rote, grüne und mischfarbene Hämine je nach den spektralen Eigenschaften. Zu den roten Häminen gehören das Bluthämin und seine nächsten Derivate, zu den grünen die Fe-Komplexe von Chlorophyllderivaten mit dem Chlorin- oder Phorbinring. Die mischfarbenen Hämine sind durch Cystein in rote Hämine

---
[1] *Zusammenfassende Darstellungen:* WARBURG 1946, ZEILE 1941.
[2] KEILIN 1940.   [3] SLATER 1949.
[4] YAKAKUSHII 1941, HAAS 1943, STRAUB, 1941 WAINIO 1948, EICHEL 1950.
[5] WARBURG 1946.

überzuführen, was auf eine Formylgruppe schließen läßt. Die Spektren der verschiedenen CO-Verbindungen sind in Tabelle 6 (nach WARBURG) zusammengestellt. 1953 stellte NEGELEIN erstmals aus Herzmuskel ein mischfarbenes Hämin her. Dieses mußte die prostethische Gruppe sowohl des Atmungsferments als auch des Cytochrom a sein. Neuere Untersuchungen über das Hämin des Atmungsferments erstrecken sich bis in die jüngste Zeit [1],

Tabelle 6.

CO-Verbindung	Hauptbande mµ	α-Bande mµ
CO-Hämoglobin	420	570
CO-Atmungsferment der Hefe	431	591
CO-Spirographishämoglobin	435	590
CO-Phäohämoglobin	435	600
CO-Chlorocruorin	440	602

seine endgültige Struktur und Konstitution kann aber heute noch nicht angegeben werden. Nach dem heutigen Stand kann über das Hämin des sauerstoffübertragenden Ferments folgendes ausgesagt werden:

1. Das WARBURGsche Ferment ist ein Häminproteid und enthält als prosthetische Gruppe ein mischfarbenes Hämin. Dieses ist zugleich die Wirkgruppe des Cytochrom a.
2. Eisen ist das einzige Schwermetall dieses mischfarbenen Hämins.
3. An Stelle einer Vinylgruppe des Protoporphyrin IX ist eine Formylgruppe vorhanden.
4. Das mischfarbene Hämin ist kein Phytolester.
5. Nach Abspaltung des Eisens wird ein Porphyrin — mit hoher HCl-Zahl, Spektrum vom Rhodotyp, Banden gegenüber Protoporphyrin IX in Rot verlagert — erhalten.
6. Das erhaltene Porphyrin ist nicht identisch mit Spirographisporphyrin, Verdo$_{NO_2}$ Porphyrin oder Phäoporphyrin b_6.
7. Neben der Formylgruppe sind noch weitere Abweichungen gegenüber dem Protoporphyrin anzunehmen.

c) Bestimmungsmethoden.

Die bisherigen Verfahren beruhen meistens auf dem manometrischen Prinzip[2]. Die O_2-Aufnahme eines Ansatzes von Fermentlösung, Cytochrom c und Hydrochinon wurde unter bestimmten Bedingungen in der WARBURG-Apparatur bestimmt und die Wirksamkeit der Präparate gekennzeichnet durch Q_{O_2}, Pr = liter O_2-Std^{-1} mg Protein^{-1}, das aus der Anfangsgeschwindigkeit der Reaktion berechnet wurde. Ein colorimetrisches Verfahren wurde neuerdings mitgeteilt[3], wobei das Substrat des Ferments, das Cytochrom c mit Leuko-2,6-dichlorbenzenoide-3'-chlorphenol reduziert und der entstehende Farbstoff photometrisch bestimmt wird. Das Verfahren ist ähnlich der schon lange bekannten Indophenolblaureaktion, wobei aus p-Phenylendiamin (meist unter Zusatz von — Naphthol als Nadireagens) durch katalytische Oxydation Indophenolblau entstand. KEILIN hatte aus diesem Grund das WARBURGsche Ferment als Indophenoloxydase bezeichnen wollen, was aber ein Fehler war, denn es stellte sich bald heraus, daß das eigentliche Substrat des Atmungsferments das Cytochrom c ist und die charakteristische Indophenolblaureaktion nur unter Vermittlung der in den Oxydasepräparaten schwer entfernbaren Cytochromspuren zustande kommt. Daher ist die Bezeichnung Indophenoloxydase unzutreffend, vielmehr müßte nach den Gepflogenheiten der encymologischen Nomenklatur das von WARBURG entdeckte Atmungsferment als *Cytochromoxydase* bezeichnet werden. WARBURG selbst hat seinem Ferment die Bezeichnung „Eisenproteid O_2, Cytochrom a" gegeben, was beiden Reaktionsseiten gerecht wird.

Die KEILINsche Namengebung „Cytochrom a_3" ist unzutreffend, da sich die Cytochromoxydase grundlegend von den Cytochromen unterscheidet, vor allem sind diese nicht autoxydabel.

d) Stoffwechsel.

Das WARBURGsche Ferment (Cytochromoxydase) kommt in allen Zellen des menschlichen Organismus vor, jedoch ist ihr quantitatives Verhältnis in den einzelnen Organen verschieden. Bei der Unmöglichkeit einer absoluten Konzen-

---
[1] RAWLINSON 1949, WARBURG und GEWITZ 1951, DANNENBERG und KIESE 1952, KIESE 1954.
[2] STOTZ 1939, HAAS 1943, SCHNEIDER 1943, SLATER 1949.   [3] STOTZ 1949.

trationsangabe ist man auf die relative Bestimmung der Fermentaktivität in Q_{O_2} angewiesen. Je nach Substrat sind natürlich die erhaltenen Werte verschieden. Tabelle 7 zeigt die Q_{O_2}-Werte der Cytochromoxydase einzelner Organe bei Verwendung von p-Phenylendiamin und Hydrochinon (nach SCHNEIDER und POTTER).

Tabelle 7.

Gewebe	Substrat	
	p-Phenylendiamin	Hydrochinon
Herzmuskel . .	506	97
Niere	288	47
Leber	167	17
Gehirn	134	35
Skeletmuskel .	38	23
Milz	32	16
Lunge	31	13

Über die eigentliche Bildung und den Abbau des WARBURGschen Atmungsferments wissen wir nichts Genaues. Sicher werden zur Biosynthese Eisen und bestimmte Aminosäuren benötigt. Bei Eisenmangel konnte keine Abnahme des Fermentgehalts der Organe nachgewiesen werden, ebenso nicht bei proteinarmer Ernährung[1].

e) Funktion.

Nach WARBURG hat das sauerstoffübertragende Ferment der Atmung die Aufgabe, den molekularen O_2 des Oxy-Hb und Oxy-Mb aufzunehmen und zu „aktivieren". Diese O_2-Aktivierung ist ihm durch den Wechsel seines Fermenteisens zwischen Ferro- und Ferriform leicht möglich und besteht in der Oxydation des Ferroeisens zu Ferrieisen durch den molekularen O_2 und in der Reduktion des Ferrieisens zu Ferroeisen durch Cytochrom c. Mit anderen Worten ausgedrückt heißt das, daß das sauerstoffübertragende Ferment der Atmung *der autoxydable Bestandteil der Zelle* ist. Der erste Vorgang wird durch CO gehemmt, der zweite durch HCN.

2. Die Cytochrome[2].

Die Cytochrome wurden 1885 in Form der Histo- und Myohämatine von McMUNN entdeckt und 1925 von KEILIN genauer charakterisiert. Ihre vitale Bedeutung geht schon aus ihrer ubiquitären Verbreitung von den Bakterien bis zum Menschen hervor. Wir unterscheiden heute die Cytochrome a, b und c. Die einzelnen Cytochrome können spektroskopisch unterschieden werden. Während die Cytochrome a und b wegen ihrer festen Bindung an die Zellstruktur noch nicht einwandfrei isoliert werden konnten, gelang die Reindarstellung von Cytochrom c aus Hefe und Herzmuskel.

a) Cytochrom a.

Eine sichere Reindarstellung ist bisher noch nicht gelungen. Ein Gemisch verschiedener Cytochrome der Gruppe a ist hergestellt worden. Das Cytochrom a_3 ist wahrscheinlich mit dem sauerstoffübertragenden Ferment identisch. Japanische Autoren[3] berichten von einer Reindarstellung des Cytochrom a, doch entbehrt ihr Befund noch einer Bestätigung. Die prosthetische Gruppe des Cytochrom a ist mit derjenigen des WARBURGschen Ferments identisch, stellt also ein mischfarbenes Hämin dar. Das Fermenthämin wurde neuerdings von KIESE[4] isoliert.

---

[1] SCHULTZE 1940, LANG 1947.
[2] *Zusammenfassende Darstellungen:* KEILIN 1933, THEORELL 1943, KEILIN und SLATER 1953.
[3] YAKUSHII 1941.   [4] KIESE 1954.

b) Cytochrom b.

Auch Cytochrom b gilt als nicht abtrennbar von der Zellstruktur. Aus Hefe soll sich ein Cytochrom b darstellen lassen[1], wobei eine Mischung aus Protohäm und Lactoflavin ein dem Cytochrom b entsprechendes Spektrum zeigen soll. Aus Cytochrom b der Hefe konnte ein Protohäminderivat isoliert werden[2], welches wohl die Muttersubstanz des aus Hefe schon 1925 durch H. FISCHER isolierten Protohämins ist. Neuerdings wird über die Gewinnung von Cytochrom b aus Herzmuskel berichtet[3].

c) Cytochrom c.

Das Cytochrom c ist das am besten bekannte und untersuchte Cytochrom, was auf seiner leichten Abtrennbarkeit von der Zelle und seiner Stabilität beruht.

α) *Vorkommen, Darstellung und Eigenschaften.*

Cytochrom c kommt in wohl allen menschlichen Organen vor. Der Gehalt der einzelnen Organe ist heute ziemlich gut bekannt. Die Gesamtmenge im menschlichen Organismus beträgt nach einer vollständigen Analyse der menschlichen Organe 0,780 g[4]. Ganz allgemein ist der Cytochrom c-Gehalt der Organe und Gewebe von der Intensität ihres Oxydationsstoffwechsels abhängig (Tabelle 8 nach OPITZ)[5].

Tabelle 8.

Gewebe	O_2-Verbrauch (cm^3/100 g/min)	Cytochrom c (mg-%)
Großhirnrinde	5—7	2—3
Gehirn (weiße Substanz)	1,4	1 (und weniger)
Herzmuskel (max. Arbeit)	19,8	15 (linke Kammer)
		8—10 (rechte Kammer)
Skeletmuskel (max. Arbeit)	7,0	5—8
Ruhe	0,4	
Leber	3,4	1—3

Das Lebensalter hat einen deutlichen Einfluß auf den Cytochrom c-Gehalt der Organe[6].

Cytochrom c wird am besten aus Herzmuskel dargestellt[7]. Mittels Elektrophorese konnte es rein dargestellt werden[8]. Es ist ein rotes, amorphes und wasserlösliches Pulver. Seine Stabilität ist äußerst groß, sein p_H-Bereich erstreckt sich von doppelter n-HCl bis zu n-NaOH. An trockenen Präparaten wurde nach 12 Jahren die gleiche Aktivität wieder gefunden[8]. Ultrazentrifugierung und Diffusionsmessungen ergaben ein Mol.-Gew. von 16 500.

β) *Chemie.*

Das Cytochrom c besteht aus Eisen (0,43%), Porphyrin c und einem spezifischen Protein. Das Charakteristische für das Cytochrom c ist die verstärkte Bindung zwischen prosthetischer Gruppe und Protein.

Das Porphyrin c stellt ein Protoporphyrin IX dar, dessen Vinylgruppen durch cysteintragende Äthylgruppen ersetzt sind. Chemisch handelt es sich um den Di-thioäther des Hämatoporphyrins[10]. Der Aminosäuregehalt der Proteinkomponente ist genau bekannt[8]. Neuere Untersuchungen von TUPPY[11] ergaben im Cytochrom c eine Verbindung der prosthetischen Gruppe und des Apoferments durch 2 Cysteinreste, die mittels ihrer Amino- und Carboxylgruppen peptidisch in die Proteinkomponente eingebaut sind, während ihre

---

[1] YAKUSHII 1937. [2] BACH und COW 1942. [3] EICHEL 1950, KIESE 1954.
[4] DRABKIN 1950. [5] OPITZ 1949. [6] GOBAT 1947. [7] THEORELL 1936, KEILIN 1937.
[8] THEORELL und AKESON 1941. [9] PAUL 1948. [10] ZEILE 1939. [11] TUPPY 1954.

Sulfhydrylgruppen an die Doppelbindungen in den Seitenketten 2 und 4 eines Protohämatinmoleküls unter Ausbildung von Thioätherbrücken angelagert sind. Die mit dem Hämatin verknüpften Cysteinreste sind in die Aminosäuresequenzen .... Lys—CyS—Ala—Glu .... und .... Glu—CyS—His .... des Apoferments eingefügt vorliegen. Die Imidazolgruppe des in der Sequenz Glu-CyS-His vorkommenden Histidinrestes stellt wohl eine der „hämgebundenen" und für die Hämochromogennatur des Cytochroms c verantwortlichen Gruppen dar. Auffallend ist der hohe Lysingehalt, welcher den weit im Alkalischen liegenden i.e. Punkt von p_H 10,05 bedingt. Außer den bereits vom Hb her bekannten Fe-Bindungen über den Imidazol-N des Histidins sind hier noch Hauptvalenzbindungen über die zwei cysteintragenden Äthylgruppen des Porphyrin c an die Proteinkomponente vorhanden. Diese direkte Verbindung von Co- und Apoferment erhöht die Stabilität des Cytochroms c im Rahmen seiner katalytischen Funktionen.

Abbildung (II) zeigt die Zusammensetzung des Cytochroms c, die beteiligten Aminosäuren sind in Molzahlen angegeben.

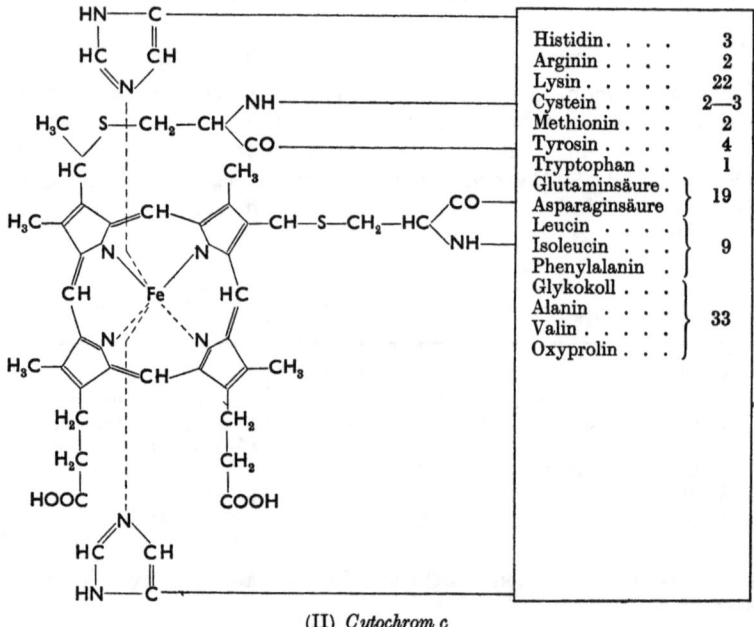

(II) *Cytochrom c*

γ) *Bestimmungsmethoden.*

Die von FUJITA[1] beschriebene Methode ist die Basis für die meisten heute üblichen Bestimmungsmethoden von Cytochrom c[2]. Cytochrom c kann auch mittels Mikrospektrophotometrie direkt gemessen werden[3]. Ein polarimetrisches Verfahren ist ebenfalls bekannt[4]. Neuerdings wurde ein spektrophotometrisches Verfahren[5] mitgeteilt, welches sich uns sehr bewährt hat.

δ) *Stoffwechsel*[6].

Die *Biosynthese von Cytochrom c* wird in jeder Zelle selbst vollzogen. Bei gesunden Tieren wurde nach Applikation von Radio-Fe^{59} dieses erst nach 2 bis 3 Wochen im Cytochrom c vorgefunden. Die Bildungsgeschwindigkeit des Cytochrom c ist wesentlich langsamer als die des Hämoglobins. Durch Verwendung von Radioeisen konnte radioaktives Cytochrom c erhalten werden[7]. Wurde dieses parenteral appliziert, so wurde es nicht in Körperzellen aufgenommen[8].

---

[1] FUJITA 1936. [2] JUNOWICZ-KOCOLATY 1939, POTTER 1942, GONELLA 1943.
[3] ROSENTHAL und DRABKIN 1943. [4] CARRUTHERS 1947.
[5] PRADER und GONELLA 1947. [6] VANNOTTI 1949. [7] BEINERT 1949. [8] BEINERT 1950.

In gleicher Weise wie bei der Hb-Synthese wird Glykokoll auch bei der Cytochrom c-Synthese benötigt, wie Versuche mit Glykokoll 2-C^{14} ergaben[1]. Dabei zeigte sich die selbständige Stellung der Cytochrom c-Bildung in den Zellen. Nur bei erniedrigtem O_2-Bedarf zeigt sich durch gleichsinnige Verminderung von Hb und Cytochrom ebenso wie bei hypoxämischer Hypoxie durch Vermehrung von Hb und Cytochrom die übergeordnete regulierende Stellung des O_2 bei beiden Häminproteiden. Kurzdauernde Hypoxämien zeigen aber eher eine Vermehrung des Cytochrom c im Sinne der cellulären Kompensation des O_2-Mangels. Bei der Kobaltpolyglobulie ist Hb beträchtlich vermehrt, Cytochrom c eher vermindert[2]. Das Extrem mit Verminderung von Hb und Steigerung von Cytochrom c findet sich bei Pb-Vergiftung[2]. Die Schilddrüse besitzt einen wichtigen Einfluß auf die Cytochrom c-Bildung[3]. Nur bei schweren Fe-Mangelzuständen kommt es zur Verminderung des Cytochrom c, ebenso wohl bei Proteinmangel.

Über den *Cytochrom c-Abbau* ist nichts Genaues bekannt. Auch größere intravenöse Gaben von Cytochrom c führen nicht zur Vermehrung von Bilirubin und anderen Bilirubinoiden, so daß ein eigener Abbauweg möglich erscheint. Intravenös appliziertes Cytochrom c ruft keinerlei Nebenerscheinungen hervor, wird aber größtenteils im Harn eliminiert[4].

ε) Funktion.

Die Aufgabe der Cytochrome besteht darin, daß sie als Zwischenglieder der Zellatmung die Verbindung zwischen H_2-übertragenden Fermenten und dem O_2-übertragenden Ferment herstellen, d. h. zwischen Substrat und Sauerstoff. Das Eisen der Cytochrome befindet sich in einem dauernden Valenzwechsel zwischen Fe^{++} und Fe^{+++}. Es gibt 1 Ferrocytochrom c und 5 Ferricytochrome c, welche dem durch p_H-Änderung bedingten Ladungswechsel der Imidazol N-Atome entsprechen (s. „Häminfermente und Zellatmung").

3. Katalase[5].

Katalasen sind ubiquitär verbreitet. Sie haben ihren Namen von der Fähigkeit erhalten, Hydroperoxyd katalytisch zu spalten. Diese ist schon seit 1811 durch THENARD bekannt. 1901 schrieb LOEW diese Eigenschaft einem besonderen Ferment, nämlich der Katalase zu, während sie vorher als Eigenschaft der lebenden Substanz aufgefaßt wurde. 193? wiesen ZEILE und HELLSTRÖM das Hämin als Wirkgruppe der Katalase nach. Die Wirkung des Fermenthämins erwies sich 10^6mal größer als die des freien Hämins. 1937 gelang SUMNER und DOUNCE zum erstenmal die Darstellung der kristallisierten Leberkatalase.

a) Vorkommen, Darstellung und Eigenschaften.

Katalase kommt in fast allen menschlichen Organen vor, den höchsten Gehalt besitzen Blut und Leber. Voraussetzung für die Bestimmung der Katalaseaktivität ist die Entfernung des Blutes, wegen des enormen Katalasegehalts der Erythrocyten. Tabelle 9 (nach v. EULER und ZEILE[6]) gibt die Katalaseaktivität verschiedener Tiergewebe an. Der Katalasegehalt der Gewebe läßt keine Beziehung zur Intensität der Oxydationsvorgänge erkennen.

Wirksame Katalasepräparate können aus Leber und Erythrocyten gewonnen werden[7]. Menschliche Katalase wurde aus Leber[8] und Erythrocyten[9] dargestellt. Die neuere Analytik der Katalasen hat ziemlich einheitliche Verhältnisse ergeben (Tabelle 10).

---

[1] DRABKIN 1951.   [2] PRADER 1948.   [3] TISSIERES 1946.   [4] RABINOWITCH 1948.
[5] ZEILE 1934, SUMNER 1941, THEORELL 1948.   [6] v. EULER und ZEILE 1934.
[7] AGNER 1943, SUMNER 1937, KEILIN 1938.   [8] BONNICHSEN 1947.   [9] HERBERT 1948.

Tabelle 9.

Gewebe	Tier	Q_{Kat}
Erythrocyten	Ratte	6800
Leber	Maus	1700
Knochenmark	Ratte	1000
Schilddrüse	Ratte	570
Lunge	Ratte	470
Milz	Maus	410
Herzmuskel	Ratte	130
Gehirn (weiß)	Kaninchen	75
Retina	Ratte	50

Tabelle 10.

Katalase	Katalasefähigkeit	Hämin %
Mensch: Leber[1]	45000	0,87
Erythrocyten[2]	63000	1,15
Pferd: Leber[3]	60000	0,80
Erythrocyten[1]	65000	1,08

Katalasen kristallisieren in schönen Nadeln von auffallender Größe. Der i.e. Punkt liegt für die einzelnen Katalasen zwischen 5,4—5,7. Das Mol.-Gewicht der Leberkatalase (Pferd) beträgt 225000. Die Katalasen der einzelnen Tierspecies unterscheiden sich durch ihre verschiedene Thermolabilität, welche sich durch ihre Zerstörungstemperaturen ausdrücken läßt[4]. Die Zerstörungstemperatur menschlicher Katalase liegt bei 72°.

b) Chemie.

Die Katalasen enthalten Hämin, dessen Identität mit dem Protohämin bewiesen wurde und spezifische Proteinkomponenten. Der Fe-Gehalt ist 0,91 bis 0,94%. Die prosthetische Gruppe ergab bei der Analyse eine rotbraune Komponente (Protohämin) und eine blaue Komponente, aus der Biliverdin abgespalten werden konnte. Neuerdings wurden auch biliverdinfreie Katalasen erhalten[5]. Es ist möglich, daß von den 4 Häminen der Katalase eines davon als Oxyhämin (Verdohämin) vorliegt. Die Proteinkomponente der Katalase ist genau analysiert[6]. Auf 1 Fe treffen 16 Mol Histidin, 27 Mol Arginin und 32 Mol Lysin, was den bekannten BERGMANN-Zahlen ($2^n \cdot 3^m$) entspricht. Während sich die Katalasen der einzelnen Tierspecies durch ihre Proteinkomponenten unterscheiden, sind Katalasepräparate aus verschiedenen Organen ein und derselben Species identisch[1].

c) Bestimmungsmethoden.

Die Katalasebestimmung kann sowohl durch Messung des bei der H_2O_2-Spaltung entstehenden O_2 als auch durch Messung des restierenden H_2O_2 erfolgen. Manometrische[7], titrimetrische[8], polarographische[9] und spektrophotometrische[8] Methoden sind beschrieben worden. Die Methode von H. v. EULER und JOSEPHSON[10] ist die gebräuchlichste. Die Katalaseaktivität wird dabei als Katalasefähigkeit (Kat. f.) ausgedrückt.

$$\text{Kat. f.} = \frac{k}{\text{g Enzym/50 ml}} \; ; \; k = \frac{1}{t} \cdot \log \frac{x_0}{x}.$$

Eine neue Bestimmungsmethode wurde angegeben, bei der die Konzentration der Katalase rund 50mal höher als nach der vorhergehenden Methode ist und damit eine umständliche Extrapolation zur Zeit 0 vermieden[11]. Zuletzt ist eine amerikanische Apparatur zur Messung der Katalaseaktivität angegeben worden[12].

d) Stoffwechsel.

Über Biosynthese und Abbau der Katalase ist sehr wenig bekannt. Eine Bildung des Hämins wie bei der Hb-Synthese ist anzunehmen, jedoch noch nicht bewiesen. Fe-Mangel führt zur Abnahme der Katalaseaktivität der Organe mit Ausnahme des Herzens[13]. Wiederzufuhr von Eisen ergab für Katalase eine schnellere Normalisierung als für Hämoglobin. Bei akutem Proteinmangel

---

[1] BONNICHSEN 1947. [2] HERBERT 1948. [3] AGNER 1942. [4] BINGOLD 1941.
[5] Zit. THEORELL 1948. [6] THEORELL und AKESON 1942. [7] MORGULIS 1926.
[8] v. EULER und JOSEPHSON 1927. [9] WALKER 1942. [10] CHANCE 1947.
[11] BONNICHSEN, CHANCE und THEORELL 1947. [12] APPLEMAN 1951.
[13] SCHULTZE 1940.

konnte eine signifikante Verminderung der Leberkatalase festgestellt werden[1]. Für die Katalasebildung soll auch Cu nötig sein. Dies dürfte aber eher eine indirekte Cu-Wirkung sein, denn Cu ist für die Bildung der Cytochromoxydase erforderlich, deren Anwesenheit wiederum Voraussetzung der Katalasebildung ist.

e) Funktion[2].

Die Katalase kommt in allen aeroben und fakultativ aeroben Zellen vor. Nur bei anaeroben Bakterien fehlt sie. Dies weist auf die enge Verknüpfung der Katalasefunktion mit respiratorischen Vorgängen hin. Nach der Aufstellung der WIELANDschen Dehydrierungstheorie verbreitete sich die Auffassung, daß das H_2O_2 ein für die Lebensvorgänge giftiger Stoff sei, den zu beseitigen, Aufgabe der Katalase sei. Eine andere Funktion der Katalasen hat THUNBERG (1917) darin erblickt, daß sie eine bessere O_2-Ausnützung ermöglichen sollen. Die Rolle der Katalase wurde in neuartiger Weise beleuchtet, als BINGOLD (1927—1933) nachweisen konnte, daß die Katalase das Schutzferment des Hämoglobins ist, denn in Abwesenheit der Katalase wurde dasselbe durch H_2O_2 zu 2kernigen Pyrrolverbindungen abgebaut. Die Katalase ist demnach das Schutzferment des Blutfarbstoffs gegenüber einem vorzeitigen Abbau im Erythrocyten[3]. Die Schutzwirkung der Katalase erstrecke sich wohl in erster Linie auf die Methinbrücken der Tetrapyrrolsysteme. Schließlich hat THEORELL auf Grund neuerer Untersuchungen[4] eine sehr einleuchtende Formulierung der Katalasefunktion gegeben. Von den 4 Reaktionsmöglichkeiten zwischen H_2O_2 und Katalase kommt in vivo nur eine Reaktion davon in Frage, denn es entstehen immer nur sehr geringe Konzentrationen von Hydroperoxyd[5], während Katalase überreichlich vorhanden ist. Das dabei gebildete Addukt Katalase H_2O_2 kann nur 1 H_2O_2 auf 4 Fe-Atome enthalten, diese Verbindung setzt nicht O_2 frei, sondern wirkt als kräftiges Oxydans und dient in gleicher Weise wie die Peroxydasen der Verbrennung bestimmter Substrate. Die Natur vermeidet es dabei also, Energie nutzlos zu verschwenden. Die Katalasen sind nach dieser einleuchtenden Auffassung also besondere Peroxydasen und werden mit den eigentlichen Peroxydasen in der Gruppe der Hydroperoxydasen zusammengefaßt.

4. Peroxydasen[6].

Die peroxydatische Wirksamkeit wurde erstmals von PLANCHE 1810 an frischer Meerrettichwurzel beobachtet. LINOSSIER gebrauchte 1898 als erster den Ausdruck Peroxydase. Zu Beginn des 20. Jahrhunderts begann man die pseudoperoxydatische, thermostabile Wirksamkeit des Hämoglobins von der echten thermolabilen Peroxydase abzugrenzen. O. und R. ADLER beschrieben 1904 die noch heute gültige Benzidinreaktion. Peroxydasen konnten in den Leukocyten, in Knochenmark, Milz, Lymphknoten Serum u. a. gefunden werden. BACH und CHODAT haben 1903 die ersten Versuche der Darstellung durchgeführt und bereits damals die Oxydation von Pyrrogallol mit H_2O_2 zu Purpurogallin in Gegenwart von Peroxydase als Maß der Wirksamkeit der Peroxydasen benützt, eine Reaktion, welche unter geänderten Bedingungen noch heute zur Bestimmung der sog. Purpurogallinzahl als Wert für die Peroxydaseaktivität benützt wird. Nach langen Diskussionen über die Frage des Fe-Gehalts der Peroxydasen, konnte 1940 H. THEORELL die Peroxydase als Häminproteid charakterisieren.

a) Vorkommen, Darstellung, Eigenschaften.

Obwohl eine wohl ubiquitäre Verbreitung der Peroxydasen in fast allen aeroben Zellen anzunehmen ist, konnte von menschlichen und tierischen Geweben

---
[1] MILLER 1948. [2] BINGOLD 1941, THEORELL 1948. [3] BINGOLD 1949.
[4] CHANCE 1947. [5] AGNER 1947.
[6] *Zusammenfassende Darstellungen:* FRANKE 1934, ZEILE 1941, THEORELL 1943.

vorläufig nur aus den Leukocyten (Verdoperoxydase)[1] und der Milch (Lactoperoxydase)[2] Peroxydasen rein dargestellt werden. Beide Peroxydasen unterscheiden sich deutlich von der Meerrettichperoxydase. Die Verdoperoxydase findet sich in erheblicher Menge in Leukocyten und Eiter. Im Gegensatz zu pflanzlichen Peroxydasen ist sie mit Aceton-HCl nicht spaltbar. Ganz ähnlich verhält sich die auch grünlich gefärbte Lactoperoxydase. Die Aktivität der Verdoperoxydase ist etwa 10—20mal geringer als die pflanzlicher Peroxydasen.

b) Chemie.

Meerrettichperoxydase besteht aus Hämin und spezifischem Protein. Kristallisierte Peroxydase konnte dargestellt werden[3]. Sie enthielt 1,48% Hämin und 0,127% Eisen. Das Mol.-Gewicht beträgt 44000, das Molekül enthält nur 1 Atom Fe bzw. 1 Mol Hämin. Die Aktivität beträgt rund 1000 (PZ). Das etwas unerwartete Mol.-Gewicht von 44000 wird durch den hohen Kohlenhydratgehalt (20%) der Proteinkomponente bedingt, es handelt sich demnach um ein Glucoproteid. Die Bindung des Proteins an Hämin soll durch eine Hauptvalenz des Fe mit einer freien COOH-Gruppe des Proteins erfolgen, ferner durch schwache Bindungen zwischen Protein und Propionsäurecarboxylen des Porphyrins. Die prosthetischen Gruppen der menschlichen und tierischen Peroxydasen sind noch nicht bekannt, das Hämin ist sicher verändert (Verdohämin?). Außerdem unterscheiden sich Verdo- und Lactoperoxydase nochmals untereinander.

c) Bestimmungsmethoden.

Die wesentliche Methode geht auf BACH und CHODAT[4] zurück. Im Prinzip wird dabei die Oxydation des Pyrrogallols zu Purpurogallin als Maß für die Fermentaktivität verwendet. Fortentwickelte Verfahren sind vor allem von R. WILLSTÄTTER und seiner Schule[5] angegeben worden. Das Maß für die Peroxydasenaktivität ist die Purpurogallinzahl (PZ):

$$PZ = \frac{\text{mg gebildetes Purpurogallin}}{\text{mg Enzym}} \text{ in } 500 \text{ cm}^3 \text{ Lösung, } 20^0, 5 \text{ min.}$$

Ein neueres Verfahren ist vor kurzem angegeben worden[6].

d) Stoffwechsel.

Über die Biosynthese und den Abbau der Peroxydasen sowie über ihre Umsatzgeschwindigkeit kann keine sichere Aussage gemacht werden. Nur mit gewissem Vorbehalt können Ergebnisse von Bakterienperoxydasen[7] auf menschliche Verhältnisse übertragen werden. Fe-Mangel führt zu Verminderung der Peroxydase. Fe-Mangel konnte auch durch Einsatz von 8 Oxychinolin erzeugt werden. Neuerdings wurde die Erhöhung der Serumperoxydase als Gradmesser des pathologisch gesteigerten Granulocytenzerfalls verwendet[8]. Die Serumperoxydase stammt aus Leukocyten und ist demnach eine Verdoperoxydase.

e) Funktion.

Für den Mechanismus der Peroxydasereaktion mit H_2O_2 wird angenommen, daß das Ferment-Fe^{III} unter Übergang in die grüne H_2O_2-Peroxydase ohne Wertigkeitswechsel 1 Mol H_2O_2 bindet und aktiviert. In Gegenwart eines O_2-Acceptors wird dieser durch das Addukt oxydiert und die Peroxydase unter Bildung von H_2O rückgebildet. In der Minute setzt auf diese Weise 1 Atom Peroxydase-Fe

---

[1] AGNER 1941. [2] THEORELL und AKESON 1943. [3] THEORELL 1942.
[4] BACH und CHODAT 1903. [5] WILLSTÄTTER und STOLL 1918, WILLSTÄTTER 1928.
[6] RANDALL 1946. [7] SCHULTZE 1940, WARING 1944. [8] HENNING 1949.

etwa 1 Million H_2O_2-Moleküle um. Neuerdings wurde im Gegensatz zu früheren Anschauungen gefunden[1], daß die enzymatische Peroxydaseaktivität sowohl den primären grünen als auch den sekundären roten H_2O_2-Komplex umfaßt, der letztere bestimmt sogar wesentlich die Peroxydasefunktion.

5. Weitere Häminfermente.

Neben den bisher beschriebenen häminhaltigen Fermenten gibt es einige weitere Fermente, welche nach ihrem spektralen Verhalten und ihrem Verhalten gegenüber HCN und CO ein Hämin als Wirkgruppe enthalten müßten.

Zu dieser noch unvollkommen geklärten Gruppe gehört das *Ferment der* PASTEUR-*Reaktion*[2], welches in der Rattenretina nachgewiesen wurde.

Auch das primitivste H_2-übertragende Ferment, die *Hydrogenase,* soll ein Häminferment[3] sein. Die Hydrogenase katalysiert die primäre Reaktion: $H_2 \rightleftharpoons 2H\ 2e$. Der auf diese Weise aktivierte H_2 kann eine große Zahl von H_2-Acceptoren reduzieren. Wenn es zutreffend ist, daß die Hydrogenase ein Häminferment darstellt, so würde dieses Ferment entwicklungsgeschichtlich bereits vor Anwesenheit der Photosynthese (Chlorophylle) und der Respiration (Häminfermente, Hämoglobin) eine wesentliche Rolle gespielt haben.

II. Hämine.

Ob freie Hämine nach unseren heutigen Kenntnissen überhaupt eine selbständige Rolle spielen, ist unwahrscheinlich oder zumindest sehr fraglich.

1. Hämatin[4].

Das Hämatin wurde 1837 erstmals von LECANU isoliert und von diesem als „hämatosin" bezeichnet. Die deutsche Bezeichnung schlug 1839 BERZELIUS vor. In vivo wurde es 1912 erstmals von SCHUMM in pathologischen Blutseren entdeckt. 1930 wurde das Hämatin durch H. FISCHER und A. TREIBS kristallisiert dargestellt.

Das Hämatin ist die prosthetische Gruppe des Methämoglobins, nämlich $Fe^{III} \cdot OH$-Protoporphyrin IX. Aus dem Hämoglobin entsteht es durch Globinabspaltung unter gleichzeitiger Oxydation des Ferroeisens.

Das Hämatin wurde bisher nur unter pathologischen Umständen beim Menschen nachgewiesen. Im physiologischen Hb-Abbau wurde es bisher nicht beobachtet. Bis vor kurzem[5] wurde die Anschauung vertreten, daß die Umwandlung des Blutfarbstoffs in Gallenfarbstoff nur unter der Voraussetzung der Intaktheit des ganzen Hb-Moleküls zustande kommt, während Hämatin nach intravenöser Applikation noch mehrere Tage als solches nachweisbar war. Neuerdings konnte aber mit N^{15}-etikettiertem Hämatin gezeigt werden[6], daß 18% davon bereits in der ersten 9-Tageperiode zu Stercobilin abgebaut werden. Auch in vitro gelang die Überführung von Hämatin in Biliverdin[7]. Noch nicht endgültig geklärt ist die bakteriostatistische Wirkung des Hämatins, besonders des Mesohämatins[8].

Nachdem für das Hämatin bisher keine selbständige Funktion im Organismus bewiesen ist, müssen wir es als Abbauprodukt des Blutfarbstoffs auffassen.

2. Zellhämine[9].

Bei Hefen hatte H. FISCHER festgestellt, daß das freie Hämin das in den Fermenten gebundene Hämin mengenmäßig übertreffen kann. KEILIN bezeichnete dieses Hämin als unspezifisches Zellhämin. Bindungsart und Funktion dieses Zellhämins ist noch unklar.

---

[1] CHANCE 1949.   [2] STERN 1943.   [3] LEE 1942, HOBERMANN und RITTENBERG 1943.
[4] BINGOLD 1923. LONDON 1950.   [5] DUESBERG 1948.   [6] LONDON 1950.
[7] KENCH 1950.   [8] KÄMMERER 1948.   [9] KEILIN 1937.

Nach den heutigen Kenntnissen ist aber zu vermuten, daß sich hinter dem Zellhämin noch weitere Wirkstoffe befinden. Hierher gehört sicher ein Faktor, der bei der Dehydrierung der Bernsteinsäure zwischen Cytochrom c und b vermittelt[1].

Häminfermente und Zellatmung.

1. Das Zusammenwirken der Faktoren.

Zur Erhaltung der Lebensvorgänge und der lebenden Struktur bedarf der Organismus einer dauernden Energielieferung. Diese übernimmt die „Zellatmung". Nachdem die dem Körper zugeführten Nahrungsstoffe und ihre Hydrolyseprodukte vom molekularen Sauerstoff nicht oxydiert werden können, hat sich die Natur ein System entwickelt, welches die biologischen Oxydationen der Substrate mit Leichtigkeit durchführen kann.

Die moderne Betrachtung des Zellstoffwechsels hat im Gegensatz zu der früher angenommenen Vielfalt der Reaktionswege ergeben, daß die Organismen ein einheitliches Schema für den Aufbau und Abbau der zelleigenen Stoffe besitzen. So besitzt auch das System der Zellatmung seinen bestimmten Platz innerhalb des Zellstoffwechsels und zwar nicht nur in funktioneller, sondern auch in morphologischer Hinsicht. Das primum movens der physiologischen Verbrennungsvorgänge ist die H_2-Aktivierung am Substrat, welche von Dehydrasen vorgenommen wird. Co-Dehydrasen übernehmen diesen aktivierten H_2 und bringen ihn mit dem Häminsystem zur Reaktion. Das O_2 der Luft wird über das Hämoglobin des Blutes an Gewebe und Zellen transportiert, dort vom sauerstoffübertragenden Ferment aktiviert und in das Cytochromsystem eingeführt. Die Reihenfolge der Übertragungsvorgänge wird vom jeweiligen Redoxpotential der Fermente bestimmt. Dieses liegt für die Cytochromoxydase höher als für die Cytochrome. Innerhalb der Cytochrome läuft die Gesamtatmung über Cytochrom c, dieses reagiert wiederum mit Cytochrom b. Es ist möglich, daß das Cytochrom a noch vor dem Cytochrom c reagiert, denn sein Redoxpotential liegt mit $E'_{oa} = 0,29$ V höher als das von Cytochrom c mit $E'_{oc} = 0,26$ V. Als Endprodukt der Zellatmung entsteht H_2O_2, welches durch Katalasen und Peroxydasen unter weiterer Übertragung des O_2 auf Substrate zerlegt wird. Der Sauerstoff spielt bei der Zellatmung vor allem die Rolle eines H_2-Acceptors. Das Endprodukt des freien O_2 ist Wasser, während das O_2, das das Molekül der gebildeten Kohlensäure enthält, aus den Nährstoffen oder aus Verbindungen, welche Wasser addiert haben, stammt. Der Sinn der Hintereinanderschaltung der Atmungsfermente ist darin zu erblicken, daß die Energieproduktion in weiten Grenzen unabhängig von der Konzentration der Substrate und des Sauerstoffs gehalten wird, ferner daß durch diese Verhältnisse geeignete Eingriffsstellen vorhanden sind, an denen Energie über reversible Stoffwechselreaktionen und Intermediärprodukte stufenweise in die energiereichen Verbindungen eingeschleust werden kann.

2. Die Lokalisation der Häminfermente in der Zelle[2].

Neuere Untersuchungen haben gezeigt, daß die Fermente und Stoffwechselsysteme nicht diffus über die ganze Zelle verteilt sind, sondern sich innerhalb der Zelle lokalisieren lassen. Durch fraktionierte Ultrazentrifugierung lassen sich die Zellen in Zellkerne, Mitochondrien, Mikrosomen und Zellplasma trennen. Jede dieser Zellfraktionen zeigt nun bestimmte Hauptfunktionen. Im Zellkern

---

[1] SLATER 1948, KEILIN 1949.   [2] LANG 1952.

findet vor allem die Protein- und Nucleoproteidsynthese statt, im unstrukturierten Plasma die Glykolyse und in den Mitochondrien die Atmung.

Die Fermente der biologischen Oxydationen sind im wesentlichen in den Mitochondrien lokalisiert. Die Mitochondrien besitzen einen Durchmesser von 0,5—2 μ, enthalten etwa 1 Million Proteinmoleküle und machen 15—25% der Zellmasse aus. Schon 1913 hatte WARBURG beobachtet, daß die O_2-Aufnahme der Zellen an deren granuläre Elemente gebunden ist. In den Mitochondrien finden nun tatsächlich die wichtigsten energieliefernden Prozesse statt, ihre Hauptaufgabe ist die Bildung von energiereichem Phosphat. Die Mitochondrien sind eine in einem geordneten Zustand befindliche Anhäufung zahlreicher Fermente, wobei die Fermentsysteme so angeordnet sind, daß sich alle Umsetzungen in der richtigen Reihenfolge und auf minimalen Wegen abspielen können. Die Ordnung der Fermente wird durch die Struktur der Mitochondrien bedingt.

Tabelle 11. *Intracelluläre Lokalisation der Häminfermente.*

Ferment	Zellkern	Mitochondrien	Mikrosomen	Zellplasma
Cytochromoxydase	fehlend[1-8] 5,4%[4]	größter Teil[1, 2] mindestens 70%[4, 5]		
Cytochrom c . . .	wenig[6, 7] 5%[8]	50%[8] viel[10]	vorhanden[9] 6%[8]	35—45%[8, 9]
Katalase	fehlend[10]	45%[11]	7%[10]	49%[11]

Neben den Häminfermenten enthalten die Mitochondrien vor allem noch das wichtige Cyclophorasesystem[12], welches unter anderem alle Enzyme des Citronensäurecyclus enthält, so daß die Totaloxydation der Substrate hier stattfinden kann.

3. Die Histochemie der Zellatmung[13].

Die Zellatmung über die eisenhaltigen Fermente kann mittels einfacher histochemischer Methoden geprüft werden. Die Gewebs-Nadireaktion von GRÄF (1912) und die Indophenolblaureaktion von WINKLER-SCHULTZE (1917) werden dazu seit langem angewandt. Neuerdings konnte nachgewiesen werden[13], daß die Gewebs-Nadireaktion und die Indophenolblaureaktion im Gewebe das Vorkommen der Cytochromoxydase und des Cytochromsystems nachweisen. Die auftretenden Indophenolblaukörnchen lassen keinen Rückschluß auf die Lokalisation des Ferments innerhalb der Zelle zu, sondern stellen physikochemisch bedingte Ausfällungen dar, deren Ausmaß allerdings von der fermentativen Farbstoffbildung wesentlich abhängig ist. Bei der Nadireaktion oxydiert die Cytochromoxydase eines unfixierten Gefrierschnittes über das Cytochromsystem das sog. Nadigemisch, das aus α-Naphthol und Dimethyl-p-Phenylendiamin zu gleichen Teilen in einem Puffergemisch besteht, wobei im Protoplasma Indophenolblau entsteht. Der positive Ausfall der Reaktion beweist die Anwesenheit eines ungeschädigten Cytochromoxydase-Cytochromsystems (WARBURG-KEILIN-System).

Neben der qualitativen Prüfung des Häminsystems der Zellatmung kann auch das System der H-übertragenden Fermente (Dehydrasen) mittels einfacher

---

[1] SCHNEIDER 1946.   [2] HOGEBOOM 1946.   [3] GRAFFI 1946.   [4] SCHNEIDER 1947.
[5] RECKNAGEL 1948.   [6] DOUNCE 1943.   [7] DOUNCE 1950.   [8] SCHNEIDER 1950.
[9] SCHNEIDER 1948.   [10] BUNDING 1941.   [11] LUDEWIG 1950.   [12] GREEN 1948.
[13] SCHÜMMELFEDER 1948.

Methoden untersucht werden. Außer der THUNBERGschen Methode[1] wurde in neuerer Zeit mit Erfolg die Triphenyltetrazoliumchloridreaktion[2] angewandt, wobei sich dieses als ausgezeichneter H-Acceptor zusammen mit dem Wasserstoff zu rotem Triphenylformazan umsetzt. Die TTC-Reaktion hat sich inzwischen in der Biochemie und auch bei pathologischen Problemen bewährt[3].

III. Porphyrine[4].

Schon 1841 erhielt SCHERER aus Blutfarbstoff und Schwefelsäure einen hierher gehörigen Körper, 1844 MULDERER aus Hämatin und Schwefelsäure ein eisenfreies Hämatin. Die eigentliche Porphyrinforschung beginnt jedoch erst 1877 mit HOPPE-SEYLER, welcher die Bezeichnung Hämatoporphyrin prägte und bereits seine genauen Entstehungsbedingungen kannte. Als erster entdeckte 1892 GARROD Porphyrin im menschlichen Harn und faßte es noch als Hämatoporphyrin auf. 1912 umriß dann H. GÜNTHER das Krankheitsbild der Hämatoporphyrie, welches später am berühmten Fall PETRY durch H. FISCHER (1915 bis 1918) eine genaue chemisch-analytische Bearbeitung und durch O. SCHUMM eine exakte spektroskopische Analyse erfuhr. Ferner diente dieser Fall als Objekt einer ausführlichen pathologisch-histologischen Studie durch BORST und KÖNIGSDORFFER (1929). 1915 wurden Koproporphyrin und Uroporphyrin durch H. FISCHER beschrieben. Durch H. FISCHER erfolgte in den folgenden Jahren eine restlose Aufklärung der Chemie der Porphyrine, wodurch die biologisch-klinische Porphyrinforschung erst wirklich exakt möglich wurde. Schon 1923 wurde von KÄMMERER zuerst das Porphyrin des Blutfarbstoffs auf biologischem Weg dargestellt und von H. FISCHER mit dem Protoporphyrin IX der Isomerenreihe III identifiziert. Durch H. FISCHER wurde bereits seinerzeit der biologische Dualismus der Porphyrine der Isomerenreihen I und III postuliert, denn in der Natur werden nur Porphyrine dieser Isomerenreihen gefunden. In den folgenden Jahren wurde eine große Zahl von Arbeiten über Porphyrine und Porphyrinstoffwechsel durchgeführt, welche zu einer gewissen Abrundung unserer Kenntnisse führten (GÜNTHER, SCHREUS und CARRIE, BRUGSCH, VANNOTTI, WALDENSTROEM, WATSON u. a.).

Unter Porphyrinen verstehen wir Tetrapyrrolverbindungen, welche 4 Pyrrolkerne enthalten, die durch CH-Brücken zu einem Ringsystem verbunden sind. Die Bezeichnung Porphyrine rührt von der Eigenschaft dieser Stoffklasse her, im UV-Licht eine intensive Rotfluorescenz zu zeigen. Porphyrine haben eine ubiquitäre Verbreitung in der gesamten belebten Welt, was nach der heutigen Auffassung damit zusammenhängt, daß sie wichtige Bausteine oder Nebenprodukte bei der Biosynthese von Blutfarbstoffen, Muskelfarbstoffen und Häminfermenten darstellen. Auch bei der Bildung des Chlorophylls treten sie als Zwischenprodukte auf.

a) Vorkommen, Darstellung und Eigenschaften.

Im Gegensatz zu den Häminproteiden kommen Porphyrine unter physiologischen Verhältnissen nur in ganz minimalen Mengen vor. Auch bei pathologischen Zuständen erreicht die Porphyrinausscheidung nur die Größenordnung von Milligrammen. Beim gesunden Menschen erscheinen die größten Porphyrinmengen in Faeces und Harn, nämlich bis zu 500 γ in den Faeces und bis zu 100 γ im Harn. Im Harn handelt es sich vorwiegend um Koproporphyrin, das sich zu etwa gleichen Teilen aus Koproporphyrin I und III zusammensetzt. In

---

[1] THUNBERG 1933. [2] KUHN und JERCHEL 1941.
[3] BECKER 1949, HÖLSCHER 1950, DOERR 1952.
[4] *Monographien:* BORST und KÖNIGSDORFFER 1929, CARRIE 1936, VANNOTTI 1937, BRUGSCH 1952, VANNOTTI 1954.
Zusammenfassende Darstellungen: GÜNTHER 1922, FISCHER 1926, 1933, KÄMMERER 1933, GÜNTHER 1936, FIKENTSCHER 1935, BRUGSCH 1936, WALDENSTRÖM 1937, DOBRINER und RHOADS 1940, VANNOTTI 1944, KÄMMERER 1948, BÉNARD, GADJOS und TISSIER 1950, LEMBERG 1954.

den Faeces wird vorwiegend Koproporphyrin I gefunden, daneben lassen sich aber auch Protoporphyrin IX sowie ein Meso-Deuteroporphyrin III (Mitteltyp) nachweisen. In der Galle werden ähnliche Porphyrine wie in den Faeces gefunden, nämlich Koproporphyrine, Meso-Deuteroporphyrin und Protoporphyrin. Zufuhr chlorophyllreicher Nahrung führt zum Auftreten bestimmter Chlorophyllporphyrine in Harn und Faeces. Im Blut wird ebenfalls schon normalerweise Porphyrin beobachtet, es handelt sich vorwiegend um das Protoporphyrin IX der Erythrocyten (bis zu 15 γ/100 cm³). Neuerdings konnte auch ein normaler Koproporphyringehalt der Erythrocyten (bis zu 2 γ/100 cm³) nachgewiesen werden[1]. Die Natur der normalerweise im Knochenmark, in der Leber und in anderen Organen vorkommenden Porphyrine ist noch nicht endgültig geklärt. Eigenen Untersuchungen nach wird im Knochenmark Protoporphyrin, in der Leber Koproporphyrin gefunden. Uroporphyrine werden unter physiologischen Verhältnissen beim Menschen nicht gefunden. Eine einzige Ausnahme bildet unter den Tieren ein Eichhörnchen (Sciurus niger), bei dem eine physiologische Uroporphyrinurie I vorkommt. Dagegen kann die Bildung und Exkretion von Uroporphyrinen beider Isomerentypen beim Menschen unter pathologischen Verhältnissen ganz exzessive Formen annehmen, Uroporphyrine werden dann in fast allen Organen des Körpers, vor allem in den Knochen, beobachtet.

Bei der Darstellung der Porphyrine aus den verschiedenen biologischen Medien ist neben der Unterscheidung der Porphyrine auch die Eigenart der einzelnen Körperflüssigkeiten und Gewebe zu beachten. Die ätherlöslichen Porphyrine spielen biologisch die Hauptrolle, die ätherunlöslichen treten ihnen gegenüber zurück. Die natürlichen Porphyrine können aus Blut, Galle, Harn, Faeces und den einzelnen Organen dargestellt werden. Eine Zusammenstellung der gebräuchlichen Verfahren findet sich bei H. FISCHER[2], H. FISCHER und und H. ORTH[3] und bei J. BRUGSCH[4].

Alle Porphyrine zeigen eine charakteristische Farbe. In saurer Lösung sind sie rotviolett, in alkalischer dagegen braunrot. Die Porphyrine zeigen ferner in sämtlichen Lösungsmitteln ganz typische Spektren, welche bereits eine Einordnung in diese Stoffklasse ermöglichen. Eine Differenzierung der einzelnen Porphyrine allein auf Grund des Absorptionsspektrums ist allerdings nicht möglich, denn die Spektren der natürlichen Porphyrine sind mit Ausnahme des Protoporphyrins praktisch identisch. Protoporphyrin fällt gegenüber der Kopro-, Meso-, Deutero- und Hämatoporphyringruppe schon durch seine Rotverschiebung auf. Eine weitere hervorstechende Eigenschaft der Porphyrine ist ihre Rotfluorescenz im UV-Licht. Ihr entsprechen sehr charakteristische Fluorescenzspektren. Bezüglich ihrer Löslichkeit unterscheiden wir ätherlösliche und ätherunlösliche Porphyrine. Eine wichtige Eigenschaft der Porphyrine bzw. ihrer Methyl- oder Äthylester ist ihr jeweils kennzeichnender Schmelzpunkt, welcher zur Trennung der Porphyrine und ihrer Isomeren bestimmt werden muß.

Tabelle 12. *Schmelzpunkte der natürlichen Porphyrine (als Methylester).*

Protoporphyrin IX-Dimethylester . . .	225—230°
Mesoporphyrin IX-Dimethylester . . .	206 bzw. 212° (korr. 216°)
Deuteroporphyrin-Dimethylester . . .	204°
Koproporphyrin I-Tetramethylester . .	248—252° (korr.)
Koproporphyrin III-Tetramethylester .	Doppelschmelzpunkt bei 135 oder 144° bzw. 167 bis 170° (Dimorphie!)
Uroporphyrin I-Octamethylester . . .	293—295° (korr. 311°)
Uroporphyrin III-Octamethylester . .	255—257°

[1] WATSON 1950. [2] FISCHER 1926. [3] FISCHER und ORTH 1937. [4] BRUGSCH 1952.

Eine weitere wichtige Erscheinung für die Porphyrine ist ihre verschiedene Verteilung zwischen Äther und Salzsäure, welche mit der HCl-Zahl ausgedrückt wird. Unter Salzsäurezahl verstehen wir den Prozentgehalt derjenigen Säure, die in einem ihr gleichen Volumen ätherischer Lösung beim Durchschütteln ungefähr $2/3$ der gelösten Substanz entzieht. Auch die Chlorophyllporphyrine besitzen typische HCl-Zahlen. Die Chlorophyllporphyrine werden von den übrigen Porphyrinen erst nach deren Entfernung mit fraktionierter HCl-Extraktion gewonnen. Während die übrigen Porphyrine sich mit 5%iger HCl leicht aus Äther extrahieren lassen, werden für Chlorophyllporphyrine Konzentrationen von 25% HCl und mehr benötigt.

Tabelle 13. *HCl-Zahl der Porphyrine.*

Protoporphyrin	2,0
Mesoporphyrin	0,5
Deuteroporphyrin	0,4—0,5
Koproporphyrin	0,08

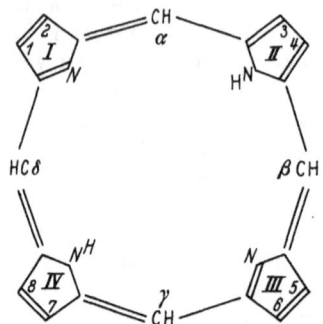

b) Chemie.

Sämtliche natürlichen Porphyrine können von einem Grundkörper, dem Porphin, welches 1935 von H. Fischer und W. Gleim synthetisiert wurde, abgeleitet werden. Das Porphin besteht aus 4 Pyrrolkernen, welche durch CH-Brücken verbunden sind. Die Pyrrolkerne werden im Uhrzeigersinn mit I—IV bezeichnet, ebenso die CH-Brücken mit α—δ. Die freien Kernstellen werden mit 1—8 bezeichnet

Tabelle 14. *Die Ableitung der natürlichen Porphyrine vom Porphin.*

Porphyrin	Stellung der Substituenten				
	CH_3	C_2H_5	$CH=CH_2$	$CH_2 \cdot CH_2 \cdot COOH$	$CH_2 \cdot COOH$
Protoporphyrin IX	1, 3, 5, 8		2,4	6,7	
Mesoporphyrin IX	1, 3, 5, 8	2,4		6,7	
Deuteroporphyrin IX	1, 3, 5, 8			6,7	
Koproporphyrin I	1, 3, 5, 7			2, 4, 6, 8	
Koproporphyrin III	1, 3, 5, 8			2, 4, 6, 7	
Uroporphyrin I				2, 4, 6, 8	1, 3, 5, 7
Uroporphyrin III				2, 4, 6, 7	1, 3, 5, 8

Das *Hämatoporphyrin IX* ist wohl kein natürliches Porphyrin, sondern kann präparativ als Kunstprodukt entstehen und stellt ein Protoporphyrin dar, dessen 2,4 vinyl-Gruppen durch 2,4 (α-oxyäthyl)-Gruppen ersetzt sind. Alle Verbindungen konnten synthetisch dargestellt werden. Das Uroporphyrin III soll ein Gemisch von Uroporphyrin I und einem Porphyrin mit 7 COOH-Gruppen sein[1]. Neuerdings wurden Befunde über noch unbekannte natürliche Porphyrine mitgeteilt[2], welche 3, 5, 6 und 7 COOH-Gruppen enthalten sollen.

c) Bestimmungsmethoden.

Der Bestimmung der einzelnen Porphyrine hat jeweils ihre Darstellung aus den verschiedenen biologischen Medien vorauszugehen. Neben den bereits anfangs erwähnten Methoden ist neuerdings noch die papierchromatographische Analyse der Porphyrine hinzugekommen, welche eine einwandfreie Trennung derselben erlaubt[3].

---

[1] Grinstein, Schwartz und Watson 1945.   [2] Nicholas und Rimington 1951.
[3] Kehl und Stich 1951, Rimington und Nicholas 1949.

Für die quantitative Porphyrinbestimmung stehen eine Reihe von Verfahren zur Verfügung. Eine Zusammenstellung der meist gebräuchlichen Methoden findet sich bei HINSBERG-LANG[1]. Das von FIKENTSCHER und FRANKE[2] schon 1934 eingeführte stufenphotometrische Verfahren mit Hilfe der Fluorescenzmessung zählt auch heute noch zu den besten Verfahren. Neuere Methoden wurden für die Uroporphyrinbestimmung[3] und die komplette Porphyrinanalyse von Harnen angegeben[4].

d) Stoffwechsel[5].

Die *Biosynthese der Porphyrine* erfolgt entgegen früheren Auffassungen nicht aus Prolin, Oxyprolin, Glutaminsäure oder Tryptophan, sondern in ganz spezifischer Weise aus der einfachsten Aminosäure Glykokoll[6] und aus Essigsäure bzw. einem ihr nahestehenden Derivat[7]. Diese Feststellungen konnten durch den Einsatz von künstlichen Isotopen, nämlich Deuterium, N^{15} und C^{14} getroffen werden. Der Aufbau der Porphyrine aus Glykokoll und Essigsäure wurde zuerst für Protoporphyrin IX bewiesen und später auf Kopro- und Uroporphyrine ausgedehnt. Die N-Atome der Pyrrolkerne stammen aus dem Glykokoll. Die C-Atome 2 und die Brücken C-Atome stammen ebenfalls aus dem Glykokoll und zwar aus den Methylengruppen. Alle übrigen C-Atome stammen aus der Essigsäure bzw. einem ihr nahestehenden Derivat, welches aus dem KREBSschen Citronensäurecyclus hervorgehen soll. Möglicherweise ist dieses Derivat eine der Bernsteinsäure nahestehende Verbindung. Neuere Untersuchungen ergaben, daß auch Lysin an der Porphyrinsynthese teilnehmen kann. Bei der Gabe von Lysin-ε-C^{14} wurde in den Atomen C-10 und D-10, also den C-Atomen der beiden Propionsäuregruppen die lokalisierte C^{14}-Aktivität gefunden. Die Rolle des Glykokolls gilt sowohl für die Synthese der Porphyrine des Typs I als auch des Typs III in gleicher Weise. Der biologische Aufbau der Porphyrine kann in jeder Zelle des Körpers erfolgen. Unter physiologischen Verhältnissen wird in erster Linie Protoporphyrin IX gebildet. Die Isotopenstudien haben die neuerdings von uns[8] vertretene Auffassung, daß nämlich die Koproporphyrine Nebenprodukte der Protoporphyrin IX- bzw. Häm III-Biosynthese darstellen, bestätigen können. Auf etwa 10000 Protoporphyrinmoleküle kommt 1 Koproporphyrin I-Molekül. Das Vitamin Lactoflavin hat einen entscheidenden Einfluß auf die Bildung der verschiedenen Porphyrinisomeren[8]. Bei Lactoflavinmangel kommt es zur vermehrten Porphyrin I-Synthese. Dagegen fördert Lactoflavin die Bildung von Porphyrin III bzw. Häm III und hemmt die Bildung der Porphyrine I. Vor kurzem konnte gezeigt werden[9], daß das Uroporphyrin III einen normalen Bestandteil des Knochenmarks vom Kaninchen darstellt. Uroporphyrin C^{14} konnte zu 52% in Protoporphyrin IX durch eine Knochenmarksuspension umgewandelt werden, so daß das Uroporphyrin III einen unmittelbaren Vorläufer des Protoporphyrin IX bilden dürfte. Die biologische Porphyrinbildung stellen wir uns heute so vor, daß aus Glykokoll und Essigsäure bzw. einem nahestehenden Derivat zunächst eine einkernige Pyrrolverbindung gebildet wird, diese zu einer Dipyrrylverbindung kondensiert und aus dieser wiederum das Tetrapyrrolsystem der Porphyrine formiert wird. Im Gegensatz zu früheren Anschauungen entstehen die Kopro- und Uroporphyrine im Organismus nicht durch Carboxylierung des Protoporphyrins, sondern dieses entsteht vielmehr durch die Decarboxylierung des Uro- und Koproporphyrins. Porphobilinogen wurde erstmals bei akuter Porphyrie[10] gefunden. Beim Kochen mit Salzsäure geht es

---

[1] HINSBERG und LANG 1952.   [2] FIKENTSCHER und FRANKE 1934.
[3] RIMINGTON 1950, BRUGSCH 1949.   [4] RIMINGTON und Cow 1949, BODE 1950.
[5] WOLSTENHOLME 1955.
[6] SHEMIN und RITTENBERG 1945, 1946, ALTMANN und Cow 1949, SHEMIN 1948.
[7] SHEMIN und WITTENBERG 1951.   [8] STICH und EISGRUBER 1951.
[9] ALTMAN und Cow 1952.   [10] WALDENSTRÖM und VAHLQUIST 1944.

in Uroporphyrin III und *Porphobilin,* einen roten gallenfarbstoffartigen Körper über. Das Porphobilinogen ist demnach eine Zwischenstufe der Uroporphyrin III-Bildung und dürfte der überstürzten Porphyrinsynthese bei akuter Porphyrie sein natürliches Auftreten unter pathologischen Umständen verdanken, während es bisher physiologisch noch nicht beobachtet werden konnte. Das Porphobilinogen konnte 1952 von WESTALL erstmals kristallisiert und dann von COOKSON, RIMINGTON und KENNARD[1] als Monopyrrolverbindung aufgeklärt werden. Das Porphobilinogen entsteht aus Glykokoll und einem Glied des Citronensäurecyclus, dem Succinyl-CoA über die α-Amino-β-ketoadipinsäure und δ-Aminolävulinsäure[2].

(IV) *Porphobilinogen*

$$COOH-CH_2-CH_2-CO-CH_2NH_2$$
(V) *δ-Aminolävulinsäure*

Für die Überführung der δ-Aminolävulinsäure in Porphobilinogen konnte ein besonderes Ferment, die δ-Aminolävulinsäuredehydrase gefunden werden[3]. Der Hauptbildungsort der Porphyrine ist das Knochenmark. Dort entsteht das Protoporphyrin IX als Zwischenprodukt im Rahmen der Hämoglobinbildung der Erythroblasten, Koproporphyrin I und wohl auch III entstehen dabei als Nebenprodukte, welche biologisch nicht verwertet werden können und daher über Galle, Stuhl und Harn ausgeschieden werden. Jede Intensivierung der Hämoglobinbzw. Protoporphyrinbildung führt zwangsläufig zu einer Vermehrung der Koproporphyrinausscheidung, so daß dieselbe direkt als Maßstab für den Grad der Erythropoese verwendet werden kann. Unter physiologischen Verhältnissen können praktisch keine Uroporphyrine beobachtet werden, so daß daraus der Schluß zu ziehen ist, daß die Uroporphyrinzwischenstufe, wenn sie überhaupt durchlaufen wird, bei der Protoporphyrinsynthese sehr schnell durchlaufen wird, bzw. daß die decarboxylierenden Kräfte normalerweise dominieren. Neuerdings konnten mittels Papierchromatographie geringe Mengen Uroporphyrin im Normalharn gefunden werden[4], über den Nachweis im normalen Knochenmark wurde bereits berichtet. Genau so wie bei der Hb-Synthese müssen wir auch bei der Bildung der übrigen Häminproteide die Entstehung von Porphyrinen annehmen, wenngleich hierfür noch genauere Beweise ausstehen. In quantitativer Beziehung treten diese Stoffwechselvorgänge gegenüber dem Hb-Stoffwechsel jedoch weit zurück. Unter bestimmten pathologischen Zuständen kommt es zur exzessiven Bildung von Uroporphyrin I und III. Wir bezeichnen solche Erkrankungen als Porphyrien, das Auftreten von Uroporphyrinen ist direkt pathognostisch für diese Stoffwechselerkrankungen. Durch Verfütterung von N^{15}-Glykokoll bei kongenitaler Porphyrie[5] konnte Uroporphyrin und Koproporphyrin jeweils mit N^{15} erhalten werden. Isotopenstudien bei einem weiteren Fall[6] ergaben, daß die Aktivität des N^{15}-Koproporphyrins stets größer als die des N^{15}-Uroporphyrins war. Es konnten dabei folgende radioaktive Porphyrine beobachtet werden: Protoporphyrin IX des Hämoglobins, Koprophyrin I und III im Harn, Koproporphyrin I in den Faeces, Uroporphyrin I im Harn und Protoporphyrin IX in den Faeces. Durch den Abbau des Hämins[7] im Darmtrakt entsteht in geringen Mengen Protoporphyrin IX. Dieses kann durch die reduktiven Kräfte des Darmes in Mesoporphyrin und Deuteroporphyrin IX verwandelt werden. Über den *Abbau der Porphyrine* ist nichts Sicheres bekannt.

---

[1] COOKSON, RIMINGTON und KENNARD 1953.   [2] SHEMIN 1955.   [3] GIBSON 1955.
[4] NICHOLAS und RIMINGTON 1949.   [5] GRAY 1950.   [6] GRINSTEIN 1951.
[7] STICH und FATH 1951.

Nach den heutigen Kenntnissen werden sie als Kopro-, Uro-, Proto-, Meso- und Deuteroporphyrine ausgeschieden. Das Hämatoporphyrin ist kein natürliches Porphyrin, sondern entsteht bei der präparativen Darstellung des Protoporphyrins leicht als Kunstprodukt.

e) Funktion.

Während früher den Porphyrinen eine selbständige Rolle innerhalb der Lebensvorgänge zugeschrieben wurde, gewinnen wir heute immer mehr die Überzeugung, daß die Porphyrine nur Zwischen- oder Nebenprodukte der Biosynthese der Häminproteide (Hämoglobin, Myoglobin, Cytochromoxydase, Cytochrome, Katalase, Peroxydase) darstellen. Das Hauptprodukt der biologischen Porphyrinsynthese ist zweifellos das Protoporphyrin IX, welches als Baustein der meisten biologischen Pyrrolfarbstoffe fungiert. Nachdem erkannt wurde, daß die Häminproteide und auch die Chlorophylle sich alle vom Ätioporphyrin III ableiten lassen, ist der biologische Dualismus der Porphyrine I und III in der Natur wohl darauf zurückzuführen, daß die Porphyrine I zwangsläufige Nebenprodukte bei der Porphyrin III-Bildung darstellen. Eine selbständige Funktion der Porphyrine, etwa in Form katalytischer Leistungen ist bisher noch nicht nachgewiesen worden. Dagegen mehrt sich die Zahl der Ergebnisse, welche mit Sicherheit auf die Rolle der Porphyrine als Zwischen- und Nebenprodukte der Hämsynthese hinweisen. Ein Häm I oder Hämin I ließ sich bisher in der Natur nicht nachweisen. Nur das Protoporphyrin IX der Isomerenreihe III kann in vivo mit dem Eisen zu Häm bzw. Hämin III verbunden werden. Nur diese können als prosthetische Gruppen der Häminproteide fungieren.

IV. Gallenfarbstoffe[1].

Die lebhafte Färbung der Galle war schon seit langem aufgefallen. Aber erst im Werk von TIEDEMANN und GMELIN „Die Verdauung nach Versuchen" (1826) finden wir die ersten Angaben über Gallenfarbstoffe. Sie beobachteten an der Luft Grünfärbung der braunen Galle und sahen nach Zusatz von Salpetersäure dieselbe Färbung sofort, allerdings unter schnellem Übergang in blau, violett und rot. Diese Reaktion ist noch heute unter dem Namen GMELIN-Reaktion bekannt. BERZELIUS erhielt aus Ochsengalle einen grünen Farbstoff, den er Biliverdin benannte. VIRCHOW fand 1847 zum erstenmal das Hämatoidin der Hämatome und faßte es bereits als Gallenfarbstoff auf. Erst 1923 konnten FISCHER und REINDELL das Hämatoidin tatsächlich mit dem Bilirubin identifizieren. STAEDELER bezeichnet 1863 den braunen Gallenfarbstoff als Bilirubin, von ihm stammt auch die erste Analyse. JAFFE entdeckte 1868 in der Galle und im ikterischen Harn das Urobilin. Das Chromogen des Urobilins wurde 1887 von LE NOBEL als Urobilinogen bezeichnet. Schon vorher hatten 1871 VAN LAIR und MASIUS aus Faeces einen urobilinähnlichen Farbkörper dargestellt, den sie Stercobilin nannten. 1887 entwickelte F. v. MÜLLER die Lehre von der intestinalen Urobilinogenbildung. 1934 gewann WATSON kristallisiertes Stercobilin aus Faeces. H. FISCHER und HALBACH zeigen dann 1935/36, daß sich das Stercobilin vom Urobilin durch seine optische Aktivität und den Mehrgehalt an 4 H-Atomen unterschied. 1936 wurde das Urobilin von W. SIEDEL und MEIER synthetisiert, ebenso Glaukobilin und Mesobilirubin. Das Bilirubin und Biliverdin wurde erst 1942 von H. FISCHER und PLIENINGER synthetisch dargestellt. 1944 fand BAUMGÄRTEL den biogenetischen Dualismus von Urobilinogen und Stercobilinogen. Das Stercobilinogen entsteht bakteriell-fermentativ, das Urobilinogen cellulär-fermentativ.

Der erste zweikernige Pyrrolfarbstoff wurde 1934 von BINGOLD entdeckt und von ihm als Pentdyopent bezeichnet. Die Vorstufen dieses roten Farbstoffs sind farblos und wurden Propentdyopente genannt. 1939 fand SIEDEL im Mesobilifuscin einen weiteren 2 kernigen Pyrrolfarbstoff.

Unter Gallenfarbstoffen verstehen wir heute im weitesten Sinne Abbauprodukte des Blutfarbstoffs. Im Gegensatz zum Hämoglobin stellen sie Tetra-

---

[1] *Monographien:* BAUMGÄRTEL 1950, GRAY 1953, WITH 1954.
Zusammenfassende Darstellungen: SIEDEL 1939, 1943, 1944, 1952.

oder Dipyrrolkettensysteme dar. Das Grundgerüst der Bilirubinoide wird als Bilan bezeichnet, durch Dehydrierung entstehen daraus Bilidiene, Biliene und Bilitriene, welche im Gegensatz zu den farblosen Bilanen (Urobilinogen, Stercobilinogen) Farbstoffcharakter besitzen (Biliene: Stercobilin, Urobilin-Bilidiene: Bilirubin, Mesobilirubin-Bilitriene: Biliverdin, Glaukobilin). Die Dipyrrolsysteme werden in die Pentdyopent- und Bilileukan-Bilifuscingruppe getrennt.

a) Vorkommen, Darstellung und Eigenschaften.

Die Gallenfarbstoffe kommen in Blut, Galle, Faeces und Harn vor. Unter pathologischen Verhältnissen werden sie auch im Gewebe und Liquor gefunden. Im Blut wird nur indirektes Bilirubin (0,3—0,8 mg-%) beobachtet, in der Galle neben dem Bilirubin außerdem Urobilinogen, Urobilin und Mesobilileukan. In den Faeces werden täglich etwa 120—200 mg Stercobilinogen und Stercobilin ausgeschieden, im Harn nur etwa 1—2 mg. Neben dem Stercobilin findet sich in den Faeces Mesobilileukan und Mesobilifuscin, ebenso im Harn. Urobilinogen und Urobilin kann normalerweise in Faeces und Harn nur in minimalen Mengen gefunden werden.

Die Darstellung von Bilirubin erfolgt am besten aus Gallensteinen (Bilirubin-Kalk-Steine). Stercobilin kann leicht aus normalen Faeces, noch besser aus Faeces von hämolytischem Ikterus gewonnen werden. Urobilin wird aus Ikterusharn erhalten, ebenso Propentdyopent. Mesobilileukan und Mesobilifuscin lassen sich aus Faeces und Harn gewinnen. Eine Übersicht der gebräuchlichsten Darstellungsmethoden findet sich in H. FISCHER und H. ORTH[1], neuere Angaben bei W. SIEDEL[2].

Die Gallenfarbstoffe sind typische Farbstoffe, welche dem Blutserum, Galle, Faeces und Harn die charakteristischen Normalfarben verleihen. Einzelne Gallenfarbstoffe besitzen farblose Chromogene. Besonders deutlich wird die enorme Farbvariation der Gallenfarbstoffe am Hämatom, wobei dem Farbenspiel von rot über grün, blau, braun, gelb bis gelbrot der biologische Abbau des Hämoglobins über Verdoglobin, Biliverdin und Bilirubin zu Urobilin entspricht. Die Gallenfarbstoffe sind für gewöhnlich gut in Chloroform löslich, die reinen Lösungen zeigen typische Absorptionsspektren. Durch entsprechende Verfahren können sie in kristallisiertem Zustand erhalten werden. Für die einzelnen Gallenfarbstoffe existieren einfache Nachweisreaktionen. Bilirubin: GMELIN-, ROSIN-, HUPPERT- und HAMMARSTEN-Probe, Diazoreaktion. Stercobilin und Urobilin: SCHLESINGER-Reaktion. Stercobilinogen und Urobilinogen: EHRLICH-Reaktion. Propentdyopent: Pentdyopentreaktion.

Eine Übersicht der Gallenfarbstoffreaktionen findet sich bei W. STICH[3].

b) Chemie[4].

Die natürlichen Gallenfarbstoffe leiten sich vom Protoporphyrin IX ab. Da sie außerdem durch Aufspaltung des Häm IX an der α = CH-Gruppe entstehen, werden diese Bilirubinoide mit dem Kennzeichen IX, α versehen.

Der Grundkörper der Gallenfarbstoffe ist das Bilan, 4 Pyrrolkerne sind durch CH_2-Brücken verbunden. Der Bilantyp ist farblos (Leukoverbindungen). Farbstoffe entstehen erst, wenn eine oder mehrere Brückenbindungen dehydriert werden. Die benachbarten Kerne haben dann Pyrroleninstruktur. Entsprechende Derivate werden als Biliene, Bilidiene und Bilitriene bezeichnet.

---

[1] FISCHER und ORTH 1937, 1942.   [2] SIEDEL 1951.   [3] STICH 1951, 1952.
[4] FISCHER und ORTH 1937.

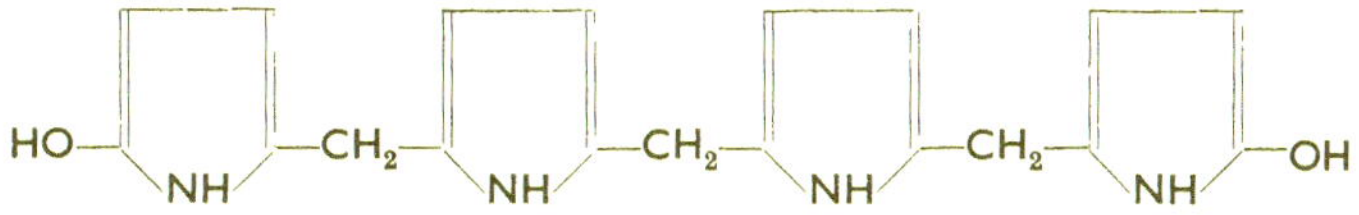

Chemie.

(VI) *Bilan*

Die Pyrrol C-Atome werden oben (β-Substituenten) von 1—8, unten (α-Substituenten) von 1'—8', die Brücken C-Atome als α, β = ms (meso) und γ bezeichnet.

Bilane:

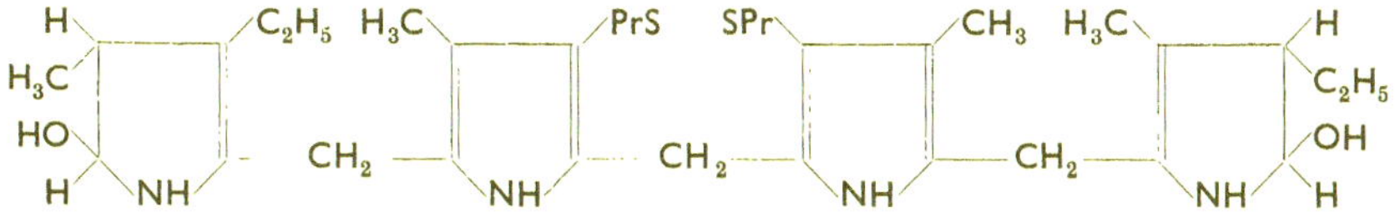

(VII) *Stercobilinogen*

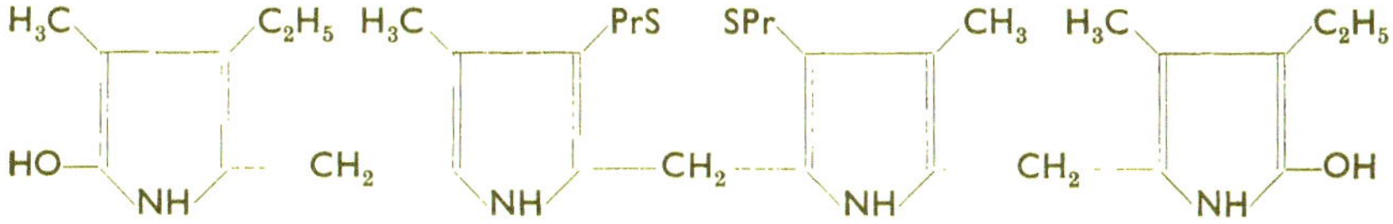

(VIII) *Urobilinogen*

Das Stercobilinogen besitzt im Gegensatz zum Urobilinogen 4 H-Atome mehr.

Biliene:

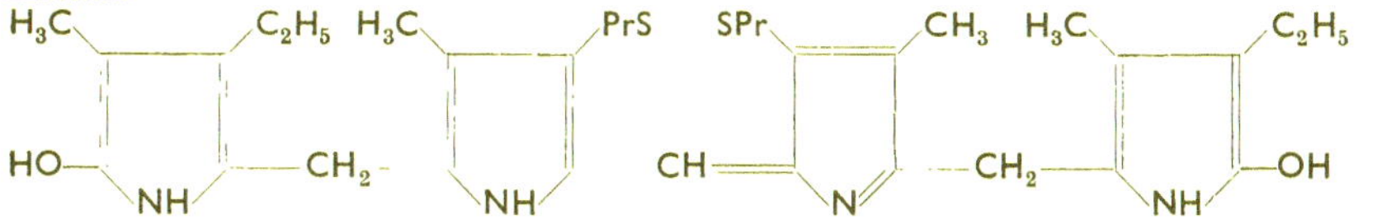

(IX) *Urobilin*

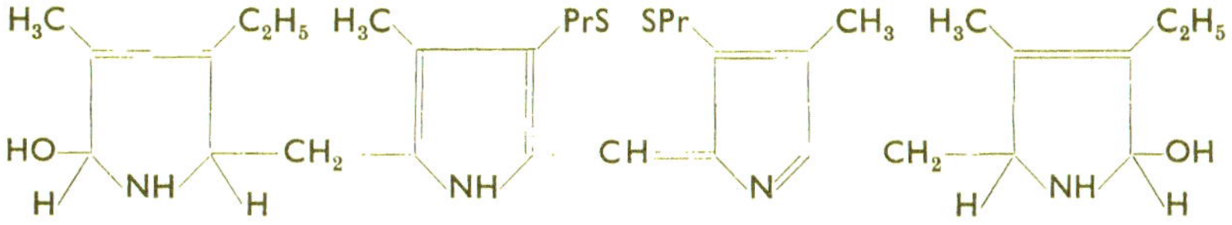

(X) *Stercobilin*

Bilidiene:

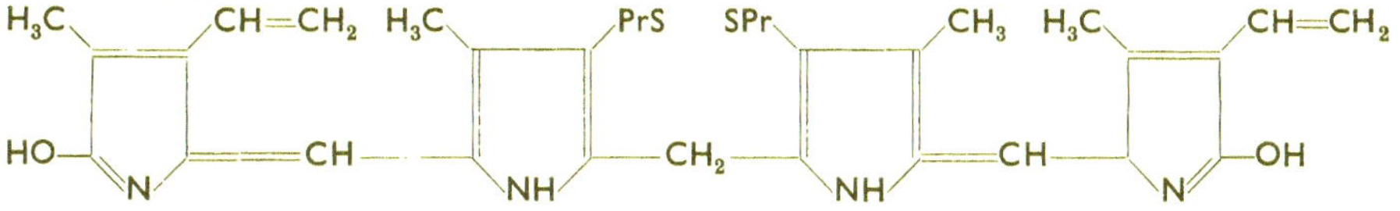

(XI) *Bilirubin*

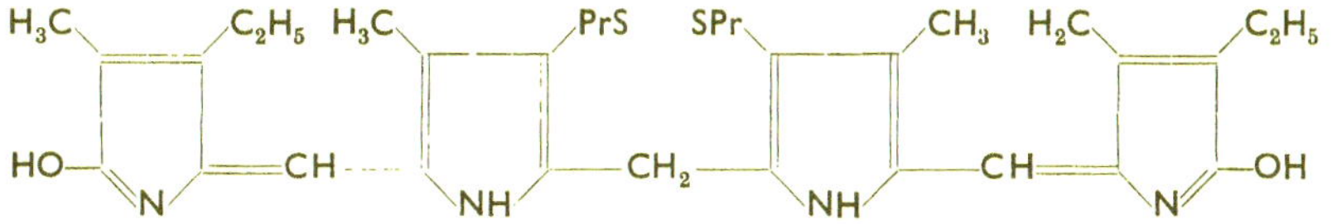

(XII) *Mesobilirubin*

Bilitriene:

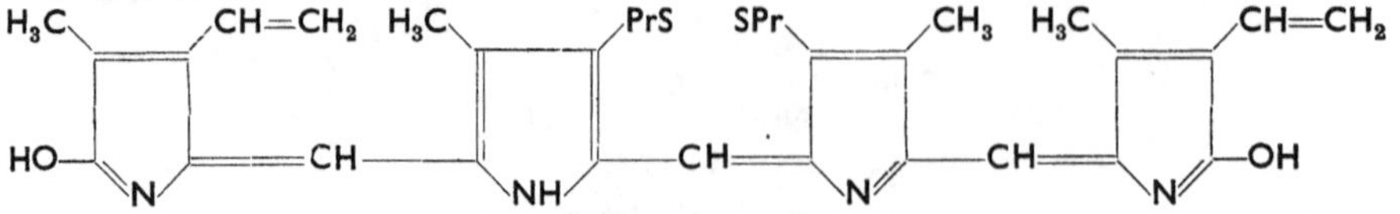

(XIII) *Biliverdin*

Durch weitere Aufspaltung entstehen zweikernige Pyrrolfarbstoffe.

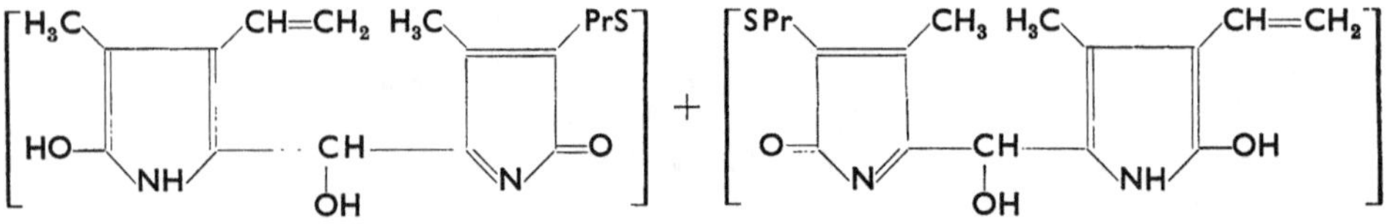

(XIV) *Propentdyopent*

Vorliegende Formel gilt für Propentdyopent aus Bilirubin. Propentdyopente entstehen auch aus Hämin, Mesobilirubin und Urobilin. Aus dem Propentdyopent entsteht durch Reduktion mittels Na-dithionit in alkalischer Lösung ein roter Farbstoff, das Pentdyopent.

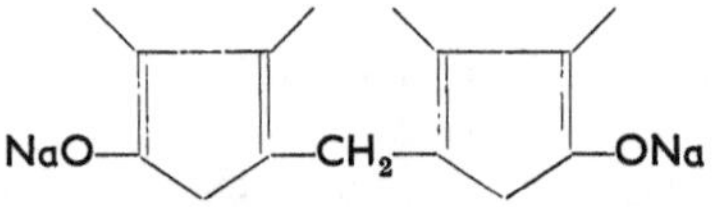

(XV) *Pentdyopent*

Eine erst neuerdings bekanntgewordene Gruppe von Gallenfarbstoffen enthält weitere zweikernige Pyrrolverbindungen, nämlich Mesobilileukan und Mesobilifuscin bzw. ihre Vinylisologen[1].

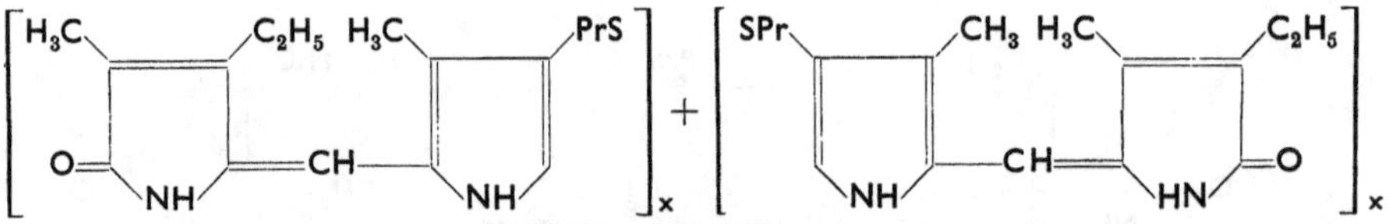

(XVI) *Mesobilifuscin*

Die farblose Vorstufe des Mesobilileukan (Promesobilifuscin) muß Pyrromethanstruktur besitzen, die genaue Formulierung steht noch aus. Der Übergang in Mesobilifuscin bei $p_H = 7$ wird durch Isomerisation und Aggregation erklärt, was gleichzeitig die einfachste Nachweisreaktion für Mesobilileukan darstellt.

c) Bestimmungsmethoden.

Die Bestimmung des Bilirubins wurde von HYMANS VAN DEN BERGH[2] unter Verwendung der EHRLICHschen Diazoreaktion durchgeführt. Die Messung der Farbreaktion kann colorimetrisch, absolutcolorimetrisch oder auch spektralphotometrisch erfolgen. Mit den gleichen Meßmethoden kann die Farbreaktion der Urobilinoide mit EHRLICHschem Aldehydreagens quantitativ erfaßt werden. Die FERWENsche Methode ist von HEILMEYER[3] für den Stufenphotometer aus-

---

[1] SIEDEL 1951.   [2] HYMANS VAN DEN BERGH 1918.   [3] HEILMEYER 1933.

gebaut worden. Eine Zusammenstellung der gebräuchlichen quantitativen Bestimmungsmethoden findet sich bei HINSBERG-LANG[1] und HINSBERG-MERTEN[2].

d) Stoffwechsel.

Die Gallenfarbstoffe werden im Verlauf des biologischen Abbaus des Blutfarbstoffs und seiner chemischen Verwandten gebildet. Mit Sicherheit ist ihre Entstehung aus Hämoglobin und Myoglobin bekannt, aber es ist auch anzunehmen, daß die Häminfermente eine Quelle für die Gallenfarbstoffe darstellen, zumal deren Umsatzzeit sehr kurz ist. Die eigentliche Quelle der Gallenfarbstoffe ist die jeweilige prosthetische Gruppe der Häminproteide, das Häm oder Hämin. Neuere Untersuchungen[3] haben ergeben, daß die Globinkomponente des Hämoglobins nicht nötig ist, daß der Abbau zu Gallenfarbstoffen erfolgen kann, sondern daß auch Hämatin selbst dazu abgebaut werden kann. Die intravenöse Applikation von N^{15}-Hämatin zeigte, daß bereits in den ersten 9 Tagen 18% davon als Stercobilin in den Faeces erschien. Über die Abbaumechanismen des Blutfarbstoffs zu Gallenfarbstoff ist man ziemlich gut orientiert. Der Blutfarbstoff wird durch die Katalase der Erythrocyten gegenüber den oxydativen Abbaukräften geschützt. Mit dem Untergang der Erythrocyten erfolgt automatisch der Abbau des Blutfarbstoffs, wobei die Inaktivierung der Katalase diesen Abbau einleitet. Der Abbau erfolgt im RES, vor allem der Milz, Leber und wohl auch des Knochenmarks. Schon früher wurden grüne Blutfarbstoffe beobachtet[4], weitere Untersuchungen führten zum Nachweis der Verdohämochromogene bzw. Verdoglobine. Die Umwandlung des Blutfarbstoffs in Gallenfarbstoff ist mehrfach im Reagensglas gelungen[5]. Man hat sich dabei vorzustellen, daß das Hämoglobin an der α-Methingruppe oxydativ verändert wird, wobei über eine —COH-Gruppe eine —CO-Gruppe entsteht. Die genannten Zwischenstufen sind grün, aus ihnen entstehen durch Ringspaltung die Gallenfarbstoffe, zunächst primär das Biliverdin, aus diesem dann durch Reduktion das bekannte Bilirubin. Das Bilirubin, welches im Blutplasma als indirektes Bilirubin vorgefunden wird, gelangt über die Leber zur Ausscheidung in die Galle. In den Gallenwegen bereits findet eine cellulär-fermentative Reduktion des Bilirubins zu Urobilinogen statt, während der weitaus größere Teil des Bilirubins im Dickdarm bakteriell-fermentativ zu Stercobilinogen reduziert wird[6]. In neueren Untersuchungen fanden WATSON und Mitarbeiter[7] eine Umwandlung von N^{15}-labelliertem Mesobilirubinogen zu Stercobilin durch Stuhlbakterien, womit frühere Befunde von WATSON[8] eine Bestätigung erhalten. Unter besonderer Berücksichtigung des d-Urobilins gibt WATSON[7] neuerdings folgendes Schema für die bakterielle Reduktion des Bilirubins im Darm an:

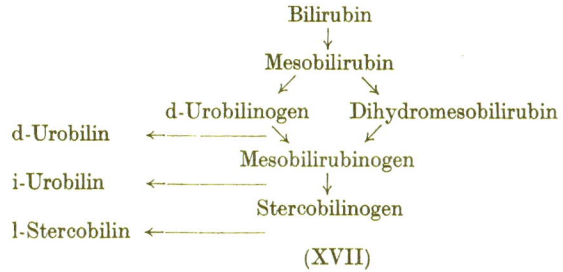

(XVII)

---

[1] HINSBERG und LANG 1952.   [2] HINSBERG und MERTEN 1952.   [3] LONDON 1950.
[4] BARKAN 1937.   [5] LEMBERG 1937, STIER 1947.   [6] BAUMGÄRTEL 1943.
[7] WATSON 1954.   [8] WATSON 1942.

Das Urobilinogen wird nicht in den Faeces vorgefunden, sondern rückresorbiert und vermutlich oxydoreduktiv in der Leber abgebaut. Jedenfalls existiert ein sog. enterohepatischer Kreislauf des Urobilinogen oder Urobilin nicht. Im Colon erfolgt die Rückresorption eines geringen Teils des Stercobilinogens, welches dann im Harn als physiologische Stercobilinurie erscheint[1]. Der Einsatz von Isotopen im Blutfarbstoffwechsel hat gezeigt[2], daß nach der Gabe von N^{15}-Glykokoll bereits in den ersten Tagen ein erster Gipfel der Ausscheidung von etikettiertem N^{15}-Stercobilin vorhanden ist, der zweite Gipfel von beträchtlicher Höhe wurde zwischen dem 120.—150. Tag gesehen. Geringe Mengen werden zwischen dem 30. und 100. Tag ausgeschieden. Die verschiedenartige Verteilung wird darauf zurückgeführt, daß in den ersten Tagen neben dem Hb-Aufbau gleichzeitig ein Hb-Abbau stattfinden soll, die mittlere Periode soll Ausdruck des Abbaus anderer Häminproteide sein und im letzten Gipfel kommt der Hb-Abbau der untergegangenen Erythrocyten zur Erscheinung. Neben dem reduktiven Abbau des Blutfarbstoffs und anderer Häminproteide zu Stercobilinogen und Urobilinogen existiert ein weiterer Weg, welcher von oxydativen Kräften bestimmt wird und zum Propentdyopent läuft[3]. Das Propentdyopent kann in Harn und Galle nachgewiesen werden. In neuerer Zeit konnte ein weiterer Abbauweg aufgefunden werden[4], den wir als oxydoreduktiven Weg bezeichnen und der zum Mesobilileukan bzw. zur Mesobilifuscingruppe verläuft. Über die einzelnen Beziehungen gibt Abb. XVIII einen Überblick.

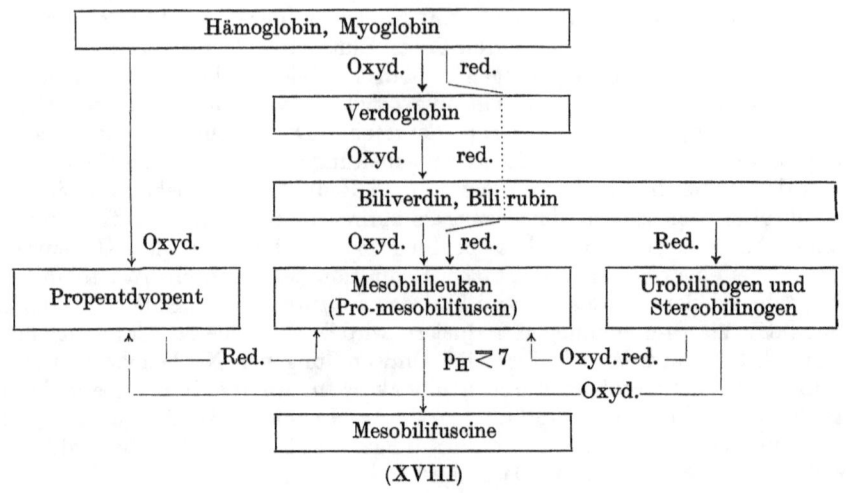

(XVIII)

e) Funktion.

Die Gallenfarbstoffe besitzen keine selbständige Funktion beim Menschen. Sie sind in erster Linie als Abbauprodukte des Blutfarbstoffs und seiner chemischen Verwandten zu betrachten und sind als solche für die Exkretion vorgesehen. Diese erfolgt zum größten Teil in den Faeces, zum geringeren Teil auch im Harn. In den Faeces werden täglich etwa 150 mg Stercobilin und Stercobilinogen, im Harn nur einige Milligramm Stercobilin und Stercobilinogen ausgeschieden. Mindestens eine annähernd gleiche Menge wird an Mesobilileukan und Mesobilifuscinen zur Ausscheidung gebracht.

Die Abbauprodukte des Hämoglobins üben wie das Hämoglobin selbst einen Reiz auf die Erythropoese im fördernden Sinne aus. Vor allem gilt das für das Bilirubin, welches von VERZAR direkt als eine Art erythropoetisches Hormon

---

[1] STICH 1946. [2] GRAY 1950. [3] BINGOLD 1941. [4] SIEDEL, STICH, EISENREICH 1948.

aufgefaßt wird. Auch das Stercobilin und die Porphyrine haben eine stimulierende Wirkung, ebenso das Chlorophyll. Ob diese Wirkungen der Gallenfarbstoffe tatsächlich im Sinne einer Basisregulation der Erythropoese aufzufassen sind, erscheint noch nicht restlos geklärt.

Literatur[1].

AGNER, K.: Verdoperoxydase. Acta physiol. scand. (Stockh.) **2**, 8 (1941). ~ Horse liver catalase. Ark. Kemi (Stockh.) A **16**, 6 (1942). ~ Erythrocyte catalase. Ark. Kemi (Stockh.) B **17**, 9 (1943). ~ Bildung von Hydroperoxyd. Acta physiol. scand. (Stockh.) **13**, 87 (1947). — ALTMAN, K. I,, G. W. CASARETT, R. E. MASTERS, T. R. NOONAN and K. SALOMON: Hemoglobin synthesis from glycine labeled with radioactive carbon in its α-carbon atom. J. of Biol. Chem. **176**, 319 (1948). — ALTMAN, K. I., L. L. MILLER and J. E. RICHMOND: The role of the carbon skeleton of lysine in the biosynthesis of hemoglobin. Arch. of Biochem. **36**, 399 (1952). — ALTMAN, K. I., K. SALOMON and T. R. NOONAN: Heminsynthesis in rabbit bone marrow homogenates. J. of biol. Chem. **177**, 489 (1949). — ALTMAN, K. I., K. SALOMON and J. E. RICHMOND: Tetrapyrrol precursors of protoporphyrin IX. I. Uroporphyrin III. J. of Biol. Chem. **196**, 463 (1952). — APPLEMAN, D.: Manometric determination of catalase activity. Analyt. Chemistry **23**, 1627 (1951).
BACH, A., u. R. CHODAT: Peroxydase. Ber. Chem. **36**, 600 (1903). — BACH, S., M. DIXON and D. KEILIN: Cytochrome b. Nature (Lond.) **149**, 21 (1942). — BALE, F. W., C. L. YUILE, L. DE LA VERGNE, L. L. MILLER and G. H. WHIPPLE: Hemoglobin labeled by radioactive lysine. J. of Exper. Med. **90**, 315 (1949). — BARCROFT, J.: Die Atmungsfunktion des Blutes. II. Teil: Haemoglobin. Berlin: Springer 1929. — BARKAN, G.: Der normale rote Blutfarbstoff. In Handbuch der normalen und pathologischen Physiologie, Bd. IV/1, S. 76. 1928. ~ Blutfarbstoff, Eisen, Gallenfarbstoff. Neuere Untersuchungen über eisenhaltige Begleiter des Hämoglobins. Klin. Wschr. **1937**, 1265. — BAUMGÄRTEL, TR.: Zur Kenntnis der biologischen Gallenfarbstoffreduktion. Klin. Wschr. **1943**, 495. ~ Physiologie und Pathologie des Bilirubinstoffwechsels als Grundlage der Ikterusforschung. Stuttgart: Georg Thieme 1950. — BECKER, V.: Über eine Methode der qualitativen Bestimmung von Giftwirkungen auf Fermentsysteme der Zellatmung. Arch. exper. Path. u. Pharmakol. **207**, 109 (1949). — BEINERT, H.: Radioactive cytochrome c. J. of Biol. Chem. **167**, 186 (1950). ~ Radioactive cytochrome c. J. of Biol. Chem. **181**, 367 (1951). — BÉNARD, H., A. GADJOS, M. GADJOS-TÖRÖK et M. TISSIER: La physiopathologie des porphyrines chez l'homme. Semaine Hôp. **1950**, 74. — BÉNARD, H., A. GADJOS et M. TISSIER: Hémoglobine et pigments apparantés. Paris: Masson & Cie. 1949. — BERNHARD, K.: Haemoglobinstoffwechsel. In Isotopentechnik, S. 41. Basel: Benno Schwabe & Co. 1950. — BETKE, K.: Die Hämoglobintypen des Menschen. Biochem. Z. **322**, 186 (1951). ~ Der menschliche rote Blutfarbstoff bei Fetus und reifem Organismus. Berlin: Springer 1954. ~ BETKE, K., u. W. SAVELSBERG: Stufenphotometrische Hämoglobinbestimmung mittels Cyanhämiglobin. Biochem. Z. **320**, 431 (1950). — BEZNAK, M.: The light absorption of sheep hemoglobin and myoglobin compounds in the soret-region. Acta chim. scand. **2**, 333 (1948). — BINGOLD, K.: Hämolyse, Blutfarbstoffabbau, Hämatinämie und Ikterus. Z. klin. Med. **97**, 257 (1923). ~ Blutstoffwechsel. In Handbuch der allgemeinen Hämatologie, Bd. I/1. Berlin: Urban & Schwarzenberg 1932. ~ Blutkatalase und Wasserstoffsuperoxyd als wirkende Kräfte beim Blutfarbstoffabbau. Pentdyopent in seiner Bedeutung für chemische Physiologie, Blutumsatz und Klinik. Erg. inn. Med. **60**, 1 (1941). ~ Entstehung des Pentdyopents und seine Bedeutung für den Hämoglobinstoffwechsel. Verh. Dtsch. Ges. Inn. Med. München: J. F. Bergmann 1949. ~ Wirkende Kräfte im Verlauf des Auf- und Abbaues unseres Blutfarbstoffs. Schweiz. med. Wschr. **1951**, 21. — BINGOLD, K., u. W. STICH: Über den Hämoglobinstoffwechsel. Dtsch. med. Wschr. **1948**, 501. ~ Propentdyopent. Bildung, Nachweis und klinische Bedeutung. Med. Mschr. **4**, 423 (1949). ~ Fortschritte auf dem Gebiet des Blutfarbstoffs. Erg. inn. Med., N. F. **5**, 707 (1954). — BIÖRCK, G.: Myoglobin, its properties and occurrence in man. Acta card. **3**, 323 (1948). ~ On myoglobin and its occurrence in man. Stockholm: Hoegstroems 1949. — BODE, O.: Quantitative Porphyrinbestimmung im Harn. Ärztl. Forsch. **22**, 617 (1950). — BONNICHSEN, R.: Amino acid analysis of horse liver catalase. Arch. of Biochem. **12**, 83 (1947). ~ Catalase

---

[1] Literaturangaben werden im allgemeinen nur ab 1939 gemacht, sie erstrecken sich bis Anfang 1955. Bezüglich älterer Arbeiten wird auf die Übersichtsarbeiten verwiesen.
Im folgenden werden nur die zusammenfassenden Arbeiten über das Gesamtgebiet angegeben. Zusammenfassende Darstellungen über Einzelgebiete siehe dort.
Monographien: BÉNARD, GADJOS und TISSIER 1949, FISCHER und ORTH 1934, 1937, FISCHER und STERN 1940, LEMBERG und LEGGE 1949.
Zusammenfassende Darstellungen: GRANICK 1954, GRANICK und GILDER 1947, WATSON 1938, ZEILE und SIEDEL 1951.

from horse kidney and human liver. Acta chim. scand. (Stockh.) **1**, 114 (1947). — BONNICHSEN, R., B. CHANCE and H. THEORELL: Catalase activity. Acta chim. scand. (Stockh.) **1**, 685 (1947). — BORST, M., u. H. KÖNIGSDORFFER: Untersuchungen über Porphyrie. Leipzig: Hirzel 1929. — BOYS-WATSON, J., and M. F. PERUTZ: Structure of hemoglobin. Proc. Roy. Soc. Lond., Ser. A **191**, 83 (1947). — BRUGSCH, J.: Die sekundären Störungen des Porphyrinstoffwechsels. Erg. inn. Med. **51**, 86 (1936). ~ Ein einfaches Verfahren zur Erkennung und quantitativen Bestimmung ätherunlöslicher Harnporphyrine vom Uroporphyrintyp. Z. inn. Med. **4**, 253 (1949). ~ Hämoglobin. Der rote Blutfarbstoff. Leipzig: Georg Thieme 1950. ~ Porphyrine. Leipzig: Johann Ambrosius Barth 1952. — BÜRGER, M., L. HEILMEYER, H. KILCHLING u. H. SCHULTEN: Beschluß der Deutschen Gesellschaft für Innere Medizin zur Hämoglobin-Bestimmung. Dtsch. med. Wschr. **1951**, 1089. — BUNDING, J.: Catalase. J. Cellul. a. Comp. Physiol. **17**, 133 (1941).
CARRIÉ, C.: Die Porphyrine. Leipzig: Georg Thieme 1936. — CARRUTHERS, C.: Polarographic determination of cytochrom c. J. of Biol. Chem. **171**, 641 (1947). — CHANCE, B.: New method of catalase determination. Rev. Sci. Instrum. **18**, 611 (1947). ~ Catalase action. Acta chem. scand. (Copenh.) **2**, 264 (1948). ~ Catalase action. Arch. of Biochem. **2**, 224 (1949). — COOKSON, G. H., C. RIMINGTON and O. KENNARD: Porphobilinogen. Nature (Lond.) **178**, 875 (1953). — CRANDALL, M., and D. DRABKIN: Cytochrom c in regenerating rat liver and its relation to other pigment. J. of Biol. Chem. **166**, 653 (1946).
DANNENBERG, H., u. M. KIESE: Untersuchungen über Cytochrome. I. Die prosthetische Gruppe des sauerstoffübertragenden Ferments (Cytochromoxydase). Biochem. Z. **322**, 395 (1952). — DOBRINER, K., and C. P. RHOADS: The porphyrins in health and disease. Physiologic. Rev. **20**, 416 (1940). — DOERR, W.: Indicatoruntersuchungen an der Niere mit Triphenyltetrazoliumchlorid. Virchows Arch. **321**, 537 (1952). — DOUNCE, A.: Cytochrome c. J. of Biol. Chem. **151**, 221 (1943). ~ Cytochrome c. Ann. New York Acad. Sci. **50**, 982 (1950). — DRABKIN, D. L.: Crystallographic and optical properties of human hemoglobin. A proposal for the standardisation of hemoglobin. Amer. J. Med. Sci. **209**, 268 (1945). ~ Aspects of the oxigenation and oxydation. In Hämoglobin, S. 50. London: Butterworth Publ. 1949. ~ Cytochrome c. J. of Biol. Chem. **182**, 317 (1950). ~ Cytochrome c — biosynthesis. Proc. Soc. Exper. Biol. a. Med. **76**, 527 (1951). — DRUCKREY, H., P. DANNEBERG, K. KAISER, J. FROMME u. H. SCHNEIDER: Zur Methodik der Hämoglobinbestimmung. Biochem. Z. **322**, 535 (1952). — DUESBERG R.: Zur Physiologie und Pathologie des Hämoglobinstoffwechsels. Verh. Dtsch. Ges. Inn. Med. München: J. F. Bergmann 1948. — DUVE, CHR. DE: Spektrophotometric method for the simultaneous determination of myoglobin and hemoglobin in extracts of human muscle. Acta chem. scand. (Copenh.) **2**, 264 (1948).
EICHEL, B., W. W. WAINIO and S. J. PERSON: Cytochrome b. J. of Biol. Chem. **183**, 89 (1950). — EULER, H. v.: Chemie der Enzyme, Bd. II/3. München: J. F. Bergmann 1934. — EULER, H. v., u. K. JOSEPHSON: Über Katalase I. Liebigs Ann. **452**, 158 (1927). — EULER, H. v., u. K. ZEILE: Die Katalasen. In Chemie der Enzyme, Bd. II/3. München: J. F. Bergmann 1934.
FIKENTSCHER, R.: Untersuchungen über den Porphyrinstoffwechsel in der Schwangerschaft. Z. Geburtsh. **111**, 164 (1935). — FIKENTSCHER, R., u. K. FRANKE: Klinische Porphyrinuntersuchungen, ihre quantitative und qualitative Methodik. Klin. Wschr. **1934**, 285. — FISCHER, E., u. F. VERZÁR: Über die Wirkung von Aminosäuren, anämischem Serum und Leberextrakt auf die rote Blutkörperchenzahl, verglichen mit der Wirkung von Bilirubin. Z. exper. Med. **80**, 385 (1932). — FISCHER, H.: Neuere Methoden der Isolierung und des Nachweises von Porphyrinen. In Handbuch der biologischen Arbeitsmethoden, Bd. I/11, H. 2. 1926. ~ Über Haemin und Porphyrine. Verh. Dtsch. Ges. Inn. Med. München: J. F. Bergmann 1933. — FISCHER, H., u. H. ORTH: Die Chemie des Pyrrols. Bd. I: Pyrrol und seine Derivate. Mehrkernige Pyrrolsysteme ohne Farbstoffcharakter. Leipzig: Akademische Verlagsgesellschaft 1934. ~ Die Chemie des Pyrrols. Bd. II/1: Porphyrine, Hämin, Bilirubin und ihre Abkömmlinge. Leipzig: Akademische Verlagsgesellschaft 1937. — FISCHER, H., u. A. STERN: Die Chemie des Pyrrols. Bd. II/2: Pyrrolfarbstoffe, Chlorphylle. Leipzig: Akademische Verlagsgesellschaft. 1940. — FLORKIN, M.: La biologie des hémoproteides oxygénables. Experientia (Basel) **4**, 176 (1948). — FRANKE, K.: Peroxydasen. In Chemie der Enzyme, Bd. III/1. München: J. F. Bergmann 1934. — FUJITA, A., T. HATA, J. NUMATA u. M. AJISAKA: Über die Bestimmung von Cytochrom c in Geweben. Biochem. Z. **301**, 376 (1936).
GIBSON, K. D.: Some properties of δ-aminolaevulic acid dehydrase. In: Ciba-Foundation Symposium: Biosynthesis of porphyrins and porphyrin metabolism. London: Churchill 1955. — GOBAT, Y.: Variations du taux de cytochrome c dans le myocarde et dans le muscle strié en pathologie humaine. Helvet. med. Acta **14**, 45 (1947). — GONELLA, A.: Le cytochrome et sa signification biologique dans la contraction musculaire. Thèse, Lausanne 1943. — GRAFFI, A., u. K. JUNKMANN: Beitrag zum chemischen Aufbau normaler und maligner Zellen. Klin. Wschr. **1946**, 78. — GRANICK, S.: The chemistry and functioning of mammalian erythrocytes. Blood **4**, 404 (1949). ~ Metabolism of heme and chlorophyll. In: Chemical

pathways of metabolism, Vol. II. New York: Academic Press 1954. — GRANICK, S., and H. GILDER: Distribution, structure and properties of the tetrapyrrols. Adv. Enzymol. 8, 305 (1947). — GRAY, C. H.: The bile pigments. London: Menthuen & Co. 1953. — GRAY, C. H., and A. NEUBERGER: Studies on Congenital Porphyria. 1. Incorporation of ^{15}N into coproporphyrin, uroporphyrin and hippuric acid. Biochemic. J. **47**, 81 (1950). — GRAY, C. H., A. NEUBERGER and P. H. A. SNEATH: Studies in Congenital Porphyria. Incorporation of ^{15}N in the stercobilin in the normal and in the porphyric. Biochemic. J. **47**, 87 (1950). — GREEN, D.: Cyclophorase-System. J. of Biol. Chem. **172**, 389 (1948). — GRINSTEIN, M., R. A. ALDRICH, V. HAWKINSON, P. LOWRY and C. J. WATSON: An isotopic study of porphyrin and hemoglobin metabolism in a case of porphyria. J. of Biol. Chem. **179**, 983 (1949). ~ Photosensitive or congenital porphyria with hemolytic anemia. Isotopic studies of porphyrin and hemoglobin metabolism. Blood **6**, 699 (1951).— GRINSTEIN, M., M. D. KAMEN and C. V. MOORE: The utilization of glyzine in the biosynthesis of hemoglobin. J. of Biol. Chem. **179**, 359 (1949). — GRINSTEIN, M., M. D. KAMEN, H. M. WIKOFF and C. V. MOORE: Isotopic studies on porphyrin and hemoglobin metabolism. I. Biosynthesis of coproporphyrin I and its relationship to hemoglobin metabolism. J. of Biol. Chem. **182**, 715 (1950). — GRINSTEIN, M., S. SCHWARTZ and C. J. WATSON: Studies of the uroporphyrins. I. The purification of uroporphyrin I and the nature of WALDENSTRÖM'S uroporphyrin. J. of Biol. Chem. **157**, 323 (1945). — GRINSTEIN, M., H. M. WIKOFF, R. PIMENTA DE MELLO and C. J. WATSON: Isotopic studies on porphyrin and hemoglobin metabolism. II. The biosynthesis of coproporphyrin III in experimental lead poisoning. J. of Biol. Chem. **182**, 723 (1950). — GÜNTHER, H.: Über den Muskelfarbstoff. Virchows Arch. **230**, 146 (1921). ~ Die Bedeutung der Hämatoporphyrine in Physiologie und Pathologie. Erg. Path. **20**, 608 (1922). ~ Porphyrie. In Neue Deutsche Klinik, Bd. 4. 1936.

HAAS, E.: Cytochrome oxidase. J. of Biol. Chem. **148**, 481 (1943). — HAHN, P. F.: The use of radioactive isotopes in the study of iron and hemoglobin metabolism and the physiology of the erythrocyte. Adv. Biol. a. Med. Physics **1**, 288 (1948). — HAUROWITZ, F.: Hämoglobin. Ber. Chem. B **68** (1935). — HEILMEYER, L.: Medizinische Spektrophotometrie. Jena: Gustav Fischer 1933. — HEILMEYER, L., u. H. BEGEMANN: Blut und Blutkrankheiten. In Handbuch der inneren Medizin, Bd. II, S. 70 u. 123. Berlin: Springer 1951. — HEILMEYER, L., W. KEIDERLING u. G. STÜWE: Kupfer und Eisen als körpereigene Wirkstoffe. Jena: Gustav Fischer 1941. — HENNING, N., M. DEMLING u. U. HÄRTLEIN: Die Serumoxydase, ein Gradmesser des pathologisch gesteigerten Granulozytenzerfalls. Dtsch. Arch. klin. Med. **196**, 233 (1949). — HERBERT, D.: Crystalline human erythrocyte catalase. Biochemic. J. **43**, 203 (1948). — HEUBNER, W.: Methaemoglobinbildende Gifte. Erg. Physiol. **43**, 9 (1940). ~ Theoretisches zur Toxikologie des Blutfarbstoffs. Dtsch. Arch. klin. Med. **195**, 439 (1949). — HINSBERG, K., u. K. LANG: Medizinische Chemie. München: Urban & Schwarzenberg 1952. — HINSBERG, K., u. R. MERTEN: Chemische Bestimmungsmethoden im klinischen Laboratorium. München: Urban & Schwarzenberg 1952. — HOBERMANN, H., and D. RITTENBERG: Biological catalysis of the exchange reaction between water and hydrogen. J. of biol. Chem. **147**, 211 (1943). — HÖLSCHER, H. A.: Über den Nachweis von Dehydrasen der Tumorzelle mittels Tetrazoliumsalzen. Z. Krebsforsch. **56**, 587 (1950). — HOGEBOOM, G., A. CLAUDE and R. HOTCHKISS: The distribution of cytochrome oxidase and succinoxidase in the cytoplasm of the mammalian liver cell. J. of Biol. Chem. **165**, 615 (1945). — HOLDEN, H. F.: Determination of hemoglobin. J. of Exper. Med. Sci. **25**, 57 (1947). — HÜBSCHER, G., M. KIESE u. R. NICOLAS: Untersuchungen über Cytochrome. III. Cytochrom b aus Rinderherzen. Biochem. Z. **325**, 223 (1954). — HYMANS VAN DEN BERGH, A. A.: Der Gallenfarbstoff im Blut. Leipzig: Johann Ambrosius Barth 1928.

JUNG, F.: Strukturprobleme am roten Blutkörperchen. Naturwiss. **10**, 229 (1950). — JUROWIICZ-KOCOLATY, R.: The spectroscopic determination of cytochrom c and its distribution in some mammalian tissues. J. of Biol. Chem. **129**, 569 (1939).

KÄMMERER, H.: Biologie und Klinik der Porphyrine. Verh. dtsch. Ges. inn. Med. **1933**. ~ Ausgewähltes über Porphyrin, Haematin, Haemverbindungen. Verh. dtsch. Ges. inn. Med. **1948**. — KEHL, R., u. W. STICH: Die papierchromatographische Analyse der Porphyrine. Hoppe-Seylers Z. **289**, 6 (1951). ~ Über die papierchromatographische Analyse der Porphyrine und einiger Gallenfarbstoffe. Hoppe-Seylers Z. **290**, 151 (1952). — KEILIN, D.: Cytochromes. Erg. Enzymforsch. **2**, 239 (1933). ~ On the haematin compound of peroxydase. Proc. Roy. Soc. Lond. **122**, 119 (1937). ~ On the mechanism of the decomposition of hydrogen peroxide by catalase. Proc. Roy. Soc. Lond. **124**, 397 (1938). ~ Cytochrome oxidase. Proc Roy. Soc. Lond. **129**, 277 (1940). — KEILIN, D., and E. C. SLATER: Cytochrome. Brit. Med Bull. **2**, 89 (1953). — KENCH, J. E., C. GARDIKAS and J. F. WILKINSON: Bile pigment formation in vitro from haematin and other haem derivatives. Biochemic. J. **47**, 129 (1950). — KIESE, M.: Die Erhaltung des Blutfarbstoffs in funktionsfähigem Zustand. Klin. Wschr. **1946**, 81. ~ Darstellung und Eigenschaften von Verdoglobinen. Zur Konstitution des Verdoglobin NO_2. Arch. exper. Path. u. Pharmakol. **204**, 439 (1947). — KIESE, M., u. H. KURZ: Untersuchungen über Cytochrome. IV. Trennung von Fermenthämin und Protohämin. Biochem. Z. **325**, 299 (1954). — KING, E. J.: Determination of haemoglobin. Lancet **1951**, 874, 1044. — KUBOWITZ, F.: Kristallisiertes Hämoglobin aus menschlichem Blut. Z. inn. Med. **17/18**, 501 (1948). — KUHN, R., u. D. JERCHEL: Über Invertseifen. 7. Tetrazoliumsalze. Ber. Chem. **74**, 941 (1941).

LANG, K.: Der Einfluß der Höhe der Eiweißzufuhr auf die Aktivität von Oxydationsfermenten in den Organen. Klin. Wschr. **1947**, 868. ~ Lokalisation der Fermente und Stoffwechselprozesse. In: Chemische und mikroskopische Organisation der Zelle. Berlin: Springer 1952. — LANGEN, C. DE: Myoglobin and myoglobinuria. Acta med. scand. (Stockh.) **124**, 213 (1946). — LARDY, H. A.: Respiratory encymes. Minneapolis: Burgess Publ. Comp. 1950. — LEE, S. B., J. B. WILSON and P. W. WILSON: Mechanism of biological nitrogen fixation. X. Hydrogenase in cell-free extracts and intact cells of azotobacter. J. of Biol. Chem. **144** 273 (1942). — LEMBERG, R.: Transformation of haemins into bile pigments. Biochemic. J. **29**, 1322 (1935). ~ Formation and properties of choleglobin. Biochemic. J. **35**, 325 (1941). ~ Porphyrins in nature. Fortschr. Chem. organ. Naturstoffe **11**, 299 (1954). — LEMBERG, R., and J. W. L. LEGGE: Hematin compounds and bile pigments. New York u. London: Interscience Publ. 1949. — LEMBERG, R., E. C. FOULKES and P. PURDOM: Verdohaem and verdoglobins. Proc. Roy. Soc. Lond., Ser. B **138**, 386 (1951). — LINDEMANN, B.: Zur Feinstruktur der Erythrocytenmembran. Arch. exper. Path. u. Pharmakol. **206**, 439 (1949). — LIPPS, G.: Gramm oder Prozent Hämoglobin. Dtsch. med. Wschr. **1952**, 920. — LONDON, J. M.: Conversion of hematin into bile pigments. J. of Biol. Chem. **184**, 373 (1950). — LONDON, J. M., D. SHEMIN and R. WEST: Heme synthesis and red blood cell dynamics in normal humans and in subjects with polycythemia vera, sickle cell anemia and pernicious anemia. J. of Biol. Chem. **179**, 463 (1949). — LOWRY, P. T., N. R. ZIEGLER, R. CARDINAL and C. J. WATSON: The conversion of N^{15} labeled mesobilirubinogen to stercobilinogen by fecal bacteria. J. of Biol. Chem. **208**, 543 (1954). — LUDEWIG, ST., and A. CHANUTIN: Distribution of enzymes in the livers of control and X-irradiated rats. Arch. of Biochem. **29**, 441 (1950).

MELDOLESI, G.: Untersuchungen über Myoglobin. Bull. schweiz. Akad. med. Wiss. **1**, 35 (1950). — MELDOLESI, G., W. SIEDEL u. H. MÖLLER: Über Myobilin. Hoppe-Seylers Z. **259**, 137 (1939). — MILLER, L.: Changes in rat liver enzyme activity with acute imanition. J. of Biol. Chem. **172**, 113 (1948). — MILLIKAN, G. A.: The role of muscle haemoglobin. J. of Physiol. **87**, 38 (1936). ~ Muscle haemoglobin. Physiologic Rev. **19**, 503 (1939). — MORGULIS, S., M. BEBER and I. RABKIN: Studies on the effect of temperature on the catalase reaction. I. Effect of different hydrogen peroxidase concentrations. J. of Biol. Chem. **68**, 521 (1926).

NEUBERGER, A., H. M. MUIR and C. H. GRAY: Biosynthesis of porphyrins and congenital porphyria. Nature (Lond.) **165**, 948 (1950). — NICHOLAS, R. E. H., and C. RIMINGTON: Qualitative analysis of porphyrins by partition chromatography. Scand. J. Clin. a. Labor. Invest. **1**, 12 (1949). ~ Paperchromatography of porphyrins: Some hitherto unrecognized porphyrins and further notes on the method. Biochemic. J. **48**, 306 (1951).

OPITZ, E., u. H. SAMLERT: Über Cytochrom-c-Gehalt und Wachstumsintensität bei menschlichen Feten. Pflügers Arch. **251**, 355 (1949).

PAUL, K. G.: The stability of dried cytochrome c. Acta chim. scand. **2**, 557 (1948). — PAULING, L.: The nature of chemical bond. Ithaca: Cornell Univ. Press 1944. — PERUTZ, M. F.: Submicroscopic structure of the red cell. Nature (Lond.) **161**, 204 (1948). — POLL, W.: Effect of anoxic anoxia on myoglobin concentration in striated muscle. Amer. J. Physiol. **156**, 44 (1949). — PONDER, E.: Hemolysis and related phenomena. New York: Grune & Stratton 1948. — POTTER, V. R., and K. P. DU BOIS: The quantitative determination of cytochrome c. J. of Biol. Chem. **142**, 417 (1942). — PRADER, A.: Zum Hämoglobin- und Cytochrom c-Stoffwechsel bei der experimentellen Bleivergiftung. Schweiz. med. Wschr. **1948**, 273. ~ Das Verhalten von Cytochrom c bei experimentellen Anämien und Polyglobulien. Verh. schweiz. naturforsch. Ges. **16**, 185 (1948). — PRADER, A., u. A. GONELLA: Bestimmung von Cytochrom c. Experientia (Basel) **3**, 10 (1947).

RABINOWITCH, R.: Intravenous application of cytochrome-c. J. Clin. Med. **3**, 294 (1948). — RANDALL, L., and O. LOWELL: Reaction of thiol compounds with peroxidase and hydrogenperoxidase. J. of Biol. Chem. **164**, 521 (1946). — RAWLINSON, W. A.: Prosthetic groups of the cytochromes present in corynbacterium diphtheriae with especial reference to cytochrome a. Biochemic. J. **45**, 247 (1949). — RECKNAGEL, R.: Cytochrome oxidase. J. Cellul. a. Comp. Physiol. **173**, 159 (1948). — RIMINGTON, C.: Biosynthesis of haem. In: Haemoglobin, S. 241. London: Butterworth & Co. 1949. — RIMINGTON, C., and R. E. H. NICHOLAS: Qualitative analysis of the porphyrins by partition chromatography. Scand. J. Labor. a. Med. Invest. **1**, 12 (1949). — RIMINGTON, C., and S. L. SVEINSSON: Spectrophotometric determination of uroporphyrin. Scand. J. Clin. a. Invest. **2**, 209 (1950). — ROCHE, J.: Aminosäuregehalt des Myoglobins. Bull. Soc. Clim. biol. Paris **24**, 1016 (1942). — ROSENTHAL, O., and D. DRABKIN: Cytochrome-c. J. of. Biol. Chem. **145**, 437 (1943). — ROSSI-FANELLI, A.: Mioglobina umana cristalizzata. Boll. Soc. ital. Biol. sper. **23**, 1 (1947). ~ Crystalline human myoglobin. Science (Lancaster, Pa.) **108**, 15 (1948). ~ Chemical composition of human myoglobin. In: Haemoglobin, S. 115. London: Butterworth & Co. 1949. — ROUGHTON, F.:

The kinetics of haemoglobin in solution and in the red blood corpuscle. In: Haemoglobin, S. 67. London: Butterworth & Co. 1949. — ROUGHTON, F., and J. C. KENDREW: Haemoglobin. Barcroft memorial conference. London: Butterworth & Co. 1949.
SCHNEIDER, W., and V. R. POTTER: The assey of animal tissues for respiratory enzymes. II. Succinic dehydrogenase and cytochrome oxidase. J. of Biol. Chem. **149**, 217 (1943). — SCHNEIDER, W. C.: The distribution of succinic dehydrogenase, cytochrome oxydase, adenosintriphosphatase and phosphorus compounds in normal rat tissues. J. of Biol. Chem. **165**, 585 (1946). ~ Cytochrome oxidase. Cold Spring Harbor Symp. Quant. Biol. **12**, 169 (1947). ~ The distribution of cytochrome c and succinoxydase activity in rat liver fractions. J. of Biol. Chem. **172**, 451 (1948). ~ Intracellular distribution of enzymes. J. of Biol. Chem. **183**, 123 (1950). — SCHÜMMELFEDER, N.: Histochemie der Zellatmung. Verh. dtsch. Ges. Path. **1948**. — SCHULTZE, M. O., and K. A. KUIKEN: The effect of deficiencies in copper and iron on the catalase activity of rat tissues. J. of Biol. Chem. **137**, 727 (1940). — SCHUMM, O.: Chemie der Erythrozyten und des Hämoglobins. In Handbuch der allgemeinen Hämatologie, Bd. I/1, S. 99. München: Urban & Schwarzenberg 1932. — SCOTT, D. A., and A. M. FISCHER: Carbonic anhydrase. J. of Biol. Chem. **144**, 371 (1942). — SHEMIN, D.: Biosynthesis of porphyrins. Cold Spring Harbor Symp. Quant. Biol. **13**, 185 (1948). ~ The succinatglycine cycle. The role of δ-aminolevulinic acid in porphyrin synthesis. In: Porphyrin biosynthesis and metabolism, Ciba Foundation Symposium. London: Churchill 1955. — SHEMIN, D., and D. RITTENBERG: The utilization of glycine for the synthesis of a porphyrin. J. of Biol. Chem. **159**, 567 (1945). ~ The biological utilization of glycine for the synthesis of the protoporphyrin of hemoglobin. J. of Biol. Chem. **166**, 621 (1946). — SHEMIN, D., and J. WITTENBERG: The mechanism of porphyrin formation. J. of Biol. Chem. **192**, 315 (1951). — SIEDEL, W.: Gallenfarbstoffe. Fortschr. Chem. organ. Naturstoffe **3**, 81 (1939). ~ Chemie und Physiologie des Blutfarbstoffabbaus. Ber. Chem. A **77**, 21 (1944). ~ Gallenfarbstoffe. In Handbuch der Physiologischen Chemie, S. 909. Berlin: Springer 1951. — SIEDEL, W., u. H. MÖLLER: Über Mesobilifuscin, ein neues physiologisches Abbauprodukt des Haems bzw. Haematins. Hoppe-Seylers Z. **259**, 113 (1939). — SIEDEL, W., W. STICH u. F. EISENREICH: Promesobilifuscin (Mesobilileukan), ein neues physiologisches Abbauprodukt des Blutfarbstoffes. Naturwiss. **10**, 316 (1948). — SJÖSTRAND, L.: Carboxyhemoglobin. Nord. Med. **43**, 211 (1950). — SLATER, E. C.: A factor in heart muscle required for the reduction of cytochrome c by cytochrome b. Nature (Lond.) **161**, 405 (1948). ~ Cytochrome oxidase. Biochemic. J. **44**, 305 (1949). — STERN, K., and J. L. MELNICK: Pasteursche Reaktion in der Rattenretina. J. of Biol. Chem. **139**, 301 (1941). — STICH, W.: Sterkobilin als physiologischer Harnbestandteil. Dtsch. med. Wschr. **1946**, 137. ~ Über Koprochrome. Klin. Wschr. **1948**, 474. ~ Die Bedeutung der B_2-Vitamine für den Dualismus der Porphyrine und den Aufbau von Haeminproteiden. Dtsch. med. Wschr. **1950**, 1217. ~ Neue Erkenntnisse auf dem Gebiet des Blutfarbstoffs. Münch. med. Wschr. **1950**, 1275. ~ Eine neue Funktion des Laktoflavins. Steuerung des biologischen Dualismus der Porphyrine und Katalyse der Hämsynthese. Naturwiss. **9**, 212 (1950). ~ Die klinischen Gallenfarbstoffreaktionen. I. Die Ehrlichsche Aldehyd-Reaktion. Röntgen- u. Laborat-Prax. **1**, 16 (1950). ~ II. Die Schlesingersche Fluoreszenz-Reaktion. Röntgen- u. Laborat-Prax. **3**, 74 (1952). ~ III. Die Bilirubin-Reaktionen. Röntgen- u. Laborat-Prax. **6**, 152 (1952). ~ IV. Die Mesobilirubin-Reaktion. Röntgen- und Laborat-Prax. **7**, 174 (1952). ~ V. Die Pentdyopent-Reaktion. Röntgen- u. Laborat-Prax. **10**, 265 (1952). — STICH, W., u. H. EISGRUBER: Die Koproporphyrin- und Hämsynthese durch Hefe und ihre Beeinflussung mit B_2-Vitaminen. Hoppe-Seylers Z. **287**, 19 (1951). — STICH, W., u. H. FATH: Abbau, Resorption und Verwertung des Hämoglobins im menschlichen Verdauungstrakt. Med. Mschr. **8**, 538 (1951). — STICH, W., T. MÜLLER u. B. FATH: Stoffwechseluntersuchungen mit Hämoglobin, Globin und Plasmaprotein. Dtsch. Arch. klin. Med. **198**, 279 (1951). — STICH, W., u. G. STÄRK: Chromatographische Analyse des Urochrom B. Beitrag zur Ableitung des Harnfarbstoffs vom Blutfarbstoff. Naturwiss. **2**, 56 (1953). — STIER, E.: Über den grünen Blutfarbstoff. Z. inn. Med. **9/10**, 257 (1947). — STOLL, A.: Einführung in die Chemie der Hämine. Experientia (Basel) **4**, 6 (1948). — STOTZ, E.: The estimation and distribution of cytochrome oxidase and cytochrome c in rat tissues. J. of Biol. Chem. **131**, 555 (1939). — STOTZ, E., and F. G. SMITH: A colorometric method for the determination of cytochrom oxidase. J. of Biol. Chem. **179**, 891 (1949). — STRAUB, F.: Spektrophotometrische Untersuchungen über die kolloid gelösten Cytochromkomponenten a und a_3. Hoppe-Seylers Z. **268**, 227 (1941). — SUMNER, J.: The chemical nature of catalase. Adv. Enzymol. **1**, 163 (1941). — SUMNER, J., C. J. HARTER, M. O. SCHULTZE and C. G. KING: The oxidation of askorbic acid in the presence of guinea pig liver. J. of Biol. Chem. **231**, 407 (1937).

THANNHAUSER, S. J.: Stoffwechselkrankheiten. München: J. F. Bergmann 1929. — THEORELL, H.: Meerrettichperoxydase. Ark. Kemi A (Stockh.) **16**, 2 (1942). ~ Die Cytochrome. Erg. Enzymforsch. **2**, 231 (1943). ~ Konstitution und Wirkung einiger Häminproteide. Mitt. naturforsch. Ges., Bern **1944**. ~ Heme-linked groups and mode of action of some hemoproteins. Adv. Enzymol. **7**, 265 (1947). ~ Über die Wirkungsweise der Katalasen. Experienta (Basel) **4**, 100 (1948). ~ Biologiskt aktiva järnföreningar. Nord. Med. **41**, 55 (1949). — THEORELL, H., and A. AKESON: Cytochrome-c. Amer. Chim. Soc. **63**, 1804 (1941). ~ Aminosäuregehalt der Katalase. Ark. Kemi A (Stockh.) **16**, 8 (1942). ~ Laktoperoxydase. Ark. Kemi B (Stockh.) **17**, 7 (1943). — THEORELL, H., and CHR. DE DUVE: Crystalline human myoglobin from heart muscle and urine. Arch. of Biochem. **12**, 113 (1946). — THESVEDBERG, u. K. O. PEDERSEN: Die Ultrazentrifuge, S. 320. Leipzig: Georg Thieme 1940. — THORELL, B.: Studies on the formation of cellular substances during blood cell production. London: Kimpton 1947. — THUNBERG, T.: Der jetzige Stand der Lehre vom biologischen Oxydationsmechanismus. In Handbuch der Biochemie, Erg.-Bd., S. 245. 1930. ~ Die Enzyme der elementaren Atmung. In Handbuch der physiologischen Chemie, Bd. I, S. 1171. Berlin: Springer 1951. — TISSIÈRES, A.: Cytochrom-c. Arch. internat. Physiol. **54**, 105 (1946). — TREIBS, A.: Über Hämoglobin. Hoppe-Seylers Z. **286**, 8 (1950). — TUPPY, H., u. G. BODO: Cytochrom c. Über die der prosthetischen Gruppe benachbarten Aminosäurereste. Mh. Chem. **4**, 807 (1954). ~ Cytochrom c. Über ein durch tryptischen Abbau des Cytochrom c erhaltenes Ferriporphyrin c-Peptid. Mh. Chem. **5**, 1024 (1954).

VANNOTTI, A.: Porphyrine und Porphyrinkrankheiten. Berlin: Springer 1937. ~ Porphyrinurie und Porphyrinkrankheiten. In Handbuch der inneren Medizin, Bd. VI/2, S. 267. Berlin: Springer 1944. ~ Recherches sur le métabolisme du fer à l'aide d'un isotope radioactif de fer. Bull. schweiz. Akad. med. Wiss. **2**, 9 (1946). ~ The adaptation of the cell to effort, altitude and to pathological oxygen deficiency. Schweiz. med. Wschr. **1946**, 899. ~ Funktionelle Beziehungen zwischen Hämoglobin- und Cytochrom-c-Stoffwechsel. Schweiz. med. Wschr. **1949**, 261. ~ Considérations cliniques sur le rôle des hémines. Experienta (Basel) **4**, 4 (1948). ~ Porphyrins. London: Hilfer & Watts 1954. — VANNOTTI, A., u. A. DELACHAUX: Der Eisenstoffwechsel und seine klinische Bedeutung. Basel: Benno Schwabe 1942. — VERZÁR, F.: Die Regulation der Erythrozytenzahl in großen Höhen. Schweiz. med. Wschr. **1947**, 6.

WAINIO, W. W., S. J. COOPERSTEIN, S. KOLLEN and B. EICHE: The preparation of a soluble cytochrome oxidase. J. of Biol. Chem. **173**, 145 (1948). — WALDENSTRÖM, J.: Studien über Porphyrie. Acta med. scand. (Stockh.) Suppl. **82**, 3 (1937). — WALDENSTRÖM, J., u. B. VAHLQUIST: Porphobilinogen bei akuter Porphyrie. Acta med. scand. (Stockh.) **117**, 1 (1944). — WALKER, B.: Direct measurement of catalase activity with the dropping mercury electrode. Federat. Proc. **1**, 140 (1942). — WARBURG, O.: Schwermetalle als Wirkungsgruppen von Fermenten. Berlin: Saenger 1946. ~ Molekulargewicht des sauerstoffübertragenden Ferments. Naturwiss. **33**, 94 (1946). — WARBURG, O., u. H. GEWITZ: Über Cytohaemin. Hoppe-Seylers. Z. **288**, 1 (1951). — WARING, S., and C. H. WERKMAN: Iron deficiency in bacterial metabolism. Arch. of Biochem. **4**, 75 (1944). — WATSON, C. J.: The pyrrolpigments. In: Handbook of Hematology, Bd. IV., S. 2445. New York: Hoeber 1938. ~ Some newer concepts of the newer derivatives of hemoglobin. Blood **1**, 99 (1946). ~ The erythrocyte coproporphyrin variation in regard to erythrocyte protoporphyrin and reticulocytes in certain anemias. Arch. Int. Med. **86**, 797 (1950). ~ The pyrrol pigments and hemoglobin catabolism. Minnesota Med. **39**, 294 (1956). — WATSON, C. J., A. GRAHAM, N. R. ZIEGLER and P. T. LOWRY: The intestinal formation and interrelationship of members of the urobilinogen group with special reference to the dextrorotatory form. Trans. Assoc. Amer. Physicians **67**, 242 (1954). — WATSON, C. J., V. SOBROV and S. SCHWARTZ: Isolation of a dextrorotatory urobilin from human fistula bile. Proc. Soc. Exper. Biol. a. Med. **49**, 643 (1942). ~ Formation of laevorotatory stercobilin from mesobilirubinogen in human feces. Proc. Soc. Exper. Biol. a. Med. **49**, 647 (1942). — WESTALL, R. G.: Isolation of porphobilinogen from the urine of a patient with acute porphyria. Nature (Lond.) **170**, 614 (1952). — WHITE, F. J.: Globin. Canad. Res. J. **28**, 231 (1950). — WILLSTÄTTER, R.: Untersuchungen über Enzyme. Berlin: Springer 1928. — WILLSTÄTTER, R., and A. STOLL: Peroxydase. Liebigs Ann. **416**, 60 (1918). WITH, T. K.: Biology of bile pigments. Copenhagen: Arne Frost-Hansen 1954. — WOLPERS, C.: Elektronenmikroskopische Untersuchungen an Erythrozyten. Fol. haemat. (Lpz.) **66**, 211 (1942). — WOLSTENHOLME, G. E. W.: Porphyrin biosynthesis and metabolism. London: Churchill 1955. — WYMANS, J.: Heme proteins. Adv. Enzymol. **4**, 410 (1948).

YAKUSHIJI, E.: Untersuchungen über das Cytochrom b. Isolierung, Eigenschaften und seine Rolle im Reaktionsmechanismus der Zellatmung. Acta phytochim. (Tokyo) **10**, 113 (1937). ~ Cytochrome a. Proc. Imp. Acad. (Tokyo) **17**, 38 (1941).

ZEILE, K.: Katalase. Erg. Enzymforsch. **3**, 265 (1934). ~ Über die Konstitution der prosthetischen Gruppe des Cytochrom c. Naturwiss. **27**, 596 (1939). ~ Peroxydasen. In: Methoden der Fermentforschung, Bd. 3. Leipzig: Georg Thieme 1941. ~ Das eisenhaltige Atmungsferment. In: Methoden der Fermentforschung, Bd. 3, S. 2505. Leipzig: Georg Thieme 1941. ~ Aus der Chemie des Blutfarbstoffs. Verh. dtsch. Ges. inn. Med. **1948**. ~ Hämine als Wirkgruppen von Fermenten. Z. Vitamin-, Hormon- u. Fermentforsch. **3**, 540 (1950). — ZEILE, K., u. W. SIEDEL: Pyrrolfarbstoffe. In Handbuch der physiologischen Chemie, Bd. I, S. 845. Berlin: Springer 1951. — ZIH, A.: Untersuchungen über den auf die Blutbildung wirksamen Stoff des anämischen Serums. Pflügers Arch. **225**, 613 (1930).

Pathologie des Hämoglobins und verwandter Stoffe.
Von

K. PLÖTNER-Freiburg i. Br. und K. BETKE-Freiburg i. Br.[1].

I. Pathologie des Hämoglobins.

Die Pathologie des menschlichen roten Blutfarbstoffs betrifft zwei voneinander unabhängige Dinge:

Pathologische Blutfarbstofftypen. Es handelt sich dabei um genetisch fixierte Varianten des Blutfarbstoffs, die physikalisch-chemisch von normalem Blutfarbstoff zu unterscheiden sind. Sie pflegen in Verbindung mit gewissen erblichen Anämien aufzutreten, den sog. Hämoglobinopathien. Die grundlegende biologische Funktion des Sauerstofftransportes ist nicht gestört.

Reaktive Veränderungen des Blutfarbstoffs durch Vergiftungen oder Stoffwechselanomalien. Hierbei wird stets die Funktion des Sauerstofftransportes gestört.

Für die übrigen Häminproteide des Körpers (Myoglobin, Katalase, Peroxydase, Cytochrom) liegen noch zu wenig Ergebnisse vor, um in gleicher Weise eine Pathologie dieser Substanzen abhandeln zu können.

A. Pathologische Blutfarbstofftypen[2].
1. Systematik und Vorkommen.

Die Benennung der normalen und pathologischen menschlichen Blutfarbstofftypen richtet sich nach einer jetzt allgemein angenommenen Vereinbarung, die 1953 durch eine Anzahl maßgebender amerikanischer Forscher getroffen wurde[3]. Man kennt heute 2 normale menschliche Hb-Typen: Hb A und Hb F, und 7 pathologische: Hb S, Hb C, Hb D, Hb E, Hb G, Hb H, Hb I[4].

Die Diskussion, ob man die mit verschiedenen Methoden darstellbaren Unterfraktionen einzelner Hb-Typen, vor allem von Hb A und Hb F, als real anerkennen soll, ist noch sehr im Fluß und berührt die hier erörterten Fragen nicht.

Hämoglobin A = normales Erwachsenen-Hämoglobin. Es ist, soweit sich übersehen läßt, bei allen Menschen ohne rassische Unterschiede das gleiche.

Hämoglobin F = fetales Hämoglobin[5]. Es macht die Hauptmenge des Farbstoffs im Fetus aus. Junge Feten besitzen außerdem wahrscheinlich noch ein weiteres, „frühfetales" Hb[6]. Bei der Geburt beträgt der Anteil an Hb F 60—80%. Der Rest ist Hb A. Man kann Hb A in geringen Mengen schon ab 5. Fetalmonat nachweisen[7]. Nach der Geburt wird Hb F im Lauf von 3—4 Monaten im Zuge

---

[1] Unter Leitung von L. HEILMEYER.
[2] ITANO 1953a, ROCHE und DERRIEN 1953, WHITE und BEAVEN 1954, SCHWARTZ 1955, K. SINGER 1955b, CHERNOFF 1955. [3] Statement 1953.
[4] Die Reihe wird sich zweifellos noch erweitern. In der Zwischenzeit wurde beispielsweise das Hämoglobin J beschrieben [THORUP u. Mitarb.: Science (Lancaster, Pa.) 123, 889 (1956)].
[5] LECKS und WOLMAN 1950, BETKE 1954a. [6] DRESCHER und KÜNZER 1954.
[7] BEAVEN, HOCH und HOLIDAY 1951, ROCHE, DERRIEN und ROQUES 1952.

der Blutmauserung langsam eliminiert und durch Hb A ersetzt. Mengen von wenigen Prozent können gelegentlich noch bei Kleinkindern festgestellt werden[1]. Sieht man hiervon ab, dann muß das Vorkommen von fetalem Hb nach der Säuglingszeit als pathologisch bezeichnet werden. Man findet es in größeren Mengen bei Thalassaemia major, kleinere Prozentsätze werden bei der Sichelzellanämie und bei einer Anzahl sonstiger Blutkrankheiten gefunden (s. unten).

Hämoglobin S = Sichelzell-Hämoglobin. Seine Entdeckung durch PAULING und Mitarbeiter[2] im Jahre 1949 ist der Ausgangspunkt für die Erforschung der mit dem Auftreten pathologischer Hämoglobine verknüpften Syndrome. Allerdings war über die Verbreitung des Hb S schon einiges bekannt, bevor es entdeckt wurde, und zwar auf Grund des Sichelphänomens der mit ihm beladenen Erythrocyten. Sie nehmen bei Sauerstoffentzug längliche, in spitze Fortsätze auslaufende Formen an. Hb S findet man vor allem bei Negern, jedoch keineswegs bei allen Stämmen[3]. In Ostafrika bildet der Sambesi eine scharfe Grenze: südlich von ihm wird kaum noch Hb S angetroffen[4], während nördlich davon bei manchen Bantustämmen Prozentsätze von 30—45% der Bevölkerung erreicht werden[3]. Eine ähnlich scharfe Grenze nach Norden läuft im südlichen Sudan[5]. In Westafrika (Gebiet der Goldküste) erreicht das Vorkommen 20—25%[3,6]. Kleinere, scharf abgegrenzte Bevölkerungsgruppen mit relativ hohem Vorkommen der Sicheleigenschaft werden unter der Urbevölkerung in Arabien, Persien und im südlichen Indien gefunden[3]. LEHMANN hat die Hypothese aufgestellt, daß der Ursprung des Hb S auf die südindische Urbevölkerung zurückzuführen sei, und daß es durch Wanderung derartiger Stämme über Persien und Arabien nach Afrika gelangte. Sporadisch kommt Hb S bei nichtnegroider Bevölkerung in Sizilien, Süditalien und Griechenland[7] vor. In Griechenland gibt es kleine abgeschlossene Gebiete mit hohem Hb S-Vorkommen (bis zu 17%)[8]. In der muselmanischen Bevölkerung von Nordafrika kommt es mit einer Häufigkeit von 2—3% vor[9]. Die Abkömmlinge der Negersklaven in der neuen Welt zeigen zu 6—10% das Sichelzeichen[10].

Hämoglobin C wurde 1950 von ITANO und NEEL[11] und von KAPLAN und Mitarbeitern[12] bei amerikanischen Negern entdeckt. Es kommt in den USA mit einer Häufigkeit von 2—3% vor[13]. In Westafrika (Goldküste) wird es bei 12% der Bevölkerung angetroffen[6]. Vereinzelt trifft man es bei der negroiden Bevölkerung in Nordafrika[14]. In Ostafrika kommt es nicht vor[15] und es ist auch sonst noch nicht aus anderen Gegenden der Welt gemeldet worden.

Hämoglobin D. Dieses atypische Hämoglobin wurde von ITANO in einer weißen Familie in den USA beschrieben[16]. Es fand sich bei allen 5 Familienmitgliedern, bei 2 davon mit Hb S kombiniert. Zu dieser längere Zeit einzigen Beobachtung sind jetzt noch einige weitere aus verschiedenen Gegenden der Welt gekommen[17].

---

[1] CHERNOFF und K. SINGER 1952, CHOREMIS, ZANNOS und DENDAKI 1954a.
[2] PAULING, ITANO, SINGER und WELLS 1949.   [3] LEHMANN 1954a.
[4] BRAIN 1954, BRAIN und LEHMANN 1955.   [5] ROBERTS und LEHMANN 1955.
[6] EDINGTON und LEHMANN 1954a.
[7] SILVESTRONI, BIANCO und ALFIERI 1952, SILVESTRONI und BIANCO 1952.
[8] CHOREMIS, IKIN, LEHMANN, MOURANT und ZANNOS 1953.
[9] PORTIER, MASSONAT und THIEBAULT 1954.
[10] MARGOLIES 1951, SMITH und CONLEY 1953, JELIFFE 1953.
[11] ITANO und NEEL 1950.   [12] KAPLAN, ZUELZER und NEEL 1951.
[13] SCHNEIDER 1954a, SMITH und CONLEY 1953.
[14] PORTIER, CABANES, MASSONAT und DUVAL 1954.
[15] RAPER 1954b, JACOB 1955.   [16] ITANO 1951.
[17] WHITE und BEAVEN 1954, BIRD, LEHMANN und MOURANT 1955, CABANNES 1955.

Hämoglobin E wurde 1954 gleichzeitig von ITANO und Mitarbeitern[1] und von CHERNOFF und Mitarbeitern[2] entdeckt. Nach den bisherigen Untersuchungen scheint es vor allem in Indien und Hinterindien (Thailand[2], Ceylon[3]) vorzukommen.

Hämoglobin G. EDINGTON und LEHMANN[4] entdeckten es in einer Negerfamilie an der Goldküste. Es wurde außerdem von SCHWARTZ und SPAET in einer weißen Familie in Kalifornien festgestellt[5].

Hämoglobin H. Es wurde 1955 von RIGAS und Mitarbeitern[6] an 2 Mitgliedern einer Chinesenfamilie gesehen; es kam jeweils in Kombination mit Hb A vor. Unabhängig von RIGAS und Mitarbeitern fand CABANNES[7] Hb H bei einer Mutter und 2 Kindern muselmanischer Herkunft.

Hämoglobin I. Dieser Farbstoff, von RUCKNAGEL und Mitarbeitern 1955 in 3 Generationen einer Negerfamilie festgestellt, schien erst identisch mit Hb H zu sein. Er ließ sich aber durch ein abweichendes elektrophoretisches Verhalten abtrennen[8].

Myoglobintypen. Eindeutige Differenzen wurden zwischen dem Myoglobin des Fetus und des Erwachsenen nicht nur beim Tier[9], sondern auch beim Menschen festgestellt[10]. Bei Sichelzellkranken wurde kein anderes Myoglobin gefunden als bei gesunden Erwachsenen[11].

2. Eigenschaften und Methoden der Differenzierung.

Spektrophotometrie. Im sichtbaren Wellenbereich stimmen alle Hämoglobine überein. Die üblichen Bestimmungen der Hämoglobinkonzentration können also ohne weiteres für alle Hb-Typen angewendet werden. Im Ultraviolett weicht Hb F von Hb A insofern ab, als es bei 289,8 mμ eine deutliche Tryptophanbande zeigt, während Hb A nur eine flache, mit dem Anstieg der Phenylalaninbande verschmelzende Erhebung bei 291 mμ aufweist[12]. Die anderen Hämoglobine unterscheiden sich, soweit untersucht (Hb S, Hb C, Hb E), im UV nicht von Hb A.

Kristallstruktur. Eingehende Untersuchungen liegen nur über Hb A, Hb F und Hb S vor[13]. Die moderne Röntgenanalyse verspricht wertvolle Einblicke in die Struktur der verschiedenen Hämoglobine[14], doch hat für die praktischen Belange der Differenzierung die Kristallisation keine Bedeutung.

Aminosäurenzusammensetzung. Nur Hb A, Hb F, Hb S und Hb C wurden bisher näher untersucht. Hb F differiert merklich[15-17]. Die Hauptdifferenzen liegen in der Zahl der endständigen Aminogruppen (Hb A: 5 Valinreste, Hb F: 2 Valinreste[15]), im Serin-[17] und im Isoleucingehalt. Dieser ist bei Hb A praktisch gleich Null, bei Hb F erreicht er über 1%[16, 17]. Isoleucin ist relativ leicht nach Hydrolyse

---

[1] ITANO, BERGREN und STURGEON 1954.
[2] CHERNOFF, MINNICH und CHONGCHAREONSUK 1954, CHERNOFF 1955.
[3] GRAFF, IKIN, LEHMANN, MOURANT, PARKIN und WICKREMANSINGHE 1954.
[4] EDINGTON und LEHMANN 1954b.
[5] SCHWARTZ und SPAET 1955.   [6] RIGAS, KOLER und OSGOOD 1955.
[7] CABANNES 1955.
[8] RUCKNAGEL, PAGE und JENSEN 1955.
[9] JONXIS und WADMAN 1952.
[10] ROSSI-FANELLI, CAVALLINI und DE MARCO 1954b, SINGER 1955a.
[11] SINGER, K., ANGELOPOULOS ud RAMOZ 1955.   [12] JOPE 1949.
[13] JOPE und O'BRIEN 1949, PERUTZ, LIQUORI und EIRICH 1951, ZINSSER und YOU-CHI-TANG 1951.
[14] PERUTZ, LIQUORI und EIRICH 1951.   [15] PORTER und SANGER 1948.
[16] VAN DER LINDEN 1950, ROSSI-FANELLI, CAVALLINI und DE MARCO 1954a, DUSTIN, SCHAPIRA, DREYFUS und HESTERMANS-MEDARD 1954.
[17] VAN DER SCHAAF und HUISMAN 1955.

des Hb papierchromatographisch nachzuweisen. Hb S und Hb C sind in bezug auf den A.S.-Gehalt zwar nicht mit Hb A völlig identisch, doch bestehen offensichtlich keine gröberen Abweichungen[1]. Differenzen zwischen beiden Blutfarbstoffen müssen mehr im inneren Gefüge der Proteine gesucht werden[2].

Löslichkeit. Um die Löslichkeit der Hämoglobine zu prüfen, benutzt man meist Phosphatpuffer hoher Konzentration mit einem p_H um den Neutralpunkt. Hb F löst sich als O_2 Hb und CO Hb 5mal mehr als Hb A[3]. Hb S hat als O_2 Hb die gleiche Löslichkeit wie Hb A[4]; als CO Hb soll es sich ein wenig schlechter lösen[3]. Für die Analyse pathologischer Blutfarbstoffe ist die Löslichkeit der reduzierten (sauerstofffreien) Hämoglobine wichtig[5]. Die Hämoglobine werden dazu in Phosphatpuffer gebracht, der einen Zusatz von reduzierender Substanz enthält, z. B. von Natriumdithionit ($Na_2S_2O_4$). Mit dieser Methode wird Hb S sicher erfaßt, da es in reduziertem Zustand nur 2% der Löslichkeit von Hb A besitzt[4]. Im Standardlöslichkeitstest von Itano[6] werden die reduzierten Hämoglobine bei 2 Phosphatkonzentrationen geprüft: 2,24 mol. und 2,58 mol. 50 mg Hämoglobin werden bei 25° mit 10 cm³ Gesamtlösung äquilibriert. Hb S-enthaltende Hämoglobinlösungen liefern bereits bei der 2,24 mol. Lösung Präcipitate. Bei 2.58 mol. Phosphat fallen auch die anderen Hb-Typen mehr oder weniger stark aus. Dabei ergibt sich etwa folgende Reihe in bezug auf die Löslichkeit:

schlecht löslich (Hb S) ...... Hb G[7] — $\genfrac{}{}{0pt}{}{\text{Hb D}[8]}{\text{Hb E}[9]}$ — Hb A — Hb F — Hb C[8]   gut löslich.

Die geringe Löslichkeit des Hb S in reduziertem Zustand erklärt das Sichelphänomen der damit beladenen Erythrocyten bei Entzug von Sauerstoff. Eine eigentliche intracorpusculäre Kristallisation — an die anfänglich geglaubt wurde — soll dabei jedoch nicht eintreten, dagegen ist eine Gelbildung möglich[10]. Neuere Untersuchungen gesicherter Erythrocyten legen nahe, daß die typische starre Form durch eine Ausfällung von oberflächennahem Hb S mit Stromabestandteilen zustande kommt[11]. Konzentrierte Hb-Lösungen, die Hb S enthalten, erstarren bei Sauerstoffentzug zu einem Gel[12]. Durch Prüfung bis zu welcher Verdünnung des Hämolysats mit Wasser das Phänomen noch eintritt, läßt sich ein Anhalt über die Menge des vorhandenen Hb S und seine Kombination mit anderen Hämoglobinen gewinnen[13].

Elektrophorese. Diese Methode hat für die Suche nach atypischen Hämoglobinen die größte Bedeutung gewonnen. Für exakte Untersuchungen, d. h. vor allem für quantitative Messungen der einzelnen Hämoglobine in einem Gemisch ist die Tiseliusapparatur erforderlich. Für Routineuntersuchungen genügt die Papierelektrophorese[14]. Man benutzt meist Veronalpuffer einer Ionenstärke von 0,025—0,1 und mit einem p_H von 8,6—9,0. Unter diesen Bedingungen wandern alle Hämoglobine anodisch. Mit Ausnahme des erst kürzlich aufgefundenen Hb H und Hb I wandern alle Hämoglobine langsamer als Hb A, wobei sich nachstehende Reihenfolge ergibt:

langsam Hb C — Hb E — $\frac{\text{Hb S}}{\text{Hb D}}$ — $\frac{\text{Hb G}}{\text{Hb F}}$ — Hb A — $\frac{\text{Hb H}}{\text{Hb I}}$ schnell.

---
[1] Schroeder, Kay und Wells 1950, Dickman und Moncrief 1951, Havinga 1953, Huisman, Jonxis und van der Schaaf 1955.
[2] Dornberger-Schiff 1954.   [3] Roche und Derrien 1953.
[4] Perutz und Mitchison 1950.   [5] Itano 1953a, Beaven und White 1953.
[6] Itano 1953a.   [7] Edington, Lehmann und Schneider 1955.   [8] Itano 1953c.
[9] Itano, Bergren und Sturgeon 1954.   [10] Ponder 1954.   [11] Dervichian 1954.
[12] Harris 1950, K. Singer und L. Singer 1953.   [13] K. Singer und L. Singer 1953.
[14] Spaet 1953, Larson und Ranney 1953, Reynaud 1953, Schneider 1953, Bergren, Sturgeon und Itano 1954, Motulsky, Paul und Durrum 1954.

Hb F ist mit der Papierelektrophorese (im Gegensatz zu dem ebenso rasch wandernden Hb G) nicht oder nur schlecht von Hb A bzw. von Hb S zu trennen. Die Trennung gelingt jedoch in der Tiseliusapparatur[1]. Hb I unterscheidet sich dadurch von Hb H, daß es bei p_H 6,5 kathodisch wandert, während Hb H zur Anode geht[2].

In bezug auf das neu entdeckte Hb H ist interessant, daß schon verschiedentlich schneller als Hb A wandernde Komponenten gesehen wurden, so von VECCHIO[3] bei Thalassämie und von SINGER und Mitarbeitern[4] in dem Hämoglobin einer Familie, in der die Anlagen von Hb C und von Thalassämie ererbt wurden. Die Differenz der Wanderungsgeschwindigkeiten von Hb S und Hb A trotz gleicher Aminosäurenzusammensetzung erklären SCHEINBERG und Mitarbeiter[5] auf Grund von Elektrophoreseversuchen bei verschiedenen p_H-Werten mit einer Differenz an *freien* Carboxylgruppen; Hb S soll weniger als Hb A besitzen, und Hb C noch weniger als Hb S. Die Differenz zwischen Hb A und Hb S bleibt nach schonender Abtrennung der Häme erhalten[6].

Adsorption und Chromatographie. Hb F wird an Aluminiumhydroxyd stärker adsorbiert als Hb A[7]. Hb S verhält sich ähnlich wie Hb F. Für die Adsorption der gleichen Menge Hb braucht man bei Hb A doppelt soviel Aluminiumhydroxyd wie bei Hb S[8]. Recht eindrucksvoll läßt sich die differente Adsorbierbarkeit auch mit Ionenaustauscherharzen darstellen; hierauf läßt sich eine praktisch brauchbare Methode der Differenzierung verschiedener Hämoglobine aufbauen[9]. Hb F kann man qualitativ auch mit der Papierchromatographie nachweisen[10].

Alkalidenaturierung. Die relativ hohe Alkalistabilität des Hb F[11] hat die Behandlung mit Natronlauge zu einer bevorzugten Standardmethode für die Ermittlung des Prozentsatzes von fetalem Hb in einer Blutfarbstofflösung werden lassen[12]. Für Routineuntersuchungen hat sich die Methode nach SINGER und Mitarbeitern[13] bewährt.

0,1 cm³ 10 g-%iger O_2Hb-Lösung wird zu 1,6 cm³ N/12 NaOH gesetzt. Nach 1 min wird der Denaturierungsvorgang durch Zusatz von 3,4 cm³ 50% gesättigter Ammonsulfatlösung (mit 2 cm³ 10 n HCl/800 cm³ angesäuert) unterbrochen und im Filtrat die Menge an nichtdenaturiertem Blutfarbstoff gemessen. — Man kann auch zu 4 cm³ einer 0,1 g-%igen O_2Hb-Lösung 0,1 cm³ 2 n NaOH setzen und nach 1 min mit 2 cm³ angesäuertem gesättigtem Ammonsulfat ausfällen[14]. Statt O_2Hb kann man mit Vorteil CN Hb verwenden[15]. Die zu untersuchenden Hb-Lösungen müssen aus gewaschenen Erythrocyten hergestellt sein, da Plasmabeimengungen Fehler verursachen[16]. Mit den angegebenen Methoden werden alle bisher bekannten menschlichen Hämoglobine außer Hb F denaturiert und ausgefällt.

Hitzedenaturierung. Hb F, Hb S und wahrscheinlich auch Hb C werden durch Hitze rascher denaturiert als Hb A[17].

Serologische Spezifität. Durch Immunisierung von Kaninchen mit Hämoglobin lassen sich präcipitierende Antikörper erzeugen[18]. Dies liefert die Grundlage für eine von CHERNOFF (1953) entwickelte, sehr empfindliche Nachweismethode von Hb F in geringsten Prozentsätzen. Auch die serologische Abtrennung des Hb S von Hb A ist gelungen, doch ließen die Schwierigkeiten, die die Aufgabe bot, den Schluß zu, daß Hb A und Hb S in ihrer antigenen Struktur nur sehr wenig differieren[19].

Die durch reine Hämoglobine erzeugten Antiseren dürfen nicht verwechselt werden mit Antiseren, die man durch bestimmte Erythrocytenarten, z. B. mit

---

[1] BEAVEN, HOCH und HOLIDAY 1951, RICH 1952, ZINSSER 1952.
[2] RUCKNAGEL, PAGE und JENSEN 1955. [3] VECCHIO 1953.
[4] K. SINGER, KRAUS, L. SINGER, RUBINSTEIN und GOLDBERG 1954.
[5] SCHEINBERG, HARRIS und SPITZER 1954. [6] HAVINGA und ITANO 1953.
[7] BETKE und GREINACHER 1954b. [8] BETKE und GREINACHER 1955.
[9] HUISMAN und PRINS 1955. [10] SANSONE 1952.
[11] KÖRBER 1866, WAKULENKO 1910. [12] HAUROWITZ 1930.
[13] K. SINGER, CHERNOFF und L. SINGER 1951. [14] BETKE 1954a. [15] KÜNZER 1955.
[16] BETKE, GREINACHER und LEBER 1954.
[17] BETKE und GREINACHER 1954a, BETKE und GREINACHER 1955.
[18] DARROW, NOWAKOVSKY und AUSTIN 1940. [19] GOODMAN und CAMPBELL 1953.

Nabelschnurerythrocyten oder Erythrocyten von Sichelzell- oder Hb C-Kranken herstellen kann[1]. Es scheint sich hierbei um eine komplexe antigene Wirksamkeit von Zellinhalt und Zellstroma zu handeln.

Eigenschaften der biologischen Funktion. Die Sauerstoffdissoziationskurve des Hb S unterscheidet sich nicht von der des Hb A[2]. Von den übrigen atypischen Hämoglobinen ist bisher nur Hb C untersucht worden, aber nicht als Hb-Lösung, sondern im Vollblut. Auch dieses zeigte eine identische Dissoziationskurve[3]. Die Geschwindigkeit, mit der Oxyhämoglobin zu Methämoglobin oxydiert werden kann — eine Größe, die von der Abgabe des reversibel gebundenen Sauerstoffes abhängt —, ist bei Hb S die gleiche wie bei Hb A[4]. Das gilt für die Oxydation mit Kaliumferricyanid wie für die mit Natriumnitrit. In bezug auf biologisch wichtige Reaktionsweisen sind also bisher noch keine Differenzen zwischen den pathologischen Hämoglobinen und Hb A gefunden worden.

Eindeutige Differenzen weist jedoch Hb F auf. Die viel diskutierte höhere Sauerstoffaffinität von Nabelschnurblut gilt nur für Vollblut; die Hämoglobinlösung hat eine etwas geringere Affinität, d. h. die Dissoziationskurve liegt rechts von der des Hb A[5]. Diese Differenz verschwindet nach längerer Dialyse gegen Phosphatpuffer[6]. Von praktischer Bedeutung ist ferner, daß Hb F als O_2Hb durch Kaliumferricyanid doppelt so rasch, durch Natriumnitrit $2^1/_2$mal so rasch zu Hämiglobin (Methämoglobin) oxydiert wird wie Hb A[7].

Bestimmungsmethoden. Die Identifizierung der einzelnen Hämoglobine ergibt sich aus ihren speziellen physikalisch-chemischen Eigenschaften (s. oben). Diese und die meist gebrauchten Methoden sollen noch einmal in Stichworten zusammengefaßt werden:

Hb F: Alkalistabilität. Löslichkeit des CO Hb in Phosphat[8], Messung der Tryptophanbande[9]. Isoleucingehalt[10]. Serologische Bestimmung[11].

Hb S: Sichelphänomen an Erythrocyten[12]. Elektrophorese. Schwere Löslichkeit des reduzierten Hb[13]. Gelphänomen konzentrierter Hb-Lösungen[14].

Hb D: Elektrophorese. Löslichkeit des reduzierten Hb (zur Abgrenzung gegen Hb S).

Hb C: Elektrophorese. Hohe Löslichkeit des reduzierten Hb.

Hb E, G, H, I: Elektrophorese.

Genetik. Die Vererbung der pathologischen Hb-Typen ist durch eingehende Familienuntersuchungen weitgehend aufgeklärt[15]. Man kennt jeweils einen homozygoten und einen heterozygoten Status. Phänotypisch drückt sich das so aus, daß bei Homozygoten im wesentlichen nur das betreffende atypische Hämoglobin im Blut gefunden wird, während es bei Heterozygotie in Verbindung mit einem anderen Hb vorliegt. Bei dem Genotyp AS findet man also im Blut Hb A und Hb S, bei Genotyp CS Hb C und Hb S.

Man kennt heute die Phänotypen folgender Konstellationen (s. unten, S. 254):

SS = Sichelzellanämie. Im Blut findet sich Hb S neben etwas Hb F (2—24%)[16], aber kein Hb A.

---

[1] SCHNEIDER 1954b, IKIN und LEHMANN 1954.   [2] WYMAN und ALLEN 1951.
[3] TERRY, MOTULSKY und RATH 1954.   [4] BETKE und GREINACHER 1955.
[5] HAUROWITZ 1935.   [6] ALLEN, WYMAN und SMITH 1953.   [7] BETKE 1954a.
[8] ROCHE und DERRIEN 1953.   [9] BEAVEN, HOCH und HOLIDAY 1951, RICH 1952.
[10] ROSSI-FANELLI, CAVALLINI und DE MARCO 1954a, DUSTIN, SCHAPIRA, DREYFUS und HESTERMANS-MEDARD 1954.
[11] CHERNOFF 1953.   [12] ITANO und PAULING 1949.   [13] ITANO 1953c.
[14] K. SINGER und L. SINGER 1953.
[15] NEEL 1949, BANKS, SCOTT und SIMMONS 1952, ITANO 1953b, RANNEY 1954.
[16] K. SINGER und CHERNOFF 1952, ZANNOS 1953.

CC = Hb C-Krankheit[1]. Im Blut Hb C, manchmal geringe Mengen Hb F. Kein Hb A.
GG = Nur ein Individuum bisher beobachtet. Im Blut nur Hb G[2].
AS = Sichelzell-Anlageträger. Im Blut Hb A und Hb S. Hb A überwiegt immer. Der Prozentsatz an Hb S variiert meist zwischen 25 und 42%[3]. Bei geringen Prozentsätzen an Hb S (unter 20%) sicheln die Erythrocyten nicht mehr[4].
AC = Hb C-Anlageträger[5]. Im Blut Hb A und Hb C. Die Mengen an Hb C machen 30—40% aus.
AD = Hb D-Anlageträger[6]. Im Blut Hb A und Hb D. Hb D in Mengen von 35—49%.
AE = Hb E-Anlageträger[7]. Im Blut Hb A und Hb E, wobei, soweit beurteilbar, Hb E die kleinere Komponente bildet.
AG = Hb G-Anlageträger. Im Blut Hb A und Hb G.
AH = Hb H-Anlageträger. Im Blut Hb A und Hb H.
AI = Hb I-Anlageträger. Im Blut Hb A und Hb I.
CS = Sichelzell-Hb C-Krankheit[8]. Im Blut Hb C und Hb S, wobei Hb S meist etwas überwiegt. Inkonstant kann Hb F in Mengen bis zu 8% vorkommen.
DS = Sichelzell-Hb D-Krankheit[6]. Im Blut Hb D und Hb S und geringe Mengen Hb F.

Die heute vorliegenden Unterlagen lassen sich so interpretieren, daß die Gene für die atypischen Hämoglobine Allele von Hb A sind[9]. Ein Chromosom kann also entweder die Anlage für Hb A tragen oder die allele Anlage für ein atypisches Hämoglobin. Wie aus den mitgeteilten Mengenverhältnissen der einzelnen Hämoglobine im Blut der verschiedenen Phänotypen hervorgeht, ist die Auswirkung der einzelnen Allele nicht gleich. Vor allem pflegt sich Hb A wesentlich stärker durchzusetzen. Die sehr wechselnden Prozentsätze an Hb A bei Sichelzellzeichenträgern (Status AS) haben ITANO (1953b) dazu geführt, für A nicht ein einheitliches Gen anzunehmen, sondern drei verschiedene Allele A mit verschiedener Durchschlagskraft.

Die Frage: Produziert ein heterozygotes Individuum nebeneinander nur Hb A-Erythrocyten und Erythrocyten mit pathologischem Hb, oder produziert es Erythrocyten, in denen beide Hämoglobine vorhanden sind? läßt sich zumindest für die Kombination AS entscheiden. Da bei Sichelzell-Anlageträgern alle Zellen sicheln können[10], muß das vorhandene Hb S auf alle Zellen verteilt sein, d. h.: Hb A und Hb S müssen nebeneinander in gleichen Erythrocyten vorkommen.

Die Anlage für die Produktion von Hb F gehört nicht in das System der Allele von A[11]. Das ist bereits deshalb unwahrscheinlich, weil jeder Mensch als Fetus und Neugeborener Hb F besitzt und später Hb A bildet. Hb F ist eben kein pathologisches Hämoglobin, nur sein Auftreten jenseits der Säuglingsperiode

---

[1] RANNEY, LARSON und MCCORMACK 1953, SPAET, ALWAY und WARD 1953, K. SINGER, CHAPMAN, GOLDBERG, RUBINSTEIN und ROSENBLUM 1954, EDINGTON und LEHMANN 1954a, MOTULSKY, TERRY, THOMAS und RATH 1954, PORTIER, CABANES, MASSONAT und DUVAL 1954.
[2] EDINGTON, LEHMANN und SCHNEIDER 1955.   [3] ITANO 1953b.
[4] K. SINGER und L. SINGER 1953.
[5] SMITH und CONLEY 1953, ITANO 1953b, RANNEY, LARSON und MCCORMACK 1953.
[6] ITANO 1951.
[7] ITANO, BERGREN und STURGEON 1954, CHERNOFF, MINNICH und CHONGCHAREONSUK 1954.
[8] ITANO 1953b, EDINGTON und LEHMANN 1954a, SMITH und CONLEY 1953, NEEL, KAPLAN und ZUELZER 1953, K. SINGER, KRAUS, L. SINGER, RUBINSTEIN und GOLDBERG 1954.
[9] ITANO 1953b, MOURANT 1954.   [10] DIGGS, AHMANN und BIBB 1933.
[11] RICH 1952, ITANO 1953b.

ist pathologisch. Es wird bei verschiedenen Blutkrankheiten angetroffen, teils ohne irgendeine Erbregel wie bei Leukämien oder verschiedenartigen Anämien, teils scheinbar genetisch geregelt wie bei der Thalassämie[1]. Die Erbregel betrifft hier aber die Anlage für die Thalassämie, nicht die für Hb F. Nach der zur Zeit am besten überzeugenden Deutung tritt Hb F immer dann in Erscheinung, wenn die Bildung von Hb A gestört ist. Offensichtlich liegt eine solche Störung besonders stark bei der Thalassämie vor, denn bei ihr kann man bis zu 90% Hb F und darüber finden[2]. Bei Leukämien, hereditärer Sphärocytose und verschiedenartigen Anämien (vor allem wird die Perniciosa genannt) kann man ohne irgendwelche Regel Mengen von wenigen Prozent Hb F finden, es kann aber auch fehlen[3]. Nach dem erwähnten Prinzip — Störung der Hb A-Bildung — ist auch das Erscheinen von Hb F bei der Sichelzellanämie, bei Hb C-Krankheit, bei Sichelzell-Hb C-Krankheit und bei Sichelzell-Hb D-Krankheit erklärbar.

Es wird gelegentlich angezweifelt, ob das alkaliresistente Hb bei Thalassämie tatsächlich Hb F ist[4]. Doch spricht für die Identität, daß dieses Hb auch die für Hb F typische Tryptophanbande aufweist[5], daß es sich bei fraktionierter Salzfällung[5,6] und auch serologisch[7] wie Hb F verhält, und daß es die gleichen Abweichungen in der Aminosäurenzusammensetzung aufweist[8]. Neuere elektrophoretische Befunde legen allerdings die Möglichkeit nahe, daß bei der Thalassämie neben Hb F noch ein atypisches alkaliresistentes Hb vorkommt[9].

Die *Thalassämie* (Mediterrananämie, hereditäre Leptocytose), ursprünglich nur bei Bewohnern der Mittelmeergebiete oder Auswanderern aus diesen Gebieten beobachtet, ist eine in der Welt weit verbreitete hereditäre Erkrankung, "from Siam across Northern India and the Middle East into the European and African coasts of the Mediterranian sea and probably into West Africa as well"[10]. Ob es sich freilich dabei immer um das gleiche handelt, ist nicht sicher, da die Diagnose einer Thalassämie sich nach Kriterien richtet (erhöhte osmotische Resistenz, Hypochromie, Leptocytose, Mikrocytose usw.), die durchaus nicht als spezifisch zu betrachten sind[11]. Durch eingehende genetische Untersuchungen kennt man eine homozygote Form, die Thalassaemia major, und eine heterozygote Form, die Thalassaemia minor oder minima[12]. Warum sich bei gleicher genetischer Konstellation einmal die Minor- und das andere Mal die Minimaform ausprägt, ist noch unklar. Das mutmaßliche Gen der Thalassämie richtet sich, wie bereits berichtet, gegen die Bildung von normalem Hb[13]. Daraus läßt sich die auffallende eisenrefraktäre Hypochromie[14] bei heterozygoter und die starke Hb F-Bildung bei homozygoter Thalassämie erklären. Weiter paßt zu dieser Auffassung, daß bei Kombination der Anlage für Thalassämie und der Anlage für Hb S, Hb C oder Hb E jeweils das pathologische Pigment in größerem Ausmaß gebildet wird als bei einfachen Hb S-, Hb C- oder Hb E-Anlageträgern[15].

Die Liste der oben (S. 250) angeführten beobachteten Konstellationen von Hämoglobinopathien erweitert sich durch die Thalassämie wie folgt (der homo-

---

[1] PUTIGNANO und FIORE-DONATI 1948.   [2] RICH 1952, ZANNOS 1953.
[3] BEAVEN und WHITE 1953, CHERNOFF 1953, KÜNZER 1955.
[4] PEROSA und BINI 1954.   [5] LIQUORI 1951, RICH 1952.
[6] ROCHE, DERRIEN, DIACONO und ROQUES 1953.
[7] VECCHIO und BARBAGELLO 1950, SANSONE und DURAND 1952, CHERNOFF 1953.
[8] CAVALLINI, DE MARCO, ROSSI-FANELLI und SILVESTRONI 1955, SCHAPIRA und DREYFUS 1954.
[9] DERRIEN 1955.   [10] LEHMANN 1954b.
[11] BOUSSER und LAPLANCHE 1954, BETKE 1954b, DAMASHEK 1955, CHERNOFF 1955.
[12] VALENTINE und NEEL 1944.   [13] RICH 1952, ITANO 1953b.
[14] FREUDENBERG und ESSER 1942.
[15] K. SINGER, L. SINGER und GOLDBERG 1955, K. SINGER, KRAUS, L. SINGER, RUBINSTEIN und GOLDBERG 1954, CHERNOFF, MINNICH und CHONGCHAREONSUK 1954.

zygote Status für Thalassämie sei hierbei mit Th Th bezeichnet, der heterozygote mit Th th):

Th Th = Thalassaemia major (Cooley-Anämie, Mediterrananämie). Hb F meist um 50%[1], aber auch bis über 90%[2], im übrigen Hb A. Neuerdings ist neben diesen beiden Hämoglobinen noch eine weitere, elektrophoretisch schneller als Hb A wandernde Komponente herausgestellt worden[3, 4].

Th th = Thalassaemia minor und minima. Bei Thalassaemia minor gelegentlich geringe Mengen Hb F[5], sonst nur Hb A.

Th th — AS = Thalassämie-Sichelzellkrankheit[6]. Von italienischen Autoren als Mikrodrepanocytenkrankheit beschrieben[7]. 60 bis über 80% Hb S, Hb A und verschieden große Mengen an Hb F.

Th th — AC = Thalassämie-Hb C-Krankheit[8]. Erst 3 Kranke beobachtet. Über 70% Hb C, sonst Hb A[8a].

Th th — AE = Thalassämie-Hb E-Krankheit[9]. Hb E und Hb F, wobei Hb E die größere Komponente darstellt.

Denkbar sind selbstverständlich noch eine Reihe weiterer Kombinationen, insbesondere wenn man noch die hereditäre Sphärocytose berücksichtigt[10]. Zweifellos wird man bald einige der denkbaren Kombinationen auch klinisch beobachten, wie kürzlich eine Kombination von Thalassämie und hereditärer Sphärocytose[11].

Eine bisher ungeklärte Frage der Genetik bei Sichelzellanämie und Thalassämie ist die, wodurch es möglich ist, in gewissen Gegenden hohe Prozentzahlen dieser Erkrankungen bzw. der Anlageträger zu finden, obwohl die homozygoten Individuen durch Krankheit und frühen Tod praktisch nicht zur Fortpflanzung kommen. Dadurch müßte an sich eine langsame Eliminierung der Gene eintreten. Entweder muß man eine ungewöhnlich hohe Mutationsrate für die Gene annehmen[12] — doch sprechen die Beobachtungen nicht dafür, daß dem so ist[13] —, oder es muß der heterozygote Status jeweils den Träger gegenüber normalen Individuen favorisieren. Hierbei hat man besonders an die Anfälligkeit gegenüber Malaria gedacht, die bei Sichelzeichenträgern[14] und Personen mit Thalassämieanlage[15] geringer sein soll. Es ist nicht zu leugnen, daß hohe Vorkommen von Sichelzeichen bzw. von Thalassämie sehr häufig mit einer besonders starken Durchseuchung durch Malaria koincidieren.

Klinik. Die Hämoglobinopathien sind mit mehr oder weniger stark ausgeprägten hämolytischen Syndromen verknüpft. Man ist noch weit davon entfernt, zu verstehen, warum das so ist. Verständlich ist ein direkter Einfluß des atypischen Blutfarbstoffes nur bei der Sichelzellanämie, weil es naheliegt, einen beschleunigten Untergang von Erythrocyten anzunehmen, die im Capillargebiet durch das Absinken der Sauerstoffspannung sicheln. Bei der Hb C-Krankheit entfällt eine solche Argumentation, doch läßt sich feststellen, daß Erythrocyten von Hb C-Kranken in gesunden Empfängern eine auf die Hälfte verkürzte Lebenszeit haben[16]. Den Erythrocyten muß also eine erhöhte Anfälligkeit innewohnen — ob auf Grund des eingeschlossenen atypischen Blutfarbstoffes, oder

---

[1] Liquori 1951, Zannos 1953. [2] Rich 1952. [3] Derrien 1955. [4] Vecchio 1953.
[5] Cavallini, de Marco, Rossi-Fanelli und Silvestroni 1955.
[6] Sturgeon, Itano und Valentine 1952, Neel, Itano und Lawrence 1953, Humble, Anderson, White und Freeman 1954, Singer, K., Singer, L. und Goldberg 1955.
[7] Silvestroni und Bianco 1952, Ascenzi und Silvestroni 1953.
[8] Zuelzer und Kaplan 1954, K. Singer, Kraus, L. Singer, Rubinstein und Goldberg 1954. [8a] Bei dem von Zuelzer und Kaplan beobachteten Patienten nur 29% Hb C.
[9] Chernoff, Minnich und Chongchareonsuk 1954. [10] Schwartz 1955.
[11] Vilaseca, Murtagh und Bettinsoli 1953. [12] Neel 1953. [13] Vandepitte 1954.
[14] Raper 1954a, Allison und Smith 1954. [15] Mourant 1954, Montalenti 1954.
[16] Spaet, Alway und Ward 1953, Terry, Motulsky und Rath 1954.

unabhängig davon, weiß man nicht. Bei der Thalassämie ist die nachgewiesene verkürzte Lebensdauer der Erythrocyten[1] wohl sicher nicht auf das eventuell vorhandene fetale Hb zu beziehen, da sie auch bei Thalassaemia minor nachzuweisen ist; hier steht die Abartigkeit der Erythrocyten (Fragmentation, Schizocytose) ganz im Vordergrund. Man muß mit der Möglichkeit rechnen, daß die pathologischen Hämoglobine nur einen Teilbefund einer übergeordneten Störung der Erythrocytenbildung darstellen. Die praktische Erfahrung zeigt, daß zwischen der Menge eines vorhandenen pathologischen Hb-Typs und der Schwere der Erkrankung keine bindende Beziehung besteht[2]. Modifizierende Faktoren spielen eine beträchtliche Rolle, denn man kann bei gleicher genetischer Konstellation recht differente Verläufe finden. Ein Faktor ist das Lebensalter: Mit steigendem Alter pflegen sowohl bei der Cooley-Anämie (wenn überhaupt die Pubertät erreicht wird) als auch bei Sichelzellanämie und bei den verwandten schweren Syndromen die Krankheitserscheinungen geringer zu werden[3].

Nach der Schwere der klinischen Erscheinungen lassen sich 3 Gruppen bilden:

I. Schwere hämolytische Syndrome. Thalassaemia major[4], Sichelzellanämie[5], Thalassämie-Sichelzellkrankheit (Mikrodrepanocytenkrankheit)[6], Thalassämie-Hb E-Krankheit[7], Sichelzell Hb D-Krankheit[8]. Nach der klinischen Symptomatik bilden die mit dem Sichelphänomen ausgezeichneten 3 Erkrankungen eine Einheit. Die Thalassämie Hb E-Krankheit soll klinisch nicht von echter Cooley-Anämie zu unterscheiden sein.

II. Milde hämolytische Syndrome. Hb C-Krankheit[9], Sichelzell-Hb C-Krankheit[10], Thalassämie-Hb C-Krankheit[11], Thalassaemia minor (M. RIETTI-GREPPI-MICHELI)[12].

III. Klinisch mehr oder weniger erscheinungsfreie Zustände. Anlageträger der pathologischen Hämoglobine. Thalassaemia minima (Mikrocytämie SILVESTRONI und BIANCO).

An *äußeren Kennzeichen* haben alle mit Hb S kombinierten Zustände das Sichelphänomen gemeinsam. Beim Anlageträger fehlen den sichelnden Erythrocyten die langen, spitzen Ausläufer, die bei der Sichelzellanämie gesehen werden. Für die Sichelzellanämie ist weiter das Auftreten von bizarren Hämoglobinfilamenten im feuchten Knochenmarkspräparat und das Vorkommen von Sichelzellen im einfachen Blutausstrich charakteristisch[13]. Bei sehr jungen Säuglingen wird das Sichelzeichen vermißt, da die Hauptmenge ihres Blutfarbstoffes noch aus Hb F besteht[14]. Bei der Thalassämie ist die Mikrocytose mit vermindertem Zellvolumen charakteristisch, weiterhin die auffallend gesteigerte osmotische Resistenz der Erythrocyten mit verbreiterter Resistenzkurve. Bei der Majorform kommt eine extreme Poikilocytose hinzu und das massenhafte Auftreten

---

[1] KAPLAN und ZUELZER 1950, FRONTALI 1954.
[2] K. SINGER 1954, CHOREMIS, ZANNOS und DENDAKI 1954b.
[3] EDINGTON und LEHMANN 1955.
[4] VALENTINE und NEEL 1944, ASTALDI, TOLENTINO und SACCHETTI 1951, HEILMEYER und BEGEMANN 1951
[5] HENDERSON 1950, HEILMEYER und BEGEMANN 1951, MARGOLIES 1951, SMITH und CONLEY 1954.
[6] SILVESTRONI und BIANCO 1952, STURGEON, ITANO und VALENTINE 1952, SINGER, K., L. SINGER und GOLDBERG 1955, HUMBLE, ANDERSON, WHITE und FREEMAN 1952.
[7] CHERNOFF, MINNICH und CHONGCHAREONSUK 1954. [8] ITANO 1951.
[9] RANNEY, LARSON und MCCORMACK 1953, TERRY, MOTULSKY und RATH 1954, K. SINGER, CHAPMAN, GOLDBERG, RUBINSTEIN und ROSENBLUM 1954.
[10] RANNEY, LARSON und CORMACK 1953, KAPLAN, ZUELZER und NEEL 1953.
[11] K. SINGER, KRAUS, L. SINGER, RUBINSTEIN und GOLDBERG 1954, ZUELZER und KAPLAN 1954.
[12] RIETTI 1945, ASTALDI, TOLENTINO und SACCHETTI 1951.
[13] VANDEPITTE und LOUIS 1953. [14] SCOTT, FREEMAN und FERGUSON 1954.

von Erythroblasten im Blutausstrich. Neuerdings ist auf bestimmte biochemische Anomalien der Knochenmarkserythroblasten[1] und der Erythrocyten[2] hingewiesen worden. Alle mit Hb C kombinierten Zustände haben eine ausgeprägte Neigung zur Ausbildung von Kokardenzellen (Target cells) gemeinsam[3], besonders stark bei Hb C-Krankheit hervortretend. Kokardenzellen werden selbstverständlich auch bei Sichelzellanämie gesehen und bei Thalassämie, jedoch nicht in dem Ausmaß wie bei Hb C-Krankheit.

In bezug auf den klinischen Verlauf sei noch auf eine Besonderheit hingewiesen, die vorzugsweise bei der Sichelzellanämie, aber auch bei den übrigen mit Hb S einhergehenden Zuständen vorkommt. Es handelt sich um schmerzhafte Krisen in Muskeln, Knochen und Gelenken und im Abdomen, Zustände, die durch Verstopfung von Gefäßen mit gesichelten Erythrocyten, d. h. also durch ischämische Infarkte zu erklären sind. Interessant ist das plötzliche Entstehen derartiger Infarkte in der Milz bei Mitgliedern von Flugzeugbesatzungen — unerkannten Sichelzell-Anlageträgern bzw. Sichelzell Hb C-Kranken — während Flügen in großer Höhe[4].

B. Reaktive Veränderungen des Blutfarbstoffs[5].

Hämoglobin läßt sich mit einer großen Anzahl von Substanzen zur Reaktion bringen. Von den möglichen Reaktionsprodukten haben für die menschliche Pathologie nur wenige ein Interesse:
1. Kohlenoxydhämoglobin.
2. Hämiglobin (= Methämoglobin, Ferrihämoglobin).
3. Grüne Blutfarbstoffe: Verdoglobine, Sulfhämoglobin, Choleglobine.

Die genannten Substanzen fallen für den Sauerstofftransport aus. Bei Anwesenheit von Sauerstoff ist die Verbindung von CO mit Hb spontan reversibel. Hämiglobin kann sich nicht spontan in funktionsfähigen Blutfarbstoff zurückbilden, doch kann es durch die Tätigkeit bestimmter Fermentsysteme reduziert werden. Die unter 3. genannten Stoffe stellen für den Körper irreversibel veränderte Produkte dar. Normalerweise sind rund 98% des Blutfarbstoffes in funktionsfähigem Zustand. Der restliche Betrag, das sog. inaktive Hämoglobin, besteht zum Teil aus Hämiglobin[6], zum Teil aber auch aus grünem Farbstoff[7].

1. Kohlenoxydhämoglobin (CO Hb).

Blutfarbstoff bindet Kohlenoxyd nach den gleichen Gesetzmäßigkeiten wie Sauerstoff[8], d. h. je Atom Eisen wird 1 Molekül CO angelagert. Wie im O_2Hb bleibt das Eisen dabei zweiwertig. CO reagiert träger als O_2 mit Hb[9]. Da aber einmal gebildetes CO Hb nur sehr langsam wieder zerfällt (rund 10000mal langsamer)[10], resultiert daraus die bekannte hohe „Affinität" des CO zu Hb, d. h. Hb sättigt sich mit CO schon bei erheblich niedrigeren Gasdrucken als mit O_2. Ein Gasgemisch, in dem Blutfarbstoff sich zur Hälfte mit CO und zur Hälfte mit O_2 sättigt, muß einen mehr als 200mal höheren Partialdruck an O_2 aufweisen. Die neuesten Messungen der viel untersuchten Verhältniszahl pO_2/pCO für Sättigungsgleichgewicht ergaben für den Menschen einen Wert von 228[11]. Das bedeutet, daß bereits geringe Konzentrationen an CO in der Atemluft (etwa 0,2 Vol.-%) in der Lage sind, langsam allen Sauerstoff vom Blutfarbstoff zu verdrängen.

---

[1] ASTALDI, RONDANELLI, BERNADELLI und STROSSELI 1954.
[2] SCHWARZ-TIENE, CORDA und CAVEDDU 1953.
[3] KAPLAN, ZUELZER und NEEL 1953.   [4] SMITH und CONLEY 1955.
[5] BINGOLD und STICH 1954, HAUROWITZ und HARDIN 1954, KIESE 1954.
[6] JUNG und KUON 1951.   [7] RAMSEY 1949, BINGOLD und STICH 1954.
[8] BARCROFT 1928.   [9] HARTRIDGE und ROUGHTON 1925, MILLIKAN 1936.
[10] MILLIKAN 1936.   [11] CARLSTEN, HOLMGREN, LINDROTH, SJÖSTRAND und STRÖM 1954.

Einen Anhalt, wie rasch die CO-Sättigung des Blutes fortschreitet, gibt die nachstehende einfache Formel[1]: % CO Hb = a × Vol.-% CO in der Atemluft × t (Minuten). Für a ist einzusetzen bei Ruhe 3, bei leichter Bewegung 5, bei leichter Arbeit 8, bei schwerer Arbeit 11.

Die Giftwirkung des CO beschränkt sich nicht allein auf die Ausschaltung von Blutfarbstoff als O_2-Träger. Wenn ein Teil des Blutfarbstoffes als CO Hb vorliegt, wird die Sauerstoffabgabe des noch verbleibenden funktionstüchtigen Hb verschlechtert[2]. Außerdem reagiert CO mit der reduzierten Form des sauerstoffübertragenden Ferments[3]. Das wurde bisher vernachlässigt, da die für eine merkliche CO-Bindung benötigte CO-Spannung wesentlich höher ist als beim Blutfarbstoff[4]. Nach neuesten Untersuchungen tritt jedoch bei stärkeren Graden von CO-Vergiftung eine solche Reaktion merklich mit ins Spiel[5].

Die Elimination von CO aus dem Blut verläuft nur über eine Abatmung in CO-freier und möglichst sauerstoffreicher Atmosphäre. Die an sich mögliche Oxydation von CO zu CO_2 im Organismus[6] spielt mit ihrem geringen Ausmaß für praktische Belange keine Rolle. In vitro läßt sich CO wie O_2 durch Oxydationsmittel ($K_3Fe\ CN_6$), nicht aber — im Gegensatz zu O_2 — durch Reduktionsmittel ($Na_2S_2O_4$) vom Blutfarbstoff entfernen.

Unterhalb einer Menge von 10% CO Hb im Blut — soviel wird von Gewohnheitsrauchern gelegentlich erreicht — treten noch keine Symptome auf. Die ersten Symptome sind Kopfschmerzen und Schwäche. Bewußtseinstrübungen treten zwischen 40—50% CO Hb auf; Mengen über 65% CO Hb sind tödlich. Die Hauptquelle für schwere CO-Vergiftungen ist nach wie vor das Leuchtgas[7]. Mit Abstand folgen Vergiftungen durch Auspuffgase und schlecht ventilierte Öfen. Raucher unterhalten dauernd geringe CO Hb-Konzentrationen in ihrem Blut. Über Bild und Bedeutung der CO-Vergiftung im einzelnen muß auf die einschlägige Spezialliteratur verwiesen werden[8].

In geringen Mengen wird CO im Organismus gebildet. SJÖSTRAND[9] konnte bei normalen Menschen in CO-freier Atmosphäre rund 0,002 Vol.-% CO in der Atemluft feststellen, was einem CO Hb-Gehalt im Blut von 0,5% entspricht.

Die CO-Bildung scheint mit dem Blutabbau in Verbindung zu stehen[10]. Bei hämolytischen Anämien konnte der Betrag auf maximal 3% CO Hb ansteigen. Es ist jedoch unwahrscheinlich, daß durch endogene CO-Bildung eine Vergiftung mit klinischen Symptomen zustande kommen kann, wie mehrfach behauptet wurde[11].

Nachweis des CO Hb. Seit der Entdeckung des CO Hb[12] sind eine große Zahl von Nachweismethoden entwickelt worden[13]. Bereits HOPPE beobachtete, daß unter Behandlung mit verschiedenen denaturierenden Agentien Oxyhämoglobin grünbraun wird, während CO Hb seine rote Farbe behält[14]. Im sichtbaren Spektrum ähneln sich CO Hb und O_2 Hb sehr. Es ist charakteristisch, daß nach Zusatz von $Na_2S_2O_4$ (Natriumdithionit) die beiden Absorptionsstreifen des CO Hb im Grün und Gelbgrün sich im Gegensatz zu denen des O_2 Hb nicht verändern. Die größte und für eine quantitative Messung gut brauchbare Differenz der Spektraleigenschaften von O_2 Hb und CO Hb besteht im nahen Infrarot, wo O_2 Hb eine starke Absorption mit einem Maximum bei 920 mμ besitzt, während CO Hb hier nicht absorbiert[15]. Außerdem läßt sich der CO-Gehalt einer Blutprobe gasanalytisch oder mit Hilfe von Jodpentoxyd oder Palladium-II-chlorid (z. B. in der Testfleckenmethode von GETTLER und FREIMUTH[16]) bestimmen.

---

[1] FORBES, SARGENT und ROUGHTON 1945.
[2] DOUGLAS, J. S. HALDANE und J. B. S. HALDANE 1912.   [3] WARBURG 1926.
[4] WARBURG und KUBOWITZ 1929, KEILIN und WANG 1950.
[5] BÄNDER und KIESE 1955.   [6] CLARK 1950.   [7] MOESCHLIN 1952, SIMPSON 1954.
[8] GIGON und NOVERRAZ 1940, PATTY 1949, FÜHNER 1951, MOESCHLIN 1952, PETRY 1954
[9] SJÖSTRAND 1949.   [10] METZ und SJÖSTRAND 1954.
[11] LOEPER und GILBRIN 1939, BARTHE 1954.   [12] HOPPE 1857.
[13] HOPPE-SEYLER/THIERFELDER 1953, HINSBERG und LANG 1951.   [14] HOPPE 1858.
[15] MERKELBACH 1935, HORECKER und BRACKETT 1944.
[16] GETTLER und FREIMUTH 1943, SEIFERT und SCHMIEDER 1952.

2. Hämiglobin (= Methämoglobin, Ferrihämoglobin).

Hämiglobin (Hb^{III}) ist nativer Blutfarbstoff, in dem das Eisen in oxydierter, 3wertiger Form vorliegt. Es entsteht nach dem Schema

$$Hb^{II} \underset{-O_2}{\overset{+O_2 \text{ (Oxygenierung)}}{\rightleftarrows}} O_2Hb^{II}$$

(Desoxygenierung)

(Oxydation) $\downarrow -e$

Hb^{III} = Hämiglobin

aus reduziertem Hb unter Abgabe eines Elektrons je Atom Eisen. Das kann durch Oxydationsmittel bewerkstelligt werden, geschieht aber auch langsam spontan. Durch den Übergang des Eisens in die 3wertige Stufe geht die Fähigkeit zur reversiblen Gasbindung verloren.

Unter Körperbedingungen würde sich der Blutfarbstoff im Ablauf von Stunden spontan in Hämiglobin umwandeln. Einer solchen Inaktivierung des Hb arbeitet ein Fermentsystem in den Erythrocyten entgegen, das unter Energieentnahme aus der Glykolyse das entstehende Hb^{III} immer wieder in Hb^{II} zurückverwandelt[1]. Das Gleichgewicht zwischen Hb^{III}-Bildung und -Rückbildung ist so ausgewogen, daß normalerweise nur ein Prozentsatz von 0,5—1% des Gesamtfarbstoffes als Hämiglobin vorliegt[2].

Eine Anhäufung von größeren Mengen von Hämiglobin im Blut, d. h. eine *Methämoglobinämie*[3] kann zustande kommen: 1. durch Einwirkung eines Oxydationsmittels, 2. durch einen Defekt im Rückbildungsmechanismus der Erythrocyten. Das erste ist bei Vergiftung mit Methämoglobinbildnern der Fall, das zweite bei der familiären Methämoglobinämie. Die Erythrocyten bleiben bei reinen Methämoglobinämien intakt.

Folgen einer Methämoglobinämie. Charakteristisch ist eine etwas bräunliche Cyanose. Sie kommt bei 1,5 g-% Hb^{III} zum Vorschein, d. h. wenn rund 10% des Blutfarbstoffes oxydiert sind[4] und beruht auf der dunklen Farbe des Hb^{III}. Beatmung mit Sauerstoff verändert die Cyanose nicht. Ähnlich wie bei der CO-Vergiftung bedeutet die Bildung von Hb^{III} nicht nur einen Ausfall von funktionsfähigem Blutfarbstoff, sondern sie erschwert auch die O_2-Abgabe des noch intakten Anteiles[5]. Diese Wirkung ist jedoch nicht so stark wie bei CO-Vergiftung und wird häufig auch vermißt. 30—50% Hb^{III} können — insbesondere bei familiärer Methämoglobinämie — ohne schwere Symptome ertragen werden. Kopfschmerzen, Tachykardie und Kurzatmigkeit sind die wesentlichsten Zeichen einer Methämoglobinämie. Dazu kommt bei Vergiftungen aber noch die jeweilige pharmakologische Wirkung der eingenommenen Substanz. Die lethale Menge an Hb^{III} dürfte oberhalb von 70—80% Hb^{III} (bezogen auf Gesamtfarbstoff) liegen[4].

Erkennung von Hb^{III}. Hb^{III} sieht bei normalem p_H des Blutes braun aus. Spektroskopisch kann man nach Hämolyse mit Wasser einen typischen Absorptionsstreifen im Rot bei 630 mμ sehen, der auf Zusatz von Cyanid verschwindet. Für spektrophotometrische Messungen muß man die Blutfarbstofflösung auf ein bestimmtes p_H einstellen (z. B. 6,8), da Hb^{III} wie ein Indicator beim Übergang vom sauren Bereich in den alkalischen seine Farbe von braun nach rot verändert[6]. Die quantitative Bestimmung des Hb^{III} ist leicht durch Messung der Aufhellung bei 630 mμ nach Cyanidzusatz[7]. Daneben ist die gasometrische

---

[1] WARBURG, KUBOWITZ und CHRISTIANS 1930, WENDEL 1933, KIESE 1946.
[2] HEUBNER, KIESE, STUHLMANN, SCHWARTZKOPFF-JUNG 1947, RAMSEY 1949.
[3] FINCH 1948, BODANSKY 1951.   [4] FINCH 1948.
[5] DARLING und ROUGHTON 1942, KLINGMÜLLER und KIESE 1949.   [6] HAUROWITZ 1924.
[7] EVELYN und MALLOY 1938, HAVEMANN, JUNG und v. ISSEKUTZ 1939.

Bestimmung möglich[1]. Blutproben sollte man nach Entnahme sofort untersuchen, da bei Stehenlassen durch die Erythrocytentätigkeit Hb^{III} zurückgebildet wird. Es empfiehlt sich, die Blutproben zur Beurteilung des Plasmas zu zentrifugieren, ob eine Hämolyse vorliegt (z. B. bei Chloratvergiftung!).

Therapie. Geringe Grade akuter Methämoglobinämie bedürfen keiner speziellen Behandlung, da nach Ausschaltung der Noxe der normale Rückbildungsmechanismus entstandenes Hämiglobin in wenigen Stunden verschwinden läßt. Bei schweren Fällen stehen im Methylenblau, Thionin oder Toluidinblau ausgezeichnete Mittel zur Verfügung[2]. Die Farbstoffe greifen in den Rückbildungsprozeß ein mit dem Ergebnis einer außerordentlichen Beschleunigung der Hb^{III}-Reduktion. Man gibt von den Farbstoffen 1—2 mg/kg Körpergewicht als 0,1 bis 1%ige Lösung intravenös oder auch die 10fache Dosis per os. Die Gabe von Ascorbinsäure hat bei Vergiftungen nur einen geringen Effekt; der in diesen Fällen ja noch erhaltene Rückbildungsmechanismus der Zelle selbst leistet mehr[3]. Man sollte Ascorbinsäure nur zum Zeitgewinn injizieren bis zur Beschaffung der Farblösung. Sauerstoffbeatmung ist sinnlos.

Vergiftungen durch Methämoglobinbildner[4]. Die bekanntesten Gifte sind Nitrite und aromatische Stickstoffverbindungen (Anilin und Nitrobenzol). *Nitrit* reagiert quantitativ mit O_2Hb derart, daß 1 Molekül Nitrit 2 Äquivalente (= $^1/_2$ Molekül) Hb^{III} bildet, wobei gleichzeitig Nitrit zu Nitrat oxydiert wird[5]. Komplizierter ist die Wirkung von *Anilin* oder *Nitrobenzol*. Die Stoffe bilden erst im Körper ein wirksames Umwandlungsprodukt, wahrscheinlich das Phenylhydroxylamin[6]. Durch einen katalytischen Mechanismus, bei dem unter Teilnahme der Erythrocytenfermente und unter Glucoseverbrauch das Phenylhydroxylamin ein vielfaches Wechselspiel mit Nitrosobenzol bzw. einer niedrigeren Oxydationsstufe ausführt, wird der Blutfarbstoff zu Hämiglobin oxydiert. Ein Molekül Phenylhydroxylamin kann auf diese Weise ein Vielfaches an Hb-Äquivalenten oxydieren, was die außerordentliche Giftigkeit von Anilin oder Nitrobenzol erklärt.

Vergiftungsquellen[7] sind Nitrit in Pökelsalz, oft zu Massenvergiftungen führend[8], aber auch Nitrate, die im Darmkanal zu Nitrit reduziert werden. Anilin und Nitrobenzol werden in toxischen Mengen leicht durch die intakte Haut aufgenommen oder eingeatmet; sie kommen in Farben (Schuhschwärze! Wäschetinte!) vor, Nitrobenzol als Mandelaroma, in Parfums, Seifen, Salben, Bodenwachs. Als Methämoglobinbildner kommen außerdem noch eine Anzahl anderer Stoffe in Frage, die in der Industrie und in Arzneimitteln vorkommen: z. B. Nitrosegase, Nitroglycerin, Trinitrotuluol, Amylnitrit, Phenacetin, Acetanilid, Anaesthesin, Plasmochin[9], Phenothiazin[10], Sulfonamide. Bei einem Teile dieser Stoffe bildet sich neben Hämiglobin auch Sulfhämoglobin (s. unten). Ganz ausgesprochen sind Nebenwirkungen bei Vergiftung mit Kaliumchlorat (Hämolyse!). Eine ähnliche hämolytische Methämoglobinämie wird gelegentlich bei Säuglingen nach Anwendung von Resorcin gesehen[11].

Die Methämoglobinämien bei *sog. autotoxischer enterogener Cyanose*[12] werden meist mit nitritbildenden Bakterien in Darm, Gallenblase oder Harnblase in Verbindung gebracht[13]. Möglicherweise beruhen sie teilweise auch auf einer endogenen Entstehung von Chinonen[14]. Man darf jedoch bei solchen Patienten nicht eine eventuelle gewohnheitsmäßige Einnahme von Analgetica übersehen! (s. auch unten, S. 261.)

Säuglinge in den ersten 3 Lebensmonaten sind besonders empfindlich gegen Methämoglobinbildner. Das findet zum Teil seine Erklärung in der leichten Oxydierbarkeit des Hb F, das diese Kinder noch besitzen (s. S. 250). Die leichtere

---

[1] VAN SLYKE, HILLER, WEISIGER und CRUZ 1946.
[2] KIESE 1946, HAUSCHILD 1936, FRIEHOFF und LÖBERMANN 1953.
[3] FINCH 1948.   [4] HEUBNER 1940.   [5] JUNG und REMMER 1949.
[6] JUNG 1940, KIESE, REINWEIN und WALLER 1950, HEUBNER, WAHLER und ZIEGLER 1953.
[7] FINCH 1948, FÜHNER 1951, BODANSKY 1951, MOESCHLIN 1952.
[8] SCHMIDT, STICH und KLUGE 1949, BÜCH 1952.   [9] FISCHBACH 1951.
[10] GIERTZ, HAHN und LANGE 1954.   [11] GASSER 1954.   [12] STOKVIS 1902.
[13] MAGYAR, STEKKER und SZATMARI 1954.   [14] FISHBERG 1944.

Oxydierbarkeit läßt sich nicht nur in Hämoglobinlösungen, sondern auch an Erythrocyten junger Säuglinge reproduzieren, und zwar sowohl für die einfache Nitritwirkung[1] wie für die katalytische Wirkung von Phenylhydroxylamin[2]. Außerdem weisen die Zellen junger Säuglinge eine verminderte Fähigkeit auf, gebildetes Hb^{III} wieder zu Hb^{II} zu reduzieren[3]. Der Hämiglobinspiegel gesunder Säuglinge liegt trotzdem nicht höher als bei Erwachsenen[4], aber es leuchtet ein, daß man bei ihnen häufig einmal über der Norm liegende Werte findet, ohne daß man eine spezielle Schädigung ermitteln könnte[5]. Für den jungen Säugling typische Methämoglobinämien, die immer wieder durch das Mißverhältnis zwischen Ursache und Wirkung überraschen, sind die durch Genuß nitrathaltigen Brunnenwassers (zur Bereitung von Pulver- oder Kondensmilchen)[6] und die auf Grund frisch mit anilinhaltiger Wäschetinte gestempelter Windeln[7].

Familiäre Methämoglobinämie. Die familiäre Methämoglobinämie ist ein angeborenes Leiden, bei dem die Träger stets Mengen von 30—50% Hb^{III} in ihrem Blut haben[8]. Es besteht eine Cyanose und eine den Ausfall an funktionsfähigem Blutfarbstoff kompensierende Polyglobulie. Die betreffenden Menschen sind meist nicht sehr von ihrem Leiden beeinflußt und können ein hohes Alter erreichen. Seit 1932 sind eine ganze Anzahl Sippen in der Weltliteratur beschrieben worden[9]. Die umfangreichsten Beobachtungen dürften die von CODOUNIS (1952) sein. Der Erbgang des Leidens ist noch nicht ganz geklärt, wahrscheinlich liegt eine dominante Anomalie vor. Außerdem werden auch sporadische Fälle von idiopathischer kongenitaler Methämoglobinämie beobachtet. HÖRLEIN und WEBER (1948) stellten bei den von ihnen untersuchten Fällen ein Hb^{III} fest, das in seinem Spektralverhalten mit Sicherheit von normalem Hb^{III} abwich. Weitere derartige Beobachtungen existieren bis jetzt noch nicht, doch wurde auch nur selten eine genaue spektrophotometrische Untersuchung durchgeführt. Möglicherweise gibt es also verschiedene Formen von angeborener Methämoglobinämie[10].

Die zugrunde liegende Anomalie betrifft die roten Blutzellen. Erythrocyten von Patienten mit familiärer Methämoglobinämie erweisen sich bei Prüfung in vitro und in vivo praktisch unfähig zu Hb^{III}-Rückbildung[11]. Daß bei den Patienten trotzdem nie mehr als die Hälfte des Blutfarbstoffes als Hämiglobin vorliegt, erklärt sich daraus, daß dieser Prozentsatz der Lage des Gleichgewichts entspricht, das sich bei Suspension von Hb in Plasma einstellt[12]. Die Zellen zeigen ein normales Verhalten in bezug auf den Kohlenhydratstoffwechsel: sie haben gleiche Glucoseutilisation wie normale Zellen, gleiche Milchsäurebildung, gleiche Sauerstoffzehrung[13]. Gestört ist offensichtlich nur die normale Verknüpfung der Glykolyse mit der Hämiglobinrückbildung. Nach Aufklärung des

---

[1] KÜNZER, AMBS und SCHNEIDER 1953, GODT 1956.
[2] BETKE und Mitarbeiter, unveröffentlicht.   [3] KÜNZER und SCHNEIDER 1953.
[4] BETKE und RAU 1952.   [5] KÜNZER und SAVELSBERG 1951.
[6] COMLY 1945, CORNBLATH und HARTMANN 1948, BETKE 1954a (hier Literatur bis 1953 einschließlich), BODO 1955.
[7] RAYNER 1886, EWER 1920, RODECK und WESTHAUS 1952, BETKE 1954a (hier Literatur bis 1953 einschließlich).
[8] FINCH 1948, BODANSKY 1951.
[9] HITZENBERGER 1932, LIAN, FRUMUSAN und SASSIER 1939, BARCROFT, GIBSON, HARRISON und MCMURRAY 1945, HÖRLEIN und WEBER 1948, CODOUNIS 1952,
[10] KIESE u. Mitarb. konnten kürzlich in einem Fall die Befunde von HÖRLEIN und WEBER bestätigen. Der betreffende Blutfarbstoff zeigte eine erhöhte Neigung zur Spontanoxydation; die Fähigkeit der Erythrocyten, Hb^{III} rückzubilden, war intakt (Klin. Wschr. **1956**, 957).
[11] EDER, FINCH und MCKEE 1949, BARCROFT, GIBSON, HARRISON und MCMURRAY 1945, WAISMAN, BAIN, RICHMOND und MUNSEY 1952.
[12] FINCH 1948.   [13] EDER, FINCH und KCKEE 1949.

normalerweise ablaufenden Vorgangs durch verschiedene Autoren[1]; konnte GIBSON bei 5 Patienten den wichtigen Befund eines Mangels an Coenzymfaktor I erheben und damit eine plausible Erklärung der gestörten Verknüpfung vorlegen.

Durch Methylenblauzusatz erfolgt bei den Patienten eine rasche Hb^{III}-Rückbildung. Man kann es (oder Thionin oder Toluidinblau) daher in oraler Verabreichung (100—300 mg pro die) als Therapeuticum verwenden[2]. Auch mit Ascorbinsäure läßt sich bis zu einem gewissen Grad der fehlende Rückbildungsmechanismus ersetzen, wenn man täglich 100—500 mg einnimmt[3].

Therapeutische Anwendung von Hämiglobin. Bei der Cyanidvergiftung wird die Gewebsatmung durch Blockierung der Zellhämine gehemmt. Der Blutfarbstoff reagiert als Oxyhämoglobin oder reduziertes Hämoglobin nicht mit Cyanid. Hämiglobin hat jedoch eine hohe Affinität zu Cyanid. Diese Tatsache wird ausgenutzt, indem man bei Cyanidvergiftung durch Injektion von Natriumnitrit eine Methämoglobinämie erzeugt. So kann durch Bindung an das Hämiglobin Cyanid von den Zellhäminen losgelöst werden[4]. Die weitere Behandlung erfolgt mit Thiosulfat und großen Aderlässen mit nachfolgenden Bluttransfusionen[5].

3. Grüne Blutfarbstoffe[6].

Bei den grünen Blutfarbstoffen handelt es sich um Hb-Derivate, die Veränderungen am Porphyrinring im Sinne einer Auflockerung der Ringstruktur besitzen, die aber mit intaktem Globin verbunden sind. Sie sehen grün aus und weisen eine scharf ausgeprägte Bande im Rot auf — je nach Derivat etwas anders liegend, zwischen 629 und 617 mμ —, die auf Cyanidzusatz oder bei Reduktion nicht verschwindet.

Die Nomenklatur der grünen Blutfarbstoffe, wie sie von den verschiedenen Autoren gebraucht wird, ist verwirrend. Es muß hierzu auf die vorzügliche Übersichtsdarstellung von STIER (1947) verwiesen werden. KIESE (1947) faßt alle diese Produkte unter dem Namen *Verdoglobine* zusammen und erreicht dadurch eine einheitliche Benennungsweise mit Unterteilung in Verdoglobin A, Verdoglobin S, Verdoglobin CN usw. FOULKES und Mitarbeiter (1951) möchten die Bezeichnung „Verdo"- für solche Derivate reservieren, die bereits eine lineare Tetrapyrrolstruktur besitzen. Das soll für die Mehrzahl der Verdoglobine nicht zutreffen, da sich aus ihnen durch geeignete Behandlung noch Porphyrinverbindungen darstellen lassen, d. h. also Körper mit geschlossenem Tetrapyrrolring. Diese Verdoglobine werden von LEMBERG und Mitarbeitern Choleglobine genannt. Eine Sonderstellung nimmt das Verdoglobin S ein, das sog. „Sulfhämoglobin". Es scheint, als ob die häufig kritisierte Bezeichnung „Sulfhämoglobin" rehabilitiert würde. Sulfhämoglobin unterscheidet sich von den übrigen Verdoglobinen dadurch, daß sein Eisen nicht durch verdünnte Salzsäure abspaltbar ist, und daß es — entgegen vorübergehender Auffassung — Schwefel enthält[7].

Im Gegensatz zu den zahlreichen grünen Hb-Derivaten, die experimentell dargestellt und untersucht wurden[8], existieren nur wenige Unterlagen für das Vorkommen derartiger Körper in der menschlichen Pathologie. Ein physiologischer Blutbestandteil ist das *Pseudohämoglobin* (BARKAN)[9]. Aus klinischen

---

[1] KIESE 1946, GUTMANN, JANDORF und BODANSKY 1947, KIESE und SCHWARTZKOPFF 1947, GIBSON 1948.
[2] KING, WHITE und GILCHRIST 1947, EDER, FINCH und MCKEE 1949.
[3] LIAN, FRUMUSAN und SASSIER 1939, KING, WHITE und GILCHRIST 1947, FINCH 1948.
[4] MLADOVEANU und GHEORGHIU 1929, LIEBOWITZ und SCHWARTZ 1949.
[5] MOESCHLIN 1952.   [6] KIESE 1947, STIER 1947, FOULKES, LEMBERG und PURDON 1951.
[7] HAUROWITZ 1941, FOULKES, LEMBERG und PURDON 1951.
[8] LEMBERG, LEGGE und LOCKWOOD 1929, KIESE und KAESKE 1942, KIESE 1947, LIÉBECQ 1948, FOULKES, LEMBERG und PURDON 1951.
[9] BARKAN und SCHALES 1937, BARKAN 1937.

Beobachtungen vielfach bekannt ist das *Sulfhämoglobin*[1]. Schließlich kommen grüne Farbstoffe im Verlauf bestimmter meist gleichzeitig mit Methämoglobinämie und HEINZ-körper-Bildung einhergehender Vergiftungen vor.

Pseudohämoglobin. BARKAN[2] fand im Blutfarbstoff einen kleinen Anteil, von dem das Eisen durch Behandlung mit verdünnter Salzsäure abgespalten werden konnte. Dieses „leicht abspaltbare Eisen" ist mit nativem Globin gekoppelt; die Verbindung dürfte dem Choleglobin der angelsächsischen Literatur entsprechen. Es kommt in geringen Mengen physiologisch im Blut vor; ob es sich um eine einheitliche Verbindung handelt, ist fraglich[3].

Sulfhämoglobin. Sulfhämoglobin ist ein grünes Hämoglobinderivat mit geschlossenem Tetrapyrrolring und fest verbundenem Eisen[4]. Das Eisen ist wahrscheinlich zweiwertig, kann aber nicht Sauerstoff binden[5]. Spektrophotometrisch imponiert eine sehr ausgeprägte Bande bei 617—620 mμ, wodurch bereits bei niedriger Konzentration im Blut (0,5 g-%) eine Cyanose bemerkbar wird[1]. Die Bande verschwindet im Gegensatz zur Hämiglobinbande nicht auf Zusatz von Cyanid. Als grüne Verfärbung in Leichenorganen ist Sulfhämoglobin schon lange bekannt. In vitro wurde es erstmalig durch HOPPE-SEYLER[6] dargestellt durch Einwirkung von H_2S und O_2 auf Blutfarbstoff.

Die Sonderstellung des Sulf-Hb gegenüber allen anderen grünen Hb-Derivaten ist klinisch dadurch gekennzeichnet, daß seine Anwesenheit die damit beladenen Erythrocyten nicht in ihrer Lebensdauer beeinträchtigt. Sie unterliegen der normalen Blutmauserung, so daß einmal gebildetes Sulf-Hb nur langsam aus dem Kreislauf verschwindet.

Die *Sulfhämoglobinämie* als klinische Erscheinung ist seit 1905 (VAN DEN BERGH) bekannt. In den vielen seitdem mitgeteilten Krankengeschichten[7] findet man immer wieder folgende Angaben: Obstipation und chronischer Gebrauch von analgetischen Arzneimitteln, insbesondere Acetanilid und Phenacetin. Daraus wird abgeleitet, daß zur Bildung von Sulf-Hb gleichzeitig zweierlei erforderlich sei: 1. Resorption von H_2S aus dem Darm, 2. Sensibilisierung des Hb durch eine geeignete Droge im Sinne einer Hämiglobinbildung. H_2S allein ist weder in vitro[8] noch in vivo[9] in der Lage, Sulf-Hb zu erzeugen. Statt Acetanilid oder Phenacetin kommen auch Sulfonamide und auch Anilin als sensibilisierende Drogen in Frage, und statt der Obstipation kann die H_2S-Resorption auch durch Verordnung schwefelhaltiger Medikamente gesteigert sein. Bei einem Teil der oben (S. 258) erwähnten „autotoxischen enterogenen Cyanosen" handelt es sich wahrscheinlich um Sulfhämoglobinämien.

Für die Behandlung der Sulfhämoglobinämie genügt meist die Beseitigung der Ursachen. Die Erscheinungen pflegen nicht so stark zu sein, daß eine sofortige Eliminierung des Sulf-Hb erforderlich wäre. Diese könnte nur durch eine Austauschtransfusion erreicht werden, da man kein Mittel kennt, mit dem sich in vivo Sulf-Hb zu Hb zurückführen läßt.

Sonstige grüne Farbstoffe und HEINZ-körper-Bildung. Außer dem Sulf-Hb, dessen Vorhandensein die Erythrocyten nicht in ihrer Lebenserwartung beeinflußt, entstehen grüne Farbstoffe nur im Verlauf von Vergiftungen mit stärkerer Erythrocytenschädigung bei gleichzeitiger Hämiglobinbildung und Auftreten von HEINZ-*körpern*. Es handelt sich hier um sehr komplexe Vorgänge[10]: Auf der

---

[1] FINCH 1948.   [2] BARKAN und SCHALES 1937, BARKAN 1937.   [3] KIESE 1954.
[4] HAUROWITZ und HARDIN 1954.   [5] GIBSON 1954, HAUROWITZ und HARDIN 1954.
[6] HOPPE-SEYLER 1863.
[7] SNAPPER 1925, HARROP und WATERFIELD 1930, BRANDENBURG und SMITH 1951, FICHTER 1954, BEGG 1955.
[8] KEILIN 1933.   [9] SCHULER 1954.   [10] HEUBNER 1941.

einen Seite die Schädigung des Blutfarbstoffes mit der Abstufung Oxydation des Eisens (Hämiglobin) — Angriff am Porphyrin (Verdoglobin) — Angriff am Globin (Denaturierung), auf der anderen Seite die Schädigung der Erythrocyten mit lokalisierter (HEINZ-körper) oder allgemeiner (Hämolyse) Denaturierung des Zellstromas. Für die verschiedenen Blutgifte stellt sich die Kombination der Farbstoffschädigung und der Zellschädigung jeweils verschieden dar. Es muß hier auf die ausgezeichnete zusammenfassende Darstellung von JUNG (1954) verwiesen werden.

In vivo entstehen tiefergreifende Hämoglobinschädigungen und Stromaausfällungen nur durch Stoffe, die mehr oder weniger indifferent den Organismus durchwandern, an den roten Blutzellen aber durch spezifische Umsetzungen zu aktiven Hämoglobin- und Zellgiften werden[1]. Eine derartige Erscheinung ist die oben (S. 258) geschilderte Aktivierung von Phenylhydroxylamin durch den Stoffwechsel der Erythrocyten mit dem Erfolg der katalytischen Hämiglobinbildung. Es kann dabei auch zu einer HEINZ-körper-Bildung kommen. Ganz ausgeprägt liegen solche Vorgänge bei der Vergiftung durch Chlorat und durch Arsenwasserstoff vor. Der Katalysator für die Aktivierung des Chlorats ist das Hämiglobin[2]: es entstehen oxydativ wirksame Spaltprodukte, die ihrerseits wieder Hämiglobin erzeugen, weiter auch Verdoglobin, und die schließlich das Zellstroma angreifen[1]. Ähnliches gilt für die Vergiftung mit Arsenwasserstoff, bei der neben Hämolyse auch die Bildung von Hämiglobin und grünem Farbstoff eintritt[3]. Erythrocyten, die durch derartige Einwirkungen grüne Farbstoffe und HEINZ-körper tragen, werden rasch eliminiert.

Es ist von Interesse, daß die HEINZ-körper-Bildung bei verschiedenen menschlichen Erythrocytenarten verschieden leicht eintritt. Sehr empfindlich sind in vitro Erythrocyten von Neugeborenen und von jungen Säuglingen[4], womit wahrscheinlich das gelegentliche Auftreten „spontaner" Innenkörper bei Frühgeborenen mit hämolytischer Anämie[5] erklärbar ist. Ausgesprochen unempfindlich gegen HEINZ-körper-Bildung sind Sichelzellerythrocyten[6], während Hb C-Erythrocyten[7] in der Empfindlichkeit normalen Erwachsenenerythrocyten entsprechen.

II. Pathologie des Hämoglobinumsatzes.

Die Hämoglobinbildung erfolgt bei den Erwachsenen in den Erythroblasten des Knochenmarks. Jeder Erythroblast hat hierbei eine bedeutende synthetische Leistung zu vollbringen.

THORELL[8] konnte durch mikrospektrographische Untersuchungen im Ultraviolett die einzelnen Phasen der Hämoglobinbildung im Erythroblasten nachweisen. Zuerst kommt es unter gleichzeitiger Abnahme der Nucleinsäuren zur Bildung von Globin. Dann wird nach vorhergehender Pyrrolsynthese und Bildung des Protoporphyrin III-Ringsystems Eisen eingelagert und nach Verknüpfung mit der Globinkomponente die Hämoglobinsynthese im Erythroblasten beendet. Dieser komplizierte biochemische Vorgang der Hb-Synthese kann nun von den verschiedensten Seiten her gestört sein. Auf Grund von Baustoffmangel (z. B. Eisen, Eiweiß) kann eine Hb-Syntheseverminderung auftreten. Die gleiche Syntheseleistungsminderung kann durch eine nicht ausreichende Menge von Wirkstoffen (B_{12}, Folsäure, Lactoflavin, Hormone) oder durch das Fehlen derselben bewirkt werden. Obwohl der Organismus versucht, die Hb-Synthese

---

[1] JUNG 1954.   [2] HEUBNER und JUNG 1942.   [3] JUNG 1939.
[4] KÜNZER, AMBS und SCHNEIDER 1954.   [5] GASSER 1953.   [6] FISHER 1953.
[7] TERRY, MOTULSKY und RATH 1954.   [8] THORELL 1947.

optimal zu sichern und voll aufrecht zu erhalten, können doch im Verlauf der einzelnen Synthesevorgänge Störungen auftreten. Es kann zu einem vollständigen Stillstand der Erythropoese und damit der Hb-Synthese kommen.

Durch die lange Lebensdauer der Erythrocyten bedingt, ist eine vorübergehende Bildungsstörung im peripheren Blut oft nicht feststellbar, oder sie tritt bei längerer Dauer erst viel später auf.

A. Störungen der Hb-Synthese.

1. Verringerte Hb-Synthese durch Baustoff- und Wirkstoffmangel.

Eisenmangel. Eisen bildet einen wesentlichen Bestandteil des Hämoglobins und der übrigen Häminproteide (Myoglobin, Katalase, Cytochromoxydase, die Cytochrome a, b, c, Peroxydase). Der Gesamteisengehalt des Menschen beträgt rund 5000 mg. Man unterscheidet das Funktionseisen vom Depoteisen. Beim normalen Hb-Bestand von 900 g sind 3000 mg Eisen als Hb-Eisen vorhanden. Der restliche Teil des Funktionseisens ist im Hämanteil des Myoglobins und in den Häminfermenten enthalten. Unter normalen Verhältnissen verfügt der Körper über rund 4000 mg Funktionseisen und über 1000 mg Depoteisen (Reserveeisen). Das Depoteisen liegt in 2 Formen vor, 1. als leicht mobilisierbares Ferritin und 2. als schwerer mobilisierbares Hämosiderin. Sind im Körper die Eisendepots erschöpft, so kommt es zur Eisenmangelanämie. Ein Eisenmangel kann durch die verschiedensten Ursachen entstehen.

Da die Hb-Synthese im Organismus wegen der lebenswichtigen Funktion des Hb als Sauerstoffüberträger eine Vorrangstellung inne hat, kommt es zu dem Zwischenstadium der Eisenmangelkrankheit[1], bevor der Zustand der Eisenmangelanämie[2] erreicht wird. Dieser noch nicht anämische Eisenmangelzustand ist sicherlich nicht selten. Müdigkeit, Kopfschmerzen, Mangel an Konzentrationsfähigkeit sind Symptome dieses Eisendefizits.

Im roten Blutbild ist dieser Mangel oft noch nicht feststellbar, jedoch kann er durch einen Eisenbelastungsversuch festgestellt werden. Eisen wird von der Magen-Darmwand nur in Ferroform resorbiert. Die Darmschleimhaut mit ihrem Mucosablock[3] ist eine vom Organismus regulierbare Resorptionsschranke für Eisen. Bei einem vorliegenden Eisenmangel wird viel Eisen aufgenommen und umgekehrt. Vermutlich muß alles resorbierte Eisen, bevor es im Plasma als Serumeisen erscheint, den Ferritinzustand durchlaufen. Als Ferritin[4] ist das Eisen an den Eiweißkörper Apoferritin gebunden (Eisengehalt etwa 17—24%). Das Plasmaeisen ist die Transportform des Eisens im Organismus. Das Plasmaeisen liegt selektiv gebunden an eine β-1-Globulinfraktion vor (Transferrin, Siderophylin). Normalerweise ist die Eisenbindungskapazität[5] dieser β-1-Globulinfraktion nicht voll abgesättigt. Die Gesamteisenbindungskapazität des Plasmas beträgt rund 350 γ-%. Bei einem normalen Plasmaeisenspiegel von 120 γ-% bedeutet das eine Drittelsättigung.

Das Bedürfnis eines sich im Eisenmangel befindenden Organismus, resorbiertes Eisen möglichst schnell und in möglichst großer Menge an die Stätte des Bedarfs zum Knochenmark zu transportieren, zeigt sich im Eisenbelastungsversuch mit einer verstärkten Resorption und mit einer starken Zunahme des Plasmaeisens. Aus dieser Tatsache können Rückschlüsse auf einen vorhandenen Eisenmangel gezogen werden[1].

---

[1] JASINSKI und ROTH 1954. [2] HEILMEYER und PLÖTNER 1937.
[3] GRANICK und HAHN 1944, GRANICK 1946, 1951.
[4] LAUFBERGER 1937, KUHN, SÖRENSEN und BIRKHOFER 1940.
[5] HOLMBERG und LAURELL 1945, LAURELL 1947.

Periphere Erythrocyten haben ihre Hb-Synthese abgeschlossen und nehmen aus dem Plasma kein Eisen mehr auf. Anders verhalten sich die Reticulocyten, bei denen mit radioaktivem Eisen eine Eisenaufnahme in vitro nachgewiesen wurde[1]. Die stärkste Eisenaufnahme zeigen die Normoblasten des Knochenmarks. Im Knochenmark kommt es bei Eisenmangel zu einer Reifungsdissoziation der Erythrocyten. Die herabgesetzte Hb-Produktion ist mit einer Verminderung des Hb-Abbaus gekoppelt. Serumfarbe, Harn- und Stuhlfarbgehalt sind verringert.

Globinmangel. Obwohl die Globinkomponente mengenmäßig den Hauptbestandteil des Hämoglobins ausmacht (96%), ist sie in ihrer Bedeutung für die Pathogenese der Anämien erst spät erkannt worden. Zwei unfreiwillige Massenexperimente, der 1. und 2. Weltkrieg mit den nachfolgenden Hungerjahren, haben auf die Wichtigkeit des Globins für die Hb-Synthese aufmerksam gemacht[2].

Im Tierexperiment können durch Proteinmangel Anämien erzeugt werden. Auch bei ausreichender Eisenzufuhr konnten WHIPPLE und Mitarbeiter (1946) die verringerte Hb-Synthese durch Proteinmangel beweisen. Hämoglobin wurde bei diesen Versuchen auf Kosten des Körpereiweißes, wenn auch nicht voll ausreichend, weitergebildet. Dies bedeutet wieder einen Hinweis auf die Vorrangstellung, die der Organismus der Hb-Synthese einräumt, um einen Sauerstoffmangel so lange wie möglich zu vermeiden.

Die Anämien der Nachkriegshungerjahre waren nur leichte Anämien. Wenn wir auch beim Menschen einen eindeutigen Globinmangel als Baustoffmangel für die Hb-Synthese nicht kennen, so ist doch sicher, daß sich eine eiweißreiche Kost therapeutisch günstig auswirkt. Die Beri-Beri-Anämie ist vermutlich zum Teil eine Eiweißmangelanämie und nicht nur die Folge einer B_1-Avitaminose[3,7].

Spurenelemente. Von den Spurenelementen hat sicherlich das Kupfer in einer noch nicht bekannten Bindungsform Bedeutung für die Hb-Synthese. Tierexperimentell ist der Nachweis seiner Notwendigkeit erbracht worden. Bekannt ist die Kuhmilchanämie der wachsenden Ratte. Bei dieser alimentären Anämie besteht eine Herabsetzung des Kupfergehaltes der einzelnen Organe[4]. Bei anämischen Kindern haben CALDWELL und DENNET (1932) in Vergleichsuntersuchungen festgestellt, daß Hb-Bildung und Erythropoese durch gleichzeitige Gaben von Eisen und Kupfer wesentlich rascher in Gang gebracht werden als durch Eisen allein. Bei Erwachsenen liegen nun sehr wenig Beobachtungen vor, die für eine therapeutische Wirkung des Kupfers bei anämischen Zuständen sprechen. Hier ist z. B. der Befund von ROTH (1936) zu nennen. Das mag daran liegen, daß wir beim erwachsenen Menschen einen Kupfermangelzustand bisher nicht kennen.

Wenn wir auch über die Funktion, die das Kupfer bei der Hb-Synthese hat, keine genauen Angaben machen können, so spricht doch sehr viel dafür, daß Kupfer bei dieser Synthese notwendig ist und daß seine Verminderung zur Herabsetzung der Hb-Bildung führt.

Vitaminmangel. Fast alle Vitamine üben einen stimulierenden Einfluß auf das Knochenmark aus. Das Fehlen von Vitaminen oder ungenügende Versorgung haben die gegenteilige Wirkung. Eine zusammenfassende Darstellung über Blutbildung und Vitamine geben STODTMEISTER und HOCK (1942). Vitamin A-Mangel führt zu einer Atrophie des Knochenmarks[5] und zu einer Mikrocytose[6]. Ein

---

[1] FINCH, WOLFF, RATH und FLUHARTY 1949.
[2] SCHITTENHELM 1926, SCHULTEN 1946, BERNING 1947, BANSI 1949.
[3] WHIPPLE, ROBSCHEIT-ROBBINS und MILLER 1947.
[4] SCHULTZE, ELVEHJEM und HART 1934.
[5] BLACKFAN und WOLBACH 1933, ANAGNOSTU 1939.
[6] JÜRGENS und STUDER 1948.   [7] SHIMAZONO 1931.

Einfluß des Vitamin D auf die Blutbildung kann angenommen werden, da SEYDERHELM und TAMANN (1927, 1929) bei Gallefistelhunden Anämien beobachteten, die allein durch Vitamin D-Gaben geheilt wurden.

THAYER und Mitarbeiter[1] haben bei Küken Anämien durch eine Vitamin K-freie Diät entstehen sehen. Diese Anämien heilten rasch nach Vitamin K-Gaben. Beim Menschen wurden derartige Anämien bisher nicht beobachtet. Es wäre nur bei lange bestehendem Ikterus an eine solche Möglichkeit zu denken.

Einen bedeutenden Einfluß auf die Blutbildung haben die Vitamine des B-Komplexes. Ein Fehlen des gesamten B-Komplexes oder einzelner wichtiger B-Vitamine hat einen sicher schädigenden Einfluß auf die Erythropoese und auf die Hb-Synthese. Vitamin B_{12} ist oral nur dann wirksam, wenn es sich im Magensaft mit dem Protein Apoerythrotein (= Intrisicfaktor) zu Erythrotein verbindet. Hierdurch wird es resorptionsfähig bzw. gegen bakterielle Zersetzung geschützt. Ein Fehlen von Vitamin B_{12} oder ungenügendes Vorhandensein führt zur perniziösen Anämie. Vitamin B_{12} wirkt über die Bildung der Thymonucleinsäuren.

Die Folsäure (Pteroylglutaminsäure) wird vermutlich in der Leber in die wirksame Form, den Cytrovorumfaktor umgewandelt. Der Cytrovorumfaktor bewirkt die Umwandlung eines megaloblastischen Knochenmarks in ein normoblastisches Mark. Bei dem Einbau vorhandener C_1-Reste des Glykokolls in das Protoporphyrin ist zum Ablauf dieser synthetischen Funktion die Mitwirkung des Cytrovorumfaktors erforderlich. Folsäuremangel führt zu megaloblastischen Anämien, aber nicht zur perniziösen Anämie. Folsäuregaben bewirken beim Menschen eine Zunahme der Protoporphyrinbildung[2]. Nach Untersuchungen von STICH (1951) bewirkt ein Lactoflavinzusatz zu Saccharomyces anamensis eine starke Zunahme der Häm III-Synthese der Hefe. Es wurde hierbei kein Koproporphyrin I gefunden. Bei Zusatz von Panthotensäure wird dagegen vermehrt Koproporphyrin I gebildet. Es wird angenommen, daß eine Störung der Lactoflavinfunktion eine vermehrte Koproporphyrinbildung hervorruft. Beim Menschen findet sich nach intravenöser Gabe von Lactoflavin eine starke Abnahme des Serumeisens, die als Folge einer gesteigerten Hb-Synthese angesehen wird[3].

Nicotinsäureamid fördert den Einbau des Eisens in den Protoporphyrinring. Bei ungenügender Versorgung mit Nicotinsäureamid kommt es zu einer vermehrten Porphyrinausscheidung im Harn und zu hypochromen Anämien.

Liegt ein Aderminmangel (Vitamin B_6, Pyridoxin) vor, so treten hypochrome Anämien auf. GUBLER und Mitarbeiter (1949) haben im Tierversuch festgestellt, daß unter B_6-Mangel eine Hypersiderämie sowie eine Hämosiderose der Leber und Milz auftreten.

Vitamin B_1-Mangel führt zu einer deutlichen Mikrocytose[4]. Ein Mangel an Vitamin C bewirkt nicht nur skorbutische Blutungen, sondern setzt die Knochenmarksfunktion allgemein herab. v. EULER und MALMBERG[5] sind der Ansicht, daß Vitamin C als Schutzstoff für das Hb wirkt. Vitamin C unterstützt die Eisenresorption und die Eisenverwertung.

Endokrine Störungen. Über endokrine Beeinflussung der Erythropoese liegen viele Untersuchungen vor. Die Befunde sind allerdings nicht eindeutig. Sicher ist, daß stärkere Störungen der Erythropoese und Hb-Synthese bei endokrinen Erkrankungen nur relativ selten beobachtet werden. Am klarsten liegen die

---

[1] THAYER, MCKEE, MCCORQUODALE und DOISY 1937.
[2] BÉNARD, GADJOS, GADJOS-TOROK und TISSIER 1950, STICH 1953.
[3] STICH und WOLFF 1951.   [4] JÜRGENS und STUDER 1948.
[5] v. EULER und MALMBERG 1937, 1938.

Verhältnisse wohl bei der Schilddrüse. Nach Schilddrüsenexstirpation beim Hund kommt es zu einer Herabsetzung der Blutregeneration, sowie zu einer Herabsetzung des Erythrocytenumsatzes. Beim Myxödem findet sich eine Abnahme, bei der Hyperthyreose eine Zunahme des roten Marks im Femur. Beim Basedow ist sowohl eine gesteigerte Blutbildung wie ein vermehrter Blutabbau vorhanden[1].

Es gibt hypochrome Anämien beim Myxödem, die recht gut auf Schilddrüsenpräparate ansprechen, deren weitere Hb-Bildung aber erst auf Eisenzulagen in Gang kommt. Zu einem Gleichgewicht zwischen Erythropoese und Blutabbau ist also eine normale Funktion der Schilddrüse notwendig.

Bei Hypophysenvorderlappeninsuffizienz und Hypogenitalismus finden sich oft leichte, gelegentlich auch schwere Anämien, die durch entsprechende Hormongaben normalisiert werden können. Im Verlauf des Morbus Addison treten gelegentlich Anämien auf. Ebenso häufig fehlt aber jede Störung der roten Blutbildung. Es ist daher zweifelhaft, ob ein Ausfall der NNR-Funktion einen schädigenden Einfluß auf die Blutbildung hat.

Chronische Infekte und maligne Tumoren. Bei chronischen Infekten und bei malignen Tumoren kommt es zu Anämien, die zum Teil Eisenmangelanämien sind. Sicher ist der Befund, daß bei chronischen Infekten und malignen Tumoren Eisen im RES gebunden wird. Der Serumeisenspiegel ist zum Teil sehr stark erniedrigt. Das Knochenmark wird unzureichend mit Eisen versorgt und die Hb-Synthese ist schon aus diesem Grunde vermindert. Neben diesem „inneren Eisenmangel" spielen wohl auch direkte toxische Wirkungen auf das Knochenmark eine hemmende Rolle. Im Eisenbelastungsversuch kommt es zu keinem oder nur zu einem geringen Anstieg des Serumeisens, da das resorbierte Eisen sofort wieder vom RES gebunden wird.

Idiopathische Lungenhämosiderose. Bei der sehr seltenen idiopathischen Lungenhämosiderose besteht ebenfalls ein „innerer Eisenmangel", da bei dieser Erkrankung das Eisen sehr fest an das Lungengewebe gebunden wird. Das Serumeisen ist stark erniedrigt. Im Knochenmark fehlt es daher an Eisen und die Hämoglobinsynthese ist stark verringert[2].

Bleiintoxikation. Bei der Bleivergiftung trifft die toxische Noxe sowohl die Erythrocytenbildung wie die Hb-Synthese. VANNOTTI und Mitarbeiter (1949) haben nach Gabe von radioaktivem Eisen festgestellt, daß die Eisenzufuhr zum Knochenmark intakt ist und daß nur der Einbau des Eisens in den Protoporphyrinring gestört ist. Im Knochenmark findet sich eine starke Protoporphyrinzunahme. Der Koproporphyringehalt der Erythrocyten ist auf das 5—10fache der Norm erhöht. Noch stärker ist die Protoporphyrinzunahme der Erythrocyten[3]. Im Harn wird Koproporphyrin vermehrt ausgeschieden. Durch die Bleiintoxikation kommt es zu einer Blockierung der Hb-Synthese. Andere Autoren[4] stellen die Bleischädigung, die die Erythroblasten als Zellen getroffen haben (atypische Mitosen, Reifungsdissoziation usw.) mehr in den Vordergrund.

Beide Auffassungen sind wahrscheinlich richtig und betreffen gleichwichtige Teilschädigungen.

Aplastische Anämien. Bei den aplastischen Anämien (Erythroblastophthisen) besteht ein völliges Fehlen der erythropoetischen Funktion des Knochenmarks und damit auch der Hb-Synthese. Die Anämien sind normochrom, Granulopoese und Thrombopoese sind nicht gestört. Bei den chronischen, meist auf Intoxikation (Benzol, Wismut) beruhenden Fällen kommt die Erythropoese oft

---

[1] HEILMEYER 1931, HEILMEYER und RECHENBERGER 1933.
[2] GLANZMANN und WALTHARD 1941, GARSCHE 1948, HANSSEN 1947.
[3] SCHWARTZ und WIKOFF 1952.   [4] DUESBERG 1948.

überhaupt nicht wieder in Gang. Bei den akuten Fällen, die meist auf allergischer Basis entstehen, läßt nur eine häufige Knochenmarksuntersuchung das vorübergehende Ruhen der Erythropoese erkennen.

2. Gesteigerte Hb-Synthese.

Eine vermehrte Erythropoese bei normalem Hb-Gehalt der einzelnen Erythrocyten findet sich bei der primär idiopathischen Polycythaemia rubra vera (Morbus Vaquez-Osler). Die Hb-Werte können bis auf 25 g-% erhöht sein. Der Hb E-Wert ist normal. Blutfarbstoffwechseluntersuchungen[1] haben ergeben, daß der Blutabbau zwar über die Norm vermehrt ist, aber nicht die Größe der pathologisch vermehrten Blutneubildung erreicht.

B. Störungen des Hb-Umsatzes.

Die normale Lebensdauer der Erythrocyten beträgt 120 Tage. So lange das Hb im Erythrocyten intracellulär eingeschlossen ist, nimmt es nicht am allgemeinen Stoffwechsel teil. Nach vollzogener Hämolyse erfolgt ein rascher Abbau. Aufbau (8 g Hb) und Abbau (8 g Hb) stehen im Gleichgewicht. Bei den hämolytischen Anämien ist dieses Gleichgewicht gestört, der Abbau ist in wechselndem Maße vermehrt. Die Lebensdauer der Erythrocyten ist bei diesen Anämieformen zum Teil extrem verkürzt.

Kompensatorisch versucht der Organismus diesen verstärkten Blutabbau durch einen vermehrten Aufbau auszugleichen, was in einem Teil der Fälle auch gelingt. Voraussetzung hierzu ist, daß der hämolytische Vorgang nicht zu stark ist. Besonders ungünstig liegen die Verhältnisse dann, wenn wie bei der perniziösen Anämie sowohl eine Synthesestörung der Erythrocyten, wie ein vermehrter Blutabbau vorliegen. Das Zusammentreffen beider Noxen führt zwangsläufig zu hochgradigen Anämien.

Bestimmung des Hb-Umsatzes.

Zur Bestimmung der Lebensdauer der Erythrocyten stehen verschiedene Möglichkeiten zur Verfügung. Man kann die Überlebenszeit der Erythrocyten aus der Reticulocytenzahl berechnen. HEILMEYER und WESTHÄUSER (1932) haben den Anteil der Reticulocyten, die den reifen Formen III und IV angehören, beim Gesunden im Durchschnitt zu 8 $^0/_{00}$ bestimmt. 1/125 der gesamten Erythrocyten und damit des Gesamthämoglobins werden also täglich aufgebaut und ebensoviel wird wieder zerstört. Hieraus ergibt sich eine normale Lebensdauer der Erythrocyten von 125 Tagen. Dieses Verfahren ist auch zur Bestimmung der verkürzten Erythrocytenüberlebenszeit bei hämolytischen Anämien geeignet.

Ein weiteres Verfahren beruht auf der quantitativen Bestimmung der Stoffwechselendprodukte des Häms, der Urobilinoide[2]. Dieses Verfahren muß durch eine noch zu schaffende quantitative Bestimmung der Bilifuscine und Mesobilifuscine ergänzt werden, da diese Dipyrollkörper ebenfalls Stoffwechselendprodukte des Häms sind[3].

Bewährt zur Bestimmung der Erythrocytenüberlebenszeit hat sich die Agglutinationsmethode (ASHBY-Technik). Sie kann aber nicht für die Prüfung patienteneigener Erythrocyten in eigener Zirkulation verwendet werden.

---

[1] HEILMEYER und OTTO 1931.   [2] HEILMEYER und OETZEL 1931.
[3] SIEDEL, STICH und EISENREICH 1948.

GRAY und STERLING[1,3] haben radioaktives $Na_2{}^{51}CrO_4$ zur Markierung der Erythrocyten vorgeschlagen. Der Vorteil dieses Verfahrens liegt darin, daß die Überlebenszeit der re-infundierten mit ^{51}Cr markierten Erythrocyten in der Eigenzirkulation bestimmt werden kann.

Hämolyse und Hb-Abbau.

Das in den Erythrocyten eingeschlossene Hb hat die gleiche Lebensdauer wie die Erythrocyten selbst. Bei der normalen und ebenso bei einer verstärkten Hämolyse wird das freiwerdende Hb sofort abgebaut. Erreicht der Blutzerfall eine bestimmte Größe, so kommt es zum hämatogenen Ikterus. Das vermehrte Serumbilirubin zeigt die indirekte Diazoreaktion. Durch die Nieren wird dieses hämatogene Bilirubin nicht ausgeschieden. Im Harn und Stuhl finden sich die Urobilinkörper, Bilifuscin, Mesobilifuscin, Uroerythrin und Urochrom B stark vermehrt.

Tritt der Hämolysevorgang plötzlich auf, so kann es zu einer Überschreitung der Nierenschwelle kommen, die bei 100—200 mg-% Hb im Plasma liegt, deren Höhe aber wechseln kann. Bei diesen paroxysmalen Hämolysen kommt es zur Hämoglobinurie, die in schweren Fällen zur Anurie führen kann.

Das RES ist befähigt, sehr große Mengen Hb abzubauen. Beim hämolytischen Ikterus kann es während einer starken Krise zu einem täglichen Abbau von 100 g Hb kommen, der vom RES ohne weiteres bewältigt wird. Die Zeitdauer des Blutzerfalls spielt hierbei eine wesentliche Rolle.

Beim Hb-Abbau zerfällt das Hämoglobin unter Öffnung des Pyrrolringsystems und unter Eisen- und Globinabspaltung in Biliverdin. Dieses wird zu Bilirubin reduziert und durch die Leber ausgeschieden. Im Darm werden durch bakterielle und fermentative Umwandlungen die Urobilinogenkörper, sowie Bilifuscine und Mesobilifuscine gebildet. Urobilinoide, Bilifuscine und Mesobilifuscine sind Stoffwechselendprodukte des Häms und verfallen vollständig der Exkretion. Das durch den Abbau freiwerdende Eisen hingegen wird weitgehend wieder zur Hb-Synthese verwendet, ebenso ein Teil des Globins. Die Beurteilung der qualitativen und quantitativen Farbstoffbildung und Farbstoffausscheidung ist für das Erkennen der hämolytischen Anämien von großer Wichtigkeit.

Durch Anwenden von Isotopentechnik konnten LONDON und Mitarbeiter[2] den Nachweis erbringen, daß nur etwa 80% des im Stuhl erscheinenden Stercobilins dem Abbau überalterter Erythrocyten entstammt. 15—20% radioaktives Stercobilin werden bereits am 2. oder 3. Tage ausgeschieden, der Hauptanteil zwischen dem 120.—140. Tage (Hämoglobinanteil). Es müssen also entweder Hämverbindungen gebildet werden, die einen sehr raschen Abbau erleiden, oder ein Teil der Erythrocyten wird schon im Knochenmark wieder abgebaut. Der reine hämatogene Ikterus kann vorübergehend mit einem hepatischen Ikterus gekoppelt sein. Die durch den stark vermehrten Blutabbau zähflüssige Galle kann zu Abflußstörungen führen, die einen Stauungsikterus hervorrufen. Es kommt hier auch zur Vermehrung von direkt reagierendem Serumbilirubin und zur Bilirubinurie.

1. Regeneratorische hämolytische Anämien.

Bei den regeneratorischen hämolytischen Anämien versucht der Körper den vermehrten Blutabbau durch eine verstärkte Erythropoese auszugleichen.

---

[1] GRAY und STERLING 1950.   [2] LONDON, WEST, SHEMIN und RITTENBERG 1950.
[3] GRAY, STERLING und FRANK 1953.

Der gesteigerte Blutzerfall bei den Erythropathien (corpusculäre hämolytische Anämien) beruht auf einer primären innerstrukturellen Minderwertigkeit der Erythrocyten. Erythrocyten dieser Anämieformen auf Gesunde übertragen, zeigen nur $1/5$—$1/12$ der normalen Überlebenszeit. Normale Erythrocyten auf Kranke übertragen haben eine regelrechte Überlebenszeit. Das Plasmamilieu ist beim Kranken also normal. Zu diesen Erythropathien gehören: der konstitutionelle familiäre hämolytische Ikterus, die Thalassämie und die in Kapitel I aufgeführten sog. Hämoglobinopathien. Noch zu nennen wäre die Ovalocytenanämie, die aber nur zu einem kleinen Prozentsatz einen gesteigerten, jedoch kompensierten Blutzerfall zeigt.

Bei den serogenen hämolytischen Anämien sind die Erythrocyten völlig normal. Die hämolytischen Faktoren befinden sich im Plasma als atypische Antikörper. Der Beweis der Serumpathogenität kann ebenfalls durch Differentialagglutination geführt werden. Erythrocyten Gesunder werden im Kreislauf Kranker rasch zerstört. Die Erythrocyten von Patienten haben auf Gesunde übertragen eine normale Überlebenszeit.

Am häufigsten werden erworbene serogene hämolytische Anämien beobachtet, die durch inkomplette Wärmeagglutinine bedingt sind. Die inkompletten gegen die eigenen Erythrocyten gerichteten Agglutinine bewirken eine Membranschädigung der Erythrocyten oder sie üben eine direkte Hämolysewirkung aus. Diese atypischen Antikörper treten häufiger im Verlauf von chronischen Erkrankungen des antikörperbildenden lymphatischen Systems auf (Lymphogranulomatose, lymphatische Leukämie, Reticulosarkom, M. Boeck, Milztuberkulose). Jedoch gibt es auch idiopathische Formen, bei denen eine vorhergehende Krankheit nicht bekannt ist.

Hämolytische Anämien durch Kälteagglutinine werden manchmal nach Virusinfekten besonders nach Viruspneumonien beobachtet. Komplette Kälteagglutinine können auch in normalen Seren gefunden werden (Wirkungsbereich 0—10°). Zur Hämolyse führen sie erst, wenn ihr thermischer Wirkungsbereich über 30° ansteigt und wenn sie pathologisch vermehrt sind.

2. Toxische hämolytische Anämien.

Bei den toxischen hämolytischen Anämien erfolgt eine Hämolyse der Erythrocyten durch exogene Gifte oder durch endogene Toxine. Besonders Phenylhydrazin und seine Derivate sind als hämolytische Gifte wirksam. Weiter sind unter anderen zu nennen: Arsenwasserstoff, Schlangengifte, Extract. filicis, Trichloräthylen und bestimmte Sulfonamide. Bei einem Teil der toxischen hämolytischen Anämien kommt es zur Hämiglobinbildung und zur Bildung grüner Farbstoffe (s. S. 258, 260).

Endogene toxisch hämolytische Anämien werden gelegentlich bei schweren Infekten, bei schwerer Urämie und bei Schwangerschaft beobachtet.

3. Megaloblastische hyperchrome Anämien.

Während bei den oben besprochenen hämolytischen Anämien allein eine Vermehrung des Blutabbaus vorliegt, der zum Teil kompensiert werden kann, zeigen die megaloblastischen hyperchromen Anämien neben einem vermehrten Blutzerfall noch eine Störung der Erythropoese. Diese Anämien zeigen eine Störung der Zellbildung, jedoch ist die Hb-Synthese nicht gestört. Die Störung der Zellbildung beruht auf einer Synthesestörung im Nucleinsäurestoffwechsel und wird durch das Fehlen des Vitamin B_{12} durch ungenügende Resorption desselben bewirkt.

Bei der perniziösen Anämie handelt es sich um die Folge einer Störung der Magensekretion (Schleimhautatrophie) die zu einer mangelhaften B_{12}-Resorption führt. Serumbilirubin, Serumeisen, Harnfarbe und Stuhlfarbe sind stark vermehrt. Ebenso besteht eine erhöhte Porphyrinausscheidung. Blutfarbstoffwechseluntersuchungen haben einen stark erhöhten Blutzerfall ergeben, dem eine verminderte Neubildung gegenübersteht. Das Zusammentreffen beider Schädigungen wirkt sich besonders ungünstig aus.

Auch die symptomatischen perniziösen Anämien (Magencarcinom, Botriocephalus latus, Darmstenosen, Sprue, Cöliakie usw.) haben die gleiche Ursache, eine verminderte Resorption von B_{12} bzw. eine Störung der Resorption oder der Funktion der Folsäure. Nach Beseitigung der Ursachen heilen diese Anämien. Der Blutfarbstoffzerfall ist bei den symptomatischen perniziösen Anämien erhöht, erreicht aber nicht den Umfang wie bei der BIERMERschen Anämie.

4. Hämatinämien.

Hämatin ist ein pathologisches Abbauprodukt des Hämoglobins, das unter physiologischen Bedingungen nicht gefunden werden konnte. Hämatinämien[1] werden beobachtet bei perniziöser Anämie, Malaria, toxischen hämolytischen Anämien und bei schweren Leberschädigungen. Gelegentlich treten Hämatinämien auch bei hämolytischem Ikterus auf[2]. Bei diesen Erkrankungen kommt es manchmal zu einer bräunlichen Verfärbung der Haut (Hämatinikterus), da der Hämatingehalt des Blutes teilweise recht erheblich sein kann. DUESBERG ist der Meinung, daß das Auftreten einer Hämatinämie mit einer herabgesetzten Leberfunktion in Zusammenhang steht. Er konnte zeigen, daß nach Injektion einer Hb-Lösung bei Lebererkrankungen die Hämatinämie entweder zunimmt oder auftritt. Eine Hämatinbildung wird beim Gesunden nach Hb-Injektion nicht beobachtet.

Die Frage, ob Hämatin in vivo abgebaut wird, konnte von LONDON (1950) entschieden werden. Nach intravenöser Injektion von N^{15}-Hämin wurde radioaktives Stercobilin im Stuhl ausgeschieden. Hämatin wird also ebenso wie Hämoglobin zu Gallenfarbstoffen abgebaut. FAIRLEY (1941) hat festgestellt, daß Hämatin im Blut an Albumin gebunden wird. Es wurde vorgeschlagen, die Bezeichnung Hämatinämie in Methämalbuminämie umzuwandeln.

C. Pathologie des Umsatzes der übrigen Häminproteide.
1. Paroxysmale Myoglobinurie.

Das sehr seltene Krankheitsbild wurde zuerst von MEYER-BETZ (1910) beschrieben[3]. Es kommt zu Schmerzanfällen und Verkrampfungen in der Muskulatur, die von einem Myoglobinzerfall begleitet sind (fischfleischartige Muskeldegeneration). Das vermehrt freigewordene Myoglobin wird wegen seines niedrigen Molekulargewichtes rasch im Urin ausgeschieden und verleiht ihm die braunrote Farbe. Hämoglobin und Erythrocyten finden sich nicht im Harn.

Die paroxysmale Myoglobinurie wird bei Kranken beobachtet, die nach längerer Ruhe plötzlich körperlichen Belastungen ausgesetzt werden. Ähnliche Befunde werden bei dem sog. Kreuzschlag der Pferde erhoben. Nach längerer Ruhe mit gutem Futter kommt es bei starken Anstrengungen zu Muskellähmungen und zur Myoglobinausscheidung im Harn. Es wird ein Zusammenhang

---

[1] BINGOLD 1941.   [2] DUESBERG 1934.   [3] KREUTZER, STRAIT und KERR 1948.

mit vermehrt im Muskel freiwerdender Milchsäure angenommen. Durch die Milchsäure soll Myoglobin freigesetzt werden. Möglicherweise bestehen Beziehungen zu manchen Formen der progressiven Muskeldystrophie.

2. Haffkrankheit.

Die Haffkrankheit wurde zuerst 1924 bei Fischern des Königsberger Haffs beobachtet. Sie trat endemieartig in verschiedenen Jahren nach Genuß von Aalen und Fischen auf[1]. Die Erkrankung beginnt akut mit heftigen ziehenden Schmerzen der Skeletmuskulatur. Wenige Stunden später wird ein rotbrauner myoglobinhaltiger Harn entleert. Nach wenigen Stunden ist der Urin normal. Es kann jedoch auch zur Anurie und Urämie kommen.

Pathogenetisch gehört die Haffkrankheit zu den paroxysmalen Myoglobinurien. Es wird angenommen, daß die Fische im Haff bestimmte giftige Stoffe (aus den Abwässern der Cellulosefabrik) speichern, ohne selbst zu erkranken und daß sie diese Giftstoffe dann auf den Menschen übertragen.

3. Crush-Syndrom. Myorenales Syndrom.

Die erste Beschreibung des Krankheitsbildes stammt von FRANKENTHAL (1916). Von BYWATERS (1945) wurde die Bezeichnung ischämische Muskelnekrose verwendet. Bei großflächiger Quetschung einer Muskelmasse (z. B. nach Verschüttungen) oder Unterbrechung der arteriellen Versorgung tritt nach wenigen Stunden unter Austritt von Myoglobin, Salzen, Kreatin und Glykogen Plasma in das geschädigte Muskelgewebe über[2]. Unter Blutdruckabfall kommt es zum Schock. In dieser Phase wird ein bräunlicher, myoglobinhaltiger saurer Urin (Acidurie bis p_H 4,8) ausgeschieden. Aus der zerfallenen Muskelmasse stammen die großen Kalium- und Kreatinmengen, die im Harn erscheinen. Die Nieren zeigen eine Schädigung der unteren Abschnitte der Tubuli (Lower-Nephron-Nephrose). Es kann zur Urämie und Anurie kommen. Kommt die Diurese wieder in Gang, so gehen die Symptome zurück.

Von BINGOLD (1954) wurde die Bezeichnung myorenales Syndrom geprägt. Die Erscheinungen eines myorenalen Syndroms werden auch bei vielen geringeren Muskelschädigungen gefunden (Quetschungen der Beckenmuskulatur bei Entbindungen, Muskelzerfall bei Gasgangrän). Myopathien nach Kohlenoxydvergiftungen, die Myositis myoglobinurica[3] und die Myoporphyrie zeigen das Bild eines myorenalen Syndroms. Nach Hochspannungsunfällen[4] kommt es zu Muskelnekrosen und zur Myoglobinurie mit entsprechender Nierenschädigung.

4. Häminfermente.

Über die Pathologie des Umsatzes der Zellhämie ist wenig bekannt. Jede aerob lebende Zelle enthält Atmungsfermente. Die Cytochrom c-Synthese vollzieht sich unabhängig vom Knochenmark in jeder einzelnen Zelle. Eine Vermehrung von Cytochrom c ist meistens auch von einer Vermehrung der anderen Oxydationsfermente begleitet[5]. Das gleiche gilt für die Cytochromoxydase[6]. PRADER (1948) hat tierexperimentell bei Bleianämien festgestellt, daß der Cytochrom c-Gehalt der Organe hierbei erheblich ansteigt (im Muskel um 140%). Dieser Anstieg wird als kompensatorische Reaktion auf die Anämie mit ihrer ungenügenden Sauerstoffversorgung der Zellen betrachtet. Auch bei erhöhtem Sauerstoffbedarf (Hyperthyreose) findet sich eine Cytochrom c-Vermehrung[7]. Das

---

[1] STÖLTZNER 1932, 1933, JEDDELOH 1939.   [2] LOUSTALOT 1950.
[3] GÜNTHER 1940.   [4] FISCHER und ROSSIER 1947.   [5] RASKA 1945.   [6] STOTZ 1939.
[7] TISSIÈRES 1946.

Gewebe scheint also auf eine chronisch verminderte Sauerstoffversorgung mit einer Vermehrung der Atmungsfermente zu reagieren. Der Bestand der Häminfermente wird vom Gewebe außerordentlich fest gehalten. Erst bei schwerem Eisenmangel kommt es zu einer Abnahme. Der Gehalt der Tumorzellen an Cytochrom c und an Katalase ist stark herabgesetzt[1].

Ein Mangel an Eisen oder Eiweiß führt zu einer Verminderung der Katalase. Bei Eisenmangel kommt es zu einer Verringerung der Katalaseaktivität in den einzelnen Organen. Der Katalasegehalt des Herzmuskels wird hierbei nicht herabgesetzt[2]. Proteinmangel führt vorwiegend zur Verminderung der Leberkatalase[3]. Die Blutkatalase ist bei der perniziösen Anämie vermehrt, bei hypochromen Anämien vermindert. Im Neugeborenenblut[4] fand sich die Katalaseaktivität um 33% verringert. TAKAHARA und MIYAMOTO[5] beobachteten 1949 in Japan bei einem Kind das Fehlen von Katalase im Blut und im Gewebe. Zwei weitere Geschwister von vier zeigten ebenfalls eine Akatalasämie. Es handelt sich um ein kongenitales Fehlen eines Fermentes, als vermutlich hereditärer Defekt. Befunde über den Hämoglobinumsatz bei Akatalasämien liegen leider nicht vor.

D. Die pathologischen Porphyrinurien und die Porphyrien.

Eine vermehrte Porphyrinausscheidung und Porphyrinsynthese kann beim Menschen sehr verschiedene Ursachen haben. Jede lebende Zelle enthält Porphyrinverbindungen. Mit der Nahrung werden daher besonders bei fleischreicher Kost Porphyrine zugeführt. Ebenso entstehen bei Gemüsenahrung aus Chlorophyll Porphyrine. Die Darmbakterien synthetisieren Porphyrine für den eigenen Stoffwechsel.

Neben diesen exogenen Porphyrinen finden sich Porphyrine des endogenen Porphyrinstoffwechsels. Die endogen entstandenen Porphyrine entstammen vermutlich dem Hämstoffwechsel. Bei porphyrinfreier Nahrung werden täglich im Stuhl 200—400 γ endogenes Porphyrin ausgeschieden. Im Harn finden sich bis 40 γ täglich. Bei normaler porphyrinhaltiger Kost enthält der Stuhl bis 1000 γ und der Harn bis 100 γ endogenes und exogenes Porphyrin. Aus dem Darm wird Porphyrin resorbiert. Durch die Leber wird Porphyrin in den Darm ausgeschieden, im Darm wird es zum Teil wieder rückresorbiert. In der Galle finden sich 40—60 γ-% Porphyrine. Das bedeutet eine tägliche Ausscheidung von 400—600 γ Porphyrin in den Darm durch die normale Ausscheidungsfunktion der Leber. Auf das Ausscheidungsverhältnis von Harn/Stuhlporphyrin hat die Leber einen entscheidenden Einfluß. Bei Störung dieser Ausscheidungsfunktion kommt es zur vermehrten Ausscheidung von Porphyrin im Harn.

Natürlich vorkommende Porphyrine gehören entweder der Isomerenreihe III oder I an. Eine Umwandlung eines Porphyrins der Isomerenreihe III in ein solches der Isomerenreihe I ist nicht möglich. Nach vollzogener Synthese muß also jede Isomerenreihe ihren eigenen Stoffwechsel besitzen.

Als Abbauprodukte des Häms oder als Zwischenprodukte der Hämsynthese kommen nur Porphyrine der Isomerenreihe III in Frage. Das mit der Galle ausgeschiedene Koproporphyrin I stammt sicherlich aus einer Nebensynthese.

Bei der Bewertung vieler früher erhobener Befunde ist an die methodischen Schwierigkeiten der quantitativen Porphyrinbestimmungen zu erinnern, die besonders bei der Isomerendifferenzierung bestanden haben.

---

[1] BINGOLD 1955.   [2] SCHULTZE 1940.   [3] MILLER 1948.
[4] KÜNZER, SCHÜTZ und AMBS 1955.   [5] TAKAHARA 1952.

1. Die pathologischen Porphyrinurien.

Als pathologische Porphyrinurien werden diejenigen Krankheiten bezeichnet, bei denen es auf Grund einer organischen oder funktionellen Störung eines Organs (Leber, Knochenmark, Magen-Darm) zu einer vermehrten Porphyrinausscheidung kommt. Die pathologischen Porphyrinurien können in 2 Gruppen unterteilt werden:

1. in durch exogene Gifte hervorgerufene toxische Porphyrinurien,
2. in sekundäre Porphyrinurien als Folge anderweitiger Erkrankungen.

Davon unterschieden werden die Porphyrien, bei denen eine anlagemäßig bedingte bzw. mitbedingte primäre Störung der Porphyrinsynthese besteht.

Die toxischen Porphyrinurien. Am bekanntesten ist die Porphyrinurie nach Bleiintoxikation, die eine so regelmäßige Begleiterscheinung ist, daß der vermehrte Porphyrinnachweis im Harn eine wichtige diagnostische Bedeutung hat. Die Koproporphyrinvermehrungen im Harn treten früher auf als die übrigen Vergiftungssymptome. Überwiegend wird Koproporphyrin III ausgeschieden. Von SEIFERT[1] werden Werte bis zum 50—100fachen der Norm angegeben. KENCH und Mitarbeiter[2] finden außerdem einen allerdings wesentlich geringeren Koproporphyrin I-Anstieg.

VANNOTTI (1937) hat tierexperimentell bei Bleivergiftungen eine starke Zunahme des Koproporphyringehaltes der Erythroblasten gefunden. SEGGEL[3] fand die Fluorescyten im Blut auf das 40fache vermehrt. Durch die Bleiintoxikation kommt es zu einer Behinderung des Eiseneinbaus in das Protoporphyrin. Auf Grund dieser Häm-Synthesestörung entsteht die Bleianämie. Außer im Skelet werden bei Bleivergiftungen die größten Bleimengen in der Leber gefunden. Eine Schädigung der Leber kann also als mitbestimmende Ursache für die vermehrte Porphyrinausscheidung im Harn angenommen werden.

Von weiteren Schwermetallen, die zu einer Porphyrinurie führen können, sind folgende zu nennen: Quecksilber[4], Mangan[5], Gold[4], Zinn[6] und Phosphor[4].

Die zweite Stoffgruppe, die eine Porphyrinurie hervorrufen kann, sind die Barbiturate (Sulfonal, Trional, Luminal usw.). Bei der großen Verbreitung dieser Medikamente ist die Zahl der Erkrankungen recht gering. Es scheint ein gewisser konstitutioneller Faktor nötig zu sein. Bei Frauen tritt diese Porphyrinurie wesentlich häufiger auf als bei Männern[7]. An welcher Stellung die Störung bei der Barbitursäureintoxikation angreift (Leber?) ist nicht bekannt.

Auch nach bestimmten Sulfonamiden sind Porphyrinurien beobachtet worden[8], deren Ursache vermutlich in Leberschädigungen zu suchen ist. Für die toxische Wirkung wird die aromatische Aminogruppe verantwortlich gemacht.

Pathologische Porphyrinurien werden weiter bei Vergiftungen mit chlorierten Kohlenwasserstoffen (z. B. Chloroform, Tetrachloräthan) und mit Nitro- und Aminoverbindungen cyclischer Kohlenwasserstoffe (z. B. Dinitrophenol, Anilin) gesehen[9]. Auch hierbei ist eine Leberparenchymschädigung neben anderen direkten Zellschädigungen wohl in erster Linie für die Porphyrinurie verantwortlich zu machen.

Bei der gelegentlich nach Colchicin und Urethan auftretenden Porphyrinurie scheint eine intracelluläre Hämsynthesestörung vorzuliegen[10].

Die nach Salvarsanintoxikation beobachteten Porphyrinurien zeigen einen Leberschaden[11].

---

[1] SEIFERT 1951.   [2] KENCH, LANE und VARLEY 1952.   [3] SEGGEL 1934, 1940.
[4] BRUGSCH 1952.   [5] RODIER 1950.   [6] LANGECKER 1929.
[7] GÜNTHER 1936.   [8] WEISSBECKER und STEIM 1953, VANNOTTI 1955.
[9] HOLSTEIN 1947.   [10] GRAFE 1948.   [11] VANNOTTI 1955.

Nach stärkeren Röntgenbestrahlungen und nach Insolationen wurde eine vermehrte Porphyrinausscheidung beobachtet, ebenso nach schweren Verbrennungen[1].

Auch die Porphyrinurie nach Äthylalkohol muß als Intoxikation aufgefaßt werden. FRANKE und FIKENTSCHER (1935) beobachteten beim Gesunden nach einigen Glas Bier bereits eine Verdoppelung der Harnporphyrinmenge. BRUGSCH (1952) erhielt nach höheren Alkoholgaben beim Gesunden eine Ausscheidungssteigerung von 200—300%. Er fand die stärkste Porphyrinausscheidung nicht sofort, sondern erst 2—3 Tage nach dem Alkoholgenuß. Neben dem Leberschaden macht BRUGSCH eine allgemeine Schädigung der Zellfermente durch Alkohol für die erhöhte Porphyrinausscheidung verantwortlich. Die gleichen Befunde erhoben WATSON und Mitarbeiter (1951), die bei alkoholischen Cirrhosen 2—4 Tage nach Alkoholintoxikation die größten Porphyrinausscheidungen im Harn fanden.

Sekundäre Porphyrinurien. Die sekundären Porphyrinurien als Folge anderer Erkrankungen sind sehr zahlreich. Von besonderer Bedeutung sind die Porphyrinurien bei Lebererkrankungen, die die zentrale Stellung der Leber im Porphyrinstoffwechsel unterstreichen. Porphyrinurien finden sich bei akuter und chronischer Hepatitis, wie überhaupt bei allen Formen des hepatischen Ikterus. Porphyrinurien werden beobachtet bei Lebercirrhosen, bei Lebermetastasen, bei schwerer Stauungsleber und nach Intoxikationen mit Leberschädigung. Beim Verschlußikterus kommt es zu einer Verschiebung des Verhältnisses Harn- zu Stuhlporphyrin, zugunsten des Harnporphyrins. Koproporphyrin I verschwindet im Stuhl und tritt vermehrt im Harn auf. Bei der LAENNECschen Cirrhose findet sich nach BRUGSCH (1952) nur eine geringe Erhöhung des Harnporphyrins, obwohl die Ausscheidungsfunktion der Leber für Porphyrine (nach BRUGSCH) hierbei vermindert ist. WATSON und Mitarbeiter (1951) finden bei Lebercirrhosen Harnkoproporphyrinwerte zwischen 120—400 γ pro die. Bei der alkoholischen Cirrhose fand sich der isomere Typ III eindeutig vermehrt. Die Annahme, daß zur Hämochromatose eine Porphyrinurie gehöre, kann wohl nicht aufrechterhalten werden. Es gibt Hämochromatosen ohne Störung der Porphyrinausscheidung. Erst bei Entwicklung einer Lebercirrhose kommt es sekundär zu einer Porphyrinurie.

Bei toxisch infektiösen Zuständen, Tuberkulose, Pneumonie, Scharlach, Sepsis, Hodgkin tritt häufig eine Porphyrinurie auf. Hierbei wird auch das Koproporphyrin I vermehrt gefunden[2]. Sowohl WATSON (1936) wie auch DOBRINER (1936) haben den gleichen Befund bei fieberhaften Zuständen erhoben. Dieses vermehrte Auftreten von Koproporphyrin I im Harn läßt wieder die Frage entstehen, ob es sich um eine Häm-Synthesestörung handelt oder mehr um die Folge einer Leberschädigung.

Zu einer vermehrten Entstehung exogener Porphyrine kann es bei verstärkter Fäulnis im Magen-Darmkanal kommen. Bei Blutungen in den Intestinaltrakt ist eine vermehrte Bildung von Deuteroporphyrin und Mesoporphyrin die Folge. Beide Porphyrine sind dann auch im Harn vermehrt nachweisbar.

Porphyrinurien bei Blutkrankheiten. Bei verstärkter Erythropoese finden sich vermehrt Porphyrine des Typs I und III im Knochenmark. Der Porphyringehalt der roten Blutkörperchen (Kopro- und Protoporphyrin) ist bei den einzelnen Anämieformen verschieden erhöht, zum Teil bis auf das 10—20fache der Norm[3]. Die Porphyrinausscheidung im Harn ist bei der Eisenmangelanämie sehr gering[4]. Beim hämolytischen Ikterus wird nach BRUGSCH (1952) im Stuhl

---

[1] BRUGSCH 1952.   [2] VIGLIANI und LIBOWITZKY 1937.
[3] SCHWARTZ und WIKOFF 1952.   [4] VANNOTTI 1955.

Porphyrin stark vermehrt ausgeschieden. Die Porphyrinausscheidung im Harn tritt beim hämolytischen Ikterus besonders dann stark hervor, wenn es zusätzlich zu einer Leberschädigung kommt. Nach Befunden von DOBRINER (1936) und von WATSON (1936) findet sich bei hämolytischem Ikterus im Harn Koproporphyrin I vermehrt. Diese vermehrte Koproporphyrin I-Ausscheidung bei hämolytischen Vorgängen kann nicht mit dem erhöhten Blutzerfall erklärt werden, sondern muß wohl ihre Ursache in der reaktiv gesteigerten Erythropoese haben. Bei der unbehandelten perniziösen Anämie findet sich häufig eine erhöhte Koproporphyrin I-Ausscheidung im Harn, die sich nach Behandlung mit einsetzender Reticulocytenkrise rasch normalisiert[1].

2. Die Porphyrien.

Während als Porphyrinurien diejenigen Krankheiten bezeichnet werden, bei denen vermehrte Porphyrinausscheidungen die Folge einer Intoxikation oder einer anderen Erkrankung sind, stellen die Porphyrien primäre, konstitutionell bedingte oder zumindest mitbedingte Krankheitsbilder dar, mit zum Teil außerordentlich hohen Porphyrinbildungen im Organismus und mit entsprechend hohen Porphyrinausscheidungen.

Die Einteilung der Porphyrien in verschiedene Krankheitsgruppen bereitet zum Teil Schwierigkeiten, da sich Überlagerungen der klinischen Bilder ergeben.

Die kongenitale lichtsensitive Porphyrie. GÜNTHERsche Krankheit[2]. Die kongenitale Porphyrie ist von den übrigen Porphyrien gut abgrenzbar. Sie entwickelt sich schleichend in den ersten Lebensjahren und zeigt einen progredienten Charakter. Im Vordergrund stehen die Hauterscheinungen als Folge der Lichtüberempfindlichkeit durch den erhöhten Porphyringehalt der Haut und der Organe. Die Hautveränderungen werden zunehmend schwerer. Es kann zur Zerstörung des Knorpels (Ohrmuschel, Nase) und zu Gelenkdeformierungen kommen. Akute Schübe fehlen. Das Krankheitsbild kann bereits bei der Geburt voll ausgebildet sein[3]. Meist treten die Symptome während der ersten 10 Lebensjahre auf. Jedoch sind auch Fälle bekannt, die erst nach Eintreten der Pubertät krankhafte Erscheinungen zeigen. In der Literatur sind etwa 100 Fälle[4] beschrieben worden. Jedoch wird bei einer kritischen Sichtung ein Teil dieser Fälle als zur Porphyria cutanea tarda gehörig eingeordnet werden müssen. Von WATSON (1952) wurde wegen des hohen Porphyringehaltes des Knochenmarkes für diese Krankheit die Bezeichnung Porphyria erythropoetica vorgeschlagen.

Bei der kongenitalen Porphyrie zeigt der Harn eine rein rote Farbe, die durch den hohen Gehalt an freiem Porphyrin bedingt ist. Es wird vorwiegend Uroporphyrin I und Koproporphyrin I ausgeschieden. Porphobilinogen fehlt im Harn. Die pathologisch vermehrte Synthese von Porphyrinen des Isomerentyps I kann zu extrem hohen Ausscheidungswerten führen. So wurde bei einem Patienten (PETRY[5]) jahrelang eine Ausscheidung zwischen 160—600 mg Porphyrin I täglich beobachtet. Auch die Porphyrinausscheidung im Stuhl ist beträchtlich vermehrt.

Die Erythropoese scheint durch die enorme Porphyrinproduktion primär nicht geschädigt zu sein. Im weiteren Verlauf kommt es dann zu einer Anämie, die nach Untersuchungen von ALDRICH und Mitarbeitern (1951) hämolytisch ist. Oft findet sich eine Splenomegalie. Gelegentlich hat die Splenektomie therapeutische Erfolge gezeigt[6].

---

[1] WARD und MASON 1950. [2] GÜNTHER 1922, 1936.
[3] DUNSKY, FREEMAN und GIBSON 1947. [4] BRUGSCH 1952.
[5] BORST und KÖNIGSDÖRFFER 1929, FISCHER 1933.
[6] ALDRICH, HAWKINSON, GRINSTEIN und WATSON 1951.

Bei den kongenitalen Porphyrien wird angenommen, daß eine qualitative und quantitative Fehlleistung der für die Tetrapyrollringsynthese verantwortlichen Fermentsysteme vorliegt, die zur vermehrten Porphyrin I-Bildung führt. Durch die Gabe von N^{15}-Glykokoll an Patienten mit kongenitaler Porphyrie wurde nachgewiesen, daß Glykokoll auch in die Isomerenreihe I eingebaut wird. Die Hauptmenge des N^{15}-Uroporphyrin I und N^{15}-Koproporphyrin I wurden in der 2.—4. Tagesperiode ausgeschieden. Gleichzeitig wurde die N^{15}-Stercobilinausscheidung untersucht. 80% des N^{15}-Stercobilins wurden innerhalb von 3 Wochen ausgeschieden, während beim Gesunden die Hauptmenge des N^{15}-Stercobilins erst am Ende der Erythrocytenlebenszeit nach 120—140 Tagen ausgeschieden wird[1]. Dieser Befund wird entweder so erklärt, daß bei der kongenitalen Porphyrie vorzeitig gebildete Erythrocyten zugrunde gehen, oder daß in den Erythroblasten zuviel Häm synthetisiert wird, für das nicht genügend Globulin zur Verfügung steht. Beide Erklärungsversuche befriedigen nicht.

Die übrigen Porphyrien werden in folgende Krankheitsformen unterteilt:

a) die intermittierend akute Porphyrie,
b) die Porphyria cutanea tarda,
c) Mischformen von a) und b).

Von WATSON (1952) werden diese Porphyrien als Porphyria hepatica zusammengefaßt, da es bei diesen Krankheiten zu einer starken Vermehrung (bzw. Bildung) von Porphyrin und seinen Vorstufen in der Leber kommt. Im Knochenmark findet sich dagegen keine Porphyrinvermehrung.

Die intermittierend akute Porphyrie. Diese Form der Porphyrie ist die häufigste der an sich seltenen Porphyrien. Sie tritt kaum vor dem 15. Lebensjahr oder nach dem 40. Lebensjahr auf. Frauen erkranken häufiger als Männer (3:2). Die Krankheitsanlage wird dominant vererbt[2]. Es werden 2 Verlaufsformen unterschieden. Die abdominale Form mit akut einsetzenden Darmbeschwerden und die mehr subakute neuritische Form. Beide Syndrome können beim gleichen Patienten auftreten. Das klinische Bild kann außerordentlich vielgestaltig sein. Die abdominale Form wird am häufigsten gesehen. Bei der Mehrzahl der Kranken beginnen die Symptome akut mit dem „Porphyrieanfall". Der Schmerzanfall kann in Form einer Kolik auftreten und wird oft in der Magen- oder Nierengegend lokalisiert. Erbrechen und Obstipation können Begleitsymptome sein. Bei der neuritischen Form der Porphyrie, der gefährlichsten Form der akuten Porphyrie, werden oft die motorischen Nerven symmetrisch oder asymmetrisch befallen, so daß das Bild einer Poliomyelitis entstehen kann. Gelegentlich klagen die Patienten über unerträgliche Hautschmerzen. Es kann zu rasch auftretenden Paresen und Atrophien kommen. Auch psychische Veränderungen treten bei dieser Form der Porphyrie auf.

Pathologische Veränderungen des roten Blutbildes werden kaum gefunden. Der Harn ist bei den intermittierend akuten Porphyrien schwarzrot oder braunrot gefärbt, kann aber auch normal gefärbt sein und erst beim Stehen diese Farbe annehmen (Chromogene). Das ausgeschiedene Porphyrin, vorwiegend Koproporphyrin III ist im Verhältnis zur kongenitalen Porphyrie mengenmäßig nicht bedeutend. Die Porphyrine liegen bei der intermittierend akuten Porphyrie im Harn zum Teil als Zinksalze vor. Im Harn findet sich Porphobilinogen[3], das bei der kongenitalen Porphyrie nicht vorhanden ist. Porphobilinogen zeigt eine positive EHRLICHsche Reaktion, der rote Farbstoff ist aber im Gegensatz zum Urobilinogen nicht mit Chloroform ausschüttelbar.

---

[1] GRAY, NEUBERGER und SNEATH 1950, LONDON, WEST, SHEMIN und RITTENBERG 1950, GRINSTEIN, ALDRICH, HAWKINSON, LOWRY und WATSON 1951.
[2] WALDENSTRÖM 1937.   [3] WALDENSTRÖM und VAHLQUIST 1939.

Als Vorstufe des Porphobilinogens wurde die δ-Aminolävulinsäure festgestellt. Nach Verabreichung von δ-Aminolävulinsäure kommt es beim Gesunden zum Auftreten von Porphobilinogen im Harn und zur vermehrten Ausscheidung von Stuhlporphyrin[1].

Verabreicht man δ-Aminolävulinsäure an Patienten mit intermittierend akuter Porphyrie, so kommt es zu einer stärkeren Umwandlung in Porphobilinogen als beim Gesunden. Die Umwandlung der δ-Aminolävulinsäure wird durch eine spezifische Dehydrase bewirkt. Am reichlichsten findet sich dieses Ferment in der Leber, dann im Knochenmark und in der Niere[2].

Experimentell gelingt es beim Kaninchen durch Sedormidgaben (Allylisopropylacetylcarbamid) das Bild einer akuten Porphyrie zu erzeugen[3]. STICH (1954) hat bei jungen Kaninchen nach Sedormid neben Koproporphyrin starke Uroporphyrin III-Ausscheidungen und Porphobilinogen im Harn gefunden. Die Tiere boten das Bild einer akuten Porphyrie. Den höchsten Porphyringehalt der Organe zeigte die toxisch geschädigte Leber. Der Katalasegehalt der Leber war erniedrigt. Porphobilinogen fand sich nur in der Leber. Die Muskulatur war unverändert. Knochenmark und Erythrocyten enthielten keine nachweisbaren Porphyrinmengen. Erythropoese und Hb-Bildung waren nicht gestört. STICH vertritt die Auffassung, daß bei seinen Versuchen die Biosynthese der pathologischen Porphyrine und des Porphobilinogens in der Leber erfolgt und nicht während des Hb-Aufbaues in den Erythroblasten oder während des Myoglobinaufbaues in der Muskelzelle.

Die Porphyria cutanea tarda[4]. Die Abgrenzung dieses Krankheitsbildes bereitet oft Schwierigkeiten[5]. Es handelt sich um eine erworbene Krankheit. Jedoch sind auch Fälle bekannt, die familiär gehäuft auftreten[6]. Die Krankheit wird oft nach Alkoholabusus und Leberschäden beobachtet.

Sie beginnt häufig im späteren Lebensalter mit geringer Lichtüberempfindlichkeit und Pigmentierungen; es kann dabei auch zu kleinen Blasenbildungen kommen. Im Knochenmark findet sich keine Porphyrinvermehrung, ebenso werden keine Anämien beobachtet. Bei der chronischen Form der Krankheit wird kein Porphobilinogen im Harn ausgeschieden. Das Harnporphyrin wird zum Teil als Zinksalz ausgeschieden und ist vorwiegend Uroporphyrin und zwar sowohl das Isomere I als auch III in wechselnder quantitativer Zusammensetzung.

DANNENBERG und REINWEIN (1955) haben in einem sorgfältig untersuchten Fall von Porphyria cutanea tarda Uroporphyrin I und in fast gleicher Menge Heptacarboxylporphyrin gefunden. Daneben wiesen sie noch geringe Mengen von Koproporphyrin und Pentacarboxylporphyrin nach. Chromogene, Porphobilinogen und Porphobilin waren im Harn nicht vorhanden.

Literatur.

ALDRICH, R. A., V. HAWKINSON, M. GRINSTEIN and C. J. WATSON: Photosensitive or congenital porphyria with hemolytic anemia. I. Clinical and fundamental studies before and after splenectomy. Blood 6, 685 (1951). — ALLEN, D. W., J. WYMAN jr. and C. A. SMITH: The oxygen equilibrium of fetal and adult human hemoglobin. J. of Biol. Chem. 203, 81 (1953). — ALLISON, A. C., and S. M. SMITH: Notes on sickle-cell polymorphism. With statistical appendix. Ann. Hum. Genet. 19, 39 (1954). — ANAGNOSTU, J.: Experimentelle Untersuchungen über den Einfluß von Vitamin A auf die Thrombocyten und das Knochenmark. Klin. Wschr. 1939 II, 1277. — ASCENZI, A., and E. SILVESTRONI: On the optical properties of the hemoglobin in microdrepanocytic disease. Blood 8, 1061 (1953). — ASTALDI, G., E. G. RONDANELLI, E. BERNARDELLI u. E. STROSSELLI: An abnormal substance present

---

[1] SCOTT 1955.   [2] GIBSON 1955.   [3] WATSON, SCHMIDT und SCHWARTZ 1952.
[4] WALDENSTRÖM 1937.   [5] RIMINGTON 1952, WELLS und RIMINGTON 1953.
[6] DEAN 1953.

in the erythroblasts of thalassaemia major. Cytochemical investigations. Acta haematol. (Basel) **12**, 145 (1954). — ASTALDI, G., P. TOLENTINO u. C. SACCHETTI: La Talassemia. (Morbo di Cooley e forme affini). Bibl. haematol. **1951**, H. 12.
BÄNDER, A., u. M. KIESE: Die Bedeutung der Wirkung des Kohlenoxyds auf die Zellatmung für die Kohlenoxydvergiftung. Klin. Wschr. **1955**, 152. — BANKS, L. O., R. B. SCOTT and J. SIMMONS: Studies in sickle cell anemia. Amer. J. Dis. Childr. **84**, 601 (1952). — BANSI, H. W.: Das Hungerödem. Stuttgart 1949. — BARCROFT, H., Q. H. GIBSON, D. C. HARRISON and J. McMURRAY: Familial idiopathic methaemoglobinaemia and its treatment with ascorbic acid. Clin. Sci. **5**, 145 (1945). — BARCROFT, J.: The respiratory function of the blood. II. Haemoglobin. Cambridge University Press 1928. — BARKAN, G.: Blutfarbstoff, Eisen, Gallenfarbstoff. Klin. Wschr. **1937**, 1265. — BARKAN, G., u. O. SCHALES: Chemischer Aufbau und physiologische Bedeutung des „leicht abspaltbaren" Bluteisens. Z. physiol. Chem. **248**, 96 (1937). — BARTHE, R.: Endogenes Kohlenoxyd in der Arbeitsmedizin. Arch. Gewerbepath. **13**, 145 (1954). — BEAVEN, G. H., H. HOCH and E. R. HOLIDAY: The haemoglobins of the human foetus. Biochemic. J. **49**, 374 (1951). — BEAVEN, G. H., and J. C. WHITE: Detection of foetal and sickle-cell haemoglobins in human anaemias. Nature (Lond.) **172**, 1006 (1953). — BEGG, TH. B.: Sulphaemoglobinaemia. A report of five cases. Brit. Med. J. **1955**, 701. — BÉNARD H., A. GADJOS, M. GADJOS-TOROK u. TISSIER: La physiopathologie des porphyrines chez l'homme. Semaine Hôp. **1950**, 74. — BERGH, A. A. H. VAN DEN: Enterogene Cyanose. Dtsch. Arch. klin. Med. **83**, 86 (1905). — BERGREN, W. R., PH. STURGEON u. H. A. ITANO: Zone electrophoresis of abnormal hemoglobins. Separation on paper of hemoglobins associated with sickle cell disease. Acta haematol. (Basel) **12**, 160 (1954). — BERNING, H.: Die Eiweißmangelanämie. Klin. Wschr. **1947**, 585. ~ Die Dystrophie. Stuttgart: Georg Thieme 1947. — BETKE, K.: Der menschliche rote Blutfarbstoff. Berlin-Göttingen-Heidelberg: Springer 1954. a. ~ Y a-t-il des pseudothalassémies ? V. Congr. internat. de transfusion sanguine. Sept. 1954b. — BETKE, K., u. I. GREINACHER: Hitzedenaturierung und Hitzekoagulation bei fetalem und bleibendem Hämoglobin des Menschen. Z. Kinderheilk. **75**, 235 (1954a). ~ Zur Reinigung von Hämoglobinlösungen mittels Aluminiumhydroxyd: Differente Adsorption von fetalem und bleibendem Blutfarbstoff. Acta haematol. (Basel) **11**, 378 (1954b). ~ Untersuchungen über biologische und physikalisch-chemische Eigenschaften von Sichelzell-Hämoglobin. Klin. Wschr. **1955**, 611. — BETKE, K., I. GREINACHER u. E. LEBER: Über die Bindung von Hämatin an Plasmaeiweiß. Zugleich ein Beitrag zur Methodik der Alkalidenaturierung von Blutfarbstoff. Biochem. Z. **326**, 1 (1954). — BETKE, K., u. H. RAU: Zur Frage der Neigung junger Säuglinge, an Methämoglobinämien zu erkranken. Arch. Kinderheilk. **145**, 195 (1952). — BINGOLD, K.: Blutkatalase und Wasserstoffsuperoxyd als wirkende Kräfte beim Blutfarbstoffabbau. Pentdyopent in seiner Bedeutung für chemische Physiologie, Blutumsatz und Klinik. Erg. inn. Med. **60**, 1 (1941). ~ Muskelerkrankungen und ihre Beziehung zum Myoglobin und Hämoglobin. Dtsch. med. Wschr. **1954**, 272. ~ Über die Bedeutung der Katalase in biologischer und klinischer Beziehung. Dtsch. med. Wschr. **1955**, 603. — BINGOLD, K., u. W. STICH: Fortschritte auf dem Gebiet des Blutfarbstoffs. Erg. inn. Med., N. F. **5**, 708 (1954). — BIRD, G. W. G., H. LEHMANN and A. E. MOURANT: A third example of haemoglobin D. Trans. Roy. Soc. Trop. Med. Lond. **49**, 399 (1955). — BLACKFAN and WOLBACH: J. of Pediatr. **3**, 679 (1933). Zit. nach HEILMEYER u. BEGEMANN, Handbuch der inneren Medizin, Bd. II, Blut und Blutkrankheiten. — BODANSKY, O.: Methemoglobinemia and methemoglobin-producing compounds. Pharmacol. Rev. **3**, 144 (1951). — BODO, T.: Über „alimentäre" Nitrat-Methämoglobinämie im frühen Säuglingsalter. Mschr. Kinderheilk. **103**, 8 (1955). — BORST, M., u. H. KÖNIGSDÖRFFER: Untersuchungen über Porphyrie, mit besonderer Berücksichtigung der Porphyria congenita. Leipzig: S. Hirzel 1929. — BOUSSER, J., et C. LAPLANCHE: Les critères actuels du diagnostic des thalassémies mineures et minimes. Sang **25**, 453 (1954). — BRAIN, P.: Problems of sickle-cell distribution in Africa. V. Congr. internat. de transfusion sanguine. Sept. 1954, Paris. — BRAIN, P., and H. LEHMANN: Incidence of haemoglobin C in the „coloured" population of cape town. Nature (Lond.) **175**, 262 (1955). — BRANDENBURG, R. O., and H. L. SMITH: Sulfhemoglobinemia: A study of 62 clinical cases. Amer. Heart J. **42**, 582 (1951). — BRUGSCH, J.: Porphyrine. Leipzig: Johann Ambrosius Barth 1952. — BÜCH, O.: Massenvergiftung durch Natriumnitrit. Arch. Toxikol. **14**, 53 (1952). — BYWATERS, E. G. L.: Ischaemic muscle necrosis (Crush syndrome). Brit. Med. Bull. **3**, 107 (1945).
CABANNES, R.: Persönliche Mitteilung 1955. — CALDWELL, G. W., and R. H. DENNET: The use of copper and iron in one hundred cases of secundary anemia in children. Med. J. a. Rec. **135**, 286 (1932). — CARLSTEN, A., A. HOLMGREN, K. LINDROTH, T. SJÖSTRAND u. G. STRÖM: Relationship between low values of alveolar carbonmonoxide concentration and carboxyhemoglobin percentage in human blood. Acta physiol. scand. (Stockh.) **31**, 62 (1954). — CAVALLINI, D., C. DE MARCO, A. ROSSI-FANELLI e E. SILVESTRONI: L' emoglobina fetale nelle talassemie. Giorn. Biochim **3**, 307 (1955). — CHERNOFF, A. I.: Immunologic studies of hemoglobins. I. The production of antihemoglobin sera and their immunologic charac-

teristics. Blood 8, 399 (1953). ~ The human hemoglobins in health and disease. New England J. Med. 253, 322, 365, 416 (1955). — CHERNOFF, A. I., V. MINNICH and S. CHONGCHAREONSUK: Hemoglobin E, a hereditary abnormality of human hemoglobin. Science (Lancaster, Pa.) 120, 605 (1954). — CHERNOFF, A. I., and K. SINGER: Studies on abnormal hemoglobins. IV. Persistence of fetal hemoglobin in the erythrocytes of normal children. Pediatrics 9, 469 (1952). — CHOREMIS, C., E. W. IKIN, H. LEHMANN, A. E. MOURANT and L. ZANNOS: Sickle cell trait and blood-groups in Greece. Lancet 1953 II, 909. — CHOREMIS, C., L. ZANNOS and C. DENDAKI: Alkali-resistant haemoglobin in normal Greek children. J. Clin. Path. 7, 209 (1954a). ~ Alkali-resistant haemoglobin in thalassemia. V. Congr. internat. de transfusion sanguine, Sept. 1954, Paris (b). — CLARK jr., R. T.: Evidence for conversion of carbon monoxide to carbon dioxide by the intact animal. Amer. J. Physiol. 162, 560 (1950). — CODOUNIS, A.: Hereditary methaemoglobinaemic cyanosis. Brit. Med. J. 1952 II, 368. — COMLY, H. H.: Cyanosis from nitrates in well water. J. Amer. Med. Assoc. 129, 112 (1945). — CORNBLATH, M., and A. F. HARTMANN: Methemoglobinemia in young infants. J. of Pediatr. 33, 421 (1948).

DAMASHEK, W.: „Thalassemia" or What's in a name? Blood 10, 293 (1955). — DANNENBERG, H., u. R. REINWEIN: Zur Klinik der Porphyria cutanea tarda. Dtsch. Arch. klin. Med. 202, 214 (1955). — DARLING, R. C., and F. J. W. ROUGHTON: The effect of methemoglobin on the equilibrium between oxygen and hemoglobin. Amer. J. Physiol. 137, 56 (1942). — DARROW, R. R., S. NOWAKOWSKY and M. H. AUSTIN: Specifity of fetal and of adult human hemoglobin precipitates. Arch. of Path. 30, 873 (1940). — DEAN, G.: Porphyria. Brit. Med. J. 1953 II, 1291. — DERRIEN, Y.: Persönliche Mitteilung 1955. — DERVICHIAN, D. G.: Sur la constitution des hématies falciformes. V. Congr. internat. de transfusion sanguine, Sept. 1954, Paris. — DICKMAN, M. R., and J. H. MONCRIEF: Primary amide groups of human hemoglobin. Proc. Soc. Exper. Biol. a. Med. 77, 631 (1953). — DIGGS, L. W., C. F. AHMANN and J. BIBB: Incidence and significance of sickle cell trait. Ann. Int. Med. 7, 769 (1933). — DOBRINER, K.: Urinary porphyrins in disease. J. of Biol. Chem. 113, 1 (1936). — DORNBERGER-SCHIFF, K.: Zur Frage der Struktur des Hämoglobins von Sichelzellanämie-Patienten. Arch. Geschwulstforsch. 6, 192 (1954). — DOUGLAS, C. G., J. S. HALDANE and J. B. S. HALDANE: The law of combination of haemoglobin with carbon monoxide and oxygen. J. of Physiol. 44, 275 (1912). — DRESCHER, H., u. W. KÜNZER: Der Blutfarbstoff des menschlichen Feten. Klin. Wschr. 1954, 92. — DUESBERG, R.: Über die biologischen Beziehungen des Hämoglobins zu Bilirubin und Hämatin bei normalen und pathologischen Zuständen des Menschen. Arch. exper. Path. u. Pharmakol. 174, 305 (1934). ~ Zur Physiologie und Pathologie des Hämoglobinstoffwechsels. Verh. dtsch. Ges. inn. Med. 1948. — DUNSKY, I., F. FREEMAN and ST. GIBSON: Porphyria and Porphyrinuria. Amer. J. Dis. Childr. 74, 305 (1947). — DUSTIN, J. P., G. SCHAPIRA, J. C. DREYFUS u. O. HESTERMANS-MEDARD: La composition en acides aminés de l'hémoglobine foetale humaine. C. r. Soc. Chim. Biol. Paris 148, 1207 (1954).

EDER, H. A., C. FINCH and R. W. MCKEE: Congenital methemoglobinemia. A clinical and biochemical study of a case. J. Clin. Invest. 28, 265 (1949). — EDINGTON, G. M., and H. LEHMANN: A case of sickle cell-haemoglobin C disease and a survey of haemoglobin C incidence in Westafrica. Trans. Roy. Soc. Trop. Med., Lond. 48, 332 (1954a). ~ Haemoglobin G. A new haemoglobin found in a west african. Lancet 1954 II, 173. ~ Expression of the sickle-cell gene in Africa. Brit. Med. J. 1955 I, 1308. — EDINGTON, G. M., H. LEHMANN and R. G. SCHNEIDER: Characterisation and genetics of hemoglobin G. Nature (Lond.) 175, 850 (1955). — EULER, H. v., u. MALMBERG: Einfluß der Eingaben von Ascorbinsäure und Vitamin P (Citrin) auf den Gehalt des Meerschweinchenblutes an vitalfärbbaren Erythrocyten. Z. physiol. Chem. 249, 85 (1937). ~ Einfluß der Eingaben von Ascorbinsäure und Citrin auf den Gehalt des Meerschweinchenblutes an vitalfärbbaren Erythrocyten. II. Z. physiol. Chem. 252, 24 (1938). ~ Einfluß der Eingaben von Ascorbinsäure und Citrin auf den Gehalt des Meerschweinchenblutes an vitalfärbbaren Erythrocyten. III. Z. physiol. Chem. 256, 243 (1938). — EVELYN, K. A., and H. T. MALLOY: Microdetermination of oxyhemoglobin, methemoglobin and sulfhemoglobin in a single sample of blood. J. of Biol. Chem. 126, 655 (1938). — EWER, H.: Ungewöhnliche Ursache gehäufter Fälle von Nitrobenzolvergiftung bei Säuglingen. Dtsch. med. Wschr. 1920, 1078.

FAIRLEY, N. H.: Methämalbumin. Quart. J. Med. 38, 95 (1941). — FICHTER, E. G.: Sulfhemoglobinemia. Amer. J. Dis. Childr. 88, 749 (1954). — FINCH, C. A.: Methemoglobinemia and sulfhemoglobinemia. New England J. Med. 239, 470 (1948). — FINCH, C. A., J. A. WOLFF, C. E. RATH and R. G. FLUHARTY: Iron metabolism. J. Labor. a. Clin. Med. 34, 1480 (1949). — FISCHBACH, E.: Die Bildung von Hämiglobin (Methämoglobin) durch Plasmochin beim Menschen. Arch. exper. Path. u. Pharmakol. 212, 284 (1951). — FISCHER, H.: Über Hämin und Porphyrin. Verh. dtsch. Ges. Inner. Med. 7, (1933). — FISCHER, H., u. P. H. ROSSIER: Starkstromunfälle mit schweren Muskelschädigungen und Myoglobinurie. Helvet. med. Acta A 14, 3 (1947). — FISHBERG: Excretion of methemoglobin-forming substance in urine. Proc. Soc. Exper. Biol. a. Med. 56, 24 (1944). — FISHER, B.:

The production of Heinz bodies in normal human erythrocytes by metabisulfite. Science (Lancaster, Pa.) 118, 631 (1953). — FORBES, W. H., F. SARGENT and F. J. W. ROUGHTON: The rate of carbon monoxide uptake by normal men. Amer. J. Physiol. 143, 594 (1945).— FOULKES, E. C., R. LEMBERG and P. PURDON: Verdohaem and „verdoglobins". Proc. Roy. Soc. Lond., Ser. B 138, 386 (1951). — FRANKE, K., u. FIKENTSCHER: Die Bedeutung der quantitativen Porphyrinbestimmung mit der Lumineszenzmessung für die Prüfung der Leberfunktion und für Ernährungsfragen. Münch. med. Wschr. 1935, 171. — FRANKENTHAL, L.: Über Verschüttungen. Virchows Arch. 22, 332 (1916). —FREUDENBERG, E., u. M. ESSER: Zur Pathogenese der COOLEY-Anämie. Ann. paediatr. (Basel) 158, 128 (1942). — FRIEHOFF, F. J., u. K. H. LÖBERMANN: Zur Farbstofftherapie toxischer Hämiglobinämien unter Berücksichtigung der Patho-Physiologie dieser Vergiftungen. Arzneimittel-Forsch. 3, 616 (1953). — FRONTALI, G.: Die Lebensdauer der roten Blutkörperchen bei der Mittelmeeranämie. Med. Klin. 1954, 509. — FÜHNER, H.: Medizinische Toxikologie. Stuttgart: Georg Thieme 1951.
GARSCHE, R.: Über eine besondere Form der Blutungsanämie im Kindesalter (die sogenannte progressive pneumohämorrhagische Anämie). Dtsch. med. Rdsch. 1948, 381. — GASSER, C.: Die hämolytische Frühgeburtenanämie mit spontaner Innenkörperbildung (ein neues Syndrom, beobachtet an 14 Fällen). Helvet. paediatr. Acta 8, 491 (1953). ~ Perakute hämolytische Innenkörperanämie mit Methämoglobinämie nach Behandlung eines Säuglingsekzems mit Resorcin. Helvet. paediatr. Acta 9, 285 (1954). — GETTLER, V., and S. FREIMUTH: Carboxyhemoglobin determination. Amer. J. Clin. Path. 13, 1 (1943). — GIBSON, K. D.: Zit. nach STICH, Biosynthese der Porphyrine und Porphyrinstoffwechsel. Dtsch. med. Wschr. 1955, 1192. — GIBSON, Q. H.: Reduction of methaemoglobin in red blood cells and studies on cause of idiopathic methaemoglobinaemia. Biochemic. J. 42, 13 (1948). ~ Methaemoglobin and sulphaemoglobin. Biochemic. J. 57, Proc. III (1954). — GIERTZ, H., F. HAHN u. A. LANGE: Zur Toxikologie des Phenothiazins. Klin. Wschr. 1954, 983. — GIGON, A., u. M. NOVERRAZ: Dosage de petites quantités d'oxyde de carbone dans le sang. Schweiz. med. Wschr. 1940, 836. — GLANZMANN u. WALTHARD: Mschr. Kinderheilk. 1941, 88. Zit. nach HEILMEYER u. BEGEMANN: Handbuch der inneren Medizin, Bd. II, Blut und Blutkrankheiten. 1951. — GODT, E.: Diss. Freiburg. 1956. — GOODMAN, M., and D. H. CAMPBELL: Differences in antigenic specifity of human normal adult, fetal and sickle cell anemia hemoglobin. Blood 8, 422 (1953). — GRAFE, G.: Toxische Porphyrinurie nach Urethan- bzw. Colchicinbehandlung. Dtsch. Gesundheitswesen 3, 50 (1948).— GRAFF, J. A. E., E. W. IKIN, H. LEHMANN, A. E. MOURANT, D. M. PARKIN and R. L. WICKREMASINGHE: Haemoglobin E and blood groups in the Veddas. Proc. Phys. Soc. Dez. 1954. J. of Physiol. 127, 41P (1955). — GRANICK, S.: Ferritin, seine Eigenschaften und seine Bedeutung für den Eisenstoffwechsel. Chem. Rev. 38, 379 (1946). — GRANICK, S., and P. F. HAHN: Ferritin, Eisenaufnahme durch die Leber und Umwandlung in Ferritineisen. J. of Biol. Chem. 155, 661 (1944). — GRAY, C. H., A. NEUBERGER and P. H. A. SNEATH: Studies in congenital porphyria. Biochemic. J. 47, 87 (1950). — GRAY, S. J., and K. STERLING: The tagging of red cells and plasma proteins with radioactive chromium. J. Clin. Invest. 29, 1604 (1950). — GRAY, S. J., K. STERLING and H. FRANK: The simultaneous determination of red cell mass and plasma volume in man with radioactive sodium chromate and chronic chloride. J. Clin. Invest. 32, 1000 (1953). — GRINSTEIN, M., R. A. ALDRICH, V. HAWKINSON, P. LOWRY and C. J. WATSON: Photosensitive or congenital porphyria with hemolytic anemia. II. Isotope studies of porphyria and hemoglobin metabolism. Blood 6, 699 (1951). — GUBLER, A., G. E. CARTWRIGHT and M. M. WINTROBE: The effect of pyridoxine deficiency on the absorption of iron by rat. J. of Biol. Chem. 178, 989 (1949). — GÜNTHER, H.: Hämatoporphyrie. In SCHITTENHELM, Die Krankheiten des Blutes und der blutbildenden Organe, Bd. II, S. 622. Berlin: Springer 1925. ~ Porphyrie. In Neue Deutsche Klinik. Erg.Bd. 1936. ~ Die kryptogenen Myopathien. Erg. inn. Med. 58, 331 (1940). — GUTMANN, H. R., B. J. JANDORF and O. BODANSKY: The rôle of pyridine nucleotides in the reduction of methemoglobin. J. of Biol. Chem. 169, 145 (1947).
HANSSEN, P.: Haemosiderosis pulmonum. Acta paediatr. (Stockh.) 34, 193 (1947). — HARRIS, J. W.: Studies on destruction of red blood cells. 8. Molecular orientation in sickle cell hemoglobin solutions. Proc. Soc. Exper. Biol. a. Med. 75, 197 (1950). — HARROP, G. A., and R. L. WATERFIELD: Sulphemoglobinemia. J. Amer. Med. Assoc. 95, 647 (1930). — HARTRIDGE, H., and F. J. W. ROUGHTON: The kinetics of Haemoglobin. III. The velocity with which Oxygen combines with reduced Haemoglobin. Proc. Roy. Soc. Lond., Ser. A 107, 654 (1925). — HAUROWITZ, F.: Zur Chemie des Blutfarbstoffes. 3. Mitt. Zur Kenntnis des Methämoglobins und seiner Derivate. Z. physiol. Chem. 138, 68 (1924). ~ Zur Chemie des Blutfarbstoffes. 11. Mitt. Über das Hämoglobin des Menschen. Z. physiol. Chem. 186, 141 (1930). ~ Die Hämoglobine des Menschen. Z. physiol. Chem. 232, 125 (1935). ~ The prosthetic group of sulfhemoglobin. J. of Biol. Chem. 137, 771 (1941). — HAUROWITZ, F., and R. L. HARDIN: In NEURATH-BAILEY, Respiratory Proteins, Bd. II, A. New York:

Academic Press 1954. — HAUSCHILD, F.: Die Wirkung des Katalysins (Thionin) bei der Methämoglobinvergiftung. Arch. exper. Path. u. Pharmakol. 184, 458 (1936). — HAVEMANN, R., F. JUNG u. B. v. ISSEKUTZ: Die Bestimmung von Methämoglobin im Blute mit dem lichtelektrischen Kolorimeter. Biochem. Z. 301, 116 (1939). — HAVINGA, E.: Comparison of the phosphorus content, optical rotation, separation of hemes and globin, and terminal amino acid residues of normal adult human hemoglobin and sickle cell anemia hemoglobin. Proc. Nat. Acad. Sci. U. S. A. 39, 59 (1953). — HAVINGA, E., and H. A. ITANO: Electrophoretic studies of globins prepared from normal adult and sickle cell hemoglobins. Proc. Nat. Acad. Sci. U. S. A. 39, 65 (1953). — HEILMEYER, L.: Blutfarbstoffwechselstudien. 3. Mitt. Blutmauserung und Leberfunktion beim Morbus Basedow. Dtsch. Arch. klin. Med. 171, 515 (1931). — HEILMEYER, L., u. H. BEGEMANN: Handbuch der inneren Medizin Bd. II, Blut und Blutkrankheiten. Berlin-Göttingen-Heidelberg: Springer 1951. — HEILMEYER, L., u. W. OTTO: Klinische Farbmessungen. X. Mittlg. Der Einfluß von Phenylhydrazingaben und Aderlässen auf den Blutfarbstoffwechsel mit besonderer Berücksichtigung der Harnfarbstoffausscheidung. Z. exper. Med. 77, 144 (1931). — HEILMEYER, L., u. W. OETZEL: Blutfarbstoffwechselstudien. II. Mitt. Ergebnisse bei Gesunden. Diätversuche. Der Blutfarbstoffwechsel im Hunger. Dtsch. Arch. klin. Med. 171, 365 (1931). — HEILMEYER, L., u. K. PLÖTNER: Das Serumeisen und die Eisenmangelkrankheit. Jena: Gustav Fischer 1937. — HEILMEYER, L., u. RECHENBERGER: Ber. 2. Internat. Kropfkonferenz. Bern 1933. — HEILMEYER, L., u. R. WESTHÄUSER: Reifungsstudien an überlebenden Reticulocyten in vitro und ihre Bedeutung für die Schätzung der täglichen Hämoglobinproduktion in vivo. Z. klin. Med. 121, 361 (1932). — HENDERSON, A. B.: Sickle cell anemia: clinical study of fifty-four cases. Amer. J. Med. 9, 757 (1950). — HEUBNER, W.: Methämoglobinbildende Gifte. Erg. Physiol. 43, 9 (1940). ~ Methämoglobin, Innenkörper der Erythrocyten und Anämie. Klin. Wschr. 1941, 137. — HEUBNER, W., u. F. JUNG: Zur Theorie der Chloratvergiftung. Schweiz. med. Wschr. 1941, 247. — HEUBNER, W., M. KIESE, M. STUHLMANN u. W. SCHWARTZKOPFF-JUNG: Der Hämiglobingehalt normalen Blutes. Arch. exper. Path. u. Pharmakol. 204, 313 (1947). — HEUBNER, W., B. WAHLER u. C. ZIEGLER: Über die Bildung von Hämiglobin durch acylierte Phenylhydroxylamine. Z. physiol. Chem. 295, 397 (1953). — HINSBERG, K., u. K. LANG: Medizinische Chemie. München u. Berlin: Urban & Schwarzenberg 1951. — HITZENBERGER, K.: Autotoxische Cyanose (Intraglobuläre Methämoglobinämie). Wien. Arch. inn. Med. 23, 85 (1932). — HÖRLEIN, H., u. G. WEBER: Über chronische familiäre Methämoglobinämie und eine neue Modifikation des Methämoglobins. Dtsch. med. Wschr. 1948, 476. — HOLMBERG, C. G., u. G. B. LAURELL: Studies on capacity of serum to bind iron. Acta physiol. scand. (Stockh.) 10, 307 (1945). — HOLSTEIN, E.: Die Körperfarbstoffe bei Berufskrankheiten. Z. inn. Med. 2, 705 (1947). — HOPPE, F.: Über die Einwirkung des Kohlenoxydgases auf das Hämatoglobulin. Virchows Arch. 11, 288 (1857). ~ Über die Einwirkung des Kohlenoxydgases auf das Blut. Virchows Arch. 13, 104 (1858). — HOPPE-SEYLER, F.: Zbl. med. Wiss. 1, 433 (1863). — HOPPE-SEYLER-THIERFELDER: Handbuch der physiologischen und pathologisch-chemischen Analyse. Berlin-Göttingen-Heidelberg: Springer 1953. — HORECKER, B. L., u. F. S. BRACKETT: Rapid spectrophotometric method for determination of methemoglobin and carbonylhemoglobin in blood. J. of Biol. Chem. 152, 669 (1944). — HUISMAN, T. H. J., J. H. P. JONXIS and P. C. VAN DER SCHAAF: Amino-acid composition of four different kinds of human hemoglobin. Nature (Lond.) 175, 902 (1955). — HUISMAN T. H. J., and H. K. PRINS: Chromatographic estimation of four different human hemoglobins. J. Labor. a. Clin. Med. 46, 255 (1955). — HUMBLE, J. G., J. ANDERSON, J. C. WHITE and T. FREEMAN: A family illustrating the double inheritance of the sickle cell trait and of mediterranean anaemia. J. of Clin. Pathol. 7, 201 (1954).

IKIN, E. W., and H. LEHMANN: An agglutinin for the red cells of newborn infants. V. Congr. internat. de transfusion sanguine. Sept. 1954, Paris. — ITANO, H. A.: A third abnormal hemoglobin associated with hereditary hemolytic anemia. Proc. Nat. Acad. Sci. U. S. A. 37, 775 (1951). — ITANO, H. A.: Human hemoglobin. Science (Lancaster, Pa.) 117, 89 (1953a). ~ Qualitative and quantitative control of adult hemoglobin synthesis. — A multiple allele hypothesis. Amer. J. Human. Genet. 5, 34 (1953b). ~ Solubilities of naturally occuring mixtures of human hemoglobin. Arch. of Biochem. a. Biophysics 47, 148 (1953c). — ITANO, H. A., W. R. BERGREN and PH. STURGEON: Identification of a fourth abnormal human hemoglobin. J. Amer. Chem. Soc. 76, 2278 (1954). — ITANO, H. A., and J. V. NEEL: New inherited abnormality of human hemoglobin. Proc. Nat. Acad. Sci. U.S.A. 36, 613 (1950). — ITANO, H. A., and L. PAULING: A rapid diagnostic test for sickle cell anemia. Blood 4, 66 (1949).

JACOB, G. F.: A survey for haemoglobins C and D in Uganda. Brit. med. J. 1955, 521. — JASINSKI, B., u. O. ROTH: Larvierte Eisenmangelkrankheit. Basel: Benno Schwabe & Co. 1954. — JEDDELOH B., ZU: Haffkrankheit. Erg. inn. Med. 57, 138 (1939). — JELLIFFE, D. B.: Observations on sickle-cell disease in Jamaica. J. Trop. Med. 56, 257 (1953). — JONXIS, J. H. P., and S. K. WADMAN: A foetal form of myoglobin. Nature (Lond.) 169, 884 (1952). —

JOPE, E. M.: The ultraviolet spectral absorption of haemoglobin inside and outside the red blood cell. Haemoglobin-Symposium. London: Butterworth's Scient. Publ. 1949. — JOPE, E. M., and J. R. P. O'BRIEN: Crystallisation and solubility studies on human adult and foetal haemoglobin. Haemoglobin-Symposium. London: Butterworth's Scient. Publ. 1949. — JÜRGENS, R., u. A. STUDER: Erythrozytendurchmesser der Ratte bei verschiedenen experimentellen Avitaminosen. Schweiz. med. Wschr. **1948**, 978. — JUNG, F.: Löslichkeit und Reaktionsweise des Arsenwasserstoffs in Blut. Biochem. Z. **302**, 294 (1939). ~ Studien über Methämoglobinbildung. XVIII. Mitteilung. Der Kreisprozeß Phenylhydroxylamin-Nitrobenzol. Arch. exper. Path. u. Pharmakol. **195**, 208 (1940). ~ Über HEINZsche Körperchen. Dtsch. Gesundheitswesen **9**, 773 (1954). — JUNG, F., u. R. KUON: Zum inaktiven Hämoglobin des Blutes. Arch. exper. Path. u. Pharmakol. **214**, 103 (1951). — JUNG, F., u. H. REMMER: Über die Umsetzung zwischen Nitrit und Hämoglobin. Arch. exper. Path. u. Pharmakol. **206**, 459 (1949).

KAPLAN, E., and W. W. ZUELZER: Erythrocyte survival studies in childhood. 2. Studies in Mediterranean anemia. J. Labor. a. Clin. Med. **36**, 517 (1950). — KAPLAN, E., W. W. ZUELZER and J. V. NEEL: A new inherited abnormality of hemoglobin and its interaction with sickle cell hemoglobin. Blood **6**, 1240 (1951). ~ Further studies on hemoglobin C. II. The hematologic effects of hemoglobin C alone and in combination with sickle cell hemoglobin. Blood **8**, 735 (1953). — KEILIN, D.: On the combination of methaemoglobin with H_2S. Proc. Roy. Soc. Lond., Ser. B **113**, 393 (1933). — KEILIN, D., and Y. L. WANG: Haemoglobin of Gastrophilus larvae. Purification and properties. Biochemic. J. **40**, 855 (1950). — KENCH, J. E., R. E. LANE and A. VARLEY: Brit. J. Industr. Med. **9**, 133 (1952). Zit. nach W. STEIN: Arch. Gewebepath. **13**, 204 (1954). — KIESE, M.: Erhaltung des Blutfarbstoffes in funktionsfähigem Zustand. Klin. Wschr. **1946**, 81. ~ Die Reduktion des Hämiglobins. IV. Mitt. Die katalytische Wirkung einiger Farbstoffe auf die Reduktion des Hämiglobins in roten Zellen. Arch. exper. Path. u. Pharmakol. **204**, 288 (1947). ~ Hämoglobine und andere Hämoproteine. Dtsch. Z. gerichtl. Med. **42**, 529 (1954). — KIESE, M., u. H. KAESKE: Verbindungen des Muskelhämoglobins. Biochem. Z. **312**, 121 (1942). — KIESE, M., D. REINWEIN u. H.-D. WALLER: Kinetik der Hämiglobinbildung. IV. Die Hämiglobinbildung durch Phenylhydroxylamin und Nitrosobenzol in roten Zellen in vitro. Arch. exper. Path. u. Pharmakol. **210**, 393 (1950). — KIESE, M., u. W. SCHWARTZKOPFF: Die Reduktion des Hämiglobins. III. Mitt. Reduktion des Hämiglobins und Stoffwechsel in roten Zellen. Arch. exper. Path. u. Pharmakol. **204**, 267 (1947). — KING, E. J., J. C. WHITE and M. GILCHRIST: Case of idiopathic methaemoglobinaemia treated by ascorbic acid and methylene blue. J. of Path. **59**, 181 (1947). — KLINGMÜLLER, G., u. M. KIESE: Der Einfluß partieller Hämiglobinbildung auf die Sauerstoffbindung des Blutfarbstoffes. Arch. exper. Path. u. Pharmakol. **208**, 195 (1949). — KÖRBER, E.: Über Differenzen des Blutfarbstoffes. Diss. Dorpat 1866. — KREUTZER, F. L., L. STRAIT and W. J. KERR: Paroxysmale spontane Myoglobinurie. Arch. Int. Med. **81**, 249 (1948). — KÜNZER, W.: Untersuchungen über das Vorkommen fetalen Hämoglobins bei Blutkrankheiten. Z. Kinderheilk. **76**, 58 (1955). — KÜNZER, W., E. AMBS u. D. SCHNEIDER: Zur Wirkung von Natriumnitrit auf Nabelschnurerythrocyten. Klin. Wschr. **1953**, 617. ~ Untersuchungen zur HEINZ-Körperbildung in Neugeborenenerythrocyten. Z. Kinderheilk. **74**, 652 (1954). — KÜNZER, W., u. W. SAVELSBERG: Der Hämigehalt kindlichen Blutes. Klin. Wschr. **1951**, 648. — KÜNZER, W., u. D. SCHNEIDER: Zur Aktivität der reduzierenden Fermentsysteme in den Erythrocyten junger Säuglinge. Acta haematol. (Basel) **9**, 346 (1953). — KÜNZER, W., E. SCHÜTZ u. E. AMBS: III. Mitt. Zur Aktivität der Katalase im Neugeborenenblut. Z. Kinderheilk. **76**, 48 (1955). — KUHN, R. N., A. SÖRENSEN u. L. BIRKHOFER: Über die Eisenproteine der Milz; der Bauplan des Ferritins. Ber. dtsch. chem. Ges. **73**, 823 (1940).

LANGECKER, H.: Ein Beitrag zur Kenntnis der toxischen Porphyrie. Z. exper. Med. **68**, 258 (1929). — LARSON, D. L., and H. M. RANNEY: Filter paper electrophoresis of human hemoglobin. J. Clin. Invest. **32**, 1070 (1953). — LAUFBERGER, V.: Über die Kristallisation von Ferritin. Bull. Soc. Chim. Biol. **19**, 1576 (1937). — LAURELL, C. B.: Studies on the transportation and metabolism of iron in the body with special reference to the iron binding component in the human plasma. Acta physiol. scand. (Stockh.) **14**, Suppl. 46 (1947). — LECKS, H., and I. J. WOLMAN: Fetal hemoglobin in the human: a review. Amer. J. Med. Sci. **219**, 284 (1950). — LEHMANN, H.: Distribution of the sickle cell gene. A new light on the origin of the East Africans. Eugenics Rev. **46**, No 2 (1954a). ~ Distribution of abnormal haemoglobins. V. Congr. internat. de transfusion sanguine, Sept. 1954, Paris (b). — LEMBERG, R., J. W. LEGGE and W. H. LOCKWOOD: Coupled oxidation of ascorbic acid and haemoglobin. I. Biochemic. J. **33**, 754 (1939). — LIAN, C., P. FRUMUSAN et SASSIER: Méthémoglobinémie congénitale et familiale. Action favorable de l'acide ascorbique. Bull. Soc. méd. Hôp. Paris **2**, 1194 (1939). — LIÉBECQ, C.: La pseudohémoglobine et le catabolisme des composés hémiques. Experientia (Basel) **4**, 56 (1948). — LIEBOWITZ, D., and H. SCHWARTZ: Cyanide poisoning; report of case with recovery. J. Amer. Med. Assoc. **140**,

541 (1949). — LINDEN, A. C. VAN DER: De microbiologische aminozuurbepaling en haar toepassing bij de analyse van het menselijke globine op verschillende leeftijden. Chem. Weekbl. **46**, 714 (1950). — LIQUORI, A. M.: Presence fo foetal hemoglobin in Cooley's anemia. Nature (Lond.) **167**, 950 (1951). — LOEPER, M., et E. GILBRIN: L'oxycarbonémie endogène. Presse méd. **1939 II**, 1649. — LONDON, I. M.: Conversion of hematin in bile pigments. J. of Biol. Chem. **184**, 373 (1950). — LONDON, I. M., R. WEST, D. SHEMIN and D. RITTENBERG: On the origin of bile pigment in normal man. J. of Biol. Chem. **184**, 351 (1950). ~ Porphyrin formation and hemoglobin metabolism in congenital porphyria. J. of Biol. Chem. **184**, 365 (1950). — LOUSTALOT, P.: Beitrag zur Frage des Crush-Syndroms. Schweiz. med. Wschr. **1950**, 1045.

MAGYAR, I., K. STEKKER u. E. SZATMARI: Pathogenesis and treatment of acquired endogenous methaemoglobinaemia. Acta med. (Budapest) **5**, 309 (1954). — MARGOLIES, M. P.: Sickle cell anemia. A composite study and survey. Medicine **30**, 357 (1951). — MERKELBACH, O.: Infrarot-Absorption und Infrarot-Photographie des normalen und des mit Kohlenmonoxyd (Leuchtgas) vergifteten Blutes. Schweiz. med. Wschr. **1935**, 1142. — METZ, G., u. T. SJÖSTRAND: Formation and elimination of CO in mammals. Acta physiol. scand. (Stockh.) **31**, 384 (1954). — MEYER-BETZ: Beobachtungen an einem eigenartigen mit Muskellähmungen verbundenen Fall von Hämoglobinurie. Dtsch. Arch. klin. Med. **101**, 85 (1911). — MILLER, L.: J. of Biol. Chem. **172**, 113 (1948). — MILLIKAN, G. A.: The kinetics of muscle haemoglobin. Proc. Roy. Soc. Lond., Ser. B **120**, 366 (1936). — MLADOVEANU, C., et P. GHEORGHIU: Le nitrite de soude comme antidote de 'empoisonnement expérimental par le cyanure de potassium. C. r. Soc. Biol. Paris **102**, 164 (1929). — MOESCHLIN, S.: Klinik und Therapie der Vergiftungen. Stuttgart: Georg Thieme 1952. — MONTALENTI, G.: Genetical problems of microcythaemia (or thalassbaemia). V. Congr. internat. de transfusion sanguine, Sept. 1954, Paris. — MOTULSKY, A. G., M. H. PAUL and E. L. DURRUM: Paper electrophoresis of abnormal hemoglobins and its clinical applications. A simple semiquantitative method for the study of the hereditary hemoglobinopathies. Blood **9**, 897 (1954). — MOTULSKY, A. G., D. W. TERRY, E. D. THOMAS et C. E. RATH: Studies on homozygous hemoglobin C. V. Congr. internat. de transfusion sanguine, Sept. 1954, Paris. — MOURANT, A. E.: Some aspects of the congenital abnormalities of hemoglobin synthesis. V. Congr. internat. de transfusion sanguine, 1954, Paris.

NEEL, J. V.: Inheritance of sickle cell anemia. Science (Lancaster, Pa.) **110**, 64 (1949). ~ Data pertaining to population dynamics of sickle cell disease. Amer. J. Human Genet. **5**, 154 (1953). — NEEL, J. V., H. A. ITANO and J. S. LAWRENCE: Two cases of sickle cell disease presumable due to the combination of the genes for thalassaemia and sickle cell hemoglobin. Blood **8**, 434 (1953). — NEEL, J. V., E. KAPLAN and W. W. ZUELZER: Further studies on hemoglobin C. I. A. description of three additional families segregating for hemoglobin C and sickle cell hemoglobin. Blood **8**, 724 (1953).

PATTY, F. E.: Industrial Hygiene and Toxikology, Bd. II. New York u. London: Interscience Publ. 1949. — PAULING, L., A. H. ITANO, S. J. SINGER and J. C. WELLS: Sickle cell anemia, a molecular disease. Science (Lancaster, Pa.) **110**, 543 (1949). — PEROSA, L., u. L. BINI: Alkali-resistant Cooley's anemia hemoglobin is different from alkaliresistant fetal hemoglobin. Experientia (Basel) **10**, 469 (1954). — PERUTZ, M. F., A. M. LIQUORI and F. EIRICH: X-ray and solubility studies of the haemoglobin of sickle-cell anaemia patients. Nature (Lond.) **167**, 929 (1951). — PERUTZ, M. F., and J. M. MITCHISON: State of haemoglobin in sickle-cell anaemia. Nature (London) **166**, 677 (1950). — PETRY, H.: Die Kohlenoxydvergiftung. Verh. dtsch. Ges. Arbeitsschutz **2**, 51 (1954). — PONDER, E.: The specific heat and the heat of compression of human red cells, sickled red cells and paracrystalline rat red cells. V. Congr. internat. de transfusion sanguine, Sept. 1954, Paris. — PORTER, R. R., and F. SANGER: The free amino groups of haemoglobins. Biochemic. J. **42**, 287 (1948). — PORTIER, A., R. CABANNES, J. MASSONAT et J. DUVAL: l'hémoglobinose C. II. A propos d'un cas d'homozygotisme. Algérie méd. **58**, 563 (1954). — PORTIER, A., J. MASSONAT et R. THIEBAULT: Enquêtes sur la drepanocytose en milieu indigène musulman algerien. V. Congr. internat. de transfusion sanguine, Sept. 1954, Paris. — PRADER, A.: Zum Hämoglobin- und Cytochrom-c-Stoffwechsel bei der experimentellen Bleivergiftung. Schweiz. med. Wschr. **1948**, 272. — PUTIGNANO, T., e FIORE-DONATI: La resistenza emoglobinica nel M. di Cooley (del bambino e dell' adulto) e forme affini. Boll. Soc. ital. Biol. sper. **24**, 277 (1948).

RAMSAY, W. N. M.: Ferrihaemoglobin in normal blood. Haemoglobin-Symposium. London: Butterworth's Scient Publ. 1949. — RANNEY, H. M.: Observations on the inheritance of hemoglobin „C". V. Congr. internat. de transfusion sanguine, Sept. 1954, Paris. — RANNEY, H. M., D. L. LARSON and G. H. MCCORMACK jr.: Some clinical, biochemical and genetic observations on hemoglobin C. J. Clin. Invest. **32**, 1277 (1953). — RAPER, A. B.: Sickling and Malaria. Brit. Med. J. **1954 II**, 1162. ~ The significance of sicklemia in Uganda. V. Congr. internat. de transfusion sanguine, Sept. 1954, Paris (b). — RASKA, S. B.: The metabolism of the kidney in experimental renal hypertension. II. The concentration of cytochrome c and the activities of the cytochrome oxidase and of the succinic dehydrogenase systems in the inhibitory effect of renin and of kidney tissue preparation from hypertensive dogs on the respiratory enzymes. J. of Exper. Med. 82, 227 (1945). — RAYNER, W.: Brit. Med. J. 1886, 296. Zit. nach WALLIKER and BAXTER: Arch. of Pediatr. 66, 143 (1949). — REYNAUD, J.: Différenciation par électrophorèse sur papier des hémoglobines humaines des types adulte, foetal et drépanocytaire. C. r. Soc. Biol. Paris 147, 838 (1953). — RICH, A.: Studies on the Hemoglobin of Cooley's anemia and Cooley's trait. Proc. Nat. Acad. Sci. U.S.A. 38, 187 (1952). — RIETTI, F.: Zur Systematik und Klinik der hämolytischen Krankheiten: Die chronische, hereditäre, hämolytische, hypochrome Anämie mit Mikropoikilocytose bzw. Ovalocytose und Steigerung der osmotischen Erythrocytenresistenz. Erg. inn. Med. 65, 213 (1945). — RIGAS, D. A., R. D. KOLER and E. E. OSGOOD: New hemoglobin possessing a higher electrophoretic mobility than normal adult hemoglobin. Science (Lancaster, Pa.) 121, 372 (1955). — RIMINGTON, C.: Haems and porphyrins in health and disease. Acta med. scand. (Stockh.) 143, 161 (1952). — ROBERTS, D. F., and H. LEHMANN: A search for abnormal haemoglobins in some southern sudanese peoples. Brit. Med. J. 1955, 519. — ROCHE, J., et Y. DERRIEN: Les hémoglobines humaines et les modifications physiologiques et pathologiques de leurs caractères. Sang 24, 97 (1953). — ROCHE, J., Y. DERRIEN, G. DIACONO et M. ROQUES: Sur les hémoglobines des thalassémiques. (Thalassémie minime et anémies mediterranéennes). Rev. d'Hématol. 8, 282 (1953). — ROCHE, J., I. DERRIEN et M. ROQUES: Sur l'hétérogénéité des hémoglobines humaines chez l'adulte et le foetus. C. r. Soc. Biol. Paris 146, 689 (1952). — RODECK, H., u. H. WESTHAUS: Die Anilinvergiftung durch Wäschetinten und Stempelfarben bei Säuglingen. Ein Bericht an Hand einer Gruppenvergiftung von 41 Säuglingen. Arch. Kinderheilk. 145, 77 (1952). — RODIER: Maroc. Med. 1950, No 304. Zit. nach W. STEIN, Porphyrine und gewerbliche Vergiftungen. Arch. Gewerbepath. 13, 204 (1954). — ROSSI-FANELLI, A., D. CAVALLINI e C. DE MARCO: Composizione in aminoacidi della emoglobina umana fetale e di adulto cristallizzata. Giorn. di Biochim. 3, 88 (1954a). ~ Fetal Myoglobin. I. The crystallisation of human and cow's myoglobin extracted by the heart and fetal muscles. Arch. of Biochem. a. Biophysics 50, 496 (1954b). — ROTH, F.: Beitrag zur antianämischen Wirkung des Kupfers. Med. Klin. 1936, 1046. — RUCKNAGEL, D. L., E. B. PAGE and W. N. JENSEN: Hemoglobin I, an inherited hemoglobin anomaly. Blood 10, 999 (1955).

SANSONE, G.: La cromatografia su carta dei vari tipi di emoglobina. Minerva pediatr. (Torino) 3, 753 (1952). — SANSONE, G., e P. DURAND: Sulle proprietà antigeni dei vari tipi de emoglobina e sulla possibilità di applicazione alla diagnosi delle differenti forme di talassemia. Minerva pediatr. (Torino) 3, 746 (1952). — SCHAAF, P. C. VAN DER, and T. H. J. HUISMAN: The amino-acid composition of human adult and foetal carbonmonoxyhaemoglobin estimated by ion exchange chromatography. Biochem. et Biophysica Acta 17, 81 (1955). — SCHAPIRA, G., and J. C. DREYFUS: Groups N-terminaux de l'hemoglobine de la maladie de Cooley. V. Congr. internat. de Transfusion sanguine, Sept. 1954, Paris. — SCHEINBERG, I. H., R. S. HARRIS and J. L. SPITZER: Differential titration by means of paper electrophoresis and the structure of human hemoglobins. Proc. Nat. Acad. Sci. U.S.A. 40, 777 (1954). — SCHITTENHELM, A.: Ödemkrankheit, Avitaminose und verwandte Krankheitszustände. Berlin 1926. — SCHMIDT, H., W. STICH u. F. KLUGE: Zur Klinik der Nitritvergiftung. Dtsch. med. Wschr. 1949, 961. — SCHNEIDER, R. G.: Paper electrophoresis of hemoglobin as a practical method of differentiating various types of sickle cell disease and of hemoglobin „C" trait. Texas Rep. Biol. a. Med. 11, 352 (1953). ~ Incidence of hemoglobin C trait in 505 normal negroes; a family with homozygous hemoglobin C and sickle cell trait union. J. Labor. a. Clin. Med. 44, 133 (1954a). ~ Rabbit antisera against erythrocytes containing sickling hemoglobin or homozygous hemoglobin „C". V. Congr. internat. de transfusion sanguine, Sept. 1954, Paris (b). — SCHROEDER, W. A., L. M. KAY and J. C. WELLS: Amino acid composition of hemoglobins of normal negroes and sickle-cell anemics. J. of Biol. Chem. 187, 221 (1950). — SCHULER, B.: Die Klinik der Vergiftung durch Schwefelwasserstoff. Verh. dtsch. Ges. Arbeitsschutz 2, 28 (1954). — SCHULTEN, N.: Die Hungerkrankheit. Berlin: Haug 1946. — SCHULTZE, M.: J. of Biol. Chem. 137, 727 (1940). — SCHULTZE, M. O., C. A. ELVEHJEM and E. B. HART: The availability of copper in various compounds as a supplement to iron in hemoglobin formation. J. of Biol. Chem. 106, 735 (1934). — SCHWARTZ, ST. O.: Human hemoglobin types and their clinical significance. Acta haematol. (Basel) 13, 91 (1955). — SCHWARTZ, ST. O., and T. H. SPAET: Hemoglobin G, fifth abnormal hemoglobin. Clin. Res. Proc. 3, 51 (1955). — SCHWARTZ, ST. O., and H. M. WIKOFF: The relation of erythrocyte coproporphyrin and protoporphyrin to erythropoiesis. J. of Biol. Chem. 194, 563 (1952). — SCHWARZ-TIENE, E., G. CORDA e P. CAVEDDU: Modificazioni del metabolismo dei lipidi e delle porfirine nell' anemia mediterranea. Minerva pediatr. (Torino) 5, 829 (1953). — SCOTT, J. J.: Zit. nach STICH, Biosynthese der Porphyrine und Porphyrinstoffwechsel. Dtsch. med. Wschr. 1955, 1192. — SCOTT, R. B., L. C. FREEMAN and A. D. FERGUSON: Studies in sickle cell anemia.

Effect of age (maturation) on incidence of the sickling phenomenon. Pediatrics **14**, 209 (1954). — SEGGEL, K. A.: Fluoreszenzphänomen und Porphyringehalt der Erythrocyten. Erg. inn. Med. **58**, 582 (1940). — SEIFERT, P.: Zbl. Arbeitsmed. u. Arbeitsschutz **1**, 99 (1951). Zit. nach W. STEIN, Arch. Gewebepath. **13**, 204 (1954). — SEIFERT, P., u. L. SCHMIEDER: Zur Frage der quantitativen Kohlenoxydbestimmung im Blut. Dtsch. Z. gerichtl. Med. **41**, 435 (1952). — SEYDERHELM, R., u. TAMMANN: Über die Blutmauserung. III. Mitt. Über die Gallenfistelanämie des wachsenden Hundes und ihre Beeinflussung durch Kastration. Z. exper. Med. **66**, 557 (1929). — SHIMAZONO, J.: B_1-Avitaminose und Beriberi. Mit Bemerkungen zur alimentären Anämie, Veränderung der Nervensubstanz durch Aufbrauch und zur zentralen Wirkung der Schilddrüsensubstanz usw. Erg. inn. Med. **39**, 1 (1931). — SIEDEL, W., W. V. POELNITZ u. F. EISENREICH: Bilifuscin und Mesobilifuscin als natürliche Abbauprodukte des Blutfarbstoffs. Naturwiss. **34**, 314 (1947). — SILVESTRONI, E., and J. BIANCO: Genetic aspects of sickle cell anemia and microdrepanocytic disease. Blood **7**, 429 (1952). — SILVESTRONI, E., J. BIANCO e N. ALFIERI: Sulle origini della microcitemia in Italia nelle altre regioni della terra. Medicina (Parma) **2**, 187 (1952). — SIMPSON, K.: The danger of accidental carbon monoxid poisoning. A review of 100 cases. Brit. Med. J. **1954 II**, 774. — SINGER, K.: Effects of the interaction of the genes for abnormal hemoglobins and for other red cell abnormalities. V. Congr. internat. de Transfusion sanguine, Sept. 1954, Paris. ~ Persönliche Mitteilung 1955a. ~ Hereditary hemolytic disorders associated with abnormal hemoglobins. Amer. J. Med. **18**, 633 (1955b). — SINGER, K., B. ANGELOPOULOS and B. RAMOZ: Studies on human myoglobin. I. Myoglobin in sickle cell disease. Blood **10**, 979 (1955). — SINGER, K., and A. I. CHERNOFF: Studies on abnormal hemoglobins. III. The interrelationship of type S (sickle cell) hemoglobin and type F (alkali resistant) hemoglobin in sickle cell anemia. Blood **7**, 47 (1952). — SINGER, K., A. Z. CHAPMAN, S. R. GOLDBERG, H. M. RUBINSTEIN and S. A. ROSENBLUM: Studies on abnormal hemoglobins. IX. Pure (homozygous) hemoglobin C disease. Blood **9**, 1023 (1954). SINGER, K., A. I. CHERNOFF and L. SINGER: Studies on abnormal hemoglobins. I. Their demonstration in sickle cell anemia and other hematologic disorders by means of alkali denaturation. II. Their identification by means of the method of fractional denaturation. Blood **6**, 413, 429 (1951). — SINGER, K., A. P. KRAUS, L. SINGER, H. M. RUBINSTEIN and S. R. GOLDBERG: Studies on abnormal hemoglobins. X. A new syndrome: Hemoglobin C-thalassemia Disease. Blood **9**, 1032 (1954). — SINGER, K., and L. SINGER: Studies on abnormal hemoglobins. VIII. The gelling phenomenon of sickle cell hemoglobin: its biologic and diagnostic significance. Blood **8**, 1008 (1953). — SINGER, K., L. SINGER and S. R. GOLDBERG: Studies on abnormal hemoglobins. XI. Sickle cell-thalassemia disease in the negro. The significance of the S + A + F and S + A patterns obtained by hemoglobin analysis. Blood **10**, 405 (1955). — SJÖSTRAND, T.: Endogenous formation of carbon monoxide in man under normal and pathological conditions. The Scand. J. clin. a. laborat. Investigation **1**, 201 (1949). — SLYKE, D. D. VAN, A. HILLER, J. R. WEISIGER and W. O. CRUZ: Determination of carbon monoxide in blood and of total and active hemoglobin by carbon monoxide capacity. J. of Biol. Chem. **166**, 121 (1946). — SMITH, E. W., and C. L. CONLEY: Filter paper electrophoresis of human hemoglobins with special reference to the incidence and clinical significance of hemoglobin C. Bull. Johns Hopkins Hosp. **93**, 94 (1953). ~ Clinical features of the genetic variants of sickle cell disease. Bull. Johns Hopkins Hosp. **94**, 289 (1954). ~ Sicklemia and infarction of splen during aerial flight. Electrophoresis of the hemoglobin in 15 cases. Bull. John Hopkins Hosp. **96**, 35 (1955). — SNAPPER, I.: Phenacetin als Ursache für Sulfhämoglobinämie. Dtsch. med. Wschr. **1925**, 648. — SPAET, TH. H.: Identification of abnormal hemoglobins by means of paper electrophoresis. J. Labor. a. Clin. Med. **41**, 161 (1953). — SPAET, TH. H., R. H. ALWAY and G. WARD: Homozygous type „c" hemoglobin. Pediatrics **12**, 483 (1953). — *Statement* concerning a system of nomenclature for the varieties of human hemoglobin. Blood **8**, 386 (1953). — STICH, W.: Die Koproporphyrin- und Hämsynthese durch Hefe und ihre Beeinflussung mit B_2-Vitaminen. Z. physiol. Chem. **287**, 19 (1951). ~ Antimegaloblastische Wirkstoffe und Porphyrinstoffwechsel. Z. klin. Med. **150**, 392 (1953). — STICH, W., u. J. F. BERGMANN: Die Bedeutung des Laktoflavins für Porphyrinsynthese und Blutfarbstoffabbau. Verh. dtsch. Ges. inn. Med. **1954**. — STICH, W., u. H. WOLFF: Der Einfluß des Laktoflavins auf den Serumeisenspiegel. Klin. Wschr. **1951**, 356. — STIER, E.: Über den grünen Blutfarbstoff. Z. inn. Med. **1947**, 257. — STODTMEISTER, R., u. R. HOCK: Blutbildung und Vitamine. Erg. inn. Med. **62**, 239 (1942). — STOKVIS: Zit. nach A. A. H. V. D. BERGH (1905), s. dort. — STOTZ, E.: J. of Biol. Chem. **131**, 555 (1939). — STÖLTZNER, W.: Die Ursache der Haffkrankheit. Dtsch. med. Wschr. **1932 II**, 1929. ~ Akute und chronische Haffkrankheit. Dtsch. med. Wschr. **1933 I**, 728. — STURGEON, PH., H. A. ITANO and W. N. VALENTINE: Chronic hemolytic anemia associated with thalassemia and sickling traits. Blood **7**, 350 (1952).

TAKAHARA, H.: Progressive oral gangrene probably due to lack of catalase in the blood (Acatalasaemia) (Report of nine cases). Lancet **1952 II**, 1101. — TERRY, D. W., A. G.

MOTULSKY and CH. E. RATH: Homozygous hemoglobin C. A new hereditary hemolytic disease. New England J. Med. **251**, 365 (1954). — THAYER, MCKEE, MCCORQUODALE and DOISY: Recovery from the anemia caused by diet deficient in vitamin K. Proc. Soc. Exper. Biol. a. Med. **37**, 417 (1937). — THORELL, B.: Studies on the formation of cellular substances during blood cell production. London: Kimpton 1947. — TISSIÈRES, A.: Arch. internat. Physiol. **54**, 305 (1946).
VALENTINE, W. N., and J. V. NEEL: Hematologic and genetic study of the transmission of thalassemia. Arch. Int. Med. **74**, 185 (1944). — VANDEPITTE, J.: Aspects quantitatifs et génétiques de la sicklenémie à Léopoldville. V. Congr. internat. de transfusion sanguine, Sept. 1954, Paris. — VANDEPITTE, J., and L. A. LOUIS: A new method for the differentiation of sickle-cell anaemia from the sickle-cell trait. Lancet 1953 II, 806. — VANNOTTI, A.: Porphyrine und Porphyrinkrankheit. Berlin: Springer 1937. ~ Porphyrinurie und Porphyrinkrankheiten. In Handbuch der inneren Medizin, Bd. VII/2. Berlin-Göttingen-Heidelberg: Springer 1955. — VANNOTTI, A., A. CLOSUIT et A. JACOTTET: Nouvelles acquisitions dans le domaine du métabolisme du fer à l'aide d'un isotope radioactif. Bull. Acad. Suisse, Sci. Med. **5**, 427 (1949). — VECCHIO, F.: Sul comportamento elettroforetico dell'emoglobina nelle anemie mediterranee. Nota II. Thalassemia minor. Pediatria (Napoli) **61**, 863 (1953). — VECCHIO, F., e E. BARBAGELLO: Ricerche sierologiche sul potere antigene di taluni tipi di emoglobina umana normali e patologici. Pediatria **58**, 481 (1950). — VIGLIANI, K., u. LIBOWITZKY: Über Porphyrine im Harn und im Kot. Klin. Wschr. **1937**, 1243. — VILASECA, G. C., J. J. MURTAGH y A. R. BETTINSOLI: Anemia hemolitica congenita con herencia talasemica y esferocitica. Arch. argent. Pediatr. **24**, 117 (1953).
WAISMAN, H. A., J. A. BAIN, J. B. RICHMOND and F. A. MUNSEY: Laboratory and clinical studies in congenital methemoglobinemia. Pediatrics **10**, 293 (1952). — WAKULENKO, J. L.: Zur Frage über die Zusammensetzung und die Eigenschaften des Nabelvenenblutes im Moment der Geburt. Arb. med. chem. Labor. Tomsk **2**, 1 (1910). — WALDENSTRÖM, J.: Studien über Porphyrie. Acta med. scand. (Stockh.) Suppl. **82**, 1 (1937). — WALDENSTRÖM, J., u. B. VAHLQUIST: Studien über die Entstehung der roten Harnpigmente (Uroporphyrin und Porphobilin) bei der akuten Porphyrie aus ihrer farblosen Vorstufe (Porphobilinogen). Z. physiol. Chem. **260**, 189 (1939). — WARBURG, O.: Über die Wirkung des Kohlenoxyds auf den Stoffwechsel der Hefe. Biochem. Z. **177**, 471 (1926). — WARBURG, O., u. F. KUBOWITZ: Ist die Atmungshemmung durch Kohlenoxyd vollständig? Biochem. Z. **214**, 19 (1929).— WARBURG, O., F. KUBOWITZ u. W. CHRISTIAN: Kohlehydratverbrennung durch Methämoglobin. (Über den Mechanismus einer Methylenblaukatalyse). Biochem. Z. **221**, 494 (1930). — WARD, E., and H. L. MASON: Free erythrocyte protoporphyrin. J. Clin. Invest. **29**, 905 (1950). — WATSON, C. J.: Concerning the naturally occuring prophyrins. IV. The urinary porphyrin in lead poisoning as contrasted with that excreated normally and in other diseases. J. Clin. Invest. **15**, 227 (1936). ~ Porphyrin metabolism. In DUNCAN: Diseases of Metabolism. Philadelphia 1952. — WATSON, C. J., R. SCHMIDT and S. SCHWARTZ: Experimental porphyria with special reference to its implications for the human disease. Transactions Amer. Clin. a. Climatol. Assoc. **4**, 1 (1952). — WATSON, C. J., O. J. SUTHERLAND and V. HAWKINSON: Studies of coproporphyrin. V. The isomer distribution and per diem excretion of the urinary coproporphyrin in cases of cirrhoses of the liver. J. Labor. a. Clin. Med. **37**, 8 (1951). — WEISSBECKER, L., u. H. STEIM: Porphyrinurie nach Sulfonamiden und ihre Beeinflußbarkeit. Arzneimittel-Forsch. **3**, 619 (1953). — WELLS, G. C., and C. RIMINGTON: Brit. J. Dermat. **65**, 337 (1953). — WENDEL, W. B.: Oxidation by erythrocytes and the catalytic influence of methylene blue. II. Methemoglobin and the effect of cyanide. J. of Biol. Chem. **102**, 385 (1933). — WHIPPLE, G. H., F. S. ROBSCHEIT-ROBBINS and L. L. MILLER: Blood protein regeneration and interrelation. Ann. New York Acad. Sci. **47**, 317 (1946). ~ Hemoglobin and plasma protein production. J. of Exper. Med. **6**, 463 (1946). ~ Plasma protein and hemoglobin production. J. of Exper. Med. **3**, 243 (1947). ~ Anemia and hypoproteinemia. J. of Exper. Med. **3**, 267 (1947). — WHITE, J. C., and G. H. BEAVEN: A review of the varieties of human haemoglobin in health and disease. J. Clin. Path. **7**, 175 (1954). — WYMAN jr., J., and D. W. ALLEN: The problem of the heme interactions in hemoglobin and the basis of the Bohreffect. J. Polymer Sci. **7**, 499 (1951).
ZANNOS, L.: Studies on the resistance of haemoglobin to alkali. Acta paediatr. (Stockh.) **42**, 305 (1953). — ZINSSER, H. H.: Electrophoretic studies on human hemoglobin in the premature and new-born. Arch. of Biochem. a. Biophysics **38**, 195 (1952). — ZINSSER, H. H., and YOU-CHI TANG: X-ray observations on single crystals of carbonmonoxyhemoglobin from human fetal blood. Arch. of Biochem. a. Biophysics **34**, 81 (1951). — ZUELZER, W. W., and E. KAPLAN: Thalassemia-hemoglobin C disease. A new syndrome presumable due to the combination of the genes for thalassemia and hemoglobin C. Blood **9**, 1047 (1954).

Die Biochemie des intermediären Stoffwechsels.

Von

Konrad Lang-Mainz.

Mit 2 Abbildungen.

Einleitung.

Unter dem intermediären Stoffwechsel versteht man alle Stoffwechselprozesse, die sich in den Zellen und Geweben des Organismus abspielen. Er umfaßt also alle Veränderungen, welche die körpereigenen Substanzen durchmachen, und alle Veränderungen, welche die Nährstoffe nach ihrer Resorption aus dem Magen-Darmtrakt erleiden. Die Hauptleistungen des intermediären Stoffwechsels sind:

Gewinnung von Energie durch Abbau energiereicher organischer Verbindungen zu energiearmen Endprodukten,

Neubildung von Körpersubstanz,

Bildung von Stoffen mit spezifischen Wirkungen (z. B. Fermente, Hormone und Immunkörper),

Aufbau von Stapelstoffen (z. B. Glykogen und Fett),

„Entgiftung" etwa entstandener differenter Stoffwechselprodukte oder von Substanzen, die von außen in den Organismus gelangt sind.

Bei nahezu allen Untersuchungen über den intermediären Stoffwechsel ergibt sich die Schwierigkeit, daß der Organismus aus denselben Substanzen aufgebaut ist, deren Stoffwechsel untersucht werden soll. Es ist daher nicht ohne weiteres zu unterscheiden, ob ein isoliertes Stoffwechselprodukt der zugeführten Substanz oder dem Bestand des Organismus entstammt. Diese Schwierigkeiten lassen sich heute durch Verwendung von mit Isotopen markierten Substanzen beseitigen.

Der größte Teil des Organismus besteht aus makromolekularen Substanzen wie Proteinen, Polysacchariden, Polynucleotiden. Diese unterliegen ständig einer Aufspaltung in ihre niedermolekularen Bausteine. Umgekehrt entstehen sie laufend wieder neu aus ihren Bausteinen. Die ununterbrochen ablaufenden Spaltungsprozesse, Abbauprozesse und Umbauprozesse sind beim gesunden, erwachsenen Organismus genau gegenseitig ausbalanciert, so daß der Stoffbestand des Organismus unverändert bleibt. Es findet lediglich ein Austausch der einzelnen Moleküle statt. Jedes Molekül hat im Organismus nur eine beschränkte Lebensdauer und wird dann durch ein frisches ersetzt. Beispiele für die durchschnittliche mittlere Lebensdauer („Turnover Time") von Körperbausteinen finden sich in der Tabelle 1. Aus der experimentell gemessenen halben Lebensdauer, die lediglich eine statistische Aussage darstellt, berechnet sich die mittlere gesamte Lebensdauer (t) nach der folgenden Gleichung:

$$t = \frac{t/2}{\ln 2} = t/2 \cdot 1{,}44.$$

Die Umsatzgeschwindigkeiten der Substanzen sind von einer Reihe von Faktoren abhängig. Sie sind um so größer, je intensiver die ganzen Stoffwechselprozesse sind. Sie sind daher bei kleinen Tieren größer als bei großen, bei jungen Individuen größer als bei alten, bei gut ernährten Organismen größer als bei schlecht ernährten.

Tabelle 1. *Halbwertszeiten von Körpersubstanzen.*

Substanz	Species	Halbe Lebensdauer in Tagen
Eiweiß von Haut und Skelet . . .	Mensch	160
Eiweiß von Leber und Plasmaeiweiß	Mensch	10—20
Fibrinogen	Mensch	4,2
Kreatin	Mensch	29
Plasmacholesterin	Mensch	8
Gesättigte Leberfettsäuren	Ratte, Maus	1
Ungesättigte Leberfettsäuren . . .	Ratte, Maus	2
Lebereiweiß und Plasmaeiweiß . .	Ratte	6
Knorpelsubstanz	Ratte	17
Ribonucleotide der Leber	Ratte	2,5

Dieselben Substanzen, die bei der Aufspaltung der körpereigenen Substanzen entstehen, gelangen aber auch durch Resorption der durch die Verdauungsprozesse umgewandelten Nährstoffe in den Organismus. Im Organismus mischen sich daher die endogen entstandenen Substanzen mit den exogen zugeführten zu einem „Stoffwechsel-Pool". Aus diesem Stoffwechselpool wirtschaftet der Organismus und entnimmt ihm das Material, das er für seine verschiedenen Zwecke braucht, also zum Abbau zwecks Energiegewinnung, Umbau oder Biosynthesen. Beispielsweise kann ein beliebiges Glucosemolekül aus dem Glucosepool entweder zur Oxydation oder zur Bildung von Glykogen oder zum Umbau in eine Fettsäure bzw. Aminosäure Verwendung finden. Ob dieses Glucosemolekül nun endogenen oder exogenen Ursprungs ist, ist zufällig. Man kann daher auf Grund unserer heutigen Stoffwechselkenntnisse nicht mehr zwischen einem „endogenen" und einem „exogenen" Stoffwechsel unterscheiden.

Die Körperbausteine befinden sich also in einem dynamischen Gleichgewicht mit ihrem Bausteinpool und sind einem ständigen Stoffwechsel unterworfen. Die Größe des Stoffwechselpools ist für viele wichtige Substanzen sehr gering. Dadurch ergeben sich hohe Umsatzgeschwindigkeiten. Beispielsweise beträgt der Glucosepool des Menschen 150 mg/kg Körpergewicht. Je Minute werden rund 0,7% des Pools umgesetzt. Der Pool für das anorganische Phosphat beträgt beim Menschen rund 1200 mg P. Auch vom P-Pool werden in der Minute rund 0,7% umgesetzt.

Viele Substanzen können im intermediären Stoffwechsel zu verschiedenen Zwecken verwendet werden. Ihr Stoffwechsel kann also verschiedene Wege gehen. In welchem Umfange nun die einzelnen Wege beschritten werden, hängt von verschiedenen Faktoren ab. In manchen Fällen sind die einzelnen Stoffwechselreaktionen in verschiedenen Organen oder an verschiedenen Stellen desselben Organs lokalisiert. Dann sind Fragen der Durchblutung oder der Permeabilität entscheidend. Wenn aber die verschiedenen Reaktionen in ein und derselben Zelle möglich sind, werden für die Richtung (qualitativ und quantitativ), in welche der Stoffwechsel gedrängt wird, entscheidend: die relativen Konzentrationen der beteiligten Enzyme, ihre Affinitäten zum Substrat, ihre Wechselzahlen, die Konzentration an etwaigen Coenzymen, Effectoren und Hemmstoffen, sowie die weiteren Umsatzmöglichkeiten für die primär entstandenen Reaktionsprodukte[1].

---

[1] LANG 1953, 1954, HOLZER 1953, RACKER 1954, GREEN 1954.

In einem höheren Organismus sind die Stoffwechselprozesse in den einzelnen Organen in einer sinnvollen Weise aufeinander abgestimmt. Sie unterliegen einer Regulation. Die beiden wichtigsten Regulationssysteme sind das Nervensystem und das hormonale System.

Die biologische Oxydation.

Jede lebende Zelle ist auf die ständige Zufuhr von Energie angewiesen. Sie benötigt die Energie zur Aufrechterhaltung von Konzentrationsunterschieden gegen die Umgebung oder auch im Inneren der Zelle, zur Entwicklung von Oberflächen und Strukturen, zur Ausbildung elektrischer Potentiale, zur Durchführung Energie verschlingender Biosynthesen. Ein höherer Organismus hat noch weitere energetische Bedürfnisse z. B. zur Leistung mechanischer Arbeit, zur Unterhaltung von Kreislauf und Atmung sowie zur Aufrechterhaltung einer gegen die Umgebung erhöhten Körpertemperatur.

Der tierische Organismus gewinnt die Energie durch die Umwandlung von energiereichen organischen Stoffen, die er mit der Nahrung aufnimmt, in energiearme Stoffwechselprodukte.

Reaktionen, bei denen Substanzen von hoher potentieller Energie in solche niederer potentieller Energie übergeführt werden, nennt man exergonische Reaktionen. Bei ihnen nimmt die freie Energie (ΔF) ab und kann von dem Organismus für alle Zwecke verwertet werden. Endergonische Prozesse sind solche, bei denen die potentielle Energie zunimmt. Exergonische Reaktionen laufen freiwillig ab. Je größer die Energieabgabe durch ein Reaktionssystem ist, um so mehr liegt das Gleichgewicht in der Richtung auf die Energieabgabe. Die Veränderung an freier Energie bestimmt daher Richtung und Ausmaß einer Reaktion.

Die Gewinnung der Energie geschieht bei Mensch und Tier durch die biologische Oxydation der Nährstoffe. Sie erfolgt unter Bedingungen, unter denen die Substrate außerhalb des Organismus überhaupt nicht angegriffen würden: in wäßriger Lösung, bei niederer Temperatur und bei etwa neutraler Reaktion. Die Zellatmung ist das Ergebnis zahlreicher hintereinander geschalteter Oxydations-Reduktionsprozesse, die zum Teil reversibler, zum Teil irreversibler Art sind und durch die stufenweise eine Abnahme der freien Energie der Nährsubstrate erfolgt. Die Verbrennung eines Nährstoffs im Tierkörper erfolgt also nicht durch eine direkte Reaktion mit Sauerstoff, sondern durch eine längere Kette von Reaktionen. Diese beginnt mit einer Abspaltung von Wasserstoff aus den Substraten durch spezifische Dehydrogenasen. Der abgespaltene Wasserstoff wird dann durch Wasserstoff transportierende Fermente dem Sauerstoff entgegen transportiert. Zuletzt wird dann das eigentlich wirksame Agens, das Elektron über eine Kette von Elektronen transportierenden Enzymen dem Sauerstoff zugereicht. Die biologische Oxydation besteht also letzten Endes in einer Verbrennung von Wasserstoff zu Wasser.

Die meisten Dehydrogenasen[1] sind Pyridinproteide, d. h. sie bestehen aus einem Protein (Apoferment) und einer prosthetischen Gruppe (Coferment), die ein Pyridinderivat (Nicotinsäure) enthält. Man kennt zwei solcher Codehydrogenasen: die Cozymase (Codehydrogenase I, Diphosphopyridinnucleotid, DPN) und die Codehydrogenase II (Triphosphopyridinnucleotid, TPN). Die Struktur der Codehydrogenase I ergibt sich aus der folgenden Formel. Codehydrogenase II unterscheidet sich von der Codehydrogenase I durch einen Mehrgehalt von 1 Mol Phosphorsäure.

---

[1] WARBURG 1948, SINGER, KEARNEY 1954, HOFFMANN-OSTENHOF 1954.

Bei der Dehydrierung eines Substrats nehmen die beiden Codehydrogenasen den Wasserstoff auf und werden zu den entsprechenden Dihydro-Codehydrogenasen hydriert. Beide Codehydrogenasen können im Zellstoffwechsel aufgebaut und abgebaut werden. Neuerdings wurde eine Transhydrogenase aufgefunden, die TPN in DPN umwandelt.

Die Wirkungsweise der Dehydrogenasen läßt sich durch die allgemeine Formel wiedergeben:

Substrat + DPN (bzw. TPN) ⇄ dehydriertes Substrat + DPN-H_2 bzw. TPN-H_2. Die Reaktion läuft nur ab, wenn die Codehydrogenase an das Apoferment gebunden ist. Nach erfolgter Reaktion löst sich die hydrierte Codehydrogenase von ihrem Substrat ab. Dadurch, daß die Pyridinproteide dissoziiert sind, ist die Verknüpfung von räumlich in den Zellen getrennten Redoxsystemen möglich. Die Codehydrogenasen pendeln dann zwischen den beiden Systemen hin und her. Das bekannteste Beispiel ist die Oxydoreduktion bei der Glykolyse, wo Triosephosphat dehydriert wird, die hydrierte Cozymase dann den Wasserstoff der Milchsäuredehydrase übergibt, die damit Brenztraubensäure zu Milchsäure hydriert (s. S. 306).

Codehydrogenase I (DPN)
$C_{21}H_{22}N_7O_{14}P_2$

Tabelle 2. *Dehydrogenasen, die Codehydrogenase I (DPN) als prosthetische Gruppe haben.*

Enzym	Vorkommen
Ameisensäuredehydrogenase	Pflanze
Milchsäuredehydrogenase	Tier
β-Oxybuttersäuredehydrogenase	Tier
Äpfelsäuredehydrogenase	Tier
Glutaminsäuredehydrogenase	Tier, Pflanze
Triosephosphatdehydrogenase	Tier, Hefe
Glucosedehydrogenase	Tier
Alkoholdehydrogenase	Tier, Pflanze, Hefe
α-Glycerophosphatdehydrogenase I	Tier
Cholindehydrogenase	Tier
Sorbitdehydrogenase	Tier

Tabelle 3. *Dehydrogenasen, die Codehydrogenase II (TPN) als prosthetische Gruppe haben.*

Enzym	Vorkommen
Äpfelsäuredehydrogenase	Pflanze
Isocitronensäuredehydrogenase	Tier, Pflanze
Glutaminsäuredehydrogenase	Hefe
Glucose-6-phosphatdehydrogenase	Tier, Hefe
Phosphohexonsäuredehydrogenase	Hefe

Bei der Wirkung der Dehydrogenasen entstehen Gleichgewichte. Die Lage der Gleichgewichte kann recht verschieden sein. In den Systemen Alkoholgruppe ⇌ Carbonylgruppe liegt das Gleichgewicht stark zugunsten der Hydrierung, weil diese exergonisch, die Dehydrierung dagegen endergonisch ist. Beispiele hierfür sind die Milchsäuredehydrogenase (Milchsäure ⇌ Brenztraubensäure), die Äpfelsäuredehydrogenase (Äpfelsäure ⇌ Oxalessigsäure), die Alkoholdehydrogenase (Äthanol ⇌ Acetaldehyd). Dagegen sind die Gleichgewichte in den Systemen Carbonylgruppe ⇌ Carboxylgruppe ganz in Richtung der Dehydrierung zu gelegen. Ein Beispiel ist die Dehydrierung der Glucose-6-phosphorsäure zu 6-Phosphogluconsäure.

Manche Dehydrogenasen können mit beiden Codehydrogenasen arbeiten, bevorzugen jedoch die eine, so daß die Reaktionsgeschwindigkeiten bei Verwendung der anderen wesentlich geringer sind. Beispielsweise hat die Milchsäuredehydrogenase für DPN eine 200mal größere Affinität als für TPN.

Die Pyridinproteide vermögen den von ihnen entzogenen Wasserstoff weder an den Sauerstoff noch an das Cytochromsystem abzugeben. Zwischen ihnen und den Cytochromen sind gelbe Fermente als Zwischenglieder eingeschaltet.

Die gelben Fermente[1] enthalten als prosthetische Gruppe Isoalloxazin und zwar entweder Isoalloxazinmononucleotid (phosphoryliertes Lactoflavin) oder Isoalloxazin-adenin-dinucleotid.

Isoalloxazinmononucleotid (FMN)   Isoalloxazin-adenin-dinucleotid (FAD)

Man kennt heute eine größere Anzahl von gelben Fermenten. Sie unterscheiden sich (abgesehen von ihrem Apoferment) hinsichtlich der Substrate, die sie dehydrieren und der Acceptoren, an die sie den Wasserstoff weitergeben. Für die biologische Oxydation ganz allgemein wichtig sind die gelben Fermente, welche den Wasserstoff von den hydrierten Codehydrogenasen aufnehmen und ihn an das Cytochrom c weiter reichen: Die DPN-Cytochrom c-Reduktase und die TPN-Cytochrom c-Reduktase. Sie bewirken also die folgenden Reaktionen, wobei unter Flavin die prosthetischen Gruppen der erwähnten gelben Fermente, unter Leukoflavin die hydrierten prosthetischen Gruppen verstanden sein sollen.

DPN—H_2 (bzw. TPN—H_2) + Flavin ⇌ DPN (bzw. TPN) + Leukoflavin
Leukoflavin + Cytochrom$_{ox}$ ⇌ Flavin + Cytochrom$_{red}$

In der neuesten Zeit hat sich ergeben, daß gelbe Fermente Metalle enthalten. In Xanthinoxydase und Aldehydoxydase wurde Molybdän[2], in der DPN-Cytochrom c-Reduktase Eisen[3] und in der Butyryl-CoA-Dehydrogenase Kupfer[4] nachgewiesen.

---

[1] WARBURG 1948, THEORELL 1951, HOFFMANN-OSTENHOF 1954.
[2] GREEN, BEINERT 1953, MAHLER, MACKLER, GREEN, BOCK 1954.
[3] MAHLER, ELOWE 1954.   [4] MAHLER 1954.

Tabelle 4. *Übersicht über die wichtigsten gelben Fermente (Flavinenzyme).*

Enzym	Prosthetische Gruppe	Reoxydation durch		
		Cytochrom c	Redoxfarbstoffe	Sauerstoff
1. Mit Substraten nicht katalytischer Art reagierende:				
D-Aminosäureoxydase	FAD	—	—	+
Diaminoxydase	FAD	—	—	+
Glucoseoxydase von Pilzen (Notatin)	FAD	—	—	+
L-Aminosäureoxydase	FAD	—	+	+
Glykokolloxydase	FAD	—	+	+
Xanthinoxydase	FAD	+	+	+
Aldehydoxydase	FAD	+	+	+
2. Mit den hydrierten Codehydrogenasen reagierende:				
Altes gelbes Ferment	FMN	+	+	+
Neues gelbes Ferment	FAD	+	+	+
Diaphorase (STRAUB)	FAD	—	+	—
Hefeferment (HAAS)	FAD	—	+	—
DPN-Cytochrom c-Reduktase (Hefe)	FMN	+	—	—
DPN-Cytochrom c-Reduktase (Tier)	FAD	+	—	—
TPN-Cytochrom c-Reduktase (Hefe)	FMN	+	—	—
TPN-Cytochrom c-Reduktase (Tier)	FAD	+	—	—

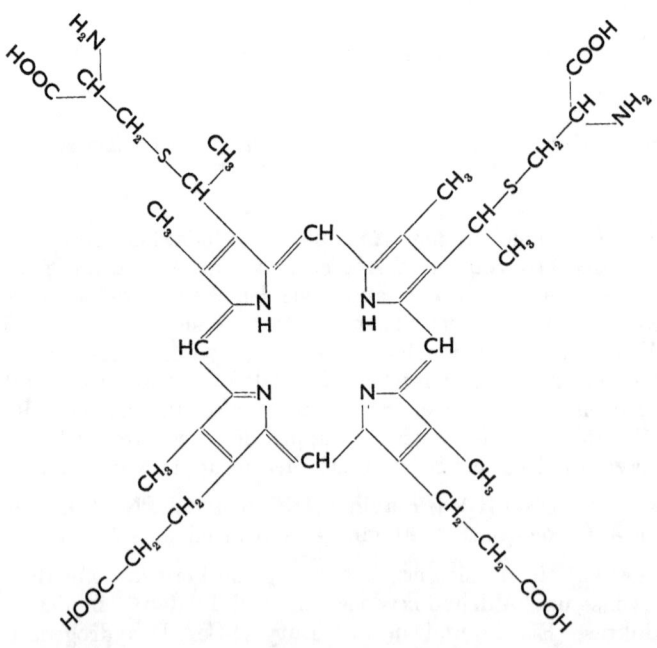

Porphyrin c.
(Das dem Cytochrom c zugrunde liegende Porphyrin.)

Ein wichtiger Faktor bei der biologischen Oxydation ist die Bernsteinsäureoxydase. Es ist ein komplexes, in allen seinen Einzelheiten noch nicht aufgeklärtes Enzymsystem. Nach der gegenwärtigen Auffassung[1] vollzieht sich bei ihm der Elektronentransport auf dem folgenden Wege:

$$\text{Bernsteinsäure} \xrightarrow[\text{dehydrogenase}]{\text{Succino-}} \text{Cytochrom b} \begin{matrix} \nearrow \text{Methylenblau} \\ \searrow \text{Cytochrom b} \end{matrix}$$
$$\downarrow$$
$$\text{Cytochrom c}$$
$$\downarrow$$
$$\text{Cytochromoxydase}$$
$$\downarrow$$
$$\text{Sauerstoff}$$

Die Cytochrome[2] sind eine Reihe nahe verwandter Häminproteide, deren genaue Struktur, abgesehen vom Cytochrom c, noch nicht bekannt ist. Cytochrom c, das im Gegensatz zu den anderen Cytochromen wasserlöslich ist, war einer Untersuchung leichter zugänglich. Es ist ein Häminproteid mit einem Molekulargewicht von 13000, bei dem die prosthetische Gruppe mit dem Protein durch Hauptvalenzen verbunden ist, also nicht ohne weiteres abdissoziieren kann. Zwischen dem Gehalt der Organe an Cytochrom c und ihrem Sauerstoffverbrauch besteht, wie die Tabelle 5 zeigt, Proportionalität.

Die Cytochrome wirken durch einen Valenzwechsel $Fe^{++} \rightleftharpoons Fe^{+++}$ katalytisch und übertragen Elektronen. Cytochrom c reagiert nicht mit molekularem Sauerstoff. Es wird durch die Cytochromoxydase oxydiert. Sie ist die Eintrittspforte für den Sauerstoff in den Stoffwechsel. Die Cytochromoxydase (Atmungsferment von WARBURG) hat die Aufgabe die reduzierten Cytochrome wieder zu oxydieren. Auch sie wirkt durch den Valenzwechsel $Fe^{++} \rightleftharpoons Fe^{+++}$ katalytisch.

Tabelle 5. *Sauerstoffverbrauch und Gehalt von Cytochrom c von Rattenorganen.*
(D. L. DRABKIN.)[3]

Organ	Q_{O_2}	γ-Cytochrom c in 1 g Frischgewicht
Erythrocyten . . .	0,1	2,6
Haut	1—2	8
Skeletmuskel . . .	6	98
Hirnrinde	10	82
Leber	10	223
Nierenrinde . . .	20	352
Herz	20	447

Das Zusammenwirken der Pyridinproteide, Flavinenzyme, Cytochrome und der Cytochromoxydase ergibt sich aus dem Schema S. 295.

Die Zellatmung ist das Ergebnis einer Reihe von Redoxprozessen[4], die hintereinander geschaltet sind und bei denen die freie Energie stufenweise abnimmt. Die Atmungskette beginnt mit einem Herausreißen von Wasserstoff durch die Dehydrogenasen. Der Wasserstoff wird durch Wasserstoff übertragende Enzyme dem Sauerstoff zutransportiert. Dabei wird das eigentlich wirksame Agens, das Elektron über eine Kette von Elektronen übertragenden Fermenten dem Sauerstoff zugereicht. Der Endeffekt der biologischen Oxydation besteht in einer Oxydation von Wasserstoff zu Wasser. Der Kohlenstoff der Nährsubstrate wird nicht verbrannt, sondern indirekt durch Anlagerung von Wasser in eine Form gebracht, daß durch Decarboxylierung CO_2 abgespalten werden kann.

---

[1] WIDMER, CLARK, NEUFELD, STOTZ 1954, HUENNEKENS, BASFORD, GABRIO 1955.
[2] WARBURG 1946, THEORELL 1947, ZEILE 1951.   [3] DRABKIN 1951.
[4] MICHAELIS 1951, BARRON 1952, LEACH 1954.

Die Atmungskette.

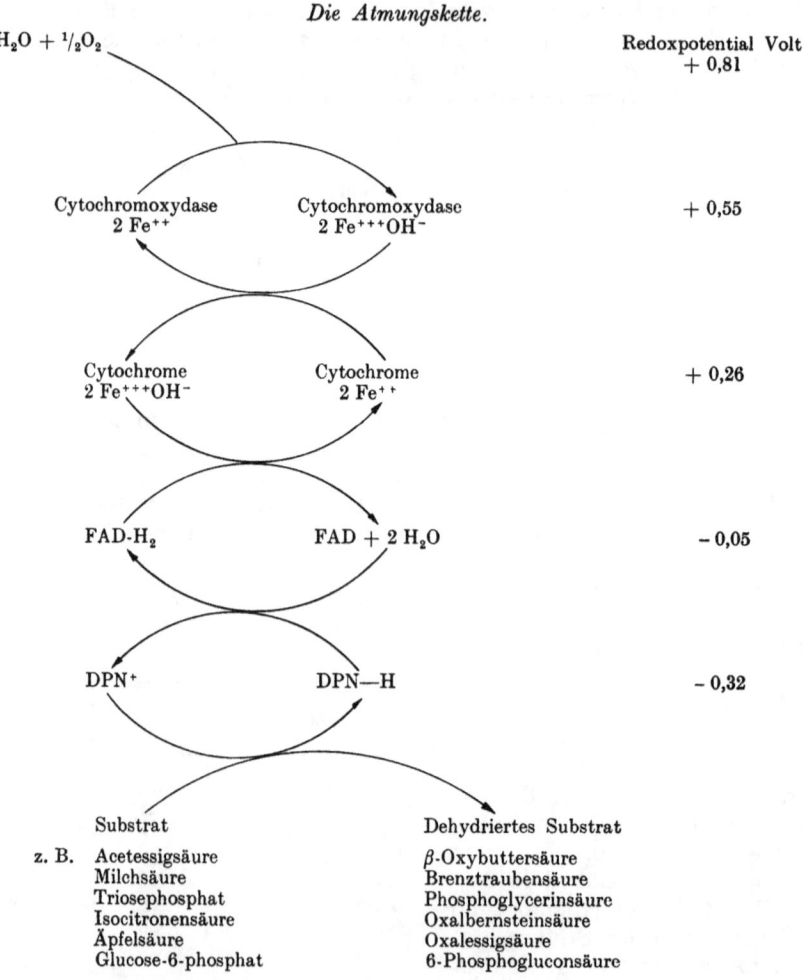

Das ganze System der beim Elektronentransport beteiligten Wege geht aus dem vereinfachten Schema S. 285 hervor.

Der Transport der Energie[1] erfolgt dabei zuerst durch eine Energieüberführung, bei welcher die Energie an einen materiellen Träger gebunden (Codehydrogenasen, Flavinnucleotide, ATP) transportiert wird. Später erfolgt der Energietransport im System der Cytochrome und der Cytochromoxydase durch Leitung, wobei die Materie als solche ruht und sich nur Teile der Moleküle als Träger der Energie bewegen.

Insgesamt werden beim Transport eines Elektronenpaares vom Wasserstoff zum Sauerstoff rund 53000—55000 cal an freier, verwertbarer Energie vom Organismus gewonnen[2].

Da in die Atmungskette Fe^{++} und Fe^{+++} enthaltende Substanzen eingeschaltet sind, läßt sich die biologische Oxydation durch solche Substanzen hemmen, die entweder mit Fe^{+++} (Blausäure) oder mit Fe^{++} (Kohlenoxyd) reagieren. Eine Vergiftung der Zellen mit HCN bringt daher die Gewebsatmung

---

[1] BÜCHER 1953.   [2] BARRON 1952.

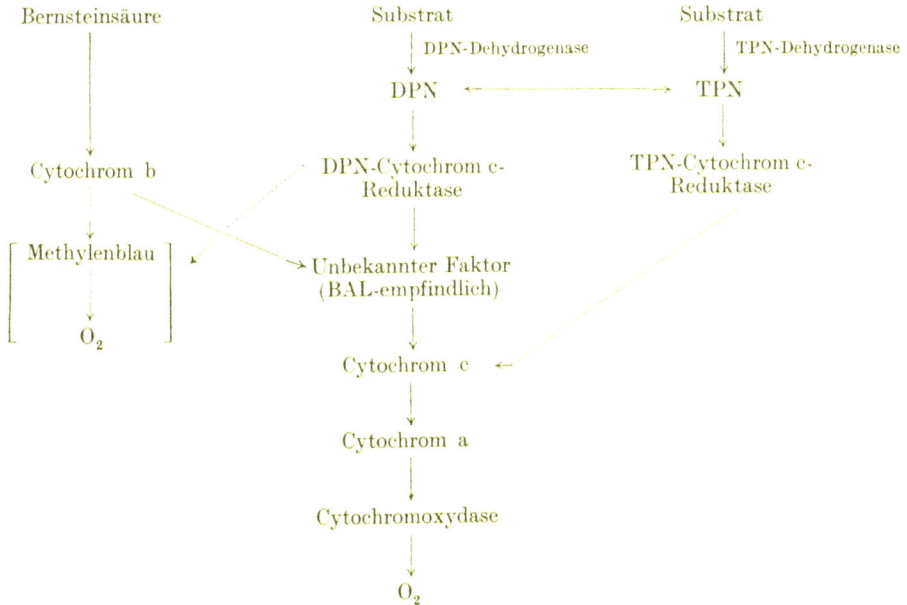

zum Erlöschen. Ein kleiner Teil der Sauerstoffaufnahme (etwa 5%) bleibt jedoch bei der Blausäurevergiftung erhalten. Diese „cyanresistente" Atmung ist durch die Wirkung von Flavinenzymen bedingt, welche den Sauerstoff direkt als Wasserstoffacceptor benützen können wie z. B. die Xanthinoxydase und die Aminosäureoxydasen.

Der Elektronentransport von den hydrierten Codehydrogenasen bis zum Cytochrom-Cytochromoxydasesystem ist mit der Bindung von Phosphat in energiereiche Phosphatverbindungen verknüpft (Atmungskettenphosphorylierung). Bei der Atmungskettenphosphorylierung[1] entsteht zuerst eine unbekannte äußerst labile P-Verbindung, die dann unter Übertragung ihrer Phosphatgruppe auf Adenosindiphosphorsäure (ADP) Adenosintriphosphorsäure (ATP) liefert. Bei dem Transport von 2 Elektronen zum Sauerstoff werden im Mittel 3,5 energiereiche Phosphatbindungen gewonnen, was einem Quotienten P:O von 3,5 entspricht. Die Ausbeute an energiereichem Phosphat beträgt also rund 75% der in der Atmungskette anfallenden freien Energie.

Energiereiches Phosphat[2] ist die unmittelbare Energiequelle für alle Zellleistungen. Die Kopplung zwischen Sauerstoffaufnahme und Phosphorylierung bei der oxydativen Phosphorylierung in der Atmungskette kann durch Gifte aufgehoben werden. Das am bekannteste in dieser Art wirkende Gift ist das 2,4-Dinitrophenol. Zu den bei der Kopplung zwischen Atmung und Phosphorylierung angreifenden Substanzen gehört auch das Thyroxin[3]. Derartige Substanzen verhindern bei ungehemmter Sauerstoffaufnahme die Schaffung von energiereichem Phosphat, hemmen also zwar die Gewinnung von Energie nicht, wohl aber deren Verwertung, so daß die anfallende Energie dem Organismus in Form von Wärme verloren geht.

Die Kopplung zwischen Atmung und Phosphorylierung sowie der Umstand, daß das System Phosphorsäure-Adenylsäure-ADP-ATP den Zellen in nur beschränktem Umfange zur Verfügung steht, erlauben eine automatische Regulation

---

[1] KAPLAN 1951.   [2] LIPMANN 1941.   [3] MARTIUS 1955.

des Zellstoffwechsels. Bei geringem Verbrauch an Energie wird in den Zellen viel ATP angehäuft, wodurch die Konzentration von anorganischem Orthophosphat in den Zellen absinkt, was eine Bremsung des Kohlenhydratabbaus zur Folge hat. Umgekehrt wird dann, wenn viel Energie benötigt und daher auch viel ATP verbraucht wird, der Kohlenhydratabbau durch Steigerung der Phosphatkonzentration in den Zellen vergrößert. Insbesondere der Umfang der Triosephosphatdehydrierung ist stark von der Orthophosphatkonzentration in den Zellen abhängig.

Die Phosphorsäure unterliegt im Organismus einem Kreislauf, der durch die folgenden Stationen gekennzeichnet ist: 1. Bildung von energiereichem Phosphat, 2. Transphosphorylierung desselben auf das Adenylsäuresystem unter Bildung von ATP, 3. Verwertung des energiereichen Phosphats unter Freiwerden von Orthophosphat.

Energiereiches Phosphat entsteht außer durch die Atmungskettenphosphorylierung noch durch Substratphosphorylierung bei der Glykolyse. Bei der Überführung von Glucose in Brenztraubensäure entstehen vier energiereiche Phosphatbindungen und zwar zwei bei der Dehydrierung von Triosephosphat und zwei bei der Bildung von Phosphoenolbrenztraubensäure (Näheres über diese Reaktionen s. S. 306). Da aber bei dieser Reaktionskette zwei energiereiche Phosphatbindungen verbraucht werden, die eine zur Phosphorylierung der Glucose zu Glucose-6-phosphat, die andere zur Phosphorylierung von Fructose-6-phosphat zu Fructose-1,6-diphosphat, beträgt der Gewinn nur zwei energiereiche Phosphatbindungen.

Energiereich sind die folgenden Phosphatbindungen:

Anhydrid   Gemischtes Anhydrid

Enolphosphat   Amidphosphat

Tabelle 6. *Gewinn an freier Energie bei der Spaltung von Phosphorsäureverbindungen.*

Verbindung	Δ F cal	p$_H$	Temperatur
Glycerin-1-phosphat	—2200	8,5	38
Glucose-6-phosphat.	—3000	8,5	38
Fructose-6-phosphat	—3500	8,5	38
Glucose-1-phosphat.	—4750	8,5	38
ATP, terminale PO$_4$-Gruppe .	—11500	7,5	20
Phosphoarginin	—11800	7,7	20
Phosphokreatin	—13000	7,7	20
Acetylphosphat	—14500	6,3	37
Phosphoenolpyruvat	—15900	?	20
1,3-Diphosphoglcyerinsäure . .	—16250	6,9	25

Über die bei der Spaltung von Phosphatbindungen freiwerdende Energie orientiert die Tabelle 6. In der Tabelle 7 findet man Angaben über den Gehalt von Organen an energiereichem Phosphat.

Die beiden wichtigsten Energiespeicher des tierischen Organismus ATP und Kreatinphosphat (Phosphagen) stehen über die Kreatinphosphokinase in einem enzymatischen Gleichgewicht:

ATP + Kreatin ⇌ Kreatinphosphorsäure + ADP

Tabelle 7. *Der Gehalt der Gewebe an energiereichem Phosphat* (F. LIPMANN)[1].

Organ	Polyphosphat-P der ATP mg-%	Phosphagen-P mg-%
Muskel (Warmblüter)	32	60
Muskel (Frosch)	24	54
Tumoren	8—14	1—3
Niere	6—10	
Milz	17	
Herz	9	4—7
Uterus	8	1—4
Gehirn	5	12

Verständlicherweise ist die Umsatzgeschwindigkeit des energiereichen Phosphats in den Zellen sehr groß. 1 g Muskel enthält etwa 1 mg energiereiches Phosphat (als P berechnet) und bildet in der Minute rund 25 γ energiereichen P, 1 g Leber 15 γ. Diese Zahlen sind Minimalzahlen.

Neben dem System Adenylsäure (Adenosinmonophosphorsäure, AMP) — ADP — ATP findet man im Organismus noch die Systeme Inosinsäure — Inosindiphosphat (IDP) — Inosintriphosphorsäure (ITP) und das System Uridyl-

Adenosintriphosphorsäure (ATP)

Kreatinphosphorsäure (Phosphagen)

säure — Uridindiphosphat (UDP) — Uridintriphosphorsäure (UTP). Sie sind durch eine Nucleosidphosphorylase mit der ATP bzw. ADP verknüpft:

ATP + IDP ⇌ ADP + ITP; ATP + UDP ⇌ ADP + UTP.

Über die Bedeutung von UTP und ITP ist wenig bekannt. UTP spielt eine Rolle bei dem Einbau des Uridylrestes in Nucleinsäuren. Über Uridindiphosphatglucose s. S. 316.

Die angeführten Reaktionen sind Beispiele für Transphosphorylierungen[2]. Fast alle Phosphatverschiebungen verlaufen im Organismus nicht über die Stufe von freiem Orthophosphat, sondern erfolgen durch Transphosphorylierungen. Transphosphorylierungen können auf der Ebene von energiereichem Phosphat oder auf der Ebene von energiearmem Phosphat oder endlich durch Übergang von energiereichem zu energiearmem Phosphat stattfinden. Beispiele für Transphosphorylierungen auf der Stufe von energiearmem Phosphat sind:

3-Phosphoglycerinsäure ⇌ 2-Phosphoglycerinsäure

Glucose-1-phosphat ⇌ Glucose-6-phosphat.

---

[1] LIPMANN 1941.   [2] COLOWICK 1951, HOFFMANN-OSTENHOF 1954.

Ein Beispiel für die Transphosphorylierung von energiereichem Phosphat zu energiearmem ist die Hexokinasereaktion (s. S. 304):

$$\text{Glucose} + \text{ATP} \rightarrow \text{Glucose-6-phosphat} + \text{ADP}.$$

Außer den Transphosphorylasen, die Phosphatgruppen von der ATP auf einen Phosphatacceptor unter Bildung von energiereichen oder energiearmen Phosphatbindungen übertragen, spielen im Stoffwechsel der ATP noch die folgenden Enzyme eine wichtige Rolle:

1. Die ATP-asen (ATP-Monophosphatasen). Sie spalten von der ATP hydrolytisch die terminale PO_4-Gruppe ab:

$$\text{ATP} \rightarrow \text{ADP} + \text{Orthophosphat}.$$

Die am besten bekannte ATP-ase ist das Myosin, das etwa 68% des gesamten Proteinbestandes der Muskelzelle ausmacht.

2. Die Apyrasen (ATP-Diphosphatasen). Sie spalten aus der ATP die beiden energiereichen Phosphatgruppen ab:

$$\text{ATP} \rightarrow \text{Adenylsäure} + 2\ \text{Orthophosphat}.$$

3. Die ATP-Pyrophosphatasen. Sie liefern bei der Spaltung Adenylsäure und anorganisches Pyrophosphat.

$$\text{ATP} \rightarrow \text{Adenylsäure} + \text{anorg. Pyrophosphat}.$$

Enzyme dieser Art sind bisher nur in wenigen Organen nachgewiesen worden (Knochenmark, Samenflüssigkeit von Stieren).

4. Myokinasen (Adenylatkinasen, ADP-Transphosphatasen). Sie bewirken die folgende Reaktion:

$$\text{ATP} + \text{Adenylsäure} \rightleftharpoons 2\ \text{ADP}.$$

Da die Verteilung dieser Enzyme in den verschiedenen Organen unterschiedlich ist, vollzieht sich der Stoffwechsel der ATP in den einzelnen Organen nicht gleich. Insbesondere ergeben sich organspezifische Unterschiede in der Reaktionsfähigkeit der mittleren Phosphatgruppe gegenüber der terminalen. So ist in der Muskulatur die terminale PO_4-Gruppe der ATP wesentlich reaktionsfähiger als die der mittleren, deren Umsatzgeschwindigkeit daher im Muskel bedeutend geringer ist. In der Leber sind dagegen beide Phosphatgruppen der ATP ungefähr gleich reaktionsfähig.

Der Kohlenhydratstoffwechsel[1].

Allgemeines.

Kohlenhydrate sind die wichtigsten Substrate der Zellen für die Gewinnung von Energie. Normalerweise werden die Kohlenhydrate bis zu den Endprodukten CO_2 und H_2O oxydiert. Die Zellen haben jedoch auch die Fähigkeit, Zucker anaerob zu Milchsäure abzubauen, ein Prozeß, der Glykolyse genannt wird. Manche Zellen wie z. B. die Erythrocyten und die Spermatozoen gewinnen die von ihnen benötigte Energie praktisch überhaupt nur durch einen anaeroben Kohlenhydratabbau. Für die meisten Körperzellen ist die Glykolyse ein unphysiologischer Prozeß, der nur in den seltensten Fällen vorkommt, wenn der Sauerstoffdruck in den Zellen unter einen Grenzwert abgefallen ist, dessen Höhe

---

[1] LANG 1952, KÜHNAU 1954.

beim Menschen noch nicht sicher bekannt ist. Bei schwerer Muskelarbeit, vor allem während der ersten Minute derselben, in der die Blutversorgung noch nicht optimal ist — das Öffnen neuer Capillaren benötigt Zeit —, kann es in der Muskulatur zu einer beträchtlichen Milchsäurebildung kommen. Die zunächst anfallende Milchsäure wird aber nach Einstellung eines steady state rasch wieder beseitigt.

Der Abbau der Glucose kann sich auf verschiedenen Wegen vollziehen[1]. Der eine Weg ist die durch die Arbeiten von EMBDEN und MEYERHOF schon seit einiger Zeit bekannte Glykolyse. Die hierbei beteiligten Reaktionen spielen sich im wesentlichen im Cytoplasma der Zellen ab.

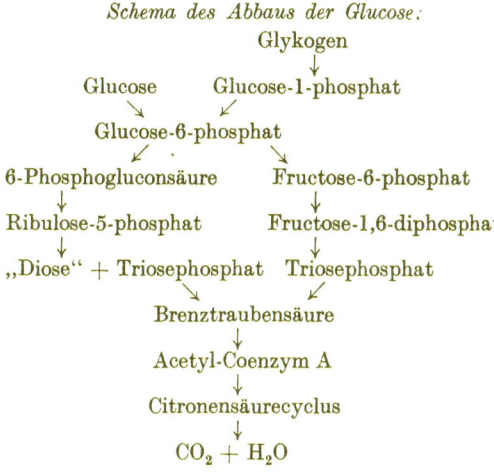

Schema des Abbaus der Glucose:

Der andere, in der neueren Zeit aufgefundene Weg der „direkten Oxydation", führt über 6-Phosphogluconsäure und Ribulose-5-phosphat zu Triosephosphat und einer C_2-Verbindung, in dem Schema als „Diose" bezeichnet, die gegenwärtig noch nicht genau bekannt ist. Vermutlich ist es ein „aktivierter", d. h. an ein Enzym gebundener Glykolaldehyd.

In den einzelnen Organen werden die beiden Wege in verschiedenem Ausmaß beschritten (Tabelle 8).

Welcher Weg bevorzugt eingeschlagen wird, läßt sich durch die Bildung von $C^{14}O_2$ nach Gaben von Glucose-1-C^{14} und Glucose-6-C^{14}

Tabelle 8. *Wege der Glucoseoxydation in den Geweben*[2].

Organ	Prozente der umgesetzten Glucose	
	über Glykolyse	über „direkte Oxydation"
Leber (Ratte und Maus)	12—46	54—88
Niere (Ratte)	100	0
Herz (Ratte)	100	0
Muskel (Ratte)	100	0
Gehirn (Ratte)	100	0
Mammacarcinom (Maus)	82	18
Ascitestumor (Maus)	32	68
Hepatom (Maus)	57	43

verfolgen. Beim „direkten oxydativen Weg" wird bevorzugt aus dem C-1-Atom der Glucose $C^{14}O_2$ gebildet, bei der Glucoseoxydation via Glykolyse entsteht aus den beiden C-Atomen 1 und 6 in gleichem Umfange CO_2. Ursache des Unterschieds ist, daß beim Übergang von 6-Phosphogluconsäure in Ribulose-5-phosphat das C-Atom 1 in Form von CO_2 abgespalten wird:

---

[1] RACKER 1954, HORECKER, MEHLER 1955.   [2] WEINHOUSE 1955.

$$
\begin{array}{cccc}
\text{CH}_3 & \text{CHO} \ \ 1 & \text{COOH} & \text{CO}_2 \\
| & | & | & + \\
\text{CO} & \text{H—C—OH} \ \ 2 & \text{H—C—OH} & \text{CH}_2\text{OH} \\
| & | & | & | \\
\text{COOH} & \text{HO—C—H} \ \ 3 \ \rightarrow & \text{HO—C—H} \ \rightarrow & \text{CO} \\
+ \ \leftarrow & | & | & | \\
\text{COOH} & \text{H—C—OH} \ \ 4 & \text{H—C—OH} & \text{H—C—OH} \\
| & | & | & | \\
\text{CO} & \text{H—C—OH} \ \ 5 & \text{H—C—OH} & \text{H—C—OH} \\
| & | & | & | \\
\text{CH}_3 & \text{CH}_2\text{OH} \ \ 6 & \text{CH}_2\text{OPO}_3\text{H}_2 & \text{CH}_2\text{OPO}_3\text{H}_2 \\
\text{2 Brenz-} & \text{Glucose} & \text{6-Phosphoglucon-} & \text{CO}_2 + \text{Ribulose-} \\
\text{traubensäure} & & \text{säure} & \text{5-phosphat}
\end{array}
$$

Neben diesen Reaktionen sind in den Geweben noch andere nachgewiesen worden, die einen weiteren oxydativen Abbaucyclus der Glucose ermöglichen. Ribulose-5-phosphat steht durch eine Isomerase mit Ribose-5-phosphat im Gleichgewicht. Durch das Enzym Transketolase kann nun Ribose-5-phosphat mit dem „aktivierten" Glykolaldehyd zu Sedoheptulose-7-phosphat kondensiert werden. Durch eine Transaldolase läßt sich Sedulose-7-phosphat mit Glycerinaldehyd-3-phosphat zu Erythrulose-4-phosphat und Fructose-6-phosphat umsetzen. Endlich ist noch eine Umsetzung zwischen Ribulose-5-phosphat und Erythrulose-4-phosphat unter Bildung von Fructose-6-phosphat und Triosephosphat nachgewiesen worden. Die Formeln der erwähnten Verbindungen s. S. 312.

Durch das Zusammenwirken aller dieser Umsetzungen kann Glucose völlig ohne Beteiligung der Glykolyse oxydiert werden (S. 313).

Bei der Oxydation der Glucose über die Glykolyse wird die Glucose in Brenztraubensäure übergeführt. Die hierbei beteiligten Reaktionen spielen sich im wesentlichen im unstrukturierten Protoplasma der Zellen ab. Es handelt sich um dieselben Reaktionen wie bei der Glykolyse. Der Unterschied ist nur der, daß bei der Glykolyse die Brenztraubensäure dann noch zu Milchsäure hydriert wird, während sie beim oxydativen Kohlenhydratabbau der Endoxydation über den Citronensäurecyclus zugeführt wird. Die Endoxydation wird durch eine Kondensation mit Oxalessigsäure eingeleitet. Der gesamte Endabbau ist in den Mitochondrien lokalisiert. Bei der Endoxydation wird die Brenztraubensäure zu CO_2 und H_2O oxydiert und die dabei anfallende Energie in Form von energiereichem Phosphat gewonnen („Atmungskettenphosphorylierung").

Neben der Energiegewinnung aus Kohlenhydraten, sei es durch Oxydation, sei es durch Glykolyse, gibt es noch andere Umsetzungen der Kohlenhydrate. Der Organismus führt sie weniger aus energetischen als aus stofflichen Gründen durch. Sie dienen im wesentlichen der Herstellung bestimmter, für den Organismus wichtiger Substanzen wie z. B. Ribose, Desoxyribose, Glucuronsäure, Milchzucker u. dgl.

Der Kohlenhydratbestand des Organismus ist nur beschränkt (Tabelle 9). Die Zellen entnehmen den von ihnen benötigten Zucker dem Blut. Der Blut-

Tabelle 9. *Der Kohlenhydratbestand eines erwachsenen Menschen in Gramm.*

Muskelglykogen	150—300
Leberglykogen	50—100
Gewebszucker	20
Blutzucker	5

zucker steht mit dem Gewebszucker und dieser wieder mit dem intracellulären Zucker in einem Gleichgewicht. Aus der arteriovenösen Differenz von rund 4 mg-% und dem Minutenvolumen von 3,5—5,0 Liter in der Minute läßt sich berechnen, daß die Organe eines Menschen bei körperlicher Ruhe dem Blut etwa 0,15—0,20 g in der Minute entnehmen. Die ständigen Blutzuckerverluste werden jeweils sofort wieder ersetzt. Bei der Einregulierung des Blutzuckerspiegels spielt die Leber eine wichtige Rolle.

In den Zellen wird Glucose unter Mitwirkung des Enzyms Hexokinase zu Glucose-6-phosphat phosphoryliert. Diese Reaktion ist nicht umkehrbar, da bei ihr energiereiches Phosphat aufgespalten wird. Dagegen enthalten die meisten Zellen eine Phosphatase, welche Glucose-6-phosphat spaltet, jedoch ohne hierbei energiereiches Phosphat zu regenerieren, so daß Glucose aus den Zellen an die extracelluläre Flüssigkeit abgegeben werden kann. Da die meisten Reaktionen im Zuckerstoffwechsel, insbesondere der Abbau durch Oxydation oder durch Glykolyse, ihren Ausgangspunkt vom Glucose-6-phosphat aus nehmen, ist die Veresterung der Glucose zu Glucose-6-phosphat die wichtigste Reaktion im Stoffwechsel der Glucose. Auch die Speicherung von Glucose als Glykogen setzt eine vorherige Phosphorylierung zu Glucose-6-phosphat voraus.

Die Möglichkeiten im Glucosestoffwechsel sind bei den einzelnen Zelltypen nicht dieselben (Tabelle 10). Die meisten Umsatzmöglichkeiten hat die Leber.

Tabelle 10. *Umsatzmöglichkeiten der Leberzellen für Glucose-6-phosphat.*

Leberzellen	Muskelzellen	Andere Körperzellen
Glykogenbildung	Glykogenbildung	Sehr geringe Glykogenbildung
Abbau	Abbau	Abbau
Umwandlung zu Fett u. dgl.	Umwandlung zu Fett u. dgl.	Umwandlung zu Fett u. dgl.
Dephosphorylierung	Keine Dephosphorylierung	Dephosphorylierung

Eine wichtige Aufgabe der Leber ist die Speicherung von Glykogen zwecks Konstanthaltung des Blutzuckers. Der Abbau von Zucker in der Leber dient im wesentlichen nur der Deckung des eigenen Energiebedarfs des Organs. Weiterhin sind in der Leber noch die Umbauprozesse lokalisiert, die von der Glucose zu anderen wichtigen Substanzen führen. Der Muskelzelle fehlt eine Phosphatase zur Aufspaltung von Glucose-6-phosphat. Sie kann daher ein einmal von ihr verestertes Glucosemolekül nicht mehr ohne weiteres nach außen abgeben, eine wichtige Sicherungsmaßnahme, um den Muskel vor einer vorzeitigen Erschöpfung der Kohlenhydratreserven zu bewahren. Leberglykogen und Muskelglykogen können also nur über eine längere Reaktionskette ineinander übergehen. Eine Verlagerung von Glykogen aus dem Muskel in die Leber, wie sie als Folge der Verabreichung von Adrenalin zu beobachten ist, setzt einen vorherigen Abbau des Muskelglykogens zu Milchsäure voraus, die an das Blut abgegeben und von der Leber wieder in Glykogen verwandelt wird („CORI-Cyclus").

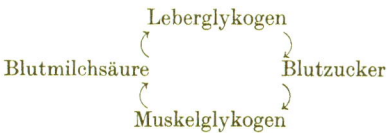

Die im Zellstoffwechsel umgesetzte Glucose stammt keineswegs nur aus den Nahrungskohlenhydraten sondern wird zum Teil aus den anderen Nährstoffen (Eiweiß, Fett) gebildet („Gluconeogenese"). Umgekehrt wird ein beträchtlicher Teil des Blutzuckers zum Umbau in Fett oder Aminosäuren benützt. Der Umfang der Gluconeogenese und des Umbaus von Zucker ist ein wichtiger Faktor in dem

System der Blutzuckerregulation und unterliegt daher einer hormonalen Steuerung. Insulin begünstigt den Umbau von Zucker in Fett sowie Aminosäuren und vermindert die Gluconeogenese.

Spaltung und Aufbau von Glykogen.

Der Abbau von Glykogen[1] beginnt mit einer phosphorolytischen Abspaltung (Spaltung unter Aufnahme von Phosphorsäure) der endständigen Glucosereste unter Bildung von Glucose-1-phosphat. Das bei dieser Reaktion beteiligte Enzym Phosphorylase führt zur Einstellung eines Gleichgewichts. Durch die Phosphorylase kann daher umgekehrt aus Glucose-1-phosphat wieder Glykogen synthetisiert werden. Glykogen + H_3PO_4 ⇌ Glucose-1-phosphat. Glykogen besteht aus einer langen Kette von Glucosemolekülen, die durch 1,4-Glucosidbindungen miteinander verknüpft sind, die aber auch Verzweigungen enthalten, die durch 1,6-Glucosidbindungen bewirkt werden. Die zuerst von Cori[1] entdeckte Phosphorylase wirkt nur auf die 1,4-Glucosidbindungen ein. Bei der Synthese von Glykogen muß daher noch ein zweites Enzym („Q-Enzym") mitwirken, das 1,6-Glucosidbindungen knüpfen bzw. lösen kann. Die enzymatische Bildung eines Polysaccharids aus Glucose-1-phosphat kann nur erfolgen, wenn schon etwas Polysaccharid als „Starter" vorhanden ist. Die Phosphorylase vermag also nur Glucosereste an schon bestehende längere Glucosidketten anzuhängen. Untersuchungen mit C^{14}-Glucose über die Glykogenbildung in der Leber haben gezeigt, daß diese zunächst in die Peripherie des Glykogenmoleküls eingebaut wird. Dann wandert die Aktivität in das Zentrum des Moleküls und ist (bei der Ratte nach 48 Std) fast ausschließlich dort vorhanden. Dies zeigt, daß das Leberglykogen so regeneriert wird, daß zunächst durch die Phosphorylase Glucose an schon vorhandenes Polysaccharid angelagert wird, und daß dann allmählich das Q-Enzym („branching enzyme") in Tätigkeit tritt[2].

Nach demselben Prinzip, der dephosphorylierenden Kondensation von Monosacchariden erfolgt auch die Bildung von Disacchariden z. B. von Rohrzucker und Milchzucker.

Saccharose ⇌ Glucose-1-phosphat + Fructose
Lactose   ⇌ Glucose-1-phosphat + Galaktose.

Die hydrolytische Aufspaltung von Stärke und Glykogen durch Amylase, die im Darm stattfindet, ist, im Gegensatz zur phosphorolytischen durch Phosphorylase, aus energetischen Gründen nicht umkehrbar.

Glucose-1-phosphat steht durch das Enzym Phosphoglucomutase mit Glucose-6-phosphat in einem Gleichgewicht, das bei p_H 7 und 30° bei 5% Cori-Ester

Glucose-1-phosphat   Glucose-6-phosphat

[1] Cori 1940, Cori 1943.   [2] Stetten 1955, Hehre 1951.

und 95% Glucose-6-phosphat gelegen ist. Aufbau und Abbau von Glykogen vollziehen sich demnach auf dem folgenden Wege:

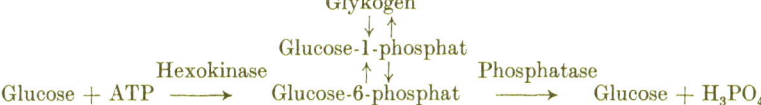

Viele Substanzen, insbesondere Milchsäure und Brenztraubensäure liefern im Organismus Glykogen. In der neueren Zeit mit Hilfe von Isotopen durchgeführte Untersuchungen haben ergeben, daß der Vorgang der Glykogenbildung aus solchen Substanzen wesentlich komplizierter verläuft als man früher angenommen hatte und keineswegs in einer einfachen Umkehrung der Glykolyse besteht. Aus der Isotopenverteilung im entstandenen Glykogen bzw. der aus ihm durch Hydrolyse erhaltenen Glucose ergibt sich, daß nur etwa $1/6$ desselben durch eine direkte Umkehrung der Glykolyse gebildet worden war. Weitaus der größere Teil der Milchsäure bzw. Brenztraubensäure schlägt den Weg über den Citronensäurecyclus ein und wird von dort aus nach erneuter Bildung von Brenztraubensäure (durch Decarboxylierung von Oxalessigsäure) via Umkehrung der Glykolyse in Glykogen verwandelt. Grundsätzlich können alle Substanzen, die Intermediärprodukte der Glykolyse oder des Citronensäurecyclus sind, bzw. in solche Intermediärprodukte überführbar sind, Glykogen liefern.

Die Glykolyse.

Der anaerobe Abbau der Glucose zur Milchsäure ist der zur Zeit am besten übersehbare biochemische Prozeß.

Schema des anaeroben Abbaus von Kohlenhydrat nach O. MEYERHOF[1].

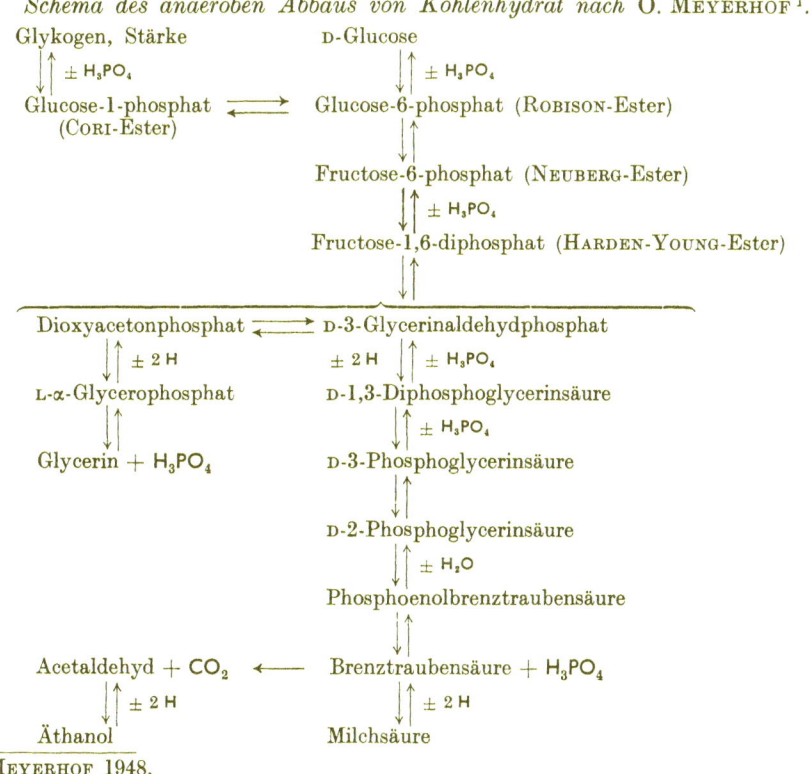

---
[1] MEYERHOF 1948.

Er erfolgt durch eine Kette von etwa 20 verschiedenen Reaktionen[1]. Die bei der Glykolyse beteiligten Enzyme wurden zum großen Teil rein kristallisiert dargestellt[2]. Viele der bei der Glykolyse beteiligten Reaktionen wurden durch das Studium der alkoholischen Gärung aufgeklärt. Glykolyse und alkoholische Gärung sind zwei nahe verwandte Prozesse und unterscheiden sich nur bezüglich der letzten Reaktionen. Bis zur Stufe der Brenztraubensäure verlaufen Glykolyse und Gärung gleich. Bei der Glykolyse wird dann die Brenztraubensäure zu Milchsäure hydriert, bei der alkoholischen Gärung dagegen in Äthanol übergeführt. Gibt man zu lebhaft gärenden Hefeextrakten Extrakte tierischer Organe, läßt sich die Gärung in eine Glykolyse abdrängen; an Stelle von Äthanol entsteht dann Milchsäure. In den letzten Jahren wurden viele Beweise dafür beigebracht, daß sich die Glykolyse in den lebenden Zellen genauso abspielt, wie man es aus Versuchen in vitro ableiten konnte und wie es in dem vorstehenden Schema wiedergegeben ist. Wo früher Unterschiede gefunden worden waren, ließen diese sich durch ungeeignete Versuchsanordnungen z. B. durch Verarmung an Substraten oder durch Schädigung von Enzymen bedingt aufklären.

Tabelle 11. *Maximalwerte für die Veresterung der Glucose in den Organen einer Ratte* (C. LONG)[3].

Organ	Mittleres Feuchtgewicht in g	Maximale Phosphorylierung Glucose/Organ/Std mg
Muskel	150	2780
Dünndarm . .	9,12	251
Gehirn	1,89	132
Colon	1,97	70
Nieren	2,27	46
Testes	2,28	45
Herz	1,00	38
Leber	6,59	33
Lunge	1,58	14
Uterus	0,44	9

Die erste Reaktion im intermediären Kohlenhydratstoffwechsel besteht in einer Phosphorylierung der Glucose zu Glucose-6-phosphat unter Beteiligung des Enzyms Hexokinase. Phosphatdonator ist die ATP. Da bei dieser Reaktion eine energiereiche Phosphatbindung in energiearmes Esterphosphat umgewandelt wird, ist die Hexokinasereaktion stark exergonisch und nicht umkehrbar. Über den Umfang, in welchem

$$\text{Glucose} + \text{ATP} \rightarrow \text{Glucose-6-phosphat} + \text{ADP}$$

eine Veresterung der Glucose in tierischen Organen möglich ist, orientiert die Tabelle 11.

Die Glykolyse kann auch vom Glykogen aus ihren Anfang nehmen. Aber auch in diesem Falle wird — über Glucose-1-phosphat als Zwischenprodukt — Glucose-6-phosphat gebildet.

Glucose-6-phosphorsäure ⇌ Fructose-6-phosphorsäure ⟶ Fructose-1,6-diphosphorsäure (HARDEN-YOUNG-Ester)

---

[1] WARBURG 1948, DICKENS 1951, STUMPF 1954.   [2] HOFFMANN-OSTENHOF 1954.
[3] LONG 1951.

Glucose-6-phosphat steht mit Fructose-6-phosphat durch das Enzym Phosphohexoseisomerase in einem Gleichgewicht, das bei p_H 7 und 30° bei rund 70% Glucosephosphat und 30% Fructosephosphat gelegen ist. G. EMBDEN (1914) hatte erstmalig das Gemisch beider Ester isoliert und es Lactacidogen genannt. Der nächste Schritt der Glykolyse besteht in einer weiteren Phosphorylierung des Fructose-6-phosphats zu Fructose-1,6-diphosphat (Hexosediphosphorsäure) mit Hilfe von ATP und des Enzyms Phosphohexokinase. Bei der Einleitung der Glykolyse müssen also 2 Mole energiereiches Phosphat geopfert werden: eines zur Phosphorylierung der Glucose und ein zweites zur Phosphorylierung der Fructose-6-phosphorsäure.

$$\text{Fructose-6-phosphat} + \text{ATP} \rightarrow \text{Fructose-1,6-diphosphat} + \text{ADP}.$$

Die Fructose-1,6-diphosphorsäure wird dann durch das Enzym Aldolase zu den beiden Triosephosphorsäuren Dioxyacetonphosphat und Glycerinaldehydphosphat aufgespalten. Die Reaktion ist umkehrbar, die Aldolase vermag aus Triosephosphat wieder Hexosediphosphat zu synthetisieren. Ein Mol Aldolase setzt bei p_H 7,6 und 30° in der Minute 1670 Mole Hexosediphosphat um. Die Aldolasereaktion ist die langsamste Reaktion in der Reaktionskette der Glykolyse. Aldolase bzw. ähnlich wirkende andere Aldolasen spielen auch beim Aufbau bzw. Abbau anderer Kohlenhydrate eine Rolle. Physiologisch wichtig ist die Spaltung (bzw. Synthese) von Ribose-5-phosphat zu Triosephosphat und Glykolaldehyd.

Fructose-1,6-diphosphorsäure   Dioxyacetonphosphorsäure + Glycerinaldehydphosphorsäure

Glycerinaldehydphosphat und Dioxyacetonphosphat stehen durch das Enzym Phosphotrioseisomerase in einem Gleichgewicht, das unter physiologischen Verhältnissen bei rund 97% Dioxyacetonphosphat und 3% Glycerinaldehydphosphat gelegen ist. Da das Gleichgewicht aber ständig durch die weitere Umwandlung des Glycerinaldehydphosphats gestört wird, erfolgt eine praktisch quantitative Umlagerung des Dioxyacetonphosphats zu Glycerinaldehydphosphat.

Glycerinaldehydphosphat wird unter Veresterung mit anorganischem Phosphat durch die Triosephosphatdehydrogenase („oxydierendes Gärungsferment" von WARBURG) zu 1,3-Diphosphoglycerinsäure dehydriert. Der primäre Wasserstoffacceptor ist die Cozymase, die zu Dihydrocozymase hydriert wird. Diese Dehydrogenase enthält freie SH-Gruppen und wird daher durch Jodacetat gehemmt, das mit SH-enthaltenden Substanzen reagiert. Die Hemmung der Glykolyse durch Jodacetat beruht auf dieser Reaktion.

D-3-Phosphoglycerinaldehyd + DPN $\rightleftharpoons$ D-1,3-Diphosphoglycerinsäure + DPN-H_2.

Die bei der Dehydrierung des Phosphoglycerinaldehyds anfallende Energie wird bei dieser Reaktion zur Schaffung einer energiereichen Phosphatbindung (Säureanhydridbindung) benützt. Bei der nun folgenden Dephosphorylierung der

1,3-Diphosphoglycerinsäure zu 3-Phosphoglycerinsäure wird diese energiereiche Phosphatgruppe auf ADP unter Bildung von ATP transphosphoryliert und auf diese Weise für die Zelle nutzbar gemacht.

Nach Umlagerung der 3-Phosphoglycerinsäure in 2-Phosphoglycerinsäure durch das Enzym Phosphoglyceromutase erfolgt eine Umwandlung der letzteren in Phosphobrenztraubensäure. Das dabei beteiligte Enzym Enolase wird durch Fluorid gehemmt, worauf die bekannte Unterdrückung der Glykolyse durch Fluorid beruht. Durch die Wirkung der Enolase entsteht unter einer intramolekularen Verschiebung der Energie eine energiereiche Phosphatbindung (Enolphosphat), die in der nun erfolgenden Dephosphorylierung unter Transphosphorylierung auf ADP in Form von ATP gewonnen wird. Daneben entsteht freie Brenztraubensäure.

$$\begin{array}{c}CO-O-PO_3H_2\\|\\H-C-OH\\|\\CH_2-O-PO_3H_2\end{array} + ADP \rightleftarrows \begin{array}{c}COOH\\|\\H-C-OH\\|\\CH_2-O-PO_3H_2\end{array} + ATP$$

1,3-Diphosphoglycerinsäure   3-Phosphoglycerinsäure

$$\begin{array}{c}COOH\\|\\H-C-O-PO_3H_2\\|\\CH_2OH\end{array} \rightleftarrows \begin{array}{c}COOH\\|\\C-O-PO_3H_2\\||\\CH_2\end{array} + ADP \rightleftarrows \begin{array}{c}COOH\\|\\COH\\||\\CH_2\end{array} + ATP \rightleftarrows \begin{array}{c}COOH\\|\\CO\\|\\CH_3\end{array}$$

2-Phosphoglycerinsäure   Phosphoenolbrenztraubensäure   Brenztrauben-   Brenztrauben-
                                                        säure (Enolform) säure (Ketoform)

Die letzte Reaktion der Glykolyse besteht in einer Hydrierung der Brenztraubensäure zu Milchsäure. Die bei der Dehydrierung des Triosephosphats anfallende hydrierte Cozymase gibt ihren Wasserstoff unter anaeroben Bedingungen an das System Brenztraubensäure-Milchsäuredehydrogenase („reduzierendes Gärungsferment" von Warburg) ab, wodurch Milchsäure entsteht. Unter anaeroben Bedingungen besteht nämlich für die hydrierte Cozymase kein anderer Wasserstoffacceptor. Normalerweise, d. h. in Gegenwart von Sauerstoff, wird dieser Wasserstoff in üblicher Weise über das gelbe Ferment DPN-Cytochrom c-Reduktase dem Cytochrom-Cytochromoxydasesystem zugeführt und zu Wasser verbrannt. Bei der Glykolyse kommt also eine Oxydoreduktion zustande, bei der Triosephosphat dehydriert und Brenztraubensäure hydriert wird, so daß der Gesamtprozeß der Glykolyse weder mit einer Aufnahme noch mit einer Abgabe von Wasserstoff verknüpft ist und der Ausgangszustand bezüglich der Cozymase wieder erreicht wird. Die Oxydoreduktionsgleichung der Glykolyse lautet also folgendermaßen:

3-Phosphoglycerinaldehyd + H_3PO_4 + DPN $\rightleftarrows$ 1,3-Diphosphoglycerinsäure +
+ DPN-H_2
Brenztraubensäure + DPN-H_2 $\rightleftarrows$ Milchsäure + DPN.

Bei der alkoholischen Gärung wird die Brenztraubensäure unter Beteiligung der Carboxylase, deren prosthetische Gruppe Aneurinpyrophosphat (Cocarboxylase) ist, zu Acetaldehyd decarboxyliert. Der Acetaldehyd dient dann als Wasserstoffacceptor und wird durch die hydrierte Cozymase unter Beteiligung der

Alkoholdehydrogenase zu Äthanol hydriert. Die Oxydoreduktionsgleichung der alkoholischen Gärung ist also:

3-Phosphoglycerinaldehyd + H$_3$PO$_4$ + DPN ⇌ 1,3-Diphosphoglycerinsäure +
+ DPN-H$_2$.
Acetaldehyd + DPN-H$_2$ ⇌ Äthanol + DPN.

Wie schon erwähnt, müssen im Verlauf der Glykolyse zunächst zur Phosphorylierung der Glucose und des Glucose-6-phosphats zwei energiereiche Phosphatbindungen geopfert werden. Im späteren Verlauf der Glykolyse werden jedoch vier energiereiche Phosphatbindungen in Form von 4 Molen ATP gewonnen: zwei durch die Bildung von 1,3-Diphosphoglycerinsäure und deren nachfolgende Dephosphorylierung zu 3-Phosphoglycerinsäure sowie zwei durch die Bildung von Phosphobrenztraubensäure und deren Dephosphorylierung zu Brenztraubensäure. Und zwar werden hier jeweils zwei energiereiche Phosphatbindungen erhalten, weil aus der Glucose mit ihren 6 C-Atomen je 2 Mole Phosphoglycerinsäure bzw. Brenztraubensäure entstehen, denn diese Verbindungen umfassen nur noch 3 C-Atome. Als Gewinn der Glykolyse resultieren demnach 2 Mole energiereiches Phosphat je Mol umgesetzter Glucose.

Die Endoxydation über den Citronensäurecyclus.

Der Endabbau im Kohlenhydratstoffwechsel, die Oxydation der Brenztraubensäure, vollzieht sich über den Citronensäurecyclus[1].

Zunächst erfolgt eine oxydative Decarboxylierung der Brenztraubensäure durch das Enzymsystem Pyruvatoxydase. Die Summenformel dieses Prozesses ist:

Brenztraubensäure + CoA + DPN → Acetyl-CoA + DPN-H$_2$ + CO$_2$.

Dieser Prozeß ist komplizierter Art und erfolgt in 3 Stufen: Zunächst wird die Brenztraubensäure gespalten, wobei die beiden Spaltstücke von den beiden S-Atomen der sich öffnenden Disulfidbrücke der Lipoinsäure[2] (lipoic acid) gebunden werden:

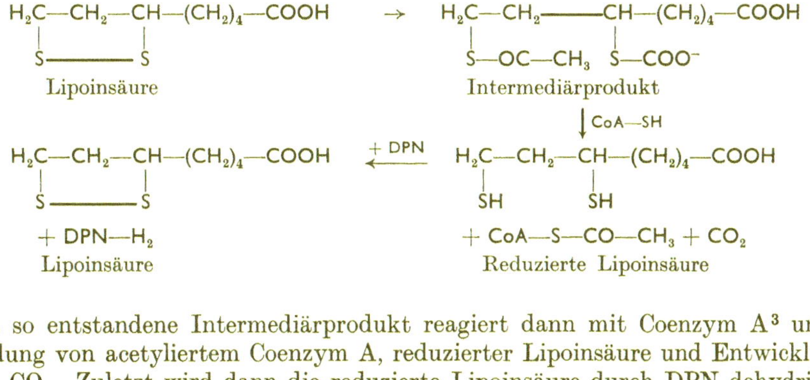

```
H₂C—CH₂—CH—(CH₂)₄—COOH        →    H₂C—CH₂————CH—(CH₂)₄—COOH
    |        |                          |              |
    S————————S                          S—OC—CH₃   S—COO⁻
    Lipoinsäure                           Intermediärprodukt
                                             ↓ CoA—SH
H₂C—CH₂—CH—(CH₂)₄—COOH   +DPN    H₂C—CH₂—CH—(CH₂)₄—COOH
    |        |           ⇐              |        |
    S————————S                          SH       SH
   + DPN—H₂                          + CoA—S—CO—CH₃ + CO₂
    Lipoinsäure                       Reduzierte Lipoinsäure
```

Das so entstandene Intermediärprodukt reagiert dann mit Coenzym A[3] unter Bildung von acetyliertem Coenzym A, reduzierter Lipoinsäure und Entwicklung von CO$_2$. Zuletzt wird dann die reduzierte Lipoinsäure durch DPN dehydriert. Bei der Pyruvatoxydation sind 4 Coenzyme beteiligt: Aneurinpyrophosphat

---
[1] KREBS 1943, 1954, MARTIUS, LYNEN 1950, MARTIUS 1954.
[2] GUNSALUS 1954.   [3] BADDILEY 1955.

(Cocarboxylase), Coenzym A, Lipoinsäure und DPN. Vielleicht liegt die Lipoinsäure nicht in freier Form vor, sondern ist an die Cocarboxylase gebunden, etwa in der folgenden Weise:

[Strukturformel]

Hypothetische Formel des aus Cocarboxylase und Lipoinsäure bestehenden Coenzyms der oxydativen Decarboxylierung von Brenztraubensäure

Die Kondensation des Acetyl-Coenzym A mit Oxalessigsäure zu Citronensäure erfolgt durch das „condensing encyme", das schon kristallisiert dargestellt wurde. Die Kondensation zu Citrat ist ein umkehrbarer Prozeß. Citrat läßt sich zu Oxalessigsäure und Acetyl-Coenzym A aufspalten, wenn man dem Reaktionsgemisch einen geeigneten Acetylacceptor zufügt, auf den das acetylierte Coenzym A die Acetylgruppe übertragen kann. Als solcher Acceptor kann z. B. Cholin wirken. Hierbei spielen sich die folgenden Reaktionen ab:

Citrat ⇌ Oxalacetat + Acetyl-Coenzym A
Cholin + Acetyl-Coenzym A ⇌ Acetylcholin.

Bei der Kondensation des Acetyl-Coenzym A mit Oxalessigsäure ist Citronensäure, entgegen früheren Vermutungen, das primäre Reaktionsprodukt[1]. Trotz des symmetrischen Baus des Citronensäuremoleküls muß es bei enzymatischen Reaktionen asymmetrisch reagieren, da Enzyme selber asymmetrische Verbindungen sind. Die in Versuchen mit markierten Substraten nachgewiesene asymmetrische Verteilung in den Reaktionsprodukten des Citronensäureabbaus muß daher auch bei der primären Bildung von Citronensäure entstehen und beweist nicht, daß zuerst eine asymmetrische Verbindung — man dachte an die cis-Aconitsäure — Produkt der Kondensation ist.

Die Citronensäure steht mit der Isocitronensäure und der cis-Aconitsäure in einem enzymatischen Gleichgewicht, das bei 89,2% Citronensäure, 3,1% cis-Aconitsäure und 7,7% Isocitronensäure gelegen ist und durch das Enzym Aconitase eingestellt wird. Neuere Untersuchungen lassen vermuten, daß die cis-Aconitsäure gar kein Zwischenprodukt bei der Umwandlung der Citronensäure in Isocitronensäure ist, sondern in einem Nebenschluß liegt[1].

Die Isocitronensäure wird durch die Isocitronensäuredehydrogenase zu Oxalbernsteinsäure dehydriert. Die „Citronensäuredehydrogenase" der älteren Autoren hat sich als ein Gemisch von Isocitronensäuredehydrogenase und Aconitase erwiesen. Die an sich schon unbeständige und spontan leicht CO_2 abspaltende Oxalbernsteinsäure wird dann durch eine β-Ketosäuredecarboxylase (Oxalbernsteinsäuredecarboxylase) zu α-Ketoglutarsäure decarboxyliert. Diese Reaktion ist stark exergonisch ($\Delta F = -4460$ cal). Ihr Gleichgewicht liegt daher weitgehend auf Seiten der Decarboxylierung. Die Reaktion ist jedoch im Organismus umkehrbar und kann im Sinne einer Fixierung von CO_2 durch die α-Ketoglutarsäure („Ochoa-Reaktion") ablaufen, wenn man sie mit passenden energieliefernden Prozessen, etwa der Dehydrierung von Glucose-6-phosphat zu 6-Phosphogluconsäure, koppelt. Auf diese Weise erreicht der Organismus, daß der Citronensäurecyclus umkehrbar ist.

---
[1] Martius, Lynen 1950.

Bei der Umwandlung der α-Ketoglutarsäure in Bernsteinsäure erfolgt zunächst eine Decarboxylierung der Substanz durch die Ketoglutarsäureoxydase zu Bernsteinsäurehalbaldehyd, der dann weiter zu Bernsteinsäure oxydiert wird. Die Reaktion verläuft unter der intermediären Bildung von Succinyl-Coenzym A. Die entstandene Bernsteinsäure wird dann durch die Bernsteinsäureoxydase zu Fumarsäure dehydriert.

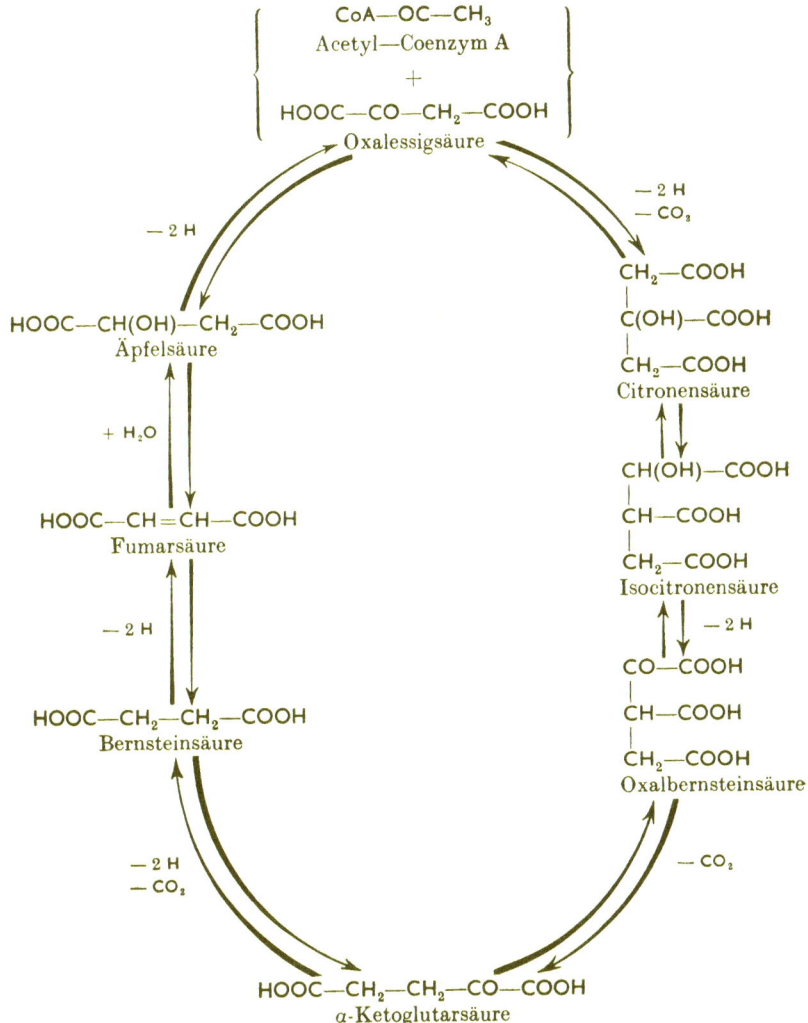

Diese Dehydrierung wird durch Malonsäure auf Grund ihrer der Bernsteinsäure ähnlichen Konstitution kompetitiv gehemmt. Hierauf beruht die bekannte Hemmung der Gewebsatmung durch Malonat.

$$HOOC-CH_2-CH_2-COOH \qquad HOOC-CH_2-COOH$$
$$\text{Bernsteinsäure} \qquad\qquad \text{Malonsäure}$$

Die Fumarsäure wird nunmehr durch die Fumarase zu Äpfelsäure hydratisiert. Als letzte Reaktion des Citronensäurecyclus erfolgt eine Dehydrierung der

Fumarsäure zu Oxalessigsäure, wodurch die beim Beginn des Cyclus eingesetzte Oxalessigsäure wieder regeneriert wird. Als Bilanz des gesamten Vorganges ergibt sich ein Verschwinden von einem Mol Acetyl-Coenzym A, dessen Acetylrest quantitativ zu CO_2 und H_2O übergeführt worden ist.

Der Endabbau der Nährstoffe über den Citronensäurecyclus setzt eine ausreichende Oxalessigsäurekonzentration in den Geweben voraus. Nun ist die Oxalessigsäure recht unbeständig und erleidet schon spontan leicht eine Decarboxylierung zu Brenztraubensäure, die sogar in vielen Geweben noch durch die Oxalessigsäuredecarboxylase enzymatisch beschleunigt wird. Ein weiterer Weg, auf dem Oxalessigsäure aus den Geweben verschwinden kann, ist ihre Aminierung zu Asparaginsäure. Der Organismus muß daher die laufend erfolgenden Oxalessigsäureverluste kompensieren, damit eine ausreichende Konzentration dieser Substanz in den Organen aufrechterhalten wird. Dies erfolgt durch eine Carboxylierung der Brenztraubensäure zu Oxalessigsäure. Die direkte Carboxylierung der Brenztraubensäure zu Oxalessigsäure (WOOD-WERKMAN-Reaktion), also die Umkehrung der Decarboxylierung ist für den tierischen Organismus aus energetischen Gründen nicht in größerem Umfange gangbar.

$$\underset{\text{Oxalessigsäure}}{\text{HOOC—CH}_2\text{—CO—COOH}} \rightleftharpoons CO_2 + \underset{\text{Brenztraubensäure}}{\text{CH}_3\text{—CO—COOH}}$$

Energetisch günstiger liegt die Carboxylierung der Brenztraubensäure durch das malic encyme zu Äpfelsäure, bei der hydrierte Codehydrase II beteiligt ist, so daß dieses System mit einem energieliefernden Prozeß, bei dem die Codehydrase II mitwirkt, gekoppelt werden kann, also z. B. mit der Dehydrierung von Glucose-6-phosphat zu 6-Phosphogluconsäure:

Äpfelsäure $+$ TPN $\rightleftharpoons$ Brenztraubensäure $+$ CO_2 $+$ TPN-H_2
Glucose-6-phosphat $+$ TPN $\rightleftharpoons$ 6-Phosphogluconsäure $+$ TPN-H_2.

Eine ausreichende Oxalessigsäurekonzentration in den Organen setzt also die Produktion von genügend Brenztraubensäure voraus. Dies ist aber bei Störungen des Kohlenhydratstoffwechsels z. B. beim Diabetes mellitus oder nach längerem Hungern nicht der Fall. In diesem Falle sinkt der Oxalessigsäuregehalt der Gewebe stark ab. Als Folge davon ergibt sich die bekannte Störung des Fettstoffwechsels, die zu der Bildung größerer Mengen Acetessigsäure führt, da sich auch der Endabbau der Fettsäuren über den Citronensäurecyclus vollzieht. Auf einer ähnlichen Ursache beruht die ketogene Wirkung größerer Ammoniakmengen, etwa die Verabreichung von viel Ammoniumchlorid. Durch eine höhere Konzentration von NH_4^+ wird die Umsetzung der α-Ketoglutarsäure vorwiegend in Richtung der Aminierung zu Glutaminsäure abgedrängt. Dies hat eine Unterbrechung des Citronensäurecyclus zur Folge, da die Oxalessigsäure ja normalerweise großenteils über α-Ketoglutarsäure gebildet wird.

Auf Grund der in den Organen festgestellten Fermentaktivitäten kann man schätzen, daß ein Mensch im Tag bis zu 5000 g Citronensäure bilden könnte. Bei einer Aufnahme von 60 g Fett und 500 g Kohlenhydrat im Tag (was der durchschnittlichen Nahrungszufuhr eines arbeitenden Menschen entspricht) würde die Endoxydation dieser Nährstoffmenge die Bildung von 2000 g Citronensäure bedingen. Trotz der ungeheuer großen Citronensäurebildung im Organismus ist die Konzentration dieser Substanz in den Organen gering und beträgt nur wenige Milligrammprozente. Verfütterte oder injizierte Citronensäure wird sehr rasch abgebaut. Der Organismus läßt keine höheren Citronensäurekonzentrationen in den Geweben zu, weil diese durch Entionisierung des Calciums zu dramatischen und hochtoxischen Folgen führen würden. Um den Abbau der

Citronensäure auch unter schlechter Sauerstoffversorgung der Organe sicherzustellen, hat der Organismus noch einen leistungsfähigen anaeroben Abbauweg für die Substanz entwickelt. Er besteht in einer Dismutation, in der α-Ketoglutarsäure zu α-Oxyglutarsäure hydriert wird:

$$\text{Isocitronensäure} + \text{TPN} \rightleftharpoons \text{Oxalbernsteinsäure} + \text{TPN—H}_2$$
$$\text{Oxalbernsteinsäure} \rightleftharpoons \alpha\text{-Ketoglutarsäure} + \text{CO}_2$$
$$\alpha\text{-Ketoglutarsäure} + \text{TPN—H}_2 \rightleftharpoons \alpha\text{-Oxyglutarsäure} + \text{TPN}.$$

Im Citronensäurecyclus werden Brenztraubensäure bzw. „aktivierte Essigsäure" (Acetyl-Coenzym A) nicht „verbrannt", wie häufig unkorrekterweise gesagt wird. Der Citronensäurecyclus ist ein reversibler Kreisprozeß und daher nicht mit großen Änderungen an freier Energie verknüpft. In ihm laufen, wie das folgende Schema zeigt, exergonische und endergonische Prozesse ab. Der Citronensäurecyclus als ganzer ist jedoch praktisch thermoneutral. Der Energiegewinn beim Endabbau der Brenztraubensäure und der Fettsäuren über den Citronensäurecyclus erfolgt erst durch Weiterleitung des durch die beim Cyclus beteiligten Dehydrogenasen abgespaltenen Wasserstoffs auf dem üblichen Wege der biologischen Oxydation zum Cytochrom-Cytochromoxydasesystem und seine Verbrennung zu Wasser.

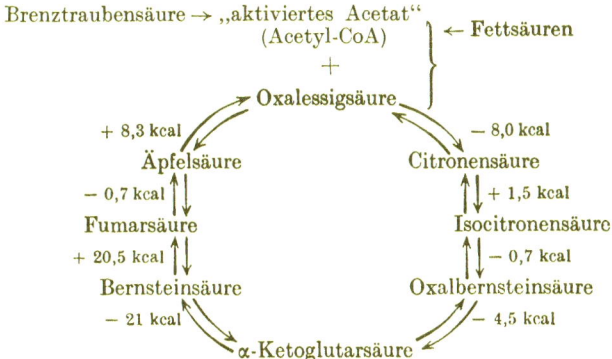

Als weiterer Weg des oxydativen Zuckerabbaus ist die direkte Oxydation des Glucose-6-phosphats in Betracht zu ziehen. Durch eine mit Codehydrogenase II arbeitende Dehydrogenase kann Glucose-6-phosphat zu 6-Phosphogluconsäure dehydriert und dann weiter über Ribosephosphat abgebaut werden.

In sehr geringem Umfange verläuft im tierischen Organismus noch eine Oxydation von unphosphorylierter Glucose, bei der eine nur in sehr schwacher Aktivität vorkommende Dehydrogenase beteiligt ist, die Glucose zu Gluconsäure dehydriert.

Der Pentosephosphatweg der Glucoseoxydation[1].

Durch die Arbeiten von WARBURG[2] und DICKENS[3] war bekannt, daß die meisten Gewebe eine Glucose-6-phosphatdehydrogenase enthalten, die Glucose-6-phosphat zu 6-Phosphogluconsäure dehydriert. Diese zuerst von WARBURG „Zwischenferment" genannte Dehydrogenase arbeitet mit TPN. Die 6-Phosphogluconsäure wird von einer weiteren, ebenfalls mit TPN arbeitenden Dehydrogenase (Phosphogluconsäure-dehydrogenase) unter Abspaltung von CO_2 zu Ribulose-5-phosphat dehydriert. Ribulose-5-phosphat kann durch die Ribosephosphatisomerase in Ribose-5-phosphat umgelagert werden.

---

[1] HORECKER, MEHLER 1955.   [2] WARBURG 1948.   [3] DICKENS 1951.

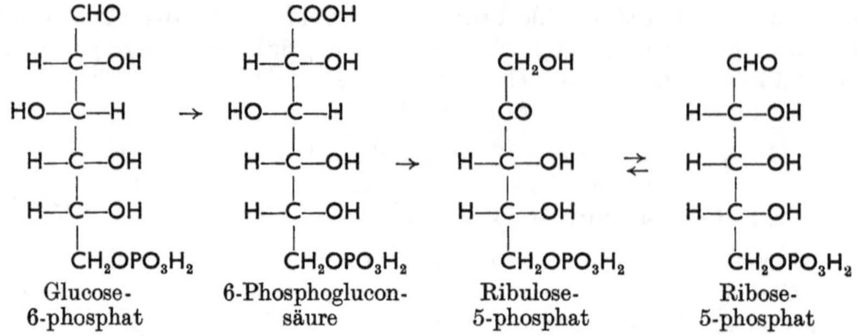

```
    CHO              COOH
  H—C—OH           H—C—OH          CH₂OH             CHO
 HO—C—H     →     HO—C—H            CO              H—C—OH
  H—C—OH           H—C—OH    →    H—C—OH    ⇌     H—C—OH
  H—C—OH           H—C—OH           H—C—OH          H—C—OH
 CH₂OPO₃H₂        CH₂OPO₃H₂        CH₂OPO₃H₂        CH₂OPO₃H₂
```
Glucose-   6-Phosphoglucon-   Ribulose-   Ribose-
6-phosphat   säure   5-phosphat   5-phosphat

Durch ein Enzym Transketolase werden aus 2 Pentosephosphat Sedoheptulose-7-phosphat und Glycerin-3-aldehydphosphat gebildet. Diese Reaktion ist komplizierterer Art. Vermutlich ist ein „aktivierter Glykolaldehyd", dessen Konstitution gegenwärtig noch nicht bekannt ist, Zwischenprodukt. Wahrscheinlich handelt es sich um an ein Enzym gebundenen Glykolaldehyd. Das Enzym (Transketolase) hat Aneurinpyrophosphat (Cocarboxylase) als prosthetische Gruppe. Außer Ribulosephosphat können noch eine Reihe anderer Substanzen als Donatoren für den „aktivierten Glykolaldehyd" dienen. Bei der Reaktion ist weiterhin noch ein Acceptor für den „aktivierten Glykolaldehyd" vonnöten.

Donatoren für den „aktivierten Glykolaldehyd"

   Ribulose-5-phosphat
   L-Erythrulose
   Sedoheptulose-7-phosphat
   Fructose-6-phosphat

Acceptoren für den „aktivierten Glykolaldehyd"

   D-Glycerinaldehyd-3-phosphat
   Ribose-5-phosphat
   Erythrose-4-phosphat
   D, L-Glycerinaldehyd
   Glykolaldehyd

Vermutlich kann sich jeder beliebige Donator mit jedem beliebigen Acceptor kondensieren. Dadurch wird eine Vielzahl von Reaktionen mit Hilfe der Transketolase ermöglicht. Nach dem Gesagten ergibt sich vermutlich der folgende Reaktionsmechanismus für die Bildung von Sedoheptulose-7-phosphat:

```
   CH₂OH                                    CH₂OH            CHO
    CO                                       CHO           H—C—OH
  H—C—OH    + Aneurindiphosphat-                      +   CH₂OPO₃H₂
              Enzym           ⇌          Aneurin-
  H—C—OH                                 diphosphat-
  CH₂OPO₃H₂                                Enzym
   Ribulose-      Transketolase         „aktivierter       Glycerinaldehyd-
   5-phosphat                           Glykolaldehyd"     3-phosphat

   ↕ Phosphopentose-                       CH₂OH
     Isomerase                              CO
                                          HO—C—H
    CHO                 CH₂OH             H—C—OH
  H—C—OH                 CHO              H—C—OH   + Aneurindiphosphat-
  H—C—OH      +                 ⇌         H—C—OH              Enzym
  H—C—OH               Aneurin-           CH₂OPO₃H₂
  CH₂OPO₃H₂            diphosphat-
                       Enzym
   Ribose-            „aktivierter         Sedoheptulose-
   5-phosphat         Glykolaldehyd"       7-phosphat
```

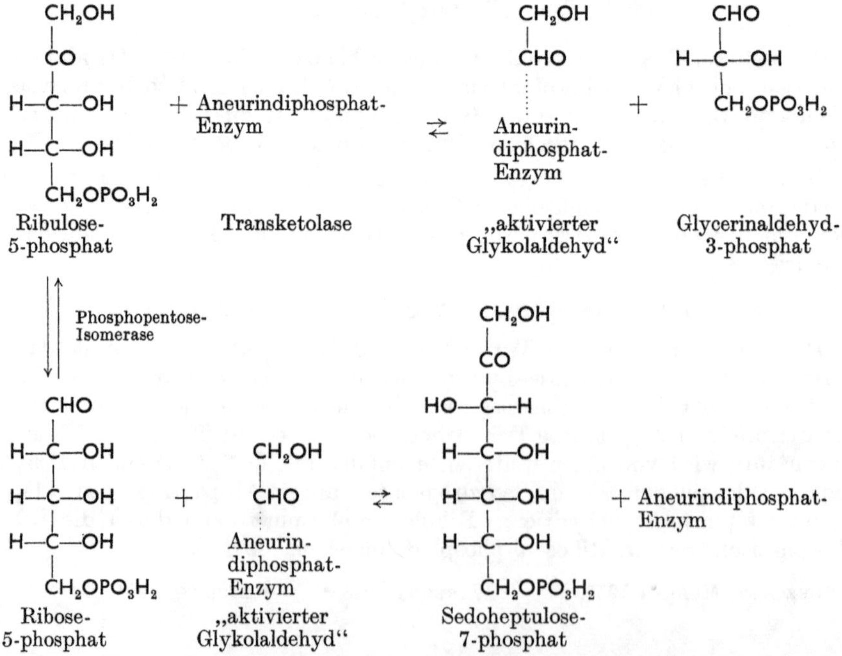

Eine weitere durch die Transketolase bewirkte Reaktion ist die Umsetzung zwischen Fruktose-6-phosphat und Glycerinaldehyd-3-phosphat, die zu Ribulose-5-phosphat und Erythrose-4-phosphat führt:

```
    CH₂OH                                    CH₂OH
     |                                        |
     CO              CHO                      CO
     |               |       Trans-           |
    H—C—OH     +    H—C—OH   ketolase    HO—C—H        +      CHO
     |               |       ⇌              |                 |
    H—C—OH          H—C—OH                 H—C—OH            H—C—OH
     |               |                      |                 |
    CH₂OPO₃H₂       CH₂OPO₃H₂              CH₂OPO₃H₂         CH₂OPO₃H₂
   Ribulose-       D-Erythrose-           Fructose-         Glycerinaldehyd-
   5-phosphat      4-phosphat             6-phosphat        3-phosphat
```

Durch die Transaldolase wird eine Umsetzung zwischen Sedoheptulose-7-phosphat und Triosephosphat vermittelt, bei der Fructose-6-phosphat und Erythrose-4-phosphat entstehen:

```
    CH₂OH
     |
     CO                                         CH₂OH
     |                                           |
   HO—C—H                                        CO              CHO
     |                                           |                |
    H—C—OH          Trans-                    HO—C—H             H—C—OH
     |              aldolase                    |                 |
    H—C—OH    +    CHO         ⇌              H—C—OH             H—C—OH
     |              |                           |                 |
    H—C—OH         H—C—OH                      H—C—OH             H—C—OH
     |              |                           |                 |
    CH₂OPO₃H₂      CH₂OPO₃H₂                   CH₂OPO₃H₂          CH₂OPO₃H₂
  Sedoheptulose-  Glycerinaldehyd-            Fructose-          D-Erythrose-
  7-phosphat      3-phosphat                  6-phosphat         4-phosphat
```

Durch die aufgeführten Reaktionen ist eine Oxydation von Glucose möglich, die ganz andere Wege geht wie die Glykolyse:

6 Hexosephosphat + 3 O_2 → 6 Pentose-phosphat + 6 CO_2
4 Pentosephosphat → 2 Hexosephosphat + 2 Tetrosephosphat
2 Pentosephosphat + 2 Tetrosephosphat → 2 Hexosephosphat + 2 Triosephosphat
2 Triosephosphat → Hexosephosphat + H_3PO_4

Summe: Hexosephosphat + 3 O_2 → 6 CO_2 + H_3PO_4

Von diesen Reaktionen sind 2 oxydativer Art (Bildung von Ribulosephosphat aus Hexosephosphat). Dabei geht auch 1 Mol. CO_2 verloren. Alle anderen Reaktionen (Transketolase, Transaldolase) sind Gruppenübertragungsreaktionen, die auch anaerob ablaufen. Der Pentosephosphatweg läßt sich als Kreisprozeß formulieren (Schema vereinfacht):

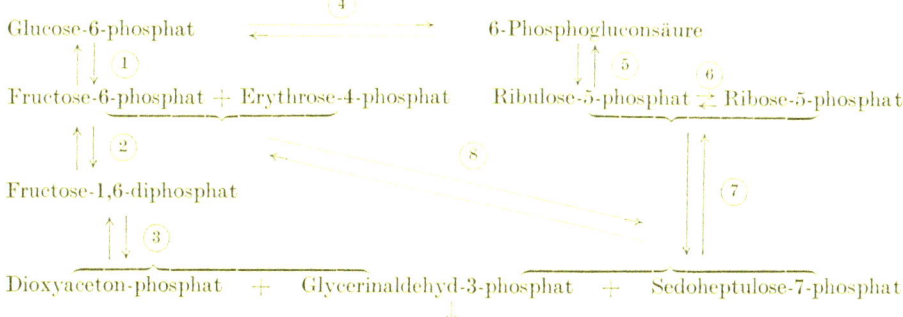

Hierbei sind die folgenden Enzyme beteiligt:
1. Glucosephosphatisomerase.
2. Fruktosediphosphatase.
3. Aldolase.
4. Glucosephosphat-Dehydrogenase.
5. Phosphogluconsäure-Dehydrogenase.
6. Ribosephosphatisomerase.
7. Transketolase.
8. Transaldolase.

Das Schema zeigt auch die vielen Querverbindungen, die zwischen der Glykolyse und dem Pentosephosphatabbauweg bestehen.

Fructose.

Fructose wird bei manchen Species von der Leber leichter verwertet als Glucose[1]. Die Unterschiede sind durch die Geschwindigkeit, mit der die beiden Hexosen phosphoryliert werden, bedingt. Die Fructose wird durch eine spezifische Fructokinase (Ketokinase) zu Fructose-1-phosphorsäure phosphoryliert. Daneben erfolgt noch eine Phosphorylierung durch die Hexokinase, bei der Fructose-6-phosphat entsteht. Da die Affinität der Hexokinase zu Fructose gering ist,

$$\text{Fructose} + \text{ATP} \xrightarrow{\text{Fructokinase}} \text{Fructose-1-phosphat} + \text{ADP}$$
$$\text{Fructose} + \text{ATP} \xrightarrow{\text{Hexokinase}} \text{Fructose-6-phosphat} + \text{ADP}$$

wird eine ergiebige Fructosephosphorylierung durch Hexokinase nur bei hohen Fructosekonzentrationen erreicht.

Fructose-1-phosphat kann entweder durch eine spezifische Aldolase (1-Phosphoaldolase) zu Glycerinaldehyd und Dioxyacetonphosphat aufgespalten oder zu Fructose-1,6-diphosphat weiter phosphoryliert werden. Auf beide Weise wird die Einfädelung in den Weg der Glykolyse erreicht. Fructose-6-phosphat steht mit Glucose-6-phosphat durch die Hexoseisomerase in einem Gleichgewicht. Über dieses Enzym vollzieht sich die gegenseitige Umlagerung von Glucose in Fructose. Eine direkte Umwandlung von Fructose-1-phosphat zu Fructose-6-phosphat wurde noch nie beobachtet, sie vollzieht sich vermutlich via Triosephosphat. Die gegenseitigen Beziehungen der beim Fructosestoffwechsel beteiligten Substanzen gehen aus dem Schema hervor. Befunde, die in vitro mit Leberschnitten erhoben wurden, sind in der Tabelle 12 zusammengestellt.

Tabelle 12. *Umsatz von Glucose und Fructose durch überlebende Leberschnitte*[2].
Alle Zahlen in Mikromolen je 1 g Leber und 90 min. Ratte.

	Glucose	Fructose
Zucker aufgenommen	57	158
Glykogen gebildet	34,4	35,5
Zu CO_2 oxydiert	8,8	16,9
In Milchsäure übergeführt	12	49
Glucose gebildet	—	56

Im Diabetes ist die Fähigkeit der Leber zur Phosphorylierung von Glucose stark herabgesetzt, die zur Phosphorylierung von Fructose aber unverändert. Während Insulin die Glucoseaufnahme in die Zellen verbessert, ist es auf die Aufnahme von Fructose ohne Einfluß. Injizierte Fructose verteilt sich wie Glucose zunächst nur auf den extracellulären Raum.

---

[1] Racker 1954.   [2] Renold, Hastings, Nesbett 1954.

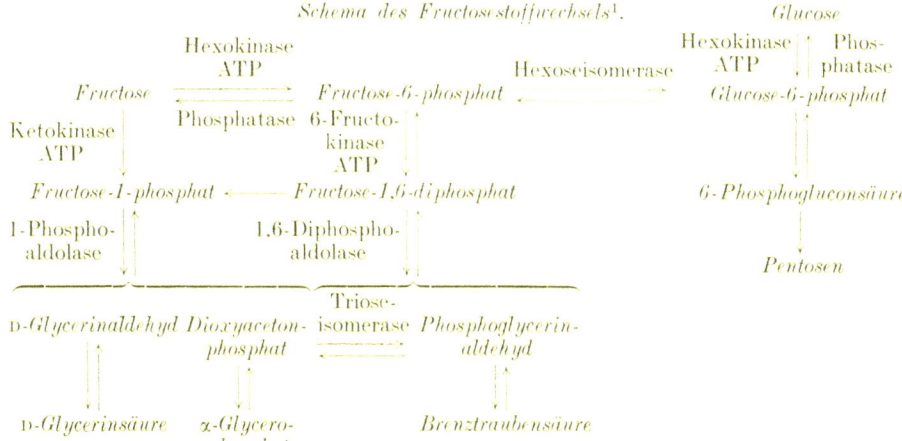

Schema des Fructosestoffwechsels[1].

Die Fermente des Fructosestoffwechsels sind in Leber und Muskel ungleich verteilt (Tabelle 13).

Die Samenflüssigkeit des Menschen und der Tiere enthält große Mengen Fructose[3] (bis zu 1000 mg-%), aber praktisch keine Glucose. Die Spermatozoen gewinnen normalerweise die von ihnen benötigte Energie durch Fructolyse, einem der Glykolyse analogen, anaeroben Abbau der Fructose. Die Bildung der Fructose erfolgt in den Samenblasen vermutlich über die nebenstehende Reaktionskette:

Die Samenblasen enthalten etwa 1% Glykogen, vermutlich als Puffer, um von etwaigen Schwankungen des Blutzuckerspiegels unabhängig zu sein. Denn die Produktion von so viel Fructose stellt große Anforderungen an ihren Kohlenhydrathaushalt.

In der Leber wurden Fructose-Aminosäuren[4] nachgewiesen (1-Desoxy-1-amino-2-ketohexosen). Diese Fructose-Aminosäuren dienen als solche nicht als „carrier" für den Einbau von Aminosäuren in Proteine. Im Zusammenwirken mit Aminosäuren und Eisen stimulieren sie aber den Aminosäureeinbau beträchtlich.

Tabelle 13. *Fermente des Fructosestoffwechsels in Leber und Muskel*[2].

	Leber	Muskel
Fructokinase	sehr aktiv	wenig aktiv
Triokinase	vorhanden	fehlend
Hexosediphosphatase	sehr aktiv	wenig aktiv

1-Desoxy-1-amino-2-ketohexosen
(Fructose-Aminosäuren)

Galaktose.

Galaktose wird normalerweise nur in Form von Milchzucker aufgenommen. Die Leber vermag Galaktose in Glucose überzuführen. Die erste Stufe in dieser Reaktionskette besteht in einer Phosphorylierung der Galaktose zu Galaktose-1-phosphat. Es folgt dann eine Umlagerung des Galaktosephosphats zu Glucosephosphat[5]. Hierbei findet am C-Atom 4 eine WALDENsche Umkehrung statt. Das hierbei beteiligte Enzym

---

[1] LEUTHARDT, TESTA, WOLF 1953. [2] HESS 1955. [3] MANN 1949.
[4] BORSOOK, ABRAMS, LOWY 1955. [5] CAPUTTO, LELOIR, TRUCCO, CARDINI, PALADINI 1949.

hat daher den Namen Galaktowaldenase erhalten. Es hat Uridindiphosphat-glucose als Coenzym[1]. Uridin-diphosphat-glucose kann außer bei der Galaktowaldenasereaktion auch noch durch die Wirkung einer Uridyltransferase erfolgen:

Uridin-diphosphat-glucose + Pyrophosphat ⇌ Uridintriphosphat + Glucose-1-phosphat.

Uridin-diphosphat-glucose (UDPG)

Die Leber vermag Uridin-diphosphat-glucose zu Uridin-diphosphat-glucuronsäure zu dehydrieren (s. S. 317).

Durch Umlagerung des so entstandenen Glucose-1-phosphats zu Glucose-6-phosphat und dessen Dephosphorylierung durch eine Phosphatase entsteht dann die Glucose. Die Bildung der Galaktose in der Milchdrüse aus Glucose erfolgt vermutlich in einer Umkehrung der geschilderten Reaktionskette. Die Verknüpfung der Galaktose mit Glucose zu Milchzucker verläuft unter Beteiligung einer Phosphorylase:

Milchzucker ⇌ Glucose-1-phosphat + Galaktose.

Galaktose-1-phosphat ⇌ Glucose-1-phosphat

Die Fähigkeit der Leber Galaktose in Glucose zu verwandeln ist beschränkt. Nach Verfütterung größerer Galaktosemengen wird daher ein Teil des Zuckers unverändert im Harn ausgeschieden. Bei Störungen der Leberfunktion ist häufig das Vermögen Galaktose in Glucose zu verwandeln stark herabgesetzt.

[1] CAPUTTO, TRUCCO 1952.

Glucuronsäure.

Phenole und Säuren werden vom Organismus häufig an Glucuronsäure gebunden im Harn ausgeschieden. Auch ein großer Teil der Steroidhormone und ihrer Stoffwechselprodukte findet sich im Harn in Form von Glucuroniden. Phenole werden ätherartig, Säuren esterartig mit Glucuronsäure gepaart. Bildung der Glucuronsäure und Paarung finden in der Leber statt. Vermutlich wird Glucuronsäure in erster Linie durch eine direkte Oxydation der Glucose erhalten[1]. Bei der Bildung der Glucuronide in der Leber ist Uridin-diphosphat-glucuronsäure beteiligt, die durch Dehydrierung von Uridin-diphosphat-glucose unter Beteiligung einer mit DPN arbeitenden Dehydrogenase entsteht. Die normale Glucuronsäureausscheidung des Menschen beträgt 0,2—1,0 g im Tag. Aus Versuchen in vitro kann man entnehmen, daß der Mensch bis zu 1 g Glucuronsäure je Stunde zu Entgiftungszwecken bilden kann. Verfütterte Glucuronsäure wird großenteils unverändert im Harn ausgeschieden. Versuche mit markierter Glucuronsäure[2] haben ergeben, daß Meerschweinchen innerhalb von 24 Std

Phenylglucuronsäure
(Äthertyp)

Benzoylglucuronsäure
(Estertyp)

etwa 50% verfütterter Glucuronsäure im Harn ausscheiden und etwa 35% völlig oxydieren, was an der Ausatmung von $C^{14}O_2$ kenntlich ist. Eine nennenswerte Umwandlung der Glucuronsäure in Glucose bzw. Glykogen findet nicht statt. Glucuronsäure ist ein wichtiger Baustein vieler Mucopolysaccharide.

Bei Tieren, die Ascorbinsäure im Stoffwechsel bilden können, verläuft die Umwandlung der Glucose in Ascorbinsäure über Glucuronsäure[3] bzw. aus Galaktose über Galakturonsäure. Die wichtigsten Zwischenprodukte bei der Überführung von Glucose in Ascorbinsäure sind: D-Glucose → D-Glucuronsäure-γ-lacton → 2-Ketogulonolacton → L-Ascorbinsäure.

Menschen scheiden im Tag 5—10 mg Furandicarbonsäure im Harn aus. Muttersubstanzen sind Glucuronsäure bzw. Galakturonsäure.

Furandicarbonsäure

Glucosamin und Chondrosamin.

Beide Aminozucker kommen als Bausteine von Glykoproteiden und Mucopolysacchariden im Organismus in nicht unbeträchtlichen Mengen vor. Über ihren Stoffwechsel ist man aber gegenwärtig nur mangelhaft orientiert. Der Organismus vermag keine größeren Mengen von Aminozuckern abzubauen. Nach der Zufuhr größerer Dosen wird die Hauptmenge der Substanz unverändert im

---

[1] EISENBERG jr. 1955.   [2] DOUGLAS, KING 1953.   [3] HOROWITZ, KING 1953.

Harn ausgeschieden. Ein Übergang der Aminozucker in Glucose bzw. Glykogen hat sich nicht nachweisen lassen. In vitro kann man eine Desaminierung durch Organhomogenate beobachten. Der Organismus verfügt über eine Hexokinase,

$$
\begin{array}{c}
\text{H—C—OH} \\
\text{H—C—NH}_2 \\
\text{HO—C—H} \quad \text{O} \\
\text{H—C—OH} \\
\text{H—C} \\
\text{CH}_2\text{OH} \\
\text{Glucosamin}
\end{array}
\quad + \text{ATP} \quad \longrightarrow \quad
\begin{array}{c}
\text{H—C—OH} \\
\text{H—C—NH}_2 \\
\text{HO—C—H} \quad \text{O} \\
\text{H—C—OH} \\
\text{H—C} \\
\text{CH}_2\text{—O—PO}_3\text{H}_2 \\
\text{Glucosamin-6-phosphorsäure}
\end{array}
\quad + \text{ADP}
$$

die Glucosamin zu Glucosamin-6-phosphat phosphoryliert. Die in vitro nachweisbare Acetylierung des Aminozuckers verläuft wie alle Acetylierungen unter Beteiligung von Coenzym A. Nach der Einverleibung von Chondroitinschwefelsäure, die mit S^{35} markiert war, ließ sich ein lebhafter Einbau der Substanz in den Gelenkknorpel nachweisen[1]. Der Umfang des Einbaus von $S^{35}O_4$ in Mucopolysaccharide ist vom Lebensalter abhängig. Der Einbau erfolgt bei jungen Tieren intensiv und wird mit zunehmendem Lebensalter immer langsamer. In der Leber wurde ein Enzym nachgewiesen, das Glucosamin und Galaktosamin (Chondrosamin) acetyliert[2]. In Knorpelschnitten wurde in vitro eine Acetylierung von Chondroitinschwefelsäure beobachtet.

Untersuchungen über die Biosynthese von Hyaluronsäure in vitro ergaben, daß zellfreie Homogenate von ROUS-Hühnersarkomen N-Acetyl-D-glucosamin-6-phosphat mit UTP zu Oligosacchariden kondensieren, die den typischen Aufbau der Hyaluronsäure zeigen, also N-Acetylglucosamin verknüpft mit Glucuronsäure. Als Zwischenprodukt wurde Uridindiphosphat-N-acetylglucosamin nachgewiesen.

Die Bildung von Glucosamin erfolgt aus Glucose. Im tierischen Organismus ist vermutlich D-Glucoson Zwischenprodukt[3]. In Neurospora crassa entsteht Glucosamin auf folgendem Wege:

Glucose-6-phosphat + Glutamin → Glucosamin-6-phosphat + Glutaminsäure.

Pentosen.

D-Ribose ist als Baustein wichtiger Körperbestandteile, insbesondere von Ribonucleotiden von großer physiologischer Bedeutung. Nicht minder wichtig ist die D-2-Desoxyribose. Zwar wird ribosehaltiges Material regelmäßig mit der Nahrung aufgenommen. Der Organismus ist aber nicht allein auf die exogene Zufuhr der Ribose angewiesen, sondern vermag diesen Zucker im intermediären Stoffwechsel zu bilden, und zwar auf zwei verschiedenen Wegen. Der eine führt vom Glucose-6-phosphat über die 6-Phosphogluconsäure, 3-Keto-6-phosphogluconsäure, Ribulose-5-phosphat zum Ribose-5-phosphat[4] (siehe auch S. 311). Durch die Oxydation der 6-Phosphogluconsäure am C-Atom 3, bei der eine Ketogruppe entsteht, die dann hydriert wird, wird die Konfigurationsänderung an diesem C-Atom bewirkt. Ohne diese Änderung der Konfiguration würde D-Arabinose-5-phosphat an Stelle des D-Ribose-5-phosphats entstehen.

---

[1] BOSTROEM 1952, BOSTROEM, MÅNSSON 1952.   [2] CHOU, SODAK 1952.
[3] BECKER, DAY 1953.   [4] DICKENS, GLOCK 1951, HORECKER, MEHLER 1955.

COOH	COOH	CH₂OH	CHO	CHO
H—C—OH	H—C—OH		H—C—OH	HO—C—H
HO—C—H →	CO →	CO →	H—C—OH →	H—C—OH
H—C—OH	H—C—OH	H—C—OH	H—C—OH	H—C—OH
H—C—OH	H—C—OH	H—C—OH	H—C—OH	H—C—OH
CH₂OPO₃H₂	CH₂OPO₃H₂	CH₂OPO₃H₂	CH₂OPO₃H₂	CH₂OPO₃H₂
6-Phospho-gluconsäure	3-Keto-6-phos-phogluconsäure	Ribulose-5-phosphorsäure	D-Ribose-5-phosphorsäure	D-Arabinose-5-phosphorsäure

Der zweite Weg, den der Organismus zur Bildung der Ribose einschlägt, ist die durch eine Aldolase bewirkte Kondensation von Phosphoglycerinaldehyd mit Glykolaldehyd zu Ribose-5-phosphat. Die als Baustein des Genmaterials wichtige Desoxyribose entsteht in analoger Wiese durch eine Aldolasekondensation von Phosphoglycerinaldehyd mit Acetaldehyd[1]. Die bei der Bildung von Pentosephosphat beteiligten Aldolasen sind von den bei der Spaltung von Fructose-1,6-diphosphat wirkenden verschieden. Ein direkter Übergang von Ribose in Desoxyribose unter Abspaltung von Sauerstoff am C-Atom 2 hat sich nie nachweisen lassen.

Glykolaldehyd + D-Phosphoglycerinaldehyd ⇌ D-Ribose-5-phosphat

Acetaldehyd + D-Phosphoglycerinaldehyd ⇌ D-Desoxyribose-5-phosphat

Über den Einbau der Ribose und Desoxyribose in Nucleotide und Nucleoside siehe S. 381.

Produkt der Kondensation von Glykolaldehyd mit Dioxyacetonphosphat durch Muskelaldolase (Fructose-1,6-diphosphat spaltende Aldolase) ist D-Xylose-1-phosphat.

In der Leber wurden noch weitere Aldolasen nachgewiesen. Eine (Transketolase) kondensiert Glykolaldehyd mit Ribose-5-phosphat zu Sedoheptulose-5-phosphat. Näheres hierüber findet man S. 312.

Der Abbau der Ribose vollzieht sich auf verschiedene Weise. Ein Abbauweg besteht in der Dehydrierung des Ribose-5-phosphat zu 5-Phosphoribonsäure und deren weiterer Oxydation, über die heute aber noch keine Einzelheiten bekannt sind. Ein anderer Abbauweg ist die Aufspaltung durch eine Aldolase in Triosephosphat und Glykolaldehyd, also die Umkehrung der Synthese. Die Phosphorylierung der Ribose erfolgt mit Hilfe einer Ribokinase[2] unter einer Transphosphorylierung mit ATP.

$$\text{Ribose} + \text{ATP} \rightarrow \text{Ribose-5-phosphat} + \text{ADP}.$$

---
[1] RACKER 1952.   [2] COHEN, S. S. 1954.

Durch eine Phosphoribomutase kann das Ribose-5-phosphat zu Ribose-1-phosphat umgelagert werden, eine Reaktion, die im Zusammenhang mit dem Nucleotidstoffwechsel von Bedeutung ist.

Die Pentosurie ist eine Stoffwechselstörung, bei der Pentosen im Harn ausgeschieden werden. Auch gesunde Menschen scheiden Pentosen im Harn aus, wenn die Pentosezufuhr das übliche geringe Ausmaß überschreitet. Bei der Pentosurie wurden bisher aus dem Harn L-Arabinose und eine Ketoxylose isoliert. Beide Pentosen, sowie die mitunter mit der Nahrung aufgenommene D(+)-Xylose werden vom Organismus nur in recht beschränktem Umfang umgesetzt.

```
    CHO              CH₂OH             CHO
    |                |                  |
HO—C—H              CO                H—C—OH
    |                |                  |
 H—C—OH           H—C—OH             HO—C—H
    |                |                  |
HO—C—H            HO—C—H              H—C—OH
    |                |                  |
   CH₂OH            CH₂OH              CH₂OH
 L-Arabinose     L(+)-Xylulose       D(+)-Xylose
                  Ketoxylose
```

Der Stoffwechsel des Eiweißes und der Aminosäuren.

Der Eiweißstoffwechsel[1].

Das Körpereiweiß befindet sich in einem dynamischen Gleichgewicht[2] und ist daher ständig Umsetzungen wie Aufbau, Abbau und Austauschprozessen unterworfen. Beim erwachsenen Organismus sind normalerweise Aufbau und Abbau genau gegenseitig ausbalanciert, der Körper befindet sich in einem N-Gleichgewicht.

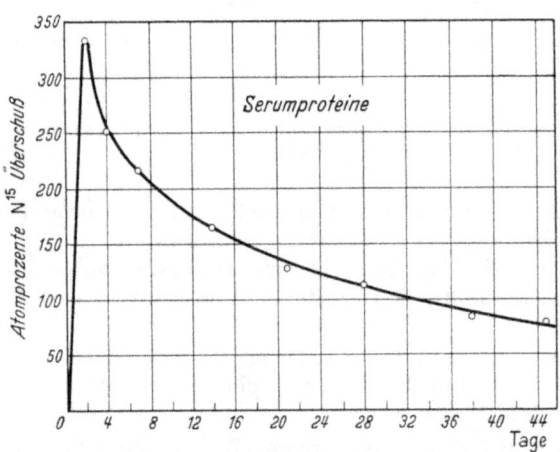

Abb. 1. N^{15}-Konzentration im Serumeiweiß nach Verfütterung von N^{15}-Glykokoll.

Die Synthese des Körpereiweißes erfolgt aus dem Aminosäure-Pool, der aus verschiedenen Quellen gespeist wird: 1. den dem Nahrungseiweiß entstammenden Aminosäuren, 2. den beim Abbau von Körpereiweiß frei werdenden Aminosäuren, 3. den im intermediären Stoffwechsel synthetisierten Aminosäuren. Welche Herkunft eine in einem gegebenen Augenblick in ein Eiweißmolekül eingebaute Aminosäure hat, ist durch den Zufall bedingt. Aus diesem Grunde kann die früher von manchen Autoren vorgenommene Unterscheidung zwischen einem exogenen und einem endogenen Eiweißstoffwechsel heute nicht mehr aufrecht erhalten werden.

[1] WISS 1954.   [2] SCHOENHEIMER 1941.

Wird eine markierte Aminosäure verabfolgt, so steigt zunächst der Isotopengehalt des Körpereiweißes steil an, um dann wieder abzufallen. Der Anstieg dauert so lange an, bis die markierte Aminosäure in das Eiweiß eingebaut ist. Der dann folgende Abfall ist dadurch bedingt, daß die die markierte Aminosäure enthaltenden Eiweißmoleküle abgebaut und durch nichtmarkierte ersetzt werden (Abb. 1). Einen in der Abb. 1 wiedergegebenen Kurvenverlauf erhält man immer dann, wenn das betreffende Protein in einem dynamischen Gleichgewicht mit dem Protein-Pool steht. Aus der Kurve läßt sich die halbe Lebensdauer des Proteins entnehmen: sie entspricht der Zeit, in welcher die Isotopenkonzentration in dem Protein von dem maximalen auf den halben Wert abgefallen ist. Befindet sich das Protein nicht in einem dynamischen Gleichgewicht, so erhält man einen anderen Kurvenverlauf, wie z. B. beim Hämoglobin, das dem Stoffwechsel während der Lebensdauer des Erythrocyten entzogen ist (Abb. 2).

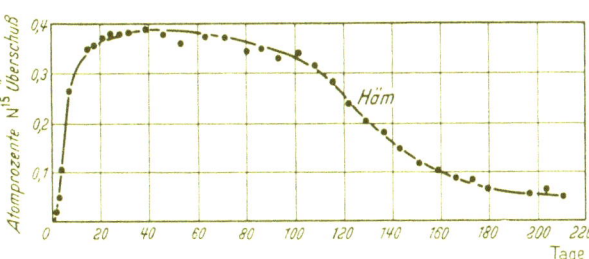

Abb. 2. N^{15}-Konzentration im Hämin nach Verfütterung von N^{15}-Glykokoll.

Die Lebensdauer der Proteine hängt von der Intensität des Eiweißstoffwechsels ab. Diese ist bei den einzelnen Species verschieden, aber auch bei ein und demselben Individuum nicht völlig konstant. Sie hängt von mancherlei später zu erörternden Faktoren ab, unter anderem auch vom Eiweißgehalt der Nahrung. Je höher die Eiweißzufuhr ist, um so lebhafter wird der Eiweißstoffwechsel, um so rascher erfolgen daher Einbau und Ausbau markierter Aminosäuren. Aus diesem Grunde stimmen die Angaben verschiedener Autoren über die Lebensdauer von Proteinen nicht völlig überein.

In der Tabelle 14 sind einige Daten über Geschwindigkeit und Umfang der Eiweißsynthese beim Menschen und bei der Ratte wiedergegeben, die mit Hilfe von N^{15}-Glykokoll erhalten wurden.

Tabelle 14. *Umfang der täglichen Neubildung von Eiweiß und Halbwertszeit des Eiweißes bei Mensch und Ratte*[1].

	Bestand des Organismus g	Tägliche Neubildung g	Halbwertszeit Tage
Mensch von 70 kg			
Gesamter Eiweiß-N	1750	15,3	80
Lebereiweiß-N + Plasmaeiweiß-N	90	6,2	10
Eiweiß-N der anderen inneren Organe	60	2,1	20
Eiweiß-N von Muskulatur, Haut, Skelet usw. . . .	1600	7,0	158
Ratte (Werte je kg)			
Gesamter Eiweiß-N	25	1,01	17
Eiweiß-N von Leber, Plasma und inneren Organen	2,2	0,26	6
Eiweiß-N von Muskulatur, Haut und Skelet usw. .	22,8	0,75	21

Ein Mensch synthetisiert demnach im Mittel je Tag und Kilogramm Körpergewicht eine 0,218 g N entsprechende Eiweißmenge und verfügt über einen N-Pool von rund 0,5 g je Kilogramm Körpergewicht. Nahezu die Hälfte der

---
[1] SPRINSON, RITTENBERG 1950.

gesamten Eiweißsynthese findet in der Leber statt, denn sie bildet nicht nur ihr Lebereiweiß, sondern darüber hinaus noch den größten Teil der Plasmaproteine, darunter quantitativ die Albuminfraktion. Die Ratte hat als kleineres Lebewesen einen wesentlich intensiveren Eiweißstoffwechsel als der Mensch. Sie bildet je Kilogramm Körpergewicht und Tag etwa 5mal soviel Eiweiß wie der Mensch und ist daher auch auf eine wesentlich größere Eiweißzufuhr mit der Nahrung angewiesen. Beim Hund entspricht die Proteinsynthese etwa 0,6 g N je Kilogramm Körpergewicht und Tag. Unter Zugrundelegung der derzeit bekannten Daten über den Eiweißstoffwechsel läßt sich die Proteinsynthese des Menschen etwa folgendermaßen auf die einzelnen Proteine aufschlüsseln (Tabelle 15).

Tabelle 15. *Tägliche Eiweißneubildung des erwachsenen Menschen*[1].

	Neubildung g
Hämoglobin	8
Plasmaalbumin	17
Plasmaglobulin	5
Lebereiweiß	23
Eiweiß der anderen Organe	13
Eiweiß von Muskel, Haut u. dgl.	32
Eiweißneubildung insgesamt	98

Einen äußerst trägen Stoffwechsel hat das Kollagen. Auch die Umsatzgeschwindigkeit des Myosins ist nicht groß. Sehr lebhaft wird das Fibrinogen umgesetzt, dessen Halbwertszeit bei Mensch und Hund zu etwa 4—5 Tagen bestimmt wurde.

Im wachsenden Organismus erfolgt die Eiweißsynthese mit einer wesentlich größeren Geschwindigkeit als im erwachsenen; noch höhere Geschwindigkeiten lassen sich in fetalen Geweben beobachten. Die Eiweißsynthese verläuft also um so schneller, je größer die Wachstumsintensität ist. Diese Gesetzmäßigkeit wurde zuerst in Versuchen in vitro festgestellt, in denen die Einbaugeschwindigkeit einer markierten Aminosäure in Schnitte oder Homogenate von Organen verfolgt wurde. Sie läßt sich aber auch in Untersuchungen am intakten Organismus erkennen, und zwar durch die Verfolgung der Ausscheidung von Isotopen im Harn in Abhängigkeit von der Zeit nach der Einverleibung markierter Aminosäuren, da man aus solchen Untersuchungen gleichfalls die Umsatzgeschwindigkeit des Körpereiweißes und die Größe des N-Pool berechnen kann. Eine lebhafte Eiweißsynthese findet man auch in regenerierenden Geweben, z. B. in der Leber einige Tage nach einer partiellen Hepatektomie. Durch Verabreichung von Wachstumshormon läßt sich die Eiweißbildung gleichfalls beschleunigen. Die größte Intensität des Eiweißstoffwechsels wurde in Versuchen in vitro mit bösartigen Tumoren beobachtet[2]. Weniger große Unterschiede zwischen Tumor und normalem Gewebe ergaben Versuche an normalen Tieren, wo naturgemäß die Verhältnisse komplizierter liegen und die Versorgung der Zellen mit Aminosäuren einen für die Eiweißsynthese wesentlichen Faktor darstellt.

Das Plasmaeiweiß steht mit den Organproteinen in einem Gleichgewicht[3]. Die Leber synthetisiert Eiweiß, das durch das Blut allen Organen zugeführt wird und ihnen als Ausgangsmaterial zur Synthese ihrer Proteine dient. Der von der Leber zu den Organen führende Eiweißstrom kann aber auch in umgekehrter Richtung fließen, wenn die Leber aus irgendeinem Grunde an Eiweiß verarmt ist. In welcher Weise das Plasmaeiweiß von den Zellen verwertet wird, ob als ungespaltenes Eiweiß oder in Form größerer Bruchstücke („sub units") oder erst nach Aufspaltung bis zu den Aminosäuren, ist noch Gegenstand von Diskussionen.

Intravenös einverleibtes Eiweiß kann zur Deckung des Eiweißbedarfs des Organismus verwertet werden. Dies hatte sich schon in älteren Untersuchungen

---
[1] LANG 1952.   [2] ZAMECNIK 1950.
[3] MADDEN, WHIPPLE 1940, WHIPPLE, ROBSCHEIT-ROBBINS, MILLER 1946.

ergeben, in denen die N-Bilanzen verfolgt wurden, und wurde durch neuere Versuche unter Verwendung von markiertem Plasmaeiweiß bestätigt. Dabei ergab sich jedoch ein bemerkenswerter Unterschied der Eiweißwertung zwischen per os oder parenteral beigebrachtem Eiweiß (Tabelle 16). Die Ausatmung von $C^{14}O_2$ erfolgt nach parenteraler Einverleibung von markiertem Plasmaeiweiß in viel geringerem Umfange als nach Gaben per os. Die Verabfolgung von Eiweiß auf parenteralem Wege führt also zu einer wesentlich langsameren Oxydation des Eiweißes und bedingt daher eine viel raschere und ausgiebigere Auffüllung der Eiweißspeicher bei proteinverarmten Individuen. Die parenterale Eiweißtherapie hat sich daher auch als eine sehr wirkungsvolle Maßnahme zur Behebung von Eiweißmangelschäden erwiesen.

Tabelle 16. *Ausatmung von $C^{14}O_2$ nach Einverleibung von markiertem Eiweiß bei Ratten.*[1]

Art der Einverleibung	% des C^{14} als $C^{14}O_2$ exhaliert			
	0—3 Std	0—6 Std	0—12 Std	0—24 Std
intraperitoneal	1,66	4,05	8,2	13,6
intravenös	2,7	5,1	8,6	15,3
per os	14,7	19,6	23,8	27,6

Das Plasmaeiweiß steht mit dem Lympheiweiß in einem Gleichgewicht. Intravenös beigebrachtes radioaktives Plasmaeiweiß erscheint schon nach kurzer Zeit in der Lymphe. Die Einstellung eines Gleichgewichtes bedeutet einen ständigen Austausch von Eiweißmolekülen zwischen Plasma und Lymphe. Beim Hund passieren mindestens 50% des zirkulierenden Plasmaeiweißes im Tag den Ductus thoracicus[2]. Das Plasmaeiweiß steht auch mit Asciteseiweiß in einem Gleichgewicht. Die Einstellung desselben erfordert bei der Albuminfraktion etwa 20 Std, bei der Globulinfraktion einige Stunden mehr.

Die frühere Streitfrage, ob der Organismus Eiweiß speichern kann oder nicht, wurde durch die Arbeiten von WHIPPLE[3] endgültig dahingehend geklärt, daß eine Eiweißspeicherung erfolgt. Das gespeicherte Eiweiß ist aber kein dem Stoffwechsel entzogenes Eiweiß, sondern „lebendiges" Zelleiweiß. Bei einer guten Ernährungslage werden die Körperzellen, insbesondere die Leberzellen eiweißreicher und enthalten vor allem auch größere Fermentmengen. Ein Teil des Zelleiweißes kann in Notzeiten abgegeben werden, ohne daß Störungen des Zellstoffwechsels auftreten. Er wird vom Organismus zur Bildung von Blutproteinen und Wirkproteinen verwendet. Da die Zellen jedoch ihren Eiweißbestand nicht beliebig vermehren können, bleibt die Möglichkeit, Reserveeiweiß zu speichern, beschränkt.

Das Studium der sich beim Eiweißmangel[4] und seiner Behebung abspielenden Vorgänge hat tiefere Einblicke in den Eiweißstoffwechsel ermöglicht. Bei der Eiweißverarmung beteiligen sich die einzelnen Organe in unterschiedlichem Ausmaß an den Eiweißverlusten. Beim Hund büßen die Gewebe 30mal mehr Eiweiß ein als das Blutplasma. Ein Verlust von 1 g Plasmaeiweiß läßt daher auf einen Verlust von 30 g Körpereiweiß schließen. In den ersten Tagen des Eiweißmangels gibt die Leber als Hauptstätte der Eiweißspeicherung viel Eiweiß ab. Nach einer Eiweißeinbuße von 20—40% des Bestandes wird das restliche Eiweiß von der Leber zähe festgehalten. Die Abgabe von Körpereiweiß betrifft auch Verluste an Fermenten. Man findet daher im Eiweißmangel auch den Gehalt der Organe, insbesondere den der Leber, an Fermenten herabgesetzt. Weitere Symptome der Eiweißverarmung sind Verminderung der Eiweißbestände aller

---

[1] ABDOU, TARVER 1951. [2] FORKER, CHAIKOFF, REINHARD 1952.
[3] MADDEN, WHIPPLE 1940. [4] HEGSTED, ZAMCHECK, WANG, BLACK 1950.

Organe, insbesondere der Muskulatur, die hier zum Hauptleidtragenden wird, Abnahme der Plasmaproteine, des Hämoglobins und nicht zuletzt auch der Immunkörper, deren Absinken sehr rasch erfolgt (Tabelle 17).

Tabelle 17. *Abnahme von Körpereiweiß, Bluteiweiß und Antikörpern im Eiweißmangel*[1].
Versuche an Ratten. Der Agglutinintiter bezieht sich auf Agglutinine gegen Vaccine aus FRIEDLÄNDER-Bacillen, der Hämolysintiter gegen Schaferythrocyten.

Dauer des Eiweißmangels Tage	Gewicht der Ratten g	Körpereiweiß g	Plasmaeiweiß g	Lebereiweiß g	Hämoglobin g	Agglutinintiter	Hämolysintiter
0	206	32,1	—	1,34	—	3840	7680
11	177	30,8	0,51	1,07	2,37	—	—
17	—	—	—	—	—	2200	6700
28	171	31,0	0,41	1,25	1,90	1280	1920
43	169	30,3	0,39	0,91	1,41	960	1920
54	161	30,7	0,38	0,84	1,49	320	1280
100	—	—	—	—	—	18	34
111	129	23,2	0,26	0,70	1,15	—	—

Auch bei schwersten Eiweißmangelzuständen läuft die Biosynthese wichtiger Körperproteine weiter, insbesondere die von Wirkproteinen (Hormone, Fermente), Plasmaproteinen und vom Hämoglobin. Die Aufrechterhaltung eines, wenn auch erniedrigten Spiegels an Plasmaeiweiß und Hämoglobin ist lebenswichtig und geht auf Kosten des Abbaus weniger wichtiger Proteine. Die Wiederauffüllung der Eiweißspeicher nach einer Eiweißverarmung ist die Umkehrung der sich bei der letzteren abspielenden Prozesse.

Die Synthese von Eiweiß bzw. die Knüpfung von Peptidbindungen[2] ist nicht eine einfache Umkehrung der Proteolyse. Die Spaltung eines Dipeptids ist ein exergonischer Prozeß, dessen Änderung an freier Energie rund 3000 cal beträgt. Das Gleichgewicht der Reaktion liegt daher praktisch vollkommen auf seiten der Spaltung. Die Synthese eines Tripeptids aus einem Dipeptid und einer Aminosäure verlangt einen wesentlich geringeren Energieaufwand (etwa 1500 cal) als die Synthese eines Dipeptids. Bei der Bildung von Tetrapeptiden und noch höheren Peptiden nimmt der Energiebedarf noch weiter ab. Die zur Synthese von Eiweiß bzw. Peptiden erforderliche Energie entfällt demnach zum größten Teil für die Bildung der niederen Glieder.

Bei der Synthese von Eiweiß spielen Transpeptidierungen eine wichtige Rolle. Es sind energetisch neutrale Reaktionen, die durch Proteasen katalysiert werden. Bemerkenswerterweise sind die p_H-optima für die enzymatische Eiweißhydrolyse und für die Transpeptidierung verschieden. Beim Kathepsin liegen die Verhältnisse so, daß bei einer physiologischen, in der Nähe des Neutralpunktes gelegenen Reaktion die Transpeptidierung, dagegen bei einer stärker sauren Reaktion die Spaltung dominiert. Das Glutathion[3] kann sich gleichfalls bei Transpeptidierungen beteiligen. Bei der Einwirkung von Aminosäuren auf Glutathion in Gegenwart von Organextrakten entstehen neue Peptide. Bei der Transpeptidierung sind zwei Möglichkeiten denkbar: 1. die Aminoübertragung:

$$R^1\text{—CO—NH—}R^2 + R^3\text{—COOH} \rightleftharpoons R^3\text{—CO—NH—}R^2 + R^1\text{—COOH}$$

2. die Carboxylübertragung:

$$R^1\text{—CO—NH—}R^2 + H_2N\text{—}R^3 \rightleftharpoons R^1\text{—CO—NH—}R^3 + H_2N\text{—}R^2$$

---

[1] BENDITT, WISSLER, WOOLRIDGE, ROWLEY, STEFFEE 1949.   [2] BORSOOK 1952, 1954.
[3] Glutathion Symposium, New York 1954.

Ein interessanter, wenn auch vermutlich unphysiologischer Prozeß, der jedoch als Modell der Proteinsynthese gewertet werden kann, ist die Bildung von Plasteinen. Plasteine erhält man beim Stehen von enzymatischen, konzentrierten Proteinhydrolysaten bei p_H 4. Hierbei fallen die Plasteine als unlösliche Niederschläge aus. Plasteine sind unphysiologische Proteine, bei denen vermutlich Peptidketten in ungewöhnlicher, noch nicht aufgeklärter Weise miteinander verknüpft sind und die die einzelnen Aminosäuren vielleicht in einer ungeordneten Reihenfolge enthalten. Die Plasteinbildung verläuft in zwei Stufen. Zunächst entstehen niedere, noch lösliche Peptide, die dann zu wasserunlöslichen, etwa 40—100 Aminosäurereste enthaltenden Plasteinen vereinigt werden.

Die Proteinsynthese in der lebenden Zelle ist vermutlich ebenfalls ein mehrstufiger Prozeß, bei dem zunächst niedere Peptide entstehen. Dieser Prozeß ist endergonisch. Darauf erfolgen energetisch neutrale Prozesse, durch die die Peptidketten verlängert und miteinander verknüpft werden. Vielleicht vollzieht sich die Erneuerung der Körperproteine auch derart, daß aus dem intakten Eiweißmolekül der Reihe nach Aminosäuren ausgebaut und durch gleichartige ersetzt werden.

Bei der Proteinsynthese entsteht zuerst eine Vorstufe, wahrscheinlich ein undifferenziertes Protein. Bei Studien über die Bildung von Plasmaalbumin durch überlebende Leberschnitte bei Inkubation mit C^{14}-Glykokoll entstand rasch ein radioaktives Protein, das aber auf Grund seiner Eigenschaften (Löslichkeit, elektrophoretisches und immunbiologisches Verhalten) von Plasmaalbumin verschieden war. Dieses wird dann plötzlich in das Albumin umgewandelt[1]. Ähnliche Beobachtungen wurden auch bei der Biosynthese von Enzymen gemacht. Auch hier entsteht zunächst eine inaktive Vorstufe, die dann erst in das eigentliche aktive Enzym verwandelt wird.

BRACHET und CASPERSSON[2] haben darauf hingewiesen, daß in vielen tierischen Geweben eine Korrelation zwischen dem Gehalt an Ribonucleinsäure und der Intensität der Proteinsynthese in ihnen besteht. Auch zahlreiche andere Beobachtungen stützten die Annahme, daß die Ribonucleinsäure in irgendeiner Weise bei der Proteinsynthese beteiligt ist. In der regenerierenden Leber nimmt zuerst der Ribonucleinsäuregehalt zu, dann erst tritt eine lebhafte Proteinsynthese auf. Man hat oft die Vermutung ausgesprochen, daß die Ribonucleotide eine Art Prägestock für die Proteinsynthese seien und daß dadurch auch die Bildung der zahlreichen verschiedenen, in ihrer Struktur spezifischen Proteine ohne Existenz einer unübersehbaren Anzahl spezifischer bei der Biosynthese von Proteinen beteiligter Enzyme ermöglicht werde. So nahm HAUROWITZ (1954) an, daß Proteine zweierlei Arten von Spezifitäten besitzen, eine durch Art und Folge der Aminosäuren in den Peptidketten, die andere durch Art und Faltung der Peptidketten. Er faßt die Proteinsynthese als einen zweistufigen Prozeß auf, bei dem zuerst die Aminosäuren auf der Oberfläche von Ribonucleoproteiden in monomolekularer Schicht spezifisch durch Adsorption festgehalten werden und daß dann durch relativ unspezifische Proteasen die Aminosäuren durch Peptidbindungen verknüpft werden. Auf diese Weise wird eine identische Reduplikation ohne spezifische Enzyme erreicht. Dann werden die so entstandenen Peptidketten von den Ribonucleoproteiden abgelöst (etwa durch Einwirkung der Ribonuclease) und in einer spezifischen Weise gefaltet und miteinander verbunden.

In der neuesten Zeit sind jedoch Befunde beigebracht worden, die auch eine andere Deutung der Beteiligung der Ribonucleotide bei der Proteinsynthese

---

[1] PETERS jr. 1953. [2] CASPERSSON 1950.

erlauben, etwa in dem Sinne, daß die Synthese von Ribonucleinsäure mit der Biosynthese von Proteinen verknüpft ist.

Injizierte oder verfütterte markierte Aminosäuren verschwinden rasch aus der Blutbahn und erscheinen in den Organproteinen. Wie sich im einzelnen dieser „Einbau" vollzieht (etwa durch Austausch), ist noch unbekannt. In vielen Fällen wurde jedoch einwandfrei bewiesen, daß der „Einbau" über reguläre Peptidbindungen erfolgt war. Der Einbau markierter Aminosäuren vollzieht sich in den einzelnen Organen mit einer unterschiedlichen Geschwindigkeit. Wenige Stunden nach der Verabreichung einer markierten Aminosäure findet man die höchste Isotopenkonzentration und damit den größten Einbau in die Proteine der Darmschleimhaut. Auch die Proteine der Leber und der Niere sind reich an der isotopen Aminosäure. In den Organen mit einem intensiven Eiweißstoffwechsel fällt der Isotopengehalt nach Erreichung eines Maximums wieder ab, während er in den Organen mit einem langsamen Eiweißstoffwechsel langsam zunimmt. Mit der Zeit erfolgt also eine Angleichung des Isotopengehalts in allen Körperproteinen.

Die Einbaugeschwindigkeit von Aminosäuren in Eiweiß ist bis zu einer gewissen, für die verschiedenen Aminosäuren unterschiedlichen Grenzkonzentration von der Aminosäurekonzentration abhängig[1]. Diese Grenzkonzentration wurde für Leucin und Glykokoll zu 0,01 m, für Lysin zu 0,003 m bestimmt. Eine ergiebige Eiweißsynthese setzt also eine genügend hohe Aminosäurenkonzentration voraus. Bekanntlich kann eine Bildung von Eiweiß nur dann erfolgen, wenn alle benötigten Aminosäuren gleichzeitig vorhanden sind. Über die Fructose-Aminosäuren und ihre Bedeutung für die Proteinsynthese siehe S. 315.

Das Blut des Menschen enthält im Mittel 4,2 mg-% Amino-N. Durch Aufnahme von Nahrung oder Injektion von Aminosäuren läßt sich der Aminosäurespiegel im Blut nur schwer und kurzfristig erhöhen. Intravenös injizierte Aminosäuren verschwinden rasch wieder aus der Blutbahn. Die Organzellen enthalten wesentlich mehr Aminosäuren als das Blut. Als Normalwerte für den Amino-N wurden beim Menschen 44,0 mg-% in der Niere, 43,1 mg-% im Gehirn, 32,1 mg-% in der Leber und 19,2 mg-% in der Muskulatur bestimmt. Die Zellen müssen also die Aminosäuren entgegen einem Konzentrationsgefälle aufnehmen, was nur durch Zufuhr von Energie möglich ist[2]. Sauerstoffmangel oder Vergiftung mit Substanzen, welche die biologische Oxydation blockieren, hemmen daher die Aufnahme von Aminosäuren in die Zellen. Über den Transportmechanismus der Aminosäuren in die Zellen ist man noch nicht unterrichtet. Vielleicht entstehen intermediär energiereiche Aminosäurederivate. In besonders großem Ausmaße nehmen Tumorzellen Aminosäuren aus der extracellulären Flüssigkeit auf, insbesondere basische Aminosäuren. Die Konzentrierung von basischen Aminosäuren kann in Tumorzellen ein solches Ausmaß erreichen, daß K^+ aus ihnen verdrängt wird[3]. Pyridoxal (Vitamin B_6) verbessert die Aminosäureaufnahme in Ascitestumorzellen[4]. Bei dem Eindringen von Aminosäuren in die Körperzellen haben sich gegenseitige Beeinflussungen, insbesondere Antagonismen zwischen verschiedenen Aminosäuren ergeben. Eine hohe Konzentration einer Aminosäure im Blut stört häufig die Aufnahme anderer Aminosäuren in die Zellen[5]. Eine Sonderstellung nimmt hier die Glutaminsäure ein, die das Einwandern anderer Aminosäuren in die Zellen praktisch nicht beeinträchtigt. Vermutlich handelt es sich bei diesen Antagonismen um Konkurrenzen um das die Aminosäureaufnahme in die Zellen bewirkende Transportsystem. Ähnliche

---

[1] BORSOOK 1954.   [2] GALE 1954, WAYMOUTH 1954.
[3] CHRISTENSEN, RIGGS, FISHER, PALATINE 1952.   [4] RIGGS, COYNE, CHRISTENSEN 1953.
[5] AWAPARA, MARVIN 1948, KAMIN, HANDLER 1951.

Konkurrenzen wurden auch bezüglich der Resorption der Aminosäuren aus dem Darm beobachtet, wo gleichfalls häufig die Resorption der einen Aminosäure die von anderen vermindert. Durch die Erhöhung der Konzentration einer Aminosäure im Blut (z. B. durch deren intravenöse Injektion) kann demnach eine Verminderung der Konzentration anderer Aminosäuren in den Zellen und damit eine Herabsetzung des Umfangs der Proteinsynthese bewirkt werden. Auf diesem Umstand beruht auch die bei manchen Aminosäuren erhobene Feststellung, daß die Verfütterung außergewöhnlich großer Dosen einer einzelnen Aminosäure (z. B. von Methionin) zu toxischen Symptomen und Wachstumshemmungen führen kann. Umgekehrt bewirkt der Mangel an einer Aminosäure auch Verschiebungen des Blutspiegels anderer Aminosäuren. Ein Mangel an Tryptophan wird durch Verfütterung von viel Threonin oder Cystin noch verstärkt. Eine optimale Ernährung hat zur Voraussetzung, daß die Aminosäuren nicht nur in ausreichenden Mengen, sondern auch in äquilibrierten Verhältnissen zugeführt werden.

Zwischen den Zellproteinen, den Zellaminosäuren und den Aminosäuren in den extracellulären Räumen bestehen Gleichgewichte.

$$\frac{\text{Extracelluläre}}{\text{Aminosäuren}} \rightleftarrows \frac{\text{Intracelluläre}}{\text{Aminosäuren}} \rightleftarrows \text{Zelleiweiß}$$

In Zellen, in denen eine lebhafte Eiweißsynthese stattfindet, wie z. B. in Leberzellen nach einer partiellen Hepatektomie, findet man auch einen erhöhten Aminosäuregehalt. Fetales Blut ist reicher an Aminosäuren als das mütterliche. Die Placenta hat unter anderem die wichtige Aufgabe, die Aminosäuren zu konzentrieren. Umgekehrt nimmt beim Eiweißmangel die Aminosäurekonzentration im Blut und in den Organen ab.

Der Organismus vermag keine freien Aminosäuren zu speichern. Die nicht zur Eiweißsynthese verwendeten Aminosäuren werden daher sofort entweder abgebaut (bzw. umgebaut) oder im Harn ausgeschieden. Normalerweise ist die Aminosäureausscheidung im Harn nur gering und beträgt höchstens 0,5—1,0% der Zufuhr.

Allgemeines über den Stoffwechsel der Aminosäuren.

Die Biosynthese der Aminosäuren umfaßt zwei verschiedene Probleme: die Herkunft des Kohlenstoffskelets[1] und die Herkunft der Aminogruppe[2].

Durch die Verfütterung von Aminosäuregemischen an Stelle von Eiweiß ließ sich zeigen, daß bei der Weglassung bestimmter Aminosäuren aus der Nahrung sich schwere Mangelsymptome, insbesondere Störungen des Wachstums junger Tiere erzeugen lassen. Mit Hilfe dieses Tests ergab sich, daß der Mensch und die Säugetiere 9 Aminosäuren nicht oder nicht in dem benötigten Umfang selber herzustellen in der Lage ist. Die als „essentielle" Aminosäuren bezeichneten

Die essentiellen Aminosäuren.

Histidin	Phenylalanin
Isoleucin	Threonin
Leucin	Tryptophan
Lysin	Valin
Methionin	

Substanzen müssen daher regelmäßig mit der Nahrung zugeführt werden. Der Bedarf des Menschen an den essentiellen Aminosäuren ergibt sich aus Tabelle 18.

---

[1] GREFNBERG 1954a.   [2] COHEN, P. P. 1954.

Tabelle 18. *Der Bedarf des erwachsenen Menschen an den essentiellen Aminosäuren*[1].

Aminosäure	Tägliche Zufuhr in g		Aminosäure	Tägliche Zufuhr in g	
	Minimalbedarf	wünschenswert		Minimalbedarf	wünschenswert
Isoleucin . . .	0,70	1,40	Phenylalanin .	1,10	2,20
Leucin	1,10	2,20	Threonin . . .	0,50	1,00
Lysin	0,80	1,60	Tryptophan . .	0,25	0,60
Methionin . . .	1,10	2,20	Valin	0,80	1,60

Das Unvermögen, die essentiellen Aminosäuren aufzubauen, besteht für den Organismus in der Synthese des Kohlenstoffskelets. Man kann die essentiellen Aminosäuren durch die entsprechenden Ketosäuren ersetzen, deren Aminierung zu den Aminosäuren im Organismus auf keine Schwierigkeiten mehr stößt.

Alle anderen Aminosäuren entstehen im intermediären Stoffwechsel in ausreichenden Mengen[2]. Glutaminsäure, Asparaginsäure und Alanin werden aus den ihnen zugrunde liegenden α-Ketosäuren (α-Ketoglutarsäure, Oxalessigsäure und Brenztraubensäure), die ja beim Endabbau der Nährstoffe in größtem Umfang anfallen, gebildet. Glykokoll, Serin und Cystein sind im Stoffwechsel eng miteinander verknüpft und gehen wechselseitig ineinander über. Ebenso hängen die 5 C-Atome umfassenden Aminosäuren miteinander zusammen. Ihre gegenseitigen Beziehungen ergeben sich aus dem folgenden Schema:

$$\text{Oxyprolin} \leftarrow \text{Prolin} \rightleftarrows \text{Ornithin} \rightleftarrows \text{Arginin}$$
$$\uparrow\downarrow$$
$$\text{Glutaminsäure}$$

Da sie alle aus Glutaminsäure entstehen können, ist die Herkunft ihres Kohlenstoffatomskelets geklärt.

Nach der Verfütterung einer mit N^{15} markierten Aminosäure findet man den isotopen N nahezu in allen anderen Aminosäuren. Der Organismus ist also ohne Zweifel in der Lage, Aminogruppen in Aminosäuren einzuführen. Hierfür stehen ihm im wesentlichen zwei Mechanismen zur Verfügung: 1. die reduktive Aminierung, 2. die Transaminierung[3]. Eine reduktive Aminierung wird in größerem Umfange nur bei der Glutaminsäure beobachtet. Die Desaminierung der Glutaminsäure zu α-Ketoglutarsäure durch die Glutaminsäuredehydrogenase ist ein umkehrbarer Prozeß, dessen Gleichgewicht unter normalen Verhältnissen zu Gunsten der Aminierung der Ketoglutarsäure liegt.

$$\text{Glutaminsäure} + \text{DPN} \rightleftarrows \alpha\text{-Ketoglutarsäure} + \text{DPN}-\text{H}_2 + \text{NH}_3.$$

Die Aminogruppe der Glutaminsäure kann nun nahezu auf alle, den anderen Aminosäuren entsprechenden α-Ketosäuren durch Transaminierung übertragen werden. Die Reaktionsgeschwindigkeiten der Transaminierung sind allerdings bei den einzelnen Aminosäuren unterschiedlich. Sie ist am größten bei der Bildung von Valin, Leucin, Alanin und Asparaginsäure, bei den anderen jedoch wesentlich geringer. Außerdem ist die Aktivität der Transaminasen in den einzelnen Organen verschieden groß. Am besten charakterisiert sind gegenwärtig zwei Transaminasen: 1. die Glutaminsäure-Oxalessigsäure-Transaminase.

L-Glutaminsäure + Oxalessigsäure ⇌ α-Ketoglutarsäure + L-Asparaginsäure

2. die Glutaminsäure-Brenztraubensäure-Transaminase

L-Glutaminsäure + Brenztraubensäure ⇌ α-Ketoglutarsäure + Alanin.

Bei den Transaminierungen reagieren nur die L-Aminosäuren, ebenso entstehen nur die L-Aminosäuren. Manche Aminosäuren sind dem System der Transaminie-

---

[1] ROSE 1949.   [2] GREENBERG 1954b, DAVIS 1955, SHEMIN 1950.
[3] MEISTER 1955.

rungen völlig entzogen, so z. B. Lysin und Threonin. Offensichtlich können Aminosäuren auch durch eine Transaminierung entstehen, in der die Säureamidgruppe des Glutamins auf α-Ketosäuren übertragen wird.

Grundsätzlich kann der Abbau der L-Aminosäuren durch eine oxydative Desaminierung unter Beteiligung der L-Aminosäureoxydase, eines gelben Ferments erfolgen[1]. Hierbei entsteht zunächst durch eine Dehydrierung eine Iminosäure, die dann unter Abspaltung von Ammoniak die entsprechende α-Ketosäure liefert.

$$\begin{array}{ccc} R & R & R \\ | & | & | \\ H-C-NH_2 & \xrightarrow{-2H} \quad C=NH & \xrightarrow{+H_2O}_{-NH_3} \quad CO \\ | & | & | \\ COOH & COOH & COOH \\ \text{Aminosäure} & \text{Iminosäure} & \text{α-Ketosäure} \end{array}$$

Die L-Aminosäureoxydase greift nur Monoamino-monocarbonsäuren an. Für die Diaminosäuren (Lysin, Ornithin, Arginin und Histidin) wurde unlängst eine L-Diaminosäureoxydase nachgewiesen.

Manche Aminosäuren werden im tierischen Organismus decarboxyliert[2]. Eine Übersicht über die wichtigsten tierischen Decarboxylasen vermittelt die Tabelle 19. Prosthetische Gruppe der Aminosäuredecarboxylasen und auch der Transaminasen ist Pyridoxal-5-phosphat.

Die Decarboxylierung der Aminosäuren ist keine in großem Umfange, ablaufende, nichtsdestoweniger eine sehr wichtige Reaktion, weil bei ihr aus den indifferenten Aminosäuren höchst differente Substanzen, wie z. B. Histamin entstehen. Die Decarboxylierung ist vom Sauerstoffdruck abhängig und verläuft nur bei niedrigem Sauerstoffdruck. Es ist daher nicht anzunehmen, daß die Decarboxylierungen in normalen, gut durchbluteten Geweben einen größeren Umfang annehmen.

Die Acetylierung von Aminosäuren, und zwar von natürlichen und unnatürlichen Aminosäuren ist eine häufig beobachtete Reaktion, die deswegen von besonderem Interesse ist, weil sie mitunter mit einer Umlagerung von D-Aminosäuren in solche der L-Reihe verknüpft ist. Acetyl-L-aminosäuren werden vom Organismus im Gegensatz den Acetyl-D-Aminosäuren leicht enzymatisch aufgespalten.

D-Aminosäuren[3] kommen als Bausteine des Eiweißes nicht vor. Dagegen wurden sie schon in Stoffwechselprodukten von Mikroorganismen nachgewiesen. Der tierische Organismus vermag D-Aminosäuren durch die D-Aminosäureoxydase, ein gelbes Ferment, zu desaminieren. Der Reaktionsmechanismus

$$\begin{array}{ccc} H_3C\diagdown\diagup CH_3 & H_3C\diagdown\diagup CH_3 & H_3C\diagdown\diagup CH_3 \\ CD & CD & CD \\ | & | & | \\ CHD & CHD & CHD \\ | \quad \xrightarrow{-N^{15}H_3} & | \quad \xrightarrow{+N^{14}H_3} & | \\ H_2N^{15}-C-H & CO & H-C-N^{14}H_2 \\ | & | & | \\ COOH & COOH & COOH \\ \text{D-Leucin} & \text{α-Ketoisocapronsäure} & \text{L-Leucin} \end{array}$$

entspricht völlig dem der Desaminierung der L-Aminosäuren. Die biologische Bedeutung der Desaminierung der D-Aminosäuren besteht darin, daß durch die Umwandlung in die Ketosäure das asymmetrische C-Atom beseitigt wird.

---

[1] COHEN 1954. [2] HOLTZ 1941, WERLE 1947/48, 1951, BLASCHKO 1945.
[3] BERG 1953.

Gleichzeitig ist die Desaminierung der erste Schritt zu der in manchen Fällen beobachteten Überführung der D-Aminosäure in die entsprechende L-Aminosäure. Dieser Übergang wurde mit Hilfe von doppelt markiertem D-Leucin (mit N^{15} und Deuterium) bewiesen. Alles Nähere ergibt sich aus vorstehender Formelreihe.

Tabelle 19. *Übersicht über die tierischen Aminosäuredecarboxylasen.*

Substrat	Reaktionsprodukt
L-Tyrosin	Tyramin
L-Dioxyphenylalanin	Oxytyramin
L-Tryptophan	Tryptamin
5-Oxytryptophan	5-Oxytryptamin (Enteramin, Serotonin)
L-Histidin	Histamin
L-Dioxyphenylserin	Noradrenalin
HOOC—CH_2—CH_2—CH(NH_2)—COOH L-Glutaminsäure	HOOC—CH_2—CH_2—CH_2—NH_2 γ-Aminobuttersäure
HO_3S—CH_2—CH(NH_2)—COOH L-Cysteinsäure	HO_3S—CH_2—CH_2—NH_2 Taurin

Die Aktivität der D-Aminosäureoxydase ist in Niere und Leber beträchtlich. Aus Versuchen in vitro läßt sich berechnen, daß Leber und Nieren eines Menschen in der Stunde rund 0,1 Mol D-Aminosäuren (z. B. 8 g D-Alanin) umzusetzen in der Lage wären[1]. Trotz der hohen Fermentaktivität sind aber die Umsätze nach Einverleibung von D-Aminosäuren zumeist bescheiden. Von der zugeführten Dosis werden häufig erhebliche Prozentsätze unverändert im Harn ausgeschieden. Über die Verwertbarkeit von D-Aminosäuren im Wachstumstest an Stelle von den entsprechenden L-Aminosäuren orientiert die Tabelle 20. Wie man sieht, bestehen in dieser Hinsicht Unterschiede zwischen den einzelnen Species.

Kleine Mengen D-Glutaminsäure werden vermutlich normalerweise regelmäßig im Harn ausgeschieden.

Glykokoll und Serin[2].

Tabelle 20. *Die Verwertbarkeit von D-Aminosäuren.*

Aminosäure	Mensch	Ratte	Maus	Kücken
Arginin	+	?		
Histidin....	—	+	+	
Isoleucin ...		—	—	—
Leucin		+		+
Lysin.....	+	—	—	—
Methionin...	+	+	+	
Phenylalanin .	±	+	+	+
Threonin ...	+	+	+	+
Tryptophan ..	—	+	+	+
Valin.....		—	—	—
Cystin	+	—		
Tyrosin	—	+		

Glykokoll wird vom Organismus in großem Umfang zur Synthese vieler anderer Substanzen verwendet. Einen Überblick über die Reaktionsmöglichkeiten vermittelt das folgende Schema. Einverleibtes Glykokoll wird daher nur zu einem relativ geringen Prozentsatz (etwa 50% innerhalb von 24 Std) oxydativ abgebaut. Zur Oxydation von Glykokoll verfügt der Organismus über ein eigenes Enzym Glykokolloxydase, ein gelbes Ferment, das Glykokoll oxydativ zu Glyoxylsäure und Ammoniak desaminiert.

Schema der wichtigsten Reaktionen vom Glykokoll.

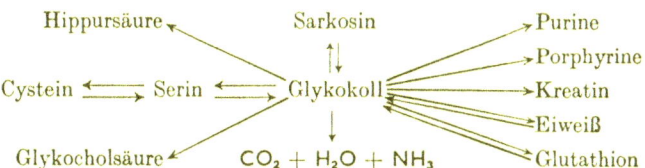

Durch Methylierung von Glykokoll entsteht Sarkosin, das von der Glykokolloxydase gleichfalls angegriffen wird und Glyoxylsäure nebst Methylamin liefert.

Die Leber enthält ein Enzym Glycin-N-Acylase, das eine Acylierung der Aminogruppe des Glykokolls bewirkt[3]. Hierbei wird die an das Coenzym A gebundene Acylgruppe auf Glykokoll übertragen. Diese Reaktion spielt unter anderem bei der Hippursäurebildung eine Rolle. Hippursäure entsteht durch Übertragung von Benzoyl-Coenzym A auf Glykokoll:

$$\text{Benzoyl-Coenzym A} + \text{Glykokoll} \xrightarrow{\text{Glycin-N-Acylase}} \text{Hippursäure} + \text{CoA}$$

Serin wird im Organismus aus Glykokoll und Ameisensäure gebildet. Der Mechanismus der Reaktion ließ sich unter Verwendung von markierten Substanzen aufklären. Bei der Biosynthese von Serin aus Glykokoll + Formaldehyd

---

[1] LANG 1954.   [2] BACH 1952.   [3] SCHACHTER, TAGGART 1954.

ist Tetrahydrofolsäure beteiligt[1]. Diese wird durch ein Enzym (Tetrahydrofolatformylase) mit Ameisensäure zu N^{10}-Formyltetrahydrofolsäure formyliert[2]:

$$HCOOH + Tetrahydrofolsäure + ATP \rightleftharpoons N^{10}\text{-Formyltetrahydrofolsäure} + ADP + H_3PO_4.$$

N^{10}-Formyltetrahydrofolsäure ist bei allen Transformylierungen beteiligt, ihre Formylgruppe steht in einem Gleichgewicht mit allen C_1-Donatoren, C_1-Acceptoren und mit der Formylgruppe des Citrovorum factors[3].

$$\begin{array}{cccc}
HC^{14}OOH & C^{14}H_2OH & \begin{array}{c} C^{14}H_3 \\ | \\ HO-C-H \\ | \\ H-C-N^{15}H_2 \\ | \\ COOH \end{array} & \begin{array}{c} C^{14}H_3 \\ | \\ COOH \\ + \\ CH_2-N^{15}H_2 \\ | \\ COOH \end{array} \\
+ & H-C-NH_2 & & \\
CH_2NH_2 & | & & \\
| & C^{13}OOH & & \\
C^{13}OOH & & & \\
\text{Glykokoll} & \text{L-Serin} & \text{L-Threonin} & \text{Essigsäure} \\
+ \text{Ameisensäure} & & & + \text{Glykokoll}
\end{array}$$

Sarkosin wird von der Leber gleichfalls in Serin übergeführt. Bei dieser Reaktion liefert die Methylgruppe Formaldehyd, der zur Verlängerung der C-Atomkette verwendet wird.

Threonin wird im Organismus zu Essigsäure und Glykokoll aufgespalten. Die umgekehrte Reaktion, Synthese von Threonin aus Glykokoll und Essigsäure wurde noch nicht beobachtet. Sowohl Serin als auch Threonin werden von der L-Aminosäureoxydase nicht desaminiert. Aus Serin entsteht durch Decarboxylierung Äthanolamin.

$$CH_2OH-CH(NH_2)-COOH \longrightarrow CH_2OH-CH_2NH_2 + CO_2$$
$$\text{Serin} \hspace{4cm} \text{Äthanolamin}$$

Valin und Leucin[4].

Näheres über den Stoffwechsel von Valin ist noch nicht bekannt. Es gehört zu den glucoplastischen Aminosäuren, das heißt den Aminosäuren, die in vivo in Glykogen bzw. Glucose übergehen können. Untersuchungen mit markiertem Valin lassen vermuten, daß sich die Umwandlung in Glykogen über die folgenden Zwischenprodukte vollzieht:

$$\begin{array}{ccccc}
\overset{*}{C}H_3 \; \overset{*}{C}H_3 & \overset{*}{C}H_3 \; \overset{*}{C}H_3 & \overset{*}{C}H_3 \; \overset{*}{C}H_3 & \overset{*}{C}H_3 & + \overset{*}{C}O_2 \\
\diagdown\diagup & \diagdown\diagup & \diagdown\diagup & | & \\
CH & CH & CH & CH_2 & \\
| & | & | & | & \\
H-C-NH_2 & CO & COOH & COOH & \\
| & | & & & \\
COOH & COOH & & & \\
\text{L-Valin} & \text{α-Ketoiso-} & \text{Isobutter-} & \text{Propionsäure} & \\
& \text{valeriansäure} & \text{säure} & &
\end{array}$$

Die Propionsäure liefert dann Brenztraubensäure, die in bekannter Weise (s. S. 303) zur Bildung von Glykogen Anlaß gibt.

---

[1] KISLIUK, SAKAMI 1955.   [2] GREENBERGE, JÄNICKE, SILVERMAN 1955.
[3] JÄNICKE 1955.   [4] BACH 1952.

In ähnlicher Weise vollzieht sich der Abbau des Leucins, das Acetessigsäure liefert.

Über den Stoffwechsel des Isoleucins ist wenig bekannt. Man nimmt an, daß es zunächst durch die L-Aminosäureoxydase zu der entsprechenden Ketosäure (α-Keto-β-methyl-n-valeriansäure) desaminiert wird, die dann durch Decarboxylierung α-Methylbuttersäure liefert. Diese wird durch β-Oxydation abgebaut und kann zur Bildung von Acetessigsäure Anlaß geben.

Die schwefelhaltigen Aminosäuren und der Schwefelstoffwechsel[1].

Cystein und Cystin gehen im Organismus wechselseitig ineinander über. Cystein wird durch die Cytochromoxydase oder durch die Laccase (ein kupferhaltiges, Phenole oxydierendes Enzym) zu Cystin oxydiert. Über den Mechanismus der Reduktion von Cystin zu Cystein ist man nur mangelhaft unterrichtet.

$$CH_3 \diagdown CH-CH_2-CH(NH_2)-COOH$$
$$CH_3 \diagup$$
Leucin

↓

$$CH_3 \diagdown CH-CH_2-CO-COOH$$
$$CH_3 \diagup$$
α-Ketoisocapronsäure

↓

$$\overset{*}{C}H_3 \diagdown CH-CH_2-COOH$$
$$\overset{*}{C}H_3 \diagup$$
Isovaleriansäure

↙ ↘

$$\left[\overset{*}{C}H_3 \diagdown \overset{+}{C}H-\right] \qquad CH_3-\overset{\blacktriangle}{C}OOH$$
$$\overset{*}{C}H_3 \diagup$$

↓ $+ \overset{.}{C}O_2$ ↓

$$\overset{*}{C}H_3-\overset{+}{C}O-\overset{*}{C}H_2-\overset{.}{C}OOH \qquad CH_3-\overset{\blacktriangle}{C}O-CH_2-\overset{\blacktriangle}{C}OOH$$
Acetessigsäure   Acetessigsäure

Cystein (bzw. Cystin) kann im Organismus in mannigfacher Weise umgesetzt werden. Abgesehen vom Einbau der Aminosäure in Eiweiß und Glutathion lassen sich die folgenden Reaktionen beobachten:

Vollständige Oxydation zu Sulfat.

Desulfurierung.

Oxydation und Decarboxylierung zu Taurin.

Bildung von Mercaptursäuren.

Normalerweise wird der größte Teil des aufgenommenen Cysteins zu Sulfat oxydiert, das dann im Harn in zweierlei Form ausgeschieden wird: 1. als freies Sulfat (Sulfation), 2. mit Alkoholen oder Phenolen verestert als Estersulfat, das vielfach fälschlicherweise Äthersulfat genannt wird. Der Mechanismus der Oxydation des Cysteins zu Sulfat ist noch nicht in allen Einzelheiten bekannt. Als Zwischenprodukte wurden Cysteinsulfensäure, die durch die Einwirkung einer Cysteinoxydase A auf Cystein entsteht, und Cysteinsulfinsäure, die durch eine spontane Dismutation der Cysteinsulfensäure gebildet wird, nachgewiesen. Untersuchungen mit C^{14}-Cystein ergaben, daß der C^{14} im wesentlichen in Brenztraubensäure bzw. in Substanzen, die stoffwechselmäßig mit Pyruvat verknüpft sind, gefunden wird. Hauptweg des Cysteinabbaus ist daher vermutlich der folgende:

---
[1] FROMAGEOT 1947, 1953/54, BACH 1952, GREENBERG 1954c.

```
    CH₂—SH              CH₂—SOH
    |                   |
H—C—NH₂       →      H—C—NH₂
    |                   |
    COOH                COOH
   L-Cystein         Cysteinsulfensäure
                          ↓
                      CH₂—SO₂H                                      CH₂—SO₂H
                          |                                              |
                       H—C—NH₂      ——Transaminierung——→            CO
                          |                                              |
                          COOH                                          COOH
                     Cysteinsulfinsäure                        β-Sulfinylbrenztraubensäure
                          ↓                                              ↓
                      CH₂—SO₃H                              Brenztraubensäure + Sulfit
                          |                                              |
                       H—C—NH₂                                           |
                          |                                              ↓
                          COOH                                        Sulfat
                       Cysteinsäure
         Transaminierung ↓
                      CH₂—SO₃H
                          |
                          CO              ——→   Brenztraubensäure + Sulfat
                          |
                          COOH
                  β-Sulfobrenztraubensäure
```

Die Oxydation des Cysteins zu Taurin erfolgt durch eine Cysteinoxydase B, welche Cystein zu Cysteinsäure oxydiert. Cysteinsäure kann auch aus Cysteinsulfinsäure gebildet werden. Cysteinsäure wird dann durch die Cysteinsäuredecarboxylase zu Taurin decarboxyliert. Taurin wird zur Kopplung mit Gallensäuren benützt und erscheint in der Galle in Form von Taurocholsäure bzw. Taurodesoxycholsäure.

```
    CH₂—SH              CH₂—SO₃H            CH₂—SO₃H
    |                   |                   |
H—C—NH₂       →      H—C—NH₂       →      CH₂—NH₂
    |                   |
    COOH                COOH
   L-Cystein         Cysteinsäure           Taurin
```

Auch die Cysteinsulfinsäure kann decarboxyliert werden, in diesem Falle entsteht Hypotaurin, das dann zu Taurin oxydiert wird.

Gesunde Menschen scheiden je Tag im Harn 2—17 mg Thiosulfat aus. Der Mechanismus seiner Bildung ist unbekannt. Thiosulfat und Cyanid werden in vivo rasch durch das Enzym Rhodanese in Rhodan verwandelt. Bei der Ratte beträgt die halbe Lebensdauer eines Rhodanidmoleküls etwa 3,5 Tage. $^2/_3$ des Rhodans werden unverändert im Harn ausgeschieden, $^1/_3$ wird zu CO_2 oxydiert. Bemerkenswerterweise wird im Stoffwechsel laufend etwas Cyanid (HCN) gebildet. Versuche mit

```
    CH₂—SO₂H            CH₂—SO₂H
    |                   |
H—C—NH₂       →      CH₂—NH₂
    |
    COOH
Cysteinsulfinsäure     Hypotaurin
```

markiertem Cyanid haben gezeigt, daß im Organismus ein HCN-Pool besteht, der mit dem Vitamin B_{12} und mit Rhodan (HSCN) im Gleichgewicht steht. Der Kohlenstoff von HCN und HSCN kann über Ameisensäure labile Methylgruppen liefern.

Bestimmte aromatische Substanzen (z. B. Benzol, Halogenbenzole, Naphthalin, Anthracen) werden vom Organismus an acetyliertes Cystein gebunden, in Form der „Mercaptursäuren" ausgeschieden. Der Umfang der Mercaptursäurebildung ist bei den einzelnen Tierarten verschieden.

Schon seit längerer Zeit ist eine Stoffwechselstörung bekannt, die Cystinurie, bei der laufend größere Mengen Cystin im Harn ausgeschieden werden. Je höher die Eiweißzufuhr bei einem Cystinuriker ist, um so mehr Cystin erscheint im Harn. Verabreichung von Glutathion, Methionin, Homocystein und ähnlichen Substanzen steigert gleichfalls die Cystinausscheidung. Als Ursache der Cystinurie ist eine erniedrigte Nierenschwelle infolge einer ungenügenden Rückresorption der Aminosäure in den Nierentubuli wahrscheinlich gemacht worden.

$$\begin{array}{c} CH_2-S-C_6H_4Br \\ | \\ H-C-NH-OC-CH_3 \\ | \\ COOH \end{array}$$
Bromphenylmercaptursäure

Cystein ist keine essentielle Aminosäure. Es kann im intermediären Stoffwechsel gebildet werden. Sein Kohlenstoffskelet entstammt dem Serin, den Schwefel steuert das Methionin bei. Durch Untersuchungen mit markierten Substanzen ließ sich die Entstehung des Cysteins dahingehend aufklären, daß sich das Homocystein, das aus Methionin durch eine Demethylierung gebildet wird, mit Serin zu Cystathionin vereinigt, das dann durch das Thioäther spaltende Ferment Thionase zu Cystein und α-Oxy-γ-aminobuttersäure aufgespalten wird[1].

$$\begin{array}{ccccccc}
CH_2-S-CH_3 & CH_2-SH & HO-CH_2 & CH_2-S-CH_2 & CH_2OH & CH_2-SH \\
| & | & | & | \quad\quad | & | & | \\
CH_2 & CH_2 & H-C-NH_2 & CH_2 \quad H-C-NH_2 & CH_2 & H-C-NH_2 \\
| & | & | & | \quad\quad | & | & | \\
-C-NH_2 & H-C-NH_2 + & COOH \rightarrow & H-C-NH_2 \quad COOH \rightarrow & H-C-NH_2 + & COOH \\
| & | & & | & | & \\
COOH & COOH & & COOH & COOH &
\end{array}$$

Methionin   Homocystein + Serin   Cystathionin   γ-Oxy-α-aminobuttersäure   Cystein

Dagegen ist Methionin eine essentielle Aminosäure. Ursache ist das Unvermögen des Organismus, das Kohlenstoffskelet des Methionins aufzubauen. Stellt man ihm dieses in Form von Homocystein zur Verfügung, so bildet er daraus durch Methylierung Methionin. Methionin kann auch in vivo aus der entsprechenden Ketosäure (α-Keto-γ-methylthiobuttersäure) entstehen. Verabreichtes Methionin wird im Organismus zum größten Teil zu Sulfat oxydiert, vermutlich ist hierbei Cystein, vielleicht auch Homocystein Zwischenprodukt.

Eine wichtige Aufgabe im Stoffwechsel fällt dem Methionin in dem System der Transmethylierungen zu, auf die in anderem Zusammenhange (s. S. 350) näher eingegangen werden soll.

$$\begin{array}{cc}
CH_2-S-CH_3 & CH_2-SH \\
| & | \\
CH_2 & CH_2 \\
| & | \\
H-C-NH_2 & H-C-NH_2 \\
| & | \\
COOH & COOH \\
\text{Methionin} & \text{Homocystein}
\end{array}$$

Leberextrakte reduzieren Disulfidverbindungen, am intensivsten Homocystin. Die Homocystin-Reduktion erfolgt in einem System von 3 aneinander gekoppelten Reaktionen:

---

[1] DU VIGNEAUD 1952.

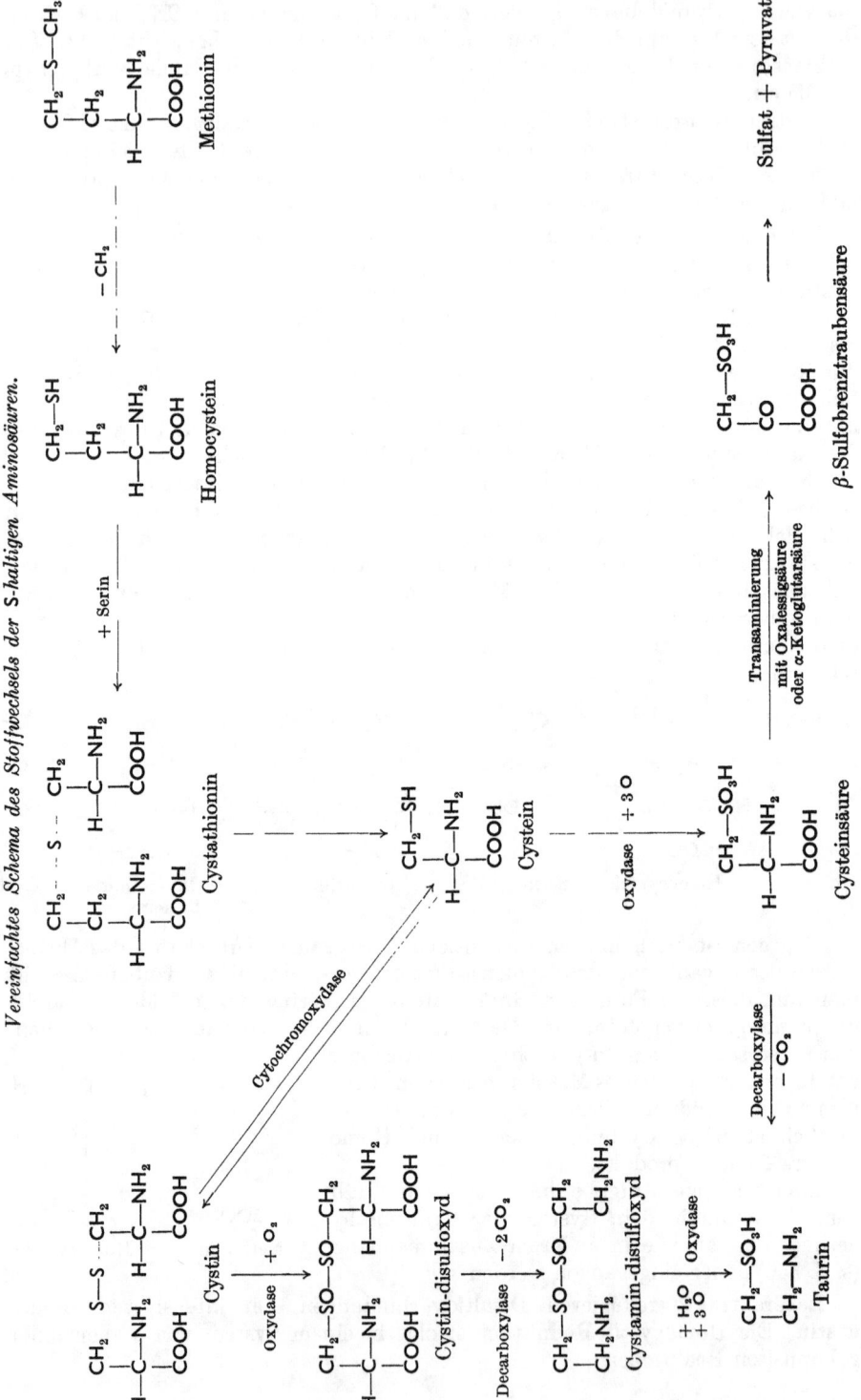

Vereinfachtes Schema des Stoffwechsels der S-haltigen Aminosäuren.

$$\text{H-Donator} + \text{TPN (oder DPN)} \to \text{TPN-H}_2 \text{ (oder DPN-H}_2) \quad (1)$$

$$\text{GSSG} + \text{TPN-H}_2 \text{ (oder DPN-H}_2) \xrightarrow[\text{reduktase}]{\text{Glutathion-}} 2\,\text{GSH} + \text{TPN (oder DPN)} \quad (2)$$

$$\text{GSH} + \text{Homocystin} \rightleftharpoons \text{GSSG} + \text{Homocystein} \quad (3)$$

Das den Wasserstoff von $-\text{SH}$ auf eine $-\text{S}-\text{S}-$Verbindung übertragende Enzym (Reaktion 3) ist die Glutathion-Homocystin-Transhydrogenase.

Anorganischer Schwefel wird vom tierischen Organismus teilweise zu Sulfat oxydiert. Zuerst erfolgt in einer nichtenzymatischen Reaktion mit Cystein bzw. SH-Gruppen enthaltenden Substanzen die Bildung von H_2S, das durch das Enzym Sulfidoxydase zu Sulfit oxydiert wird. Die weitere Oxydation des Sulfits zu Sulfat erfolgt durch das Enzym Sulfitoxydase.

Glutaminsäure.

Glutaminsäure nimmt im Aminosäurestoffwechsel eine zentrale Stellung ein, da sie über die Glutaminsäuredehydrogenase und das System der Transaminasen Lieferant der Aminogruppe für nahezu alle anderen Aminosäuren ist. Näheres hierüber findet man S. 328. Eine besondere Rolle spielt die Glutaminsäure noch im Gehirnstoffwechsel[1]. Dies geht schon aus dem hohen Gehalt des Gehirns an Glutaminsäure und Glutamin hervor (Tabelle 21).

Glutamin, das zuerst nur im Pflanzenreich aufgefunden worden war, kommt auch im Blut und in den tierischen Organen vor. Es wird aus Glutaminsäure und Ammoniak gebildet, wobei ATP die benötigte Energie beisteuert. Durch eine in den Organen, vor allem in der Niere enthaltene Glutaminase kann das Glutamin in Glutaminsäure und Ammoniak gespalten werden.

Tabelle 21. *Der Gehalt menschlicher Organe an Glutamin und Glutaminsäure* (H. WAELSCH)[1].

	Gehirn mg-%	Leber mg-%	Muskel mg-%	Niere mg-%
Glutaminsäure .	133	33	21	98
Glutamin . . .	62	55	32	19

$$\text{Glutaminsäure} + \text{NH}_3 + \text{ATP} \to \text{Glutamin} + \text{ADP} + \text{H}_3\text{PO}_4.$$

Daß die Amidgruppe des Glutamins auch zu Transaminierungen Verwendung finden kann, wurde schon in anderem Zusammenhang (S. 328) erwähnt. Dem System Glutaminsäure $\rightleftharpoons$ Glutamin kommt eine große Bedeutung im Zellstoffwechsel zu, da durch dasselbe das in den Zellen anfallende Ammoniak gebunden und abtransportiert wird, um dann in der Leber durch Harnstoffbildung endgültig unschädlich gemacht zu werden. Diese Ammoniak abfangende Fähigkeit der Glutaminsäure ist nun insbesondere für das Gehirn wichtig, in dem große Ammoniakmengen, vermutlich aus einer Substanz des Adenylsäuresystems, entstehen. Der normale Ammoniakgehalt des Gehirns ist außerordentlich nieder. In überlebendem Hirngewebe findet aber eine beträchtliche Ammoniakbildung (bis zu 56 mg je 100 g Gewebe in 4 Std) statt. Die Ammoniakbildung hat mit der Gehirntätigkeit etwas zu tun, sie wird durch Narkose völlig gehemmt. Schon sehr geringe Ammoniakkonzentrationen (10^{-3} m) üben aber schon eine stark toxische Wirkung auf den Gehirnstoffwechsel aus, unter anderem wird die Bildung von Acetylcholin gehemmt.

Glutaminsäure ist aber noch aus anderen Gründen für das Gehirn wichtig. In Versuchen in vitro ließ sich zeigen, daß Glutaminsäure zur Aufrechterhaltung der K^+-Konzentration in den Gehirnzellen unentbehrlich ist. Dagegen spielt

---

[1] WEIL-MALHERBE 1950, 1952, WAELSCH 1951, 1952.

Glutaminsäure als Energiequelle für das Gehirn nicht die große Rolle, die ihm mitunter zugeschrieben wurde. Das Gehirn bezieht seine Energie praktisch ausschließlich aus Glucose.

Im Gehirn wurde eine Glutaminsäuredecarboxylase aufgefunden, die Glutaminsäure zu γ-Aminobuttersäure decarboxyliert. Über die physiologische Bedeutung dieser Reaktion ist man noch nicht unterrichtet. Gehirn und Leber vermögen γ-Aminobuttersäure mit α-Ketoglutarsäure unter Bildung von Bernsteinsäurehalbaldehyd und Glutaminsäure zu transaminieren.

In diesem Zusammenhang sei kurz erwähnt, daß der α-Aminobuttersäure keine physiologische Bedeutung zukommt und daß diese zwischen dem Alanin mit 3 C-Atomen und dem Norvalin mit 5 C-Atomen rangierende Aminosäure nur in Ausnahmefällen Bestandteil von Proteinen ist. β-Aminoisobuttersäure wurde als regelmäßiger Bestandteil des menschlichen Harns nachgewiesen. Die Substanz entsteht im Stoffwechsel aus Thymin.

| L-Glutaminsäure | γ-Aminobuttersäure | α-Aminobuttersäure | β-Aminoisobuttersäure |

Ornithin, Arginin und Lysin.

Ornithin ist kein primärer Baustein von Protein. Die Substanz spielt aber eine große Rolle im intermediären Stoffwechsel als Ausgangsmaterial zur Herstellung von Arginin und damit zur Synthese des Harnstoffs (s. S. 347). Die beiden wichtigsten Reaktionen des Arginins im intermediären Stoffwechsel sind die hydrolytische Aufspaltung durch die Arginase zu Harnstoff und die Bildung von Kreatin (s. S. 349). Die höchste Arginaseaktivität findet man in der Leber, wo das Enzym bei der Harnstoffsynthese eine wichtige Rolle spielt. Relativ große Arginasemengen sind noch in der Niere und in den Testes enthalten. Da auch Invertebraten, die keinen Harnstoff bilden, und sogar Pflanzen Arginase enthalten, wurde zur Diskussion gestellt, ob diesem Enzym noch außer der Harnstoff-

| Lysin | α-Aminoadipinsäure | α-Ketoadipinsäure | Glutarsäure |

bildung eine physiologische Bedeutung zukommt. Die bei Bakterien vorkommende Decarboxylierung von Arginin zu Agmatin wurde im Tierreich noch nicht beobachtet.

Lysin ist eine essentielle Aminosäure, deren fehlende Zufuhr zu den schwersten Ausfallssymptomen führt. Der Lysinbedarf junger Tiere ist wesentlich größer als der erwachsener, da erstere einen intensiveren Eiweißstoffwechsel aufweisen. Das Lysin wird zur Synthese von Eiweiß benötigt. Sonst ist Lysin recht stoffwechselträge. Es beteiligt sich nicht an Transaminierungen und wird nicht durch die Aminosäureoxydase abgebaut. Versuche mit markiertem Lysin haben ergeben, daß Lysin in langsam ablaufender Reaktionskette über Aminoadipinsäure Glutarsäure liefern kann[1]. Diese Reaktion läuft aber nicht in großem Umfange ab. Bei der Ratte wurde als Zwischenprodukt beim Übergang von Lysin in α-Aminoadipinsäure Pipecolinsäure nachgewiesen[2].

Phenylalanin und Tyrosin.

Der Organismus vermag kein Phenylalanin zu bilden, außer wenn ihm das Kohlenstoffskelet, etwa in Form von Phenylbrenztraubensäure, die zu Phenylalanin aminiert werden kann, zur Verfügung gestellt wird. Dagegen ist Tyrosin keine essentielle Aminosäure. Der Organismus vermag Phenylalanin zu Tyrosin zu oxydieren. Diese Reaktion ist irreversibel.

Tyrosin wird zu Acetessigsäure und Fumarsäure abgebaut[3]. Durch Verwendung markierter Substanzen ließen sich die Einzelheiten dieses Abbaus aufklären. Tyrosin wird zunächst durch eine Transaminierung mit α-Ketoglutarsäure in p-Oxyphenylbrenztraubensäure verwandelt. Durch Oxydation und Decarboxylierung entsteht aus dieser unter Beteiligung der Homogentisinsäureoxydase Homogentisinsäure (Hydrochinonessigsäure), die dann über Maleylacetessigsäure zu 4-Fumarylacetessigsäure aufgespalten wird. Letztere ergibt dann durch Spaltung Acetessigsäure und Fumarsäure. Bei dem Abbau von Tyrosin und Phenylalanin ist in einer allerdings noch undurchsichtigen Art und Weise Ascorbinsäure[4]

beteiligt. Im Ascorbinsäuremangel scheiden Meerschweinchen nach einer Belastung mit Tyrosin große Mengen von p-Oxyphenylbrenztraubensäure, p-Oxyphenylmilchsäure und Homogentisinsäure im Harn aus. Durch chronische Verabreichung von größeren Mengen Tyrosin bzw. Phenylalanin läßt sich beim Tier eine experimentelle Alkaptonurie erzeugen[5]. Beim Menschen ist die Alkaptonurie[6] (Ausscheidung von Homogentisinsäure) als seltene, genetisch bedingte Stoffwechselstörung schon lange bekannt. Eine weitere Stoffwechselstörung im Bereich der aromatischen Aminosäuren ist die Imbezillitas phenylpyruvica[6], bei der neben einer Vermehrung des Phenylalaningehaltes des Blutes die Ausscheidung von Phenylalanin und Phenylbrenztraubensäure im Harn beobachtet wird. Ursache derselben ist eine Erschwerung der Oxydation des Phenylalanins zu Tyrosin.

---
[1] BORSOOK, DEASY, HAAGEN-SMIT, KEIGHLEY, LOWY 1948. [2] ROTHSTEIN, MILLER 1954.
[3] LERNER 1953. [4] MEIKLEJOHN 1953. [5] LANYAR 1942, 1943. [6] SCHREIER 1954.

Schema des Abbaus von Tyrosin und Phenylalanin.

[Structural formulas showing degradation pathway:

L-Phenylalanin →(1.) L-Tyrosin

L-Phenylalanin ⇌ Phenylmilchsäure
L-Phenylalanin ⇌ Phenylbrenztraubensäure
Phenylbrenztraubensäure → Phenylessigsäure

L-Tyrosin ⇌ p-Oxyphenylbrenztraubensäure ⇌ p-Oxyphenylmilchsäure
p-Oxyphenylbrenztraubensäure → 2,5-Dioxyphenylbrenztraubensäure
→ 2,5-Dioxyphenylessigsäure (Homogentisinsäure)
→(3.) Acetessigsäure + Fumarsäure]

Blocks bei Stoffwechselstörungen:
1. Imbezillitas phenylpyruvica
2. Tyrosinosis
3. Alkaptonurie

⟶ Bewiesene Reaktionen ⋯⟶ Wahrscheinliche Reaktionen

Schema der mit der Bildung von Adrenalin verknüpften Reaktionen.

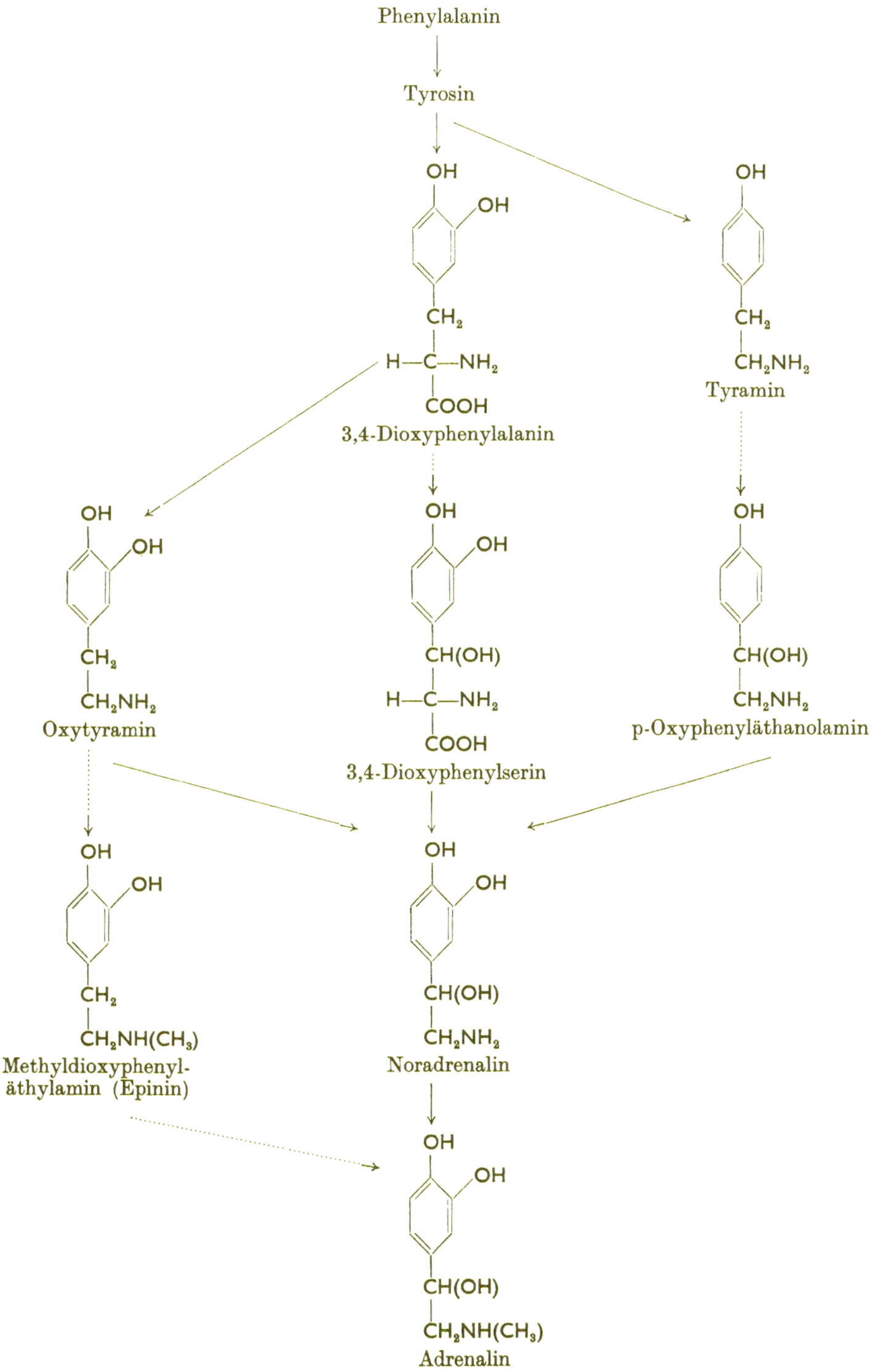

Phenylalanin
↓
Tyrosin

3,4-Dioxyphenylalanin → Tyramin

Oxytyramin ← 3,4-Dioxyphenylalanin → 3,4-Dioxyphenylserin ← p-Oxyphenyläthanolamin

Methyldioxyphenyl-äthylamin (Epinin) ← Noradrenalin

↓
Adrenalin: Ringsubstituenten OH, OH; Seitenkette CH(OH)–CH$_2$NH(CH$_3$)

⟶ Reaktionen, die in großem Umfang stattfinden.   ┄┄→ Nebenreaktionen.

Bei der Tyrosinosis[1], einer dritten Stoffwechselstörung im Bereich der aromatischen Aminosäuren scheiden die Patienten beträchtliche Mengen p-Oxyphenylbrenztraubensäure im Harn aus. Außerdem können im Harn noch Tyrosin, Phenylmilchsäure und 2,5-Dioxyphenylalanin erscheinen. Hier liegt der Block bei der Umwandlung der p-Oxyphenylbrenztraubensäure in Homogentisinsäure.

Tyrosin wird über Dijodtyrosin (frei oder in Eiweiß gebunden) in Thyroxin[2] übergeführt. Der vermutliche Reaktionsmechanismus ergibt sich aus der folgenden Formelreihe:

Radikal B + Radikal A → Zwischenprodukt (hypothetisches) → L-Thyroxin

In analoger Weise erfolgt die Bildung von Trijodthyronin durch Verknüpfung von Monojodtyrosin mit Dijodtyrosin. Ob daneben auch eine Dehalogenierung von Thyroxin zu Trijodthyronin vorkommt, bzw. eine größere Rolle spielt, ist unbekannt. Sicher nachgewiesen wurde in der Schilddrüse eine Dehalogenase, welche Monojodtyrosin und Dijodtyrosin dehalogeniert. Die Jodierung von Tyrosin erfolgt durch das Enzym Jodinase.

Leber und Niere setzen Dijodtyrosin zu 3,5-Dijod-p-oxyphenylmilchsäure bzw. 3,5-Dijod-p-oxyphenylbrenztraubensäure um. Diese Reaktion kommt in der Schilddrüse nicht vor.

J^{131}-Trijodthyronin wird nach physiologischen Dosen von Gallenfistelratten zu etwa 70% in der Galle ausgeschieden, J^{131}-Thyroxin zu einem wesentlich geringeren Prozentsatz[3]. Nach Unterbindung der Gallengänge treten beide Substanzen in relativ hoher Konzentration im Blut auf. Trijodthyronin verschwindet rascher aus dem Blut als Thyroxin, da es schneller verbraucht wird. Nur etwa 10% des C^{14} werden in Form von $C^{14}O_2$ ausgeatmet.

Der Abbau des Tyrosins zu Acetessigsäure und die Bildung von Thyroxin gehen mit einer Oxydation in Parastellung einher. Neben ihr kommt auch eine Oxydation des Tyrosins in Orthostellung vor. Sie führt zu 3,4-Dioxyphenylalanin

---

[1] SCHREIER 1954.   [2] GROSS, PITT-RIVERS 1953, ROCHE 1951.
[3] ROCHE, MICHEL, MICHEL, TATA 1954.

(Dopa), Adrenalin und Melanin und wird durch das kupferhaltige Enzym Tyrosinase (Phenoloxydase) bewirkt. Eine Übersicht über die bei der biochemischen Bildung von Adrenalin in Betracht kommenden Wege vermittelt das vorstehende Schema. Der Übergang von Phenylalanin bzw. Tyrosin in vivo in Adrenalin ist durch Versuche mit markierten Substanzen sichergestellt worden.

Adrenalin und Noradrenalin können auf zwei verschiedenen Wegen abgebaut werden: 1. durch die Tyrosinase, welche am Benzolring angreift, 2. durch die Aminoxydase, welche die Amine durch eine oxydative Desaminierung zerstört. Hierbei entsteht primär 3,4-Dioxyphenylglykolaldehyd, der zu 3,4-Dioxyphenylessigsäure weiter oxydiert wird. Die Säure ist im Organismus schwer verbrennbar und wird zu einem hohen Prozentsatz unverändert im Harn ausgeschieden. Tyrosinase oxydiert Adrenalin bzw. Tyrosin letzten Endes bis zu Melanin[1]. Der vermutliche Reaktionsmechanismus ist aus dem folgenden Schema ersichtlich. Die chemische Konstitution von Melanin ist unbekannt. Vermutlich ist Melanin nur ein Sammelbegriff für eine größere Reihe ähnlicher Substanzen.

Schema der Melaninbildung nach H. S. RAPER.

[chemical scheme showing: L-Tyrosin → L-3,4-Dioxyphenylalanin (Dopa) ⇌ L-Dopachinon → 5,6-Dioxydihydroindol-2-carbonsäure → Hallachrom („rote Substanz") → 5,6-Oxyindol-2-carbonsäure → 5,6-Dioxyindol → Melanin]

Bei der Oxydation von Adrenalin durch Tyrosinase oder auch durch Cytochrom c entsteht zunächst über Adrenalinchinon Adrenochrom, eine rot gefärbte Substanz von größerer Bedeutung für den Stoffwechsel. Entsprechend entsteht aus Noradrenalin Noradrenochrom. Adrenochrom wirkt in einigen Systemen wie z. B. Äpfelsäure-Äpfelsäuredehydrogenase oder Milchsäure-Milchsäuredehydrogenase als Oxydationskatalysator. Bei der Dehydrierung von Äpfelsäure in Gegenwart von Äpfelsäuredehydrogenase und Adrenochrom spielen sich die folgenden Reaktionen ab:

$$O_2 + \text{Leucoadrenochrom} \rightarrow \text{Adrenochrom} + H_2O_2$$
$$\text{Adrenochrom} + \text{DPN-}H_2 \rightarrow \text{Leucoadrenochrom} + \text{DPN}$$
$$\underline{\text{Äpfelsäure} + \text{DPN} \rightarrow \text{Oxalessigsäure} + \text{DPN-}H_2}$$

Bilanz: $\quad$ Äpfelsäure $+ O_2 \rightarrow$ Oxalessigsäure $+ H_2O_2$

[1] LERNER, FITZPATRICK 1950.

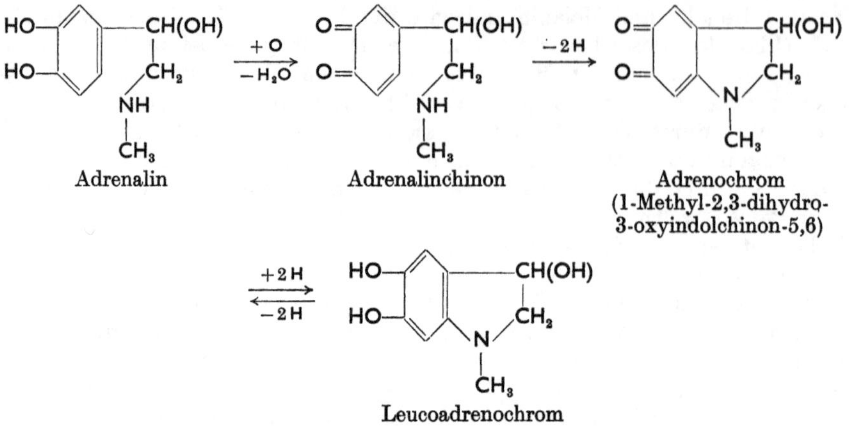

Adrenalin → Adrenalinchinon → Adrenochrom
(1-Methyl-2,3-dihydro-
3-oxyindolchinon-5,6)

Leucoadrenochrom

Die beiden Abbaumöglichkeiten für Adrenalin durch Tyrosinase und durch Aminoxydase sind nicht sehr ergiebig. Muskulatur, der Hauptort der Adrenalinwirkung enthält nur Tyrosinase und keine Aminoxydase. Auf Grund von Durchströmungsversuchen muß man annehmen, daß Muskulatur nur 3 γ Adrenalin je Kilogramm Körpergewicht und Minute zerstören kann. Die Leber enthält nur Aminoxydase und kann je Kilogramm Körpergewicht und Minute 10 mg Adrenalin zerstören. Neben der Zerstörung von Adrenalin durch die genannten Enzyme findet noch eine Inaktivierung durch Bindung an Schwefelsäure oder Glucuronsäure statt. Abbau und Inaktivierung anderer Pressoramine (z. B. von Oxytyramin) erfolgen in analoger Weise.

Tryptophan[1].

Das am längste bekannte Stoffwechselprodukt des Tryptophans ist die Kynurensäure. Nach der Verabreichung großer Tryptophandosen scheiden die meisten Versuchstiere (Mäuse, Ratten, Kaninchen, Hunde) bis zu 50% der Dosis in Form von Kynurensäure aus. Kynurensäure entsteht durch Cyclisierung des Kynurenins, das aus dem Tryptophan durch einen komplizierten, mehrstufigen Prozeß gebildet wird, bei dem eine Peroxydase, eine Oxydase und ein hydrolytisches Enzym beteiligt sind und bei dem Formylkynurenin Zwischenprodukt ist. Im Pyridoxinmangel wird anstelle von Kynurensäure Xanthurensäure ausgeschieden. Bei der Kynurensäureentstehung ist die Kynurenin-Transaminase beteiligt:

Kynurenin + α-Ketoglutarsäure $\rightleftharpoons$ Kynurensäure + Glutaminsäure.

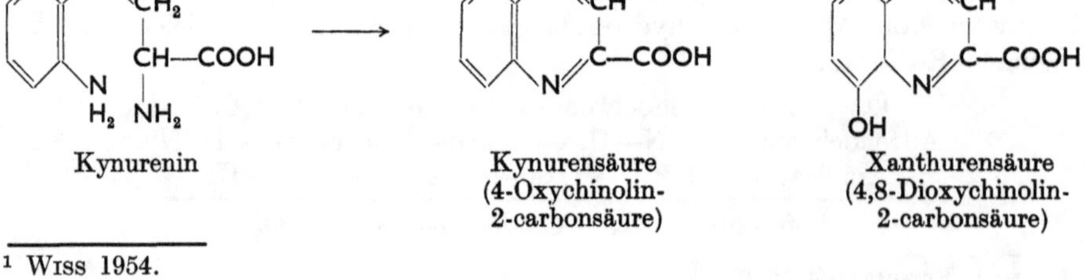

Kynurenin → Kynurensäure
(4-Oxychinolin-
2-carbonsäure)

Xanthurensäure
(4,8-Dioxychinolin-
2-carbonsäure)

---

[1] Wiss 1954.

Kynurenin kann aber noch in anderer Weise im Organismus umgesetzt werden, wobei als Endprodukt Nicotinsäure entsteht. In der Leber ist ein Enzym Kynureninase enthalten, das Kynurenin in Alanin und Anthranilsäure spaltet. Da Kynureninase Pyridoxalphosphat als prosthetische Gruppe hat, ist die Umwandlung von Kynurenin in Nicotinsäure nur in Anwesenheit genügender Mengen Pyridoxal (Vitamin B_6) möglich. Die Anthranilsäure wird über 3-Oxyanthranilsäure in Chinolinsäure übergeführt, aus der dann durch Decarboxylierung Nicotinsäure entsteht. Versuche mit N^{15}-Tryptophan haben ergeben, daß der N des Indolrings über die NH_2-Gruppe der Anthranilsäure zum N des Pyridinrings der Nicotinsäure wird. Befunde, die mit C^{14}-Tryptophan[1] erhoben wurden, sind in dem folgenden Schema wiedergegeben.

Histidin.

Histidin kann im Organismus, vermutlich nur in der Leber, auf zwei verschiedenen Wegen hydrolytisch zu Glutaminsäure aufgespalten werden. In dem einen Falle wird das Histidin durch die Histidase[2] angegriffen, die die Aminosäure in einer komplizierten Reaktion, vermutlich über Formylglutamin und

---
[1] HEIDELBERGER, ABRAHAM, LEPKOVSKY 1949, HEIDELBERGER, GULLBERG, MORGAN, LEPKOVSKY 1949.
[2] EDLBACHER 1943.

Glutamin, in Glutaminsäure überführt. In dem anderen Falle wird Histidin zunächst zu Urocaninsäure[1] (Imidazolacrylsäure) desaminiert und unter Abspaltung von Ameisensäure in Glutaminsäure verwandelt. Letzterer Weg ist in vivo der Hauptweg[2].

[chemische Strukturformeln: L-Histidin → Enol des Formylglutamins → Formylglutamin → Glutamin → L-Glutaminsäure; sowie Urocaninsäure → α-Formamidinglutarsäure]

In der Gravidität wird vermehrt Histidin ausgeschieden (beim Menschen meist mehr als 0,4 g im Tag). Ursache ist vermutlich eine verminderte Histidaseaktivität der Leber. Neben L-Histidin scheiden gesunde Menschen im Tag noch etwa 50 mg 3-Methyl-L-histidin im Harn aus.

[Strukturformeln: 3-Methylhistidin; Ergothionein (2-Thiolhistidin-methylbetain)]

Rattenleberschnitte können Carnosin zu Histidin und β-Alanin spalten und umgekehrt aus den Bruchstücken Carnosin synthestisieren. Entsprechend wird das Anserin in β-Alanin und Methylhistidin gespalten.

Carnosin bzw. Anserin kommen in beträchtlichen Konzentrationen im Muskel vor. Über ihre biologische Bedeutung ist jedoch noch nichts bekannt.

Für den tierischen Organismus ist Histidin eine essentielle Aminosäure. Mikroorganismen vermögen Histidin zu bilden. Ein Baustein desselben ist die Ameisensäure. Ihr Kohlenstoffatom erscheint als Amidin C im Imidazolring.

Histidin wird durch die Histidindecarboxylase zu Histamin decarboxyliert (s. S. 330). Der Organismus vermag relativ große Mengen Histamin durch die Histaminase (Diaminoxydase) zu zerstören. 1 g Leber kann in der Stunde 10 bis 20 γ Histamin oxydieren. Der Mensch scheidet im Tag 10—40 γ freies Histamin aus. Daneben findet sich im Harn acetyliertes und dadurch inaktiviertes Histamin. Ratten scheiden nach Histamingaben Imidazolessigsäure aus. Nach Verabreichung von C^{14}-Histamin wird alles C^{14} im Harn aufgefunden.

---

[1] Siehe Fußnote 2, S. 345.   [2] ABRAMS, BORSOOK 1952.

Rote Blutkörperchen und die Organe enthalten regelmäßig Ergothionein. In einer auffallend hohen Konzentration ist diese Substanz in der Samenflüssigkeit des Ebers enthalten, wo sie offensichtlich die Aufgabe hat, die Spermatozoen gegen SH-Gifte zu schützen. Die Samenflüssigkeit von Ratten enthält kein Ergothionein. S^{35}-Methionin kann den S zur Bildung von Ergothionein nicht liefern. Vermutlich ist das Ergothionein exogenen Ursprungs. Einverleibtes Ergothionein wird von Ratten zu 35% zu Sulfat oxydiert.

Prolin und Oxyprolin.

Prolin und Oxyprolin sind keine essentiellen Aminosäuren und können vom Organismus gebildet werden. Sie entstehen aus Glutaminsäure, vermutlich über Glutaminsäurehalbaldehyd als Zwischenprodukt.

Zum Abbau des Prolin stehen dem Organismus zwei Enzymsysteme zur Verfügung: 1. die L-Aminosäureoxydase, die Prolin in α-Keto-β-aminovaleriansäure überführt, 2. die Prolinoxydase, die zur Bildung von Glutaminsäurehalbaldehyd Anlaß gibt[1]. Weiterhin vermag der Organismus Prolin in einer vermutlich irreversiblen, in ihren Einzelheiten noch völlig ungeklärten Reaktion zu Oxyprolin zu oxydieren. Pyrrolidoncarbonsäure, die in vitro leicht aus Glutaminsäure erhalten wird, ist kein Intermediärprodukt im Prolinstoffwechsel.

L-Oxyprolin wird durch die Prolinoxydase zum Halbaldehyd der γ-Oxyglutaminsäure oxydiert.

Die Harnstoffbildung.

Beim Abbau der Aminosäuren entsteht laufend Ammoniak, das wegen seiner Giftigkeit beseitigt werden muß. Dies geschieht beim Menschen und den Säugetieren durch die Bildung von Harnstoff, bei den Vögeln und den Reptilien durch die Bildung von Harnsäure. Die Harnstoffbildung erfolgt in der Leber, der das Ammoniak in Form von Glutamin zugeführt wird. Der Ammoniakgehalt des Blutes ist praktisch gleich Null.

---

[1] LANG, SCHMID 1951.

Die Harnstoffbildung erfolgt durch einen Kreisprozeß[1], der sich in die folgenden Teilreaktionen zerlegen läßt: 1. Anlagerung von Kohlendioxyd und Ammoniak an Ornithin, wodurch Citrullin entsteht. Die Reaktion ist komplizierterer Natur. Bei ihr ist Carbaminylglutaminsäure beteiligt. 2. Aufnahme eines weiteren Mol Ammoniak durch das Citrullin, wodurch Arginin entsteht. Die Reaktion ist, wie auch die erstgenannte, stark endergonisch und geht daher mit einer Spaltung von ATP einher. Bei der Argininbildung aus Citrullin werden zunächst Citrullin und Asparaginsäure zu L-Argininbernsteinsäure kondensiert,

L-Argininbernsteinsäure ⇌ L-Arginin + Fumarsäure

die dann durch Spaltung L-Arginin und Fumarsäure liefert. 3. Hydrolytische Aufspaltung des Arginins durch die Arginase zu Harnstoff und Ornithin, wodurch das Ausgangsmaterial des Cyclus wieder regeneriert wird.

L-Ornithin   L-Citrullin   L-Arginin

Im intakten Organismus hängt der Umfang der Harnstoffbildung nicht nur von dem Funktionieren des Ornithincyclus, sondern auch von anderen Faktoren wie z. B. Desaminierungsgeschwindigkeit der Aminosäuren und der Permeabilität der Zellen für die Aminosäuren ab.

Der Organismus vermag, wenn auch nur in sehr geringem Umfange, Harnstoff zu zerlegen. In der Magenschleimhaut wurde Urease, ein harnstoffspaltendes Enzym nachgewiesen. Sie ist vermutlich aber bakteriellen Ursprungs.

Der Harnstoff-Pool von Männern wurde zu 5,74—9,75 g bestimmt. Die halbe Lebensdauer der Harnstoffmoleküle betrug 8,9 Std.

---

[1] RATNER 1954.

Bildung und Stoffwechsel von Kreatin.

Kreatin entsteht im Organismus aus den drei Aminosäuren Arginin, das den Guanidinrest liefert, Glykokoll, das den Essigsäurerest beisteuert, und aus Methionin als Lieferanten der Methylgruppe[1]. Die Hauptmenge an Kreatin wird in der Leber gebildet. Zwischenprodukt ist Glykocyamin (Guanidinoessigsäure). Die Methylgruppe ist im Kreatin fest gebunden und kann nicht zu Transmethylierungen verwendet werden.

$$\begin{array}{c}\text{NH}_2\\\text{C}=\text{NH}\\\text{NH}\\\text{CH}_2\\\text{CH}_2\\\text{CH}_2\\\text{H}-\text{C}-\text{NH}_2\\\text{COOH}\\\text{Arginin}\end{array} + \text{H}_2\text{N}-\text{CH}_2-\text{COOH} \rightarrow \begin{array}{c}\text{NH}_2\\\text{C}=\text{NH}\\\text{NH}-\text{CH}_2-\text{COOH}\\\\\\\\\\\text{Glykocyamin}\\\text{(Guanidinoessigsäure)}\end{array} \xrightarrow{+\text{Methionin}} \begin{array}{c}\text{NH}_2\\\text{C}=\text{NH}\\\text{N}-\text{CH}_2-\text{COOH}\\\text{CH}_3\\\\\\\text{Kreatin}\\\text{(Methylguanidino-}\\\text{essigsäure)}\end{array}$$

Kreatin findet sich in allen tierischen Geweben[2], in den meisten in einer Konzentration von 10—50 mg-%. Muskulatur enthält — je nach Tierart — 200—800 mg-%, Gehirn 60—120 mg-%. Rund 98% des gesamten Kreatinbestandes eines Organismus entfallen auf die Muskulatur. Der größte Teil des Kreatins (zumeist 60%) liegt in den Organen in Form von Kreatinphosphat (Phosphagen) vor. Die Phosphorylierung des Kreatins erfolgt durch ATP. Die Reaktion ist umkehrbar. Zwischen ATP und Kreatin, das gleichfalls eine energiereiche Phosphatbindung enthält, besteht also ein Gleichgewicht. Die physiologische Bedeutung des Phosphagens besteht darin, als Speicher für energiereiches Phosphat zu dienen und zwar durch rasche Regeneration der durch Stoffwechselprozesse verbrauchten ATP.

$$\begin{array}{c}\text{NH}_2\\\text{C}=\text{NH}\\\text{N}-\text{CH}_2-\text{COOH}\\\text{CH}_3\\\text{Kreatin}\end{array} \xrightarrow{+\text{ATP}} \begin{array}{c}\text{NH}-\overset{\overset{\text{O}}{\|}}{\text{P}}-\text{OH}\\\text{OH}\\\text{C}=\text{NH}\\\text{N}-\text{CH}_2-\text{COOH}\\\text{CH}_3\\\text{Phosphagen}\\\text{(Kreatinphosphorsäure)}\end{array} + \text{ADP}$$

Zwischen Kreatin und seinem Anhydrid Kreatinin besteht ein vom p_H der Lösung abhängiger Gleichgewichtszustand, dessen Einstellung auch in vivo nichtenzymatisch erfolgt. Daher findet im Organismus laufend eine Umwandlung von Kreatin in Kreatinin statt. Das entstandene Kreatinin wird im Harn ausgeschieden. Die Kreatininausscheidung ist daher außerordentlich konstant und beträgt beim Menschen im Mittel 22 mg je Kilogramm Körpergewicht.

In vivo entsteht allerdings das Kreatinin nicht aus freiem Kreatin, sondern aus Phosphagen. Die konstante Kreatininausscheidung rührt davon her, daß der Phosphagenbestand der Muskulatur fixiert und die Ausscheidung somit im wesentlichen von der vorhandenen Muskelmasse abhängig ist.

---

[1] BLOCH, SCHOENHEIMER 1941.   [2] GUGGENHEIM 1951.

Kreatinin wird vom Organismus nicht umgesetzt. Injiziertes oder verfüttertes Kreatinin wird rasch quantitativ wieder ausgeschieden. Eine Umwandlung in vivo in Kreatin findet nicht statt.

Nach der Pubertät scheidet der Mensch normalerweise kein Kreatin im Harn aus. Eine Kreatinurie tritt aber immer dann auf, wenn Störungen des Muskelstoffwechsels wie z. B. bei Muskeldystrophien oder im Vitamin E-Mangel vorliegen. Die Ursache der Kreatinurie dürfte in der verminderten Fähigkeit der Muskulatur, Kreatin zu phosphorylieren, zu suchen sein.

Außer der Phosphorylierung zu Phosphagen und der Dehydratisierung zu Kreatinin sind im tierischen Organismus keine weiteren Umsetzungen des Kreatins bekannt geworden. Manche Mikroorganismen spalten Kreatin zu Harnstoff und Sarkosin auf.

Cholin und Transmethylierung.

Cholin, das im Organismus in größeren Mengen als Bestandteil von Phosphatiden, insbesondere von Lecithin vorkommt, entsteht aus Aminoäthanol durch Transmethylierung. Unter Transmethylierung versteht man die Übertragung von Methylgruppen von einem Methyldonator auf einen Methylacceptor[1]. Über die wichtigsten Methyldonatoren und Acceptorsubstanzen orientiert die Tabelle 22.

Tabelle 22.

Methyldonatoren	Methylacceptoren
Cholin	Aminoäthanol
Methionin	Homocystein
Betain	Glykokoll
Sarkosin	Guanidinoessigsäure
α-Keto-γ-thiomethylbuttersäure	Noradrenalin
Dimethylthetin	Pyridin
Dimethylpropiothetin	Nicotinsäureamid
	Dimethylaminoäthanol
	Carnosin

Die wesentlichsten Methyldonatoren des Organismus sind Cholin, Betain und Methionin, da nur sie in größerem Umfange mit der Nahrung aufgenommen werden. Sie vermögen nicht nur ihre Methylgruppen wechselseitig auszutauschen, sondern können sie auch noch auf andere Acceptoren übertragen.

Methionin wird zu Transmethylierungen zunächst „aktiviert". Die aktive, als Methyldonator wirksame Verbindung entsteht aus Methionin+ATP und ist S-Adenosylmethionin[2]. Der Organismus kann Methylgruppen nur in beschränktem, keineswegs den Bedarf deckenden Umfange synthetisieren. Eine mangelnde Zu-

S-Adenosylmethionin

fuhr an Substanzen mit labilen, durch Transmethylierung übertragbaren Methylgruppen führt daher zu charakteristischen Ausfallssymptomen[3]. Führendes Symptom einer an Methylgruppen armen, das heißt in praxi an Cholin und Methionin

---

[1] CHALLENGER 1951, DU VIGNEAUD 1952, BACH 1952.   [2] CANTONI 1953.
[3] LANG, RANKE 1950, SEBRELL, HARRIS 1954.

armen, Diät ist eine hochgradige Verfettung der Leber. Ursache derselben ist das Unvermögen des Organs, aus Mangel an Cholin Lecithin zu bilden, so daß die in der Leber synthetisierten Fettsäuren dort liegen bleiben, da sie normalerweise in Form von Lecithin an das Blut abgegeben werden. Gaben von Cholin oder anderen Substanzen mit labilen Methylgruppen, die zur Bildung von Cholin durch Methylierung von Aminoäthanol Anlaß geben können, beseitigen prompt das in der Leber abgelagerte Fett. Derartige, einer Leberverfettung entgegenwirkende Substanzen bezeichnet man als „lipotrope" Substanzen.

Cholin benötigt zu seiner Bildung 3 Mole Methionin, da es 3 Methylgruppen in seinem Molekül enthält. Das bei der Cholinbildung als Ausgangsmaterial

$$
\begin{array}{c}
CH_2-OH \\
| \\
CH_2-NH_2
\end{array}
+ 3 \left(\begin{array}{c}
CH_2-S-CH_3 \\
| \\
CH_2 \\
| \\
H-C-NH_2 \\
| \\
COOH
\end{array}\right)
\dashrightarrow
\begin{array}{c}
CH_2-OH \\
| \\
CH_2-N(CH_3)_3{}^+
\end{array}
+ 3 \left(\begin{array}{c}
CH_2-SH \\
| \\
CH_2 \\
| \\
H-C-NH_2 \\
| \\
COOH
\end{array}\right)
$$

Aminoäthanol   Methionin   Cholin   Homocystein

dienende Aminoäthanol entsteht im Stoffwechsel durch Decarboxylierung von Serin. Der Beweis, daß bei der Transmethylierung die Methylgruppe in toto übertragen wird, wurde unter Verwendung von Substanzen mit markierten Methylgruppen geführt.

Vitamin B_{12} fördert Transmethylierungen. Für jede Transmethylierung wird anscheinend eine andere Transmethylase benötigt.

Cholin als solches ist kein Methyldonator. Es gibt seine Methylgruppen erst nach Oxydation durch die Cholinoxydase zu Betainaldehyd, vielleicht sogar erst nach dessen weiterer Oxydation zum Betain ab. Bei der Demethylierung des Betains entsteht Glykokoll. Im Harn finden sich regelmäßig kleine Mengen von Trimethylamin und Trimethylaminoxyd. Diese Substanzen entstehen vermutlich durch eine Zersetzung von Cholin bzw. Betain durch die Darmbakterien.

Wie schon erwähnt, hat der Organismus in kleinerem Umfange die Möglichkeit, Methylgruppen zu bilden. Vorstufen der Methylgruppen sind C_1-Verbindungen: Methanol, Formaldehyd und Ameisensäure.

$$
\begin{array}{cccc}
CH_2OH & CHO & CO\text{\textemdash\textemdash\textemdash} & COOH \\
| & | & | | & | \\
CH_2N(CH_3)_3OH & CH_2N(CH_3)_3OH & CH_2N(CH_3)_3O & CH_2NH_2 \\
\text{Cholin} & \text{Betainaldehyd} & \text{Betain} & \text{Glykokoll}
\end{array}
$$

Das eigentliche Ausgangsmaterial ist die Ameisensäure. Methanol und Formaldehyd müssen erst zu Ameisensäure oxydiert werden. Ameisensäure entsteht im Organismus bei verschiedenen Prozessen. Versuche mit markierten Substanzen

Tabelle 23. *Ausgangssubstanzen zur Bildung von Ameisensäure.*

$$
\begin{array}{ll}
\overset{*}{C}H_2(NH_2)-COOH & \overset{*}{C}H_2(OH)-COOH \\
\overset{*}{C}H_2(OH)-CH(NH_2)-COOH & \overset{*}{C}HO-COOH \\
\overset{*}{C}H_3-CO-\overset{*}{C}H_2-COOH & \overset{*}{C}H_3-CO-\overset{*}{C}H_3
\end{array}
$$

haben ergeben, daß folgende C-Atome in vivo Ameisensäure liefern können (Tabelle 23). Außer diesen in der Tabelle aufgeführten Substanzen liefern noch die Methylgruppen von Methionin, Sarkosin, Betain und Cholin Ameisensäure.

Auch aus dem C-Atom 2 des Histidins kann Ameisensäure entstehen. Über Transformylierungen und die Beteiligung der N^{10}-Formyltetrahydrofolsäure s. S. 332.

Umgekehrt vermag der Organismus auch Methylgruppen zu zerstören. Nach Verfütterung von Methionin mit C^{14} in der Methylgruppe wurden innerhalb von 52 Std rund 32% des Methyl-C in Form von CO_2 ausgeatmet. Noch rascher werden die Methylgruppen des Betains und der Thetine in vivo zu CO_2 oxydiert.

Cholin hat im Stoffwechsel im wesentlichen drei Funktionen: 1. Bildung von Lecithin, 2. Lieferung von Methylgruppen zwecks Transmethylierungen, insbesondere für die Methylierung von Homocystein zu Methionin, 3. Bildung von Acetylcholin.

Die Acetylierung von Cholin zu Acetylcholin[1] ist ein endergonischer Prozeß ($\Delta F = +3100$ cal). Die Energie steuert die ATP bei. Da es sich um eine Transacetylierung handelt, ist das Coenzym A beteiligt. Das bei der Acetylcholinbildung wirksame Enzym Cholinacetylase überträgt die Acetylgruppe vom acetylierten Coenzym A auf das Cholin. Zur Aufspaltung des Acetylcholins verfügt der Organismus über zwei verschiedene Enzyme. Das eine Enzym ist spezifisch auf Acetylcholin eingestellt und wird daher Acetylcholinesterase genannt. Es kommt vorwiegend im zentralen und peripheren Nervensystem vor und ist eng mit deren Funktion verknüpft. Auch in der Muskulatur und in den Erythrocyten ist Acetylcholinesterase enthalten. Das andere acetylcholinspaltende Enzym ist unspezifisch und greift noch andere Ester des Cholins an. Es wird als Cholinesterase bezeichnet. Beide acetylcholinspaltenden Enzyme lassen sich unter anderem durch ihr Verhalten gegenüber bestimmten Giften charakterisieren.

Die menschliche Samenflüssigkeit enthält 200—300 mg-% freies Cholin. Es entsteht aus Glycerophosphorylcholin, das reichlich in den Vesiculardrüsen gefunden und von der Phosphatase der Prostata zu Cholin dephosphoryliert wird.

Männer scheiden in der Norm 4—23 mg, Frauen 13—57 mg Äthanolamin je Tag im Harn aus.

Der Fettstoffwechsel und Lipoidstoffwechsel.

Die β-Oxydation der Fettsäuren.

Der Abbau der Fettsäuren erfolgt durch β-Oxydation, das heißt, durch eine oxydative Verkürzung der Fettsäuren um jeweils 2 C-Atome. Die β-Oxydation betrifft nicht die freien Fettsäuren, sondern solche, die an das Coenzym A gebunden sind. Durch die Bindung an das Coenzym A entstehen so „aktivierte", energiereichere Verbindungen, deren Abbau leicht erfolgen kann. Die Bildung einer S-Acylverbindung erfordert 8,2 kcal. Quelle dieser Energie ist ATP. Die beim Abbau einer höheren Fettsäure, etwa der Stearinsäure, zu erwartenden Zwischenglieder mit 16, 14, 12, 10, 8, 6 und 4 C-Atomen treten nicht frei, sondern immer nur in Bindung an das Coenzym A auf. Aus diesem Grunde war es früher nie gelungen, Zwischenprodukte des Fettsäureabbaus zu isolieren.

Die an das Coenzym A gebundene Fettsäure durchläuft einen vierstufigen Cyclus, bei dem 4 H-Atome abgegeben werden und die um 2 C-Atome ärmere, an Coenzym A gebundene Fettsäure entsteht. Im Falle der Stearinsäure mit ihren 18 C-Atomen wird dieser Cyclus 8mal durchlaufen. Dabei werden 32 H-Atome frei und es entstehen 9 Mole Acetyl-Coenzym A. Die H-Atome dienen auf dem üblichen Wege der biologischen Oxydation durch Verbrennung zu Wasser

---

[1] NACHMANSOHN, WILSON 1951.

der Gewinnung von Energie. Die β-Oxydation ist ein umkehrbarer Prozeß. Bei der Umkehrung wird H gebunden und es entstehen Fettsäuren. Die Biosynthese von Fettsäuren ist ein stark endergonischer Prozeß. Da die Fettsäuren durch Verknüpfung von Acetyl-Coenzym A entstehen, ist verständlich, daß die in Lebewesen erzeugten Fettsäuren immer eine gerade Anzahl von C-Atomen haben.

Schema des Abbaus einer Fettsäure durch β-Oxydation[1].

$$R-CH_2-CH_2-CH_2-COOH$$
Fettsäure

$$R-CH_2-CH_2-CH_2-CO-S-CoA$$
Acyl-Coenzym A

$$\xrightarrow[+2H]{-2H} \quad R-CH_2-CH=CH-CO-S-CoA$$
Dehydriertes Acyl-Coenzym A

$$R-CH_2-CH(OH)-CH_2-CO-S-CoA$$
β-Oxy-acyl-Coenzym A

$$R-CH_2-CO-CH_2-CO-S-CoA$$
β-Keto-acyl-Coenzym A

$$R-CH_2-CO-S-CoA + CH_3-CO-S-CoA$$
Um 2 C-Atome ärmeres Acyl-Coenzym A + Acetyl-Coenzym A

Die Enzyme, welche die vier Reaktionen des Reaktionscyclus der β-Oxydation bewirken, sind isoliert worden. Bei der Reaktion 1, der Dehydrierung der an das Coenzym A gebundenen Fettsäure, ist die Butyryl-Coenzym A-Dehydrogenase beteiligt. Sie ist ein kupferhaltiges Flavinenzym. Die zweite Reaktion, die Wasseranlagerung an die in α, β-Stellung dehydrierte, an Coenzym A gebundene Fettsäure erfolgt durch das Enzym „ungesättigte Fettsäure Acylcoenzym A-Hydrase". Es wurde aus Lebermitochondrien isoliert und ist ein SH-Enzym. Die dritte Reaktion, Dehydrierung der β-Oxysäure, die an das Coenzym A gebunden ist, zu der entsprechenden β-Ketosäure wird durch die β-Oxyacyl-Coenzym A-Dehydrogenase katalysiert. Die Dehydrogenase arbeitet mit DPN. Das die vierte Reaktion, die Spaltung der β-Ketoacyl-Coenzym A-Verbindung bewirkende Enzym wurde in den Mitochondrien nachgewiesen.

Die Verbindung der Fettsäuren mit Coenzym A erfolgt nach der Gleichung

Fettsäure + Coenzym A + ATP ⇌ Acyl-Coenzym A + Adenylsäure + anorg. Pyrophosphat

Alle geradzahligen und ungeradzahligen Fettsäuren, gesättigter und ungesättigter Art (mit einer oder mehreren Doppelbindungen) werden an Coenzym A gebunden. Auch Bernsteinsäure und vielleicht andere Dicarbonsäuren sind zur Bindung an Coenzym A befähigt. Die Acyl-Coenzym A-Verbindungen der Fettsäuren lassen sich leicht durch Abfangen mit Hydroxylamin nachweisen, wobei die entsprechenden Hydroxamsäuren entstehen.

Der Fettsäureabbau vollzieht sich in allen Geweben, ferner in Pflanzen und Mikroorganismen nach dem geschilderten Schema.

Wie schon erwähnt, haben praktisch alle in der Natur vorkommenden Fettsäuren eine gerade Anzahl von C-Atomen. Bei ihrem Abbau entstehen daher nur C_2-Bruchstücke in Form von Acetyl-Coenzym A. Auch Fettsäuren mit einer

---

[1] LYNEN, OCHOA 1953.

ungeraden Anzahl von C-Atomen werden durch β-Oxydation abgebaut. Bei ihnen bleibt aber zuletzt ein C_3-Bruchstück übrig.

Über die Endoxydation der Propionsäure ($C_3H_6O_2$), also der Fettsäure mit 3 C-Atomen ist man nur mangelhaft unterrichtet. Daß Propionsäure im Organismus Glykogen liefern kann, ist altbekannt. Selbst nach Verfütterung außerordentlich hoher Propionsäuredosen wird keine unveränderte Substanz im Harn ausgeschieden, ein Beweis dafür, daß der Organismus in der Lage ist, sehr große Mengen der Substanz umzusetzen. Versuche über den Abbau der Propionsäure durch Mitochondrien machen die folgende Reaktionskette wahrscheinlich[1]:

$$\text{Propionsäure} \xrightarrow[\text{Propionsäureoxydase}]{-2\,H} \text{Acrylsäure} \xrightarrow{+H_2O} \text{L-Milchsäure}$$
$$H_2O + CO_2 \xleftarrow[\text{Citronensäurecyclus}]{} \text{Brenztraubensäure} \xleftarrow[\text{Milchsäuredehydrase}]{-2\,H} \text{D-Milchsäure} \;\Big\updownarrow \text{Racemase}$$

Interessant ist dabei, daß bei diesem Prozeß zunächst die unphysiologische, jedenfalls im Kohlenhydratstoffwechsel nicht entstehende L-Milchsäure auftritt, die durch eine Racemase, ein am C-Atom 2 eine Konfigurationsänderung bewirkendes Enzym, in die früher als ausschließliches Stoffwechselprodukt bekannte D-Milchsäure übergeführt wird.

Bekanntlich wirken Fettsäuren mit einer ungeraden Anzahl von C-Atomen nicht ketogen, das heißt, sie bewirken beim Diabetiker kein Auftreten von Acetessigsäure und anderen Ketonkörpern. Dies beruht darauf, daß aus der Propionsäure Brenztraubensäure entsteht, die, wie auf S. 310 beschrieben, Oxalessigsäure liefern kann. Das bei der β-Oxydation einer ungeradzahligen Fettsäure anfallende Acetyl-Coenzym A findet daher immer eine ausreichende Menge von Oxalessigsäure in den Zellen vor, so daß die Kondensation zu Citronensäure und damit der vollständige Abbau zu CO_2 und H_2O gewährleistet ist.

Ein einmal angegriffenes Fettsäuremolekül wird in den meisten Fällen vollständig oxydiert. Jedoch sind auch schon Verkürzungen und Verlängerungen der C-Atomkette von Fettsäuren um je 2 bzw. mehrere Male 2 C-Atome nachgewiesen worden.

Das Acetyl-Coenzym A kann im Stoffwechsel zu mannigfaltigen Zwecken verwendet werden. Es kann mit Oxalessigsäure zu Citronensäure kondensiert und damit dem Endabbau zu CO_2 und H_2O zugeführt werden. Näheres hierüber findet man auf S. 308. Acetyl-Coenzym A kann aber auch als Baustein zur Biosynthese zahlreicher Substanzen benützt werden, z. B. von Fettsäuren, Kohlenhydrat, Cholesterin und Aminosäuren. Weiterhin dient es zu Acetylierungen, deren biologisch wichtigste die Acetylierung von Cholin zu Acetylcholin durch die Cholinacetylase ist. Die Spaltung von Acetylcholin durch die Acetylcholinesterase bzw. Cholinesterase erfolgt hydrolytisch und ist daher nicht die Umkehrung der Synthese:

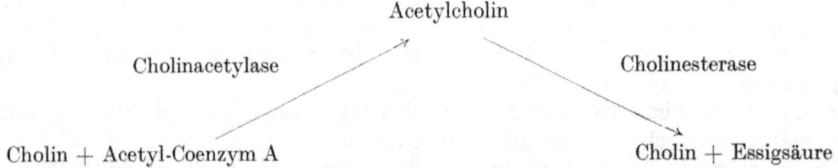

Die β-Oxydation der Fettsäuren liefert, ebenso wie der Abbau der Glucose durch die Enzyme der Glykolyse, Acetyl-Coenzym A. Was mit den einzelnen

---

[1] HUENNEKENS, MAHLER, NORDMANN 1951.

Acetyl-Coenzym A-Molekülen des Pools geschieht, hängt von der augenblicklichen Stoffwechsellage der Zelle und ihrer Steuerung durch übergeordnete Momente, etwa durch Hormone, ab.

Die Stellung der Acetessigsäure im Fettstoffwechsel[1].

Versuche mit Fettsäuren, die an verschiedenen Kohlenstoffatomen mit C^{14} markiert waren, ergaben, daß sich die beiden letzten C-Atome etwas anders verhalten als die anderen. Während z. B. bei der Palmitinsäure ($C_{16}H_{32}O_2$) die ersten 14 C-Atome in gleicher Weise Acetyl-Coenzym A liefern und zu CO_2 oxydiert werden, ist dies bei den C-Atomen 15 und 16 nicht in dem gleichen Umfange der Fall. Vermutlich entsteht aus den letzten 4 C-Atomen Acetoacetyl-Coenzym A, das dann zu Acetessigsäure deacetyliert werden kann. Acetessigsäure kann aber auch durch Kondensation von 2 Molen Acetyl-Coenzym A entstehen:

$$2 \text{ Acetyl-Coenzym A} \rightleftharpoons \text{Acetoacetyl-Coenzym A} + \text{Coenzym A}$$

Umgekehrt kann auch Acetessigsäure zur Biosynthese von höheren Fettsäuren benützt werden. Versuche mit markierter Acetessigsäure haben gezeigt, daß auch ihr Carbonyl-C-Atom im Kohlenstoffskelet der Fettsäuren erscheint. Vermutlich sind zwei Wege bei der Verwendung der Acetessigsäure zur Fettsäuresynthese möglich: 1. der direkte Einbau der intakten C_4-Kette über Acetoacetyl-Coenzym A in die Fettsäure, 2. vorherige Spaltung von Acetoacetyl-Coenzym A in zwei Mole Acetyl-Coenzym A und Verwertung der C_2-Bruchstücke zur Synthese. — Auf dem Umwege über die Spaltung zu Acetyl-Coenzym A können die Kohlenstoffatome der Acetessigsäure auch zu anderen Biosynthesen nutzbar gemacht werden, z. B. für die Synthese von Cholesterin.

Die geschilderten Befunde ergeben die in dem folgenden Schema wiedergegebene Stellung der Acetessigsäure im Stoffwechsel:

Schema der Stellung der Acetessigsäure im Stoffwechsel.

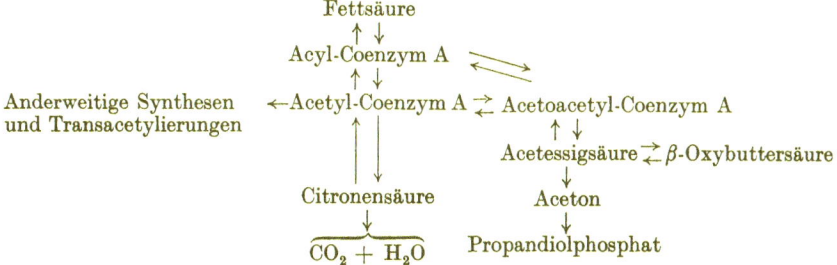

Welcher der in dem Schema angedeuteten Wege im Zellstoffwechsel zum Hauptweg wird, hängt von verschiedenen Momenten, insbesondere von der Art des Organs und von der C-Atomzahl der angebotenen Fettsäure ab. In vitro bilden Leberzellen oder die aus ihnen dargestellten Mitochondrien aus niederen Fettsäuren bevorzugt Acetessigsäure. Der Einfluß der C-Atomzahl auf die Acetessigsäurebildung durch Lebermitochondrien geht aus der Tabelle 24 hervor.

Zellen anderer Organe bilden aus Fettsäuren praktisch überhaupt keine Acetessigsäure. Ob dies durch das Unvermögen der Bildung oder raschen Abbau etwa entstandener Acetessigsäure bedingt ist, läßt sich gegenwärtig nicht entscheiden.

---

[1] CHAIKOFF, BROWN jr. 1954, BREUSCH 1948.

Die meisten Organe vermögen Acetessigsäure zu oxydieren. In größtem Ausmaße sind Niere und Muskulatur hierzu befähigt. Dagegen kann die Leber Acetessigsäure nur in beschränktem Umfange umsetzen. Der Weg des Abbaus der Acetessigsäure besteht in einer Bindung an Coenzym A mit nachfolgender Kondensation mit Oxalessigsäure zu Citronensäure. Dies kann in zweierlei Weise erfolgen: 1. durch direkte Kondensation der an Coenzym A gebundenen Acetessigsäure mit Oxalessigsäure, wobei Citronensäure und ein Mol Acetyl-Coenzym A entsteht, 2. durch vorherige Aufspaltung der Acetessigsäure zu zwei Molen Acetyl-Coenzym A.

Tabelle 24. *Einfluß der C-Atomzahl auf die Oxydation von Fettsäuren durch Lebermitochondrien* [A. L. LEHNINGER (2)].

Alle Werte sind in Mikromolen angegeben.

Fettsäure	O_2-Aufnahme	Acetessigsäure gebildet	CO_2 gebildet	$\frac{CO_2}{O_2}$
Hexansäure . .	9,1	3,1	0,5	0,06
Octansäure . .	7,4	3,1	0,9	0,12
Decansäure . .	4,5	2,3	1,1	0,24
Myristinsäure .	4,3	0,76	3,0	0,70
Palmitinsäure .	5,7	1,16	3,4	0,59
Stearinsäure. .	4,3	0,15	—	—
Ölsäure	6,6	0,17	4,5	0,63

Da Acetessigsäure noch rund 75% des Brennwertes einer Fettsäure repräsentiert, wurde schon diskutiert, ob sich nicht der Fettstoffwechsel so vollzieht, daß die Fettsäuren zunächst in der Leber in Acetessigsäure verwandelt werden und daß dann die Organe die Acetessigsäure auf dem Blutwege zugeführt bekommen und als Betriebsstoff zur Gewinnung von Energie verwenden. Eine experimentelle Überprüfung dieser Hypothese ergab jedoch, daß sie nicht zutreffend ist. Im intakten, gesunden Organismus liefert die Leber nur geringe Mengen Acetessigsäure. Versuche mit markierten Fettsäuren haben gezeigt, daß leberlose Tiere Fettsäuren in nahezu demselben Ausmaße zu CO_2 und H_2O oxydieren wie intakte Tiere. Das Ausmaß der Acetessigsäurebildung wird hormonal gesteuert.

Acetessigsäure entstammt nicht nur dem Fettsäurestoffwechsel. Die Substanz entsteht auch beim Abbau der aromatischen Aminosäuren Phenylalanin und Tyrosin (s. S. 339). Auch aus Brenztraubensäure kann über Acetyl-Coenzym A Acetessigsäure gebildet werden.

Die Acetessigsäure steht mit der β-Oxybuttersäure durch die β-Oxybuttersäuredehydrogenase in einem Gleichgewicht. Man findet daher im Organismus stets β-Oxybuttersäure neben der Acetessigsäure. Daneben entsteht aus Acetessigsäure durch eine nichtenzymatische Decarboxylierung Aceton. Aceton wird durch den Harn und die Atemluft ausgeschieden. Ein nicht unbeträchtlicher Teil des entstehenden Acetons wird jedoch im Stoffwechsel umgesetzt. In Versuchen mit C^{14}-Aceton wurden rund 50% des radioaktiven C als CO_2 ausgeatmet. Weiterhin fand sich ein Einbau desselben in zahlreiche Verbindungen.

$$CH_3-CO-CH_2-COOH + DPN-H_2 \rightleftharpoons CH_3-CH(OH)-CH_2-COOH + DPN$$
Acetessigsäure $\qquad\qquad\qquad\qquad$ β-Oxybuttersäure

Das Coenzym A und die Transacetylierung.

Es ist schon lange bekannt, daß der tierische Organismus mancherlei Substanzen zu acetylieren pflegt, z. B. Aminosäuren, p-Aminobenzoesäure, Cholin, Sulfonamide. Auch die Citronensäurebildung aus Oxalessigsäure ist eine Acetylierung. Bei allen Acetylierungen ist das Coenzym A beteiligt. Jede Acetylierung ist im Grunde genommen das Ergebnis der Übertragung einer Acetylgruppe und daher besser als Transacetylierung zu bezeichnen.

Die Transacetylierung ist das Ergebnis von zwei Prozessen: Der erste besteht in der Acetylierung des Coenzym A durch einen geeigneten Acetyldonator. Hauptwege der Bildung von Acetylcoenzym A sind die β-Oxydation von Fettsäuren und die oxydative Decarboxylierung der Brenztraubensäure. Die zweite Reaktion besteht in der Acetylierung des Acceptors durch das acetylierte Coenzym A.

Coenzym A[1] baut sich aus den Bausteinen Pantothensäure, Mercaptoäthanolamin, Adenin, Ribose und Phosphorsäure auf. Seine Biosynthese vollzieht sich im Organismus durch die folgenden Reaktionen:

Pantothensäure + Cystein + ATP → Pantothenylcystein

Pantothenylcystein → Pantethein

Pantethein + ATP $\xrightarrow{\text{Pantetheinkinase}}$ 4-Phosphopantethein + ADP

4-Phosphopantethein + ATP → Dephospho-Coenzym A + anorg. Pyrophosphat

Dephospho-Coenzym A + ATP → Coenzym A + ADP.

Die Struktur des Coenzym A ergibt sich aus der folgenden Verknüpfung der Bausteine:

Pantothensäure-Mercaptoäthanolamin

Phosphorsäure-Phosphorsäure-Ribose-Adenin
|
Phosphorsäure

$$\text{HOH}_2\text{C}-\underset{\underset{\text{CH}_3}{|}}{\overset{\overset{\text{CH}_3}{|}}{\text{C}}}-\text{CH(OH)}-\text{CO}-\text{NH}-\text{CH}_2-\text{CH}_2-\text{COOH}$$

Pantothensäure

$$\text{HOH}_2\text{C}-\underset{\underset{\text{CH}_3}{|}}{\overset{\overset{\text{CH}_3}{|}}{\text{C}}}-\text{CH(OH)}-\text{CO}-\text{NH}-\text{CH}_2-\text{CH}_2-\text{CO}-\text{NH}-\text{CH}_2-\text{CH}_2-\text{SH}$$

Pantethein

Wirkgruppe des Coenzym A ist die SH-Gruppe, die unter Bildung reaktionsfähiger Thioesterbindungen reagiert. Alle Eingriffe, welche die SH-Gruppe zerstören, vernichten deshalb seine Wirksamkeit. Die Acyl-S-Bindung ist energiereich. Zu ihrer Bildung müssen daher hohe Energiebeträge aufgewendet werden. ΔF der Spaltung von Acetyl-Coenzym A beträgt — 8,2 kcal.

Der Mechanismus der Transacetylierung läßt sich durch die folgenden Formeln wiedergeben:

Acetylierter Donator + CoA-SH $\rightleftharpoons$ Donator + CoA-S-CO-CH$_3$

CoA-S-CO-CH$_3$ + Acceptor $\rightleftharpoons$ Acetylierter Acceptor + CoA-SH

Die Abspaltung des Acetylrestes vom Coenzym A erfolgt durch die Acetyl-Coenzym A-Deacetylase. Andere Acylreste werden durch andere Deacylasen abgespalten.

Die Bildung von Acetyl-Coenzym A aus Acetat erfolgt durch das „Acetat aktivierende System" nach der Reaktion Acetat + ATP + CoA → Acetyl-CoA + Adenylsäure + anorg. Pyrophosphat; Zwischenprodukt ist Adenylacetat. Zu derselben Reaktion sind alle geradzahligen und ungeradzahligen Fettsäuren (vielleicht mit Ausnahme der Propionsäure), ferner gesättigte und ungesättigte

[1] BADDILEY 1955.

Fettsäuren befähigt. Weiterhin werden auch β-Oxysäuren und β-Ketosäuren in ihre Coenzym A-Verbindungen übergeführt. Desgleichen sind auch Verbindungen von Coenzym A mit Bernsteinsäure und den höheren Dicarbonsäuren nachgewiesen worden. Dicarbonsäuren mit 8—11 C-Atomen vereinigen sich jedoch nicht mit dem Coenzym A.

In den Organen wurden Coenzym A-Transferasen nachgewiesen, welche den enzymatischen Austausch von Acylgruppen vermitteln. Beispiele solcher Reaktionen sind:

Succinyl-Coenzym A + Acetessigsäure ⇌ Acetoacetyl-Coenzym A + Bernsteinsäure

Acetyl-Coenzym A + Palmitinsäure ⇌ Palmityl-Coenzym A + Essigsäure.

Der Organismus vermag große Mengen Essigsäure umzusetzen. Vermutlich können bis zu 50% des Energiebedarfs der Organe durch die Verbrennung von Essigsäure gedeckt werden. Versuche mit C^{14}-Acetat haben gezeigt, daß mit steigender Essigsäuredosis ein immer größerer Anteil zu Biosynthesen verwendet wird, insbesondere entstehen höhere Fettsäuren. Hunde können je 100 g Körpergewicht im Tag 18—22 Millimole Essigsäure (ca 1,2 g) verwerten, von denen rund $^1/_3$ zu CO_2 oxydiert wird.

Die ω-Oxydation der Fettsäuren und die Dicarbonsäuren[1].

Macht man die β-Oxydation der Fettsäuren unmöglich, etwa durch Blockierung der Carboxylgruppe, so oxydiert der Organismus die endständige Methylgruppe der Fettsäure zu einer Carboxylgruppe, so daß eine Dicarbonsäure entsteht und versucht dann den Abbau der C-Atomkette von dieser neuen Carboxylgruppe aus durchzuführen. Die ω-Oxydation ist keine physiologische Reaktion im Fettsäurestoffwechsel, sondern nur ein Nebenweg, der unter bestimmten Voraussetzungen beschritten wird. Fettsäuren mit einer mittleren C-Atomzahl (C_8—C_{11}) unterliegen der ω-Oxydation leichter als alle anderen. Daher kann man auch ohne Eingriff in das Fettsäuremolekül eine geringgradige ω-Oxydation, kenntlich an einer Ausscheidung der entsprechenden Dicarbonsäuren, im Harn

Tabelle 25. *Ausscheidung von Dicarbonsäuren im Harn nach Verfütterung von Dicarbonsäuren*[2]. Versuchstiere Hunde.

Verfütterte Säure	Dicarbonsäure im Harn			
C_4 Bernsteinsäure				
C_6 Adipinsäure	C_6			
C_8 Korksäure	C_6	C_8		
C_{10} Sebacinsäure	C_6	C_8	C_{10}	
C_{11} Undecandisäure		C_7	C_9	C_{11}
C_{13} Brassylsäure		C_7	C_9	C_{11}
C_{16} Hexadecandisäure	C_6	C_8	C_{10}	

beobachten, wenn man große Mengen von Fettsäuren einer mittleren C-Atomzahl verfüttert. Die Dicarbonsäuren mit einer mittleren C-Atomzahl sind nämlich sehr schwer im Organismus verbrennlich und werden, teilweise unter Verkürzung um 2 bzw. 4 C-Atome durch β-Oxydation im Harn ausgeschieden (Tabelle 25). Niedere Dicarbonsäuren (Bernsteinsäure) und höhere Dicarbonsäuren (etwa ab C_{12}) werden vom Organismus praktisch quantitativ zu CO_2 und H_2O oxydiert.

---

[1] Breusch 1948.   [2] Verkade, Lee, Alphen 1937.

Bei der ω-Oxydation einer Fettsäure handelt es sich um eine Oxydation einer Methylgruppe zu einer Carboxylgruppe, also um eine „Methyloxydation". Methyloxydationen kommen auch noch außerhalb des Fettstoffwechsels im Organismus vor. Ein Beispiel ist die Oxydation von Alkylbenzolen zu Phenylfettsäuren:

$$C_6H_5-CH_2-CH_3 \rightarrow C_6H_5-CH_2-COOH$$
Äthylbenzol   Phenylessigsäure

Der nähere Mechanismus der Methyloxydation ist noch nicht aufgeklärt.

Die niederste Dicarbonsäure ist die Oxalsäure (HOOC—COOH). Sie wird regelmäßig im Harn gefunden. Gesunde Menschen scheiden im Tag etwa 20—50 mg aus. Die im Harn erscheinende Oxalsäure entstammt zum Teil der Nahrung, zum Teil wird sie im Stoffwechsel gebildet. Ihre unmittelbaren Vorstufen sind vermutlich C_2-Verbindungen wie Glykolsäure oder Glyoxylsäure, ferner Ascorbinsäure. Für eine Entstehung von Oxalsäure beim Abbau höherer Dicarbonsäuren hat sich nicht der geringste Anhaltspunkt ergeben. Ein Abbau der Oxalsäure im intermediären Stoffwechsel wurde noch nie beobachtet. Dagegen vermögen Bakterien Oxalsäure durch eine Oxalsäuredehydrogenase oxydativ zu zerstören, so daß per os aufgenommene Oxalsäure nicht quantitativ im Harn erscheint, weil sie zum Teil von den Darmbakterien abgebaut wird. Außerdem ist die Resorption der Oxalsäure aus dem Darm gering, da sich im Darm schwer lösliches und schwer resorbierbares Calciumoxalat bildet. Die Aufnahme größerer Oxalsäuremengen beeinträchtigt daher die Calciumresorption stark.

Hunde scheiden regelmäßig kleine Mengen Malonsäure aus. Glutarsäure wird von der Ratte ohne Sprengung der C-Atomkette in α-Oxyglutaminsäure und α-Ketoglutarsäure verwandelt.

Der Abbau von Fettsäuren mit einem verzweigten Kohlenstoffskelet.

Die Frage nach dem Abbau von Fettsäuren mit einem verzweigten Kohlenstoffskelet hat im Zusammenhange mit dem Problem der Verwendung von synthetischen Fetten zur Ernährung und mit dem Stoffwechsel gewisser, von Bakterien gebildeten Fettsäuren ein größeres Interesse. In der neuen Zeit wurde das Vorkommen verzweigter Fettsäuren in tierischen Fetten festgestellt. Das Verhalten der alkylierten Fettsäuren im Stoffwechsel wird durch die folgenden Faktoren bestimmt[1]:

1. Zahl der C-Atome und sterische Anordnung der Seitenkette,
2. C-Atomzahl der Hauptkette,
3. Lage der Verzweigung zur Carboxylgruppe,
4. Zahl der Verzweigungen und ihre gegenseitige Lage,
5. etwaiges Auftreten quarternärer C-Atome (C-Atome, an die kein H gebunden ist).

Bei Fettsäuren mit einer langen Hauptkette werden die Seitenketten wesentlich besser abgebaut als bei Fettsäuren einer mittleren C-Atomzahl. Je weiter die Carboxylgruppe von der Seitenkette entfernt ist, um so schlechter wird die Verbrennbarkeit der Substanz im Stoffwechsel. Mit zunehmender Länge der Seitenkette wird der Abbau der Fettsäure immer mehr verschlechtert.

Das Studium des Stoffwechselverhaltens substituierter Dicarbonsäuren ergab, daß in den geprüften Fällen (Derivate von Malonsäure, Bernsteinsäure und

---

[1] THOMAS 1953.

Adipinsäure) die Oxydierbarkeit im Organismus um so besser wird, je länger die Seitenkette ist. Hatte die Seitenkette eine Länge von etwa 12 C-Atomen erreicht, so wurde die Substanz quantitativ abgebaut. Dies zeigt, daß sich der Abbau immer von der längsten C-Atomkette aus, in diesem Falle also von der Seitenkette aus, vollzieht.

$$HOOC-CH_2-\underset{\underset{CH_3}{|}}{\overset{\overset{CH_3}{|}}{C}}-COOH$$

Asymmetrische Dimethylbernsteinsäure

Fettsäuren mit quarternären C-Atomen, wie z. B. die asymmetrische Dimethylbernsteinsäure, werden im Stoffwechsel praktisch überhaupt nicht angegriffen.

2,2-Dimethylstearinsäure wird von Ratten gut resobiert, erscheint in der Lymphe und wird in Glyceride und Phosphatide eingebaut, aber nicht zu CO_2 oxydiert. 90% erscheinen im Harn als Dimethyladipinsäure.

Die Dehydrierung der Fettsäuren in 9,10-Stellung.

Gesättigte Fettsäuren werden durch die Fettsäuredehydrogenase zu ungesättigten Fettsäuren dehydriert[1]. Dabei entsteht die Doppelbindung immer zwischen den C-Atomen 9 und 10. Stearinsäure liefert Ölsäure, Palmitinsäure Δ^9-Hexadecensäure (Palmitölsäure). Fast alle in der Natur vorkommenden, ungesättigten Fettsäuren enthalten ihre erste Doppelbindung (von der Carboxylgruppe aus gerechnet) in 9, 10-Stellung.

Die Dehydrierung der Fettsäuren in 9,10-Stellung ist keine mit dem Abbau der Fettsäuren verknüpfte Reaktion. Ihre Bedeutung besteht darin, daß die Zelle durch sie in der Lage ist, die physikalisch-chemischen Eigenschaften (Schmelzpunkt, Viscosität) des in den Zellen enthaltenen Lipidgemisches konstant zu halten. Bei der Biosynthese von Fettsäuren entstehen die gesättigten wesentlich rascher als die ungesättigten. Vermutlich entstehen primär nur die gesättigten Fettsäuren, die dann sekundär zum Teil zu den ungesättigten dehydriert werden.

Auch die umgekehrte Reaktion, eine Hydrierung ungesättigter Fettsäuren ist im Stoffwechsel möglich. Die ungesättigten Säuren werden, wie alle anderen Fettsäuren, durch β-Oxydation abgebaut. Eine Spaltung ihres Moleküls an der Stelle der Doppelbindung kommt in vivo nicht vor. Dagegen werden Fettsäuren mit einer dreifachen Bindung an dieser gespalten. So entsteht aus Stearolsäure Azelainsäure.

Durch Dehydrierung entstehen immer nur einfach ungesättigte Fettsäuren. Eine Weiterdehydrierung zu Polyensäuren ist dem Organismus nicht möglich.

Die mehrfach ungesättigten Fettsäuren[2].

Bestimmte mehrfach ungesättigte Fettsäuren wie Linolsäure ($\Delta^{9, 12}$-Octadecandiensäure) und Arachidonsäure ($\Delta^{5, 8, 11, 14}$-Eikosantetraensäure) sind für den Organismus unentbehrlich. Bei fehlender Zufuhr treten, vor allem bei jugendlichen Individuen, charakteristische Mangelsymptome auf. Der Organismus ist also offensichtlich nicht in der Lage, sie selber im Stoffwechsel herzustellen, bzw. in genügender Menge herzustellen, so daß er auf ihre Zufuhr von außen angewiesen ist. Die benötigten Dosen an diesen „essentiellen" Fettsäuren sind klein. Gemeinsam ist den essentiellen Fettsäuren die Atomkonfiguration — CH=CH— CH_2—CH=CH—. Die Doppelbindungen sind in ihnen nicht konjugiert, sondern dazwischen steht eine reaktionsfähige CH_2-Gruppe. Über die Wirkungsweise der essentiellen Fettsäuren ist man nicht orientiert. Man vermutet, daß sie eine

---

[1] LANG 1952, BREUSCH 1948.   [2] LANG, RANKE 1950, SEBRELL, HARRIS 1954.

Aufgabe bei der Regulation des Fettstoffwechsels haben, z. B. bei der Resorption der Fettsäuren aus dem Darm und bei der Speicherung der Fettsäuren im Depotfett. Trotz ihrer großen Reaktionsfähigkeit in vitro sind die essentiellen Fettsäuren in vivo stoffwechselträge und werden praktisch überhaupt nicht angegriffen.

Pflanzen enthalten Lipoxydase[1], ein Polyensäuren wie Linolsäure, Linolensäure, Arachidonsäure angreifendes Enzym, das deren Abbau einleitet. Der tierische Organismus verfügt nicht über eine Lipoxydase. Häminproteide vermögen jedoch eine der Lipoxydase ähnliche Wirkung zu entfalten.

Die in den Organen vorkommenden Polyensäuren mit 20 und 22 C-Atomen werden aus Linolsäure und Linolensäure durch Verlängerung der C-Atomkette aufgebaut. Auch die in den Organen nachgewiesenen Fettsäuren mit einer größeren Anzahl von Doppelbindungen (Tetraensäuren, Pentaensäuren und Hexaensäuren) entstehen aus Linolsäure und Linolensäure.

Glycerin.

Neutralfette sind Ester des Glycerins mit den höheren Fettsäuren. Weiterhin ist Glycerin noch Bestandteil der Phosphatide. Glycerin wird daher laufend mit der Nahrung aufgenommen. 100 g Fett liefern bei der Aufspaltung rund 10 g Glycerin. Glycerin kann aber auch endogen im Stoffwechsel und zwar beim Abbau der Kohlenhydrate gebildet werden (siehe Schema S. 303). Dioxyacetonphosphat kann durch die Glycerophosphatdehydrogenase zu Glycerophosphat dehydriert werden. Durch Dephosphorylierung des Glycerophosphats entsteht dann Glycerin. Der Abbau des Glycerins im Organismus erfolgt auf dem umgekehrten Wege. Glycerin wird zu Glycerophosphat phosphoryliert, das dann nach Dehydrierung zu Dioxyacetonphosphat in den Abbauweg der Kohlenhydrate einmündet. Versuche mit C^{14}-Glycerin haben gezeigt, daß einverleibtes Glycerin außerordentlich rasch zu CO_2 oxydiert wird[2].

$$\begin{array}{ccc} CH_2OH & & CH_2OH \\ | & -2H & | \\ CH(OH) & \xrightleftharpoons[+2H]{} & CO \\ | & & | \\ CH_2-O-PO_3H_2 & & CH_2-O-PO_3H_2 \\ \alpha\text{-Glycerinphosphorsäure} & & \text{Dioxyacetonphosphorsäure} \end{array}$$

Phosphatide.

Der tierische Organismus kann Phosphatide aus ihren Bausteinen Cholin (bzw. Äthanolamin oder Serin), Glycerin, Fettsäuren und Phosphorsäure aufbauen[3]. Begrenzender Faktor für die Biosynthese von Lecithin kann unter Umständen das Cholin werden (S. 350). Untersuchungen mit markierten Substanzen, insbesondere mit P^{32}- und C^{14}-Fettsäuren haben gezeigt, daß sich die Phosphatide in einem dynamischen Gleichgewicht mit dem Stoffwechsel-Pool ihrer Vorstufen befinden. Der Umsatz der Phosphatide vollzieht sich in den einzelnen Organen mit einer unterschiedlichen Geschwindigkeit, und zwar in Leber, Darmschleimhaut und Niere rasch, in Muskel, Gehirn und Erythrocyten wesentlich langsamer.

Die Plasmaphosphatide entstehen bei den Säugetieren im wesentlichen in der Leber und werden dort auch wieder abgebaut. Die durchschnittliche Lebensdauer eines Plasmaphosphatidmoleküls beträgt beim Hund 380—580 min. Verhindert man die Lecithinbildung durch Mangel an Cholin und Methyldonatoren,

---

[1] BERGSTRÖM, HOLMAN 1948.   [2] DOERSCHUK 1951, 1952.
[3] CHAIKOFF, ZILVERSMITH 1948, STARY 1954.

kommt es in der Leber zu einer gewaltigen Anhäufung von Neutralfetten, weil die dort gebildeten Fettsäuren nicht mehr in der üblichen Weise in Form von Lecithin abtransportiert werden können. Die Phosphatide sind jedoch keineswegs generell die Transportform der Fettsäuren. Die anderen Organe sind in ihrem Phosphatidstoffwechsel und Fettstoffwechsel unabhängig von der Leber.

Der *nähere* Mechanismus der Phosphatidsynthese ist noch ungeklärt. Insbesondere ist noch unbekannt, ob das gesamte Phosphatidmolekül auf einmal gebildet wird oder ob Zwischenprodukte wie Glycerophosphat oder Cholinphosphat entstehen. Glycerylphosphorylcholin bzw. Glycerylphosphoryläthanolamin sind beim Tier keine Zwischenprodukte der Phosphatidsynthese, entstehen aber vermutlich als Intermediärprodukte beim Abbau. Die erstere Möglichkeit erscheint nach den gegenwärtig vorliegenden Unterlagen als die wahrscheinlichere.

In der Rattenleber wurde ein Enzym nachgewiesen, das L-α-Glycerophosphat mit Fettsäuren verestert. Vermutlich verläuft die Biosynthese von Phosphatiden auf dem folgenden Wege[1]:

$$\text{Stearinsäure} + \text{Coenzym A} \xrightarrow{\text{ATP}} \text{Stearyl-Coenzym A}$$

$$\text{Stearyl-Coenzym A} + \alpha\text{-Glycerophosphat} \rightarrow \text{Monostearylphosphatidsäure} + \text{CoA}$$

$$\text{Stearyl-Coenzym A} + \text{Monostearylphosphatidsäure} \rightarrow \text{Distearylphosphatidsäure} + \text{CoA}$$

Fettsäuren mit einer längeren Kohlenstoffatomkette werden in größerem Umfange in Phosphatide eingebaut als kurzgliedrige Fettsäuren.

Hefe und Acetontrockenpulver von tierischen Organen enthalten eine Cholinphosphokinase, die Cholin phosphoryliert:

$$\text{Cholin} + \text{ATP} \rightarrow \text{Cholinphosphorsäure} + \text{ADP}$$

Dasselbe Enzym phosphoryliert auch Äthanolamin.

Die Biosynthese von Phosphatiden erfolgt in den Zellen nur dann, wenn in ihnen eine ausgiebige oxydative Phosphorylierung abläuft.

Sphingosin, der in den Sphingomyelinen und Cerebrosiden enthaltene, ungesättigte Aminoalkohol, entsteht aus Acetyl-Coenzym A (Versuche mit C^{14}-Acetat) vermutlich über eine C_{16}-Fettsäure und den α- und β-C-Atomen von Serin[2]. Aminoäthanol ist bei der Biosynthese der Substanz nicht beteiligt.

$$CH_3-(CH_2)_{12}-CH=CH-CH(OH)-CH(NH_2)-CH_2OH$$
$$\text{Sphingosin } (C_{18}H_{37}O_2N)$$

Bei der Bildung von Phosphatiden müssen 4 Bindungen geknüpft, bzw. bei der Spaltung gelöst werden:

$$\begin{array}{l} CH_2-O\overset{1}{\text{—}}COR^1 \\ CH-O\overset{2}{\text{—}}COR^2 \\ CH_2-O\overset{3}{\text{—}}P\overset{OH}{\underset{O}{\lessgtr}}\overset{4}{O}-CH_2-CH_2(NH_3)_3OH \end{array}$$

Die beiden im Phosphatidmolekül enthaltenen Phosphatbindungen sind energiearm, erfordern jedoch zu ihrer Bildung insgesamt immerhin rund 5000 cal. Phosphatidsynthesen sind daher beträchtlich endergonisch und laufen nur ab, wenn gleichzeitig energieliefernde Prozesse stattfinden. Daher wird die Phosphatidsynthese unter anaeroben Bedingungen praktisch vollkommen eingestellt.

---

[1] KORNBERG, PRICE jr. 1953.   [2] ZABIN, MEAD 1954.

Die Aufspaltung des Phosphatidmoleküls kommt durch das Zusammenwirken von 4 Enzymen zustande: der Lecithinase A, die an der Stelle 1, der Lecithinase B, die an der Stelle 2, der Glycerophosphatase, die an der Stelle 3 und der Cholinphosphatase, die an der Stelle 4 spaltet.

Im Darm ist die Aktivität der Phosphatide spaltenden Enzyme nicht sehr groß. Daher gelangt ein Teil der Nahrungsphosphatide in ungespaltenem Zustande zur Resorption.

Im Gehirn wurde eine Cephalinase nachgewiesen, die aus Cephalin, nicht aber aus Lecithin, den Phosphat enthaltenden Rest abspaltet.

Sterine und Steroide.

Das wichtigste tierische Sterin ist das Cholesterin[1]. Aus Bilanzversuchen ist schon seit längerer Zeit bekannt, daß der Organismus zur Biosynthese von Cholesterin befähigt ist. Neuere Untersuchungen mit Hilfe von markierten Substanzen

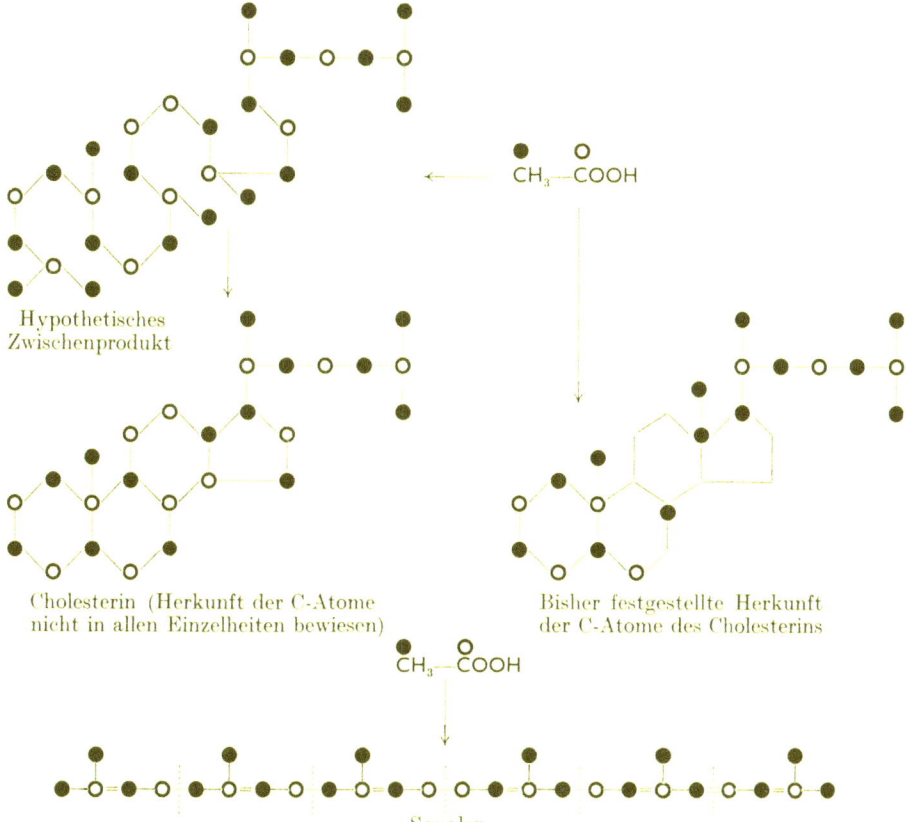

haben gezeigt, daß Cholesterin aus Essigsäure bzw. Acetyl-CoA unter Verwendung beider C-Atome der Essigsäure gebildet wird. Alle Substanzen, die in vivo Essigsäure liefern, können ebenfalls zur Biosynthese des Cholesterins Verwendung finden. Die alte Vermutung, daß Cholesterin aus Squalen entstehen kann, wurde durch Versuche mit C^{14}-Squalen bestätigt. Squalen wird seinerseits aus Essigsäure gebildet.

---

[1] LETTRÉ, TSCHESCHE 1954, SCHETTLER 1952, FUKUSHIMA, ROSENFELD 1954.

Zur Biosynthese von Cholesterin sind alle Körperzellen befähigt. Nur das Gehirn macht anscheinend eine Ausnahme. Auch die Phytosterine werden vermutlich von der Essigsäure ausgehend synthetisiert. Für das Ergosterin wurde dies bewiesen.

Aus der Nahrung werden nur wenige Sterine wie Cholesterin, Dehydrocholesterin, Cholestenon und die D-Vitamine resorbiert. Zur Resorption von Cholesterin ist Galle unerläßlich. Die meisten Sterine, insbesondere die Pflanzensterine, sind schlecht resorbierbar. Phytosterine stören die Resorption von Cholesterin und hemmen daher die Ausbildung einer experimentellen Arteriosklerose.

Das Serumcholesterin hat beim Menschen eine Halbwertszeit von 8 Tagen. Hieraus errechnet sich eine tägliche Neubildung von 0,5—0,6 g Serumcholesterin. Der Umsatz des Lebercholesterins erfolgt lebhafter, seine Halbwertszeit wurde zu 6 Tagen bestimmt. In den anderen Organen ist der Cholesterinstoffwechsel wesentlich träger.

Die Aufnahme von Cholesterin aus der Nahrung kann innerhalb weiter Grenzen schwanken. Bei einer rein vegetarischen Ernährung ist sie praktisch gleich null. Beim Verzehr cholesterinreicher Nahrungsmittel (Eier, Leber, Gehirn) kann die alimentäre Zufuhr auf über 1 g im Tag ansteigen. Der Cholesterinhaushalt hat im Zusammenhange mit der wichtigsten Alterskrankheit, der Arteriosklerose, ein großes Interesse gefunden. Die Kürze des zur Verfügung stehenden Raumes verbietet jedoch ein näheres Eingehen auf dieses interessante Stoffwechselproblem. Neuere Untersuchungen machen es wahrscheinlich, daß weniger die Höhe des Blutcholesterinspiegels als vielmehr die Form, in welcher das Cholesterin im Blut enthalten ist, bei der Pathogenese der Arteriosklerose eine Rolle spielt. Vermutlich hängt die Entstehung der Arteriosklerose mit dem Auftreten von Lipoproteiden bestimmter Teilchengröße und bestimmter Eigenschaften zusammen. Die Höhe des Blutcholesterinspiegels ist beim Menschen innerhalb eines weiten Spielraumes praktisch unabhängig von der alimentären Cholesterinzufuhr. Zwischen Lebensalter und Höhe des Blutcholesterinspiegels besteht zwar eine eindeutige Korrelation, der Einfluß des Alters ist aber viel zu gering, um allein größere Rückwirkungen haben zu können.

Wie schon erwähnt, weist die Leber einen lebhaften Cholesterinstoffwechsel auf[1]. Nach einer Unterbindung der Gallengänge nimmt der Cholesteringehalt des Blutes stark zu. Daraus geht hervor, daß die Leber normalerweise viel Cholesterin auf dem Gallenwege abgibt. Im Durchschnitt scheidet der Mensch im Tag 0,2—0,8 g Cholesterin bzw. Koprosterin im Kot und 0,1—0,3 g Cholesterin durch die Haut aus. Das sind etwa 15—25% des gesamten Cholesterinumsatzes. Bei einer erhöhten alimentären Zufuhr von Cholesterin wird die Biosynthese der Substanz in der Leber gedrosselt.

Im Darm wird Cholesterin durch die Darmbakterien zu Koprosterin hydriert. Im Kot findet man neben dem Koprosterin nur wenig Cholesterin. Auch die Körperzellen vermögen Cholesterin zu hydrieren. Dabei entsteht jedoch das dem Koprosterin isomere Dihydrocholesterin.

Dihydrocholesterin
(3 β-Oxy-allocholestan)

Koprosterin
(3 β-Oxycholestan)

---
[1] LANDON, GREENBERG 1954.

Aus dem Harn isolierte C_{21}-Steroide, die vermutlich aus der Nebennierenrinde stammen[1].

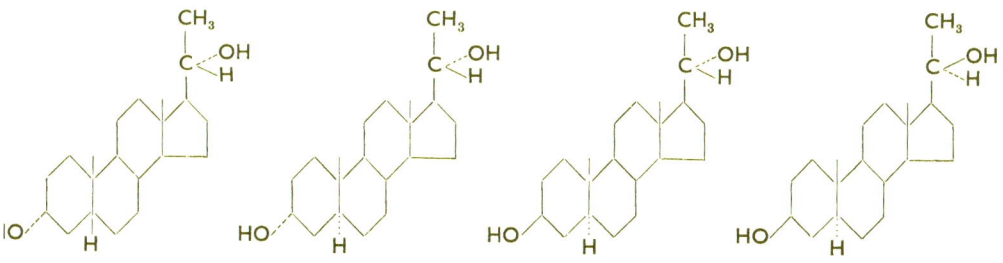

Pregnandion-3,20   Allopregnandion-3,20

Pregnan-3α-ol-20-on   Allopregnan-3α-ol-20-on   Allopregnan-3β-ol-20-on

Pregnandiol-3α, 20 α   Allopregnandiol-3 α, 20 α   Allopregnandiol-3 β, 20 α   Allopregnandiol-3 β, 20 β

Pregnanol-3 α   Allopregnantriol-3 α, 16, 17

[1] PINCUS, THIEMANN 1948.

Die wichtigsten aus dem Harn isolierten, sich vermutlich vom Progesteron ableitenden C_{21}-Steroide[1].

Pregnandion-3,20   Progesteron   Allopregnandion-3,20

Pregnanol-3 α-on-20   Allopregnanol-3 α-on-20   Allopregnanol-3 β-on-20

Pregnandiol-3 α, 20 α   Pregnandiol-3 β, 20 α

Allopregnandiol-3 α, 20 α   Allopregnandiol-3 β-20 α

Allopregnandiol-3 α, 20 β   Allopregnandiol-3 β, 20 β

[1] PINCUS, THIEMANN 1948.

Die wichtigsten aus dem Harn isolierten Stoffwechselprodukte des Testosterons und ihre gegenseitigen Beziehungen (L. T. SAMUELS)[1].

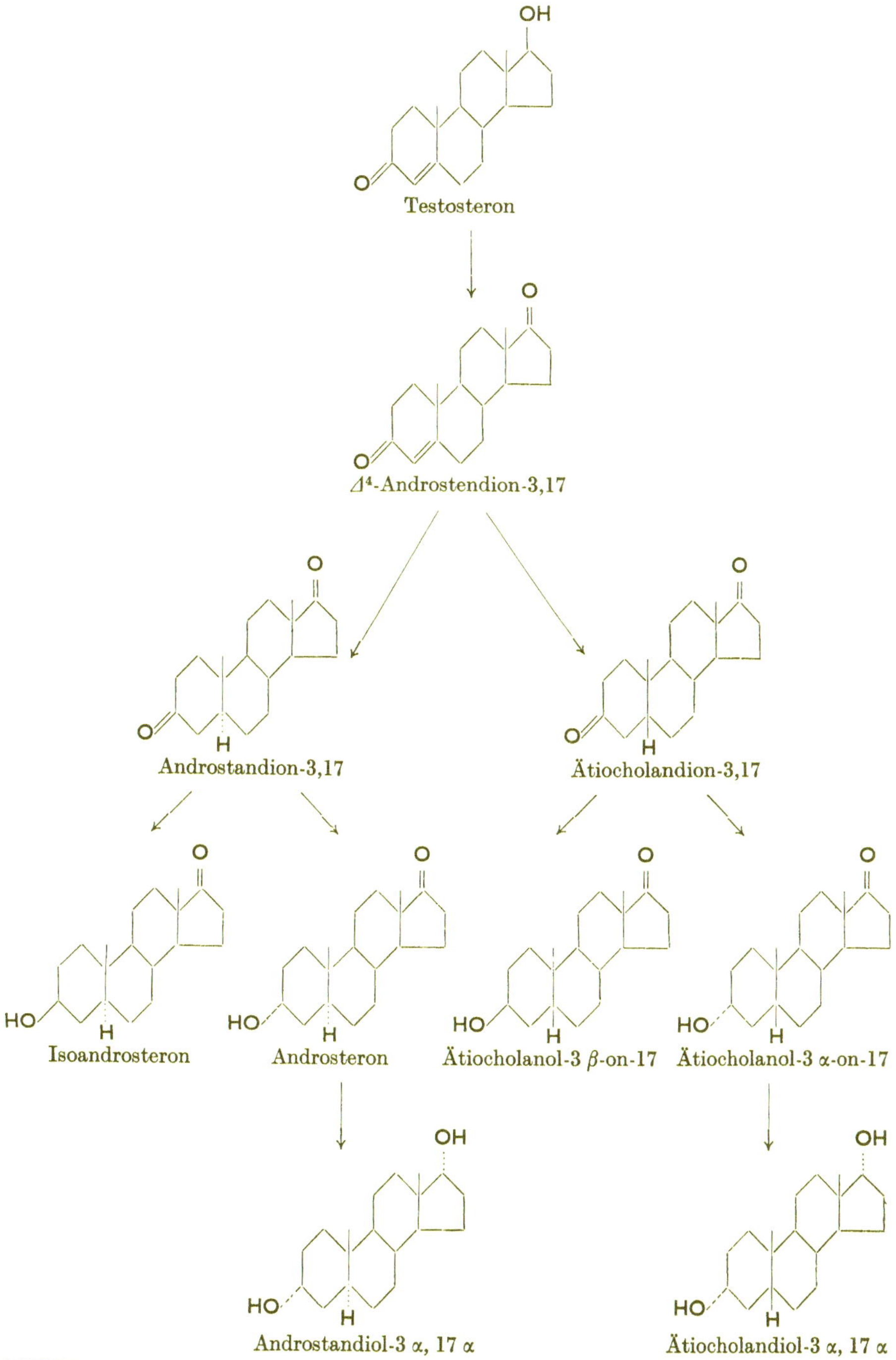

Testosteron

Δ^4-Androstendion-3,17

Androstandion-3,17

Ätiocholandion-3,17

Isoandrosteron

Androsteron

Ätiocholanol-3 β-on-17

Ätiocholanol-3 α-on-17

Androstandiol-3 α, 17 α

Ätiocholandiol-3 α, 17 α

---

[1] SAMUELS 1949.

Im Organismus wurde eine Dehydrogenase nachgewiesen, die Cholesterin zu 7-Dehydrocholesterin, dem Provitamin D_3, dehydriert. Unter Verwendung von markiertem Cholesterin wurde ein Übergang der Substanz in Gallensäuren und in Steroidhormone nachgewiesen.

Hauptweg des Stoffwechsels von Cholesterin ist Aboxydation der letzten 3 C-Atome der Seitenkette und Überführung in Gallensäuren. Nach Einverleibung von Cholesterin-4-C^{14} liegen 80% des im Kot ausgeschiedenen C^{14} und über 90% des in der Galle vorhandenen C^{14} in Form von Gallensäuren vor. Lithocholsäure und Desoxycholsäure entstehen zuerst, Cholsäure langsamer, wird aber mit der Zeit zum Hauptprodukt. C-Atome des Rings von Cholesterin oder anderen Steroiden werden im Organismus nicht zu CO_2 oxydiert.

Die Bildung der Gallensäuren erfolgt in der Leber. Ein großer Teil der via Galle in den Darm gelangten Gallensäuren wird wieder resorbiert und durch die Pfortader der Leber zugeführt. Leitet man die Galle durch eine Fistel nach außen ab, so steigt die Gallensäureproduktion auf das 5—10fache der Norm an. Hunde bilden im Tag normalerweise etwa 0,015 g Gallensäuren je Kilogramm Körpergewicht. Die meisten bisher beobachteten biochemischen Umsetzungen der Gallensäuren betreffen Hydrierungen von Ketogruppen oder Wanderungen von Doppelbindungen. Verfütterte oder injizierte freie Gallensäuren werden vom Organismus quantitativ in gepaarte (an Glykokoll oder Taurin gebundene) übergeführt. Hierbei entsteht zunächst Cholyl-CoA bzw. Desoxycholyl-CoA usw. Eine Oxydation von Gallensäuren zu CO_2 findet nicht statt.

Die Bildung der Steroidhormone erfolgt in vivo auf zweierlei Weise: 1. durch eine Totalsynthese aus Essigsäure bzw. Acetyl-Coenzym A, 2. aus Cholesterin. Bei der Durchströmung von Nebennieren verschwindet unter dem Einfluß von ACTH Cholesterin und Corticosteroide werden an das Blut abgegeben. Nach der Verabreichung von markiertem Cholesterin wird markiertes Pregnandiol im Harn ausgeschieden.

Im Harn findet man zahlreiche Steroide, die vermutlich Stoffwechselprodukte von Steroidhormonen sind[1]. Die Konstitution und die mutmaßlichen Beziehungen der wichtigsten Harnsteroide ergeben sich aus den vorstehenden Schemata. Über den Reaktionsmechanismus dieser Umsetzungen ist wenig bekannt.

Die Nebennieren sind zu zahlreichen Umsetzungen von Steroiden befähigt, insbesondere zu Hydroxylierung an den C-Atomen 11, 17 und 21. Derartige Reaktionen lassen sich auch in vitro in durchströmten Nebennieren oder in Nebennierenrindenschnitten nachweisen[2]. Die wichtigsten Reaktionen sind in der Tabelle 26 zusammengestellt.

Das wichtigste Stoffwechselprodukt des Progesterons ist das Pregnandiol-3(α), 20(α). Menschen und Tiere überführen etwa 5—15% des einverleibten Progesterons in Pregnandiol. Wie die meisten anderen Steroide auch, erscheint Progesteron an Glucuronsäure gebunden im Harn. Ein Teil der Harnsteroide ist anstelle der Glucuronsäure mit Schwefelsäure verestert. Bei allen bisher durchgeführten Untersuchungen über den Stoffwechsel der Steroidhormone wurde nur ein geringer Prozentsatz der eingesetzten Dosis in Form von faßbaren Verbindungen wiedergefunden. Weitaus der größte Teil der verabreichten Substanzen unterliegt einem tiefgehenden Abbau.

---

[1] STAUDINGER, DORFMAN, UNGAR 1953, MASON, ENGSTROM 1950, DORFMAN 1954.
[2] LEVY, JEANLOZ, JACOBSEN, HECHTER, SCHENKER, PINCUS 1954, WETTSTEIN 1954, HÜBENER 1955.

Tabelle 26. *Die wichtigsten bei der Durchströmung von Nebennieren nachgewiesenen Reaktionen.*

Δ^4-Pregnenol-11 β-dion-3,20

Δ^5-Pregnenol-3 β-on-20

Progesteron
(Δ^4-Pregnendion-3,20)

17-Oxyprogesteron
(Δ^4-Pregnenol-17 α-dion-3,20)

17-Oxydesoxycorticosteron
(Δ^4-Pregnendiol-17 α, 21-dion-3,20)

11-Desoxycorticosteron
(Δ^4-Pregnenol-21-dion-3,20)

Corticosteron
(Δ^4-Pregnendiol-11 β, 21-dion-3,20)

17-Oxycorticosteron
(Δ^4-Pregnentriol-11 β, 17 α, 21-dion-3,20, Hydrocortison)

Durch die Möglichkeit, mit C^{14}-Steroidhormonen zu arbeiten, ließen sich interessante Befunde über den Stoffwechsel der Steroidhormone erheben[1]. Wohl als überraschendste Tatsache wurde festgestellt, daß die injizierten Hormone nur sehr kurze Zeit im Organismus verweilen, nicht gespeichert werden, auch nicht in den Organen, auf die sie einwirken, und rasch einer Zerstörung bzw. Ausscheidung anheimfallen. Die Ausscheidung der Hormone bzw. ihrer Stoffwechselprodukte erfolgt in größtem Umfange auf dem Weg Galle-Darm.

Die Leber spielt im Stoffwechsel der Steroidhormone eine wichtige Rolle, wenngleich auch noch andere Organe zu Umsetzungen derselben befähigt sind (z. B. Nieren, Samenblasen, Uterus). In der Leber wurden 2 Enzymsysteme nachgewiesen, die auf Testosteron einwirken. Das eine dehydriert die OH-Gruppe am C-Atom 17 zu einer Ketogruppe:

$$\text{Testosteron} + \text{DPN} \rightleftharpoons \Delta^4\text{-Androstendion-3,17} + \text{DPN--H}_2$$

Das andere zerstört das System der konjugierten Doppelbindungen im Ring A des Testosterons.

---

[1] TWOMBLY 1951.

Auch die Östrogene werden in der Leber unter Mithilfe einer mit DPN arbeitenden Dehydrogenase inaktiviert. Außerdem finden noch tiefergehende Abbauprozesse in der Leber statt, über deren Natur man aber nicht orientiert ist.

Der Organismus vermag bei den Östrogenen Hydroxylgruppen zu dehydrieren bzw. Ketogruppen zu hydrieren und neue Hydroxylgruppen am C-Atom 16 einzuführen. Die wichtigsten Umsetzungen der Östrogene ergeben sich aus der folgenden Formelreihe:

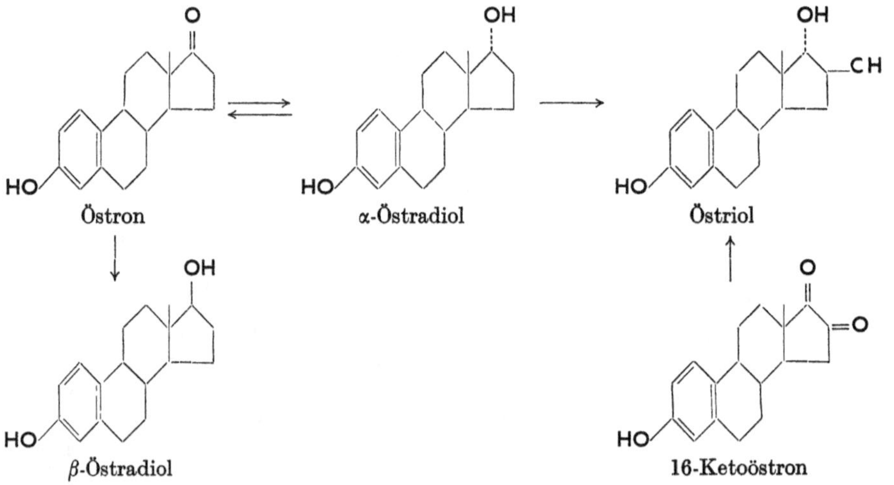

Östron ⇌ α-Östradiol → Östriol

↓ ↑

β-Östradiol   16-Ketoöstron

Der Stoffwechsel der Pyrrolfarbstoffe.

Bildung von Pyrrolfarbstoffen[1].

Der Porphyrinring entsteht im Organismus aus Glykokoll und aus Essigsäure. Vom Glykokoll wird außer dem N-Atom nur das C-Atom 2 zur Biosynthese von Pyrrolfarbstoffen verwertet. Der Carboxyl-C erscheint nicht in diesen Farbstoffen. Glykokoll steuert die C-Atome zur Bildung der 4 Methinbrücken und außerdem noch die 4, diesen Methinbrücken benachbarten, C-Atome bei. Die Einzelheiten ergeben sich aus dem nebenstehenden Schema. Zum Aufbau des Porphyrinrings werden also insgesamt 8 Mole Glykokoll benötigt. Alle anderen C-Atome entstammen der Essigsäure.

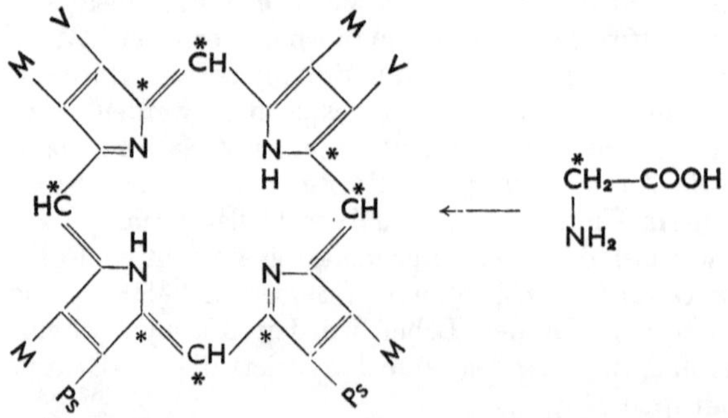

Bei der Biosynthese des Protoporphyrins, des Porphyrins, das im Häm, der prosthetischen Gruppe des Hämoglobins enthalten ist, entsteht zunächst ein Pyrrol, das der gemeinsame Vorläufer aller 4 Pyrrolringe ist.

---

[1] SIEDEL 1954.

(Zahlen in Klammern = spez. Aktivität).

Es ist das Porphobilinogen, das durch Kondensation von 2 Molen δ-Aminolävulinsäure gebildet wird.

2 Mole δ-Aminolävulinsäure   Porphobilinogen   ⟶ Protoporphyrin

δ-Aminolävulinsäure ihrerseits entsteht durch Kondensation von Succinyl-Coenzym A mit Glykokoll, wobei vermutlich α-Amino-β-ketoadipinsäure als Zwischenprodukt gebildet wird, die dann durch Decarboxylierung δ-Aminolävulinsäure liefert[1]. Wie dann aus der einen Pyrrolring enthaltenden Verbindung die Porphyrine entstehen, ist gegenwärtig noch ungeklärt.

Viele Beobachtungen, insbesondere solche an markierten Substanzen, weisen daraufhin, daß zuerst Uroporphyrin entsteht. Überlebendes Knochenmark überführt z. B. Uroporphyrin in Protoporphyrin. Uroporphyrin liefert durch Decarboxylierung Koproporphyrin, das dann durch eine Decarboxylierung der Propionsäurereste in den Pyrrolringen A und B und nachfolgende Dehydrierung zu Vinylgruppen Protoporphyrin liefert. Auch die Porphyrine der Reihe I (Uroporphyrin I und Koproporphyrin I) entstehen aus der gemeinsamen Vorstufe. Mikroorganismen synthetisieren gleichfalls Porphyrine der Reihen I und III. Durch Veränderung des Kulturmediums kann man die Mengenverhältnisse Koproporphyrin I: Koproporphyrin III beeinflussen. So fördert bei der Hefe Lactoflavin die Synthese der Porphyrinreihe III und hemmt die der Reihe I. Die beim Säugetier bestehenden Stoffwechselbeziehungen der Porphyrine ergeben sich aus dem folgenden Schema:

Vorstufe ⟨ Uroporphyrin III → Koproporphyrin III → Protoporphyrin IX
         ⟨ Uroporphyrin I → Koproporphyrin I

Normalerweise scheidet ein gesunder Mensch im Tag 16—90 γ Koproporphyrin I und 2—32 γ Koproprophyrin III im Harn aus[2].

Auch die anderen Pyrrolfarbstoffe entstehen aus Glykokoll und Essigsäure, so z. B. das Cytochrom c und das Chlorophyll. Die Bildung der Porphyrine

---
[1] SHEMIN, RUSELL, ABRAMSKY 1955.   [2] VANNOTTI 1954.

erfolgt mit einer großen Geschwindigkeit. Die Halbwertszeit des Uroporphyrin I wurde zu 6—7 Tagen, die des Koproporphyrin I zu 3—4 Tagen bestimmt.

Bei den unreifen Blutzellen verlaufen zunächst noch Aufbau und Abbau von Hämoglobin nebeneinander her. Je reifer die Blutzellen werden, um so mehr

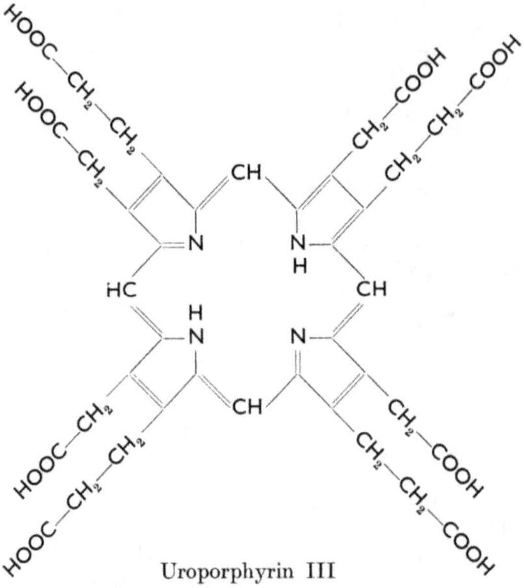

Uroporphyrin III

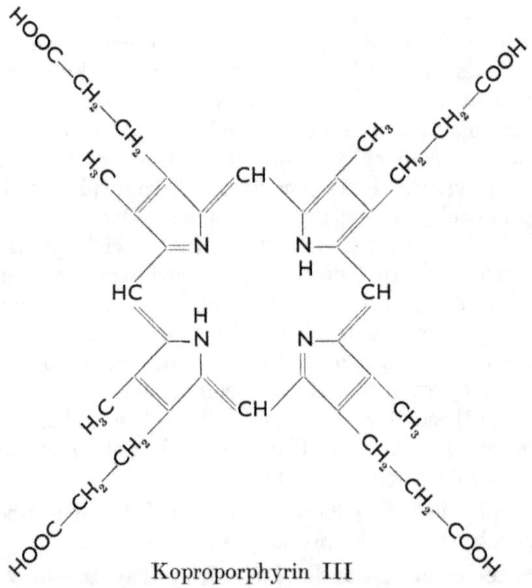

Koproporphyrin III

nimmt die Synthese zu und der Abbau ab, so daß es zu einer Anhäufung des Blutfarbstoffs in den Zellen kommt. In den reifen Blutzellen erlischt der Hämoglobinstoffwechsel vollkommen. Das Hämoglobin ist dann dem Stoffwechsel entzogen (s. S. 321) und bleibt bis zur Zerstörung der Erythrocyten unverändert. Die Hämoglobinsynthese in den unreifen Blutkörperchen ist, entgegen der früheren Auffassung, noch nicht mit dem Verlust des Zellkerns beendet. Mit Hilfe von markiertem Glykokoll oder radioaktivem Eisen ließ sich in vitro eine Blutfarbstoffsynthese in menschlichem Blut, das reichlich Reticulocyten enthielt, nachweisen. Die Synthese des Globins erfolgt parallel zu der des Häm. Das Protein der Erythrocytenstromata wird vor dem Blutfarbstoff gebildet. Während der Lebensdauer der Erythrocyten ist das Stromaeiweiß völlig stoffwechselinert[2].

Tabelle 27. *Der Eisenbestand des Menschen*[1].

Verbindung	Bestand g	Eisen g	Eisen in % des Gesamteisenbestandes
Hämoglobin	900	3,1	73
Myoglobin	40	0,14	3,3
Cytochrom	0,8	0,0034	0,08
Katalase	5,0	0,0045	0,11
Siderophilin	7,5	0,003	0,07
Ferritin	3,0	0,69	16,4
Nicht erfaßt		0,3	7,1

Der Eisenbestand eines erwachsenen Menschen beträgt etwa 4—5 g (Tabelle 27). Das Eisen wird in Form des Ferritins gespeichert, eines Proteids, das Fe^{+++} enthält. Ferritin ist auch in der Darmwand enthalten und reguliert die Aufnahme des Eisens aus dem Darm dadurch, daß es wie eine Art Ventil wirkt. Ist es nicht mit Eisen gesättigt, so wird Eisen aus dem Darmlumen aufgenommen, bis eine Sättigung erfolgt ist und die Eisenaufnahme dadurch zum Stillstand kommt[3].

$$\text{Nahrungs-Fe}^{++} \rightarrow \text{Darmschleimhaut-Fe}^{++} \rightarrow \text{Siderophilin-Fe}^{+++}$$
$$\downarrow \uparrow$$
$$\text{Darmschleimhaut-Ferritin-Fe}^{+++}$$

Im Blut wird das Eisen an ein Eisen bindendes Protein (Siderophilin, Eisen bindendes Globulin, Transferrin) gebunden transportiert[4]. Das Blut enthält 0,25% dieses, zu der Globulin β_1-Fraktion gehörenden Proteins, so daß maximal 315 γ-% Fe transportiert werden könnten. Der normale Fe-Spiegel des Blutes beträgt aber nur 100 γ-%. Es befinden sich demnach rund 3 mg Fe ständig auf dem Transport gegenüber 9 mg, die transportiert werden könnten. Das Siderophilin-Fe befindet sich mit dem in Form von Ferritin gespeicherten Fe in einem Gleichgewicht. Das gespeicherte Eisen entstammt 2 Quellen: dem Nahrungseisen und dem Eisen aus den zerstörten Erythrocyten. Da die durchschnittliche Lebensdauer der Erythrocyten beim Menschen 100—120 Tage beträgt, werden täglich etwa 8 g Hämoglobin abgebaut bzw. aufgebaut, was einem täglichen Eisenumsatz von 27 mg entspricht. Direkte Messungen mit Hilfe von Fe^{59} ergaben etwa denselben Wert. Das Plasmaeisen wird also rasch erneuert. Bei der Ratte wurde die Halbwertszeit des Plasmaeisens zu 100—140 min bestimmt.

Der Abbau der Pyrrolfarbstoffe[5].

Der Abbau des roten Blutfarbstoffs erfolgt nach Zerstörung der roten Blutkörperchen. Grundsätzlich sind alle Körperzellen zu einem Abbau des Hämoglobins zu Gallenfarbstoffen befähigt. Normalerweise findet der Abbau im wesentlichen in den Zellen des RES statt.

Über die ersten Stufen des Hämoglobinabbaus, bei denen grüne Farbstoffe (Verdoglobin) entstehen, ist man nur mangelhaft unterrichtet. Es handelt sich

---

[1] DRABKIN 1951. [2] MUIR, NEUBERGER, PERONNE 1952. [3] HAHN 1948.
[4] VANNOTTI 1953. [5] SIEDEL 1951, 1954, BRUGSCH 1950, LEMBERG, LEGGE 1949.

hierbei um Redoxprozesse, bei denen eine Oxydation an der α-Methingruppe erfolgt. Vermutlich sind Verbindungen, die in dieser Gruppe —C(OH)— und —CO— aufweisen, Zwischenprodukte. Beim Abbau von Hämoglobin in vitro

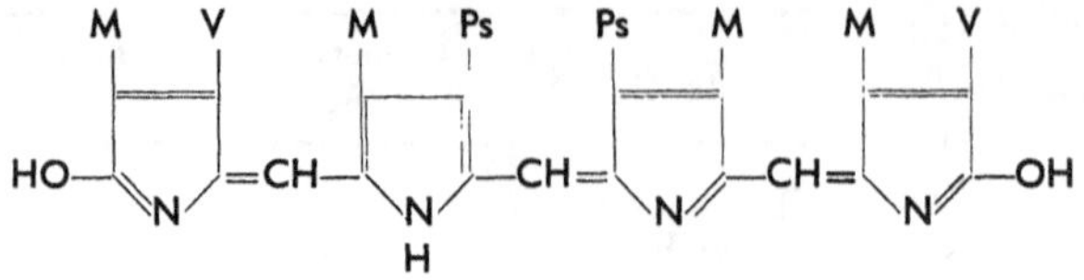

Biliverdin IX α

↓ + 2 H

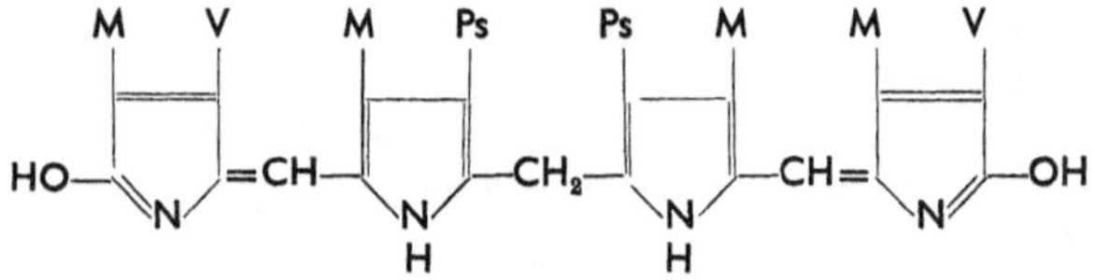

Bilirubin IX α

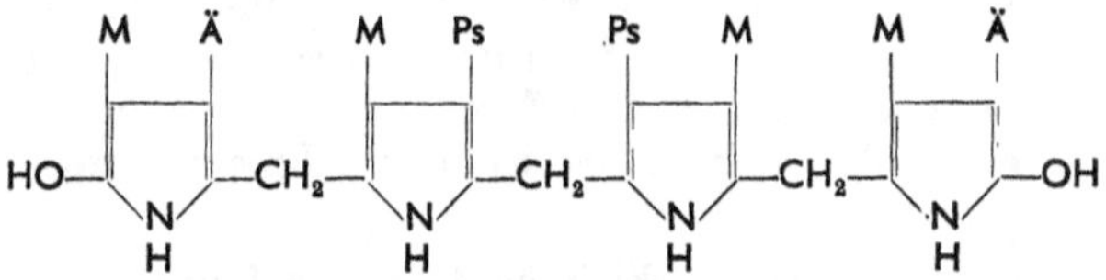

Mesobilirubinogen IX α (Urobilinogen)

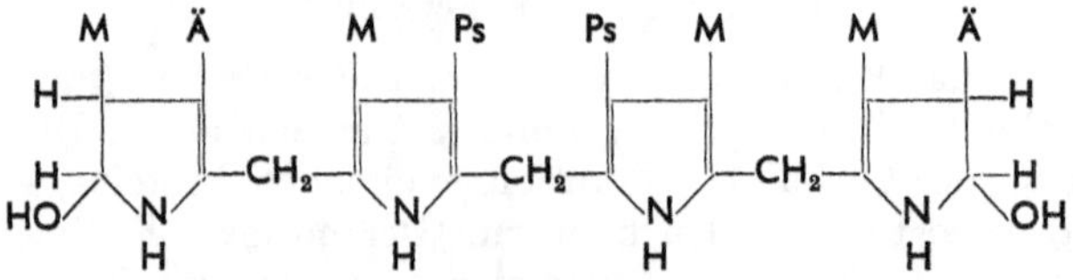

Stercobilinogen

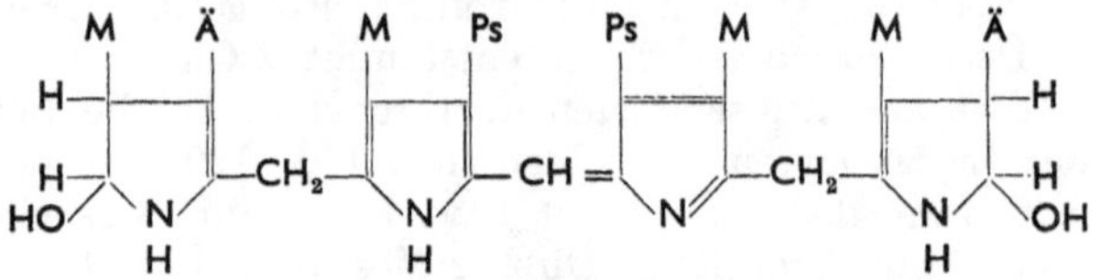

Stercobilin

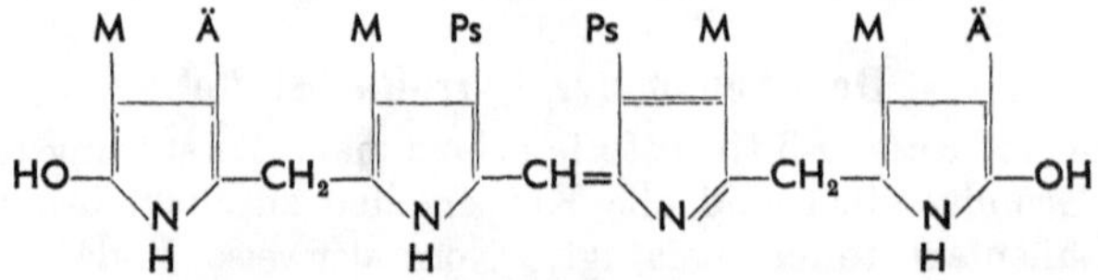

Urobilin

M = CH$_3$ V = CH = CH$_2$ Ps = CH$_2$—CH$_2$—COOH   Ä = CH$_2$—CH$_3$

mit Ascorbinsäure entsteht CO. CO wird auch in vivo beim Abbau von Hämoglobin gebildet, etwa nach der intravenösen Injektion von hämolysiertem Blut.

Der erste Gallenfarbstoff, der entsteht, ist das Biliverdin, das in der Leber zu Bilirubin hydriert wird. Die Leber gibt dann das Bilirubin als Stoffwechselschlacke ohne weitere biologische Funktion an die Galle ab. Das Bilirubin wird nun durch zwei verschiedene Mechanismen weiter hydriert: 1. Durch Körperzellen (vor allem durch die Zellen der extrahepatischen Gallengänge und der Gallenblase) entsteht unter Aufnahme von 8 H-Atomen Urobilinogen (Mesobilirubinogen). Diese Reaktion findet in einem nur beschränkten Umfange statt. 2. Durch die Darmbakterien erfolgt eine Hydrierung unter Aufnahme von 12 H-Atomen zu Stercobilinogen. Stercobilinogen ist eine farblose Substanz, die im Gegensatz zu Urobilinogen optisch aktiv ist. Beide Hydrierungsprodukte des Bilirubins, das intracellulär entstandene Urobilinogen und das durch Bakterieneinwirkung entstandene Stercobilinogen können leicht durch den Luftsauerstoff sekundär zu Urobilin bzw. Stercobilin oxydiert werden. In beiden Fällen werden in demselben Reaktionsmechanismus 2 H-Atome abgespalten.

Außer diesen, 4 Pyrrolringe enthaltenden, Abbauprodukten des Hämoglobins entstehen noch tiefere mit nur noch je 2 Pyrrolringen. Sie können auf zweierlei Weise gebildet werden: 1. durch oxydative Prozesse, 2. durch Oxydo-Reduktionen.

Durch oxydative Prozesse entsteht in der Niere aus Hämoglobin oder Bilirubin das Propentdyopent. BINGOLD nimmt an, daß die Oxydation durch H_2O_2 erfolgt, weil das Hämoglobin in der Niere der Katalase beraubt wird, die ihm sonst einen Schutz vor dem H_2O_2 gewährt. Die Bildung von Propentdyopent in der Niere erfolgt nur unter pathologischen Verhältnissen.

Propentdyopent

Mesobilileukan (Die Formel ist nicht in allen Teilen bewiesen)

Mesobilifuscin I   Mesobilifuscin II

Durch oxydo-reduktiven Abbau von Blutfarbstoff oder Gallenfarbstoffen entsteht Mesobilileukan (Promesobilifuscin). Es kommt regelmäßig im Kot und im Harn vor. Es wird im Darm aus Bilirubin bzw. Stercobilinogen gebildet. Mesobilileukan ist farblos. Da der Blutfarbstoff bzw. die vierkernigen Pyrrolfarbstoffe bezüglich der Anordnung der Seitenketten asymmetrisch gebaut sind, entstehen bei der Aufspaltung derselben immer zwei verschiedene zweikernige Gallenfarbstoffe nebeneinander. Die beiden Mesobilileukane sind sehr labil und gehen schon spontan

Schema des Stoffwechsels des Hämoglobins und der Gallenfarbstoffe nach W. SIEDEL[1].

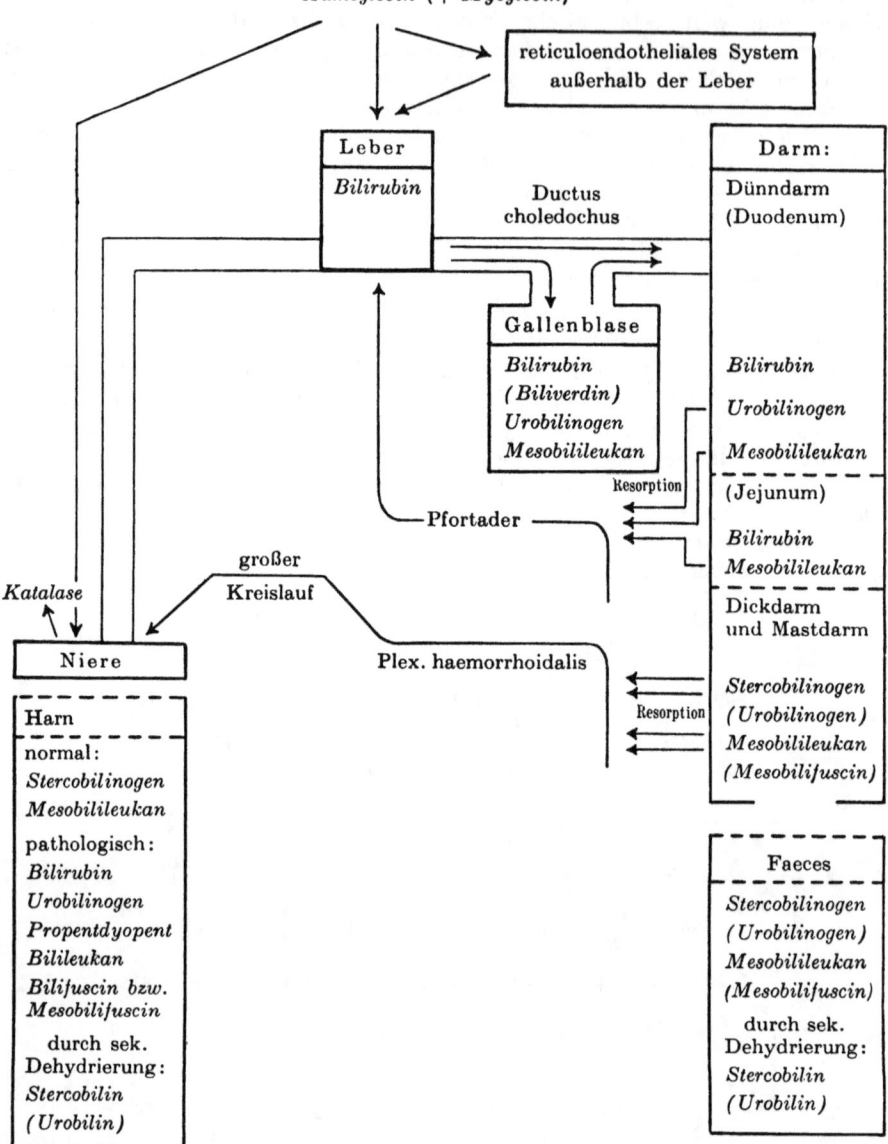

in die braunen Mesobilifuscine über, welche die normale Farbe des Kotes bedingen. Beim Icterus erscheinen sie auch im Harn und sind zumeist Ursache der braunen Farbe des Icterusharns. Die Mesobilifuscine sind amorph und stellen Gemische aus verschieden hoch polymerisierten Substanzen dar. Bei einem ungewöhnlich hohen Abbau von Myoglobin z. B. bei Muskeldystrophien oder der Involution des Uterus nach der Geburt wird im Kot Myobilin, ein Chromoproteid, dessen prosthetische Gruppe Mesobilifuscin ist, ausgeschieden. Eine Übersicht über die beim Abbau des Hämoglobins anfallenden Stoffwechselprodukte vermittelt obenstehendes Schema.

---

[1] SIEDEL 1951.

Das ausgeschiedene Stercobilinogen (bzw. Stercobilin) stammt aber nicht quantitativ aus dem bei der Zerstörung der Erythrocyten anfallenden Hämoglobin. Normalerweise liefert dieses etwa 70% des Stercobilinogens. 15—20% des Stercobilins stammen aus dem Hämoglobinstoffwechsel der jungen, unreifen Blutzellen, bei denen, wie schon erwähnt, noch Hämoglobinaufbau und Hämoglobinabbau nebeneinanderher laufen. Der Rest des Stercobilinogens (etwa 10—15%) wird aus den anderen Häminproteiden (Cytochrome, Katalase) bei deren Abbau gebildet.

Die Stoffwechselintensität der einzelnen Häminproteide ist recht unterschiedlich. Den raschesten Umsatz weist die Leberkatalase auf, deren Halbwertszeit beim Meerschweinchen zu 4—5 Tagen bestimmt wurde. Die Umsatzgeschwindigkeit des Hämoglobins ist wesentlich kleiner; bekanntlich beträgt die mittlere Lebensdauer der Erythrocyten beim Menschen 100—120 Tage. Noch langsamer verläuft der Umsatz des Cytochrom c und am stoffwechselträgsten verhält sich das Myoglobin.

Der Stoffwechsel der Erythrocyten[1].

Hämoglobin kommt normalerweise im Blut immer nur in den Erythrocyten vor. Dies ist aus verschiedenen Gründen für den Organismus zweckmäßig. Menschliches Blut enthält 16% Hämoglobin. 16% Hämoglobin könnten aber gar nicht im Plasma gelöst werden, da die Löslichkeit des Blutfarbstoffs wesentlich geringer ist. Im Plasma frei gelöstes Hämoglobin wird rasch durch die Nieren ausgeschieden und außerdem in Methämoglobin (Hämiglobin) verwandelt. Die roten Blutkörperchen gewähren dem Hämoglobin einen Schutz vor der Ausscheidung und vor der Oxydation zu Hämiglobin.

Der Stoffwechsel der Erythrocyten unterscheidet sich von dem der anderen Körperzellen wesentlich. Sie haben eine äußerst geringe Sauerstoffaufnahme und gewinnen die von ihnen benötigte Energie im wesentlichen durch Glykolyse. Außerdem läuft in ihnen noch der Glucoseabbau über den Pentosephosphatweg ab. Da sie keine Mitochondrien enthalten, fehlt ihnen das zur Endoxydation der Nährstoffe benötigte System der Cytochrome-Cytochromoxydase. Hierdurch wird das in ihnen enthaltene Hämoglobin vor einer raschen und vollständigen Oxydation zu Methämoglobin bewahrt. Trotzdem entsteht in den Erythrocyten laufend etwas Methämoglobin, was davon herrührt, daß das Hämoglobin infolge seiner nahen chemischen Verwandschaft zu den eisenhaltigen Oxydationsfermenten selber in geringem Umfange die Eigenschaft eines solchen aufweist. Das ständig in den Erythrocyten entstehende Methämoglobin wird aber im Stoffwechsel der Erythrocyten immer wieder zu Hämoglobin hydriert. Ein Teil des bei der Dehydrierung von Triosephosphat anfallenden hydrierten DPN wird zu diesem Zweck benützt, schätzungsweise sind es etwa 10%. Der Rest dient, wie immer bei der Glykolyse, der Hydrierung von Brenztraubensäure zu Milchsäure. Das hydrierte DPN kann jedoch nicht direkt mit dem Methämoglobin reagieren. Infolgedessen ist ein gelbes Ferment (Hämiglobinreduktase) zwischengeschaltet. Bei der Reduktion des Hämiglobins sind also die folgenden Reaktionen beteiligt:

$$\text{Triosephosphat} + \text{DPN} \rightarrow \text{Phosphoglycerinsäure} + \text{DPN—H}_2,$$
$$\text{DPN—H}_2 + \text{Flavin} \rightarrow \text{DPN} + \text{Flavin-H}_2,$$
$$\text{Flavin-H}_2 + 2\ \text{Fe}^{+++}_{\text{HB}} \rightarrow \text{Flavin} + 2\ \text{Fe}^{++}_{\text{HB}}.$$

als Substrate für die Hämiglobinreduktion können außer Glucose auch noch Milchsäure und Äpfelsäure dienen. Weiterhin wird auch das bei der Dehydrierung

---
[1] GRANICK 1949.

von Glucose-6-phosphat zu Phosphogluconsäure anfallende hydrierte TPN unter Zwischenschaltung eines Flavinenzyms benützt.

Welche Prozesse mit dem physiologischen Altern der Erythrocyten verbunden sind, ist völlig unbekannt.

Die Erythrocyten des Menschen verbrauchen je 10^6 Zellen im Mittel 0,014 bis 0,28 Mikromole Glucose in der Stunde, die Leukocyten 4,7—13,2 Mikromole, die Thrombocyten praktisch nichts. Die Leukocyten haben eine starke aerobe Glykolyse.

1 Liter im eigenen Plasma suspendierter Erythrocyten haben in der Stunde einen Einstrom von 1,5—1,7 Milliäquivalenten K^+ und einen Ausstrom von 3,08 Milliäquivalenten Na^+ (37⁰). Die hierfür benötigte Energie beträgt 8,45 cal. 1 Liter Erythrocyten verbraucht in der Stunde im Mittel 1,18 Millimole Glucose, von denen 91—98% in Form von Milchsäure wiedergefunden werden. Die geringe Atmung entfällt auf die Oxydation von Glucose-6-phosphat zu Ribose-5-phosphat via 6-Phosphogluconsäure. Die in Form von ATP gewonnene Energie beträgt für 1 Liter Erythrocyten in der Stunde etwa 28 cal. Fast $1/3$ der erzeugten Energie wird für die Aufrechterhaltung des K^+- und Na^+-Ungleichgewichts gegen die Umgebung verbraucht[1].

Stoffwechsel der Nucleinsäuren.

Nucleotide und Nucleoside[2].

Der Organismus baut sowohl Ribonucleotide (RN) als auch Desoxyribonucleotide (DRN) auf. Untersuchungen mit markierten Substanzen ergaben, daß die Umsatzgeschwindigkeit der RN größer ist als die der DRN. Versuche unter Verwendung von markiertem Adenin, gleichgültig ob dasselbe mit C^{14} oder N^{15} markiert war, ergaben einen etwa 60—80mal schnelleren Umsatz der RN als der DRN. Man mußte nach diesen Befunden annehmen, daß die DRN einen so trägen Stoffwechsel haben, daß sie überhaupt nur während der Mitose aufgebaut bzw. abgebaut werden. Eine Wiederholung der Versuche unter Verwendung von P^{32} oder N^{15}-Glykokoll bzw. C^{14}-Glykokoll führte zu ganz anderen Resultaten. Die Umsatzgeschwindigkeit der RN war nur etwa 2—3mal so groß wie die der DRN. Nach diesen Versuchen hat also auch die DRN einen recht lebhaften Stoffwechsel und befindet sich mit ihren Vorstufen in einem dynamischen Gleichgewicht. Die DRN wird demnach laufend auch während der Ruheperiode einer Zelle und nicht nur während der Zellteilung synthetisiert. Eine befriedigende Erklärung für die Diskrepanzen der Befunde läßt sich augenblicklich noch nicht geben. Vermutlich liegen die Verhältnisse so, daß vorgebildete Purine, wie das Adenin, nicht sehr rasch in Polynucleotide eingebaut werden, während Vorstufen wie Glykokoll und Phosphorsäure schneller in den Polynucleotiden erscheinen, da die Polynucleotidbildung mit einer Totalsynthese von Purinmaterial bzw. Pyrimidinmaterial verknüpft ist. Im übrigen ist die Umsatzgeschwindigkeit der DRN in den Zellen keineswegs konstant, sondern hängt von dem Alter der Zellen ab. In einer regenerierenden Leber ist der Umsatz der DRN wesentlich rascher als in einer ruhenden Leber. Außerdem sollen bezüglich der Intensität des Stoffwechsels sowohl der Ribonucleotide als auch der Desoxyribonucleotide erhebliche artspezifische Unterschiede bestehen.

Über den Mechanismus der Biosynthese von Polynucleotiden ist wenig bekannt. Sie findet nur aerob statt und wird durch Vergiftung mit HCN oder Dinitrophenol gehemmt. Die zur Knüpfung der Bindungen erforderliche Energie

---

[1] BERNSTEIN 1953. [2] HEPPEL 1954, CHARGAFF 1950, BROWN 1951.

stammt aus ATP bzw. der oxydativen Phosphorylierung. Die bisherigen Erfahrungen sprechen dafür, daß Mononukleotide wie Adenylsäure und Guanylsäure nach Injektion rasch in Polynukleotide eingebaut werden, während die entsprechenden Nucleoside (Adenosin, Guanosin) sowie die freien Purinbasen (Adenin, Guanin) in viel geringerem Umfange hierzu Verwendung finden. Die bei der Spaltung von Nucleotiden in vivo frei werdenden Purine und Pyrimidine werden nicht in großem Umfange zur Biosynthese von neuen Polynucleotiden verwendet. Die säurelöslichen Nucleotide sind Vorstufen der RN und DRN. In der Darmschleimhaut und im Knochenmark stellt sich sehr rasch ein Gleichgewicht zwischen den niederen Nucleotiden und der Ribonucleinsäure ein[1].

Die ungleichmäßige Markierung der Polynucleotide bei der Biosynthese unter Verwendung von radioaktiven Substraten läßt vermuten, daß die Biosynthese ein komplizierter Prozeß ist, der in mehreren Stufen abläuft[2].

Auch über die Biosynthese von Mononucleotiden ist man nur sehr mangelhaft orientiert. Vermutlich erfolgt zuerst die Bildung von Nucleosiden. Hierbei ist das Enzym Nucleosidphosphorylase beteiligt, das Purine und Pyrimidine auf folgende Weise in Nucleoside[3] verwandelt:

$$\text{Adenosin} + \text{Ribose-1-phosphat} \rightleftharpoons \text{Adenosin} + \text{anorg. Phosphat}$$
$$\text{Hypoxanthin} + \text{Ribose-1-phosphat} \rightleftharpoons \text{Inosin} + \text{anorg. Phosphat}$$
$$\text{Cytosin} + \text{Ribose-1-phosphat} \rightleftharpoons \text{Cytidin} + \text{anorg. Phosphat}.$$

Entsprechend entstehen die Desoxyriboside unter Verwendung von Desoxyribose-1-phosphat:

$$\text{Guanin} + \text{Desoxyribose-1-phosphat} \rightleftharpoons \text{Guanindesoxyribosid} + \text{anorg. Phosphat}.$$

Die Lage des Gleichgewichts hängt von der Phosphatkonzentration ab und liegt unter den Körperbedingungen sehr zugunsten der Nucleosidsynthese.

Die in vielen Organen nachgewiesenen Nucleosid-phosphotransferasen übertragen dann Phosphat von energiearmen Phosphatverbindungen (z. B. Glucose-6-phosphat, Ribose-5-phosphat) auf Nucleoside, wodurch die entsprechenden Nucleotide entstehen.

Adenosin-5'-phosphorsäure (Muskeladenylsäure, MAP) wird durch die folgenden Reaktionen synthetisiert:

$$\text{Ribose-5-phosphat} + \text{ATP} \xrightarrow{\text{5-Phosphoribokinase}} \text{Ribose-1,5-diphosphat} + \text{ADP}$$
$$\text{Ribose-1,5-diphosphat} + \text{Adenin} \rightleftharpoons \text{Adenosin-5'-phosphorsäure} + \text{H}_3\text{PO}_4.$$

Bei der Biosynthese des Purinrings entstehen primär keine Purinbasen, sondern Nucleotide (s. S. 381).

Jede weitere Umsetzung von Polynucleotiden hat deren Depolymerisierung zu Mononucleotiden bzw. Oligonucleotiden zur Voraussetzung. Die Depolymerisierung der RN erfolgt durch die Ribonuclease, die der Desoxyribonucleotide durch die Desoxyribonuclease. Beide Nucleotide werden enzymatisch nicht vollständig aufgespalten, es bleibt jeweils ein weiter nicht mehr spaltbarer „Kern" des Polynucleotidmoleküls übrig. Manche Organe enthalten einen spezifischen Hemmstoff für die Desoxyribonuclease. Er ist ein Protein, das sich in einer stöchiometrischen, reversiblen Reaktion mit dem Enzym verbindet.

Beim Abbau der Polynucleotide erfolgt nach der Depolymerisierung eine Dephosphorylierung. Ob diese durch spezifische oder unspezifische Phosphatasen erfolgt, ist noch Gegenstand von Kontroversen. Näher charakterisiert wurde bisher eine 5-Nucleotidase. Die Desaminierung erfolgt im Tierkörper im wesentlichen auf der Stufe der Nucleoside oder Nucleotide. Sowohl für die

---

[1] BENNETT, KRUECKEL 1955a, b.   [2] MOLDAVE, HEIDELBERGER 1954.
[3] KALCKAR 1952, HEPPEL 1954.

Adenosin-5'-phosphorsäure (Muskeladenylsäure) als auch die Adenosin-3'-phosphorsäure (Hefeadenylsäure) existieren im Organismus spezifische Desaminasen. Muskulatur enthält große Mengen der Muskeladenylsäuredesaminase. Bei einer stärkeren Muskelarbeit wird ein großer Teil der Muskeladenylsäure zu Inosinsäure desaminiert, worauf in der Erholungsphase eine Reaminierung der letzteren zu Adenylsäure erfolgt. Außerhalb des Muskels werden vermutlich vorwiegend Nucleoside desaminiert.

Die Nucleoside können dann durch die Nucleosidphosphorylase unter Aufnahme von Orthophosphat zu den freien Purinen und Ribose-1-phosphat aufgespalten werden. Die Spaltung der Mononucleotide zu den Purinen vollzieht sich nach dem folgenden Schema:

Adenylsäure   Guanylsäure
↓   ↓
Adenosin   Guanosin
↓   ↓
Inosin
↓   ↓
Hypoxanthin   Xanthin

Biosynthese der Pyridinnucleotide und Flavinnucleotide[1].

Die als prosthetische Gruppe der Pyridinproteide (Dehydrogenasen) wirkenden Pyridinnucleotide Diphosphopyridinnucleotid (DPN) und Triphosphopyridinnucleotid (TPN) werden aus Nicotinsäureamid in der folgenden Weise gebildet:

Nicotinsäureamid + Ribose-1,5-diphosphat → Nicotinsäureamid-mononucleotid + Orthophosphat

Nicotinsäureamid-mononucleotid + ATP ⇌ DPN + Pyrophosphat

TPN entsteht aus DPN durch enzymatische Phosphorylierung:

DPN + ATP → TPN + ADP

In analoger Weise werden die Flavinnucleotide synthetisiert:

Riboflavin + ATP $\xrightarrow{\text{Flavokinase}}$ Flavinmononucleotid + ADP

Flavinmononucleotid + ATP ⇌ Flavinadenin-dinucleotid + Pyrophosphat.

Nicotinsäureamid-mononucleotid

Der Abbau der angeführten Coenzyme vollzieht sich durch die Umkehrung dieser Reaktionen. Das Vermögen der Organe, Coenzyme zu spalten, ist beträchtlich. 1 mg Gehirntrockensubstanz spaltet in der Stunde bis zu 1,56 Mikromole DPN. Eine äußerst lebhafte Spaltung findet in Erythrocytenhämolysaten statt.

Purine und Pyrimidine[2].

Daß der Organismus zur Biosynthese von Purinmaterial befähigt ist, wurde schon im vergangenen Jahrhundert von MIESCHER in seinen klassischen Untersuchungen am Rheinlachs bewiesen. Durch Verwendung von Isotopen ließ sich die Herkunft aller Atome des Purinrings aufklären. Die wichtigsten Bausteine sind Glykokoll, CO_2 und Formiat. Bei der Biosynthese von Hypoxanthin in Taubenleberhomogenaten werden die erwähnten Substanzen in den molaren Verhältnissen 1:1:2 verbraucht. Die anderen in dem Schema mitaufgeführten Substanzen sind vermutlich keine direkten Ausgangssubstanzen, sondern werden erst nach Umwandlung in Glykokoll zur Purinsynthese verwertet.

---

[1] HEPPEL 1954, SINGER, KEARNY 1954.   [2] CHRISTMAN 1952, SCHULMAN 1954.

Biosynthese des Purinrings.

4-Aminoimidazolcarbon-
säureamid-5

Als Zwischenprodukt der Purinsynthese wurde das 4-Aminoimidazolcarbonsäureamid diskutiert, das sich von den Purinen nur durch das Fehlen eines C-Atoms unterscheidet. In der Tat wird auch die Substanz, wenn man sie Taubenleberhomogenaten zusetzt, in großem Umfange zur Synthese von Hypoxanthin verwertet. Bei der Inkubation von Taubenleberhomogenaten mit markiertem Glykokoll wird aber kein markiertes 4-Aminoimidazolcarbonsäureamid erhalten. Dieser Befund schließt aus, daß diese Substanz ein zwangsläufiges Zwischenprodukt bei der Biosynthese des Purinrings ist. Als Primärprodukt der Purinsynthese in der Taubenleber wurde Inosinsäure nachgewiesen, die über Inosin, Hypoxanthin in Harnsäure verwandelt wird. Weiterhin ist wahrscheinlich gemacht worden, daß der Ringschluß des Aminoimidazolcarbonsäureamids zu dem Purinring, der durch einen Einbau von Formiat erfolgt, nicht mit der freien Substanz stattfindet, sondern mit deren Ribotid, das heißt nach ihrer Vereinigung mit Ribose und Phosphorsäure. Als weitere

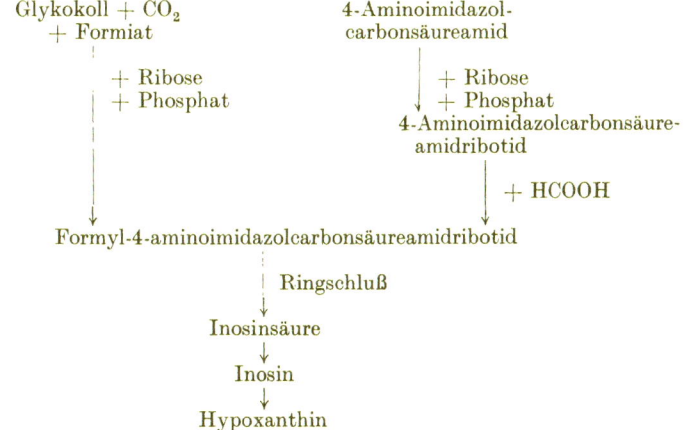

(α-N-Formyl)-glycinamidribotid

Zwischenprodukte bei der Biosynthese von Inosinsäure in der Leber wurden Glycinamidribosid und (α-N-Formyl)-glycinamidribotid wahrscheinlich gemacht. Das Gesagte wird durch das folgende Schema veranschaulicht:

```
    Glykokoll + CO₂              4-Aminoimidazol-
      + Formiat                  carbonsäureamid
         |                              |
         | + Ribose                     | + Ribose
         | + Phosphat                   | + Phosphat
         |                        4-Aminoimidazolcarbonsäure-
         |                              amidribotid
         |                              |
         |                              | + HCOOH
         |                              ↓
         └────→ Formyl-4-aminoimidazolcarbonsäureamidribotid
                              |
                              | Ringschluß
                              ↓
                         Inosinsäure
                              ↓
                           Inosin
                              ↓
                        Hypoxanthin
```

Pteroylglutaminsäure (Folsäure), bzw. der Citrovorum Faktor (Leucoverin, Folininsäure), die für jeden Einbau von Formiat unerläßlich sind, spielen daher auch eine wichtige Rolle bei der Biosynthese des Purinrings. Im Folsäuremangel ist daher die Purinsynthese stark herabgesetzt. Näheres über die Transformylierung s. S. 332. Knochenmark ist nicht zur Biosynthese des Purinrings befähigt.

Hypoxanthin und Xanthin werden durch das gelbe Ferment Xanthinoxydase zu Harnsäure oxydiert. Die Säugetiere, außer den Primaten, oxydieren den größten Teil der Harnsäure weiter zu Allantoin. Die Reaktion ist komplizierterer Art und verläuft über mehrere Zwischenstufen, von denen die eine vermutlich Oxyacetylendiureidocarbonsäure ist. Das bei der Allantoinbildung beteiligte Enzym wird Uricase genannt. Manche Tiere (z. B. Fische und Frösche) bauen Allantoin durch zwei weitere Enzyme Allantoinase und Allantoikase zu Harnstoff und Glyoxylsäure ab.

$$\underset{\text{Allantoin}}{\begin{array}{c}H_2N\quad CO-NH\\ |\qquad\quad |\\ OC\qquad CO\\ |\qquad\quad |\\ HN\text{---}CH\text{---}NH\end{array}} \rightarrow \underset{\text{Allantoinsäure}}{\begin{array}{c}H_2N\quad COOH\quad NH_2\\ |\qquad\quad |\\ OC\qquad CO\\ |\qquad\quad |\\ HN\text{---}CH\text{---}NH\end{array}} \rightarrow \underset{\text{2 Mol Harnstoff + Glyoxylsäure}}{\begin{array}{c}H_2N\quad COOH\quad NH_2\\ |\qquad |\qquad |\\ OC\;+\quad\;\;+\;CO\\ |\qquad |\qquad |\\ H_2N\quad CHO\quad NH_2\end{array}}$$

Der Mensch vermag Harnsäure nicht in großem Umfange weiter umzusetzen. Injizierte, markierte Harnsäure wird nahezu quantitativ wieder ausgeschieden, im Mittel zu etwa 80%[1]. Nach Gaben von Harnsäure per os erscheint nur ein Bruchteil der Dosis im Harn, da ein Teil der Harnsäure durch die Darmbakterien zerstört wird. Durch Injektion markierter Harnsäure und Bestimmung der Isotopenverdünnung ließ sich der Harnsäure-Pool des gesunden Menschen zu rund 1 g bestimmen. Man kann daraus entnehmen, daß die Harnsäure normalerweise nur extracellulär vorkommt und nicht in den Zellen gespeichert wird. 50—75% des Harnsäure-Pools werden täglich durch neugebildete Harnsäure ersetzt. Bei Gichtkranken sind Harnsäure-Pool und Harnsäurekonzentration im Blut stark erhöht[2].

Im menschlichen Harn finden sich neben der Harnsäure zumeist noch 1-Methylharnsäure, 7-Methylharnsäure und 1,7-Dimethylharnsäure. Die methylierten Harnsäuren entstehen aus den aufgenommenen Methylxanthinen (Coffein, Theobromin, Theophyllin), die im Organismus eine partielle Demethylierung erleiden.

Die Einverleibung größerer Dosen Adenin wirkt toxisch. In den Nieren findet man dann mitunter eine Ablagerung von kristallisiertem 2,8-Dioxyadenin, das aus dem Adenin durch die Xanthinoxydase entsteht. Nach der Verfütterung mäßiger Dosen Adenin an Tiere findet man etwa die Hälfte der Substanz in Nucleotide eingebaut, ein kleiner Teil erscheint in der ATP und der Rest der Substanz wird im Harn in Form von Harnsäure oder Allantoin aufgefunden.

Bei Tieren und Mikroorganismen ist die Orotsäure Muttersubstanz der Pyrimidine. 2,4-Diaminopyrimidin, das früher als Pyrimidinvorstufe diskutiert wurde, scheidet als solche aus, da es im tierischen Organismus völlig stoffwechselinert ist.

$$\underset{\text{Orotsäure}}{\begin{array}{c}O\\ \|\\ HN\diagup C\diagdown CH\\ |\qquad\quad\|\\ OC\diagdown_N\diagup C-COOH\\ |\\ H\end{array}} \quad \underset{\text{Uracil}}{\begin{array}{c}O\\ \|\\ HN\diagup\overset{6}{C}\diagdown\overset{5}{CH}\\ |\overset{1}{\,}\quad\quad\|\\ OC\diagdown_{\overset{N}{3}}\diagup\overset{4}{CH}\\ |\\ H\end{array}} \quad \underset{\text{Cytosin}}{\begin{array}{c}NH_2\\ \|\\ N\diagup C\diagdown CH\\ \|\qquad\quad\|\\ OC\diagdown_N\diagup CH\\ |\\ H\end{array}} \quad \underset{\text{2,4-Diaminopyrimidin}}{\begin{array}{c}H\\ \|\\ N\diagup C\diagdown CH\\ \|\qquad\quad\|\\ H_2N-C\diagdown_N\diagup C-NH_2\end{array}}$$

[1] WYNGAARDEN, STETTEN 1953.   [2] GUTMAN 1951.

Orotsäure enthält schon den Pyrimidinring. Ihre Biosynthese erfolgt aus NH_3, CO_2 und Asparaginsäure:

$$NH_3 + CO_2 \quad \text{L-Asparaginsäure} \rightarrow \text{L-Ureidobernsteinsäure}$$

$$\rightarrow \text{Dihydroorotsäure} \rightarrow \text{Orotsäure}$$

Die Methylierung von Cytosin zu Thymin bzw. von Cytidin zu Thymidin erfolgt unter Verwendung von Formiat bzw. solchen Substanzen, die im Tierkörper Formiat liefern können, insbesondere aus dem C(3)-Atom von Serin oder dem C(2)-Atom von Glykokoll.

Die Pyrimidinbasen werden zu Harnstoff abgebaut. Im tierischen Organismus erfolgt der Abbau vermutlich nach dem folgenden Schema:

Abbau der Pyrimidine im Organismus[1].

Cytosin → Uracil → Barbitursäure → Harnstoff + Malonsäure → $CO_2 + NH_3$

5-Methylcytosin → Thymin → 5-Methylbarbitursäure → X

Leberschnitte und Nierenschnitte bilden aus Dihydrothymin und Dihydrouracil beträchtliche Mengen β-Aminoisobuttersäure und β-Alanin, je Stunde 10—60 Mikromole je Gramm Gewebe. Die Ausbeute an β-Aminoisobuttersäure ist aus Thymin wesentlich geringer[2].

Versuche mit C^{14}-Alloxan haben gezeigt, daß das C^{14} der Substanz im Organismus nicht gespeichert wird. Über 90% werden innerhalb von 24 Std im Harn ausgeschieden. Alloxan wird nicht zu CO_2 oxydiert oder in Harnstoff übergeführt. Die Hauptmenge der Substanz wird im Harn in Form von Alloxanthin ausgeschieden. Alloxan ist kein physiologisches Stoffwechselintermediärprodukt.

---

[1] HAYAISKI, KORNBERG 1952.   [2] FINK, FINK und HENDERSON 1953.

Stoffwechselantagonisten[1].

Stoffwechselantagonisten (Antimetabolite) sind Substanzen, die auf Grund ihrer ähnlichen chemischen Konstitution in einer lebenden Zelle den Platz eines Metaboliten besetzen, ohne dessen Funktion übernehmen zu können. Ein Antimetabolit verdrängt also einen Metaboliten von seinem Platz (etwa von einem Enzym oder einem anderweitigen Substrat), wobei die folgende Beziehung gilt:

Metabolit-Substrat + Antimetabolit $\rightleftharpoons$ Antimetabolit-Substrat + Metabolit.

Durch die Verdrängung des Metaboliten von seinem Substrat wird dieses blockiert und seiner physiologischen Funktion entzogen. Maßgebend für das Ausmaß der Verdrängung ist (wie sich aus der obigen Formel ableiten läßt) das Verhältnis der Konzentrationen von Antimetabolit und Metabolit. Der Quotient Antimetabolit/Metabolit wird Hemmungsindex genannt. Er gibt an, wieviele Mole des Antimetaboliten erforderlich sind, um 1 Mol des Metaboliten von seinem Platz zu verdrängen. Je kleiner der Hemmungsindex ist, um so aggressiver und wirksamer ist der Antimetabolit. Der Hemmungsindex kann, je nach dem System Antimetabolit/Metabolit und Art des Lebewesens, sehr unterschiedlich sein. Es gibt Systeme, in denen schon wenige Mole Hemmstoff genügen, um 1 Mol des Metaboliten zu verdrängen. In anderen Systemen können viele tausende von Molen dazu erforderlich sein.

Ein altbekanntes Beispiel der Verdrängung eines Metaboliten durch einen Antimetaboliten ist das System Sauerstoff-Kohlenoxyd-Hämoglobin. Bekanntlich hat das Hämoglobin eine rund 250mal größere Affinität zu dem Kohlenoxyd als zum Sauerstoff. Der Hemmungsindex wäre also in diesem Falle 1/250. Ein Mol CO vermag 250 Mole O_2 vom Hämoglobin zu verdrängen.

In vielen Fällen, insbesondere im höheren Organismus, liegen die Verhältnisse komplizierter, weil sekundäre Reaktionen das Bild verschleiern, etwa wenn der Hemmstoff im Stoffwechsel zerstört wird oder wenn anderweitige toxische Eigenschaften des Antimetaboliten das Bild variieren.

Die ersten bekannten Beispiele für Antimetabolit-Metabolitsysteme waren die Systeme Antivitamin-Vitamin. Antivitamine kennt man in erster Linie im Bereich der B-Vitamine. Die B-Vitamine werden vom Organismus als Bausteine für die prosthetische Gruppe mancher Enzyme benötigt (Tabelle 28). Antivitamine werden vom Organismus anstelle der Vitamine in die prosthetischen

Tabelle 28. *B-Vitamine als Bausteine der prosthetischen Gruppe von Enzymen.*

Vitamin	Prosthetische Gruppe	Enzym (bzw. Stoffwechselreaktion)
Thiamin (Aneurin)	Thiaminpyrophosphat (Cocarboxylase)	Carboxylase Pyruvatoxydase-System Acetoinbildung
Lactoflavin	Flavinmononucleotid (FMN) Flavin-Adenin-dinucleotid (FAD)	Flavinenzyme (Gelbe Fermente)
Nicotinsäure	Diphosphopyridinnucleotid (DPN) Triphosphopyridinnucleotid (TPN)	Dehydrogenasen
Pyridoxal	Pyridoxal-5-phosphat	Aminosäuredecarboxylasen Transaminasen Tryptophanase
Pantothensäure	Coenzym A	Transacetylierungen
Biotin	?	Decarboxylierungen, Carboxylierungen
Folsäure	Citrovorum-Faktor ?	Transformylierungen

[1] WOOLLEY 1946, KNOBLOCH 1950, WILLIAMS, EAKIN, BEERSTECHER, SHIVE 1950, WRIGHT 1951.

Gruppen eingebaut, blockieren dadurch die Apoenzyme und führen daher durch Ausfall der Enzyme zu konkreten Stoffwechselstörungen. Beispielsweise wird das als Tuberkulostaticum bekannte Isonicotinsäurehydrazid anstelle von Nicotinsäure bei der Synthese von DPN bzw. TPN (s. S. 380) verwendet. Dabei entsteht eine dem DPN bzw. TPN strukturanaloge Substanz, die aber nicht als Codehydrogenase fungieren kann.

Mit am besten in ihrer Wirkung auf den tierischen Organismus wurden die Folsäureantagonisten wie z. B. 4-Aminofolsäure (Aminopterin) und methylierte Folsäuren untersucht. Neben der Hemmung des Wachstums von Mikroorganismen und den Versuchen, solche Substanzen zur Chemotherapie von Tumoren zu verwenden, haben sich die Antivitamine als wertvolle Hilfsmittel zum Studium der Vitaminwirkungen erwiesen. Denn man kann mit ihrer Hilfe leicht Vitaminmangelzustände bewirken, ohne gezwungen zu sein, die meist außerordentlich schwierig herzustellenden, vitaminfreien Diätformen verfüttern zu müssen.

Antivitamine sowie die anderweitigen Antimetabolite erhält man durch geringfügige Veränderungen der chemischen Struktur von Vitaminen bzw. Metaboliten. Die Einzelheiten der hierbei eine Rolle spielenden Gesetze sind noch unbekannt. Antimetabolitwirkungen kann man z. B. durch die folgenden Maßnahmen erhalten:

Verwendung von optischen Antipoden,
Verwendung von homologen Substanzen,
Ersatz einer Carboxylgruppe durch den Sulfosäurerest,
Veränderung von Seitenketten cyclischer Substanzen,
Veränderungen in Ringsystemen.

Von den Aminosäureantagonisten sind am besten untersucht Strukturanaloge von Phenylalanin (z. B. β-3-Furylalanin und β-3-Thenylalanin) und Methionin (z. B. Äthionin und Methoxinin).

Die Verabreichung von Aminosäureantagonisten verhindert den Einbau der betreffenden Aminosäure in die Proteine. Anstelle der normalen Proteine entstehen dann solche, welche die Aminosäureantagonisten enthalten. Die Folge der Bildung dieser abnormen Proteine ist eine generelle Zellstoffwechselstörung.

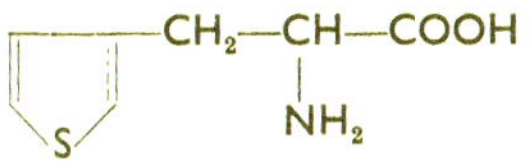

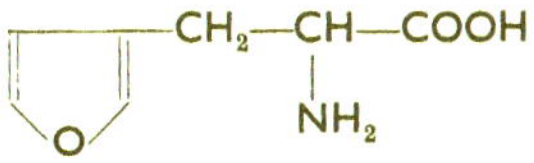

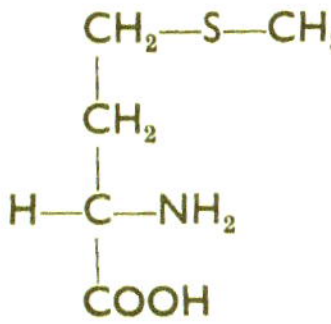

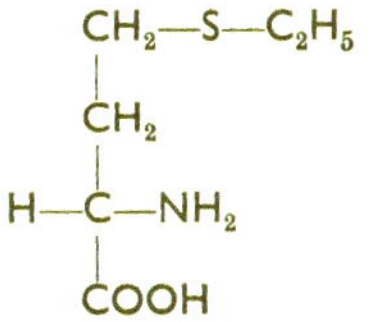

Verfütterung von Aminosäureantagonisten führt daher unter anderem zur Wachstumshemmung bei jungen Tieren, die sich durch reichliche Gaben der betreffenden Aminosäure wieder aufheben läßt, weil dadurch der Aminosäureantagonist wieder aus den Proteinen verdrängt wird. Die Methioninantagonisten hemmen weiterhin die Transmethylierungen. Viele Aminosäureantagonisten werden von Enzymen des Aminosäurestoffwechsels angegriffen, z. B. von den Aminosäureoxydasen oxydativ desaminiert oder von den Aminosäuredecarboxylasen decarboxyliert.

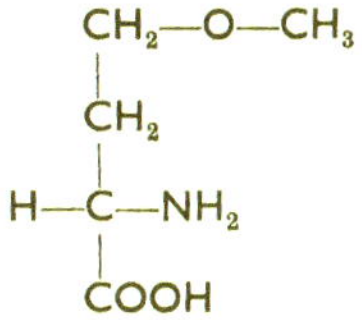

Großes Interesse, vor allem hinsichtlich der Möglichkeit der Chemotherapie von Tumoren, besitzen die Purinantagonisten und Pyrimidinantagonisten. Die wichtigsten sind in der Tabelle 29 zusammengestellt.

Tabelle 29.
Pyrimidinantagonisten und Purinantagonisten.

Pyrimidinantagonisten	Purinantagonisten
5-Aminouracil	2-Aminopurin
5-Oxyuracil	2,6-Diaminopurin
2,4,6-Triaminopyrimidin	2,8-Dioxypurin
4,6-Diamino-2-oxypyrimidin	Benzimidazol
	8-Azaguanin
	Azaadenin

Am Beispiel des C^{14}-Azaguanins ließ sich zeigen, daß es zum Aufbau eines Ribosids bzw. Desoxyribosids verwendet sowie in die Polynucleotide der Organe und Tumoren eingebaut wird. Es entstehen so abnorme Polynucleotide, welche die normale Nucleotidfunktion in den Zellen nicht ausüben können. Die meisten Purinantagonisten und Pyrimidinantagonisten wirken beim Tier stark toxisch, bewirken Störungen der Neubildung von Zellen, insbesondere von Erythrocyten und Leukocyten, und rufen, Embryonen injiziert, Mißbildungen hervor.

4,6-Diamino-2-oxypyrimidin   Benzimidazol   8-Azaguanin (Guanazol)

Die Enzyme des Purinstoffwechsels wirken auf manche der Antagonisten ein. Azaguanin und Azaxanthin werden von der Guanase desaminiert und von der Xanthinoxydase oxydiert.

Der Glucosestoffwechsel läßt sich durch Glucoseantagonisten hemmen. Solche Antagonisten sind u. a. 2-Desoxyglucose und 6-Desoxy-6-fluorglucose. Bei der Inkubation von Zellen oder Gewebepräparationen mit solchen Substanzen wird sowohl der anaerobe als auch der aerobe Abbau der Glucose gehemmt.

Lokalisation der Stoffwechselprozesse an den Zellstrukturen[1].

Es gibt manche chemische Reaktionen, die sich überall in der Zelle abspielen können. Viele Prozesse sind jedoch an bestimmte Strukturen gebunden und dadurch von anderen, gleichzeitig in der Zelle ablaufenden Reaktionen abgetrennt. Die räumliche Trennung von Stoffwechselprozessen durch Lokalisierung an verschiedenen Strukturen ermöglicht einen geordneten Ablauf des gesamten Stoffwechsels und vermeidet Störungen, die sich in einem ungeordneten System zwangsläufig ergeben müßten. Außerdem kann die Durchführung langer Reaktionsketten in ergiebiger Weise nur in einem geordneten System stattfinden, also in einem System, in dem die einzelnen Enzyme in sinnvoller Weise nacheinander zur Wirkung kommen. Dies wird in den Zellen des Organismus dadurch erreicht, daß viele Enzyme, insbesondere solche, die bei längeren Reaktionsketten beteiligt sind, strukturgebunden vorliegen. So ist die gesamte Endoxydation der Nährsubstrate und die damit gekoppelte Erzeugung von energiereichem Phosphat in den Mitochondrien lokalisiert.

---

[1] LANG 1955, LANG, SIEBERT 1954, ALLFREY, MIRSKY, STERN 1955, DOUNCE 1954, RUNNSTRÖM 1952, HOLTER 1952, CLAUDE 1949.

Die *Mitochondrien* sind ein geordnetes Multienzymsystem, in dem die bei der Endoxydation der Nährsubstrate und bei der oxydativen Phosphorylierung beteiligten Enzyme und Coenzyme strukturgebunden in der „richtigen Reihenfolge" vorliegen, also so angeordnet sind, daß die Substrate die geringstmöglichen Wegstrecken zurücklegen müssen. Lange Reaktionsketten werden daher in einem Minimum an Zeit durchlaufen. Über die Art und Weise, wie die Enzyme strukturgebunden sind, ist man gegenwärtig noch nicht unterrichtet. Vermutlich sind Phosphatide neben Ribonucleotiden und Proteinen dabei beteiligt.

Stoffwechsel und Struktur bedingen sich gegenseitig. Durch Zerstörung der Struktur der Mitochondrien werden ihre Stoffwechselleistungen alteriert. Ursache ist die Desorientierung der vorher geordnet vorliegenden Enzyme. Besonders empfindlich gegen Eingriffe in die Struktur ist die oxydative Phosphorylierung. Bei Schädigungen der Struktur sinkt sofort der Quotient P:O, der normalerweise bei etwa 3 gelegen ist, ab, was bedeutet, daß die anfallende Energie nicht mehr so ökonomisch verwertet werden kann. Umgekehrt ist die Gewinnung von Energie Voraussetzung für die Erhaltung der Struktur und die Aufrechterhaltung der Konzentrationsunterschiede gegenüber der Umgebung, sei es durch aktive Konzentrierung von Substanzen, sei es durch aktive Extrusion. Das Gesagte ist

Schema der wichtigsten Stoffwechselleistungen der Mitochondrien.

$$\text{Fettsäuren} \searrow \quad \text{Brenztraubensäure} \leftarrow \begin{cases} \text{L-Alanin} \\ \text{L-Serin} \end{cases}$$
$$\text{Acetyl-CoA}$$
$$+$$
$$\text{Oxalessigsäure} \leftarrow \text{L-Asparaginsäure}$$
$$\text{Bernsteinsäure} \quad \text{Citronensäure}$$
$$\alpha\text{-Ketoglutarsäure}$$
$$\uparrow$$
$$\text{L-Glutaminsäure}$$
$$\nearrow \quad \nwarrow$$
$$\text{L-Prolin} \quad \text{L-Oxyprolin}$$

leicht verständlich, wenn man bedenkt, daß die chemischen Substanzen, aus denen die Strukturen aufgebaut sind, selber einem Stoffwechsel unterworfen sind und sich in einem dynamischen Gleichgewicht mit ihren Bausteinen befinden. Ihre Erneuerung durch Biosynthese ist aber ein Energie verzehrender Prozeß. Dasselbe gilt für die Aufrechterhaltung von Konzentrationsunterschieden gegen Konzentrationsgefälle.

Die Mitochondrien aller Zellen haben, soweit es sich heute übersehen läßt, grundsätzlich dieselbe Enzymausstattung. Sie sind zur Bildung von Citronensäure aus dem Acetyl-Coenzym A sowie zur Oxydation der Glieder des Citronensäurecyclus befähigt. Unterschiede ergeben sich jedoch in quantitativer Beziehung und dadurch, daß manche „Zubringerenzyme" zum Citronensäurecyclus vorhanden sein bzw. fehlen können. So vermögen z. B. Gehirnmitochondrien, im Gegensatze zu den Mitochondrien der anderen Organe, kein L-Alanin zu oxydieren, weil sie diese Aminosäure nicht in Brenztraubensäure überführen können (s. auch Tabelle 30).

Tabelle 30. *Stoffwechselleistungen der Mitochondrien verschiedener Organe.*

Substratoxydation	Leber	Niere	Herz	Muskel	Gehirn	Milchdrüse	Ascitestumor	Samenblasen
Glieder des Citronensäurecyclus	+	+	+	+	+	+	+	+
Brenztraubensäure	+	+	+	+	+		+	
L-Glutaminsäure	+	+	+	+				
L-Alanin		+			—			
L-Prolin	+	+						
Fettsäuren	+	+	+	+	—	+		
Propionsäure	+	—	—					
Dicarbonsäuren	—	+	—	—				

Die Mitochondrien eines Organs sind keineswegs einheitlich. Durch vorsichtige Fraktionierung haben sich aus der Rattenleber verschiedene Mitochondrienarten isolieren lassen, die sich durch Größe, Sedimentierbarkeit, chemische Zusammensetzung und Enzymausstattung voneinander unterscheiden. Ihre grundsätzlichen Stoffwechselleistungen sind jedoch dieselben.

Abgesehen von der biologischen Oxydation und der oxydativen Phosphorylierung sind noch die folgenden Stoffwechselprozesse ganz oder vorwiegend in den Mitochondrien lokalisiert:

Jodierung von Thyreoglobulin in der Schilddrüse,
Oxydation von Aldehyden zu Säuren,
Oxydation von Cholin zu Betain,
Oxydative Desaminierung von Aminen,
Bildung von Allantoin aus Harnsäure,
Oxydation von Rutin und Quercetin,
Rhodanbildung,
Transaminierung Kynurenin-α-Ketoglutarsäure,
Phosphorylierung von Glycerin zu L-α-Glycerophosphat,
Phosphorylierung von Serin im Verband von Casein,
Oxydation von Sulfit durch die Sulfitoxydase,
Oxydation von Desoxycorticosteron zu Corticosteron,
11-Hydroxylierung von Progesteron zu 11β-Oxyprogesteron.

Der *Zellkern* enthält keine Oxydationsfermente und ist an der Gewinnung und Speicherung von Energie in den Zellen nicht beteiligt. Die Zellkerne sind jedoch zu einer Reihe von synthetischen Leistungen befähigt wie Knüpfung von Peptidbindungen (Proteinsynthese), Bildung von Nucleotiden und Phosphatiden. Die für diese synthetischen Leistungen benötigte Energie bezieht der Zellkern in Form von energiereichem Phosphat aus den anderen Zellstrukturen. Auch die Zellkerne sind ein geordnetes Multienzymsystem, bei dem die Enzyme strukturgebunden vorliegen.

Versuche mit markierten Substanzen haben gezeigt, daß der Zellkern sowohl Desoxyribonucleotide als auch Ribonucleotide aufbaut. Die Neubildung von Desoxyribonucleotiden ist größer, als der Mitoserate entspricht (Tabelle 31). Die DNS ist also nicht dem Stoffwechsel entzogen, sondern steht auch in der ruhenden Zelle in einem dynamischen Gleichgewicht mit ihren Bausteinen. In jungen oder in Regeneration befindlichen Geweben ist der Umfang der DNS-Synthese größer als in ruhenden. Auch das Verhältnis des Umsatzes der Ribonucleotide zu dem der Desoxyribonucleotide ist in den Zellkernen aktiver Gewebe anders als in denen von ruhenden Geweben. Für den Einbau von C^{14}-Glykokoll beträgt dieser Quotient bei der Rattenleber 5—11, beim Pankreas 1—3.

Tabelle 31. *Mitoserate und Neubildung von Desoxyribonucleinsäure (Ratte).*

Zellart	Prozent des DNS-Bestandes täglich erneuert	Prozent der Zellen täglich Teilung
Leber	1,24	0,7
Lunge	10,7	4,0
Darmschleimhaut	115	43

Der Zellkern synthetisiert aber nicht nur die gesamte DNS der Zelle, sondern auch den größten Teil der RNS. Der Umfang der Nucleotidsynthese ist von verschiedenen Faktoren abhängig. Er ist unter günstigen Ernährungsbedingungen wesentlich größer als unter ungünstigen. Bei der Biosynthese wird weniger auf die Verwendung von schon vorgebildeten Purinen bzw. Pyrimidinen zurückgegriffen. Sie ist in größerem Umfange mit der Neubildung von Purinmaterial aus den Vorstufen verknüpft. Näheres s. S. 381.

Die Zellkerne sind in hohem Maße mit Proteasen ausgestattet. Kathepsin findet sich im Zellkern in einer höheren Konzentration als in den anderen Zellbestandteilen. Weiterhin enthält der Zellkern in großem Umfange Peptidasen. Daneben lassen sich auch noch zahlreiche, beim Aminosäurestoffwechsel beteiligte Enzyme nachweisen. Versuche mit markierten Aminosäuren in vitro haben gezeigt, daß der Zellkern zu einer Proteinsynthese befähigt ist. Manche Enzyme finden sich im Zellkern in einer auffallend hohen Konzentration, z. B. die Arginase der Leber und das Trypsin des Pankreas (Tabelle 32).

Inwieweit der Zellkern bei der Biosynthese von Enzymen beteiligt ist, läßt sich heute nicht angeben.

Auch in Abwesenheit des Zellkerns läuft noch eine Proteinsynthese in den Zellen ab. Bei Versuchen mit Acetabularia mediterranea, bei denen die Zellen in eine kernhaltige und kernlose Hälfte zerschnitten worden waren, verlief die Proteinsynthese in den ersten 14 Tagen in beiden Hälften gleich, hörte dann jedoch in der kernlosen allmählich auf. Ursache ist vermutlich Schwinden eines Coenzym-Nucleotids in der kernlosen Hälfte und dadurch eine Störung der Verwendung von Nährsubstraten.

Tabelle 32.
Verteilung von Enzymen im ruhenden Schweinepankreas auf den Zellkern.

Enzym	Prozent des gesamten Bestandes der Zelle im Zellkern
Trypsin . .	67
Amylase . .	10
Lipase . . .	1,2

Bei Thymuszellkernen wurde gezeigt, daß eine Vorbehandlung mit Desoxyribonuclease die Fähigkeit zur Proteinsynthese vernichtet, während die Behandlung mit Ribonucleinsäure in dieser Beziehung wirkungslos ist.

Die submikroskopischen Partikelchen (*Mikrosomen*) sind wesentlich schlechter definiert als alle anderen Zellbestandteile. Als Hinweis, daß sie Partikelchen sind, die präformiert in der Zelle vorkommen und dort eine spezielle Funktion im Stoffwechsel ausüben, läßt sich anführen, daß sie sich chemisch (z. B. durch ihren hohen Gehalt an Lipoiden und Ribonucleinsäure) und auch bezüglich ihrer Enzymausstattung von den größeren Partikelchen unterscheiden. In einer auffallend hohen Aktivität wurden unter anderem die folgenden Enzyme in den Mikrosomen nachgewiesen: Lipasen, Vitamin A-Esterase, DPN-Cytochrom c-Reduktase, Glucose-6-phosphatase.

In besonders hohem Maße sind die Mikrosomen zur Proteinsynthese befähigt. In vivo und in vitro bauen die Mikrosomen am intensivsten markierte Aminosäuren in ihr Protein ein. Etwa 70% des im Verlaufe eines Tages von einer Leberzelle erzeugten Proteins werden von den Mikrosomen synthetisiert. Zwischen dem Ribonucleinsäuregehalt der Mikrosomen und der Intensität der in ihnen ablaufenden Proteinbildung besteht eine Proportionalität. Behandlung der Mikrosomen mit Ribonuclease vernichtet ihre Fähigkeit zur Proteinsynthese.

Das nach Abtrennung aller Partikelchen dann übrigbleibende *Cytoplasma* ist sicher noch eine heterogene Fraktion, die sich vielleicht nach Verbesserung der gegenwärtig zur Verfügung stehenden Methoden noch weiter aufteilen läßt. Das Cytoplasma ist ein ungeordnetes Multienzymsystem. Die einzelnen Enzyme und Coenzyme sind nicht strukturgebunden. Substrate, Enzyme und Coenzyme legen daher oft weite Wegstrecken zurück, was im Zusammenhang mit dem Stofftransport in der Zelle von Bedeutung ist.

Im Cytoplasma sind eine Reihe von Stoffwechselprozessen lokalisiert, insbesondere die Glykolyse und der größte Teil des Aminosäurestoffwechsels, soweit er nicht mit Gliedern des Citronensäurecyclus in Beziehung steht. Im Rahmen der Energiegewinnung fällt dem Cytoplasma die Aufgabe zu, das wichtigste

Substrat der Gewebsatmung, die Glucose, in Brenztraubensäure überzuführen, also in das Substrat, das dann von den Mitochondrien der Endoxydation zugeführt werden kann.

Tabelle 33. *Vorwiegend im Cytoplasma lokalisierte Stoffwechselprozesse.*

Glykolyse.
Bildung von Kynurenin und Anthranilsäure aus L-Tryptophan.
Bildung von Tyrosin aus Phenylalanin.
Oxydation von Tyrosin zu Acetessigsäure über Homogentisinsäure.
Spaltung von Glutamin.
Spaltung von Dehydropeptiden.
Umwandlung von Testosteron zu Androstendion.
Oxydation von Glykolsäure zu Glyoxylsäure.
Dehydrierung von Glucose-6-phosphat.
Enzymatische Reduktion von Glutathion.
Oxydation von Chinin durch die Chininoxydase.
Umwandlung von L(+)-Milchsäure in D(—)-Milchsäure.
Biosynthese von Purinen.
Synthese von Kreatin.
Synthese von Arginin.
Acetylierungen.
Oxydation von Progesteron.
Oxydation von Methanol.

Literatur.

ABDOU, I. A., and H. TARVER jr.: Plasma protein. Loss from circulation and catabolism to carbon dioxyde. J. of Biol. Chem. **190**, 769, 781 (1951). — ABRAMS, A., and H. BORSOOK: The conversion of L-Histidine to glutamic acid by liver enzymes. J. of Biol. Chem. **198**, 205 (1952). — ALLFREY, V. G., A. E. MIRSKY and H. STERN: The chemistry of the cell nucleus. Adv. Enzymol. **16**, 411 (1955). — AWAPARA, J., and H. N. MARVIN: The relative absorption of intravenously administred amino acids by the liver, kidney and muskle of the rat. J. of Biol. Chem. **178**, 691 (1948).

BACH, S. J.: The metabolism of protein constituents in the mammalian body. Oxford 1952. — BADDILEY, J.: The structure of Coenzyme A. Adv. Enzymol. **16**, 1 (1955). — BARRON, E. S. G.: Modern Trends in Physiology and Biochemistry. New York 1952. — BECKER, C. E., and H. G. DAY: Utilization of Glucosone and the synthesis of Glucosamine in the rat. J. of Biol. Chem. **201**, 795 (1953). — BENNETT, E. L., and B. J. KRUECKEL: (a) Renewal of nucleotides and nucleic acids in C_{57} mice studied with Adenine-4,6-C^{14}. Biochim. et Biophysica Acta **17**, 503 (1955). ~ (b) The incorporation of Adenine-4,6-C^{14} into acid-soluble nucleotides in C_{57} mice. Biochim. et Biophysica Acta **17**, 515 (1955). — BERG, C. P.: Physiology of the D-Amino acids. Physiologic. Rev. **33**, 145 (1953). — BERGSTRÖM, S., and R. T. HOLMAN: Lipoxidase and the autoxidation of unsaturated fatty acids. Adv. Enzymol. **8**, 425 (1948). — BERNSTEIN, R. E.: Nature (Lond.) **172**, 911 (1953). — BLASCHKO, H.: The amino acid Decarboxylases of mammalian tissue. Adv. Enzymol. **5**, 67 (1945). — BORSOOK, H.: The biosynthesis of proteins and peptides including isotopic tracer studies. Fortschr. Chem. organ. Naturstoffe **9**, 292 (1952). ~ Enzymatic synthesis of Peptide bonds. In: Chemical pathways of metabolism, herausgeg. von D. M. GREENBERG, Bd. II, S. 173. New York 1954. — BORSOOK, H., A. ABRAMS and P. H. LOWY: Fructose-aminoacids in liver: stimuli of amino acid incorporation in vitro. J. of Biol. Chem. **215**, 111 (1955). — BORSOOK, H., C. L. DEASY, A. J. HAAGEN-SMIT, G. KEIGHLEY and P. H. LOWY: The degradation of L-Lysine in guinea pig liver homogenate: formation of α-aminoadipic acid. J. of Biol. Chem. **176**, 1383 (1948). — BOSTROEM, H.: On the metabolism of the sulfate group of Chondroitinsulfuric acid. J. of Biol. Chem. **196**, 477 (1952). — BOSTROEM, H., and B. MÅNSSON: On the enzymatic exchange of the sulfate group of Chondroitinsulfuric acid in slices of cartilage. J. of Biol. Chem. **196**, 483 (1952). — BREUSCH, F. L.: The biochemistry of fatty acid catabolism. Adv. Enzymol. **8**, 343 (1948). — BROWN, G. B.: Precursors of nucleic acids. J. Cellul. a. Comp. Physiol. **38**, Suppl. 1, 121 (1951). — BRUGSCH, J.: Hämoglobin, der rote Blutfarbstoff. Leipzig 1950. — BÜCHER, T.: Probleme der Energieübertragung in lebenden Zellen. Adv. Enzymol. **14**, 1 (1953).

CANTONI, G. L.: S-Adenosylmethionin. A new intermediate formed enzymatically from L-Methionine and Adenosintriphosphate. J. of Biol. Chem. **204**, 403 (1953). — CAPUTTO, R., L. LELOIR, R. E. TRUCCO, C. E. CARDINI and A. C. PALADINI: The enzymatic conversion of Galactose into Glucose derivates. J. of Biol. Chem. **179**, 498 (1949). — CAPUTTO, R., and R. E. TRUCCO: A new Galactose-containing compound from mammary gland. Nature (Lond.) **169**, 1061 (1952). — CASPERSSON, T. O.: Cell growth and cell function. New York 1950. — CHAIKOFF, I. L., and G. W. BROWN jr.: Fat metabolism and Acetoacetate formation. In: Chemical pathways of metabolism. Bd. I, S. 277. New York 1954. — CHAIKOFF, I. L., and D. B. ZILVERSMITH: Radioactive Phosphorus: its application to the study of phospholipoid metabolism. Adv. Biol. a. Med. Physics **1**, 322 (1948). — CHALLENGER, F.: Biological methylations. Adv. Enzymol. **12**, 429 (1951). — CHARGAFF, E.: Chemical specifity of nucleic acids an mechanism of their enzymatic degradation. Experientia (Basel) **6**, 201 (1950). — CHOU, T. C., and M. SODAK: The acetylation of D-Glucosamine by pigeon liver extracts. J. of Biol. Chem. **196**, 105 (1952). — CHRISTENSEN, H. N., T. R. RIGGS, H. FISHER and I. M. PALATINE: Amino acid concentration by a free cell neoplasm: relations among amino acids. J. of Biol. Chem **198**, 1, 17 (1952). — CHRISTMAN, A. A.: Purine and Pyrimidine metabolism. Physiologic. Rev. **32**, 303 (1952). — CLAUDE, A.: Proteins, lipids and nucleic acids in cell structures and function. Adv. Protein Chem. **5**, 423 (1949). — COHEN, P. P.: Nitrogen metabolism of amino acids. In: Chemical Pathways of metabolism, herausgeg. von D. M. GREENBERG, Bd. II, S. 1. New York 1954. — COHEN, S. S.: Other pathways of Carbohydrate metabolism. In: Chemical pathways of metabolism, herausgeg. von D. M. GREENBERG, Bd. I, S. 173. New York 1954. — COLOWICK, S. P.: Transphosphorylating Enzymes of fermentation. In: The Enzymes von J. B. SUMNER u. K. MYRBÄCK, Bd. II/1, S. 114. New York 1951. — CORI, C. G.: Glycogen breakdown and synthesis in animal tissues. Endocrinology **26**, 285 (1940). — CORI, G. T., and C. F. CORI: Crystalline muskel Phosphorylase. J. of Biol. Chem. **151**, 57 (1943).

DAVIS, B. D.: Intermediates in amino acid biosynthesis. Adv. Enzymol. **16**, 247 (1955). — DICKENS, F.: Anaerobic glycolysis, respiration and the Pasteur effect. In: The Enzymes von J. B. SUMNER u. K. MYRBÄCK, Bd. II/1, S. 614. New York 1951. — DICKENS, F., and G. E. GLOCK: Direct oxidation of Glucose-6-phosphate, 6-Phosphogluconate and Pentose-5-phosphate by enzymes of animal origin. Biochemic. J. **50**, 81 (1951). — DOERSCHUK, A. P.: Some studies on the metabolism of Glycerol-1-C^{14}. J. of Biol. Chem. **193**, 39 (1951). ~ Radiotracer studies of the biosynthesis of conjugated D-Glucuronic acid. J. of Biol. Chem. **195**, 855 (1952). ~ Mechanism studies of Glycogen and Glyceride-Glycerol biosynthesis. J. of Biol. Chem. **196**, 423 (1952). — DORFMAN, R. I.: In vivo metabolism of neutral steroid hormones. J. Clin. Endocrin. a. Metabolism **14**, 318 (1954). — DORFMAN, R. I., and F. UNGAR: Metabolism of steroid hormones. Minneapolis 1953. — DOUGLAS, J. F., and C. G. KING: The conversion of C^{14}-labeled Glucose to Glucuronic acid in the guinea pig. J. of Biol. Chem. **202**, 865 (1953). — DOUNCE, A. L.: The significance of enzyme studies on isolated cell nuclei. Internat. Rev. Cytology **3**, 199 (1954). — DRABKIN, D. L.: Metabolism of the Hemin-Chromoproteins. Physiologic. Rev. **31**, 345 (1951).

EDLBACHER, S.: Histidase und Urocaninase. Erg. Enzymforsch. **9**, 131 (1943). — EISENBERG jr., F.: The formation of Glucose and Glucuronic acid from Lactate-3-C^{14} in vitro. J. of Biol. Chem. **212**, 501 (1955).

FINK, R. M., K. FINK and R. B. HENDERSON: Amino acid formation by tissue slices incubated with pyrimidines. J. of Biol. Chem. **201**, 349 (1953). — FORKER, L. L., I. L. CHAIKOFF and W. O. REINHARD: Circulation of plasma proteins: their transport to Lymph. J. of Biol. Chem. **197**, 625 (1952). — FROMAGEOT, C.: Oxidation of organic Sulfur in animals. Adv. Enzymol. **7**, 369 (1947). ~ The metabolism of Sulfur and its relations to general metabolism. Harvey Lect. **1953/54**. — FUKUSHIMA, D. K., and R. S. ROSENFELD: Sterol and steroid metabolism. In: Chemical pathways of metabolism, herausgeg. von D.M. GREENBERG Bd. I, S. 349. 1954.

GALE, E. F.: The accumulation of amino-acids within staphylococcal cells. Symposia Soc. Exper. Biol. **1954**. — GRANICK, S.: The chemistry and functioning of the mammalian Erythrocyte. Blood **4**, 404 (1949). — GREEN, D. E.: Enzymes in metabolic sequences. In: Chemical pathways of metabolism, herausgeg. von D. M. GREENBERG, Bd. I, S. 27. 1954. — GREEN, D. E., and H. BEINERT: Xanthine oxidase a molybdoflavoprotein. Biochim. et Biophysica Acta **11**, 599 (1953). — GREENBERG, D. M.: (a) Carbon catabolism of amino acids. In Chemical pathways of metabolism, herausgeg. von D. M. GREENBERG, Bd. II, S. 47. New York 1954. ~ (b) Synthetic processes involving amino acids. In Chemical pathways of metabolism, herausgeg. von D.M.GREENBERG, Bd. II, S. 113. New York 1954. ~ (c) Metabolism of Fulfur containing compounds. In: Chemical pathways of metabolism, herausgeg. von D.M. GREENBERG, Bd. II, S. 149. New York 1954. — GREENBERG, G. R., L. JÄNICKE and M. SILVERMAN: On the occurence of N^{10}-Formyltetrahydrofolic acid by enzymic formylation of Tetrahydrofolic acid and on the mechanism of this reaction. Biochim. et Biophysica Acta **17**, 589 (1955). — GROSS, J., and R. PITT-RIVERS: Recent knowledge of the biochemistry of the thyroid gland. Vitamins a. Hormones 11, 159 (1953). — GUGGENHEIM, M.: Die biogenen Amine, 4. Aufl., S. 349. Basel u. New York 1951. — GUNSALUS, I. C.: Oxidative and transfer reactions of Lipoic acid. Federat. Proc. 13, 751 (1954). — GUTMAN, A. B.: Some recent advances in the study of Uric acid metabolism an Gout. Bull. New York Acad. Med. 27, 144 (1951).

HAHN, P. F.: The use of radioactive isotopes in the study of Iron and Hemoglobin metabolism and the physiology of the Erythrocyte. Adv. Biol. a. Med. Physics 1, 288 (1948). — HAYAISKI, O., and A. KORNBERG: Metabolism of Cytosine, Thymine, Uracil and Barbituric acid by bacterial enzymes. J. of Biol. Chem. 197, 717 (1952). — HEGSTED, D. M., N. ZAMCHEK, C. F. WANG and M. B. BLACK: Studies on protein deficiency and temperature in relation to edema. Symposia on Nutrition 2, 238 (1950). — HEIDELBERGER, C., E. P. ABRAHAM and S. LEPKOVSKY: Tryptophane metabolism. II. Concerning the mechanism of the mammalian conversion of Tryptophane into Nicotinic acid. J. of Biol. Chem. 179, 151 (1949). — HEIDELBERGER, C., M. E. GULLBERG, A. F. MORGAN and S. LEPKOVSKY: Tryptophane metabolism. I. Concerning the mechanism of the mammalian conversion of Tryptophane into Kynurenine, Kynurenic acid and Nicotinic acid. J. of Biol. Chem. 179, 143 (1949). — HEPPEL, L. A.: Nucleotides and Nucleosides. In: Chemical pathways of metabolism, herausgeg. von D. M. GREENBERG Bd. II, S. 263. New York 1954. — HEHRE, E. J.: Enzymic synthesis of Polysaccharides. Adv. Enzymol. 11, 297 (1951). — HESS, G. H.: The conversion of Fructose-1-C^{14} and Sorbitol-1-C^{14} to liver and muscle Glycogen in the rat. J. of Biol. Chem. 214, 373 (1955). — HOFFMANN-OSTENHOF, O.: Enzymologie. Wien 1954. — HOLTER, H.: Localization of enzymes in Cytoplasm. Adv. Enzymol.1 3, 1 (1952). — HOLTZ, P.: Fermentative Aminbildung aus Aminosäuren.· Erg. Physiol. 44, 230 (1941). — HOLZER, H.: Über Fermentketten und ihre Bedeutung für die Regulation des Kohlenhydratstoffwechsels. 4. Kolloquium der Ges. für Physiologische Chemie 1953 in Mosbach. Berlin-Göttingen-Heidelberg 1953. — HOLZER, H., u. E. HOLZER: Bestimmung stationärer Triosephosphat-Konzentrationen in lebender Hefe. Ein Beitrag zum Mechanismus des Pasteur-Effektes. Z. physiol. Chem. 292, 232 (1953).— HORECKER, B. L., and A. H. MEHLER: Carbohydrate Metabolism. Annual Rev. Biochem. 24, 207 (1955). — HOROWITZ, H. H., and C. G. KING: Glucuronic acid as a precursor of Ascorbic acid in the albino rat. J. of Biol. Chem. 205, 815 (1953). — HÜBENER, H. J.: Der Stoffwechsel von Nebennierenrinden-Hormonen und verwandten Steroiden. 5. Kolloquium der Ges. für Physiologische Chemie in Mosbach 1954, S. 212. Berlin-Göttingen-Heidelberg 1955. — HUENNEKENS, F. M., R. E. BASFORD and B. W. GABRIO: An oxydase for reduced diphosphopyridinnucleotid. J. of Biol. Chem. 213, 951 (1955). — HUENNEKENS, F. M., H. R. MAHLER and J. NORDMANN: Studies on the cyclophorase system. XVI, XVII. Arch. of Biochem. 30, 66, 76 (1951).

JÄNICKE, L.: Occurence of N^{10}-Formyltetrahydrofolic acid and its general involvment in transformylation. Biochim. et Biophysica Acta 17, 588 (1955).

KALCKAR, H. M.: The enzymes of nucleoside metabolism. Fortschr. Chem. organ. Naturstoffe 9, 363 (1952). — KAMIN, H., and P. HANDLER: Effect of infusion of single amino acids upon excretion of other amino acids. Amer. J. Physiol. 164, 654 (1951). — KAPLAN, N. O.: Thermodynamics and mechanism of the Phosphate Bond. In: The Enzymes von J. B. SUMNER u. K. MYRBÄCK, Bd. II/1, S. 55. New York 1951. — KISLIUK, R. L., and W. SAKAMI: A study of the mechanism of Serine biosynthesis. J. of Biol. Chem. 214, 47 (1955). — KNOBLOCH, H.: Die Antivitamine. Erg. Enzymforsch. 11, 67 (1950). — KORNBERG, A., and W. E. PRICE jr.: Enzymatic esterification of α-Glycerophosphate by long chain fatty acids. J. of Biol. Chem. 204, 345 (1953). — KREBS, H. A.: The intermediary stages in the biological oxidation of Carbohydrates. Adv. Enzymol. 3, 191 (1943). ~ The tricarboxylic cycle. In: Chemical pathways of metabolism, herausgeg. von D. M. GREENBERG, Bd. I, S. 109. New York 1954. — KÜHNAU, J.: Grundzüge der Physiologie und Pathologie des Kohlenhydratstoffwechsels. In Handbuch der inneren Medizin, herausgeg. von G. v. BERGMANN, W. FREY u. H. SCHWIEGK, 4. Aufl., Bd. VII/2. Berlin-Göttingen-Heidelberg 1954.

LANDON, E. J., and D. M. GREENBERG: J. of Biol. Chem. 209, 493 (1954). — LANG, K.: Der intermediäre Stoffwechsel. Berlin-Göttingen-Heidelberg 1952. ~ Die Biologie der Enzyme. 4. Kolloquium der Ges. für Physiologische Chemie 1953 in Mosbach. Berlin-Göttingen-Heidelberg 1953. ~ Über die biologische Wirkung racemischer Aminosäuren. Colloque sur les acides aminés. Basel u. New York 1954. ~ Die Fermentsysteme der Zelle. Klin. Wschr. 1955, 300. — LANG, K., u. O. R. RANKE: Stoffwechsel und Ernährung. Berlin-Göttingen-Heidelberg 1950. — LANG, K., u. G. SCHMID: Über Prolinoxydase. Biochem. Z. 322, 1 (1951). — LANG, K., u. G. SIEBERT: Die chemischen Leistungen der morphologischen Zellelemente. In Physiologische Chemie, Lehr- und Handbuch von B. FLASCHENTRÄGER u. E. LEHNARTZ, Bd. II/1b, S. 1064. Berlin-Göttingen-Heidelberg 1954. — LANYAR, F.: Über experimentelle Alkaptonurie der weißen Maus. Z. physiol. Chem. 275, 225 (1942). ~ Über experimentelle Alkaptonurie bei der weißen Ratte. Z. physiol. Chem. 278, 155 (1943). — LEACH, S. J.: The mechanism of enzymic oxidoreduction. Adv. Enzymol. 15, 1 (1954). —

LEMBERG, R., and J. W. LEGGE: Hämatin compounds and bile pigments. New York 1949. — LERNER, A. B.: Metabolism of Phenylalanine and Tyrosine. Adv. Enzymol. **14**, 73 (1953). — LERNER, A. B., and T. B. FITZPATRICK: Biochemistry of Melanin formation. Physiologic. Rev. **30**, 91 (1950). — LETTRÉ, H., u. R. TSCHESCHE: Über Sterine, Gallensäuren und verwandte Verbindungen, 2. Aufl., Bd. I. Stuttgart 1954. — LEUTHARDT, F., E. TESTA u. H. P. WOLF: Der enzymatische Abbau des Fruktose-1-phosphats in der Leber. Helvet. chim. Acta **36**, 227 (1953). — LEVY, H., R. W. JEANLOZ, R. P. JACOBSEN, O. HECHTER, V. SCHENKER and G. PINCUS: Chemical transformations of steroids by adrenal perfusion. J. of Biol. Chem. **211**, 867 (1954). — LIPMANN, F.: Metabolic generation and utilization of Phosphate bond energy. Adv. Enzymol. **1**, 99 (1941). — LONG, C.: Studies involving Enzymic phosphorylation. I. The Hexokinase activity of rat tissues. Biochemic. J. **50**, 407 (1951). — LYNEN, F., and S. OCHOA: Enzymes of fatty acid metabolism. Biochim. et Biophysica Acta **12**, 299 (1953).

MADDEN, C. S., and G. H. WHIPPLE: Plasma proteins: their source, production and utilization. Physiologic. Rev. **20**, 194 (1940). — MAHLER, H. R.: Studies on the fatty acid oxidizing system of animal tissues. IV. The prosthetic group of Buturylcoenzyme A-dehydrogenase. J. of Biol. Chem. **206**, 13 (1954). — MAHLER, H. R., and D. G. ELOWE: Studies on metalloflavoproteins. II. The role of Iron in Diphosphopyridine Nucleotide Cytochrom c-Reductase. J. of Biol. Chem. **210**, 165 (1954). — MAHLER, H. R., B. MACKLER, D. E. GREEN and R. M. BOCK: Studies on metalloflavoproteins. III. Aldehyde Oxidase: a molybdoflavoprotein. J. of Biol. Chem. **210**, 465 (1954). — MANN, T.: Metabolism of semen. Adv. Enzymol. **9**, 329 (1949). — MARTIUS, C.: Die Wirkungsweise des Schilddrüsenhormons. 5. Kolloquium der Ges. für Physiologische Chemie 1954 in Mosbach. Berlin-Göttingen-Heidelberg 1955. ~ Der oxydative Endabbau. In Physiologische Chemie. Ein Lehr- und Handbuch von B. FLASCHENTRÄGER u. E. LEHNARTZ, Bd. II/2, S. 1026. Berlin-Göttingen-Heidelberg 1954. — MARTIUS, C., and F. LYNEN: Probleme des Citronensäurecyclus. Adv. Enzymol. **10**, 167 (1950). — MASON, H. L., and W. W. ENGSTROM: The 17-Ketosteroides: their origin, determination and significance. Physiologic. Rev. **30**, 321 (1950). — MEIKLEJOHN, A. P.: The physiology and biochemistry of ascorbic acid. Vitamins a. Hormones **11**, 62 (1953). — MEISTER, A.: Transamination. Adv. Enzymol. **16**, 185 (1955). — MEYERHOF, O.: New investigations on enzymatic glycolysis and phosphorylation. Experientia (Basel) **4**, 169 (1948). — MICHAELIS, L.: Theory of Oxidation-Reduction. In: The Enzymes von J. B. SUMNER u. K. MYRBÄCK, Bd. II/1, S. 1. New York 1951. — MOLDAVE, K., and C. HEIDELBERGER: Intramolecular heterogenity in nucleic acid biosynthesis. J. Amer. Chem. Soc. **76**, 679 (1954). — MUIR, H. M., A. NEUBERGER and J. C. PERONNE: Further isotopic studies on Haemoglobin formation in the rat and rabbit. Biochemic. J. **52**, 87 (1952). — MYRBÄCK, K., u. G. NEUMÜLLER: Stärke und Glykogen. Enzymatische Synthese und Hydrolyse. Erg. Enzymforsch. **12**, 1 (1951).

NACHMANSOHN, D., and I. B. WILSON: The enzymic synthesis and hydrolysis of Acetylcholine. Adv. Enzymol. **12**, 259 (1951).

OCHOA, S.: Biological mechanisms of carboxylation and decarboxylation. Physiologic. Rev. **31**, 56 (1951).

PETERS jr., T.: Evidence of intermediate compounds in serum albumin synthesis. J. of Biol. Chem. **200**, 461 (1953). — PINCUS, G., and K. V. THIEMANN: The Hormones, Bd. I. New York 1948.

RACKER, E.: Enzymatic synthesis and breakdown of Desoxyribosephosphate. J. of Biol. Chem. **196**, 347 (1952). ~ Alternate Pathways of Glucose and Fructose metabolism. Adv. Enzymol. **15**, 141 (1954). — RATNER, S.: Urea synthesis and metabolism of Arginine and Citrulline. Adv. Enzymol. **15**, 319 (1954). — RENOLD, A. E., A. B. HASTINGS and F. B. NESBETT: Studies on carbohydrate metabolism in rat liver slices. III. Utilization of Glucose and Fructose by liver from normal and diabetic animals. J. of Biol. Chem. **209**, 687 (1954). — RIGGS, T. R., B. COYNE and H. N. CHRISTENSEN: Intensification of the cellular accumulation of aminoacids by Pyridoxal. Biochim. et Biophysica Acta **11**, 303 (1953). — ROCHE, J.: Quelques récentes acquisitions sur la biochimie de l'hormone thyroidienne. Expos. ann. Biochim. méd. **13**, 145 (1951). — ROCHE, J., O. MICHEL, R. MICHEL and J. TATA: Sur l'élimination de la Trijodthyronine et de laThyroxine et sur leur glycuronconjugation hépatique. Biochim. et Biophysica Acta **13**, 471 (1954). — ROSE, W. C.: Amino acid requirements of man. Federat. Proc. **8**, 546 (1949). — ROTHSTEIN, M., and L. L. MILLER: Conversion of Lysine to Pipecolic acid in the rat. J. of Biol. Chem. **211**, 851 (1954). — RUNNSTRÖM, J.: The Cytoplasma, its structure, and role in metabolism, growth and differentiation. Modern trends in Physiology and Biochemistry, S. 47. New York 1952.

SABLE, H. Z.: Phosphorylation of Ribose and Adenosine in yeast extracts. Proc. Soc. Exper. Biol. a. Med. **75**, 215 (1950). — SAMUELS, L. T.: The metabolism of androgens by tissues. Recent Progr. in Hormone Res. **4**, 65 (1949). — SCHACHTER, D., and J. V. TAGGART: Glycine N-Acylase: purification and properties. J. of Biol. Chem. **208**, 263 (1954). — SCHETTLER, G.: Neues vom Cholesterinstoffwechsel. Erg. inn. Med., N. F. **3**, 299 (1952). —

SCHOENHEIMER, R.: The dynamic state of body constituents. Cambridge, Mass. 1941. — SCHREIER, K.: Die angeborenen Störungen des Eiweißstoffwechsels. In Handbuch der inneren Medizin, herausgeg. von G. v. BERGMANN, W. FREY u. H. SCHWIEGK, 4. Aufl., Bd. VII/2, S. 812. Berlin-Göttingen-Heidelberg 1954. — SCHULMAN, M. P.: Purines and Pyrimidines. In: Chemical pathways of metabolism, herausgeg. D. M. GREENBERG Bd. II, S. 223. New York 1954. — SEBRELL, W. H., and R. S. HARRIS: The Vitamins, Bd. II, S. 1 u. S. 268. New York 1954. — SHEMIN, D.: Some aspects of the biosynthesis of amino acids. Cold Spring Harbor Symp. Quant. Biol. **14**, 161 (1950). — SHEMIN, D., C. S. RUSELL and T. ABRAMSKY: The Succinat-Glycine cycle. I. The mechanism of Pyrrole synthesis. J. of Biol. Chem. **215**, 613 (1955). — SIEDEL, W.: Gallenfarbstoffe. In Physiologische Chemie, Lehr- und Handbuch von B. FLASCHENTRÄGER u. E. LEHNARTZ, Bd. I, S. 909. Berlin-Göttingen-Heidelberg 1950. ~ Der Stoffwechsel der Porphyrine. In Physiologische Chemie, Lehr- und Handbuch von B. FLASCHENTRÄGER u. E. LEHNARTZ, Bd. II/1 b, S. 996. Berlin-Göttingen-Heidelberg 1954. — SINGER, T. P., and E. B. KEARNEY: Chemistry, metabolism, and scope of action of the Pyridine Nucleotide Coenzymes. Adv. Enzymol. **15**, 79 (1954). — SPRINSON, D. B., and D. RITTENBERG: The metabolic activity of the α-, β-, and γ-Hydrogen atoms of L-Leucine and the α-Hydrogen of Glycine. J. of Biol. Chem. **184**, 405 (1950). — STADIE, W. C.: Current concepts of the action of Insuline. Physiologic. Rev. **34**, 52 (1954). — STARY, Z.: Stoffwechsel der Phosphatide. In Physiologische Chemie, Lehr- und Handbuch von B. FLASCHENTRÄGER u. E. LEHNARTZ, Bd. II/1 b, S. 1. Berlin-Göttingen-Heidelberg 1954. — STAUDINGER, H. J.: Biosynthese der Steroidhormone. 5. Kolloquium der Ges. für Physiologische Chemie 1954 in Mosbach, S. 192. Berlin-Göttingen-Heidelberg 1955. — STETTEN, M. R., and D. W. STETTEN jr.: Glycogen regeneration in vivo. J. of Biol. Chem. **213**, 723 (1955). — STUMPF, P. K.: Glycolysis. In: Chemical pathways of metabolism, herausgeg. von D. M. GREENBERG, Bd. I, S. 67. New York 1954.

THEORELL, H.: Heme-linked groups and mode of action of some Hemoproteins. Adv. Enzymol. **7**, 265 (1947). ~ Flavin containing Enzymes. In: The Enzymes von K. MYRBÄCK u. J. B. SUMNER, Bd. II/1, S. 335. New York 1951. — THOMAS, K.: Fütterungsversuche mit synthetischen Fettsäuren. Gegenwartsprobleme der Ernährungsforschung, S. 125. Basel 1953. — TWOMBLY, G. H.: The synthesis and metabolism of radioactively-labeled Steroids. Vitamins a. Hormones **9**, 237 (1951).

VANNOTTI, A.: Eisenstoffwechsel. In H. SCHWIEGK, Künstliche radioaktive Isotope in Physiologie, Diagnostik und Therapie, S. 465. Berlin-Göttingen-Heidelberg 1953. ~ Porphyrins. London 1954. — VERKADE, P. E., J. VAN DER LEE u. A. J. S. VAN ALPHEN: Untersuchungen über den Fettstoffwechsel. VIII. Fütterungsversuche an Hunden mit den Natriumsalzen normaler, gesättigter Dicarbonsäuren. Z. physiol. Chem. **250**, 47 (1937). — VIGNEAUD, V. DU: A trail of research in Sulfur chemistry and metabolism. Ithaca, N. Y. 1952.

WAELSCH, H.: Glutamic acid and cerebral function. Adv. Protein Chem. **6**, 299 (1951). ~ Certain aspects of intermediary metabolism of Glutamine, Asparagine and Glutathione. Adv. Enzymol. **13**, 237 (1952). — WARBURG, O.: Schwermetalle als Wirkungsgruppen von Fermenten. Berlin 1946. ~ Wasserstoff übertragende Fermente. Berlin 1948. — WAYMOUTH, C.: The nutrition of animal cells. Internat. Rev. Cytology **3**, 1 (1954). — WEIL-MALHERBE, H.: Significance of glutamic acid for metabolism of nervous tissue. Physiologic. Rev. **30**, 549 (1950). ~ Der Energiestoffwechsel des Nervengewebes und sein Zusammenhang mit der Funktion. 3. Kolloquium der Ges. für Physiologische Chemie in Mosbach 1952. Berlin-Göttingen-Heidelberg 1952. — WEINHOUSE, S.: Newer pathways of Carbohydrate Metabolism. Diabetes **4**, 173 (1955). — WERLE, E.: Aminosäuren-Decarboxylasen. Z. Vitamin-, Hormonu. Fermentforsch. **1**, 504 (1947/48). ~ Aminosäure-Decarboxylasen. Angew. Chem. **63**, 550 (1951). — WETTSTEIN, A.: Advances in the field of adrenal cortical hormones. Experientia (Basel) **10**, 397 (1954). — WHIPPLE, G. H., F. S. ROBSCHEIT-ROBBINS and L. L. MILLER: Blood protein regeneration and interrelation. Ann. New York Acad. Sci. **47**, 317 (1946). — WIDMER, C., H. W. CLARK, H. A. NEUFELD and E. STOTZ: Cytochrome components of the soluble SC-factor preparation. J. of Biol. Chem. **210**, 861 (1954). — WILLIAMS, R. J., R. E. EAKIN, E. BEERSTECHER jr. and W. SHIVE: The biochemistry of B Vitamins. New York 1950. — WISS, O.: Stoffwechsel der Eiweißstoffe und Aminosäuren. In Physiologische Chemie, Lehr- und Handbuch von B. FLASCHENTRÄGER u. E. LEHNARTZ, Bd. II/2, S. 909. Berlin-Göttingen-Heidelberg 1954. — WOOLLEY, D. W.: Biological antagonisms between structurally related compounds. Adv. Enzymol. **6**, 129 (1946). — WRIGHT, L. D.: Antimetabolites of nucleid acid metabolism. Vitamins a. Hormones **9**, 131 (1951). — WYNGAARDEN, J. B., and D. W. STETTEN jr.: Uricolysis in normal man. J. of Biol. Chem. **203**, 9 (1953).

ZABIN, I., and J. F. MEAD: The biosynthesis of Sphingosine. J. of Biol. Chem. **211**, 87 (1954). — ZAMECNIK, P. C.: The use of labeled amino acids in the study of the protein metabolism of normal and malignant tissues: a review. Cancer Res. **10**, 659 (1950). — ZEILE, K.: Blutfarbstoffe, Häminfermente und Zellhämine. In Physiologische Chemie, Lehr- und Handbuch von B. FLASCHENTRÄGER u. E. LEHNARTZ, Bd. I, S. 849. Berlin-Göttingen-Heidelberg 1951.

Allgemeine Physiologie der Zell- und Gewebsatmung.

Von

E. Opitz † und D. Lübbers-Kiel.

Mit 24 Textabbildungen.

Einleitung.

Solange die Zelle lebt, leistet sie Arbeit in irgendeiner Form. Die hierzu notwendige Energie gewinnt sie aus dem Abbau von Nährstoffen. Vollzieht sich dieser Abbau unter Mitwirkung von *molekularem* Sauerstoff, so spricht man von aerobem Nährstoffabbau, biologischer Verbrennung oder *Gewebsatmung*. Geschieht der Nährstoffabbau in Abwesenheit von molekularem Sauerstoff, d. h. also unter anaeroben Bedingungen, so tritt entweder Glykolyse oder Gärung (Fermentation) an die Stelle von Atmung[1] (s. S. 404).

Die meisten Zellen und Gewebe sind in ganz besonderem Maße zur Ausnutzung von molekularem Sauerstoff beim Nährstoffabbau eingerichtet. Dadurch wird für die Zelle die Reaktion mit molekularem Sauerstoff zur rationellsten Form der Energiegewinnung. Ist kein Sauerstoff vorhanden, kann zwar trotzdem Energie erzeugt werden, aber die Zellen arbeiten unökonomischer. Sie müssen für die gleiche Energieausbeute ein Vielfaches an Nährstoffen umsetzen, da die Endprodukte des anaeroben Stoffwechsels noch den größten Teil der chemisch gebundenen Energie enthalten. Diese insgesamt verfügbare Energie wird nur bei der Atmung entbunden; daher nimmt der Sauerstoff eine so bedeutende Schlüsselstellung im Gewebsstoffwechsel ein, und die dabei auftretenden Probleme berechtigen dazu, die Zellatmung als ein gesondertes Gebiet des Zellstoffwechsels abzuhandeln.

Die Endprodukte von Atmung und Glykolyse unterscheiden sich nicht nur durch den Energiegehalt, sondern auch dadurch, daß sie die Ausscheidungsmechanismen der Zelle in sehr verschiedener Art belasten. Die Endprodukte der Atmung — Kohlendioxyd, Wasser und Harnstoff — sind Stoffe, welche leicht aus den Zellen in das Blut diffundieren können; sie werden vom tierischen Organismus entweder abgeatmet oder durch die Niere ausgeschieden. Unter den Endprodukten der Glykolyse steht obenan die Milchsäure. Die Milchsäure ist eine verhältnismäßig starke Säure (etwa 100mal stärker als H_2CO_3); sie diffundiert viel langsamer als die Endprodukte der Atmung, wird durch die Lunge gar nicht, durch die Niere nur langsam ausgeschieden. Da sich Milchsäure und andere Endprodukte des anaeroben Abbaus bei der Glykolyse in erheblichem Umfang bilden, stellen sie große Anforderungen an die Regulationsmechanismen der Zelle.

Abb. 1 zeigt die Verbrennungswärme (*Enthalpie ΔH*) beim Umsatz von 1 Mol Glucose (= 180 g). Aerob werden 674 kcal, durch Glykolyse nur 22,6 kcal gebildet. Die 2 Mol Milchsäure enthalten also noch 96% der verfügbaren Verbrennungswärme. Die Enthalpieänderung gibt aber nur an, wieviel Energie bei

---

[1] Über Begriffsbildung siehe Dickens 1951, Warburg [1] 1926.

der Reaktion in Wärme umgewandelt wurde. Da aber die Zelle nicht wie eine Wärmekraftmaschine Wärme in Arbeit umwandelt, sondern aus der chemischen Energie direkt andere Energieformen gewinnt, ist es wichtiger zu wissen, wieviel Energie für andere energieverbrauchende Prozesse zur Verfügung steht. Hierüber gibt die *freie Enthalpie* (ΔG) Auskunft. Die freie Enthalpie der Milchsäurebildung ist $\Delta G = 55{,}2$ kcal (Neutralisation mit Phosphat) (s. S. 454), also etwa doppelt so groß wie ΔH; sie beträgt etwa 8% vom ΔG des Glucoseabbaus. Um im anaeroben Abbau die Größe der aeroben freien Enthalpie zu erreichen, müßte

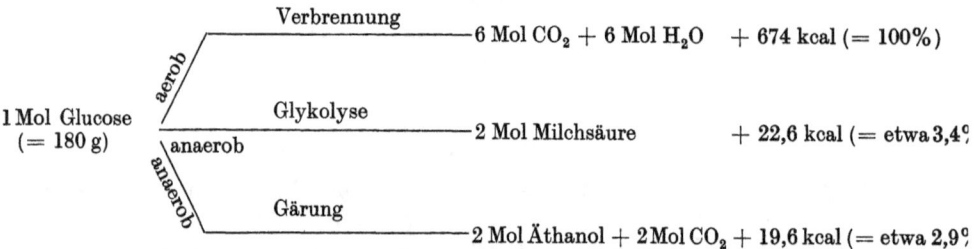

Abb. 1. Die Enthalpie ΔH beim aeroben und anaeroben Glucoseabbau.

ungefähr die 12fache Glucosemenge umgesetzt werden. Die Atmung ist also bei weitem der vollkommenere Weg der Energiegewinnung. Dabei sind die Anforderungen der atmenden Zelle an den Nährstoffnachschub relativ klein. Die Ausscheidung der Endprodukte erfolgt leicht und belastet die Regulationsmechanismen zur Erhaltung des „milieu intérieur" nur wenig.

A. Grundzüge der Zellatmung.
1. Schematische Darstellung der Zellatmung.

Die Vorgänge bei der Gewebsatmung können in 2 Abschnitte eingeteilt werden: Der eine behandelt die *Versorgung* der Zellen, d. h. den Antransport von Sauerstoff und Nährstoffen sowie die Ausscheidung der Endprodukte. Der andere Abschnitt betrifft den *eigentlichen Abbau der Nährstoffe* innerhalb der Zelle, die Entbindung der Nährstoffenergie, deren Speicherung und Verwertung. Während in dem einen Abschnitt vorwiegend physikalische Kräfte wie Strömung und Diffusion eine wesentliche, wenngleich nicht ausschließliche Rolle spielen, stehen im anderen Abschnitt chemische Vorgänge im Vordergrund; so kann — cum grano salis — von einem physikalischen Teil und von einem chemischen Teil der Zellatmung gesprochen werden.

Der Weg von Nährstoff und Sauerstoff in die Zelle ist in Abb. 2 schematisch dargestellt. Der molekulare Sauerstoff und die zu verbrennenden Nährstoffe sind unter den in der Zelle gegebenen Bedingungen außerordentlich reaktionsträge: Kohlenhydrate, Aminosäuren und auch Lipide lassen sich bei Körpertemperatur in Gegenwart von Sauerstoff aufbewahren, ohne in nennenswertem Umfang oxydativ abgebaut zu werden. Ähnlich reaktionsträge ist bei gewöhnlicher Temperatur ein Gemisch von Wasserstoff und Sauerstoff (Knallgas). Diese reagieren aber miteinander, wenn ein Katalysator zugegen ist. Der chemische Anteil der Zellatmung ist im Grunde nichts anderes als eine besondere Art der katalytischen Knallgasreaktion: $H_2 + {}^1/_2 O_2 = H_2O$. An die Stelle des anorganischen Katalysators treten intracelluläre Fermente. Diesen Fermenten fällt eine entscheidende Aufgabe zu:

a) Sie beeinflussen sowohl die Nährstoffe als auch den molekularen Sauerstoff derart, daß beide „reaktionswillig" werden; man bezeichnet diesen Vorgang als „Aktivierung". Der Mechanismus der Aktivierung ist nicht einheitlich; teils kommt es zur Bildung von Komplexverbindungen zwischen Ferment und Substrat (Fermentsubstratkomplex), teils bilden sich sehr reaktionsfähige Zwischenstufen (Aktivierung).

b) Die Fermente sorgen dafür, daß der Abbau mit regulierter Geschwindigkeit in mehreren, meist reversiblen Stufen erfolgt (Steuerung).

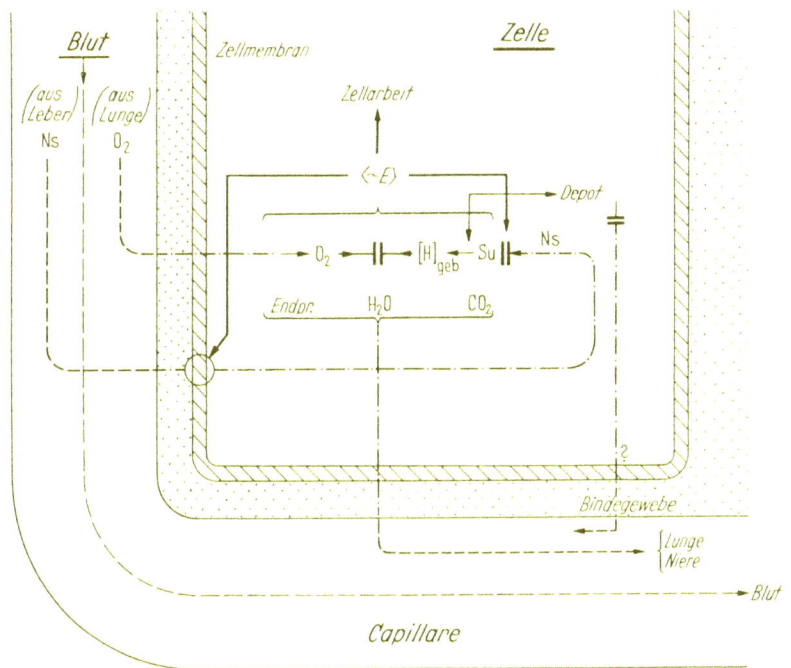

Abb. 2. Schematische Darstellung der Zellatmung. Ns Nährstoff, O_2 Sauerstoff, Su Substrat. $\langle \sim E \rangle$ energiereiche Verbindung, $[H]_{geb}$ gebundener Wasserstoff. || Zeichen für Fermentreaktion, --- Transport durch Konvektion, —·—·— Transport durch Diffusion, —o— aktiver Transport. Sauerstoff und Nährstoffe werden durch Konvektion mit dem Blutstrom an die Zellen herangebracht. Nach Verlassen der Blutbahn erfolgt der Transport durch das Bindegewebe bis an die Zellmembran vorwiegend durch Diffusion. Der Sauerstoff gelangt auch weiterhin durch Diffusion bis an das Empfängerferment. Die Nährstoffe werden wahrscheinlich durch einen energieverbrauchenden Mechanismus (aktiver Transport) von der Zelle aufgenommen, und dann wieder vorwiegend durch Diffusion an den Verbrauchsort befördert. Zum Einleiten des Nährstoffabbaus wird Energie benötigt. Beim Nährstoffabbau wird Wasserstoff frei, der als $[H]_{geb}$ von den Dehydrogenasen übernommen wird. Durch Vermittlung weiterer Fermente kommt es zur Reaktion von Wasserstoff und Sauerstoff, wobei energiereiche Verbindungen $\langle \sim E \rangle$ entstehen, auf Grund derer Zellarbeit geleistet werden kann. Ein Teil des Substrates kann in zelleigenen Depots abgelagert werden, wo es dann für weitere Reaktionen der Zelle bzw. des Gesamtorganismus zur Verfügung steht.

c) Die Fermente zeigen zum Teil eine ausgesprochene Spezifität sowohl bezüglich der katalysierten Reaktion und auch des katalytisch angegriffenen Substrates. Sie ermöglichen so ein geordnetes Nebeneinander von Fermentreaktionen im gleichen System (Ordnung).

Bei der Zellatmung vereinigen sich Wasserstoff und Sauerstoff durch Vermittlung der zelleigenen Fermente, wobei stufenweise bestimmte Energiebeträge freigemacht werden. Eine direkte Reaktion des gebundenen *Kohlenstoffes* mit Sauerstoff spielt, soweit es bis jetzt bekannt ist, bei der Energielieferung keine Rolle.

Die Wanderung der im Nährstoff gebundenen Wasserstoffatome zum Sauerstoff läßt sich auch an der Reaktionsgleichung des Glucoseabbaus zeigen, indem man den genetischen Zusammenhang der Atome vor und nach der Umsetzung durch Pfeile markiert[1] (s. Abb. 3). Die 12 eigenen Wasser*stoff*atome des Glucosemoleküls werden schrittweise mobilisiert und zusätzlich 6 Wassermoleküle angelagert. Der Sauerstoff dieser Wassermoleküle wird mit dem Kohlenstoffatom zusammen als CO_2 abgespalten. Die damit verbundene innermolekulare Sauerstoffumlagerung ist für die Gesamtenergiebilanz bedeutungslos. Nach der Abspaltung der CO_2 stehen aber damit erneut 12 gebundene Wasserstoffatome zur Reaktion mit dem molekularen Sauerstoff zur Verfügung, so daß bei der energieliefernden Reaktion insgesamt 24 gebundene Wasserstoffatome mit 12 Sauerstoffatomen reagieren. Die dafür errechnete Energie stimmt mit den bei der Glucoseverbrennung gemessenen Werten befriedigend überein.

Die Bestätigung für diesen Abbaumechanismus ergab sich aus der biochemischen Analyse der Einzelreaktionen. Atmungsversuche mit schwerem Sauer-

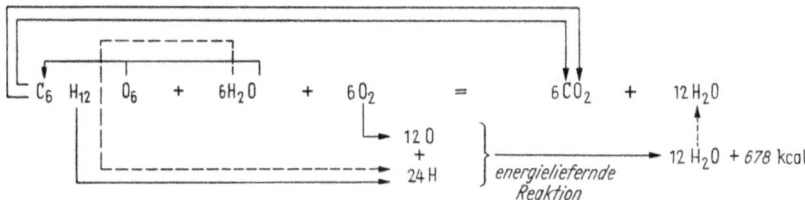

Abb. 3. Aerober Abbau des Glucosemoleküls nach THUNBERG(1951). Die Energie, die beim Glucoseabbau entsteht, entstammt vorwiegend der Reaktion von Wasserstoff und Sauerstoff. Wie die einzelnen Atome an der Reaktion beteiligt sind, ist durch Pfeile bezeichnet.

stoff O^{18} schienen allerdings gegen einen solchen Abbauweg zu sprechen; der markierte Sauerstoff wurde im CO_2 der Ausatmungsluft gefunden[2], was nach der Gleichung von THUNBERG nicht der Fall sein darf. Eine Nachprüfung konnte diesen Widerspruch aufklären[3]; es zeigte sich nämlich, daß im Organismus in kürzester Zeit ein Gleichgewicht zwischen 1. $CO_2 + H_2O \rightleftharpoons H_2CO_3$ und 2. $CO^{16}O^{18} + H_2O^{16} \rightleftharpoons CO^{16}O^{16} + H_2O^{18}$ eingestellt wird. Der markierte Sauerstoff im CO_2 der Atmungsluft erscheint durch Vermittlung dieser Gleichgewichtsreaktion und nicht über den Glucoseabbau.

Es ist wahrscheinlich, daß beim aeroben Abbau der Kohlenhydrate (Atmung) zuerst dieselben Reaktionsschritte durchlaufen werden (wenigstens im Muskel) wie beim anaeroben Abbau (Glykolyse). Die Glykolyse kann unter diesem Gesichtspunkt als Vorstufe oder Vorbereitung für die Atmung angesehen werden. Der chemische Anteil der Gewebsatmung läßt sich somit in ein anaerobes Vorstadium und ein aerobes, nur in Gegenwart von Sauerstoff ablaufendes Endstadium einteilen. Beim Abbau des Nährstoffmoleküls wird unmittelbar nur ein kleiner Teil der verfügbaren Gesamtenergie gewonnen, der größere Teil entsteht erst bei weiteren Umsetzungen; dabei wird der Wasserstoff des Nährstoffmoleküls durch wasserstoffübertragende Fermente übernommen. Erst jetzt kommt es zu der oben beschriebenen Reaktion von Wasserstoff und Sauerstoff. Bei den letzten Schritten dieser Reaktion ist aber gar nicht mehr der Wasserstoff selbst beteiligt, sondern es wandern nur noch die von ihm gelieferten Elektronen zum Sauerstoff. Die Bedeutung des Sauerstoffs bei der Energiegewinnung liegt darin, daß er der energetisch wirksamste Empfänger für die beim Nährstoffabbau freiwerdenden Elektronen ist.

Die beim Nährstoffabbau frei verfügbare Energie wird nicht als Wärme frei, sondern bleibt als chemische Energie zunächst in Zwischenverbindungen, wie

---
[1] THUNBERG 1951.   [2] DAY und SHEEL 1938.
[3] LIFSON, GORDON, VISSCHER und NIER 1949.

z. B. Adenosintriphosphat (ATP), erhalten. Aus diesen Substanzen kann die Energie bei Bedarf durch eine chemische Umsetzung mit energieverbrauchenden Reaktionen gewonnen werden.

Während die *Nährstoffe* im zelleigenen Depot gespeichert werden, ist dies beim *Sauerstoff* nicht oder nur sehr wenig möglich. Die Zellen sind daher bei der Atmung auf eine ständige Nachlieferung von Sauerstoff angewiesen. Das Empfängerferment für den Sauerstoff ist die Cytochromoxydase (sauerstoffübertragendes Ferment von WARBURG). Soweit bis jetzt bekannt ist, ist die Diffusion der *einzige* Weg, auf dem der molekulare Sauerstoff in die Zelle und damit an die Verbrauchsorte gelangt. Die treibende Kraft bei dieser Diffusion ist der Unterschied des Sauerstoffdruckes Δp_{O_2} an der anliefernden und der verbrauchenden Stelle. Dabei wirkt sich besonders günstig für die Versorgung aus, daß die Cytochromoxydase schon bei niedrigen Sauerstoffdrucken (p_{O_2} = etwa 1 mm Hg) den ihm angebotenen Sauerstoff vollständig aufnehmen und weiter verarbeiten kann. Ein hoher Sauerstoffdruck ist also nicht für die Sättigung des Fermentes erforderlich, sondern zur Überwindung des Diffusionsweges, wenn eine ausreichende Versorgung der weitentfernten Zellen erreicht werden soll. Der Transportmechanismus der *Nährstoffe* in die Zelle ist noch ungeklärt. Nehmen wir an, daß es sich hierbei meist um einen aktiven Transport unter Energieverbrauch handelt, so dürfte bemerkenswert sein, daß eine solche *zusätzliche* Energie bei dem Sauerstofftransport durch Diffusion nicht benötigt wird, sondern die notwendige Transportenergie unmittelbar aus dem Sauerstoffdruckgefälle Δp_{O_2} zwischen Blut und Sättigungsdruck am Atmungsferment zur Verfügung steht.

Die Größe des Stoffwechsels hängt bei den meisten Warmblüterzellen in weiten Grenzen *nicht* von der Konzentration an Nährstoffen und Sauerstoff ab. Die Umsatzgröße wird vielmehr von der Zelle selbst oder von übergeordneten Zentren gesteuert, und zwar dadurch, daß nur einer bestimmten, dem Bedarf angepaßten Anzahl von Nährstoffmolekülen der Zutritt zu den Fermenten und damit der Übergang vom normalen zum reaktionswilligen Zustand ermöglicht wird. Diese erste oder *Startreaktion* ist bei der Steuerung besonders wichtig. Ist sie erfolgt, laufen die übrigen Stufen anscheinend fast automatisch ab. Der Abbauprozeß erfolgt beinahe mit derselben Notwendigkeit, wie eine einmal angestoßene Kugel über eine Treppe herabrollt, bis die jeweils vorgegebene Treppenbasis erreicht ist. Die gesamte Höhe dieser Treppe ist bei der Atmung etwa 12mal größer als bei der Glykolyse (s. S. 462).

Der Anfang der Atmung liegt, so betrachtet, nicht in der Lunge und auch nicht bei der „Aktivierung" des Sauerstoffs, sondern bei der Bindung der Nährstoffmoleküle an die Fermente: bei der Startreaktion und Steuerung des Nährstoffabbaus. Darum soll die Besprechung der Zellatmung mit der Darstellung des Nährstoffabbaus begonnen werden.

2. Atmung und Oxydation.

Warum der Mensch Nahrung zu sich nehmen muß, dafür fanden schon die medizinischen Schulen des Altertums eine annähernd richtige Deutung. So schreibt ARISTOTELES, daß die Nahrungsaufnahme für das Wachstum, für die Erzeugung von Wärme und zur Erhaltung des Organismus notwendig sei. Demgegenüber hatte die Atmung etwas Geheimnisvolles an sich. Eingeatmete und ausgeatmete Luft unterschieden sich für den damaligen Beobachter nur dadurch, daß die Luft bei der Ausatmung wärmer und feuchter geworden war. Es lag nahe, in dieser Wärmeabgabe die Hauptfunktion der Atmung zu sehen, zumal bekannt war, daß die Tiere mit der höchsten Körpertemperatur die lebhafteste Atmung haben. ARISTOTELES meint daher, daß die Wärme, die im Herzen durch Aufkochung entstanden sei, sich zum größten Teil durch das Blut dem Körper mitteilt, während der Wärmeüberschuß bei der Atmung durch die Lungen abgegeben wird; bei im Wasser lebenden Tieren übernimmt das Wasser die Abkühlung.

Galen macht dies an dem hübschen Bild einer brennenden Lampe klar: Dem Lampenöl entspricht das Blut; der Lampendocht — also dort, wo die Flamme sich befindet — ist das Herz, und das fächelnde Werkzeug, das der Flamme Kühlung gibt, und dabei noch den Ruß entfernt, ist die Lunge. Dies Bild ist treffender als Galens Erklärung dazu, denn in der Tat enthält das Blut (also das Öl) die Nährstoffe, und die Luft, die in den Lungen ist, bringt den Sauerstoff heran, die beide zusammen die Lebensflamme unterhalten[1].

Der erste, der die Bedeutung der Atmung für den Organismus annähernd richtig erfaßte, dürfte wohl Leonardo da Vinci gewesen sein[2]. Er stellte fest, daß das Feuer die Luft „verzehrt", und daß kein Tier in einer Luft leben kann, die nicht mehr in der Lage ist, das Brennen einer Flamme zu unterhalten. Leonardo wies somit als erster darauf hin, daß das Wesentliche bei der Atmung nicht, wie wir heute sagen würden, eine physikalische Veränderung, sondern eine chemische Veränderung in der Zusammensetzung der Luft ist.

Daß nur ein bestimmter Teil der Luft für die Atmung wesentlich ist, stellte als erster der Engländer Mayo (1674) fest[1]. Es dauerte noch weitere 100 Jahre, ehe Priestley (1771) entdeckte, daß dies der Sauerstoff ist. Er fand, daß der von ihm entdeckte Sauerstoff durch die feuchten Membranen der Lunge und der Gefäßwände hindurch auf das Blut einwirkt und das dunkelrote Blut dabei hellrot wird. Nur dieses hellrote Blut vermag nach ihm die Verbrennungsvorgänge im Organismus zu unterhalten. Bei seinen Versuchen entdeckte er weiter, daß die verbrauchte Ausatmungsluft von Tieren durch Pflanzen so erneuert wird, daß Tiere wieder in ihr leben können oder eine Flamme in ihr brennen kann.

Die physiologische Bedeutung der Atmung ergab sich aber erst durch die systematischen Untersuchungen von Lavoisier (1777). Er erkannte, daß die Luft zu etwa $^1/_6$ aus Sauerstoff und zu $^5/_6$ aus Stickstoff besteht. Seiner Meinung nach wird in den Lungen bei der Atmung der Sauerstoff aus der Luft herausgenommen. Durch diesen Sauerstoff werden dann Kohlenstoff und Wasserstoff zu Kohlensäure und Wasser verbrannt, die bei der Ausatmung wieder abgegeben werden. Er fand, daß die Atmung bei Muskeltätigkeit, bei Verdauung und auch bei Kälte gesteigert ist. Dieser Teil seiner Theorie ist auch heute noch gültig; nicht dagegen seine Ansicht über den Ort der Verbrennungsvorgänge, nämlich, daß diese Verbrennung unmittelbar in der Lunge stattfindet, wo Blut und Luft sich begegnen. Obwohl bald Einwendungen erhoben wurden (Spallanzani[3]), konnte sie doch erst nach der Entwicklung und Vervollkommnung der Blutgasanalyse durch Magnus 1837 endgültig widerlegt werden[1].

Man nahm an, daß, wenn nicht die Lunge, so doch das Blut selbst der Sitz der Verbrennungsvorgänge sei. Als erster dürfte dann Traube richtig erkannt haben, daß, wie er 1858 schreibt, die Gewebe der einzelnen Organe als „eigentlicher Herd der chemischen Prozesse der Respiration" zu gelten haben. Damit waren in der Mitte des vorigen Jahrhunderts Sinn und Mechanismus der geheimnisvollen Atmungstätigkeit annähernd geklärt.

Mit „Atmung" wird heute die Sauerstoffaufnahme und die Kohlensäureabgabe bezeichnet. Es ist zweckmäßig, die Sauerstoffaufnahme und die Kohlensäureabgabe durch die Lunge genauer als *äußere Atmung* zu bezeichnen und die Sauerstoffaufnahme und Kohlensäureabgabe des Gewebes *innere Atmung* oder *Gewebsatmung* zu nennen. Ziel der Atmung ist es also, ganz allgemein Sauerstoff für den Gewebsstoffwechsel zur Verfügung zu stellen. Aufnahmeorgan für den Sauerstoff aus der Außenwelt ist die Lunge; das Transportorgan von der Lunge zum Gewebe ist das Blut und der Verbraucher das Gewebe*.

---

* Der Begriff der Atmung wird von Winterstein[4] nur für den Gasaustausch zwischen Gesamtorganismus und Umgebung zugelassen[5]. Es hat sich aber der Begriff „Gewebsatmung" so durchgesetzt, daß er kaum mehr aufgegeben werden wird. Die obige Definition entspricht dem allgemeinen Gebrauch und dürfte kaum zu Mißverständnissen Anlaß geben. Bei den naturwissenschaftlichen Begriffen, die ja im wesentlichen zur gegenseitigen Verständigung dienen, wird sich — schon durch die Ausweitung unseres Wissens — ein Bedeutungswandel der Begriffe nicht immer vermeiden lassen.

[1] Siehe Zuntz 1882.   [2] Hoefer 1843.   [3] Spallanzani 1803.
[4] Winterstein 1955.   [5] Bethe 1925.

Der mit der Atmung aufgenommene Sauerstoff wird im Organismus benötigt, um aus den Nährstoffen auf möglichst rationelle Art Energie zu gewinnen. Durch die Umsetzungen mit Sauerstoff kommt es dabei zu einer *Oxydation* des Nährstoffs. Man beachte aber, daß es nicht richtig ist, oxydativen Abbau und Atmung gleichzusetzen, da z. B. auch bei der Glykolyse oxydative Prozesse beteiligt sind.

Der physikalisch-chemische Grundvorgang bei der Oxydation läßt sich folgendermaßen formulieren: Oxydation bedeutet *Entzug* von Elektronen, Reduktion dagegen *Zufuhr* von Elektronen. Bei der Oxydation findet eine

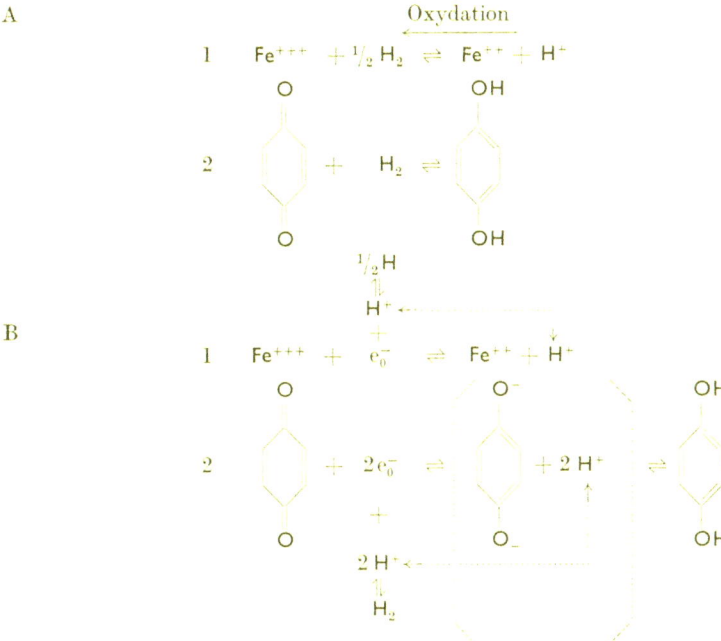

Abb. 4. Schematische Darstellung der Vorgänge bei der Oxydation. Ein Reaktionsverlauf von rechts nach links bedeutet Oxydation. e_0^- = Elektron.

Elektronenwanderung von der oxydierten Substanz (Elektronendonator) zum Oxydationsmittel (Elektronenacceptor) statt. Die Elektronen, die das Oxydationsmittel der oxydierten Substanz entzieht, nimmt es selber auf, d. h. es wird reduziert. Daher ist jede Oxydation mit einer entsprechenden Reduktion gekoppelt: Es liegt also in Wirklichkeit eine Oxydoreduktion oder kurz ein Redoxprozeß vor[1].

Eine Oxydation kann verwirklicht sein 1. durch Anlagerung von Sauerstoff, 2. durch die Abgabe von Wasserstoff oder 3. durch Erhöhung der positiven Wertigkeit eines Ions. Wie bei diesen verschiedenen Reaktionen die Elektronenwanderung vor sich geht, läßt sich an Hand von Reaktionsgleichungen verdeutlichen (Abb. 4). Sie stellen von links nach rechts gelesen eine Reduktion, von rechts nach links gelesen eine Oxydation dar. Bei A 1 handelt es sich um eine Ionenreaktion: dem zweiwertigen Eisen wird ein Elektron entzogen: es wird zum dreiwertigen Eisen oxydiert. Das Proton H^+ ist dabei zum neutralen Wasserstoffatom geworden. Bei A 2 liegt eine elektroneutrale Reaktion vor, bei der aus einem neutralen Molekül Hydrochinon durch Abgabe eines Wasserstoffmoleküls

---

[1] MICHAELIS 1946, 1947, 1951; z. B.: s. NETTER 1951, s. KORTÜM 1952, s. JOHNSON 1950, s. ENDER 1953.

(Dehydrierung) ein neutrales Chinon entsteht. Unter B sind die Reaktionsgleichungen so geschrieben, daß man das Gemeinsame beider Prozesse erkennt. Beim Hydrochinon werden zunächst Protonen abgespalten, ohne daß sich dabei die übrigen Bindungsverhältnisse wesentlich ändern. Nun verlaufen beide Reaktionen analog, indem H^+ als Elektronenacceptor fungiert. Der Entzug des Elektrons bewirkt die Oxydation: dabei entsteht in dem einen Fall aus dem benzoiden Hydrochinon ein chinoides Ringsystem, im anderen Fall aus dem zweiwertigen ein dreiwertiges Eisenion.

Die vollständige Abspaltung des Protons vom Hydrochinon ist allerdings hypothetischer Art. Es kommt wahrscheinlich dabei eher zu innermolekularen

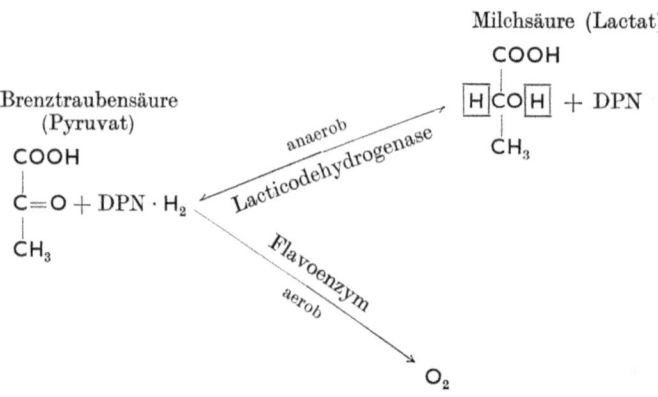

Abb. 5. Redoxreaktion Brenztraubensäure/Milchsäure. Zwischen Pyruvat und Lactat stellt sich unter Mitwirkung der Lacticodehydrogenase, die den Austausch des Wasserstoffs vermittelt, ein Gleichgewicht ein. Ist Sauerstoff O_2 vorhanden, so kann das Flavoenzym den Wasserstoff übernehmen.

Ladungsverschiebungen, die zu neuen Stabilitätsverhältnissen führen. Das gemeinsame Merkmal der Reaktionen läßt sich aber aus einer solchen Formulierung der Zwischenreaktion deutlich erkennen. Ein Unterschied besteht jedoch insofern, als bei der Oxydation des Eisens die Funktion des Protons als Elektronenacceptor willkürlich gewählt war, während diese dagegen beim Hydrochinon durch den chemischen Aufbau des Moleküls vorgegeben ist.

Als Beispiel für einen Redoxprozeß beim Nährstoffabbau sei die reversible Redoxreaktion von Brenztraubensäure angeführt (Abb. 5). Die beiden umrandeten Wasserstoffatome werden in Gegenwart des Fermentes Lacticodehydrogenase von der Milchsäure getrennt und vom Coferment Codehydrogenase I (DPN = Diphosphopyridinnucleotid) übernommen. Die Milchsäure wird dadurch zu Brenztraubensäure dehydriert, d. h. oxydiert. Betrachtet man die Reaktion in der anderen Richtung, so entsteht bei der Reduktion von Brenztraubensäure Milchsäure: die Brenztraubensäure fungiert als „Elektronenacceptor" und oxydiert dabei die Codehydrogenase I. Dieser Reaktionsverlauf ist für die anaerobe Glykolyse charakteristisch, während bei der Atmung der Wasserstoff der Codehydrogenase zum Sauerstoff wandert.

Eine gerichtete Wanderung von Elektronen (oder anderer geladener Teilchen) führt zur Störung der Elektroneutralität und kann mit der Ausbildung einer Potentialdifferenz verbunden sein. Tatsächlich vermögen die eben beschriebenen Redoxvorgänge meßbare Potentiale hervorzurufen. Hat sich z. B. zwischen $Fe^{++} \underset{+e_0^-}{\overset{-e_0^-}{\rightleftarrows}} Fe^{+++}$ ein Gleichgewicht eingestellt, so läßt sich mit geeigneten

Elektroden ein definiertes Potential messen. Die Größe des zu erwartenden Redoxpotentials läßt sich aus der PETERschen Gleichung bestimmen.

$$E = E_0 + \underbrace{\frac{RT}{n_e F} \ln \frac{[ox]_a}{[red]_a}}_{1} + \underbrace{\frac{RT}{F} f (\ln [H^+]_a)}_{2} \tag{1}$$

Die Gleichung besagt, daß das wirkliche Redoxpotential E eines Systems bestimmt ist durch das Normalpotential E_0 (das ist das für das System charakteristische Potential unter Standardbedingungen) und durch 2 Korrekturglieder: 1. Korrektur von E_0 auf die wirklichen

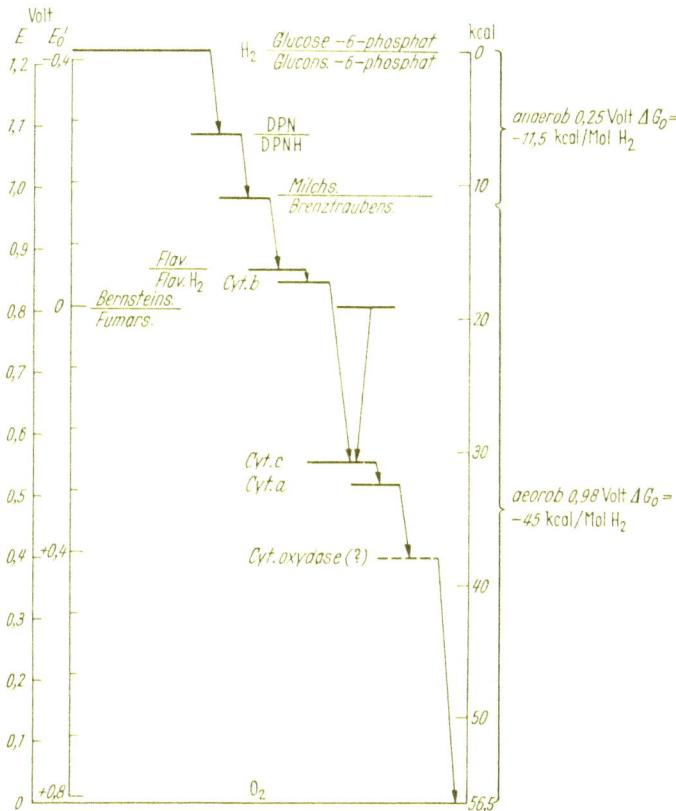

Abb. 6. Redoxpotential und freie Enthalpie beim Nährstoffabbau. DPN Diphosphopyridinnucleotid; -s. Säure; Flav. Flavoenzym; Cyt. Cytochrom; ΔG_0 Enthalpiedifferenz in kcal.

Konzentrationen; hier bedeutet $[ox]_a$ die Konzentration bzw. die Aktivität der oxydierten Stufe (Oxydant) und $[red]_a$ der reduzierten Stufe (Reduktant). 2. Korrektur von E_0 auf das wirkliche p_H. $[H^+]_a$ bedeutet die Konzentration bzw. die Aktivität der Wasserstoffionen. Standardbedingungen herrschen, wenn die Konzentrationen von reduzierter und oxydierter Substanz gleich groß sind und das Potential gegen die Normalwasserstoffelektrode gemessen wird. Es bedeuten n_e = elektrochemische Wertigkeit, R = Gaskonstante, T = absolute Temperatur und F = Faraday'sches Äquivalent.

Die Größe des Redoxpotentials ist ein Maß für die oxydierende Kraft des Systems; sie ist um so größer, je positiver das Potential ist. Sauerstoff mit $E_0 = +0,8$ V ist gegenüber Wasserstoff mit $E_0 = -0,42$ V ein starkes Oxydationsmittel. In Abb. 6 sind die Redoxpotentiale einiger beim Glucoseabbau beteiligten Substanzen dargestellt[1]. Aus der Größe der Redoxpotentiale läßt sich

---

[1] BALL 1941, ANDERSON und PLAUT 1950.

Richtung und Reihenfolge im Ablauf einer Kette von Reaktionen bestimmen. Aus dem Potential ergibt sich weiterhin, welche Arbeit von dem System geleistet werden kann[1]. Die elektrische Arbeit $A_{el} = n_e \cdot F \cdot E$ (Volt) = 23,06 $\cdot E$ kcal/je Äquivalent ist unmittelbar aus E zu errechnen, da F und n_e Konstanten sind. Sie kann z. B. in Konzentrationsarbeit $\left(\text{osmotische Arbeit: } A_{os} = R\,T \ln \frac{c_1}{c_2}\right)$ umgewandelt werden. Setzt man $A_{el} = A_{os}$, so ergibt sich $E = \frac{R\,T}{n_e F} \ln \frac{c_1}{c_2}$, das ist das Korrekturglied für die Konzentrationsabhängigkeit in der PETERschen Gleichung.

Die Ausbildung eines definierten Redoxpotentials setzt voraus, daß sich ein Gleichgewicht zwischen oxydierter und reduzierter Stufe ausbildet. Es gibt aber eine ganze Reihe von Oxydationen, bei denen die Einstellung eines solchen Gleichgewichtes nicht erreicht wird, z. B. die Oxydation von Alkohol zu Aldehyd. Obwohl der Alkohol eine bestimmte reduzierende Kraft ausübt, ist es nicht möglich, ihn auf Grund einer Redoxreaktion einzuordnen. Eine Einordnung gelingt nur durch Vergleich mit anderen bekannten Redoxsystemen. Ihm wird auf diese Art ein *scheinbares Redoxpotential* zugeschrieben. Die theoretischen Grundlagen dieser Prozesse sind noch nicht ganz geklärt. Im Gegensatz zu den Gleichgewichtsreaktionen der Redoxsysteme spielen hier die Geschwindigkeiten, mit denen die Reaktion abläuft, eine entscheidende Rolle[2].

B. Energiegewinnung beim Nährstoffabbau.

1. Der Abbau der Nährstoffmoleküle.

a) Der anaerobe Abbau der Kohlenhydrate.

Das Endprodukt beim anaeroben Abbau der Kohlenhydrate ist die Milchsäure. Sie entsteht entweder aus Glykogen oder aus Glucose; im ersten Fall spricht man von anaerober Glykogenolyse, im zweiten von anaerober Glykolyse im engeren Sinne[3]. Die anaerobe Glykolyse ist die einzige oder doch fast einzige Energiequelle der Warmblüterzelle unter Anoxie.

Bei der Glykolyse werden bis zur Bildung der Milchsäure etwa 15 verschiedene Abbaustufen durchlaufen. An dieser Reaktionsfolge sind unmittelbar 11 Fermente beteiligt, von denen die meisten bereits isoliert und in kristallisierter Form dargestellt sind. In Abb. 7 sind die wichtigsten Schritte der Milchsäurebildung zusammengefaßt (MEYERHOF-Schema[4]). Jeder der angegebenen Schritte wird durch ein spezifisches Ferment katalysiert (A bis M). Das Kohlenhydrat (Glykogen oder Glucose) wird zuerst zweimal phosphoryliert zu Fructose-1,6-diphosphat, dann in zwei verschieden aufgebaute Triosephosphatmoleküle gespalten, welche von einem spezifischen Ferment rasch ineinander übergeführt werden können. Von nun ab (Reaktion H) werden je 2 C_3-Bruchstücke je Glucosemolekül umgesetzt, wie durch Verdopplung der Pfeile angedeutet ist. Die einzelnen Reaktionen sind an anderer Stelle des Handbuches beschrieben, wir beschränken uns hier auf die Darstellung der Umsetzungen, die für die Geschwindigkeit und Ergiebigkeit der Energiegewinnung besonders wichtig sind.

α) *Die Startreaktionen.*

Die Reaktion, die den Abbau der Kohlenhydrate einleitet (Startreaktion), ist für Glykogen und Glucose verschieden*.

Startreaktion des Glykogenabbaus. Bei der Startreaktion des Glykogenabbaus wird anorganisches Phosphat durch Vermittlung des Fermentes *Phosphorylase*

---

[1] Siehe FRANKE 1941.   [2] Siehe z. B. DE GROOT 1951.
[3] WARBURG 1923, [1] 1926.   [4] MEYERHOF 1948.

* Zum Begriff Startreaktion (s. S. 462).

auf einen Glucoserest übertragen (Reaktion C). So entsteht ein Glucose-1-phosphatester (Coriester), der durch ein anderes Fermentsystem in Glucose-6-phosphat (Robisonester) umgewandelt wird (Ferment: Phosphoglucomutase unter Mitwirkung des Systems Glucose-1-phosphat ⇌ Glucose-1,6-diphosphat). Da

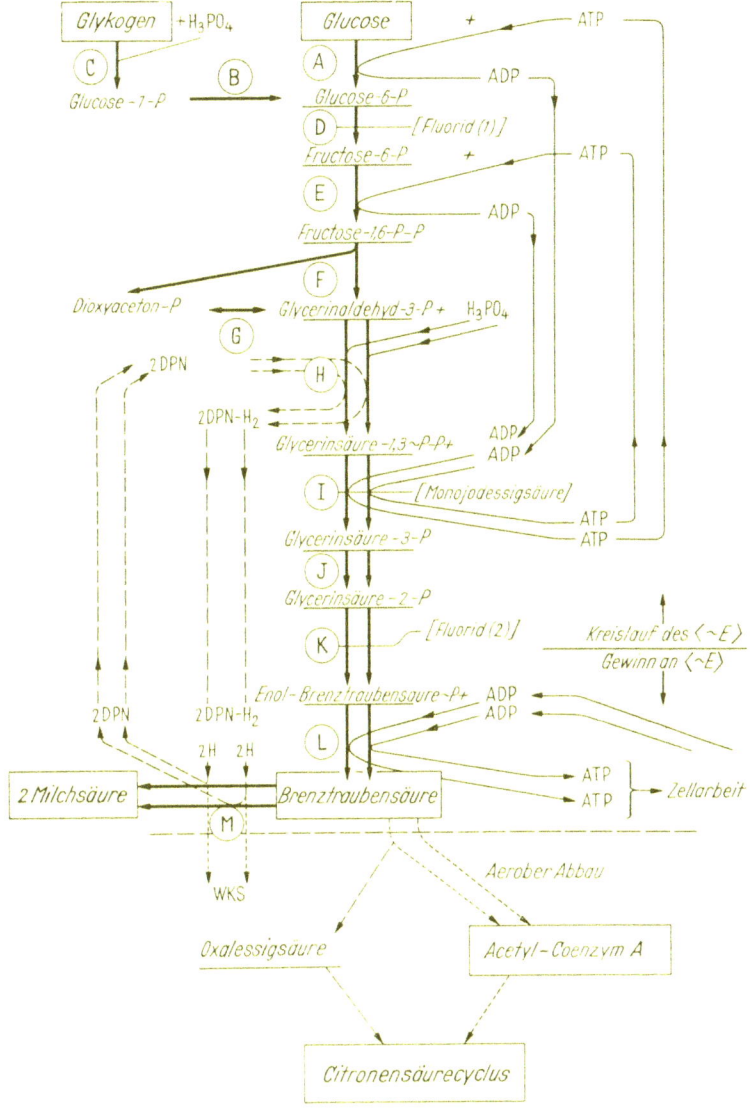

Abb. 7. Schema der Glykolyse nach MEYERHOF (1948). Durch Verdoppelung der Pfeile ist angedeutet, daß Fructose-1,6-diphosphat in 2 Moleküle Triosephosphat zerfällt. Auf der linken Seite ist die Wasserstoffbindung an das Diphosphopyridinnucleotid (DPN) dargestellt; rechts Kreislauf und Gewinn an ATP (Adenosintriphosphat). WKS WARBURG-KEILIN-System (s. S. 421).

Glucose-6-phosphat auch bei der Startreaktion des Glucoseabbaus gebildet wird, treffen sich hier die Abbauwege von Glykogen und Glucose und laufen in der Folge gemeinsam.

Phosphorylase ist außer in tierischen Geweben auch im Pflanzenreich weit verbreitet, doch sind die einzelnen Phosphorylasen nicht ganz identisch. Die Phosphorylase im Muskel braucht zur Wirksamkeit Adenylsäure. Leber, Muskel und Milz besitzen ein adenylsäureabspaltendes Ferment, so daß dadurch die Phosphorylase inaktiviert werden kann. Es ist möglich, daß der Glykogenabbau in dieser Weise enzymatisch gesteuert wird. Adrenalin vermag die Phosphorylase durch Beseitigung der inaktiven Form zu reaktivieren[1]. Ob dieser Wirkungsmechanismus eine allgemeinere Bedeutung hat, ist noch nicht ganz klar. Die Beobachtung, daß bei Hungerratten der Phosphorylasegehalt erheblich absinkt, zeigt, daß der Ernährungszustand über den Phosphorylasegehalt mit in die Umsatzregulation eingreifen kann[2]. Die Phosphorylasen katalysieren auch den *Aufbau* von Glykogen, wobei allerdings zur Bildung der verzweigten Ketten des Glykogens ein weiteres Ferment, die Isophosphorylase notwendig ist. Die Phosphorylase wird durch Phlorrhizin (= Glucosid aus den Wurzeln und der Stammrinde der Apfel-, Birnen- und Pflaumenbäume) gehemmt.

Startreaktion des Glucoseabbaus. Bei der Startreaktion des Glucoseabbaus wird unter Vermittlung des Fermentes *Hexokinase* eine Phosphatgruppe aus der energiereichen Verbindung Adenosin*tri*phosphat (ATP) auf Glucose übertragen, und es entsteht Glucose-6-Phosphat und Adenosin*di*phosphat. Die sich bildende Hexose-Phosphatverbindung gehört nicht zu den energiereichen Verbindungen: Zu ihrer Knüpfung sind nur etwa +3 kcal/mol erforderlich, während aus der Hydrolyse der Phosphatverbindung im ATP etwa 10 kcal/mol zur Verfügung stehen (s. S. 460).

Hexokinase hat eine hohe Umsatzgeschwindigkeit. Die volle Aktivität erreicht sie z. B. in Rattenhirnextrakten (bei 30° C) schon bei einer Glucosekonzentration von 1,8 mg-% bzw. einer ATP-Konzentration von 1,5—2 mMol (das entspricht etwa 10 mg-% P). Da man den normalen Gehalt an Glucose ungefähr mit 60 mg-%, an ATP mit 14 mg-% ansetzen kann, ist deutlich, daß auch noch bei stark absinkender Glucosekonzentration, das Ferment voll arbeitsfähig ist[3]. Beim normalen Tier ist allerdings die Hexokinase nie voll aktiv; ihre Aktivität wird aller Wahrscheinlichkeit nach durch die Hormone des Kohlenhydratstoffwechsels gesteuert[4]. Ein Faktor des Hypophysenvorderlappens hemmt die Hexokinase; Insulin kann diese Hemmung aufheben, während Extrakte aus der Nebennierenrinde die Hemmung verstärken. An Gewebsextrakten normaler Tiere ist diese Wirkung des Insulins nur nach vorheriger Hemmung durch Hypophysenvorderlappen zu beobachten, an Gewebsextrakten von diabetischen Ratten steigert Insulin auch die Aktivität ohne vorherige Hemmung. Neben dieser allgemeinen Regulation scheint es noch eine gewebsspezifische zu geben. So wurde im Muskel und Erythrocyt ein Aktivator gefunden, ein Hemmstoff im Nerv[5]. Die Befunde sind aber nicht einheitlich, was auf der Schwierigkeit, gleichmäßige und standardisierte Versuchsbedingungen zu erreichen, beruhen dürfte.

Eine abschließende Vorstellung über die Art und Weise, wie die Zelle den Kohlenhydratumsatz ihrem Bedarf anpaßt, läßt sich indessen an den Startreaktionen „Glucose-Hexokinase" und „Glykogen-Phosphorylase" noch nicht entwickeln (s. S. 461). Die Hexokinaseaktivität variiert in den einzelnen Organen außerordentlich, z. T. in ganz anderer Weise, als man nach dem experimentell ermittelten Kohlenhydratumsatz annehmen sollte[6] (Tabelle 1). So ist der maximale, aus der gemessenen Hexokinaseaktivität *berechnete* Glucoseumsatz viel größer als der tatsächlich *gefundene* normale Glucoseumsatz des Gehirns; aber bei Darm und Niere ist der gemessene Umsatz (Resorption aus dem Darm, Rückresorption aus den Nierenkanälchen) *größer* als der aus der Hexokinaseaktivität berechnete „Maximal"-Umsatz. Für den Darm erklärt sich diese Diskrepanz daraus, daß aller Wahrscheinlichkeit nach bei der Glucoseresorption keine Phosphorylierungen ablaufen[7]. Die in der Darmwand gefundene Hexokinase dürfte nur für den Eigenstoffwechsel der Zellen Bedeutung haben. Die maximale Hexokinaseaktivität kann daher nach heutigem Wissen in vielen Organen nicht der begrenzende Faktor für den Glucoseumsatz sein (s. S. 462).

---

[1] CORI, COLOWICK und CORI 1938, COHN und CORI 1948.
[2] LUNDBÆCK und GORANSON 1948.
[3] WEIL-MALHERBE und BONE [1] 1951. [4] COLOWICK, CORI und SLEIN 1947.
[5] WEIL-MALHERBE und BONE [2] 1951, WEIL-MALHERBE und BONE [3] 1951, WEIL-MALHERBE und BONE [4] 1951, STERN 1954, CHRISTENSEN, PLIMPTON und BALL 1949.
[6] LONG 1952.   [7] SOLS 1956.

β) Anaerobe Energiegewinnung und -speicherung.

Beim anaeroben Abbau gibt es im wesentlichen zwei energieliefernde Reaktionen: 1. die stark exergonische Oxydation des Triose*aldehyd* zur Triose*carbonsäure* (H—J) (unter Vermittlung des Dicarbonsäurephosphatesters) und 2. die innermolekulare Umlagerung der enol-Brenztraubensäure (K) (Bildung der Ketoform aus der Enolform unter Vermittlung des enol-Phosphatesters). Die bei der Reaktion verfügbare Energie wird in beiden Fällen durch eine parallellaufende Bildung von Adenosintriphosphat gespeichert.

Oxydation von Glycerinaldehyd-3-Phosphorsäure. EMBDEN und DEUTICKE[1] entdeckten das Vorkommen von Glycerin-3-Phosphat im Muskel. Aus weiteren

Tabelle 1. *Hexokinaseaktivität von Rattenorganen (Homogenate) in vitro* (als mg Glucose phosphoryliert bei 38°) nach C. LONG (1952)[2].

	mg Glucose 100 g Frischgewicht·min	Organgewicht (g)	Maximaler Glucoseumsatz je Gesamtorgan (mg/Std)
Gehirn, gesamt . . .	117	1,89	132
Magen	65	1,59	62
Herz	63	1,00	38
Dünndarm, Mucosa .	58	4,37	152
Dünndarm, gesamt .	46	9,12	251
Pankreas	36	0,92	20
Uterus	34	0,44	9
Nieren, gesamt . . .	34	2,27	46
Testes	33	2,28	45
Skeletmuskel	31	etwa 150	2780
Lunge	15	1,58	14
Leber (fastend) . . .	8	6,59	33

Untersuchungen[3] ergab sich, daß ein enger Zusammenhang zwischen der Bildung von ATP aus anorganischen Phosphaten und der Oxydation dieser Triosephosphorsäure bestehen muß. Die Reaktion wurde von MEYERHOF, OHLMEYER und MÖHLE (1938[4]) näher formuliert. Die Aufklärung des fermentativen Wirkungsmechanismus gelang WARBURG und CHRISTIAN[5], sowie BÜCHER[6]. Die Reaktion verläuft folgendermaßen: Auf das Glycerin*aldehyd*-3-Phosphat (Reaktion H) wird anorganisches Phosphat übertragen und das entstehende Produkt durch Wasserstoffentzug zur Säure oxydiert. Katalysiert wird diese Reaktion durch das oxydierende Gärungsferment (Glycerinaldehyd-3-Phosphat-Dehydrogenase), an das als Coferment Codehydrogenase I (DPN) fest gebunden ist. Durch die Oxydation können etwa 18 kcal/Mol frei verfügbar werden. Dieser Energiebetrag bleibt durch die Anlagerung von Phosphat in der Verbindung erhalten und wird im 2. Schritt der Reaktion (Reaktion I) (erstes phosphatübertragendes Ferment) mit der Phosphatgruppe auf den Phosphataccptor Adenosin*di*phosphat (ADP) übertragen. Dabei ist die Energie im entstehenden ATP enthalten, und das energieärmere Glycerin*säure*-3-Phosphat bleibt übrig. Das ATP kann dann sofort weiter Verwendung finden, beispielsweise zur Phosphorylierung neuer Hexose- oder Fructosemoleküle. So entsteht, wie auf der rechten Seite des Schemas (Abb. 7) angedeutet ist, ein Phosphatkreislauf, der für den regelrechten Abbau der Kohlenhydrate von entscheidender Wichtigkeit ist. Die Hemmung des reduzierten

---
[1] EMBDEN und DEUTICKE 1934.   [2] LONG 1952.   [3] NEEDHAM und PILLAI 1937.
[4] MEYERHOF, OHLMEYER und MÖHLE 1938.
[5] WARBURG und CHRISTIAN [1, 2] 1939.   [6] BÜCHER 1947.

Fermentes ist durch Jodacetat möglich, das sich aller Wahrscheinlichkeit nach an die freie SH-Gruppe anlagert (s. S. 463).

Innermolekulare Umlagerung der enol-Brenztraubensäure. Aus Glycerinsäure-2-Phosphat (Reaktion K) (Ferment Enolase[1]) entsteht unter Wasseraustritt enol-Brenztraubensäurephosphat. Durch diese Umlagerung wird Energie verfügbar gemacht. Jetzt wird in ähnlicher Weise wie bei Reaktion H die Phosphatgruppe auf Adenosindiphosphat (ADP) übertragen, wobei die Bildung des energiereichen ATP mit der Entstehung der energieärmeren Brenztraubensäure parallel geht (innermolekulare Umlagerung der Enol- in die Ketoform; Ferment: Pyruvatkinase; 2. dephosphorylierendes Ferment[1]).

Enolase wird in Gegenwart von Phosphat durch Natriumfluorid NaF gehemmt[2]; diese Hemmung spielt bei der Untersuchung der Glykolyse eine große Rolle. *Pyruvatkinase* wird durch Phlorrhizin gehemmt. Die Giftigkeit des Phlorrhizins beim anaeroben Kohlenhydratabbau wird hauptsächlich dieser Reaktion zugeschrieben[3].

Auf der Stufe der C_3-Verbindungen laufen also zwei energieliefernde Reaktionen ab. Die Hälfte der Energie wird für den Abbau neuer Glucosemoleküle benötigt, die andere Hälfte steht frei für die energetischen Leistungen der Zelle zur Verfügung.

γ) Reduktionsreaktion als Endreaktion der Glykolyse.

Während vom Glucose-6-Phosphat bis zur Brenztraubensäure für den anaeroben und aeroben Kohlenhydratabbau der gleiche Weg benutzt wird, trennen sich an der Brenztraubensäure die weiteren Abbauwege (s. S. 402). Ein kontinuierliches Fortlaufen der Reaktion ist nur möglich, wenn für eine ständige Dehydrierung (Reaktion H, Abb. 7) gesorgt ist. Zur Dehydrierung der Codehydrogenase ($DPN \cdot H_2$) muß ein Wasserstoffacceptor vorhanden sein. Beim *aeroben* Abbau ist Sauerstoff der Endacceptor für den Wasserstoff und sorgt dafür, daß der Wasserstoff der Codehydrogenase I in diesen Weg geleitet wird; dabei wird Brenztraubensäure durch den Eintritt in den Citronensäurecyclus weiter abgebaut. Beim *anaeroben* Abbau fungiert Brenztraubensäure selbst als Wasserstoffacceptor. Sie wird dabei zu Milchsäure reduziert (Ferment: Lacticodehydrogenase[4]) (Reaktion M) (s. auch Abb. 5). So vermittelt die Codehydrogenase I die Oxydoreduktion der Glykolyse. Es schließt sich hier wiederum ein Kreislauf: Der Kreislauf der Wasserstoffübertragung, wie auf der linken Seite des Schemas angedeutet ist (Abb. 7).

Brenztraubensäure entsteht auch bei dem direkten oxydativen Abbau von Glucose (s. S. 416). Sie ist weiterhin die Muttersubstanz für Oxalessigsäure (s. unten).

Bei dem bisher geschilderten Weg der Milchsäurebildung wird anaerob kein CO_2 gebildet. Dennoch beobachtet man, daß ein Warmblütergewebe auch in Anaerobiose nicht unbeträchtliche CO_2-Mengen bilden kann. Diese entsteht vielleicht durch Dismutation von Brenztraubensäure und anderen Ketosäuren.

$$\begin{array}{c} CH_3 \cdot CO \cdot COOH \\ CH_3 \cdot CO \cdot COOH \\ \text{2 Brenztraubensäure} \end{array} + H_2O \rightleftharpoons \begin{array}{c} \text{Essigsäure} \\ CH_3 \cdot COOH + CO_2 \\ CH_3 \cdot HC(OH) \cdot COOH \\ \text{Milchsäure} \end{array}$$

Auch hierbei wird Energie in Freiheit gesetzt. Bei analog ablaufenden Reaktionen anderer Ketosäuren (Ketoglutarsäure und Oxalessigsäure) ist die anaerobe Synthese von ATP nachgewiesen. Wie weit diese Reaktionen für die Energielieferung beim Warmblütergewebe eine Rolle spielen und in welchem Umfang sie stattfinden kann, ist noch nicht klar[5].

---

[1] LOHMANN und MEYERHOF 1934. [2] WARBURG 1948.
[3] MEYERHOF und WILSON [1, 2, 3] 1949. [4] STRAUB 1940.
[5] KREBS 1943. BARRON 1943, STOTZ 1945, HUNTER 1949, HUNTER und HIXON 1949.

Abschließend sei noch einmal der anaerobe Abbau von Glykogen (Glucosidrest) und Glucose summarisch gegenübergestellt.

$$\text{Glykogen (Glucosidrest)} + \begin{cases} \boxed{1\ \text{ATP}} \\ 4\ \text{ADP} \\ 3\ \text{H}_3\text{PO}_4 \\ 2\ \text{DPN} \end{cases} \to 2\ \text{Milchsäure} + \begin{cases} \boxed{4\ \text{ATP}} \\ 1\ \text{ADP} \\ \hline \\ \to 2\ \text{DPN} \end{cases}$$
$$\uparrow$$
$$\to 2\ \text{DPN} \cdot \text{H}_2 \longrightarrow$$

$$\boxed{\begin{array}{c} \textit{Gewinn} \\ + 3\ \text{ATP (etwa 30 kcal/Mol Glucosidrest)} \end{array}}$$

$$\text{Glucose} + \begin{cases} \boxed{2\ \text{ATP}} \\ 4\ \text{ADP} \\ 2\ \text{H}_3\text{PO}_4 \\ 2\ \text{DPN} \end{cases} \to 2\ \text{Milchsäure} + \begin{cases} \boxed{4\ \text{ATP}} \\ 2\ \text{ADP} \\ \hline \\ \to 2\ \text{DPN} \end{cases}$$
$$\uparrow$$
$$\to 2\ \text{DPN} \cdot \text{H}_2 \longrightarrow$$

$$\boxed{\begin{array}{c} \textit{Gewinn} \\ + 2\ \text{ATP (etwa 20 kcl/mol Glucose)} \end{array}}$$

Der Gewinn an überschüssiger, zur Arbeit verwertbarer Phosphatenergie ist demnach bei der Glyko*gen*olyse höher als bei der Glykolyse und zwar weil bei der Startreaktion des Glykogenabbaus nur anorganisches Phosphat, bei der Startreaktion des Glucoseabbaus aber Phosphat aus dem energiereichen ATP an die Hexose gekoppelt wird.

b) Der aerobe Abbau der Nährstoffmoleküle.

Der Endacceptor für Wasserstoff war bei der *an*aeroben Glykolyse die Brenztraubensäure. Demgegenüber kann die Zell*atmung* definiert werden als jene Form des enzymatischen Nährstoffabbaus, bei welcher der molekulare Sauerstoff der Endacceptor für den Wasserstoff ist. Es ist ziemlich sicher, daß der oxydative Endabbau für Fett und Kohlenhydrate sowie auch für Eiweiß über das gleiche Fermentsystem läuft (Hauptweg der Atmung). Vielleicht darf man in diesem gemeinsamen Endabbau eine Form der Ökonomie des Emzymhaushalts erblicken. Der Abbaumechanismus konnte vor allem durch die Untersuchungen von MARTIUS, KREBS, LIPMANN und LYNEN[1] aufgeklärt werden.

Die Nährstoffmoleküle werden zunächst zu C_2-Bruchstücken (Acetylreste) abgebaut. Diese werden in den *Citronensäurecyclus* eingeführt und zu Wasserstoff [2 H]$_{\text{geb.}}$, CO_2 und H_2O abgebaut. Die Wasserstoffatome werden von Dehydrogenasen übernommen und zur „Atmungskette" weiter transportiert (s. unten). Wenn auch bei dem weiteren Reaktionsverlauf noch nicht alle Einzelschritte geklärt sind, so kann man doch das Empfängersystem für den gebundenen Wasserstoff und das Cytochromsystem (Atmungskette) unterscheiden, an dessen Ende dann das Empfängersystem für den molekularen Sauerstoff, die Cytochromoxydase, steht. Beim Durchlaufen dieses Fermentsystems wird die Hauptenergie freigemacht und in energiereichen Verbindungen gespeichert.

---

[1] KREBS und JOHNSON 1937, MARTIUS und LYNEN 1950, KREBS [2] 1940, 1954, MARTIUS 1939, 1954.

α) Der Citronensäurecyclus.

Dem Citronensäurecyclus (s. Tabelle 2) kommt nach unserem heutigen Wissen eine zentrale Stellung im Nährstoffabbau zu[1]. In der Tat wurde die Citronensäure auch in allen bisher untersuchten Geweben gefunden. Der normale Gehalt im Gewebe ist gering[2]; er liegt (ähnlich dem Gehalt des Blutes) bei 2 mg-%. Trotz dieser geringen Konzentration wird infolge der hohen Umsatzgeschwindigkeit eine beträchtliche Menge Citronensäure gebildet. Für den Menschen rechnet MARTIUS[3] bei Gabe von 500 g Kohlenhydrat und 60 g Fett (etwa 2400 Kal/Tag)

Tabelle 2. *Reaktionen des Citronensäurecyclus.*

$$\text{Brenztraubensäure} \xrightarrow[-H_2-CO_2]{+\text{Coenzym A}} \text{Acetyl-Coenzym A} \xrightleftharpoons[+2\text{ Coenzym A}]{-2\text{ Coenzym A}} \text{Acetessigsäure}$$

I	Oxalessigsäure	$+CO_2 \Updownarrow -CO_2$	Citronensäure (Citrat)
II	Citronensäure	$-H_2O$	Aconitsäure (Aconitat)
III	Aconitsäure	$+H_2O$	Isocitronensäure (Isocitrat)
IV	Isocitronensäure	$-[2\,H]$	Oxalbernsteinsäure (Oxalsuccinat)
V	Oxalbernsteinsäure	$-CO_2$	α-Ketoglutarsäure (α-Ketoglutarat)
VI	α-Ketoglutarsäure	$+H_2O-CO_2-[2\,H]$	Bernsteinsäure (Succinat)
VII	Bernsteinsäure	$-[2\,H]$	Fumarsäure (Fumarat)
VIII	Fumarsäure	$+H_2O$	Äpfelsäure (Malat)
IX	Äpfelsäure	$-[2\,H]$	Oxalessigsäure (Oxalacetat)
(X) = I	Oxalessigsäure		Citronensäure

↑ Acetyl-Coenzym A

einen Umsatz von etwa 2000 g Citronensäure aus. Neben der entscheidenden Rolle beim Nährstoffabbau dürfte die Citronensäure eine wichtige Funktion beim Verkalkungsprozeß im Knochen[4] haben.

Die Verbindung des anaeroben Kohlenhydratabbaus mit dem Citronensäurecyclus zeigen Abb. 7, 8 und Tabelle 2. Aus Brenztraubensäure entsteht ein Essigsäurerest, der sich mit Oxalessigsäure zu Citronensäure verbindet (s. unten). Die Citronensäure wird in 9 Stufen wieder zu Oxalessigsäure abgebaut. Voraussetzung für den Eintritt eines neuen Essigsäurerestes in den Citronensäurecyclus ist seine Kopplung an das Coenzym A (HS—CoA), die Bildung von Acetyl-Coenzym A (Ac~S—CoA). Dieser Reaktionsablauf wurde erst in den letzten Jahren geklärt[5], obwohl schon länger bekannt war, daß der Essigsäurerest in besonderer „aktivierter" Form vorliegen mußte.

Die Struktur des Coenzyms A konnte aufgeklärt werden[6]. Es besteht aus Adenosin und Pantethein (Pantethein ist eine Verbindung von Pantothensäure und Thioäthanolamin). Bisher ist besonders die Bedeutung der SH-Gruppe am Thioäthanolamin deutlich geworden.

---

[1] OCHOA 1954, KREBS 1940, 1950, MARTIUS 1939, 1954.
[2] ÖSTBERG 1931, SJÖSTRÖM 1937, KRUSIUS 1940, HALLMANN 1940, DICKENS 1941.
[3] MARTIUS 1954.   [4] ROMINGER 1944, CARLSSON und HOLLUNGER 1954.   [5] LYNEN 1952, s. MARTIUS 1954.   [6] LYNEN und REICHERT 1951, LYNEN 1952, s. BADDILEY 1955.

An diese Gruppe lagert sich der Acetylrest an, wodurch eine *energiereiche Thioesterverbindung* entsteht. Das so gebildete Acetyl-Coenzym A reagiert mit Oxalessigsäure, wobei die Kondensation zu Citronensäure unter Übertragung des ganzen Acetylrestes erfolgt. Die Kondensation erfolgt durch ein spezifisches Enzym, das „condensing enzyme".

Die durch Kopplung des Acetylrestes an die SH-Gruppe des Coenzyms A entstandene energiereiche Thioesterverbindung stellt neben dem Phosphatester einen weiteren Typ energiereicher Verbindungen dar. Er ist besonders für den Abbau des Citronensäurecyclus und den Abbau der Fette von Bedeutung.

Startreaktion des Citronensäurecyclus. Die Bindung des Acetylrestes an das Coenzym A ist die Startreaktion für den oxydativen Endabbau im Citronensäurecyclus. Da eine energiereiche Verbindung entsteht, ist die Bildung von Acetyl-Coenzym A nur unter gleichzeitiger Energiezufuhr möglich. Entsprechend der Menge des anfallenden Acetyl-Coenzyms A muß der Organismus laufend Oxalessigsäure bereitstellen, wenn ein vollständiger Abbau der Nährstoffmoleküle gewährleistet werden soll.

1. Bildung von Acetyl-Coenzym A beim Kohlenhydratabbau. Aus Brenztraubensäure entsteht durch Wasserstoffentzug und Abspaltung von CO_2 ein Acetylrest (Tabelle 2). Bei dieser oxydativen Decarboxylierung wird die Energie verfügbar, die für den Aufbau der energiereichen Thioesterverbindung notwendig ist. Die Oxydation einer Ketogruppe zur Säure ist immer stark exergonisch.

Man kennt heute 4 Cofermente, deren Mitwirkung für diese Reaktion notwendig ist: 1. Aneurinpyrophosphat (Cocarboxylase), 2. α-Lipoinsäure, 3. Coenzym A, 4. Diphosphopyridinnucleotid (DPN). Die Aufspaltung der Brenztraubensäure in CO_2 und Acetylrest geht wahrscheinlich unter Anlagerung an die α-Lipoinsäure vor sich, wobei das Aneurinpyrophosphat mitwirkt. Von dieser Zwischenverbindung übernimmt das Coenzym A den Acetylrest und DPN den Wasserstoff, wobei gleichzeitig CO_2 abgespalten wird. Dadurch entsteht wiederum α-Lipoinsäure.

2. Bildung von Acetyl-Coenzym A beim Fettsäureabbau. Beim Fettsäureabbau entsteht nach anfänglicher Energiezufuhr ebenfalls Acetyl-Coenzym A (s. Abb. 9). Auch wenn nicht direkt Fettsäure, sondern Acetessigsäure umgesetzt wird, wird unter Energiezufuhr zunächst die Acetessigsäureverbindung des Coenzyms A gebildet, aus der durch thioklastische Spaltung (d. h. durch Anlagerung des Acetylrestes an die SH-Gruppe eines weiteren Coenzyms A) 2 Moleküle Acetyl-Coenzym A entstehen.

3. Bildung von Oxalessigsäure. Der ungestörte Ablauf des Citronensäurecyclus ist nur möglich, wenn genügend Oxalessigsäure zur Bindung der angebotenen Acetylreste vorhanden ist.

Oxalessigsäure kann sich aus Brenztraubensäure bilden. Diese Reaktion verlangt eine Bindung von CO_2, also eine Synthese einer C_4-Verbindung aus einer C_3-Verbindung. Erstmalig beobachteten WOOD und WERKMAN 1940[1], daß Propionsäurebakterien CO_2 aufnehmen und dabei aus Propionsäure Bernsteinsäure synthetisieren können. Für den Tierkörper sind zur Zeit 2 Wege bekannt, auf denen sich aus Brenztraubensäure Oxalessigsäure bilden kann. 1. Eine von OCHOA[2] entdeckte Reaktion führt zunächst zur enzymatischen Bildung von Äpfelsäure, aus der dann durch Wasserstoffabspaltung Oxalessigsäure entsteht (Ferment: malic enzyme, Coenzym II als Dehydrogenase). 2. Unter Mitwirkung von ATP (oder ITP = Inosintriphosphorsäure) kann sich aus Oxalessigsäure enol-Brenztraubensäurephosphat bilden (reversible Reaktion)[3].

Während beim Kohlenhydratabbau aus Brenztraubensäure sowohl Acetyl-Coenzym A als auch Oxalessigsäure entstehen kann — der oxydative Endabbau

---

[1] WOOD und WERKMAN 1940.   [2] OCHOA, MEHLER und KORNBERG 1947, 1948.
[3] UTTER und KURAHASHI 1953.

der Kohlenhydrate also gewissermaßen autonom ist —, bildet sich bei Abbau geradkettiger Fettsäuren nur Acetyl-Coenzym A.

Energieliefernde Reaktionen im Citronensäurecyclus. (Oxydative Decarboxylierung.) Nur bei einer Reaktion des Citronensäurecyclus wird direkt Energie frei verfügbar: bei der oxydativen Decarboxylierung der α-Ketoglutarsäure zu Bernsteinsäure (Stufe VI). Diese verläuft ähnlich der schon beschriebenen oxydativen Decarboxylierung der Brenztraubensäure[1].

Die Ketogruppe der Säure wird oxydiert bzw. dehydriert; dabei übernimmt die Codehydrogenase (DPN) den Wasserstoff. Es entsteht als Reaktionsprodukt eine Verbindung von Bernsteinsäure und Coenzym A, eine energiereiche Thioesterverbindung: Das Succinyl-Coenzym A. Wie die Energie des Succinyl-Coenzyms A weiter verwertet wird, ist noch nicht ganz klar, jedoch kann das Phosphat auf ATP übertragen werden[2]. Succinyl-Coenzym A hat für den oxydativen Abbau noch eine besondere Bedeutung, weil es neben dem Glycin die Muttersubstanz für die Bildung des Porphyrinringes der Häminfermente ist[3].

Dehydrierungen im Citronensäurecyclus. Bei Durchlaufen des Citronensäurecyclus werden in 4 Stufen je zwei gebundene H-Atome von spezifischen Dehydrogenasen übernommen.

1. Stufe IV: Isocitronensäure ⇌ Oxalbernsteinsäure: Ferment: Isocitronensäure-Dehydrogenase. Coferment: Triphosphopyridinnucleotid (TPN) (aber[4]).

2. Stufe VI (oxydative Decarboxylierung): α-Ketoglutarsäure ⇌ Bernsteinsäure. Ferment: α-Ketoglutarsäure-Dehydrogenase. Coferment: Diphosphopyridinnucleotid (DPN).

3. Stufe VII: Bernsteinsäure ⇌ Fumarsäure. Ferment: Bernsteinsäure-Dehydrogenase (Succinodehydrogenase) (gehemmt durch Malonat).

4. Stufe IX: Äpfelsäure ⇌ Oxalessigsäure. Ferment: Äpfelsäure-Dehydrogenase (Malicodehydrogenase). Coferment: DPN.

Bei den 9 Reaktionsstufen des Citronensäurecyclus wird, wie schon erwähnt, nur einmal direkt Energie verfügbar. Für die eigentliche Energiegewinnung ist erst sekundär die Menge des an die Atmungskette gelieferten Wasserstoffes bestimmend. Im ganzen werden beim Abbau eines Essigsäureesters 8 Wasserstoffatome $4\,[2\,H]_{geb.}$ und eine energiereiche Verbindung gebildet.

Während des Citronensäurecyclus wird die C_6-Verbindung zur C_4-Verbindung abgebaut; der hierbei freiwerdende Kohlenstoff wird in Form von CO_2 abgegeben und zwar in Stufe V und Stufe VI. Für die Energiegewinnung spielen diese Reaktionen keine Rolle.

Der hier skizzierte Ablauf des Citronensäurecyclus entspricht dem von MARTIUS[5] angegebenen Schema. KREBS[6] hat eine etwas davon abweichende Darstellung gegeben, wobei sich aus der Oxalessigsäure unmittelbar Aconitinsäure ⇌ Isocitronensäure bilden soll. Zwischen Citronensäure ⇌ Aconitinsäure ⇌ Isocitronensäure stellt die Aconitase ein Gleichgewicht ein.

Die Reaktionen des Citronensäurecyclus sind in allen bisher untersuchten Organen gefunden worden[7]. Ihre Rolle konnte besonders durch Hemmungsversuche mit Malonsäure[8] und Fluoressigsäure[9] sowie direkt durch Isotopenversuche[10] nachgewiesen werden. Malonsäure hemmt die Dehydrierung der Bernsteinsäure durch Vergiftung der Succinodehydrogenase (Stufe VII);

---

[1] KAUFMANN 1951, GREEN und BEINERT 1951, GUNSALUS 1954.
[2] SANADI, GIBSON, AYENGAR und OUELLET 1954.
[3] SHEMIN und WITTENBERG 1951, SHEMIN und KUMIN 1952, s. SIEDEL 1954.
[4] PLAUT und SUNG 1954.   [5] MARTIUS 1939, 1954.   [6] KREBS 1954.
[7] KREBS und JOHNSON 1937.   [8] KREBS [1] 1940.
[9] BARTELETT und BARRON 1947, MARTIUS 1949, LIEBECQ und PETERS 1949, SALLES und OCHOA 1950, OCHOA, SALLES und ORTIZ 1950, KORKES, DEL CAMPILLO und OCHOA 1950, s. LIEBECQ 1954.   [10] LEE und LIFSON 1951.

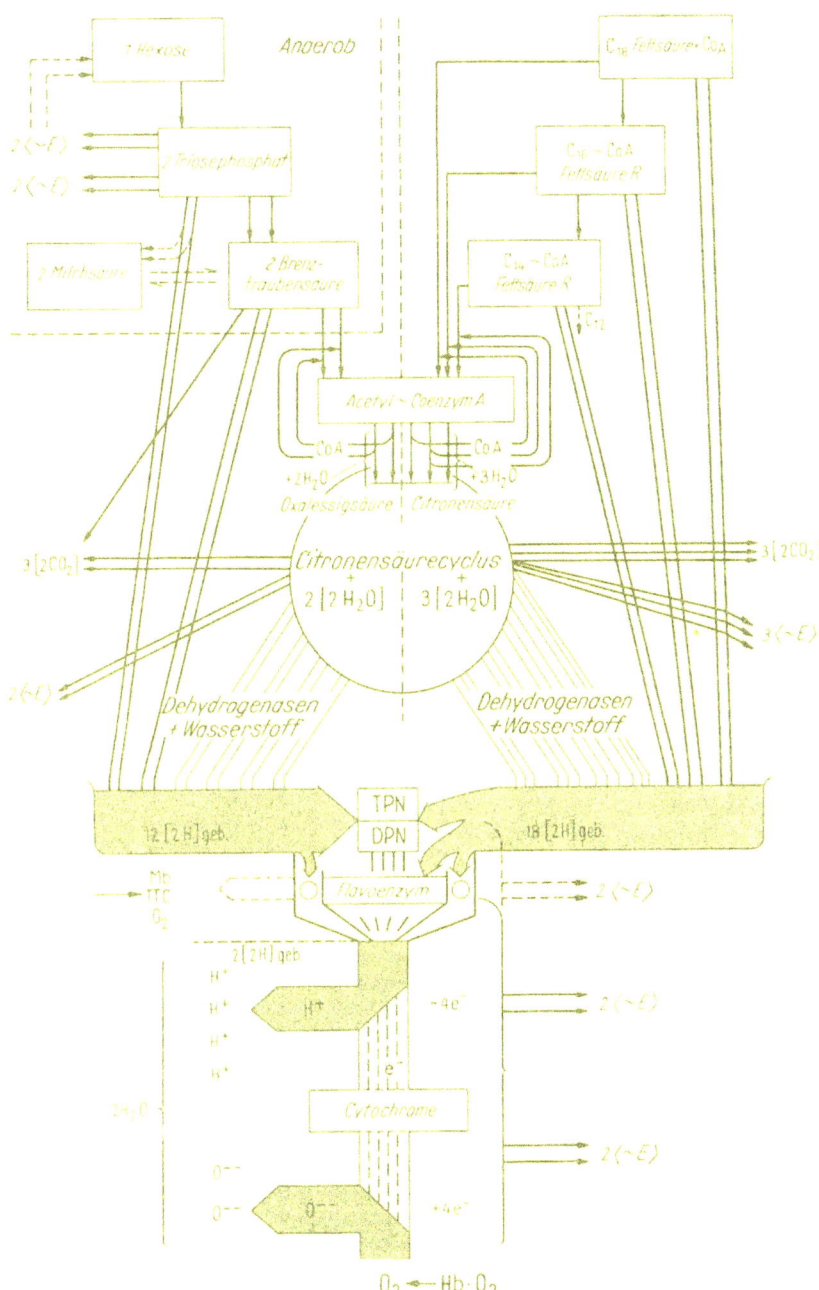

Abb. 8. Wasserstofflieferung beim Nährstoffabbau (links Glucoseabbau, rechts Abbau eines C_6-Teilstückes einer Fettsäure C_{18}). Der Wasserstoff wird von den Dehydrogenasen als $[2\,H]_{geb}$ übernommen und auf verschiedenen Wegen, denen eine unterschiedliche Energieausbeute entspricht (durch Pfeile angedeutet), an die Atmungskette (Cytochrome) weitergeleitet. In der Atmungskette findet ein Elektronentransport (e^-) zum Sauerstoff statt. Es ist angegeben, wo Wasserstoff, CO_2, Wasser und Energie verfügbar wird. Mb = Methylenblau, TTC = Triphenyl-Tetrazoliumchlorid.

Fluoressigsäure bildet Fluorcitronensäure, die durch kompetitive Hemmung die Aconitase (Stufe II) blockiert, so daß sich Citronensäure anhäuft.

Wie sehr dem Citronensäurecyclus eine allgemeine und entscheidende Bedeutung bei der Wasserstofflieferung für die aerobe Energiegewinnung zukommt, wurde versucht in Abb. 8 unmittelbar anschaulich darzustellen. Der Citronensäurecyclus ist vergleichbar einem Rad, bei dessen Drehung das Kohlensäureskelet zermahlen wird. Wasserstoff ist das Mahlgut, das zur weiteren Energiegewinnung an die Atmungskette weitergereicht wird.

β) Der oxydative Abbau der Fettsäuren.

Als Speicherstoffe besitzen die Fettsäuren für die Energielieferung eine besondere Bedeutung, da der auf C_6 berechnete Energiegehalt bei den Fettsäuren größer ist als beim Kohlenhydrat. Der Abbau von gesättigten Fettsäuren erfolgt durch Oxydation am in β-Stellung befindlichen Kohlenstoffatom (β-Oxydation)[1]. Der nähere Mechanismus konnte erst durch die Entdeckung des Coenzyms A aufgeklärt werden. Wir folgen der von LYNEN und Mitarbeitern angegebenen Darstellung des Fettsäureabbaus[2].

Zur Einleitung des Fettsäureabbaus (Abb. 9) (für die Startreaktion) ist wahrscheinlich die Zufuhr von Energie notwendig; dann wird durch Dehydrogenasen Wasserstoff aus der Fettsäure freigemacht (= wasserstoffliefernde Reaktionen) und der sich dabei bildende Essigsäurerest als Acetyl-Coenzym A abgespalten (essigsäureliefernde Reaktionen).

Startreaktionen. Die Einleitung des Abbaus erfolgt durch eine Verbindung von Coenzym A mit der Fettsäure. Diese kann sich aller Wahrscheinlichkeit nach nur bilden, wenn Energie aus anderen Reaktionen zur Verfügung steht. Sie kann z. B. als ATP vorhanden sein, oder sie kann auch durch Coenzym A auf die Fettsäure übertragen werden, wenn es bereits in einer anderen energiereichen Verbindung vorliegt.

Wasserstoffliefernde Reaktionen. Nach der Kopplung an das Coenzym A kommt es in drei aufeinanderfolgenden Stufen zunächst zu einer Dehydrierung, dann zu einer Wasseranlagerung und in der 3. Stufe zu einer zweiten Dehydrierung am β-Kohlenstoffatom (β-Oxydation). Als Dehydrogenasen wirken (wie zunächst bei der C_4-Säure gezeigt werden konnte) die Äthylenreduktase (sie enthält Flavinadenindinucleotid als Wirkgruppe) und die β-Ketoreduktase (Coferment DPN).

Bildung von Essigsäureresten. Ist die Oxydation vollzogen, wird durch ein weiteres Molekül Coenzym A der Fettsäurerest thioklastisch gespalten (Ferment: β-Ketothiolase), so daß Acetyl-Coenzym A und Fettsäurerest-Coenzym A entstehen. Es folgen nun immer periodisch zweifache Dehydrierung und Acetylabspaltung. Die Thiolase wird durch Jodessigsäure und Arsenoxyd gehemmt.

Die Acetyl-Coenzym A-Moleküle werden entweder zum Weiterabbau mit Oxalessigsäure verbunden (Citronensäurecyclus), oder sie lagern sich zu Acetessigsäure zusammen. Durch die Untersuchungen von BREUSCH[3] und WIELAND und ROSENTHAL[4] war schon früher eine Beziehung der Acetessigsäure zum Citronensäurecyclus aufgedeckt; sie konnte durch Isotopenversuche bestätigt werden[5]. Acetessigsäure bildet sich nur, wenn aus irgendeinem Grunde die Übernahme der Acetylreste in dem Citronensäurecyclus gestört ist, z. B. bei Oxalessigsäuremangel (etwa im Hunger), bei Diabetes oder bei Anoxie. Acetessigsäure kann

---

[1] KNOOP 1904. [2] LYNEN, WESSELY, WIELAND und RUEFF 1952, LYNEN und OCHOA 1953.
[3] BREUSCH [1] 1943. [4] WIELAND und ROSENTHAL 1943.
[5] SWENSEID, BARNES, HEMINGWAY und NIER 1942, BEINERT und STANSLY 1953, JONES, BLACK, FLYNN und LIPMANN 1953.

spontan in Aceton zerfallen oder durch die β-Oxybuttersäure-Dehydrogenase (Coferment: DPN) in β-Oxybuttersäure überführt werden.

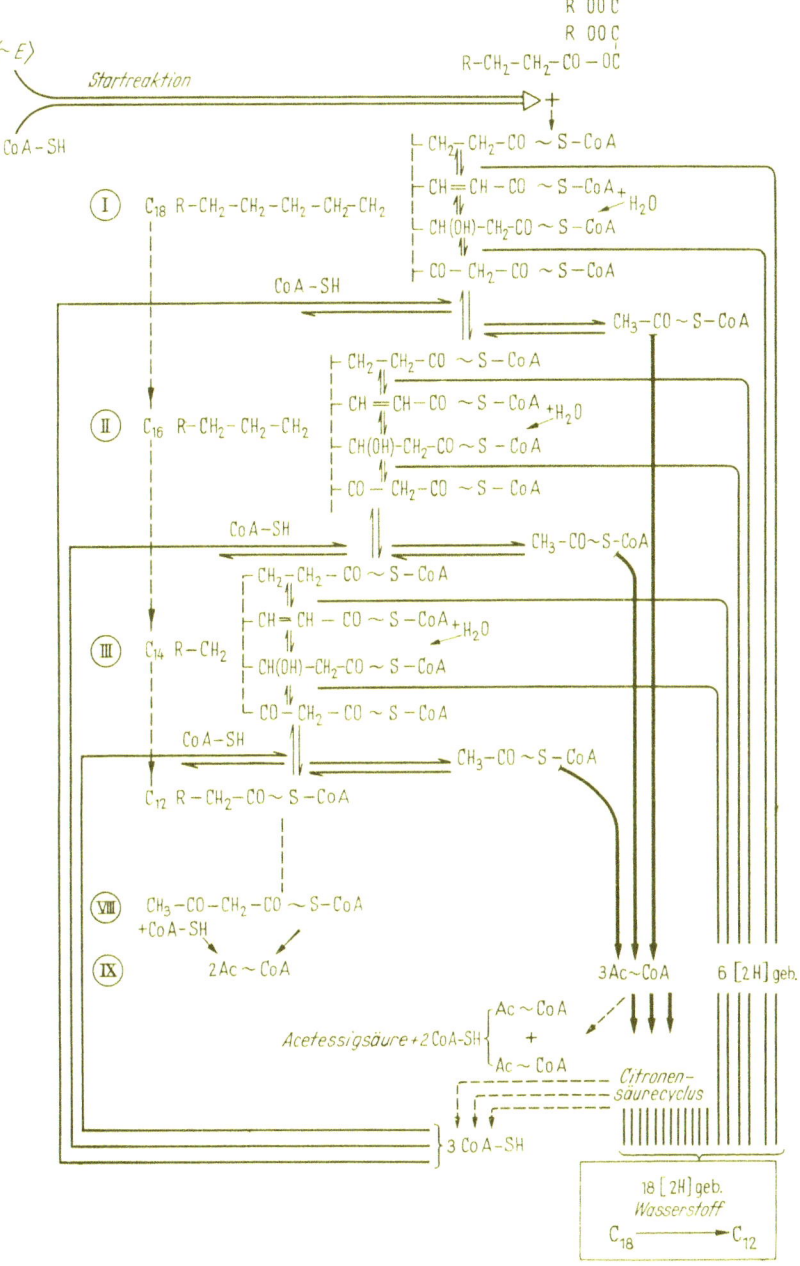

Abb. 9. Wasserstofflieferung beim Fettsäureabbau. (Erklärung s. Text.)

Wenn auch die Hauptreaktionen des Fettsäureabbaus bekannt sind und wahrscheinlich im gesamten Organismus in gleicher Weise ablaufen, so hat doch die weitere Forschung gezeigt, daß die einzelnen Organe durchaus ihre charakteristischen Besonderheiten bzw. Stoffwechselwege haben. Die Leber bildet z. B. leicht Acetessigsäure (etwa 300 g/Tag), kann sie aber nur schwer abbauen, während die Muskulatur je Kilogramm und Stunde etwa

120 g umzusetzen vermag[1]. Man hat vermutet, daß Acetessigsäure die niedermolekulare Transportform der Fette sei — Acetessigsäure enthält noch 75% der verfügbaren Energie —, die vorwiegend von der Leber zur Verfügung gestellt würde. Dem widerspricht der Befund, daß normalerweise keine meßbare Menge Acetessigsäure aus dem Blut aufgenommen wird. Allerdings ändert sich dies bei vermehrter Bildung von Acetessigsäure z. B. im Hunger. Im Hunger sollen 50—85% des Sauerstoffes zur Verbrennung der Acetessigsäure dienen[2]. Über andere Formen des Fettabbaus und den Abbau der kurzgliedrigen Fettsäureketten siehe LANG[3]. Sie dürften normalerweise energetisch nur eine untergeordnete Rolle spielen.

Bei dem Abbau einer gesättigten Fettsäure 1 mol C_{18} entstehen 9 mol Acetyl-Coenzym A und 16 mol $[2\,H]_{geb}$. Die 9 Moleküle Acetyl-Coenzym A liefern im Citronensäurecyclus je Acetylrest 4mal $[2\,H]_{geb}$. Der summarische Abbau läßt sich folgendermaßen darstellen:

$$C_{18} \rightarrow \underbrace{8\langle\sim E\rangle + 1\langle\sim E\rangle}_{\text{Startreaktion}} + 52\,[2\,H]_{geb}.$$

γ) Der direkte oxydative Glucoseabbau.

Es sind im Organismus eine Reihe von Dehydrogenasen gefunden, die Zucker direkt angreifen können[4]. Die wichtigste Rolle scheint der direkte Abbau von Glucose-6-phosphat zu spielen.

Der Abbau verläuft so, daß Glucose-6-phosphat unter der Einwirkung von Glucose-6-phosphat-Dehydrogenase[5] (Coferment: TPN) dehydriert wird. Es entsteht zunächst 6-Phosphogluconsäurelacton, das durch Wasseranlagerung in 6-Phosphogluconsäure übergeht. In den folgenden Schritten wird 6-Phosphogluconsäure am C_3-Atom dehydriert (Phosphogluconsäure-Dehydrogenase; Coferment: TPN) und dann decarboxyliert. (Die Reaktion verläuft analog der Decarboxylierung von α-Ketoglutarsäure im Citronensäurecyclus.) So entsteht durch direkte Oxydation aus dem Glucose-6-phosphat das Ribulose-5-phosphat, das durch eine Isomerase in Ribose-5-phosphat übergehen kann. Dabei entstehen $2\,[2\,H]_{geb}$ und $1\,CO_2$. Mit radioaktivem CO_2 ließ sich die Reversibilität aller dieser Reaktionen nachweisen[6].

Die Entdeckung der Fermente Transketolase[7] und Transaldolase[8] klärte die weitere Reaktion des Ribulose-5-phosphates auf und erlaubt die Formulierung eines Reaktions*cyclus* für die direkte Oxydation des Glucose-6-phosphates, über den die restlichen 5 C-Atome des Pentosephosphates weiter abgebaut werden.

Welcher Anteil des Glucose-6-phosphates (HMP) in einem Gewebe glykolysiert oder direkt oxydiert wird, läßt sich unter gewissen Vorsichtsmaßnahmen durch Untersuchungen mit radioaktiv markiertem Substrat bestimmen[9]. Ein rein glykolytischer Abbau findet sich in der Skeletmuskulatur und wahrscheinlich auch im Gehirn. Der direkte oxydative Abbau ist besonders groß in der Leber[10]; hier können 50—75% der Glucose direkt oxydiert werden. Der oxydative Abbau von HMP ist weiter verbreitet, als früher angenommen wurde[11]; er wurde gefunden: im Knochenmark, Herz, Ovar, Nebenniere und in der lactierenden Brustdrüse[12]. Interessant ist, daß wahrscheinlich Augenlinse und Cornea in großem Umfang Glucose direkt oxydieren[13], wodurch die Entstehung von Milchsäure vermieden wird, die zu Schädigungen Anlaß geben soll. Vielleicht ist der Stoffwechsel in anderen nicht vascularisierten Geweben ähnlich. Es scheint so, als ob embryonale, carcinomatöse und proliferierende Gewebe sowohl den glykolytischen als auch den direkten oxydativen Abbauweg benutzen. Sie zeigen eine hohe Glykolyse und eine große Aktivität ihrer Fermente für den direkten oxydativen Abbau. Mit der Differenzierung der Gewebe wird dann der Stoffwechsel entsprechend den oben erwähnten Besonderheiten festgelegt.

---

[1] BREUSCH [2] 1943.   [2] GAMMELTOFF 1949.   [3] LANG 1954.   [4] Siehe BREUSCH 1954.
[5] WARBURG und CHRISTIAN 1931, WARBURG, CHRISTIAN und GRIESE 1935.
[6] HORECKER und SMYRNIOTIS 1952.
[7] HORECKER, SMYRNIOTIS und KLENOW 1953, RACKER, DE LA HABA und LEDER 1953.
[8] HORECKER und SMYRNIOTIS 1953.   [9] Siehe STETTEN und BLOOM 1955.
[10] GLOCK und MCLEAN 1952, DICKENS und GLOCK 1951.   [11] GLOCK und MCLEAN 1954.
[12] DICKENS 1956, RACKER 1954.   [13] KINUSHITA und MASURAT 1954.

Um etwas über den Energieumsatz bei diesem Abbau aussagen zu können, bedarf es noch der weiteren Forschung. Die in diesem Cyclus vorkommenden Substanzen haben eine besondere Bedeutung dadurch erlangt, daß sie wichtige Zwischenprodukte bei der CO_2-Assimilation in den Pflanzen darstellen.

2. Wasserstoff und Sauerstoff bei der Energiegewinnung.
a) Der gebundene Wasserstoff.

Der Hauptteil der beim Nährstoffabbau verfügbaren Energie ist in dem abgespaltenen und an die Dehydrogenasen gebundenen Wasserstoffatomen $[H]_{geb.}$ enthalten und wird erst bei der Reaktion mit der Atmungskette (s. unten) frei. Die Dehydrogenasen „aktivieren" den Wasserstoff des Substrates, binden ihn an sich und übertragen ihn weiter auf einen geeigneten Acceptor[1]. Abb. 8 zeigt schematisch, in welchem Umfang Wasserstoff beim Nährstoffabbau mobilisiert wird. Links ist der Abbau von Hexose dargestellt, rechts der Abbau eines entsprechenden C_6-Teilstückes einer Fettsäure. Die einzelnen Dehydrogenasen wurden schon beim Substratabbau besprochen. Der an die Dehydrogenase gebundene Wasserstoff kann die Atmungskette auf verschiedenen Wegen erreichen: Der Hauptstrom wird von Coenzym I (Diphosphopyridinnucleotid = DPN) bzw. Coenzym II (Triphosphopyridinnucleotid = TPN) auf die Flavoenzyme übertragen, ein Teilstrom wird direkt von den Flavoenzymen übernommen, wie im Schema angedeutet ist.

Die drei wichtigsten Gruppen der am Wasserstofftransport beteiligten Fermente sind[2]:

1. Die Dehydrogenasen mit den Cofermenten DPN (Codehydrogenase I) und TPN (Codehydrogenase II), die den Wasserstoff vom Substrat auf die Flavoenzyme übertragen.
2. Die Flavoenzyme, die den Wasserstoff von den Codehydrogenasen übernehmen und an die Atmungskette abgeben.
3. Die Dehydrogenasen, die ohne Vermittlung der Codehydrogenasen den Wasserstoff zur Atmungskette befördern (z. B. Succinodehydrogenase).

α) Die Dehydrogenasen mit den Cofermenten DPN (Codehydrogenase I) und TPN (Codehydrogenase II)[3].

Es war schon lange bekannt, daß Cofermente bei den Dehydrierungen eine wichtige Rolle spielen[4]. Durch die Isolierung des Nicotinsäureamids aus der Codehydrogenase II (WARBURG und CHRISTIAN[5]) gelang es, Klarheit über den Aufbau und die Wirkungsweise der Codehydrogenasen zu gewinnen. Es wurden 2 Codehydrogenasen gefunden: 1. Die Codehydrogenase I (Co I); sie ist ein Diphosphopyridinnucleotid (DPN) und 2. die Codehydrogenase II (Co II). Die Codehydrogenase II ist ein Triphosphopyridinnucleotid (TPN).

Das gleiche Cofermentmolekül kann mit verschiedenen Apodehydrogenasen zusammenarbeiten. Es besteht jedoch eine weitgehende Spezifität bei der Reaktion zwischen Apodehydrogenasen und Codehydrogenasen[6]. Ob Co I und Co II direkt ineinander übergehen können, ist noch unklar.

Die Konzentration an DPN (Codehydrogenase I) ist immer größer als die an TPN (Codehydrogenase II). In Organen mit stark ausgeprägtem direktem oxydativem Glucoseabbau ist der TPN-Gehalt relativ hoch; das Verhältnis Gesamt-TPN/Gesamt-DPN liegt so z.B. zwischen

---
[1] Siehe THUNBERG 1951.
[2] Siehe THUNBERG 1951, s. WARBURG 1948, s. McSHAN 1950, s. SCHLENK [1] 1951, s. SCHLENK [2] 1951, s. THEORELL 1951, THUNBERG 1937, SCHLENK 1941, THEORELL 1941.
[3] Siehe SINGER und KEARNEY 1954.   [4] THUNBERG 1937.
[5] WARBURG, CHRISTIAN und GRIESE 1935.   [6] Siehe SCHLENK [1] 1951.

0,3 und 0,1 in Leber, Nebenniere und Ovar[1]. Gegenüber dem Gehalt an Codehydrogenase ist die Konzentration an Apodehydrogenasen sehr gering (weniger als $^1/_{100}$). Die Konzentration der Apofermente darf trotzdem als ausreichend angesehen werden, da viele Cofermentmoleküle mit einem einzigen Apofermentmolekül reagieren können und der Austausch an Apoferment viel schneller vor sich geht als die Wasserstoffübertragung durch die Coferment.

Als Beispiel für den Wirkungsmechanismus der Codehydrogenasen (DPN) sei die Alkoholdehydrierung angeführt (Abb. 10). Hierbei kommt es zu einer Hydrierung des Pyridinringes. Der Wasserstoff lagert sich an das C_4-Atom, gleichzeitig

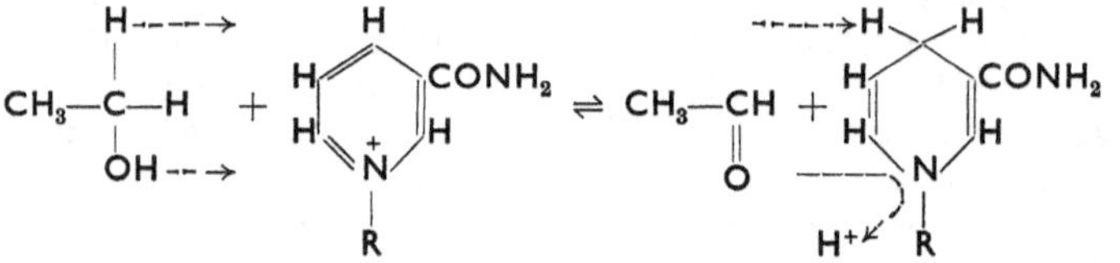

Abb. 10. Wasserstofftransport der Pyridinfermente: Alkoholdehydrierung. (Erklärung s. Text.)

reduziert ein weiteres Wasserstoffatom das stark basische und geladene quaternäre N zu einem schwach basischen tertiären Stickstoffatom. Bei physiologischem p_H ist das zweite Wasserstoffatom nicht angelagert, sondern als Wasserstoffion abgespalten[2].

β) Die Flavoenzyme.

Die Eigenschaften der Flavoenzyme (gelbe Fermente) wurden durch die Arbeiten von WARBURG, KUHN, KARRER[3] sowie besonders THEORELL[4] und MAHLER[5] aufgeklärt. Die gelben Fermente bestehen aus einem Eiweißanteil und einer prosthetischen Gruppe, der sie ihre Farbe verdanken. Man kennt zwei verschiedene prosthetische Gruppen: Das Isoalloxazin-Mononucleotid (Flavin-Mononucleotid = FMN) und das Isoalloxazin-Adenosindinucleotid (Flavinadenosindinucleotid = FAD). Als integrierenden Bestandteil sollen zahlreiche Flavoenzyme Metall enthalten *(Metalloflavoenzyme)*; bisher wurde Eisen, Kupfer und Molybdän gefunden[5].

Es sind eine ganze Reihe von Flavoenzymen bekannt. Man kann sie nach THEORELL einteilen in solche, die 1. mit den Codehydrogenasen I und II reagieren und die 2. andere Reaktionspartner haben. Eine Einteilung nach dem Acceptorsystem ist nicht möglich, da die Reaktionspartner wechseln können.

Die Flavoenzyme können sowohl Elektronen als auch Wasserstoff übertragen. Es lassen sich drei verschiedene Reaktionen unterscheiden: a) der Substratwasserstoff wird zunächst von einem anderen Ferment (z. B. Dehydrogenase mit DPN) übernommen, dann auf das Flavoenzym übertragen, das dafür Elektronen auf ein Cytochrom oder auf einen anderen Acceptor (außer molekularem Sauerstoff) weitergibt. b) Der Substratwasserstoff wird direkt vom Flavoenzym übernommen, das nun seinerseits entweder mit einem Cytochrom oder mit O_2 reagieren kann. c) Der Substratwasserstoff wird vom Flavoenzym direkt auf den Sauerstoff übertragen (echte Oxydasewirkung).

Für die Reaktionen a) und b) werden nach MAHLER Metalloflavoenzyme benötigt, für c) einfache Flavoenzyme. Schaltet man z. B. in der Reaktionsfolge b) das Metall aus (etwa durch metallbindende Substanzen), dann kann nur noch Sauerstoff als Elektronenacceptor fungieren, nicht aber ein Cytochrom. Danach muß angenommen werden, daß das Metall die Flavoenzyme befähigt, die Elektronen des gebundenen Wasserstoffpaares als *einzelne* Elektronen jeweils auf ein Cytochrom zu übertragen (s. S. 459). Auf diese Weise könnten die Metalloflavoenzyme den Elektronentransport zur Atmungskette vermitteln[5,6]. Ist das

---
[1] Siehe DICKENS 1956.   [2] Siehe VENNESLAND und WESTHEIMER 1954.
[3] Siehe WARBURG 1948, WARBURG und CHRISTIAN 1932.   [4] Siehe THEORELL 1951.
[5] Siehe MAHLER [1] 1956, [2] 1956.   [6] CRANE und BEINERT 1954.

folgende Cytochrom blockiert, so können sie mit anderen *Wasserstoff*acceptoren, mit Cytochromoxydase oder auch direkt mit Sauerstoff reagieren. Auf diese Art dürfte dann die „Restatmung" zustande kommen, d. h. die Sauerstoffaufnahme der Zelle, die nach Ausschaltung der Atmungskette noch zu beobachten ist (s. S. 431).

Einfache Flavoenzyme sind das alte gelbe Ferment und die Diaphorasen; Metalloflavoenzyme sollen die Cytochrom c-Reduktase und die Succinodehydrogenase sein. Reduktasen und Dehydrogenasen sind wahrscheinlich komplexe Enzymsysteme, die durch Zusammenlagerung und Metalleinlagerung aus einfacheren Bestandteilen entstanden sind. Es gelingt, durch sukzessiven Abbau immer einheitlichere Bestandteile zu erhalten[1].

FMN und FAD können bei Anwesenheit von ATP ineinander übergehen; es wird diskutiert, ob ihr gegenseitiges Konzentrationsverhältnis durch den Stoffwechselbedarf eingestellt werden kann[2]. Freies Riboflavin (prosthetische Gruppe Isoalloxazin) kommt im Gewebe nur in sehr geringen Mengen vor, lediglich in der Retina wurde es von EULER in größeren Mengen gefunden[3]. Bei Riboflavinmangel, z. B. infolge einer Mangelernährung, nimmt der Gesamtgehalt des Tieres an Riboflavin deutlich ab, besonders in Leber, Niere, Herz und Skeletmuskel, nicht so sehr in den anderen Organen[4].

Die Diaphorasen[5] sind im tierischen Organismus und in den höheren Pflanzen weit verbreitet. Je nachdem, mit welchem Coferment die Diaphorasen zusammenarbeiten, wird eine Diaphorase I (zugeordnet Co I) und eine Diaphorase II (zugeordnet zu Co II) unterschieden. Eine *lösliche* Diaphorase stellte STRAUB aus Schweineherz dar: Ihre prosthetische Gruppe ist wahrscheinlich Codehydrogenase I[6]. Die Diaphorasen katalysieren die Reaktion von Wasserstoff mit Sauerstoff oder einem anderen Acceptor (z. B. Methylenblau).

Unmittelbar mit der Atmungskette reagiert das Flavoenzym *Cytochrom c-Reduktase*. Es wurde zuerst aus Hefe dargestellt[7], aber später auch in tierischen Organen gefunden[8]. Es sind zur Zeit verschiedene Cytochrom c-Reduktasen bekannt, die sich in Umsatzgeschwindigkeit und in ihrer Spezifität für Co I bzw. Co II unterscheiden. Nach den Untersuchungen von SLATER[9] wirkt außerdem ein Faktor noch unbekannter Art auf den Übertragungsmechanismus Flavoenzym → Atmungskette, der durch seine BAL-Empfindlichkeit (BAL = british antilewisit = Dimercaptopropanol) entdeckt wurde (s. Abb. 12).

Die *Succinodehydrogenase* katalysiert die Reaktion Bernsteinsäure ⇌ Fumarsäure (Tabelle 2; Stufe VII)[10]. Ihre prosthetische Gruppe, ebenfalls ein Isoalloxazinderivat, ist nur sehr wenig dissoziiert. Es ist schwer, die Succinodehydrogenase in reiner Form zu erhalten, da sie im tierischen Gewebe fest an der Zellstruktur verankert ist. Wahrscheinlich ist dieser Einbau in die Zellstruktur eine Voraussetzung für den ungestörten Ablauf der enzymatischen Reaktion[11]. Bei der Präparation der Succinodehydrogenase bekommt man zunächst ein ganzes Fermentsystem; dies wird durch die Bezeichnung Succinodehydrogenasesystem angedeutet oder, wenn Sauerstoff der Endacceptor ist, durch die Bezeichnung Succinooxydasesystem[12] (s. S. 434).

Nach dem SLATERschen Schema (Abb. 12) wird das Elektron von der Succinodehydrogenase auf Cytochrom b übertragen. Die weitere Reaktion mit Cytochrom c wird durch den SLATERschen Faktor vermittelt[4]. Das Cytochrom b ist in diesem Schema nicht direkt mit in die Atmungskette eingeordnet. Man glaubte eine Zeitlang, daß Succinodehydrogenase und Cytochrom b identisch seien, da in einigen Organen Cytochrom b-Gehalt (spektroskopisch bestimmt) und die Aktivität des Succinodehydrogenasesystems parallel gehen. Da dies jedoch nicht für alle Organe zutrifft (z. B. nicht für die Nebennierenrinde), war es unwahrscheinlich, daß es sich um dieselbe Substanz handeln kann[13] (s. unten).

---

[1] Siehe GREEN 1950, [1] 1952, [2] 1952.
[2] SCHRECKER und KORNBERG 1950, s. DICKENS 1956.
[3] EULER und ADLER 1935.   [4] BESSEY, LOWRY und LOVE 1949.
[5] EULER und HASSE 1938, GREEN, DEWAN und LELOIR 1937.
[6] STRAUB 1939.   [7] HAAS, HORECKER und HOGNESS 1940.   [8] HORECKER 1950.
[9] SLATER [1] 1949, 1956.   [10] Siehe SCHLENK [2] 1951.   [11] KEILIN und HARTREE 1949.
[12] Siehe GREEN 1950, [1] 1952, [2] 1952.   [13] TSOU 1951.

γ) *Die Histochemie der Reduktionsorte.*

Fängt man den Wasserstoff ab, wenn er von den Substraten kommt, und überträgt ihn anstatt auf die Atmungskette auf einen anderen Wasserstoffacceptor (Abb. 11), der bei der Hydrierung in typischer Art seine Farbe ändert, so kann aus der Farbänderung die Menge des übertragenen Wasserstoffs bestimmt werden. Ein viel verwendeter Wasserstoffacceptor ist das Methylenblau (Mb), das bei der Hydrierung zum Leukomethylenblau wird (Mb · H_2). Da in Gegenwart von O_2 das hydrierte Methylenblau Mb · H_2 unter Bildung von H_2O_2 reoxydiert wird, ist die Methode in dieser Form nur unter anaeroben Bedingungen zu verwenden (z. B..durch Entzug des Sauerstoffs oder durch Vergiftung mit Cyanid).

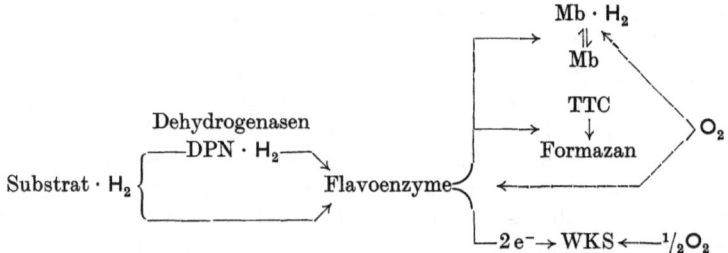

Abb. 11. Zur histochemischen Darstellung der Reduktionsorte (Mb · H_2 = hydriertes Methylenblau; TTC = Triphenyl-Tetrazoliumchlorid; WKS = WARBURG-KEILIN-System). Der Wasserstoff wird durch Vermittlung eines Flavoenzyms auf Methylenblau oder TTC übertragen. Mit dieser Reaktion konkurriert sowohl das WKS als auch in gewissem Umfang die direkte Oxydation durch O_2.

Zur histochemischen Darstellung eignet sich Methylenblau wegen seiner Wasserlöslichkeit und der Farblosigkeit seiner reduzierten Form allerdings nicht. Die Darstellung der Reduktionsorte gelingt mit dem von KUHN und JERCHEL[1] eingeführten Farbstoff Triphenyl-Tetrazoliumchlorid (TTC) oder ähnlich gebauten Derivaten[2]. Er wird bei der Reduktion zu dem wasserunlöslichen, aber lipoidlöslichen roten Formazan. Im allgemeinen ist die Anwesenheit von Flavoenzymen für die Reaktion unbedingt notwendig. Der Mechanismus der H_2-Übertragung ist wahrscheinlich der gleiche wie beim Methylenblau (das „scheinbare Redoxpotential" [s. S. 404] von TTC ist dem des Methylenblau ähnlich). Die Formazanreaktion hat noch den weiteren Vorteil, daß Formazan durch molekularen Sauerstoff nur langsam oxydiert wird, so daß also eine Färbung auch unter aeroben Bedingungen nachzuweisen ist. Die Reduktion zu Formazan erfolgt aber anaerob 10mal rascher als aerob, weil im letzten Falle das WARBURG-KEILIN-System (WKS) (s. unten) mit dem zugegebenen Farbstoff konkurriert. Die Reaktion mit Methylenblau bzw. TTC ist zunächst völlig unspezifisch und sagt nur aus, daß durch Vermittlung von Flavoenzym Wasserstoff vom Substrat geliefert wird.

Unter besonderen Bedingungen läßt sich aber auch die Aktivität einer *bestimmten* Dehydrogenase aus dem TTC-Versuch schätzen. Sorgt man nämlich dafür, daß im wesentlichen nur das Substrat dieser einen Dehydrogenase verarbeitet wird, so ist unter optimalen Reaktionsbedingungen tatsächlich die Menge des gelieferten Wasserstoffs ein Maß für die Aktivität dieser Dehydrogenase.

Tabelle 3 zeigt die nach diesem Prinzip ausgeführte Schätzung der Succinodehydrogenaseaktivität[3]. Da die Reaktion Bernsteinsäure ⇌ Fumarsäure im direkten Weg des Citronensäurecyclus liegt, kann man eine gewisse Proportionalität zwischen Sauerstoffverbrauch und Aktivität der Succinodehydrogenase

---

[1] KUHN und JERCHEL 1941.   [2] Siehe RIED 1952.
[3] SELIGMAN und RUTENBURG 1951.

erwarten[1]. Die Übereinstimmung zwischen der quantitativen Bestimmungsmethode des Atmungsversuches[2] und der qualitativen Methode der Färbung ist deutlich.

Tabelle 3. *Sauerstoffaufnahme und Aktivität der Succinodehydrogenase (histochemisch) in verschiedenen Organen.*

Organ	*Chemisch* (Ratte*) Atmungsintensität mit Succinat $\frac{ml\,O_2}{100\,g\,(fr)\cdot min}$	*Histochemisch* mit TTC-Derivat (Maus**). Farbintensität des gebildeten Formazan	
		aerob	anaerob
Herz	83	+++	++++
Niere	75	+++	++++
Leber	44	+	++
Gehirn	19	+	++
Skeletmuskel	14	+0	++
Milz	9	+0	(+)
Lunge	6	0	+0
Verschiedene Lebertumoren	6—9	—	—

* Nach Potter (1944)[2]. Messung des O_2-Verbrauches unter solchen Bedingungen, daß die Succinodehydrogenase begrenzender Faktor der Atmungsintensität im Gewebe in vitro wurde.

** Nach Seligman und Rutenburg (1951)[3]. Gewebsschnitte nach Inkubation mit Bernsteinsäure und TTC-Derivat. Keine Formazanbildung = 0, Spur von Blaufärbung = (+), Färbung nur bei einem Teil der Schnitte = + 0.

b) Die Kette der Atmungsfermente und der molekulare Sauerstoff.

α) Übersicht.

Bei der Darstellung der Energiegewinnung in der Zelle begegnet man dem Sauerstoff erst bei der allerletzten Reaktion. Trotzdem ist gerade diese Abschlußreaktion besonders wichtig, da sie gewissermaßen den Abflußkanal für den Stoffwechsel darstellt; wenn sie ausbleibt, staut sich der Strom, und es kann zu schweren Störungen (z. B. bei Anoxie) kommen. Die Hauptschritte der Reaktion

$$2\,[2\,H]_{geb.} + O_2 = 2\,H_2O + \text{Energie}$$

sind durch die Arbeiten von Warburg und Keilin aufgeklärt. Das Fermentsystem, die Atmungskette, besteht aus den mit Wasserstoff reagierenden Fermenten, den Cytochromen und der Cytochromoxydase (= sauerstoffübertragendes Ferment [Warburg]); (Warburg-Keilin-System = WKS).

Cytochrome und Cytochromoxydase sind Verwandte des Hämoglobins. Sie bestehen aus einem farblosen Trägerprotein mit gefärbter, nicht dissoziierter prosthetischer Gruppe. Die prosthetische Gruppe wird als Hämin bezeichnet und ist eine Verbindung von Protoporphyrin mit Eisen. Während aber das Eisen des Blutfarbstoffs bei Bindung des Sauerstoffs (Oxygenierung) normalerweise in der zweiwertigen (reduzierten) Ferroform verbleibt, wird das Eisen der Cytochrome bei der Reaktion mit Sauerstoff aus der zweiwertigen in die dreiwertige Form umgewandelt (Oxydation).

Die von den Flavoenzymen gelieferten Elektronen reduzieren zunächst oxydiertes Ferri-Cytochrom c zu Ferro-Cytochrom c:

$$2\,e_0^- + 2\,\text{Cytochrom c}\,(Fe^{+++}) \rightarrow 2\,\text{Cytochrom c}\,(Fe^{++}).$$

Das Ferro-Cytochrom c reduziert nun seinerseits das nächstfolgende Ferri-Cytochrom a, und zuletzt wird die oxydierte Cytochromoxydase reduziert.

---

[1] Neumann und Koch 1953, Doerr 1950, Zöllner und Rothemund 1954 (zur Kritik).
[2] Potter 1944. [3] Seligman und Rutenburg 1951.

$$2 \text{ Cytochrom a} \cdot (\text{Fe}^{++}) + 2 \text{ Cytochromoxydase} \cdot (\text{Fe}^{+++}) \rightleftharpoons$$
$$2 \text{ Cytochrom a} \cdot (\text{Fe}^{+++}) + 2 \text{ Cytochromoxydase} \cdot (\text{Fe}^{++}).$$

Die Cytochromoxydase ist autoxydabel, d. h. sie hat die besondere Fähigkeit, ihre Elektronen direkt auf molekularen Sauerstoff zu übertragen:

$$2 \text{ Cytochromoxydase } (\text{Fe}^{++}) + 1/_2 O_2 \rightarrow 2 \text{ Cytochromoxydase} \cdot (\text{Fe}^{+++}) + O^{--}.$$

Das Sauerstoffion verbindet sich dann mit den Wasserstoffionen zu H_2O. „Wenn der molekulare Sauerstoff das Ferroeisen zu Ferrieisen oxydiert hat, so hat er das seine in der Atmung getan" (WARBURG[1]).

β) Historisches.

Das Vorkommen von „Hämatinen" *in* der Zelle wurde 1886 von dem Zoologen MACMUNN[2] beschrieben. Er konnte schon damals ein leicht lösliches „Myohämatin" (Myoglobin) von dem schwerer löslichen „Histohämatin" (Cytochrom) abtrennen. Besonders wichtig war seine Beobachtung, daß sich die Absorptionsspektren dieser Histohämatine bei der Atmung verändern. Er sah dies als einen endgültigen Beweis dafür an, daß die eigentliche Atmung in der Zelle und nicht im Blut stattfindet, wie es LIEBIG zunächst kurze Zeit angenommen hatte[3]. Diese wichtige Entdeckung blieb ohne Einfluß auf die Entwicklung der Theorie der biologischen Oxydation und geriet in Vergessenheit, z. T. vielleicht auf Grund einer sehr kurzen negativen Kritik von HOPPE-SEYLER. 1925 wurden die Histohämatine von KEILIN[4] erneut entdeckt und von ihm als Cytochrome bezeichnet. Es gelang ihm und seinen Mitarbeitern, die weite Verbreitung der Cytochrome und ihre große Bedeutung für die Zellatmung nachzuweisen.

Das Problem der biologischen Oxydation — die Frage, wie reagieren die an sich reaktionsträgen Partner Sauerstoff und Nährstoff miteinander — ist im übrigen so alt wie die organische Chemie. Die ersten Theorien versuchen die gerade erforschten chemischen Reaktionsfolgen ins Biologische zu übertragen. Man kannte die starke Oxydationskraft von Wasserstoffsuperoxyd und Ozon (SCHÖNBEIN) und versuchte nun einen ähnlichen Bildungsmechanismus für die Nährstoffoxydation anzugeben (SCHÖNBEIN, HOPPE-SEYLER, TRAUBE[5]).

Einen wesentlichen Fortschritt bedeutete die Erkenntnis, daß organische Katalysatoren bei der Oxydation der Nährstoffe mitwirken. Zunächst kannte man nur eine Peroxydase (SCHÖNBEIN 1855). EHRLICH[6] entdeckte die Indophenolreaktion, die von RÖHMANN und SPITZER (1895)[7] als enzymatische Reaktion erkannt wurde (Indophenoloxydase). Auf Grund dieser Peroxydasereaktion versuchten ENGLER, BACH und CHODAD die „Aktivierung" von Nährstoff und Sauerstoff durch Peroxydbildung zu erklären[8]. Den entscheidenden Fortschritt brachte die Wasserstoffaktivierungstheorie von WIELAND[9], die später von THUNBERG[10] in ihrer biologischen Bedeutung fundiert und ausgebaut wurde. Die weiteren Forschungsergebnisse bestätigten, daß der Entzug von Wasserstoff ein wesentlicher Schritt der biologischen Oxydation ist. Damit war zunächst die Rolle des Sauerstoffs in den Hintergrund getreten. Hier setzt die Arbeit von WARBURG und Mitarbeitern ein. WARBURG konnte zeigen, daß Sauerstoff an eisenhaltigen Oberflächen „aktiviert" wird und so für die biologische Oxydation zur Verfügung steht. Auf Grund seiner systematisch aufgebauten Untersuchungen konnte WARBURG die fundamentale Bedeutung der Eisenverbindungen für die Atmung klarstellen[11].

γ) Die einzelnen Cytochrome.

Cytochrom c ist von allen Cytochromen am besten bekannt. Es läßt sich leicht aus den Geweben extrahieren und besitzt eine große Stabilität. Neuerdings wird berichtet, daß es in kristalliner Form erhalten wurde[12].

Die ersten Darstellungsmethoden gab KEILIN[13] an; weitere Aufklärung brachten vor allem die Arbeiten von THEORELL[14]. Die Cytochrom c-Präparation führt zunächst zu einer Substanz mit einem Eisengehalt von Fe 0,34%; durch weitere Reinigung läßt sich ein Cytochrom c mit einem Eisengehalt von 0,43% (Molekulargewicht 13000) erhalten[15]. Die

---

[1] WARBURG 1946. [2] MACMUNN 1886. [3] Siehe LIEBEN 1935. [4] KEILIN 1925.
[5] Siehe SCHAER 1899. [6] EHRLICH 1855. [7] RÖHMANN und SPITZER 1895.
[8] BODLÄNDER 1899, MANCHOT 1900, ENGLER und WEISSBERG 1904, BACH 1910, BATELLI und STERN 1912, BACH 1913.
[9] Siehe FRANKE 1942. [10] THUNBERG 1933. [11] WARBURG 1934, 1946.
[12] BODO (1955), HAGIHARA, HORIO, YAMASHITA, NOZAKI und OKUNUKI (1956), HAGIHARA, MORIKAWA, SEKUZU, HORIO und OKUNUKI (1956), HAGIHARA, HORIO, NOZAKI, SEKUZU, YAMASHITA und OKUNUKI (1956). [13] KEILIN 1930, 1945.
[14] THEORELL 1936, s. PAUL 1951. [15] KEILIN und HARTREE 1945.

Präparate, die sich nach verschiedenen Reinigungsmethoden ergeben, sind nicht ganz einheitlich. Nähere Aufklärung über die Struktur brachten spektroskopische, magnetochemische und titrimetrische Messungen[1]. Der in räumlicher Anordnung als flache Scheibe zu denkende Häminring wird durch Hauptvalenzbindung über 2 Cysteinreste mit seinem Eiweißträger verbunden. Daneben bestehen koordinative Bindungen zum zentralen Eisenatom des Hämins (wahrscheinlich durch 2 Histidinreste vermittelt). Dadurch steckt die Häminscheibe gleichsam wie in einem Schlitz des Eiweißträgers (THEORELL). Auf dieser Anordnung dürfte die große Stabilität des Cytochrom c-Moleküls beruhen. Es ist noch nicht klar, wie dieser so fest eingebaute Häminring seine Stoffwechselfunktion, nämlich die Aufnahme und Abgabe von Elektronen, vollbringt. Es wird diskutiert, ob hierbei Energie bzw. Elektronenleitung eine Rolle spielen (s. S. 459).

Die Entwicklung empfindlicher spektroskopischer und polarographischer Methoden erlaubt schon die Bestimmung von Cytochrom c — je nach seiner Konzentration — in Gewebsmengen von 0,2—20,0 g[2]. Cytochrom c ist bei physiologischem p_H nicht autoxydabel, reagiert nicht mit Kohlenoxyd, auch die Reaktion mit CN und Azid dürfte unter normalen Bedingungen keine Rolle spielen, da sich die Cyanidverbindung sehr langsam bildet und die Azidverbindung eine große Dissoziationskonstante hat[3]. Das Redoxpotential beträgt $E_0' = 0,254$ (bei physiologischem p_H)[4].

Oxydierte und reduzierte Form des Cytochrom c lassen sich spektroskopisch unterscheiden. Bei der Reduktion entstehen die für Hämoproteide charakteristischen Absorptionsbanden: α-Bande bei 550 mµ, β-Bande bei 521 mµ und die γ-Bande (SORET-Bande) bei 416 mµ. Aus Atmungsversuchen, in denen die Aktivität des Cytochrom c gemessen und gleichzeitig seine Konzentration bestimmt wurde, ergibt sich ein wichtiger Hinweis: Das durch die Präparation gewonnene Cytochrom c ist von geringerer katalytischer Wirksamkeit als das im Gewebe befindliche. Wahrscheinlich ist eine bestimmte Anordnung der Enzyme in der Struktur Voraussetzung für die optimale Fermentaktivität. Diese Unstimmigkeit kann jedoch auch dadurch erklärt werden, daß, wie SMITH und CONRAD (1956) fanden, Cytochrom c die Oxydation von Cytochrom c durch Cytochrom c-Oxydase hemmt.

Nach Untersuchungen von DRABKIN[5] erfolgt die Cytochromsynthese *intra*cellulär. Sie ist eine Vorrangsynthese; sie kann durch einen hohen Proteingehalt der Nahrung unterstützt werden, ist aber im wesentlichen unabhängig von der Nahrungszufuhr. Versuche mit radioaktivem Cytochrom c haben ergeben, daß injiziertes Cytochrom c nicht von den Körperzellen aufgenommen, sondern durch den Urin ausgeschieden wird[6]. Die Zelle muß daher normalerweise die von ihr benötigten Fermente der Atmungskette selber synthetisieren.

Dem widersprechen Befunde, nach denen durch Cytochrom c-Gabe deutliche Wirkungen auf den Stoffwechsel erzielt wurden[7]. Cytochrom c soll u. a. bei Höhenkrankheit[8], bei Anoxämie nach Lungenresektion[9] wirken, doch sind die Befunde widersprechend, und auf Grund theoretisch gesicherter Kenntnisse ist diese Diskrepanz *nicht* zu erklären. Vielleicht beobachtet man am Gesamtorganismus eine indirekte Cytochrom c-Wirkung. Es wäre auch denkbar, daß nur unter besonderen pathologischen Bedingungen die Membran für Cytochrom c durchlässig würde.

Es gibt noch eine Reihe weiterer Cytochrome. Die meisten von ihnen sind nur spektroskopisch aus dem Vorhandensein von Banden erschlossen. Die Zuordnung von Bandengruppen zu bestimmten Substanzen läßt sich dadurch vornehmen, daß durch Oxydation, Reduktion, Einwirkung von CO und CN oder durch Verbringen in flüssige Luft gleichzeitig Veränderungen an zusammengehörigen Banden hervorgerufen werden. Die Cytochrome wurden zunächst mit den kleinen Buchstaben a, b, c bezeichnet. Als man in der Nähe der bekannten Banden weitere Banden entdeckte, wurden zur Charakterisierung Indices eingeführt, z. B.

---

[1] THEORELL und ÅKESON 1941.
[2] ROSENTHAL und DRABKIN 1943, GODDARD 1944 CARRUTHERS 1947.
[3] POTTER 1941, HORECKER und KORNBERG 1946.
[4] RODKEY und BALL 1950.   [5] Siehe DRABKIN 1951.
[6] Siehe DRABKIN 1951, BEINERT 1950, BEINERT, MATTHEWS und RICHEY 1950.
[7] Siehe PAUL 1951, s. BIÖRK 1951.   [8] RUFF, FEDTKE und AMMON 1950.   [9] FEINEN 1956.

Cytochrom b_1, b_2 usw. Wieweit aus den gefundenen Verschiedenheiten auf wirklich unterschiedliche Stoffe geschlossen werden darf, ist noch nicht bekannt. Sicher spielt die Bindung an den Eiweißträger auch für die Lage der Banden eine wichtige Rolle. Ziel der Untersuchungen wird immer sein, die einzelnen Cytochrome zu isolieren und womöglich zu kristallisieren.

Bei den Reaktionen der Atmungskette sind Cytochrom a und Cytochrom b beteiligt. Über beide Cytochrome ist nicht sehr viel bekannt[1]. Cytochrom a reagiert nicht mit CO und CN. Sein Spektrum unterscheidet sich von dem der anderen Hämoproteide dadurch, daß die γ-Bande (bei 450 mμ ?) schwach gegenüber der α-Bande (bei 604—605 mμ) ist. Cytochrom b (Fe^{2+}) zeigt Absorptionsbanden bei 564 mμ (α-Bande), bei 530 mμ (β-Bande) und bei 431 mμ (γ-Bande)[2]. Weiterhin werden in den Mitochondrien Cytochrom c_1 (wahrscheinlich identisch mit Cytochrom e) mit der α-Bande bei 553—554 mμ, der β-Bande bei 523 mμ und der γ-Bande bei 418 mμ[3] sowie Mitochrom gefunden. Über Präparations- und Bestimmungsmethoden siehe COLOWICK und KAPLAN (1955), Bd. II, V.

δ) *Cytochromoxydase [sauerstoffübertragendes Ferment* (WARBURG)[4]].

Infolge ihrer festen Bindung an die Struktur ist es heute noch nicht gelungen, die Cytochromoxydase[5] rein darzustellen; es gelang bisher nur ihre prosthetische Gruppe zu isolieren[6]. Sie hat im Gewebe eine so niedrige Konzentration, daß sie sich zunächst dem spektroskopischen Nachweis entzog, durch den die anderen Cytochrome entdeckt worden waren. WARBURG[4] gelang es durch einen besonderen Kunstgriff, sie dennoch zu „sehen" und ihre Funktion sicherzustellen.

Sind Fermente in sehr geringer Konzentration vorhanden, so daß sie sich als Substanz dem Nachweis entziehen, kann ihre Konzentration dennoch gemessen werden, wenn es gelingt, ihre spezifische Funktion zu erfassen. Da *ein* Fermentmolekül viele tausend Substratmoleküle umsetzen kann, ist die Fermenttätigkeit ein sehr empfindlicher Nachweis. Die charakteristische Funktion der Cytochromoxydase ist ihre Reaktion mit molekularem Sauerstoff. Seit HALDANE[7] (1895/96) war bekannt, daß die Sauerstofftransportfunktion des Hämoglobins durch Kohlenmonoxyd gehemmt wird, und daß diese Hemmung durch Bestrahlung mit Licht aufgehoben wird. Ein ähnliches Verhalten fand WARBURG[8] bei der Cytochromoxydase (sauerstoffübertragendes Ferment, 1926).

Die Hemmung erfolgt durch Anlagerung von CO an das 2-wertige Eisen, wobei der Sauerstoff verdrängt wird. Diese Reaktion läßt sich durch Licht rückgängig machen; das Licht spaltet CO wieder ab. Das Ausmaß der Spaltung der Kohlenoxydverbindung hängt von der *Menge des absorbierten Lichtes* (photochemisches Wirkungsspektrum) ab. Die von der Cytochromoxydase absorbierte Lichtmenge kann auch direkt durch das Absorptionsspektrum angegeben werden (Extinktion in Abhängigkeit von der Wellenlänge des eingestrahlten Lichts). So sind das mit optischen Methoden bestimmte Absorptionsspektrum und das photochemische Wirkungsspektrum von denselben strukturellen Eigenschaften der Substanz abhängig. WARBURG hat die Gültigkeit dieser Vorstellungen an Modellversuchen bewiesen und konnte die Bestimmung des photochemischen Wirkungsspektrums zur quantitativen Methode ausbauen. Die Entwicklung empfindlicher Spektrophotometer erlaubte eine weitere Verfeinerung der Methode[9]. Einen direkten Vergleich ermöglichen die Versuche von MELNICK[10], der gleichzeitig das photochemische Wirkungsspektrum von Cytochromoxydasepräparaten (Rattenherz)

---

[1] Siehe CHANCE und WILLIAMS 1956, s. LEMBERG und LEGGE 1949.
[2] HÜBSCHER, KIESE und NIKOLAS 1954. [3] ESTABROOK 1955. [4] Siehe WARBURG 1946.
[5] KEILIN und HARTREE 1938, 1940, 1947, SLATER 1949, HAAS 1943.
[6] KIESE 1952, DANNENBERG und KIESE 1952. [7] HALDANE und SMITH 1896.
[8] WARBURG 1926. [9] CHANCE, SMITH und CASTOR 1953, CASTOR und CHANCE 1955.
[10] MELNIK 1942.

sowie das Absorptionsspektrum gemessen hat und annähernd Übereinstimmung zwischen beiden fand. Aus dem Absorptionsspektrum der Cytochromoxydase und der lichtreversiblen CO-Hemmung leitete WARBURG ab, daß die Cytochromoxydase eine Häminverbindung ist. Versuche zur Isolation ihres Hämins bestätigten dies[1]. Cytochromoxydase ist von allen Cytochromen die einzige Substanz, die in nennenswertem Umfang und mit größerer Geschwindigkeit mit molekularem Sauerstoff reagiert. Sie ist schon bei Sauerstoffdrucken $p_{O_2} = < 1$ mm Hg gesättigt[2] (s. S. 472); die Oxydation ist durch Verminderung des pO_2 nicht reversibel.

Die Cytochromoxydase wird bestimmt, indem ihre katalytische Wirkung auf die Oxydation des reduzierten Cytochrom c untersucht wird, dem noch ein Wasserstoffdonator zugegeben ist, um Cytochrom c selbst in reduziertem Zustand zu halten (z. B. Hydrochinon[3] manchmal zusammen mit Semicarbazid[4], Cystein[5], p-Phenylendiamin[6], Na-Ascorbat[7]). Die jeweils gemessenen Aktivitäten variieren allerdings nach Präparat und Meßmethode, z. B. für den Herzmuskel: Nach KEILIN und HARTREE $Q_{O_2} = 1400\ \mu l/mg \cdot h$ (39° C)[8]; nach SLATER $Q_{O_2} = 3400\ \mu l\ O_2/mg$ (fettfrei und trocken) $\cdot h$ (38° C)[9]. Die Cytochromoxydase ist hitzelabil (52°). Ihr Molekulargewicht beträgt nach WARBURG 75000[10]. Die reduzierte Cytochromoxydase zeigt die α-Bande bei 605 mμ und die γ-Bande bei 445 mμ. Für die CO-Verbindung liegen die Banden bei 590 bzw. 430 mμ[11].

Die Cytochromoxydase wird für die am Gesamttier[12], an Geweben[13] und am Fermentpräparat[14] gefundene Oxydation von $CO \rightarrow CO_2$ verantwortlich gemacht. Normalerweise wirkt Kohlenmonoxyd als Hemmstoff. Weitere Hemmstoffe[15] für die Cytochromoxydase sind: Cyanid, Azid, Sulfid, Hydroxylamin. Aus der Unabhängigkeit der Cyanidhemmwirkung vom Sauerstoffdruck schloß WARBURG, daß sich das Cyanid mit dem 3wertigen Eisen der Cytochromoxydase verbindet; es gibt jedoch eine Reihe von Befunden, die die Existenz einer solchen Verbindung unwahrscheinlich machen[16].

Die außerordentlich schwierige Erforschung dieser an die Struktur gebundenen Fermente führt dazu, daß die gleichen Substanzen mit verschiedenen Namen belegt wurden. So bezeichnete WARBURG das Schlüsselferment der Reaktion mit molekularem Sauerstoff zunächst als Atmungsferment, dann als sauerstoffübertragendes Ferment; KEILIN bezeichnete dieses Ferment zuerst als Indophenoloxydase; nachdem sich herausstellte, daß dieser Name nicht richtig gewählt war, führte er die Bezeichnung Cytochrom c-Oxydase für Cytochrom a_3 (= sauerstoffübertragendes Ferment [WARBURG]) und Cytochrom a ein.

ε) Der Aufbau der Atmungskette.

Aus den Cytochromen und der Cytochromoxydase baut sich die Atmungskette auf[17]. Obwohl ihre ungefähre Anordnung schon länger bekannt ist, können die einzelnen Glieder und Reaktionsschritte immer noch nicht mit Sicherheit angegeben werden. Eine erste Aufgliederung der Reaktionsfolge gelang auf Grund von Redoxpotentialmessungen den einzelnen Substanzen[18]. Einen besseren Einblick erhielt man, als es gelang, Stoffwechseluntersuchungen an Mitochondrien durchzuführen. Da der Wasserstoff je nach dem Substrat die Atmungskette an verschiedenen Stellen erreicht, können an isolierten Mitochondrien durch Anwendung verschiedener Substrate (unter Hinzuziehung möglichst spezifischer Hemmstoffe) einzelne Reaktionsgruppen aus der Atmungskette isoliert untersucht werden. Auf Grund solcher Untersuchungen gab SLATER[19]

---

[1] NEGELEIN 1933.   [2] WARBURG und KUBOWITZ 1929, KIESE und REINWEIN 1953.
[3] STOTZ 1939, STOTZ, SIDWELL und HOGNESS 1939.   [4] SCHULTZE 1939.
[5] KEILIN 1930.   [6] KEILIN 1929, KEILIN und HARTREE 1938.
[7] SCHNEIDER und POTTER 1943.   [8] KEILIN und HARTREE 1947.   [9] SLATER 1949.
[10] Siehe WARBURG 1946.   [11] L. SMITH 1955.
[12] CLARK, STANNARD und FENN 1949, CLARK 1950.
[13] FENN und COBB [1] 1932, [2] 1932.   [14] BRECKENRIDGE 1953.
[15] Siehe PAUL 1951, s. WARBURG 1946.
[16] Siehe aber WAINIO und COOPERSTEIN 1956.
[17] Übersicht siehe SLATER 1956, CHANCE und WILLIAMS 1956, WAINIO und COOPERSTEIN 1956.
[18] BALL 1938, 1941, LIPMANN 1946.   [19] SLATER 1956.

das in Abb. 12 dargestellte Schema der Atmungskette an. In die Atmungskette selbst wurden hierbei nur Substanzen aufgenommen, die bei ihrer Reaktion eine Oxydoreduktion durchmachen.

Der Substratwasserstoff erreicht die *gemeinsame Endstrecke* Cytochrom c → Cytochrom a → Cytochromoxydase (Cytochrom a_3) auf drei verschiedenen Wegen.

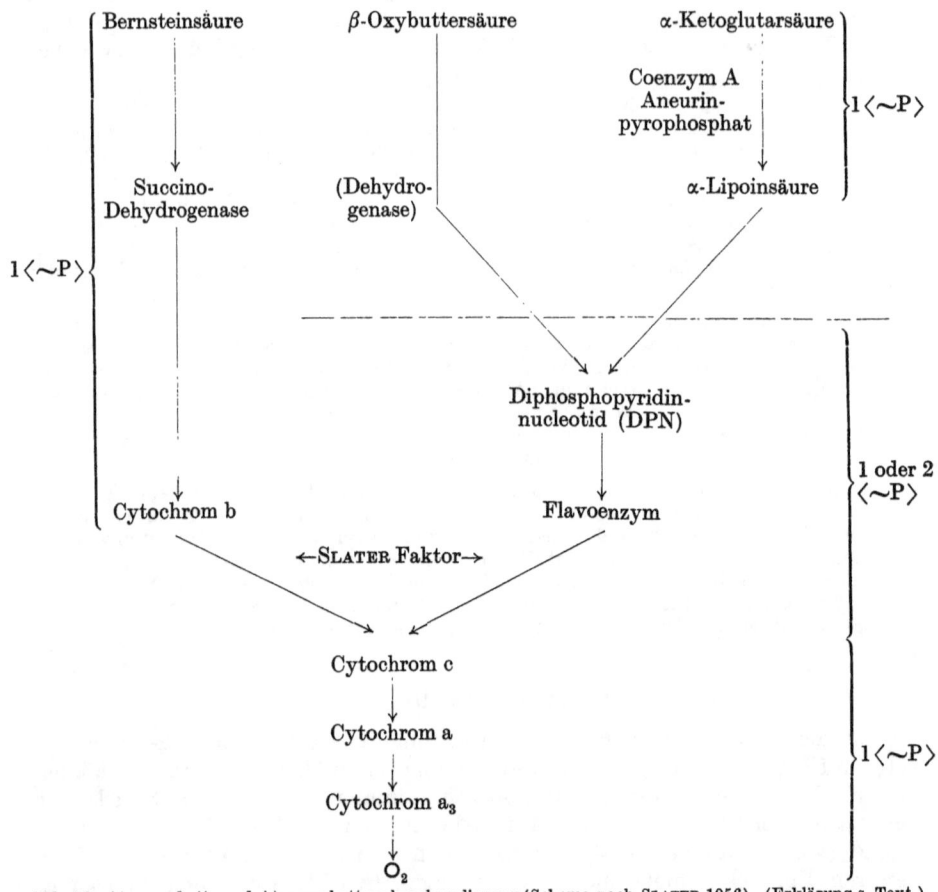

Abb. 12. Atmungskette und Atmungskettenphosphorylierung (Schema nach SLATER 1956). (Erklärung s. Text.)

1. Der Weg von β-Oxybutyrat: Der Wasserstoff wird von einer DPN- (bzw. TPN-) Dehydrogenase übernommen und von DPN (bzw. TPN) an ein Flavoenzym abgegeben, das seinerseits mit Cytochrom c reagiert.

2. Der Weg von α-Ketoglutarat: Bei der oxydativen Decarboxylierung (s. S. 412) wird unter Vermittlung von Coenzym A und Aneurinpyrophosphat die α-Lipoinsäure (Thioktinsäure) reduziert, die ihrerseits den Wasserstoff an das DPN weitergibt. Die weitere Reaktion erfolgt wie bei 1. über ein Flavoenzym zum Cytochrom c.

3. Der Weg von Succinat: Die Succino-Dehydrogenase übernimmt den Wasserstoff und reduziert Cytochrom b, welches seinerseits mit Cytochrom c reagiert. Ob allerdings Cytochrom b an dieser Stelle einzuordnen ist, wird von CHANCE auf Grund seiner Versuche bezweifelt[1] (s. unten).

---

[1] CHANCE und WILLIAMS 1955.

Die Reaktion mit Cytochrom c wird durch den chemisch noch nicht näher bekannten SLATERschen Faktor (s. S. 419) vermittelt; es ist noch ungewiß, ob der SLATER-Faktor während der Reaktion eine Oxydoreaktion erleidet.

Nähere Einzelheiten über die Reaktionsfolge und die Reaktionskinetik in der Atmungskette ergaben sich aus den Untersuchungen von CHANCE und Mitarbeitern[1], denen es gelang, durch Entwicklung empfindlicher spektralphotometrischer Untersuchungsmethoden die oxydierten und reduzierten Formen der einzelnen Komponenten direkt bei intakten Mitochondrien zu messen. Sie konnten an den spektroskopischen Veränderungen der einzelnen Elemente der Atmungskette beim Übergang von Ruhe in starke oxydative Phosphorylierung den zeitlichen Verlauf dieses Übergangs analysieren und so die Reihenfolge der Elemente bestimmen. Hiernach muß das Cytochrom b in den Hauptweg der Atmungskette zwischen Cytochrom c und die Flavoenzyme eingeordnet werden und nicht in den Nebenweg zum Succinat.

Tabelle 4. *Zustand der Atmungskette in den Mitochondrien.*
[Nach CHANCE und WILLIAMS (1955).]

Zustand	Sauerstoff	ADP	Substrat	Atmung	Enger Querschnitt	Menge der reduzierten Form in % nach Ausbildung des angegebenen Zustands				
						Cyt. a	Cyt. c	Cyt. b	Flavoenzym	DPNH
1	> 0	niedrig	niedrig	niedrig	ADP	0	7	17	21	ca. 90
2	> 0	hoch	etwa 0	niedrig	Substrat	0	0	0	0	0
3	> 0	hoch	hoch	groß	Atmungskette	< 4	6	16	20	53
4	> 0	niedrig	hoch	niedrig	ADP	0	14	35	40	> 99
5	0	hoch	hoch	0	Sauerstoff	100	100	100	100	100

Tabelle 4 gibt den Reduktionszustand der einzelnen Komponenten der Atmungskette unter verschiedenen äußeren Bedingungen (Stadium 1—5) an. Im Stadium 5 herrscht Sauerstoffmangel bei reichlich ADP und Substrat: Alle Glieder der Atmungskette sind vollständig reduziert (= 100%). Im Stadium 2 herrscht Substratmangel bei reichlich ADP und Sauerstoff: Alle Glieder der Atmungskette sind vollständig oxydiert (= 0%). Wird in diesem Stadium Substrat zugegeben, so beginnt sofort eine starke Atmung, wobei die einzelnen Glieder der Atmungskette in verschiedenem Umfang reduziert werden. Die Geschwindigkeit der Reaktion wird in diesem Fall durch die Atmungskette selbst begrenzt (Stadium 3). Wird durch die Atmung der ADP-Gehalt erschöpft, so hört die O_2-Aufnahme auf, und es kommt zur erneuten Reduktion der Atmungskette, wobei diesmal das DPN fast vollständig reduziert wird (Stadium 4). Aus diesen Messungen, die mit β-Oxybutyrat als Substrat ausgeführt wurden, schließt CHANCE, daß Cytochrom b zwischen DPN und Cytochrom c eingeordnet werden muß.

ζ) Energiegewinnung in der Atmungskette.

Die Hauptmenge der Nährstoffenergie wird, wie schon erwähnt, bei der Reaktion des Substratwasserstoffs mit Sauerstoff frei, d. h. also während die Wasserstoff, bzw. die Elektronen des Wasserstoffs die Atmungskette durchlaufen. Die Energie wird auch in diesem Fall in Phosphatestern gespeichert, wie von BELITZER und TSIBAKOWA[2] entdeckt wurde. CORI[3], COLOWICK[4], KALCKAR[5] und OCHOA[6] schufen die Grundlagen unserer heutigen Kenntnisse. Zur Unterscheidung von den schon besprochenen Phosphorylierungsprozessen bei Substratabbau (Substratphosphorylierung) werden die Phosphorylierungsprozesse bei der Atmungskette als Atmungskettenphosphorylierung oder oxydative Phosphorylierung bezeichnet.

---

[1] CHANCE und WILLIAMS [1—6] 1955, 1956, CHANCE [1] 1954, [2] 1954.
[2] BELITZER und TSIBAKOVA 1939.   [3] CORI 1941.
[4] COLOWICK, WELCH und CORI 1940, COLOWICK, KALCKAR und CORI 1941.
[5] KALCKAR [1] 1939, [2] 1939.   [6] OCHOA 1940, 1943.

Die Größe dieser Energieausbeute wird durch das Verhältnis P/O ausgedrückt: Es gibt an, wieviel Atome (P) aus anorganischem Phosphat (P_{an}) in energiereiche organische Phosphatesterverbindungen überführt werden, wenn ein Atom Sauerstoff (O) verbraucht wird, oder, was dasselbe bedeutet, wenn ein Wasserstoff- bzw. Elektronenpaar veratmet wird. Da Pyrophosphat, welches 2 Atome Phosphor in die Reaktion einbringen würde, nicht direkt zur Bildung der energiereichen Verbindungen herangezogen wird[1], ist der Quotient P/O tatsächlich ein gutes Maß für die Energieausbeute. Die direkte Bildung von ATP durch Umlagerung von 2 Molekülen ADP bzw. durch die Reaktion von DPN mit Pyrophosphat spielt wahrscheinlich eine zu vernachlässigende Rolle[2].

Die eigentlichen Reaktionen, die bei der oxydativen Phosphorylierung ablaufen, sind noch nicht bekannt. Auf Grund thermodynamischer Berechnungen versuchte LIPMANN eine Aufklärung der Reaktionsfolge[3]. Aus dem Redoxpotential zwischen Substratwasserstoff und Sauerstoff von etwa 1,2 V errechnet sich für diese Reaktion eine freie Enthalpie von etwa 56 kcal (s. Abb. 6). Wenn, wie LIPMANN annahm, 12 kcal für den Aufbau einer energiereichen Phosphatverbindung benötigt werden, so könnten maximal 4 energiereiche Bindungen entstehen (12 kcal entsprechen für ein Elektronenpaar [$n = 2$] einer Potentialdifferenz von 0,25 V). Experimentell wurde nur ein Verhältnis von P/O = 3 gefunden. Nach dem Potentialunterschied könnte demnach zwischen DPN ↔ Flavoenzym ↔ Cytochrom c ($-0,28$ bzw. $-0,06$ bzw. $+0,25$ V) je eine Phosphorylierung ablaufen. So wichtig die thermodynamischen Betrachtungen für die Diskussion über die prinzipielle Möglichkeit einer Reaktion sind, so wenig läßt sich aber aus ihnen der unmittelbare Reaktionsmechanismus ableiten[4].

Um zu klären, an welchen Stellen der Atmungskette es wirklich zu Phosphorylierungen kommt, wurden einzelne Reaktionen aus der Reaktionsfolge isoliert und dabei die P/O-Ausbeute bestimmt. Das kann, wie sich an Hand des SLATERschen Schemas verfolgen läßt, durch Anwendung verschiedener Substrate geschehen.

Wird Succinat als Substrat verwendet, so ergeben sich Ausbeuten von P/O = 1,87 (Lebermitochondrien)[5] bzw. P/O = 1,64 (Herzmitochondrien)[6]. Die Schwierigkeit, die genaue P/O-Ausbeute zu bestimmen liegt daran, daß es bisher noch nicht gelungen ist, einen Hemmstoff zu finden, der spezifisch die Weiterreaktion des sich aus dem Succinat bildenden Fumarats verhindert. Nach GREEN und Mitarbeitern unterbleibt diese Weiterreaktion in teilweise abgebauten Mitochondrien. In diesem Fall betrug das Verhältnis P/O = 0,38[7]. Mit α-*Ketoglutarat* als Substrat wurde bei Lebermitochondrien P/O = 3,6[5], bei Herzmuskelsarkosomen P/O = 3,35[8] bis 2,37[9] gefunden. β-*Oxybutyrat* ergibt ein P/O = 2,5[10]. Es konnte nachgewiesen werden, daß sich in diesem Fall alle Phosphorylierungen zwischen DPNH und Sauerstoff abspielen[11]. DPNH[12] kann von Mitochondrien direkt nur umgesetzt werden, wenn sie in hypertonischer Lösung zum Anschwellen gebracht wurden; in diesem Falle wurde nur ein P/O von nur 1,89 beobachtet[13].

Eine weitere Klärung wurde dadurch möglich, daß sich die Reaktionsfolge Substratwasserstoff → Sauerstoff beim Cytochrom c durch die Gabe von oxydiertem Cytochrom c (Ferri-Cytochrom c) und Cyanid unterbrechen läßt. Da in diesem Fall Ferri-Cytochrom c als Wasserstoff- bzw. Elektronen*acceptor* wirkt, beziehen sich die gemessenen P/O-Ausbeuten nur auf die Reaktion Substrat → Cytochrom c. In ähnlicher Weise gelingt es, durch die Zugabe eines Wasserstoff- bzw. Elektronen*donators* (Ascorbinsäure, Adrenalin oder auch Ferro-Cytochrom c[14]) die Atmungskette zwischen Cytochrom c → Cytochromoxydase zu untersuchen. Für die Reaktion Cytochrom c → O_2 wurde ein Verhältnis P/O von 0,5—0,91 gefunden.

---

[1] LEHNINGER und SMITH 1949, SLATER und HOLTON 1953.   [2] KORNBERG 1948.
[3] LIPMANN 1946, s. KAPLAN 1951.   [4] Siehe OGSTON und SMITHIES 1948.
[5] COPENHAVER und LARDY 1952.   [6] MALEY und PLAUT 1954.
[7] GREEN, BEINERT, FULD, GOLDMAN, PAUL und SARKAR 1953.
[8] MALEY und PLAUT 1953.   [9] SLATER und HOLTON 1954.
[10] COPENHAVER und LARDY 1952, MALEY und PLAUT 1953.   [11] LEHNINGER 1949, 1951.
[12] FRIEDKIN und LEHNINGER 1949.   [13] LEHNINGER 1951.
[14] JUDAH 1951, MALEY und LARDY 1954, LEHNINGER, M. UL HASSAN und SUDDUTH 1954.

Aus allen diesen Untersuchungen folgt, daß es wahrscheinlich bei der Reaktion DPNH → O_2 zur Bildung von drei, bei der Reaktion von Succinat → O_2 zur Bildung von zwei energiereichen Verbindungen kommt (s. Abb. 12). Für die Reaktion DPNH → O_2 beträgt also die nutzbare Energie P/O = 3 (= etwa 30 kcal), insgesamt etwa 60% der zur Verfügung stehenden freien Energie von etwa 50 kcal).

Die Theorien, die aufgestellt wurden, um den Mechanismus der oxydativen Phosphorylierung zu erklären, nehmen an, daß zwischen Atmungskette und Phosphorylierung noch unbekannte Zwischenreaktionen eingeschaltet sind. Diese Zwischensubstanzen könnten entweder durch eine Oxydoreduktion an die Atmungskette angeschlossen sein (dann müßte es entsprechend den 3 Phosphorylierungsstufen 3 verschiedene Zwischensubstanzen geben) oder aber die Kopplung an die Atmungskette läuft ohne eine Oxydoreduktion ab (dann kann jeweils die gleiche Zwischensubstanz reagieren)[1]. CHANCE schließt aus seinen photometrischen Messungen, daß die Schaffung der energiereichen Verbindungen an 3 Stellen vor sich geht: an der reduzierten Form des DPNH, des Cytochrom b und des Cytochrom c.

Solche Zwischensubstanzen müssen gefordert werden, weil es gelingt, Atmung und Phosphorylierung in verschiedenem Sinn zu beeinflussen, z. B. durch 2,4-Dinitrophenol (DNP), Dicumarol, Thyroxin (s. unten). Dinitrophenol[2] führt zu einer Atmungssteigerung[3]; dieses wurde am Ganztier[4], an intakten Zellen[5] und an Mitochondrien[6] gefunden. Die Wirkung auf die bei der Atmung stattfindenden Phosphorylierungen[7] wurden zuerst von LOOMIS und LIPMANN[8] klar herausgestellt. Unter der DNP-Wirkung kommt es zu einer Entkopplung von Atmung und Phosphorylierung, d. h. es wird je Sauerstoffatom (O) weniger energiereiches Phosphat (P) gebildet; das Verhältnis P/O wird dadurch kleiner. Durch DNP wird Phosphat aus energiereichen Verbindungen in Freiheit gesetzt, wobei die Energie ungenutzt bleibt; gleichzeitig wird durch erhöhte Konzentration an anorganischem Phosphat bzw. ADP die Atmung gesteigert[9] (s. S. 465). Die „Entkopplung" von Atmung und Phosphorylierung zeigt, daß die Atmung bzw. der Elektronentransport ablaufen kann, ohne daß dabei frei umwandelbare Energie entsteht.

Der eigentliche Wirkungsort des DNP ist vielleicht an den Zwischensubstanzen zu suchen (s. S. 465), jedoch ist der Wirkungsmechanismus noch nicht geklärt[10]. Die Atmungssteigerung tritt nur bei niederen Dosen auf, bei höheren Dosen kommt es zur Hemmung[11]. Für den jeweils eintretenden Effekt spielt außerdem eine Rolle, welches Substrat umgesetzt wird[12]. Indirekt für eine entkoppelnde Wirkung von DNP spricht, daß durch DNP energieverbrauchende Reaktionen gehemmt werden: so z. B. die Konzentrierung der Paraaminohippursäure durch Tubuluszellen (Tabelle 5)[13] und die Zellteilung[14].

Es gibt eine Reihe weiterer Substanzen, die die oxydative Phosphorylierung bzw. die Atmung beeinflussen[15]; z. B. Ca, Mg, faradische Reizung, oberflächenaktive Stoffe; Arsenit, Arsenat, Methylenblau, Brillantkresylblau; Barbiturate, Amytal, Evipan; Jodacetamid, p-Chloromercuribenzoat; Dicumarol, Antimycin; Guanidin[16], Azid[17].

---

[1] SLATER 1956, LOOMIS und LIPMANN 1948.
[2] LOOMIS und LIPMANN 1948, HOTCHKISS 1944, CLIFTON 1946.
[3] VON EULER 1932, RONZONI und EHRENFEST 1936.   [4] HEYMANS und BOUCKAERT 1928.
[5] Siehe PEISS und FIELD 1948.   [6] HUNTER 1951, LARDY und WELLMAN 1952, 1953.
[7] HOTCHKISS 1944, CLIFTON 1946.   [8] LOOMIS und LIPMANN 1948.
[9] LARDY und WELLMAN 1952, 1953.   [10] BOYER, FALCONE und HARRISON 1954.
[11] SHACTER 1955, TYLER 1950, SACKS und SINEX 1952.   [12] NIEMEYER und FIGUEROA 1955.
[13] MUDGE und TAGGART 1950, CROSS und TAGGART 1950, TAGGART und FORSTER 1950.
[14] SHACTER 1955, CLOWES und KRAHL 1936.
[15] LEHNINGER 1953/54.   [16] HOLLUNGER 1955.   [17] CHANCE und WILLIAMS 1956.

Einen interessanten Erklärungsvorschlag zum Mechanismus der Atmungskettenphosphorylierung machte MARTIUS[1]. Nach seinen Versuchen sinkt bei Thyroxingabe der Wirkungsgrad der oxydativen Phosphorylierung (d. h. der P/O-Quotient nimmt ab) und zwar sowohl in vivo als auch in vitro, was von anderer Seite bestätigt werden konnte[2]. Durch gleichzeitige Bestimmung des Grundumsatzes und des P/O-Quotienten von Lebermitochondrien und Zwerchfellstückchen konnte MARTIUS zeigen, daß sich aus dem gefundenen P/O-Verhältnis die Grundumsatzsteigerung durch Thyroxin annähernd voraussagen läßt. Dagegen ist bei Thyreoektomie oder bei Thiouracilgabe der P/O-Quotient erhöht. MARTIUS führt die verschiedenartigen Wirkungen des Thyroxins auf Stoffwechsel und Fermenthaushalt[4] auf seine Rolle im Energiehaushalt zurück. Die jeweils vorhandene Thyroxinmenge würde durch verschieden starke Entkopplung die Atmungsettenphosphorylierung steuern können und damit indirekt auch den Baustoffwechsel, da ja beide von dem gleichen Substrat gespeist werden. MARTIUS fand, daß eine einfache Beziehung zwischen der prozentualen Änderung des P/O-Verhältnisses (A) und der prozentualen Veränderung des Grundumsatzes (S) besteht:

$$S = A \frac{1}{1 - \frac{A}{100}}.$$

Tabelle 5. *Arbeit von Tubuluszellen* als Vermögen zur Konzentrierung von Paraaminohippursäure (PAH) und dessen Unterbindung durch 2,4-Dinitrophenol (DNP), Natriumazid (NaN$_3$) und Anoxie.*
[Nach CROSS und TAGGART (1950)][3].

Versuchsbedingung	Atmung A ml O$_2$ / 100 g frisch · min	Konzentrierung PAH Gewebe / PAH Medium nach 1 Std
N$_2$	0	1,4
Luft	0,97	8,6
O$_2$	1,37	14,6
DNP 5 · 10^{-5} M. . .	2,9	1,2
NaN$_3$ 3 · 10^{-3} M . .	1,14	1,1
Cyanid 5 · 10^{-4} M . .	0,45	1,3

* 0,4—0,5 mm dicke Schnitte aus Kaninchenniere inkubiert bei 25° C in Phosphatringer mit Na-acetat 0,1 m als Substrat.

Die oben geforderten Zwischensubstanzen sollen Vitamin K (Phyllochinon) und Vitamin E (Tocochinon) sein, die beide infolge ihres chemischen Aufbaus als Chinon/Hydrochinonredoxpaare wirken können. Wieweit dies mit der Vorstellung von der Bedeutung der Metalloflavonenzyme bei der Ein-Elektronenoxydation der Cytochrome in Einklang zu bringen ist, ist noch ungewiß. Die Beteiligung von Vitamin K an der oxydativen Phosphorylierung läßt sich aus der entkoppelnden Wirkung von Stoffen mit Antivitamin K-Charakter (z. B. Dicumarol) wahrscheinlich machen[5]. MARTIUS konnte außerdem nachweisen, daß die Lebermitochondrien von Vitamin K-frei ernährten Küken einen deutlich verkleinerten P/O-Quotienten haben, der auf Zusatz von Vitamin K$_1$ in vitro erheblich ansteigt[6]. Weil dieser Effekt nur auftritt, wenn β-Oxybutyrat, aber nicht, wenn Succinat als Substrat umgesetzt wird, kann angenommen werden, daß bei dem Phosphorylierungsprozeß das Vitamin K zwischen DPNH und Cytochrom b eingeschaltet ist. Für diese Einordnung spricht auch das Redoxpotential.

Abb. 13 gibt das von MARTIUS aufgestellte Schema der oxydativen Phosphorylierung wieder. Bei der Atmungskettenphosphorylierung soll durch eine Phyllochinonreduktase[7] der Wasserstoff unter Umgehung der Flavoenzyme direkt auf Phyllochinon übertragen werden. Phyllochinon wird seinerseits wieder vom Cytochrom b oxydiert[8]. Zwischen Cytochrom b und Cytochrom c ordnet MARTIUS das Vitamin E ein. Dies folgert er aus Phosphorylierungsuntersuchungen an

---

[1] MARTIUS 1955, MARTIUS und HESS 1955, MARTIUS 1956.   [2] MALEY und LARDY 1953.
[3] CROSS und TAGGART 1950.   [4] Siehe BARKER 1951.
[5] MARTIUS und NITZ-LITZOW 1953.   [6] MARTIUS und NITZ-LITZOW 1954.
[7] MARTIUS und STRUFE 1954.   [8] MARTIUS 1954.

Mitochondrien von Vitamin E-frei ernährten Kaninchen. Es ist in Übereinstimmung mit dem Redoxpotential des Vitamin E. Die 3. Zwischensubstanz ist noch nicht bekannt. Ebenso ist es unklar, wie von diesen Zwischensubstanzen aus die eigentliche Phosphorylierung erfolgt. Nach dem MARTIUSschen Schema kommt die Hemmung der Atmungskettenphosphorylierung durch Blockierung des Übergangs vom Substratwasserstoff auf Phyllochinon oder Tocochinon zustande, wodurch der Wasserstoff bzw. die Elektronen direkt über die Flavoenzyme in die Atmungskette geleitet werden. Bei diesem direkten Weg über die Flavoenzyme soll es nicht zu einer Phosphorylierung kommen.

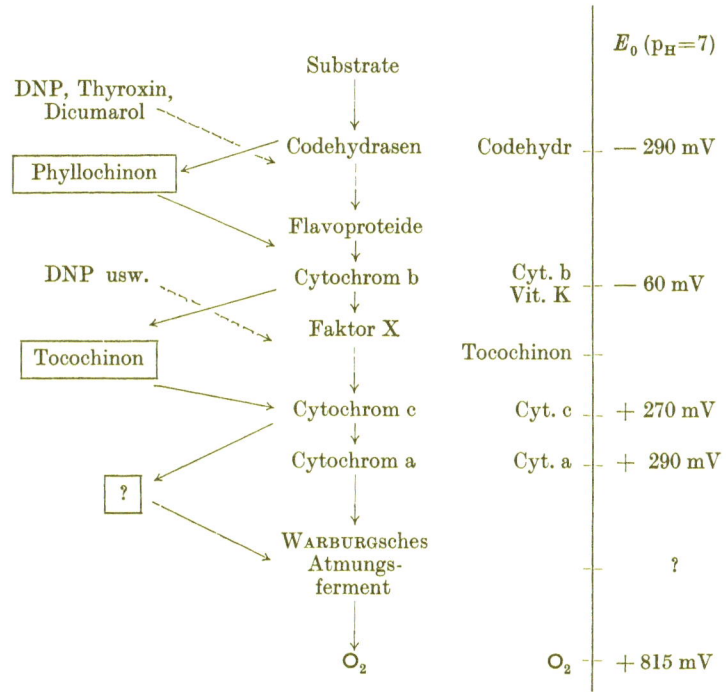

Abb. 13. Hypothetisches Schema der Atmungs- und Phosphorylierungskette (nach MARTIUS 1956). Erklärung s. Text.

Unsere Kenntnisse über die energieliefernden Prozesse bei der Gewebsatmung (s. Abb. 12, 13 und 18) sind zur Zeit noch *rein hypothetischer* Art. Wahrscheinlich spielen die Phosphorylierungen bei der Energie-Übertragung und -Speicherung die Hauptrolle; es ist aber nicht ausgeschlossen, daß auch noch andere, z. Zt. unbekannte Substanzen mitwirken.

Eine weitere offene Frage ist, ob es neben der Atmungskette bei verschiedenen Warmblüterorganen noch andere Wege zum Sauerstoff gibt. Die Restatmung, die nach Hemmung der Cytochromoxydase mit Cyanid übrigbleibt, ist schon bei hohen Sauerstoffdrucken vom Sauerstoffdruck abhängig; sie läuft aller Wahrscheinlichkeit nach über die Flavoenzyme. Über die physiologische Bedeutung dieser Reaktion läßt sich z. Zt. nichts Näheres sagen. Durch Azid gelingt es, den Extrasauerstoffverbrauch, der bei Muskel[1] und Nerv[2] durch die Tätigkeit bedingt ist, zu unterbinden, ohne daß der Ruhestoffwechsel

---

[1] STANNARD 1939.   [2] DOTY und GERARD 1950.

beeinflußt wird. STANNARD[1] nimmt daher an, daß es einen Extraweg für den Ruhestoffwechsel gibt; es soll jedoch auch möglich sein, diese Ergebnisse durch Veränderung der Fermentkinetik zu erklären.

η) Die Beteiligung der verschiedenen morphologischen Elemente der Zelle an der Energiegewinnung.

Durch geeignete Maßnahmen (durch Plasmolyse, Einwirkung chemischer Substanzen oder durch mechanische Zerkleinerung) gelingt es, die Zelle zu zerlegen und die einzelnen Zellbestandteile durch differenzierendes Zentrifugieren zu trennen[2]. Wenn sich auch vollständig einheitliche Zellbestandteile auf diese Art nicht gewinnen lassen, so sind die Fraktionen doch genügend einheitlich, um an ihnen bestimmte Stoffwechselvorgänge untersuchen zu können. Dabei muß allerdings beachtet werden, daß möglicherweise während der Präparation Schädigungen an den Zellbestandteilen auftreten; in solchen Fällen können dann Fermente in der löslichen Fraktion gefunden werden, die vorher in festen Bestandteilen eingebaut waren, und umgekehrt können vorher gelöste Fermente an feste Partikelchen adsorbiert sein. Trotz dieser Schwierigkeiten ließen sich wichtige Aussagen über die Stoffwechselfunktionen der einzelnen Zellbestandteile erhalten, die allerdings, wenn irgend möglich, durch histochemische Befunde ergänzt werden müssen.

Die Fermente, die zur *Glykolyse* benötigt werden, befinden sich in der *löslichen* Fraktion der Zelle. Allerdings ist die Geschwindigkeit, mit der die Glykolyse abläuft, d. h. im wäßrigen Zellextrakt Milchsäure gebildet wird, nur halb so groß wie in der intakten Zelle. Fügt man dem wäßrigen Extrakt die abgetrennten festen Fraktionen hinzu, so steigt die Geschwindigkeit der Milchsäurebildung auf den in intakten Zellen gefundenen Wert[3]. Welche Faktoren diese Beschleunigung bewirken, ist noch unbekannt.

Die am *direkten oxydativen Glucoseabbau* beteiligten Fermente wurden aus der löslichen Zellfraktion isoliert[4]. Die *Fettsäureoxydation* ist an das Vorhandensein von Mitochondrien gebunden[5]. Die entsprechenden Enzyme konnten z. B. aus Lebermitochondrien isoliert werden. Da in den Lebermitochondrien nur 52% des Gesamtcoenzyms A, das die Leber enthält, gefunden wurde[6], bleibt fraglich, ob nicht auch andere Bestandteile der Zelle an den Reaktionen beteiligt sind. Isolierte Mitochondrien können auch Fettsäuren aufbauen.

Der *Citronensäurecyclus* läuft *in* den Mitochondrien ab. Isolierte Mitochondrien sind in der Lage, alle Säuren des Citronensäurecyclus umzusetzen[7]. Succinodehydrogenase[8] und Fumarase[9] kommen *in* den Mitochondrien vor, Isocitrico-Dehydrogenase zum größeren Teil im Cytoplasma. Ob die Aconitase im Mitochondrium vorkommt oder im Cytoplasma, ist noch nicht klar. Lebermitochondrien sollen keine Aconitase haben[10], während Gehirnmitochondrien Aconitase besitzen sollen[11].

Von der Aktivität der Isocitrico-Dehydrogenase finden sich 80% in der löslichen Fraktion, und nur 12% sind an die Mitochondrien gebunden[12]. Citronensäure wird fast ausschließlich in den Mitochondrien gefunden; nach Fluoressigsäurevergiftung reichert sich Citronensäure um das 7—8fache, und zwar in den Mitochondrien (Rattenleber) an.

---

[1] STANNARD 1939. [2] Zusammenfassung LANG und SIEBERT 1954.
[3] LE PAGE und SCHNEIDER 1948. [4] GLOCK und McLEAN 1953.
[5] KENNEDY und LEHNINGER 1949, LEHNINGER 1952.
[6] HIGGINS, MÜLLER, PRICE und STRONG 1950.
[7] KENNEDY und LEHNINGER 1949, GREEN, LOOMIS und AUERBACH 1948.
[8] HOGEBOOM, SCHNEIDER und PALADE 1948. [9] KUFF 1954.
[10] DICKMAN und SPEYER 1954. [11] SHEPHERD und KALNITZKY 1954.
[12] HOGEBOOM und SCHNEIDER [1] 1950.

Die *Synthese von Flavinadenindinucleotid* (FAD) erfolgt ausschließlich in der löslichen Fraktion (Leberzellen), während sich 65% des Gesamt-Flavinadenindinucleotids selbst in den Mitochondrien befindet[1]. Die am Wasserstofftransport beteiligten *Codehydrogenasen* DPN und TPN sind diffus über die Zelle verteilt, wobei der Hauptteil der Gesamtgewebsnucleotide in der löslichen Fraktion vorkommt[2]. Intakte Mitochondrien sind sehr wenig permeabel für DPN. Die *DPN-Cytochrom c-Reduktase* findet sich (gemessen am Verhältnis zur Gesamtaktivität [Leber]) zu 59% in den Mikrosomen und zu 28% in den Mitochondrien; für TPN-Cytochrom c-Reduktase gilt, daß 36% in den Mikrosomen und 49% in den Mitochondrien ist[3].

Die Fermente der *Atmungskette* sind in den Mitochondrien zu finden. Dies ergibt sich aus der Tatsache, daß die Atmung zum überwiegenden Teil an die Zellfraktion gebunden ist, die die Mitochondrien bzw. die Sarkosomen enthält (Tabelle 6). Außerdem zeigte es sich, daß in erster Annäherung Organe mit einer großen Zahl von Mitochondrien auch eine hohe Sauerstoffaufnahme haben (Tabelle 7). Die Mitochondrien sind also die eigentlichen Verbrauchsstätten für den molekularen Sauerstoff. Während der Zellentwicklung scheint diese bevorzugte Stellung der Mitochondrien vielleicht noch nicht zu bestehen. So fand KRAHL[4], daß bei unbefruchteten oder frisch befruchteten Seeigeleiern die O_2-Aufnahme in den Mikrosomen und im Cytoplasma erfolgt; erst bei weiterer Entwicklung übernehmen die Mitochondrien einen immer größeren Teil der Gewebsatmung.

Tabelle 6. *Verteilung der Atmung auf die Fraktionen von Leberzellen (Ratte).*
[Nach LEHNINGER (1952).]

$Q_{O_2} = \dfrac{\mu l\ O_2}{mg\ (tr)\cdot Std}$		Atmung in % der Gesamtatmung (Substrat: Bernsteinsäure)	
Gesamtleber (Schnittchen)	5—10	Kerne	10
Mitochondrien (etwa 20 Gewichts-%)	60—80	Mitochondrien	90
		Mikrosomen	0
		Cytoplasma	0

Tabelle 7. *Korrelation zwischen Sauerstoffaufnahme und Mitochondrienzahl.*
[Nach PAUL und SPERLING (1952).]

Organ	$Q_{O_2} = \dfrac{\mu l\ O_2}{mg\ (tr)\cdot Std}$ (Bernsteinsäureoxydation)	Mitochondriensuspension (Trübung)
Rückenmuskel (Kaninchen)	1,1	0
Brustmuskel (Huhn)	1,5	0
Gastrocnemius (Kaninchen)	2,7	0
Soleus (Kaninchen)	4,7	+
Beinmuskel (Ratte)	6,7	+
Zwerchfell (Kaninchen)	25	++
Herzmuskel (Kaninchen)	56,7	++++
Brustmuskel (Taube)	33	++++
Niere (Kaninchen)	40	++++

Das Vorkommen der *Cytochromoxydase* ist bis auf die eben erwähnte Einschränkung ausschließlich an die Mitochondrien gebunden[5]. Cytochromoxydaseaktivität und Mitochondrienzahl gehen weitgehend parallel miteinander[6]. Auch

---
[1] Siehe SCHNEIDER 1956.   [2] CARRUTHERS und SUNTZEFF 1954.
[3] HOGEBOOM und SCHNEIDER [1] 1950.
[4] KRAHL 1941, HUTCHENS, KOPAK und KRAHL 1942, KRAHL 1950.
[5] HOGEBOOM, CLAUDE und HOTCHKISS 1946, HOGEBOOM und SCHNEIDER 1952.
[6] HOGEBOOM, SCHNEIDER und STRIEBICH 1952.

Cytochrom c kommt hauptsächlich in den Mitochondrien vor[1]. Jedoch bleibt beinahe ein Drittel der Aktivität mit der löslichen Fraktion verbunden. Die Aktivität des Cytochrom c in den isolierten Mitochondrien hängt sehr stark vom Zustand der Mitochondrien ab. In isotonischen und hypertonischen Medien ist ihre Atmung groß und kann nicht durch Zugabe von Cytochrom c gesteigert werden; sind dagegen die Mitochondrien in destilliertem Wasser präpariert, so muß Cytochrom c zugegeben werden, um die Oxydationen ablaufen zu lassen[2].

Die Mitochondrien besitzen eine Doppelmembran, die in das Innere vorspringende Lamellen trägt. Werden die Mitochondrien zerstört, so erhält man eine lösliche und eine feste Fraktion. In der löslichen Fraktion befindet sich die Fumarase, an die festen Teile sind die Cytochromoxydase, das Cytochrom c, die DPN-Cytochrom c-Reduktase und Succinodehydrogenase[3] gebunden.

Die eben mitgeteilten Tatsachen zeigen deutlich, daß die Mitochondrien als die eigentlichen *Zell-„Organe"* *für die Gewebsatmung und für den Energiestoffwechsel* angesehen werden können. Darüberhinaus besitzen sie Fermentsysteme für synthetische Zelleistungen[4].

Ähnlich wie intakte Mitochondrien verhält sich ein aus den Mitochondrien herstellbares Fermentsystem, das *Cyclophorasesystem* von GREEN[5], das nach der Präparation in gelartiger Form vorliegt. Es konnte gezeigt werden, daß die Aktivität des Cyclophorasesystems der Mitochondrienzahl parallel geht[6]. Durch schonende Weiterzerlegung von Herzmitochondrien gelang es GREEN und Mitarbeitern[7], beim Abbau von Mitochondrien große Teilchen zu isolieren. Diese Teilchen katalysieren noch die Oxydation von Bernsteinsäure sowie auch DPNH durch Sauerstoff. Sie enthalten also noch das „Elektronentransportsystem" der Atmungskette und werden daher als *Elektronentransportpartikelchen* (ETP) bezeichnet. Wie weit sie ein Modell für die wirklichen Verhältnisse in den Mitochondrien sind, müssen weitere Untersuchungen zeigen. So wurde Cytochrom c bisher in diesen ETP nicht gefunden, obwohl es z. B. in normalen Lebermitochondrien unbedingt zur regulären Funktion notwendig ist[8].

Die Elektronentransportpartikelchen konnten noch weiter abgebaut werden. Sie verlieren dann ihre Fähigkeit, mit molekularem Sauerstoff zu reagieren, bauen aber noch Bernsteinsäure (Succinodehydrogenasekomplex) bzw. DPNH ab. Als letzte Abbaustufe konnte eine Succinodehydrogenase[9] und eine DPN-Dehydrogenase erhalten werden[10]. Der eben beschriebene sukzessive Abbau der Atmungskette könnte gegenüber den üblichen Isolationsmethoden den Vorteil haben, daß die Fermente bzw. Fermentkomplexe noch in ihrer natürlichen räumlichen Anordnung untersucht werden können.

ϑ) Katalase und Peroxydase.

Katalase und Peroxydase zerlegen Wasserstoffsuperoxyd (H_2O_2) rasch zu Wasser. Da der Mechanismus beider Fermente grundsätzlich der gleiche ist, werden beide zusammen als *Hydroperoxydasen*[11] bezeichnet.

Bei diesen im Tier- und Pflanzenreich weitverbreiteten Fermenten handelt es sich um Hämoproteide, welche je Molekül 4 Eisenatome enthalten. Sie sind gewöhnlich grün gefärbt, während die Farbe der Cytochrome und des Atmungsfermentes rot bzw. gelbrot (Mischfarben) ist. Das Eisen der Hydroperoxydasen ist dreiwertig und ändert diese Wertigkeit unter gewöhnlichen Bedingungen nicht. Das folgt aus Versuchen mit Blausäure und Kohlenmonoxyd;

---

[1] HOGEBOOM und SCHNEIDER [1] 1950, BEINERT 1951.
[2] SHELTON, SCHNEIDER und STRIEBICH 1953.   [3] Siehe SCHNEIDER 1956.
[4] Zusammenfsssung LANG und SIEBERT 1954.   [5] GREEN 1950, [1] 1952, [2] 1952.
[6] HARMAN 1950.   [7] Siehe GREEN 1956.
[8] GLENN und CRANE 1956. JACOBS und SANADI 1955.
[9] GREEN, MII und KOHOUT [1] 1955, [2] 1955.   [10] Siehe SCHNEIDER 1956.
[11] Siehe THEORELL 1951, Zusammenfassung s. MAEHLY und CHANCE 1954.

sie werden nämlich durch Blausäure vergiftet, welche sich nur mit oxydiertem Eisen verbindet, nicht aber durch Kohlenoxyd, das nur mit reduziertem Eisen reagiert.

Der Reaktionsmechanismus wurde besonders von THEORELL, CHANCE und MAEHLY untersucht[1]. In Abb. 14 ist ein von K. LANG zusammengestelltes Reaktionsschema wiedergegeben. Es wird zuerst eine Zwischenverbindung gebildet, indem das Enzym aus H_2O_2 ein Sauerstoffatom aufnimmt. Von nun an sind 2 Wege möglich.

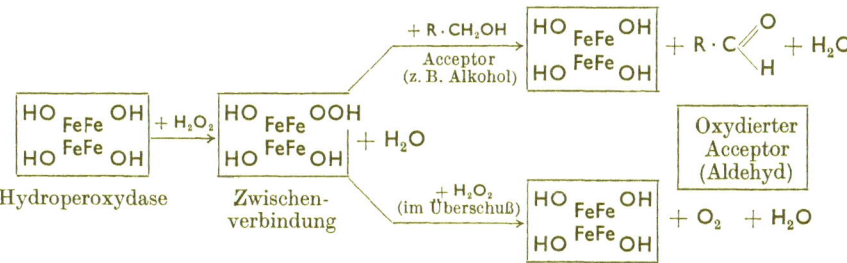

Abb. 14. Die katalatische und peroxydatische Reaktion der Hydroperoxydasen (nach LANG 1952).

Weg A = *peroxydatische Reaktion*. Das Sauerstoffatom der Zwischenverbindung wird auf einen passenden Sauerstoffacceptor übertragen, z. B. auf einen Alkohol oder Cytochrom c (Cytochromperoxydase). Cytochromperoxydase wurde in Hefe[2] und in Leukocyten nachgewiesen[3]. Bei dieser Reaktion kann der übertragene Sauerstoff für die Zelle nutzbar gemacht werden.

Weg B = *katalatische Reaktion*. Ist H_2O_2 im Überschuß vorhanden (mehr als 1 Molekül H_2O_2/Molekül Katalase), so werden die weiteren Moleküle H_2O_2 zersetzt. Es entstehen Sauerstoff und Wasser in stürmischer Reaktion. Katalatische Reaktion bedeutet also: Aufspaltung von 2 H_2O_2 unter Bildung von molekularem O_2. In diesem Falle, der in der Zelle selten oder vielleicht überhaupt nicht realisiert sein dürfte, geht die Oxydationsenergie für die Zelle verloren.

Die physiologische Aufgabe der Hydroperoxydasen in tierischem Gewebe dürfte nur z. T. in der Entfernung des giftigen H_2O_2 bestehen, das bei der Restatmung entstehen kann. Hierfür ist es wichtig, daß die Geschwindigkeit der katalatischen Reaktion groß ist (die Wechselzahl der Katalase beträgt 10^6/min). Vermutlich wirkt aber die Katalase gewöhnlich peroxydatisch, so daß das Peroxyd von der Zelle zur Oxydation verwertet werden kann. Dem entspricht, daß Gewebe mit verhältnismäßig großer Restatmung (d. h. Bildung von H_2O_2 in Gegenwart von O_2) reich an Katalase sind, denn die peroxydatische Reaktion verläuft relativ langsam. Besonders reich an Peroxydase sind die Leukocyten (Verdoperoxydase[4]). Auf der Anwesenheit der Verdoperoxydase beruht die grünliche Farbe des Eiters.

ι) *Histochemischer Nachweis von Oxydasen und Hydroperoxydasen.*

Die von PAUL EHRLICH 1885[5] zuerst beschriebene, von RÖHMANN und SPITZER[6] in die histologische Technik eingeführte Indophenolblausynthese („Nadi-Reaktion"), kommt wahrscheinlich auf zwei unterschiedlichen Wegen zustande.

1. *Cytochromoxydase → Cytochrom c.* α-Naphthol (α-N) und Dimethyl-p-Phenyldiamin (D-p-P) fungieren als Wasserstoffdonatoren. Sie werden durch molekularen Sauerstoff unter Vermittlung von Cytochromoxydase und Cytochrom c zu Indophenolblau oxydiert. Durch Abgabe von 4 Wasserstoffatomen reduzieren hierbei die beiden Donatoren 4 Eisenatome des Cytochroms.

$$O_2 \rightarrow 4 \text{ Cytochromoxydase (Fe}^{+++}) \rightarrow 4 \text{ Cyt. c (Fe}^{+++}) \rightarrow \text{---- } 4 \text{ H} \quad \begin{array}{c} \alpha\text{-N}+\text{D-p-P} \\ \downarrow \\ \text{Indophenolblau} \end{array}$$
$$\downarrow \qquad\qquad\qquad \downarrow \qquad\qquad\qquad \downarrow$$
$$2 \text{ O}^{--} \qquad\qquad \rightarrow 2 H_2O \leftarrow \qquad\qquad 4 H^+$$

---

[1] Siehe THEORELL 1951, Zusammenfassung siehe MAEHLY und CHANCE 1954.
[2] ALTSCHUL, ABRAMS und HOGNESS 1940.   [3] Siehe CHANCE 1951.
[4] AGNER 1941, 1943.   [5] EHRLICH 1885.   [6] RÖHMANN und SPITZER 1895.

2. *Peroxydase.* Die sog. „Oxydasereaktion" der myeloischen Leukocyten (WINKLER[1]) ist in Wirklichkeit katalysiert durch die Verdoperoxydase. Diese spaltet Sauerstoff aus dem H_2O_2 ab, welches immer im Nadi-Reagens enthalten ist, und überträgt diesen auf α-Naphthol und Phenylendiamin, wobei sich Indophenolblau bildet. Ein ähnlicher Mechanismus liegt der Färbung von Guajac und Benzidin zugrunde. Die Färbung der Erythrocyten mit verschiedenen Benzidinmethoden[2] beruht auf der katalatischen Wirkung des Hämoglobins. Wird aus den Reagentien das Wasserstoffsuperoxyd (etwa durch Katalase) entfernt, so findet die Indophenolblausynthese in den Leukocytengranula nicht statt. Auch in anderen Geweben wird die Indophenolblausynthese durch Katalase abgeschwächt oder verhindert. Somit scheint der Peroxydasemechanismus eine allgemeinere Bedeutung zu haben, als man bisher angenommen hat (AGNER[3]).

Man unterscheidet eine *stabile* oder „*Myelo-Nadi-Reaktion*" und eine *instabile* oder „*Gewebs-Nadi-Reaktion*[4]". Die erstgenannte Reaktion ist unempfindlich gegen Fixationsmittel wie 70%igen Alkohol oder 10%iges Formalin. Dasselbe gilt für Verdoperoxydase und andere Peroxydasen. Dies führt zu dem Schluß, daß die stabile Nadi-Reaktion identisch ist mit der Peroxydasereaktion.

Auf der anderen Seite zeigte sich, daß die Nadi-Reaktion fast universell in aeroben Zellen nachweisbar wird[5], wenn man das Reagens auf unfixierte, in alkalischer Pufferlösung (p_H 8—9) suspendierte Gewebe einwirken läßt. In diesem Falle wird die Reaktion meistens durch Formalin und Alkohol abgeschwächt sowie durch kleine Blausäurekonzentrationen und Kohlenmonoxyd gehemmt (labile Reaktion). Da das Cytochromoxydase-Cytochromsystem die gleichen Eigenschaften zeigt, wird angenommen, daß die labile Oxydasereaktion durch die Cytochromoxydase katalysiert wird, jedoch werden durch die genannten Gifte, mit Ausnahme von CO, auch Peroxydasen außer Funktion gesetzt.

Andere Färbungsmethoden der Oxydasen sind angegeben für die an der Melaninbildung beteiligte *Dopaoxydase* oder *Thyrosinase*[6]. Dieses Kupferproteid katalysiert die Oxydation von l-Tyrosin zu Dioxyphenylalanin, welches seinerseits die Ausgangssubstanz für Melanin und Adrenalin ist. Eine andere Methode dient zum Nachweis der *Monoaminoxydasen*, z. B. in der Niere[7]. Der bei der Oxydation gebildete Aldehyd wird mit Fuchsin-Schwefelsäure nach FEULGEN dargestellt.

Ehe man die Atmung der Gewebe direkt messen konnte, hatte die Nadi-Reaktion eine große Bedeutung. VERNON[8] hat sie zu einer quantitativen Methode ausgebaut, indem er das gebildete Indophenolblau durch Alkohol aus dem fein verteilten Gewebsbrei herauslöste und colorimetrisch bestimmte. Die Synthesegeschwindigkeit in verschiedenen Geweben entspricht ungefähr der Atmungsintensität, wie sie mit den heutigen Methoden direkt gemessen wird. Es ergab sich aus den Färbungen, daß die Gewebe verschiedener Tierspecies (von der Maus bis zum Rind) die Synthese um so rascher vollbringen, je kleiner das Tier ist. Die Nadi-Reaktion lieferte somit qualitativ vollkommen zutreffende Ergebnisse.

Die Dichte der Granula, die man bei der histologischen Untersuchung findet, steht im allgemeinen ebenfalls zu der Atmungsintensität der betreffenden Zellen in Beziehung. So enthalten die stark atmenden Zellen der Nierentubuli mehr Granula als die wenig atmenden Zellen der Sammelröhren. Ganglienzellen sind reich, Glia und Mesenchym arm an Granula[9]. In der Zelle sind die Granula fast ausschließlich im Cytoplasma zu finden. Die Kerne sind gewöhnlich frei und nur in seltenen Fällen wurden in der Umgebung des Nucleus von Ganglienzellen (PURKINJE-Zellen, Spinalganglion) feinste Granula nachgewiesen[10]. Diese Farbstoffanordnung entspricht der Tatsache, daß die Atmung der Zelle fast ausschließlich an die Mitochondrien gebunden ist.

Besonders eingehend ist das Gehirn untersucht[11]. Im Gehirn, wo die Intensität des Stoffwechsels an nahe benachbarten Stellen stark unterschiedlich ist, kann die quantitativ meßbare Capillarisierung als Anhaltspunkt für die Größe der lokalen Atmung dienen. SCHARRER[12] findet, daß die Gesamtlänge der Capillaren je Volumeneinheit dem Gehalt des nervösen Gewebes an Mitochondrien parallel geht. Auf der anderen Seite hat CAMPBELL[13] am Nervensystem der Katze die Beziehungen zwischen Capillarisierung und Dichte der blauen Granula genauer untersucht (labile Nadi-Reaktion nach GRÄFF). Aus Tabelle 8 geht hervor, daß die Dichte der Granula im allgemeinen mit der Capillarisierung parallel geht[14]. Das Trigeminusganglion, arm an Dendriten und Synapsen, hat einen geringen Stoffwechsel, und die Zellen sind spärlich granuliert. Sympathische Ganglien, reich an Synapsen, sind stark capillarisiert und reich an blauen Granula.

[1] WINKLER 1907. [2] RALPH 1941, SJÖSTRAND 1935. [3] AGNER 1943.
[4] GRÄFF 1912, 1922. [5] VERNON 1911, 1912, SCHÜMMELFEDER 1950.
[6] LAIDLAW und BLACKBERG [1, 2] 1932. [7] OSTER und SCHLOSSMANN 1942.
[8] VERNON 1911, 1912. [9] GRÄFF 1922. [10] KATSUNUMA 1915, 1924.
[11] KATSUNUMA 1915, 1924, MARINESCO 1919, 1924, s. BIELSCHOWSKI 1928.
[12] SCHARRER 1945. [13] CAMPBELL 1939. [14] DUNNING und WOLFF 1937.

Es finden sich indessen *viele* Ausnahmen von dieser Regel: Die Lamina V der Gehirnrinde enthält weniger Granula als I und II, aber V ist stärker vascularisiert als I und II. In einzelnen Ganglienzellen sowie in der weißen Substanz des Gehirns und in den Nerven finden sich überhaupt keine Granula[1], obwohl feststeht, daß die Atmung der Nerven über das WKS läuft. Diese Unstimmigkeiten dürften vielleicht darauf zurückgeführt werden, daß die Zellen für p-Phenylendiamin häufig schlecht durchgängig sind. Der Lipoidmantel markhaltiger Nervenfasern mag in dieser Hinsicht besonders störend wirken. Die Permeabilität soll durch Fixation noch verschlechtert werden. Hierdurch sowie durch die Lipoidlöslichkeit von Indophenolblau wird die Bedeutung der Nadi-Reaktion für die cytochemische Lokalisation der Gewebsatmung eingeschränkt[2].

Tabelle 8. *Geschätzte Dichte der blauen Granula (labile oder Gewebsoxydasereaktion) und Capillarisierung im Nervensystem der Katze.*

		Dichte der Granula	Dichte der Capillaren, Gesamtlänge in m/cm³	
		(1)	(1)	(2)
Parietal-Cortex	lam. I	++	860	733
	II	++	930	857
	III		1060	849
	IV	+++	1110	882
	V	+	910	683
Sympathicusganglien (synapsenreich)		+	—	737
Trigeminusganglien (synapsenarm)		(+)	—	513
Weiße Substanz		0	—	370

(1) Nach CAMPBELL (1939). (2) Nach DUNNING (1937).

ϰ) *Myoglobin.*

Außer dem Cytochrom besitzt ein Teil der Muskulatur ein weiteres an der Atmung beteiligtes Häminferment, das „Muskelhämoglobin" oder *Myoglobin*[3]. Ein besonderer Muskelfarbstoff wurde schon um die Mitte des vorigen Jahrhunderts für die rote Farbe der Muskulatur verantwortlich gemacht, aber seine Existenz wurde angezweifelt, bis es THEORELL (1934) gelang[4], das Myoglobin aus dem Pferdeherz zu isolieren, zu kristallisieren und seine wichtigsten physiologischen Eigenschaften festzulegen[5]. Auch menschliches Myoglobin konnte kristallin dargestellt werden[6]. Die Myoglobine der verschiedenen Tierarten[7] unterscheiden sich voneinander; es wurde auch ein fetales Myoglobin beschrieben[8].

Die Entwicklung empfindlicher Bestimmungsmethoden[9] erlaubte das Vorkommen des Myoglobins im Tierreich zu untersuchen. Regelmäßig konnte es in der Muskulatur der auf dem Land lebenden Säugetiere nachgewiesen werden[10], aber auch bei Vögeln[11] und niederen Tieren (z. B. Schildkröte[12]), außerdem bei Meerestieren (Thunfisch[13], Wal[14], Delphin[15] und Karpfen[16]).

---

[1] KATSUNUMA 1915, 1924, CAMPBELL 1939.   [2] SCHÜMMELFEDER 1950.
[3] GÜNTHER 1921.   [4] THEORELL 1932, [1—4] 1934.
[5] Zusammenfassung und ältere Literatur BIÖRCK 1949.
[6] THEORELL und DE DUVE 1947, ROSSI-FANELLI 1948.
[7] Siehe LEMBERG und LEGGE 1949.   [8] ROSSI-FANELLI, CAVALLINI und DE MARCO 1954.
[9] DE DUVE 1948, BOWEN 1948, 1949, ROSSI-FANELLI 1949, POEL 1949, DRABKIN 1950, 1951, Zusammenfassung und ältere Literatur BIÖRCK 1949.
[10] POEL 1949, DRABKIN 1950, 1951, AMBERSON, ERDÖS, CHINN und LUDES 1949, CLARK CRISCUOLO und COULSON 1952, JONXIS 1939, ROCHE, DERRIEN und HEIL 1942, SCOE und ROE 1953, ROSSI und TRAVIA 1941.
[11] LAWRIE 1950, 1952, KENNEDY und WHIPPLE 1928.   [12] RENARD 1953.
[13] HUYS 1954.   [14] SCHMID [1] 1949, [2] 1949, LAWRIE 1952.
[15] EICHELBERGER, FECHTER, GEILING und VOS 1939.   [16] HAMOIR 1953.

Die Konzentration ist in den einzelnen Muskeln unterschiedlich. Die weißen Muskeln haben einen geringeren Gehalt an Myoglobin als die roten[1]. BACH gibt an, daß durch experimentelle Veränderung der Insertion aus dem roten M. soleus des Kaninchens ein weißer Muskel wie der M. tibialis geworden sei[2]. Auch in glatten Muskeln ist Myoglobin gefunden worden[3], wenn auch in geringerer Menge.

Die Myoglobinkonzentration[4] in quergestreifter Skeletmuskulatur (Mensch) beträgt $2,52 \pm 0,069\%$, im Herzmuskel $1,44 \pm 0,069\%$ und im Uterus (nicht schwanger) $0,28 \pm 0,025\%$ des Muskeltrockengewichtes. Ein geschlechtsspezifischer Unterschied wurde nicht gefunden. Die Myoglobinkonzentration steigt während der Fetalzeit und des ersten Lebensalters auf den Normalwert an und scheint im Alter wieder etwas zurückzugehen[4].

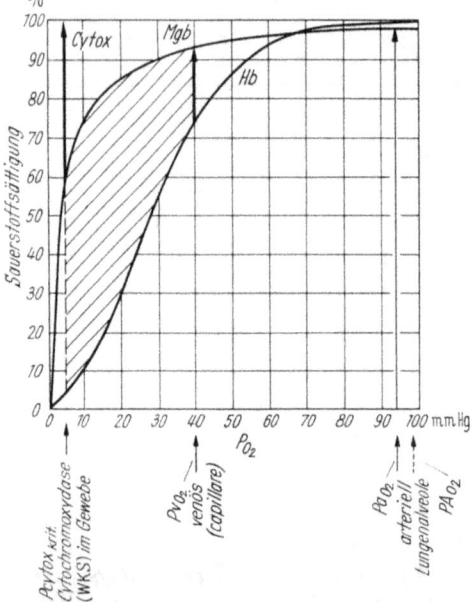

Abb. 15. Sauerstoffbindungskurve von Myoglobin und Hämoglobin. [Aus BIÖRK (1949); THEORELL (1948) und COURTICE und DOUGLAS (1947) nach WYMAN (1948).] Hämoglobin (Hb) (Mensch) bei 38° und p_H 7,3; Myoglobin (Mgb) (Pferd) bei 37°. und p_H 7,4. Myoglobin kann bei den niederen Sauerstoffdrucken in der Vene mehr Sauerstoff binden als Hämoglobin und gibt den Sauerstoff fast vollständig an die Cytochromoxydase weiter. P_{AO_2} alveoläre Sauerstoffspannung; Pa_{O_2} arterielle Sauerstoffspannung; Pv_{O_2} venöse Sauerstoffspannung; $Pcytox_{krit.}$ kritischer Druck an der Cytochromoxydase (s. Tabelle 20).

Die Rolle des Myoglobins im Muskelstoffwechsel ist noch nicht ganz klar. Ein Vergleich der Sauerstoffbindungskurve des Myoglobins und Hämoglobins[5] (Abb. 15) zeigt, daß bei einer Sauerstoffspannung von 30—40 mm Hg am venösen Capillarende das Hämoglobin seinen Sauerstoff an das Myoglobin abgeben kann. Myoglobin ist in diesem Bereich noch über 90% gesättigt. Myoglobin überträgt dann fast seinen Gesamtsauerstoff auf die Cytochromoxydase, da diese schon bei einem p_{O_2} von 2—4 mm Hg voll gesättigt ist. MILLIKAN untersuchte spektrophotometrisch die Veränderungen des Myoglobins bei der Muskeltätigkeit sowie seine Kinetik[6]. Danach wirkt Myoglobin als Sauerstoff*speicher* und wird besonders bei rhythmischen länger dauernden, kräftigen Kontraktionen benötigt. Die Bedeutung des Myoglobins für die rhythmische Tätigkeit des Herzmuskels haben OPITZ und THEWS herausgearbeitet[7].

Tabelle 9 und 10 zeigen[8], daß in vielen Muskeln Myoglobingehalt und Cytochromoxydaseaktivität parallel gehen. Daß die Geschwindigkeit der Bewegung für die Myoglobinkonzentration eine Rolle spielt, zeigt, daß der Taubenbrustmuskel (schnelle Bewegung) weniger Myoglobin als der Brustmuskel des Puffinus puffinus (kleiner Meeresvogel von der Insel Man) enthält.

---

[1] Siehe NEEDHAM 1926, GRAF 1944, DE LANGEN 1946, Zusammenfassung und ältere Literatur BIÖRCK 1949.   [2] BACH 1948.
[3] Zusammenfassung und ältere Literatur BIÖRCK 1949, KENNEDY und WHIPPLE 1928.
[4] BIÖRCK 1949.
[5] HILL, R. 1933, 1936, Zusammenfassung und ältere Literatur BIÖRCK 1949.
[6] MILLIKAN 1936, 1939.   [7] OPITZ und THEWS 1952.   [8] LAWRIE 1952.

Tabelle 9. *Myoglobingehalt und Aktivität der Cytochromoxydase.* [Nach LAWRIE (1952).]

Muskel	Tierart	Myoglobin Feuchtgewicht %	Enzymaktivität Q_{O_2} (ml O_2/mg tr. und fettfr./Std)		
			Succinodehydrogenase	Succinooxydase	Cytochromoxydase
Psoas	Pferd	0,71	80	260	1700
Diaphragma	(Mittel aus 6 Tieren)	0,61	60	240	1700
L. dorsi		0,33	30	140	900
Psoas	Blauwal	0,84	20	80	600
Psoas	Ochse	0,60	40	160	1200
Psoas	Elefant	0,46	30	140	800
Psoas	Schwein	0,43	20	130	1000
Psoas	Schaf	0,35	30	180	950
Psoas	Hase	0,16	30	110	650
Psoas	Kaninchen	0,02	10	60	250
Pectoralis	Puffinus puffinus	0,69	50	230	1800
Pectoralis	Taube	0,22	50	260	2300

Tabelle 10. *Myoglobingehalt und Alter.* [Nach LAWRIE (1952).]

Wirkung des Alters auf die Myoglobinkonzentration des Pferdeherzens	Myoglobin Feuchtgewicht %	Enzymaktivität Q_{O_2} (ml O_2/mg tr. und fettfr./Std)		
		Succinodehydrogenase	Succinooxydase	Cytochromoxydase
5 Monate vor der Geburt	0,02	vernachlässigbar klein	20	260
6 Wochen vor der Geburt	0,10	60	160	1500
18 Monate nach der Geburt	0,27	240	580	2700
2—12 Jahre nach der Geburt (Mittel von 6 Tieren)	0,33	210	610	2800

Arbeit scheint die Myoglobinkonzentration heraufzusetzen[1]. Nervendurchschneidung setzt sie herab. Bei Hunden, die in den Anden auf 4500 m Höhe lebten, fand HURTADO[2], daß die Myoglobinkonzentration der Skeletmuskulatur um 66—70% erhöht ist. Es lag nahe, dies ebenso wie die gleichzeitig auftretende Hämoglobinvermehrung als einen Anpassungseffekt zu deuten. Gleiches Verhalten wurde auch in Unterdruckkammerexperimenten beobachtet[3]. Jedoch kamen andere Untersucher zu genau den entgengesetzten Ergebnissen: Die Myoglobinkonzentration nimmt bei Höhenanpassung ab[4]. Vielleicht erklärt sich dieser Widerspruch dadurch, daß bei den einzelnen Versuchen die Tiere einer unterschiedlichen körperlichen Belastung unterworfen waren. Wird nämlich der Einfluß von Höhe *und* Arbeit untersucht, so zeigt sich, daß Höhe allein keinen Effekt hat, aber Höhe und Arbeit die Myoglobinkonzentration im Herzen um 200% im Diaphragma und Gastrocnemius um 50% steigern[5].

Myoglobin kann bei bestimmten Tieren direkt als zusätzlicher Sauerstoffspeicher dienen. So zeigt Tabelle 9, daß der Blauwal in seinem Psoas so viel Myoglobin besitzt, daß er bezogen auf die Aktivität der Cytochromoxydase ein 12mal größeres Sauerstoffdepot hat als der Pferdepsoas. Tauchtiere wie der Seehund können 47% ihrer Sauerstoffreserve im Myoglobin speichern[6].

---

[1] WHIPPLE [1] 1926, [2] 1926, WHIPPLE und ROBSCHEIT-ROBBINS 1926, VANNOTTI 1946, WOODRUFF und WHIPPLE 1928, CLARK, CRISCUOLO und COULSON 1952.
[2] HURTADO, KALTREIDER und MCCANN 1934, HURTADO, ROTTA, MERINO und PONS 1937.
[3] VAUGHAN und PACE 1955, VANNOTTI 1946.   [4] BOWEN und EADS 1948, POEL 1949.
[5] CLARK, CRISCUOLO und COULSON 1952.
[6] ROBINSON 1939, SCHOLANDER, IRVING und GRINNELL 1942.

C. Energetik der Zellatmung.

Der Stoffwechsel eines lebenden Organismus hat zwei wesentliche Aufgaben: einmal den Aufbau und die Erhaltung der Struktur sowie ihren gesetzmäßigen Wandel zu ermöglichen und zum anderen die sich an der Struktur vollziehenden funktionellen Leistungen aufrechtzuerhalten. Hierzu ist neben der Zufuhr von spezifischen Bausteinen die Deckung des *allgemeinen energetischen* Bedarfes notwendig. Nur wenn laufend vom Stoffwechsel ausreichend Energie zur Verfügung gestellt wird, bleiben Struktur und Funktion intakt. Entscheidend wichtig war die Entdeckung, daß die Grundgesetze der Energieumwandlung auch für den lebenden Organismus gelten (s. unten). Die Zelle ist also kein „perpetuum mobile"; unterbleibt die Energiezufuhr, so bleibt die Zelle „stehen", d. h. sie geht in einem gesetzmäßig festliegenden Geschehen zugrunde.

Zur Deckung des energetischen Bedarfes ist es an sich nur wichtig, daß ständig eine ausreichende Menge an frei verfügbarer Energie erzeugt wird. In Wirklichkeit ist es aber für die Stoffwechselbilanz des Organismus durchaus bedeutungsvoll, mit welchem Aufwand diese Energie erzeugt wird, d. h. inwieweit Mechanismen zur *rationellen Energieerzeugung* zur Verfügung stehen. Ebenso entscheidend ist es auch, mit welchem Wirkungsgrad diese Energie genutzt wird, d. h. in welchem Umfang eine *rationelle Energieumwandlung* möglich ist.

Um die allgemeine Bedeutung des Problems einer rationellen Erzeugung sowie Umwandlung von Energie und seine spezielle Lösung im Zellstoffwechsel verständlich machen zu können, müssen die wesentlichen Grundbegriffe der Thermodynamik bekannt sein. Es soll daher im folgenden versucht werden, diese Grundbegriffe aus den physikalischen Vorgängen möglichst ohne mathematische Hilfsmittel abzuleiten; für nähere Einzelheiten muß auf spezielle Darstellungen verwiesen werden[1].

1. Energieumwandlung.

a) Allgemeine Gesetzmäßigkeiten der Energieumwandlung.

Wärme läßt sich auf ganz verschiedene Art erzeugen, z. B. durch elektrische Arbeit, mechanische Arbeit oder auch chemische Arbeit. Die verschiedenen Arbeitsformen können sich bei der Wärmeerzeugung gegenseitig vertreten und sind ineinander umwandelbar. Sie sind verschiedene Erscheinungs*formen* einer Grundgröße, die als „Energie" bezeichnet wird.

Werden solche Umwandlungen verschiedener Energieformen ineinander wiederholt, so ergibt das Experiment, daß einer bestimmten Menge an mechanischer oder elektrischer Energie immer eine bestimmte Menge an Wärmeenergie entspricht. Es läßt sich so eine Äquivalenzzahl finden, die es erlaubt, z. B. mechanische Energie in Wärmeenergie umzurechnen, d. h. in Calorien anzugeben. Die Erfahrung zeigte, daß von der umgesetzten Energiemenge bei diesen Umwandlungen *nichts verlorengeht*. Die Energie erweist sich also als umwandlungsfähig und bleibt bei allen Umwandlungen erhalten [1. Hauptsatz der Thermodynamik, „Erhaltungssatz"; R. Mayer (1942), J. P. Joule, H. v. Helmholtz[1]]. Daß dieses Gesetz auch im lebenden Organismus gilt, konnten M. Rubner (1894)[2] und später W. O. Atwater[3] durch ihre berühmten Bilanzversuche nachweisen. Somit war die Feststellung begründet, daß die Zelle kein „perpetuum mobile" ist.

Zur Beschreibung von *Energieumwandlungen* reicht aber der Erhaltungssatz noch nicht aus; das zeigt folgendes Experiment: Mechanische Energie läßt sich entsprechend ihrer Äquivalenzzahl in Wärme umwandeln; diese Umwandlung

---

[1] Siehe: Höber 1926, 1947, Netter 1951, Neuauflage in Vorbereitung, Fulmer 1932, Kortüm 1949, Eggert 1937, Lewis und Randall 1923, de Groot 1951, Eucken 1941—1944. Gutfreund 1951. [2] Rubner 1894. [3] Atwater und Benedict 1903, Atwater 1904.

kann z. B. sowohl bei einer Temperatur von 80° C als auch bei einer Temperatur von 15° C vorgenommen werden. Die entstandenen *gleichgroßen* Wärmemengen sind aber *nicht gleichwertig:* Die Wärmemenge von 80° C läßt sich weiter in eine Wärmemenge von 15° C umwandeln; aber eine Umkehr dieser Folge, die Umwandlung einer Wärmemenge von 15° C in eine von 80° C, ist nicht ohne weitere Energiezufuhr möglich. Anders ausgedrückt: Eine Wärmemenge wandert nicht *von selbst* vom kälteren zum wärmeren Körper. Ist die Wärmemenge vom wärmeren zum kälteren Körper gewandert, ohne daß eine andere Energieform aufgetreten ist, so kann sich nach dem 1. Hauptsatz die vorhandene Energiemenge nicht geändert haben. Die Nichtumkehrbarkeit (Irreversibilität) der Wärmewanderung zeigt aber, daß doch eine Veränderung stattgefunden hat: Die Energie*menge* ist bei der tieferen Temperatur zwar noch vorhanden, aber sie hat ihre *Umwandlungsfähigkeit* gegenüber der Wärmemenge von 80° C verloren. Da aber im allgemeinen nur die Energiemengen, deren Umwandlungsfähigkeit erhalten ist, von Bedeutung sind, nennt man den Verlust der Umwandlungsfähigkeit wohl auch „Vernichtung" von Energie, was im wörtlichen Sinne nach dem 1. Hauptsatz natürlich nicht richtig sein kann. Die Erfahrung, daß Energie ihre Umwandelbarkeit verliert und von selbst, d. h. ohne Energiezufuhr nicht wiedererlangen kann, bildet den Inhalt des 2. Hauptsatzes der Thermodynamik (S. CARNOT, R. CLAUSIUS, Lord KELVIN, L. BOLTZMANN). Der 1. und 2. Hauptsatz lassen sich kurz so zusammenfassen: Bei einer Energieumwandlung kann von einer Energiemenge nichts verlorengehen, wohl aber kann die Energiemenge ihre Umwandelbarkeit in beliebige Energieformen verlieren. *Ausnahmen wurden bisher auch im lebenden Organismus noch nicht beobachtet.*

Die Energieumwandlungen beim Nährstoffabbau lassen sich summarisch in einer Energiebilanz erfassen. Solche Bilanzbestimmungen können z. B. in einer Calorimeterbombe ausgeführt werden. Läßt man den Prozeß so ablaufen, daß außer der Wärmeenergie keine anderen Energieformen entstehen (Verbrennung bei konstantem Volumen), so ist die an die Calorimeterbombe abgegebene Wärme ΔQ ein direktes Maß für die Änderung der Energie des Energieträgers (in unserem Falle des Nährstoffmoleküls), d. h. seiner sog. inneren Energie U. Diese Aussage läßt sich durch die Gleichung darstellen:

$$U_2 - U_1 = \Delta U = \Delta Q = -W_V \text{ für } (\Delta A = 0)*. \tag{2}$$

Sie besagt, daß bei der Änderung der inneren Energie des Energieträgers von U_2 auf U_1, insgesamt also um ΔU, die Wärmeenergie ΔQ mit der Umgebung ausgetauscht wird. Die bei einem so geleiteten Prozeß freiwerdende Wärmeenergie wird gewöhnlich als Wärmetönung W_V bezeichnet, wobei der Index V anzeigen soll, daß die Verbrennung bei konstantem Volumen erfolgt ist. Diese Gleichung gilt nur, wenn keine anderen Energieformen (hier als Arbeit ΔA bezeichnet) entstehen konnten, wenn also $\Delta A = 0$ ist. Die Vorzeichen werden so angegeben, daß das Verhalten des Energie*trägers* gekennzeichnet wird: Ein positives Vorzeichen bedeutet eine Energieaufnahme durch den Energieträger (bzw. Energiezufuhr), ein negatives Vorzeichen Energieabnahme (bzw. Freiwerden von Energie)*. Aus den Wärmetönungen lassen sich nur Energie*änderungen* ΔU bestimmen. Der wirkliche Energieinhalt U des Energieträgers bleibt unbekannt.

Aus den experimentell bestimmten Größen der Wärmetönung läßt sich eine wichtige Gesetzmäßigkeit ableiten: z. B. ergibt sich für den Glucoseabbau, daß

---

* Daß in der Thermochemie ein negatives Vorzeichen ($-W_V$) benutzt wird, wenn bei der Reaktion Wärme vom System aufgenommen wird ($+\Delta Q$), liegt an einem verschiedenen Standpunkt bei der Betrachtung der Reaktion: Die Thermochemie beschreibt, welche Wärmemenge der *Umgebung* zugeführt (positives Vorzeichen) oder entzogen wird (negatives Vorzeichen), während in der Thermodynamik das Verhalten des *Energieträgers* selbst gekennzeichnet wird.

die Wärmetönungen für den *direkten* Abbau zu CO_2 und H_2O und *für den Umweg* über das Intermediärprodukt Milchsäure vollständig gleich sind. Die Größe des Energieumsatzes ΔU ist also nur von den *Ausgangs*produkten und den *End*produkten abhängig; dabei ist es vollständig gleich, welche *Zwischen*stufen bei der Reaktion durchlaufen wurden. Größen, deren Änderung durch den Anfangs- und Endzustand eindeutig gekennzeichnet sind — bei deren Angabe es also gleichgültig ist, auf welchem Weg der Endzustand erreicht wurde — werden als *Zustandsgrößen* bezeichnet.

Die Kenntnis solcher Zustandsgrößen ist wichtig, weil sie allein es ermöglichen, einen Energieträger eindeutig zu kennzeichnen; so ist durch die Angabe von ΔU eine Energieumwandlung *eindeutig* beschrieben. Trotzdem ist diese Angabe, wie wir oben sahen, noch unvollständig: Nach dem 2. Hauptsatz muß neben der Energiemenge auch ihre Umwandelbarkeit angegeben werden. Leider ist aus der Angabe der Größe einer Wärmemenge nicht zu ersehen, wieviel davon unter den gegebenen Bedingungen für eine beliebige Umwandlung in andere Energieformen zur Verfügung steht.

Zunächst schien es denkbar, daß unser Organismus nach dem Prinzip der Wärmekraftmaschine Wärme in Arbeit umwandelt. Eine einfache Überschlagsrechnung zeigt aber, daß dies normalerweise kaum vorkommen kann (A. FICK 1882). Der Wirkungsgrad der Muskelarbeit kann 20—30% betragen. Um einen Wärmemechanismus von solchem Wirkungsgrad ablaufen zu lassen, müßten im Organismus bei einer mittleren Temperatur von 37° C Temperaturunterschiede $\pm 55°$ C vorkommen (s. S. 444)! Die Existenz eines Wirkungsgrades von 20—30% führt schon ohne Kenntnis der chemischen Einzelreaktionen zwangsläufig zu dem Schluß, daß sich von der Wärmemenge, die in der Energiebilanz gemessen wurde, mindestens ein Teil erst *sekundär* aus dem frei umwandelbaren Anteil der Energie gebildet hat. Es müssen also bei der Energieumwandlung 2 Energieanteile unterschieden werden: einmal der frei umwandelbare und zum andern der Anteil, der sich der freien Umwandlung entzieht.

Beim gewöhnlichen Reaktionsablauf ist ΔA nicht gleich 0. Die Änderung der inneren Energie ist also

$$\Delta U = \Delta Q + \Delta A. \tag{3}$$

Da je nach dem Reaktionsweg ΔA verschiedene Werte annehmen kann — denn es ließ sich ja erreichen, daß $\Delta A = 0$ wurde —, können ΔA und ΔQ *keine Zustandsgrößen* sein. Wird jetzt versucht, einen immer größeren Anteil der inneren Energie ΔU als Arbeit ΔA zu entnehmen, indem ΔQ so klein wie möglich gemacht wird, so gibt es hierbei für jede Reaktion eine ganz bestimmte Grenze, d. h. ein bestimmtes maximales ΔA_U (maximale Arbeit) und eine bestimmte minimale Wärmemenge ΔQ_U. Diese Wärmemenge ΔQ_U, die während der durch ΔU gekennzeichneten Zustandsänderung bei der jeweiligen Temperatur T mit dem Energieträger verbunden bleiben *muß*, stellt die Menge der nicht umwandelbaren Energie dar und ist die Schlüsselgröße für die Berechnung aller Energieumwandlungen. Sie ist gegeben durch die Größe der *Entropie*, und zwar als Produkt aus der Entropieänderung ΔS und der absoluten Temperatur T, also $\Delta Q_U = \Delta(TS)$. Dies eingesetzt, lassen sich nun mit Gl. (4) beliebige Energieumwandlungen beschreiben.

$$\Delta U = \Delta A_U + \Delta(TS). \tag{4}$$

Die Größe der inneren Energie ΔU konnte aus der Wärmetönung W_V bestimmt werden, wenn die Reaktion bei konstantem Volumen abläuft. Da aber die biologisch wichtigen Prozesse nicht bei konstantem Volumen ablaufen, ist es in der Biologie zweckmäßig, den Druck an Stelle des Volumens als Variable einzuführen und bei der Angabe der Energieänderungen gleich zu berücksichtigen, daß sowohl Wärme als auch Volumenarbeit ΔA_{vol} umgesetzt wird. Da der Anteil ΔA_{vol} nicht willkürlich groß ist, sondern durch den Reaktionsablauf vorgegeben ist, können ΔU und ΔA_{vol} zu einer Größe zusammengefaßt werden. Sie wird als Enthalpie ΔH bezeichnet.

$$\Delta H = \Delta U + \Delta A_{\text{vol}} = \Delta (U + A_{\text{vol}}). \tag{5}$$

Gl. (4) lautet damit:

$$\Delta H = \Delta (U + A_{\text{vol}}) = \Delta A_H + \Delta (TS). \tag{6}$$

Die Enthalpieänderung ΔH läßt sich bestimmen, wenn die Reaktion in einem Calorimeter bei konstantem Druck so abläuft, daß außer Wärme und Volumenarbeit keine anderen Energieformen auftreten; damit ist die Wärmetönung bei konstantem Druck $-W_P$ gleich der Enthalpieänderung ΔH.

b) Die Entropie als Maß für die nichtumwandelbare Energie.

Die Entropie ist eine Größe, die nicht durch die unmittelbare Erfahrung gegeben ist wie etwa die Temperatur. Ihre Bedeutung wird am leichtesten aus einem Vergleich zwischen Wärmeenergie und anderen Energieformen klar. Eine Energiemenge läßt sich als Produkt einer *intensiven* mit einer *extensiven* Größe darstellen, beispielsweise die Volumenarbeit als Produkt aus Druck p und Volumen V: $A_{\text{vol}} = p \cdot V$, wobei der Druck p eine *intensive* Größe und das Volumen V eine *extensive* Größe ist.

Der prinzipielle Unterschied zwischen beiden Größen wird klar, wenn zwei intensive oder zwei extensive Größen zusammengefügt werden: zwei gleiche Volumina (extensive Größen) ergeben ein doppeltes Volumen, während 2 Behälter mit gleichem Druck (intensive Größe) in diesem speziellen Fall einen unveränderten Druck zeigen. Extensive Größen sind: Volumen (V), Gewicht (g), elektrische Ladung (e); und intensive Größen: Druck (p), Höhe (h) und elektrische Spannung (E). Die aus diesen Größen paarweise gebildeten Produkte haben die Dimension einer Energie: für die Volumenarbeit $A_{\text{vol}} = p \cdot V$, für die elektrische Arbeit $A_{\text{el}} = E \cdot e$ und für die potentielle Energie $A_{\text{pot}} = h \cdot g$.

Bei der Wärmeenergie ist nur die *intensive* Größe, nämlich die Temperatur unmittelbar gegeben; eine *extensive* Größe ist nicht geläufig. Es läßt sich aber zunächst rein formal für die Wärmeenergie schreiben $Q = T \cdot S$, wobei T die intensive und S die extensive Größe ist. S ist danach der Quotient aus der Wärmeenergie Q und der zugehörigen intensiven Größe, der absoluten Temperatur T, also

$$T \cdot \left(\frac{Q}{T}\right) = T \cdot S = Q. \tag{7}$$

$S = \dfrac{Q}{T}$ ist die extensive Größe der Wärmeenergie; sie wird als Entropie bezeichnet. Die Entropie hat die Dimension einer Energiekapazität (cal/grad · Mol), bezogen auf die absolute Temperatur.

Der Begriff der Entropie ist nicht leicht zu veranschaulichen; daher sei an Hand einer geometrischen Darstellung der Zusammenhang von Entropie und Temperatur verdeutlicht (Abb. 16). Zunächst wieder die Volumenarbeit bei konstantem Druck als Beispiel: Es ist $\Delta A_{\text{vol}} = p \cdot \Delta V$, oder umgeformt $\left(\text{mit } \Delta V = \dfrac{\Delta A_{\text{vol}}}{p}\right): p \cdot \dfrac{\Delta A_{\text{vol}}}{p} = \Delta A_{\text{vol}}$. Die Art der gegenseitigen Abhängigkeit läßt sich aus den geometrischen Beziehungen an einem Kreisausschnitt ablesen. Wenn ΔA_{vol} die Länge des Kreisbogens und p der Radius ist, so stellt das Volumen $\Delta V = \dfrac{\Delta A_{\text{vol}}}{p}$ den Winkel des Kreisausschnittes im Bogenmaß dar (also die Bogenlänge beim Radius $p = 1$). Aus der Abbildung kann abgelesen werden, daß bei einem bestimmten Radius (= Druck p) die Bogenlänge (= Volumenarbeit ΔA_{vol}) nur von der Größe des Winkels (= Volumen ΔV) abhängig ist. Genau so lassen sich extensive und intensive Größen der Wärmeenergie darstellen. Die Entropie $\Delta S = \dfrac{\Delta Q_1}{T_1}$ gibt den „Winkel" an, der die Energiemenge ΔQ_1 (= Kreisbogenlänge) bei einer gegebenen Temperatur T_1 (= Radius) begrenzt.

Eine Vergrößerung des Kreisbogens (= Wärmemenge ΔQ) kann bedingt sein sowohl durch Vergrößerung des Winkels (= Entropie ΔS) bei *konstantem* Radius (= Temperatur T): $T \cdot \Delta S$ als auch durch die Zunahme des Radius ΔT bei konstantem Winkel $S \cdot \Delta T$, so daß gilt $\Delta Q = \Delta (TS) = T \Delta S + S \Delta T$. Zu dem *gleichen* Winkel (ΔS) können je nach dem Radius (= Temperatur T_1 oder T_2) verschiedene Kreisbogenlängen (= Wärmemengen ΔQ_1 oder ΔQ_2) gehören. Wird nun in der Figur, wie durch Striche angedeutet, ein geschlossener Weg durchlaufen (Kreisprozeß), bei dem ΔS auf dem Hinweg und Rückweg gleich, aber von verschiedenem Vorzeichen ist, so ergibt sich dafür folgende Energiebilanz:

$a \rightarrow b$ (bei der Temperatur T_1): Isotherme Aufnahme von ΔQ_1 unter Entropievermehrung $+ \Delta S$.

$b \rightarrow c$: Absinken der Temperatur um ΔT auf T_2 längs des Radius. Dabei kommt es zu keiner Entropieänderung $\Delta S = 0$ (Isentrope) und zu keinem Wärmeaustausch mit der Umgebung ($\Delta Q = 0$ (Adiabate).

$c \rightarrow d$: Unter Entropieverminderung $- \Delta S$ isotherme Abgabe von $- \Delta Q_2$.

$d \rightarrow a$: Rückkehr in den Ausgangszustand (Adiabate, Isentrope).

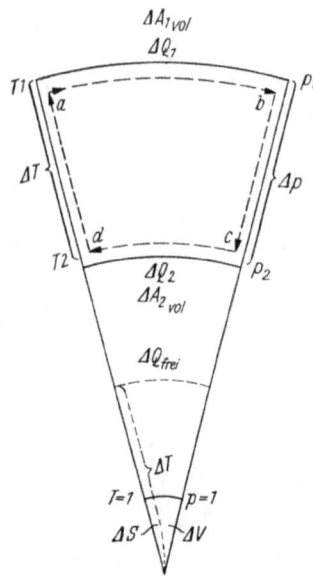

Abb. 16. Zur geometrischen Veranschaulichung des Entropieterms (Erklärung s. Text).

Trotz Rückkehr in den gleichen Ausgangszustand a ist bei diesem Kreisprozeß *Energie frei verfügbar* geworden, weil der Rückweg energetisch „billiger" als der Hinweg ist (ΔQ_1 größer als ΔQ_2). Diese frei verfügbare Wärme ist eine beliebig umwandelbare Energiemenge. Sie beträgt $\Delta Q_{\text{frei}} = \Delta Q_1 - \Delta Q_2$. Es ist, wie sich aus den geometrischen Beziehungen der Figur ablesen läßt, $\dfrac{\Delta Q_1}{T_1} = \dfrac{\Delta Q_2}{T_2} = \Delta S$.

Ebenso ergibt sich, das $\dfrac{\Delta Q_{\text{frei}}}{\Delta T} = \dfrac{\Delta Q_1}{T_1}$ ist. Berücksichtigt man die Vorzeichen beim Kreisprozeß, so ergibt sich, daß $\dfrac{\Delta Q_{\text{frei}}}{\Delta T} = - \Delta S$ ist. Aus der Veränderung von ΔQ_{frei} mit der Temperatur ergibt sich also die Entropie oder umgekehrt bestimmt die Entropie den Temperaturkoeffizienten von ΔQ_{frei} (= ΔA_U oder maximale Arbeit oder freie Energie ΔF; s. S. 442 und 446). Das Verhältnis von frei umwandelbarer Wärme ΔQ_{frei} zu der bei der Temperatur T_1 aufgenommenen Wärmemenge ΔQ_1 ist gleich dem Verhältnis der Temperaturdifferenz ΔT zur Ausgangstemperatur T_1. Damit ergibt sich für den Wirkungsgrad η des Kreisprozesses

$$\eta = \frac{\Delta Q_{\text{frei}}}{\Delta Q_1} = \frac{\Delta T}{T_1}.$$

Wenn der Wirkungsgrad bekannt ist wie auf S. 442 bei der Muskelarbeit, so läßt sich die für eine Wärmemaschine notwendige Temperaturdifferenz berechnen.

In Analogie zum ersten Beispiel, bei dem ΔV (= Volumen) ein Raummaß bedeutete, könnte man auch von einem Entropie-„Raum" sprechen. Alle im „Entropieraum" befindliche Energie verhält sich wie Wärme, d. h. sie verteilt sich von selbst gleichmäßig über den Energieträger; gleichmäßige Verteilung bedeutet hierbei, daß es zwischen den Beträgen intensiver Größen im Entropieraum keine Unterschiede mehr gibt, so daß die Energiemenge im Entropieraum nicht mehr zu weiteren Energieumwandlungen beitragen kann.

Die allgemeine Bedeutung der Entropie wird klar, wenn die beiden Haupttypen der Energieumwandlung an Hand von einfachen Beispielen nebeneinander gestellt werden:

Typ 1. Energieumwandlung *ohne* Verlust der Umwandelbarkeit (z. B. Umwandlung von potentieller Energie durch Ausgleich von Höhendifferenz). Von 2 miteinander verbundenen Becken verschiedener Höhe sei das eine mit Wasser gefüllt. Erfolgt nun ein Ausgleich der Niveaudifferenz, so entsteht ein Wasserstrom, der beispielsweise eine Turbine antreibt. Ist Niveaugleichheit erreicht, kann keine Energie mehr gewonnen werden, aber die verlorene potentielle Energie ist nun (im idealen Fall) quantitativ als kinetische vorhanden und kann — etwa durch eine Pumpe — jederzeit die alte Niveaudifferenz wieder herstellen.

Typ 2. Energieumwandlung *mit* Verlust der Umwandelbarkeit (z. B. Umwandlung von Wärme höherer Temperatur in Wärme von niedriger Temperatur durch direkte Wärmeleitung). Der Höhendifferenz entspricht die Temperaturdifferenz, dem herunterfließenden Wasserstrom der Entropiestrom, d. h. es entsprechen sich intensive und extensive Größen. Kann sich die Temperaturdifferenz ausgleichen, so verteilt sich die Wärmeenergie *gleichmäßig* auf den Energieträger, *ohne* daß noch eine andere Energieform entsteht. Dadurch nimmt der Anteil der Gesamtenergie zu, der von der gleichverteilten Wärmeenergie gebildet wird, und damit die Entropie.

Der wesentliche Unterschied zwischen Typ 1 und Typ 2 ist, daß bei der Umwandlung der *potentiellen* Energie der gleiche Betrag an frei umwandelbarer, kinetischer Energie (reversibler Prozeß) entsteht, während bei der beschriebenen Umwandlung von Wärmeenergie dagegen *keine* frei umwandelbare Energie entsteht, so daß die gesamte Energie tatsächlich für weitere Umwandlungen „verloren" ist (irreversibler Prozeß). *Diese gleichmäßige Verteilung der Wärmeenergie ist ein Paradigma dafür, auf welche Weise die Energie ihre Umwandelbarkeit einbüßt.*

Es wäre nicht richtig gewesen, Wasserstrom und Wärmestrom gleichzusetzen. Das Analogon zum Wasserstrom ist der Entropiestrom, nicht der Wärmestrom. Genau wie die Wasser*masse* der Energieträger für die potentielle Energie im Schwerefeld der Erde ist, so ist der Entropie-„Raum", der je nach der Temperaturhöhe mit Wärme beladen wird, der Energieträger für die Wärmeenergie. — Wollte man am Beispiel des Wassers klarmachen, wie es sich als „Wärme" verhalten würde, dann müßte der Wasserstrom beim Ausgleich der Niveaudifferenz in viele kleine Wirbel zerfallen, die die kinetische Energie enthielten, ohne nach außen wirken zu können; die kinetische Energie wäre dann ungeordnet und gleichmäßig über den Energieträger verteilt.

c) Die freie Enthalpie als Maß für die freie Umwandelbarkeit von Energie.

Ist die Entropieänderung einer Reaktion bekannt, so ergibt sich als Produkt aus Entropie und Temperatur $\Delta(T \cdot S) = T \cdot \Delta S + S \cdot \Delta T$ die Energiemenge, die bei der Zustandsänderung ΔH als Wärmeenergie umgesetzt wird und somit nicht mehr für andere energieverbrauchende Reaktionen zur Verfügung steht. Die Differenz zwischen Enthalpie ΔH und „gebundener" Energie, wie HELMHOLTZ den Energieanteil $\Delta(TS)$ nannte, ist die frei umwandelbare Energie oder *freie Enthalpie* ΔG (nach GIBBS) ($= \Delta A_H$, s. S. 443).

$$\Delta G = \Delta H - \Delta(TS). \tag{8}$$

Durch diese Gleichung ist der bei einer Energieumwandlung frei umwandelbare Teil (ΔG) und der *nicht* frei umwandelbare Teil oder gebundene Teil $\Delta(TS)$ festgelegt. Beide Anteile sind ebenso wie die Enthalpie Zustandsgrößen. Sie bezeichnen keine besonderen Energie*formen*, sondern teilen nur die Grundgröße Energie unter dem Gesichtspunkt der Umwandelbarkeit auf. Der Anteil „freie Enthalpie" kann als *beliebige* Energieform auftreten, während der Anteil „gebundene Energie" der Energieform Wärme entspricht.

Die freie Enthalpie, die bei einer Energieumwandlung auftreten kann, ist nach Gl. (8) gegeben durch

$$-\Delta G = -\Delta H + T \cdot \Delta S + S \cdot \Delta T. \tag{9}$$

Die Änderung der freien Enthalpie ΔG setzt sich somit aus 3 Termen zusammen: 1. aus der Gesamtänderung der Energie des Energieträgers ($-\Delta H$), 2. aus der Änderung des Entropieterms bei konstanter Temperatur ($+T \cdot \Delta S$) und 3. aus der Änderung des Entropieterms bei konstanter Entropie ($+S \cdot \Delta T$). Diese 3 Terme seien zunächst in ihrer Bedeutung für ΔG gesondert betrachtet.

1. Ist $\Delta S = 0$ und $\Delta T = 0$, so ist die gesamte Energieänderung gleich der Änderung an freier Enthalpie.

$$-\Delta G = -\Delta H. \tag{10}$$

Bei vielen Verbrennungsreaktionen ist ΔS so klein, daß die freie Enthalpie gleich der Wärmetönung W_p der Reaktion ist. Es ist dann erlaubt, mit der Wärmetönung zu rechnen.

2. Ist $\Delta H = 0$ und $\Delta T = 0$, so ist

$$-\Delta G = T \cdot \Delta S, \tag{11}$$

d. h. bei einer isothermen Reaktion, bei der sich auch die Enthalpie nicht ändert, läßt sich auf Grund einer *Entropie*vermehrung noch freie Enthalpie gewinnen.

Allerdings läßt sich die so gewonnene Energie nicht in einem periodischen Prozeß für andere Reaktionen ausnutzen. Soll nämlich der Prozeß wiederholt werden, so muß erst die Entropieänderung durch freie Enthalpie rückgängig gemacht werden. Die Rückkehr in den Ausgangszustand, d. h. die Entropieverminderung verbraucht genau so viel an freier Energie, wie auf dem Hinweg gewonnen wurde, so daß aus Entropievermehrung bei gleicher Temperatur in einem *periodischen* Vorgang keine freie Enthalpie gewonnen werden kann.

Freie Enthalpie durch die Vergrößerung von ΔS entsteht z. B. bei der Spaltung von Glucose zu Milchsäure. Die freie Energie, die diese Reaktion liefert, ist etwa 50% größer als ihre Wärmetönung (s. S. 454).

3. Ist $\Delta S = 0$ und $\Delta H = 0$, so ist

$$-\Delta G = S \cdot \Delta T. \tag{12}$$

Es wird durch Temperaturabnahme ohne Entropieänderung freie Energie gewonnen. In dem S. 444 besprochenen Kreisprozeß war die Gesamtänderung der Entropie $(+\Delta S) + (-\Delta S) = 0$. Wird $S = Q/T$ eingesetzt, so ergab sich $-\Delta G = (Q/T) \cdot \Delta T$, was schon aus der energetischen Ableitung des Kreisprozesses folgte. Da größere Temperaturdifferenzen im Warmblüterorganismus kaum vorkommen, dürften Mechanismen, bei denen auf Grund von Temperaturänderungen freie Enthalpie gewonnen wird, kaum eine Bedeutung haben. Andererseits folgt aus der Gleichung, daß zur Erhöhung der Temperatur — oder beim Warmblüter für die Aufrechterhaltung einer Temperaturdifferenz gegenüber der Umgebung — freie Enthalpie verbraucht wird.

Das Vorzeichen und die Größe der freien Enthalpie erlaubt es vorherzusagen, ob eine Reaktion spontan ablaufen kann. Ein spontaner Reaktionsverlauf ist nur dann möglich, wenn dabei freie Enthalpie verfügbar wird, (also $\Delta G < 0$, d. h. negativ [exergonische Reaktion]). Wird für eine Reaktion freie Energie benötigt (also $\Delta G > 0$, d. h. positiv [endergonische Reaktion]), dann kann sie nicht spontan ablaufen. Zwischen diesen beiden Extremen liegt das chemische Gleichgewicht; in ihm ist $\Delta G = 0$. Der Gleichgewichtszustand ist dadurch ausgezeichnet, daß er sich spontan einstellt (ob die Einstellung schnell oder langsam vor sich geht, wird hierbei nicht berücksichtigt). In ihm ist die Entropie ein Maximum. Soll die Gleichgewichtskonzentration der reagierenden Substanzen geändert werden, muß dem System freie Energie zugeführt werden, d. h. also im Gleichgewichtszustand ist die freie Energie selbst ein Minimum.

Zusammenfassend läßt sich sagen, daß Mechanismen, die nach Art einer Wärmekraftmaschine arbeiten, für die Energiegewinnung im Organismus, soweit bisher bekannt ist, keine Rolle spielen; die Energie wird direkt bei den chemischen Umsetzungen des Stoffwechsels, und zwar hauptsächlich durch die biologische Oxydation gewonnen. Zur Deckung seines energetischen Bedarfes benötigt der

Organismus freie Enthalpie. Da die Wärmetönung chemischer Reaktionen kein Maß für die freie Enthalpie ist, muß für die Energiebilanz neben der Wärmetönung auch die Änderung der Entropie bekannt sein.

2. Zellarbeit und Struktur.

Die Zelle verbraucht ihre aerob und anaerob gewonnene Energie zur Bestreitung der Zellarbeit. Vom physiologischen Standpunkt aus läßt sich zwischen äußerer Zellarbeit und innerer Zellarbeit unterscheiden. Unter *äußerer Zellarbeit* soll die Arbeit verstanden werden, die nach außen in Erscheinung tritt, z. B. die mechanische Arbeit bei der Muskelkontraktion oder die Konzentrationsarbeit bei der Drüsensekretion. Die *innere Zellarbeit* umfaßt die Arbeit, die die Zelle für die Aufrechterhaltung ihrer Funktionsbereitschaft und für ihre eigene Erhaltung aufbringen muß; dabei ist die Zelle äußerlich in Ruhe, d. h. also, sie gibt keine äußere Arbeit ab (Ruheumsatz). Zur inneren Zellarbeit gehören z. B. die biochemische Synthese von zelleigenen Materialien (soweit sie nicht bei der Arbeit unmittelbar verbraucht werden) oder der Aufbau von Strukturen. Die Strukturen zeigen in bezug auf den laufenden energetischen Bedarf, der zu ihrer Erhaltung notwendig ist, große Unterschiede. Es gibt Strukturen, die gegen einen Energiemangel außerordentlich stabil sind (z. B. die Knochenbalken), und solche, die sehr labil sind (z. B. die Membranstruktur der erregbaren Nerven).

Schränkt man die Energiezufuhr ein, so wird zuerst die äußere Arbeit, dann auch die innere Zellarbeit reduziert. Starke Energiedrosselung führt zur vollständigen Einschränkung der äußeren Arbeit. Dabei wird aber auch die Funktionsbereitschaft abgebaut, so daß zum Schluß nur noch eine vita minima gedeckt wird, die notwendig ist, um die Zelle gerade noch so zu erhalten, daß sie bei ausreichender Energiezufuhr ihre Funktionsbereitschaft wieder erreichen kann. Die einzelnen Stadien der Energieeinschränkungen lassen sich in Sauerstoff- und Glucosemangelversuchen näher analysieren[1]. Ob in dem letztgenannten Zustand der vita minima stoffwechselmäßig ein echtes steady state erreicht werden kann, erscheint fraglich. Aus den Mangelversuchen folgt, daß es für Stoffwechselanalysen zweckmäßig ist, die innere Zellarbeit noch zu unterteilen, und zwar in die Zellarbeit für Erhaltung der Funktionsbereitschaft und in die Zellarbeit für die Zellerhaltung selbst[1] (s. Abb. 17).

Die verschiedenen Arten von Zellarbeit lassen sich auf die im vorigen Abschnitt besprochenen Energieformen und Energieumwandlungen zurückführen. Für das Stoffwechselgeschehen ist die chemische Arbeit die wichtigste; sie besteht im Lösen oder Knüpfen von chemischen Bindungen sowie in der Schaffung und Aufrechterhaltung von Konzentrationsunterschieden. Die Bindungsenergie kann für einfache Modellverbindungen auf Grund atomtheoretischer Vorstellungen errechnet werden; für die kompliziert gebauten organischen Moleküle ist die Aufstellung einer Energiebilanz vorläufig nur auf Grund experimenteller Bestimmungen möglich. Rechnerisch einfacher zu erfassen ist dagegen die osmotische Arbeit, die für die Konzentrierung eines Stoffes aufgebracht werden muß. Sie kann in einfacher Analogie zu der Volumenarbeit, die bei der isothermen Expansion eines Gases geleistet wird, bestimmt werden $\left(A_{\text{vol}} = R \cdot T \cdot \ln \frac{V_2}{V_1}\right)$. So wie sich bei der Expansion das Gas auf einen größeren Raum verteilt, so verteilt sich auch bei der Verdünnung die „Konzentration" auf ein größeres Volumen. Da Volumen und Konzentration in reziprokem Verhältnis (Konzentration = Menge/Volumen) stehen, ergibt sich für die osmotische Arbeit bei der Verminderung der Konzentration von c_1 auf c_2

$$A_{\text{osm}} = RT \ln \frac{c_1}{c_2}. \tag{13}$$

---
[1] OPITZ 1953.

Die Ausbildung der einfachsten Form der Struktur, die Anhäufung einer Substanz an einer bestimmten Stelle, erfordert die eben errechnete osmotische Arbeit.

Mit Hilfe dieser Gleichung läßt sich auch die freie Enthalpie einer chemischen Reaktion errechnen. Im chemischen Gleichgewicht war die freie Enthalpie $\Delta G = 0$ (s. S. 446). Liegen die reagierenden Stoffe $a + b \to c + d$ nicht in Gleichgewichtskonzentrationen vor, so läßt sich nach Gl. (13) die osmotische Arbeit für die Überführung aus den Ausgangskonzentrationen (a bzw. b) in die Gleichgewichtskonzentrationen (A bzw. B) und aus dem Gleichgewichtszustand ($A + B \rightleftharpoons C + D$) in die Endkonzentrationen (c bzw. d) berechnen. Da der Gleichgewichtszustand energetisch nichts zu der Reaktionsarbeit beiträgt, ergibt sich aus der osmotischen Arbeit die freie Enthalpie der betrachteten Reaktion.

1. Reaktionsgleichung (a, b, c, d beliebige Konzentrationen)
$$a + b \to c + d.$$

2. Gleichgewichtskonzentrationen (A, B, C, D) und Gleichgewichtskonstante K_a:
$$A + B \rightleftharpoons C + D \qquad K_a = \frac{C \cdot D}{A \cdot B}.$$

3. Osmotische Arbeit zur Überführung in den Gleichgewichtszustand
$$A_{\text{I osm}} = -RT \ln \frac{a}{A} \qquad A_{\text{III osm}} = +RT \ln \frac{c}{C}$$
$$A_{\text{II osm}} = -RT \ln \frac{b}{B} \qquad A_{\text{IV osm}} = +RT \ln \frac{d}{D}.$$

4. Reaktionsschema:

$$\begin{array}{ccccc} a & + & b & \longrightarrow & c\ +\ d \\ \downarrow\ -A_{\text{I}} & & \downarrow\ -A_{\text{II}} & & \uparrow\ +A_{\text{III}}\quad \uparrow\ +A_{\text{IV}} \\ A & + & B & \rightleftharpoons & C\ +\ D \end{array}$$

wirklicher Reaktionsablauf →
Reaktionsablauf zur Berechnung von ΔG ⋯→

Die Energiebilanz der Reaktion 4. ist:

fr. Enthalpie = − osm. Arb. I − osm. Arb. II + Arb. im Gleichgew. + osm. Arb. III + osm. Arb. IV
$$\Delta G \quad = -RT \ln \frac{a}{A} - RT \ln \frac{b}{B} + \quad 0 \quad + RT \ln \frac{c}{C} + RT \ln \frac{d}{D}.$$

Durch Vorzeichenangleichung und Zusammenfassung ergibt sich:
$$\Delta G = -RT \ln \frac{a \cdot b}{c \cdot d} \cdot \frac{C \cdot D}{A \cdot B} = -Rk \ln \frac{a \cdot b}{c \cdot d} K_a = -RT \ln K_a + RT \ln \frac{c \cdot d}{a \cdot b}$$
$$\Delta G = -RT \ln K_a + RT \ln \frac{c \cdot d}{a \cdot b}. \tag{14}$$

Befinden sich also in der Zelle chemische Substanzen, die miteinander reagieren können, und die nicht in ihren Gleichgewichtskonzentrationen vorhanden sind, so kann aus diesen Reaktionen freie Energie gewonnen bzw. muß für diese Reaktion freie Energie aufgebracht werden. So wichtig das Gleichgewicht für chemische Betrachtungen ist, für die Energiegewinnung hat es nur die Bedeutung eines *Endzustandes*, da in ihm eine chemische Reaktion *keine* Energie mehr abgeben kann.

In den thermodynamischen Formeln kommt eine Größe nicht vor, die in jedem Lebensprozeß eine wesentliche Rolle spielt, und die deswegen bei der Betrachtung des lebenden Organismus in die Reaktionsgleichungen mit einbezogen werden muß: die *Zeit*. Das Lebensgeschehen ist gerade durch seine Zeitabhängigkeit ausgezeichnet (v. BERTALANFFY[1], NETTER[2]). Zeitabhängige Prozesse wie

---

[1] Siehe v. BERTALANFFY 1951.   [2] NETTER 1949.

etwa Diffusionsprobleme und Reaktionskinetik gehören nicht zur klassischen Thermodynamik — sie sollte deswegen vielleicht, wie vorgeschlagen wurde, besser als Thermo*statik* bezeichnet werden. Einen anderen, für den lebenden Organismus sehr wichtigen Typ von Gleichgewichten, bei dem zeitabhängige Prozesse eine Rolle spielen, erlaubt die Thermodynamik irreversibler Prozesse auch theoretisch zu erfassen[1]: die Fließgleichgewichte. Fließgleichgewichte oder dynamische Gleichgewichte sind Gleichgewichte, die durch geregelten Zu- und Abfluß entstehen. Als Beispiel sei ein See genannt, der seine Gestalt (= Gleichgewicht) behält, wenn Zufluß und Abfluß gleich groß sind. Diese Art Gleichgewichte sind durch die dauernde Veränderung ihrer Elementarbausteine charakterisiert.

Folgendes Beispiel sei für die Einstellung eines Fließgleichgewichtes angeführt: Zwei gasgefüllte Kammern werden von zwei großen Wärmebehältern auf verschiedener Temperatur gehalten. Zu Beginn des Versuches herrscht in beiden Kammern der gleiche Druck. Nun werden die Kammern so miteinander in Kontakt gebracht, daß sich die Wärme austauschen kann. Dann werden sie zusätzlich noch durch eine kleine Öffnung (klein gegen die mittlere freie Weglänge des Gases) miteinander verbunden, durch welche die Gasmoleküle übertreten können. Die Temperaturdifferenz ruft nun sowohl einen *Wärme*strom als auch einen *Materie*strom hervor. Nach einiger Zeit bildet sich ein stationärer Zustand aus, in welchem sich eine bestimmte Druckdifferenz zwischen beiden Kammern einstellt. Diese Druckdifferenz in den miteinander verbundenen Kammern bedeutet die Ausbildung einer einfachen Struktur. Strukturausbildung heißt aber Entropieabnahme. Eine Entropieabnahme ist wiederum nur möglich, wenn damit irgendwie gekoppelt eine Entropiezunahme abläuft. Die Entropiezunahme erfolgt in diesem Fall durch den direkten Wärmeübertritt in die Kammer mit der tieferen Temperatur. Es kommt daher durch den Wärme- und Materiestrom im *gesamten* System zu einer Entropiezunahme und nur in *bestimmten Teilen* des Systems zu einer Entropie*abnahme*. Die Durchrechnung dieses Beispiels ergibt als wichtigstes Resultat, daß der Zustand des Fließgleichgewichtes (stationärer Zustand) dadurch ausgezeichnet ist, daß in ihm die *Entropieerzeugung ein Minimum* ist[2].

Im lebenden Organismus findet eine dauernde Entropieerzeugung statt. Er kann daher nicht abgeschlossen von seiner Umgebung existieren, sondern muß zur Aufrechterhaltung des Lebens mit seiner Umgebung in einem Stoff- und Energieaustausch stehen. Ein solches System wird als *offenes System* bezeichnet[3]. Charakteristisch für ein offenes System ist die Größe und die Geschwindigkeit der in ihm ablaufenden Entropieerzeugung. Der sich dauernd bildende Entropiestrom muß durch eine gegenläufige Entropieabnahme aufgewogen werden. Bei offenen Systemen muß daher der Entropieterm ΔS aufgespalten werden, da er die Summe aus der Entropieerzeugung im System ΔS_i und die Entropieänderung im Austausch mit der Umgebung ΔS_e darstellt:

$$\Delta S = \Delta S_e + \Delta S_i. \tag{15}$$

Fließgleichgewichte sind in unserem Organismus sehr häufig. Allerdings ist ihre Zusammensetzung so kompliziert, daß es bisher nicht gelungen ist, ihr Verhalten in der gleichen Weise, wie oben erwähnt, durchzurechnen. Jedoch dürfte der Analogieschluß erlaubt sein, daß sich auch bei den im Organismus ausbildenden Fließgleichgewichten ein stationärer Zustand einstellt, für den die Entropieerzeugung ein *Minimum* ist. Durch Verwirklichung solcher Fließgleichgewichte, die der Minimumbedingung genügen, könnte eine Struktur bevorzugt entstehen, die durch einen Minimalbedarf ausgezeichnet ist[2].

Die Strukturelemente, aus denen größere Struktureinheiten wie die Zellen aufgebaut sind, lassen sich auf Grund *thermodynamischer* Gesetzmäßigkeiten nach ihrem energetischen Bedarf in 3 Typen einteilen (s. Abb. 17)[4]. Der charakteristische Unterschied zwischen den Typen zeigt sich besonders deutlich in ihrem Verhalten im Energiemangel. Die spezielle Ausbildung der Struktur ist bei dieser Betrachtung erst von sekundärer Bedeutung.

---

[1] NETTER 1951, HAASE 1951, s. DE GROOT 1951, s. DENBIGH 1951, s. GRASSMANN 1955.
[2] HAASE 1951.   [3] v. BERTALANFFY 1950.   [4] LÜBBERS 1956.

Strukturelement Typ 1. [Schnelle, von selbst eintretende Strukturauflösung (schnelle Zunahme der Entropie)]. Die Strukturelemente vom Typ 1 sind aus relativ kleinen Bausteinen (klein gegenüber den Molekülen hochpolymerer Struktur) aufgebaut. Diese Bausteine sind gegen den Zustand einer beliebigen Verteilung an einer bestimmten Stelle angeordnet, ohne daß zusätzliche Mechanismen entstehen oder vorhanden sind, die sie dort festhalten; eventuell bildet sich ein Fließgleichgewicht aus. Sowie aber keine frei umwandelbare Energie mehr für das System zur Verfügung gestellt wird, zerstört sich die Struktur von selbst,

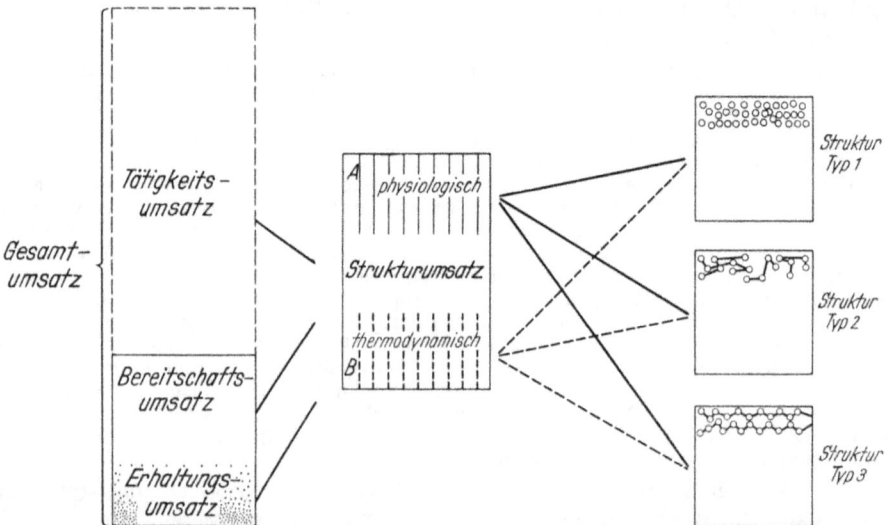

Abb. 17. Schema der Zellenergetik. Im Gesamtumsatz lassen sich Tätigkeitsumsatz, Bereitschaftsumsatz und Erhaltungsumsatz voneinander abgrenzen (linke Seite des Schemas). Durch auf den Strukturumsatz hinweisende Linien ist angedeutet, daß der Strukturumsatz bei allen Umsatzarten eine Rolle spielt. Beim Strukturumsatz kann ein physiologisch bedingter Anteil (*A*) von dem thermodynamisch bedingten (*B*) abgetrennt werden. Der Strukturumsatz läßt sich unter thermodynamischen Gesichtspunkten in 3 Strukturtypen aufgliedern (s. Text).

da sich die Bausteine durch Diffusion wieder gleichmäßig verteilen. Die Eigenauflösung der Struktur erfolgt ziemlich schnell (Beispiel: der instabile Teil des Membranpotentials).

Strukturelement Typ 2. [Langsame, von selbst eintretende Strukturauflösung (langsame Zunahme der Entropie)]. Es werden durch chemische Bindungen größere Moleküle ausgebildet, die wieder an einer besonderen Stelle angeordnet werden. Bleibt jetzt die Energiezufuhr aus, so wird zwar auch noch von selbst eine Strukturauflösung eintreten, aber sie erfolgt wesentlich langsamer, da infolge der dichten Lagerung und Verknäulung der langen Ketten, die gleichmäßige Verteilung durch Diffusion stark verzögert wird (Beispiel: Zellgrenzflächen aus hochmolekularen Bausteinen).

Strukturelement Typ 3. [Minimale, von selbst eintretende Strukturauflösung (minimale Entropiezunahme)]. Werden alle Bausteine untereinander durch Bindungen fixiert, so kann, nachdem einmal die Ordnungs- und Bindungsenergie aufgewandt worden ist, fast keine selbständige Strukturauflösung mehr auftreten (z. B. Knochengewebe).

Strukturelement Typ 3 dürfte für den *Aufbau* einer Struktur am meisten frei umwandelbare Energie benötigen, da außer für Lagerung und Bewegung der Bausteine noch Energie für die Bindung bereitgestellt werden muß. Strukturelement Typ 2 hat einen etwas geringeren Energiebedarf. Den geringsten Energiebedarf für den Strukturaufbau hat Typ 1, da nur für die Lagerung selbst Energie verbraucht wird. Für die Struktur*erhaltung* kehrt sich die Reihenfolge um. Am ungünstigen ist Strukturelement Typ 1, da bei ihm die Entropieerzeugung in der Zeiteinheit größer ist als bei Typ 2 und Typ 3.

Ein charakteristisches Bild ergibt sich aus der Stabilität gegen Energiemangel: Strukturelement Typ 1 ist schnell zerstört, Strukturelement Typ 2 zerfällt nur langsam, während Strukturelement Typ 3 sehr beständig ist.

Aus den eben entwickelten Gesetzmäßigkeiten läßt sich folgendes Schema der Zellenergetik aufstellen (Abb. 17).

Entsprechend dem speziellen Aufbau der Zelle aus den Strukturelementen vom Typ 1, 2 und 3 (rechte Seite des Schemas) wird ein bestimmter Betrag des Gesamtenergiebedarfes aus thermodynamischen Gründen für die Strukturerhaltung benötigt (*thermodynamisch bedingter Strukturumsatz*; Teil B). Darüber hinaus werden aber von der Zelle laufend Strukturbausteine ausgetauscht[1]. Dieser Austausch ist wahrscheinlich für die Anpassung und Regulation der Zelle eine wesentliche Voraussetzung. Die hierfür benötigte Energie entspricht einem Anteil, der vielleicht, solange nichts Genaueres bekannt ist, als *physiologisch bedingter Strukturumsatz* bezeichnet werden darf (Teil A). Da es aber erst wenig experimentelle Unterlagen zu dieser Frage gibt, lassen sich nähere Angaben über die Größe des physiologisch und thermodynamisch bedingten Strukturumsatzes noch nicht machen.

Wie auf der linken Seite des Schemas angedeutet, kann der Gesamtenergiebedarf aufgegliedert werden in den *Erhaltungsumsatz*, d. i. derjenige Umsatz, der noch in der Lage ist, die vita minima der Zellen zu decken (s. oben), in den *Bereitschaftsumsatz*, d. i. der Umsatz, der nötig ist, um im Ruhezustand eine volle Funktionsbereitschaft zu gewährleisten, und in den *Tätigkeitsumsatz*. Der Strukturumsatz ist, wie durch Pfeile angedeutet, an allen 3 Umsatzarten beteiligt.

In früheren Arbeiten[2] wurde der Umsatz, der für die Erhaltung der vita minima notwendig ist, als „Strukturumsatz" bezeichnet. Da diese Anwendung des Wortes zu Mißverständnissen führen kann, wurden die oben angegebenen Bezeichnungen gewählt. Zur näheren Information über die komplizierten Verhältnisse in der Zelle sei auf die Arbeiten von von G. v. SCHULZ hingewiesen[3].

3. Die Energiebilanz beim Nährstoffabbau.

Für die Aufstellung der Energiebilanz[4] gelten folgende Gleichungen (für $dT = 0$).

$$dH = dG + T\,dS \qquad dG = dH - T\,dS, \qquad (16\text{a})$$
$$(dU = dF + T\,dS \qquad dF = dU - T\,dS). \qquad (16\text{b})$$

Die von der Reaktion abgegebene Wärmemenge kann durch calorimetrische Messungen erfaßt und so die Enthalpie dH (bzw. die innere Energie dU) bestimmt werden. Die Gesamtänderung der Enthalpie dH_{gesamt} einer unbekannten Verbindung kann ausgerechnet werden, wenn die Enthalpien der Einzelreaktionen, aus denen sich die Verbindung zusammensetzt, bekannt sind. Da die Enthalpie eine Zustandsgröße ist, ist die gesuchte Enthalpie dH_{gesamt} gleich der Summe der Einzelenthalpien dH_i (HESSscher Satz).

$$\sum_{1}^{n} dH_i = dH_{\text{gesamt}}. \qquad (17)$$

Die Enthalpiewerte können aus Tabellen entnommen werden, in denen sie meist als Bildungsenthalpien angegeben sind[4].

Die Schlüsselgröße für die Energiebilanz ist die *freie* Enthalpie dG. Sie läßt sich ermitteln 1. aus thermischen Daten, 2. aus Gleichgewichtsmessungen, 3. aus Messungen elektrischer Potentiale.

---

[1] Siehe SCHOENHEIMER 1946, LÜBBERS 1956.   [2] OPITZ 1953, OPITZ und SCHNEIDER 1950.
[3] G. v. SCHULZ [1, 2, 3] 1947, 1950, 1951.
[4] FRANKE 1941, LANDOLT-BÖRNSTEIN 1923—1936, PARKS und HUFFMAN 1932, D'ANS und LAX 1949, LEWIS und RANDALL 1923.

1. Aus thermischen Daten. Nach Gleichung $dG = dH - TdS$ kann dG errechnet werden, wenn dH, dS und T bekannt sind. Die Ermittlung dH wurde eben besprochen. Die Größe der Entropieänderung dS könnte aus der reversibel ausgetauschten Wärme Q_{rev} (entspricht dem Q_U, s. S. 442) calorimetrisch bestimmt werden, da $dS = \dfrac{Q_{rev}}{T}$ ist. Solche Bestimmungen sind aber in den seltensten Fällen experimentell zu realisieren. Die Entropie kann weiter aus Messungen der spezifischen Wärme in Abhängigkeit von der Temperatur errechnet werden:

$$S = \int_0^T C_p \frac{1}{T} dT + C_0. \tag{18}$$

Die Auswertung dieser Gleichung ist nur möglich, wenn die Konstante C_0 bekannt ist. Über sie kann nach dem 1. und 2. Hauptsatz nichts ausgesagt werden. Sie wird durch Anwendung des NERNSTschen Theorems (3. Hauptsatz der Thermodynamik) bestimmt. Die so errechneten Entropiewerte sind Absolutwerte der Entropie. Sie werden für $t = 298^0$ Kelvin und für $p = 1$ atm als Standardentropie S_{298} tabelliert. Sind die Standardentropien bekannt, so läßt sich daraus die Entropieänderung dS für eine Reaktion $a + b \rightarrow c + d$ berechnen (s. Anhang).

$$dS = -S_{298}^a - S_{298}^b + S_{298}^c + S_{298}^d. \tag{19}$$

Sind die Änderungen der freien Enthalpie der einzelnen Reaktionsschritte bekannt, so ergibt sich die Gesamtänderung der freien Enthalpie als Summe der Einzeländerungen.

$$\sum_1^n dG_i = dG_{gesamt}. \tag{20}$$

Nach BENZINGER[1] läßt sich aus Wärmemessungen auch direkt die freie Enthalpie bestimmen, und zwar ist

$$\Delta G_0 = -RT \ln \left(\frac{\Delta Q_1}{-\Delta Q_2}\right)^2.$$

Diese Formel läßt sich auf folgende Art ableiten:
Die Reaktionsgleichung sei

$$a + b \rightarrow c + d + \Delta H.$$

Läuft diese Reaktion nicht vollständig, sondern nur bis zur Gleichgewichtskonzentration ab, so gilt: $a + b \rightarrow A + B \rightleftharpoons C + D + \Delta Q_1$.

Die Einstellung des Gleichgewichtes kann aber auch von den Reaktionsprodukten aus erfolgen: $c + d \rightarrow A + B \rightleftharpoons C + D - \Delta Q_2$. Ist die Ausgangskonzentration 1 molar, so ist im einfachen hier betrachteten Fall die Gleichgewichtskonzentration der Reaktionsprodukte x und die der Ausgangsprodukte $(1-x)$. Da die Freisetzung von ΔH der Entstehung von 1 Mol Reaktionsprodukten entspricht, entsteht bei der Bildung von x Mol die Wärmemenge $\Delta Q_1 = x \Delta H$, bzw. $-\Delta Q_2 = (1-x) \Delta H$. Die Gleichgewichtskonstante, bzw. die freie Enthalpie wird damit

$$K_a = \frac{[C][D]}{[A][B]} = \frac{x^2}{(1-x)^2} = \frac{(\Delta Q_1/\Delta H)^2}{(-\Delta Q_2/\Delta H)^2} = \left(\frac{\Delta Q_1}{-\Delta Q_2}\right)^2.$$

Das von KITZINGER und BENZINGER entwickelte Mikrocalorimeter erlaubt die Messung von ΔQ_1 und ΔQ_2 in sehr verdünnten Lösungen, für die die eben angegebene Formel hinreichend genau gilt.

2. Aus Gleichgewichtsmessungen. Nach Gl. (14) gilt

$$dG = -RT \ln K_a + RT \ln \frac{c \cdot d \,(= \text{Produkt der Endkonzentration})}{a \cdot b \,(= \text{Produkt der Anfangskonzentration})}.$$

Da dG mit der Konzentration variiert, muß zur eindeutigen Festlegung der Reaktionsarbeit ein bestimmter Standardzustand gewählt werden. Im Standardzustand liegen sowohl Ausgangs- als auch Endprodukte in molarer Konzentration und bei einer Temperatur von 25^0 C ($= 298^0$ Kelvin) vor. Die so festgelegte freie Enthalpie ist eine für die Reaktion charakteristische Größe. Sie wird gewöhnlich als $dG_0 =$ Standardwert der freien Enthalpie oder als Grundreaktionsarbeit oder Normalpotential bezeichnet.

$$dG_0 = -RT \ln K_a. \tag{21}$$

Nach dieser Gleichung kann aus der Gleichgewichtskonstanten K_a das dG_0 berechnet werden.

---

[1] BENZINGER 1956.

3. *Aus Messungen des elektrischen Potentials.* Wenn die elektrische Ladung bekannt ist, läßt sich aus Potentialmessungen die elektrische Arbeit $A_{el} = e \cdot E$ ermitteln. Die elektrische Energie ist frei umwandelbar, sie entspricht also unmittelbar der freien Enthalpie.

$$dG = -n_e \cdot F_e \cdot E \quad (F_e = 23\,068 \text{ cal/volt}) \tag{22}$$

Potentialmessungen spielen für die Energiebilanz der Atmung eine wichtige Rolle, weil sich für eine ganze Reihe Reaktionen die Redoxpotentiale (s. S. 403) ermitteln lassen.

Um aus dem dG_0 für den Standardzustand die freie Enthalpie bei einem *beliebigen* Reaktionsablauf zu bestimmen, muß die Abhängigkeit der freien Enthalpie von der Temperatur (∂T), vom Druck (∂p) und vom chemischen Umsatz bzw. der am Umsatz beteiligten Substanzen (∂n) bekannt sein. Die Änderung der freien Enthalpie je Molzahl ∂n wird als chemisches Potential μ (partielle molare Enthalpie) bezeichnet. Es charakterisiert die energetischen Verhältnisse eines chemischen Umsatzes bei einer bestimmten Konzentration der Reaktionspartner. Für die Änderung der freien Enthalpie mit der eben genannten Zustandsvariablen gelten folgende Beziehungen:

$$\left(\frac{\partial G}{\partial T}\right)_{p,n} = -S \qquad \left(\frac{\partial G}{\partial p}\right)_{T,n} = V \qquad \left(\frac{\partial G}{\partial n}\right)_{p,T} = \mu \,. \tag{23}$$

Änderung der freien Enthalpie mit der Temperatur (bei konstantem p und n).

Änderung der freien Enthalpie mit dem Druck (bei konstantem T und n).

Änderung der freien Enthalpie je Molzahl n der Reaktionsteilnehmer (bei konstantem p und T).

Damit läßt sich dann schreiben:

$$dG = \left(\frac{\partial G}{dT}\right)_{p,n} dT + \left(\frac{\partial G}{\partial p}\right)_{T,n} dp + \left(\frac{\partial G}{\partial n}\right)_{p,T} dn, \tag{24a}$$

$$dG = -S \cdot dT + V \cdot dp + \mu \cdot dn. \tag{24b}$$

Anhang:

1. Berechnungsbeispiel[1] der Energiewerte für die Verbrennung eines Glucosidrestes:
$(C_6H_{10}O_5)n + 6\,O_2 = 6\,CO_2 + 5\,H_2O$.

a) Berechnung der Enthalpie ΔH: Aus Tabellen läßt sich entnehmen: ΔH (trocken je Gramm Glykogen) $= -4238$ cal/g; umgerechnet auf 1 Mol, wenn das Mol-Gewicht eines Glucosidrestes $= 162{,}06$ g beträgt:

$$\Delta H = (-4238 \cdot 162{,}06) = \underline{-686\,800 \text{ cal/Mol}}.$$

b) Berechnung der Entropie ΔS:

$$\Delta S_{298} = -{}_{298}S(\text{Glucosid}) - 6 \cdot {}_{298}S_{O_2} + 6 \cdot {}_{298}S_{CO_2} + 5 \cdot {}_{298}S_{H_2O}.$$

Aus den Tabellen werden die Standardentropien entnommen: ${}_{298}S(\text{Glucosid}) = 35{,}4$ cal/grad (Glucose S_{298} 50,7 — Wasseraustritt S_{298} 15,3 = 35,4); ${}_{298}S_{O_2} = 49{,}03$ cal/grad; ${}_{298}S_{CO_2} = 51{,}08$ cal/grad; ${}_{298}S_{H_2O\,fl} = 16{,}9$ cal/grad;

$$\Delta S_{298} = -35{,}4 - 6 \cdot 49{,}03 + 6 \cdot 51{,}08 + 5 \cdot 16{,}9 = \underline{+\,61{,}4 \text{ cal/grad}}.$$

c) *Berechnung der freien Enthalpie* ΔG ($\Delta G = \Delta H - T \Delta S$; für $T = 298^\circ$ K).

$$\Delta G = (-686\,800) - (+298 \cdot 61{,}4) = \underline{-705\,100 \text{ cal}} \text{ bei } 25^\circ\text{C}.$$

d) *Änderung der freien Enthalpie mit der Temperatur:*

$$\frac{\Delta G_2}{T_2} = \frac{\Delta G_1}{T_1} - \frac{\Delta H(T_2 - T_1)}{T_1 \cdot T_2}. \tag{23a}$$

Die Standardwerte der freien Enthalpie sind in den Tabellen für 25° C ($T = 298^\circ$) angegeben; sie müssen auf die jeweilige Temperatur umgerechnet werden. Bei der Analyse des Kreisprozesses ergab sich (s. S. 444), daß der negative Temperaturkoeffizient der freien Energie gleich der Entropie ist; für die Enthalpie läßt sich die entsprechende Ableitung durchführen $\left(-\Delta S_H = \dfrac{\Delta G}{\Delta T}\right)$:

$$dG = dH - T \cdot dS = dH - T\frac{dG}{dT} \quad \text{und} \quad dG - T\frac{dG}{dT} = dH.$$

Dividiert man diese Gleichung durch T^2, so kann die linke Seite als die differenzierte Funktion $-(G/T)$ angesehen werden:

$$-\frac{d(G/T)}{dT} = \frac{dG - T\,dG/dT}{T^2} \quad \text{und damit ist} \quad d(G/T) = -\frac{dH}{T^2} \cdot dT.$$

---

[1] Ogston und Smithies 1948, s. Dickens 1951.

Ist dH in dem betrachteten Temperaturbereich konstant, so ergibt die Integration

$$\frac{\Delta G_2}{T_2} - \frac{\Delta G_1}{T_1} = -\Delta H\left(-\frac{1}{T}\right)\bigg|_{T_1}^{T_2} = -\Delta H\left(\frac{T_2-T_1}{T_1 \cdot T_2}\right) \text{ und } \Delta G_2 = \frac{T_2}{T_1}(\Delta G_1 - \Delta H) + \Delta H$$

Tabelle 11. *Gleichgewichtskonstante und freie Enthalpie* (25° C)

K_a	ΔG_0 (cal)
100	−2740
10	−1370
1	0
0,1	+1370
0,01	+2740

Ist $T_1 = 298°$, $\Delta H = -686800$ und $\Delta G_1 = -705100$, so ist für $T_2 = 310°$

$$\Delta G_2 = \frac{310}{298}(-705\,100 + 686\,800) - 686\,800 = -1{,}04 \cdot 18\,300$$

$-686\,800 = 705\,832$ cal bei 37° C.

2. *Gleichgewichtskonstante und freie Enthalpie.* Die freie Enthalpie ist für einige Werte von K_a berechnet ($\Delta G_0 = -RT \ln K_a = -1{,}986\, T \cdot 3{,}2 \log K_a$) und kann aus der nebenstehenden Tabelle entnommen werden.

Tabelle 12. *Energiebilanz und freie Enthalpie beim Glucoseabbau.*
(In kcal je C_3-Einheit; Standardzustand: 25 °C, 1 atm.) (Nach Burk[1] und Dickens[2].)

Zustand	Reaktion	ΔG	=	ΔH	$-T \Delta S$
Wäßrige Lösung (0,18%)	Neutralisation der Milchsäure (Phosphat; p_H 7,6)	− 27,6	=	− 13,3	−14,3
↑	$^1/_2$ Glucose → Milchsäure$_{0,002\,M}$	− 23,5	=	− 11,6	−10,9
Standardzustand	$^1/_2$ Glucose → Milchsäure $_{fl}$	− 17,74	=	− 11,28	− 6,46
	↓ ←	−325,16	=	−325,72	+ 0,56
↓	$^1/_2$ Glucose $\underset{fest}{\rightarrow}$ 3 CO_2 + 3 H_2O	−342,9	=	−337,0	− 5,9
Wäßrige Lösung (0,18%)	$^1/_2$ Glucose → 3 CO_2 + 3 H_2O_2	−343,69	=	−338,0	− 5,69

Tabelle 13. *Freie Enthalpie der Einzelreaktionen beim Glykogenabbau.*

ΔG_0 (freie Enthalpie unter Standardbedingungen); ΔG (für 0,2 atm O_2; 0,05 atm CO_2; p_H 7 und 0,01 M Konzentration der übrigen Reaktionspartner). Reaktionsablauf siehe Meyerhof-Schema (Abb. 7). G 6-P^{2-} = Glucose-6-phosphat; G 1-P^{2-} = Glucose-1-phosphat; F 6-P^{2-} = Fructose-6-phosphat; HDP^{4-} = Fructose-1,6-diphosphat. (Nach Burton und Krebs 1953.)

Reaktion		ΔG (kcal)	ΔG_0 (kcal)
Glykogen (1 Glucosidrest) + H_2O	→ 2 Lactat$^-$ + 2 H^+	−56,7	−32,2
Glucose	→ 2 Lactat$^-$ + 2 H^+	−49,7	−27,9
Glucose	→ 2 Äthanol + 2 CO_2	−62,2	−55,9
Glucose + ATP^{4-}	→ G 6-P^{2-} + ADP^{3-} + H^+	−5,7	+3,9
G 6-P^{2-}	→ G 1-P^{2-}	+1,72	+1,72
G 1-P^{2-} + H_2O	→ Glykogen + HPO_4^{2-}	−0,55	−0,55
G 6-P^{2-}	→ F 6-P^{2-}	+0,50	+0,50
F 6-P^{2-} + ATP^{4-}	→ HDP^{4-} + ADP^{3-} + H^+	−4,3	+5,2
HDP^{4-}	→ Glyceraldehyd 3-P^{2-} + Dihydroxyaceton P^{2-}	+2,78	+5,51
Dihydroxyaceton-P^{2-}	→ Glycerinaldehyd 3-P^{2-}	+1,83	+1,83
Glycerinaldehyd 3-P^{2-} + DPN^+ + HPO_4^{2-}	→ Glycerinsäure- P 3 - P^{4-} + $DPNH$ + H^+	+4,2	+11,05
Glycerinsäure-P 3-P^{4-} + ADP^{3-}	→ Glycerinsäure 3-P^{3-} + ATP^{4-}	−4,75	−4,75
Glycerinsäure 3-P^{3-}	→ Glycerinsäure 2-P^{3-}	+1,06	+1,06
Glycerinsäure 2-P^{3-}	→ enol-Pyruvat 2-P^{3-} + H_2O	−0,64	−0,64
enol-Pyruvat 2-P^{3-} + ADP^{3-} + H^+	→ Pyruvat$^-$ + ATP^{4-}	−5,0	−14,5
Pyruvat$^-$ + $DPNH$ + H^+	→ Lactat$^-$ + DPN^+	−6,0	−15,54
Pyruvat$^-$ + H^+	→ Acetaldehyd + CO_2	−6,9	−14,65
ATP^{4-} + H_2O	→ ADP^{3-} + HPO_4^{2-} + H^+	−11,3	+0,9

[1] Burk 1929.   [2] Siehe Dickens 1951.

Tabelle 14. *Freie Enthalpie der Einzelreaktionen des Citronensäurecyclus.*
ΔG_0 (freie Enthalpie unter Standardbedingungen); ΔG (für 0,2 atm O_2, 0,05 atm CO_2, p_H 7 und 0,01 M Konzentration der übrigen Reaktionspartner); Reaktionsablauf siehe Tabelle 2. (Nach Burton und Krebs 1953.)

Reaktion		ΔG (kcal)	ΔG_0 (kcal)
Pyruvat$^-$ + $^1/_2 O_2$ + CoA + H$^+$	→ Acetyl CoA + CO_2	−55	−66
Oxalacetat^{2-} + Acetyl CoA + H_2O	→ Citrat^{3-} + CoA + H$^+$	−7,8	+1,8
Oxalacetat^{2-} + Acetat$^-$	→ Citrat^{3-}	+8,26	+5,53
Citrat^{3-}	→ cis-Aconitat^{3-} + H_2O	+2,04	+2,04
cis-Aconitat^{3-} + H_2O	→ iso-Citrat^{3-}	−0,45	−0,45
iso-Citrat^{3-} + $^1/_2 O_2$	→ Oxalsuccinat^{3-} + H_2O	−52,5	−52,95
Oxalsuccinat^{3-} + H$^+$	→ α-Ketoglutarat^{2-} + CO_2	−8,6	−16,43
Oxalsuccinat^{3-} + H_2O	→ α-Ketoglutarat^{2-} + HCO_3^-	−9,5	−5,77
α-Ketoglutarat^{2-} + $^1/_2 O_2$	→ Succinat^{2-} + CO_2	−69,8	−68,49
Succinat^{2-} + $^1/_2 O_2$	→ Fumarat^{2-} + H_2O	−35,7	−36,13
Fumarat^{2-} + H_2O	→ Malat^{2-}	−0,88	−0,88
Malat^{2-} + $^1/_2 O_2$	→ Oxalacetat^{2-} + H_2O	−44,8	−45,24
$^1/_2$ Butyrat$^-$ + $^1/_2 O_2$ + CoA + $^1/_2$ H$^+$	→ Acetyl CoA + H_2O	−36	−42,5
Acetat$^-$ + CoA + H$^+$	→ Acetyl CoA + H_2O	+16	+3,7
2 Acetyl CoA + H_2O	→ Acetacetat + 2 CoA + H$^+$	−13	−0,7
Pyruvat$^-$ + $2^1/_2 O_2$ + H$^+$	→ $3 CO_2$ + $2 H_2O$	−273,5	−282,84
DPNH + $^1/_2 O_2$ + H$^+$	→ DPN$^+$ + H_2O	−51,9	−51,47
Glucose + $6 O_2$	→ $6 CO_2$ + $6 H_2O$	−688,5	−686,32
Glutamat^{+2-} + $^1/_2 O_2$	→ α-Ketoglutarat^{2-} + NH_4^+	−45,9	−43,63
Aspartat^{+2-} + $^1/_2 O_2$	→ Oxalacetat^{2-} + NH_4^+	−44,7	−42,42
Alanin^{+-} + $^1/_2 O_2$	→ Pyruvat$^-$ + NH_4^+	−45,8	−43,57
Glutamat^{+2-} + DPN$^+$ + H_2O	→ α-Ketoglutarat^{2-} + NH_4^+ + DPNH + H$^+$	+6,0	+18,28
Malat^{2-} + TPN$^+$	→ Pyruvat$^-$ + TPNH + CO_2	−2,0	−0,18
Oxalacetat^{2-} + H_2O	→ Pyruvat$^-$ + HCO_3^-	−9,12	−6,39

4. Mechanismen der Energiegewinnung und -ausnutzung.

Aus Messungen von Gleichgewichtskonstanten, Redoxpotentialen und thermischen Daten ließ sich, wie im vorigen Abschnitt gezeigt wurde, eine Energiebilanz der Formelumsätze der biologischen Oxydation aufstellen, die als einigermaßen gesichert angesehen werden kann. Diese Vollständigkeit darf aber nicht darüber hinwegtäuschen, daß aus diesen Daten noch keinerlei Aussagen über die wirklichen Reaktionsverhältnisse im Organismus und die dabei in den Einzelschritten frei werdende Energie gemacht werden kann. Dies zeigt folgendes Beispiel: Es sei ΔG die freie Enthalpie der Reaktionsfolge $a \to b \to c \to d$ und ΔG_{ab}, ΔG_{bc}, ΔG_{cd} die freie Enthalpie der einzelnen Reaktionsstufen. Befinden sich nun $a \rightleftharpoons b$ und $c \rightleftharpoons d$ im Gleichgewicht, so gilt für sie $\Delta G_{ab} = 0$ und $\Delta G_{cd} = 0$; d.h. aber, die insgesamt verfügbare freie Enthalpie liegt im Reaktionsschritt $b \to c$ vor, also ist $\Delta G = \Delta G_{bc}$. Im einzelnen werden die Verhältnisse durch Gl. (14) beschrieben.

Da im Organismus stets eine ganze Reihe von meist reversiblen Reaktionen hintereinandergeschaltet ist, kann sich die durch den jeweiligen Reaktionsablauf bedingte Konzentration in ähnlicher Weise auf die in den einzelnen Reaktionsschritten mögliche Energieausbeute auswirken.

Ein freiwilliger Reaktionsablauf hat zwar zur Voraussetzung, daß dabei eine Abnahme der freien Enthalpie erfolgt, aber die Größe von $-\Delta G$ sagt noch gar nichts darüber aus, ob diese Abnahme überhaupt und wie schnell sie eintritt. Für eine energetische Analyse eines Stoffwechselgeschehens genügt es also gar nicht, die Energiebilanz zu kennen, sondern es muß der Reaktionsablauf im einzelnen bekannt sein. Der Reaktionsablauf wird entscheidend durch die *Fermente* bestimmt. Die Frage nach dem Wirkungsmechanismus der biologischen Oxydation ist also zu einem wesentlichen Teil die Frage nach der Kinetik und dem Wirkungsmechanismus der beteiligten Fermente[1].

Fermente beschleunigen die Reaktion ohne die Lage des Gleichgewichts (d. h. also die Größe der Gleichgewichtskonstante K_a) zu verändern, wenigstens bei kleineren und mittleren Konzentrationen. Sie zeigen oft eine ausgesprochene Spezifität in bezug auf Wirkung und Substrat. Diese Spezifität ist die Voraussetzung für einen geordneten Reaktionsablauf. ,,In einem noch so komplizierten Gemisch von Substanzen und prosthetischen Gruppen wird jede Fermentreaktion so ablaufen, als ob alle an ihr nicht teilnehmenden Stoffe nicht vorhanden wären. So kann im Leben keine physiologische Fermentreaktion die andere stören" (WARBURG).

Die Fermente sind Eiweißverbindungen. Sie bestehen aus einem Fermentprotein und einer Wirk- oder prosthetischen Gruppe. Der Dissoziationsgrad der prosthetischen Gruppe ist bei den verschiedenen Fermenten sehr unterschiedlich. Starke Dissoziation ist die Regel bei den wasserstoff- und phosphatübertragenden Fermenten der Glykolyse. Schwach dissoziiert sind die gelben Fermente; praktisch gar nicht dissoziiert die Hämoproteide der Atmung. Die abdissoziierten, prosthetischen Gruppen werden auch als Co-Ferment bezeichnet, die sich mit dem Apo-Ferment (Proteinanteil) zu dem wirksamen Holo-Ferment vereinigen.

Die Fermente der Glykolyse besitzen Molekulargewichte um 100000 (62000—400000). Ihr Teilchendurchmesser liegt in der Größenordnung von 6—12 mμ. In einem Würfel von 1 μ Kantenlänge könnten rund 1 Million solcher Teilchen untergebracht werden.

Die Fermentproteinmoleküle besitzen infolge ihrer Größe nur eine geringe Beweglichkeit, ein Teil muß zur Entfaltung der vollen Wirksamkeit sogar fest an die Zellstruktur gebunden sein. Hier können die niedermolekularen Co-Fermente Transportfunktionen übernehmen. Die Co-Fermente sind gewöhnlich im Überschuß gegenüber den zugehörigen Fermentproteinen vorhanden. So enthält 1 kg Warmblütermuskel von den beiden Fermenten der glykolytischen Oxydoreduktion (Reaktion H und M) je etwa 1—3 · 10^{-5} Mole, aber 26—60 · 10^{-5} Mole des zugehörigen Cofermentes DPN.

Auf 1 Apo-Fermentmolekül kommen bei den beiden Fermenten der glykolytischen Oxydoreduktion etwa 20 Co-Fermentmoleküle. Bei dem phosphatübertragenden und energieüberführenden ATP ist der Überschuß noch größer; die ATP-Konzentration liegt mit 500—700 · 10^{-5} Mole im ruhenden Muskel einige hundertmal über der des phosphatübertragenden Gärungsfermentes. Dies dürfte mit der besonderen Aufgabe des ATP als Zwischenverbindung des Energiestoffwechsels zusammenhängen. Die Bedeutung der *niedermolekularen Übertragersubstanzen* mag folgendes Schema verdeutlichen. In Abb. 18 ist links ein dehydrierendes Apoferment dargestellt, welches den Wasserstoffdonator oxydiert. Das kleinmolekulare Co-Ferment DPN übernimmt den Wasserstoff und transportiert ihn zum Acceptor-Apoferment, an dessen Oberfläche der Acceptor reduziert wird (Beispiel H und M in Abb. 7). Beide Apofermente sind eigentlich ,,Halbfermente", die durch das Coferment zu einer höheren Einheit verbunden werden. In Abb. 18 ist der grundsätzlich so wesentliche Ablauf dieser Reaktionen unter Berücksichtigung der Phosphatübertragung dargestellt: Unten wird der Wasserstoffdonator dehydriert. Die hierbei anfallende Oxydationsenergie wird zur Synthese einer energiereichen Phosphatverbindung ausgenutzt. Oben wird dieses energiereiche Phosphat auf das Co-Ferment ADP übertragen. Das so gebildete ATP phosphoryliert entweder einen Phosphatacceptor, oder es wird zur

---

[1] NETTER 1951, HÖBER 1947, WILSON 1950, MOELWYN-HUGHES 1933, 1950, VAN SLYKE 1942, WARBURG 1948.

Leistung irgendeiner Zellarbeit oder Synthesereaktion herangezogen. Man hat die Fermente die *Räder* genannt, auf denen der Zellstoffwechsel läuft; es läßt sich hinzufügen: Die Co-Fermente sind die *Transportbänder*, welche die Räder miteinander verbinden.

Die *Reaktionsgeschwindigkeit* von Fermentreaktionen läßt sich durch die *Wechselzahl* charakterisieren, das ist die Anzahl der von einem Fermentmolekül je Minute umgesetzten Substratmoleküle. Um weitere Einblicke in die Gesetzmäßigkeiten von Fermentreaktionen zu erhalten, wurde der zeitliche Ablauf

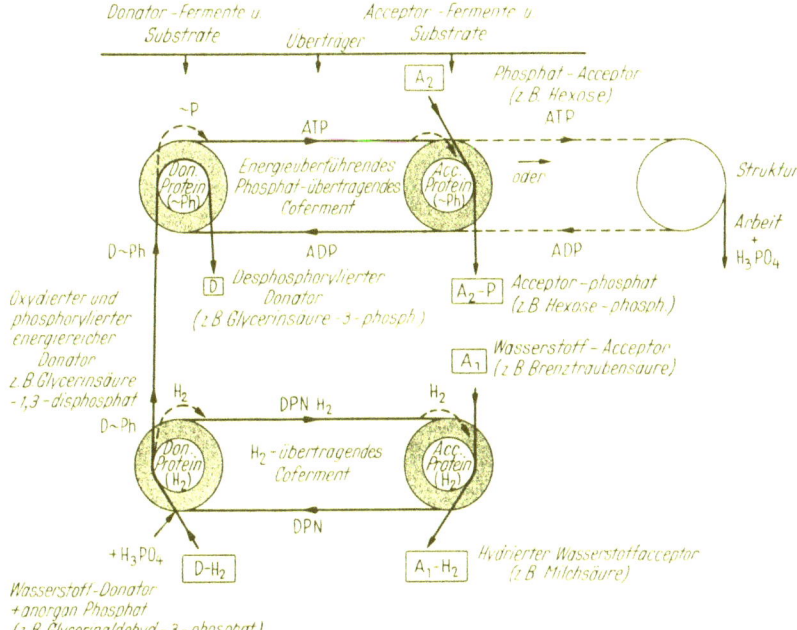

Abb. 18. Zusammenwirken zwischen Ferment- und Cofermentmolekülen bei der Wasserstoff- und Energieübertragung ($\sim$ P = energiereiche Phosphatverbindung). Werden die Fermente als Räder bezeichnet, auf denen der Zellstoffwechsel läuft, so zeigt die Abbildung anschaulich, daß um beim gleichen Bilde zu bleiben, die Coferment die Transportbänder sind, die die Räder verbinden.

solcher Umsetzungen gemessen und versucht, den ermittelten Verlauf durch eine Formel zu beschreiben. So wird z.B. die Spaltungsreaktion von Proteasen, Carbohydrasen und Lipasen durch die MICHAELIS-MENTEN-Gleichung[1] beschrieben. Sie wurde auf Grund der Annahme abgeleitet, daß sich ein Substrat-Enzymkomplex bildet, für dessen Zerfall und Bildungsgeschwindigkeit — wie bei den üblichen Gleichgewichten — die Konzentrationen der an der Reaktion beteiligten Stoffe maßgebend sein sollen. Unter diesen Voraussetzungen ergibt sich aus der Gleichung eine für die Umsatzgeschwindigkeit charakteristische Konstante, die MICHAELIS-Konstante K_m; sie gibt die Substratkonzentration an, bei welcher die Hälfte der maximalen Umsatzgeschwindigkeit erreicht ist.

Versucht man die experimentell erhaltenen Umsatzkurven durch mathematische Analyse für eine Interpretation des *Reaktionsmechanismus* selbst zu verwerten, so ergibt sich eine prinzipielle Schwierigkeit: Für *eine* Kurve lassen sich auf Grund verschiedener Modellvorstellungen *mehrere* Deutungen geben. Stoßtheorie, Kettenreaktionstheorie, Quantentheorie von MEDWEDEW, die Theorie des aktivierten Komplexes, alle führen unter Anwendung bestimmter Grenzbedingungen zu der ursprünglichen MICHAELIS-MENTEN-Gleichung[2]. Es ist daher von besonderer Bedeutung, wenn sich die Kinetik und Energetik dieser Zwischen-

---

[1] MICHAELIS und MENTEN 1913, MICHAELIS 1951, NETTER 1951.   [2] WILSON 1950.

verbindungen experimentell untersuchen läßt. Dies gelang in einigen Fällen durch empfindliche physikalische Meßmethoden, wie Spektrographie, Polarographie und Potentialmessungen.

Die Frage, wie der fermentative Abbau der Nährstoffe, also der Mikromechanismus der Oxydation, vor sich geht, ist noch nicht schlüssig zu beantworten. Der erste Schritt beim Abbau muß aber in jedem Fall in der Lockerung oder Lösung einer chemischen Bindung bestehen. Zum Lösen einer chemischen Bindung ist Energie notwendig; eine „energiereiche Bindung" — so vorgestellt, als ob die Energie in einer bestimmten Bindung säße — gibt es im physikalischen Sinne nicht[1]. Im Gegenteil, nur weil beim Aufbau einer Bindung Energie frei wurde, besitzt die Bindung eine bestimmte „Stabilität"; es muß zuerst Energie aufgebracht werden, um die „Stabilität" der Bindung (—CH_2—) zu überwinden, damit der Wasserstoff von der Dehydrogenase übernommen werden kann. Die hierzu notwendige Energie wird als „Aktivierungsenergie" bezeichnet. Die Aktivierungsenergie ist für eine chemische Verbindung eine Art „energetischer Schutzwall". Ein wesentliches Merkmal der fermentativen Reaktion ist, daß bei ihnen die notwendige Aktivierungsenergie herabgesetzt ist; wie das im einzelnen geschieht, ist noch offen.

Bei Modelluntersuchungen zur biologischen Oxydation wurde an anderen, aber ähnlichen katalytischen Reaktionen, die Bildung von *freien Radikalen* als aktivierte Zwischenstufen nachgewiesen. Als freie Radikale werden Moleküle mit einer freien Valenz bezeichnet. Sie sind in den meisten Fällen außerordentlich reaktionsfähig und zerfallen sehr leicht. Freie Radikale können z. B. beim Zusammenstoß von Molekülen entstehen. MICHAELIS[2] unterscheidet zwischen Reaktionen, die schon während der kurzen Stoßzeit stattfinden können (*inter*molekulare Reaktionen), und solchen, bei denen zunächst eine Bindung der Reaktionspartner für eine längere Zeit erfolgt und wo dann die Reaktion durch *intra*molekulare Umlagerung der Zwischenverbindung vonstatten geht. Für die verschiedenen Reaktionsarten lassen sich unterschiedliche Reaktionsabläufe voraussagen, die experimentell nachgeprüft werden können. Radikalbildung wurde wahrscheinlich gemacht für die Reaktion der Co-Dehydrogenase I und vielleicht auch bei einigen Flavoenzymen[3].

Wenn es aber wirklich zur Bildung von freien Radikalen im Organismus kommt, bleibt zu erklären, warum diese hochaktiven Substanzen nur ganz spezifisch ihr Substrat angreifen und nicht ebenso andere thermodynamisch mögliche Reaktionen katalysieren. Eine Deutungsmöglichkeit wäre, daß die freien Radikale erst gewissermaßen eine „Voraktivierung" darstellen, die dann nach zusätzlicher Adsorption an eine Fermentoberfläche zur Aktivierung des Reaktionsablaufs ausreicht, oder aber, daß die notwendige Zusatzenergie durch einen Kopplungsmechanismus von nachfolgenden exergonischen Reaktionen geliefert wird. Es ist aber auch möglich, daß ein freies Radikal gar nicht erst entsteht, sondern daß die ganze Reaktion *in* der Fermentkomplexverbindung abläuft. Daß nach Adsorption an die Enzymoberfläche ein Austausch des Wasserstoffs vom (—CH_2—) mit dem H_2O möglich ist, konnte experimentell mit D_2O nachgewiesen werden.

Ein freies Radikal kann darüber hinaus eine Kettenreaktion nach sich ziehen, wenn es bei der Reaktionsfolge erneut selbst (oder ein ähnlich wirksames Produkt) entsteht; dadurch bildet sich eine Kettenreaktion aus, die einmal gezündet, von selbst weiterläuft. Es ist möglich, daß Kettenmechanismen auch bei der biologischen Oxydation eine Rolle spielen. Einen Kettenmechanismus nimmt WATERS (1948) für die Milchsäurebildung an. Als weiteres Beispiel sei die Reaktion der Alkoholdehydrogenase angeführt. Für das Vorkommen von Kettenmechanismen bei der biologischen Oxydation spricht, daß die Reaktionsgeschwindigkeit nicht immer von der momentanen Konzentration der reagierenden Stoffe abhängt, daß eine Induktionsperiode und eine große Empfindlichkeit gegen Stoffe, die als

---
[1] GILLESPIE, MAW und VERNON 1953.
[2] MICHAELIS 1951, LEACH 1954. [3] MAHLER 1956.

Kettenbrecher bekannt sind, besteht. Wesentlich ist auch, daß die Grundbedingung für den Ablauf eines Kettenmechanismus bei der biologischen Oxydation erfüllt ist, nämlich, daß auf die freie Radikalbildung ein stark exergonischer Reaktionsschritt folgt, welcher die nötige Aktivierungsenergie liefern kann.

Wenn der Wasserstoff aus dem Substrat mobilisiert ist, wird er von den Flavoenzymen übernommen und auf die Atmungskette übertragen. Es ergibt sich dabei die Frage, wie der Transport eines Wasserstoff*paares* mit der Reduktion der Cytochrome, die nur ein einzelnes Elektron benötigt, verbunden ist. Hier könnten die Metalloflavoenzyme eine wichtige Rolle spielen. Abb. 19 gibt an, wie man sich nach Befunden von MAHLER den Reaktionsablauf vorstellen könnte[1].

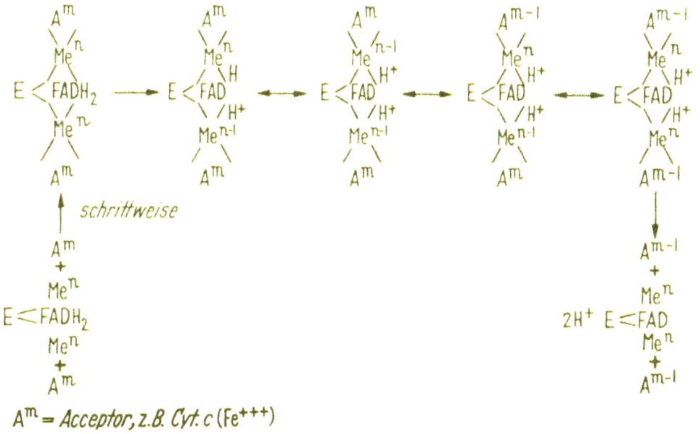

An das Enzym (E) ist die reduzierte Wirkungsgruppe FADH$_2$ gebunden. Bei der Bindung des Elektronenacceptors (A^m, z. B. Cytochrom c (Fe^{+++}) wird das Metall Me$_n$ in die Reaktion einbezogen. In diesem Bindungssystem gibt es nun mehrere Resonanzzustände, bei denen das Elektron vom Wasserstoff H $\rightarrow$ H$^+$ zum Metall Me^n $\rightarrow$ Me^{n-1} und zum Acceptor $A^m \rightarrow A^{m-1}$ wandert. Ist dies für jedes Acceptormolekül geschehen, sind also 2 Moleküle des Acceptors reduziert, dann befindet sich das Ferment wieder im Ausgangsstadium. Die Reaktion würde sich in diesem Fall also nicht in der kurzen Stoßzeit eines Mehrfachstoßes abspielen, sondern sie verläuft in der Zwischenverbindung selbst.

Abb. 19. Resonanzformen des reduzierten Metalloflavins (nach MAHLER 1956). Reduktion von 2 Acceptormolekülen ($A_m \leftrightarrow A_m^{-1}$), z. B. Cytochrom c durch ein Wasserstoffpaar [2 H]$_{geb}$. Die Reaktion verläuft schrittweise über mehrere Resonanzzustände in der sich bildenden Zwischenverbindung ab (s. Text).

Während zunächst die Bedeutung der prosthetischen Gruppen und der Co-Fermente für die fermentative Wirkung herausgestellt wurde, zeigte eine genauere Analyse aber, daß die prosthetische Gruppe und der Proteinanteil im Ferment eine echte Wirkungsgemeinschaft bilden, und daß dem Ferment*protein* oft ein wesentlicher Teil der Fermentwirkung zuzuschreiben ist. Man kann diese gegenseitige Beeinflussung von Co-Ferment und Protein an Veränderungen im Spektrum sowie aus Veränderungen der Redoxpotentiale bei Anlagerung der Co-Fermente erkennen. Im gleichen Sinne sprechen die Versuche von BÜCHER[2], der an der Spaltung von Kohlenoxyd-Myoglobin nachweisen konnte, daß die Energie, die im *Eiweißmolekül* absorbiert wird, bei der Spaltung des Fe-Co am Häminring zur Wirkung kommt. Auf Grund einer „Halbleitertheorie der Proteine" wird z. Zt. die Möglichkeit diskutiert, ob in den großen Fermentproteinen ein Teil der Elektronen als Halbleiterelektronen zur Verfügung steht und die Proteine so bei der biologischen Oxydation als Elektronenüberträger fungieren können[3].

Zusammenfassend läßt sich sagen, daß bei der biologischen Oxydation wahrscheinlich zwei unterschiedliche Mechanismen nacheinander wirksam werden. Zunächst erfolgt durch einen der vorher diskutierten Aktivierungsmechanismen die Lösung des Wasserstoffs aus dem Nährstoffmolekül und die Übernahme auf ein Pyridin-Co-Ferment. Dies gibt den Wasserstoff an ein Flavoenzym ab. Die Flavo-

---

[1] MAHLER 1956.   [2] BÜCHER 1950.   [3] BÜCHER 1953, s. NETTER 1951.

enzyme haben die Fähigkeit sowohl Wasserstoff als auch Elektronen austauschen zu können. Von den Flavoenzymen werden die Elektronen einzeln an die Cytochrome abgegeben. Es ist möglich, daß bei dieser Elektronenwanderung der Eiweißanteil als leitende Struktur beteiligt ist. Daß Sauerstoff auf die Pyridinfermente trotz des hohen Redoxpotentials nicht wirkt, könnte durch diesen unterschiedlichen Mechanismus in der Oxydation erklärt werden, da die Sauerstoffwirkung eine Elektronenwanderung voraussetzt, während die Pyrindinwirkung eine Wasserstoffwanderung einschließt.

Daß es beim Nährstoffabbau eine so kompliziert erscheinende Vielzahl von Abbaureaktionen gibt, läßt sich als ein Mittel zur rationellen Energieerzeugung verstehen. Die Energie darf bei der Vereinigung von Substratwasserstoff und Sauerstoff nicht explosiv frei werden, da damit unvermeidlich die freie Umwandelbarkeit der Energie verlorengeht. Um dies zu vermeiden, erfolgt die Energiegewinnung stufenweise in einer Folge von miteinander im Gleichgewicht stehenden Reaktionen. Erst unter solchen Bedingungen ist das Maximum an freier Enthalpie zu gewinnen.

Zur Nutzung wird die Energie in Verbindungen gespeichert, die bei der Hydrolyse einen großen Betrag an freier Enthalpie abgeben können, den sog. *energiereichen Verbindungen*. Hier ist als wichtigste Substanz die Adenosintriphosphorsäure (ATP) zu nennen. Die Reaktionen, bei denen ATP entsteht, wurden schon früher besprochen. Neben der Funktion als Energiespeicher kann das niedermolekulare ATP auch als Energieüberträger fungieren, da durch die Wanderung von ATP gleichzeitig Energie transportiert wird. Auf die Bedeutung dieses Energietransportes hat BÜCHER[1] hingewiesen; er bezeichnet diese Art des Energietransportes als Energieüberführung (Abb. 20). Neben dem ATP gibt es noch eine

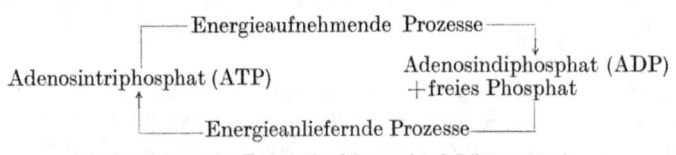

Abb. 20. Schema der Energieüberführung (nach BÜCHER 1953).

ganze Reihe von anderen energiereichen Verbindungen, z. B. die Verbindung mit Coenzym A, Kreatinphosphorsäure u. a. Es wäre durchaus denkbar, daß es noch weitere, zur Zeit unbekannte Substanzen gibt, die bei der Kopplung von Energieerzeugung und Energieumsetzung eine Rolle spielen, daß also unter bestimmten Bedingungen und in bestimmten Organen die Phosphatester nicht unmittelbar die gesamte Energieausbeute repräsentieren.

Nach den Messungen von KITZINGER und BENZINGER[2] ist die Enthalpie der Abspaltung eines Phosphats aus ATP mit $\Delta H = -4800$ cal kleiner, als man bisher angenommen hatte[3]. Für das ΔH bei der hydrolytischen Spaltung ergeben sich je nach Reaktionsablauf unterschiedliche Werte, ähnlich wie nach Tabelle 12 ΔH beim Glucoseabbau von den Reaktionsbedingungen abhängt. Nach neueren Daten[4] beträgt die freie Enthalpie der ATP-Spaltung rund 8 kcal.

Die wirklich zur Verfügung stehende freie Enthalpie aus der ATP-Spaltung hängt von den Konzentrationsverhältnissen und dem p_H ab. Da aber noch nicht bekannt ist, unter welchen Bedingungen ATP in der Zelle reagiert, wurde für Überschlagsrechnungen in der vorliegenden Arbeit mit $\Delta G = 10$ kcal gerechnet.

[1] BÜCHER 1953.
[2] KITZINGER und BENZINGER 1955, PODOLSKY und STURTEVANT 1955, BENZINGER und HEMS 1956.
[3] LIPMANN 1941, MEYERHOF und LOHMANN 1932, siehe KAPLAN 1951, MEYERHOF 1944, OHLMEYER 1946, BURTON und KREBS 1953.
[4] BURTON und KREBS 1953, LEVINTOW und MEISTER 1954.

D. Die Physiologie der Zellatmung.
1. Die Regulation der Zellatmung.

Der respiratorische Stoffwechsel des Organismus muß den Energiebedarf der Zellen decken[1]. Er ist in seiner Größe durch die besonderen Baugesetze der Zelle (s. S. 450) bedingt und wird vom Funktionszustand (z. B. Arbeit, Ruhe), vom Milieu (z. B. Temperatur) und vom allgemeinen Zustand (Alter, Körpergröße u. ä.) der Zelle beeinflußt. Um die Sauerstoffaufnahme auf den jeweils geforderten Wert einzustellen, verfügt die Zelle über eine beträchtliche Regulationsbreite. So kann bei Arbeit die Gewebsatmung des Gehirns auf das doppelte, die der Skeletmuskulatur auf das 10—40fache und noch mehr ansteigen[2] (Tabelle 15).

Tabelle 15. *Atmung (A) von Warmblüterorganen, zumeist in situ, ohne Narkose.*
(Nach Opitz 1952).

$$A \left(\frac{\text{ml } O_2}{100 \text{ g (frisch)} \cdot \text{min}} \right).$$

	Normal	Maximum
Gesamthirn (in situ)	3,3, Mensch[3]	6,5, Macaccus[4]
Rinde	etwa 5—6, Mensch[5]	etwa 9, Mensch[5]
Retina (in vitro)	etwa 10, Ratte[6]	—
Rückenmark (in situ)	16,75, Ratte[7]	—
Skeletmuskel (in situ)	0,2, Mensch[8,9]	12, Mensch[9]
Herz (in situ)	7,8, Mensch[10]	etwa 20, Mensch[11]
Leber (in situ)	4,5, Mensch[12]	6,5, Hund[13]
Niere (in situ)	6,1, Mensch[14]	15,4, Hund[15]

Der Organismus vermag seinen Sauerstoffverbrauch bei schwerer Arbeit um das 10fache zu vermehren (z. B. 255 ml O_2/min in Ruhe auf 2550 ml/min bei Arbeit [1080 mkg/min])[16]. Die Aufklärung, wie der Organismus diese Regulationen ausführt, wie Atmung und Energieumsatz koordiniert sind, ist die Aufgabe der Physiologie der Zell- und Gewebsatmung im engeren Sinne.

Die Regulation der O_2-Aufnahme wird dadurch erreicht, daß die Geschwindigkeit der mit dem aeroben Nährstoffabbau verknüpften Reaktionen verändert wird. Die Kenntnis dieser Reaktionen, die in den ersten Abschnitten dargestellt wurden, ist daher eine Voraussetzung für das Verständnis der Regulationsvorgänge, die sich bei der Gewebsatmung abspielen. Die experimentellen Unterlagen über die Regulationsmechanismen sind noch verhältnismäßig spärlich. Daher muß die folgende Zusammenstellung erst als ein Versuch angesehen werden, die bisher bekanntgewordenen Tatsachen etwas zu ordnen.

---

[1] Siehe Opitz und Schneider 1950, Opitz 1952, 1953. [2] Loewy 1926.
[3] N_2O-Methode. Nach Kety und Schmidt 1945.
[4] Luftblasen-Stromuhr. Pikrotoxinkrämpfe. Schmidt, Kety und Pennes 1945.
[5] Berechnet, wenn Atmung Rinde: weiße Substanz = 5:1.
[6] In vitro gemessen. Warburg, Posener und Negelein 1924.
[7] Durchströmungspräparat in situ. Nach R. D. Tschirgi, R. W. Gerard u. Mitarb. 1949.
[8] Nach E. Asmussen, H. E. Christensen und M. Nielsen 1939.
[9] N_2O-Methode. Nach C. F. Schmidt 1949.
[10] N_2O-Methode. Nach R. J. Bing, M. M. Hammond u. Mitarb. 1949.
[11] Berechnet für maximale Arbeit. [12] Nach J. D. Myers 1947, 1948.
[13] Hund, ohne Narkose (Durchblutungsmessung mit Katheter) A. Blalock und M. F. Mason 1938.
[14] Katheterisierung der Nierenvene; Paraaminohippursäure. J. K. Clark und H. G. Barker 1949.
[15] Hundeniere in situ. D. D. van Slyke, und C. P. Rhoads 1934.
[16] Asmussen, Christensen und Nielsen 1939.

Die Sauerstoffaufnahme der Atmungskette ist bestimmt durch die Reaktionsgeschwindigkeit der beim aeroben und anaeroben Nährstoffabbau sowie bei den Phosphorylierungsprozessen ablaufenden Umsetzungen. Da diese Reaktionen Fermentreaktionen sind, bestimmt ganz allgemein das jeweilige *Ferment-Substratsystem* die Reaktionsgeschwindigkeit. Eine Beeinflussung der Geschwindigkeit kann entweder durch Änderung am *Ferment* selbst (z. B. durch Konzentrationsänderungen, Strukturänderungen bzw. durch Aktivatoren, Hemmstoffe u. ä.) oder durch Änderung am *Substrat* oder in der Substratkonzentration erfolgen.

Für die resultierende Gesamtgeschwindigkeit des Nährstoffabbaus sind nicht alle Reaktionen der Abbaufolge von gleicher Bedeutung, sondern es gibt einige bevorzugte, die als *Schrittmacherreaktionen* die Geschwindigkeit bestimmen[1].

Schrittmacherreaktion für den *Glucoseabbau* ist aller Wahrscheinlichkeit nach die Startreaktion

$$\text{Glucose} + \text{ATP} \xrightarrow{\text{Hexokinase}} \text{Glucose-6-phosphat} + \text{ADP}.$$

Sie bestimmt, wieviel Glucose umgesetzt wird (s. S. 404). Die übrigen am Glucoseabbau beteiligten Fermentreaktionen können auf Grund ihrer Fermentaktivität wesentlich höhere Substanzmengen umsetzen, als durch die Hexokinasereaktion geliefert werden. Normalerweise häufen sich daher bei der Glykolyse keine Zwischenprodukte an[2]. Auch beim *Fettsäureabbau* ist wahrscheinlich die Startreaktion die Schrittmacherreaktion:

$$R \cdot CH_2 \cdot CH_2 \cdot COOH + 2\,CoA \cdot SH + Flv + DPN \rightarrow$$
$$R \cdot CO-S \cdot CoA + CH_3 \cdot CO-S \cdot CoA + Flv \cdot H_2 + DPN \cdot H_2.$$

Es war daher berechtigt, den nach der Startreaktion einsetzenden Abbau mit einer Kugel zu vergleichen, die nach dem Anstoß eine Treppe von selber herunterrollt.

Neben den eben erwähnten Startreaktionen gibt es Kontrollmechanismen, die sich besonders auf den Reaktions*ablauf* selbst beziehen. Da sich der Nährstoffabbau als eine Folge von miteinander im Gleichgewicht stehenden Reaktionen vollzieht, werden die vorhergehenden Reaktionen von der Konzentration der an den Folgereaktionen beteiligten Substanzen beeinflußt; so wird z. B. die Abbaugeschwindigkeit verlangsamt, wenn sich ein Zwischenprodukt anhäuft oder das Endprodukt nicht abtransportiert wird. Auf diese Art und Weise reguliert unmittelbar der Verbrauch die Abbaugeschwindigkeit. Es ist damit das Prinzip einer *sehr sicher arbeitenden Selbststeuerung* verwirklicht.

Der Regulationsmechanismus der Selbststeuerung ist zunächst nur bei einer in sich geschlossenen Abbaufolge wirksam. Durch einen Kunstgriff werden aber die einzelnen Abbaufolgen im Stoffwechsel zu einem *geschlossenen Regulationssystem* verknüpft, und zwar dadurch, daß bestimmte Stoffe an mehreren Reaktionen gleichzeitig beteiligt sind (z. B. werden anorganisches Phosphat und ADP bei der Glykolyse und bei der Atmungskettenphosphorylierung benötigt). Es kommt so zu einer Konkurrenz zwischen diesen Reaktionen. Sieger im Kampf um die gemeinsame Substanz bleibt die Reaktion, für die die gegebenen Bedingungen optimal sind, und deren Reaktionsgeschwindigkeit am größten ist.

Die für die Verknüpfung des Stoffwechsels und seine Selbststeuerung wichtigsten Schlüsselreaktionen sind

$$\frac{\text{ATP}}{\text{ADP} + (PO_4)^{3-}} \qquad \frac{\text{Flv}}{\text{Flv} \cdot H_2} \qquad \frac{\text{DPN}}{\text{DPN} \cdot H_2} \qquad \frac{\text{CoA} \cdot S \sim R}{\text{CoA} \cdot SH}.$$

---

[1] Siehe KREBS 1956. [2] FROHMAN, ORTEN und SMITH 1951.

Das Verhältnis ATP/ADP + $(PO_4)^{3-}$ ist die Steuerreaktion des *Energie*stoffwechsels. Da ATP die Hauptenergiequelle ist, kann der ATP-Zerfall selbst über das entstehende ADP und $(PO_4)^{3-}$ die Geschwindigkeit der Energienachlieferung steuern. Daneben entscheidet die Menge an freiem anorganischem Phosphat wahrscheinlich auch darüber, ob Glucose-6-phosphat abgebaut oder zu Glykogen aufgebaut wird. Das Verhältnis DPN/DPN · H_2 sowie Flv/Flv · H_2 bestimmt die Verwendung des *Wasserstoffs*, nämlich ob er als Energiequelle (Atmungskette) oder aber zu Synthesezwecken (z. B. Fettsäureaufbau) herangezogen wird. Das Verhältnis Coenzym A · S ~ R (gebunden)/Coenzym A · SH (frei) entscheidet das Schicksal der *C-Bruchstücke* des Kohlenstoffskelets. Freies Coenzym A fördert den Abbau, gebundenes Coenzym A die Synthese.

Stark schematisierend könnten 3 Selbststeuerungsmechanismen unterschieden werden:

1. Das Verhältnis ATP/ADP + $(PO_4)^{3-}$ zur Energiekontrolle.

2. Das Verhältnis $\dfrac{Flv}{Flv \cdot H_2}$ und $\dfrac{DPN}{DPN \cdot H_2}$ zur Brennstoffkontrolle.

3. Das Verhältnis $\dfrac{CoA \cdot S \sim R}{CoA \cdot SH}$ zur Baustoffkontrolle.

Die Kontrolle des Stoffwechsels durch solche Selbststeuerungsmechanismen ist außerordentlich wirkungsvoll, da sie unmittelbar und nicht über irgendwelche Zwischenreaktionen — seien sie hormonaler oder nervöser Art — wirken. Die an der Selbststeuerung beteiligten Substanzen gehen dabei stöchiometrisch in die Reaktionsgleichung ein, so daß ihre jeweilige Konzentration direkt die Geschwindigkeit und Richtung der Reaktion bestimmt.

Als Beispiel sei die Oxydation von Glycerinaldehyd-3-phosphorsäure zu Glycerinsäure-3-phosphat genannt, bei der besonders gut bekannt ist, wie sie in das System der Selbststeuerung des Stoffwechsels eingebaut ist.

$$\text{Glycerinaldehyd-3-phosphat} + \text{DPN} + \text{ADP} + (PO_4)^{3-} \rightleftharpoons$$
$$\text{Glycerinsäure-3-phosphat} + DPNH_2 + ATP.$$

Für die bei dieser Reaktion frei werdende Energie werden ADP und $(PO_4)^{3-}$ als Energieacceptor sowie DPN als Wasserstoffacceptor benötigt. Diese Reaktion ist also in doppelter Weise mit dem Gesamtstoffwechsel verknüpft.

Steuerungsmechanismen müssen besonders an solchen Stellen wirken, an denen der Stoffwechsel verschiedene Wege einschlagen kann. Solche Gabelungen kommen beim Glucoseabbau bei der Glucose-6-phosphorsäure und bei der Brenztraubensäure vor. Das in der Startreaktion des Glucoseabbaus gebildete Glucose-6-phosphat kann 4 verschiedene Reaktionswege einschlagen: 1. Aufbau zu Glykogen, 2. Abbau über Triosephosphate (s. MEYERHOF-Schema, 3. Abbau über Pentosephosphat (direkter oxydativer Glucoseabbau, s. S. 416), 4. Dephosphorylierung (nur in der Leber). Wie die Verteilung auf die verschiedenen Wege vor sich geht, ist nicht näher bekannt. Daß im Muskel der gesamte Glucoseabbau über die Triosephosphate verläuft, während in der Leber fast $^3/_4$ der Glucose direkt oxydiert werden, kann für den Muskel aus dem Fermentgehalt erklärt werden; in der Leber sind aber beide Abbauwege möglich. Einerseits hat vielleicht die Brenztraubensäurekonzentration einen Einfluß darauf, welcher Stoffwechselweg bevorzugt wird, da in beiden Reaktionsfolgen Brenztraubensäure entstehen kann, aber bei der Glykolyse bildet sich die doppelte Menge wie beim direkten oxydativen Glucoseabbau, andererseits spielt sicher der Bedarf an Pentosen eine große Rolle.

Die Synthese vom Glykogen vollzieht sich über die Bildung von Glucose-1-Phosphat (unter Mitwirkung von Phosphorylase und 1,6-Glucosediphosphat [s. S. 405]. Das Gleichgewicht der Zwischenreaktion liegt ganz auf der Seite des Glucose-6-phosphates (Glucose-6-phosphat [94,5%] $\rightleftharpoons$ Glucose-1-phosphat [4,5%]). Trotzdem konnte nachgewiesen werden, daß es zur Glykogensynthese kommt, und zwar bei niedriger $(PO_4)^{3-}$-Konzentration[1]. Eine niedrige

---
[1] COLOWICK und SUTHERLAND 1942.

$(PO_4)^{3-}$-Konzentration bedeutet normalerweise, daß alles $(PO_4)^{3-}$ an ADP gebunden, also ausreichend ATP vorhanden ist. Es erscheint sinnvoll, daß dann durch Mangel an $(PO_4)^{3-}$ die Reaktion automatisch in die Richtung der Glykogensynthese gedrängt wird.

An dieser Reaktion kann nun noch eine andere wichtige Regulationsform aufgezeigt werden, durch die der Selbststeuerungsmechanismus beeinflußt wird. Die zum Glykogenaufbau benötigte Phosphorylase kommt in einer aktiven und in einer inaktiven Form vor; die Umwandlung geschieht durch Vermittlung eines Fermentes, dessen Aktivität durch Hormone (Glucagon [= glykogenolytischer Pankreasfaktor] und Adrenalin[1]) beeinflußt wird. So steuert indirekt die Phosphorylaseaktivität den Glykogenumsatz. In diesem Fall liegt eine *Fremdsteuerung* des Stoffwechsels von einer übergeordneten Zentrale vor, die in den Selbststeuerungsmechanismus eingreift.

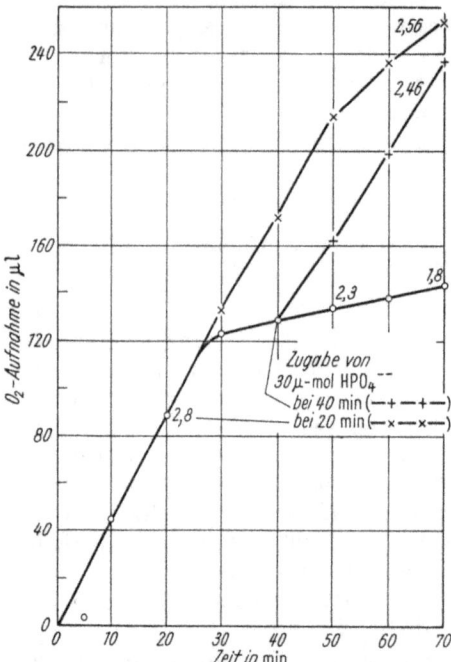

Abb. 21. Die Bedeutung der $(PO_4)^{3-}$-Konzentration für die Sauerstoffaufnahme von isolierten Lebermitochondrien (Ratten) [Wirkung von $(PO_4)^{3-}$-Verarmung und Zugabe (nach LARDY 1956)]. Substrat: α-Ketoglutarat; Phosphatacceptor: Hexokinase und Glucose.) Die Zahlen geben den P/O-Quotienten an. Wird rechtzeitig (bei 20 min) $(PO_4)^{-3}$ zugegeben, so verläuft die Atmung gleichmäßig, sonst kommt es nach 25 min infolge Verarmung an $(PO_4)^{3-}$ zu einer Verringerung der O_2-Aufnahme. Wird bei 40 min $(PO_4)^{3-}$ zugegeben, steigt die Atmung wieder auf den alten Wert.

Einen wichtigen Verzweigungspunkt bilden die Reaktionen von Coenzym A. Während bei den vorher genannten Reaktionen Energie oder Wasserstoff verfügbar wurde, werden in diesem Falle Teile des Kohlenstoffgerüstes in die Reaktion einbezogen. Diese Teile können entweder zur *Synthese* oder aber unter CO_2-Ausscheidung als Wasserstoffdonatoren für den *Energiestoffwechsel* verwendet werden. Die Bildung von Acetyl-Coenzym A verschafft dem Acetylrest Eingang in den Citronensäurecyclus. Diese Reaktion ist wahrscheinlich auch die *Schrittmacherreaktion für den Citronensäurecyclus*. Bei normalem Reaktionsverlauf häufen sich nämlich keine Zwischensubstanzen an, woraus zu schließen ist, daß die langsamste Reaktion die Startreaktion selber ist. Coenzym A wird weiter benötigt bei der oxydativen Decarboxylierung der α-Ketoglutarsäure; es entsteht dabei Succinyl-Coenzym A, die Grundsubstanz für die Porphyrinsynthese.

Hauptregulationsort für den Energiestoffwechsel ist die Atmungskette selbst, in welcher Substratwasserstoff und Sauerstoff unter Bildung von energiereichen Phosphaten miteinander reagieren. Bei Mangel an Substratwasserstoff und bei Mangel an Sauerstoff können die Reaktionen der Atmungskette nicht ablaufen; ebenfalls nicht, wenn trotz ausreichender Konzentration an $[2H]_{geb}$ und O_2 kein anorganisches Phosphat und kein Phosphatacceptor vorhanden ist[2]. Abb. 21 zeigt, daß die Atmung von isolierten Mitochondrien aufhört, wenn die Konzentration an anorganischem Phosphat einen kritischen Wert ($2 \cdot 10^{-4}$ M) unter-

---
[1] SUTHERLAND und CORI 1951.
[2] Siehe LARDY 1956, LYNEN 1956, CHANCE und WILLIAMS 1955.

schreitet. Daß die O_2-Aufnahme tatsächlich von $(PO_4)^{3-}$ abhängt, zeigt sich dadurch, daß nach Zugabe von anorganischem Phosphat die Atmung wieder auf den alten Wert ansteigt. Analog dazu tritt eine Atmungshemmung durch Verarmung an Phosphatacceptor auf. Um zu entscheiden, ob alle an der Atmungskette sich vollziehenden Phosphorylierungen in gleicher Weise beteiligt sind, wurde Atmungssteigerung und -hemmung bei verschiedenen Substraten untersucht. Es ist möglich, daß die Phosphorylierung, die sich am DPNH vollzieht, besonders eng mit der Regulation der Sauerstoffaufnahme verbunden ist.

CHANCE[1] konnte mit empfindlichen spektrophotometrischen Methoden den Reduktionsgrad der Atmungsfermente bei bestimmten Zuständen (bei Substratmangel, O_2-Mangel, bei normaler Atmung und Phosphorylierung sowie bei Phosphatacceptormangel [s. S. 427]) direkt messen. Liegt bei Sauerstoff- und Substratüberschuß ein Phosphatacceptormangel vor,

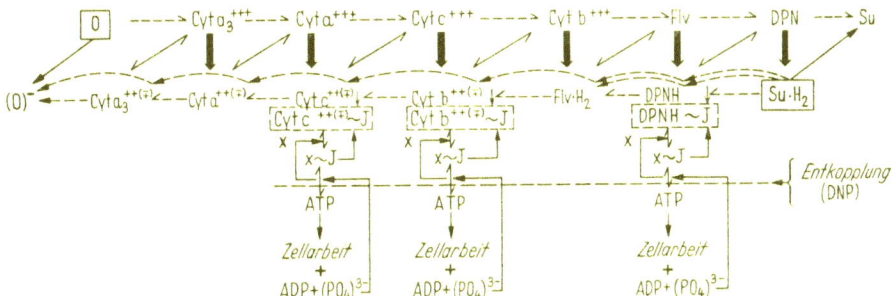

Abb. 22. Hypothetisches Schema der Atmungskettenphosphorylierung und ihre Regulation (nach CHANCE 1956) (Su · H₂ = Substratwasserstoff; DPNH ~ I = 1. unbekannte hypothetische Zwischenverbindung, aus der Atmungshemmung erschlossen; X ~ I = 2. unbekannte hypothetische Zwischenverbindungen, aus kinetischen Daten erschlossen; Cyt. a₃ Cytochromoxydase; Cyt Cytochrom; Flv Flavoenzym; DPN Diphosphopyridinnucleotid; DNP 2,4-Dinitrophenol). Die Phosphorylierung erfolgt von der reduzierten Form aus, indem sich eine Zwischenverbindung bildet. Von dieser wird die Energie über eine weitere Zwischenverbindung auf ATP übernommen. Die Zwischenverbindung DPNH ~ I hat eine besondere Bedeutung für die Steuerung der O_2-Aufnahme. Die gestrichelten Pfeile zeigen den Weg des Wasserstoffs bzw. der Elektronen an.

so ist das Diphosphopyridinnucleotid zu über 99% reduziert, d. h. als DPNH vorhanden. Der Sauerstoff kann also unter diesen Bedingungen trotz des starken Reduktionsgrades keine Oxydation bewirken. Erst auf Zugabe von ADP kommt es zu einer 10—20fachen Atmungssteigerung mit entsprechender Phosphorylierung. Dabei wird das DPNH jetzt zum Teil oxydiert, so daß bei voller Funktion der Atmungskette nur noch 53% in reduzierter Form vorliegen. Ebenso wird das Flavoprotein von 40% Reduktion auf 20% Reduktion, das Cytochrom b von 35 auf 16% Reduktion, das Cytochrom c von 14 auf 6% Reduktion oxydiert; dagegen wird Cytochrom a von 0 auf 4% reduziert. Ist der Phosphatacceptor verbraucht, hören Phosphorylierung und Atmung auf; das DPNH ist wieder zu 99% reduziert.

Zur Erklärung der Unangreifbarkeit des DPNH nimmt CHANCE an, daß sich eine Verbindung DPNH ~ I gebildet hat, die nicht vom Flavoprotein oxydiert werden kann, und die sich spektroskopisch nicht vom DPNH unterscheidet. Diese Ansicht wird dadurch gestützt, daß eine Atmungssteigerung ohne Phosphatacceptor auch durch Zugabe von DPNH erreicht werden kann, obwohl spektroskopisch reichlich DPNH (aber wahrscheinlich als DPNH ~ I!) nachgewiesen wurde.

Abb. 22 zeigt ein noch stark hypothetisches Schema der Atmungskettenphosphorylierung und ihrer Regulation nach CHANCE[1]. Das oxydierende Ferment ist jewels über seinen Partner gestellt. Der Weg des Elektrons ist durch Pfeile bezeichnet. Phosphorylierungen erfolgen an 3 Stellen der Atmungskette von der reduzierten Form ausgehend beim DPNH, beim Cytochrom b (Fe^{++}) und beim Cytochrom c (Fe^{++}). Die Regulation der Gewebsatmung soll dadurch erfolgen, daß, wenn Phosphorylierungen ablaufen können, DPNH frei wird; J wird in einer Zwischenreaktion mit einer noch unbekannten Substanz X zu X ~ J umgesetzt, die die Energie des Oxydationsprozesses auf den Phosphatacceptor überträgt; es entsteht so laufend DPNH und I, so daß Atmung (durch Weiterreaktion des DPNH mit dem Flavoenzym) und Phosphorylierung (durch neue Verbindung mit I) weiter ablaufen können. Eine Steuerung der Atmung erfolgt demnach über die Bildung von DPNH/DPNH ~ J. In ähnlicher Weise können die beiden anderen Zwischenprodukte Cytochrom b ~ I und Cytochrom c ~ I bei der Atmungssteuerung eine Rolle spielen.

[1] CHANCE und WILLIAMS 1955, CHANCE 1956.

Da normalerweise Phosphatacceptoren wie z. B. ADP nur bei Energieverbrauch frei werden, steuert der Energieverbrauch selbst (d. h. also ADP) die Atmung und die Energieproduktion. Durch die eben beschriebenen Reaktionen ist die Atmungskettenphosphorylierung in das Netz der Selbststeuerung des Stoffwechsels eingebaut.

Nährstoffabbau und O_2-Aufnahme stehen somit ganz entscheidend unter dem Einfluß dieser Selbststeuerungsmechanismen. Diese Regulationsform ist *starr* mit den ablaufenden Reaktionen gekoppelt und arbeitet daher mit einem hohen Grade an Sicherheit. Die Starrheit des Regulationssystems wird dadurch aufgelockert, daß die Geschwindigkeit der Reaktionen durch Beeinflussung der an ihnen beteiligten Fermente verändert werden kann. Als Beispiel wurde oben die Steuerung des Glykogenstoffwechsels durch Veränderung der Phosphorylaseaktivität angeführt. So ist über die Steuerung der Fermentaktivität die *Fremdsteuerung* als weiterer Regulationsmechanismus im Stoffwechsel möglich. Einen solchen Einfluß können lokal entstehende Substanzen haben, aber auch eine koordinierte Beeinflussung des Gesamtorganismus ist möglich, z. B. durch hormonale Regulation.

Es wurde bereits erwähnt, daß es Substanzen (z. B. Dinitrophenol) gibt, die den Wirkungsgrad der oxydativen Phosphorylierung herabsetzen (d. h. P/O wird kleiner). Es kommt dabei zu einer Aufhebung des Selbststeuerungsmechanismus, zu einer Entkopplung von Atmung und Phosphorylierung. CHANCE fand, daß sich der Reduktionsgrad der Atmungskette bei der Entkopplung ähnlich wie bei der Zugabe von ADP ändert[1]. Dies könnte durch die Annahme erklärt werden, daß diese Substanzen zwar die Weiterreaktion des $DNPH \sim I$ ermöglichen, aber die Phosphorylierungsausbeute durch Bildung von „energiearmen" Verbindungen herabsetzen. Die Entkopplung der Phosphorylierung soll an allen 3 Phosphorylierungsstellen der Atmungskette erfolgen. Der Entkopplungsmechanismus bekommt eine besondere physiologische Bedeutung dadurch, daß nach MARTIUS die Wirkung des Thyroxins auf Entkopplung zwischen Atmung und Phosphorylierung zurückzuführen sein soll (s. S. 430)[2].

Der regulative Einfluß der Atmung auf die Gärung bzw. Glykolyse wurde schon von PASTEUR entdeckt; die Hemmung der Glykolyse durch die Atmung wird daher als PASTEUR-Effekt bezeichnet. Eine solche Hemmung erscheint außerordentlich zweckmäßig, da zur Erzeugung einer bestimmten Energiemenge aerob 12mal weniger Glucose umgesetzt zu werden braucht als anaerob. Die Unterdrückung der aeroben Milchsäurebildung durch Sauerstoff ist bei den Geweben von erwachsenen Tieren fast vollkommen, wenn auch je nach Gewebeart unterschiedlich; dagegen zeigen embryonales Gewebe und Carcinomgewebe eine starke aerobe Milchsäurebildung (aerobe Glykolyse[3]).

Der PASTEUR-Effekt kann nach O. WARBURG[3] durch den „MEYERHOF-Quotienten" beschrieben werden. Dieser ergibt sich als Verhältnis aus dem Rückgang der Milchsäurebildung bei der Atmung ($Q_M^{N_2} - Q_M^{O_2}$) zur Größe der Atmung (Q_{O_2}, s. S. 468) selbst:

$$\frac{Q_M^{N_2} - Q_M^{O_2}}{Q_{O_2}} = 1 \text{ bis } 2 \text{ (MEYERHOF-Quotient).}$$

Der MEYERHOF-Quotient liegt zwischen 1 und 2, d. h. 1 Mol Sauerstoff reduziert die Milchsäurebildung um 1 bis 2 Mole.

Es sind verschiedene Theorien zur Deutung des PASTEUR-Effektes aufgestellt worden[4], unter anderem wurde auch die Existenz eines speziellen PASTEUR-Enzyms vermutet[5]. Am besten gesichert scheint die Theorie zu sein, nach der die Menge an anorganischem Phosphat entscheidend für die Glykolysehemmung ist (JOHNSON[6]

---

[1] CHANCE 1956. [2] MARTIUS 1956. [3] WARBURG 1926.
[4] Siehe BURK 1939, s. DICKENS 1951, s. LANG 1952, WARBURG 1926.
[5] STERN und MELNICK 1941, LEMBERG und LEGGE 1949. [6] JOHNSON 1941.

1941, LYNEN[1] 1941). Daß das Phosphat bei dieser Regulation eine Rolle spielt, war schon von ENGELHARDT[2], LENNERSTRAND[3] und BELITZER[4] gefunden worden. Nach LYNEN[5] kommt es zwischen Atmung und Gärung zur Konkurrenz um das anorganische Phosphat bzw. ADP[6]. Wird die naheliegende Annahme gemacht, daß die Dephosphorylierungsgeschwindigkeit bei Atmung und Gärung gleich groß ist, so ergibt sich, daß der Hauptteil des anorganischen Phosphates und des ADP von der Atmungskette verbraucht wird, so daß für die Phosphorylierung des Glycerinaldehyd-3-phosphat nur wenig $(PO_4)^{3-}$ zur Verfügung bleibt. Es wurde schon oben gezeigt, daß diese Reaktion sowohl über den Phosphatkreislauf als auch über das DPN mit dem Selbststeuerungsmechanismus des Stoffwechsels verknüpft ist. Mit dieser Deutung des PASTEUR-Effektes stimmt gut überein, daß aerobe Hefe reich an ATP und arm an ADP ist[7]. Wird die Atmungskettenphosphorylierung mit Dinitrophenol entkoppelt, so fällt die Hemmung der Glykolyse durch die Atmung fort, und die Milchsäurebildung der aeroben Glykolyse erreicht den Wert der anaeroben Glykolyse. Dies ist verständlich, da ja nach Ausschaltung der Atmungskettenphosphorylierung alles ADP und $(PO_4)^{3-}$ für die Glykolyse zur Verfügung steht.

Wie die Steuerung der Glucoseaufnahme selbst erfolgt, ist noch nicht ganz klar. An sich sollte erwartet werden, daß das infolge der Atmung reichlich gebildete ATP die Hexokinasereaktion und damit die Glucoseaufnahme beschleunigt. Die Glucoseaufnahme von Hefe wird aber durch den Übergang von Gärung zur Atmung auf die Hälfte herabgesetzt. Im tierischen Gewebe sollen die entstehenden Hexosephosphate für diese Hemmung der Hexokinasereaktion verantwortlich sein[8]. Für die Hefe trifft das nicht zu. LYNEN[7] schlägt daher eine andere Erklärung vor, die vielleicht für die Regulation der Glucoseaufnahme eine allgemeine Bedeutung hat: Das ATP, das sich während der Atmung vermehrt bildet, befindet sich vorwiegend in den Mitochondrien und nicht im Cytoplasma; es steht daher gar nicht für die Hexokinasereaktion zur Verfügung. Diese Ansammlung des ATP in den Mitochondrien unterbleibt bei der Dinitrophenolvergiftung, so daß in diesem Fall die gleichen Verhältnisse vorliegen wie bei der Gärung.

Die bisher erwähnten Regulationsmechanismen ermöglichten eine Umstellung des Zellstoffwechsels auf die jeweilige Situation, ohne daß sich dabei die Fermentkonzentrationen änderten. Es gibt aber auch Umstellungen und vor allem Anpassungen des Zellstoffwechsels die mit einer Änderung der Fermentkonzentration einhergehen. Tabelle 16 zeigt beispielsweise, wie der Coenzym A-Gehalt (und die Atmung) von Hefe von der Nahrungszufuhr abhängt[9]. Auch zwischen der Größe der Gewebsatmung und dem Cytochrom c-Gehalt besteht eine gewisse Parallelität

Tabelle 16. *Coenzym A-Gehalt der Hefe in Abhängigkeit vom Ernährungszustand.* Nach LYNEN, REICHERT und RUEFF (1951)[9].

Hefe	Coenzym A-Gehalt [Einheiten/g (tr)]	Atmung $\mu l\ O_2$/min
Frisch, seit 40 min gefüttert mit Na-Acetat	360	240
Frisch, nicht gefüttert	150	50
Verarmt seit 24 Std bei 30° aerob	104	13

[1] Siehe LYNEN 1942. [2] ENGELHARDT 1930, 1932. [3] LENNERSTRAND 1936, 1937.
[4] BELITZER 1939. [5] LYNEN und KOENIGSBERGER 1951, LYNEN 1956.
[6] LARDY und WELLMAN 1952. [7] LYNEN 1956.
[8] CRANE und SOLS 1953, WEIL-MALHERBE und BONE [2] 1951.
[9] LYNEN, REICHERT und RUEFF 1951.

(Tabelle 17)[1]. Starkes Wachstum[2] und vermehrte Aktivität[3] scheinen die Cytochrom c-Konzentration zu erhöhen, im O_2-Mangel soll sie absinken[4].

Zusammenfassend läßt sich sagen, daß die Größe der Sauerstoffaufnahme des Gewebes durch die Aktivität der am Nährstoffabbau beteiligten Fermente gesteuert wird. Eingeleitet durch *Startreaktionen* sorgt ein Netz von *Selbststeuerungs*reaktionen für die Kopplung von Bedarf und Nachschub; hierbei spielen die jeweiligen Konzentrationen an ATP/ADP + $(PO_4)^{3-}$, DPN/DPN · H_2 und CoA · S~R/CoA · SH eine besonders wichtige Rolle. Der Selbststeuerungsmechanismus kann seinerseits durch Aktivitätsänderungen an den Fermenten beeinflußt werden, so daß eine *Fremdsteuerung* möglich wird. Auf diese Art und Weise wirken sich vor allem hormonale Einflüsse aus. Die Änderung der Fermentaktivität kann von einer Änderung der Fermentkonzentration begleitet sein, so daß sich der ganze Fermenthaushalt an besondere Grenzsituationen anzupassen vermag.

Tabelle 17. *Sauerstoffverbrauch in vitro und Cytochrom c-Gehalt verschiedener Warmblüterorgane.* Nach DRABKIN (1949)[1].

	Cytochrom c		Q_{O_2}
	µg/g (tr)	µg/gr (feucht)	$\left(\dfrac{\mu l\, O_2}{mg\,(tr)\cdot h}\right)$
Herz	1940	447	20
Niere	1433	352	20 (Rinde)
Leber	607	223	10
Hirnrinde ..	375	82	10
Skeletmuskel.	381	98	6
Haut	51	8	1—2
Erythrocyten	8	2,6	0,1

2. Gewebsatmung und Enzymaktivität.

Um den Sauerstoffverbrauch verschiedener Organe miteinander vergleichen zu können, wird die O_2-Aufnahme meist auf das Organgewicht oder auf eine Potenz des Organgewichtes bezogen (s. S. 477). Das Organgewicht kann entweder als Frischgewicht (fr), als Trockengewicht (tr) oder als Gewicht des getrockneten und entfetteten Organs (tr u. ffr) angegeben werden. Das Trockengewicht hat als Bezugsgröße den Vorteil, daß die Werte unabhängig von den Schwankungen des Wassergehaltes des Gewebes sind.

Am häufigsten wird der Sauerstoffverbrauch a bei der Gewebsatmung in Mikrolitern je Milligramm Gewebe (Trockengewicht) und Stunde (h) angegeben. $Q_{O_2} = a\left(\dfrac{\mu l\, O_2}{mg\,(tr)\cdot h}\right)$. Der nach unten geschriebene Index des Q gibt an, was untersucht wurde. So bedeutet z. B. M = Milchsäure; $Q_M = 5\left(\dfrac{\mu l\, M}{mg\,(tr)\cdot h}\right)$ würde heißen, daß 1 mg Gewebe (Trockengewicht) in der Stunde $\dfrac{5}{22,4}$ 90 = 20 µg Milchsäure bildet. (Die Umrechnung von µl in µg ergibt sich daraus, daß 1 µmol = 90 µg Milchsäure als Gas unter Normalbedingungen einen Raum von 22,4 µl einnehmen würde.) Um zu kennzeichnen, ob die Milchsäurebildung aerob oder anaerob erfolgte, wird ein oberer Index angefügt: Q_M^O = aerobe Milchsäurebildung und Q_M^N = Milchsäurebildung in Stickstoff. Q_{CO_2} bedeutet häufig, daß die Säurebildung des Gewebes in der WARBURG-Apparatur indirekt durch die Menge von CO_2 gemessen wurde.

Hauptziel der Messung der Zell- und Gewebsatmung ist es, aus dem Sauerstoffverbrauch etwas über den Energieumsatz des Gewebes zu erfahren. Dies ist jedoch nur möglich, wenn bestimmte Vorbedingungen erfüllt sind: 1. Der anaerobe Anteil der Energiegewinnung muß vernachlässigbar klein sein. Dies ist bei erwachsenen Zellen (s. S. 479) zu erreichen, wenn sich unter ausreichender Versorgung mit O_2 stoffwechselmäßig ein Gleichgewichtszustand (steady state) ausgebildet hat. 2. Der Funktionszustand des Gewebes sollte möglichst genau

---
[1] DRABKIN 1949. [2] OPITZ und SAMLERT 1949. [3] DRABKIN 1950.
[4] VEST und WANG 1950, s. auch VANNOTTI 1946.

bekannt sein, damit der Energieumsatz zur inneren und äußeren Zellarbeit in Beziehung gesetzt werden kann. 3. Es muß bekannt sein, welche Substrate umgesetzt werden.

Die Messungen des Sauerstoffverbrauches am intakten und nichtnarkotisierten Organismus ergeben zweifellos die zuverlässigsten Resultate. Den hierfür angewandten Methoden liegt das FICKsche Prinzip zugrunde. Dabei wird der Sauerstoffgehalt des einströmenden und ausströmenden Blutes gemessen. Ist die Blutmenge, die das Organ durchflossen hat, bekannt, so kann daraus der O_2-Verbrauch berechnet werden. Das einfließende arterielle Blut läßt sich durch Arterienpunktion gewinnen, das ausfließende venöse Blut bei vielen Organen durch Katheterisierung von einer peripheren Vene aus (z. B. Coronarsinus[1], Lebervene[2], Nierenvene[3]). Für Untersuchungen am Tier sind eine ganze Reihe von Gefäßoperationen (Gefäßverlagerungen, Gefäßfisteln[4]) angegeben, die eine direkte Punktion der Organvene erlauben. Die Durchblutung kann dadurch gemessen werden, daß die Aufnahme eines indifferenten Indicators aus der Blutbahn bestimmt wird (z. B. Evans-Blau[5], Stickoxydul[6] oder auch radioaktives Krypton Kr^{85}[7]). Schwierigkeiten macht es allerdings, auch wirklich Blut aus allen Bezirken eines Organs zu erfassen. Tabelle 15[8] gibt den Sauerstoffverbrauch einiger Warmblüterorgane wieder (meist in situ gemessen).

Wiederholte Messungen des O_2-Verbrauches unter gleichen Versuchsbedingungen und mit gleicher Methodik zeigen, daß die Größe des Sauerstoffverbrauches spontan schwankt[9]. Da diese Schwankungen nicht auf Änderungen in den Versuchsbedingungen beruhen können, ist es naheliegend, anzunehmen, daß eine Änderung des Funktionszustandes des Organs während des Versuches diese Schwankungen verursacht. Zur näheren Analyse müßte also gleichzeitig mit der Messung des Sauerstoffverbrauchs eine genaue Erfassung des Funktionszustands der Zellen erfolgen. Dies ist am intakten unnarkotisierten Tier noch nicht gelungen.

Durch Freilegung des Organs in Narkose kann bei einer Reihe von Organen der Funktionszustand annähernd erfaßt werden. Die klarsten experimentellen Versuchsbedingungen lassen sich jedoch bei Messungen an *isolierten Organen* gewinnen; allerdings stimmen häufig die so gewonnenen O_2-Verbrauchswerte nicht mit den in situ gemessenen überein. Hier sind weitere Verbesserungen der gebräuchlichen Methoden notwendig.

Die größte Zahl der Messungen über die Gewebsatmung sind an *Gewebsschnitten* durchgeführt, und zwar durch volumetrische Gasanalysen[10], die besonders von WARBURG[11] ausgebaut und vervollkommnet wurden. Eine ausreichende Versorgung kann durch Herstellung genügend dünner Gewebsschnitte erreicht werden. Es zeigte sich aber, daß es außerordentlich schwierig ist, eine über längere Zeit konstante Atmung zu erhalten. Das hat seinen Grund darin, daß das Zerschneiden des Gewebes und das Schütteln in der WARBURG-Apparatur die Atmung verändert. Dies wurde an Herzmuskel-, Skeletmuskel- und Zwerchfellschnitten festgestellt[12]. Es soll schon in den ersten Stunden zu einem Ödem des Interstitiums mit nachfolgender Quellung und Zerfall von Muskel- und

---

[1] BING, HAMMOND, HANDELMANN, POWER, SPENCER, ECKENHOFF, GOODALE, HAFKENSCHIEL und KETY 1949, GOODALE, LUBIN, ECKENHOFF, HAFKENSCHIEL und BANFIELD 1948.
[2] SCHMIDT 1949, BLALOCK und MASSON 1936.   [3] CLARK und BARKER 1949.
[4] Siehe HABERLAND 1934, LÜBBERS 1956.   [5] Siehe GIBBS, MAXWELL und GIBBS 1947.
[6] KETY und SCHMIDT 1945, KETY 1951.   [7] LASSEN und MUNCK 1955.   [8] Siehe OPITZ 1952.
[9] GOODALE, LUBIN, ECKENHOFF, HAFKENSCHIEL und BANFIELD 1948, LASSEN und MUNCK 1955.
[10] Siehe DICKENS 1941, s. UMBREIT, BURRIS und STAUFFER 1949.
[11] WARBURG 1926.   [12] FISCHER, HUBER und LANGEMANN 1951.

Nervenfasern kommen. Es wird angegeben, daß schon während des Einbringens des Schnittes in die Apparatur die Zahl der anscheinend intakten Muskelfasern von $^4/_5$ auf die Hälfte absinkt. Jedoch ist das Ausmaß der Schädigung in den einzelnen Geweben verschieden[1].

Die Größe der Sauerstoffaufnahme des Gewebsschnittes ist weiterhin stark abhängig von der Zusammensetzung der Nährlösung. KREBS[2] hat die Milieueinflüsse durch die Nährlösung einer sorgfältigen Analyse unterzogen, um Standardbedingungen herauszuarbeiten. Da aber die einen eine geringe Sauerstoffaufnahme als charakteristisch betrachten, die anderen in einem hohen O_2-Verbrauch ein Zeichen für einen ungeschädigten Stoffwechsel sehen wollen, scheinen alle Festlegungen sehr willkürlich. Außerordentlich schwierig ist es, den Funktionszustand eines Gewebsschnittes zu beurteilen. Bei Schnitten von Gehirngewebe ist z. B. eine Spontanaktivität nicht zu messen, wohl aber gelang es, durch elektrischen Reiz eine erhebliche Steigerung des O_2-Verbrauches in vitro hervorzurufen[3]. Alle diese Befunde zeigen, daß die an den Gewebsschnitten gemessene Atmung nur mit großem Vorbehalt als charakteristisch für den normalen Stoffwechsel angesehen werden kann.

Es ist noch nicht klar, ob das aus dem Organismus entfernte Organ oder der Gewebsschnitt die gleiche Gewebsatmung zeigen wie vorher in situ, ob also die Gewebsatmung so eingestellt ist, daß sie sich unter bestimmten Bedingungen auch nach Isolation des Organs noch messen läßt (s. S. 477). Sicher ist nur, daß die Organatmung auch noch in vitro von den Regulationen des Organismus beeinflußt bleibt. So konnte z. B. festgestellt werden[4], daß nach Hypophysektomie die Gewebsatmung von Herz- und Skeletmuskelschnitten auf die Hälfte absinkt. Sogar an isolierten Lebermitochondrien lassen sich Stoffwechseländerungen (gemessen am Wirkungsgrad der oxydativen Phosphorylierung) nachweisen, die vorher am Gesamttier durch Thyroxingabe erfolgt waren[5]. Isolierte Mitochondrien aus insuffizienten Herzen scheinen eine geringere oxydative Phosphorylierung und Sauerstoffaufnahme zu haben als solche aus normalen Herzen[6].

Die maximal mögliche Sauerstoffaufnahme der Zelle (Atmungskapazität) ist gegeben durch die Fermentaktivität des WKS. Diese Atmungskapazität ist normalerweise größer als die größte an intakten Zellen gemessene Sauerstoffaufnahme (Tabelle 18).

Zur Bestimmung der Enzymaktivität eines einzelnen Fermentes setzt man zu einer Gewebssuspension alle Teilnehmer der interessierenden Fermentreaktion im Überschuß zu, und zwar derart, daß das Ferment selbst die „engste Stelle" im Reaktionsablauf bildet. Die Geschwindigkeit der Gesamtreaktion wird dann durch die Aktivität dieses Fermentes bestimmt. Bei den aeroben Fermenten wird die Aktivität als Sauerstoffverbrauch Q_{O_2} gemessen, bei den Dehydrogenasen z. B. als maximaler Substratumsatz je Zeit- und Gewichtseinheit. Zum besseren Vergleich läßt sich auch dieser Substratumsatz in Sauerstoffverbrauch umrechnen, indem man ermittelt, wieviel Sauerstoff bei der vollständigen Verbrennung der umgesetzten Substratmenge verbraucht würde. Auf diese Weise kann die Atmungsgröße der Gewebe unmittelbar mit der Atmungskapazität der Enzyme verglichen werden (Tabelle 19). Aus Tabelle 18 und 19 lassen sich einige allgemeine Regeln ableiten.

1. Die Atmungskapazität verläuft ungefähr parallel mit der Atmungsgröße und zwar am ehesten mit der maximalen Atmungsgröße der Organe. Die Enzymaktivität scheint also auf den Bedarf der maximalen Tätigkeit zugeschnitten zu sein.

---

[1] DRUCKREY 1936, BROCK, DRUCKREY und HERKEN 1938.   [2] KREBS 1950.
[3] MCILWAIN und OCHS 1952.   [4] BERTALANFFY und ESTWICK 1954.
[5] MARTIUS 1955, MARTIUS und HESS 1955.   [6] LAMPRECHT 1956.

Tabelle 18. *Gewebsatmung (Warmblüterorgane) und Atmungskapazität einiger Fermente des aeroben und anaeroben Systems.*

	Herz	Nierenrinde	Gehirnrinde	Leber	Skeletmuskel	Literatur
Trockengewicht (als % des Feuchtgewichtes)	24%	23%	16,5%	35%	24%	
	Rattenorgane in vitro					
a) Gewebsschnitte maximaler Bereich	3—60	10—50	10—40	10—30	5—110	1
Q_{O_2} Mittel	—	21	11	12	—	2
b) Enzymaktivität je mg (trocken) Organgewicht als Q_{O_2}						
Hexokinase	125	70*	230*	12	65	3
Succinodehydrogenase	220	195	50	90	35	4
Cytochrom c	1130	720	205	310	260	5
Cytochromoxydase	975	550	420	390	180	4

* Gemessen am gesamten Organ (Stoffwechsel kleiner als in der Rinde allein).

Tabelle 19.
Sauerstoffverbrauch und Aktivität von Cytochrom c und Cytochromoxydase im Gewebe.

Gewebe (Ratte)	Sauerstoffverbrauch $Q_{O_2} \dfrac{\mu l}{\text{mg Gewebe (tr)} \cdot \text{h}}$ in vitro		Cytochrom c in mg pro kg (trocken)[8]	Ferment-Wechselzahl je min $\dfrac{4 \cdot \text{Mole } O_2/\text{min}}{\text{Mole Ferment}}$		
	Gewebe Mittel — Maximum	Cytochromoxydase[7]		Cytochrom c a)		Cytochromoxydase b)
				Mittel	Maximum	etwa
Skeletmuskel	1 bis 110	180	500	400	8500	14000
Herz	20 bis 60 (bis 80)	974	2150	400	1000 (1500)	17000
Nierenrinde	20 bis 50	550	1400	600	1400	15000
Erythrocyten	0,3	—	13	900	—	—
Leber	15 bis 30	390	600	1000	1900	25000
Lunge	9	—	90	125	2800	—	28500
Milz	12	—	195	190	2500	—	40000
Gehirn	10 bis 25	420	350	1100	2800	46500
Gehrinrinde	19 bis 40	—	375	2000	4100	—
Maligne Tumoren	8	60—130	17—110	3000—18000	—	47000—140000
Maximale Reaktionsgeschwindigkeit des Atmungsfermentes in vitro[9]						150000

a) Anzahl der Oxydoreduktionen des Cytochroms c, wenn der gesamte links angegebene O_2-Verbrauch über Cytochrom c läuft. Molekulargewicht 13000 (THEORELL und ÅKESON 1941).

b) Anzahl der Oxydoreduktionen der Cytochromoxydase (wenn dies die gleiche Konzentration besitzt wie Cytochrom c) bei maximaler Aktivität der Cytochromoxydase unter speziellen Bedingungen in vitro: Organbrei verstärkt mit Überschuß an reduzierendem Substrat, an Cytochrom c und an O_2.

[1] Zitiert nach K. LANG 1952; STADIE und MARSH 1947.
[2] Nach WARBURG 1926; ferner KREBS 1933.
[3] LONG 1952 (berechnet). [4] SCHNEIDER und POTTER 1943.
[5] Aus dem Cytochromgehalt der Organe berechneter maximaler O_2-Verbrauch für eine Wechselzahl des Cytochroms c von $2 \cdot 10^4$/min. Literatur bei [1].
[6] Nach WARBURG 1926; STADIE und MARSH 1947; DRABKIN 1949; KREBS 1950.
[7] SCHNEIDER und POTTER 1943, POTTER 1944.
[8] DRABKIN 1949; STOTZ 1939; DUBOIS und POTTER 1942.
[9] Hefezellen; berechnet als Mindestwert von O. WARBURG 1946. Umgerechnet von 10 auf 38° unter Annahme eines Q_{10} von etwa 2,5.

2. Die Atmungskapazität der Enzyme ist größer als die maximale Atmung des intakten Gewebes. Die Enzyme erscheinen überdimensioniert. Der Unterschied von Atmungskapazität und wirklicher Atmung würde sicher noch größer, wenn es immer gelänge, die Kapazität der Enzyme unter optimalen Bedingungen zu messen.

Die Atmungskapazität der gereinigten Cytochromoxydase vom Pferdeherz (Tabelle 18) ist außerordentlich hoch: Würde das ganze Herz einen solchen O_2-Verbrauch haben wie das Enzympräparat, so ergäbe sich für das menschliche Herz von 300 g Feuchtgewicht ein Verbrauch von nahezu 1000 ml O_2/min. Das ist 4mal so viel, wie der ganze Mensch in Ruhe verbraucht.

3. Die Atmungskapazität der Enzyme steigt in der Reihenfolge vom Substrat zum Sauerstoff an, z. B. ist die Atmungskapazität der Hexokinase doppelt so hoch, die des Cytochroms c und die der Cytochromoxydase etwa 17mal so hoch wie die höchste Atmung, zu der das Gewebe in vitro fähig ist.

Die Beziehung zwischen Fermentkonzentration und Sauerstoffverbrauch wird besonders deutlich, wenn man die Wechselzahl des Fermentes berücksichtigt. Die Wechselzahl gibt die Anzahl der Oxydoreduktionen an, die das Ferment in der Minute vollbringt. Sie ergibt sich als $\frac{4 \cdot \text{Sauerstoffverbrauch (Mol/min)}}{\text{Fermentkonzentration (Mol)}}$. (Die Multiplikation mit 4 ist notwendig, da ein O_2-Molekül 4 Fe-Atome oxydiert.) In Tabelle 19 ist für das Cytochrom c als Sauerstoffverbrauch die in vitro gemessene Organatmung verwendet; für die Cytochromoxydase ist der Sauerstoffverbrauch bei maximaler Aktivität des Fermentes zugrunde gelegt, wobei zur Vereinfachung angenommen ist, daß ebenso viele Mole Cytochromoxydase wie Cytochrom c in dem betreffenden Gewebe vorhanden sind. Normalerweise ergeben sich für das Cytochrom Wechselzahlen zwischen 400 und 8000; bei maximaler Arbeit von 15000—45000. Diese Zahlen sind kleiner als diejenigen Wechselzahlen, die man an reinen Enzymen unter optimalen Bedingungen hat messen können, z. B. 20000 für Cytochrom c[1] und schätzungsweise 150000 oder mehr für das Atmungsferment (WARBURG[2]).

Nur die malignen Tumoren[3] fallen aus diesem Rahmen heraus. Die hierfür berechneten Wechselzahlen kommen nahe an die soeben genannten Maximalwerte heran. In den Tumoren scheint sonach schon unter normalen Bedingungen die Atmungskapazität voll ausgenutzt zu sein, da die Fermentaktivität bzw. -konzentration geringer ist als in normalen Organen gleicher Atmungsgröße. Das Atmungssystem ist in den Tumoren „unterwertig", wie auch aus vielen anderen Tatsachen hervorgeht. In den Tumoren kann sich also der Substratwasserstoff anstauen. Ein beträchtlicher Teil dieses Wasserstoffs führt zur Bildung von Milchsäure. Die Unterwertigkeit des WKS ist mit ein Grund für die von WARBURG[4] zuerst entdeckte Tatsache, daß die malignen Tumoren eine beträchtliche aerobe Glykolyse besitzen, im Gegensatz zu fast allen normalen Geweben (s. S. 466). Die Unterwertigkeit der Gewebsatmung zieht WARBURG zur Erklärung der malignen Entartung heran[5]. Ob dies aber die primäre Ursache ist, dürfte zur Zeit auf Grund der experimentellen Daten noch nicht zu entscheiden sein. So fand CHANCE[6] z. B., daß Ascitestumorzellen eine voll aktive und in ihrer Konzentration nicht unterdimensionierte Atmungskette besitzen.

3. Kritischer Sauerstoffdruck und kritische Schichtdicke der Zelle.

Die Voraussetzung für eine richtige Versorgung der Zelle mit Sauerstoff ist, daß der Sauerstoffdruck an der Cytochromoxydase ausreicht, um diese voll zu sättigen. Ist dies der Fall, so kann ein weiteres Ansteigen der O_2-Spannung keine

---
[1] STADIE und MARSH 1947. [2] WARBURG 1946. [3] Siehe GREENSTEIN (1943).
[4] WARBURG 1926. [5] WARBURG 1955, 1956. [6] CHANCE 1953, CHANCE und HESS 1956.

Verbesserung der Versorgung mit sich bringen; die Atmung ist also in diesem Bereich unabhängig vom Sauerstoffdruck. Derjenige Sauerstoffdruck (p_{O_2}), bei dem die Atmung infolge unzureichender Sättigung der Cytochromoxydase abzusinken beginnt, wird als *kritischer Sauerstoffdruck* ($p_{O_2 \text{ krit}}$) der Cytochromoxydase bezeichnet. Dieser kritische Sauerstoffdruck beträgt für das Warmblütergewebe etwa 4 mm Hg[1]. Er liegt damit in der gleichen Größenordnung wie der Sauerstoffdruck fein verteilter Gewebssuspensionen in vitro (s. Tabelle 20).

Tabelle 20.
Kritischer Sauerstoffdruck (pO_2) und seine Veränderung durch Diffusion und Temperatur.

	Temperatur °C	Normale Atmung $Q_{O_2} \left(\frac{mm^3 \, O_2}{mm \, (tr) \cdot h} \right)$	krit. pO_2 mm Hg	pO_2 f. Atmung = 50% mm Hg	Literatur
I. Kritischer pO_2 an der Cytochromoxydase					
Micrococcus candicans (⌀ 5µ)	1	2,3	~0,004	<0,004	2
	5	5,9	~0,04	~0,008	2
	10	14	~0,04	~0,015	2
Rinderherz	37	17	<4,0	1,3	1
II. Kritischer pO_2 „im Außenmedium"					
Hefezellen (⌀ 50µ)	10	19	~2,0	0,2	2
	34	—	~6,0	—	3
Homogenate aus:					
Gehirn (Ratte)		etwa 10	<4,0	—	4
Knochenmark	37—38	—	<4,0	—	5
Herz		—	<5,0	—	6
Gewebsschichten in vitro					
Leber (Dicke 200µ)	38	10	150	—	7
Retina (Dicke 200—300µ) (in Bicarbonatringer)	37	30	35	—	8
Rote Blutzellen (Ratte (Dicke 2µ)	37—38	etwa 0,1	30	4,0	9
Gehirnrinde in situ	37	10	2—3	—	10
III. Kritischer pO_2 im venösen Capillarblut (in situ)					
Gehirn (Capillarabstand 35—40µ)	37	etwa 10	etwa 10		11
Herz (Capillarabstand 10—20µ)		etwa 20	etwa 3		12
Ganztier (Hund)		—	etwa 10		13

Der Sauerstoff erreicht die Cytochromoxydase durch *Diffusion* aus dem Außenmedium vom Zellrand her. Da durch die Atmung auf dem Diffusionsweg Sauerstoff verbraucht wird, sinkt der Sauerstoffdruck zur Zellmitte hin ab. Infolge dieses Druckabfalles ist der kritische Sauerstoffdruck einer *Zelle* größer als der kritische Sauerstoffdruck der Cytochromoxydase. Je größer die Zelle und je stärker ihre Atmung, um so größer ist auch ihr kritischer Sauerstoffdruck.

Die ersten zuverlässigen Messungen des kritischen Sauerstoffdruckes haben 1929 WARBURG und KUBOWITZ[2] an den sehr kleinen Zellen von Mikrococcus candicans (⌀ 5µ) und an Hefezellen (⌀ 50µ) durchgeführt[14]. Indirekt konnte der kritische Sauerstoffdruck am Warmblüter dadurch bestimmt werden[15], daß mit

---

[1] KIESE und REINWEIN 1953.   [2] WARBURG und KUBOWITZ 1929.
[3] WINZLER 1941.   [4] ELLIOTT und HENRY 1946.
[5] WARREN 1942.   [6] KEILIN 1930.   [7] WARBURG 1923, MINAMI 1923.
[8] CRAIG und BEECHER 1943.   [9] JONES, MAEGRAITH und SCULTHORPE 1951.
[10] BRONK, LARABEE und DAVIES 1945.
[11] NOELL und SCHNEIDER 1942, OPITZ und SCHNEIDER 1950.
[12] OPITZ und THEWS 1952.   [13] OPITZ und SCHNEIDER 1950.
[14] WINZLER 1941.   [15] BRONK, LARABEE und DAVIES 1945.

einer Platinelektrode der Sauerstoffdruckabfall in der Gehirnrinde während einer lokalen Unterbrechung der Blutzirkulation gemessen wurde. Zunächst fällt dabei der Sauerstoffdruck linear ab, was einem gleichmäßigen O_2-Verbrauch entspricht; erst bei einem p_{O_2} von 2—3 mm Hg verlangsamt sich der Abfall, d. h. wird die Atmung — offenbar durch Erreichen des kritischen Druckes — verkleinert.

Übereinstimmend geht aus diesen Daten hervor, daß der kritische Sauerstoffdruck der Cytochromoxydase bei 37° für den Warmblüter etwa 3—4 mm Hg beträgt. Das ist ein niedriger Wert im Vergleich zum Sauerstoffdruck des arteriellen Blutes (etwa 93 mm Hg[1]) und des venösen Blutes verschiedener Organe (meist 30—40 mm Hg; Herz und arbeitender Skeletmuskel etwa 18 mm Hg). Der kritische Sauerstoffdruck ist niedrig genug, um selbst bei Sauerstoffmangel eine Gewebsatmung von voller Höhe zu gewährleisten, solange nur die Blutversorgung des Gewebes aufrechterhalten bleibt.

Aus dem kritischen Sauerstoffdruck an der Cytochromoxydase, den Abmaßen der Zelle und der Atmungsgröße läßt sich nach den Diffusionsgesetzen der kritische Sauerstoffdruck einer Zelle oder eines Organs ungefähr vorhersagen. Der Sauerstoffdruck am Zellrand bzw. in der versorgenden Capillare ist bei ausreichender Durchblutung nur vom Sauerstoffdruck in der äußeren Umgebung abhängig. Zu einem Stoffaustausch durch Diffusion kommt es immer, wenn in einem Medium, in dem sich die Moleküle des Stoffes frei bewegen können, Konzentrationsdifferenzen bestehen. Die dabei herrschenden Gesetzmäßigkeiten wurden zuerst von FICK (1855) formuliert, und zwar ist der Stofftransport durch Diffusion dem maximalen Konzentrationsgefälle proportional[2]. Der Proportionalitätskoeffizient ist der Diffusionskoeffizient K. Er ist, wenn die Diffusion verschiedener Stoffe bei gleichem Gefälle miteinander verglichen wird, ein Maß für die Größe der Diffusion.

Beim Sauerstoff wird die Konzentration u in cm^3/cm^3 Flüssigkeit oder Gewebe angegeben. Die Sauerstoffmenge, die in einer Flüssigkeit physikalisch gelöst ist, u_{physik}, hängt vom Partialdruck des Sauerstoffs und von seinem Löslichkeitskoeffizienten a_1 ab, und zwar ist die Konzentration direkt, proportional dem p_{O_2}

$$u_{physik} = a_1 \cdot p_{O_2}. \tag{25}$$

Für die Diffusion ist in jedem Fall *nur* die *physikalisch* in der Flüssigkeit gelöste Gasmenge entscheidend. Dies ist besonders zu beachten, wenn noch außerdem in Sauerstoffspeichern (wie Hämoglobin oder Myoglobin) chemisch gebundener Sauerstoff u_{chem} vorhanden ist. Die Gesamtkonzentration an Sauerstoff u_{ges} ist in diesem Falle

$$u_{ges} = u_{physik} + u_{chem}. \tag{26a}$$

Auch der chemisch gebundene Sauerstoff wird für die Diffusion erst dann wirksam, wenn er aus seiner Bindung befreit ist und sich unter einem bestimmten Partialdruck in der Flüssigkeit gelöst hat. Bei einem Sauerstoffspeicher gibt die Sauerstoffbindungskurve $s(u)$ die Abhängigkeit der Sauerstoffkonzentration vom Sauerstoffdruck an. Man kann also für den Sauerstoffdruck, unter dem der chemisch gebundene Sauerstoff bei einer bestimmten Konzentration des Sauerstoffspeichers c_{sp} steht, schreiben $p_{O_2} = s(u) \cdot c_{sp}$ und damit

$$u_{chem} = a_2 \cdot s(u) \cdot c_{sp}, \tag{27}$$

also

$$u_{ges} = a_1 \cdot p_{O_2} + a_2 \cdot s(u) \cdot c_{sp}. \tag{26b}$$

---

[1] BARTELS und RODEWALD 1952, OPITZ und BARTELS 1955.
[2] NETTER 1951, HITCHCOCK 1947, HILL 1928, JAKOBS 1935, ROUGHTON 1952, THEWS 1953.

Der wirkliche p_{O_2}, mit dem für die Diffusion gerechnet werden muß, ist also

$$p_{O_2} = \frac{1}{a_1} \cdot u_{ges} - \frac{a_2}{a_1} \cdot s(u) \cdot c_{sp}. \tag{28}$$

Da man aus einer reinen Konzentrationsangabe u_{ges} nicht entscheiden kann, ob es sich um chemisch oder physikalisch gelösten Sauerstoff handelt, ist es notwendig, bei Betrachtungen über die Gewebsversorgung immer mit dem Sauerstoff*druck* zu rechnen. Die Angabe des Sauerstoffdruckes läßt im Gegensatz zur Angabe der Sauerstoffkonzentration eindeutige Aussagen über die Diffusionsverhältnisse zu.

Die Auflösung der Differentialgleichung der Diffusion ergibt, daß der Sauerstoffdruckabfall Δp_{O_2} in der atmenden Zelle zwischen der Konzentration am äußeren Zellrand und der Sättigungskonzentration an der Cytochromoxydase im Zellzentrum direkt proportional der Atmung (A) und dem Quadrat des Radius (R) und umgekehrt proportional dem Diffusionskoeffizienten (K) ist:

$$\Delta p_{O_2} \sim \frac{A \cdot R^2}{K}.$$

Die Atmung A und der Radius R des Gewebscylinders bedingen den für die Versorgung notwendigen Sauerstoffdruck. Da der Δp_{O_2} dem Quadrat des Radius proportional ist, wird klar, daß eine Vergrößerung des Radius (etwa durch Hypertrophie) die Versorgung besonders stark beeinflußt. Durch den Sauerstoffdruckabfall im Gewebe und durch den kritischen Sauerstoffdruck an der Cytochromoxydase ist also vorgegeben, bei welchem maximalen Abstand von der Capillare das Gewebe noch ausreichend Sauerstoff bekommt. Dieser Grenzradius wird als *Grenzschichtdicke* bezeichnet[1]; er ist eine wichtige Größe für die Versorgung des Gewebes.

Bei Diffusionsberechnungen muß berücksichtigt werden, daß der Diffusionskoeffizient keine Konstante ist, sondern mit der Eiweißkonzentration schwankt[2]. Bei Eiweißkonzentrationen von 5% beginnen merkliche Abweichungen, bei 30% ist der Diffusionskoeffizient schon auf die Hälfte abgesunken. Man darf also im strengen Sinne nicht von einer Diffusions*konstante*, sondern nur von einem *Diffusionskoeffizienten* sprechen. Auch die Sauerstoffspeicher beeinflussen die Diffusion; dies muß bei der Aufstellung der Differentialgleichung berücksichtigt werden. Die Lösung dieser Differentialgleichung ist in geschlossener Form nicht mehr möglich; THEWS gelang es aber, ein brauchbares Näherungsverfahren zu entwickeln[3]; ein anderes Lösungsverfahren geben KLUG, KREUZER und ROUGHTON[4] an.

Um die Sauerstoffversorgung des atmenden *Gewebes* einer mathematischen Analyse zugänglich zu machen, kann es in einzelne Gewebscylinder zerlegt werden. Liegt ein solcher Cylinder in einem schwach atmenden Gewebe (wie z. B. eine Herzmuskelfaser im Bindegewebe[5]), so herrscht im schwach atmenden Gewebe annähernd der gleiche Sauerstoffdruck wie in der versorgenden Capillare. Der Sauerstoffdruck ist also rings um den Cylinder*rand* (= Herzmuskelfaserrand) gleich groß. Der Gewebscylinder wird daher gleichmäßig von außen her versorgt (von *außen* versorgter Cylinder[6]). Die Differentialgleichung der Diffusion läßt sich für diesen Fall lösen und die Diffusionsverhältnisse berechnen[7].

---
[1] Siehe OPITZ und SCHNEIDER 1950, WARBURG 1923, 1926.   [2] KREUZER 1949, 1951, 1953.
[3] THEWS 1956.   [4] KLUG, KREUZER und ROUGHTON 1956.
[5] WEARN und ZSCHISCHE 1928, LINZBACH [1], [2] 1947.
[6] THEWS 1953, OPITZ und SCHNEIDER 1950, OPITZ und THEWS 1952.
[7] JAKOBS 1935, THEWS 1953.

476 E. Opitz† und D. Lübbers: Allgemeine Physiologie der Zell- und Gewebsatmung.

Ist die versorgende Capillare aber von einem Gewebe umgeben, dessen Sauerstoffverbrauch in der gleichen Größenordnung liegt, so nimmt der Sauerstoffdruck von der Capillare aus ab. Der Gewebscylinder wird also in diesem Fall von *innen* versorgt. Dieser von innen versorgte Cylinder wurde zuerst von Krogh[1] einer mathematischen Analyse unterzogen (Kroghscher Cylinder). Wird angenommen, daß die Atmung zeitlich konstant ist, so stellt sich in dem Kroghschen Cylinder ein stationärer Zustand, ein dynamisches Gleichgewicht ein, in dem

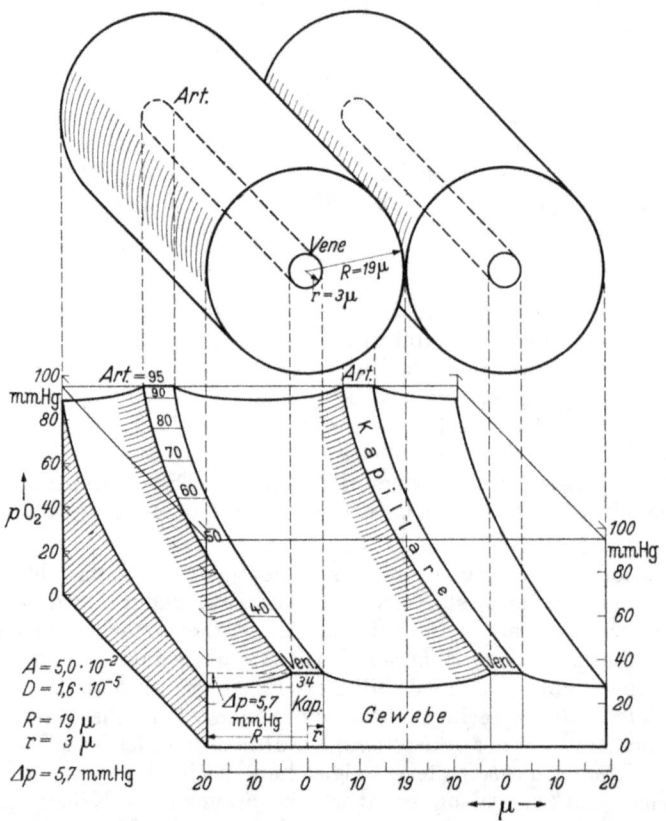

Abb. 23. Sauerstoffdruck im Gehirngewebe; berechnet für zwei Kroghsche Gewebscylinder der Gehirnrinde. (A = Atmung je ml Gewebe und min, D = Diffusionskonstante von Krogh in ml/min/Atm., halber Abstand der Capillare, r = Radius der Capillare, R = Radius des Gewebscylinders). In den Capillaren fällt der p_{O_2} von etwa 95 mm Hg (arteriell) auf 34 mm Hg (venös) ab; der niedrigste p_{O_2} im Gewebe liegt bei 28 mm Hg.

Sauerstoffnachstrom und Sauerstoffverbrauch im Gleichgewicht stehen. Für die Gehirnzelle sind die Versorgungsverhältnisse in Abb. 23 schematisch dargestellt[2]. Es sind 2 Capillaren gezeichnet, von deren arteriellem Ende aus der Sauerstoffdruck zum venösen Ende und zur Mitte des Gewebes hin abfällt. Der niedrigste Sauerstoffdruck herrscht bei gleichmäßiger Atmung in der Mitte zwischen dem venösen Ende der beiden Capillaren („tödliche Ecke"[2]).

Dem oben erwähnten Beispiel liegt, wie schon bemerkt, die Annahme zugrunde, daß sich durch einen gleichmäßigen Sauerstoffverbrauch jeweils ein stationärer Zustand (dynamisches Gleichgewicht) einstellt. Es ist aber durchaus nicht sicher, ob bei einem arbeitenden Organ der Sauerstoffverbrauch gleichmäßig ist, oder ob

---

[1] Krogh 1919.   [2] Opitz und Schneider 1950.

nicht vielleicht rhythmisch sich ändernde Verbrauchsspitzen auftreten. Die rhythmische Atmung verändert die Diffusionsverhältnisse erheblich und muß bei der Analyse der Versorgungsbedingungen berücksichtigt werden[1].

4. Größe und Sauerstoffverbrauch.

Da am Gesamtorganismus mit steigender Körpergröße der Sauerstoffverbrauch je Gewichtseinheit abnimmt (Abb. 24), entstand die Frage, ob der Gewebsstoffwechsel der isolierten Organe an dieser Stoffwechselreduktion bei Größenzunahme teilnimmt[2].

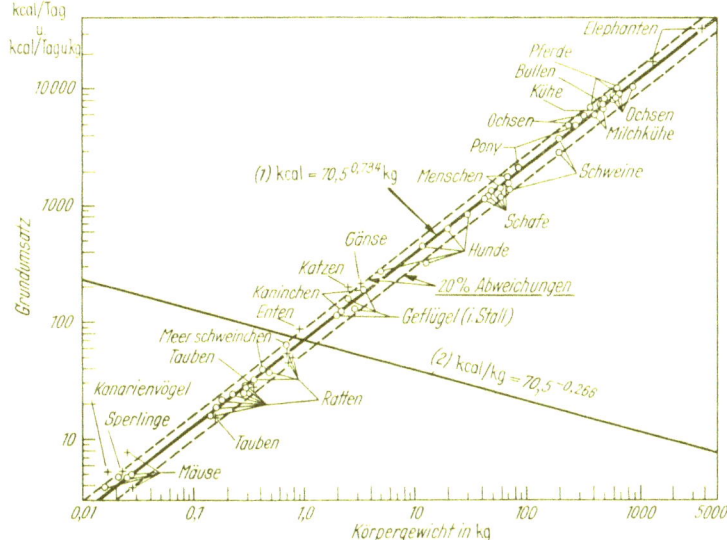

Abb. 24. Grundumsatz (im kcal/Tag bzw. kcal/Tag und kg) erwachsener Tiere verschiedener Arten in Abhängigkeit vom Körpergewicht (in kg) in doppelt logarithmischem Maßstab. Die ansteigende Kurve (1) entspricht der Gleichung: kcal = 70,5 kg^{0,734} oder kcal/kg^{0,734} = 70,5, die abfallende Kurve (2) Kcal/kg = 70,5 kg^{0,266}. (Die Summe der Exponenten ist gleich 1.) Der Anstieg der Kurve (1) bedeutet, daß sich der Grundumsatz um ungefähr 73% vergrößert, wenn das Körpergewicht um 100% steigt. (Nach BRODY 1945.)

Setzt man den Stoffwechsel A in Beziehung zum Gewicht G, so läßt sich die funktionale Abhängigkeit zwischen beiden allgemein durch eine Potenz a des Gewichtes G ausdrücken. Eine solche Funktion läßt sich besonders bequem in logarithmischer Form darstellen; der Exponent a ergibt sich in diesem Falle einfach als die Steigung einer Geraden. Ist b der Proportionalitätsfaktor, so gilt:

$$A = b \cdot G^a,$$
$$\log A = a \cdot \log G + \log b.$$

Und auf die Gewichtseinheit bezogen (A/G = Stoffwechsel der Gewichtseinheit):

$$\frac{A}{G} = b \cdot G^{a-1} = b \cdot G^{a'} \qquad a' = a - 1,$$
$$\log \frac{A}{G} = a' \log G + \log b.$$

Bei dem Versuch einer Deutung der Stoffwechselreduktion für verschieden große Wirbeltiere stellte RUBNER 1883[3] die nach ihm benannte Oberflächenregel auf. Da die Oberfläche eine quadratische Funktion der linearen Ausdehnung (l^2) und die lineare Ausdehnung (l) wiederum der Kubikwurzel aus dem Gewicht

---
[1] OPITZ und SCHNEIDER 1950, OPITZ und THEWS 1952.
[2] Zusammenfassung s. KLEIBER 1947, s. BRODY 1945.   [3] RUBNER 1883, 1902, 1928.

proportional ist $(l \sim G^{1}/_{3})$, heißt das, daß der Stoffwechsel $A \sim G^{2}/_{3}$ ist, oder $a = {}^{2}/_{3}$ für A (bzw. $a' = -0{,}33$ für A/G). Neuere Untersuchungen haben allerdings gezeigt, daß diese Regel keineswegs streng gilt. Sie wird noch am ehesten bei *intra*spezifischen Vergleichen gefunden, d. h. also bei Untersuchungen an der gleichen Tierart[1]. Bei dem *inter*spezifischen Vergleich ergibt sich eher[2] ein $A \sim G^{3}/_{4}$ ($^{3}/_{4}$-Potenzregel), was einem $a' = -0{,}25$ entspricht.

Es sei jedoch daran erinnert, daß bei tierischen Organismen verschiedene Typen der Stoffwechselreduktion gefunden werden: a) ein $a' = -0{,}33$ (Oberflächenregel) gilt (klarer als bei den Warmblütern) bei einigen kaltblütigen Wirbeltieren und Wirbellosen (z. B. Rundwürmer[3], Mollusken[4], Prosobranchia[5], Crustaceen[6], Fische[7], Reptilien[8]; b) ein $a' = -0{,}25$ ($^{3}/_{4}$-Potenzregel) gilt bei: Turbellaria[7], Schnecken[9]; c) Stoffwechsel direkt proportional dem Gewicht bei: Schnecken[10], Insekten[11].

Die in der Literatur mitgeteilten Befunde über den Zusammenhang von Gesamtatmung („Grundumsatz") und Organatmung sind widersprechend. FIELD II, BELDING und MARTIN[12] untersuchten in diesem Zusammenhang die Gewebsatmung von über 20 Organen der Ratte (Gewebsschnitte, manometrische Gasanalyse) und errechneten aus Organatmung und Organgewichten die „summierte Gewebsatmung". Die summierte Gewebsatmung betrug 66% des Grundumsatzes; wird noch für die während des Grundumsatzes tätigen Organe ein minimaler Tätigkeitsumsatz hinzugerechnet, so ergeben sich sogar 89% des Grundumsatzes. Daraus ziehen FIELD II und Mitarbeiter den Schluß, daß der Grundumsatz die arithmetische Summe der mit der WARBURG-Technik gemessenen Gewebsatmung ist. Danach würden also alle Faktoren, die in situ die Gewebsatmung einstellen, gleichermaßen im Gewebsschnitt *in vitro* wirksam sein. MARTIN und FUHRMANN[13] wiederholten die Versuche am Hund und bestimmten die summierte Gewebsatmung zu 79% des Grundumsatzes. Zu beiden Untersuchungen muß gesagt werden, daß sie in Nährmedien ausgeführt wurden, die nach neuen Untersuchungen von KREBS[14] eine zu niedrige Atmung vortäuschen; denn im Serum oder in Lösungen, denen die für den Stoffwechsel notwendigen Substanzen zugesetzt sind, steigt die Gewebsatmung an. In Serum oder KREBS-Ringerlösung gemessen wäre die summierte Gewebsatmung wahrscheinlich größer als der Grundumsatz gewesen.

Die Untersuchung der Sauerstoffaufnahme an homologen Geweben verschiedener Tiere (in vitro, Gewebsschnitte) schien zunächst zu ergeben, daß der auf die Gewichtseinheit bezogene Stoffwechsel (A/G) von der Tiergröße unabhängig ist[15]. Jedoch blieben diese Ergebnisse nicht unwidersprochen[16]. Bei der Gewebsatmung (Leberschnitte von Ratten, Kaninchen, Schweinen, Pferden und Kühen) wurde eine *Abnahme* der Organatmung mit steigendem Gewicht gefunden[17] und zwar $a' = -0{,}25$; in diesem Fall sollen sich also Organatmung

---

[1] BERTALANFFY und PIROZYNSKI 1953.
[2] Zusammenfassung s. KLEIBER 1947, s. BRODY 1945, BENEDICT 1938, s. BERTALANFFY 1951.
[3] KRÜGER 1940.   [4] WEINLAND 1919, LUDWIG und KRYWIENSZYK 1950.
[5] KRYWIENSZYK [1] 1952.
[6] JANČAŘIK 1948, BERTALANFFY und KRYWIENSZYK 1953, MÜLLER [1] 1943, WILL 1952.
[7] BERTALANFFY und MÜLLER 1943.   [8] KRAMER 1934, KROGH 1904.
[9] BERTALANFFY und MÜLLER 1943, FÜSSER und KRÜGER 1951, KRYWIENSZYK [2] 1952.
[10] LIEBSCH 1929, BERTALANFFY und MÜLLER 1943.
[11] BERTALANFFY und MÜLLER 1943, MÜLLER [2] 1943, WILL 19˙2.
[12] FIELD II, BELDING und MARTIN 1939.
[13] MARTIN und FUHRMANN 1941.   [14] KREBS 1950.
[15] TERROINE und ROCHE 1925, GRAFE 1925, GRAFE, REINWEIN und SINGER 1925.
[16] LE BRETON und KAYSER 1926, KAYSER, LE BRETON und SCHAEFER 1925, BORGER und GROLL 1926, KLEIBER 1941, WEYMOUTH, FIELD II und KLEIBER 1942.
[17] WEYMOUTH, FIELD II und KLEIBER 1942.

und Grundumsatz nach dem gleichen Gesetz geändert haben. Ähnliches Verhalten wurde bei der Crustacee Pugettia gefunden[1].

Wird aber die summierte Gewebsatmung für verschieden große Tiere berechnet, so erhält man unterschiedliche Relationen zum Grundumsatz. Für ein Tier von 150 g betrug die summierte Gewebsatmung 66%, für ein Tier von 10 g nur 35% des Grundumsatzes[2]. Dabei wurde die verschiedene Organgröße bei kleinen und großen Tieren mit berücksichtigt[3]. Die „summierte Gewebsatmung" (an Gewebsschnitten gemessen) ergab also in diesem Fall *nicht* die Stoffwechselreduktion des Grundumsatzes.

Die umfassendste Untersuchung zu dieser Frage wurde von KREBS[4] veröffentlicht; er untersuchte 5 Organe (Gewebsschnitte) von neun verschiedenen Säugetieren und fand, daß, obwohl die Organatmung bei größeren Tieren im allgemeinen etwas kleiner ist als bei kleinen Tieren (a' zwischen $-0{,}06$ und $-0{,}14$), keine parallel zum Grundumsatz gehende Abnahme des Organstoffwechsels besteht. Dabei zeigte sich, daß die einzelnen Organe sich sehr unterschiedlich verhalten, wie auch schon von anderen festgestellt worden war[5]. So fanden BERTALANFFY und PIROZYNSKI[6], daß die Atmung von Nierenschnitten unabhängig von der Tiergröße ist (*intra*spezifisch) und der Stoffwechsel von Gehirnschnitten sogar mit dem Körpergewicht ansteigt; für die *inter*spezifische Stoffwechseländerung an Gehirnschnitten war von anderen ein $a' = -0{,}1$ gefunden[7]. BARBEY und LÜBBERS[8] fanden am isolierten, *intakten* Froschherz, daß der Ruhestoffwechsel mit der Herzgröße abnimmt ($a' = -0{,}5$), daß aber diese Abhängigkeit verlorengeht, wenn Gewebs*schnitte* angefertigt werden.

Beim Rattenfetus (Schnitte im Warburg) wird der Stoffwechsel vom niederen Stoffwechsel des Muttertieres beeinflußt; die Atmung liegt also in der Größe des Grundumsatzes des erwachsenen Tieres. So wurde gefunden, daß ein 13 Tage alter Fet nur $1/20$ des Sauerstoffverbrauches je Gewichtseinheit hat, den er nach der Oberflächenregel haben sollte[9].

Mit der Tiergröße steht auch das Tieralter in bestimmter Beziehung. So wurde gefunden, daß die auf die Gewichtseinheit bezogene Atmung (Leberschnitte[10], Schnitte von Leber, Herz, Niere[11]) mit dem Alter abnimmt. In neueren Untersuchungen konnten allerdings keine eindeutigen Beziehungen zwischen Stoffwechselgröße und Alter gefunden werden, und zwar an Organen, die an sich sowohl deutliche histologische Alterserscheinungen als auch eine ausgeprägte Stoffwechselreduktion mit steigendem Gewicht zeigen. Dagegen fand MARTIUS[12] eine Stoffwechselreduktion an Mitochondrien, die von jungen Tieren mit zunehmendem Alter gewonnen worden waren.

Auch aus der Analyse der chemischen Zusammensetzung der Organe läßt sich ein Hinweis für eine gewisse Parallelität von chemischem Aufbau und Stoffwechselgröße feststellen (chemische Allometrie nach NEEDHAM 1934[13]). Es wurde gefunden, daß der Glutathiongehalt mit steigendem Körpergewicht abnimmt[14], ebenso die Konzentration an Atmungsferment (Untersuchungen am Schweine-

---

[1] WEYMOUTH, CRISMON, HALL, BELDING und FIELD II 1944.
[2] PIROZYNSKI und BERTALANFFY 1952, BERTALANFFY und PIROZYNSKI 1953.
[3] DONALDSON 1924, BERTALANFFY und PIROZYNSKI 1952.   [4] KREBS 1950.
[5] Zusammenfassung s. KLEIBER 1947, BERTALANFFY und PIROZYNSKI [1] 1951, [2] 1951.
[6] BERTALANFFY und PIROZYNSKI 1953.
[7] ELLIOT 1948.   [8] BARBEY und LÜBBERS 1956.
[9] KLEIBER, COLE und SMITH 1943, BERTALANFFY und PIROZYNSKI 1953, vgl. OPITZ und SAMLERT 1949, s. aber BARCROFT 1946.
[10] HAWKINS 1928.   [11] PEARCE 1936.   [12] MARTIUS 1956.   [13] NEEDHAM 1934.
[14] GREGORY und GOSS (1933), PATRUŠEV 1937.

spulwurm[1]). ROSENTHAL und DRABKIN[2] ermittelten für den Cytochrom c-Gehalt (Maus, Ratte, Kaninchen, Hund, Schwein, Mensch, Pferd) ein $a' = -0{,}278$ (Tabelle 21).

Tabelle 21. *Relative Menge von Hämoglobin (Hb), Myoglobin (Mgb) und Cytochrom c bei verschiedenen Tieren.* Nach DRABKIN (1951).

Tierart	Körpergewicht in kg	Gesamtchromoprotein im Organismus			Verhältnis Hb: Mgb: Cyt. c
		Hb	Mgb	Cyt. c	
Ratte	0,250	3,19	0,101	0,0144	222: 7:1
Hund (Bastard)	6,35	88,9	11,7	0,137	649: 85:1
	9,88	138,3	7,5	0,249	555: 30:1
Mensch	70,0	912,8	34,7	0,781	1169: 44:1
Färse	182,0	2215,0	307,0	1,24	1786:247:1
Arbeitspferd	455,0	5585,0	1345,2	24,3	218: 55:1
Rennpferd (im Stall, außer Training)	500,0	5805,0	1867,5	16,6	350:112:1

Gesamt-Hb etwa proportional der Körpermasse; Cytochrom c etwa proportional dem Grundumsatz.

Aus den Messungen über den Gewebsstoffwechsel an den Gewebsschnitten läßt sich bisher nichts über Gesetzmäßigkeiten, die bei der Stoffwechselreduktion zugrunde liegen, aussagen. RUBNER[3] nahm an, daß der die Oberfläche treffende Abkühlungsreiz die Höhe des Stoffwechsels bestimmt und folgerte daraus seine Oberflächenregel ($a' = -0{,}33$). Doch stellte er schon selber fest, wie später bestätigt wurde (s. oben), daß sich auch bei Kaltblütern ein $a' = -0{,}33$ finden kann, womit die Bedeutung der $^2/_3$-Potenz ihren Sinn verliert. Da die geringe Gewichtsabhängigkeit der Organatmung zur Erklärung der Stoffwechselreduktion nicht ausreicht, nahm KREBS[4] an, daß die Abnahme des Stoffwechsels vor allem durch Variation der Skeletmuskelatmung entstehe, die ihrerseits entscheidend für die Thermoregulation sei. Jedoch ergaben Untersuchungen an der Skeletmuskulatur von Ratten ein $a' = -0{,}07$, während nach der $^3/_4$-Potenzregel ungefähr ein $a' = -0{,}25$, nach der Oberflächenregel ein $a' = -0{,}33$ hätte gefunden werden müssen[5]. Dies bestätigt, daß die Thermoregulation nicht im Mittelpunkt der Erklärung der Stoffwechselreduktion stehen kann.

KESTNER (1934)[6] weist darauf hin, daß bei kleinen Tieren die stoffwechselaktiven Organe[7] relativ größer seien, und erklärt so die Stoffwechselreduktion. Neuere Untersuchungen an Ratten konnten diese Befunde nicht bestätigen; die nach der Organgröße berechnete Atmung reicht nicht aus, um die Stoffwechselreduktion zu erklären (s. oben der Vergleich der summierten Gewebsatmung einer 150 und 10 g schweren Ratte).

LEHMANN[8] hält es überhaupt für abwegig, nach einem kausalen Zusammenhang zwischen einer morphologischen (oder funktionellen) Größe und der Stoffwechselintensität zu suchen. Er geht davon aus, daß es bewiesen sei, daß die Größe der Gewebsatmung durch das *Erbgefüge* der Zelle festgelegt ist und nicht durch die Regulation vom Gesamtorganismus bestimmt wird. Nach seiner Schätzung ist der mittlere Arbeitsstoffwechsel der gleichen Potenz des Gewichtes proportional wie der Ruhestoffwechsel. Die Koexistenz geometrisch ähnlicher Tiere verschiedener Größe ist dann nur möglich — falls zu ihrer Erhaltung die eben erwähnte Gesetzmäßigkeit des Arbeitsstoffwechsels zugrunde gelegt wird —, wenn es zu einer Stoffwechselreduktion kommt.

---

[1] KRÜGER 1940. [2] ROSENTHAL und DRABKIN 1943, s. DRABKIN 1951.
[3] RUBNER 1883, 1902, 1928. [4] KREBS 1950. [5] BERTALANFFY und ESTWICK 1953.
[6] KESTNER 1934. [7] BLANK 1934. [8] LEHMANN 1951.

Überblickt man die widersprechenden Ergebnisse, die die Untersuchungen an den Gewebsschnitten verschiedener Tiere und verschiedener Organe erbrachten, so muß festgestellt werden, daß auf Grund des vorliegenden experimentellen Beobachtungsgutes die Frage, in welchem Umfang die einzelnen Gewebe die Stoffwechselreduktion des Gesamtorganismus mitmachen, *nicht* entschieden werden kann. Es erscheint fraglich, ob überhaupt an Gewebsschnitten Fragen untersucht werden können, die die Messung der absoluten Größe der Gewebsatmung verlangen.

Literatur.

AGNER, R.: Verdoperoxydase. Acta physiol. scand. (Stockh.) **2**, Suppl. 8, 1—62 (1941). ~ Verdoperoxydase. Adv. Enzymol. **3**, 137—148 (1943). — ALTSCHUL, A. M., R. ABRAMS and T. R. HOGNESS: Cytochrom c peroxydase. J. of Biol. Chem. **136**, 777 (1940). — AMBERSON, W. R., T. ERDÖS, B. CHINN and H. LUDES: Electrophoretic and ultracentrifugal analyses of protein extracted from whole mammalian muscles. J. of Biol. Chem. **181**, 405—413 (1949). ANDERSON, L., and G. W. E. PLAUT: Table of oxidation-reduction potentials. In H. A. LARDY, Respiratory Enzymes, S. 71—84. Minneapolis: Burgess Publ. Comp. 1950. — D'ANS, J., u. E. LAX: Taschenbuch für Chemiker und Physiker. Berlin-Göttingen: Springer 1949. — ASMUSSEN, E., E. H. CHRISTENSEN u. M. NIELSEN: Die O_2-Aufnahme der ruhenden und der arbeitenden Skelettmuskeln. Skand. Arch. Physiol. (Berl. u. Lpz.) **82**, 212 (1939). — ATWATER, W. O.: Neue Versuche über Stoff- und Kraftwechsel im menschlichen Körper. Erg. Physiol. **3** (I), 497—622 (1904). — ATWATER, W. O., and F. G. BENEDICT: The metabolism of matter and energy in the human body. U.S. Dept. Agricult. Bull. **136** (1903).

BAALEN, J. VAN, and S. GURIN: Cofactor requirements for lipogenesis. J. of Biol. Chem. **205**, 303—308 (1953). — BACH, A.: Die langsame Verbrennung und die Oxydationsfermente. Fortschr. naturwiss. Forsch. **1**, 85 (1910). ~ Oxydationsprozesse in der lebenden Substanz. In Handbuch der Biochemie, 1. Aufl., Erg.-Bd. 1913. — BACH, L. M. N.: Conversion of red muscle to pale muscle. Proc. Soc. Exper. Biol. a. Med. **67**, 268—269 (1948). — BADDILEY, J.: The structure of coenzyme A. Adv. Enzymol. **16**, 1 (1955). — BALL, E. G.: Über die Oxydation und Reduktion der drei Cytochrom-Komponenten. Biochem. Z. **295**, 262 (1938). ~ Oxidative mechanisms in animal tissues. Symposion on respiratory enzymes, S. 21. Madison: Univ. Wisconsin Press 1941. — BALL, E. G., and O. MEYERHOF: On the occurence of iron-porphyrin compound and succinicdehydrogenase in marine organisms possessing the copper blood pigment hemocyanin. J. of Biol. Chem. **134**, 483—493 (1940). — BARBEY, C., u. D. LÜBBERS: Siehe D. LÜBBERS 1956. — BARCROFT, J.: Researches on prenatal life. Oxford 1946. — BARKER, S. B.: Mechanism of action of the thyroid hormone. Physiologic. Rev. **31**, 205—248 (1951). — BARRON, E. S. G.: Mechanism of carbohydrate metabolism. An essay on comparative biochemistry. Adv. Enzymol. **3**, 149—189 (1943). — BARTELETT, G. R., and E. S. G. BARRON: The effect of fluoroacetate on enzymes and on tissue metabolism. Its use for the study of the oxidative pathway of pyruvate metabolism. J. of Biol. Chem. **170**, 67—82 (1947). — BARTELS, H., u. G. RODEWALD: Der arterielle Sauerstoffdruck, die alveolär-arterielle Sauerstoffdruckdifferenz und weitere atmungsphysiologische Daten gesunder Männer. Pflügers Arch. **256**, 113—135 (1952). — BASFORD, R. E., S. MII and D. E. GREEN: Succinic dehydrogenase. Federat. Proc. **14**, 178 (1955). — BATELLI, F., u. L. STERN: Die Oxydationsfermente. Erg. Physiol. **12**, 96—268 (1912). — BEINERT, H.: Studies on the metabolism of administered cytochrome c by the aid of iron-labled cytochrome. Science (Lancaster, Pa.) **111**, 469—470 (1950). ~ The extent of artificial redistribution of cytochrome c in rat liver homogenates. J. of Biol. Chem. **190**, 287—292 (1951). — BEINERT, H., P. MATTHEWS and E. O. RICHEY: Studies on the incorporation of injected cytochrome c into tissue cells. II. Injection of radioactive cytochrome c into normal rats. J. of Biol. Chem. **186**, 167—176 (1950). — BEINERT, H., and P. G. STANSLY: Asymmetric labeling of acetoacetate by enzymatic acetyl exchange with acetyl coenzyme A. J. of Biol. Chem. **204**, 67—76 (1953). — BELITZER, V.: La regulation de la respiration musculaire par les transformations du phosphagene. Enzymologia (Den Haag) **6**, 1—8 (1939). — BELITZER, V. A., u. T. TSIBAKOVA: Sur le mécanisme des phosphorylations couplées avec la respiration. Biochimiya **4**, 516 (1939). — BENEDICT, F. G.: Vital energetics. A study in comparative basal metabolism. Carnegie Inst. Publ. **1938**, 503. — BENZINGER, T. H.: Equations to obtain for equilibrium reactions, free energy, heat and entropy changes from two calorimetric measurements. Proc. Nat. Acad. Sci. U.S.A. **42**, 109 (1956). — BENZINGER, T. H., and R. HEMS: Reversibility and equilibrium of the glutaminase reaction observed calorimetrically to find the free energy of adenosine triphosphate hydrolysis. Proc. Nat. Acad. Sci. U.S.A. **42**, 896 (1956). — BERTALANFFY, L. v.: The theory of open systems in physics and biology. Science (Lancaster, Pa.) **111**, 2872, 23—29 (1950). ~ Theoretische Biologie. Bd. II: Stoffwechsel und Wachstum.

Bern 1951. — BERTALANFFY, L. v., and R. R. ESTWICK: Tissue respiration of musculature in relation to body size. Amer. J. Physiol. **173**, 58 (1953). ~ Tissue respiration in experimental and congenital pituitary deficiency. Amer. J. Physiol. **177**, 16 (1954). — BERTALANFFY, L. v., and J. KRYWIENCZYK: The surface rule in crustaceans. Amer. Naturalist **87**, 107 (1953). — BERTALANFFY, L. v., u. J. MÜLLER: Untersuchungen über die Gesetzlichkeit des Wachstums. VIII. Die Abhängigkeit des Stoffwechsels von der Körpergröße und der Zusammenhang von Stoffwechseltypen und Wachstumstypen. Riv. Biol. **35**, 48 (1943). — BERTALANFFY, L. v., and W. J. PIROZYNSKI: Tissue respiration and body size. Science (Lancaster, Pa.) **113**, 599 (1951). ~ Tissue respiration and body size. Science (Lancaster, Pa.) **114**, 306 (1951). ~ Ontogenetic and evolutionary allometry. Evolution (Lancaster, Pa.) **6**, 387 (1952). ~ Tissue respiration, growth and basal metabolism. Biol. Bull. **105**, 240 (1953). — BESSEY, O. A., O. H. LOWRY and R. H. LOVE: The fluorometric measurement of the nucleotides of riboflavin and their concentration in tissues. J. of Biol. Chem. **180**, 755 (1949). — BETHE, A.: Allgemeines und Vergleichendes. In BETHE-BERGMANNS Handbuch der normalen und pathologischen Physiologie, Bd. II/1. 1925. — BIELSCHOWSKI, M.: Morphologie der Ganglienzelle. In W. v. MÖLLENDORFS Handbuch der mikroskopischen Anatomie des Menschen, Bd. 4, Teil 1, S. 8—96. 1928. — BING, R. J., M. M. HAMMOND, J. C. HANDELMAN, S. R. POWER, F. C. SPENCER, J. E. ECKENHOFF, W. T. GOODALE, J. H. HAFKENSCHIEL and S. S. KETY: The measurement of coronary blood flow, oxygen consumption and efficiency of the left ventricle in man. Amer. Heart J. **38**, 1 (1949). — BIÖRCK, G.: Myoglobin. Its properties and occurence in man. Acta cardiol. (Bruxelles) **3**, 223 (1948). ~ On myoglobin and its occurence in man. Acta med. scand. (Stockh.) Suppl. **226** (1949). ~ Notes on the therapeutic usefulness of respiratory catalysts, particulary cytochrome c, in hypoxic conditions. Cardiologica **18**, 11 (1951). — BLALOCK, A., and M. F. MASON: Observations on the blood flow and gaseous metabolism of the liver of unesthetized dogs. Amer. J. Physiol. **117**, 328 (1936). — BLANK, H.: Tiergröße und Stoffwechsel. Pflügers Arch. **234**, 310 (1934). — BLOOM, B., and D. W. STETTEN jr.: The fraction of glucose catabolized via the glycolytic pathway. J. of Biol. Chem. **212**, 555 (1955). — BLOOM, B., M. R. STETTEN and D. STETTEN jr.: Evaluation of catabolic pathways of glucose in mammalian systems. J. of Biol. Chem. **204**, 681 (1953). — BODLÄNDER, G.: Über langsame Verbrennung. Slg. chem. u. chem.-techn. Vortr. **3**, H. 11 u. 12 (1899). — BODO, G.: Crystalline cytochrom c from the king penguin. Nature (Lond.) **176**, 829 (1955). — BORGER, G., u. H. GROLL: Die individuellen Schwankungen der Sauerstoffatmung des überlebenden und entzündeten Gewebes. Krkh.forsch. **3**, 443 (1926). — BOWEN, W. J.: Notes on myoglobin preparation and iron content. J. of Biol. Chem. **176**, 747—751 (1948). ~ The absorption spectra and extinction coefficients of myoglobin. J. of Biol. Chem. **179**, 235 (1949). — BOWEN, W. J., and H. J. EADS: Effect of 1800 feet stimulated altitude on the myoglobin content of dogs. Amer. J. Physiol. **159**, 77—82 (1948). — BOYER, P. D., A. B. FALCONE and W. H. HARRISON: Reserval and mechanism of oxidative phosphorylation. Nature (Lond.) **174**, 401 (1954). — BRECKENRIDGE, B.: Carbon monoxide oxidation by cytochrom oxidase in muscle. Amer. J. Physiol. **173**, 61 (1953). — BREUSCH, F. L.: Citric acid cycle; sugar and fat breakdown in tissue metabolism. Science (Lancaster, Pa.) **97**, 490 (1943). ~ The biochemistry of fatty acid catabolism. Adv. Enzymol. **8**, 343 (1943). ~ Stoffwechsel der Kohlenhydrate. In B. FLASCHENTRÄGER u. E. LEHNARTZ, Physiologische Chemie, Bd. IIa, S. 724. 1954. — BRINK, F., D. W. BRONK, C. M. CONELLY, F. D. CARLSON and P. W. DAVIES: The time course of recovery oxygen consumption in nerve. Federat. Proc. **6**, 18 (1947). — BROCK, B., H. DRUCKREY u. H. HERKEN: Der Stoffwechsel des geschädigten Gewebes. Arch. exper. Path. u. Pharmakol. **188**, 436 (1938). — BRODY, S.: Bioenergetics and growth. New York 1945. — BRONK, D. W., M. G. LARABEE and P. W. DAVIES: The rate of oxygen consumption in localized regions of the nervous system: in presynaptic endings and in cell bodies. Federat. Proc. **5**, 11 (1945). — BÜCHER, TH.: Über ein phosphatübertragendes Gärungsferment. Biochim. et Biophysica Acta **1**, 292 (1947). ~ System des Energietransportes in der lebendigen Substanz. Angew. Chem. **62**, 256 (1950). ~ Probleme des Energietransportes innerhalb lebender Zellen. Adv. Enzymol. **14**, 1 (1953). — BURK, D.: The free energy of glykogen-lactic acid breakdown in muscle. Proc. Roy. Soc. Lond., Ser. B **104**, 153 (1929). ~ The PASTEUR Effect. Cold Spring Harbor Symp. Quant. Biol. **7**, 420 (1939). — BURTON, K., and H. A. KREBS: The free-energy changes associated with the individual steps of the tricarboxylic acid cycle, glycolysis and alcoholic fermentation and with the hydrolysis of the pyrophosphate groups of adenosintriphosphate. Biochemic. J. **54**, 94 (1953). — CALVIN, M.: The photosynthetic carbon cycle. Proc. 3. Internat. Congr. Biochem. 1955, S. 211—225. 1956. — CAMPBELL, A. C. P.: Variation in vascularity and oxidase content in different regions of the brain of the cat. Arch. of Neur. **41**, 223—242 (1939). — CARLSSON, A., u. G. HOLLUNGER: Effect of Vitamin D on the citric acid metabolism. Acta physiol. scand. (Stokh.) **31**, 317 (1954). — CARRUTHERS, CH.: Polarographic determination of cytochrome c. J. of Biol. Chem. **171**, 641—651 (1947). — CARRUTHERS, CH., and V. SUNTZEFF: The distribution of pyridine nucleotides in cellular fractions of some normal and malignant tissues. Cancer Res. **14**, 29—33

(1954). — CASTOR, L. N., and B. CHANCE: Photochemical action spectra of carbon monoxide-inhibited respiration. J. of Biol. Chem. **217**, 453 (1955). — CHANCE, B.: The reaction of ferrocytochrome c with peroxidases and peroxides. In J. T. EDSALL, Enzymes and Enzyme-Systems, S. 95—104. Cambridge, Mass.: Harvard University Press 1951. ∼ Dynamics of respiratory pigments of ascites tumor cells. Ann. New York Acad. Sci. **16**, 74 (1953). ∼ Enzyme mechanisms in living cells. In: The mechanisms of enzyme action, S. 399—460. Baltimore 1954. ∼ Spectrophotometry of intracellular respiratory pigments. Science (Lancaster, Pa.) **120**, 767—775 (1954). ∼ On possible mechanisms for the control of electron transport in the respiratory chain. Proc. 3. Internat. Congr. of Biochem. Brüssel 1955. New York: Academic Press 1956. — CHANCE, B., and B. HESS: On the control of metabolism in ascites tumor cell suspensions. Ann. New York Acad. Sci. **63**, 1008 (1956). — CHANCE, B., L. SMITH and L. N. CASTOR: A new method for the study of the carbon monoxide compounds of respiratory enzymes. Biochim. et Biophysica Acta **12**, 289 (1953). — CHANCE, B., and G. R. WILLIAMS: A simple and rapid assay of oxidative phosphorylation. Nature (Lond.) **175**, 1120—1121 (1955). ∼ A method for the localization of sites for oxidative phosphorylation. Nature (Lond.) **176**, 250—254 (1955). ∼ Respiratory enzymes in oxidative phosphorylation. I. Kinetics of oxygen utilization. J. of Biol. Chem. **217**, 383 (1955). ∼ II. Difference spectra. J. of Biol. Chem. **217**, 395 (1955). ∼ III. The steady state. J. of Biol. Chem. **217**, 409 (1955). ∼ IV. Respiratory chain. J. of Biol. Chem. **217**, 429 (1955). ∼ VI. The effects of adenosine diphosphate on azide-treated mitochondria. J. of Biol. Chem. **221**, 477 (1956). ∼ The respiratory chain and oxidative phosphorylation. Adv. Enzymol. **17**, 65 (1956). — CHANCE, B., G. R. WILLIAMS, W. F. HOLMES and J. HIGGINS: Respiratory enzymes in oxidative phosphorylation. V. A mechanism for oxidative phosphorylation. J. of Biol. chem. **217**, 439 (1955). — CHAPPELL, J. B., and S. V. PERRY: The respiratory and adenosinetriphosphatase activities of skeletal muscle mitochondria. Biochemic. J. **55**, 586—595 (1953). — CHRISTENSEN, W. R., C. H. PLIMPTON and E. G. BALL: The hexokinase of the rat erythrocyte and the influence of hormonal and other factors on its activity. J. of Biol. Chem. **180**, 791—802 (1949). — CLARK, J. K., and H. G. BARKER: Effect of work on renal oxygen utilization. Federat. Proc. **8**, 26 (1949). — CLARK jr., R. T.: Evidence for conversion of carbon monoxide to carbon dioxide by the intact animal. Amer. J. Physiol. **162**, 560—564 (1950). — CLARK jr., R. T., D. CRISCUOLO and C. K. COULSON: Effects of 20000 ft simulated altitude on myoglobin content of animals with and without exercise. Federat. Proc. **11**, 25 (1952). — CLARK, R. T., J. N. STANNARD and W. O. FENN: Evidence for the conversion of carbon monoxide to carbon dioxide by the intact animal. Science (Lancaster, Pa.) **109**, 615—616 (1949). — CLIFTON, C. E.: Microbial assimilations. Adv. Enzymol. **6**, 269—308 (1946). — CLOWES, G. H. A., and M. E. KRAHL: Studies on cell division. I. On the relation between molecular structures, chemical properties and biological activity of the nitrophenols. J. Gen. Physiol. **20**, 145—171 (1936). — COHN, M., and G. T. CORI: On the mechanism of action of muscle and potatophosphorylase. J. of Biol. Chem. **175**, 89 (1948). — COLOWICK, S. P., G. T. CORI and M. W. SLEIN: The role of myokinase in transphosphorilations. I. J. of Biol. Chem. **148**, 117 (1943). ∼ The effect of adrenal cortex and anterior pituitary extracts and insulin on the hexokinase reaction. J. of Biol. Chem. **168**, 583—596 (1947). — COLOWICK, S. P., and H. M. KALCKAR: The role of myokinase in transphosphorylations. I. The enzymatic phosphorylation of hexoses by adenyl pyrophosphate. J. of Biol. Chem. **148**, 117 (1943). — COLOWICK, S. P., H. M. KALCKAR and C. F. CORI: Glucose phosphorylation and oxidation in cell-free tissue extracts. J. of Biol. Chem. **137**, 343—356 (1941). — COLOWICK, S. P., and N. O. KAPLAN: Methods in enzymology, Bd. II/V, S. 681 ff. New York: Academic Press 1955. — COLOWICK, S. P., and E. W. SUTHERLAND: Polysaccharide synthesis from glucose by means of purified enzymes. J. of Biol. Chem. **144**, 423 (1942). — COLOWICK, S. P., M. S. WELCH and C. F. CORI: Phosphorylation of glucose in kidney extract. J. of Biol. Chem. **133**, 359 (1940). — COPENHAVER jr., J. H., and H. A. LARDY: Oxidative phosphorylations: Pathways and yield in mitochondrial preparations. J. of Biol. Chem. **195**, 225 (1952). — CORI, G. T.: Phosphorylation of carbohydrates. Symposium on respiratory Enzymes, S. 175—189. Madison, Wisconsin: University of Wisconsin Press 1941. — CORI, G. T., S. P. COLOWICK and C. F. CORI: The action of nucleotides in the disruptive phosphorilation of glykogen. J. of Biol. Chem. **123**, 381 (1938). — CRAIG, FR. N., and H. K. BEECHER: The effect of low oxygen tension on tissue metabolism (retina). J. Gen. Physiol. **26**, 467—472 (1942/43). — CRANE, F., and H. BEINERT: A link between fatty acyl CoA dehydrogenase and cytochrome c: A new flavin enzyme. J. Amer. Chem. Soc. **76**, 4491 (1954). — CRANE, R. K., and A. SOLS: The association of hexokinase with particulate fractions of brain and other tissue homogenates. J. of Biol. Chem. **203**, 273—292 (1953). — CROSS, R. J., and J. V. TAGGART: Renal tubular transport: Accumulation of p-aminohippurate by rabbit kidney slices. Amer. J. Physiol. **161**, 181—190 (1950).

DANNENBERG, H., u. M. KIESE: Untersuchungen über Cytochrome. I. Die prosthetische Gruppe des sauerstoffübertragenden Ferments. (Cytochromoxydase.) Biochem. Z. **322**,

395—413 (1952). — DAY, J. N. E., and J. P. SHEEL: Oxygen isotopic exchange in animal respiration. Nature (Lond.) **142**, 917 (1938). — DENBIGH, K. G.: The thermodynamics of the steady state. Methuen's Monographs on chemical subjects. London: Methuen & Co. 1951. — DICKENS, F.: Die manometrische Methode. In E. BAMANN u. K. MYRBÄCK, Die Methoden der Fermentforschung, S. 985—1022. Leipzig: Georg Thieme 1941. — The citric acid content of animal tissues, with reference to its occurence in bone and tumor. Biochemic. J. **35**, 1011 (1941). ~ Anaerobic glycolysis, respiration and the PASTEUR-Effect. In J. B. SUMMER u. K. MYRBÄCK, The enzymes, Bd. II/1, S. 624—683. New York: Academic Press 1951. ~ The Hexosemonophosphate oxidative pathway of yeast and animal tissues. Proc. 3. Internat. Congr. Biochem. 1955, S. 170—182. 1956. — DICKENS, F., and G. E. GLOCK: Direct oxydation of glucose-6-phosphate, 6-phosphogluconate and pentose-5-phosphates by enzymes of animal origin. Biochemic. J. **50**, 81—95 (1951). — DICKMAN, S. R., and J. F. SPEYER: Factors affecting the activity of mitochondrial and soluble aconitase. J. of Biol. Chem. **206**, 67—75 (1954). — DOERR, W.: Über die Anwendung des Reduktionsindikators Triphenyltetrazoliumchlorid (TTC) in Histologie und Histophysiologie. Frankf. Z. Path. **61**, 557—573 (1950). — DONALDSON, H. H.: The rat. Memoirs of Witstar Institute Nr 6, 2. Aufl. Philadelphia 1924. — DORFMAN, A.: Pathways of glycolysis. Physiologic. Rev. **23**, 124 (1943). — DOTY, R. W., and R. W. GERARD: Nerve conduction without increased oxygen consumption: action of azide and fluoroacetate. Amer. J. Physiol. **162**, 458 (1950). — DRABKIN, D. L.: Aspects of oxygenation and oxidation functions. In F. J. W. ROUGTHON u. J. C. KENDREW, Haemoglobin, S. 35—52. London u. New York 1949. ~ The distribution of the chromproteins, Hemoglobin, Myoglobin and cytochrom c, in the tissues of different species and the relationship of the total content of each chromoprotein to body mass. J. of Biol. Chem. **182**, 317—333 (1950). ~ Metabolism of hemin chromoproteins. Physiologic. Rev. **31**, 345—431 (1951). — DRUCKREY, H.: Der Stoffwechsel des geschädigten Gewebes. Arch. exper. Path. u. Pharmakol. **180**, 231 (1936). — DUBOIS, K. P., and V. R. POTTER: Biocatalyst in cancer tissue. I. Cytochrom c. Cancer Res. **2**, 290 (1942). — DUNNING, H. S., and H. G. WOLFF: The relative vascularity of various part of the central and peripheral nervous system of the cat and its relation to function. J. Comp. Neur. **67**, 433 (1937). — DUVE, CHR. DE: A spectrophotometric method for the simultaneous determination of myoglobin and hemoglobin in extracts of human muscle. Acta chem. scand. (Copenh.) **2**, 264—289 (1948).

EDELBACHER, S., u. F. LEUTHARDT: Lehrbuch der physiologischen Chemie, 11. Aufl. Berlin: W. de Gruyter & Co. 1954. — EGGERT, J.: Lehrbuch der Physikalischen Chemie. Leipzig: Hirzel 1937. — EHRLICH, P.: Das Sauerstoffbedürfnis des Organismus. Berlin 1885. — EICHELBERGER, L., E. S. FECHTER, E. M. K. GEILING and B. J. VOS: Muscle and blood hemoglobins in the delphin. Science (Lancaster, Pa.) **90**, 443 (1939). — ELLIOT, K. A. C.: Handbuch der Katalyse, Bd. III. Wien: Springer 1941. ~ Metabolism of brain tissue slices and suspensions from various mammals. J. of Neurophysiol. **11**, 473—484 (1948). — ELLIOTT, K. A. C., and M. HENRY: Studies on the metabolism of brain suspensions. III. Respiration at low oxygen tension. J. of Biol. Chem. **163**, 351 (1946). — EMBDEN, G., u. H. J. DEUTICKE: Über die Bedeutung der Phosphoglycerinsäure für die Glykolyse in der Muskulatur. Hoppe-Seylers Z. **230**, 29 (1934). — ENDER, F.: Wasserstoffionenkonzentration. In HOPPE-SEYLER/THIERFELDER, 10. Aufl., Bd. 1, S. 527—616. Berlin-Heidelberg-Göttingen: Springer 1953. ~ Redoxpotentiale. In HOPPE-SEYLER/THIERFELDER, 10. Aufl., Bd. 1, S. 628—713. Berlin-Heidelberg-Göttingen: Springer 1953. — ENGELHARDT, W. A.: Die Beziehungen zwischen Atmung und Pyrophosphatumsatz in Vogelerythrocyten. Biochem. Z. **251**, 343—368 (1932). — ENGELHARDT, W. A., u. A. BRAUNSTEIN: Über die Beziehungen zwischen der Phosphorsäure und der Glykolyse im Blut. Biochem. Z. **201**, 48 (1928). — ENGELHARDT, W. A., u. M. LJUBIMOVA: Glykolyse und Phosphorsäureumsatz in den Blutzellen verschiedener Tiere. Biochem. Z. **227**, 6—15 (1930). — ENGLER, C., u. J. WEISSBERG: Kritische Studien über die Vorgänge der Antoxydation. Braunschweig 1904. — ESTABROOK, R. W.: Cytochromes in disrupted mitochondria. Federat. Proc. **14**, 15 (1955). — EUCKEN, A.: Lehrbuch der chemischen Physik. Leipzig 1941—1944. — EULER, H. V., u. K. HASSE: Diaphorase im Tierkörper. Naturwiss. **26**, 187 (1938). — EULER, H. V., u. H. HELLSTRÖM: Fluoreszenzmikroskopische Studien über das Flavin in Augen. Z. vergl. Physiol. **21**, 739 (1935). — EULER, U. S. V.: Action stimulante du dinitro-α-naphtol, du bleu méthylène et des substances apperentées sur les échanges respiratoires in vivo et in vitro. Arch. internat. Pharmacodynamie **43**, 67—85 (1932).

FEINEN, F. J.: Die Wirkung von Cytochrom c bei der Narkose und verschiedenen Sauerstoffmangelzuständen. Dtsch. med. Wschr. **1955**, 146—148. — FENN, W. O., and D. M. COBB: The stimulation of muscle respiration by carbon monoxide. Amer. J. Physiol. **102**, 379—392 (1932). ~ The burning of carbon monoxide by heart and skeletal muscle. Amer. J. Physiol. **102**, 393—401 (1932). — FICK, A.: Mechanische Arbeit und Wärmeentwicklung bei der Muskeltätigkeit. Leipzig: Brockhaus 1882. — FIELD, J. II., H. S. BELDING and A. W. MARTIN: An analysis of the relation between basal metabolism and summated tissue respiration in the rat.

I. The post-pubertal albino rat. J. Cellul. a. Comp. Physiol. **14**, 143—157 (1939). — FISCHER, H., P. HUBER u. H. LANGEMANN: Die Atmung von Herzmuskelschnitten unter dem Einfluß herzaktiver Glykoside, nebst kritischen Bemerkungen zur Verwendung von Gewebsschnitten in der WARBURG-Apparatur. Helvet. physiol. Acta **9**, 416—437 (1951). — FRANKE, W.: Berechnung der freien Energie biochemisch wichtiger Reaktionen. In E. BAMANN u. K. MYRBÄCK, Die Methoden der Fermentforschung, Bd. 1, S. 847—868. Leipzig: Georg Thieme 1941. ~ H. WIELANDS Arbeiten zum Mechanismus der biologischen Oxydation. Naturwiss. **30**, 342 (1942). — FRIEDKIN, M., and A. L. LEHNINGER: Esterification of inorganic phosphate coupled to electron transport between dihydrodiphosphopyridine nucleotide and oxygen. I. J. of Biol. Chem. **178**, 611—623 (1949). — FROHMAN, C. E., J. M. ORTEN and A. H. SMITH: Levels of acids of the citric acid cycle in tissues of normal and diabetic rats. J. of Biol. Chem. **193**, 803—807 (1951). — FÜSSER, H., u. F. KRÜGER: Vergleichende Versuche zur Atmungsphysiologie von Planorbis corneus und Limnaea stagnalis (Gastropoda Pulmonata). Z. vergl. Physiol. **33**, 14—52 (1951). — FULMER, E. J.: The thermodynamics of cell reactions. Erg. Enzymforsch. **1**, 1—20 (1932).

GAMMELTOFT, A.: The significance of ketone bodies in fat metabolism. I. Acta physiol. scand. (Stockh.) **19**, 270—287 (1949). — GIBBS, F., H. MAXWELL and E. L. GIBBS: Volume flow of blood through the human brain. Arch. of Neur. **57**, 137 (1947). — GILLESPIE, R. J., G. A. MAW and C. A. VERNON: The concept of phosphate bond-energy. Nature (Lond.) **171**, 1147—1149 (1953). — GLENN, J. L., and F. L. CRANE: Electron transferring particle. Federat. Proc. **15**, 262 (1956). — GLOCK, G. E., and P. MCLEAN: Glucose-6-phosphate dehydrogenase activity of rat liver. Nature (Lond.) **170**, 119 (1952). ~ Further studies on the properties and assay of glucose-6-phosphate dehydrogenase and 6-phosphogluconate dehydrogenase of rat liver. Biochemic. J. **55**, 400—408 (1953). ~ Levels of enzymes of the direct oxidative pathway of carbohydrate metabolism in mammalian tissues and tumours. Biochemic. J. **56**, 171—175 (1954). — GODDARD, D. R.: Cytochrom c and cytochromoxydase from wheat germ. Amer. J. Bot. **31**, 270 (1944). — GOODALE, W. T., M. LUBIN, J. E. ECKENHOFF, J. H. HAFKENSCHIEL and W. G. BANFIELD: Coronary sinus catheterization for studying coronary blood flow and myocardial metabolism. Amer. J. Physiol. **152**, 340—355 (1948). — GRÄFF, S.: Die Naphtholblau-Oxydase-Reaktion der Gewebszellen nach Untersuchungen am unfixierten Präparat. Frankf. Z. Path. **11**, 358—384 (1912). ~ Die physiologisch-chemischen Grundlagen des „Mi-Effektes" der Nadi-Reaktion (Indophenolblausynthese). Beitr. path. Anat. **70**, 1 (1922). — GRAF, W.: Quantitativ-histologische Analyse von roter und weißer Muskulatur beim Kaninchen. Anat. Anz. **95**, 107—118 (1944). — GRAFE, E.: Probleme der Gewebsatmung. Dtsch. med. Wschr. **1925**, 640—642. — GRAFE, E., H. REINWEIN u. K. SINGER: Studien über Gewebsatmung. II. Die Atmung der überlebenden Warmblüterorgane. Biochem. Z. **165**, 102—117 (1925). — GRASSMANN, P.: Ausgleichsvorgänge. Einiges aus der modernen Theorie der irreversiblen Prozesse. Physik. Bl. **11**, 65—72 (1955). — GREEN, D. E.: The citric acid cycle and the cyclophorase system. In H. A. LARDY, Respiratory Enzyms, S. 201—225. Minneapolis, Minn.: Burgess Publ. Comp. 1950. ~ Organized enzyme systems. J. Cellul. a. Comp. Physiol. **39**, Suppl. 2, 75—111 (1952). ~ The cyclophorase-mitochondrial system. Symposion sur le cycle tricarboxylique, Paris 1952, S. 5—27. ~ The structure of the electron transport system of mitochondria. Proc. 3. Internat. Congr. Biochem. 1955, S. 281—284. New York: Academic Press 1956. — GREEN, D. E., and H. BEINERT: Oxidative phosphorylation in a nonmitochondrial system of pig heart. In W. D. MCELROY u. B. GLASS, Phosphorus metabolism, Bd. 1, S. 330—343. Baltimore 1951. — GREEN, D. E., H. BEINERT, M. FULD, D. GOLDMAN, M. H. PAUL and N. K. SARKAR: Studies on the cyclophorase system. XXVII. Cyclophorase activity in a nonmitochondrial system of pigheart muscle. Exper. Cell Res. **4**, 222—235 (1953). — GREEN, D. E., J. G. DEWAN and L. F. LELOIR: The β-hydroxybutric dehydrogenase of animal tissues. Biochemic. J. **31**, 934 (1937). — GREEN, D. E., W. F. LOOMIS and V. H. AUERBACH: Studies on the cyclophosphorase system. I. The complete oxidation of pyruvic acid to carbon dioxide and water. J. of Biol. Chem. **172**, 389—403 (1948). — GREEN, D. E., S. MII and P. M. KOHOUT: Studies on the terminal electron transport system. I. Succinic dehydrogenase. J. of Biol. Chem. **217**, 551—567 (1955). — GREENSTEIN, J. P.: Progress in tumor enzymology. Adv. Enzymol. **3**, 315—348 (1943). — GREGORY, P. W., and H. GOSS: Glutathione concentration and hereditary body size. J. of Exper. Zool. **66**, 155—173 (1933). — GROOT, S. R. DE: Thermodynamics of irreversible prozesses. Amsterdam 1951. — GÜNTHER, H.: Über den Muskelfarbstoff. Virchows Arch. **230**, 146—178 (1921). ~ Die kryptogenen Myopathien. Erg. inn. Med. **58**, 331—391 (1940). — GUNSALUS, J. G.: Group transfer and acyl-generating functions of lipoic acid derivatives. In D. MCELROY u. B. GLASS, A symposium on the mechanism of enzym action, S. 545—580. Baltimore: John Hopkins Press 1954. — GUTFREUND, H.: The nature of entropy and its role in biochemical processes. Adv. Enzymol. **11**, 1—33 (1951).

HAAS, E.: Cytochrome oxidase. J. of Biol. Chem. **148**, 481 (1943); **152**, 695 (1944). — HAAS, E., B. L. HORECKER and T. R. HOGNESS: The enzymatic reduction of cytochrome c.

Cytochrome c reductase. J. of Biol. Chem. **136**, 747 (1940). — HAASE, R.: Der zweite Hauptsatz in der Biologie. Z. Elektrochem. **55**, 566—568 (1951). — HABERLAND, H. F. O.: Die operative Technik des Tierexperimentes mit anatomischen und topographischen Bemerkungen. In ABDERHALDENs Handbuch der biologischen Arbeitsmethoden, Abt. V, 3 C, 1. 1934. — HAGIHARA, B., T. HORIO, M. NOZAKI, I. SEKUZU, J. YAMASHITA and K. OKUNUKI: Comparison of properties of cristalline cytochrom c from yeast, beef heart and pig heart. Nature (Lond.) **178**, 631 (1956). — HAGIHARA, B., T. HORIO, J. YAMISHATA, M. NOZAKI and K. OKUNUKI: Cristalline cytochrom c. Preparation of cristalline cytochrom c from yeast. Nature (Lond.) **178**, 629 (1956). — HAGIHARA, B., I. MORIKAWA, I. SEKUZU, T. HORIO and K. OKUNUKI: Preparation of cristalline cytochrom from beef and pig heart. Nature (Lond.) **178**, 630 (1956). — HALDANE, J., and J. L. SMITH: The oxygen tension of arterial blood. J. of Physiol. **20**, 497 (1896). — HALLMANN, N.: Untersuchungen über die Bildung und den Abbau der Zitronensäure im tierischen Gewebe. Acta physiol. scand. (Stockh.) **2**, Suppl. 4, 1—136 (1940). — HAMOIR, G.: Myoglobin from carp muscle. Nature (Lond.) **171**, 345—346 (1953). — HARMAN, J. W.: Studies on mitochondria: I. The association of cyclophorase with mitochondria. Exper. Cell Res. **1**, 382—393 (1950). — HAWKINS, J. A.: The metabolism of liver tissue from rats of different ages. J. Gen. Physiol. **11**, 645—647 (1928). — HEYMANS, C., et J. J. BOUCKAERT: Action hyperthermisante et cardiovasculaire du dinitro-α-naphthol chez le chien. Arch. internat. Pharmacodynamie **35**, 63—69 (1928). — HIGGINS, H., J. A. MILLER, J. M. PRICE and F. M. STRONG: Levels and intracellular distribution of coenzyme A and pantothenic acid in rat liver and tumors. Proc. Soc. Exper. Biol. a. Med. **75**, 462—465 (1950). — HILL, A. V.: The diffusion of oxygen and lactic acid through tissues. Proc. Roy. Soc. Lond., Ser. B **104**, 39—96 (1928). — HILL, R.: Oxygen affinity of muscle haemoglobin. Nature (Lond.) **1933**, 897—898. ~ Oxygen dissociation curves of muscle haemoglobin. Proc. Roy. Soc. Lond., Ser. B **120**, 472—483 (1936). — HITCHCOCK, D. J.: Ausgewählte Prinzipien der physikalischen Chemie. In R. HÖBER, Physikalische Chemie der Zellen und Gewebe, S. 1—100. Bern: Stämpfli & Co. 1947. — HÖBER, R.: Physikalische Chemie der Zelle und der Gewebe. Leipzig: Wilhelm Engelmann 1926. ~ Physikalische Chemie der Zellen und Gewebe. Deutsche Übersetzung von WILBRANDT u. STÄMPFLI. Bern 1947. — HOEFER, F.: Histoire de la Chimie, Bd. II, S. 98. Paris 1843. — HOGEBOOM, G. H., A. CLAUDE and R. D. HOTCHKISS: The distribution of cytochrome oxydase and succinoxidase in the cytoplasm of the mammalian liver cell. J. of Biol. Chem. **165**, 615—629 (1946). — HOGEBOOM, G. H., and W. C. SCHNEIDER: Cytochemical studies of mammalian tissues. III. Isocitric dehydrogenase and triphosphopyridine nucleotide-cytochrome c reductase of mouse liver. J. of Biol. Chem. **186**, 417—427 (1950). ~ Intracellular distribution of enzyms. VIII. The distribution of diphosphopyridine nucleotide-cytochrome c reductase in normal mouse liver and mouse hepatoma. J. Nat. Canc. Inst. **10**, 983—987 (1950). ~ Cytochemical studies. IV. Physical state of certain respiratory enzyms of mitochondria. J. of Biol. Chem. **194**, 513—519 (1952). — HOGEBOOM, G. H., W. C. SCHNEIDER and G. E. PALADE: Cytochemical studies of mammalian tissues. I. Isolation of intact mitochondria from rat liver; some biochemical properties of mitochondria and submicroscopic particulate material. J. of Biol. Chem. **172**, 619—636 (1948). — HOGEBOOM, G. H., W. C. SCHNEIDER and M. J. STRIEBICH: Cytochemical studies. V. On the isolation and biochemical properties of liver cell nuclei. J. of Biol. Chem. **196**, 111—120 (1952). — HOLLUNGER, G.: Guanidin and oxidative phosphorylations. Acta pharmacol. (Københ.) **11**, Suppl. 1 (1955). — HOLZER, H.: Acetyl-Coenzym A und andere S-Acyl-Verbindungen bei der Energieausnützung in der lebenden Zelle. Angew. Chem. **64**, 248—253 (1952). — HONCKE, P.: Investigations on the structure and function of living, isolated cross-striated muscle fibres of mammals. Thesis, Aarhus, Denmark 1947. Nach Paul-Enzyms II, S. 388. — HORECKER, B. L.: Triphosphopyridine nucleotide-cytochrome c reductase in liver. J. of Biol. Chem. **183**, 593 (1950). — HORECKER, B. L., and A. KORNBERG: The cytochrome c cyanide complex. J. of Biol. Chem. **165**, 11—20 (1946). — HORECKER, B. L., and P. Z. SMYRNIOTIS: The fixation of carbon dioxide in 6-phosphogluconic acid. J. of Biol. Chem. **196**, 135 (1952). ~ Transaldolase: The formation of fructose-6-phosphate from sedoheptulose-7-phosphate. J. Amer. Chem. Soc. **75**, 2021 (1953). — HORECKER, B. L., P. Z. SMYRNIOTIS and H. KLENOW: The formation of sedoheptulose phosphate from pentose phosphate. J. of Biol. Chem. **205**, 661 (1953). — HOTCHKISS, H. D.: Gramicidin, tyrocidine and tyrothricin. Adv. Enzymol. **4**, 153—200 (1944). — HÜBSCHER, G., M. KIESE u. R. NIKOLAS: Untersuchungen über Cytochrome. III. Cytochrom b aus Rinderherzen. Biochem. Z. **325**, 223 (1954). — HUNTER jr., F. E.: Anaerobic phosphorylation due to a coupled oxydation-reduction between-α-ketoglutaric acid and oxalacetic acid. J. of Biol. Chem. **177**, 361—372 (1949). ~ Oxidative phosphorylation during electron transport. In: Phosphorus metabolism, Bd. 1, S. 297. Baltimore 1951. — HUNTER jr., F. E., and W. S. HIXON: Anaerobic phosphorylation due to the dismutation of α-ketoglutaratic acid in the presence of ammonia. J. of Biol. Chem. **181**, 67—79 (1949). — HURTADO, A., N. KALTREIDER u. W. S. MCCANN: Respiratory adaption to anoxemia. Amer. J. Physiol. **109**, 626—637 (1934). — HUTCHENS,

J. O., M. J. KOPAK and M. E. KRAHL: The cytochromoxidase content of centrifugally separated fractions of unfertilized arbacia eggs. J. Cellul. a. Comp. Physiol. **20**, 113 (1942). — HUYS, J. V.: Isolement et cristallisation de la myoglobin de thon. Arch. internat. Physiol. **62**, 296—297 (1954).

IRVING, L.: Respiration in diving mammals. Physiologic. Rev. **19**, 112—131 (1939).

JACOBS, E., and D. R. SANADI: Some components of the oxidative phosphorylation system. Biochim. et Biophysica Acta **17**, 290—292 (1955). — JACOBS, M. H.: Diffusion processes. Erg. Biol. **12**, 1—160 (1935). — JANČAŘIK, A.: Contribution to the knowledge of breathing of cladocera daphnia pular. Czech. English summary. Publ. Fas. Sci. Univ. Masaryk, Ser. M 1, Nr 305 (1948). — JOHNSON, M. J.: The role of aerobic phosphorylation in the PASTEUR-Effect. Science (Lancaster, Pa.) **94**, 200—202 (1941). ~ Oxidation-reduction potentials. In H. A. LARDY, Respiratory enzymes, S.58—70. Minneapolis: Burgess Publ. Comp. 1950. — JONES, E. S., B. G. MAEGRAITH and H. N. SCULTHORPE: The constant-volume (WARBURG) manometer for blood-oxygen determination. Amer. Trop. Med. a. Parasitol. **45**, 223 (1951). — JONES, M. E., S. BLACK, R. M. FLYNN and F. LIPMANN: Acetyl coenzyme A synthesis through pyrophosphoryl split of adenosine triphosphate. Biochim. et Biophysica Acta **12**, 141 (1953). — JONXIS, J. H. P.: On the spreading of different haemoglobins, muscle haemoglobins and cytochrom c. Biochemic. J. **33**, 1743—1751 (1939). — JUDAH, J. D.: The action of 2,4-dinitrophenol on oxidative phosphorylation. Biochemic. J. **49**, 271—285 (1951).

KALCKAR, H. M.: Coupling between phosphorylations and oxidations in kidney extracts. Enzymologia (Den Haag) **6**, 209 (1939). ~ The nature of phosphoric esters formed in kidney extracts. Biochemic. J. **33**, 631 (1939). ~ The role of myokinase in transphosphorylations. II. The enzymatic action of myokinase on adenine nucleotides. J. of Biol. Chem. **148**, 127 (1943). — KAPLAN, N. O.: Thermodynamics and mechanism of the phosphate bond. In J. B. SUMMER u. K. MYRBÄCK, The Enzymes, Bd. II/1, S. 55—113. New York: Academic Press 1951. — KATSUNUMA, S.: Zur Frage der Naphtholblau-Oxydasereaktion des Nervensystems. Beitr. path. Anat. **60**, 150 (1915). ~ Intrazelluläre Oxydation und Indophenolblausynthese. Histochemische Studie über die „Oxydasereaktion" im tierischen Gewebe. Jena: Gustav Fischer 1924. — KAUFMANN, S.: Soluble-ketoglutaric dehydrogenase from heart muscle and coupled phosphorylation. In W. D. McELROY u. B. GLASS, Phosphorus metabolism, Bd. I, S. 370. Baltimore 1951. — KAYSER, C., E. LE BRETON et G. SCHAEFER: Grandeur de la respiration des tissus et masse active au cours du développement des organismes. C. r. Acad. Sci. Paris **181**, 255 (1925). — KEILIN, D.: On cytochrome, a respiratory pigment, common to animals, yeast and higher plants. Proc. Roy. Soc. Lond., Ser. B **98**, 312 (1925). ~ Cytochromes and respiratory encymes. Proc. Roy. Soc. Lond., Ser. B **104**, 206 (1929). ~ Cytochrome and intracellular oxidase. Proc. Roy. Soc. Lond., Ser. B **106**, 418 (1930). — KEILIN, D., and E. F. HARTREE: Cytochrome oxidase. Proc. Roy. Soc. Lond., Ser. B **125**, 171 (1938). ~ Succinic dehydrogenase-cytochrome system of cells. Intracellular respiratory system catalysing aerobic oxidation of succinic acid. Proc. Roy. Soc. Lond., Ser. B **129**, 277 (1940). ~ Purification and properties of cytochrome c. Biochemic. J. **39**, 289 (1945). ~ Activity of the cytochrome system in heart muscle preparations. Biochemic. J. **41**, 500 (1947). ~ Activity of the succinic dehydrogenase-cytochrome system in different tissue preparations. Biochemic. J. **44**, 205 (1949). — KENNEDY, E. P., and A. L. LEHNINGER: Oxidation of fatty acids and tricarboxylic acid cycle intermediates by isolated rat liver mitochondria. J. of Biol. Chem. **179**, 957 (1949). — KENNEDY, R. P., and G. H. WHIPPLE: The identity of muscle hemoglobin and blood hemoglobin. Amer. J. Physiol. **76**, 685 (1926). ~ The hemoglobin of smooth and striated muscle of the fowl. Amer. J. Physiol. **87**, 192 (1928). — KESTNER, O.: Über die Oberflächenregel des Stoffwechsels. Pflügers Arch. **234**, 290 (1934). — KETY, S. S.: The theory and applications of the exchange of inert gas at the lungs and tissues. Pharmacol. Rev. **3**, 1 (1951). — KETY, S. S., and C. F. SCHMIDT: Effects of alterations in the arterial tensions of carbon dioxide and oxygen on cerebral blood flow and cerebral oxygen consumption of normal young men. Amer. J. Physiol. **143**, 53 (1945). — KIESE, M.: Über das Porphyrin des sauerstoffübertragenden Fermentes. Naturwiss. **39**, 403 (1952). — KIESE, M., u. D. REINWEIN: Untersuchungen über Cytochrome. II. Die Reaktion des in Cholatlösung isolierten sauerstoffübertragenden Ferments mit Cytochrom c und Sauerstoff. Biochem. Z. **324**, 51 (1953). — KINOSHITA, J. H., and T. MASURAT: The direct oxidative carbohydrate cycle of bovine corneal epithelium. Arch. of Biochem. a. Biophysics **53**, 9 (1954). — KITTEL, A.: Körpergröße, Körperweiten und Energiebilanz. II. Der Sauerstoffverbrauch der Insekten in Abhängigkeit von der Körpergröße. Z. vergl. Physiol. **28**, 533 (1941). — KITZINGER, C., u. TH. BENZINGER: Wärmetönung der Adenosintriphosphorsäure-Spaltung. Z. Naturforsch. **10b**, 375 (1955). — KLEIBER, M.: Body size and metabolism of liver slices in vitro. Proc. Soc. Exper. Biol. a. Med. **48**, 419 (1941). ~ Body size and metabolic rate. Physiologic. Rev. **27**, 511 (1947). — KLEIBER, M., H. H. COLE and A. H. SMITH: Metabolic rate of rat fetuses in vitro. J. Cellul. a. Comp. Physiol. **22**, 167 (1943). — KLUG, A., F. KREUZER and F. J. W. ROUGHTON: Simultaneous diffusion and chemical reaction in thin layers of haemoglobin solution. Proc. Roy. Soc. Lond. Ser. B **145**, 452 (1956). — KNOOP, F.: Der Abbau aromatischer Säuren im Tierkörper. Beitr. chem. Physiol. u. Path. **6**, 150 (1905). — KORKES, S., A. DEL CAMPILLO and S. OCHOA: Biosynthesis of dicarboxylic acids by carbon dioxide fixation. IV. Isolation and properties of an adaptive „malic" enzyme from Lactobacillus arabinosus. J. of Biol. Chem. **187**, 891 (1950). — KORNBERG, A.: The participation of inorganic phosphate in the reversible enzymatic synthesis of diphosphopyridine nucleotide. J. of Biol. Chem. **176**, 1475 (1948). — KORTÜM, G.: Einführung in die chemische Thermodynamik. Göttingen: Vandenhoeck & Ruprecht 1949. ~ Lehrbuch der Elektrochemie. Weinheim 1952. — KRAHL, M. E.: Metabolic activities and cleavage of eggs of the sea urchin, Arbacia punctulata. A review. Biol. Bull. **98**, 176 (1950). — KRAHL, M. E., A. K. KELTCH, C. E. NEUBECK and G. H. A. CLOWES: Studies on cell metabolism and cell division. V. Cytochrome oxidase activity in the eggs of Arbacia punctulata. J. Gen. Physiol. **24**, 597 (1941). — KRAMER, G.: Der Ruheumsatz von Eidechsen und seine quantitative Beziehung zur Individuengröße. Z. vergl. Physiol. **20**, 600 (1934). — KREBS, H. A.: Größe der Atmung und Gärung in lebenden Zellen. In OPPENHEIMERS Handbuch der Biochemie, Erg.-Bd. 1/2, S. 863. 1933. ~ The citric acid cycle. Biochemic. J. **34**, 460 (1940). ~ The citric acid cycle and the SZENT-GYÖRGYI-cycle in pigeon breast muscle. Biochemic. J. **34**, 775 (1940). ~ The intermediary stages in the biological oxidation of carbohydrate. Adv. Enzymol. **3**, 191 (1943). ~ Body size and tissue respiration. Biochim. et Biophysica Acta **4**, 249 (1950). ~ The tricarboxylic acid cycle. In D. GREENBERG, Chemical pathways of metabolism, Bd. I, S. 109. New York: Academic Press 1954. ~ Die Steuerung der Stoffwechselvorgänge. Dtsch. med. Wschr. **1956**, 4. — KREBS, H. A., u. W. A. JOHNSON: The role of citric acid in intermediate metabolism in animal tissues. Enzymologica (Den Haag) **4**, 148 (1937). — KREUZER, F.: Über die Gültigkeit des FICKschen Gesetzes bei der Diffusion des Sauerstoffs in dünne Schichten hochkonzentrierter Hämoglobinlösungen. Helvet. physiol. Acta C **7**, 47 (1949). ~ Über die Diffusion des Sauerstoffs durch Erythrocytensuspensionen verschiedener Konzentration in Ringer-Lösung. Helvet. physiol. Acta **9**, 185 (1951). ~ Modellversuche zum Problem der Sauerstoffdiffusion in den Lungen. Habil.-Schr. Basel: Benno Schwabe 1953. — KROGH, A.: On the cutaneous and pulmonary respiration of the frog. Skand. Arch. Physiol (Berl. u. Lpz.) **15**, 329 (1904). ~ The rate of diffusion of gases through animal tissues, with some remarks on the coefficient of invasion. J. of Physiol. **52**, 391 (1919). — KRÜGER, F.: Die Beziehung des Sauerstoffverbrauches zur Körperoberfläche beim Schweinespulwurm (Ascaris lumbricoides). Z. wiss. Zool. **152**, 547 (1940). — KRUSIUS, F. E.: Tierexperimentelle Untersuchungen über die Ausscheidung von Brenztraubensäure, α-Ketoglutarsäure und Citronensäure, sowie einiger anderer mit deren Umsatz nahe verknüpfter Verbindungen im Harn. Acta physiol. scand. (Stockh.) **2**, Suppl. 3 (1940). — KRYWIENCZYK, J.: Körpergröße, Körperzeiten und Energiebilanz. IV. Körpergröße, O_2-Konsum und Kriechgeschwindigkeit bei Prosobranchiern. Z. vergl. Physiol. **34**, 6 (1952). ~ V. Körpergröße, O_2-Konsum und Kriechgeschwindigkeit bei Wasserpulmonaten. Z. vergl. Physiol. **34**, 14 (1952). — KUFF, E. L.: The distribution of fumarase activity in mouse liver homogenates. J. of Biol. Chem. **207**, 361 (1954). — KUHN, R., u. D. JERCHEL: Über Invertseifen. VIII. Reduktion von Tetrazoliumsalzen durch Bakterien, gärende Hefe und keimende Samen. Ber. dtsch. chem. Ges. B **74**, 941, 949 (1941).

LAIDLAW, G. F., and S. N. BLACKBERG: Melanoma studies. I. The dopa reaction in general pathology. Amer. J. Path. **8**, 477 (1932). ~ Melanoma studies. II. A simplified technique for the dopa reaction. Amer. J. Path. **8**, 491 (1932). — LAMPRECHT, W.: Zur Wirkung des Strophantins auf den Herzstoffwechsel. Dtsch. med. Wschr. **1956**, 534. — LANDOLT-BÖRNSTEIN: Physikalisch-chemische Tabellen, 2. Aufl. Berlin 1923—1936. — LANG, K.: Der intermediäre Stoffwechsel. Berlin-Göttingen-Heidelberg: Springer 1952. ~ Stoffwechsel der Fette. In B. FLASCHENTRÄGER u. E. LEHNARTZ, Physiologische Chemie, Bd. II a, S. 792. Berlin-Göttingen-Heidelberg: Springer 1954. — LANG, K., u. G. SIEBERT: Die chemischen Leistungen der morphologischen Zellelemente. In B. FLASCHENTRÄGER u. E. LEHNARTZ, Physiologische Chemie, Bd. II/1b, S. 1064. Berlin-Göttingen-Heidelberg: Springer 1954. — LANGEN, C. D. DE: Myoglobin und Myoglobinurie. Acta med. scand. (Stockh.) **124**, 213 (1946). — LARDY, H.: Respiratory enzymes, 2. Aufl. Minneapolis: Burgess Publ. Comp. 1950. ~ Energetic coupling and the regulation of metabolic rates. Proc. 3. Internat. Congr. Biochem. 1955, S. 287. 1956. — LARDY, H. A., and H. WELLMAN: Oxidative phosphorylations: Role of inorganic phosphate and acceptor systems in control of metabolic rates. J. of Biol. Chem. **195**, 215 (1952). ~ The catalytic effect of 2,4 dinitrophenol on adenosine triphosphate hydrolysis by cell particles and soluble enzymes. J. of Biol. Chem. **201**, 357 (1953). — LASSEN, N. A., u. O. MUNCK: The cerebral blood flow in man determined by the use of radioactive krypton. Acta physiol. scand. (Stockh.) **33**, 30 (1955). — LAVOISIER, A. L.: Expériences sur la respiration des animaux et sur les changements qui arrivent à l'air en passant par leurs poumons. Mem. Acad. Sci. Paris **1777**, 185. ~ Mémoire sur la formation de l'acide du charbon.

Mem. Acad. Sci. Paris 1781, 448. — LAVOISIER, A. L., et P. S. DE LAPLACE: Mémoire sur la chaleur. Mem. Acad. Sci. Paris 1780, 355. — LAWRIE, R. A.: Some observations on factors affecting myoglobin concentrations in muscle. J. Aggricult. Sci. 40, 356 (1950). ~ Cristalline forms of myoglobin from horse heart. Nature (Lond.) 167, 802 (1951). ~ Biochemical differences between red and white muscle. Nature (Lond.) 170, 122 (1952). — LEACH, S. A.: The mechanism of enzymic oxidoreduction. Adv. Enzymol. 15, 1 (1954). — LE BRETON, E., et CH. KAYSER: La loi des tailles et la respiration des tissus in vitro chez les homéothermes. C. r. Acad. Sci. Paris 183, 397 (1926). — LEE, J. S., and N. LIFSON: Studies on the conversion of acetate, lactate and malonate to succinate in the intact rat. J. of Biol. Chem. 193, 253 (1951). — LEHMANN, G.: Das Gesetz der Stoffwechselreduktion in der höheren Tierwelt. Z. Naturforsch. 6 b, 216 (1951). — LEHNINGER, A. L.: Esterification of inorganic phosphate coupled to electron transport between dihydrodiphosphopyridine nucleotide and oxygen. II. J. of Biol. Chem. 178, 625 (1949). ~ Phosphorylation coupled to oxidation of dihydrodiphosphopyridine nucleotide. J. of Biol. Chem. 190, 345 (1951). ~ Die Rolle der Mitochondrien bei Oxydations- und Phosphorylierungsprozessen. Z. Naturforsch. 7 b, 256 (1952). ~ Oxidative phosphorylation. Harvey Lect. 49, 176 (1953/54). — LEHNINGER, A. L., M. HASSAN and H. C. SUDDUTH: Phosphorylation coupled with the oxidation of ascorbic acid by isolated mitochondria. J. of Biol. Chem. 210, 911 (1954). — LEHNINGER, A. L., and S. W. SMITH: Efficiency of phosphorylation coupled to electron transport between dihydrodiphosphopyridine nucleotide and oxygen. J. of Biol. Chem. 181, 415 (1949). — LEMBERG, R., and J. W. LEGGE: Hematin compounds and bile pigments. New York: Interscience Publ. 1949. — LENNERSTRAND, A.: Über die Wirkung von Phosphat auf Oxydation und Phosphorylierung in dem durch Fluorid vergifteten Apo-Cymasesystem. Biochem. Z. 289, 104 (1936). ~ Über die Kopplung der Atmung und der Phosphorylierung der Adenylsäure im Hämolysat der roten Pferdeblutkörperchen. Naturwiss. 25, 347 (1937). — LEVINTOW, L., and A. MEISTER: Reversibility of the enzymatic synthesis of glutamine. J. of Biol. Chem. 209, 265 (1954). — LEWIS, G. N., and M. RANDALL: Thermodynamics and free energy of chemical substances. New York: McGraw-Hill Book Comp. 1923. — LIÉBECQ, C.: La lésion biochimique dans l'intoxication par le fluoroacetate. Rev. méd. Liège 9, 764 (1954). — LIÉBECQ, C., and R. A. PETERS: The toxicity of fluoroacetate and the tricarboxylic acid cycle. Biochim. et Biophysica Acta 3, 215 (1949). — LIEBEN, F.: Geschichte der physiologischen Chemie. Leipzig u. Wien 1935. — LIEBSCH, W.: Über die Atmung einiger Heliciden. Zool. Jb., Abt. allg. Zool. u. Physiol. 46, 161 (1929). — LIFSON, N., G. B. GORDON, M. B. VISSCHER and O. NIER: The fate of utilized molecular oxygen and the source of the oxygen of respiratory carbon dioxide, studied with the aid of heavy oxygen. J. of Biol. Chem. 180, 803 (1949). — LINZBACH, A. J.: Das ökonomische Prinzip in der Sauerstoffversorgung der Nieren, des Herzens und des Stützgewebes. Z. inn. Med. 2, 144 (1947). ~ Mikrometrische und histologische Analyse hypertropher menschlicher Herzen. Virchows Arch. 314, 534 (1947). — LIPMANN, F.: Metabolic generation and utilization of phosphate bond energy. Adv. Enzymol. 1, 99 (1941). ~ Metabolic process patterns. In D. E. GREEN, Currents in biochemical research, S. 137. New York: Interscience Publ. 1946. — LOEWY, A.: Gas- und Energiewechsel. Tab. biol. (Berl.) 3, 461 (1926). — LOEWY, A., u. H. SCHROETTER: Über den Energieverbrauch bei musikalischer Betätigung. Pflügers Arch. 211, 1 (1926). — LOHMANN, K., u. O. MEYERHOF: Über die enzymatische Umwandlung von Phosphoglycerinsäure in Brenztraubensäure und Phosphorsäure. Biochem. Z. 273, 60 (1934). — LONG, C.: Studies involving enzymic phosphorylation. I. The hexokinase activity of rat tissues. Biochemic. J. 50, 407 (1952). — LOOMIS, W. F., and F. LIPMANN: Reversible inhibition of the coupling between phosphorylation and oxidation. J. of Biol. Chem. 173, 807 (1948). — LUDWIG, W., u. J. KRYWIENCZYK: Körpergröße, Körperzeiten und Energiebilanz. III. Der Sauerstoffverbrauch von Muscheln in Abhängigkeit von der Körpergröße. Z. vergl. Physiol. 32, 464 (1950). — LÜBBERS, D.: Die Sauerstoffversorgung und Atmung des isolierten überlebenden Froschherzventrikels. Ein Beitrag zur Energetik des Gewebsstoffwechsels. Habil.-Schr. Kiel 1956. — LUNDBÆK, K., and E. S. GORANSON: Increased muscle phosphorylase activity in the starved rat. Nature (Lond.) 162, 1002 (1948). — LYNEN, F.: Die Rolle der Phosphorsäure bei Dehydrierungsvorgängen und ihre biologische Bedeutung. Naturwiss. 30, 398 (1942). ~ Functional group of coenzyme A and its metabolic relations, especially in the fatty acid cycle. Federat. Proc. 12, 683 (1952). ~ Diskussion zum Vortrag von H. A. LARDY, Energetic coupling and the regulation of metabolic rates. Proc. 3. Internat. Congr. Biochem. 1955, S. 294. 1956. — LYNEN, F., u. R. KOENIGSBERGER: Zum Mechanismus der PASTEURschen Reaktionen. IV. Der Phosphat-Kreislauf in der Hefe und seine Beeinflussung durch 2,4-Dinitrophenol. Über den aeroben Phosphatbedarf der Hefe. Liebigs Ann. 573, 60 (1951). — LYNEN, F., and S. OCHOA: Enzymes of fatty acid metabolism. Biochim. et Biophysica Acta 12, 299 (1953). — LYNEN, F., u. E. REICHERT: Zur chemischen Struktur der „aktivierten Essigsäure". Angew. Chem. 63, 47 (1951). — LYNEN, F., E. REICHERT u. L. RUEFF: Zum biologischen Abbau der Essigsäure. VI. „Aktivierte Essigsäure", ihre Isolierung aus Hefe und ihre chemische Natur. Liebigs Ann. 574, 1

(1951). — LYNEN, F., L. WESSELY, O. WIELAND u. L. RUEFF: Zur β-Oxydation der Fettsäuren. Angew. Chem. **64**, 687 (1952).
MACKLER, B.: DPNH oxidase. Federat. Proc. **14**, 248 (1955). — MACMUNN, C. A.: Researches on myohaematin and histohaematins. Philosophic. Trans. Roy. Soc. Lond. **177**, 267 (1886). — MAEHLY, A. C., and B. CHANCE: The assay of catalases and peroxidases. In D. GLICK, Methods of biochemical analysis, Bd. I, S. 357ff. New York: Intersciences Publ. 1954. — MAHLER, H. R.: Metalloflavoproteins and electron transport. Proc. 3. Internat. Congr. Biochem. 1955, S. 252. 1956. ~ Nature and function of metalloflavoproteins. Adv. Enzymol. **17**, 233 (1956). — MALEY, G. F., and H. A. LARDY: Metabolic effects of thyroid hormones in vitro. II. Influence of thyroxine and triiodothyronine on oxidative phosphorylation. J. of Biol. Chem. **204**, 435 (1953). ~ Phosphorylation coupled with the oxidation of reduced cytochrome c. J. of Biol. Chem. **210**, 903 (1954). — MALEY, G. F., and G. W. E. PLAUT: Yields of oxidative phosphorylation by heart mitochondria. J. of Biol. Chem. **205**, 297 (1953). ~ Oxidative phosphorylation by heart muscle mitochondria. Biochim. et Biophysica Acta **14**, 443 (1954). — MANCHOT, W.: Freiwillige Oxydation. Leipzig 1900. — MARINESCO, G.: Recherches histologiques sur les oxydases. C. r. Soc. Biol. Paris **82**, 96 (1919). ~ Recherches histo-chimiques sur le rôle des ferments oxydants dans les phénomènes de la vie à l'état normal et pathologique. Ann. d'Anat. path. **1**, 121 (1924). — MARTIN, A. W., and F. A. FUHRMANN: The relationship between basal metabolism and summated tissue respiration in the dog. Amer. J. Physiol. **133**, 379 (1941). — MARTIUS, C.: Die tierische Gewebsatmung. Erg. Enzymforsch. **8**, 247 (1939). ~ Die Unterbrechung des Citronensäure-Cyklus durch Fluoressigsäure. Liebigs Ann. **561**, 227 (1949). ~ Die Stellung des Phyllochinons (Vitamin K) in der Atmungskette. Biochem. Z. **326**, 26 (1954). ~ Der oxydative Endabbau. In B. FLASCHENTRÄGER u. E. LEHNARTZ, Physiologische Chemie, Bd. IIb, S. 1025. Berlin-Göttingen-Heidelberg 1954. ~ Die Wirkungsweise des Schilddrüsenhormons. 5. Kolloquium der Ges. Physiol. Chemie, Mosbach 1955, S. 143. ~ Thyroxin und oxydative Phosphorylierung. Proc. 3. Internat. Congr. Biochem. 1955, S. 1. 1956. — MARTIUS, C., H. BIELING u. D. NITZ-LITZOW: Vergleich der Wirkung von Thyroxin auf den Grundumsatz und die Atmungskettenphosphorylierung. Biochem. Z. **327**, 163 (1955). — MARTIUS, C., u. B. HESS: Über den Wirkungsmechanismus des Schilddrüsenhormons. Biochem. Z. **326**, 191 (1955). — MARTIUS, C., and F. LYNEN: Probleme des Citronensäurecyklus. Adv. Enzymol. **10**, 167 (1950). — MARTIUS, C., and D. NITZ-LITZOW: Über den Wirkungsmechanismus des Dicumarols und verwandter Verbindungen. Biochim. et Biophysica Acta **12**, 134 (1953). ~ Oxydative Phosphorylierung und Vitamin K-Mangel. Acta Biochim. et Biophysica **13**, 152 (1954). — MARTIUS, C., u. R. STRUFE: Phyllochinonreduktase. Biochem. Z. **326**, 24 (1954). — MCILWAIN, H., and S. OCHS: Absence of electrical responses of brain slices on in vitro stimulation. Amer. J. Physiol. **171**, 128 (1952). — MCSHAN, W. H.: Dehydrogenases. In H. A. LARDY, Respiratory Enzymes, S. 101. Minneapolis 1950. — MELNICK, J. L.: The photochemical spectrum of cytochrome oxidase. J. of Biol. Chem. **146**, 385 (1942). — MEYERHOF, O.: Über den Einfluß des Sauerstoffs auf die alkoholische Gärung der Hefe. Biochem. Z. **162**, 43 (1925). ~ New investigations on enzymatic glycolysis and phosphorylation. Experientia (Basel) **4**, 169 (1948). — MEYERHOF, O., u. K. LOHMANN: Über energetische Wechselbeziehungen zwischen dem Umsatz der Phosphorsäureester im Muskelextrakt. Biochem. Z. **253**, 431 (1932). ~ Über die enzymatische Gleichgewichtsreaktion zwischen Hexosediphosphorsäure und Dioxyacetonphosphorsäure. Biochem. Z. **273**, 73 (1934). — MEYERHOF, O., P. OHLMEYER u. W. MÖHLE: Über die Koppelung zwischen Oxydoreduktion und Phosphatveresterung bei anaerober Kohlenhydratspaltung. Biochem. Z. **297**, 113 (1938). — MEYERHOF, O., and J. R. WILSON: Studies on the encymatic system of tumor glycolysis. I. Glycolysis of free sugar in homogenates and extracts of transplanted rat sarcoma. Arch. of Biochem. **21**, 1 (1949). ~ Studies on the encymatic system of tumors. II. Comparative study of rat and mouse tumor homogenates. Arch. of Biochem. **21**, 22 (1949). ~ Comparative study of the glycolysis and ATP-ase activity in tissue homogenates. Arch. of Biochem. **23**, 246 (1949). — MICHAELIS, L.: Fundamentals of oxidation and reduction. Greens Currents Biochem. Res., S. 207. New York 1946. ~ Biological oxidations and reductions. Annual Rev. Biochem. **16**, 1 (1947). ~ Theory of oxidationreduction. In SUMNER u. MYRBÄCK, The Encymes, Bd. II/1. New York 1951. — MICHAELIS, L., u. M. L. MENTEN: Die Kinetik der Invertinwirkung. Biochem. Z. **49**, 333 (1913). — MILLIKAN, G. A.: The kinetics of muscle haemoglobin. Proc. Roy. Soc. Lond., Ser. B **120**, 366 (1936). ~ Muscle hemoglobin. Physiologic. Rev. **19**, 503 (1939). — MINAMI, S.: Versuche an überlebendem Carcinomgewebe. (Atmung und Glykolyse.) Biochem. Z. **142**, 334 (1923). — MOELWYN-HUGHES, E. A.: The kinetics of encyme reactions. Erg. Enzymforsch. **2**, 1 (1933). ~ Physical chemistry and chemical kinetics of enzymes. In: The Enzymes, Bd. I/1, S. 28. New York 1950. — MUDGE, G. H., and J. V. TAGGART: Effect of 2,4 dinitrophenol on renal transport mechanisms in the dog. Amer. J. Physiol. **161**, 173 (1950). — MÜLLER, I.: Untersuchungen zur Gesetzlichkeit des Wachstums. IX. Die Abhängigkeit der Atmung von der Körpergröße bei Dixippus morosus und ihre Beziehung zum Wachstum. Z. vergl. Physiol.

30, 139 (1943). ~ Untersuchungen über die Gesetzlichkeit des Wachstums. X. Weiteres zur Frage der Abhängigkeit der Atmung von der Körpergröße. Biol. Zbl. **63**, 446 (1943). — MYERS, J. D.: The hepatic blood flow and splanchnic oxygen consumption of man, their estimation from urea production or bromsulphalein excretion during catheterization of the hepatic veins. J. Clin. Invest. **26**, 1130 (1947). — MYERS, J. D., and J. B. HICKAM: An estimation of the hepatic blood flow and splanchnos oxygen consumption in heart failure. J. Clin. Invest. **27**, 620 (1948).

NEEDHAM, D. M.: Red and white muscle. Physiologic. Rev. **6**, 1 (1926). — NEEDHAM, D. M., and R. K. PILLAI: The coupling of oxido-reductions and dismutations with esterification of phosphate in muscle. Biochemic. J. **31**, 1837 (1937). — NEEDHAM, J.: Chemical heterogony and the ground plan of animal growth. Biol. Rev. Cambridge Philos. Soc. **9**, 79 (1934). — NEGELEIN, E.: Über die Extraktion eines von Bluthämin verschiedenen Hämins aus dem Herzmuskel. Biochem. Z. **266**, 412 (1933). — NETTER, H.: Die Feinstruktur der Zelle als dynamisches Phänomen. Verh. dtsch. Ges. Path. (33. Tagg. Kiel) 1949. ~ Biologische Physikochemie. Potsdam 1951. — NEUMANN, K., u. G. KOCH: Übersicht über die feinere Verteilung der Succinodehydrogenase in Organen und Geweben verschiedener Säugetiere, besonders des Hundes. Z. physiol. Chem. **295**, 35 (1953). — NIEMEYER, H., and E. FIGUEROA: Influence of glycogen content on the effect of 2,4-dinitrophenol on the oxygen uptake by rat liver slices. Arch. of Biochem. a. Biophysics **54**, 135 (1955). — NOELL, W., u. M. SCHNEIDER: Über die Durchblutung und Sauerstoffversorgung des Gehirns im akuten Sauerstoffmangel. III. Mitt.: Die arterio-venöse Sauerstoff- und Kohlensäuredifferenz. Pflügers Arch. **246**, 207 (1942).

OCHOA, S.: Nature of oxidative phosphorylation in brain tissue. Nature (Lond.) **146**, 267 (1940). ~ Efficiency of aerobic phosphorylation in cell free heart extracts. J. of Biol. Chem. **151**, 493—506 (1943). ~ Enzymic mechanisms in the citric acid cycle. Adv. Enzymol. **15**, 183—270 (1954). — OCHOA, S., A. H. MEHLER and A. KORNBERG: Reversible oxydative decarboxylation of malic acid. J. of Biol. Chem. **167**, 871—872 (1947). — OCHOA, S., A. H. MEHLER and A. KORNBERG: Biosynthesis of dicarboxylic acids by carbon dioxide fixation. I. Isolation and properties of an enzyme from pigeon liver catalyzing the reversible oxidative decarboxylation of l-malic acid. J. of Biol. Chem. **174**, 979—1000 (1948). — OCHOA, S., J. B. V. SALLES and P. J. ORTIZ: Biosynthesis of dicarbolic acids by carbon dioxide fixation. III. Enzymatic synthesis of l-malic acid by reductive carboxylation of pyruvic acid. J. of Biol. Chem. **187**, 863—874 (1950). — ÖSTBERG, O.: Studien über die Citronensäureausscheidung der Menschenniere in normalen und pathologischen Zuständen. Skand. Arch. Physiol. (Berl. u. Lpz.) **62**, 81—222 (1931). — OGSTON, A. G., and O. SMITHIES: Some thermodynamic and kinetic aspects of metabolic phosphorylation. Physiologic. Rev. **28**, 283—303 (1948). — OHLMEYER, P.: Wärmemessung bei Fermentreaktionen. Z. Naturforsch. **1**, 30—35 (1946). — OPITZ, E.: Energieumsatz des Gehirns in situ unter aeroben und anaeroben Bedingungen. 3. Kolloquium Ges. Physiol.-Chem., Mosbach, S. 66—101. Berlin-Göttingen-Heidelberg: Springer 1952. ~ Der Stoffwechsel des Gehirns und seine Veränderung bei Kreislaufstillstand. Verh. dtsch. Ges. Kreislaufforsch. **19**, 26—44 (1953). — OPITZ, E., u. H. BARTELS: Gasanalyse. In HOPPE-SEYLER/THIERFELDERs Handbuch der physiologisch- und pathologisch-chemischen Analyse, 10. Aufl., Bd. II, S. 183. Berlin-Göttingen-Heidelberg: Springer 1955. — OPITZ, E., u. H. SAMLERT: Über Cytochrom-c-Gehalt und Wachstumsintensität bei menschlichen Feten. Pflügers Arch. **251**, 355—368 (1949). — OPITZ, E., u. M. SCHNEIDER: Über die Sauerstoffversorgung des Gehirns und den Mechanismus von Mangelwirkungen. Erg. Physiol. **46**, 126—260 (1950). — OPITZ, E., u. G. THEWS: Einfluß von Frequenz und Faserdicke auf die Sauerstoffversorgung des menschlichen Herzmuskels. Arch. Kreislaufforsch. **18**, 137—152 (1952). — OSTER, K. A., and N. C. SCHLOSSMANN: Histochemical demonstration of amine oxidase in the kidney. J. Cellul. a. Comp. Physiol. **20**, 373—378 (1942).

PAGE, G. A. LE, and W. C. SCHNEIDER: Centrifugal fraction of glycolytic enzymes in tissue homogenates. J. of Biol. Chem. **176**, 1021—1027 (1948). — PARKS, G. S., and H. M. HUFFMAN: The free energies of some organic compounds. New York 1932. — PATRUŠEV, V. J.: On the inheritance of biochemical characters by animals and its relation to their growth. II. Glutathion concentration in the blood and differences in size in breeds of farm animals. C. r. Acad. Sci. USSR., N. S. **14**, 573—577 (1937). — PAUL, K. G.: The iron-containing Enzymes. In J. B. SUMNER u. K. MYRBÄCK, The Enzymes, Bd. II/1, S. 357—396. New York 1951. — PAUL, M. H., u. E. SPERLING: Cyclophorase system. XXIII. Correlation of cyclophorase activity and mitochondrial density in striated muscle. Proc. Soc. Exper. Biol. a. Med. **79**, 352 (1952). — PEARCE, J. M.: Age and tissue respiration. Amer. J. Physiol. **114**, 255—260 (1936). — PEISS, C. N., and J. FIELD: A comparison of the influence of 2,4 dinitrophenol on the oxygen consumption of rat brain slices and homogenates. J. of Biol. Chem. **175**, 49—56 (1948). — PIROZYNSKI, W. J., and L. v. BERTALANFFY: Is the rate of basal metabolism determined by tissue respiration? Rev. Canad. Biol. **11**, 77—78 (1952). — PLAUT, G. W. E., and S. C. Sung: Diphosphopyridine nucleotide isocitric dehydrogenase from animal tissues. J. of Biol. Chem. 207, 305—314 (1954). — Podolsky, R. J., and J. M. Sturtevant: The enthalpie change on adenosine triphosphate hydrolysis. I. J. of Biol. Chem. 217, 603 (1955). — Poel, W. E.: Effect of anoxic anoxia on myoglobin concentration in striated muscle. Amer. J. Physiol. 156, 44—51 (1949). — Potter, V. R.: Studies on the mechanism of hydrogen transport in animal tissues. III. Cyanide inhibition of cytochrome c reduction. J. of Biol. Chem. 137, 13—20 (1941). ~ Biological energy transformations and the cancer problem. Adv. Enzymol. 4, 201 (1944).

Racker, E.: Alternate pathways of glucose and fructose metabolism. Adv. Enzymol. 15, 141—182 (1954). — Racker, E., G. de la Haba and J. G. Leder: Thiamine pyrophosphate, a coenzyme of transketolase. J. Amer. Chem. Soc. 75, 1010 (1953). — Racker, E., and J. Krimsky: The mechanism of oxidation of aldehydes by glyceraldehyde-3-phosphate dehydrogenase. J. of Biol. Chem. 198, 731—743 (1952). — Ralph, P. H.: The histochemical demonstration of hemoglobin in blood cells and tissue smears. Stain Technol. 16, 105—106 (1941). — Renard, S.: Recherches sur la myoglobine de tortue. Arch. internat. Physiol. 61, 466—475 (1953). — Ried, W.: Formazane und Tetrazoliumsalze, ihre Synthesen und ihre Bedeutung als Reduktionsindikatoren und Vitalfarbstoffe. Angew. Chem. 64, 391—396 (1952). — Robinson, D.: The muscle hemoglobin of seals as an oxygen store in diving. Science (Lancaster, Pa.) 90, 276—277 (1939). — Roche, J., Y. Derrien et H. Vieil: Recherches sur la composition et la specifité des myoglobines (hémoglobines musculaires) de divers mammifères. Bull. Soc. Chim. biol. Paris 24, 1016 (1942). — Rodkey, F. L., and E. G. Ball: Oxidation-reduction potentials of the cytochrome c system. J. of Biol. Chem. 182, 17—28 (1950). — Röhmann, F., u. W. Spitzer: Über Oxydationswirkungen tierischer Gewebe. Ber. dtsch. chem. Ges. 28, 567 (1895). — Rominger, E.: Über Versuche zur Rachitisheilung und -Verhütung ohne Anwendung von Licht oder D-Vitamin. Arch. Kinderheilk. 131, 53 (1944). — Ronzoni, E., and E. Ehrenfest: The effect of dinitrophenol on the metabolism of frog muscle. J. of Biol. Chem. 115, 749—768 (1936). — Rosenthal, O., and D. L. Drabkin: Spectrophotometric studies. XI. The direct micro-spectrophotometric determination of cytochrome c. J. of Biol. Chem. 149, 437—450 (1943). ~ The cytochrome c content of normal and neoplastic mammalian epithelium and its correlation with body mass. J. of Biol. Chem. 150, 131—141 (1943). — Rossi, A., e C. Aragona: Cristallizzazione solubitità di mioglobine di specie diverse. Boll. Soc. ital. Biol. sper. 17, 206—208 (1942). — Rossi, A., e L. Travia: Specifitate compositione chimica di mioglobine di specie diverse. Boll. Soc. ital. Biol. sper. 16, 768—770 (1941). — Rossi-Fanelli, A.: Crystalline human myoglobin: some physicochemical properties and chemical composition. Science (Lancaster, Pa.) 108, 15—16 (1948). ~ Détermination spectrophotométrique simultanée de la myoglobine et de l'hémoglobine. Bull. Soc. Chim. biol. Paris 31, 457—460 (1949). — Rossi-Fanelli, A., D. Cavallini and C. De Marco: Fetal myoglobin. I. The crystallization of human and cow's myoglobin extracted by the heart and fetal muscles. Arch. of Biochem. a. Biophysics 49/50, 496—502 (1954). — Roughton, F. J. W.: Diffusion and chemical reaction velocity in cylindrical and spherical systems of physiological interest. Proc. Roy. Soc. Lond. Ser. B 140, 203 (1952). — Rubner, M.: Über den Einfluß der Körpergröße auf Stoff- und Kraftwechsel. Z. Biol. 19, 535 (1883). ~ Die Quelle der tierischen Wärme. Z. Biol. 30, 73—142 (1894). ~ Die Gesetze des Energieverbrauches bei der Ernährung. Leipzig 1902. ~ Stoffwechsel bei verschiedenen Temperaturen. Beziehungen zur Größe und Oberfläche. In Handbuch der normalen und pathologischen Physiologie, Bd. V, S. 154—166. 1928. — Ruff, S., H. Fedtke u. R. Ammon: Der Einfluß des Cytochroms c auf das anoxämische menschliche EKG. Z. Kreislaufforsch. 39, 146—150 (1950).

Sacks, J., and F. M. Sinex: The effect of 2,4-dinitrophenol on the turnover of the acidsoluble phosphorus of rat diaphragm. Arch. of Biochem. a. Biophysics 39, 205—213 (1952). — Salles, J. B. V., and S. Ochoa: Biosynthesis of dicarboxylic acids by carbon dioxide fixation. II. Further study of the properties of the „malic" enzyme of pigeon liver. J. of Biol. Chem. 187, 849—861 (1950). — Sanadi, D. R., D. M. Gibson, P. Ayengar and L. Ouellet: Evidence for a new intermediate in the phosphorylation coupled to α-ketoglutarate oxidation. Biochim. et Biophysica Acta 13, 146 (1954). — Sanadi, D. R., and J. W. Littlefield: Role of coenzyme A and DPN in the oxidation of α-ketoglutaric acid. Science (Lancaster, Pa.) 116, 327—328 (1952). — Schaer, E.: Die neuere Entwicklung der Schönbeinschen Untersuchungen über Oxydationsfermente. Z. Biol. 37, 320 (1899). — Scharrer, E.: Capillares and mitochondria in Neuropil. J. Comp. Neur. 83, 237—243 (1945). — Schlenk, F.: Die Codehydrogenasen I und II und zugehörige Apodehydrasen. In Bamann-Myrbäck, Bd. 3, S. 2295—2320. 1941. ~ Codehydrogenase I and II and Apoenzymes. In J. B. Sumner u. K. Myrbäck, The enzymes, Bd. II/1, S. 250—315. New York 1951. ~ Succinic Dehydrogenase. In J. B. Sumner u. K. Myrbäck, The enzymes, Bd. II/1, S. 316—328. New York 1951. — Schmid, K.: Untersuchungen über das Wal-Myoglobin. Helvet. chim. Acta 32, 105 (1949). ~ Zusammensetzung des Wal-Myoglobins. Helvet. chim. Acta **32**, 1198 (1949). — SCHMIDT, C. F.: Der Kreislauf des Gehirns. Pflügers Arch. **251**, 571 (1949). — SCHMIDT, C. F., S. S. KETY and H. H. PENNES: The gaseous metabolism of the brain of the monkey. Amer. J. Physiol. **143**, 33—52 (1945). — SCHNEIDER, W. C.: Distribution of enzymes within the cell. In H. A. LARDY, Respiratory Enzyms. Rev., S. 273—281. Minneapolis: Burgess Publ. Comp. 1949. ~ Structural factors in metabolic regulations. Proc. 3. Internat. Congr. Biochem. Brüssel 1955, S. 305—315. 1956. — SCHNEIDER, W. C., A. CLAUDE and G. H. HOGEBOOM: The distribution of cytochrome c and succinoxidase activity in rat liver fractions. J. of Biol. Chem. **172**, 451 (1948). — SCHNEIDER, W. C., and G. H. HOGEBOOM: Intracellular distribution of enzymes. V. Further studies on the distribution of cytochrome c in rat liver homogenates. J. of Biol. Chem. **183**, 123—128 (1950). — SCHNEIDER, W. C., and V. R. POTTER: The assay of animal tissues for respiratory enzymes. II. Succinic dehydrogenase and cytochromoxidase. J. of Biol. Chem. **149**, 217 (1943). — SCHOENHEIMER, R.: The dynamic state of body constituents. Cambridge, Mass. 1946. — SCHOLANDER, P. F., L. IRVING and S. W. GRINNELL: Aerobic and anaerobic changes in seal muscles during diving. J. of Biol. Chem. **142**, 431—440 (1942). — SCHRECKER, A. W., and A. KORNBERG: Reversible enzymatic synthesis of flavon-adenine dinucleotide. J. of Biol. Chem. **182**, 795 (1950). — SCHÜMMELFEDER, N.: Untersuchungen zur histochemischen Indophenolblausynthese der Herzmuskelzellen und Leukozyten. Virchows Arch. **317**, 707—769 (1950). — SCHULTZE, M. O.: The effect of deficiencies in copper and iron on the cytochrome oxidase of rat tissues. J. of Biol. Chem. **129**, 729 (1939). — SCHULZ, G. V.: Statistische Ableitung der Grenzgesetze für verdünnte Lösungen bei Verschiedenheit der Molvolumina. Zur statistischen Theorie makromolekularer Lösungen. Z. Naturforsch. **2a**, 27—38 (1947). ~ Mischungsentropie und osmotischer Druck von Lösungen langgestreckter, starrer Teilchen. Zur statistischen Theorie makromolekularer Lösungen, II. Z. Naturforsch. **2a**, 348—357 (1947). ~ Mischungsentropie und osmotischer Druck von Lösungen langgestreckter Teilchen mit innerer Beweglichkeit. Zur statistischen Theorie makromolekularer Lösungen, III. Z. Naturforsch. **2a**, 411—419 (1947) ~ Über den makromolekularen Stoffwechsel der Organismen. Naturwiss. **37**, 196—200 (1950). ~ Über den makromolekularen Stoffwechsel der Organismen. Naturwiss. **37**, 223—229 (1950). ~ Energetische und statistische Voraussetzungen für die Synthese der Makromoleküle im Organismus. Z. Elektrochem. **55**, 569—574 (1951). — SCOW, R. O., and J. H. ROE jr.: Effect of testosterone propionate on the weight and myoglobin content of striated muscles in gonadectomized guinea pigs. Amer. J. Physiol. **173**, 22—28 (1953). — SELIGMAN, A. M., u. A. M. RUTENBURG: The histochemical determination of succinic-dehydrogenase. Science (Lancaster, Pa.) **113**, 317—320 (1951). — SHACTER, B.: Interrelations in respiratory, phosphorylative and mitotic activities of EHRLICH ascites tumor cells: Influence of dinitrophenol. Arch. of Biol. a. Biophysics **57**, 387—400 (1955). — SHELTON, E., W. C. SCHNEIDER and M. STRIEBICH: A method for counting mitochondria in tissue homogenates. Exper. Cell. Res. **4**, 32—41 (1953). — SHEMIN, D., and S. KUMIN: The mechanism of porphyrin formation. The formation of a succinyl intermediate from succinate. J. of Biol. Chem. **198**, 827 (1952). — SHEMIN, D., and J. WITTENBERG: The mechanism of porphyrin formation. The role of the tricarboxylic acid cycle. J. of Biol. Chem. **192**, 315—333 (1951). — SHEPHERD, J. A., and G. KALNITSKY: Intracellular distribution of fumarase, aconitase and isocitric dehydrogenase in rabbit cerebral cortex. J. of Biol. Chem. **207**, 605—611 (1954). — SIEDEL, W.: Der Stoffwechsel der Porphyrine. In B. FLASCHENTRÄGER u. E. LEHNARTZ, Physiologische Chemie, Bd. IIb, S. 996—1025. 1954. — SINGER, T. P., u. E. B. KEARNEY: Chemistry, metabolism and scope of action of the pyridine nucleotide coenzymes. Adv. Enzymol. **15**, 79—139 (1954). — SJÖSTRAND, T.: On the principles for the distribution of the blood in the peripheral vascular system. Skand. Arch. Physiol. (Berl. u. Lpz.) Suppl. 71 (1935). — SJÖSTRÖM, P.: Der Citratgehalt im Blutserum als Diagnosticum bei Krankheiten der Leber und Gallenwege. Eine methodologische, tierexperimentelle und klinische Studie. Acta chir. scand. (Stockh.) **79**, Suppl. 49 (1937). — SLATER, E. C.: A factor in heart muscle required for the reduction of cytochrome c by cytochrome b. Nature (Lond.) **161**, 405 (1948). ~ The measurement of the cytochrome oxidase activity of enzyme preparations. Biochemic. J. **44**, 305—318 (1949). ~ A comparative study of the succinic dehydrogenase-cytochrome system in heart muscle and in kidney. Biochemic. J. **45**, 1 (1949). ~ The dihydrocozymase-cytochrome c reductase activity of heart muscle preparation. Biochemic. J. **46**, 484 (1950). ~ Structurally-bound enzymes. 4. Kolloquium Ges. Physiol.-Chem., Mosbach, S. 64—85. Berlin-Göttingen-Heidelberg: Springer 1953. ~ Respiratory chain phosphorylation. Proc. 3. Internat. Congr. Biochem. **3**, 264—278 (1956). — SLATER, E. C., and F. A. HOLTON: Oxydative phosphorylation coupled with the oxidation of α-ketoglutarate by heart-muscle sarcosomes. I. Kinetics of the oxidative phosphorylation reaction and adenine nucleotide specificity. Biochemic. J. **55**, 530—544 (1953). ~ Oxidative phosphorylation coupled with the oxidation of α-ketoglutarate by heart muscle sarcosomes. II. Phosphorus:Oxygen-ratio. Biochemic. J. **56**, 28—40 (1954). — SLYKE, D. D. VAN, C. P. RHOADS, A. HILLER and A. S. ALVING: Relationships between urea excretion, renal blood flow, renal oxygen consumption and diuresis. The mechanism of urea excretion. Amer. J. Physiol. **109**, 336 (1934). ~ The kinetics of hydrolytic enzymes and their bearing on methods for measuring enzyme activity. Adv. Enzymol. **2**, 33 (1942). — SMITH, L.: Cytochrom a, a_1, a_2 und a_3. In S. P. COLOWICK u. N. O. KAPLAN, Methods in enzymology, Bd. II, S. 732. New York 1955. — SMITH, L., and H. CONRAD: A study of the kinetics of the oxidation of cytochrom c by cytochrome-oxidase. Arch. of Biochem. a. Biophysics **63**, 403 (1956). — SOLS, A.: The hexokinase activity of the intestinal mucosa. Biochim. et Biophysica Acta **19**, 144—152 (1956). — SPALLANZANI, L.: Mémoires sur la respiration. Genf: J. Senebier 1803. — STADIE, W. C., and J. B. MARSH: The effect of cytochrome c upon the metabolism of rat tissues. J. Clin. Invest. **26**, 899—902 (1947). — STANNARD, J. N.: Separation of the resting and activity oxygen consumption of frog muscle by means of sodium azide. Amer. J. Physiol. **126**, 196 (1939). — STERN, J.: Inhibitors and activators of brain hexokinase. Biochemic. J. **58**, 536—542 (1954). — STERN, K. G., and J. L. MELNICK: The photochemical spectrum of the PASTEUR-Enzyme in retina. J. of Biol. Chem. **139**, 301—323 (1941). — STOTZ, E.: The estimation and distribution of cytochrome oxidase and cytochrome c in rat tissues. J. of Biol. Chem. **131**, 555—565 (1939). ~ Pyruvate metabolism. Adv. Enzymol. **5**, 129 (1945). — STOTZ, E., A. E. SIDWELL and T. R. HOGNESS: The spectrophotometric determination of the equilibrium in oxidation-reduction systems; the potential of cytochrome c. J. of Biol. Chem. **124**, 733 (1938). — STRAUB, F. B.: Isolation and properties of a flavoprotein from heart muscle tissue. Biochemic. J. **33**, 787 (1939). ~ Crystalline lactic dehydrogenase from heart muscle. Biochemic. J. **34**, 483—486 (1940). — SUTHERLAND, E. W., and C. F. CORI: Effect of hyperglycemic-glycogenolytic factor and epinephrine on liver phosphorylase. J. of Biol. Chem. **188**, 531—543 (1951). — SWENSEID, M. E., R. H. BARNES, A. HEMMINGWAY and A. O. NIER: The formation of acetone bodies from acetic acid. J. of Biol. Chem. **142**, 47 (1942).

TAGGART, J. V., and R. P. FORSTER: Renal tubular transport: Effect of 2,4-dinitrophenol and related compounds on phenol red transport in the isolated tubules of the flounder. Amer. J. Physiol. **161**, 167—172 (1950). — TERROINE, E. F., et J. ROCHE: La respiration des tissus. I. Production calorique des homéothermes et intensité de la respiration in vitro des tissus homologues. Arch. internat. Physiol. **24**, 356—399 (1925). — THEORELL, H.: Kristallinisches Myoglobin. I. Mitt. Kristallisieren und Reinigung des Myoglobins, sowie vorläufige Mitteilung über sein Molekulargewicht. Biochem. Z. **252**, 1—7 (1932). ~ Kristallinisches Myoglobin. II. Mitt. Sedimentationskonstante und Molekulargewicht des Myoglobins. Biochem. Z. **268**, 46—54 (1934). ~ Kristallinisches Myoglobin. III. Mitt. Die absolute Lichtabsorption von Oxy-Carboxy-, Meta- und reduziertem Myoglobin. Biochem. Z. **268**, 55—63 (1934). ~ Kristallinisches Myoglobin. IV. Mitt. Myoglobin im Gleichgewicht mit Sauerstoff und Kohlenoxyd. Biochem. Z. **268**, 64—72 (1934). ~ Kristallinisches Myoglobin. V. Mitt. Die Sauerstoffbindungskurve des Myoglobins. Biochem. Z. **268**, 73—82 (1934). ~ Reines Cytochrom c. VI. Mitt. Darstellung, Eigenschaften, Ionenbeweglichkeit, Diffusion und Absorptionsspektrum des Cytochroms c. Biochem. Z. **285**, 207 (1936). ~ Die Alloxazinproteide (gelbe Fermente). In BAMANN-MYRBÄCK, Die Methoden der Fermentforschung, Bd. 3, S. 2361—2384. 1941. ~ The iron-containing enzymes. B. Catalases and peroxidases. "Hydroperoxidases." In J. B. SUMNER u. K. MYRBÄCK, The enzymes, Bd. 1, Teil 2, S. 397—427. New York 1951. ~ Flavin-containing enzymes. In J. B. SUMNER u. K. MYRBÄCK, The enzymes, Bd. II, S. 335—356. New York 1951. ~ Nature and mode of action of oxidation enzymes. Science (Lancaster, Pa.) **124**, 467 (1956). — THEORELL, H., and A. ÅKESON: Studies on the cytochrom c. I. Electrophoretic purification of cytochrom c and its aminoacid composition. J. Amer. Chem. Soc. **63**, 1804 (1941). — THEORELL, H., and CH. DE DUVE: Cristalline human myoglobin from heart muscle and urine. Arch. of Biol. **12**, 113—124 (1947). — THEORELL, H., u. E. EHRENBERG: Spectrophotometric, magnetic and titrimetric studies on the heme-linked groups in myoglobin. Acta chem. scand. (Copenh.) **5**, 823 (1951). — THEWS, G.: Über die mathematische Behandlung physiologischer Diffusionsprozesse in zylinderförmigen Objekten. Acta biotheoret. (Leiden) **10**, 105—138 (1953). ~ Eine Methode zur mathematischen Behandlung der Sauerstoffdiffusion in hämoglobin- und myoglobinhaltigen Lösungen. Naturwiss. **43**, 160—161 (1956). — THUNBERG, T.: Zur Kenntnis der Einwirkung tierischer Gewebe auf Methylenblau. Skand. Arch. Physiol. (Berl. u. Lpz.) **35**, 165 (1917). ~ Die Dehydrasen. In Handbuch der Biochemie, Erg.-Werk, Bd. 1, S. 518 bis 537. 1933. ~ Biologische Aktivierung, Übertragung und endgültige Oxydation des Wasserstoffes. Erg. Physiol. **39**, 76—116 (1937). ~ Die Enzyme der elementaren Atmung. In B. FLASCHENTRÄGER u. E. LEHNARTZ, Physiologische Chemie, Bd. I, S. 1171—1245. Berlin-Göttingen-Heidelberg: Springer 1951. — TOIT, C. H. DU: The effects of thyroxine on phosphate metabolism. In Phosphorus metabolism, Bd. II, S. 597. Baltimore 1952. — TSCHIRGI, R. D., R. W. GERARD, H. JENERICK, L. L. BOYARSKY and J. Z. HEARON: Metabolism of the rat spinal cord functioning in isolation. Federat. Proc. **8**, 166 (1949). — TSOU, C. L.: The cytochrome system of adrenal medulla. Biochemic. J. **49**, 658—662 (1951). — TYLER, D. B.:

Some factors affecting the action of 2,4-dinitrophenol on the oxygen uptake of excised rat brain. J. of Biol. Chem. **184**, 711—718 (1950).
UMBREIT, W. W., H. BURRIS and J. F. STAUFFER: Manometric techniques and related methods for the study of tissue metabolism, 2. Aufl. Minneapolis: Burgess Publ. Comp. 1949. — UTTER, F. M., and K. KURAHASHI: Mechanism of action oxalacetic carboxylase from liver. J. Amer. Chem. Soc. **75**, 758 (1953).
VANOTTI, A.: The adaptation of the cell to effort, altitude and to pathological oxygen deficiency. Schweiz. med. Wschr. **1946**, 899. — VAUGHAN, B. E., and N. PACE: Myoglobin content of rats at sea level and chronical by exposed to hypoxia. Federat. Proc. **14**, 155 (1955). — VENNESLAND, B., and F. H. WESTHEIMER: Hydrogen transport and steric specifity on reactions catalyzed by pyridine nucleotide dehydrogenases. In D. McELROY and B. GLASS, A symposion on the mechanism of enzym action, S. 357—388. Baltimore: John Hopkins Press 1954. — VERNON, H. M.: The quantitative estimation of the indophenol-oxidase of animal tissues. J. of Physiol. **42**, 402—427 (1911). ~ The indophenol-oxidase of mammalian and avian tissues. J. of Physiol. **43**, 96—108 (1911/12). — VEST, M., u. S. J. WANG: Veränderung des Cytochrom-c-Gehaltes der Muskulatur in großen Höhen. Helvet. physiol. Acta 8, 180—185 (1950).
WAINIO, W. W., and S. J. COOPERSTEIN: Some controversial aspects of the mammalian cytochromes. Adv. Enzymol. **17**, 329 (1956). — WARBURG, O.: Versuche an überlebendem Carzinomgewebe (Methoden). Biochem. Z. **142**, 317 (1923). ~ Über den Stoffwechsel der Tumoren. Berlin: Springer 1926. ~ Wirkung des CO auf den Stoffwechsel der Hefe. Biochem. Z. **177**, 471—486 (1926). ~ Schwermetalle als Wirkungsgruppen von Fermenten. Berlin: Saenger 1946. ~ Molekulargewicht des sauerstoffübertragenden Fermentes. Naturwiss. **33**, 994 (1946). ~ Wasserstoffübertragende Fermente. Berlin 1948. ~ Über die Entstehung der Krebszellen. Naturwiss. **42**, 401—406 (1955). ~ On the origin of cancer cells. Science (Lancaster, Pa.) **123**, 309 (1956). — WARBURG, O., u. W. CHRISTIAN: Über Aktivierung der ROBINSONschen Hexose-Mono-Phosphorsäure in roten Blutzellen und die Gewinnung aktivierender Fermentlösungen. Biochem. Z. **242**, 206 (1931). ~ Ein zweites sauerstoffübertragendes Ferment und sein Absorptionsspektrum. Naturwiss. **20**, 688—980 (1932). ~ Proteinteil des kohlenhydratoxydierenden Fermentes der Gärung. Biochem. Z. **301**, 221 (1939). ~ Isolierung und Kristallisation des Proteins des oxydierenden Gärungsfermentes. Biochem. Z. **303**, 40 (1939). — WARBURG, O., W. CHRISTIAN u. A. GRIESE: Wasserstoffübertragendes Co-Ferment, seine Zusammensetzung und Wirkungsweise. Biochem. Z. **282**, 157 (1935). — WARBURG, O., u. F. KUBOWITZ: Atmung bei sehr kleinen Sauerstoffdrucken. Biochem. Z. **214**, 5—18 (1929). — WARBURG, O., K. POSENER u. E. NEGELEIN: Über den Stoffwechsel der Carcinomzelle. Biochem. Z. **152**, 309 344 (1924). — WARREN, CH. O.: The PASTEUR-Effect in bone marrow with particular reference to results obtained by different methods. J. Cellul. a. Comp. Physiol. **19**, 193—209 (1942). — WATERS, W. A.: The chemistry of free Radicals. Sec. edition. Oxford 1948. — WEARN, J. T., and L. G. ZSCHIESCHE: The extent of the capillary bed of the heart. J. of Exper. Med. **47**, 273—291 (1928). — WEIL-MALHERBE, H., and A. D. BONE: Studies on hexokinase. I. The hexokinase activity of rat-brain extracts. Biochemic. J. **49**, 339—347 (1951). ~ Studies on hexokinase. II. An activator of hexokinase in erythrocytes. Biochemic. J. **49**, 348—354 (1951). ~ Studies on hexokinase. III. An activator of hexokinase in muscle extracts. Biochemic. J. **49**, 355—361 (1951). ~ Activators and inhibitors of hexokinase in human blood. J. Mental Sci. **97**, 635—662 (1951). — WEINLAND, E.: Beobachtungen über den Gaswechsel von Anodonta cygnaea L. Z. Biol. **69**, 1—86 (1919). — WESTHEIMER, F. H.: "One electron" and "Two-electron" oxidation-reduction reactions in inorganic and organic chemistry. In: Mechanism of enzyme action, S. 321—356. Baltimore 1954. — WEYMOUTH, F. W., J. M. CRISMON, V. E. HALL, H. S. BELDING and J. FIELD II: Total and tissue respiration in relation to body weight. A comparison of the kelp crab with other crustaceans and with mammals. Physiologic. Zool. **17**, 50—71 (1944). — WEYMOUTH, F. W., J. FIELD II and M. KLEIBER: Relationship between body size and metabolism. Proc. Soc. Exper. Biol. a. Med. **49**, 367—370 (1942). — WHIPPLE, G. H.: The hemoglobin of striated muscle. I. Variations due to age and exercise. Amer. J. Physiol. **76**, 693—707 (1926). ~ The hemoglobin of striated muscle. II. Variations due to anemia and paralysis. Amer. J. Physiol. **76**, 708—714 (1926). — WHIPPLE, G. H., and F. S. ROBSCHEIT-ROBBINS: The hemoglobin of striated muscle. III. Muscle hemoglobin as a source of bile pigment. Amer. J. Physiol. **78**, 675—682 (1926). — WIELAND, H., u. C. ROSENTHAL: Weitere Versuche über den biologischen Abbau der Essigsäure. Über den Mechanismus der Oxydationsvorgänge. III. Acetessigsäure und Zitronensäurecyclus. Liebigs Ann. **554**, 241 (1943). — WILL, A.: Körpergröße, Körperzeiten und Energiebilanz. VI. Körpergröße und O_2-Konsum bei Schaben und Asseln (Isopoden). Z. vgl. Physiol. **34**, 20—25 (1952). — WILLIAMS, R. J. P.: Models for metallo-enzymes. Nature (Lond.) **177**, 304—307 (1956). — WILSON, P. W.: Kinetics and mechanisms of enzyme reactions. In H. A. LARDY, Respiratory enzymes, S. 16—57. Minneapolis: Burgess Publ. Comp. 1950. —

Winkler, F.: Der Nachweis von Oxydase in den Leukozyten mittels der Dimethyl-p-Phenyldiamin-α-Naphtol-Reaktion. Fol. haemat. (Lpz.) **4**, 323 (1907). — Winterstein, H.: Die chemische Steuerung der Atmung. Erg. Physiol. **48**, 328—528 (1955). — Winzler, R. J.: The respiration of baker's yeast at low oxygen tension. J. Cellul. a. Comp. Physiol. **17**, 263—276 (1941). — Wood, H. G.: Significance of alternate pathways in the metabolism of glucose. Physiologic. Rev. **35**, 841—859 (1955). — Wood, H. G., and C. H. Werkman: The fixation of CO_2 by cell suspensions of proprioni bacterium pentosaceum. Biochemic. J. **34**, 7—14 (1940). — Woodruff, W. W., and G. H. Whipple: Muscle hemoglobin in human autopsy material. Amer. J. Path. **4**, 75—86 (1928). — Wyman jr., J.: Heme proteins. Adv. Protein. Chem. **4**, 407—531 (1948).

Yuile, Ch. L., and W. F. Clark: Myohemoglobinuria. A study of renal clearance of myohemoglobin in dogs. J. of Exper. Med. **74**, 187—196 (1941). — Yuile, Ch. L., J. F. Steinmann, P. F. Hahn and W. F. Clark: The tubular factor in renal hemoglobin excretion. J. of Exper. Med. **74**, 197—202 (1941).

Zöllner, N., u. E. Rothemund: Beobachtungen über die Messung der Aktivität der Bernsteinsäuredehydrase. Z. physiol. Chem. **298**, 97—109 (1954). — Zuntz, N.: Physiologie der Blutgase und des respiratorischen Stoffwechsels. In L. Hermanns Handbuch der Physiologie, Bd. IV, S. 1—162. Leipzig 1882.

Der Gesamtorganimus im Sauerstoffmangel.

Von

J. Pichotka-Freiburg i. Br.

Mit 43 Abbildungen.

Einleitung.

Die Organismen bedürfen zu ihrer Erhaltung eines ständigen Energieumsatzes, auch wenn keinerlei äußere Arbeit geleistet wird. Dieser Umsatz ist notwendig zur Aufrechterhaltung des Ordnungszustandes, der den Organismen eigentümlich ist. Die notwendige Energie kann aus der Spaltung oder aus der Oxydation energiereicher Verbindungen gewonnen werden. Spaltungsprozesse in wesentlichem Umfang finden sich nur bei niederen Organismen. Alle höheren Organismen gewinnen ihre Energie aus Oxydationsprozessen. Energiereiche Verbindungen und Sauerstoff werden dazu aus der Umgebung in den Organismus aufgenommen. Die Unterbindung dieser Zufuhren — Hunger und O_2-Mangel — stellen die ursprünglichen Schädigungsmöglichkeiten der Organismen dar.

Der O_2-Gehalt der Erdatmosphäre, in der sich das Leben abspielt, ist völlig gleichmäßig (20,8% O_2). Die O_2-Spannung beträgt daher auf Meeresniveau und unter Normalbedingungen 158 mm Hg $\left(\frac{20,8 \cdot 760}{100}\right)$. Sie nimmt mit steigender Höhe entsprechend dem Barometerdruck ab; in 5500 m Höhe ist sie auf etwa die Hälfte gefallen, in 8000 m Höhe auf annähernd ein Drittel. Die genauen Daten für die Beziehung von Höhe und O_2-Spanung der Atmosphäre sind in der Abb. 1 enthalten.

Bei Minderung der O_2-Spannung, sei es durch einen Höhenaufstieg, sei es durch Minderung des Druckes in einer Unterdruckkammer oder durch Atmung von vorbereiteten N_2-O_2-Gemischen, treten bei allen Organismen Erscheinungen des „O_2-Mangels" und schließlich der Tod ein. Die Empfindlichkeit der verschiedenen Tierklassen gegenüber einer Minderung der O_2-Spannung ist außergewöhnlich verschieden. Bei den Warmblütern mit ihrem hohen Stoffwechsel besteht offensichtlich die größte Anfälligkeit. Innerhalb der Gruppe der Warmblüter nimmt die Höhenfestigkeit deutlich mit fallender Körpergröße zu. In der Tabelle 1 ist eine Reihe von Ergebnissen der Literatur zu dieser Frage zusammengefaßt.

Die Oxydationsvorgänge und damit der O_2-Verbrauch sind unabhängig von der Organisationshöhe an die einzelne Zelle gebunden. Einzellige Organismen stehen mit der O_2-Spannung ihrer Umwelt in unmittelbarem Austausch. Ein O_2-Mangel kann für sie nur bestehen, wenn die O_2-Spannung ihrer Umgebung erniedrigt ist. Bei den vielzelligen Organismen sind mit steigender Organisationshöhe zunehmend komplizierte und vielschichtige Einrichtungen notwendig geworden, um die Verbindung der einzelnen Zelle mit der Umwelt aufrechtzuerhalten. O_2-Mangel tritt für den vielzelligen Organismus nicht nur ein, wenn die O_2-Spannung der Umwelt erniedrigt ist. Zur hinreichenden O_2-Versorgung der Zellperipherie gehört hier das Funktionieren der zahlreichen Prozesse in

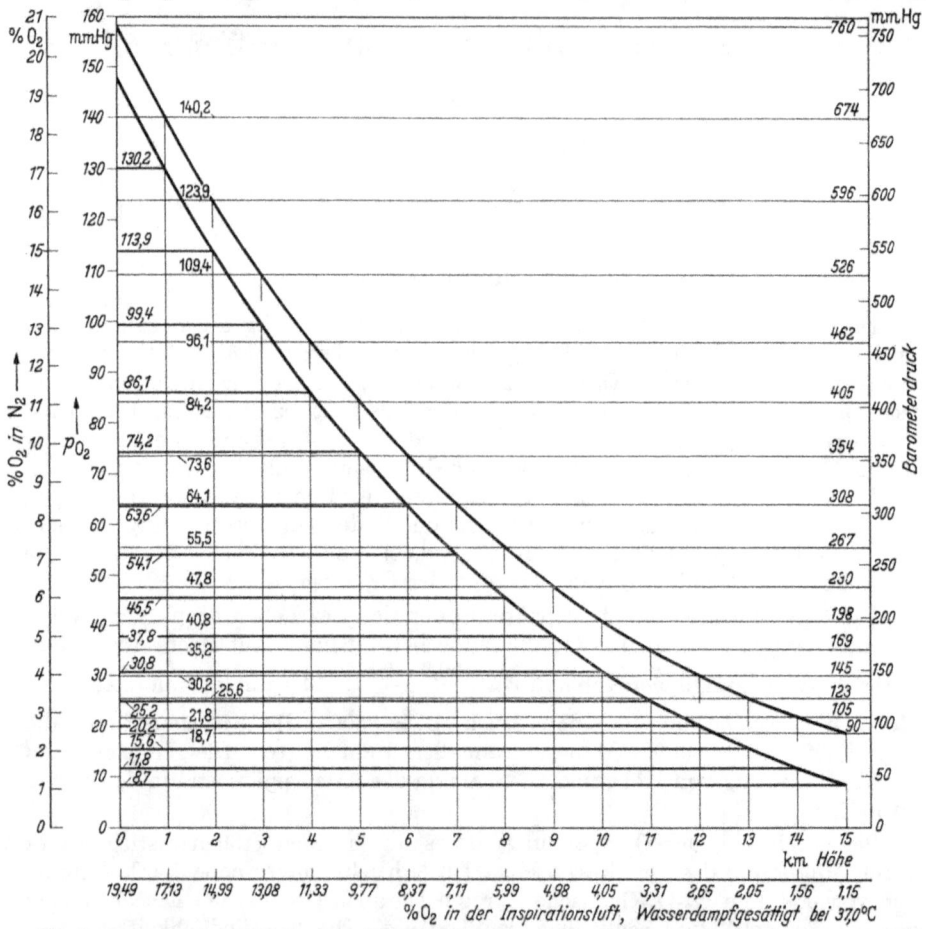

Abb. 1. Gesamtdruck und O_2-Druck in Abhängigkeit von der Höhe. Auf der Abszisse ist die Höhe angegeben, auf der Ordinate rechts der Gesamtdruck und links der O_2-Druck der freien Atmosphäre. Die obere Kurve gibt den Gesamtdruck bzw. den O_2-Druck der Atmosphäre in Abhängigkeit von der Höhe an, die untere Kurve den O_2-Druck der Inspirationsluft bei der betreffenden Höhe (bei 37° mit Wasserdampf gesättigt). Auf dem unteren Stab steht der O_2-Gehalt der Inspirationsluft in Prozent, auf dem linken Stab der O_2-Gehalt von Gemischen, die der jeweiligen Höhe entsprechen. Für die O_2-Spannung der trockenen Außenluft gilt

$$p_{O_2} = \frac{\text{proz. } O_2 \cdot B}{100}.$$

Für die O_2-Spannung der Inspirationsluft

$$p_{O_2} \text{ insp.} = \frac{\text{proz. } O_2 \cdot (B-48)}{100}.$$

Barometerdruck in mm Hg, proz. O_2 = O_2-Gehalt in Prozent. Wasserdampfdruck bei 37° und voller Sättigung = 48 mm Hg.

Atmung und Kreislauf, die am O_2-Transport beteiligt sind. Eine Einengung oder Störung eines dieser Prozesse bringt für die Peripherie eine Störung der O_2-Versorgung mit sich. Je nach dem Angriffsort, an dem die Störung der O_2-Versorgung einsetzt, sind verschiedene andere Funktionen mitbetroffen. Die Bilder, unter denen der O_2-Mangel bei höheren Organismen auftritt, können daher vielgestaltig sein.

Tabelle 1.
Sauerstoffmangelresistenz verschiedener Tierarten nach Werten von DENZER *(1950).*

In allen Fällen wurde das gleiche Aufstiegsschema verwandt: Aufstieg bis 20000 m (41 mm Hg) mit 500 m/min, weiterer Aufstieg bis zu einem Barometerdruck von 2 mm Hg in 20 min. Bei Warmblütern betrug die Kammertemperatur 20°. Der Aufstieg erfolgte bei Warmblütern bis zum Eintreten von Höhenkrämpfen, bei Kaltblütern bis zum Aufhören sichtbarer Lebenszeichen.

		Höhe in m	Barometerdruck mm Hg
Kaltblüter			
Psophus stridulus	Schnarrschrecke	25000	18
Panorps communis	Skorpionfliege	24000	22
Caloptrix virgo	Schönjungfer	40000	2
Pieris brassica	Kohlweißling	40000	2
Agrotis pronuba	Hausmutter	40000	2
Coccinella septempunctata	Marienkäfer	36000	5
Geotrupis sylvaticus	Mistkäfer	36000	5
Musca domestica	Stubenfliege	24000	22
Pentatoma spec.	Baumwanze	36000	5
Julus terresteris	Gemeiner Tausendfuß	36000	5
Aranea diademata	Kreuzspinne	22000	30
Rana esculenta	Wasserfrosch	20500	38
Bufo bufo	Erdkröte	23500	24
Tropidonotus natrix	Ringelnatter	23500	24
Warmblüter			
Girlitz		10600	169
Maus		14000	106
Meerschweinchen		13000	123
Kaninchen		12500	133
Katze		12000	145
Hunde		9000 bis 12000	230—198
Plecotus auritus Pipistrellus pipistrellus	} 2 Fledermausarten	32000	7

I. Terminologie und Begriffsbestimmungen.

O_2-Mangel (oxygen deficiency) im heutigen Sprachgebrauch umfaßt zwei verschiedene Tatsachen: 1. die Minderung der O_2-Spannung an oder in den Zellen als physikalisch faßbare Größe — Hypoxie; 2. den charakteristischen Funktionszustand der Zellen und des Organismus, der durch die Erniedrigung der O_2-Spannung herbeigeführt wird — Hypoxydose.

1. Hypoxie.

Von BARCROFT (1920) stammt die erste systematische Darstellung über die Störungen der O_2-Versorgung des Organismus. Im Blickpunkt seines Interesses standen nur die Formen des O_2-Mangels, die durch eine Störung der Transportfunktion des Blutes zustande kommen. Er unterschied

die anoxische Anoxämie (anoxic anoxaemia),
die anämische Anoxämie (anaemic anoxaemia),
die ischämische Anoxämie (stagnant anoxaemia).

Später reihten PETERS und VAN SLYKE (1931) die Blausäurevergiftung wegen ihres Symptomenbildes in die Formen des O_2-Mangels ein. Für diese und für ähnliche Vergiftungen spielt die O_2-Transportfunktion des Blutes keine Rolle. Der Angriff erfolgt vielmehr unmittelbar an den Fermentsystemen der Zelle.

Sie nannten daher diese Form „histotoxische Anoxie" (histotoxic anoxia). Die von BARCROFT abgegrenzten Formen bezeichneten sie nun in einer sprachlich richtigeren Form als anoxische, anämische und ischämische Anoxie.

Diese Nomenklatur ist im englischen Sprachbereich noch heute gültig. In der deutschen Literatur sind die Ausdrücke „Hypoxie" und „Hypoxämie" an Stelle von „Anoxie" und „Anoxämie" üblich, weil es sich bei praktisch allen in Frage kommenden Zuständen um eine Minderung, nicht aber um ein vollständiges Fehlen des O_2 handelt. Neuerdings setzt sich auch in englischen Veröffentlichungen der Gebrauch von Hypoxie durch[1].

Tabelle 2.

Ort der primären Herabsetzung der O_2-Spannung	Vorkommen bei	Bezeichnung	
Inspirationsluft	a) *herabgesetztem Barometerdruck*, (Höhe, Unterdruckkammer) b) *Zumischung eines inerten Gases* (Gemischatmung)	atmosphärische Hypoxie	*primär arterielle Hypoxie*
Alveolarluft	Hypoventilation, Stenose der Atemwege	respiratorische Hypoxie	
Arterielles Blut	Pneumonose, Pneumonie usw.	pulmonale Hypoxie	
Capillares oder venöses Blut	Einschränkung der Transportgröße des Blutes: a) *Einschränkung der O_2-Kapazität:* Anämie, Met-Hb-Bildung, CO-Vergiftung b) *Einschränkung der Zirkulationsgröße* allgemein oder lokal	anämische bzw. ischämische Hypoxie	*primär venöse Hypoxie*
Zelle und Zellverband	a) *Diffusionsbehinderung im Gewebe*, z. B. Ödeme b) *Wirkung von Atmungsgiften*, z. B. HCN	interstitielle Hypoxie, histotoxische Hypoxie	*primäre Gewebshypoxie*

Für die systematische Darstellung der heute unterschiedenen Hypoxieformen ist es notwendig, mehrere Kriterien zu benutzen. Am wichtigsten ist die Unterteilung nach dem primären Angriffsort und nach der Intensität der Hypoxie, weiterhin die Unterscheidung einer primär arteriellen und einer primär venösen Hypoxie.

Die allgemeine Hypoxie kann zustande kommen durch Eingriff an jedem der Schritte, die in der Übertragung des O_2 von der Außenluft bis zum Oxydationsort in der Zelle hintereinandergeschaltet sind. Änderung der O_2-Spannung der Außenluft, ungenügende Ventilation des Alveolarraumes, Verlangsamung des O_2-Durchtrittes in den Alveolarmembranen, Anämie usw. führen alle zu dem gleichen Resultat eines unzureichenden O_2-Angebotes in den peripheren Zellen. Eine systematische Darstellung der Hypoxieformen nach dem Angriffsort findet sich in der Tabelle 2. Es ergibt sich aus der Mechanik des Systems, daß alle Schritte, die in der Richtung des O_2-Transports hinter dem eigentlichen Angriffsort

---

[1] STICKNEY und VAN LIERE 1953.

liegen, die eingetretene Hypoxie weitertragen müssen. Für die hier aufgeführten Hypoxieformen rückt also der Angriffspunkt systematisch von der Außenluft über den Alveolarraum, die Alveolarschranke, das Blut zu den intracellulären Überträgersystemen.

Neben der all diesen Hypoxieformen gemeinsamen Tatsache der unzureichenden O_2-Versorgung in den peripheren Zellen darf nicht übersehen werden, daß auch wesentliche Unterschiede bestehen, die für das Erscheinungsbild von Bedeutung sind. So liegt bei der Hypoxie durch Herabsetzung der äußeren O_2-Spannung neben der im gesamten Organismus erniedrigten O_2-Spannung gleichzeitig eine Erniedrigung der CO_2-Spannung vor. Bei der Hypoxie durch Stenose der Atemwege oder Behinderung des Übergangs zwischen Alveolarraum und arteriellem Blut besteht gleichzeitig eine zum Teil erhebliche Erhöhung der CO_2-Spannung in der gesamten Peripherie. Die Erhöhung der CO_2-Spannung stellt einen wesentlichen Faktor für das in dieser Situation erreichte Gleichgewicht dar. Bevor diese Zusammenhänge bekannt waren, hat die operative Beseitigung von Stenosen der Atemwege nicht selten zu Komplikationen geführt. Dafür muß nach unserem heutigen Wissen der Abfall der CO_2-Spannung und nicht der Anstieg der O_2-Spannung nach der Beseitigung der Stenose wesentliche Ursache sein.

Weiterhin bestehen wesentliche Unterschiede zwischen dem Verhalten bei der Höhenhypoxie mit der dazugehörigen verminderten O_2-Sättigung des arteriellen Blutes, bei der Anämie und bei der Oligämie. Vom Standpunkt der verfügbaren Transportkapazität für O_2 könnte für alle drei Bedingungen dasselbe gelten. Diese Unterschiede kommen später noch zur Sprache.

Nach der Intensität unterscheiden wir eine perakute, eine akute und eine chronische Hypoxie. Bei dieser Unterscheidung erfolgt die Abgrenzung nicht nach dem physikalischen Grad der Erniedrigung der O_2-Spannung, sondern vielmehr nach charakteristischen Reaktionsweisen des Organismus. In dieser Abgrenzung enthalten ist die Unterscheidung nach der Geschwindigkeit des Wirkungseintritts und wesentlicher noch nach der mit dem Leben zu vereinbarenden Dauer dieser Hypoxieformen, da die Wirkung um so schneller eintritt und um so kürzer ertragen werden kann, je stärker die O_2-Spannung erniedrigt ist.

Perakute Hypoxie. Die Dauer dieses Zustandes ist mit dem Leben nur für wenige Minuten vereinbar. Umstellungen von Atmung und Kreislauf, die für die akute Hypoxie charakteristisch sind, sind wegen der Kürze der Zeit ohne Bedeutung. Nach einer kurzen Latenzzeit treten Störungen auf. Diese Latenzzeit ist ausschließlich von den Eigenschaften der betreffenden Gewebe abhängig. Beispiele für diese Hypoxieform sind die momentane Erniedrigung des O_2-Druckes auf sehr geringe Werte (explosive decompression), der akute Herzstillstand und die massive Lungenembolie.

Akute Hypoxie. Die mögliche Dauer dieses Zustands beträgt Minuten bis Stunden. Beispiele sind der Unterdruckkammer-Aufstieg, die Atmung O_2-armer Stickstoffgemische, Unterbrechung der O_2-Zufuhr in der Höhe und an klinischen Zuständen die Oligämie. Es treten Umstellungen vor allem der Atmung und des Kreislaufs ein (Höhenumstellung nach HARTMANN), die alsbald mit dem Aufhören des hypoxischen Zustands wieder verschwinden.

Chronische Hypoxie. Geringster Grad der Hypoxie, der für eine Dauer von Jahren erträglich ist. Beispiele dafür sind das Leben im Hochgebirge und Anämie. Das Charakteristische der chronischen Hypoxie sind die Akklimatisationserscheinungen. Über die Dauer von Wochen bis zu Monaten entwickeln sich Änderungen des Blutbildes, des Blutchemismus, der Atmung usw. Nach Aufhören der Hypoxie erfordert es ebenfalls lange Zeiten, bis die normale

Reaktionslage wiederhergestellt ist. Die, Akklimatisation oder Adaptation an die Höhe gegenüber der Höhenumstellung oder Akkomodation wird später noch genauer abzugrenzen sein.

Von OPITZ ist die Unterscheidung in *primär arterielle* und *primär venöse* Hypoxien durchgeführt worden. Um primär arterielle Hypoxien handelt es sich

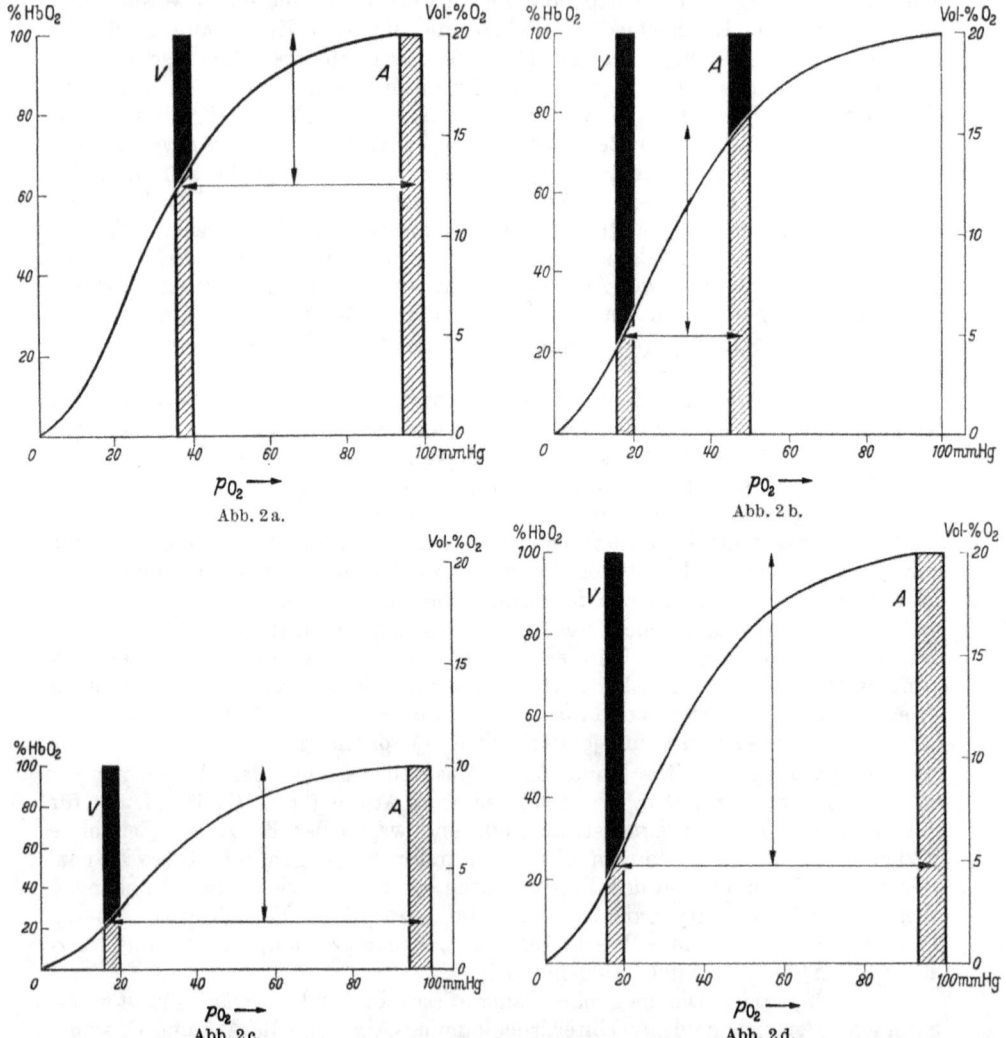

Abb. 2a. Arterielle und venöse O_2-Spannung und O_2-Sättigung unter normalen Bedingungen. O_2-Spannung (pO_2) auf der Abszisse, relative (% O_2Hb) und absolute (Vol.-% O) O_2-Sättigung auf der Ordinate. Spannung und Sättigung sind durch die Dissoziationskurve verbunden. Für das Schema ist die arterielle Sättigung mit 100% HbO_2 angenommen worden (tatsächlich etwa 96%). Für eine Ausschöpfung von 7,5 cm³ O_2 je 100 cm³ Blut liegt der O_2-Spannungsabfall im Mittel zwischen 96 mm Hg (93—98) arteriell und 38 mm Hg (36—40) venös. (Modifiziert nach MEAKINS.)

Abb. 2b. Arterielle und venöse O_2-Spannung und O_2-Sättigung bei hypoxischer Hypoxie. Infolge der verminderten arteriellen Sättigung ist die Ausschöpfung in den steileren Teil der Dissoziationskurve verschoben. Die venöse O_2-Spannung ist daher wesentlich weniger erniedrigt als die arterielle bei gleicher oder erhöhter O_2-Ausschöpfung.

Abb. 2c. Arterielle und venöse O_2-Spannung und O_2-Sättigung bei anämischer Hypoxie. Die relative arterielle Sättigung (% HbO_2) ist unverändert. Dagegen ist der O_2-Gehalt des Blutes (Vol.-% O_2) mit dem Hb-Gehalt auf die Hälfte gesunken. Der prozentuale Sättigungsabfall und der Abfall der O_2-Spannung sind daher bei normaler O_2-Ausschöpfung stark erhöht.

Abb. 2d. Arterielle und venöse O_2-Spannung und O_2-Sättigung bei ischämischer Hypoxie. Bei normalen Ausgangsbedingungen findet als Folge einer unzureichenden Durchblutung eine erhöhte O_2-Ausschöpfung statt. Als Ausdruck dessen sinken venöse O_2-Spannung und Sättigung auf weit unternormale Werte.

in allen Fällen, in denen die arterielle Sättigung in der Lunge erniedrigt ist — also bei Erniedrigung der äußeren O_2-Spannung, Behinderung der äußeren Atmung und Pneumonosen. In diesen Fällen besteht natürlich auch eine Erniedrigung der venösen O_2-Spannung. Eine normale O_2-Spannung des arteriellen Blutes ist andererseits aber durchaus kein Ausweis für eine hinreichende O_2-Versorgung der Gewebe. Dafür sind noch entscheidend: die O_2-Kapazität des Blutes, die Größe der Durchblutung und der O_2-Verbrauch im Gewebe. Bei einer Anämie wird auch bei voller arterieller O_2-Sättigung, bei hinreichender Durchblutung und normaler O_2-Ausschöpfung die venöse O_2-Spannung auf unternormale Werte absinken. Es besteht eine primär venöse Hypoxie, weil infolge der verringerten O_2-Kapazität des Blutes der Spannungsabfall bei der Ausschöpfung vergrößert ist. Dasselbe gilt, wenn bei normaler O_2-Kapazität und normaler O_2-Sättigung des Blutes eine unzureichende Durchblutung vorliegt. Es kommt dabei zu einer erhöhten Ausschöpfung und damit ebenfalls zu einer primär venösen Hypoxie. Beispiele dafür sind die Oligämie für den Gesamtorganismus und die Einengung von Gefäßbahnen wie die Coronarsklerose für bestimmte Bezirke. Die primär venöse Hypoxie deckt sich weitgehend mit dem relativen O_2-Mangel im Sinne BÜCHNERs.

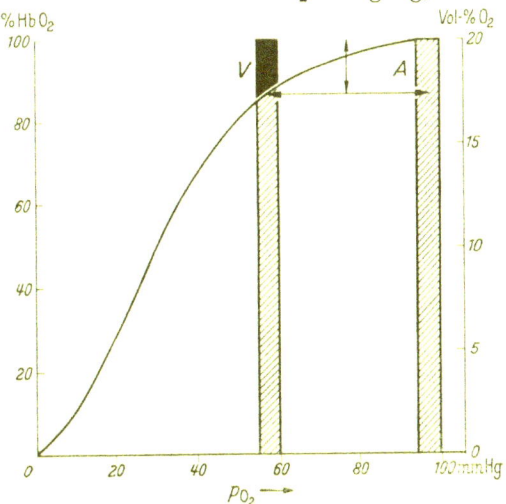

Abb. 2e. Arterielle und venöse O_2-Spannung und Sättigung bei histotoxischer Hypoxie. Als Ausdruck einer Vergiftung der Überträgersysteme findet eine verminderte O_2-Ausschöpfung statt. Bei normalen Ausgangsbedingungen bleibt daher die venöse O_2-Spannung und die venöse O_2-Sättigung auf abnorm hohen Werten.

Neben den Formen der allgemeinen Hypoxie, um die es sich bisher handelte, ist eine lokale Hypoxie zu unterscheiden. Der Ausgangspunkt liegt bei der lokalen Hypoxie immer am Gefäßsystem (Embolie, Sklerose). Die Störung der O_2-Versorgung ist also dabei immer mit einer Durchblutungsstörung (Ischämie) verbunden. Dadurch wird das Bild der lokalen Hypoxie entscheidend kompliziert.

2. Hypoxydose.

Der von STRUGHOLD (1938, 1944a und b) geprägte Begriff der Hypoxydose geht von dem Funktionszustand der Zelle und des Organismus im O_2-Mangel aus. Er nimmt an, daß die im O_2-Mangel beobachteten Symptome Ausdruck einer Herabsetzung der biologischen Oxydationen infolge eines verringerten O_2-Angebotes sind. Eine Hypoxydose kann danach aber nicht nur durch O_2-Mangel hervorgerufen werden, vielmehr tritt sie immer dann ein, *„wenn ein Mißverhältnis besteht zwischen Angebot und Bedarf der Zelle an irgendeinem der an der biologischen Oxydation beteiligten Stoffe"*. STRUGHOLD unterscheidet daher:

1. eine O_2-Mangelhypoxydose,

2. eine histotoxische Hypoxydose, z. B. Blausäurevergiftung, CO-Vergiftung,

3. eine Wirkstoffmangelhypoxydose, z. B. Avitaminosen, Hypothyreoidismus, Hypoadrenalismus,

4. eine Nährstoffmangelhypoxydose, z. B. Hunger, Hypoglykämie.

Für die experimentelle Klärung des komplizierten Zusammenspieles der verschiedenen Mechanismen im Bild der Hypoxydose des Gesamtorganismus sind die verschiedenen Hypoxieformen nicht gleich günstig. Mit Abstand am geeignetsten dazu ist die Hypoxie durch Erniedrigung der äußeren O_2-Spannung (hypoxische Hypoxie). Diese Methode bietet alle Vorzüge, die man erwarten kann. Auf Grund des geringen O_2-Vorrates des Organismus wirkt sich eine Änderung der O_2-Spannung der Atemluft sofort aus. Innerhalb weniger Minuten ist die für die O_2-Aufnahme maßgebliche alveoläre O_2-Spannung mit der inspiratorischen O_2-Spannung im Gleichgewicht. Es ist eine schnelle und genaue Steuerung des Grades der Hypoxie über die äußere O_2-Spannung möglich. Das gilt sowohl, wenn wir bei unveränderter O_2-Konzentration mit der Änderung des barometrischen Druckes arbeiten (Unterdruckkammer), als auch wenn wir bei normalem Gesamtdurck den O_2 durch Hinzufügen eines inerten Gases verdünnen (Gemischatmung). Schließlich kann diese Hypoxie momentan durch O_2-Atmung abgebrochen werden. Es ist daher nicht verwunderlich, daß der überwältigende Teil der Untersuchungen über Hypoxie und Hypoxydose mit Hilfe des äußeren O_2-Mangels durchgeführt worden ist.

Die Wirkung des O_2-Mangels ist nicht nur von dem Grade der Spannungserniedrigung abhängig, sondern wesentlich von den zeitlichen Bedingungen ihres Entstehens. Die gleiche Erniedrigung der O_2-Spannung kann zu sehr verschiedenen Bildern führen, je nach der Geschwindigkeit, mit der sie eintritt. Der plötzliche Übergang zu einem N_2-O_2-Gemisch entsprechend 8000 m Höhe führt beim Menschen normalerweise in wenigen Minuten zur Bewußtlosigkeit und zum Tod. Nach einer vorausgehenden Adaptationszeit bei geringer erniedrigten O_2-Spannungen ist ein längeres Verweilen auf 8000 m Höhe ohne Nachwirkung möglich. Das beruht darauf, daß durch den O_2-Mangel eine Reihe von Regulationen in Funktion gesetzt werden, die dem O_2-Mangel entgegenwirken. Die Latenzzeiten der dabei beteiligten Regulationen sind sehr verschieden. Im wesentlichen ist zu unterscheiden zwischen den Sofortmaßnahmen bei der akuten Hypoxie, die im Einsatz bereits vorhandener Regulationsmöglichkeiten, z. B. der Atmung und des Kreislaufs, bestehen, und den Regulationen bei der chronischen Hypoxie, die erst durch den für Wochen und Monate bestehenden Zustand der Hypoxie ausgebildet werden, z. B. Vermehrung der Erythrocyten und des Hämoglobins. Nach einem Vorschlag von H. HARTMANN (1937) faßt man die kurzfristig einsetzenden Regulationen als Höhenumstellung (Akkommodation) zusammen. Die langfristig sich entwickelnden Regulationen bei der chronischen Hypoxie stellen dann insgesamt die Höhenanpassung (Adaptation bzw. Akklimatisation) dar.

Die bereits erwähnte Einteilung in eine perakute, akute und chronische Hypoxie geht von diesen Reaktionen des Organismus aus. Bei der perakuten Hypoxie ist die Zeit bis zum Eintritt der Bewußtlosigkeit und des Todes zu kurz, als daß selbst die schnellen Regulationen der Atmung und des Kreislaufs zum Tragen kommen. Bei der akuten Hypoxie dagegen ist die Überlebenszeit lang genug, daß charakteristische Regulationen der Atmung, des Kreislaufs und anderer Systeme in Erscheinung treten und die Aufrechterhaltung der Tätigkeiten und des Bewußtseins für eine bestimmte Zeit ermöglichen; diese Zeit ist bei den einzelnen Individuen verschieden in Abhängigkeit von dem Ausmaß der Regulationen. Bei der chronischen Hypoxie schließlich handelt es sich um Grade des O_2-Mangels, die ein Überleben auf die Dauer erlauben und so dem Organismus die Möglichkeit bieten, das vielfältige Spiel seiner Anpassungsmechanismen voll zur Entfaltung zu bringen. Diese Einteilung enthält notwendigerweise Überschneidungen und Lücken, die bei der Besprechung im einzelnen zum Vorschein kommen.

II. Die perakute Hypoxie.

Die völlige Unterbindung der O_2-Zufuhr führt nach einer bestimmten, sehr kurzen Zeit, zu Erscheinungen des O_2-Mangels. Dieses Ereignis tritt natürlicherweise ein beim spontanen Herzstillstand (ADAMS-STOKESsche Krankheit), bei einer massiven Lungenembolie oder auch beim Eintreten in einen sauerstofffreien Raum oder Behälter. Unter diesen Bedingungen stehen die Erscheinungen von seiten des Zentralnervensystems immer im Vordergrund. Es kommt zur Bewußtlosigkeit und zum Auftreten von Krämpfen und schließlich zur Lähmung. Soweit Untersuchungen zur perakuten Hypoxie am Menschen durchgeführt worden sind, ist der Eintritt der Bewußtlosigkeit als Grenze für die Latenzzeit der O_2-Mangelwirkung benutzt worden[1]. Diese Latenzzeit setzt sich aus zwei verschiedenen Größen zusammen, nämlich der Zeit von der Unterbindung der O_2-Zufuhr bis zum Abfall der O_2-Spannung an der Zelle — äußere Latenzzeit, und der Zeit vom Abfall der O_2-Spannung an der Zelle bis zum Eintreten von O_2-Mangelerscheinungen — innere Latenzzeit oder Gewebszeitreserve.

Die Dauer der äußeren Latenzzeit ist naturgemäß davon abhängig, in welcher Weise die perakute Hypoxie herbeigeführt wird. Dazu wurden verschiedene experimentelle Wege beschritten: augenblickliche Erniedrigung auf sehr tiefe Drucke (explosive decompression), Atmung von reinem N_2, Unterbindung der A. pulmonalis und am häufigsten die totale Hirnischämie durch eine Druckmanschette. Der charakteristische zeitliche Ablauf der Ereignisse nach totaler Hirnischämie ist in der Tabelle 3 wiedergegeben. Nach explosiver Dekompression tritt beim Menschen der Bewußtseinsverlust nach durchschnittlich 16 sec ein[2].

Tabelle 3. *Der zeitliche Ablauf der Erscheinungen bei totaler Ischämie des Gehirns.* (Nach OPITZ und SCHNEIDER 1950.)

Beginn der Ischämie	0 sec
Erste Veränderungen im EEG	4— 6 sec
Krämpfe und Bewußtseinsverlust	8—12 sec
Verschwinden der Rindenpotentiale im EEG	10—19 sec
Verschwinden des Cornealreflexes	35—45 sec
Schnappatmung, Dauer	etwa 1—8 min
Lähmung des Vaguszentrums	4 min

Man nimmt an, daß unter Berücksichtigung der Zeit für den O_2-Spannungsabfall bei der explosiven Dekompression ebenso wie bei der totalen Hypoxie das Bewußtsein 8—9 sec nach Eintritt der Anoxie im Capillarblut schwindet. In beiden Fällen ist die Lähmungszeit des Gehirns, d. h. die Zeit bis zum Verschwinden aller Zeichen der Lebenstätigkeit von gleicher Dauer. Auch die im Tierversuch mit verschiedenen Methoden der perakuten Hypoxie beobachteten zeitlichen Verhältnisse stimmen mit dieser Erfahrung überein[3]. Schließlich wird auch die gleiche kurze Zeit bis zum Eintritt der Initialsymptome häufig bei Anfällen von ADAMS-STOKESscher Krankheit beobachtet. Dagegen ist die Erholungszeit bei totaler Ischämie einerseits und reiner Anoxie andererseits in sonst vergleichbaren Situationen sehr verschieden. Sie hängt natürlich in beiden Fällen jeweils von der Dauer und der Intensität der perakuten Hypoxie ab (Abb. 3). Bleibt die perakute Hypoxie über eine bestimmte Zeit bestehen, so tritt keine Erholung mehr ein. Die Zeit, während welcher noch eine Erholung eintreten kann, ist die Wiederbelebungszeit. Diese Wiederbelebungszeit ist für die einzelnen Organe

---
[1] LUFT und CLAMANN 1945, LUFT, CLAMANN und OPITZ 1945, OPITZ und THORN 1949.
[2] LUFT, CLAMANN und OPITZ 1945.
[3] WEINBERGER, GIBBON und GIBBON 1940, KEILER 1942, LUFT 1943.

und Organfunktionen charakteristisch verschieden (Abb. 4). Für den Gesamtorganismus hängt ihre Dauer ab vom Umfang der irreversiblen Schädigungen und der Bedeutung der ausgefallenen Funktionen im Gesamtgefüge.

Im allgemeinen ist die Überlebensfähigkeit des Gesamtorganismus bei perakuter Hypoxie ausschließlich durch die hohe Empfindlichkeit des ZNS gegen O_2-Mangel bestimmt.

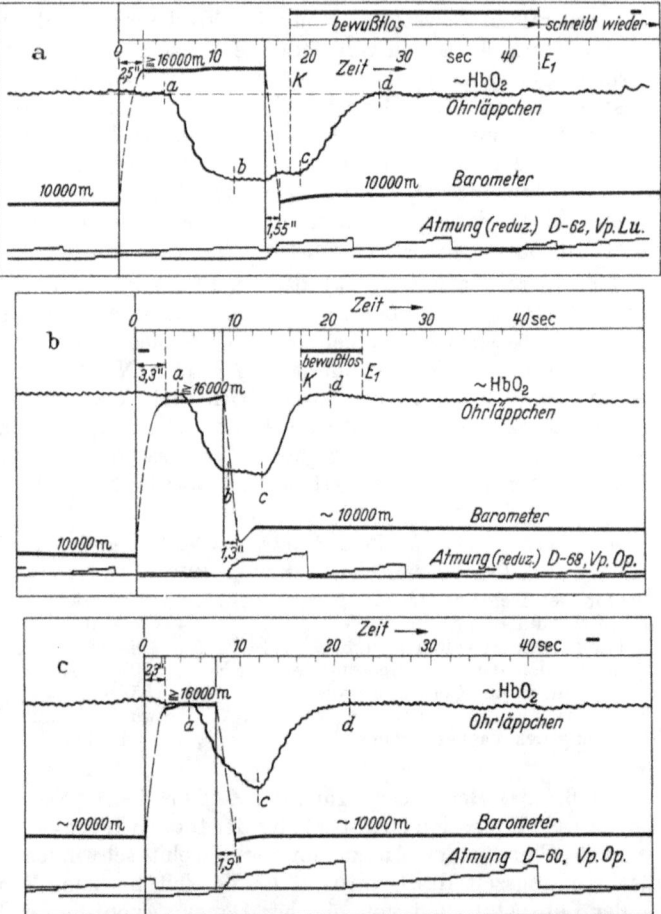

Abb. 3 a—c. Abhängigkeit des Eintretens und der Dauer der Bewußtlosigkeit von der Dauer der perakuten Hypoxie. Momentane Druckerniedrigung (explosive decompression) unter O_2 von 200 auf 77 mm Hg. Der alveolare O_2-Druck sinkt dabei in 2—3 sec auf etwa 12 mm Hg. Registrierung der arteriellen Sättigung, die mit geringem Verzug den Verhältnissen im Alveolarraum folgt. Die Dauer der Hypoxie nimmt in den 3 Versuchen von 15 auf 9 auf 7,5 sec ab. Im ersten Versuch (a) tritt nach 18 sec eine Bewußtlosigkeit von 26 sec Dauer ein. Im zweiten Versuch (b) tritt nach der gleichen Latenzzeit eine Bewußtlosigkeit von 6 sec ein. Zu dem Zeitpunkt des Eintretens der Bewußtlosigkeit ist die arterielle O_2-Sättigung praktisch schon wieder normal. Im dritten Versuch (c) mit einer Dauer der Hypoxie von 7,5 sec kommt es zu keiner Bewußtlosigkeit. Es ist noch bemerkenswert, daß im Beispiel (a) Änderungen des EEG eintreten, im Beispiel (b) dagegen finden sich keine Änderungen des EEG trotz der Bewußtlosigkeit. (Nach OPITZ und SCHNEIDER 1950.)

Es ist bekannt, daß neugeborene Tiere eine außerordentlich hohe Resistenz gegen totale Anoxie besitzen, die allerdings bei den verschiedenen Tierarten sehr verschieden ist.

Dazu liegt ein umfangreiches Beobachtungsgut vor. Neugeborene Mäuse und Ratten überleben Zeiten von mehr als einer halben Stunde in reinem Stickstoff[1].

---

[1] REISS 1931, REISS und HAUROWITZ 1929.

Auch der neugeborene Hund hat eine Resistenz gegen totale Anoxie von der gleichen Größenordnung. Beim Menschen liegen entsprechende Beobachtungen vor. Andererseits ist es bekannt, daß während der Embryonalentwicklung in bestimmten Phasen eine hohe Empfindlichkeit gegen O_2-Mangel besteht, vor allem wieder für bestimmte Strukturen des ZNS.

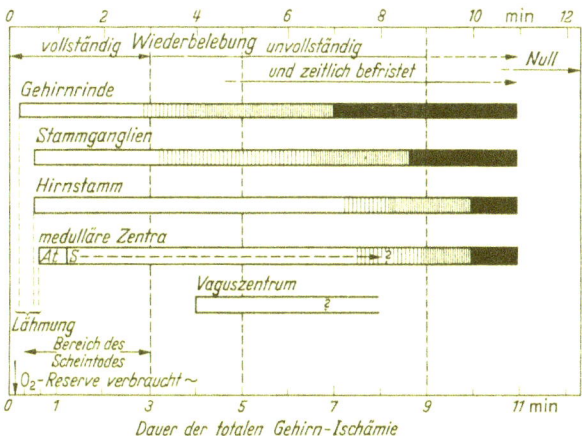

Abb. 4. Lähmungszeiten und Wiederbelebungszeiten verschiedener Hirnabschnitte des Warmblüters bei totaler Ischämie. Das Einsetzen der horizontalen Stäbe gegenüber der Zeitachse gibt den Beginn der Lähmung an. Der helle Teil der Stäbe entspricht der Dauer reiner Lähmung; schraffiert entspricht der Zeit mit beginnender histologischer Schädigung an wenigen Zellen; schwarz: schwere histologische Schädigung der meisten Ganglienzellen.
At Zeit der Lähmung der höheren Atmung, *S* Schnappatmung. (Nach OPITZ und SCHNEIDER 1950.)

Der gesamte Problemkreis der perakuten Hypoxie bzw. der totalen Anoxie ist in neuerer Zeit ausführlich von OPITZ und SCHNEIDER (1950) dargestellt worden. Dort findet sich auch eine ausführliche Literaturzusammenstellung.

III. Die akute Hypoxie.

Die akute Hypoxie kann durch kontinuierliche Minderung der O_2-Spannung ausgelöst werden. Diese tritt natürlicherweise beim Aufstieg im Gebirge oder mit dem Flugzeug ein. Die analogen experimentellen Verfahren sind der Aufstieg in der Unterdruckkammer und die Rückatmung in einem geschlossenen System mit CO_2-Absorption. In allen diesen Fällen laufen die kontinuierliche Minderung der O_2-Spannung und bereits im Gang befindliche Umstellungsmaßnahmen des Organismus nebeneinander her. Zu vergleichbaren Resultaten kann man daher unter diesen Bedingungen nur kommen, wenn identische zeitliche Verläufe des O_2-Spannungsabfalls gegeben sind.

Die Verhältnisse sind einfacher, wenn der Übergang auf erniedrigte O_2-Spannung momentan erfolgt. Das ist z. B. der Fall bei Unterbrechung der O_2-Versorgung beim Höhenflug. Experimentell läßt sich das gleiche erreichen durch Absetzen der O_2-Atmung in der Unterdruckkammer oder durch Gemischatmung. Die O_2-Spannung bleibt dann während der Versuchszeit konstant, und die Reaktionen des Organismus sind übersichtlich in Abhängigkeit von der Zeit darzustellen. OPITZ (1941) bezeichnet nur diese plötzliche Minderung der O_2-Spannung als ,,eigentliche akute Hypoxie'' gegenüber der ,,schnell eintretenden Hypoxie'' bei kontinuierlicher Minderung der O_2-Spannung. Die beiden von OPITZ abgegrenzten Formen führen im Organismus zu demselben Erscheinungsbild, wenn auch die Einstellverläufe der Regulationen bei kontinuierlicher

Minderung der O_2-Spannung viel komplizierter und daher schwerer zu analysieren sind. Das ist aber eine Frage, die zwar für die Wahl der günstigsten experimentellen Bedingungen entscheidend ist, aber keine begriffliche Trennung rechtfertigt.

1. Höhenkrankheit.

Die akute Hypoxie unter natürlichen Bedingungen ist als Bergkrankheit oder Höhenkrankheit beschrieben worden. Die angegebenen Unterschiede zwischen diesen beiden Krankheitsbildern beruhen wohl im wesentlichen auf der zusätzlichen schweren körperlichen Anstrengung beim Bergsteigen gegenüber der körperlichen Ruhe beim Aufstieg mit der Bahn oder dem Flugzeug. In allen Fällen tritt unabhängig von der Schwere und der Symptomatik des einzelnen Krankheitsbildes eine sofortige Wiederherstellung durch O_2-Atmung ein.

Es gibt eindrucksvolle Beschreibungen der Bergkrankheit von hervorragenden Beobachtern. Die erste und zugleich eine der treffendsten ist von dem Spanier JOSÉ DE ACOSTA (1596) in einer Beschreibung seiner Erfahrungen in den Anden. Eine berühmte Darstellung der Bergkrankheit stammt von ALEXANDER VON HUMBOLDT von seinem vergeblichen Versuch, den Chimborasso zu besteigen. Am bekanntesten ist die eingehende Beschreibung von JOSEPH BARCROFT (1927), die er von einer Eisenbahnfahrt über die peruanischen Anden gab.

Die ersten Anzeichen einer drohenden Höhenkrankheit bei Bergbesteigungen sind Atemnot und Herzklopfen. Bald folgt ein deutlicher Leistungsabfall und das Gefühl der Unbeteiligtheit und schweren Mattigkeit. Schließlich kommt es zu Nausea und Ohnmacht. Kopfschmerzen können sehr früh einsetzen, aber auch erst im Ohnmachtsstadium in Erscheinung treten. Nach dem Erwachen aus der Ohnmacht frieren solche Patienten auffallend stark. Sie haben ein Gefühl, als ob die Extremitäten abgestorben seien und sie die Herrschaft über ihren Körper verloren hätten. Bei schwerstem Schlafbedürfnis kommt es zu unruhigem und unerquicklichem Schlaf, zumeist mit rhythmischer Atmung. Dieser Zustand kann sich in manchen Fällen über Tage hinziehen, um dann allmählich abzuflauen.

Beim Aufstieg ohne körperliche Leistung stehen die Atemnot und der Verlust der Leistungsfähigkeit nicht so im Vordergrund. Im vollen Bild der Höhenkrankheit finden sich meist eine völlige Apathie, Blässe, Schweißausbrüche, Cyanose und ein fliegender Puls. Schließlich folgen auch hier Nausea und Bewußtlosigkeit. Nicht selten wird dabei die Ohnmacht plötzlich durch eine Bewegung eingeleitet — etwa den Versuch aufzustehen oder sich aufzurichten. Charakteristisch sind auch die psychischen Veränderungen mit zunehmender Höhe, die natürlich beim passiven Höhenaufstieg stärker in den Vordergrund treten. Als früheste Symptome finden sich Euphorie, ein gehobenes Lebensgefühl und eine oft gefährliche Überwertung des eigenen Könnens. Dann folgen Uneinsichtigkeit und Streitlust und schließlich bei ausgeprägter Höhenkrankheit völlige Apathie und Unansprechbarkeit. Im ganzen gleicht das Bild durchaus dem der Alkoholintoxikation. BARCROFT (1927) führt eine Reihe von eindrucksvollen Beispielen an über tiefgreifende psychische Veränderung von Expeditionsmitgliedern im Hochgebirge.

Es scheint Übereinstimmung darin zu bestehen, daß etwa 3000 m als untere Grenze für das Auftreten der Höhenkrankheit im Gebirge anzusehen ist. Ab 1800 m können bei Kreislauflabilen und bei älteren Personen Störungen erwartet werden[1].

---
[1] VERZÁR 1951.

2. Experimentelle Untersuchungen.

Die Untersuchungen über die akute Hypoxie haben aus den Erfahrungen im Gebirge und im Flugzeug immer wieder ihren entscheidenden Antrieb erfahren. Die Klärung der dabei aufgetretenen Probleme ist aber im wesentlichen eine Aufgabe der experimentellen Forschung im Laboratorium gewesen. Unter den natürlichen Bedingungen einer Hypoxie im Hochgebirge sind neben dem O_2-Mangel eine Reihe von anderen Faktoren wirksam, so z. B. die körperliche Anstrengung, Kälte und Strahlung. Diese Faktoren sind unvermeidbar. Darüber hinaus sind unter den dabei vorliegenden Bedingungen zeitlich ausgedehnte und subtile Messungen nicht möglich. Ähnliche Schwierigkeiten liegen im Flugzeug vor. Bei den Untersuchungen im Laboratorium dagegen ist es leicht, die wesentlichen Nebenfaktoren unter Kontrolle zu nehmen und mit technisch zuverlässigen Verfahren jede gewünschte Bedingung einer erniedrigten O_2-Spannung herzustellen. Für andere Fragen des gleichen Problemkreises dagegen ist das natürliche Experiment im Hochgebirge allen Bemühungen im Laboratorium überlegen; das gilt z. B. für alle Fragen der Höhenanpassung.

Unter den Umstellungsreaktionen des Organismus in der akuten Hypoxie haben naturgemäß die Vorgänge eine intensive experimentelle Bearbeitung erfahren, die für die Erhaltung des Organismus nach den herrschenden Auffassungen über den

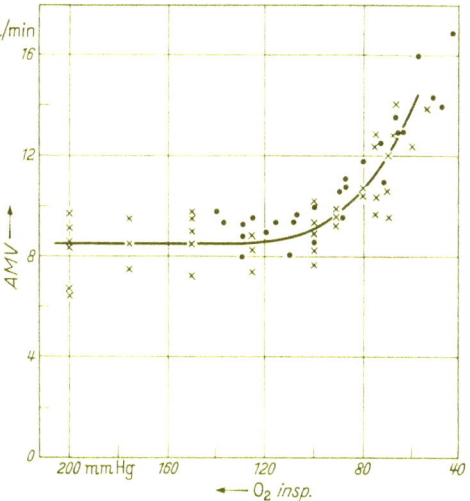

Abb. 5. Abhängigkeit des Atemvolumens von der O_2-Spannung bei normalen (nicht höhenangepaßten) Versuchspersonen. Die eingezeichneten Werte der Ventilationsgröße (Ordinate) sind gemessen bei Atmung atmosphärischer Luft (Punkte) oder von reinem O_2 in großer Höhe (Kreuze). Die O_2-Spannung ist angegeben für die bei 37° wasserdampfgesättigte Inspirationsluft. Wie sich aus dem Diagramm ergibt, ist die Ventilationsgröße nur von der O_2-Spannung abhängig, gleichgültig ob Luft oder O_2 geatmet wird. Die maximale Steigerung des Atemminutenvolumens liegt bei 170% des Ausgangswertes bei normaler O_2-Spannung. (Nach BENZINGER 1938, verändert.)

Mechanismus der O_2-Aufnahme am wesentlichsten erschienen. Das sind die Änderungen der Atmung und des Kreislaufs und der damit zusammenhängenden Größen.

a) Die Atmung.

Eine *Erhöhung des Atemvolumens* im Sauerstoffmangel ist seit langem bekannt. Sie wurde wohl von PFLÜGER (1868) zuerst beschrieben und ist seitdem von zahlreichen Autoren bestätigt worden[1]. In den neueren Untersuchungen wurde die Beziehung zwischen der O_2-Spannung der Atemluft, dem barometrischen Gesamtdruck und der Änderung des Atemvolumens näher verfolgt. Die verschiedenen Untersucher kamen zu dem übereinstimmenden Ergebnis, daß die Atemsteigerung ausschließlich auf die O_2-Spannung der eingeatmeten Luft (37° und feucht) zurückzuführen ist[2]. Bei gleichen Erniedrigungen der O_2-Spannung fanden sich gleiche Zunahmen des Atemvolumens, unabhängig davon, ob die Spannungserniedrigung durch Verminderung des Barometerdruckes oder durch Erhöhung der N_2-Konzentration herbeigeführt wurde (s. Abb. 5). Anscheinend

---
[1] LOEWY 1890, BOYCOTT und HALDANE 1908, ELLIS 1919/20, GREGG, LUTZ und SCHNEIDER 1919/20, LUTZ und SCHNEIDER 1919/20, Y. HENDERSON und Mitarbeiter 1932 und 1933.
[2] ANTHONY 1936, BENZINGER 1938, TALENTI 1939.

nicht damit übereinstimmende Beobachtungen gehen wohl auf eine irrtümliche Berechnung der O_2-Spannung zurück[1].

Der Anstieg des Atemvolumens mit dem Grade des O_2-Mangels läßt sich im Tierversuch mit kontinuierlicher Minderung der O_2-Spannung übersichtlich zeigen. In der Abb. 6 findet sich die Darstellung eines Kaninchenversuches[2]. Bei dem Aufstieg auf 10000 m Höhe steigt das Atemvolumen über der fallenden O_2-Spannung exponentiell bis auf 9000 m Höhe an. Bei dieser Höhe wird ein Maximum des Atemvolumens überschritten; mit dem weiteren Höhenanstieg fällt das Atemvolumen steil ab.

Die experimentelle Erfahrung zeigt, daß bei längerem Verweilen in extremen Höhen eine zunehmende Minderung des anfänglich erhöhten Atemvolumens und schließlich eine völlige Atemlähmung erfolgen kann[3]. Beim Abstieg fällt das Atemvolumen mit zunehmender O_2-Spannung; für gleiche Höhenstufen ist das Atemvolumen beim Abstieg geringer als beim Aufstieg. Im Prinzip das gleiche Verhalten findet sich beim Menschen. Wegen der damit verbundenen Gefahr kann die O_2-Spannung nicht bis zu Werten erniedrigt werden, die, wie im Tierversuch beschrieben, zur beginnenden Atemlähmung führen. Die beim Menschen beobachtete Zunahme des Atemvolumens ist viel kleiner als bei Versuchstieren.

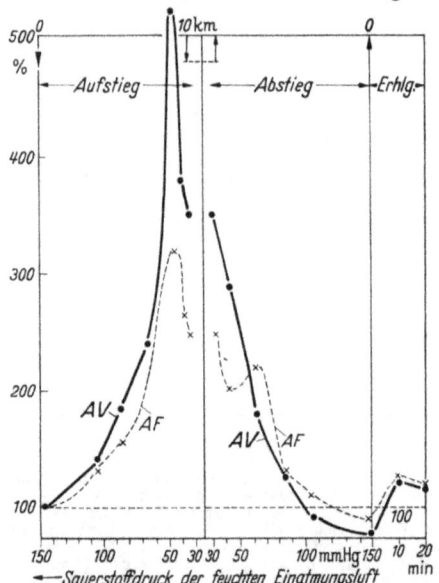

Abb. 6. Atemfrequenz und Atemvolumen eines Kaninchens beim schnellen Aufstieg und Abstieg in der Unterdruckkammer. Siehe Text. (Nach OPITZ 1941.)

Aus den Messungen von BENZINGER (1938) in der Abb. 5 geht eine maximale Zunahme des Atemvolumens auf 170% des Ausgangswertes hervor. Die gleiche durchschnittliche Erhöhung gibt GRAY (1949) an. Im allgemeinen wird auch in Einzelfällen bei Versuchspersonen, die nicht höhenangepaßt sind, nicht mehr als eine Verdoppelung des Atemvolumens erreicht[4] Als konstitutionelle Besonderheit finden sich in der normalen Bevölkerung Personen, die mit einer weit höheren Zunahme des Atemvolumens reagieren — nämlich auf das 3- bis 4fache und mehr[5]. Zunahmen der Ventilation in dieser Größenordnung sind sonst für die Höhenanpassung charakteristisch. Die Zunahme des Atemvolumens bei der durchschnittlichen Versuchsperson tritt erst in Erscheinung, wenn die O_2-Spannung der Inspirationsluft 100 mm Hg unterschreitet[6]. Dem entspricht eine alveoläre O_2-Spannung von 55—60 mm Hg gegenüber normal 100 mm Hg. Bei Spannungserniedrigungen, die diese Schwelle nicht unterschreiten, tritt im kurzfristigen Versuch keine Änderung des Atemvolumens auf. Auch dieses Verhalten steht im Gegensatz zu den Beobachtungen bei einem Teil der Versuchstiere und bei höhenangepaßten Versuchspersonen, bei denen das Atemvolumen sofort zu steigen beginnt, wenn die alveoläre O_2-Spannung den normalen Wert von 100 mm Hg unterschreitet.

Beim momentanen Übergang auf erniedrigte O_2-Spannungen ist die Atemsteigerung nicht nur um so höher, je stärker die O_2-Spannung erniedrigt wird, sondern sie tritt auch um so schneller ein. Der Abfall der alveolären O_2-Spannung auf den der Inspirationsluft entsprechenden Wert erfolgt daher um so schneller, je stärker die O_2-Spannung erniedrigt ist[2]. Den Verlauf der Ausgleichsvorgänge im Alveolarraum kann man an Hand der arteriellen Sättigung verfolgen.

---

[1] DILL und Mitarbeiter 1939.   [2] OPITZ 1941.
[3] PFLÜGER 1868, HAGGARD und HENDERSON 1920, HENDERSON und RADLOFF 1932, OPITZ und TILMANN 1938.
[4] GREGG, LUTZ und SCHNEIDER 1919/20, LUTZ und SCHNEIDER 1919/20.
[5] HENDERSON und Mitarbeiter 1918, BEROLD 1933, ANTHONY 1938.
[6] FLEISCH 1926, BENZINGER 1938.

In der Abb. 7 findet sich die gleichzeitige Registrierung des Atemvolumens und der arteriellen Sättigung beim Übergang auf Höhen von 3000—9000 m für dieselbe Versuchsperson. Bei 9000 m erfolgt der Abfall der arteriellen Sättigung im wesentlichen innerhalb einer Minute, bei 3000 m sind für den vergleichbaren Teil der Sättigungskurve 3 min erforderlich.

Entsprechend ist festzustellen, daß höhenangepaßte Versuchspersonen auf Grund ihrer stärkeren Ventilationssteigerung beim Übergang nach allen Höhen einen schnelleren Abfall ihrer alveolären O_2-Spannung erfahren als Normalpersonen. Für das Verständnis der wirksamen Mechanismen in der Ventilationssteigerung ist es wesentlich darauf hinzuweisen, daß bei momentaner Erniedrigung

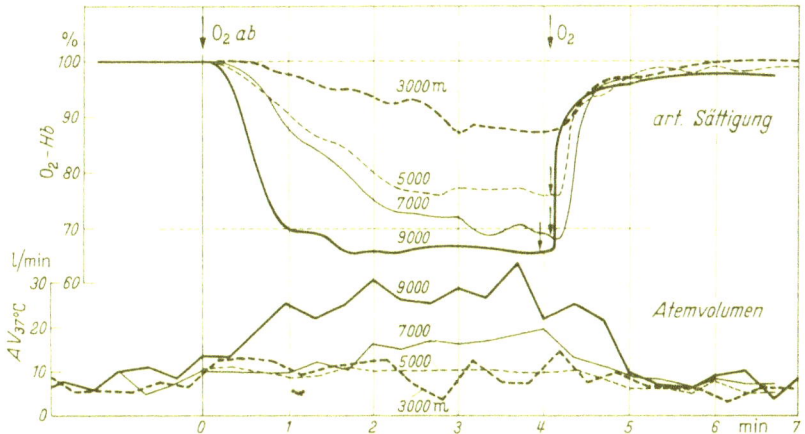

Abb. 7. Der zeitliche Verlauf von Atemvolumen und arterieller Sättigung beim momentanen Übergang auf erniedrigte O_2-Spannungen entsprechend 3000, 5000, 7000 und 9000 m bei derselben Versuchsperson. Die Steilheit des Abfalls der arteriellen Sättigung nimmt mit der Höhe zu, und die der Höhe entsprechende alveoläre O_2-Spannung wird immer schneller erreicht. Beim Übergang nach 9000 m ist die konstante alveoläre O_2-Spannung nach 1½ min erreicht. Beim Übergang nach 3000 m sind dagegen mehr als 3 min erforderlich. Dieses Verhalten ist durch die mit der Höhe zunehmende Atemsteigerung bedingt. (Nach OPITZ 1941.)

der O_2-Spannung das Atemvolumen anfänglich höher ist als später[1]. Das Atemvolumen ist in dieser Situation auch erheblich höher als bei gleichen O_2-Spannungen im U-Kammeraufstieg oder im Rückatmungsversuch[1]. Für diese überschießende anfängliche Ventilationssteigerung kann die noch bestehende hohe CO_2-Spannung verantwortlich sein. Mit dem Absinken der CO_2-Spannung wird die Ventilationssteigerung schnell geringer. In Übereinstimmung mit dieser Interpretation läßt sich bei der akuten Hypoxie eine erhöhte Atemsteigerung nach Ansäuern des Blutes mit NH_4Cl nachweisen[2].

Die bei einem bestimmten Grad des O_2-Mangels nach kurzer Zeit erreichte Ventilationsgröße bleibt für die Dauer dieses Zustands mit großer Konstanz erhalten. Das gilt sicher für Grade mäßigen O_2-Mangels und eine Dauer von mehreren Stunden[3] (s. Abb. 8). Bei schwererem O_2-Mangel scheinen Verschlechterungen des Befindens der Versuchsperson, die zum Abbruch des Versuches führen, mit einem Abfall der Ventilationsgröße einhergehen zu können. Es wird im allgemeinen angenommen, daß die Ventilationssteigerung proportional der Minderung der O_2-Spannung erfolgt. Einige in der Literatur berichtete Befunde lassen aber vermuten, daß die Verhältnisse wahrscheinlich komplizierter

---

[1] HALDANE und POULTON 1908.
[2] DOUGLAS, GREENE und KERGIN 1933, MARGARIA und FARAGLIA 1940, LOESCHCKE, LUFT und OPITZ 1942.
[3] FRANK und WEZLER 1948.

sind. FRANK und WEZLER (1948) beobachteten bei zwei von ihren vier Versuchspersonen unter 12% O_2 ein um 4 Liter größeres Atemminutenvolumen als bei 10% O_2. Es ist nicht wahrscheinlich, daß es sich dabei um Zufallsbefunde handelt.

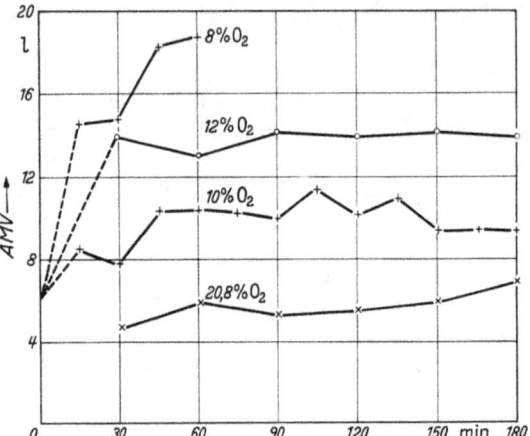

Abb. 8. Das Atemminutenvolumen bei verschieden erniedrigter O_2-Spannung. Für den nicht gemessenen Ausgangswert in den verschiedenen Versuchen wurde der Mittelwert bei normaler O_2-Spannung eingesetzt (etwa 6 Liter) und durch gestrichelte Linien mit den ersten Meßwerten verbunden. Der tatsächliche Verlauf des Atemminutenvolumens nach dem Übergang auf eine erniedrigte O_2-Spannung ist komplizierter. Das Diagramm zeigt, daß für jede Erniedrigung der O_2-Spannung ein charakteristisches Atemminutenvolumen eingestellt wird, das dann auf längere Zeit konstant bleibt. Alle Versuche an derselben Versuchsperson bei Behaglichkeitsbedingungen. Bemerkenswert ist, daß bei 12% O_2 das Atemminutenvolumen höher liegt als bei 10% O_2. (Nach FRANK und WEZLER 1948, wenig verändert.)

Neben den starken Erhöhungen des Atemvolumens kommen auch im akuten O_2-Mangel *Störungen der Atemtätigkeit* vor — Atempausen und periodische Atmung. Diese Erscheinungen beobachtet man insbesondere im Anschluß an die oft überschießende Hyperventilation zu Beginn eines momentan einsetzenden O_2-Mangels. Ebenso kommt es häufig zu solchen Störungen, wenn im Anschluß an den O_2-Mangel Sauerstoff geatmet wird[1]. Die Erscheinungen sind sicher nicht psychischer Natur, da sie auch am tiefnarkotisierten Hund vorhanden sind[2]. Die Atempausen können sich mit mehr oder minder großer Regelmäßigkeit während der Dauer des O_2-Mangels wiederholen; damit kommt es zu periodischer Atmung[3]. Nach Auffassung von OPITZ (1941) sind alle diese Rhythmusstörungen durch die herabgesetzte CO_2-Spannung bedingt.

Die erhöhte Ventilation im O_2-Mangel führt dazu, daß die alveoläre CO_2-Spannung absinkt. Unter der Annahme, daß Stoffwechselgröße und R.Q. sich nicht ändern und damit die in der Zeiteinheit anfallende Kohlensäuremenge unverändert bleibt, muß die alveoläre CO_2-Spannung sich umgekehrt proportional zur Ventilationsgröße verhalten. In der Abb. 9 ist das Verhalten der alveolären CO_2-Spannung beim Menschen in Abhängigkeit von der O_2-Spannung der Inspirationsluft und der dadurch bedingten Ventilationsgröße dargestellt.

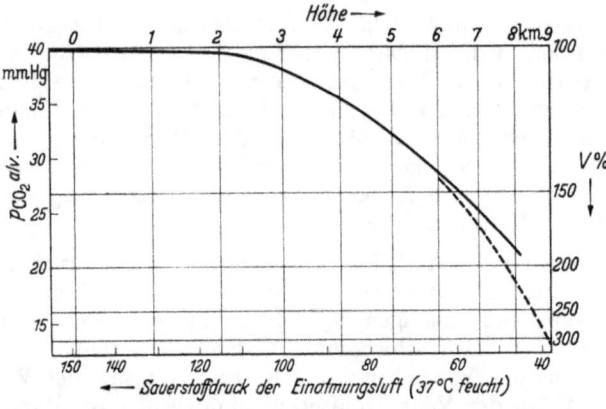

Abb. 9. Die alveoläre CO_2-Spannung (Ordinate) bei abnehmender O_2-Spannung der Inspirationsluft (Abszisse). Die dazu gehörigen Ventilationssteigerungen sind ebenfalls auf der Ordinate angegeben mit dem Stab auf der rechten Seite. Dicke Linie: Mittelwerte der alveolären CO_2-Spannung aus der Literatur; gestrichelte Linie: Werte aus Messungen in großen Höhen von BECKER, FREYSENG, LOESCHCKE, LUFT und OPITZ (1939). (Nach OPITZ 1941.)

Die Ventilationssteigerung führt außerdem

---

[1] HALDANE und POULTON 1908.   [2] BENZINGER, OPITZ und SCHOEDEL 1939.
[3] HALDANE und POULTON 1908, HALDANE, MEAKINS und PRIESTLEY 1919, RÜHL 1939.

natürlich zu einem relativen Anstieg der alveolären O_2-Spannung. Das ist besonders wichtig, da die alveoläre O_2-Spannung im wesentlichen die limitierende Größe im O_2-Mangel darstellt. JONGBLOED hatte 1929 die Existenz einer kritischen alveolären O_2-Spannung angenommen. Von CHRISTENSEN und KROGH (1936) wurde diese Grenze im kurzfristigen Versuch bei einer alveolären O_2-Spannung von 30 mm Hg bestimmt. Diese Erfahrung wurde von OPITZ (1941) im wesentlichen bestätigt. Bei einer unveränderten Atemgröße wäre diese kritische alveoläre O_2-Spannung bereits bei 5000 m Höhe ($B = 409$ $p_{O_2} = 85$ mm Hg) erreicht. Im Experiment wird eine alveoläre O_2-Spannung von 30 mm Hg bei annähernd verdoppelter Atmung erst bei fast 7500 m ($B = 288$ $p_{O_2} = 60$ mm Hg) erreicht. Diese Angaben gelten für Durchschnittspersonen. Bei Höhenangepaßten mit ihrer stärkeren Ventilationen liegen die alveolären O_2-Spannungen höher. Der dadurch mögliche Höhengewinn bis zum Abfall auf eine alveoläre O_2-Spannung von 30 mm Hg wird im Verhältnis zu der Atemgröße zunehmend geringer. Während mit der Verdoppelung der Ventilationsgröße die kritische Höhe von 5000 m auf fast 7500 m verschoben wurde, ist für 9000 m Höhe bereits eine Atemsteigerung auf das 6fache erforderlich (s. Abb. 10). Nach den bisherigen Erfahrungen ist 9000 m die größte Höhe, die im Experiment vor dem Eintreten tiefer Bewußtlosigkeit erreicht werden kann.

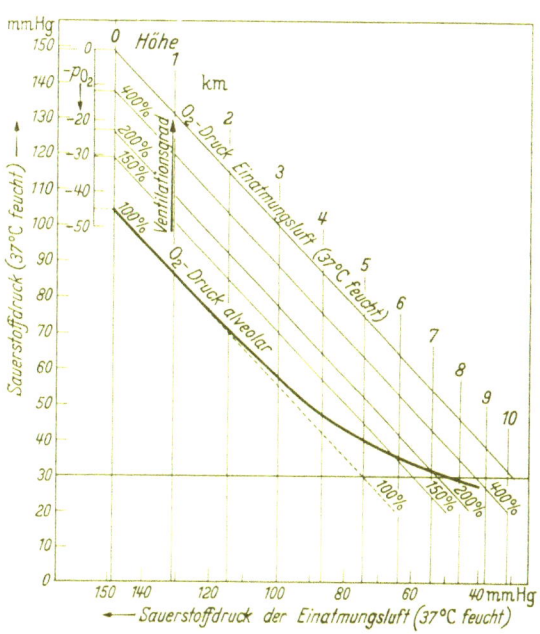

Abb. 10. Sauerstoffspannung der Alveolarluft in Abhängigkeit von der O_2-Spannung der Inspirationsluft und dem Ventilationsgrad. Die schrägen Koordinaten geben die relative Ventilationsgröße in Prozent des Ausgangswertes an. Die stark ausgezogene Kurve stellt die alveolare O_2-Spannung und die zugehörige Ventilationssteigerung normaler Versuchspersonen auf den verschiedenen Höhen dar. Mit einer Verdoppelung der Ventilation wird die kritische alveolare O_2-Spannung von 30 mm Hg bei etwa 7500 m erreicht. Stärkere Zunahme des Ventilationsvolumens setzen die alveolare O_2-Spannung auf allen Höhen auf höhere Werte und rücken damit auch die kritische Alveolarspannung weiter hinauf. Aber der mögliche Höhengewinn durch Ventilationssteigerung wird schnell geringer. Während mit der Verdoppelung der Ventilation die kritische alveolare O_2-Spannung von 5000 m nach 7500 m Höhe verschoben wird, ist für die weitere Verschiebung der kritischen Schwelle nach 8500 m bzw. 9000 m eine Steigerung des Atemvolumens auf das 4fache bzw. 6fache notwendig. (Nach OPITZ 1941.)

Die formale Behandlung der Beziehungen zwischen den alveolären Gasspannungen und der Ventilationsgröße findet sich bei Y. HENDERSON (1938), OPITZ (1941), WILBRANDT und SOMMER (1944) und FENN und Mitarbeitern (1946).

b) Das Säure-Basen-Gleichgewicht.

Die beschriebenen Änderungen der Atmung im O_2-Mangel beeinflussen das Säure-Basen-Gleichgewicht des Blutes in nachhaltiger Weise. Die Zunahme der Ventilationsgröße geht einher mit einem Anstieg des Blut-p_H; das ist seit langem bekannt[1]. Die Änderung der Wasserstoffionenkonzentration im Blut ist unter

---

[1] WINTERSTEIN 1915, Y. HENDERSON und Mitarbeiter 1920, 1938, GESELL und HERTZMANN 1927.

diesen Umständen im wesentlichen von 3 Faktoren abhängig: 1. der Kohlensäurespannung, 2. der Sauerstoffsättigung, 3. dem Bestand an dissoziablem Alkali. Die Herabsetzung der CO_2-Spannung und der O_2-Sättigung im Blut führt an sich zu einer Steigerung des p_H. Im kurzfristigen Versuch sind Anstiege bis über $p_H = 7{,}8$ beschrieben worden[1]. Die beobachteten Änderungen des p_H sind aber geringer als der Summe dieser beiden Faktoren entspricht. Das kommt dadurch zustande, daß der Bestand an dissoziablem Alkali vermindert wird. Nach der traditionellen Ansicht wird das als Ausdruck einer Zunahme an fixen Säuren, insbesondere der Milchsäure angesehen. Die Abnahme des dissoziablen Alkali beginnt aber bereits bei sehr mäßigen Graden des O_2-Mangels und nimmt bei stärkeren zu. Solange es sich nicht um extreme Bedingungen handelt, sollte nach den vorliegenden Untersuchungen[2] die Milchsäure ohne Bedeutung für den Alkaliverlust sein. Dagegen ist nach den Versuchen von HAGGARD und HENDERSON (1918) anzunehmen, daß die Hyperventilation an sich schon zu einem Verlust an dissoziablem Alkali führt. Diese Autoren zeigten am Hund bei künstlicher Hyperventilation unter normaler O_2-Spannung, daß die Alkalireserve absank und damit den CO_2-Verlust zumindest teilweise ausglich. Aus den Versuchen von BECKER-FREYSENG und Mitarbeitern (1942) scheint hervorzugehen, daß bei der starken Hyperventilation höhenangepaßter Versuchspersonen der Verlust an dissoziablem Alkali größer ist als normal. Dadurch würde sinnvoll dem mit der stärkeren Hyperventilation verbundenen höheren Anstieg des p_H entgegengewirkt. Nach Beseitigung des O_2-Mangels stellt sich der normale Gehalt an dissoziablem Alkali wieder her. Die Änderungen der Alkalireserve werden ausführlicher im Rahmen der chronischen Hypoxie besprochen.

c) Der Kreislauf.

Herzminutenvolumen.

Nach den übereinstimmenden Ergebnissen aller Untersucher liegt beim Dauerbewohner der Hochgebirge und auch beim zeitweilig Höhenangepaßten in Ruhe ein normales Herzminutenvolumen vor[3]. Dagegen kommt es im kurzfristigen O_2-Mangelversuch immer zu einem Anstieg des HMV. Dasselbe gilt auch für die erste Phase der Adaptation im Hochgebirge[4]. An Hunden tritt eine Zunahme des HMV ein, sobald die O_2-Spannung der feuchten Atemluft 100 mm Hg unterschreitet[5]. Dabei wurden Steigerungen bis auf das 4fache des Ausgangswertes beobachtet. In Übereinstimmung damit fand sich bei Messung mit der Reinschen Stromuhr an Hunden eine schnelle und starke Erhöhung der Pulmonalis-Durchblutung bei plötzlicher Atmung O_2-armer Gemische[6].

Messungen des HMV beim Menschen im O_2-Mangel sind von GROLLMAN (1930) mit der von ihm entwickelten Acetylenmethode durchgeführt worden.

Ein solcher Versuch ist in Abb. 11 nach Daten GROLLMANs dargestellt. Daraus ergibt sich ein Anstieg des HMV von 4 Liter auf annähernd 7 Liter beim Übergang von normaler O_2-Spannung auf 8,85% O_2. Die Messungen 7 und 15 min nach Beginn des O_2-Mangels liegen bereits im Bereich der endgültig erreichten Werte des HMV unter diesen Bedingungen.

Die Umstellung auf das erhöhte HMV im O_2-Mangel müßte danach in der gleichen zeitlichen Größenordnung erfolgen wie die Einstellung der alveolären O_2-Spannung. Das ist auch anscheinend die Auffassung der anderen Untersucher[7]. Insgesamt ergibt sich auch aus den Versuchen GROLLMANs, daß die

---

[1] BECKER-FREYSENG, LOESCHCKE, LUFT und OPITZ 1942.
[2] HENDERSON und RADLOFF 1932, HENDERSON und GREENBERG 1933.
[3] BARCROFT 1927, GROLLMAN 1930, CHRISTENSEN und FORBES 1937.
[4] GROLLMAN 1930.   [5] GOLLWITZER-MEIER 1928.   [6] JENSEN, KRATZ und SCHOEDEL 1940.
[7] RANKE 1936, HANN 1940, LOESCHCKE 1941.

Steigerung des HMV erst einsetzt, wenn die O_2-Spannung der Inspirationsluft 100 mm Hg unterschreitet. Das ist dieselbe Wirkungsschwelle, die GOLLWITZER-MEIER (1928) für den Anstieg des HMV beim Hund fand, und die beim nicht adaptierten Menschen für den Anstieg des Atemvolumens charakteristisch ist. Weiter geht aus den Untersuchungen GROLLMANs hervor, daß das HMV ebenso wie das Atemvolumen unterhalb dieser Schwelle mit fallender O_2-Spannung ansteigt. Bei der von ihm angewandten Acetylenmethode ist im O_2-Mangel zwar mit besonderen Fehlermöglichkeiten zu rechnen[1]. Aber im Prinzip wurde dieses Ergebnis von einer Reihe von Autoren mit verschiedener Methode bestätigt. Die ältere Literatur zu dieser Frage ist von HERBST (1936, 1936/37, 1937) zusammengefaßt. Eine ausführliche Diskussion findet sich bei WEZLER und FRANK (1948). Mit Hilfe der Kreislaufanalyse haben diese Autoren gezeigt, daß das HMV in charakteristischer Weise mit dem Grad des O_2-Mangels zunimmt. Für einen bestimmten O_2-Mangel wird, sofern er erträglich ist, für die Dauer des Versuches ein bestimmtes mittleres HMV eingehalten. Beim Versagen im schweren O_2-Mangel geht offenbar ein Wiederabfall des HMV voraus. Im ganzen ist zu betonen, daß sich aus der Literatur ein individuell

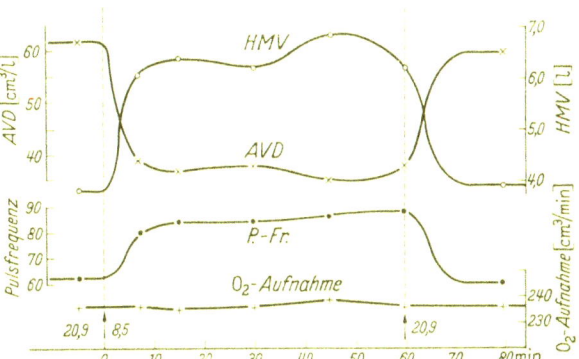

Abb. 11. Herzminutenvolumen, arteriovenöse Differenz und Pulsfrequenz im akuten O_2-Mangel. Unmittelbar nach dem Übergang auf die erniedrigte O_2-Spannung steigt die Pulsfrequenz von 62 auf über 80 und bleibt auf dieser Höhe bis zum Ende des Experiments. Parallel dazu steigt das Herzminutenvolumen von etwa 4 Liter auf Werte zwischen 6 und 7 Liter. Die erste Bestimmung, 7 min nach Beginn des O_2-Mangels, zeigt, daß das Herzminutenvolumen bereits im Bereich der endgültigen Werte liegt. Die aus HMV und AVD berechnete O_2-Aufnahme bleibt praktisch konstant. (Nach Versuchen von GROLLMAN 1930.)

außerordentlich verschiedenes Verhalten des HMV, aber auch aller anderen Kreislaufgrößen, im O_2-Mangel ergibt. Bei den einzelnen Versuchspersonen findet sich aber offensichtlich ein charakteristisches und reproduzierbares Verhalten (FRANK und WEZLER 1948). Wenn wiederholte Messungen bei verschiedenen Graden des O_2-Mangels an derselben Person durchgeführt werden, handelt es sich naturgemäß zumeist um höhenfeste Versuchspersonen, d. h. Personen, die im O_2-Mangel mit dem ausgesprochenen Einsatz ihrer Regulationsmöglichkeiten antworten. Die Ergebnisse an solchen Versuchspersonen vermitteln einen guten Einblick in die dabei wirksamen Regelprinzipien, aber sie können nicht als Durchschnitt angesehen werden.

Die in der akuten Hypoxie eintretenden Änderungen des zirkulierenden Plasma- und Blutvolumens[2] werden hier nicht besonders besprochen. Die Änderungen der Erythrocytenkonzentrationen werden sinngemäß im Zusammenhang mit den Blutänderungen im chronischen O_2-Mangel behandelt.

Die Veränderungen der Atmung und des Kreislaufs dienen offensichtlich einer verbesserten O_2-Versorgung der peripheren Gewebe. Durch das erhöhte Atemvolumen kommt es zu einer Herabsetzung der Differenz zwischen Außenluft und Alveolarluft, d. h. zu einem relativen Anstieg der alveolären O_2-Spannung und damit der arteriellen Sättigung. Die erhöhte Kreislaufleistung ermöglicht eine schnellere Durchblutung und vielleicht eine stärkere Capillarisierung der Peripherie. Eine schnellere Durchblutung vermindert den O_2-Spannungsabfall

---

[1] CHRISTENSEN 1937.   [2] WOLLHEIM 1931, DÖRING 1940.

in den Capillaren. Eine erhöhte Capillarisierung würde die Diffusionsfläche vergrößern und den mittleren Diffusionsweg verkürzen. Alle diese Maßnahmen wirken zusammen in einer Erhöhung der mittleren physikalischen O_2-Spannung in den Geweben.

Die zeitlichen Verhältnisse für die Änderung der Atmungs- und Kreislaufgrößen beim Übergang auf erniedrigte O_2-Spannungen sind anscheinend keiner genaueren Prüfung unterzogen worden. In seiner Monographie geht OPITZ (1941) für die theoretische Behandlung von der Annahme aus, daß die endgültige Größe der Ventilationssteigerung im Moment des Übergangs auf die niedrigere O_2-Spannung erreicht wird. Das scheint im Einklang mit seinen Beobachtungen in kurzfristigen Experimenten. Unter dieser Annahme stimmt der aus der Berechnung sich ergebende Abfall der alveolären O_2-Spannung ausgezeichnet mit den Messungen überein. Die übrigen Untersucher scheinen der gleichen Ansicht zu sein. In den ersten Minuten nach dem Übergang auf die erniedrigte O_2-Spannung scheint sogar bei Mensch (OPITZ 1941) und Hund (HEMINGWAY und NAHAS 1952, 1952/53) ein besonders hoher Grad der Ventilationssteigerung vorzuliegen, der dann wieder zurückgeht. Die Messungen von FRANK und WEZLER (1948) sind mit dieser Darstellung nicht ohne weiteres zu vereinen. In diesen

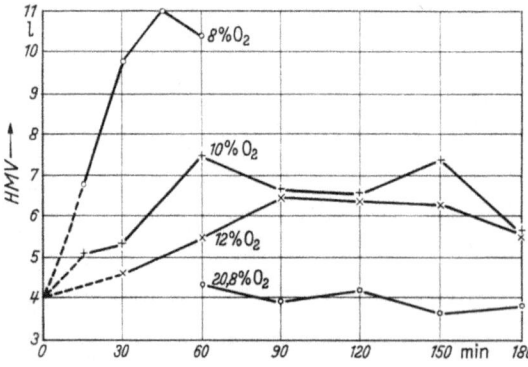

Abb. 12. Das Herzminutenvolumen bei verschieden erniedrigter O_2-Spannung. Die Ausgangswerte wurden nicht gemessen. Dafür wurde der mittlere Wert bei normaler O_2-Spannung eingesetzt (etwa 4 Liter). Mit fallender O_2-Spannung stellt sich das HMV auf zunehmend höhere Werte ein. Alle Werte an derselben Person bei Behaglichkeitsbedingungen. Physikalische Kreislaufanalyse nach WEZLER und BÖGER (1939). (Nach WEZLER und FRANK 1948 wenig verändert.)

mehrstündigen Versuchen wurde die endgültige Höhe der Ventilation anscheinend erst zwischen 30 und 45 min nach Versuchsbeginn erreicht (s. Abb. 8). Leider ist in diesen Experimenten die Änderung der Atemgrößen zu Beginn des O_2-Mangels nicht verfolgt worden, so daß sie auch kein vollständiges Bild erlauben.

Ähnlich ist die Situation für den zeitlichen Einsatz der Kreislaufregulationen. OPITZ (1941) stützt sich im wesentlichen auf die Untersuchungen von GROLLMAN (1930). Nach diesen Messungen müßte die Anpassung des Herzminutenvolumens als der entscheidenden Kreislaufgröße ebenfalls innerhalb von Minuten nach dem Übergang auf die erniedrigte O_2-Spannung erfolgen (s. Abb. 11). Aus der Untersuchung von WEZLER und FRANK (1948) ergibt sich wiederum ein Anstieg des Herzminutenvolumens über 45—60 min. Es ist durchaus möglich, daß diese verschiedenen Ergebnisse über den zeitlichen Einsatz der Regulationen von Atmung und Kreislauf im O_2-Mangel nebeneinander richtig sind. Dazu wäre nur die Annahme notwendig, daß die Umstellung von Atmung und Kreislauf im O_2-Mangel ein mehrphasiger Vorgang ist mit mehreren Latenzzeiten und wahrscheinlich verschiedenen Mechanismen. Für die Realität der Messungen von WEZLER und FRANK (1948) spricht jedenfalls die Tatsache, daß die zuverlässig meßbare O_2-Aufnahme in denselben Versuchen den gleichen zeitlichen Gang aufweist wie Atemvolumen und Herzminutenvolumen.

Die Größe, an der sich die Änderungen von Atmung- und Kreislauf auswirken, ist die alveoläre O_2-Spannung und insofern die arterielle Sättigung. Der entscheidende Abfall der alveolären O_2-Spannung und der arteriellen Sättigung nach dem Übergang auf erniedrigte O_2-Spannungen ist mit Sicherheit innerhalb weniger Minuten abgeschlossen (s. Abb. 7). Darüber besteht bei allen Untersuchern Übereinstimmung[1]. Die stärkere Hyperventilation führt zum schnelleren Abfall, aber auch zur stärkeren Erhöhung der alveolären O_2-Spannung während der Dauer des O_2-Mangels. Im Anschluß an den in wenigen Minuten erfolgenden steilen Abfall der arteriellen O_2-Sättigung findet sich noch häufig eine kontinuierliche, sehr geringe Abnahme der arteriellen Sättigung über längere Zeit. Der Betrag, um den die arterielle Sättigung in dieser zweiten Phase abnimmt, ist sehr gering im Vergleich zu dem anfänglich steilen Abfall[2].

d) Die Körpertemperatur.

Erniedrigungen der O_2-Spannung, die anfänglich zum Bild der schweren akuten Hypoxie führen, können auf Tage oder sogar auf Dauer ertragen werden. Das ist z. B. möglich beim Übergang auf eine Höhe von 4000—5000 m. Unter diesen Bedingungen muß also ein neues Gleichgewicht zustande kommen. Wenn dafür die primären Umstellungen von Atmung und Kreislauf verantwortlich sind, müßte dieses Gleichgewicht in derselben Zeit erreicht werden, in der diese Änderungen von Atmung und Kreislauf ablaufen. Das sind nach der vorherrschenden Auffassung Minuten. Es geht aber aus zahlreichen Untersuchungen hervor, daß im O_2-Mangel z. B. Verstellungen der Körpertemperatur erfolgen, die erst in erheblich längeren Zeiten in einen neuen konstanten Wert münden. Diese Verstellungen der Körpertemperatur sind zweifellos ein wesentlicher Faktor für das im O_2-Mangel erreichte Gleichgewicht.

Es ist seit langem bekannt, daß im O_2-Mangel die Körpertemperatur warmblütiger Tiere Abweichungen von den normalen Werten aufweist. Die ursprüngliche Beobachtung stammt von PAUL BERT (1878), der in seinen Tierversuchen im O_2-Mangel erniedrigte Körpertemperaturen fand; dieses Ergebnis geriet wieder in Vergessenheit. In den zwanziger Jahren wurde praktisch gleichzeitig von 3 Untersuchern die gleiche Veränderung erneut beobachtet[3]. Seitdem ist in zahlreichen Tierversuchen eine Erniedrigung der Körpertemperatur im O_2-Mangel bestätigt worden[4]. Nach mehreren Untersuchungen mußte man eine Proportionalität zwischen der Erniedrigung der Körpertemperatur und der O_2-Spannung annehmen. Je niedriger die O_2-Spannung war, desto niedriger war die Körpertemperatur am Ende des Versuches[5]. Auch beim Menschen findet sich bei wesentlichem O_2-Mangel eine Senkung der Körpertemperatur, so bei der Atmung von N_2-O_2-Gemischen, die 5000—7000 m Höhe entsprechen[6]. Dagegen wurde bei Minderungen der O_2-Spannung, die Höhen bis zu 4000 m entsprechen, sowohl in der Unterdruckkammer[7], als auch im Gebirge[8] eine Erhöhung der Rectaltemperatur gefunden. Diese Ergebnisse brauchen sich nicht zu widersprechen, da die Rectaltemperatur nicht immer ein zuverlässiges Maß der mittleren Körpertemperatur ist. Gerade bei relativ geringen Abkühlungen kommt es bei oberflächlicher Temperaturabnahme und Vasoconstriction häufig zu einem Anstieg der Rectaltemperatur, obwohl die mittlere Körpertemperatur erniedrigt ist. Die bisher erwähnten Ergebnisse stammen aus Einzelmessungen der Temperatur am

---

[1] BECKER-FREYSENG, LOESCHCKE, LUFT und OPITZ 1939, OPITZ 1941, HORVATH und Mitarbeiter 1942/43, HEMINGWAY und NAHAS 1952.
[2] OPITZ 1941.   [3] BEHAGUE und Mitarbeiter 1927, LOEWY 1927, MARGARIA 1928.
[4] Literatur bei PICHOTKA und Mitarbeitern 1955.
[5] LINTZEL 1931, HÜLNHAGEN 1944, ROTHSCHUH 1948.
[6] JOUCK 1944, HÜLNHAGEN 1944, LOESCHCKE 1948, FRANK und WEZLER 1948, WEZLER und FRANK 1948.   [7] HASSELBALCH und LINDHARD 1916.
[8] ZUNTZ und Mitarbeiter 1906, DURIG und Mitarbeiter 1909.

Ende der hypoxischen Phase und aus kurz dauernden Registrierungen, die kein Bild der dabei vorgehenden Temperaturbewegungen ermöglichen. In neueren Untersuchungen wurde dagegen der Verlauf der Körpertemperatur bei Änderung der O_2-Spannungen bis zum Eintreten des Wärmegleichgewichts oder bis zum Tode der Tiere verfolgt. Diese Untersuchungen wurden von QUIMBY (1950) an Ratten und von PICHOTKA und Mitarbeitern (1955) an Meerschweinchen durchgeführt. Nach dem Ergebnis dieser Arbeiten ist eine Erniedrigung der O_2-Spannung unter 100—120 mm Hg in jedem Fall von einer charakteristischen Änderung der Körpertemperatur begleitet.

In beiden Untersuchungen wurden im wesentlichen N_2-O_2-Gemische verwendet, und der Übergang auf die jeweilige Versuchsspannung erfolgte momentan. Mit der Erniedrigung der O_2-Spannung begann ohne Latenzzeit eine exponentielle Einstellbewegung der Rectaltemperatur auf einen niedrigeren Wert, der dann bei gleicher O_2-Spannung für viele Stunden konstant gehalten werden konnte. Die Zeiten bis zum Erreichen der konstanten erniedrigten Temperatur lagen in den meisten Fällen zwischen 40 und 100 min. Die Temperaturerniedrigung war der Minderung der O_2-Spannung proportional. Eine zweite Änderung der O_2-Spannung führte sofort zu einer nach Ausmaß und Richtung entsprechenden neuen Einstellbewegung der Temperatur.

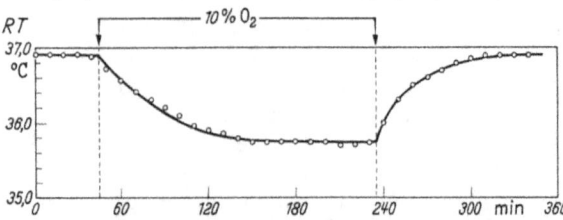

Abb. 13. Verstellung der Körpertemperatur eines Meerschweinchens mit der O_2-Spannung der Atemluft. Die Änderung der Körpertemperatur durch den O_2-Mangel addiert sich zu der bereits bestehenden durch hohe Wärmeabgabe. Bei der relativ niedrigen Umgebungstemperatur und der hohen Wärmeabgabe in der metallenen Stoffwechselkammer war die Temperatur des Tieres von seinem Normalwert 39,2° auf 36,9° abgefallen und dort konstant geworden. Die Erniedrigung der O_2-Spannung auf 10% führt zu einem neuen und eindeutig exponentiellen Abfall auf 35,7°. Bei diesem Wert ist die Temperatur wieder konstant. Nach Wiederherstellung der normalen O_2-Spannung stellt sich die Temperatur mit einer entgegengesetzt gleichen Bewegung wieder auf 36,9° zurück.

Es war nach diesen Ergebnissen eindeutig, daß bei Ratten und Meerschweinchen jeder O_2-Spannung der Atemluft eine charakteristische Körpertemperatur entsprach — zumindest bei O_2-Spannungen unterhalb 100 mm Hg. Bei verschiedenen Tieren streute die einer bestimmten O_2-Spannung zugehörige Körpertemperatur natürlich in einem bestimmten Bereich. Aber statistisch ergaben sich charakteristische Mittelwerte der Körpertemperatur für bestimmte O_2-Spannungen der Atemluft. Aus den Messungen von HEMINGWAY und NAHAS (1952), die nicht bis zum Erreichen einer Gleichgewichtslage durchgeführt wurden, muß für den Hund das gleiche Verhalten der Körpertemperatur in Abhängigkeit von der O_2-Spannung angenommen werden wie für Ratte und Meerschweinchen.

Wenn man in Betracht zieht, daß Warmblüter bei unveränderten Bedingungen der Wärmeabgabe über viele Stunden eine strenge Konstanz der Körpertemperatur aufweisen, mußten diese gesetzmäßigen Verstellungen der Körpertemperatur mit der O_2-Spannung überraschen. Änderungen der Körpertemperatur sind zudem nach den Angaben in der Literatur offensichtlich die einzige Möglichkeit, die Resistenz von Tieren gegen O_2-Mangel wesentlich zu beeinflussen. So ist z. B. die Erstickungsdauer wesentlich größer bei erniedrigten Körpertemperaturen[1]. Gleiche Grade des O_2-Mangels werden bei niederen Umgebungstemperaturen wesentlich besser ertragen als bei höheren[2]. Maßgeblich für diesen Unterschied ist ebenfalls die Körpertemperatur, die besonders im O_2-Mangel von der Umgebungstemperatur abhängig ist[3]. Auch für den Menschen liegen ähnliche

---

[1] KREIDL und NEUMANN 1914, ALDERS und WERTHEIMER 1930.
[2] GELLHORN 1937, BUNGE 1942, KOTTKE und Mitarbeiter 1948.
[3] GELLHORN 1937, PICHOTKA und Mitarbeiter 1955.

Beobachtungen vor. An Versuchspersonen, deren O_2-Mangelresistenz aus wiederholten Versuchen genau bekannt war, beobachteten GROSS und ROMBERG (1952), daß die Zeitreserve bei 8000 m ganz erheblich anstieg, wenn sich die Versuchspersonen vorher für längere Zeit bei sehr niedrigen Umgebungstemperaturen ($-36°$ bis $-42°$) aufgehalten hatten. Dabei waren Senkungen der Rectaltemperatur bis zu $-0,8°$ eingetreten; die mittlere Körpertemperatur hatte natürlich eine weit stärkere Erniedrigung erfahren als durch die Rectaltemperatur ausgedrückt ist. Aus allen diesen Tatsachen mußte man den Schluß ziehen, daß die Verstellung der Körpertemperatur für die Umstellung der warmblütigen Organismen im O_2-Mangel von Bedeutung ist.

Nach der Literatur liegt die Bedeutung dieser Temperaturerniedrigung darin, daß die Stoffwechselgröße mit der Temperatur nach der R.G.T.-Regel fällt[1].

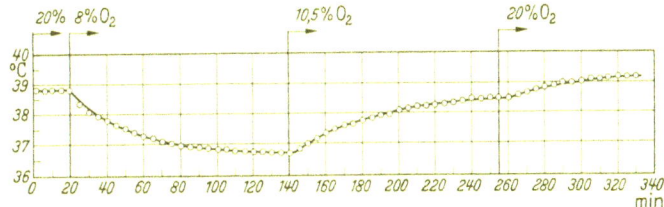

Abb. 14. Verhalten der Rectaltemperatur beim Übergang zwischen verschiedenen O_2-Spannungen (Meerschweinchen). Nach Erniedrigung der O_2-Spannung auf 8% fällt die R.T. von annähernd 39° exponentiell ab und erreicht bei 36,4° einen konstanten Wert. Mit der Erhöhung auf 10% O_2 beginnt die Temperatur wieder zu steigen und stellt sich dann auf einen Wert von 38,3° ein. Die Wiederherstellung der normalen O_2-Spannung schließlich führt zu einer neuen Einstellbewegung, mit der wieder die normale R.T. erreicht wird.
(Nach PICHOTKA, CREUTZFELDT und HÖFLER 1955.)

Fortlaufende Messungen der O_2-Aufnahme und der Temperaturbewegungen waren in diesen Untersuchungen nicht durchgeführt worden. Wie im folgenden dargelegt wird, ist eine solche Interpretation für Tiere mit geregelter Temperatur unmöglich und auch mit den experimentellen Fakten nicht im Einklang (s. S.534).

e) Die Sauerstoffaufnahme.

Bei Untersuchung der Regulationserscheinungen im O_2-Mangel steht natürlich die O_2-Aufnahme selbst im Mittelpunkt des Interesses. Sie ist das greifbare Maß für die Wirksamkeit der Regulationen. Die Beziehung von O_2-Spannung und O_2-Aufnahme ist wohl das älteste präzis formulierte physiologische Problem[2], um dessen Lösung wir noch heute bemüht sind. Die Meinungsbildung zu diesem Problem ist ein langwieriger geschichtlicher Vorgang. Methodische und theoretische Entwicklungen der benachbarten Disziplinen haben häufig Untersuchungsrichtung und Bewertung der Ergebnisse bestimmt. Für die kritische Sichtung ist es notwendig zu wissen, auf welchem methodischen und theoretischen Hintergrund die einzelnen Ergebnisse gewonnen wurden, die zu einem Ganzen zusammengefügt werden müssen.

Nachdem LAVOISIER die tierische Wärmebildung als einen Oxydationsprozeß erkannt hatte, versuchte er die Geschwindigkeit dieses Vorgangs durch Änderung der O_2-Konzentration zu beeinflussen. Die Ergebnisse dieser Untersuchung wurden in dem „Premier mémoire sur la respiration des animaux" par MM

---
[1] LINTZEL 1931, CHEVILLARD und MAYER 1935, HAMON, KOLODNY und MAYER 1935, GELLHORN und JANUS 1936, GELLHORN 1937, GIAJA 1938, HÜLNHAGEN 1944, JOUCK 1944, ROTHSCHUH 1947, WEZLER und FRANK 1948, KOTTKE, PHALEN, TAYLOR, VISSCHER und EVANS 1948, VERZÁR 1951, QUIMBY 1950, GOEBEL, FUKAS, KLANTE und IMDAHL 1951, FLÜCKIGER und VERZÁR 1952, FLÜCKIGER 1953, GOEBEL und KLANTE 1953.
[2] SEGUIN und LAVOISIER 1789.

SEGUIN et LAVOISIER 1789 veröffentlicht. Darin findet sich die folgende klare Feststellung der Annahmen, von denen aus er die Untersuchung begann, und der Beobachtungen:

> On sait que la combustion, toutes choses égales d'ailleurs, est d'autant plus rapide que l'air dans lequel elle s'opère est plus pur. Ainsi, par exemple, il se consomme, dans un temps donné, beaucoup plus de charbon ou de tout autre combustible dans l'air vital que dans l'air de l'atmosphère. On avait toujours pensé qu'il en était de même de la respiration; qu'elle devait s'accélérer dans l'air vital, et qu'alors il devait se dégager, soit dans le poumon, soit dans le cours de la circulation, une plus grande quantité de calorique. Mais l'expérience a détruit toutes ces opinions, qui n'étaient fondées que sur l'analogie. Soit que les animaux respirent dans ce même air, mélangé avec une proportion plus ou moins considérable d'azote, la quantité d'air vital qu'ils consomment est toujours la même, à de très légères différences près. Il nous est arrivé plusieurs fois de tenir un cochon d'Inde pendant plusieurs jours, soit dans l'air vital pur, soit dans une mélange de quinze parties de gaz azote et d'une d'air vital, en entretenant constamment les mêmes proportions; l'animal, dans les deux cas, est demeuré dans son état naturel; sa respiration et sa circulation ne paraissaient pas sensiblement ni accélérées ni retardées; sa chaleur était égale, et il avait seulement, lorsque la proportion du gaz azote devenait trop forte, un peu plus de disposition à l'assoupissement.

In einzelnen Punkten können wir den Ergebnissen LAVOISIERS nicht mehr voll zustimmen. So ist es sicher, daß in dem angegebenen Bereich der O_2-Spannung die Körpertemperatur eines Meerschweinchens nicht konstant bleibt. Es ist auch wenig wahrscheinlich, daß ein Meerschweinchen bei 6% O_2 noch eine normale O_2-Aufnahme hat (s. S. 535); mit Sicherheit wäre ein solches Ergebnis nicht charakteristisch. Aber das Wesentliche seiner Beobachtungen bleibt, nämlich, daß die O_2-Aufnahme über den gesamten untersuchten Bereich sich auch nicht annähernd proportional mit der O_2-Spannung verändert, sondern praktisch konstant bleibt. Die Ergebnisse LAVOISIERS wurden von REGNAULT und REISET (1849) und PFLÜGER (1873) bestätigt. REGNAULT und REISET machten Versuche bei O_2-Spannungen von etwa 47—73% und verglichen den dabei beobachteten O_2-Verbrauch und den respiratorischen Quotienten mit Normalbedingungen; sie fanden keine Abweichungen. Aus ihren Ergebnissen schlossen sie, daß die O_2-Aufnahme spannungsunabhängig sei, sobald die O_2-Spannung einen Wert überschreitet, der die Erhaltung des Lebens ermöglicht. PFLÜGER ging in seiner Stellungnahme nicht von unmittelbaren experimentellen Ergebnissen aus. In der Diskussion um den Oxydationsort im Organismus faßt er die experimentellen Erfahrungen seines Laboratoriums und seine theoretischen Betrachtungen über die organismische Organisation zusammen. Er stellt fest, daß die Zelle ihren O_2-Verbrauch selbst bestimme unabhängig von der O_2-Spannung des Blutes, und daß in dieser Tatsache die Konstanz der O_2-Aufnahme des Gesamtorganismus begründet sei.

Zu einem abweichenden Resultat gelangte P. BERT (1878). In wiederholten Versuchen an derselben Ratte fand er ein Maximum der O_2-Aufnahme bei etwa 50% O_2 und gering abfallende Werte bei höheren und niederen O_2-Spannungen. Die Zahl der Versuche war jedoch gering und die Differenzen in der O_2-Aufnahme keineswegs überzeugend. Aber diese Angaben von P. BERT führten zu einer ausgiebigen Diskussion des Problems.

Gleichzeitig begann die große Zahl der Untersuchungen, die ihren Anstoß aus dem Aufkommen der Alpinistik empfingen. Diese umfangreichen Untersuchungen mit ihren methodischen Verbesserungen und sehr einheitlichen Ergebnissen führten zu einer ersten wesentlichen Klärung. Bei höheren als normalen O_2-Spannungen fanden sich in den üblichen Versuchszeiten beim Warmblüter und beim Menschen keine Änderungen der Stoffwechselgröße[1].

---

[1] LUKJANOW 1883, KEMPNER 1884, DE SAINT-MARTIN 1889, FRÉDÉRICQ 1884, SPECK 1892, LOEWY 1894, VON TERRAY 1897, SCHATERNIKOFF 1904, BENEDICT und HIGGINS 1911.

Für diesen Bereich wurden damit die Ergebnisse LAVOISIERs voll bestätigt. Bei Erniedrigung der O_2-Spannung in der Unterdruckkammer oder durch Atmung von N_2-O_2-Gemischen blieb die O_2-Aufnahme im allgemeinen bis zur O_2-Spannung von etwa 80—90 mm Hg unverändert. Unterhalb dieser Grenze entsprechend 10—12% O_2 beginnt die O_2-Aufnahme mit der O_2-Spannung zu fallen[1]. Bemerkenswert ist, daß in einer Reihe von Untersuchungen mit Gasgemischen an Mensch und Tier beobachtet wurde, daß mit fallender O_2-Spannung zunächst eine geringe Erhöhung der O_2-Aufnahme eintrat[2]. Die Grenze für diese Erhöhung lag bei etwa 12—13% O_2. Bei weiterer Erniedrigung der O_2-Spannung trat auch in diesen Experimenten immer eine Verminderung der O_2-Aufnahme ein.

Es ist noch wesentlich, auf eine Reihe von Untersuchungen hinzuweisen, die nicht in die damaligen Ergebnisse paßten und die im Zusammenhang mit neueren Beobachtungen wichtig sind. ROSENTHAL (1898, 1902) kam zu dem Ergebnis, daß die O_2-Aufnahme auch in einem Bereich von der O_2-Spannung abhängig ist, in dem die anderen Autoren konstante O_2-Aufnahmen beobachtet hatten (13—20% O_2). Er führte seine Experimente in einem geschlossenen Atemraum nach dem Prinzip von REGNAULT und REISET durch, wie es in den meisten Untersuchungen dieser Zeit der Fall war. Wenn er dabei unmittelbar nacheinander die O_2-Aufnahme bei zwei verschiedenen O_2-Spannungen zwischen 13% und 20% O_2 untersuchte, so war die O_2-Aufnahme beim Übergang nach der höheren Spannung zunächst erhöht, beim Übergang nach der niedrigeren Spannung zunächst erniedrigt. Diese Mehr- oder Minderaufnahme ging bei unveränderter O_2-Spannung allmählich wieder auf den gleichen Wert zurück. Die deutlichsten Differenzen hatte er bei einer Versuchsdauer von 40—60 min. Wenn er, wie es üblich war, den Mittelwert der O_2-Aufnahme über mehrere Stunden bestimmte, so wurden die Differenzen wie bei den anderen Autoren unbedeutend. Die Änderung der O_2-Aufnahme bei Änderungen der O_2-Spannungen in dem gesamten Bereich bestanden also nur für einige Zeit und wurden durch längere Mittelwertsbildungen verwischt. ROSENTHAL weist auch schon darauf hin, daß die hier beobachteten Differenzen in der O_2-Aufnahme keineswegs durch Änderungen des O_2-Gehaltes des Blutes zu erklären sind, weil sie um Größenordnungen darüber liegen.

Diese Beobachtungen ROSENTHALs, die mit ausgezeichneter statistischer Kritik interpretiert, die methodischen Unzulänglichkeiten seiner Zeit übersprangen, setzten sich nicht durch. Wesentlich deshalb, weil er über den Verbleib des Sauerstoffs nichts aussagen konnte und sich in Spekulationen erging. Seine Beobachtungen nahmen jedoch eine Reihe späterer Ergebnisse vorweg (s. S. 527), nicht zuletzt die Existenz einer sog. „O_2-Schuld".

1916 faßte KROGH in seiner Monographie „The respiratory exchange of animals and man" die gesamte Literatur zu dieser Frage zusammen und versuchte, sie im Rahmen der Diffusionstheorie in ein einheitliches theoretisches Gefüge zu bringen. Er stellte fest, daß für die Frage des Zusammenhangs von O_2-Spannung und O_2-Verbrauch nicht die O_2-Spannung der Inspirationsluft als Bezugspunkt gewählt werden darf, sondern die O_2-Spannung an der verbrauchenden Zelle. Diese O_2-Spannung in den Geweben steht beim Warmblüter nur über das Blut mit dem Außenmedium in Kontakt, und nur soweit der O_2-Gehalt des Blutes die O_2-Konzentration des Außenmediums reflektiert, kann die O_2-Spannung im Gewebe entsprechend verändert sein. Nach den damals vorliegenden Messungen war der O_2-Gehalt des arteriellen Blutes beim Hund bis herab zu einer inspiratorischen O_2-Spannung von etwa 85 mm Hg praktisch unverändert. Die geringe

---

[1] FRIEDLÄNDER und HERTER 1879, LOEWY 1895, VON TERRAY 1896, LOEWY und Mitarbeiter 1897, DURIG 1903, ZUNTZ und Mitarbeiter 1906, HASSELBALCH und LINDHARD 1914.
[2] SPECK 1892, LOEWY 1895, DURIG 1903.

systematische Zunahme des O_2-Gehaltes durch den physikalisch gelösten Anteil bei höheren O_2-Spannungen der Atemluft konnte nach KROGHs Auffassung nur von geringer Bedeutung für die mittlere capillare O_2-Spannung sein. Durch die Organisation von Atmung und Kreislauf war also die capillare O_2-Spannung praktisch konstant oberhalb eines O_2-Gehaltes der Inspirationsluft von 12%. Damit schien die beschriebene Konstanz der O_2-Aufnahme bei O_2-Spannungen oberhalb 12% völlig geklärt, da kein Grund einzusehen ist, weshalb der O_2-Verbrauch bei unverändertem Angebot nicht konstant sein sollte. Die bis dahin zahlreichen Untersuchungen über die Abhängigkeit der O_2-Aufnahme von der O_2-Spannung bei hohen O_2-Spannungen der Inspirationsluft waren nach diesen Darlegungen gegenstandslos. Erniedrigungen der O_2-Spannung der Inspirationsluft, die zu einer Minderung des arteriellen O_2-Gehaltes führen, mußten dagegen nach KROGHs Auffassung über die Herabsetzung der capillaren O_2-Spannung eine verminderte O_2-Aufnahme der Zellen mit sich bringen. Gerade dafür war der beobachtete Abfall der O_2-Aufnahme bei Spannungen von weniger als 10 bis 12% O_2 ein entscheidendes Argument. Mit diesen Überlegungen schien eine theoretisch völlig durchsichtige Begründung dafür gegeben, daß oberhalb 12% O_2 die O_2-Aufnahme konstant sein muß und unterhalb dieses Wertes die O_2-Aufnahme mit fallender O_2-Spannung abnehmen muß. Allerdings ist nach KROGHs Auffassung der Warmblüter wenig geeignet, diese Frage weiterzuverfolgen, da mit der Minderung der O_2-Aufnahme unterhalb der kritischen O_2-Spannung sehr schnell eine qualitative Änderung des Stoffwechsels (in anoxischen Zellbezirken) erfolgt und damit das Auftreten von sauren Stoffwechselprodukten. Mit dieser Auffassung setzte sich KROGH in vollsten Gegensatz zu PFLÜGER (1873), der die Konstanz der O_2-Aufnahme den regulatorischen Eigenschaften der Zelle zugeschrieben hatte.

Untersuchungen an Kaltblütern schienen besser geeignet, die KROGHschen Thesen zu belegen. HENZE (1910) hatte bei einer großen Anzahl von Seetieren Untersuchungen über die Abhängigkeit der O_2-Aufnahme von der O_2-Spannung gemacht. Es stellte sich dabei heraus, daß dem Verhalten nach im wesentlichen zwei Gruppen von Tieren zu unterscheiden waren: Tiere, deren Stoffwechsel im weiten Bereich von der O_2-Spannung unabhängig war, und Tiere, deren Stoffwechsel mit der O_2-Spannung bis zu einem Maximum anstieg. Zu der ersten Gruppe gehörten ausschließlich Species mit hochentwickeltem Atmungs- und Kreislaufapparat. Die zweite Gruppe zeichnete sich im Gegenteil durch schlecht entwickelte Atmungs- und Kreislaufsysteme aus. HENZE nahm an, daß bei den Species der zweiten Gruppe auf Grund ihrer Organisation immer erhebliche Gewebsteile die O_2-Spannung Null aufweisen. Bei Erhöhung der äußeren O_2-Spannung würde ein zunehmender Teil der Gewebe auf eine positive O_2-Spannung kommen und damit der Gesamtstoffwechsel um einen entsprechenden Betrag zunehmen. Beim Maximum des Stoffwechsels schließlich, das immer bei übernormalen O_2-Spannungen beobachtet wurde, mußte danach das gesamte Gewebe unter positiver O_2-Spannung stehen. Bei der Gruppe von Species mit konstanter O_2-Aufnahme setzte HENZE entsprechend voraus, daß auf Grund des leistungsfähigen Atem- und Kreislaufapparates auch bei niedrigen äußeren O_2-Spannungen immer ein positiver O_2-Druck in sämtlichen Geweben vorliegt, und daß ein weiteres Ansteigen der O_2-Spannung im Gewebe daher ohne Wirkung auf den O_2-Verbrauch sei.

Vorher schon hatte THUNBERG (1905) eine sorgfältige Untersuchung über die O_2-Aufnahme einiger luftatmender Kaltblüter durchgeführt (Lumbricus terrestris, Limax vulgaris und Larven von Tenebrio Molitor). Die O_2-Aufnahme bei diesen Species erwies sich als weitgehend abhängig von der O_2-Spannung des

Außenmediums. Von den niedrigsten O_2-Spannungen ausgehend stieg die O_2-Aufnahme zunächst steil und bei höheren O_2-Spannungen zunehmend flacher. Bei Limax und Lumbricus wurde die O_2-Aufnahme auch bei höheren als normalen O_2-Spannungen geprüft. Sie stieg auch im Bereich der O_2-Spannungen zwischen 50% und 96% noch deutlich an. THUNBERG nahm an, daß die O_2-Spannung in den Geweben zwar niedriger als die des Außenmediums sei, aber doch immer positiv. Die Zunahme der Oxydationsgröße mit der O_2-Spannung sah er als selbstverständlichen Ausdruck des Massenwirkungsgesetzes an. Seit LAVOISIER waren ja eigentlich alle Untersuchungen über die Abhängigkeit der O_2-Aufnahme von der Spannung unter einer ähnlichen Voraussetzung begonnen worden. Mit einer sicheren Ausnahme allerdings: PFLÜGER nahm die regulatorischen Fähigkeiten der Zelle als entscheidend für die Oxydationsgröße an.

In seiner Stellungnahme zu der THUNBERGschen Untersuchung stellte KROGH fest, daß eine Erklärung der beobachteten Spannungsabhängigkeit der O_2-Aufnahme nach dem Massenwirkungsgesetz nicht möglich sei. Die Umsatzgeschwindigkeit in einem solch vielstufigen Prozeß wie der biologischen Oxydation ist nicht in einfacher Form von der Konzentration eines Reaktionspartners abhängig, wie bei einer chemischen Reaktion. In jeder der hintereinandergeschalteten Stufen geht die Reaktion mit einer bestimmten Geschwindigkeit vor sich, die auch von der Konzentration der Reaktionspartner abhängig ist, aber auch von der „spezifischen Geschwindigkeit" der betreffenden Reaktion. Die Reaktionsgeschwindigkeit der ganzen Kette wird im wesentlichen durch den langsamsten Teilprozeß bestimmt. Nur wenn der Teilprozeß oder die Teilreaktionen, an denen molekularer Sauerstoff beteiligt ist, die langsamsten der Kette sind oder werden, kann die O_2-Konzentration im Sinne BLACKMANs (1905) zum limitierenden Faktor für die Geschwindigkeit des Gesamtprozesses werden.

Die von THUNBERG beobachtete spannungsabhängige O_2-Aufnahme sieht KROGH als einen Ausweis an, daß bei diesen Tieren die O_2-Spannung in einem Teil der Gewebe normalerweise Null sein muß. Er sieht es als bewiesen an, daß nur unter dieser Voraussetzung eine Abhängigkeit der O_2-Aufnahme von der Spannung möglich ist. Sobald ein positiver O_2-Druck in den Geweben herrscht, ist danach die O_2-Aufnahme konstant. Diese Stellungnahme KROGHs wird durch zwei experimentelle Untersuchungen aus seinem Laboratorium unterbaut[1].

In Untersuchungen am Mehlwurm (Larve von Tenebrio Molitor) wurde festgestellt, daß die O_2-Aufnahme bei 20° mit fallender O_2-Spannung bis herab zu 5% O_2 konstant blieb und von diesem Wert an mit der O_2-Spannung abnahm. Messungen der O_2-Spannung im Gewebe mit der Gasbläschenmethode ergaben bei diesen Tieren bei normaler O_2-Spannung Werte von etwa 16% O_2. Der Gradient von 5% O_2 zwischen Außenmedium und Gewebe war also bei den bestehenden Diffusionsbedingungen adaequat um den O_2-Verbrauch zu decken. Solange dieser Gradient aufrecht erhalten werden konnte, war die O_2-Zufuhr ausreichend und als Ausdruck dessen die O_2-Spannung im Gewebe positiv. Sobald dieser Gradient kleiner wurde, d. h. sobald die O_2-Spannung des Außenmediums 5% unterschritt, mußte ein Teil der Gewebe unter die O_2-Spannung 0 kommen und in gleichem Maße die Stoffwechselgröße des Tieres absinken. Das war mit den Messungen der O_2-Aufnahme im Einklang. Die Prüfung bei einer höheren Temperatur führte zu demselben Ergebnis. Bei 31,7° betrug die O_2-Spannung im Gewebe 10,7%. Bei dem höheren O_2-Verbrauch stellte sich also ein Gradient von rund 10% O_2 ein. Unter diesen Bedingungen begann die O_2-Aufnahme abzufallen, wenn die O_2-Spannung der Luft 10% unterschritt und damit wiederum die O_2-Spannung in einem Teil der Gewebe Null werden mußte[2].

In einer zweiten Untersuchung am Karpfen wurde wahrscheinlich gemacht, daß auch bei Fischen die O_2-Spannung im Gewebe der limitierende Faktor für den O_2-Verbrauch ist, und daß Änderungen der O_2-Aufnahme nur so lange auftreten können, als ein Teil der Gewebe die O_2-Spannung 0 hat[3]. In den Ausgangswerten dieser Untersuchung zeigt aber die O_2-Aufnahme einen statistisch sicheren starken Trend mit den relativ geringen Schwankungen der O_2-Spannung, so daß die Ergebnisse angezweifelt werden müssen.

---

[1] GAARDER 1918a und b. [2] GAARDER 1918a. [3] GAARDER 1918b.

Die aus den Untersuchungen an Kaltblütern gewonnenen Schlüsse hält KROGH auch für die Beziehung von O_2-Spannung und O_2-Aufnahme im Warmblütergewebe für gültig. Zwar betont er, daß die bisherigen Versuche, auf die sich die Annahme einer praktisch fehlenden O_2-Spannung im Warmblütergewebe stützt, nicht zuverlässig seien[1]. *Trotzdem* ist er der Ansicht, daß die O_2-Spannung im Gewebe der limitierende Faktor für die Oxydationsgröße des Organismus ist, aber so geregelt ist, daß sie gerade genügt. Das heißt nach seiner Auffassung, daß die O_2-Spannung in den schlecht versorgten Bezirken gerade über Null liegen muß. Für den Muskel hält er diese Auffassung für bewiesen.

Nach der KROGHschen Auffassung ist also im Ruhezustand die O_2-Spannung im Gewebe der determinierende Faktor für die Oxydationsgröße des Warmblüters. Die O_2-Aufnahme der Zellen bleibt praktisch unverändert, solange die O_2-Spannung positiv ist. Ein Abfall der O_2-Aufnahme mit fallender O_2-Spannung setzt daher voraus, daß ein Teil des Gewebes auf die O_2-Spannung Null abgesunken ist. Die KROGHschen Vorstellungen sind für die Richtung und Interpretation der nachfolgenden Untersuchungen des O_2-Mangels maßgeblich geworden. Es ist auch naheliegend anzunehmen, daß die Wahl des Terminus „anoxia" im Englischen von der KROGHschen Vorstellung der O_2-Mangelwirkung ausgegangen ist.

Das bei lebensbedrohenden Erniedrigungen der O_2-Spannung eintretende Bild des schweren O_2-Mangels hatte eigentlich jeden Untersucher unmittelbar dazu geführt, es als Ausdruck einer verminderten Oxydationsgröße anzusehen. Die Einschränkung oder völlige Einstellung der Muskeltätigkeit, der Nierensekretion und der Darmtätigkeit erschienen verständlich als Zeichen einer herabgesetzten Oxydationsgröße des Gesamtorganismus, dessen Regulationsmöglichkeiten eingesetzt sind, um die unmittelbar lebenswichtigen Organfunktionen auf Kosten der weniger wichtigen aufrechtzuerhalten. Auch die bei geringeren Erniedrigungen der O_2-Spannung eintretenden Erscheinungen, die kontinuierlich in das Bild des schwersten O_2-Mangels hinüberführten, mußten somit als Ausdruck einer verminderten O_2-Aufnahme angesehen werden. Diese Auffassung war in Übereinstimmung mit der von KROGH (1916), entwickelten Vorstellung. Sauerstoffmangelerscheinungen konnten danach nur eintreten unter Bedingungen, die eine Herabsetzung des arteriellen O_2-Gehaltes mit sich bringen. Die damit verbundene Erniedrigung der capillaren O_2-Spannung war die Bedingung für eine verminderte Oxydationsgröße. Tatsächlich treten akute O_2-Mangelerscheinungen erst bei O_2-Spannungen auf, die eine deutliche Herabsetzung der arteriellen Sättigung mit sich bringen. Man hätte somit erwarten müssen, daß Erscheinungen des O_2-Mangels bei Warmblütern mit einer verminderten O_2-Aufnahme einhergehen. Die zahlreichen Untersuchungen, die in der Literatur vorliegen, zeigen aber, daß die Verhältnisse offensichtlich viel komplizierter liegen. Es ergaben sich im O_2-Mangel sowohl unveränderte als auch erhöhte oder erniedrigte O_2-Aufnahmen. Diese anscheinend sich widersprechenden Ergebnisse kommen häufig genug aus der Hand desselben Untersuchers; an ihrer Realität ist nicht zu zweifeln. Selbst im Stadium der schwersten O_2-Mangelkrankheit kann die O_2-Aufnahme von normaler Größe oder sogar erheblich erhöht sein, obwohl unter diesen Bedingungen mit Sicherheit eine wesentliche Herabsetzung der O_2-Sättigung des arteriellen Blutes vorliegt.

Die älteren Untersuchungen über die *Stoffwechselgröße des Menschen* im O_2-Mangel hat LOEWY (1932) zusammengefaßt. In der überwältigenden Zahl der Versuche im Gebirge war eine Steigerung des Stoffwechsels beobachtet worden. Diese Steigerungen kamen schon bei mittleren Höhen zum Vorschein,

---

[1] PFLÜGER 1868 und 1870, HAMMARSTEN 1871, STRASSBURG 1872, EHRLICH 1885, FRÉDÉRICQ 1911.

und zwar in diesem Bereich offensichtlich vor allem bei nicht höhenfesten Personen. Bemerkenswert ist, daß in wiederholten Versuchen das Verschwinden dieser Stoffwechselsteigerung bei O_2-Atmung nachgewiesen wurde. Die Nachprüfung dieser Verhältnisse in der Unterdruckkammer führte zu unsicheren Ergebnissen. Es wurden zwar noch Steigerungen der O_2-Aufnahme beobachtet, aber in der kleineren Zahl der Fälle. Eine Reihe von Autoren machte darauf zusätzliche Faktoren, insbesondere die Strahlung für die Stoffwechselsteigerung verantwortlich[1]. Die vorgebrachten Argumente dieser Autoren konnten aber im wesentlichen widerlegt werden. Nach der Gesamtheit des von LOEWY (1932) vorgelegten Materials kann nicht daran gezweifelt werden, daß in diesen Untersuchungen im Gebirge eine sichere Erhöhung der O_2-Aufnahme beobachtet wurde, die durch verminderte O_2-Spannung bedingt war.

Wahrscheinlich spielt für die Diskrepanz zwischen Untersuchungen im Gebirge und in der Unterdruckkammer ein Interpretationsfehler eine entscheidende Rolle. Die Zusammenstellung der Gaswechselmessungen im Gebirge zeigte im Mittel eine Zunahme des Stoffwechsels mit der Höhe. Das lag aber offensichtlich an 2 Dingen, nämlich daran, daß die Personenauswahl in den verschiedenen Höhen nicht die gleiche war, und daß die Messungen nur bis zu einer Höhe von 4500 m durchgeführt wurden. Während in den mittleren Höhenlagen vor allem nichthöhenfeste Personen eine Steigerung der O_2-Aufnahme aufwiesen, fehlte diese bei den höhengewohnten Bergsteigern. In größeren Höhen setzte auch bei den leistungsfähigen höhengewohnten Personen eine Stoffwechselsteigerung ein. Auf dem Monte Rosa (4560 m) war bei allen Teilnehmern eine Steigerung der O_2-Aufnahme festgestellt worden. Das war die höchstgelegene Station, auf der Messungen ausgeführt werden konnten. Hier fehlten naturgemäß die Messungen an nichthöhenfesten Personen, die wahrscheinlich zum Vorschein gebracht hätten, daß die Steigerung der O_2-Aufnahme nicht mit fallender O_2-Spannung fortschreiten kann. Aus diesen Messungen hatte sich offensichtlich die Auffassung entwickelt, daß die Stoffwechselgröße mit zunehmender Verdünnung der O_2-Spannung steigen muß, und daß beim Höhengewohnten diese Steigerung erst bei größerer Höhe einsetzt. Unter diesen Voraussetzungen wurden die Untersuchungen in der Unterdruckkammer durchgeführt, und LOEWY (1931) stellt fest, daß selbst auf größeren Höhen, als dem Monte Rosa entsprach, in einigen Fällen ein erniedrigter Stoffwechsel zur Beobachtung kam. Aber in den Untersuchungen von ZUNTZ und Mitarbeitern (1906) kommt auch schon die Bedeutung von Zeitfaktoren für die Größe der beobachteten O_2-Aufnahme zum Vorschein. Bei einer Versuchsperson wurde beobachtet, daß auf einer Versuchshöhe von 5500 m die erhebliche Stoffwechselsteigerung sich erst nach einiger Zeit einstellte.

Auch aus den neueren Untersuchungen im Laboratorium und im Gebirge geht die Möglichkeit sowohl einer Erhöhung als auch einer Erniedrigung der Stoffwechselgröße des Menschen im O_2-Mangel hervor.

Steigerungen der O_2-Aufnahme wurden von BARCROFT und ELLIOTT (1934), RÜHL (1937), WILBRANDT und Mitarbeitern (1938) und von FRANK und WEZLER (1948) beschrieben. JOUCK (1944) und LOESCHCKE (1948) beobachteten eine Steigerung nach anfänglicher Senkung. In den sehr kurzfristigen Messungen von DICHMANN (1939) fand sich eine erhöhte O_2-Aufnahme bei 2000 m Höhe, dagegen war bei 4000 m und 6000 m die O_2-Aufnahme vermindert. OPITZ und TILMANN (1938) beobachteten eine unveränderte oder erniedrigte O_2-Aufnahme in ebenfalls kurzfristigen Experimenten. Eine Senkung der O_2-Aufnahme im O_2-Mangel in einem Teil ihrer Fälle haben BARCROFT und ELLIOTT (1934), RÜHL (1937) und FRANK und WEZLER (1948) beobachtet. Die Senkung der O_2-Aufnahme wird dabei als Ausnahme

---

[1] HASSELBALCH und LINDHARD 1915.

angesehen[1]. Von allen Autoren wurden auch Fälle mit praktisch unveränderter O_2-Aufnahme im O_2-Mangel gesehen.

Eine systematische Untersuchung über die Abhängigkeit der O_2-Aufnahme von der O_2-Spannung der Inspirationsluft an einer größeren Zahl von Versuchspersonen liegt nicht vor. Alle Untersucher haben im wesentlichen eine oder wenige Bedingungen gewählt, die ihnen den Tatbestand des O_2-Mangels in besonderer Weise zu erfüllen schienen, und nur mit wenigen Versuchspersonen gearbeitet.

Aus den Ergebnissen der *Tierversuche* lassen sich einige durchgehende Linien herausschälen. Offensichtlich ist die Tierart wesentlich für das Verhalten der O_2-Aufnahme im O_2-Mangel.

So ist in allen Untersuchungen an kleinen Labortieren bei schwereren Graden des O_2-Mangels ohne Ausnahme eine Senkung der O_2-Aufnahme beobachtet worden[2]. Bemerkenswert ist, daß in dieser Gruppe von Untersuchungen an kleinen Tieren bei den geringsten wirksamen Änderungen der O_2-Spannung eine schwache, aber sichere Erhöhung der O_2-Aufnahme zu beobachten war[3]. Weitere Erniedrigung der O_2-Spannung führte in allen Fällen zu einer Senkung der O_2-Aufnahme.

Bei den größeren Versuchstieren liegen die Verhältnisse anders. Beim Kaninchen sind offensichtlich je nach Bedingungen erniedrigte, normale oder erhöhte O_2-Aufnahmen zur Beobachtung gekommen[4]. An Hunden hatten GESELL und Mitarbeiter (1932) einen charakteristischen zeitlichen Verlauf der O_2-Aufnahme im O_2-Mangel beschrieben. Unmittelbar nach dem Übergang auf die erniedrigte O_2-Spannung beobachteten sie eine herabgesetzte O_2-Aufnahme, die dann auf Werte anstieg, die über den Ausgangswerten bei normaler O_2-Spannung lag. OPITZ und TILMANN (1937, 1938) fanden später in wenigen kurzfristigen Experimenten an Hunden eine Senkung der O_2-Aufnahme im O_2-Mangel; die Ursache für diese Differenz liegt aller Wahrscheinlichkeit nach in der Kürze der Versuchszeiten. In jüngster Zeit sind die Beobachtungen GESELLS (1932) am Hund über den zeitlichen Verlauf der O_2-Aufnahme in den Arbeiten von HEMINGWAY und NAHAS (1952, 1952/53) enthalten. Diese beiden Autoren arbeiteten mit dressierten und unnarkotisierten Hunden unter einer Vielzahl von Bedingungen. Die Ergebnisse werden im einzelnen später besprochen.

In bezug auf das Verhalten und die Bedeutung der O_2-Aufnahme im O_2-Mangel haben sich wesentliche neue Gesichtspunkte ergeben, die eine Revision der bisherigen Auffassungen notwendig machen. Diese Untersuchungen nahmen von den berichteten Verstellungen der Körpertemperatur ihren Ausgang[5].

Konstanz der Körpertemperatur bedeutet ein Gleichgewicht von Wärmebildung und Wärmeabgabe. Eine Änderung der Körpertemperatur tritt ein, wenn eine der beiden Größen sich ändert, oder wenn beide Größen sich gleichzeitig aber nicht um gleiche Beträge ändern. Ein Abfall der Körpertemperatur kommt zustande, wenn die Wärmeabgabe zunimmt oder die Wärmebildung abnimmt, oder wenn bei gleichzeitiger Änderung beider Größen eine Verschiebung zugunsten einer relativ höheren Wärmeabgabe eintritt. Einstellbewegungen der Körpertemperatur, wie sie im O_2-Mangel beobachtet wurden, sind möglich, wenn ein anfängliches Überwiegen der Wärmeabgabe wieder mit der Wärmebildung ins Gleichgewicht kommt. Das kann in ungeregelten Systemen dadurch geschehen, daß mit fallender Temperatur der Gradient und damit die Wärmeabgabe vermindert wird. Es kann in geregelten Systemen z. B. dadurch zustande kommen, daß mit fallender Temperatur eine Zunahme der Wärmebildung erfolgt. Die Bedeutung von Änderungen der Wärmebildung ($=O_2$-Aufnahme) für die beobachteten Temperaturbewegungen läßt sich erfassen aus den gleich-

---

[1] RÜHL 1937, FRANK und WEZLER 1948.
[2] CHEVILLARD und MAYER (1935) an Mäusen; LINTZEL (1931), GIAJA (1938), BLOOD und Mitarbeiter (1946) und GOEBEL und Mitarbeiter (1951) an Ratten; LAUBENDER (1925), ROTHSCHUH (1948) und PICHOTKA und Mitarbeiter (1954) an Meerschweinchen.
[3] BLOOD und Mitarbeiter 1946, PICHOTKA und Mitarbeiter 1957.
[4] CAMPBELL 1926/27, HAMON und Mitarbeiter 1935.
[5] PICHOTKA, CREUTZFELDT und HÖFLER 1955a, b und c, PICHOTKA 1956.

zeitigen Messungen der O_2-Aufnahme und der Körpertemperatur während des Überganges auf erniedrigte O_2-Spannungen.

Solche Messungen wurden systematisch am Meerschweinchen durchgeführt.

Die Tiere saßen dabei in genau passenden Stoffwechselkammern; die O_2-Aufnahme und CO_2-Ausscheidung wurde im laufenden Strom als Differenz zwischen Eingang und Ausgang bestimmt. Die Durchströmungsgrößen wurden so gewählt, daß die O_2-Ausschöpfung im allgemeinen zwischen 1 und 2% O_2 lag.

Die gleichzeitige und fortlaufende Registrierung von Körpertemperatur und O_2-Aufnahme beim Meerschweinchen erwies, daß die Verstellungen der Körpertemperatur bei Änderungen der O_2-Spannung entscheidend bedingt sind durch

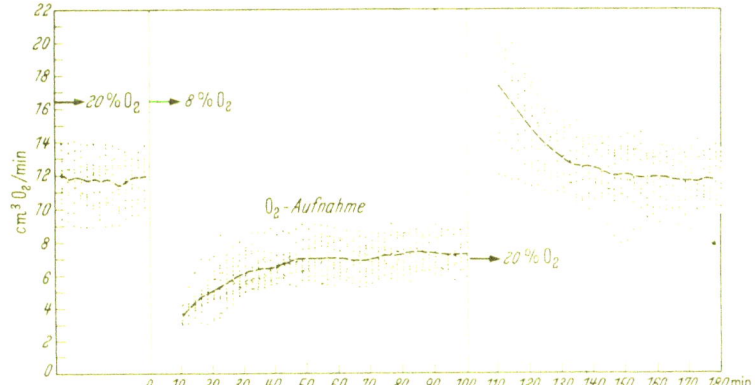

Abb. 15. Verlauf der O_2-Aufnahme beim Meerschweinchen beim Übergang von 20% O_2 auf 8% O_2 und wieder zurück nach 20% O_2. Ergebnis aus 14 gleich geführten Experimenten an Tieren gleichen Gewichts. Die Punkte des Streudiagramms bedeuten die minütliche O_2-Aufnahme eines 400 g schweren Tieres bei Zimmertemperatur. Die eingezeichneten Linien stellen den Mittelwertsverlauf dar. Nach dem Übergang auf 8% O_2 ist die O_2-Aufnahme zunächst auf sehr niedrige Werte abgefallen und steigt dann exponentiell auf einen konstanten Wert an. Nach der Wiederherstellung der normalen O_2-Spannung ist die O_2-Aufnahme zunächst auf sehr hohe Werte angestiegen und fällt dann exponentiell auf den Ausgangswert ab. In den Mittelwertskurven wird jeweils nach 50 min eine praktisch konstante O_2-Aufnahme erreicht.

Änderungen der Wärmebildung. Den Verlauf der O_2-Aufnahme beim Übergang von 20% auf 8% O_2 in der Atemluft und zurück von 8% auf 20% O_2 zeigt die Abb. 15.

Dem Diagramm liegen 14 gleiche Experimente an Tieren von 400 g zugrunde. Die eingetragenen Punkte bedeuten die minütliche O_2-Aufnahme eines 400 g schweren Tieres bei 20—22° Umgebungstemperatur. Im Moment der Erniedrigung der O_2-Spannung fällt die O_2-Aufnahme auf sehr niedrige Werte und steigt dann stetig mit einer exponentiellen Funktion auf einen konstanten Wert an, der im Mittel nach 50 min erreicht ist. Dieser konstante Wert liegt bei 8% O_2 deutlich niedriger als der Ausgangswert der O_2-Aufnahme bei 20% O_2. Die Wiedererhöhung der O_2-Spannung auf 20% führt unmittelbar zu einer O_2-Aufnahme, die mehr als das Doppelte des Wertes vor dem Versuch betragen kann. Diese hohe O_2-Aufnahme fällt dann in exponentieller Form ab auf den Ausgangswert bei 20% O_2 vor dem Versuch. Der Abfall der O_2-Aufnahme nach Wiedererhöhung der O_2-Spannung erfolgt in der gleichen Zeit wie der Anstieg der O_2-Aufnahme nach Erniedrigung der O_2-Spannung. Aus dem im vorhergehenden Kapitel beschriebenen Verhalten der Körpertemperatur geht hervor, daß sie sich in beiden Phasen gegensinnig zur O_2-Aufnahme verändert. Während des Wiederanstiegs der *erniedrigten* O_2-Aufnahme fällt die Körpertemperatur ab. Während des Abfalls der *erhöhten* O_2-Aufnahme nach Wiederherstellung der normalen O_2-Spannung steigt die Körpertemperatur an (s. Abb. 16).

Die Geschwindigkeit und Richtung der Temperaturänderung ist in übersichtlicher Weise der jeweiligen O_2-Aufnahme proportional. Solange die O_2-Aufnahme erniedrigt ist (und steigt) fällt die Körpertemperatur. Solange die O_2-Aufnahme über dem Ausgangswert liegt (und fällt) steigt die Körpertemperatur. Unter

PICHOTKA und Mitarbeiter 1955, PICHOTKA 1956.

der Annahme, daß die O_2-Aufnahme ein Maß für die Wärmebildung ist, geht daraus hervor, daß die Verstellungen der Körpertemperatur im O_2-Mangel entscheidend durch Änderungen der Wärmebildung bedingt sind. Das wird später noch ausführlich besprochen. Die gleiche gegenläufige Bewegung von O_2-Aufnahme und Körpertemperatur im O_2-Mangel läßt sich aus den Meßdaten von HEMINGWAY und NAHAS (1952) für den Hund nachweisen (s. Abb. 28). In charakteristischen Versuchen erreichen Körpertemperatur und O_2-Aufnahme in diesen Versuchen gleichzeitig ihren konstanten Wert.

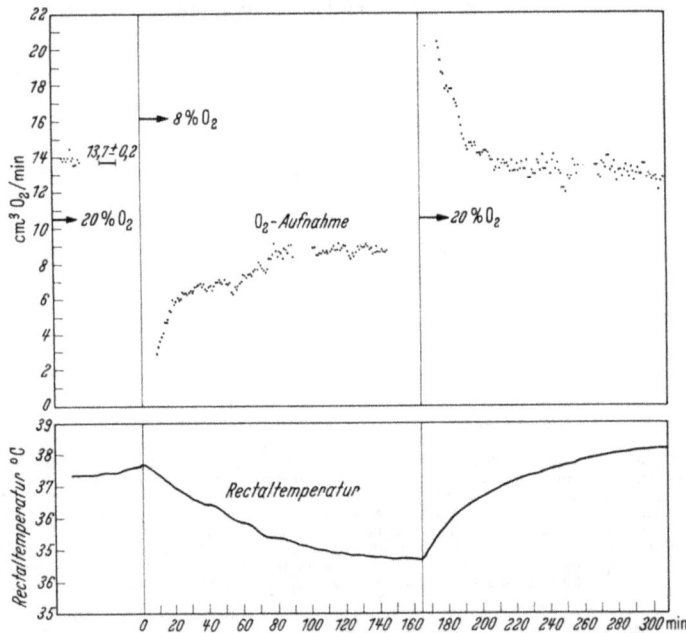

Abb. 16. Bedingungen wie bei der vorhergehenden Abbildung. Gleichzeitige Registrierung von O_2-Aufnahme und Rectaltemperatur im Einzelexperiment. Gegenläufige Bewegung von O_2-Aufnahme und Rectaltemperatur in den beiden Einstellphasen. Während die nach der Spannungserniedrigung stark abgefallene O_2-Aufnahme wieder ansteigt, fällt die Rectaltemperatur fast spiegelbildlich dazu ab. Nach Wiederherstellung der normalen O_2-Spannung findet sich für beide Größen das richtungsmäßig entgegengesetzte Verhalten.

Änderungen der O_2-Spannung in der Atemluft müssen an sich zu kurzfristigen Änderungen der O_2-Aufnahme des Organismus führen. Das beruht darauf, daß die O_2-Speicher des Organismus, im wesentlichen der Alveolarraum und das Blut, ihren O_2-Inhalt jeweils mit der O_2-Spannung der Atemluft verändern. Bei Erniedrigung der äußeren O_2-Spannung fällt die O_2-Spannung des Alveolarraums und entsprechend die arterielle Sättigung. Bei ungeänderter Oxydationsgröße wird in dieser Phase die O_2-Aufnahme in den Organismus um den Betrag vermindert, um den der Speicherinhalt abnimmt. Das Umgekehrte ereignet sich bei der Wiedererhöhung der O_2-Spannung. Dabei ist die O_2-Aufnahme auch bei unveränderter Oxydationsgröße um den Betrag erhöht, um den der O_2-Gehalt des Alveolarraumes und des arteriellen Blutes zunimmt. Die so bedingten Veränderungen der O_2-Aufnahme liegen mithin *richtungsmäßig so*, daß sie zur Erklärung der anfänglich erniedrigten O_2-Aufnahme bei Erniedrigung der äußeren O_2-Spannung und der anfänglich erhöhten O_2-Aufnahme nach wiederhergestellter normaler O_2-Spannung herangezogen werden könnten. Das ist auch von einigen Autoren geschehen. Der zeitliche Ablauf und die Beträge, um die die O_2-Aufnahme erniedrigt bzw. erhöht sein kann, beweisen eindeutig, daß

Änderungen des O_2-Inhaltes des Körpers für die beobachteten Bewegungen der O_2-Aufnahme nicht von Bedeutung sein können.

Die zeitlichen Verhältnisse für die Änderungen der Alveolarspannungen bei Erniedrigung der O_2-Spannung in der Atemluft sind beim Menschen experimentell und theoretisch ausführlich untersucht worden[1] (s. S. 511). Je nach Atemfrequenz und Atemtiefe wird eine praktisch konstante alveoläre O_2-Spannung und arterielle Sättigung 3—5 min nach Erniedrigung der äußeren O_2-Spannung erreicht. Die kürzeren Zeiten gelten dabei für die stärkeren Erniedrigungen der O_2-Spannung, weil damit eine erhebliche Erhöhung der Ventilation und ein schnellerer Ausgleich verbunden ist. Die arterielle Sättigung kann der alveolären O_2-Spannung dabei nicht wesentlich nachhinken. Eine Verminderung der O_2-Aufnahme, die unmittelbar durch die Erniedrigung der alveolären O_2-Spannung und der O_2-Sättigung des Blutes bedingt ist, muß beim Menschen daher innerhalb weniger Minuten nach dem Übergang auf die erniedrigte O_2-Spannung abgelaufen sein. Für den Hund sind nach den Messungen von HEMINGWAY und NAHAS (1952) Zeiten gleicher Größenordnungen anzunehmen. Bei den kleinen Labor-Versuchstieren mit ihren hohen Atemraten ist diese Zeit wahrscheinlich noch kürzer als beim Menschen, sicher nicht länger. Die Zeiten für die Einstellung der alveolären O_2-Spannung und arteriellen Sättigung nach Erhöhung der O_2-Spannung sind von der gleichen Größe. In den dargestellten Versuchen lägen sie mit Sicherheit innerhalb der in den Abb. 15 und 16 nicht ausgewerteten Periode von 10 min nach dem Übergang auf eine andere O_2-Spannung.

Die in Abb. 15 dargestellte Periode erniedrigter bzw. wiederansteigender O_2-Aufnahme nach Herabsetzung der O_2-Spannung der Atemluft erstreckt sich aber mindestens über 30—40 min und kann 150 min erreichen. Das geht aus Untersuchungen an Meerschweinchen hervor[2]. Beim Hund[3] und Menschen[4] erfolgt die Einstellung der O_2-Aufnahme offenbar in ähnlichen Zeiten.

Die Abb. 17 zeigt den Verlauf der O_2-Aufnahme nach dem Übergang auf verschieden erniedrigte O_2-Spannungen beim Hund nach Meßdaten von HEMINGWAY und NAHAS (1952) (s. auch Abb. 28). Unmittelbar mit der Erniedrigung der O_2-Spannung ist die O_2-Aufnahme steil abgesunken und steigt dann in charakteristischer Weise wieder an. Die letzten Meßwerte 60 min nach dem Übergang auf die erniedrigte O_2-Spannung liegen aller Wahrscheinlichkeit nach noch im ansteigenden Teil der Kurve.

Im Prinzip ist dieser Verlauf der O_2-Aufnahme beim Hund zuerst von GESELL und Mitarbeitern (1932) beschrieben worden als eine anfängliche Erniedrigung der O_2-Aufnahme im O_2-Mangel. Für den Menschen geht das gleiche Verhalten aus mehreren Untersuchungen hervor. Für die Abb. 18 sind Daten von MISSIURO und Mitarbeitern (1939) verwandt worden. Bei der letzten Messung 30 min nach Versuchsbeginn ist mit Sicherheit noch nicht die Phase konstanter O_2-Aufnahme erreicht. Auch aus Messungen von JOUCK (1944) und LOESCHCKE (1948) geht ein ähnlicher zeitlicher Verlauf der O_2-Aufnahme beim Menschen hervor, wie er sich in der Abb. 18 findet. Nach allen diesen Ergebnissen können die Änderungen der O_2-Aufnahme, die hier zur Sprache stehen, aus zeitlichen Gründen nicht durch Änderungen der O_2-Speicher bedingt sein. Zu demselben Ergebnis gelangt man, wenn man untersucht, um welche Beträge die O_2-Aufnahme im Beginn des O_2-Mangels vermindert ist. Der Betrag an O_2, um den die Aufnahme durch eine Änderung des O_2-Gehaltes im Körper vermindert sein kann, kann notwendigerweise nicht mehr sein als ein Teil der gespeicherten O_2-Menge. In diesem Zusammenhang brauchen wir nur die Speicherwirkung von Alveolarraum und Blut

---

[1] BECKER-FREYSENG, LOESCHCKE, LUFT und OPITZ 1939, OPITZ 1941, HORVATH und Mitarbeiter 1942/43.
[2] PICHOTKA und Mitarbeiter 1955.   [3] HEMINGWAY und NAHAS 1952.
[4] MISSIURO und Mitarbeiter 1939.

zu berücksichtigen. Die Speicherung durch Lösung im Gewebe oder durch Bindung an das Myoglobin kann bei dieser Betrachtung außer acht gelassen werden, weil die gespeicherten Mengen relativ gering sind oder beim Myoglobin praktisch nicht verändert werden. Ein Meerschweinchen von 400 g hat schätzungsweise etwa 12—15 cm^3 O_2 in Blut und Alveolarraum. Um diesen Teil also könnte die O_2-Aufnahme maximal vermindert sein, ohne daß eine Einschränkung der Oxydationen erfolgt wäre. Die tatsächliche Herabsetzung der O_2-Aufnahme im Beginn des O_2-Mangels liegt häufig um Größenordnungen höher. Beim Meerschweinchen wird in der konstanten Phase des O_2-Mangels zumeist eine O_2-Aufnahme erreicht, die wesentlich unter dem Ausgangswert bei normaler O_2-Spannung liegt. Selbst wenn man diesen niedrigeren Wert zum Vergleich heranzieht, beträgt die Minderaufnahme in der Einstellphase oft 100—150 cm^3 O_2. Wenn man zum Vergleich die O_2-Aufnahme bei normaler Spannung benutzt, kann dieser Wert noch einmal auf das 2—3fache steigen. Die erniedrigte O_2-Aufnahme zu Beginn des O_2-Mangels kann hier also in keine Beziehung gebracht werden zu möglichen Änderungen der O_2-Speicher.

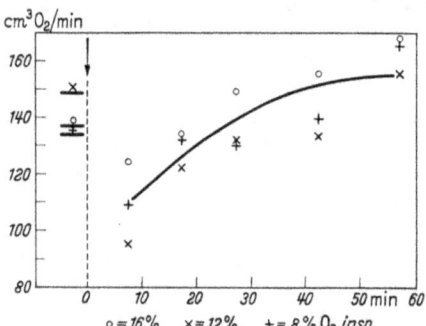

Abb. 17. O_2-Aufnahme beim Hund beim Übergang von normaler auf erniedrigte O_2-Spannungen (16%, 12%, 8% O_2). Ausgangswerte am linken Rand. Jeder Punkt entspricht dem Mittelwert für 4 Hunde. Die O_2-Aufnahme wurde jeweils für 5 min bestimmt, in der 40—50 min-Periode für volle 10 min. Die einzelnen Symbole entsprechen der O_2-Aufnahme bei den verschiedenen Spannungen. Unmittelbar nach der Erniedrigung der O_2-Spannung ist die O_2-Aufnahme stark erniedrigt und steigt dann langsam wieder an. Bei den letzten Werten nach 60 min O_2-Mangel ist offenbar noch keine konstante O_2-Aufnahme erreicht. (Nach Werten von HEMINGWAY und NAHAS 1952 und 1952/53.)

Dasselbe ist aus Messungen an anderen Tieren zu schließen.

In den Experimenten am Hund, die in Abb. 17 dargestellt sind, bleibt die O_2-Aufnahme bis zum Wiedererreichen des Ausgangswertes in der 40. min im Mittel um etwa 1500 cm^3 zurück. Das Gewicht der Hunde ist nicht bekannt. Die O_2-Aufnahme je Minute für die gleiche Tiergruppe bei Ausgangsbedingungen betrug 135—140 cm^3. Die in dieser Phase zu wenig aufgenommene O_2-Menge würde also dem O_2-Verbrauch von 10—12 min entsprechen.

Auch aus den Messungen im relativ geringen O_2-Mangel beim Menschen geht hervor, daß in der Phase unmittelbar nach Erniedrigung der O_2-Spannung die Oxydationsgröße herabgesetzt sein muß. In den Messungen von MISSIURO und Mitarbeitern (Abb. 18) war nach dem Übergang auf 10% O_2 die O_2-Aufnahme bis zur 24. min im Mittel um 1500 cm^3 vermindert, in Einzelfällen um 2000 cm^3. Die Änderung der O_2-Aufnahme durch Verminderung des O_2-Gehaltes im Blut und Alveolarraum könnte unter diesen Bedingungen maximal etwa 600 cm^3 betragen. Die in einigen Fällen dieser Gruppe beobachtete Minderung der O_2-Aufnahme um 2000 cm^3 entspricht dem gesamten O_2-Gehalt von Blut und Alveolarluft. LOESCHCKE (1948) und JOUCK (1944) beobachteten am Menschen im Beginn des O_2-Mangels eine Herabsetzung der O_2-Aufnahme um größere Beträge, als dem ganzen Inhalt der O_2-Speicher entsprach.

Aus all diesen Untersuchungen ergibt sich, daß die Annahme einer verminderten Oxydationsgröße im Beginn des O_2-Mangels zwingend ist und die beobachteten Verminderungen der O_2-Aufnahme nicht als Änderungen der Speichergrößen erklärt werden können. Das entscheidende Argument dafür, daß die Bewegungen der O_2-Aufnahme im wesentlichen die gleichzeitigen Oxydationgrößen darstellen, ergibt sich aber aus dem Verhalten der Körpertemperatur, wie bei den Messungen am Meerschweinchen ausführlich dargestellt wurde.

f) Die Beziehungen von Körpertemperatur und Sauerstoffaufnahme.

Beim Übergang zwischen normalen und erniedrigten O_2-Spannungen finden sich charakteristische und zeitlich ausgedehnte Bewegungen der O_2-Aufnahme, die offensichtlich entsprechende Änderungen der Oxydationsgröße reflektieren. Mit dem Spannungssprung des Sauerstoffs stellt sich eine gleichgerichtete Änderung des O_2-Verbrauchs ein. Der O_2-Verbrauch ist also zweifellos abhängig von der O_2-Spannung. Diese primäre Erniedrigung bzw. Erhöhung der O_2-Aufnahme wird anschließend durch eine Einstellbewegung wieder ausgeglichen. Die Einstellbewegungen weisen das charakteristische Verhalten geregelter Größen auf. Für diese langsamen Neueinstellungen der O_2-Aufnahme bei geänderter Spannung kommen auf Grund der zeitlichen Verhältnisse die Umstellungen von Atmung und Kreislauf nicht in Frage. Damit erhebt sich die Frage, über welche Größe die O_2-Aufnahme geregelt werden könnte.

Aus allen Experimenten, in denen beide Größen beobachtet wurden, ging eine auffällige Koordination der Änderungen von K. T. und O_2-Aufnahme hervor. Das betraf vor allem in völlig übersichtlicher Weise die zeitlichen Verhältnisse der Einstellbewegungen, galt aber auch für die Größe der Änderungen. Könnte hinter dieser zunächst rein statistischen Korrelation der beiden Größen eine wesentliche Beziehung stehen? Nach den

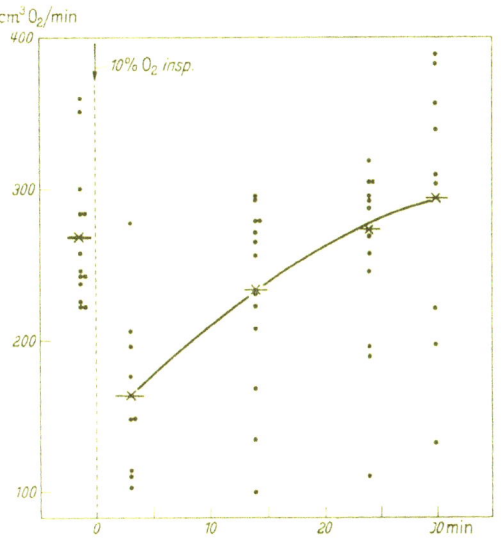

Abb. 18. O_2-Aufnahme beim Menschen beim Übergang von normaler Spannung auf 10% O_2. Die O_2-Aufnahme wurde jeweils für 2 min bestimmt. Darstellung der Einzelwerte und Mittelwerte; 3 Einzelwerte wegen Kollaps der Versuchspersonen ausgeschlossen. Die mittlere O_2-Aufnahme für die ganze Gruppe ist 3 min nach dem Übergang auf die erniedrigte O_2-Spannung von 368 cm³ O_2/min auf 264 cm³ O_2/min abgefallen und steigt dann langsam wieder an. Bei Beendigung des Versuches, 30 min nach Beginn des O_2-Mangels, hat die mittlere O_2-Aufnahme den Ausgangswert bereits überschritten und steigt noch deutlich an. (Nach Werten von MISSIURO u. Mitarb. 1938.)

dargestellten experimentellen Befunden müßte diese Beziehung derart sein, daß mit fallender K. T. die O_2-Aufnahme anstiege, und daß mit steigender K. T. die O_2-Aufnahme abfiele. Eine solche Beziehung der beiden Größen wäre eine durchaus denkbare Basis eines geregelten Systems. Die O_2-Aufnahme als Maß der Wärmebildung wirkt ja auf die Temperatur zurück. Dabei ist es gleichgültig, in welchem Prozeß der Sauerstoff verbraucht wird. Da das System in dieser Situation keine äußere Arbeit leistet, kommt der gesamte Energieumsatz als Wärme zum Vorschein, z. B. auch auf dem Umweg über die Atem- und Kreislaufarbeit. Eine Erhöhung der O_2-Aufnahme mit fallender K. T. muß den Abfall der K. T. zunehmend abflachen und schließlich zu einer neuen Gleichgewichtslage von Wärmebildung und Wärmeabgabe, zur Temperaturkonstanz führen, gleichviel aus welcher Ursache der Abfall der K. T. zustande kam. Ein Anstieg der K. T. mit gleichzeitig fallender O_2-Aufnahme würde ebenfalls in einer neuen Gleichgewichtslage enden, wobei es ebenso gleichgültig ist, aus welcher Ursache die primäre Änderung der Temperatur stammt. Eine solche gegenläufige Beziehung von Wärmebildung und Temperatur ist charakteristisch für ein System mit einer sog. proportionalen Temperaturregulation. Danach könnte man die beschriebenen gegenläufigen Bewegungen von K. T. und O_2-Aufnahme bei Änderungen der O_2-Spannung als ein Problem der Temperaturregulation beschreiben. Die Bewegungen der O_2-Aufnahme dienten damit der Wiederherstellung einer angemessenen Wärmebildung für den Warmblüter. Eine primäre Abhängigkeit der Oxydationsgröße von der O_2-Spannung würde dadurch von der Temperaturregulation verdeckt. Wie läßt sich ein solcher Schluß mit den bekannten Tatsachen über die tierische Temperaturregulation vereinen?

In der tierischen Temperaturregulation besteht tatsächlich eine solche gegenläufige Koppelung von K. T. und Wärmebildung. Die K. T. der warmblütigen Tiere ist nicht in strengem Sinn konstant; sie ändert sich vielmehr mit den Bedingungen der Wärmebildung und der Wärmeabgabe. Eine Erhöhung der Wärmeabgabe führt zu einer exponentiellen Einstellung der K. T. auf eine niedrigere Gleichgewichtstemperatur[1]. Diese Änderungen der Temperatur gehen bei geringen Graden nur die oberflächlichen Schichten an; infolge der damit verbundenen Vasoconstriction kann sogar die R. T. gleichzeitig ansteigen. Bei stärkeren Erhöhungen der Wärmeabgabe sinkt die Rectaltemperatur ebenfalls auf einen erniedrigten Wert ab. Dazu sind gar nicht besonders große Abkühlungen erforderlich. Bereits zwischen 20° und 30° Umgebungstemperatur — also praktisch im Behaglichkeitsbereich —, bewegt sich die Rectaltemperatur von nackten Versuchspersonen um 0,5° oder mehr in der gleichen Richtung wie die Umgebungstemperatur[2]. Da bei jeder konstanten K. T. die Wärmebildung gleich der Wärmeabgabe ist, ergibt sich aus dieser Tatsache, daß die Gleichgewichtslagen für höhere Oxydationsgrößen bei sonst unveränderten Bedingungen sich nach niederen Temperaturen verschieben müssen. Das Zusammenspiel von Temperatur und Wärmebildung (bzw. O_2-Aufnahme) in einem geregelten System läßt sich am besten an Hand eines Modells darstellen.

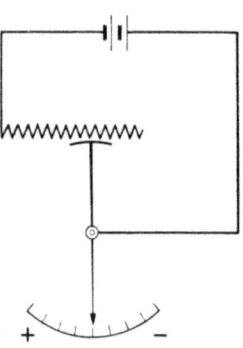

Abb. 19. Schematische Darstellung eines elektrischen Modells einer proportionalen Temperaturregulation. Ein Temperatur anzeigendes Instrument verstellt einen Widerstand im Stromkreis so, daß mit fallender Temperatur der Widerstand geringer wird und mithin die Stromstärke zunimmt, bei steigender Temperatur der Widerstand größer wird und mithin die Stromstärke abnimmt (s. Text).

Aussagen über die Eigenschaften von Regelsystemen sind rein formale Aussagen. Sie erlauben keinen Rückschluß darauf, wie ein Regelkreis aufgebaut ist, oder aus welchen Gliedern oder Materialien er besteht. Sehr einfache und sehr komplizierte Systeme können identische Regeleigenschaften aufweisen. Man kann daher auch die charakteristischen Formalbeziehungen komplizierter geregelter Systeme an einfachen Regelmodellen darstellen.

In der Abb. 19 findet sich schematisch ein *elektrisches Modell einer proportionalen Temperaturregulation*. Ein Temperatur anzeigendes Instrument verstellt mit der Temperaturanzeige einen Regelwiderstand in einem elektrischen Stromkreis. Der Kreis ist so geschaltet, daß der Widerstand bei fallender Temperatur abnimmt bzw. bei steigender Temperatur zunimmt. Bei jedem Gleichgewichtszustand zwischen Wärmebildung und Wärmeabgabe ist die Temperatur konstant. Wird in einer solchen Situation die Wärmeabgabe erhöht, so fällt die Temperatur des Systems. Mit der fallenden Temperatur wird der Widerstand im Stromkreis vermindert und damit Stromfluß und Wärmebildung erhöht. Die Folge davon ist, daß die Temperatur sich exponentiell auf eine neue Gleichgewichtslage einstellt. Während dieser Temperaturbewegung ist der Stromfluß mit einer genau entgegengesetzten exponentiellen Bewegung auf den Wert angestiegen, der für die neue Gleichgewichtslage charakteristisch ist. Wenn die ursprüngliche Größe der Wärmeabgabe wieder hergestellt wird, bewegen sich beide Größen exponentiell in ihre Ausgangslage zurück. Der zeitliche Verlauf dieser Einstell-

---

[1] NEUROTH 1948, WINSLOW und HERRINGTON 1949.   [2] WINSLOW und HERRINGTON 1949.

bewegungen ist in der Abb. 20 schematisch dargestellt. Ein Regelsystem mit solchen Eigenschaften nennt man proportional, weil die Regelgröße (Temperatur) nicht im strengen Sinn konstant eingehalten wird, sondern in jeder Situation von einem mittleren Wert Abweichungen aufweist, die der jeweiligen Belastung nach Richtung und Größe proportional sind. Für dieses System heißt das, daß um so größere Verstellungen nach tieferen Temperaturen in der Gleichgewichtslage bestehen, je größer die erforderliche Wärmebildung (= Wärmeabgabe) ist.

An einem solchen Regelsystem lassen sich auch Verläufe darstellen, die denen von K.T. und O_2-Aufnahme bei Änderungen der O_2-Spannung völlig entsprechen (Abb. 21). Das erreicht man, indem man an diesem elektrischen Modell die Spannung und damit die Ausgangsleistung herabsetzt. Gehen wir wieder von einem Gleichgewichtszustand aus und setzen zu einem bestimmten Zeitpunkt die angelegte Spannung herab. Als Folge davon fällt bei unveränderter Wärmeabgabe die Temperatur. Durch die damit verbundene Erniedrigung des Widerstandes steigt der Stromfluß an. Diese Bewegung erfolgt so lange, bis wiederum ein Gleichgewicht von Wärmebildung und Wärmeabgabe erreicht ist. Im einfachsten Fall, wenn die Wärmeabgabe durch die erfolgten Änderungen nicht beeinflußt wird, stellt sich die gleiche elektrische Leistung wieder ein bei erniedrigter Temperatur. Bei Wiederherstellung der ursprünglichen Spannung schnellt die Wärmebildung momentan auf hohe Werte entsprechend der eingetretenen Herabsetzung des Widerstandes. Das führt zum Temperaturanstieg im System und damit zur Erhöhung des Widerstandes im Stromkreis. Sowohl Temperatur als Wärmebildung bewegen sich dann gegenläufig in ihre Ausgangsstellungen zurück. Der zeitliche Ablauf der Bewegungen von Temperatur und Wärmebildung findet sich in Abb. 21. Es ist ohne weiteres zu erkennen, daß diese Einstellverläufe der gleichzeitigen Bewegung von Körpertemperatur und O_2-Aufnahme in den Abb. 15 und 16 völlig entsprechen. An Stelle der O_2-Aufnahme steht in diesem elektrischen Modell wiederum die Stromstärke.

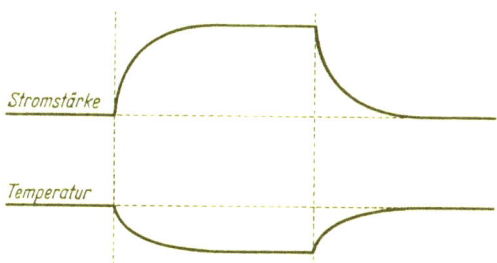

Abb. 20. Schematische Darstellung des Verlaufes von Stromstärke und Temperatur in einem System mit proportional geregelter Temperatur bei der Einstellung auf verschiedene Gleichgewichtszustände. Bei Erhöhung der Wärmeabgabe (1. Zeichen) fällt die Temperatur des Systems, und damit steigt die Stromstärke bis zum Erreichen eines Gleichgewichtes. Bei Herabsetzung der Wärmeabgabe (2. Zeichen) steigt die Temperatur, und damit fällt die Stromstärke bis zum Gleichgewicht. Diese Verläufe kommen zustande durch Änderung des Widerstandes im Stromkreis. Stromstärke steht hier allgemein für Wärmebildung, bei der tierischen Temperaturregulation müßte statt dessen die O_2-Aufnahme stehen.

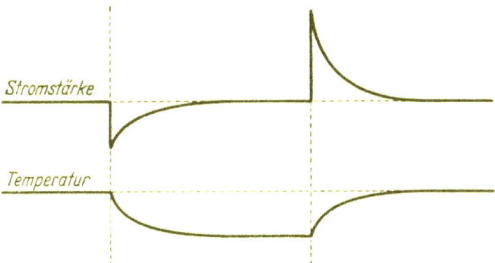

Abb. 21. Schematische Darstellung von Stromstärke und Temperatur bei Änderung der Spannung. Bei dem 1. Zeichen wird die Spannung verändert. Infolgedessen sinkt die Stromstärke (= Wärmebildung), und die Temperatur fällt ab. Mit der fallenden Temperatur und dem damit fallenden Widerstand erhöht sich die Stromstärke wieder bis zum Gleichgewicht. Bei dem 2. Zeichen wird die ursprüngliche Spannung wiederhergestellt. Entsprechend dem verminderten Widerstand im System schnellt die Stromstärke und damit die Wärmebildung auf sehr hohe Werte. Dadurch steigen die Temperatur und der Widerstand; entsprechend sinkt die Stromstärke ab bis zum Gleichgewicht. Stromstärke ist hier im volkstümlichen Sinne gebraucht worden. Die Größe, auf die tatsächlich eingeregelt wurde, ist die elektrische Leistung ($I^2 W$). Das ist für die schematische Darstellung gleichgültig.

Aus diesen Modellversuchen ergibt sich, daß die beobachteten gleichzeitigen Bewegungen von K.T. und O_2-Aufnahme bei Änderungen der O_2-Spannung als Einstellbewegungen eines Systems mit geregelter Temperatur beschrieben werden können. Der Herabsetzung der O_2-Spannung der Atemluft entspricht im Modell eine Herabsetzung der elektrischen Spannung. Beide Schritte setzen gleicherweise die Grundleistung des Systems herab. Das kommt im O_2-Mangel in der herabgesetzten Oxydation unmittelbar nach der Erniedrigung der O_2-Spannung zum Vorschein. Die herabgesetzte Grundleistung wird vom Organismus sowie

534   J. Pichotka: Der Gesamtorganismus im Sauerstoffmangel.

im Regelmodell durch eine Inanspruchnahme der Regelbreite ausgeglichen. Das drückt sich in der Einstellung auf eine erniedrigte Temperatur aus.

Die entscheidende Voraussetzung für die Richtigkeit der entwickelten Modellvorstellungen ist das Bestehen einer gegenläufigen Koppelung von Körper-

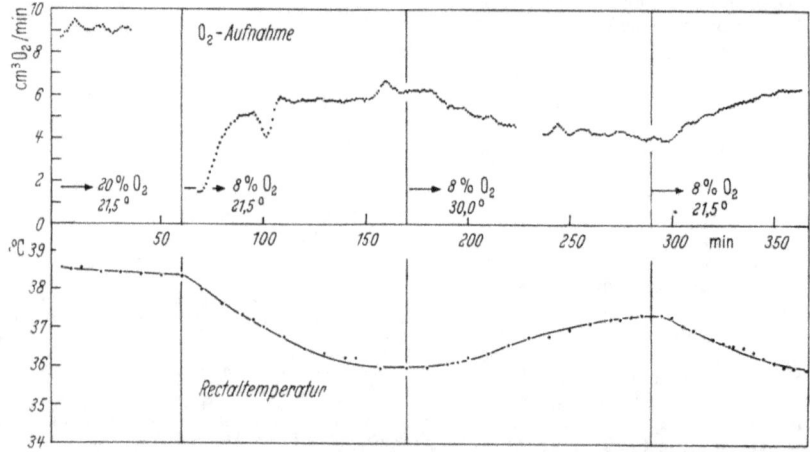

Abb. 22. Verlauf von Sauerstoffaufnahme und Körpertemperatur beim Meerschweinchen bei unabhängiger Änderung von Sauerstoffspannung und Umgebungstemperatur. Beim 1. Zeichen wird bei unveränderter Umgebungstemperatur die Sauerstoffspannung von 20% auf 8% erniedrigt. Die primär erniedrigte Sauerstoffaufnahme und die Rectaltemperatur stellen sich gegenläufig nach dem Schema der Abb. 21 (Spannungsänderung) auf neue Gleichgewichtslagen ein. Im weiteren Verlauf wird bei der unveränderten Sauerstoffspannung von 8% die Umgebungstemperatur auf 30° erhöht. Durch die verminderte Wärmeabgabe steigt die Körpertemperatur an und die Sauerstoffaufnahme nimmt gegenläufig ab bis zum Erreichen einer neuen Gleichgewichtslage. Nach Wiederherstellung der Ausgangstemperatur auf 21,5° fällt die Körpertemperatur wieder auf den dazugehörigen Wert und die Sauerstoffaufnahme steigt wieder auf den Wert an, den sie in der gleichen Situation vorher hatte. Aus diesem Verhalten ergibt sich, daß bei Änderung der Sauerstoffspannung oder der Umgebungstemperatur sich über denselben Mechanismus neue Gleichgewichtslagen für Körpertemperatur und Sauerstoffaufnahme einstellen.

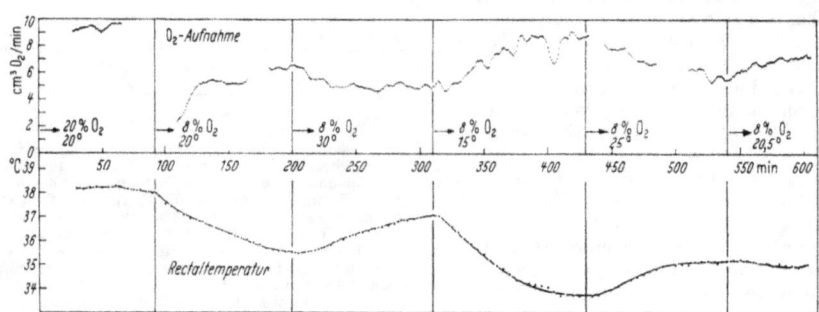

Abb. 23. Die gegenläufige Koppelung zwischen Körpertemperatur und Sauerstoffaufnahme bleibt erhalten, gleichviel, in welcher Folge die Änderung der Umgebungsbedingungen durchgeführt werden. Nach dem Übergang von 20% Sauerstoff auf 8% Sauerstoff bei einer Umgebungstemperatur von 20°, ist die Umgebungstemperatur auf 30°, 15°, 25° und wieder auf 20° verändert worden. In allen Fällen findet sich entsprechend der Änderung der Wärmebildung oder der Wärmeabgabe eine Verstellung der rectalen Temperatur und eine dazu in jedem Falle gegenläufige Veränderung der Sauerstoffaufnahme. Diese Beziehung von Sauerstoffaufnahme und Körpertemperatur läßt sich nicht entkoppeln.

temperatur und Sauerstoffaufnahme. Daß diese Voraussetzung gültig ist, gleichviel auf welchem Wege der Organismus gezwungen wird, sich in eine neue Gleichgewichtslage zu verstellen, läßt sich im Experiment ausgezeichnet zeigen, wenn Sauerstoffspannung und Umgebungstemperatur unabhängig voneinander geändert werden (Abb. 22 und 23). Aus diesen Experimenten ergibt sich, daß unter allen Bedingungen bei Einstellvorgängen gegenläufige Bewegungen von Körpertemperatur und Sauerstoffaufnahme zur Beobachtung kommen. Das gilt bei primärer

Änderung der Wärmeabgabe über die Umgebungstemperatur und dem daraus resultierenden Ungleichgewicht. Das gilt ebenso bei Änderungen der Sauerstoffspannung, die zu einer primären Änderung der Wärmebildung führen und so den Regelmechanismus in Gang setzen. Die Bedeutung der Bewegungen der Rectaltemperatur für die Größe der Sauerstoffaufnahme im Sauerstoffmangel ist in den Abb. 22 und 23 evident. Die einzelnen Schritte in den Einstellverläufen entsprechen durchaus den Schemadarstellungen. Alle Beobachtungen lassen sich vereinen unter der Annahme, daß die Sauerstoffaufnahme primär spannungsabhängig ist und daß in der Einstellung der Gleichgewichtslagen die Sauerstoffaufnahme mit fallender Körpertemperatur steigt. Der zweite Teil der Annahme besagt, daß die Sauerstoffaufnahme in den beobachteten Beispielen über Mechanismen der Temperaturregulation geregelt ist.

Die Beziehung von O_2-Spannung und O_2-Aufnahme bei Berücksichtigung des zeitlichen Einstellverlaufs.

Aus den im vorigen Kapitel angeführten Untersuchungen mit fortlaufender Registrierung oder mit zeitlich dicht hintereinanderliegenden Einzelmessungen ging hervor, daß nach dem Übergang auf erniedrigte O_2-Spannungen die O_2-Aufnahme sich mit einem charakteristischen zeitlichen Verlauf auf einen bestimmten Wert einstellt[1]. Das hatte in früheren Untersuchungen keine Berücksichtigung gefunden. Für das Meerschweinchen liegt eine systematische Untersuchung des Verlaufs der O_2-Aufnahme beim Übergang auf verschiedene erniedrigte O_2-Spannungen vor[2]. Die O_2-Aufnahme wurde dabei mit der bereits beschriebenen Technik über die ganze Versuchszeit laufend registriert[3]. Die Ergebnisse aus 40 identisch geführten Experimenten sind in dem Diagramm der Abb. 24 zusammengefaßt.

Wie aus dem Diagramm ersichtlich, ordnen sich die Mittelwertskurven für die Versuche zu einer charakteristischen Schar. Beim Übergang von normaler O_2-Spannung auf jede Spannung von 15% O_2 abwärts findet sich zunächst ein steiler Abfall der O_2-Aufnahme; mit einem anschließenden charakteristischen Anstieg wird dann ein neuer konstanter Wert der O_2-Aufnahme erreicht. Die Zeiten bis zum Erreichen der konstanten O_2-Aufnahme liegen in den Mittelwertskurven zwischen 40 und 50 min. Sie können in einzelnen Fällen erheblich größer sein. Für jede der einzelnen Kurven in sich ist die Tatsache des Abfalls und Wiederanstiegs der O_2-Aufnahme statistisch gesichert (d. h. die von mehreren Autoren beschriebene Senkung der O_2-Aufnahme im Beginn des O_2-Mangels[4]). Alle Kurven sind in ihrem ganzen Verlauf statistisch sicher gegeneinander verschieden. Das gilt sowohl für die Phase der wiederansteigenden O_2-Aufnahme als für die schließliche Phase der konstanten O_2-Aufnahme.

Daraus wäre insgesamt zu schließen, daß bei Minderung der O_2-Spannung primär eine der Spannungsherabsetzung proportionale Herabsetzung der O_2-Aufnahme resultiert, und daß dann in einem Einstellvorgang eine neue Gleichgewichtslage mit einer konstanten O_2-Aufnahme erreicht wird, die der O_2-Spannung in dieser Phase proportional ist. Beim Meerschweinchen scheinen die Verhältnisse insofern übersichtlich, als die in der konstanten Phase erreichten Mittelwerte der O_2-Aufnahme mit fallender O_2-Spannung stetig geringer werden. Die Prüfung der einzelnen Verläufe zeigt aber, daß die Verhältnisse nicht so einfach liegen. Beim Übergang von normaler O_2-Spannung nach 15% und 12% O_2 liegt die *mittlere* O_2-Aufnahme der konstanten Phase in diesen Messungen gesichert unter dem Ausgangswert. In *Einzel*experimenten kann dagegen bei diesen O_2-Spannungen der Wiederanstieg der O_2-Aufnahme bis auf den Ausgangswert und

---

[1] MISSIURO und Mitarbeiter 1939, HEMINGWAY und NAHAS 1952. 1952/53, PICHOTKA und Mitarbeiter 1955.
[2] PICHOTKA und LUTHARDT 1957. [3] PICHOTKA, CREUTZFELDT und HÖFLER 1954.
[4] GESELL und Mitarbeiter 1932, JOUCK 1944, LOESCHCKE 1948.

gesichert darüber erfolgen. Auch aus diesen Experimenten geht also hervor, daß die O_2-Aufnahme bei erniedrigter Spannung und sonst unveränderten Bedingungen über dem Normalwert liegen kann. Ein Hinweis auf die Faktoren, die für Größe der O_2-Aufnahme bei erniedrigter Spannung bestimmend sind, kann in der Beobachtung liegen, daß geschädigte und schwache Tiere im O_2-Mangel immer die relativ geringsten O_2-Aufnahmen erreichen. Weiterhin war auffällig, daß Rosetten-Meerschweinchen bei gleichen Bedingungen im O_2-Mangel anscheinend höhere O_2-Aufnahmen erreichten; doch war die Zahl der Messungen an solchen Tieren zu gering, um einen bindenden Schluß zu erlauben.

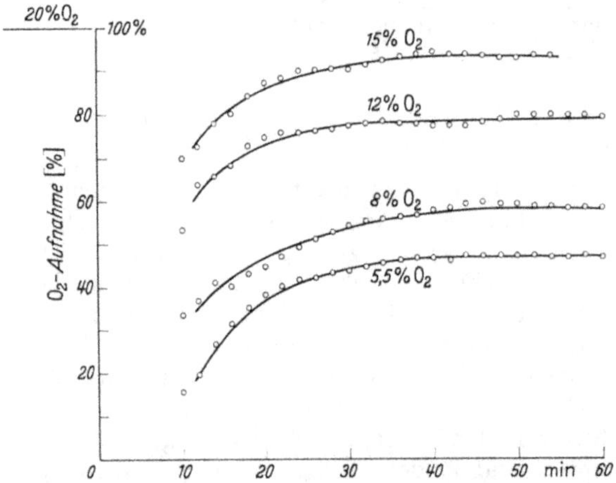

Abb. 24. Die O_2-Aufnahme des Meerschweinchens beim Übergang zu verschieden erniedrigten O_2-Spannungen. Die Aufnahme bei normaler O_2-Spannung ist gleich 100 gesetzt. Bei der Zeit 0 erfolgt die Umschaltung auf das jeweilige N_2-O_2-Gemisch. Die dargestellten Verläufe sind die Mittelwerte aus 40 identisch geführten Versuchen. Alle Versuche bei 20—22°. Nach dem Übergang auf die erniedrigte O_2-Spannung ist die O_2-Aufnahme zunächst proportional der O_2-Spannung stark erniedrigt. Es folgt dann ein charakteristischer Anstieg auf einen für längere Zeit konstanten Wert der O_2-Aufnahme. Die O_2-Aufnahme in dieser konstanten Phase ist ebenfalls proportional zur herrschenden O_2-Spannung niedriger als bei normaler O_2-Spannung. Die dargestellten Kurvenverläufe sind statistisch gesichert. (Nach PICHOTKA und LUTHARDT 1957.)

Mit den Ergebnissen dieser systematischen Messungen an Meerschweinchen lassen sich erhebliche Teile der in der Literatur vorliegenden Beobachtungen ordnen und Widersprüche klären. Aus der Tatsache des charakteristischen zeitlichen Ganges der O_2-Aufnahme ergibt sich, daß für den Vergleich verschiedener Ergebnisse die zeitlichen Verhältnisse entscheidend sind. Der Wiederanstieg der O_2-Aufnahme ist zeitlich genügend ausgedehnt, daß üblicherweise vorgenommene Bestimmungen der O_2-Aufnahme für Perioden von 5, 10 oder 15 min zu verschiedenen Zeiten nach dem Übergang auf die erniedrigte O_2-Spannung zu völlig verschiedenen Ergebnissen im gleichen Experiment führen können. Ein wirklicher Vergleich ist nur für die Phasen konstanter O_2-Aufnahme möglich. Wenn in kurzdauernden Versuchen eine Senkung der O_2-Aufnahme beobachtet wird, so ist das nach allen Ergebnissen durchaus wahrscheinlich. Aber diese Aussage steht durchaus nicht im Widerspruch zu einer erhöhten O_2-Aufnahme in späteren Versuchsabschnitten oder im Mittelwert für länger dauernde Beobachtungszeiten.

Ein großer Teil der in der Literatur berichteten Versuche ist abgebrochen zu einer Zeit, als die O_2-Aufnahme sicher noch im Ansteigen begriffen war. Aus diesem Grunde sind alle Versuche von kurzer Dauer in bezug auf die O_2-Aufnahme im O_2-Mangel nicht beweiskräftig[1]. Dagegen ergibt sich aus den gleichen Überlegungen, daß Schlüsse aus langfristigeren Versuchen (Dauer von mehreren Stunden) wohl zu einem wesentlich richtigen Urteil über die O_2-Aufnahme bei bestimmten O_2-Spannungen geführt haben. Der mögliche Fehler aus der Nichtberücksichtigung der Phase der ansteigenden O_2-Aufnahme zu Beginn des O_2-Mangels wird natürlich mit der Berechnung der durchschnittlichen O_2-Aufnahme für längere Versuchsdauern immer geringer. LINTZEL (1931) mit Versuchsdauern

---

[1] OPITZ und TILMANN 1938, BENZINGER 1938, DICHMANN 1939, BLOOD und Mitarbeiter 1946.

von 4 Std bei Ratten und ROTHSCHUH (1947) mit 5 Std bei Meerschweinchen errechnen mittlere Größen der O_2-Aufnahme, die denen von Meerschweinchen in der konstanten Phase der O_2-Aufnahme bei der betreffenden Spannung durchaus entsprechen[1]. In den drei erwähnten Untersuchungen nimmt bei Ratte und Meerschweinchen die O_2-Aufnahme mit fallender O_2-Spannung in gleicher Weise ab. Ebenso verhalten sich die Körpertemperaturen, die ebenfalls übereinstimmend in allen drei Untersuchungen sich mit fallender O_2-Spannung auf proportional niedrigere Werte einstellen. In der üblichen Weise werden diese Änderungen der O_2-Aufnahme und der K. T. in Abhängigkeit von der O_2-Spannung dargestellt. Dabei haben sich für die kleinen Labortiere bei allen Untersuchern parallel gerichtete Abfälle von K. T. und O_2-Aufnahme mit fallender O_2-Spannung ergeben. In der Abb. 25 findet sich als Beispiel die Darstellung der Ergebnisse von LINTZEL (1931). Dieser Zusammenhang wurde von verschiedenen Autoren in gleicher Weise interpretiert (Literatur s. S. 519). Man sah darin einen Ausweis für den Abfall der Stoffwechselgröße im O_2-Mangel nach der RGT-Regel. Abgesehen davon, daß die Wärmebildung in einem System mit geregelter Temperatur nicht nach der RGT-Regel verlaufen kann, liegt in dieser Interpretation ein logischer Fehler. Die hier dargestellten Funktionen geben die zugeordneten Wertepaare von O_2-Aufnahme und K. T. in der schließlich bei verschiedenen O_2-Spannungen erreichten Gleichgewichtslage an. Sie sagen aber nichts darüber aus, wie diese Gleichgewichtswerte erreicht werden.

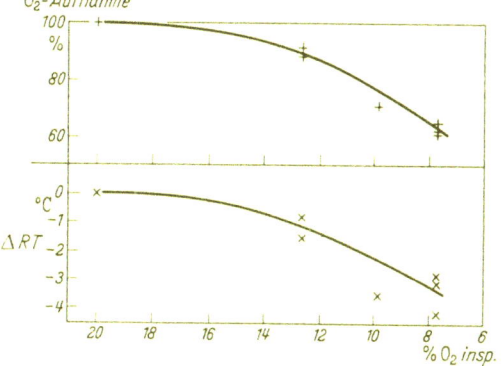

Abb. 25. Sauerstoffaufnahme und Rectaltemperatur von Ratten im Sauerstoffmangel. Die Sauerstoffaufnahme ist als Prozent des Ausgangswertes bei normaler Sauerstoffspannung angegeben, die Rectaltemperatur als Erniedrigung des Ausgangswertes in Grad. Die zusammengehörigen Werte der Sauerstoffaufnahme (oben) und der Rectaltemperatur (unten) sind über der Sauerstoffspannung der Einatmungsluft als Abszisse aufgetragen. Die Sauerstoffaufnahme ist als Mittel aus einer 4stündigen Versuchsperiode errechnet. Aus dem Diagramm ergibt sich, daß mit fallender Sauerstoffspannung der Inspirationsluft in der Gleichgewichtslage eine Einstellung auf eine zunehmende geringere Sauerstoffaufnahme und niedrigere Rectaltemperatur erfolgt.

Die Beziehung von O_2-Aufnahme und K. T. kann aber nur aus dem zeitlichen Verlauf der beiden Größen während des Einstellvorganges geschlossen werden. In der Abb. 26 ist daher in die gleiche Darstellung für das Meerschweinchen die Schar der Einstellverläufe von O_2-Aufnahme und K. T. mit eingezeichnet worden. Aus dieser Darstellung wird unmittelbar klar, daß zu jedem Zeitpunkt der Einstellung O_2-Aufnahme und Körpertemperatur sich gegenläufig bewegen. Die Gleichgewichtslagen für fallende O_2-Spannungen verschieben sich für Ratten und Meerschweinchen dagegen gleichzeitig zu niedrigeren K. T. und niedrigeren O_2-Aufnahmen. Diese Beziehung von K. T. und O_2-Aufnahme in der Gleichgewichtslage ist aber keineswegs zwangsläufig. Das ergibt sich schon aus der Tatsache, daß auch bei Meerschweinchen in Einzelexperimenten die O_2-Aufnahme im O_2-Mangel schließlich höher lag als bei normaler O_2-Spannung, obwohl die K. T. erniedrigt war[1]. Die Gleichgewichtslage wurde also bei erniedrigter K. T. und erhöhter O_2-Aufnahme erreicht. Ob die O_2-Aufnahme in der Gleichgewichtslage höher oder niedriger liegt als bei 20% O_2, ist für ein solches System nicht mehr als eine Dimensionsfrage. Das ergibt sich auch aus den noch zu besprechenden

---

[1] PICHOTKA und LUTHARDT 1957.

Ergebnissen beim Hund. Dagegen ist ein gegensinniger Verlauf von K. T. und O_2-Aufnahme während der Einstellung auf eine neue Gleichgewichtslage eine *notwendige Voraussetzung für die Stabilität* und damit für die Existenz des Systems.

Neben den Messungen am Meerschweinchen[1] liegen nur für den Hund hinreichende Daten vor, die es erlauben, sich von der Beziehung der O_2-Spannung zur O_2-Aufnahme ein richtiges Bild zu machen. HEMINGWAY und NAHAS (1952, 1952/53) haben zwar ihre Messungen nach 60 min vor Erreichen eines Gleichgewichts abgebrochen, aber wenn man die zu dieser Zeit noch steigenden Werte der O_2-Aufnahme für endgültig nimmt, lassen sich die Besonderheiten bereits klar herausstellen. In allen Fällen bei Erniedrigung der O_2-Spannung auf Werte von 16—6% O_2 findet sich anfänglich eine deutliche Herabsetzung der O_2-Aufnahme. Die O_2-Aufnahme steigt dann charakteristisch an und auch bei niedrigsten O_2-Spannungen ist am Ende einer Stunde eine O_2-Aufnahme erreicht, die über den Ausgangswerten bei 20% O_2 liegt (s. Abb. 27). Gleichzeitig ist in allen Gruppen die K. T. in einer Einstellbewegung um Beträge gefallen, die der O_2-Spannungserniedrigung proportional sind. Beim Hund liegen also dieselben gegenläufigen Einstellungsbewegungen von O_2-Aufnahme und K. T. vor, wie sie beim Meerschweinchen beobachtet wurden. Im Gegensatz zum Meerschweinchen erreicht die O_2-Aufnahme des Hundes auch bei starken Erniedrigungen der O_2-Spannung in der Gleichgewichtslage Werte, die deutlich über der O_2-Aufnahme bei normaler O_2-Spannung liegen.

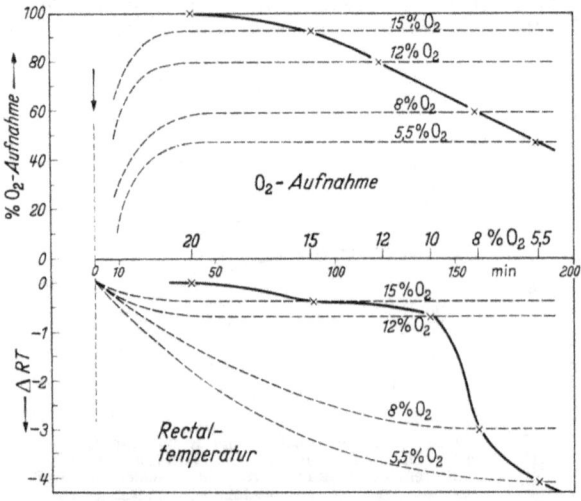

Abb. 26. Sauerstoffaufnahme und Rectaltemperatur beim Meerschweinchen im Sauerstoffmangel. Im oberen Feld ist die Sauerstoffaufnahme als Prozent des Ausgangswertes dargestellt. Im unteren Feld finden sich die Erniedrigungen der Rectaltemperatur in Grad (Δ R.T.). Die von beiden Größen im Gleichgewicht erreichten Werte sind über der dazugehörigen Sauerstoffspannung auf der Abszisse aufgetragen. Die beiden starken Linien verbinden die im Gleichgewicht erreichten Werte von Sauerstoffaufnahme und Rectaltemperatur. So weit entspricht die Darstellung völlig der vorhergehenden Abbildung und enthält das gleiche Ergebnis. Über dieses Diagramm ist ein zweites gelegt worden, indem die Abszisse die Zeit in Minuten darstellt, bei ungeänderten Ordinaten. In dieses sind die Einstellverläufe für Sauerstoffaufnahme und Rectaltemperatur aus denselben Experimenten eingezeichnet worden. Daraus ist ersichtlich, daß Körpertemperatur und Sauerstoffaufnahme sich immer mit gegenläufigen Bewegungen in ihre Gleichgewichtslagen verstellen. Maßgeblich dafür ist die primäre Erniedrigung der Sauerstoffaufnahme nach dem Übergang auf die erniedrigte Sauerstoffspannung

Die Darstellung der vom Hund in den Gleichgewichtslagen erreichten K. T. und O_2-Aufnahme führt also zu einem anderen Bild als z. B. beim Meerschweinchen. Während die K. T. in der Gleichgewichtslage mit der fallenden O_2-Spannung kontinuierlich tiefer rückt, erreicht die O_2-Aufnahme im Gegenteil höhere Werte als bei normalen O_2-Spannungen. Es liegen hier nicht genügend Daten vor, um die Einstellverläufe für die beiden Größen so darzustellen wie in der Abb. 26 für das Meerschweinchen. Aber in jedem Fall bewegen sich auch hier während der ganzen Einstellung K. T. und O_2-Aufnahme gegenläufig. Ein Beispiel aus diesen Messungen ist in der Abb. 28 gegeben.

---

[1] PICHOTKA und Mitarbeiter 1955a, b und c, PICHOTKA 1956.

g) Die Sauerstoffschuld im Sauerstoffmangel.

Im O_2-Mangel gehen sowohl der Gesamtorganismus als auch das überlebende Gewebe eine O_2-Schuld ein. Das drückt sich darin aus, daß nach Wiederherstellung einer normalen O_2-Spannung die O_2-Aufnahme zunächst erheblich erhöht ist und mit der Zeit auf den Ausgangswert abfällt.

Die erste Beobachtung dieser Art stammt von ROSENTHAL (1902). Er stellte an Katzen und Hunden fest, daß nach Wiedererhöhung der vorher erniedrigten O_2-Spannung die O_2-Aufnahme zunächst erhöht war und nach einiger Zeit auf den normalen Wert abfiel. Dieses Ergebnis fand keine Beachtung. MEYERHOF (1920) wies am isolierten Froschmuskel in Ruhe und Tätigkeit unter Stickstoff das Entstehen einer Sauerstoffschuld nach. Beim ruhenden Muskel schien die nachträgliche Mehraufnahme an O_2 gleich dem Betrag, der normalerweise während der Dauer der Anaerobiose aufgenommen worden wäre. Diese O_2-Menge dient nach MEYERHOFs Auffassung zur Beseitigung der während des O_2-Mangels angefallenen Milchsäure. Im Rahmen dieser Vorstellung war die O_2-Schuld durch Arbeit oder durch O_2-Mangel nicht verschieden. In beiden Fällen war die Anhäufung von Milchsäure in einer Phase unzureichender O_2-Versorgung maßgeblich. Von HILL wurde diese Auffassung der O_2-Schuld auf den Gesamtorganismus übertragen[1].

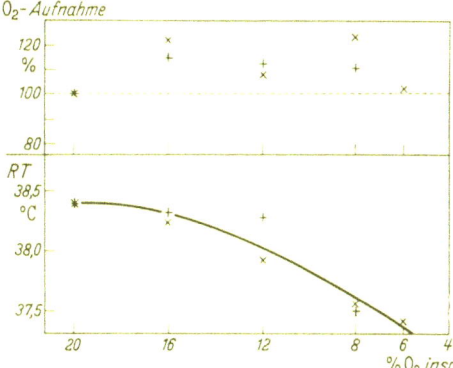

Abb. 27. Sauerstoffaufnahme und Rectaltemperatur im O_2-Mangel beim Hund. Eingetragen sind die Werte, die nach einstündigem Aufenthalt bei der jeweiligen O_2-Spannung erreicht wurden. Jeder eingezeichnete Punkt ist der Mittelwert aus 4 oder 8 Versuchen. Während die im Gleichgewicht erreichten Rectaltemperaturen mit fallender O_2-Spannung stetig niedriger liegen, erreicht die O_2-Aufnahme in allen Gruppen zwischen 16% und 8% O_2-Werte, die mit Sicherheit erheblich über der O_2-Aufnahme bei normaler Spannung liegen. Einstellverläufe dazu in Abb. 17. (Nach HEMINGWAY und NAHAS 1952 und 1952/53.)

Diese Auffassung wurde in den folgenden Jahren für die O_2-Schuld nach Muskelarbeit experimentell widerlegt[2]. Es ergab sich, daß eine O_2-Schuld ohne im Blut nachweisbare Milchsäure bestehen konnte. Unter Bedingungen, bei denen Milchsäure im Blut auftrat, war weder der Menge noch dem zeitlichen Verlauf nach eine Beziehung zwischen Milchsäureschwund und O_2-Mehratmung herzustellen. PETERS und VAN SLYKE (1946) faßten in der 2. Ausgabe der „Quantitative Clinical Chemistry" (Band II, S. 204) die inzwischen erschienene umfangreiche Literatur zu dieser Frage in der Feststellung zusammen, daß zwischen dem Milchsäureschwund und dem O_2-Mehrverbrauch nahezu keine Beziehung festzustellen sei.

In den Untersuchungen, die sich speziell darauf richteten, ließ sich kein Anhalt dafür gewinnen, daß die O_2-Schuld im O_2-Mangel durch Milchsäureanhäufung bedingt sei. Aus den Untersuchungen in großen Höhen hat sich ergeben, daß weder bei Angepaßten noch bei Nichtangepaßten eine Erhöhung der Milchsäure oder irgendeines anderen sauren Stoffwechselproduktes vorliegt[3]. Die Reaktion des Blutes ist sowohl im akuten O_2-Mangel als auch während einer langen Anpassungszeit sicher ins Alkalische verschoben. Eine geringe Erhöhung der Blutmilchsäure wurde v. HARTMANN und von MURALT (1934) am Jungfraujoch (3400 m) beobachtet. Die Autoren interpretieren diesen Vorgang jedoch

---

[1] HILL 1926.
[2] GOLLWITZER-MEYER 1929, MARGARIA, EDWARDS und DILL 1933, DILL, EDWARDS, NEWMAN und MARGARIA 1936, NEWMAN, DILL, EDWARDS und WEBSTER 1937 u. a.
[3] DILL, FÖLLING, OBERG, PAPPENHEIMER jr. und TALBOTT 1931, EDWARDS 1936.

nicht als Ausdruck einer unvollständigen Oxydation, sondern vielmehr als Ausdruck einer Kompensation zur Wiederherstellung des verschobenen Säure-Basengleichgewichtes. Sie lehnen sich mit dieser Meinung offensichtlich an frühere Untersuchungen an, in denen gezeigt wurde, daß eine Änderung der Blutreaktion zu einer Änderung des Milchsäuregehaltes im Blute führt; bei einer experimentellen Verschiebung der Reaktion ins Alkalische nimmt der Milchsäuregehalt zu, und umgekehrt nimmt der Milchsäuregehalt bei einer Verschiebung nach der sauren Seite ab[1].

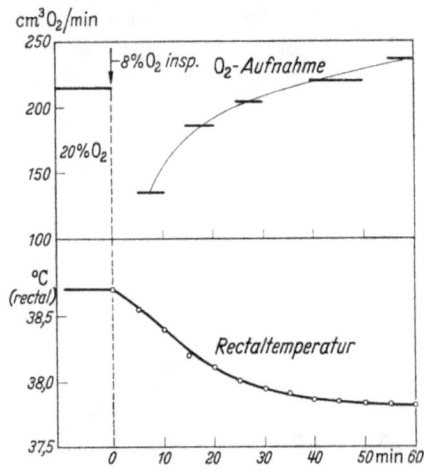

Abb. 28. Gleichzeitiger Verlauf von O_2-Aufnahme und Körpertemperatur beim Hund während des Übergangs von normaler Spannung auf 8% O_2. Die dargestellten Werte sind jeweils Mittelwerte für 4 Tiere. Mit den Werten der O_2-Aufnahme ist gleichzeitig die Periode angegeben, für die die Atemluft gesammelt wurde. Unmittelbar nach dem Übergang auf die erniedrigte O_2-Spannung ist die O_2-Aufnahme tief abgesunken und steigt dann mit einem charakteristischen Verlauf wieder an. Die Rectaltemperatur fällt vom Beginn des O_2-Mangels ab, zunächst steil und dann zunehmend flacher. Beide Größen bewegen sich gegenläufig in eine neue Gleichgewichtslage. (Nach Werten von HEMINGWAY und NAHAS 1952/53.)

Das Auftreten einer O_2-Schuld des Gesamtorganismus im O_2-Mangel ohne zusätzliche Tätigkeit ist durch eine Reihe experimenteller Arbeiten bewiesen. Im Tierversuch wiesen ROTHSCHUH (1947) und HÖFLER (1957) am Meerschweinchen und GOEBEL und Mitarbeiter (1951) an der Ratte eine zeitlich befristete erhöhte O_2-Aufnahme nach einer O_2-Mangelphase nach. Am Menschen liegen Versuche von SINGER (1931) und vor allem von FRANK und WEZLER (1948) mit dem prinzipiell gleichen Ergebnis vor. Die Größe der O_2-Mehraufnahme ließ sich in keiner dieser Untersuchungen in eine übersichtliche Beziehung zu der O_2-Aufnahme während des O_2-Mangels bringen. In ROTHSCHUHs (1947) Versuchen am Meerschweinchen war die O_2-Aufnahme in der Mangelphase zwar immer deutlich vermindert, aber die O_2-Schuld war erheblich größer als die in der Mangelphase zu wenig aufgenommene O_2-Menge. GOEBEL und Mitarbeiter (1950, 1953) setzten die O_2-Schuld nicht in Beziehung zu der O_2-Minderaufnahme in der Mangelphase; sie hatten während ihrer Versuche die Körpertemperatur registriert und festgestellt, daß die Körpertemperatur im O_2-Mangel abfiel und nach Wiederherstellung der normalen O_2-Spannung wieder auf den Ausgangswert anstieg. Sie machten die interessante Feststellung, daß die O_2-Mehratmung im Durchschnitt der Wärmemenge äquivalent war, die zur Wiederaufwärmung der Tiere erforderlich war. FRANK und WEZLER wiesen in ihrer Untersuchung am Menschen nach, daß eine erhebliche O_2-Schuld auch dann eintreten kann, wenn in der ganzen Mangelphase die O_2-Aufnahme deutlich erhöht war.

Eine wesentlich andere Interpretationsmöglichkeit für die O_2-Schuld hat sich aus der Berücksichtigung der Beziehung zwischen Körpertemperatur und O_2-Aufnahme ergeben. Wie bereits ausführlich dargestellt wurde, findet sich zu Beginn des O_2-Mangels eine charakteristische Einstellung auf eine erniedrigte Körpertemperatur und mit Beendigung des O_2-Mangels eine entgegengesetzte Verstellung zurück auf den Ausgangswert. Die Änderungen der Körpertemperatur sind offenbar wesentliche Faktoren für die Einstellung einer Gleichgewichtslage bei verschiedenen O_2-Spannungen. Der Organismus hat mithin in diesen

---

[1] ANREP und CANNAN 1923, EGGLETON und LOVATT EVANS 1930.

verschiedenen Gleichgewichtslagen einen verschiedenen Wärmeinhalt, und beim Übergang von einer Gleichgewichtslage in die andere muß die Differenz des Wärmeinhaltes entweder abgegeben oder aufgenommen werden. GOEBEL und Mitarbeiter (1951) hatten schon rein empirisch festgestellt, daß der Mehrverbrauch an O_2 in der posthypoxischen Phase gerade die Wiederaufwärmung des abgekühlten Tierkörpers bis zur Normaltemperatur decken konnte. In einer umfassenden Untersuchung mit gleichzeitiger Registrierung von O_2-Aufnahme und Körpertemperatur bringt HÖFLER (1957) entscheidende Beweise bei, daß die O_2-Schuld der Betrag an Energie ist, der für die Verstellung des Systems in die neue Gleichgewichtslage — d. h. in diesem Falle für die Wiederherstellung der normalen Temperatur — erforderlich ist. Es läßt sich an Hand dieser Untersuchung zeigen, daß der O_2-Mehrverbrauch streng mit dem Wiederanstieg der Körpertemperatur gekoppelt ist. Die O_2-Aufnahme ist nur so lange erhöht, als die Körpertemperatur erniedrigt ist, und der Wiederanstieg der Körpertemperatur erfolgt mit einer Steilheit, die dem O_2-Verbrauch in jedem Zeitmoment proportional ist. Der Abfall der erhöhten O_2-Aufnahme erfolgt mit der gleichen Zeitfunktion, mit der sich der Abstand der Körpertemperatur von ihrem Normalwert vermindert. Und schließlich ist auch in diesen Versuchen der Betrag der O_2-Schuld proportional der Erniedrigung der Körpertemperatur am Ende der hypoxischen Phase.

Daß es sich bei der O_2-Schuld tatsächlich um ein Phänomen handelt, das von der Verstellung zwischen zwei Gleichgewichtslagen bedingt ist, wird in dieser Untersuchung an einem einfachen und übersichtlichen Experiment gezeigt. Nach dem Übergang von einer stark erniedrigten (etwa 6—8% O_2) zu einer weniger erniedrigten O_2-Spannung (etwa 10—12% O_2) wird nach dem Verlauf der O_2-Aufnahme eine O_2-Schuld abgetragen. Bei Experimenten mit der zweiten O_2-Spannung allein entsteht aber eine O_2-Schuld. Auch in dieser Situation ist die O_2-Mehraufnahme dem Anstieg der Körpertemperatur proportional, der mit der Einstellung auf die neue O_2-Spannung verbunden ist. Ein weiteres wesentliches Argument in der gleichen Richtung ist die auch schon von FRANK und WEZLER (1948) berichtete Beobachtung, daß eine O_2-Schuld entsteht, auch wenn die O_2-Aufnahme in der Mangelphase erhöht war; dabei besteht aber immer eine Einstellung auf eine erniedrigte Körpertemperatur, wie bereits in dem betreffenden Kapitel ausführlich dargestellt ist. Eine verminderte Oxydationsgröße ist also keineswegs die Voraussetzung für das Auftreten einer O_2-Schuld im O_2-Mangel.

h) Mechanismus der Sauerstoffmangelwirkung.

Die bisherige Auffassung über den Mechanismus der O_2-Mangelwirkung ist wesentlich mit den Vorstellungen begründet, die von KROGH (1916) und BARCROFT (1925) entwickelt wurden. Danach ist die O_2-Aufnahme in der Gewebsperipherie ausschließlich von der herrschenden O_2-Spannung abhängig. Als Maß dafür kann man die mittlere capillare O_2-Spannung ansehen. Eine Minderung des O_2-Verbrauchs kann danach nur zustande kommen, wenn die O_2-Spannung in bestimmten Gewebsbezirken Null wird, d. h. wenn Anoxie eintritt. Regulatorische Maßnahmen im O_2-Mangel können sich nur darauf richten, die O_2-Spannung im Gewebe, d. h. die mittlere capillare O_2-Spannung zu erhöhen. Damit scheiden für die Regulationsmöglichkeiten des Organismus im O_2-Mangel alle Funktionen außer Atmung und Kreislauf aus. Änderungen der O_2-Aufnahme in Abhängigkeit von der O_2-Spannung wären in einem solchen System nur in der Weise möglich, daß die O_2-Aufnahme mit fallender O_2-Spannung bis zu einem bestimmten Wert konstant bliebe und dann mit der fallenden O_2-Spannung abnähme. In dieser

Weise hatte KROGH auch die zu seiner Zeit vorliegenden experimentellen Befunde gedeutet. Bei der Spannung, bei der der Abfall der O_2-Aufnahme beginnt, müßte nach dieser Auffassung die O_2-Spannung in den schlechtest versorgten Bezirken Null werden. Selbstverständlich mußte man konsequenterweise schließen, daß keine O_2-Mangelsymptome eintreten können, bevor ein Teil der Zellen in O_2-Mangel geraten ist, d. h. die O_2-Aufnahme abgefallen ist.

OPITZ (1950) hat die Schwächen dieser Konzeption bereits in einigen Punkten dargelegt. Es kann keinem Zweifel unterliegen, daß O_2-Mangelsymptome oder Regulationen des Organismus auf eine erniedrigte O_2-Spannung bereits eintreten, bevor ein Anhalt für einen erniedrigten O_2-Verbrauch gegeben ist; im Gegenteil, die Gesamt-O_2-Aufnahme kann gleichzeitig erheblich erhöht sein. Ebensowenig läßt sich aus den beobachteten O_2-Spannungen im venösen Blut und den bekannten Diffusionsstrecken und Diffusionskoeffizienten ein Hinweis gewinnen, daß im O_2-Mangel irgendwo eine Anoxie besteht, auch nicht bei den schwersten Graden des O_2-Mangels. OPITZ hat den Abfall der O_2-Spannung im Gewebszylinder aus den vorliegenden Beobachtungen berechnet. Er kam zu dem Ergebnis, daß nach den vorliegenden Daten auch unter den extremsten Bedingungen im tödlichen O_2-Mangel nirgendwo im Gewebe die O_2-Spannung zur limitierenden Größe werden kann (s. Tabelle 3a). Noch eindrucksvoller wird dieses Ergebnis

Tabelle 3a. *Maximale Reichweite des Sauerstoffs (Grenzradius)*. (Nach OPITZ 1950).

	Venöse O_2-Spannung (mm Hg)				Venöse O_2-Spannung (mm Hg)				Prämissen
	35	28	19	12	35	28	19	12	
Grenzradius R' (μ)	40	36	31	26	38	34	28	22	Atmung $A = 5{,}0 \cdot 10^{-2}$ cm³/g und min (OPITZ) Diffusionskoeffizienten $D = 1{,}64 \cdot 10^{-5}$ cm²/min (KROGH)
	O_2-Spannung an der Zelle p_{O_2} min = 0 mm Hg				O_2-Spannung an der Zelle p_{O_2} min = 4 mm Hg				

Die maximale Reichweite des Sauerstoffs (Grenzradius) in dem von einer Capillare versorgten Gewebszylinder, berechnet unter der Annahme einer sehr hohen Atmungsgröße für die graue Hirnsubstanz von $5{,}0 \cdot 10^{-2}$ cm³/g und min und einem Diffusionskoeffizienten für O_2 von $1{,}64 \cdot 10^{-5}$ cm²/min (nach KROGH).

Dargestellt sind die Grenzradien für eine venöse O_2-Spannung (p_{O_2} ven) von 35 mm Hg (normal), 28 mm Hg (Reaktionsschwelle), 19 mm Hg (kritische Schwelle), und 12 mm Hg (letale Schwelle). Die Rechnung ist durchgeführt worden unter der Annahme, daß die O_2-Spannung Null (linke Hälfte der Tabelle) oder 4 mm Hg (rechte Hälfte) für die Atmungsgröße limitierend sei. In jedem Fall ist die maximale Reichweite des Sauerstoffs erheblich größer als der Radius des wirklichen Gewebszylinders um eine Capillare (im Hirngrau 16—19 μ).

demonstriert, wenn man berechnet, wie groß der Stoffwechsel bei den beobachteten O_2-Spannungen und den bekannten anatomischen Abmessungen werden kann, bis die Peripherie des Gewebszylinders auf eine limitierende O_2-Spannung abfällt. Die gleiche Rechnung kann man durchführen, indem man feststellt, um wieviel kleiner der Diffusionskoeffizient werden darf, damit bei der bekannten Stoffwechselgröße und den bekannten anatomischen Abmessungen in der Peripherie des Gewebszylinders eine O_2-Spannung erreicht wird, die nach der allgemeinen Auffassung als limitierend anzusehen ist. Die Ergebnisse einer solchen Rechnung sind in der Tabelle 4 ausführlich dargestellt. Daraus ergibt sich,

Tabelle 4. *Maximale Atemgröße und minimale Diffusionskoeffizienten mit den jeweils unveränderten anderen Größen nach der Diffusionsgleichung und bei den beobachteten Abmessungen.*

	Venöse O_2-Spannung (mm Hg)				Venöse O_2-Spannung (mm Hg)				Prämisssen
	35	28	19	12	35	28	19	12	
Grenzradius R' (μ)	40	36	31	26	38	34	28	22	Atmung $A = 5{,}0 \cdot 10^{-2}$ cm³/g und min (OPITZ) Diffusionskoeffizient $D = 1{,}64 \cdot 10^{-5}$ cm²/min (KROGH)
Atmungsgröße A (cm³/g und min) $\cdot 10^{-2}$	—	45,3	30,7	19,4	—	38,8	24,2	12,9	Diffusionskoeffizient $D = 1{,}64 \cdot 10^{-5}$ cm²/min
Diffusionskoeffizient D (cm²/min)$\cdot 10^{-6}$	—	1,81	2,66	4,22	—	2,11	3,38	6,33	Atmung $A = 5{,}0 \cdot 10^{-2}$ cm³/g und min
	p_{O_2} min an der Zelle $= 0$ mm Hg				p_{O_2} min an der Zelle $= 4$ mm Hg				für alle Berechnungen Capillarradius $= 3{,}5\,\mu$, halber Capillarabstand $16\,\mu$.

Außer dem Grenzradius (vgl. Tabelle 3a) sind berechnet:
1. Die maximal mögliche Atmungsgröße, die bis in die Peripherie des natürlichen Gewebszylinders (Capillarradius $3{,}5\,\mu$, halber Capillarabstand $R = 16\,\mu$) erreicht werden kann, wenn der Diffusionskoeffizient für O_2 $1{,}64 \cdot 10^{-5}$ cm²/min beträgt.
2. Der für eine Atmung von $5{,}0 \cdot 10^{-2}$ cm³/g und min im natürlichen Gewebszylinder ($R = 16\,\mu$) eben ausreichende Diffusionskoeffizient.

Dargestellt sind die Werte wieder wie in der vorhergehenden Tabelle für die verschiedenen charakteristischen Schwellen der venösen O_2-Spannung und für Grenzspannungen an der Zelle p_{O_2} min = 0 mm Hg (links) und 4 mm Hg (rechts).

Die maximal mögliche Atmung beträgt das 2—9fache der bei der Berechnung des Grenzradius zugrunde gelegten, ohnehin schon hohen, O_2-Aufnahme von $5{,}0—10^{-2}$ cm³/g und min.

Um im gesamten Gewebszylinder eine Atmung von $5{,}0 \cdot 10^{-2}$/g und min zu ermöglichen, würde unter allen eingeführten Bedingungen schon ein Diffusionskoeffizient ausreichen, der nur $^1/_9$ bis $^1/_2$ des zur Berechnung des Grenzradius oben zugrundegelegten Diffusionskoeffizienten von $1{,}64 \cdot 10^{-5}$ cm³/min (O_2 in Wasser nach KROGH) beträgt.

daß im allgemeinen bei den beobachteten O_2-Spannungen und den vorliegenden anatomischen Abmessungen der Stoffwechsel 2—9fach größer oder der Diffusionskoeffizient 2—9fach kleiner sein müßte, bis tatsächlich die O_2-Spannung in der Peripherie auf Größen abfällt, die nach der jetzigen Auffassung die O_2-Aufnahme beeinflussen können. Die Schwierigkeiten, die sich aus diesen rechnerischen Prüfungen ergeben, hatten OPITZ (1950) dazu geführt, anzunehmen, daß bereits eine Herabsetzung der O_2-Spannung an sich wirksam sein müsse. Im Gegensatz zu der Anoxiehypothese der O_2-Mangelwirkung entstand so eine Hypoxiehypothese für die Wirkung des O_2-Mangels.

Die erhöhte O_2-Aufnahme im O_2-Mangel ist für die bisherige Auffassung eine schwer einzuordnende Beobachtung. Man hat sie mit der Tatsache einer erhöhten Atem- und Kreislaufarbeit im O_2-Mangel zu erklären versucht. Diese Erklärung ist mit den experimentellen Tatsachen kaum zu vereinen. Bei den kleineren Species kommt eine erhöhte O_2-Aufnahme nur in einem Bereich der O_2-Spannung zur Beobachtung (etwa 15% O_2), in dem nach der bisherigen Erfahrung keine erhöhte Herz- und Kreislaufleistung besteht. Auch beim Hund ist die O_2-Aufnahme im Bereich von 16—12% O_2 bereits erheblich erhöht und bei niedrigeren O_2-Spannungen, bei denen eine wesentliche Zunahme der Atem- und Herztätigkeit einsetzt, wieder zunehmend niedriger (s. Abb. 27). Im Einzelexperiment kommt bei fortlaufender Registrierung zum Vorschein, daß im Beginn der Mangelphase das Ventilationsvolumen sehr hoch ist bei gleichzeitiger sehr niedriger O_2-Aufnahme, und daß im weiteren Verlauf die O_2-Aufnahme zunimmt und die Ventilationsgröße geringer wird. In der Gleichgewichtslage kann dann eine sicher erhöhte O_2-Aufnahme vorliegen bei praktisch kaum erhöhtem Ventilationsvolumen[1]. Aus der sorgfältigen Analyse dieser Beziehung von FRANK und WEZLER (1948) ergibt sich, daß die O_2-Aufnahme im O_2-Mangel viel stärker erhöht sein kann als für die gleichzeitig beobachtete Erhöhung von Atmung und Kreislauf in Ansatz zu bringen ist. Nach den vorliegenden Ergebnissen muß man also zu dem Schluß kommen, daß im O_2-Mangel die O_2-Aufnahme in der Peripherie erhöht sein kann.

Die Interpretation von OPITZ ging immer von der Voraussetzung aus, daß die O_2-Aufnahme der Zellen und Gewebe in dem in Frage kommenden Bereich von der O_2-Spannung unabhängig ist. Diese Prämisse rührt im wesentlichen aus den bekannten Untersuchungen WARBURGS (1929). Aus den bereits berichteten Experimenten geht hervor, daß diese Auffassung für den Warmblüterorganismus als Ganzes nicht gilt (s. S. 535). Aus umfangreichen Untersuchungen ergibt sich, daß bei Änderungen der O_2-Spannung zumindest im Bereich unterhalb 15% O_2 primär gleichgerichtete Änderungen der O_2-Aufnahme resultieren. Diese Änderungen der O_2-Aufnahme reflektieren im wesentlichen eine entsprechende Änderung der Wärmebildung, wie sich aus den gleichzeitigen Änderungen des Wärmeinhaltes (= Temperatur) der Organismen ergibt. Durch diese Temperaturänderungen wird in einem zweiten Schritt die O_2-Aufnahme wieder in den normalen Bereich gebracht, sofern die O_2-Spannungsänderung nicht zu groß ist. Dieser zweite Schritt ist ein aktiver Regelvorgang, der sich mit den Begriffen einer proportionalen Temperaturregelung beschreiben läßt. Maßgeblich für die dabei beobachteten Bewegungen der O_2-Aufnahme sind mit Sicherheit nicht korrespondierende Änderungen der O_2-Spannung im Gewebe. Für Änderungen der O_2-Spannung im Gewebe mit einem zeitlichen Verlauf und von solcher Größe, wie sie auf Grund der Diffusionsgesetze bei den beobachteten Änderungen der O_2-Aufnahme angenommen werden müßten, findet sich überhaupt kein Anhalt, abgesehen von den anderen Schwierigkeiten, die eine solche Auffassung mit sich brächte. Maßgeblich für diese Bewegungen der O_2-Aufnahme sind die Änderungen der Körpertemperatur. Mit fallender Körpertemperatur steigt die O_2-Aufnahme bis zum Wärmegleichgewicht, und mit steigender Körpertemperatur fällt sie bis zum Wärmegleichgewicht. Das läßt sich in vielen experimentellen Variationen beweisen. Daraus wird klar, daß die Größe der O_2-Aufnahme im O_2-Mangel nicht das Ergebnis eines physikalisch determinierten Diffusionsvorganges ist, sondern das Ergebnis der Organisation eines Warmblüters. Niemand wird bezweifeln, daß der O_2 durch Diffusion in den Geweben bewegt wird, und daß der Diffusionsstrom des O_2 ein notwendiger Teil in den Mechanismen der O_2-Aufnahme ist. Aber ebensowenig kann man annehmen, daß die Größe der O_2-Aufnahme in diesen Einstellvorgängen einfachen physikalischen Gesetzen folgt. Die Beziehung von O_2-Spannung und O_2-Aufnahme wird damit auf eine ganz andere Ebene gehoben.

Die Ereignisse im Organismus beim Übergang zwischen verschiedenen O_2-Spannungen sind Aspekte eines Einstellvorganges in eine neue Gleichgewichtslage. Die O_2-Aufnahme ist dabei nur ein Teil, der je nach der Organisation sich

---

[1] HEMINGWAY und NAHAS (1952).

in weiten Grenzen verschieden verhalten kann, wie an dem Vergleich von Meerschweinchen und Hund gezeigt wurde. Entscheidend ist, ob es dem Organismus gelingt, eine stabile Gleichgewichtslage zu erreichen. Dafür ist wiederum die Körpertemperatur maßgebend. Offenbar sind im O_2-Mangel keine Gleichgewichtslagen bei Rectaltemperaturen unterhalb 34° möglich, weil unterhalb dieser Temperatur die gegenläufige Koppelung von O_2-Aufnahme und Körpertemperatur nicht mehr besteht, die die Voraussetzung für die Einstellung eines Wärmegleichgewichtes ist.

IV. Die chronische Hypoxie und Höhenanpassung.

Beim dauernden Aufenthalt unter verminderter O_2-Spannung entwickelt der Organismus eine Reihe von Veränderungen, die als Anpassungserscheinungen bezeichnet werden. Die Anpassungserscheinungen ermöglichen es, ohne wesentliche Einschränkungen und auf Dauer unter O_2-Spannungen zu leben, die bei plötzlichem Übergang zu schweren Krankheitsbildern führen. Selbst Erniedrigungen der O_2-Spannung, die bei plötzlichem Eintritt für die meisten Personen tödlich sind, können im angepaßten Zustand für längere Zeit ohne Nachwirkungen ertragen werden. Im Gegensatz zu den Regulationserscheinungen, die für die akute Hypoxie charakteristisch sind, entwickeln sich die Adaptationserscheinungen in Tagen bis Wochen bis Monaten. Ihre Bedeutung liegt darin, daß sie die durch den O_2-Mangel eingeschränkte Stabilität des Organismus unter den für seine Existenz notwendigen Belastungen wieder auf das normale Maß bringen oder zumindest verbessern.

Die Tatsache, daß durch die Adaptation das Leben auch bei einer stark erniedrigten O_2-Spannung möglich ist, ist einer der wesentlichen Ausgangspunkte der Diskussion über die Mechanismen der O_2-Aufnahme. Nach HALDANES Ansicht ist die Gas-Sekretion der Lunge eine notwendige Voraussetzung dafür, und er hielt diese Ansicht nach seinen Erfahrungen auf Pikes Peak (4300 m) für bewiesen (1913). BARCROFT war im Gegenteil der Überzeugung, daß der O_2-Transport innerhalb des Organismus, soweit er nicht vom Kreislauf bewirkt ist, ausschließlich durch Diffusion zustande kommt. Die Adaptation an niedrige O_2-Spannungen konnte danach nur in Vorgängen bestehen, die die Diffusionsbedingungen im peripheren Gewebe verbessern. Auf seiner Andenexpedition 1923 bewies BARCROFT, daß tatsächlich ein der Höhe proportionaler Abfall der arteriellen O_2-Sättigung besteht. An Hand seiner dortigen Beobachtungen entwickelte er die Auffassungen, die heute noch gültig sind. Der Vorgang der Adaptation kommt danach durch die gemeinsamen Veränderungen von Atmung, Kreislauf und Bluteigenschaften zustande. Die Erhöhung von Atem- und Kreislaufvolumen und die Zunahme der O_2-Transportgröße des Blutes wirken alle in dieser Richtung. Sie führen zu einer Erhöhung der capillaren O_2-Spannung, die nach BARCROFTS Auffassung im Mittelpunkt der Betrachtung steht, weil von ihr ausschließlich die O_2-Versorgung des Gewebes abhängig ist. Die seitherigen Untersuchungen haben sich ganz im Rahmen dieser Vorstellung gehalten.

a) Die Atmung.

Es ist seit langem bekannt, daß die Atmung Höhenangepaßter gegenüber normalen Personen verändert ist. Die ersten Beobachtungen dazu stammen von WARD (1908). Bei einem Aufenthalt in Zermatt und am Monte Rosa hatte er festgestellt, daß die alveoläre CO_2-Spannung niedriger und die alveoläre O_2-Spannung höher war als beim gleichen Barometerdruck im kurzfristigen Versuch in der Unterdruckkammer. Diese Beobachtungen wurden bald bestätigt in einer umfangreichen und systematischen Untersuchung von FITZGERALD (1913). Darin wurde eine große Anzahl von Alveolarluftanalysen an Personen durchgeführt, die zwischen Seehöhe und 3500 m ständig lebten. Bei den dauernd in größeren Höhen lebenden Personen fand sich ebenfalls eine höhere O_2-Spannung und eine niedrigere CO_2-Spannung der Alveolarluft, als aus dem kurzfristigen Experiment für gleiche O_2-Spannung der Atemluft bekannt war. Noch im gleichen Jahr ergab sich dasselbe aus den Beobachtungen der Pikes Peak-Expedition von HALDANE[1]. RAHN und OTIS (1949) haben die Daten aus den zahlreichen Unter-

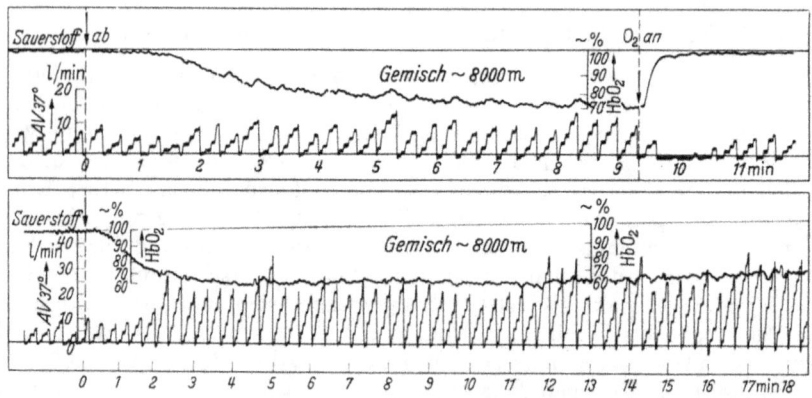

Abb. 29. Das Atemvolumen bei der gleichen Erniedrigung der O_2-Spannung a) vor und b) nach Höhenanpassung an 3500 m. Während bei der Atmung eines N_2O_2-Gemisches entsprechend 8000 m Höhe vor der Anpassung ein Atemvolumen von etwa 10 Liter/min erreicht wurde, war nach der Höhenanpassung das Atemvolumen in der gleichen Situation auf über 20 Liter/min angewachsen. Bemerkenswert ist auch, daß die Zunahme der Atemgröße nach Höhenanpassung viel schneller in Gang kommt und als Folge davon die arterielle Sättigung schneller abfällt.
(Nach BECKER-FREYSENG, LOESCHCKE, LUFT und OPITZ 1942.)

suchungen zu dieser Frage zusammengefaßt und bei allen Untersuchern die gleichen charakteristischen Besonderheiten der Alveolarluft für den Höhenangepaßten gefunden.

Nach einer vorübergehenden Erhöhung in den ersten Tagen eines Höhenaufenthaltes ist der respiratorische Quotient von gleicher Größe wie unter normalem Barometerdruck. Unter dieser Voraussetzung muß der Abfall der alveolären CO_2-Spannung eine direkt proportionale Steigerung der alveolären Ventilation anzeigen. Im gleichen Sinne spricht auch die relative Erhöhung der alveolären O_2-Spannung gegenüber normalen Personen. Die erhöhte Atembereitschaft des Höhenangepaßten zeigt sich vor allem bei stärkeren Graden der Hypoxie[2]. Während nicht höhenangepaßte Versuchspersonen auch im schwersten O_2-Mangel kaum eine Verdoppelung des Atemvolumens erreichen, fand sich in diesen Untersuchungen ein Anstieg des Atemvolumens bis auf das 6—7fache des normalen Wertes, ein Anstieg auf das dreifache Atemvolumen auch für längere Zeit (Abb. 29). Die Höhenanpassung führt also dazu, daß auf gleiche Änderungen der äußeren O_2-Spannung sehr viel stärkere Änderungen des Atemvolumens erfolgen als normalerweise. Diese gesteigerte Reaktionsbereitschaft der Atmung bleibt für viele Wochen nach der Rückkehr auf normale Höhe erhalten, wie aus den Messungen von BECKER-FREYSENG, LOESCHCKE, LUFT und OPITZ 1941 hervorgeht.

Die Atemsteigerung von Höhenangepaßten setzt auch schon bei geringeren Erniedrigungen der O_2-Spannung ein. Während bei normalen Personen eine

---

[1] DOUGLAS, HALDANE, HENDERSON und SCHNEIDER 1913.
[2] BENZINGER, KAMINSKI und OPITZ 1940, BECKER-FREYSENG, LOESCHCKE, LUFT und OPITZ 1941.

Atemsteigerung erst zum Vorschein kommt, wenn die alveoläre O_2-Spannung 50—60 mm Hg (3000 m) erreicht, tritt sie bei Höhenangepaßten ein, wenn 100 mm Hg O_2 unterschritten werden, d. h. praktisch mit jeder geringen Änderung der normalen O_2-Spannung der Atemluft. Man nimmt an, daß für dieses verschiedene Verhalten das Blut-p_H verantwortlich ist. Beim Nichtangepaßten kommt es im O_2-Mangel durch die verminderte arterielle Sättigung und den Abfall der CO_2-Spannung zu einem deutlichen Anstieg des p_H. Dadurch wird die Atemsteigerung durch den O_2-Mangel zunächst unterdrückt, bis die Änderungen im p_H kompensiert sind. Diese Kompensation beginnt offenbar schon nach kurzer Zeit[1]. Jedenfalls beginnt nach etwa 1stündigem O_2-Mangel ein kontinuierlicher Abfall der alveolären CO_2-Spannung als Ausdruck der zunehmenden Ventilationsgröße. Die endgültigen Atemgrößen werden nach 3—4 Tagen erreicht[2].

Die Hyperventilation des Höhenangepaßten geht nach der Rückkehr auf normale atmosphärische Verhältnisse nur langsam innerhalb von Tagen zurück. Das hatten schon DOUGLAS und Mitarbeiter (1913) beobachtet, und diese Beobachtung wurde wiederholt bestätigt[3]. Es hat sich herausgestellt, daß selbst die Hyperventilation für 24 Std unter normalem atmosphärischem Druck zu einer Herabsetzung der Alkalireserve und zu einem Überdauern der Hyperventilation führt[4].

b) Das Säure-Basengleichgewicht.

DILL, TALBOTT und CONSOLAZIO haben 1937 eine vollständige Beschreibung der physikalisch-chemischen Veränderungen des Blutes Höhenangepaßter gegeben. Die wesentlichste Veränderung der Serum-Elektrolyte war die Herabsetzung des Bicarbonatgehaltes auf zwei Drittel des Wertes in Seehöhe. Diese Veränderung bedeutet eine herabgesetzte Kapazität zur Neutralisierung fixer Säuren. Die Untersuchung von Personen, die in verschiedenen Höhen bis zu annähernd 5000 m ansässig waren, ergab, daß die Abnahme des Serum-Bicarbonates mit der Höhe kontinuierlich anstieg[5]. Das Blut-p_H fand sich in dieser Untersuchung an voll Höhenangepaßten im unteren Teil des normalen Bereichs und nahm mit der Höhe gering ab (s. Abb. 37). Die Herabsetzung der Alkalireserve mit der Anpassung an niedrige O_2-Spannungen findet sich auch im Tierversuch, so beim Kaninchen[6] und bei der Maus[7].

c) Herz und Kreislauf.

Die Steigerung der Ruhe-Pulsfrequenz im akuten O_2-Mangel geht im Verlaufe der Höhenanpassung innerhalb einiger Tage zurück. Das wurde von einer ganzen Zahl von Untersuchern beobachtet[8]. ROTTA fand bei einer größeren Anzahl von Andenbewohnern in 4500 m einen durchschnittlichen Puls von 66; dieser Wert ist eher niedriger als der allgemeine Durchschnitt in der Ebene. HARTMANN (1933) beobachtete, daß nach der Anpassung am Himalaja die Pulsfrequenz in Ruhe erst bei 6000 m den normalen Ausgangswert überschritt. Bei mittleren Höhen lag die Pulsfrequenz oft sogar unter dem Normalwert. Das zeigte sich auch im Verhalten der Pulsfrequenz in Unterdruckkammerversuchen vor

---

[1] BJURSTEDT 1946, RAHN und OTIS 1947. [2] RAHN und OTIS 1947.
[3] BECKER-FREYSENG, LOESCHCKE, LUFT und OPITZ 1942, HOUSTON und RILEY 1947, HURTADO und ASTE-SALAZAR 1948.
[4] BROWN, CAMPBELL, JOHNSON, HEMINGWAY und VISSCHER 1948.
[5] HURTADO und ASTE-SALAZAR 1948. [6] WANG, WIRZ und VERZÁR 1951.
[7] CLARK und OTIS 1952. [8] DOUGLAS und Mitarbeiter 1913, BARCROFT 1923 u. a.

und nach der Höhenanpassung[1] (s. Abb. 30). Diese unveränderte oder sogar erniedrigte Pulsfrequenz in großen Höhen steigt bei Arbeit unverhältnismäßig stark an, selbst schon bei geringsten Leistungen[2]. Im Einklang damit ist die Erholungszeit nach Arbeit bis zum Erreichen der Ruhepulswerte außerordentlich verlängert.

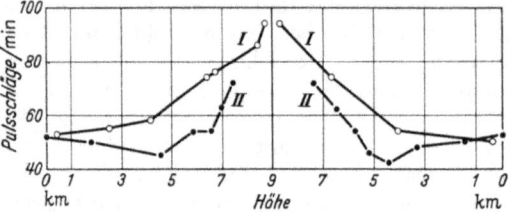

Abb. 30. Pulsfrequenz in Abhängigkeit von der Höhe vor und nach Höhenanpassung. Versuche in der Unterdruckkammer bei völliger Ruhe (Auf- und Abstieg). Vor der Höhenanpassung (*I*) steigt die Pulsfrequenz stetig mit der Höhe. Nach der Höhenanpassung (*II*) fällt die Pulsfrequenz zunächst in mittleren Höhen, um dann bei weiterem Anstieg auch zuzunehmen; auf allen Höhen ist die Pulsfrequenz deutlich niedriger als vor der Anpassung. (Nach HARTMANN und v. MURALT 1934.)

Die Steigerung des Herzminutenvolumens ist nach den vorliegenden Untersuchungen ebenfalls nur auf die erste Phase der Höhenanpassung beschränkt. Die vollständigste Beobachtungsreihe wurde von GROLLMAN (1930) während eines Aufenthaltes auf Pikes Peak mit der Acetylenmethode durchgeführt. Während der ersten 5 Tage auf der Höhe beobachtete er einen kontinuierlichen Anstieg des HMV von 4 auf etwa 6 Liter, dann einen etwa ebenso lang dauernden Abfall auf den Ausgangswert (s. Abb. 31). Die gleichzeitigen Messungen des Hb-Gehaltes führten GROLLMAN zu der Annahme, daß die Zunahme der Transportkapazität des Blutes diesen Wiederabfall des HMV bedingte. ASMUSSEN und CONSOLAZIO (1941) haben auf der gleichen Höhe und mit einer ähnlichen Methode das Herzminutenvolumen während einer 15tägigen Periode verfolgt. Auch sie fanden einen Anstieg über 4—5 Tage und dann einen langsamen Abfall, der aber in der Beobachtungszeit nicht auf den Ausgangswert zurückkam. Eine nähere Beziehung der Änderungen des HMV zu der Zunahme des Hb wurde in dieser Untersuchung nicht beobachtet. Von EWIG und HINSBERG (1931) und von CHRISTENSEN und FORBES wurden Messungen des HMV in großer Höhe (bis zu 5340 m) durchgeführt. Der Anstieg des HMV trat in diesen beiden Untersuchungen am 1. Tag in der Höhe ein und ging in etwa 8 Tagen zur Norm zurück. Es fällt schwer, der Auffassung GROLLMANs beizupflichten, daß der Rückgang des HMV durch die Zunahme an Hämoglobin bedingt sei. Eine wesentliche Neubildung an Hb erfolgt im allgemeinen erst in längeren Zeiten, als sie in diesen Untersuchungen bis zum Rückgang des HMV verflossen.

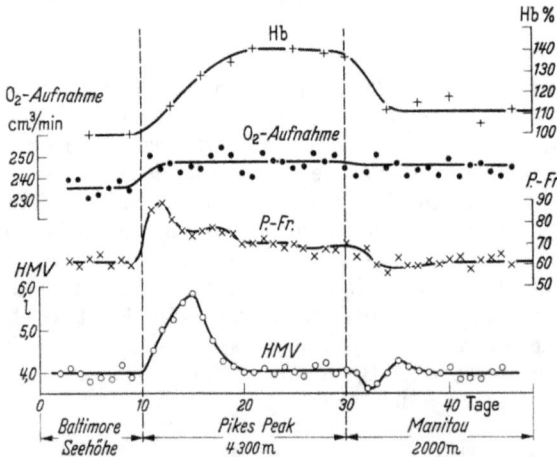

Abb. 31. Änderungen von Herzminutenvolumen, Pulsfrequenz, O_2-Aufnahme und Hämoglobingehalt während der Höhenanpassung. Das Herzminutenvolumen steigt während der ersten 5 Tage auf der Höhe kontinuierlich von 4 auf etwa 6 Liter an und fällt in etwa der gleichen Zeit wieder zum Normalwert ab. Zu der Zeit, da das Herzminutenvolumen abzufallen beginnt, besteht noch keine wesentliche Zunahme des Hb-Gehaltes. (Nach GROLLMAN 1930.)

---

[1] HARTMANN und v. MURALT 1934. [2] DOUGLAS und Mitarbeiter 1913, HARTMANN 1933.

Eine Reihe von Untersuchungen der Herzleistung sind mit Hilfe des Amplitudenfrequenzproduktes nach LILJESTRAND und ZANDER (1928) durchgeführt. LUFT (1946) weist darauf hin, daß mit diesem Verfahren während der Himalajaexpedition 1937 sehr unwahrscheinliche Ergebnisse erhalten wurden. Bei einer Reihe von Teilnehmern war das Amplitudenfrequenzprodukt gegenüber Normalwerten verringert und gerade bei guter körperlicher Leistungsfähigkeit. In diesen Fällen lag neben der bereits erwähnten verminderten Pulsfrequenz eine herabgesetzte Blutdruckamplitude bei erhöhtem systolischem und diastolischem Druck vor. LUFT zieht zur Erklärung dieser Beobachtung eine Minderung des Elastizitätsmoduls der großen Gefäße in Erwägung. ROTTA (1947) und ROTTA und Mitarbeiter (1949) haben umfangreiche Untersuchungen an Bewohnern des Hochplateaus der Anden durchgeführt. Bei 16 Versuchspersonen, die auf 4500 m lebten, fand sich mit der Acetylenmethode durchschnittlich ein um 8,5% höheres HMV je Quadratmeter Körperoberfläche (cardiac index) im Vergleich zu den Werten auf Seehöhe. Untersuchungen mit der Katheterisierung des rechten Herzens ergaben keinen Unterschied für das HMV in Ruhe bei den beiden Gruppen. Nach dem Ergebnis dieser Untersuchungen muß es als gesichert gelten, daß die Zunahme des HMV im O_2-Mangel auf die ersten Tage der Anpassungszeit beschränkt ist. ROTTA beobachtete bei den Höhenbewohnern noch eine gering verlängerte Kreislaufzeit und einen erhöhten Venendruck. Der diastolische Blutdruck war normal, während der systolische durchschnittlich erniedrigt war (116 mm Hg). Im Rahmen dieser Untersuchungen wurde auch die Analyse von 400 Teleröntgenaufnahmen des Herzens durchgeführt von Personen, die zumindest mehrere Jahre in der Höhe gelebt hatten. In zwei Drittel der Fälle fand sich eine Zunahme des transversalen Herzdurchmessers und des frontalen Herzschattens um durchschnittlich 20%. Die weitere Untersuchung führte zum Nachweis, daß diese Veränderungen sich wesentlich auf das rechte Herz bezogen. Dieser Befund ließ sich zu dem erhöhten venösen Druck in Beziehung setzen. In bezug auf den vergrößerten Herzschatten bestätigen die Untersuchungen ROTTAS frühere Ergebnisse[1]. Darin waren die Veränderungen gleicher Art, aber geringer; die untersuchten Personen stammten auch aus durchschnittlich geringeren Höhen. In beiden Untersuchungen wird diese Vergrößerung des Herzens als Hypertrophie angesehen. Das ist bei dem jetzigen Stand des Wissens über den Kreislauf beim Höhenangepaßten nicht ohne weiteres einsichtig. Der Blutdruck ist eher erniedrigt, und das HMV in Ruhe nicht erhöht. Die Verhältnisse bei Belastung, die bisher anscheinend nicht wesentlich untersucht sind, können natürlich noch andere Ergebnisse bringen. CHRISTENSEN und FORBES (1937) kamen mit indirekten Methoden zu dem Ergebnis, daß das HMV bei Arbeit in der Höhe nicht größer ist als für gleiche Belastungen in der Ebene. Die beobachteten Veränderungen des Herzschattens könnten auch durch eine erhöhte Füllung zustande kommen. Es ist jedenfalls angebracht, hier eine Klärung mit direkten Beobachtungen abzuwarten, ehe man sich mit dem Urteil festlegt. Aus den tierexperimentellen Untersuchungen zu dieser Frage ist auch noch kein zuverlässiger Schluß möglich. Bei Meerschweinchen war das Herzgewicht nach den Untersuchungen ROTTAS etwa oberhalb 3500 m proportional zur Höhe vermehrt; auf einer Höhe von 4500 m war es um 30% größer als auf Seehöhe. Histologisch fand sich in diesen Herzen eine Dickenzunahme der Muskelfasern und eine verminderte Zahl von Capillaren[2]. An anderen Tierarten ist dieser Befund bisher nicht beobachtet. Bei Ratten fanden sich auf der gleichen Höhe keine Veränderungen[3].

---

[1] KERWIN 1948.   [2] ROTTA 1943.   [3] MOORE und PRICE 1948.

In dem Bestreben, eine Erklärungsmöglichkeit für die Anpassung an niedere O_2-Spannungen zu finden, ist in mehreren Arbeiten der Grad der Capillarisierung vor und nach der Anpassung untersucht worden. In der Hirnrinde von Ratten wurde eine durchschnittliche Verdoppelung des Capillardurchmessers beobachtet[1]. Auch in anderen Geweben ist eine erhöhte Vascularisation durch die Anpassung beobachtet worden[2]. Die Weiterführung der Untersuchung hat aber offensichtlich zu keinem Ergebnis geführt, das im Sinne der Ausgangshypothese verwertbar ist[3]. Neben der Zunahme der Länge und Durchmesser der Gefäße fand sich eine deutliche Zunahme der Wanddicken.

d) Das Blutbild.

Die Erythrocytenzahl und Hämoglobinmenge im Blut des Menschen und der warmblütigen Tiere ist offenbar von vielen Faktoren abhängig, deren Zusammenwirken noch nicht geklärt ist. Seit den Untersuchungen von P. BERT (1878) und VIAULT (1891) ist die Zunahme der Erythrocytenzahl bei erniedrigter O_2-Spannung zum klassischen Beispiel für die Beeinflussung dieser Größen geworden. Obwohl an sich allgemeine Übereinstimmung besteht, daß im O_2-Mangel eine Zunahme der Erythrocytenzahl und des Hb eintritt, bestehen zwischen den Ergebnissen im einzelnen wesentliche Differenzen in bezug auf die wirksamen Erniedrigungen der O_2-Spannung, den zeitlichen Verlauf der Änderungen, über den Grad der Erhöhung des Hb und der Erythrocytenzahlen usw. Ernährungszustand, Lebensweise, körperliches Training und im engeren Sinne konstitutionelle Faktoren haben ebenfalls einen wesentlichen Einfluß auf den Bestand an Hb und Erythrocyten. Weiterhin erfolgen die Änderungen im O_2-Mangel offensichtlich mit einem ausgedehnten zeitlichen Verlauf. Kurzfristige Untersuchungen haben zu anderen Ergebnissen geführt als Beobachtungen nach lang dauerndem Aufenthalt. In vielen Fällen stammen die Daten von Expeditionen, in denen neben der Tatsache meist ungewöhnlicher Leistungsfähigkeit der untersuchten Personen die gleichzeitige Einwirkung mehrerer extremer Bedingungen die Ergebnisse bestimmt hat.

e) Das Blutbild bei völliger Adaptation an große Höhen.

Einzigartige Bedingungen für die Untersuchung dieser Fragen finden sich in den südamerikanischen Anden. Dort erstrecken sich Siedlungen kontinuierlich bis auf über 5000 m Höhe. Auf der ganzen Erde ist es nur in diesem Gebiet möglich, den Zustand der völligen Adaptation mit den dazugehörigen Änderungen des Blutbildes kontinuierlich bis in solche Höhen zu verfolgen. Auch die Abgrenzung kurzfristiger Veränderungen des Blutbildes und des zeitlichen Verlaufs der Änderungen, die zur völligen Höhenanpassung führen, sind nur unter dieser Voraussetzung möglich. HURTADO, MERINO und DELGADO (1945) und HURTADO und ASTE-SALAZAR (1948) haben aus diesem Gebiet die umfangreichsten und klarsten Ergebnisse berichtet, die es zu diesem Problem gibt. In der Tabelle 5 sind nach diesen Untersuchungen die O_2-Kapazität des Blutes, Erythrocytenzahl und arterielle Sättigung bei Dauerbewohnern in den Anden zwischen Seehöhe und 5000 m zusammengefaßt.

In Übereinstimmung mit den Befunden BARCROFTs (1927) fand sich auch bei den Dauerbewohnern eine stetige Abnahme der arteriellen O_2-Sättigung mit der Höhe. Der Abfall war bereits in 2400 m (Matucana) deutlich, nahm aber erst oberhalb 3000 m steiler zu. In der höchsten von HURTADO und Mitarbeitern

---

[1] MERKER und OPITZ 1949.
[2] MERKER und SCHNEIDER 1949, HUERKAMP und OPITZ 1950.   [3] OPITZ 1952.

Tabelle 5. *Hämoglobingehalt, Erythrocytenzahl und arterielle O_2-Sättigung bei Dauerbewohnern der Anden in verschiedenen Höhen.*

Ort	Höhe in m	Hb-Gehalt			Erythrocyten in Millionen	Arterielle O_2-Sättigung in % O_2-Hb
		als O_2-Kapazität in cm³ O_2/ 100 cm³ Blut	als g Hb in 100 cm³ Blut	Prozentuale Zunahme gegen Seehöhe %		
Lima . . .	150	21,66 ± 0,21	16,16	—	5,14 ± 0,02	96,1 ± 0,18
Matucana .	2390	23,14 ± 0,58	17,27	6,8	—	91,7 ± 0,73
San Mateo .	3140	24,00 ± 0,33	17,91	10,8	—	91,0 ± 0,59
Oroyo . . .	3730	24,97 ± 0,43	18,58	15,2	5,67 ± 0,04	87,6 ± 0,40
Morococha .	4540	28,33 ± 0,49	21,14	30,8	6,15 ± 0,07	81,4 ± 0,67
Nicolas . .	4860	29,04 ± 0,58	21,67	34,1	—	80,7 ± 0,92

Der Hämoglobingehalt in g/100 cm³ Blut ist aus der gemessenen O_2-Kapazität berechnet (1 g Hb = 1,34 cm³ O_2). Daten nach HURTADO und ASTE-SALAZAR 1948.

untersuchten Siedlung bei etwa 4900 m war die arterielle Sättigung auf 81% abgesunken. In der höchstgelegenen Siedlung überhaupt, Quilchua in 5340 m Höhe, wurde von DILL und Mitarbeitern (1936 und 1937) sogar eine durchschnittliche arterielle Sättigung von beinahe 76% beobachtet. Die Sauerstoffkapazität des Blutes nimmt umgekehrt mit steigender Höhe bis 5300 m stetig zu. Die Zuordnung von arterieller Sättigung und O_2-Kapazität des Blutes ergibt sich in überzeugender Weise aus der Abb. 32. Die Zunahme der O_2-Kapazität des Blutes beträgt in 2400 m gegenüber Seehöhe 7%. Der steile Anstieg erfolgt erst oberhalb 3000 m entsprechend dem Beginn des steileren Abfalles der arteriellen O_2-Sättigung. In 4900 m Höhe liegt die O_2-Kapazität um 34% über Seehöhe, und bei 5300 m muß die Zunahme auf etwa 45% veranschlagt werden. Durch die Zunahme der O_2-Kapazität tritt eine Kompensation der verminderten Sättigung ein. Die Regelung erfolgt aber nicht auf die gleiche O_2-Transportgröße, wie in manchen Darstellungen angenommen worden ist. Vielmehr nimmt die transportierte O_2-Menge mit steigender Höhe kontinuierlich zu, weil die Hb-Zunahme in ihrer Auswirkung größer ist als der Abfall der prozentualen Sättigung (s. Abb. 33). Daraus ergibt sich mit Sicherheit, daß nicht der O_2-*Gehalt* des Blutes die im Mittelpunkt der Regulation stehende Größe ist.

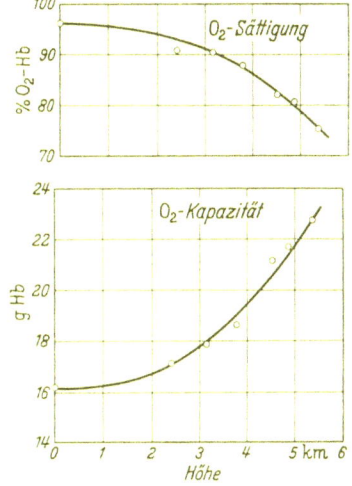

Abb. 32. Totale O_2-Kapazität (g Hb/100 cm³ Blut) und arterielle O_2-Sättigung (% O_2-Hb) bei Dauerbewohnern der Anden von Seehöhe bis etwa 5000 m. Die arterielle Sättigung nimmt von 96% O_2 Hb auf Seehöhe auf etwa 76% O_2 Hb in 5300 m Höhe ab. Mit einer gegenläufigen Bewegung steigt die Hb-Menge je 100 cm³ Blut von 16,2 g auf Seehöhe auf über 22 g in 5300 m. Die eingetragenen Punkte sind Mittelwerte aus größeren Gruppen. (Nach HURTADO u. Mitarb. 1945 und 1948, verändert.)

Die zeitlichen Größenordnungen für das Erreichen der O_2-Kapazität des Blutes, die dem voll angepaßten Zustand entsprechen, lassen sich aus einem Vergleich erschließen, den HURTADO und ASTE-SALAZAR (1948) durchgeführt haben. Die arteriellen O_2-Sättigungen in Abhängigkeit von der Höhe waren identisch bei den Dauerbewohnern der Anden[1], den Mitgliedern einer Expedition, die 14 Wochen in den Hochanden verbrachte[2], und einer Gruppe von Versuchspersonen, die in 30 Tagen in einer Unterdruckkammer an 6000 m Höhe

---

[1] HURTADO und Mitarbeiter 1948.   [2] DILL und Mitarbeiter 1936, 1937.

angepaßt wurden[1]. Die arterielle O_2-Sättigung ist bei Dauerbewohnern auf gleicher Höhe erheblich höher als bei Neuankömmlingen bzw. im akuten Hypoxieversuch (Abb. 34). In bezug auf die Atmung, von der die arterielle Sättigung abhängt, war also zwischen den drei Gruppen kein Unterschied im Adaptationsgrad festzustellen. Dagegen war die O_2-Kapazität des Blutes bei den drei Gruppen charakteristisch verschieden. Mit Abstand die höchste O_2-Kapazität wiesen für alle Höhen die Dauerbewohner auf. Die Mitglieder der Expedition erreichten auf allen Höhen eine Zunahme, die erheblich hinter den

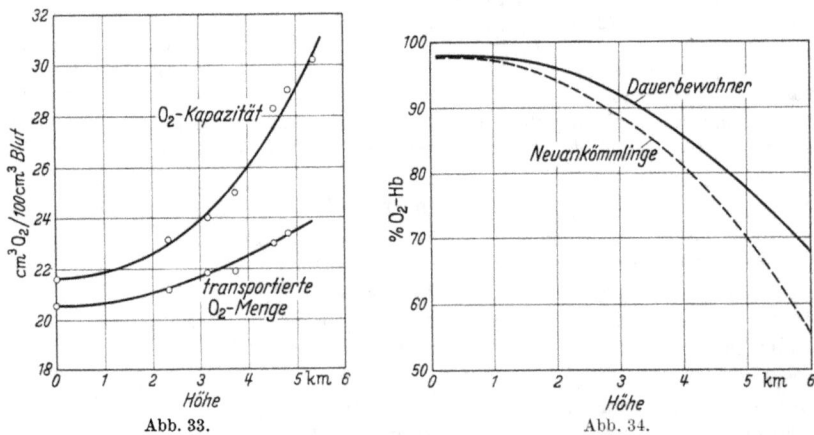

Abb. 33. Abb. 34.

Abb. 33. Totale O_2-Kapazität und transportierte O_2-Menge (cm³ O_2/100 cm³ Blut) bei Dauerbewohnern der Anden von Seehöhe bis 5300 m. Der Anstieg der O_2-Kapazität des Blutes mit der Höhe ist proportional stärker als der gleichzeitige Abfall der arteriellen Sättigung. Daher nimmt die je 100 cm³ Blut transportierte Menge O_2 kontinuierlich mit der Höhe zu. Zwischen Seehöhe und 4900 m steigt die transportierte Menge von 20,6 auf 23,8 cm³ O_2 je 100 cm³ Blut an. Die eingetragenen Punkte sind Mittelwerte aus größeren Gruppen. (Nach HURTADO u. Mitarb. 1945 und 1948, verändert.)

Abb. 34. Prozentuale O_2-Sättigung des arteriellen Blutes bei Dauerbewohnern und bei Neuankömmlingen zwischen Seehöhe und 5300 m. Bei den Neuankömmlingen liegt die Sättigung erheblich tiefer als bei Dauerbewohnern auf der gleichen Höhe. Das gilt vor allem in den größeren Höhen. (Nach HURTADO u. Mitarb. 1945 und 1948, verändert.)

Werten für Dauerbewohner zurückbleibt. Die Werte für den 30tägigen Unterdruckkammerversuch liegen noch einmal erheblich tiefer (s. Abb. 35). Aus diesem Ergebnis ist eine Reihe wichtiger Schlüsse zu ziehen. Offensichtlich erreichen die verschiedenen beobachtbaren Größen, die im Zuge der Höhenanpassung eine charakteristische Veränderung erfahren, ihren Endwert nicht gleichzeitig. Die Änderung der alveolaren Belüftung vollzieht sich relativ schnell; RAHN und OTIS (1947) hatten nach ihren Messungen eine Dauer von 3—4 Tagen dafür angenommen. Die volle Adaptation erfordert aber offensichtlich viele Monate, wie sich aus dem Verhalten der O_2-Kapazität der drei untersuchten Gruppen ergibt. Es ist wesentlich darauf hinzuweisen, daß das Erreichen der für den voll angepaßten Zustand charakteristischen arteriellen O_2-Sättigung nicht mehr als ein Schritt auf dem Wege der Adaptation ist.

Der gleiche ausgedehnte zeitliche Verlauf für die Höhenanpassung ergibt sich auch aus dem Vergleich anderer Größen für die drei bereits beschriebenen Gruppen. DILL und Mitarbeiter (1936) beschrieben zuerst, daß sich bei Höhenangepaßten für 5000 m eine Reduktion des Bicarbonatgehaltes im Serum auf zwei Drittel des Wertes für Seehöhe findet. Diese Reduktion der Alkalireserve im Serum ist von allen nachfolgenden Untersuchern bestätigt worden. In den

---

HOUSTON und RILEY 1947.

Untersuchungen an Dauerbewohnern der Anden hat sich herausgestellt, daß diese Abnahme kontinuierlich mit der Höhe erfolgt (s. Abb. 36). Aber auch für diese Größe finden sich in Abhängigkeit von der Adaptationszeit erhebliche Unterschiede. Die geringsten Bicarbonatgehalte fanden sich wiederum auf allen Höhen für die Dauerbewohner. Für die Expeditionsteilnehmer war der Bicarbonatgehalt weniger erniedrigt und noch weniger für die Teilnehmer des 4wöchigen Versuchs in der Unterdruckkammer (s. Abb. 36). In den extremen Höhen konvergieren die Werte für die drei Gruppen allerdings erheblich. Diese

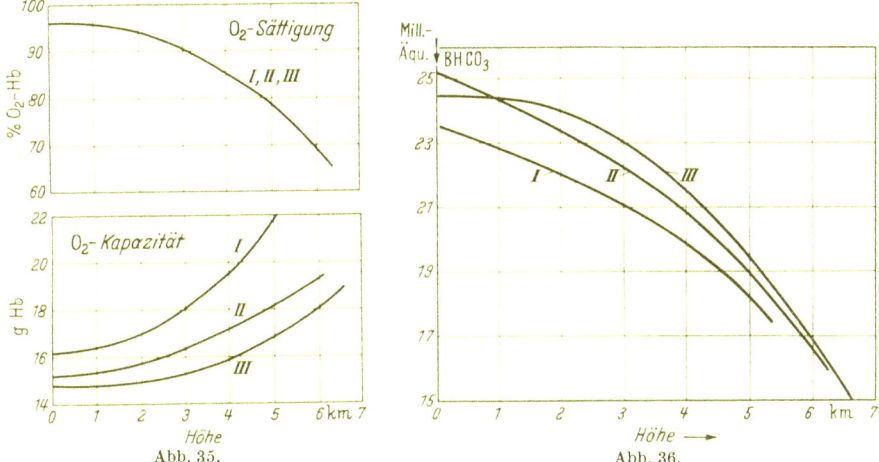

Abb. 35.   Abb. 36.

Abb. 35. Arterielle O_2-Sättigung und O_2-Kapazität in Abhängigkeit von Höhe und Anpassungsgrad: I. bei Dauerbewohnern der Anden. II. bei Mitgliedern der Expedition in die chilenischen Hochanden 1936 (14 Wochen Aufenthalt in der Höhe), III. bei 4 Versuchspersonen, die in der Unterdruckkammer während 30 Tagen kontinuierlich bis auf 6000 m gebracht wurden. Die arterielle O_2-Sättigung ist in allen 3 Gruppen im gesamten Verlauf identisch. Dagegen finden sich große Unterschiede in der O_2-Kapazität. Die Andenbewohner haben auf allen Höhen einen viel höheren Hämoglobingehalt des Blutes als die beiden anderen Gruppen. Die Expeditionsteilnehmer mit einem Höhenaufenthalt von 14 Wochen haben ihrerseits auf allen Höhen eine größere O_2-Kapazität als die in 30 Tagen angepaßte Gruppe. Daten zu I. nach HURTADO und Mitarbeiter 1945 und 1948; zu II. nach DILL u. Mitarb. 1936 und 1937; zu III. nach HOUSTON und RILEY 1947. Nach HURTADO u. Mitarb. 1948.

Abb. 36. Serum-Bicarbonat bei Höhenangepaßten. Das Serum-Bicarbonat nimmt kontinuierlich mit der Höhe ab bis auf etwa $^2/_3$ des Ausgangswertes. Gruppe I Dauerbewohner. Gruppe II Expeditionsteilnehmer und Gruppe III Versuchspersonen, die in 4 Wochen in der Unterdruckkammer an 6000 m angepaßt werden. (Alle Gruppen wie in den vorhergehenden Abbildungen.) Der verschiedene Grad der Höhenanpassung drückt sich in der verschiedenen Verminderung des Serum-Bicarbonates aus. Die Dauerbewohner haben auf allen Höhen die niedrigsten Werte, dann folgen die Expeditionsteilnehmer mit 14 Wochen und schließlich die III. Gruppe mit 4 Wochen Höhenanpassung.

Änderungen der Alkalireserve stellen bei der allgemein erniedrigten CO_2-Spannung einen der wesentlichsten Schritte zur Wiederherstellung einer normalen Blutreaktion dar. In der Abb. 37 ist die Blutreaktion der drei Gruppen in Abhängigkeit von der Höhe dargestellt. Während das Serum-p_H der Dauerbewohner im unteren Normalbereich liegt und mit steigender Höhe leicht fällt, finden sich bei den beiden anderen Gruppen deutliche Anstiege des p_H mit der Höhe. Bei der länger adaptierten Gruppe ist der Anstieg auf allen Höhen geringer. Diese Beobachtungen unterstreichen noch einmal den *ausgedehnten zeitlichen Verlauf* der Anpassung nicht nur für extreme, sondern offensichtlich auch für mittlere Höhen. Darüber hinaus ergibt sich aus diesen Beobachtungen, daß selbst noch nach mehrmonatiger Anpassung das p_H des Blutes gesetzmäßig nach der alkalischen Seite verschoben ist und erst bei Daueranpassung wieder in den normalen Bereich fällt. Es ist notwendig, das zu betonen, weil viele Überlegungen immer noch die Annahme einer Acidose im O_2-Mangel als Hintergrund erkennen lassen.

Die Vermehrung des Hämoglobins während der Höhenanpassung wird durch die Zunahme des Gesamthämoglobins viel besser ausgedrückt als durch die

Tabelle 6. *Zunahme des Gesamt-Hämoglobins und der Hämoglobinkonzentration des Blutes mit der Höhe.*

Ort	Höhe m	Gesamt-Hb in g Hb/kg Körpergewicht	Zunahme gegen Seehöhe in %	Hb-Gehalt des Blutes g Hb/100 cm³ Blut	Zunahme gegen Seehöhe in %
Lima . . .	150	13,2 ± 0,18	—	16,16	—
Oroya . . .	3730	20,7 ± 0,40	57	18,58	15,2
Morococha .	4540	25,2 ± 1,17	91	21,67	34,1

Daten nach HURTADO und Mitarbeitern 1945.

traditionelle Angabe der Hb-Konzentration im Blut. In der Tabelle 6 sind die beiden Größen für 3700 m (Oroya) und 4500 m (Morococha) angegeben. Während die Zunahme der Hämoglobinkonzentration des Blutes für die geringere Höhe 15% beträgt, ist das Gesamthämoglobin um 57% erhöht. Für 4500 m sind die entsprechenden Zunahmen 30% für die Hämoglobinkonzentration des Blutes und 91% für das Gesamthämoglobin.

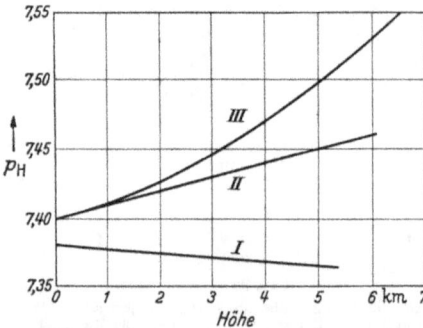

Abb. 37. Serum-p_H in Abhängigkeit von der Höhe bei verschiedenem Anpassungsgrad. Bei den Dauerbewohnern der Anden (*I*) fällt das p_H geringer mit steigender Höhe. Bei den Expeditionsteilnehmern (*II*) findet sich ein mäßiger Anstieg mit der Höhe, der dann bei den kurzfristig in der Unterdruckkammer Adaptierten (*III*) sehr ausgesprochen wird. Im übrigen siehe vorhergehende Abbildung. (Nach HURTADO u. Mitarb. 1948).

Die Plasmamenge ist bei Höhenangepaßten nicht erhöht. Die Zunahme der Gesamtblutmenge ist offensichtlich nur durch die Zunahme an Erythrocyten bedingt. Aus den Messungen könnte eine geringe Abnahme des Plasmas bei den größten Höhen geschlossen werden[1]. Ebenso finden sich keine Veränderungen der Serumproteine. Dagegen findet sich bei Höhenbewohnern eine starke Erhöhung des Serumbilirubins[1]. Dabei ist die Urobilinogen-Ausscheidung ebenfalls erhöht, und zwar nach den vorliegenden Untersuchungen entsprechend der Menge an zirkulierendem Hämoglobin. Das würde für angepaßte Personen eine unveränderte Mauserungsrate bedeuten und ebenso eine unveränderte Lebensdauer der Erythrocyten. Diese Bilirubinämie ist als Ausdruck einer geschädigten Leberfunktion angesehen worden. Die Befunde lassen sich aber wohl ebensogut deuten unter der Annahme, daß es sich um eine Einstellung auf eine höhere Schwelle handelt entsprechend dem insgesamt erhöhten Umsatz. REISSMANN (1951 und 1952) beobachtete bei Hunden auch in akuter Hypoxie eine deutliche Zunahme der Pigmentausscheidung. Die Änderungen des Pigmentstoffwechsels haben lebhaftes Interesse gefunden im Zusammenhang mit der Frage nach den auslösenden Faktoren für die Erythropoese.

Die von HURTADO und Mitarbeitern (1945, 1948) berichteten Zunahmen an Hämoglobin und Erythrocyten für eine homogene höhenangepaßte Bevölkerung sind in mancher Beziehung erstaunlich. Die Werte liegen erheblich tiefer als z. B. auf Grund der Erfahrung in den Alpen[2] anzunehmen gewesen wäre. Ebensowenig stimmen sie überein mit den Beobachtungen in den asiatischen Gebirgen[3]. HINGSTON (1924) berichtet vom Pamirplateau in 4400 m Höhe

---

[1] HURTADO und Mitarbeiter 1945, MERINO 1950.
[2] LOEWY 1931. [3] HINGSTON 1924, LUFT 1941.

Tabelle 7. *Erythrocyten und Hämoglobin bei normalen Höhenbewohnern und bei Höhenbewohnern mit Silikose verschiedenen Grades (Oroya 3730 m).*

	Normale Höhenbewohner	Höhenbewohner mit Silikose			
Arterielle O_2-Sättigung...	84%	>84%	>72%	>60%	<60%
Erythrocyten Mill/mm³ ..	5,67	6,65	7,72	7,99	7,98
Hämoglobin g/100 cm³ ...	18,82	21,52	23,77	24,26	20,58
Hämoglobin je Erythrocyt $\gamma\gamma$	33,2	32,3	30,7	31,1	25,8

von sich und einheimischen Anwohnern Erythrocytenzahlen zwischen 7,4 und 8,0 Millionen. Auf der entsprechenden Höhe von Morococha finden sich 6,15 Millionen nach HURTADO und Mitarbeitern. Für das Jungfraujoch (3450 m)

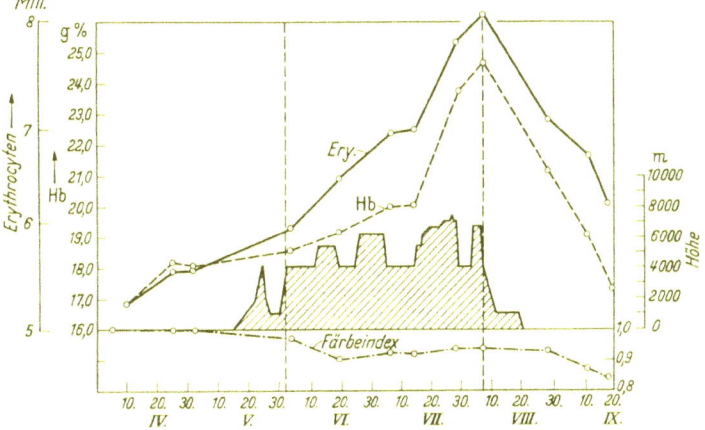

Abb. 38. Bewegung des Hämoglobingehaltes, der Erythrocytenzahl und des Färbeindex bei einem etwa 2monatigen Aufenthalt zwischen 4000 m und 7000 m. Mittelwert von 5 Personen. (Nach HARTMANN, HEPP und LUFT 1941.)

gibt VERZÁR (1951) auch für den üblichen mehrwöchigen Aufenthalt auf der Forschungsstation 6,5 Millionen Erythrocyten als Erfahrungswert an. Der Höhe nach könnte dieser Wert mit Oroya (3700 m) verglichen werden, für das 5,67 Millionen Erythrocyten beobachtet wurden. Soweit vergleichbare Zahlen vorliegen, scheinen die auf die gleiche Höhe bezogenen Zahlen in den Andenorten tiefer zu liegen. Dagegen beobachtete HURTADO (1945) an Höhenbewohnern mit Silikose weit höhere Zahlen an Hämoglobin und Erythrocyten. Die Zunahme dieser beiden Größen ging auch unter diesen Umständen in einfacher Weise mit der arteriellen Sättigung. Die Anordnung von 82 untersuchten Fällen, die auf einer Höhe von 3700 m lebten, nach dem Grad der arteriellen Sättigung zeigt interessante Beziehungen (s. Tabelle 7).

Die Erythrocytenzahlen steigen mit der fallenden O_2-Sättigung fast asymptotisch gegen 8 Millionen bei arteriellen Sättigungen von 70% und weniger. Der Hämoglobingehalt des Blutes steigt mit fallender Sättigung bis zu 24 g Hb/100 cm³ Blut bei einer arteriellen Sättigung von 60—70%. Mit dem weiteren Abfall der arteriellen Sättigung fällt der Hb-Gehalt steil ab, obwohl die Erythrocyten auf dem maximalen Werten bleiben.

HURTADO ist offenbar der Ansicht, daß bei diesen Silikose-Kranken nichts anderes vorliegt als eine Störung des O_2-Überganges in den Lungen. Sie leben danach sozusagen auf einer viel größeren Höhe als der ihres Wohnortes, wie durch die arterielle Sättigung ausgewiesen wird. Es ist interessant, daß dabei offensichtlich als Grenzwerte 8 Millionen Erythrocyten und 25 g Hb/100 cm³ Blut auftreten. Diese gleichen maximalen Werte wurden im Himalaja beobachtet (Abb. 38) und für die Erythrocytenzahlen auch von HINGSTON (1924) auf dem Pamirplateau.

Der Abfall der Hb-Konzentration bei den niedrigsten Graden arterieller Sättigung in dieser Untersuchung ist besonders interessant im Hinblick auf die Beobachtung von TALBOTT (1936), daß bei einer Höhe von 6100 keine weitere Hb-Zunahme zu beobachten war. Die arterielle Sättigung bei 6000 m würde größenordnungsmäßig durchaus in dem Bereich liegen, in dem in der dargestellten Tabelle 7 das Maximum des Hb-Gehaltes im Blut überschritten wird. Die Erfahrung von LUFT (1941), daß bei den Himalaja-Expeditionen auch oberhalb 6000 m die Werte für Hämoglobin und Erythrocyten noch zunehmen, braucht dem nicht zu widersprechen. Bei Expeditionsmitgliedern handelt es sich um außergewöhnlich leistungsfähige Personen. Außerdem war der Aufenthalt auf dieser Höhe immer nur auf kurze Zeiten beschränkt.

f) Änderungen des Blutes bei kurzfristiger Hypoxie.

HURTADO und Mitarbeiter (1945) untersuchten auch die Änderungen des Blutes, die unmittelbar nach dem Aufstieg auf verschiedene Höhen eintreten.

Eine Gruppe von insgesamt 67 jungen und gesunden Versuchspersonen wurde von Seehöhe auf Höhen zwischen 2500—5000 m gebracht. Die Blutuntersuchung in Seehöhe wurde unmittelbar vor dem Aufstieg gemacht. Auf jeder der Versuchshöhen wurde die Untersuchung bei dem größten Teil innerhalb von 2 Std nach der Ankunft wiederholt; bei jeweils drei Personen aber erst im Anschluß an einen dreistündigen Spaziergang. Ebenso wurde an einer genügend großen Zahl von Probanden die arterielle O_2-Sättigung für die verschiedenen Versuchshöhen bei diesen nichtangepaßten Versuchspersonen festgelegt. Die Ergebnisse

Tabelle 8. *Durchschnittliche Änderung der O_2-Kapazität des Blutes unmittelbar nach dem Aufstieg von Seehöhe auf verschiedene Höhen bis zu annähernd 5000 m.*
(Nach HURTADO und ASTE-SALAZAR 1948.)

Versuchshöhe		Arterielle Sättigung	Durchschnittliche Zunahme	
			Hb %	Serumprotein %
Matueana	2390	91,0 ± 0,57	1,8	2,9
San Mateo	3140	89,6 ± 0,74	0,8	4,0
Casapalca	4165	80,2 ± 0,77	3,6	5,3
Morococha	4540	78,9 ± 0,68	—	—
La Cima	4835	75,3 ± 0,93	2,9	7,9

Die insgesamt 67 Versuchspersonen wurden in etwa 1—3 Std von Seehöhe auf die Versuchshöhe gebracht und die Untersuchung innerhalb von 2 Std nach der Ankunft durchgeführt. Die Zunahme des Hämoglobins ist durchschnittlich gering und unregelmäßig. Die Konzentrationszunahme des Serumproteins ist sehr viel größer und stetig.

sind in der Tabelle 8 zusammengefaßt. Die arterielle Sättigung fiel kontinuierlich von der niedrigsten zur höchsten Station von 91 auf 75%. Die Hämoglobinkonzentration und die Erythrocytenzahlen zeigten im Durchschnitt Zunahmen, aber im einzelnen divergierten die Ergebnisse sehr. Die durchschnittlichen Hb-Werte nahmen für die vier verschiedenen Höhen um 0,29, 0,13, 0,57 und 0,47 g zu. Bei 11 Personen fand sich keine Änderung; diese Fälle lagen vorwiegend bei den niedrigen Höhenstufen. In 15 Fällen trat eine Herabsetzung der Hb-Konzentration ein; 5 daran bei den geringeren Höhen und 10 beim Übergang nach Höhen von über 4000 m. In dieser Gruppe fanden sich ²/₃ der Personen, die nach Erreichen der Höhe erst eine länger dauernde leichte körperliche Anstrengung auf sich genommen hatten. Die verbleibenden 60% der Versuchspersonen zeigten Anstiege des Hb, die maximal 1,70 gm, d. h. etwa 10% des Ausgangswertes betrugen. Weiterhin fand sich bei dieser Untersuchung ein Anstieg des Serumproteins, der einfach parallel der Höhe ging. Die Zunahme betrug 2,9, 4,0, 5,3 und 7,9% des Ausgangswertes. Die Änderungen des Hämatokrits liefen parallel dazu, waren aber nur etwa halb so groß. In keinem Fall fand sich eine Zunahme der Reticulocyten.

Eine andere Gruppe von Versuchspersonen wurde von Seehöhe auf 4500 m (Morococha) gebracht und die ersten Messungen ebenfalls innerhalb von 2 Std begonnen. Die Messungen einschließlich der Bestimmung des Blutvolumens wurden dann für 6 Tage fortgesetzt. Unmittelbar nach Erreichen der Höhe fand sich eine durchschnittliche Abnahme des Plasmavolumens um etwa 10% und eine Zunahme des Blutkörperchenvolumens von gleicher Größe. Die geringe durchschnittliche Erhöhung an Hb und Erythrocyten, die sich bei der Ankunft auf der Höhe fand, ging in einen kontinuierlichen Anstieg über. Nach einem Tag auf der Höhe wurde eine Reticulocytenvermehrung sichtbar, die am 6. Tag 2,2—4,0% erreichte (normal 0,5%).

Die Ergebnisse sind in der Abb. 39 zusammengefaßt. In der Zunahme des Hb-Gehaltes reflektiert sich deutlich die anfängliche Abnahme des Plasmavolumens und die nachfolgende Zunahme der Erythrocyten, wie sie im Anstieg der Reticulocytenzahl zum Ausdruck kommt. Mit dieser Untersuchung sind exakte Grundlagen geschaffen für den zeitlichen Ablauf der verschiedenen Änderungen im Blut, die für die Anpassung an erniedrigte O_2-Spannungen von Bedeutung sind.

An dem Eisenbahnpersonal, das täglich den Weg von Seehöhe auf über 4500 m zurücklegte, fanden HURTADO und Mitarbeiter deutliche und einheitliche Zunahmen der O_2-Kapazität des Blutes. Die Hb-Konzentration von Dauerbewohnern auf 4500 m betrug in der gleichen Untersuchung mehr als 21 g/100 cm³ Blut. Bei dem Eisenbahnpersonal fand sich dagegen eine durchschnittliche Hb-Konzentration von etwa 18 g/100 cm³ Blut; dieser Wert würde bei voller Anpassung in den Anden einer Höhe von etwa 3300 m entsprechen. Die Anpassung erfolgt also offenbar nicht auf die täglich mehrere Stunden erreichte Spitzenhöhe, sondern auf einen Mittelwert.

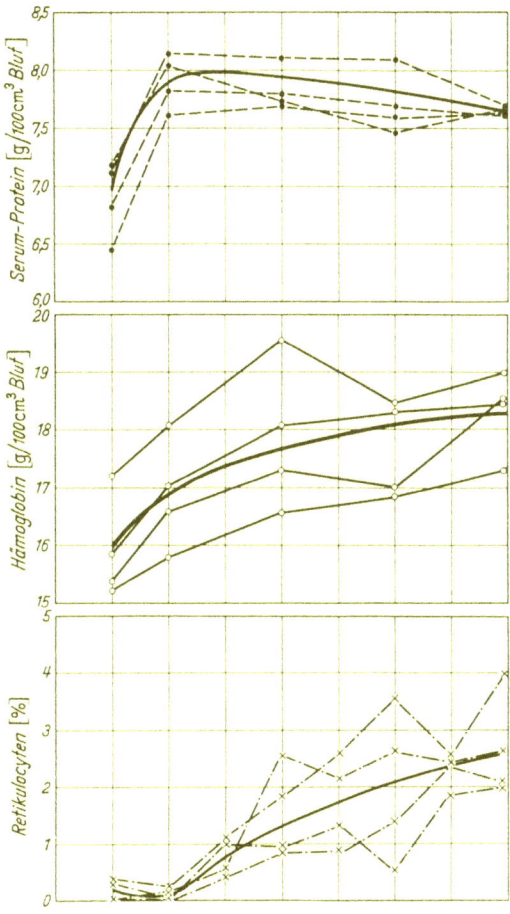

Abb. 39. Die Bewegung der Hämoglobinkonzentration, der Konzentration an Serumproteinen und der Reticulocytenzahl bei Versuchspersonen, die von Seehöhe (Lima) auf 4540 m (Morococha) gebracht wurden. Am einfachsten ist das Verhalten des Serumproteins, die mittlere Konzentration ist praktisch mit Erreichen der Höhe oder kurze Zeit danach erheblich angestiegen (im Mittel von 7 auf 8 g je 100 cm³ Blut). Dieser Wert zeigt in der folgenden Zeit eine geringe Neigung abzufallen. Auch das Hämoglobin erfährt am ersten Tag eine deutliche Konzentrationszunahme, die dann in einen kontinuierlichen Anstieg übergeht. Daß für die erste Zunahme der Hämoglobinkonzentration keine Neubildung von Erythrocyten maßgeblich ist, ergibt sich aus dem Verhalten der Reticulocyten. Die Reticulocytenzunahme kommt erst am 2. Tag in Gang und setzt sich über die Beobachtungszeit von 6 Tagen kontinuierlich fort. Vier Versuchspersonen, die stark ausgezogene Linie ist der Mittelwert. (Nach HURTADO und ASTE-SALAZAR 1948.)

g) Wesen und Bedeutung der Adaptation.

Im Vorgang der Adaptation wird der Organismus an eine neue Umgebungsbedingung angepaßt. Die Adaptation an die erniedrigte O_2-Spannung beginnt mit den Erscheinungen der akuten Hypoxie. Mit dem Fortschreiten in der

Adaptation gewinnt der Organismus, in der gleichen äußeren Situation, die ihn an den Rand des Todes bringen konnte, die Fähigkeit alle seine lebensnotwendigen Funktionen zu erfüllen. Darüber hinaus nimmt seine äußere Leistungsfähigkeit, die im extremen Fall auf Null gesunken war, kontinuierlich zu, im Idealfall bis zu einem ähnlichen Leistungsgrad, wie er bei normaler O_2-Spannung bestand.

Die Auslösung für die Anpassungsvorgänge ist zweifellos die Erniedrigung der O_2-Spannung im Organismus. Daß eine solche Erniedrigung der O_2-Spannung in den Geweben bei Höhen oberhalb 3000 m oder bei entsprechenden Senkungen der inspiratorischen O_2-Spannung eintritt, ist eine durchsichtige und bewiesene Tatsache. Viel unübersichtlicher sind aber die Verhältnisse gerade für die mittleren Höhenlagen, in denen sich die Klimakurorte befinden.

In der Literatur wird berichtet, daß die Erythrocytenzunahme schon bei geringen Höhen nachweisbar wird und kontinuierlich zunimmt[1]. Ohne eine nähere Analyse ist dabei offensichtlich die Annahme eingelaufen, daß die O_2-Spannung im Gewebe mit der Höhe ebenfalls kontinuierlich abnähme. Die O_2-Spannung im Gewebe steht aber mit der Außenatmosphäre in einem komplizierten Zusammenhang, der durch die Struktur der O_2-Versorgung innerhalb des Organismus bedingt ist. Dafür sind die Bindungseigenschaften des Hämoglobins von entscheidender, nach Verzár (1945) von ausschließlicher Bedeutung. Wegen der Form der O_2-Bindungskurve des Hämoglobins ist ein meßbarer Abfall der O_2-Sättigung erst oberhalb 2000 m zu erwarten. Nach den Angaben von Barcroft (1914) ist auf 2400 m Höhe noch eine Sättigung von 90% anzunehmen gegen 93—98% normal. Es wäre darnach schwer verständlich, wie es bei geringeren Höhen überhaupt zu einer deutlichen Verminderung der O_2-Sättigung kommen sollte. Verzár kommt daher auch zu dem Schluß, daß bis etwa 2000 m Höhe für den Organismus kein O_2-Mangel bestehen könne. Demgegenüber ist aber zu bemerken, daß die O_2-Sättigung des Blutes allein nicht die O_2-Spannung des Gewebes bestimmt, sondern daß darin auch der barometrische Druck eingeht. Die totale Gasspannung im Gewebe kann immer nur gleich dem barometrischen Druck sein, und dieser Wert muß sich auf die Partialspannungen verteilen. Darin bleibt die Wasserdampfspannung konstant mit 48 mm Hg. Es ist in erster Näherung anzunehmen, daß im Gleichgewicht die Stickstoffspannung im Gewebe gleich der in der Atmosphäre ist. Dann müßte die Summe von O_2-Spannung und CO_2-Spannung auch schon von geringen Höhen an kontinuierlich abnehmen. Für dieses Problem spielt weiterhin nicht nur der Sättigungsgrad des Hämoglobins eine Rolle, sondern die Steilheit der Dissoziationskurve in dem Bereich, der bei der Ausschöpfung entladen wird. Das wird an einem später zu besprechenden Beispiel noch klar (s. Abb. 41). Verzár ist auf Grund seiner Messungen der Ansicht, daß die O_2-Gewebsspannung tatsächlich bis 2000 m unverändert bleibt. Auf Grund der von ihm mitgeteilten Mittelwerte muß man aber in Erwägung ziehen, daß eine schärfere statistische Analyse zu einem anderen Ergebnis kommen könnte. Jedenfalls ist an diesem wesentlichen Punkt eine Klärung notwendig.

Die Adaptation ist nur bis zu einer bestimmten Höhe, d. h. bis zu einem bestimmten Grad der O_2-Spannungserniedrigung möglich. Die höchsten Siedlungen in den Anden gehen bis 5300 m. Die dazugehörigen Bergwerke liegen einige 100 m höher. Es ist nicht gelungen, die Siedlungen näher an die Bergwerke heranzubringen. Obwohl die Bevölkerung dieser Siedlungen einen erheblichen Teil des Tages auf der Höhe der Bergwerke verbringt, ist es unmöglich für sie, auch den Rest des Tages auf dieser Höhe zu sein. Es kommt zu Schlaflosigkeit, Verlust des Appetits und zur Einschränkung der Nahrungsaufnahme. Offensichtlich ist dieser anscheinend geringe Unterschied in der O_2-Spannung für einen Teil des Tages notwendig, um den Organismus in all seinen Funktionen im Gleichgewicht zu halten. Ebenso wie bei schwerer Arbeit ist es offensichtlich im Ertragen einer erniedrigten O_2-Spannung für den gesunden Organismus möglich, sich für kürzere oder längere Zeit einer Belastung zu unterziehen, die auf die Dauer nicht möglich ist. Während der Zeit der Belastung werden andere Funktionen zurückgestellt. Das gilt vorwiegend für die Funktionen der Nahrungsaufnahme und des Stoffeinbaus in den Organismus. Während einer solchen Periode wird aus dem Vorrat des Körpers gelebt.

---
[1] Loewy 1931.

Diese Erfahrung in den Anden stimmt mit den englischen Beobachtungen im Himalaja überein[1]. Danach ist es nicht möglich, sich an eine Höhe über 5700 m zu adaptieren. Ein Aufenthalt oberhalb dieser Höhe ist für gesunde Menschen offenbar für Wochen möglich. Aber der Organismus kommt nicht mehr ins Gleichgewicht. Die Nahrungsaufnahme wird ungenügend. Der Aufenthalt wird mit dem Abbau des Organismus (deterioration) bezahlt. Die Grenze der Adaptationshöhe kann also offenbar nicht nur danach bestimmt werden, bis zu welcher Höhe der Mensch auf einige Zeit vordringen kann, sondern bis zu welcher Höhe er im Gleichgewicht bleiben kann. Die großen Energievorräte des Organismus haben wohl dazu geführt, daß man die mögliche Adaptationshöhe zu hoch ansetzte[2]. Im übrigen ist dieses eine Situation, um zu zeigen, daß die Erhaltung eines normalen Grundumsatzes, die in vielen Arbeiten als Kriterium eingeführt ist, für die Beurteilung solcher Fragen ein unzureichendes Maß ist. Nach der allgemeinen Erfahrung ist der Grundumsatz in dem untersuchten Höhenbereich unverändert. Daraus wird gefolgert, daß der Energieumsatz für die Bedürfnisse des Organismus ausreichend sei. In dem berichteten Beispiel der Andenbewohner ist mit dem gleichen Grundumsatz bei 5300 m ein Überleben möglich, aber nicht bei 5900 m. Der gleiche Umsatz ist von verschiedener Wertigkeit in der Ökonomie des Organismus. Im zweiten Fall können aus dem gleichen Umsatz nachweislich eine Reihe von Funktionen nicht mehr gedeckt werden. Der Grundumsatz ist eben primär von der Temperaturregulation bestimmt und sagt zunächst gar nichts darüber aus, ob und mit welchem Spielraum die Energiebedürfnisse des Organismus gedeckt werden.

Die Dauer des Adaptationsvorganges beträgt nach den vorliegenden Daten wohl Monate, vielleicht Jahre. Es ist auch sicher, daß es eine größere oder geringere Leistungsfähigkeit in der Adaptation gibt. In der zeitlichen Auflösung stellt sich der Gesamtvorgang als die Hintereinanderschaltung vieler Regulationsschritte mit verschiedenen Latenzzeiten dar. Das ist aber eine sehr vereinfachte Sicht. Die Erhöhung des Atemvolumens, des Herzminutenvolumens und die Senkung der Körpertemperatur sind bereits im Beginn der akuten Hypoxie vorhanden. Es folgen Änderungen des Blutchemismus, Hämoglobin- und Erythrocytenzunahme usw. Alle diese Symptome sind für uns bisher nicht viel mehr als Landmarken an einem unbekannten Weg. Für die Stabilitätsbedingungen des Organismus, die für diesen Ablauf entscheidend sind, fehlt bisher jedes Konzept.

Die Höhenanpassung wird häufig als ein Zustand angesehen, der den Höhenangepaßten in die gleiche Lage versetzt, in der der Nichtangepaßte sich bei normalen O_2-Spannungen befindet. Das ist aber durchaus nicht der Fall. Die Adaptation ist ein Hochleistungszustand, vergleichbar dem Zustand des Trainiertseins. Sie kann verlorengehen durch eine akute Schädigung des Organismus, z. B. durch eine akute Infektionskrankheit oder schleichend unter dem Bild einer Abnutzung. MONGE (1943) hat eindrucksvolle Beispiele dafür aus den Anden geschildert. Mit dem Verlust der Adaptation verliert jemand, der viele Jahre in der Höhe gelebt hat, plötzlich die Fähigkeit, dort zu leben. Er wird höhenkrank. Wenn dieser Verlust langsam eintritt, entwickelt sich zunächst eine weitere Zunahme der Hb-Konzentration und der Erythrocytenzahlen, offenbar als Kompensationsvorgang vergleichbar dem Vorgang der ursprünglichen Adaptation. Schließlich gibt es keine andere Möglichkeit, als die Höhe zu verlassen. In der Ebene sind solche Leute gesund, und sie gewinnen sogar die Voraussetzung zu einer erneuten Adaptation an die Höhe.

---

[1] MATHEWS 1956.   [2] LUFT 1941

Es ist seit BARCROFT (1935) üblich, als die wesentlichen Faktoren in der Höhenanpassung die erhöhte Atmung, das vermehrte Hämoglobin und das erhöhte Herzminutenvolumen anzusehen. Die Reihenfolge entspricht dabei dem relativen Gewicht, das er den einzelnen Faktoren zuwies. HOUSTON und RILEY (1947) haben dazu eine interessante Analyse an Hand ihrer Messungen durchgeführt.

Der Abfall der O_2-Spannung innerhalb des Körpers unter Normalbedingungen und nach Anpassung an etwa 6000 m (20000 ft), wie er sich aus ihren Versuchen ergab, ist in der Abb. 40 dargestellt. Darin sind die O_2-Spannungen der Inspirationsluft, der Alveolarluft und des arteriellen Blutes gemessen. Die mittlere capillare O_2-Spannung ist berechnet aus der arteriellen und venösen O_2-Spannung unter der Annahme, daß die O_2-Spannung des Gewebes gleich der halben venösen O_2-Spannung ist[1]. Der Abfall der O_2-Spannung in den einzelnen Stufen ist aus der Abb. 40 zu ersehen. Während der Spannungsabfall von der Inspirationsluft bis zur Capillare unter normalen Umständen mehr als 100 mm Hg beträgt, ist er auf 6000 m Höhe nur mehr 32 mm Hg. Ein großer Anteil an diesem relativen Gewinn für die O_2-Spannung im Gewebe ist durch die erhöhte Atmung bedingt. Dadurch sinkt die Differenz zwischen Inspirationsluft und Alveolarluft von 52 auf 26 mm Hg. Die Änderung der alveolar-arteriellen Spannungsdifferenz von 5 auf 2 mm Hg ist im Rahmen dieser Betrachtung von geringem Gewicht.

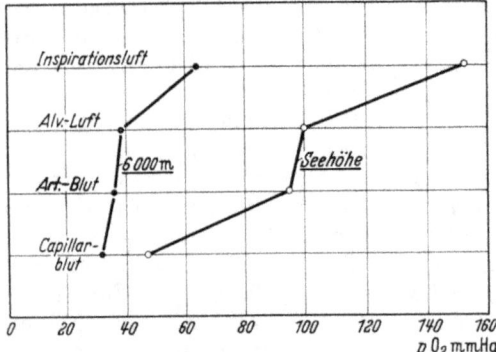

Abb. 40. Abfall des O_2-Partialdruckes von der Inspirationsluft bis zum Capillarblut auf Seehöhe und auf 6000 m. Der mittlere O_2-Druck des Capillarblutes ist unter den üblichen Annahmen berechnet, die anderen Werte sind gemessen. Der gesamte Spannungsabfall beträgt in diesem Beispiel auf Seehöhe 105 mm Hg und auf 6000 m 32 mm Hg. Das kommt dadurch zustande, daß die beiden großen Spannungssprünge von der Inspirationsluft zur Alveolarluft und mehr noch vom arteriellen Blut zum Capillarblut auf einen Bruchteil heruntergehen. (Nach HOUSTON und RILEY 1947.)

Der größte Spannungsgewinn ergibt sich aus der Minderung des Spannungsabfalls zwischen arteriellem und capillarem Blut. Mit dieser Spanne beschäftigt sich die Untersuchung von HOUSTON und RILEY (1947) insbesondere.

In dem von ihnen gemessenen Beispiel fiel diese Spanne von 48 mm Hg bei Normalbedingungen auf 4 mm Hg bei 6000 m Höhe. Diese Differenz wird nach dem Vorgang BARCROFTS der erhöhten Durchblutung und dem erhöhten Hb-Gehalt zugeschrieben. An Hand ihrer Daten berechnen HOUSTON und RILEY, welche Bedeutung der erhöhten Zirkulation und dem Hb-Gehalt tatsächlich zukommt (Tabelle 9). Das Beispiel ist so durchgeführt, daß die mittlere capilläre O_2-Spannung aus den vorliegenden Meßwerten ausgerechnet wird für Seehöhe und für Versuchshöhe. Die Rechnung für die Versuchshöhe wird dann weiter durchgeführt einmal mit angenommenem unverändertem HMV und unverändertem O_2-Kapazität. Die Rechnung ergibt bei den tatsächlich gemessenen Werten eine mittlere capillare O_2-Spannung von 32 mm Hg. Unter der Annahme, daß Durchblutung und O_2-Kapazität unverändert sind (d. h. für die dazugehörigen Werte auf Seehöhe), ist der mittlere capillare O_2-Druck 26 mm Hg; unter der Annahme, daß nur die O_2-Kapazität unverändert ist, steigt der Wert auf 31 mm Hg. Daraus ergibt sich, daß an der Minderung des Abfalls zwischen arterieller und capillarer O_2-Spannung Erhöhung der Durchblutung und Zunahme der O_2-Kapazität insgesamt nur mit 6 mm Hg beteiligt waren. Die Zunahme der O_2-Kapazität allein vermindert den Spannungsabfall sogar nur um 1 mm Hg. Zu einem ähnlich geringen Einfluß der Durchblutung, wie er aus dieser Rechnung hervorgeht, war OPITZ (1941) bereits bei der Durchrechnung eines Beispieles der Grollmanschen Messungen gelangt. Er hatte den Gewinn in der venösen O_2-Spannung auf sogar nur 2 mm Hg veranschlagt. Der tatsächliche Grund für die beobachtete Abnahme der Differenz zwischen arterieller und capillarer O_2-Spannung liegt in den Bindungseigenschaften des Hämoglobins. Aus der Dissoziationskurve ergibt sich, daß eine 25%ige Ausschöpfung von normaler Sättigung ausgehend mit einem Spannungsabfall von beinahe 60 mm Hg verbunden ist. Die gleiche Ausschöpfung von der

---

[1] HOUSTON 1946.

Tabelle 9. *Bedeutung des Herzminutenvolumens und der O_2-Kapazität für die mittlere O_2-Spannung in den Capillaren.*

		Arterio-venöse Differenzen in			Arterieller O_2-Druck (mm Hg)	Mittlerer capillarer O_2-Druck (mmHg)	O_2-Druckabfall arteriell-capillär (mm Hg)
		O_2-Gehalt (cm³ O_2 je Liter Blut)	O_2-Sättigung (% O_2 Hb)	O_2-Druck (mm Hg)			
Vp. Hertel, Seehöhe 96% arterielle O_2-Sättigung O_2-Aufnahme = 272 cm³, HMV = 5 Liter		$\frac{272}{5}=54$	$\frac{5,4}{18,5}=29$	60	95	47	48
Vp. Mc Nutt, 6000 m 64% arterielle Sättigung, HMV = 9,8 Liter O_2-Aufn. = 329 cm³	A. Herzminutenvolumen und Sauerstoffkapazität angenommen wie für Vp. Hertel auf Seehöhe	$\frac{329}{5}=66$	$\frac{6,6}{18,5}=36$	17	36	26	10
	B. Herzminutenvolumen wie bestimmt. Sauerstoffkapazität angenommen wie für Vp. Hertel auf Seehöhe	$\frac{329}{9,8}=34$	$\frac{3,4}{18,5}=18$	10	36	31	5
	C. Herzminutenvolumen und Sauerstoffkapazität wie bestimmt	$\frac{329}{9,8}=34$	$\frac{3,4}{23,5}=15$	8	36	32	4
		I	II	III	IV	V	VI

Kolonne I: beobachtete O_2-Aufnahme durch HMV ergibt O_2-Ausschöpfung je Liter Blut.
Kolonne II: O_2-Ausschöpfung je 100 cm³ Blut durch O_2-Kapazität ergibt prozentuale O_2-Ausschöpfung.
Kolonne V: mittlerer capillarer O_2-Druck unter üblichen Annahmen aus arteriellem und venösem O_2-Druck berechnet.
Die übrigen Werte gemessen.

In dem Beispiel A ist die mittlere capillare O_2-Spannung auf 6000 m berechnet unter der Annahme, daß die Kreislaufgrößen und die O_2-Kapazität unverändert seien (= 26 mm Hg). Im Beispiel B ist das beobachtete HMV (9,8 Liter) eingesetzt, aber eine unveränderte O_2-Kapazität (18,5 cm³ O_2/100 cm³ Blut angenommen (= 31 mm Hg). Im Beispiel C schließlich sind die beobachteten Werte für HMV (9,8 Liter) und O_2-Kapazität (23,5 cm³ O_2/100 cm³ Blut in die Rechnung eingesetzt worden (= 32 mm Hg). Aus diesen Rechnungen ergibt sich die Bedeutung der Zunahme des Herzminutenvolumens und der O_2-Kapazität für die capillare O_2-Spannung auf 6000 m. Beide Faktoren zusammen bewirken einen Anstieg der capillaren O_2-Spannung um 6 mm Hg, die Zunahme des Hämoglobins allein erhöht die capillare O_2-Spannung nur um 1 mm Hg.

bei 6000 m beobachteten arteriellen Sättigung von 64% ausgehend liegt im steilsten Teil der Kurve und ist mit einem Spannungsabfall von etwa 12 mm Hg verbunden (Abb. 41). Diese Verschiebung des Ausschöpfungsbereiches auf der Dissoziationskurve ist die entscheidende Größe für den in der Höhe verminderten Spannungsabfall. Dafür spielt die Zunahme des Hämoglobins, in der Größenordnung wie sie hier beobachtet wurde, keine Rolle.

Die berechtigte Kritik von HOUSTON und RILEY an der bisherigen Auffassung wirft eine Reihe schwerwiegender Fragen auf. Wie soll man im Rahmen der jetzigen Vorstellungen die Anpassung an erniedrigte O_2-Spannungen verstehen? Für die O_2-Versorgung der Gewebe ist die capillare O_2-Spannung nach der geltenden Auffassung der einzig bestimmende Wert. Das erhöhte Herzminutenvolumen ist dafür offensichtlich von geringerer Bedeutung und nach übereinstimmenden Ergebnissen bei voller Adaptation auf normale Werte zurückgegangen

Tabelle 10. *Wirkung abnormer Atemsteigerung auf die alveolären Schwellenwerte der O_2-Spannung.* (Nach OPITZ 1950.)

	Handschrift				Elektroencephalogramm			
	erste Veränderungen		kritische Schwelle		6 per sec		3 per sec	
	O_2	CO_2	O_2	CO_2	O_2	CO_2	O_2	CO_2
a	33,5	29,6	28,2	24,7	29,8	28,1	28,7	26,6
b	58,5	23,5	36,0	19,5	38,0	18,0	34,5	20,0

Alle Werte in mm Hg.
a = Mittel aus 8 Normalversuchen; b = Hyperventilationstest.

Bei Hyperventilation mit einer entsprechenden Senkung der alveolären CO_2-Spannung treten alle Erscheinungen des O_2-Mangels bei höheren alveolären O_2-Spannungen auf als normalerweise.

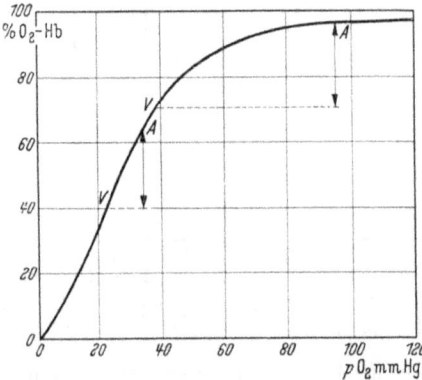

Abb. 41. Abfall der O_2-Spannung im Blut bei gleicher Ausschöpfungsgröße, aber von verschiedenen Sättigungsgraden ausgehend. O_2-Dissoziationskurve des Blutes bei p_H 7,4. Eine Ausschöpfung von 25% (Ordinate) bedeutet bei normaler Sättigung (96% O_2-Hb) einen Spannungsabfall von annähernd 60 mm Hg (Abszisse). Von einer Sättigung von 64% ausgehend (beobachteter Wert bei 6000 m) bringt die gleiche Ausschöpfung im steilsten Teil der Dissoziationskurve nur einen Spannungsabfall von 12 mm Hg mit sich. (Nach HOUSTON und RILEY 1947.)

Tabelle 11. *Alveoläre Schwellenwerte der O_2-Spannung normal (a) und nach Höhenanpassung (b).* (Nach OPITZ 1950.)

	Handschrift		Elektroencephalogramm	
	erste Veränderungen	kritische Schwelle	6 per sec	3 per sec
a	35,9	28,9	32,5	27,8
b	30,6	24,6	28,6	23,3

Mittelwerte für drei Versuchspersonen.

Nach der Adaptation treten alle O_2-Mangelerscheinungen bei niedrigeren alveolaren O_2-Spannungen auf als normalerweise, obwohl durch die mit der Adaptation verbundene Hyperventilation eine ganz erhebliche Senkung der alveolären CO_2-Spannung eingetreten ist.

(s. S. 548). Nach der überzeugenden Argumentation von HOUSTON und RILEY ist die Hämoglobinzunahme in ihrer Auswirkung auf die capillare O_2-Spannung in großer Höhe ebenfalls nur gering. Daß die Polycytämie für die Höhenanpassung nicht wesentlich sei, hatte schon HURTADO (1932) vertreten. Danach bliebe von den von BARCROFT (1934) angenommenen Faktoren in der Höhenanpassung nur die Atmung übrig. Die im angepaßten Zustand beobachteten Atemgrößen sind willkürlich durchaus zu leisten und führen auch zu entsprechenden Erhöhungen der alveolären O_2-Spannung. Aber keineswegs zu einer verstärkten Resistenz gegen den O_2-Mangel, wie er für die Höhenanpassung charakteristisch ist. Im Gegenteil. Die Erfahrung zeigt, daß bei Hyperventilation die vergleichbaren Symptome bei höheren alveolären O_2-Spannungen eintreten als bei unangestrengter Atmung. Nach den Zahlen in den Tabellen 10 und 11 muß man zu dem Schluß kommen, daß die „O_2-Mangel"-Erscheinungen hier wesentlich durch die erniedrigte CO_2-Spannung bedingt sind. Die Adaptation würde dann auch darin bestehen, daß der Organismus sich an niedrigere

CO_2-Spannungen gewöhnt. Daß das ein wesentlicher Teil der Höhenanpassung ist, wird auch von RAHN und OTIS (1947) aus ihren Messungen geschlossen.

Es gibt bereits eine Reihe experimenteller Erfahrungen, aus denen hervorgeht, daß z. B. die Empfindlichkeitsschwellen und der Grad der Empfindlichkeit gegen CO_2 durch die Adaptation geändert werden. So ist nach der Höhenanpassung die Erhöhung des Atemvolumens auf gleiche inspiratorische CO_2-Spannungen größer als vorher (Abb. 42). Die Atemanhaltezeit ist interessanterweise bei

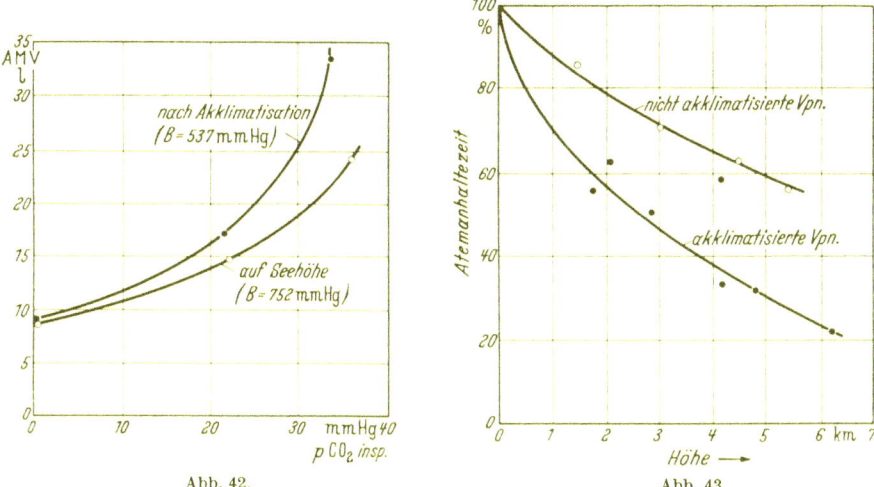

Abb. 42.   Abb. 43.

Abb. 42. Atemvolumen bei normalen und höhenangepaßten Versuchspersonen in Abhängigkeit von dem CO_2-Gehalt der Inspirationsluft. Bei gleichen inspiratorischen CO_2-Spannungen ist das Atemvolumen nach Höhenanpassung immer größer als normalerweise. Es besteht eine erhöhte CO_2-Empfindlichkeit des Atmungssystems nach der Höhenanpassung. (Nach RAHN und OTIS 1947.)

Abb. 43. Atemanhaltezeit bei normalen und bei höhenangepaßten Versuchspersonen. Bei höhenangepaßten Versuchspersonen ist die Atemanhaltezeit auf allen Höhen viel geringer als normalerweise. Darin kommt eine Adaptation des Organismus an erniedrigte CO_2-Spannungen zum Vorschein. (Nach RAHN und OTIS 1947.)

Höhenangepaßten auf der gleichen Höhe viel kürzer als bei Nichtangepaßten (Abb. 43). Darin kommt eine allgemeine Sensibilisierung des Atemsystems zum Vorschein. Dafür ist neben einer Verminderung der Alkalireserve ebenfalls eine Steigerung der Empfindlichkeit gegen CO_2 verantwortlich zu machen.

Literatur.

ALDERS, N., u. E. WERTHEIMER: Über eine Form der Gewöhnung an Luftverdünnung. Z. exper. Med. 70, 319 (1930). — ANREP, G. V., and R. K. CANNAN: The concentration of lactic acid in the blood in experimental alkalaemia and acidaemia. J. of Physiol. 58, 244 (1923). — ANTHONY, A. J.: Die Bestimmung der Lungenventilation bei verschiedenem Luftdruck. Beitr. Klin. Tbk. 87, 698 (1936). ~ Luftfahrtmed., Abh. 2, 93 (1938). Zit. nach OPITZ 1941. — ANTHONY, A. J., S. ATMER u. E. HEITS: Luftverdünnung, Sauerstoffmangel und Höhenkrankheit. Klin. Wschr. 1936 I, 846. — ASMUSSEN, E., and F. CONSOLAZIO: The circulation in rest and work on Mount Evans (4300 m). Amer. J. Physiol. 132, 555 (1941).

BARCROFT, J.: Anoxaemia. Lancet 1920 II, 485. ~ Atmungsfunktion des Blutes. Berlin 1927. ~ Architecture of physiological functions. Cambridge University Press 1934. — BARCROFT, J., C. A. BINGER, A. V. BOCK, J. H. DOGGART, J. C. MEAKINS and A. C. REDFIELD: Observation upen the effect of high altitude on the physiological processes of the human body carried out in the Perurian Andes, chiefly at Cerro de Pasco. Philosophic. Trans. Roy. Soc. Lond. 211, 351 (1923). — BARCROFT, J., R. H. E. ELLIOTT, F. R. FRASER, W. HERKEL, B. H. C. MATTHEWS and M. TALAAT: A case of deficient acclimatization to low oxygen pressure. J. of Physiol. 82, 369 (1934). — BECKER-FREYSENG, H., H. LOESCHCKE, U. LUFT u. E. OPITZ: Die arterielle Sauerstoffsättigung im Zeitreserveversuch. Luftfahrtmed. 4, 31 (1939). ~ Höhenanpassung am Jungfraujoch. I. Mitt. Untersuchungen der Atmung und des Blutes unter Ruhebedingungen. Luftfahrtmed. 7, 160 (1942). ~ II. Mitt. Atemvolumen und Kohlensäuresystem bei akutem Sauerstoffmangel vor, während und nach Höhenanpassung. Luftfahrtmed. 7, 180 (1942). — BEHAGUE, P. GARSAUX et CH. RICHET FILS: Modifications thermiques observées sur le lapin soumis à la depression atmosphérique. C. r. Soc. Biol. Paris 96, 766 (1927). — BENEDICT, F. G., and H. L. HIGGINS: Effects on man at rest of breathing oxygen rich gas mixtures. Amer. J. Physiol. 28, 1 (1911). — BENZINGER, TH.: Untersuchungen über die Atmung und den Gasstoffwechsel, insbesondere bei Sauerstoffmangel und Unterdruck, mit fortlaufend unmittelbar aufzeichnenden Methoden. Erg. Physiol. 40, 1 (1938). — BENZINGER, TH., R. KAMINSKI u. E. OPITZ: Latente Höhenanpassung der Atmung und ihr Wirksamwerden unter zusätzlichem Sauerstoffmangel. Luftfahrtmed. 4, 225 (1940). — BENZINGER, TH., E. OPITZ u. W. SCHOEDEL: Durchblutung der Arteria carotis interna bei Sauerstoffmangel und Kohlensäureatmung. Luftfahrtmed. 3, 46 (1939). — BERT, P.: La pression barometrique, S. 831. Paris 1878. — BJURSTEDT, A. G. H.: Interaction of centrogenic and chemoreflex control of breathing during oxygendeficiency at rest. Acta physiol. scand. (Stockh.) 12, 1 (Suppl. 38) (1946). — BLACKMAN, F.: Optimum and limiting factors. Ann. of Bot. 19, 281 (1905). — BLOOD, F. R., R. V. ELLIOT and F. E. D'AMOUR: The physiology of the rat in extreme anoxia. Amer. J. Physiol. 146, 319 (1946). — BLOOD. F. R., R. M. GLOVER, J. B. HENDERSON and F. E. D'AMOUR: Relationship between hypoxia, oxygen consumption and body temperature. Amer. J. Physiol. 156, 62 (1949). — BOYCOTT, A., E., and J. S. HALDANE: The effects of atmospheric pressure on respiration. J. of Physiol. 37 355 (1908). — BROWN, E. B., G. S. CAMPBELL, M. N. JOHNSON, A. HEMINGWAY and M. B. VISSCHER: Changes in response to inhalation of CO_2 before and after 24 hours of hyperventilation in man. J. Appl. Physiol. 1, 333 (1948). — BUNGE, J.: Tierexperimenteller Beitrag zur Frage „Höhenkrampf und Lufttemperatur". Luftfahrtmed. 6, 127 (1942).

CAMPBELL, J. A.: Oxygen acclimatization. J. of Physiol. 62, 211 (1927). ~ Further observations on O_2-acclimatization. J. of Physiol. 63, 325 (1927). ~ Oxygen-want and its alleviation. Lancet 1938 I, 914. — CHEVILLARD, L., et A. MAYER: Recherches sur l'influence de la tension d'oxygène sur les échanges. III. Influence de la tension de l'oxygène contenu dans l'air inspiré sur les echanges gazeux de la souris. Ann. de Physiol. 11, 225 (1935). — CHRISTENSEN, E. H.: Das Herzminutenvolumen. Erg. Physiol. 39, 348 (1937). — CHRISTENSEN, E. H., u. W. H. FORBES: Der Kreislauf in großen Höhen. Skand. Arch. Physiol. (Berl. u. Lpz.) 76, 75 (1937). — CHRISTENSEN, E. H., u. A. KROGH: Fliegeruntersuchungen. I. Mitt. Skand. Arch. Physiol. (Berl. u. Lpz.) 73, 17 (1936). ~ Fliegeruntersuchungen. II. Mitt. Die Wirkung niedriger O_2-Spannung auf Höhenflieger. Skand. Arch. Physiol. (Berl. u. Lpz.) 73, 145 (1936). — CLARK jr., R. T., and A. B. OTIS: Comparative studies on acclimatization of mice to carbon monoxide and to low oxygen. Amer. J. Physiol. 169, 285 (1952).

DENZER, H. W.: Comparative altitude physiology of animals. German Aviation Medecine, World War II. Bd. I. Washington: U.S. Government Printing Office 1950. — DICHMANN, A.: Untersuchungen über den Gasstoffwechsel bei Atmung sauerstoffarmer Luftgemische. Diss. Freiburg 1939. — DILL, D. B., E. H. CHRISTENSEN and H. T. EDWARDS: Gas equilibria in the lungs at high altitudes. Amer. J. Physiol. 115, 530 (1936). — DILL, D. B., H. T. EDWARDS, E. V. NEWMAN u. R. MARGARIA: Analysis of recovery from anaerobic work. Arbeitsphysiologie 9, 299 (1937). — DILL, D. B., H. T. EDWARDS, S. ROBINSON, H. A. ARMSTRONG and J. W. HEIM: Pulmonary gaseous exchanges at low barometric pressure and in air mixed with nitrogen. J. Aviation med. 10, 3 (1939). — DILL, D. B., A. FÖLLING, S. A. OBERG, A. M. PAPPENHEIMER jr. and J. H. TALBOTT: Adaptations of the organism to changes in oxygen pressure. J. of Physiol. 71, 47 (1931). — DILL, D. B., T. H. TALBOTT and W. V. CONSOLAZIO: Blood as a physicochemical system. XII. The blood of standard men at high altitude. J. of Biol. Chem. 118, 649 (1937). — DÖRING, H.: Über das Verhalten der kreisenden Plasma- und Gesamtblutmenge im Unterdruck. Luftfahrtmed. 4, 138 (1940). — DOUGLAS, C. G., C. R. GREENE and F. G. KERGIN: The influence of ammonium chloride on adaptation to low barometric pressures. J. of Physiol. 78, 404 (1933). — DOUGLAS, C. G., J. S. HALDANE, Y. HENDERSON and E. C. SCHNEIDER: Physiological observations made on Pike's Peak, Colorado, with special reference to adaptation to low barometric pressures. Philosophic. Trans. Roy. Soc. Lond., Ser. B 203, 185 (1913). — DURIG, A.: Über Aufnahme und Verbrauch von Sauerstoff bei Änderung seines Partiardruckes in der Alveolarluft. Arch. f. Anat. 1903, Suppl. 209 (1903). — DURIG, A. u. Mitarb.: Physiologische Ergebnisse der im Jahre 1906 durchgeführten Monte Rosa-Expedition. Denkschr. Akad. Wiss. Wien, Mat.-naturwiss. Kl. 86 (1909).

EDWARDS, H. T.: Lactic acid in rest and work at high altitude. Amer. J. Physiol. 116, 367 (1936). — EGGLETON, M. G., and C. LOVATT EVANS: Lactic acid formation and removal with change of blood reaction. J. of Physiol. 70, 261 (1930). — EHRLICH, P.: Das Sauerstoffbedürfnis des Organismus. Berlin 1885. — ELLIS, M. M.: Respiratory volumes of men during short exposures to constant low oxygen tensions attained by rebreathing. Amer. J. Physiol. 50, 267 (1919/20). — EWIG, W., u. K. HINSBERG: Kreislaufstudien im Hochgebirge.

Klin. Wschr. **1930** II, 1812. ~ Kreislaufstudien. III. Beobachtungen im Hochgebirge. Z. klin. Med. **115**, 732 (1931).
FAZEKAS, J. F., F. A. D. ALEXANDER and A. E. HIMWICH: Tolerance of newborn to anoxia. Amer. J. Physiol. **134**, 281 (1941). — FENN, W. O., H. RAHN and A. OTIS: A theoretical study of the composition of the alveolar air at altitude. Amer. J. Physiol. **146**, 637 (1946). — FITZGERALD, M. P., and J. S. HALDANE: The changes in the breathing and the blood at various high altitudes. Philosophic. Trans. Roy. Soc. Lond. **203**, 351 (1913). — FLEISCH, A.: Die Atmungsmechanik bei vermindertem Luftdruck. Pflügers Arch. **214**, 595 (1926). — FLÜCKIGER, E.: Störung der Thermoregulation nach Adrenalektomie. Acta endocrinol. (Copenh.) **12**, 23 (1953). — FLÜCKIGER, E., u. F. VERZÁR: Senkung und Restitution der Körpertemperatur bei niedrigem atmosphärischem Druck und der Einfluß von Thyreoidea, Hypophyse und Nebenniere auf dieselbe. Helvet. physiol. Acta **10**, 349 (1952). — FRANK, E., u. K. WEZLER: Der Gaswechsel im O_2-Mangel bei Behaglichkeitstemperatur. Pflügers Arch. **250**, 320 (1948). — FRÉDÉRICQ, L.: Influence des variations de la composition centésimale de l'air sur l'intensité des échanges respiratoires. C. r. Acad. Sci. Paris **99**, 1124 (1884). ~ La théorie de la diffusion suffit à expliquer les echanges gazeux de la respiration. Arch. internat. Physiol. **10**, 391 (1911). — FRIEDLÄNDER, C., u. E. HERTER: Über die Wirkung des Sauerstoffmangels auf den tierischen Organismus. Z. physiol. Chem. **3**, 19 (1879).
GAARDER, T.: Über den Einfluß des Sauerstoffdruckes auf den Stoffwechsel. I. Nach Versuchen an Mehlwurmpuppen. Biochem. Z. **89**, 48 (1918). ~ Über den Einfluß des Sauerstoffdruckes auf den Stoffwechsel. II. Nach Versuchen an Karpfen. Biochem. Z. **89**, 94 (1918). — GELLHORN, E.: Oxygen deficiency carbon dioxide and temperature regulation. Amer. J. Physiol. **120**, 190 (1937). — GELLHORN, E., and A. JANUS: The influence of partial pressure of O_2 on body temperature. Amer. J. Physiol. **116**, 327 (1936). — GESELL, R., and A. B. HERTZMANN: The regulation of respiration. XI. Effects of changes in alveolar oxygen pressure on tissue acidity and blood acidity. Amer. J. Physiol. **82**, 591 (1927). — GESELL, R., H. KRUEGER, H. NICHOLSON, O. BROMFIELD and M. PELECOVICH: A comparison of the response of the anesthetized dog to lowered alveolar oxygen during uniform artificial ventilation and during normally controlled ventilation. Amer. J. Physiol. **100**, 201 (1932). — GIAJA, J.: Sur l'analyse de la fonction de calorification de l'homéotherme par la depression barométrique. C. r. Soc. Biol. Paris **127**, 1355 (1938). — GOEBEL, A., H. K. FUKAS, W. KLANTE u. H. IMDAHL: Sauerstoffverbrauch und Körpertemperatur von Ratten im Sauerstoffmangel. Z. exper. Med. **117**, 384 (1951). — GOEBEL, A., u. W. KLANTE: Sauerstoffverbrauch und Gewebstemperatur bei Kaninchen und Katzen im Sauerstoffmangel. Z. exper. Med. **121**, 84 (1953). — GOLLWITZER-MEIER, KL.: Anoxämie und Kreislauf. Pflügers Arch. **220**, 434 (1928). — GOLLWITZER-MEIER, KL., u. E. SIMONSON: Milchsäurebeseitigung und Sauerstoffverbrauch bei körperlicher Arbeit. Klin. Wschr. **1929** II, 1445. — GRAY, J. S.: Pulmonary ventilation and its physiological regulation. Springfield, Ill. 1949. — GREGG, H. W., B. R. LUTZ and E. C. SCHNEIDER: Compensatory reactions to low oxygen. Amer. J. Physiol. **50**, 302 (1919/20). — GROLLMAN, A.: Physiological variations of the cardiac output of man. VII. The effect of high altitude on the cardiac output and its related functions: an account of experiments conducted on the summit of Pike's Peak, Colorado. Amer. J. Physiol. **93**, 19 (1930). — GROSS, F., e H. W. ROMBERG: Ricerche sull'effetto contemporaneo del freddo e della mancanza di ossigeno sull'nomo I Communicazione: Il lancio con paracadute da grandi altezza a temperatura bassa e dopo raffreddamento. Riv. Med. aeronaut. **15**, 212 (1952).
HAGGARD, H. W., and Y. HENDERSON: How oxygen deficiency lowers the blood alkali. J. of Biol. Chem. **43**, 15 (1920). — HALDANE, J. S., J. C. MEAKINS and J. G. PRIESTLEY: The respiratory response to anoxaemia. J. of Physiol. **52**, 420 (1919). — HALDANE, J. S., and E. P. POULTON: The effects of want of oxygen on respiration. J. of Physiol. **37**, 390 (1908). — HAMMARSTEN, O.: Die Gase der Hundelymphe. Ber. sächs. Ges. Wiss. **1871**. — HAMON, FR., S. KOLODNY et A. MAYER: Recherches sur l'influence de la tension d'oxygène sur les echanges. II. Influence de la vie à basse tension d'oxygène sur les echanges du Lapin. Ann. de Physiol. **11**, 211 (1935). — HANN, J.: Pulsfrequenz und Blutdruck bei Unterbrechung der Sauerstoffzufuhr in großen Höhen (Zeitreserveversuch). Luftfahrtmed. **4**, 318 (1940). — HARTMANN, H.: Experimentell-physiologische Untersuchungen auf der Deutschen Himalaya-Expedition 1931. Z. Biol. **93**, 391 (1933). ~ Die Wirkung der Höhenanpassung auf das Verhalten von Puls und Muskelkraft bei Sauerstoffmangel. Luftfahrtmed. **1**, 2 (1937). — HARTMANN, H., G. HEPP u. U. C. LUFT: Physiologische Beobachtungen am Nanga Parbat 1937—1938. Luftfahrtmed. **6**, 1 (1941). — HARTMANN, H., u. A. v. MURALT: Pulsfrequenz und Höhenanpassung. Acta aerophysiol. **1**, 38 (1934). — HASSELBALCH, K. A., u. J. LINDHARD: Zur experimentellen Physiologie des Höhenklimas. Biochem. Z. **68**, 265, 295 (1915). — HEMINGWAY, A., and G. G. NAHAS: Effect of varying degrees of hypoxia on temperature regulation. Amer. J. Physiol. **170**, 426 (1952). ~ Effect of hypoxia on the metabolic response to cold. J. Appl. Physiol. **5**, 267 (1952/53). — HENDERSON, Y.: Adven-

tures in respiration. Modes of asphyxiation and methods of resuscitation. Baltimore 1938. — HENDERSON, Y., and L. A. GREENBERG: Acidosis: Acid intoxication or acarbia? Amer. J. Physiol. **107**, 37 (1934). — HENDERSON, Y., and H. W. HAGGARD: Low levels of CO_2 and alkali induced by ether. Their prevention and reversal. J. of Biol. Chem. **33**, 345 (1918). ~ The effects of excessive pulmonary ventilation. J. of Biol. Chem. **33**, 355 (1918). — HENDERSON, Y., and E. M. RADLOFF: The chemical control of breathing, as shown in the acid-base balance of the blood under progressive decrease of oxygen. Amer. J. Physiol. **101**, 647 (1932). — HENDERSON, Y., E. M. RADLOFF and L. A. GREENBERG: Anoxaemia, asphyscia and acidosis. Amer. J. Physiol. **105**, 49 (1933). — HENZE, M.: Über den Einfluß des Sauerstoffdrucks auf den Gaswechsel einiger Meerestiere. Biochem. Z. **26**, 255 (1910). — HERBST, R.: Der Einfluß des Sauerstoffmangels auf den Kreislauf. Luftfahrtmed. **1**, 20 (1937). ~ Über Anpassungsvorgänge des menschlichen Körpers an Sauerstoffmangel. Luftfahrtmed., Abh. **1**, 141 (1937). — HERBST, R., u. K. H. MANIGOLD: Das Verhalten von Kreislauf und Atmung bei Sauerstoffmangel. Arb.physiol. **9**, 166 (1936). — HILL, A. V.: Muscular activity. Baltimore 1926. — HINGSTON, R. W. G.: Physiological difficulties in the ascent of Mount Everest. Geogr. J. **64**, 504 (1924). — HÖFLER, W.: Untersuchungen über die Sauerstoffschuld nach Sauerstoffmangel. Erscheint in Kürze. 1957. — HORVATH, S. M., D. B. DILL and W. CORVIN: Effects on man of severe oxygen laek. Amer. J. Physiol. **138**, 659 (1942/43). — HOUSTON, C. S.: Amer. J. Physiol. **146**, 613 (1946). Zit. nach HOUSTON u. RILEY 1947. — HOUSTON, C. S., and R. L. RILEY: Respiratory and circulatory changes during acclimatization to high altitude. Amer. J. Physiol. **149**, 565 (1947). — HÜLNHAGEN, O.: Über Störungen der Wärmeregulation im akuten Sauerstoffmangel bei Kältebelastung. Luftfahrtmed. **9**, 16 (1944). — HUERKAMP, B., u. E. OPITZ: Die Blutgefäße des Augenhintergrundes bei höhenangepaßten Kaninchen. Pflügers Arch. **252**, 129 (1950). — HURTADO, A.: Studies at high altitude. Blood observations on the Indian natives of the Peruvian Andes. Amer. J. Physiol. **100**, 487 (1932). — HURTADO, A., and H. ASTE-SALAZAR: Arterial blood gases and acid-base balance at sea level and at high altitudes. J. Appl. Physiol. **1**, 304 (1948). — HURTADO, A., C. MERINO and E. DELGADO: Influence of anoxemia on the hemopoietic activity. Arch. Int. Med. **75**, 284 (1945).

JENSEN, KL., W. KRATZ u. W. SCHOEDEL: Periphere Kreislaufumstellung im akuten Sauerstoffmangel. Luftfahrtmed. **5**, 40 (1941). — JONGBLOED, J.: Acta aerophysiol. **1**, 45 (1922). Zit. nach OPITZ 1941. — JOUCK, K. TH.: Über Sauerstoffverbrauch und Wärmehaushalt im Sauerstoffmangel. Luftfahrtmed. **9**, 26 (1944).

KEILER, H.: Versuche über die Wirkung schneller Luftdruckerniedrigung an Tieren. Luftfahrtmed. **6**, 93 (1942). — KEMPNER, G.: Einfluß des O_2-Gehaltes der Luft auf die thierische Oxydation. Arch. f. Anat. **1884**, 396 (1884). — KERWIN, A. J.: Observations on the heart size of natives living at high altitudes. Amer. Heart J. **28**, 69 (1944). — KOTTKE, F. J., J. S. PHALEN, C. B. TAYLOR, M. B. VISSCHER and G. T. EVANS: Hypoxia and temperature regulation of mice, dogs and man. Amer. J. Physiol. **153**, 10 (1948). — KREIDL, A., u. A. NEUMANN: Über die Verlängerung der Zeit bis zum Auftreten terminaler Atmungen bei wiederholtem, unmittelbar aufeinanderfolgendem Aufenthalt eines Warmblüters im abgesperrten Luftraum. Pflügers Arch. **158**, 263 (1914). — KROGH, A.: The respiratory exchange of animals and man. London 1916.

LAUBENDER, W.: Über den Stoffwechsel im luftverdünnten Raume. II. Mitt. Verhalten von Blut und Leber. Biochem. Z. **165**, 427 (1925). — LILJESTRAND, G., u. E. ZANDER: Vergleichende Bestimmungen des Minutenvolumens des Herzens beim Menschen mittels der Stickoxydulmethode und durch Blutdruckmessung. Z. exper. Med. **59**, 105 (1928). — LINTZEL, W.: Über die Wirkung der Luftverdünnung auf Tiere. V. Mitt. Gaswechsel weißer Ratten. Ptlügers Arch. **227**, 693 (1931). — LOESCHCKE, H. H.: Die Grenzen der Kreislaufumstellung im akuten O_2-Mangelversuch. Luftfahrtmed. **7**, 1 (1942). — LOESCHCKE, H. H., U. C. LUFT u. E. OPITZ: Höhenanpassung am Jungfraujoch. IV. Mitt. Umstellung und Anpassung der Atmung in 3500 m Höhe und die Wirkung von NH_4Cl. Luftfahrtmed. **7**, 218 (1942). — LOEWY, A.: Zur Kenntnis der Erregbarkeit des Athemzentrums. Pflügers Arch. **47**, 601 (1890). ~ Über die Respiration und Circulation unter verdünnter und verdichteter, sauerstoffarmer und sauerstoffreicher Luft. Pflügers Arch. **58**, 409 (1894). ~ Untersuchungen über die Respiration und Circulation. Berlin 1895. ~ Physiologie des Höhenklimas. Berlin 1932. — LOEWY, A., u. G. CRONHEIM: Über das Verhalten der Leber unter Luftverdünnung. Biochem. Z. **185**, 287 (1927). — LOEWY, A., J. LOEWY u. L. ZUNTZ: Über den Einfluß der verdünnten Luft und des Höhenklimas auf den Menschen. Pflügers Arch. **66**, 477 (1897). — LUFT, U. C.: Die Höhenanpassung. Erg. Physiol. **44**, 256 (1941). ~ Alveolarluft nach plötzlicher Reduktion des Barometerdruckes. Schr. dtsch. Akad. Luftfahrtforsch. **7**, 52 (1943). — LUFT, U. C., u. G. CLAMANN: Zeitreserve des Menschen im Drucksturzversuch und Verhalten der O_2-Sättigung. Unveröffentlichter Bericht 1945. Zit. nach OPITZ 1950. — LUFT, U. C., G. CLAMANN and E. OPITZ: The latency of hypoxia on exposure to altitude above 50000 feet. J. Aviation Med. **22**, 117 (1951). — LUTZ, B. R., and E. C. SCHNEIDER: Alveolar air and respiratory volume at low oxygen tensions. Amer. J. Physiol. **50**, 280 (1919/20). — LUKJANOW, S.: Über die Aufnahme von Sauerstoff bei erhöhtem Procentgehalt desselben in der Luft. Z. physikal. Chem. **8**, 313 (1883).

MARGARIA, R.: La conduttivita elettrica della cute in funxione della temperature. Boll. Soc. ital. Biol. sper. **2**, 236 (1927). — MARGARIA, R., H. T. EDWARDS and D. B. DILL: The possible mechanisms of contracting and paying the oxygen debt and the rôle of lactic acid in muscular contraction. Amer. J. Physiol. **106**, 689 (1933). — MARGARIA, R., e L. FARAGLIA: Modificazioni della resistenza alla anossia provocate dalla variazione dell'equilibrio acido-base del sangue. Boll. Soc. ital. Biol. sper. **15**, 1096 (1940). — MATHEWS, B.: Limiting factors at high altitude. Proc. Roy. Soc. Lond., Ser. B **143**, 1 (1955). — MERINO, C. F.: Blood **5**, 1 (1950). Zit. nach STICKNEY u. VAN LIERE 1953. — MERKER, H., u. E. OPITZ: Die Gefäße der Pia mater höhenangepaßter Kaninchen. Pflügers Arch. **251**, 117 (1949). — MERKER, H., u. M. SCHNEIDER: Über Capillarveränderungen des Gehirns bei Höhenanpassung. Pflügers Arch. **251**, 49 (1949). — MEYERHOF, O.: Über die Energieumwandlungen im Muskel. II. Das Schicksal der Milchsäure in der Erholungsperiode. Pflügers Arch. **182**, 284 (1920). — MISSIURO, W., S. NIEMIERKO, A. PERLBERG u. B. PAWLAK: Über Kompensationsprozesse im Ruhe- und Tätigkeitszustand und bei vermindertem O_2-Druck. Arb.physiol. **10**, 561 (1939). — MONGE, C.: Chronic mountain siekness. Physiologic. Rev. **23**, 166 (1943). — MOORE, C., and D. PRICE: A study at high altitude of reproduction, growth, sexual maturity, and organ weights. J. of Exper. Zool. **108**, 171 (1948).

NEUROTH, G.: Die Hauttemperatur im Dienste der Wärmeregulation. Pflügers Arch. **250**, 396 (1948). — NEWMAN, E. V.: Distribution of lactic acid between blood and muscle of rats. Amer. J. Physiol. **122**, 359 (1938). — NEWMAN, E. V., D. B. DILL, H. T. EDWARDS and F. A. WEBSTER: The role of lactic acid removal in exercise. Amer. J. Physiol. **118**, 457 (1937).

OPITZ, E.: Über akute Hypoxie. Erg. Physiol. **44**, 315 (1941). ∼ General physiology of oxygen deficiency in German Aviation Medecine. World War II. Washington D. C. 1950. — OPITZ, E., u. M. SCHNEIDER: Über die Sauerstoffversorgung des Gehirns und den Mechanismus von Mangelwirkungen. Erg. Physiol. **46**, 126—260 (1950). — OPITZ, E., u. W. THORN: Überlebenszeit und Erholungszeit des Warmblütergehirns unter dem Einfluß der Höhenanpassung. Pflügers Arch. **251**, 369 (1949). — OPITZ, E., u. O. TILMANN: Experimentelle Untersuchungen über das Verhalten des Blutkreislaufs und der Atmung im Unterdruck. I. Luftfahrtmed. **1**, 69 (1937). ∼ Experimentelle Untersuchungen über das Verhalten des Blutkreislaufs und der Atmung im Unterdruck. II. Das Verhalten des arteriellen und venösen Blutdruckes im Unterdruck. Luftfahrtmed. **1**, 101 (1937). ∼ Experimentelle Untersuchungen über das Verhalten des Blutkreislaufes und der Atmung im Unterdruck. IV. Atmung und Blutgase im Unterdruck. Luftfahrtmed. **2**, 94 (1938).

PETERS, J. P., and D. D. VAN SLYKE: Quantitative clinical chemistry. Baltimore 1931. 2. Aufl. Baltimore 1946. — PFLÜGER, E.: Über die Ursachen der Athembewegungen, sowie der Dyspnoe und Apnoe. Pflügers Arch. **1**, 61 (1868). ∼ Die Gase des Speichels. Pflügers Arch. **1**, 686 (1868). ∼ Die Gase der Sekrete. Pflügers Arch. **2**, 156 (1869). ∼ Über die Diffusion des Sauerstoffs, den Ort und die Gesetze der Oxydationsprozesse im thierischen Organismus. Pflügers Arch. **6**, 43 (1873). — PICHOTKA, J.: Das physiologische Experiment in der Medizin-Meteorologischen Forschung. Med. Meteorol. H. **11**, 54 (1956). — PICHOTKA, J., O. CREUTZFELDT u. W. HÖFLER: Das Verhalten der Körpertemperatur im Sauerstoffmangel. Arch. exper. Path. u. Pharmakol. **225**, 314 (1955). ∼ Die Bewegungen von Körpertemperatur und Sauerstoffaufnahme beim Wechsel zwischen normalen und erniedrigten O_2-Spannungen. Arch. exper. Path. u. Pharmakol. **225**, 323 (1955). ∼ Die Bewegungen der Körpertemperatur und der Sauerstoffaufnahme bei veränderlicher Wärmeabgabe im Sauerstoffmangel. Arch. exper. Path. u. Pharmakol. **225**, 335 (1955). — PICHOTKA, J., u. TH. LUTHARDT: Die Abhängigkeit der O_2-Aufnahme von der O_2-Spannung beim Meerschweinchen. Erscheint in Kürze. (1957).

QUIMBY, F. H., N. E. PHILIPS, D. B. CARY and R. MORGAN: Effect of humidity on the change in body temperature during exposures to low atmospheric pressures. Amer. J Physiol. **161**, 312 (1950).

RAHN, H., and A. OTIS: Alveolar air during simulated flight to high altitudes. Amer. J. Physiol. **150**, 202 (1947). ∼ Man's respiratory response during and after acclimatization to high altitude. Amer. J. Physiol. **157**, 445 (1949). — RANKE, O. F.: Das Verhalten der Vasomotoren und des Herzens im Unterdruck. Luftfahrtmed. **1**, 120 (1937). — REGNAULT, V., et J. REISET: Recherches chimiques sur la respiration des animaux. Ann. de Chim. **26**, 299 (1849). — REISS, M.: Das Verhalten des Stoffwechsels bei der Erstickung neugeborener Ratten und Mäuse. Z. exper. Med. **79**, 343 (1931). — REISS, M., u. F. HAUROWITZ: Über das Verhalten junger und alter Tiere bei Erstickung. Klin. Wschr. **1929 I**, 743. — REISSMANN, K. R.: Blood volume in the dog during altitude acclimatization. Amer. J. Physiol. **167**, 52 (1951). — REISSMANN, K. R., W. L. BURKHARDT and B. HOELSCHER: Blood Destruction in the Polycythemia Induced by Hypoxia. Blood **7**, 337 (1952). Zit. nach STICKNEY u. VAN LIERE1953. — ROSENTHAL, J.: Untersuchungen über den respiratorischen Stoffwechsel. I. Arch. f. Anat. **1902**, 167. ~ II. Arch. f. Anat. **1902** Suppl. S. 278. — ROTHSCHUH, K. E.: Zur Frage eines „Sparstoffwechsels" bei kurzdauerndem O_2-Mangel. Pflügers Arch. **249**, 175 (1947). — ROTTA, A.: Rev. argent. Cardiol. **10**, 186 (1943). ~ Physiologic condition of the heart in the natives of high altitudes. Amer. Heart J. **33**, 669 (1947). Zit. nach STICKNEY u. VAN LIERE 1953. — ROTTA, A., A. MIRANDA u. R. CHAVEZ: Zitiert nach A. HURTADO, Internat. Symposion über Höhenbiologie. Lima 1949. — RÜHL, A.: Über den Arbeitsstoffwechsel bei Sauerstoffmangel. Luftfahrtmed. **1**, 241 (1937).

SAINT-MARTIN, C. DE: Recherches sur l'intensité des phénomènes chimiques de la respiration dans les atmosphères suroxygénées. C. r. Acad. Sci. Paris **98**, 241 (1884). — SCHATERNIKOFF, M.: Zur Frage über die Abhängigkeit des O_2-Verbrauches von dem O_2-Gehalt in der einzuathmenden Luft. Arch. f. Anat. **1904**, 135 Suppl. (1904). — SEGUIN, A., et A. LAVOISIER: Premier mémoire sur la respiration des animaux. Memoires de l'Acad. des sci. Anneé 1789, p. 185. — SINGER, W.: Über den Schuldsauerstoff bei Höhenanoxaemie. Z. exper. Med. **78**, 712 (1931). — SPECK, C.: Physiologie des menschlichen Atmens. Leipzig 1892. — STICKNEY, J. S., and E. J. VAN LIERE: Acclimatization to low oxygen tension. Physiologic. Rev. **33**, 13 (1953). — STRASSBURG, G.: Die Topographie der Gasspannungen im tierischen Organismus. Pflügers Arch. **6**, 65 (1872). — STRUGHOLD, H.: In RUFF-STRUGHOLD, Grundriß der Luftfahrtmedizin, 1. Aufl. Leipzig 1938. 2. Aufl. Leipzig 1944. ~ Hypoxydose. Klin. Wschr. **1944 I**, 221.

TALBOTT, J. H.: Studies at high altitude II. Morphology and oxygen combining capacity of the blood. Fol. haemat. (Lpz.) **55**, 23 (1936). — TALENTI, C.: Variazioni della respirazione a bassa pressione barometrica ed in ambiente a basso centenuto di ossigeno. Riv. Med. aeronaut. **2**, 209 (1939). — TERRAY, P. v.: Über den Einfluß des Sauerstoffgehalts der Luft auf den Stoffwechsel. Pflügers Arch. **65**, 393 (1897). — THUNBERG, T.: Der Gasaustausch einiger niederer Tiere in seiner Abhängigkeit vom Sauerstoffpartiardruck. Skand. Arch. Physiol. (Berl. u. Lpz.) **17**, 133 (1905).

VERZÁR, F.: Dauerakklimatisation an große Höhen. Bull. schweiz. Akad. med. Wiss. **7**, 26 (1951). — VIAULT, F.: Augmentation du nombre des globules rouges chez les habitants des hauts plateaux de l'Amérique du Sud. C. r. Acad. Sci. Paris **111**, 917 (1890).

WANG, S. I., H. WIRZ u. F. VERZÁR: Die O_2-Sättigung des arteriellen Blutes bei Mensch und Kaninchen auf 1800 m u. M. und ihr Zusammenhang mit der Erythrocytenzunahme. Schweiz. med. Wschr. **1951**, 82. — WARBURG, O., u. F. KUBOWITZ: Atmung bei sehr kleinen Sauerstoffdrucken. Biochem. Z. **214**, 5 (1929). — WARD, R. O.: Alveolar air on Monte Rosa. J. of Physiol. **37**, 378 (1908). — WEINBERGER, L. M., M. H. GIBBON and J. H. GIBBON: Temporary arrest of the circulation to the central nervous system. I. Physiological effects. Arch. of Neur. **43**, 615 (1940). ~ II. Pathological effects. Arch. of Neur. **43**, 961 (1940). — WEZLER, K., u. A. BÖGER: Die Dynamik des arteriellen Systems. Der arterielle Blutdruck und seine Komponenten. Erg. Physiol. **41**, 292 (1939). — WEZLER, K., u. E. FRANK: Der Kreislauf im Sauerstoffmangel bei Behaglichkeitstemperatur. Pflügers Arch. **250**, 249 (1948). — WILBRANDT, W., u. H. SOMMER: Zusammensetzung der Alveolarluft und Atmungsumstellung im Hochgebirge. Klima-physiologische Untersuchungen in der Schweiz, Teil 1. Herausgeg. von A. v. MURALT. Helvet. physiol. Acta, Suppl. **3**, 177 (1944). — WILBRANDT, W., R. WILBRANDT u. B. STEINMANN: Der Gaswechsel beim Übergang in größere Höhen. Pflügers Arch. **240**, 698 (1938). — WINSLOW, C.-E. A., and L. P. HERRINGTON: Temperature and human life. Princeton 1949. — WINTERSTEIN, H.: Neue Untersuchungen über die physikalisch-chemische Regulierung der Atmung. Biochem. Z. **70**, 45 (1915). — WOLLHEIM, E.: Die zirkulierende Blutmenge und ihre Bedeutung für Kompensation und Dekompensation des Kreislaufs. Z. klin. Med. **116**, 269 (1931).

ZUNTZ, N., A. LOEWY, F. MÜLLER u. W. CASPARI: Höhenklima und Bergwanderungen in ihrer Wirkung auf den Menschen. Berlin 1906.

Die Pathologie
der cellulären und geweblichen Oxydationen.
Die Hypoxydosen.

Von

F. BÜCHNER-Freiburg i. Br.

Mit 50 Abbildungen.

In unserem Beitrag über die Pathologie der cellulären und geweblichen Oxydationen wollen wir systematisch die Frage untersuchen, ob es krankhafte Phänomene gibt, die nur als die Folge einer allgemeinen oder einer örtlichen Insuffizienz der oxydativen Prozesse verstanden werden können oder doch überwiegend auf eine solche zurückgeführt werden müssen. Wir haben gleichzeitig die Frage zu prüfen, ob in der Pathologie des Menschen, aber auch in der anderer Vertebraten, ja der Organismen überhaupt, Störungen der Oxydationen ein besonderes und wichtiges pathogenetisches Prinzip darstellen, und ob sie von anderen pathogenetischen Prinzipien klar abgegrenzt werden können. Dabei müssen wir vor allem fragen, ob die hier zu erörternden Phänomene von den seit langem in der Pathologie herausgearbeiteten Durchblutungsstörungen und ihren Folgen unterschieden werden können.

Durchblutungsstörungen und ihre Auswirkungen an den Strukturen sind für das Verständnis zahlreicher pathologisch-morphologischer Veränderungen von grundlegender Bedeutung. In ihrer Erforschung standen zunächst die Beobachtungen über *Thrombose* und *Embolie* sowie deren Folgen ganz im Vordergrund. Als erster konnte JOHN HUNTER (1793) die Häufigkeit der intravitalen Blutpfropfbildung bei der damals sog. Aderlaßphlebitis betonen. Im Bewußtsein, daß hier ein wichtiges pathogenetisches Prinzip gefunden war, hat dann CRUVEILHIER (1826) den Satz geschrieben: «La phlébite domine toute la pathologie.» Aber erst VIRCHOW konnte 1847 die allgemeine Pathologie der Thrombose und Embolie exakt begründen und zur Anerkennung bringen. Insbesondere hat er gezeigt, daß Thrombose und Embolie häufig durch Ischämie zur umschriebenen Totalnekrose, also zu Brand und Infarkt, führen.

VIRCHOW (1854) hat neben der Wirkung der thrombotisch-embolischen die der *spastischen Ischämie* als ein weiteres pathogenetisches Prinzip erkannt. Ihre Folge sieht er allerdings fast ausschließlich in einer verminderten Funktion. Daß die spastische Ischämie auch zu Nekrosen führen kann, wird erst durch v. RECKLINGHAUSEN (1883) am Beispiel des RAYNAUDschen symmetrischen Extremitätenbrandes betont.

Unserem besonderen Gegenstand nähern wir uns aber erst, wenn wir uns die Grundgedanken der RICKERschen Relationspathologie (1905, 1924) an einigen Beispielen in Erinnerung rufen. Zum ersten Male im Bereiche der allgemeinen Pathologie betont RICKER (1924) für die Breite des Physiologischen die enge Koppelung zwischen dem Nährstoff- und Sauerstoffbedarf des Gewebes und der

Durchblutungsintensität in den Organen. Für die Pathologie nimmt er dementsprechend am Beispiel der Hyperplasie der Niere, der glatten Muskulatur und des Herzmuskels eine strenge Beziehung zwischen vermehrter Funktion, erhöhter Durchblutung, Steigerung des Stoffwechsels und Zuwachs des Stoff- und Strukturbestandes an. Das Gegenbild findet er bei den Hypoplasien verwirklicht. Was RICKER hier für die Stoffwechselfunktion des Kreislaufs und die Einheit von Stoffwechsel- und Durchblutungsintensität grundsätzlich erfaßt hat, wurde unabhängig von ihm in ausgedehnten Experimenten eine fundamentale Erkenntnis der Physiologie (vgl. BARCROFT 1914, W. R. HESS 1930, REIN 1941). Nach diesen Untersuchungen besteht nicht nur eine erstaunliche Übereinstimmung von Herzminutenvolumen und Sauerstoffverbrauch des Organismus[1], auch für das Einzelorgan konnte diese Proportionalität von Stoffwechsel und Durchblutung nachgewiesen werden, z. B. für die Herzenergetik und die ihr zugeordnete Coronardurchblutung[2]. Ebenso besteht im Skeletmuskel bei rhythmischen, nicht bei tetanischen Kontraktionen eine mit wachsendem Sauerstoff- und Energiebedarf linear ansteigende Durchblutungszunahme, die erst bei maximaler Sauerstoffaufnahme unvollkommen wird[3].

Hätte RICKER seine Gedankengänge über die Verbindung von Stoffwechsel und Durchblutung geradlinig weiterverfolgt, so wäre er wahrscheinlich unmittelbar auf das Problem der Strukturstörungen durch Hemmung der Oxydationen gestoßen. Da er aber von der Auffassung durchdrungen war, daß alle krankmachenden Faktoren primär an den nervösen Strukturen, besonders an denen des Gefäßsystems, ansetzen und durch abnorme nervöse Regulationen der Durchblutung zur Auswirkung kommen, hat er mit seinen Mitarbeitern gerade diejenigen Phänomene unter das nach ihm beherrschende Prinzip der neuralen Durchblutungsstörungen unterzuordnen versucht, an denen ihm am ersten das Problem der unmittelbaren Störungen des oxydativen Stoffwechsels hätte begegnen müssen: die Phänomene der toxisch ausgelösten Parenchymnekrosen. So hat RICKER z. B. auf Grund experimenteller Untersuchungen[4] bei der Quecksilber- und der Vinylaminvergiftung für die Nekrosen des tubulären Nierenepithels nachzuweisen versucht, daß diese Gifte primär durch krankhafte Reizwirkung am Strombahnnervensystem und durch eine dadurch verursachte Prästase und Stase pathogen werden und eine Nekrose des Epithels verursachen. Ausdrücklich lehnt RICKER die Vorstellung von einer direkten Wirkung dieser Gifte auf die Epithelien des Nephron ab. Inzwischen ist aber durch neueste Experimente von STAEMMLER (1956) gezeigt, daß kolloidale Quecksilberlösung nach intrakardialer oder intraperitonealer Injektion unmittelbar von den Epithelien der Hauptstücke des Nephron gespeichert wird und an diesen ihren primären Angriffspunkt hat.

Auch für die toxischen Verfettungen und Nekrosen der Leber durch Phosphor[5], Jodoform und Arsen[6] sowie durch Chloroform[7] haben RICKER und seine Mitarbeiter neural verursachte Änderungen an der peripheren Strombahn der Leber als Ursache angenommen und in den Vordergrund der pathogenetischen Erwägungen gerückt.

Wir werden uns später noch ausführlicher mit diesen Befunden auseinandersetzen. Hier war es nur wichtig zu betonen, daß RICKER in seiner Neuralpathologie

---

[1] CHRISTENSEN 1937.
[2] HOCHREIN und J. KELLER 1931, REIN, GOLLWITZER-MEIER, KROETZ und KRÜGER 1931, 1938, 1951, ALELLA 1954.
[3] CH. J. KELLER, LOESER und REIN 1930, BAINBRIDGE 1931, KRAMER 1941.
[4] ELBE 1905, WEILER 1913, STRACHE 1920.
[5] TISCHNER 1904.   [6] ELBE 1899.   [7] LÖFFLER 1928.

unmittelbare Stoffwechselstörungen, insbesondere solche des oxydativen Stoffwechsels, an den Parenchymen und an den übrigen Strukturen des Organismus nicht kennt, und daß er sie alle dem neuralen Prinzip unterzuordnen sucht. Bis in die jüngste Zeit sind viele diesen Gedankengängen RICKERS gefolgt, zumal sie auf dem Gebiete der Entzündungslehre wichtige Anregungen vermittelt haben.

Inzwischen haben aber die Arbeiten von WARBURG, H. WIELAND, KEILIN, THEORELL, KREBS u. a. mehr und mehr die Biochemie der Atmungsprozesse an den Zellen und Geweben aufgeklärt (vgl. den Beitrag von OPITZ† und LÜBBERS in diesem Bande). Durch diese Forschungen war die Physiologie des oxydativen Stoffwechsels neben der Physiologie des Kreislaufs in den Vordergrund der Biologie getreten[1]. So mußte sich dem Pathologen die Frage stellen, ob denn die differenzierten Parenchymstrukturen und andere Strukturen des Organismus nur auf dem Umwege über thrombotisch-embolische, spastische und neurale Durchblutungsstörungen bis zu reversiblen und irreversiblen Strukturveränderungen geschädigt, oder ob nicht in vielen Fällen solche Strukturschäden allein oder überwiegend durch unmittelbare Hemmung der Oxydationen hervorgerufen werden können. Die Frage nach der *Wirkung der Hypoxydosen als pathogenetisches Prinzip* (STRUGHOLD 1938, 1944) war damit zur Erörterung gestellt (s. BÜCHNER 1936—1956).

Daß durch exogenen Sauerstoffmangel infolge Luftverdünnung mehr oder minder schwere *Funktionsänderungen* und *Funktionsstörungen* ausgelöst werden, haben schon die klassischen Studien von PAUL BERT (1878) und die um die Jahrhundertwende einsetzenden Forschungen der Höhenphysiologie ergeben[2]. Freilich trat in dieser Forschung die morphologische Pathologie zunächst ganz zurück. So findet sich bei BERT nur der lakonische Satz: «L'autopsie ne montre guère des résultats intéressants.» Aber durch die Untersuchungen von LEWINSTEIN (1897) und von SCHRÖTTER (1902) kam auch die Frage nach den Strukturveränderungen durch Sauerstoffmangel im Unterdruck in Fluß. Und in zahlreichen weiteren Experimenten sowie in Untersuchungen nach Höhentod des Fliegers wurde dieses Problem der Höhenpathologie systematisch durchgearbeitet[3].

Im allgemeinen beschränkten sich diese Arbeiten auf das spezielle Problem der Parenchymschäden durch exogenen Sauerstoffmangel im Unterdruck und bei sauerstoffarmer Gemischatmung. Einzelne Untersucher haben jedoch diese Studien von vornherein im Hinblick auf die grundsätzliche pathogenetische Bedeutung der Insuffizienz des oxydativen Stoffwechsels unternommen und ausgeweitet (BÜCHNER und Mitarbeiter seit 1933). Aber auch schon vorher war das pathogenetische Denken in der Analyse einzelner Phänomene auf die Oxydationshemmung als pathogenetisches Prinzip gestoßen. Dies sei mit einigen Beispielen belegt:

Dem Bilde der zentralen Verfettung des Leberparenchyms bei Anämien hat RÖSSLE schon 1907 unter Hinweis auf Gedankengänge von RIBBERT (1897) die folgende Deutung gegeben: „Die Anämie ist die Vorbedingung für die zentrale Verfettung. Man wird ihre Ursache darin zu erblicken haben, daß die roten Blutkörperchen schon in den Außenzonen des Leberläppchens ihres meisten

---
[1] Vgl. z. B. von BERTALANFFY 1952, K. LANG 1952.
[2] LOEWY 1895, MOSSO 1899, 1901, ZUNTZ und DURIG 1903, BARCROFT 1914, HENDERSON 1941, OPITZ 1942, LUFT 1942 u. a.
[3] MARTIN, LOEVENHART und BUNTING 1918, CAMPBELL 1927ff., ROSIN 1927, 1928, 1937, BÜCHNER und LUFT 1936, BÜCHNER 1936, 1937, 1939, 1940, 1942, 1944/49, 1948, 1950, 1956, LUFT 1937, ULRICH 1938, WG. ROTTER 1938, ROULET 1938, DELLAPORTA 1939, MERK 1940, ALTMANN und SCHUBOTHE 1942, PICHOTKA 1942, E. MÜLLER und WG. ROTTER 1942, TROWELL 1943, 1946, SZABADY 1944, KRITZLER 1944, ALTMANN 1946/49, TITRUD und HAYMAKER 1947, HANZON 1952 u. a.

Sauerstoffs beraubt werden. Die zentralen Leberzellen, welche mit herabgesetzter Oxydation arbeiten müssen, verfetten. Alle Prozesse, welche dieses Defizit in der O_2-Übertragung bedingen oder unterstützen, müssen in der Ätiologie der zentralen Verfettung in Betracht kommen. Dies ist in der Tat in ausgezeichneter Weise der Fall."

In einer Arbeit über die symmetrischen Nekrosen des Globus pallidus und anderer grauer Hirnbezirke nach Kohlenoxydvergiftung hatte HILLER (1924), noch ganz im Sinne von RICKER, seine Befunde folgendermaßen interpretiert: „Wir müssen uns vorstellen, daß das Kohlenoxyd die Kontraktilität der Gefäßwände aufs Schwerste geschädigt und daß sich jener Zustand gebildet hat, den RICKER als sog. Prästase formuliert hat." Zwei Jahre später hat A. MEYER (1926) dieser Auffassung von HILLER entgegengehalten: „Es ist von HILLER nicht genügend berücksichtigt worden, daß es sich bei der CO-Vergiftung um ein Blut handelt, das durch die Bindung des Hämoglobins an das CO zu einem genügenden Gasaustausch unfähig geworden ist. Es ist leicht einzusehen, daß allein schon dadurch die Ernährung des Nervenparenchyms in Frage gestellt ist." Beispielhaft ist also hier wiederum, diesmal auf dem Gebiete der Neuropathologie, der Durchbruch zu der Erkenntnis der pathogenetischen Bedeutung von Hemmungen der Oxydationen, unabhängig von neural ausgelösten Durchblutungsstörungen, erfolgt. Im gleichen Sinne haben wir durch Unterdruck hervorgerufene Ganglienzellnekrosen beim Meerschweinchen[1] mit folgenden Worten gedeutet: „Eines beweisen unsere Experimente mit Sicherheit, nämlich die Tatsache, daß durch starke Hypoxaemie ohne Spasmen schwere irreversible Schädigungen der nervösen Substanz entstehen können. Es wird die Aufgabe weiterer Studien sein, die grundsätzliche Bedeutung der Hypoxaemie für die Krankheitsforschung auszuwerten"[2].

Schon vorher konnten wir[3] am Herzmuskel für die Bedeutung der Hypoxämie ein wichtiges Beispiel erarbeiten, indem wir nach Angiftung von Kaninchen mit Kohlenoxyd am Herzmuskel disseminierte Parenchymnekrosen beobachteten. Diesen Befund haben wir mit folgenden Worten der Pathologie der Oxydationen zugeordnet: „Es wurde bei Kaninchen eine Anoxaemie durch eine leichte bis mittlere Kohlenoxydvergiftung erzeugt, von der die Tiere sich schnell wieder erholten. Da während der Vergiftung eine starke Kohlenoxydhaemoglobinbildung besteht, ist der Sauerstoffaustausch erschwert. Es fanden sich bei diesen Tieren sowohl die für die akute Koronarinsuffizienz charakteristischen Elektrokardiogrammveränderungen wie bei der histologischen Untersuchung disseminierte Herzmuskelnekrosen. Wir glauben, daß damit dem Sauerstoffmangel zumindest eine wesentliche Rolle beim Zustandekommen der Veränderungen zugeschrieben werden muß"[4].

Von verschiedenen Erfahrungen der Pathologie aus wurde also das Problem der reversiblen und irreversiblen Strukturschädigungen durch unmittelbare Hemmung der Oxydationen zur Erörterung gestellt. Wir haben im folgenden zu prüfen, welche Beweise für die Gültigkeit dieser Hypothese heute vorliegen.

Die Hypoxydosen.

Nachdem A. MEYER (1928) die symmetrischen Nekrosen des Globus pallidus nach Kohlenoxydvergiftung experimentell bei Hund und Katze reproduziert hatte, also durch Sauerstoffmangel im strömenden Blut, ging er 1933 folgerichtig dazu über, die oxydativen Prozesse im Gehirn durch Blausäure, also durch

---

[1] BÜCHNER und LUFT 1936. [2] BÜCHNER 1936.
[3] BÜCHNER 1933, CHRIST 1934. [4] BÜCHNER 1933.

Hemmung der Cytochromoxydase, zu stören. Das Ergebnis seiner Versuche war das gleiche wie das nach Kohlenoxyd: wiederum entwickelten sich beim Hund symmetrische Nekrosen im Globus pallidus.

Ähnlich wurde auf verschiedenen Wegen von der Physiologie wie von der Pathologie her nicht nur das Phänomen des allgemeinen Sauerstoffmangels mehr und mehr in seine Untergruppen aufgegliedert, sondern darüber hinaus erkannt, daß neben dem Sauerstoffmangel verschiedene andere Ursachen der Hemmungen des aeroben Stoffwechsels unterschieden werden müssen[1]. Es bedurfte also eines übergeordneten Begriffes, um *alle Hemmungen der oxydativen Prozesse zu umgreifen*. In Deutschland prägte STRUGHOLD (1938, 1944) dafür den Terminus der *Hypoxydosen*, der auch vom angelsächsischen Schrifttum übernommen wurde[2]. Modifizieren wir die von ihm gegebene Einteilung, so können wir die folgenden Untergruppen der Hypoxydosen unterscheiden[2]:

1. Hypoxydosen durch Hypoxie infolge Hypoxämie,
2. Hypoxydosen durch Substratmangel,
3. Dysenzymatische Hypoxydosen (histotoxische Hypoxydosen).

Bei den *Hypoxydosen durch Hypoxie* sind die aeroben Stoffwechselprozesse dadurch gestört, daß dem Gewebe Sauerstoff nur in ungenügender Menge zur Verfügung steht. Der molekulare Sauerstoff kann daher nicht ausreichend mit der Cytochromoxydase reagieren und den Wasserstoff der Substrate zu Wasser verbrennen. Dieser Gefahr begegnen wir bei allgemeinem Sauerstoffmangel im strömenden Blute, also bei allen Zuständen der schweren *Hypoxämie*. Sie kann ihrerseits auf verschiedene Weise zustandekommen. Wird sie herbeigeführt durch Unterdruckatmung in großer Höhe oder in der Unterdruckkammer oder durch Einatmen sauerstoffarmer, bzw. sauerstofffreier Luft, in jedem dieser Fälle also durch Senkung des Sauerstoffpartialdruckes in den Lungenalveolen, so ist schon in den Arterien, den Arteriolen und den arteriellen Capillaren die Sauerstoffspannung des Blutes, im Gleichgewicht mit der erniedrigten alveolaren Sauerstoffspannung, herabgesetzt[3]. Es liegt also in solchen Fällen eine *arterielle Hypoxämie* vor. Das gleiche Bild kann sich bei allen schwereren Störungen der Einatmung und des Gasaustausches durch krankhafte Prozesse in den Atemwegen und in der Lunge entwickeln, also nicht nur atemluftbedingt, sondern auch atemorganbedingt. Eine Hypoxämie tritt aber auch dann ein, wenn das Blut im Durchstrom durch die Lunge nicht genügend Sauerstoff aufnehmen kann. Das ist z. B. der Fall bei jeder Anämie, gleich welchen Ursprungs. Hier steht infolge herabgesetzter Erythrocytenzahl oder verminderter Hämoglobinmenge zu wenig Oxyhämoglobin zur Verfügung. Der gleiche Zustand liegt bei der Kohlenoxydvergiftung vor: durch reichliche Bildung von CO-Hämoglobin fehlt es an Oxyhämoglobin. Dabei ist zwar bei normalem Sauerstoffteildruck in den Lungenalveolen die Sauerstoffspannung des arteriellen Blutes normal, aber die Sauerstoffsättigung ist verringert und damit der Sauerstoffvorrat. Daher sinkt im Durchstrom durch die Capillaren die Sauerstoffspannung des Blutes steil unter die Norm ab: es besteht eine *venöse Hypoxämie*.

Der Mangel an verbrennbarem Substrat kann Ursache einer *Substratmangelhypoxydose* sein. Insbesondere werden die geweblichen Oxydationen dann zwangsläufig herabgesetzt, wenn das wichtigste Substrat des aeroben Stoffwechsels, die Glucose, nicht genügend zur Verfügung steht. Das ist für die akute

---

[1] Zum Beispiel STRUGHOLD 1938, 1944, OPITZ 1942, 1953, OPITZ und SCHNEIDER 1950, BÜCHNER 1939, 1944/49, 1950, 1956, LIERE 1942, ALTMANN und SCHUBOTHE 1942, ALTMANN 1946/49, 1955, JANDOLO 1950, BECKER und FREY 1953, V. BECKER 1954 u. a.
[2] WHITE und BENSON 1952, HAYMAKER und STRUGHOLD 1957.
[3] Vgl. OPITZ 1942, 1949, GROSSE-BROCKHOFF 1950, PICHOTKA 1957 (in diesem Band) u. a.

Hypoglykämie durch Insulin exakt bewiesen[1]. Darüber hinaus summieren sich unter geeigneten Versuchsbedingungen die Wirkung des Sauerstoffmangels und die des Glucosemangels[2]. Im weitesten Sinne besteht auch beim Hunger in *den* Stadien eine Substratmangelhypoxydose, in denen die Substratreserven aus dem Kohlenhydrat-, Fett- und Eiweißstoffwechsel erschöpft sind[3].

Der Umkreis der *dysenzymatischen Hyopxydosen* kann heute noch nicht annähernd exakt abgegrenzt werden. Doch liegt bereits eine ganze Reihe von Beispielen vor, die uns die große Bedeutung dieser Gruppe, die man auch als histotoxische Hypoxydosen gekennzeichnet hat, veranschaulichen[4]. Das klassische, durch O. Warburg (1924, 1927) aufgeklärte Beispiel einer dysenzymatischen Hypoxydose ist die Blausäurevergiftung, bei der vor allem durch irreversible Verbindung der Blausäure mit dem dreiwertigen Eisen der Cytochromoxydase die eisenhaltigen Atmungsfermente unwirksam werden. (Daß die Blausäure grundsätzlich auch an anderen Eisenverbindungen, am Kupfer und an den S-S-Bindungen angreift, dürfen wir hier vernachlässigen.) Eine ganze, von Fleckenstein (1948, 1950) sowie von Fleckenstein und Berg (1951) untersuchte Stoffgruppe hemmt die Aktivität der Dehydrasen im Citronensäurecyclus und bewirkt dadurch eine dysenzymatische Hypoxydose, z. B. Monobromaceton, Monochlormethylphenylketon und die Ester der Halogenessigsäuren. Nach den subtilen Untersuchungen von Christie und Judah (1954) wirkt der Tetrachlorkohlenstoff als oxydationshemmendes Gift durch Hemmung einer Serie von Stufen des Citronensäurecyclus. Andere Stoffe verursachen elektiv eine Hemmung der oxydativen Phosphorylierung, so daß es zur Entkoppelung von Phosphorylierung und Atmung kommt, z. B. die Dinitrophenole[5] sowie Thyroxin im Übermaß[6]. Jeder Mangel an oxydationsfördernden anderen Biokatalysatoren ist aber in gleicher Weise den dysenzymatischen Hypoxydosen zuzuordnen, z. B. der Mangel an Schilddrüsenwirkstoff sowie der Mangel an den Vitaminen, die als Bausteine von Fermenten oder als p_H-Regulatoren in die Oxydationen eingreifen (Vitamin B_4, Vitamin B_2, Nicotinsäureamid, Pantothensäure, Vitamin E u. a.)[7].

In unserer Darstellung von Strukturveränderungen durch Hemmung der Oxydationen werden wir jeweils Beispiele für diese verschiedenen Hypoxydosen heranziehen.

1. Hypoxydosen und ihre Auswirkungen am Leberparenchym.

Altmann hat 1955 in seinem Beitrag zu diesem Handbuch über die morphologische Pathologie des Cytoplasmas schon ausführlich und beispielhaft diejenigen pathobiotischen Veränderungen behandelt, die als Folge von Hypoxydosen an den Parenchymzellen der Leber, an den Mitochondrien, dem Ergastoplasma und seinen Nucleoproteiden, am Grundplasma und bei den cytoplasmatischen Ablagerungen beobachtet werden können. Dabei hat er betont, daß die Insuffizienz der energieliefernden Reaktionen auf verschiedenen pathogenetischen Wegen zu den gleichen cytopathologischen Phänomen zu führen pflegt. Indem

---

[1] Holmes 1930, Wortis 1935, Dameshek, Myerson und Stephenson 1935, Himwich und Fazekas 1937, Himwich, Bowman, Wortis und Fazekas 1937, Himwich, Bowman, Fazekas und Orenstein 1937, Himwich 1951, Höpker 1954.
[2] Glickmann und Gellhorn 1938, Gellhorn, Ingraham und Moldawsky 1938.
[3] Dellaporta 1939, 1943, Altmann und Schubothe 1942, Lang und Ranke 1950, Altmann 1955.
[4] Vgl. Strughold 1938, 1944, Altmann und Schubothe 1942, V. Becker 1954.
[5] Loomis und Lipmann 1948, Gross u. Mitarb. 1949.
[6] Martius und Hess 1951, 1952, Martius 1955, du Toit 1952.
[7] Vgl. z. B. Sinclaire 1956, Moore 1956.

wir uns den hypoxydotischen Veränderungen am Leberparenchym zuwenden, können wir also in wichtigen Punkten auf den ALTMANNschen Beitrag verweisen. Da bei ihm jedoch nicht die ätiologischen Probleme, sondern die cytopathologischen Phänomene im Vordergrund stehen, müssen wir nochmals systematisch die Veränderungen des Leberparenchyms unter der Wirkung von Hypoxydosen behandeln. Dabei werden wir neben dem lichtmikroskopischen z. T. das elektronenmikroskopische Zellbild heranziehen und besonders das histotopographische Gewebsbild berücksichtigen.

a) Die vacuolige Veränderung am Leberparenchym nach akuter Hypoxydose.

Schon in einzelnen älteren experimentellen Arbeiten wurde nach Sauerstoffmangel im Unterdruck kurz auf eine charakteristische Veränderung an den Leberepithelien hingewiesen, die später als akuteste reversible Hypoyxdosewirkung am Leberparenchym erkannt wurde[1]. Die erste exakte Beschreibung gab ULRICH (1938) nach Unterdruckexperimenten am Meerschweinchen. Eine systematische Untersuchung des Phänomens wurde aber erst in einer Studie von PICHOTKA (1941, 1942) vorgelegt[2]. PICHOTKA führte den akuten Sauerstoffmangel auf verschiedene Weise herbei. In seinen Experimenten am Meerschweinchen wurden die Tiere in einer ersten Versuchsgruppe durchschnittlich schnell auf 13000 m aufgeschleust; dann wurde der Tod der Tiere in der Höhe abgewartet. In einer zweiten Versuchsgruppe erfolgte die Aufschleusung der Tiere unter Beatmung mit reinem Sauerstoff auf 11000—12500 m; dann wurde auf Außenluft umgeschaltet, die, entsprechend der Höhe, hochgradig verdünnt war. Die Tiere starben nach der Umschaltung z. T. schon nach 10 und 15 min. In einer dritten Versuchsreihe wurde der Einfluß einer Gemischatmung mit 3% Sauerstoff geprüft, in einer vierten die Wirkung von 1—2% Kohlenoxyd. Die Befunde am Leberparenchym waren übereinstimmend die folgenden (Abb. 1 u. 2):

„Ohne Bevorzugung eines bestimmten Leberabschnittes, im allgemeinen von der Zentralvene an Dichte und oft auch an Größe zu der Peripherie abnehmend, finden sich in den Leberzellen sudannegative Vakuolen. Z. T. ist nur eine Vakuole in der Leberzelle nachweisbar, z. T. mehrere. Die Größe ist wechselnd. Die Form ist ebenfalls veränderlich, jedoch nie voll rund, sondern meist mehrkantig bis oval. Die Vakuolen erscheinen manchmal leer, meist sind sie jedoch mit schwach Eosin-färbbaren Massen angefüllt, z. T. gleichmäßig, z. T. ringförmig oder sichelförmig der äußeren Vakuolenbegrenzung anliegend. In allen Fällen fand sich auch eine mäßige Blutfüllung der Kapillaren. Nirgends sah man eine Erweiterung der DISSEschen Räume oder gar eine Anfüllung derselben mit acidophilen Massen. Die Kapillarwandendothelien lagen den Leberzellen immer dicht an. Die KUPFFERschen Sternzellen waren unverändert. Bei keinem der (60) Versuchstiere fehlten die Veränderungen ganz. In Fällen mit geringerer Veränderung sitzen diese immer im Zentrum des Läppchens. Auch bei ausgedehntester Vakuolisierung liegt das Schwergewicht im Läppchenzentrum. Nur in einem Fall fand sich eine Bevorzugung der intermediären Bezirke des Läppchens."

PICHOTKA deutete seine Befunde als Ausdruck einer „schweren akuten Hypoxydose beim experimentellen Höhentod". Durch seine Kohlenoxydexperimente hat er zugleich gezeigt, daß auch andere Formen der akut-tödlichen Hypoxämie zu diesem Bilde führen (Abb. 3). Im Sauerstoffmangelexperiment wurden die Befunde alsbald bestätigt[3]. Auch akute Unterdruckversuche an Katzen führten zu dem gleichen Ergebnis[4].

Daß diese Befunde für die menschliche Pathologie ebenso gültig sind, zeigte zunächst die Beobachtung beim akuten Höhentod des Fliegers: E. MÜLLER und WG. ROTTER konnten 1942 bei 4 Fällen tödlicher Höhenkrankheit des Menschen

---
[1] MARTIN, LOEWENHART und BUNTING 1918.
[2] Erstmals mitgeteilt von BÜCHNER 1940.
[3] TROWELL 1943, 1946, FARKAS 1944, SZABADY 1944.   [4] ALTMANN 1944/49.

576   F. Büchner: Die Pathologie der cellulären und geweblichen Oxydationen.

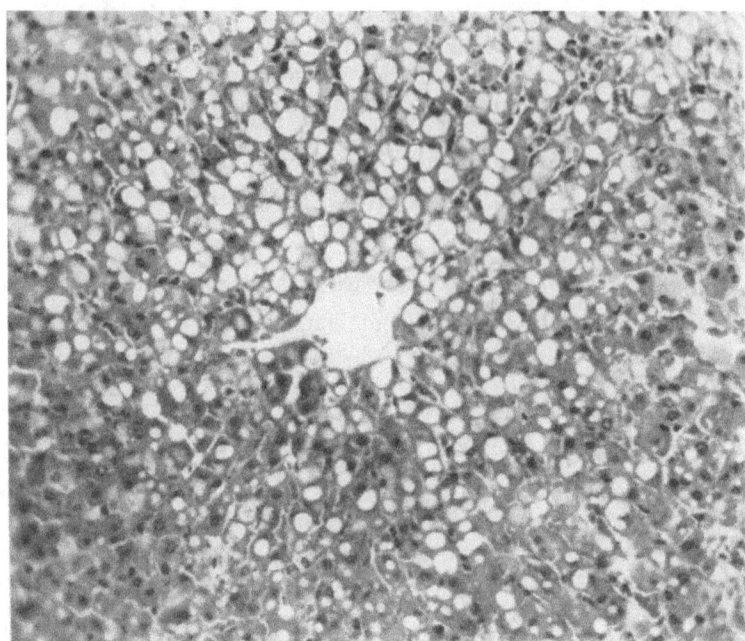

Abb. 1. Akute vacuolige Veränderung in einem Läppchenzentrum der Leber beim Meerschweinchen nach akutem Unterdruck. (Aus Experimenten von Duspiva und Franken 1957.)

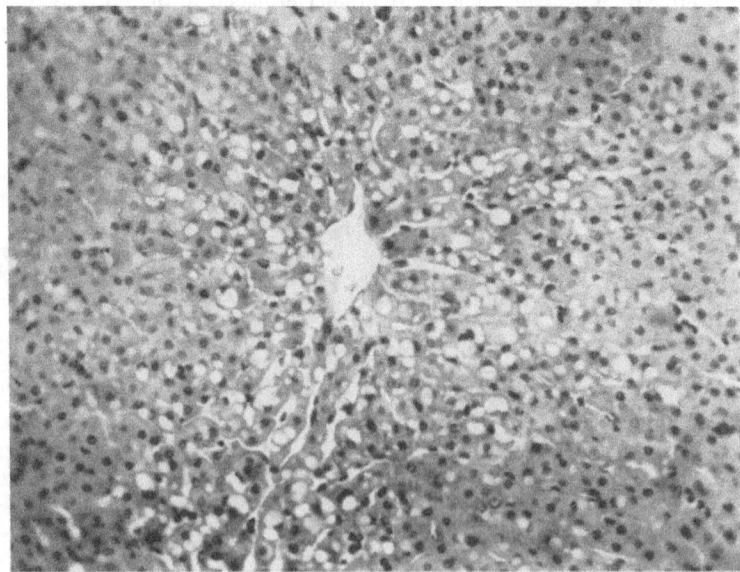

Abb. 2. Läppchenzentrum der Leber des gleichen Tieres wie Abb. 1 30 min nach dem Unterdruck: Vacuolen wesentlich spärlicher.

von 10—15 min Dauer das typische Bild der vacuoligen Veränderung im zentralen Läppchenbereich der Leber nachweisen[1]. Das Ergebnis wurde alsbald an 25 von

[1] Erstmals mitgeteilt von Büchner 1940 und Wg. Rotter 1941.

27 Piloten der amerikanischen Luftwaffe bestätigt, später an 75 Fällen, die an akuter Höhenkrankheit verstorben waren, ebenso bei französischen Piloten nach Höhentod[1].

Diese Befunde sind dadurch von besonderem allgemeinpathologischem Interesse, weil bis dahin keine Parenchymveränderungen bekannt waren, die intravital in der kurzen Frist von Minuten an den Parenchymstrukturen entstehen können. Daß auch sonst in der menschlichen Pathologie die vacuolige Veränderung in den Läppchenzentren des Leberparenchyms bei akut tödlichen Hypoxydosen ein häufiger Befund ist, wurde in einer Reihe von systematischen

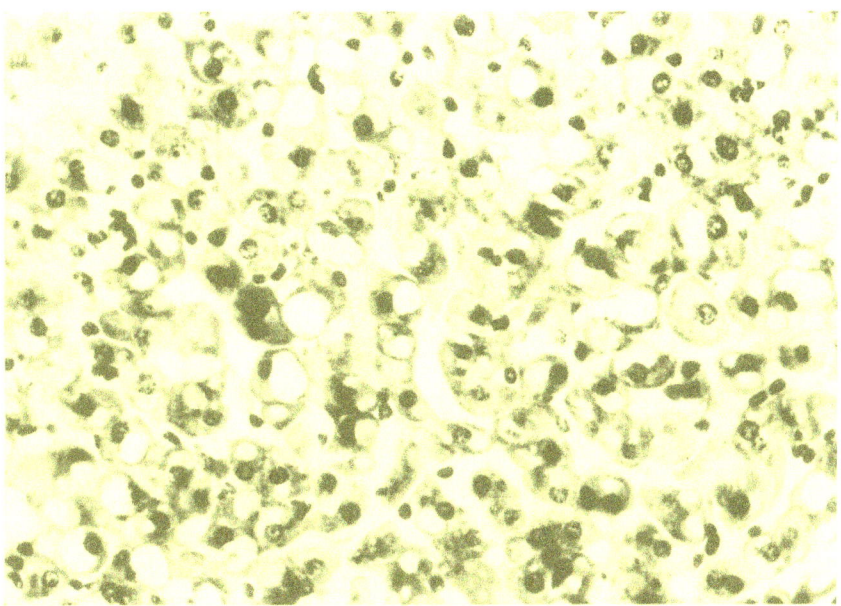

Abb. 3. Vacuolige Veränderung der Leber nach akutem Kohlenoxydtod des Meerschweinchens. (Nach PICHOTKA 1942.)

Arbeiten nachgewiesen, besonders für die hypoxischen Hypoxydosen nach Erhängen[2], nach akuter Asphyxie des Neugeborenen[2], nach akutem Glottisödem[3], nach Lawinenverschüttung[3], nach akuter zentraler Atemlähmung[3], nach schwerer Anämie oder Verblutung[2], nach Kohlenoxydvergiftung[2], nach subakuter großer Lungenembolie[3]. Die Veränderung fand sich aber auch in gleicher Weise bei akuter Blausäurevergiftung, also einer dysenzymatischen Hypoxydose[4].

Freilich hat TROWELL (1943, 1946) nach Bestätigung der experimentellen Befunde eingewandt, daß mit dem tödlichen Sauerstoffmangel eine schwere allgemeine Kreislaufinsuffizienz verbunden und daß diese an dem Zustandekommen der vacuoligen Veränderung wesentlich beteiligt sei. Eine Zuordnung des Grades der Stauung zu der Intensität der Vacuolenbildung und zur Topographie der Vacuolenbildung konnte indes von anderer Seite weder von Fall zu Fall noch innerhalb der gleichen Leber beobachtet werden[5]. Daß jedoch eine allgemeine tödliche Kreislaufinsuffizienz auch ohne vorausgehende Hypoxämie

---

[1] KRITZLER 1944, LEWIS und HAYMAKER 1948, GRANDPIERRE und GROGNOT 1947.
[2] HESSE 1942, GILLMAN und GILLMAN 1948.   [3] HESSE 1942.
[4] HESSE 1942, TÖPPICH 1943, ALTMANN 1946/49, GILLMAN und GILLMAN 1948.
[5] GILLMAN und GILLMAN 1948.

zur vacuoligen Veränderung führen kann, hat PICHOTKA (1942) am Kaninchen gezeigt: durch orthostatischen Kollaps mit schwerer Oligämie konnte er den Befund reproduzieren. Andererseits fand er nach Unterdruck, sauerstoffarmer Gemischatmung und Kohlenoxydvergiftung beim Meerschweinchen die Lebercapillaren nur mäßig gefüllt und nicht hyperämisch. Beim Menschen wurde das Bild in einer Serie von Fällen beobachtet, in denen eine akute allgemeine Kreislaufinsuffizienz ohne voraufgegangene Hypoxydose zum Tode geführt hatte [1]. Während dieses Bild aber von den einen [2] als Auswirkung einer oligämischen Hypoxydose den Hypoxydosen durch Hypoxie zugeordnet wurde, wurde umgekehrt [3] der Versuch gemacht, die Kreislaufinsuffizienz als das übergeordnete Prinzip für die vacuolige Veränderung bei Hypoxämie ebenso in den Vordergrund zu rücken wie bei Oligämie und Stauungshyperämie der Leber, und die spezifisch hypoxische Entstehung der zentralen vacuoligen Veränderung des Leberparenchyms grundsätzlich in Frage zu stellen.

Tatsächlich gelang es KETTLER (1948) am Kaninchen durch Stauungshyperämie infolge Drosselung der V. cava inferior oder der Lebervenen die vacuolige Veränderung hervorzurufen. Dagegen traten nach gleichzeitiger Unterbindung der A. hepatica und der Pfortader Vacuolen in dem Gebiet der totalen Blutsperre nicht auf, was auch bei dem völligen Erlöschen des intravitalen Stoffwechsels nicht zu erwarten ist [4]. Immerhin schien damit der venösen Hyperämie durch Stauung ein entscheidender Anteil bei der Entstehung der vacuoligen Veränderung zuzufallen, und neue Experimente waren notwendig, diese Frage zu klären.

Inzwischen konnte HANZON (1952) an der Ratte das Kommen und Wiederverschwinden der vacuoligen Veränderung der Leber unter Sauerstoffmangel und nach Wiederbeatmung unter Sauerstoff intravital bei normalem Capillarkreislauf der Leber beobachten. Injizierte er, in der Regel vor dem Sauerstoffmangel, Uranil in die Blutbahn, so stellten sich nach 8 min die Gallecapillaren elektiv durch das volle Aufleuchten des in ihnen abströmenden Uranils dar. Wurde bei solchen Tieren sogleich nach der Uranilinjektion ein Sauerstoffmangel von 6% Sauerstoff gesetzt, so blieben die Durchströmung und der Blutdruck in den Sinusoiden der Leber unverändert. Es traten jedoch nach 3—22 min dicht neben den Gallecapillaren kleine, allmählich größer werdende, durch Uranil aufleuchtende Vacuolen auf (Abb. 4). Mehr und mehr nahmen diese an Zahl und Größe zu. Von dieser Veränderung waren in der Regel $^2/_3$ des Läppchens, von zentral nach peripher abnehmend, betroffen, mit dem Maximum im Läppchenzentrum. Auch begannen die Veränderungen im Läppchenzentrum und breiteten sich erst sekundär nach der Peripherie zu aus. Wurden die Tiere auf der Höhe dieser Veränderung mit 80% Sauerstoff beatmet, so verschwanden die Vacuolen in kurzer Zeit wieder vollständig. Während des Sauerstoffmangels war die Leberfunktion reversibel gestört: regelmäßig konnte eine Einschränkung der Galleausscheidung aus der Leber beobachtet werden, in der Regel parallel zu der Intensität und Ausdehnung der Vacuolenbildung (Abb. 5). Schnittpräparate dieser Tiere zeigten das typische Bild der vacuoligen Veränderung. Mit diesen Untersuchungen ist gezeigt, daß die vacuolige Veränderung in den Läppchenzentren der Leber auch ohne Mitwirkung von Durchblutungsstörungen durch allgemeinen Sauerstoffmangel zustande kommen kann.

Dies wurde durch Untersuchungen von DOERR und V. BECKER (1952) sowie von V. BECKER (1954) bekräftigt. Sie bewirkten durch Kaliummalonat eine

---

[1] HESSE 1942, KETTLER 1948.
[2] PICHOTKA 1942, BÜCHNER 1942, 1944/49, HESSE 1942, ALTMANN 1946/49.
[3] KETTLER 1948. [4] Vgl. ALTMANN 1955.

Erschwerung der Dehydrierungen im Citronensäurecyclus. Wurde beim lebenden Kaninchen Kaliummalonat in die Nierenarterie injiziert, so kam es bei ungestörtem Kreislauf unmittelbar nach der Injektion in den Epithelien zu einer

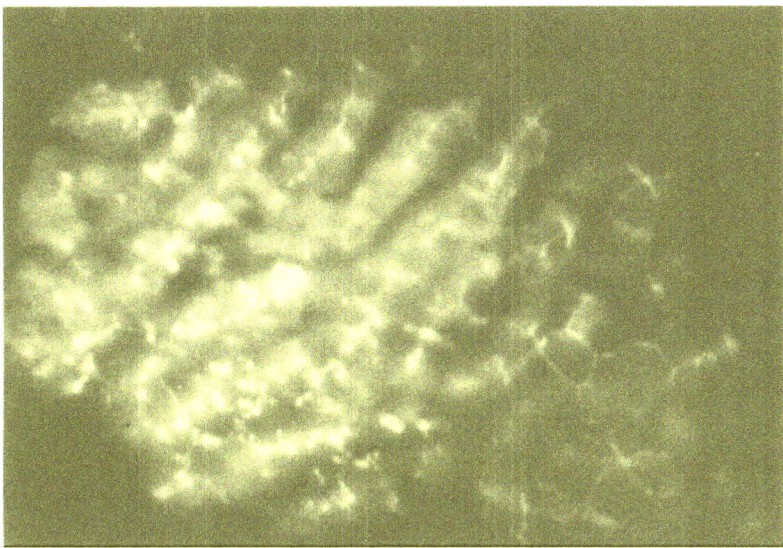

Abb. 4. Ratte. Intravitale Darstellung der Gallencapillaren durch fluorescierendes Uranil. Zahlreiche akut aufgetretene Uranil-gefüllte Vacuolen im Läppchenzentrum (links unten) unter akutem Sauerstoffmangel. (Nach HANZON 1952.)

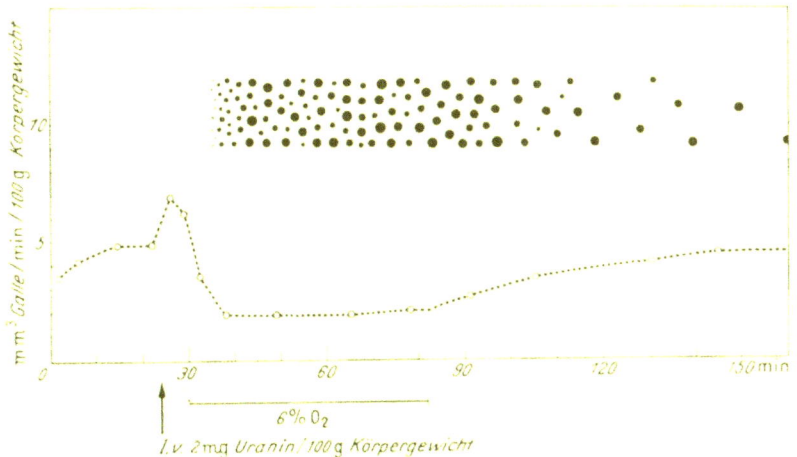

Abb. 5. Ausscheidungskurve der Galle bei der Ratte vor, während und nach akuter Sauerstoffmangelatmung. (Nach HANZON 1952.)

schweren vacuoligen Veränderung, besonders in denen der Hauptstücke und der HENLEschen Schleifen. Wurde Malonat beim Hund in eine Coronararterie eingeführt, so entwickelte sich auch im Herzmuskel das Bild der vacuoligen Veränderung mit kernnahen Vacuolen (Abb. 25). Wenn auch gleichsinnige Experimente an der Leber nach Injektion von Malonat nur eine geringe vacuolige Veränderung ergaben, so ist doch durch diese Experimente bewiesen, daß Parenchymzellen in kürzester Zeit vacuolisiert werden, wenn bei normaler Durchblutung Malonat als oxydationshemmende Substanz in die Arterie injiziert wird. Inzwischen wurden diese Befunde am Warmblüter bestätigt[1], während sie am Kaltblüter zunächst in vivo nicht nachgeahmt werden konnten[2]. Untersuchungen an überlebenden Dünnschnitten von Ratten- und von Kaltblüterniere ergaben aber nach Malonsäure und nach Fluoressigsäure, einer anderen atmungshemmenden Substanz, mit Succinat, Pyruvat oder Glucose als Substrat in typischer Weise die vacuolige Veränderung im Epithel[3].

Auch elektronenmikroskopische Untersuchungen am Leberparenchym des Meerschweinchens nach Unterdruckatmung sprechen im gleichen Sinne[4]. Die Tiere wurden im Unterdruck bis zum Einsetzen von Schnappatmung auf 12 bis 13000 m gehalten und dann sofort ausgeschleust. In der Probeexcision der Leber bestand unmittelbar nach diesem Unterdruckversuch lichtoptisch das klassische Bild der um die Zentralvene zentrierten vacuoligen Veränderung ohne jede Hyperämie der Capillaren (vgl. Abb. 1). 30 min später war das Bild beim gleichen Tier nach einer erneuten Probeexcision schon weitgehend zurückgebildet (vgl. Abb. 2). Elektronenmikroskopisch fand sich sofort nach dem Unterdruck eine hochgradige Veränderung der Mitochondrien. Während diese vor dem Versuch ihre normale Stäbchenstruktur und ihre senkrecht zur Oberfläche orientierten inneren Doppellamellen erkennen ließen, zeigten sie nach einem Unterdruck von durchschnittlich 40—60 min eine gleichmäßige oväläre Verformung, eine starke Auflockerung ihrer Matrix und einen Zerfall ihrer Doppellamellen in Bruchstücke bis zu deren Auflösung (Abb. 6). Die Veränderungen entsprechen dem lichtmikroskopisch regelmäßig in der akuten Hypoxie bei Tier und Mensch neben den Vacuolen nachzuweisenden Bild der „trüben Schwellung"[5]. Darüber hinaus war das in der Norm dicht in parallelen Lamellen geordnete Ergastoplasma feinvacuolär auseinandergedrängt und aufgelöst. Schließlich fanden sich im Cytoplasma auch elektronenmikroskopisch mächtige Vacuolen mit z. T. doppelkonturierter Membran (Abb. 7). Die Vacuolen enthielten kleinste kompakte Körperchen, im übrigen waren sie auch elektronenmikroskopisch leer. Nach 30 min waren am gleichen Tier die Mitochondrien nach Form und Struktur weitgehend wiederhergestellt. Auch waren die α-Cytomembranen des Ergastoplasmas im Wiederaufbau begriffen. Vacuolen waren z. T. noch vorhanden. Nach Blausäure wurde das gleiche Bild beobachtet.

Es ist bemerkenswert, daß ganz entsprechende Veränderungen der Mitochondrien und des Ergastoplasmas vor kurzem elektronenmikroskopisch in der Leber von Ratten nach extremem Hunger nachgewiesen wurden, allerdings ohne Vacuolen[6]. Wir haben oben darauf hingewiesen, daß im extremen Hunger eine Substratmangelhypoxydose besteht.

Da in den Mitochondrien die Fermente des Citronensäurecyclus, der Atmung und für die Synthese der Hauptmenge von Adenosintriphosphat lokalisiert sind, waren bei den schweren elektronenmikroskopischen Strukturveränderungen Fermenthemmungen zu erwarten. Dieser Veränderung der Mitochondrien ist eine Hemmung der oxydativen ATP-Bildung zugeordnet[7]. Das konnte auch für den Sauerstoffmangel im Unterdruck nachgewiesen werden[8]. Es ist aber bemerkenswert, daß DUSPIVA und NOLTENIUS (1957) bei sofortiger intensiver Tiefkühlung des excidierten Leberparenchyms nur eine etwa 20%ige Abnahme der ATP-Konzentration beobachteten, wobei ADP und AMP konstant blieben,

---
[1] KNAUFF und SCHRAMM 1956.   [2] RANDERATH und LUTZ 1955.
[3] DOERR, V. BECKER und NEUBERT 1956.
[4] MÖLBERT 1956, MÖLBERT und GUERRITORE 1957.
[5] Vgl. ALTMANN 1955.   [6] GANSLER und ROUILLER 1956.
[7] CLELAND 1952, CLELAND und SLATER 1953.   [8] BASSI und BERNELLI 1955.

das anorganische Phosphat aber stark zunahm. In 30—50 min stieg der ATP-Gehalt nicht wieder auf den normalen Wert, das anorganische Phosphat nahm aber bereits deutlich ab. Es ist hier nicht unsere Aufgabe, die Mechanismen zu erörtern, die zur Anreicherung und vacuoligen Ausgliederung von Wasser im Cytoplasma führen. Hier dürfen wir auf den Beitrag von ALTMANN (1955) verweisen. Wir möchten jedoch betonen, daß wir in der vacuoligen Ausgliederung von Wasser innerhalb des Cytoplasmas vor allem ein Dokument dafür sehen, daß die Zelle in der akuten Hypoxydose nicht mehr diejenige Energiemenge zu bilden vermag, die für die Regulation ihres Wasseraustausches notwendig ist. Dieser Wasseraustausch ist aber nach allen neueren Untersuchungen ein stark energiefordernder Vorgang[1].

Wir verzichten auch hier darauf, die ,,Einschlußkörperchen" darzustellen, auf deren regelmäßiges Vorkommen nach überlebter vacuoliger Veränderung infolge Hypoxydose ALTMANN (1945, 1946/49) ausführlich aufmerksam gemacht hat und verweisen auf seine Darstellung in Bd. II/1 dieses Handbuches. Ob die elektronenoptisch in den Vacuolen auftretenden kleinsten dichten Körperchen die ersten Anfänge solcher, später lichtmikroskopisch nachweisbarer Einschlüsse in den Vacuolen darstellen, bedarf der weiteren Untersuchung[2].

b) Die Verfettung des Leberparenchyms bei Hypoxydose.

Ehe wir uns mit dem Phänomen der Verfettung des Leberparenchyms bei Hypoxydose auseinandersetzen, ist es notwendig, daß wir einen kurzen Überblick über die Physiologie des Fettstoffwechsels der Leber und die Bedingungen von *Verfettungen*, also von lichtmikroskopisch faßbaren tropfigen Fettablagerungen, im Leberparenchym vorausschicken (vgl. dazu STARY 1956).

Die mit organischen Lösungsmitteln direkt oder nach partieller Eiweißspaltung aus der Leber extrahierbaren *Lipide* setzen sich aus den *Neutralfetten* und den *Lipoiden* (Lipinen) zusammen. Die Neutralfette der Leber sind transitorisch gespeicherte Energiereserven, die Lipoide, besonders die Phosphatide dagegen wichtige Bausteine der Mitochondrien und der Mikrosomen. Die Neutralfette stammen entweder aus der Nahrung oder aus den Fettdepots, oder sie entstehen durch Umbau aus den Kohlenhydraten der Leber selbst. Die Phosphatide werden vor allem in den Mitochondrien gebildet[3]. Diese enthalten ein Fermentsystem, das Cholin in die Phosphatide einbaut[4]. Die Synthese der Phosphatide erfordert die Anwesenheit von Coenzym A, ATP und Fettsäuren[5]. *Der Einbau freier Fettsäuren in die Phosphatide ist an Oxydationsprozesse gekoppelt. In Stickstoffatmosphäre läuft er nur verlangsamt ab*[6]. *Der Aufbau der Phosphatide erfordert also Energie, die der Atmungskettenphosphorylierung entstammt.*

Phosphatidreichtum der Leber setzt ihren Gehalt an sichtbar tropfig abgelagertem Fett herab, wirkt also der Verfettung der Leber entgegen, Phosphatidarmut fördert die Verfettung. Das geht aus vergleichenden quantitativchemischen und histologischen Untersuchungen an spontan verstorbenen Hunden und Meerschweinchen hervor[7]. Ebenso wird es durch das Erscheinen und Verschwinden der Leberverfettung bei Tetrachlorkohlenstoffvergiftung von Hunden und Ratten synchron mit der Abnahme und der Wiederzunahme der Phosphatide bewiesen[8]. Da die Phosphatidbildung durch Cholin, einen der wichtigsten Bausteine der Phosphatide, gefördert wird, schränkt die Cholinzufuhr mit der Nahrung die Verfettung der Leber ein. Cholinmangel dagegen führt zu starker tropfiger

---

[1] PICHOTKA 1952, PICHOTKA, HÖFLER und REISSNER 1954.
[2] MÖLBERT 1956, MÖLBERT und GUERRITORE 1957.
[3] FRIEDKIN und LEHNINGER 1949, SWANSON und ARTOM 1954.
[4] KENNEDY 1953.   [5] KORNBERG und PRICER 1952.
[6] JEDEIKIN und WEINHOUSE 1954.   [7] FREI, STÜNZI, ALMASY und HOLZACH 1951.
[8] HARTMANN und FLECK 1952, HARTMANN, RUWE, SCHULTZE 1953.

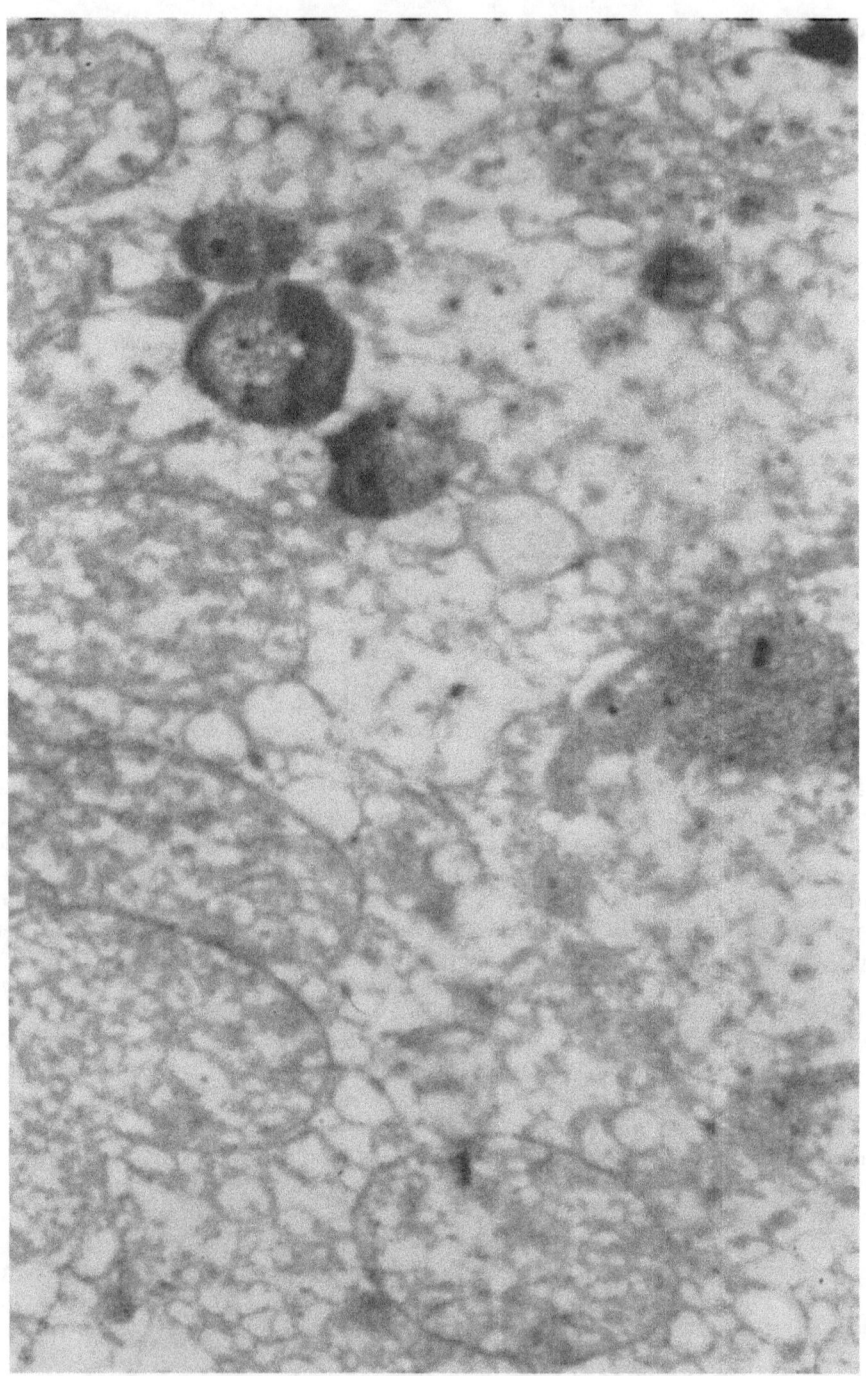

Abb. 6. Elektronenmikroskopisches Teilbild einer Leberepithelzelle beim Meerschweinchen während akuter Sauerstoffmangelatmung (aus dem gleichen Versuch wie Abb. 1). Mitochondrien geschwollen, Cristae mitochondriales fragmentiert, Ergastoplasmalamellen dissoziiert und ohne Granula. Rechts im Bilde Kern mit randständigem Nucleolus (N). (Nach MÖLBERT und GUERRITORE 1957.) Vergr. 26000:1.

Abb. 7. Elektronenmikroskopisches Teilbild einer Leberepithelzelle des Meerschweinchens während akuter Sauerstoffmangelatmung (aus dem gleichen Versuch wie Abb. 1). Zwei Vacuolen im Cytoplasma (Vergr. 28000:1). (Nach MÖLBERT und GUERRITORE 1957.)

Ablagerung von Fett im Cytoplasma des Leberparenchyms[1]. Da Methionin eine labile Methylgruppe enthält, kann diese schwefelhaltige Aminosäure als Methyldonator wirken und, auch bei Cholinmangel, die Transmethylierung und den Aufbau und Umsatz der Phosphatide fördern[2], wenn nicht Methylacceptoren diesen Prozeß stören. Im gleichen Sinne wirken andere Methyldonatoren. Sie können dementsprechend ebenfalls die Verfettung der Leber bei Cholinmangel korrigieren.

Durch excessive Fettmast kommt es zu einer tropfigen Speicherung von Fett, vor allem von Neutralfett, in der *Peripherie des Läppchens*, die zuerst auf dem Blutweg von der Lipämie erreicht wird. Das gleiche Bild entsteht bei ungewöhnlicher Kohlenhydratmast und Umbau von Glucose in Fett, auch hier in der Peripherie der Leber, die am unmittelbarsten und intensivsten der Hyperglykämie ausgesetzt wird. Da es im Hunger nach Abbau der Kohlenhydratvorräte der Leber zu einer überschießenden Mobilisierung von Fett aus den Depots kommt und dadurch zu einer Lipämie, entwickelt sich auch im Hunger in der Peripherie der Leberläppchen eine Verfettung[3]. An der hungernden Maus wurde in jüngsten Experimenten[4] in den ersten 24 Std in der Leber vorwiegend eine diffuse oder periphere Verfettung gefunden, am 2. Tage ein radikaler Fettschwund und nach 60—80 Std erneut eine Verfettung, die jetzt aber entweder in Einzelzellen oder zentral bzw. intermediär auftrat. Nach dieser dreiphasischen Veränderung der Leber bei der hungernden Maus liegt offenbar in der ersten Phase eine lipämisch-transportative, in der dritten dagegen eine toxische Verfettung des Leberparenchyms vor, in der ersten Phase also eine Fettspeicherung durch Überschußmobilisierung des Fettes, in der dritten dagegen eine solche durch Hungerhypoxydose.

Im Unterschied zu der peripheren und den hier nicht besonders erwähnten unregelmäßigen Verfettungen ist die *hypoxämische Verfettung der Leber eine zentrale*. Das haben zunächst eindeutig Sauerstoffmangelversuche im Unterdruck und bei Gemischatmung am Meerschweinchen und am Kaninchen ergeben[5]. Dagegen war bei Ratte und Maus dieser Befund nicht konstant: sie zeigten entweder bei auffallender Resistenz gegenüber dem Sauerstoffmangel keine typische Abweichung von der Norm[6] oder, in neuesten Experimenten an der Maus, in den ersten Tagen des Unterdrucks ein uncharakteristisches Bild, am 6. und 7. Tag aber eine überwiegend zentrale Verfettung[7].

Den Experimenten entsprechen die Beobachtungen am Menschen. Schon die alten Arbeiten über perniziöse Anämie vor der Einführung der Lebertherapie und über andere schwere Anämien haben auf die auffallende Häufigkeit der zentralen Verfettung bei diesen Krankheitsbildern aufmerksam gemacht[8]. Daß RÖSSLE schon 1907 an diesem Beispiel die zentrale Verfettung des Leberparenchyms als eine hypoxämische erkannt und beschrieben hat, haben wir in der Einleitung unseres Beitrages betont.

Über diese Beobachtungen hinaus wurde in systematischen Untersuchungen an einem großen Beobachtungsgut gezeigt, daß der Typ der zentralen perivasculären Verfettung grundsätzlich bei Hypoxämie der Leber zu beobachten ist und in der Norm nicht vorkommt[9]. Dieses Bild wurde nachgewiesen: bei chronischer Anämie und bei kardialer Stauung infolge Mangels an Oxyhämoglobin, bei chronischem Hirndruck durch zentral ausgelöste Atmungsinsuffizienz und bei akutem, infektiösbedingtem Kollaps infolge allgemeiner Oligämie[10]. Auch die Hypoxie des Neugeborenen nach Asphyxie pflegt regelmäßig zu diesem Befund zu führen[11].

---

[1] BEST, CHANNON, RIDOUT 1934, KAPLAN und CHAIKOFF 1937 u. a.
[2] GYÖRGY und GOLDBLATT 1941.
[3] MOTTRAM 1909, LAZARD-KOLODNY und MAYER 1937, ULRICH 1938. [4] SCHLICHT 1955.
[5] v. SCHRÖTTER 1902, ROSIN 1927, 1928, CAMPBELL 1927, LUFT 1937, ULRICH 1938.
[6] ROSIN 1927, 1928.   [7] SCHLICHT 1955.
[8] STERNBERG 1906, ASKANAZY 1906, RÖSSLE 1907, ELLERMANN 1920, GHON 1928.
[9] SACHS 1941 entgegen SCHILLER 1942.   [10] SACHS 1941, PREISSNER 1949.
[11] DUMAS und HÉRAUX 1950, BENITEZ 1952.

Freilich wird in jüngsten Arbeiten der Einwand erhoben, der Befund der zentralen Verfettung sei nicht beweisend für Zustände der Hypoxämie. Fett könne vielmehr unter verschiedenen Bedingungen in dem ,,äußeren oder inneren Funktionsfeld", also peripher oder zentral, lichtoptisch sichtbar werden, je nachdem das Fett sich in der Speicherungs- oder in der Verarbeitungsphase befindet[1]. Wir haben daraufhin bei 250 Obduktionen nochmals den Befund überprüft und in 63 Fällen das Bild der typischen, in der Regel großtropfigen zentralen Verfettung gefunden. Dabei handelte es sich in 16 Fällen um schwere, atemorganbedingte Hypoxämien, in 12 Fällen um schwere Hypoxämie durch zentrale Atemlähmung bei Hirndruck (Abb. 8), in 13 Fällen um subakute Lungenembolien (Abb. 9), in 13 Fällen um kardial bedingte Hypoxämien, in 6 Fällen um schwere Anämien und schließlich in 3 Fällen um einen Kollapstod bei Allgemeininfektion. Die zentrale Verfettung war in 17 Fällen mit einer akuten oder chronischen Stauungsleber verbunden. In einem Teil der Fälle lag eine Summation von Ursachen der Hypoxämie vor, so nicht selten eine zentrale Atemlähmung mit einem Lungenödem oder einer Aspirationspneumonie, ein Herzinfarkt mit embolischem Hirninfarkt oder mit Lungenödem, eine Anämie mit Lungenödem.

Nach den vorliegenden experimentellen Untersuchungen und den Beobachtungen der menschlichen Pathologie dürfen wir also feststellen, daß *die akute Hypoxämie häufig und stereotyp zur zentralen, meist großtropfigen Verfettung des Leberläppchens führt*[2].

Suchen wir nach einer Erklärung dieser Erscheinung, so liegt uns unter Berücksichtigung des einleitend zu diesem Kapitel Ausgeführten die folgende Deutung nahe, die aber mit allen Vorläufigkeiten einer Arbeitshypothese behaftet ist: Durch akute Hypoxämie kommt es, wie wir bei der Auseinandersetzung mit dem Bilde der vacuoligen Veränderung erfuhren, zu einer Hemmung der ATP-Bildung. Da die Phosphatidbildung eine genügende Menge von ATP voraussetzt, und da Phosphatide des oxydativen Einbaus von Fettsäuren bedürfen[3], versagt während der akuten Hypoxämie in der Leber (wie in anderen Parenchymen) die Phosphatidbildung. Da bei Phosphatidmangel die Verfettung gefördert wird, kommt es im Sauerstoffmangel zur mikroskopisch sichtbaren tropfigen Fettablagerung. Eine wichtige Stütze für diese Auffassung sind experimentelle Untersuchungen über die Wirkung von Hypoxydosen auf die Phosphatidbildung. Im Sauerstoffmangel unter Gemischatmung konnte unter Verwendung von ^{32}P die Phosphatidneubildung quantitativ untersucht werden: Bei 19stündigem Sauerstoffmangel fand sich, mit einer Latenz von einigen Stunden, eine Abnahme der Phosphatide um 40% des Normalwertes[4]. Untersuchungen an Gewebsschnitten stimmen mit diesem Ergebnis überein, ergaben aber eine sofortige Abnahme der Phosphatide[5]. In anderen Versuchen wurde unter Sauerstoffmangel die Aufnahme von ^{32}P-Phosphat in die Phosphatide zum Stehen gebracht[6]. Nach Cyankaliumvergiftung wurde reversibel eine Herabsetzung der Sauerstoffaufnahme und der Körpertemperatur sowie eine Abnahme der Phosphatidbildung in der Leber um 43% beobachtet[7].

Bei oxydationshemmenden Giften, z. B. nach Chloroform, Phosphor, Tetrachlorkohlenstoff, wurde eine kugelige Verformung und Verfettung der Mitochondrien nachgewiesen[8].

---

[1] EGER 1952, 1954, EGER und GELLER 1952, EGER und ZÜNDORF 1953.
[2] Vgl. RÖSSLE 1907, SACHS 1941, OVERBECK 1943, BÜCHNER 1944/49, ALTMANN 1946/49, 1955, KETTLER 1948, PREISSNER 1949 u. a.
[3] JEDEIKIN und WEINHOUSE 1954.
[4] GOEBEL, KLANTE, KUTZIN, MAURER und NIKLAS 1951.
[5] FISHLER, TAUROG, PERLMAN, CHAIKOFF 1941, TAUROG, CHAIKOFF und PERLMAN 1942.
[6] ARTOM 1953.
[7] GOEBEL, FRIEDERICI, FUKAS, MAURER, NAGEL 1952. [8] Siehe ALTMANN 1955.

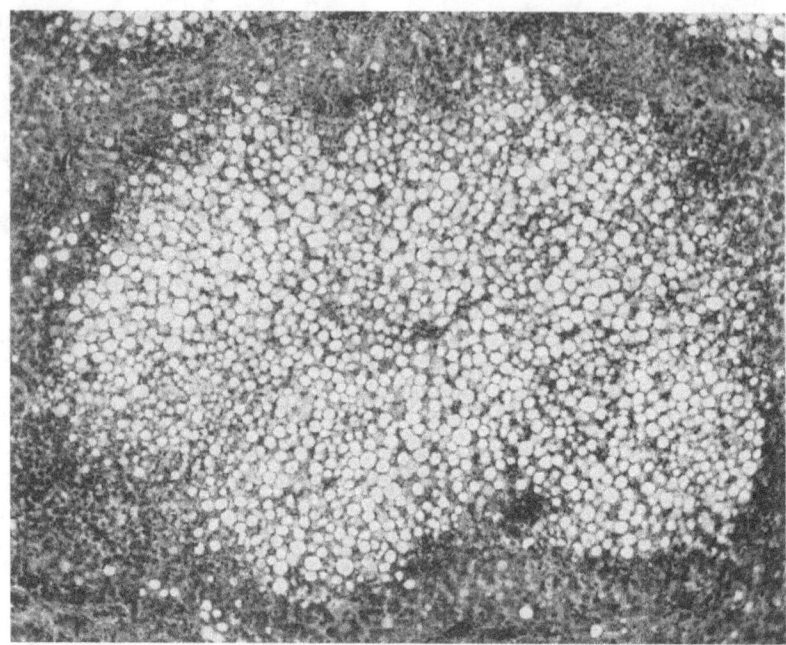

Abb. 8. Großtropfige zentrale Verfettung eines Leberläppchens beim Menschen nach Tod durch zentrale Atemlähmung infolge Hirndruck.

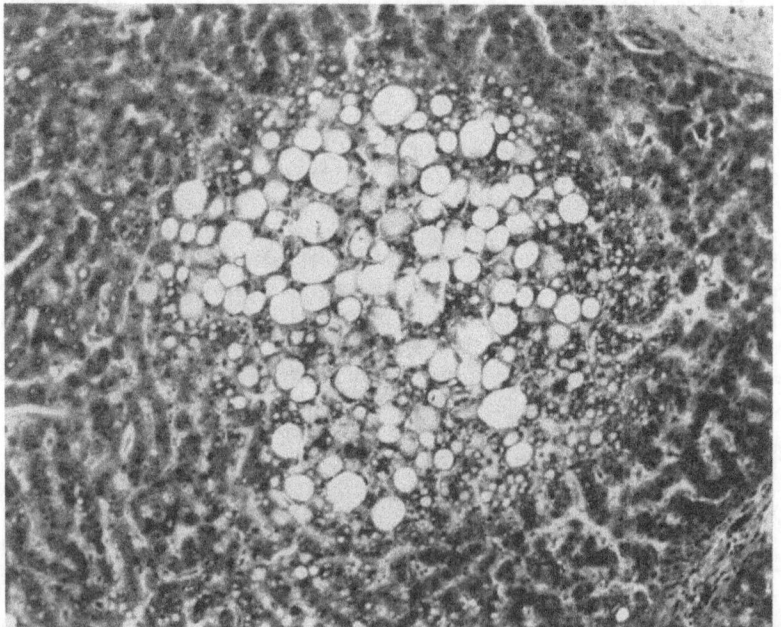

Abb. 9. Großtropfige zentrale Verfettung eines Leberläppchens beim Menschen nach Tod infolge subakuter großer Lungenembolie.

Ob diese Mitochondrienverfettung grundsätzlich der strukturelle Ausgangspunkt für die tropfige Fettspeicherung bei Hypoxydosen darstellt, bedarf jedoch der weiteren Untersuchung[1].

[1] Siehe ALTMANN 1955.

Die Frage, warum die hypoxämische Verfettung elektiv im Läppchenzentrum auftritt, also in dem gleichen Läppchenbezirk, in dem auch die vacuolige Veränderung bei Hypoxämie gesetzmäßig ihren Sitz hat, werden wir später grundsätzlich erörtern. Auch werden wir uns erst dann mit der vacuoligen Veränderung und der Verfettung des Leberparenchyms unter der Wirkung oxydationshemmender Gifte, also durch histotoxische Hypoxydose, auseinandersetzen.

c) Die Nekrosen des Leberparenchyms nach Hypoxydosen.

Schon 1918 wurde von MARTIN, LOEVENHART und BUNTING, 1927 und 1928 von ROSIN beim Meerschweinchen und Kaninchen gezeigt, daß nach Unterdruck und nach sauerstoffarmer Gemischatmung in den Epithelien der Läppchenzentren der Leber Koagulationsnekrosen zu beobachten sind, häufig in Form ringförmiger, um die Zentralvene gelagerter Koagulationsnekrosen. Der Befund wurde alsbald bestätigt[1]. Ausführlich wurde er von ALTMANN (1946/49) an Katzen untersucht, die wechselnd lange einem Unterdruck von 1—24 Std ausgesetzt waren und unmittelbar danach oder später getötet wurden. Bei der Hälfte der Tiere fand er akute oder ältere acinuszentrale Parenchymuntergänge, also *zentrale Läppchennekrosen* und deren Folgen (Abb. 10). In den Versuchen wurde besonders darauf geachtet, ob die Tiere nach ihrem klinischen Verhalten einem subkritischen Sauerstoffmangel ausgesetzt waren, oder ob gegen Ende des Versuches Atemstillstände oder ein schwerer Kollaps eingetreten waren. Am frühesten fanden sich zentrale Läppchennekrosen der Leber bei einem Tier, das nach 7stündigem Unterdruck Atemstillstände und einen Höhenkollaps nicht durchgemacht hatte. Jedoch waren im allgemeinen die zentralen Nekrosen erst dann zu beobachten, wenn zusätzlich Atem- und Kreislaufstörungen mit ins Spiel getreten waren. Neben den ringförmig um die Zentralvene gelegenen zentralen Nekrosen fanden sich Einzelnekrosen, über das Läppchen verstreut, und *Gruppennekrosen* im Sinne der Fokalnekrosen[2], in der Regel in der Intermediärzone, in der eine besonders langsame Blutströmung herrscht. Diese intermediären Fokalnekrosen waren nur zu beobachten, wenn das Tier schwer behebbare Atemstillstände und einen deutlichen Höhenkollaps durchgemacht hatte. Dementsprechend unterschied ALTMANN zwischen *zentralen Läppchennekrosen durch allgemeinen Sauerstoffmangel ohne wesentliche Mitwirkung zusätzlicher Kreislaufstörungen und intermediären Gruppennekrosen durch entscheidende Mitwirkung zusätzlicher Kreislaufstörungen*. Dieser Unterschied wird auch von KETTLER (1954) gemacht.

Die dargestellten Parenchymnekrosen der Leber haben enge Beziehungen zu Befunden, die in früheren, z. T. nicht auf die Pathologie des Sauerstoffmangels ausgerichteten Untersuchungen gewonnen wurden. So wurde in einer Reihe von Arbeiten auf das Vorkommen zentraler Läppchennekrosen der Leber nach akutem Kollaps aufmerksam gemacht, z. B. nach Histaminkollaps[3], nach orthostatischem Kollaps des Kaninchens[4], nach Hitzekollaps des Menschen[5], nach Verbrennungskollaps des Menschen[6] und des Tieres[7] sowie nach protrahiertem Kollaps bei intravenöser Diphtherietoxinvergiftung des Kaninchens[8]. Ein Teil der Untersucher hat die zentralen Nekrosen der Leber nach Kollapszuständen als Folge der Einwirkung von Histamin bzw. von Eiweißzerfallsprodukten gedeutet[9]. Überblickt man aber das gesamte, heute vorliegende Beobachtungsgut, so darf man die *zentralen Läppchennekrosen der Leber nach Kollaps als die Folge einer*

---

[1] CAMPBELL 1927, LUFT 1937.   [2] MALLORY 1901.
[3] EPPINGER, KAUNITZ und POPPER 1935, MEESSEN 1938, 1939.   [4] MEESSEN 1938, 1939.
[5] SCHÜRMANN 1938.   [6] ZINCK 1940.   [7] BLÜTHGEN 1944.
[8] GÜNTHER 1941.   [9] EPPINGER, KAUNITZ und POPPER 1935, BLÜTHGEN 1944.

allgemeinen Oligämie und eines damit einhergehenden akuten Sauerstoff- und Substratmangels im Leberparenchym deuten [1]. Diese Deutung liegt um so näher, als in älteren und neueren Experimenten die Herabsetzung der Atmungsvorgänge im anaphylaktischen Schock wie nach Histamin nachgewiesen werden konnte.

So fand sich in Untersuchungen an der weißen Maus während eines typischen anaphylaktischen Schocks im überlebenden Gewebe und bei der Atmungsmessung des ganzen Tieres eine hochgradige und lang anhaltende Atmungshemmung an allen untersuchten Organen, ebenso beim Meerschweinchen und beim Kaninchen [2]. Untersuchungen an Kaninchen und Hunden, die sich vor allem auf den Leberstoffwechsel nach anaphylaktischem Schock durch Fremdserumsensibilisierung richteten, stellten ein signifikantes Absinken der Zellatmung, besonders beim Hunde, fest [3]. Wurden Mäuse durch Histamin in einen schweren Kollaps gebracht, so zeigten sie ebenfalls eine starke Hemmung der oxydativen Prozesse in der Leber [4]. Die gleiche Herabsetzung der Oxydationen wurden im Leberparenchym aber auch bei Meerschweinchen nach 2stündigem Unterdruck auf 180 mm Hg nachgewiesen [3]. Welche entscheidende Bedeutung dabei dem Sauerstoffmangel zukommt, geht aus folgender Tatsache hervor: Wurde nach dem Unterdruck Leberparenchym in Gewebsschnitten mit Glucosezusatz untersucht, so zeigte sich in der Zeit von $1^1/_2$—3 Std nach dem Unterdruckaufenthalt eine starke reaktive Steigerung des Sauerstoffverbrauches, die erst im weiteren Verlauf zur Norm zurückkehrte [5]. Daß aber bei den Durchblutungsstörungen in Verbindung mit Hypoxämie neben dem Sauerstoffmangel noch ein Substratmangel von besonderer Bedeutung ist, haben weitere Experimente ergeben [6]. Nach Unterbindung der A. hepatica bei zusätzlicher Hypoxämie wurde die Differenz des Glucosegehaltes im Pfortaderblut und in den Lebervenen gemessen. Bei subkritischer Hypoxie wurde kein Unterschied gegenüber der Norm festgestellt, bei kritischem Sauerstoffmangel dagegen eine starke Zunahme dieser Differenz mit starker reaktiver Überhöhung des Blutzuckers im abfließenden Venenblut. Dieser Effekt trat bei einem Sauerstoffgehalt des Pfortaderblutes unter 12% auf. Aus diesen Untersuchungen geht hervor, daß im kritischen Sauerstoffmangel bei Oligämie beschleunigt eine Erschöpfung der Glucosevorräte in den Läppchenzentren der Leber eintritt, so daß es bald nicht nur an Sauerstoff, sondern auch an zu veratmendem Substrat fehlt. Zu der Sauerstoffmangelhypoxydose addiert sich also unter diesen Bedingungen die Substratmangelhypoxydose.

Diese Situation liegt vor allem auch bei den zentralen Läppchennekrosen der Leber durch akute und chronische Insuffizienz des rechten Ventrikels vor. Die klassische *zentrale Stauungsnekrose* der Leber bei akuter Rechtsinsuffizienz des Herzens ist also in jedem Falle das Ergebnis einer *Summation von Stauung, Sauerstoffmangel und Substratmangel*. Dementsprechend finden wir im menschlichen Obduktionsgut dieses Bild vor allem bei akuter Insuffizienz des vorher normalen oder des vorher hypertrophierten rechten Herzens.

Andere Beobachtungen der menschlichen Pathologie, der Tierpathologie und des Experimentes zeigen aber, daß auch ohne Stauung infolge allgemeiner Hypoxämie solche zentrale Nekrosen der Leber zur Entwicklung kommen können [7]. Hier sind vor allem die Befunde bei Zuständen akuter allgemeiner Hypoxämie durch *Mangel an Oxyhämoglobin* zu nennen. So kennt die Veterinärpathologie das Bild einer puerperalen Hämoglobinämie des Rindes, die bevorzugt in der Leber Nekrosen in den Läppchenzentren oder auch intermediär sowie streifenförmig um die Zentralvene hervorruft [8]. Experimente an Kaninchen mit Hämolyse durch hämolysierendes Serum zeigten diesen Nekrosetyp [8]. Das gleiche Bild konnte bei Ratten mit hämolysierendem Serum erzeugt werden. Auch hier entwickelten sich, und zwar parallel zur Intensität der Hämolyse, zentrolobuläre, allerdings auch intermediäre Nekrosen in der Leber, vor allem am 2. und 3. Tage. In der menschlichen Pathologie wurden bei schwerer Anämie (Abb. 11) mit oder ohne plötzlichen Blutverlust häufig zentrale Läppchennekrosen beobachtet [9].

---

[1] BÜCHNER 1944/49. [2] BÜNGELER 1931, RISSEL und SCHALLER 1944.
[3] BENDA, LOCKER u. Mitarb. 1952, 1954, 1956. [4] BÜNGELER 1933.
[5] BENDA, LOCKER und RISSEL 1954. [6] ERBSLÖH, BIERBRAUER und OSSWALD 1954.
[7] WALLACH und POPPER 1950. [8] HJÄRRE 1930, 1952.
[9] KRAUS und STERNBERG 1902, PEARCE 1904, SCHMORL 1904, JAFFÉ 1920, HEINRICHSDORFF 1924, LEMKE 1925, LINDAU 1928, HURST und HURST 1928, HJÄRRE 1930, RÖSSLE 1933, ROULET 1938, LEITHOFF 1954, DE BAKER 1956.

Im menschlichen Beobachtungsgut hebt sich auch die Gruppe der *akuten Herzinfarkte* aus der Kasuistik der zentralen Lebernekrosen besonders heraus[1].

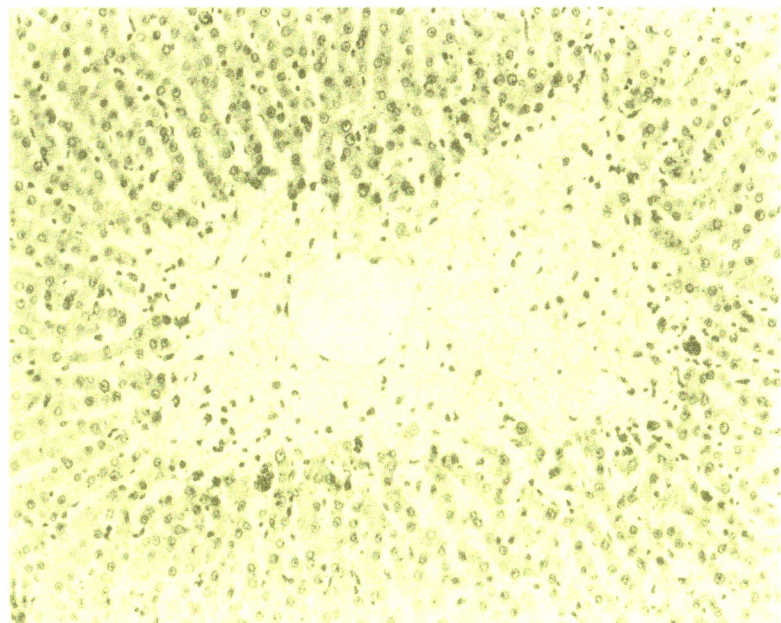

Abb. 10. Reticuläre Narbe im Zentrum eines Leberläppchens der Katze nach zentraler Läppchennekrose durch Unterdruck. (Nach ALTMANN 1946/49.)

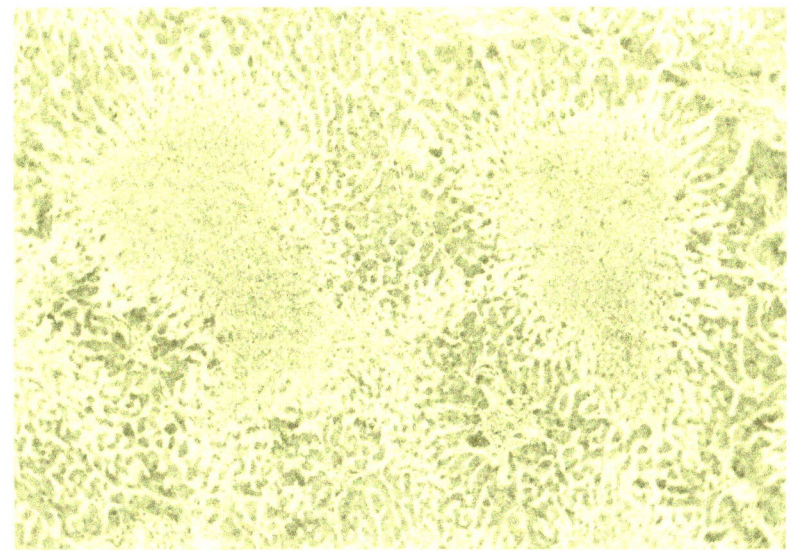

Abb. 11. Akute zentrale Nekrose in zwei benachbarten Leberläppchen beim Menschen nach Tod infolge schwerer Anämie. (LEITHOFF 1954.)

Ein Teil dieser Fälle läßt eine akute Stauung in der Leber vermissen, zeigt aber ein schweres akutes Lungenödem. In diesen Fällen überwiegt die durch den

[1] CLARKE 1950, GRIESHAMMER 1950, ELLENBERG und OSSERMANN 1951, LEITHOFF 1954.

Infarkt bedingte *Oligämie des großen Kreislaufs* und die *Hypoxämie infolge des Lungenödems* als Ursache der Nekrosen. In anderen Fällen führt der Herzinfarkt alsbald zu einer zusätzlichen Insuffizienz des rechten Ventrikels, dadurch zu einer akuten Stauungsleber, so daß in diesen Fällen die Stauung als pathogenetischer Faktor sich zur Oligämie und Hypoxämie noch hinzuaddiert. Auch bei *subakut tödlicher großer Lungenembolie* summieren sich Oligämie, Hypoxämie und Stauung in der Pathogenese der zentralen Nekrosen.

Daß es aber zentrale Läppchennekrosen durch reine Hypoxydose, ohne zusätzliche Durchblutungsstörungen, gibt, zeigt das Beispiel einer dysenzymatischen Hypoxydose: die *akute Vergiftung mit Tetrachlorkohlenstoff*.

Daß *Tetrachlorkohlenstoff*, in geringer Dosis durch Inhalation, subcutan, peroral, intraperitoneal oder rectal angewandt, im Verlaufe eines Tages typische *zentrale Läppchennekrosen der Leber* verursacht, wurde in einer Reihe von experimentellen Arbeiten gezeigt[1]. Der Nekrose geht dabei eine zentrale, nach peripher ausstrahlende Läppchenverfettung der Leber voraus. Nach neueren Experimenten aus dem CAMERONschen Institut[2] sind dabei an der weißen Ratte folgende Stadien zu beobachten: Nach 5 Std sind die Epithelien der inneren zwei Drittel des Läppchens feintropfig verfettet. In der 10. Std ist auch die Peripherie mit Ausnahme eines äußersten Kranzes von Epithelien ebenso verändert. In der 18. Std beginnen massive Nekrosen rings um die Zentralvene und breiten sich anschließend peripherwärts aus. Die äußeren noch erhaltenen Epithellagen sind nunmehr stark verfettet.

Dieser Befund wurde zunächst als Folge einer akuten, durch Tetrachlorkohlenstoff ausgelösten Durchblutungsstörung des Leberläppchens aufgefaßt[3]. Nach intravitaler Tuscheinjektion in die Milz wurde gegenüber Kontrollen eine wesentlich geringere Tuschefüllung der Leberläppchen gefunden[4]. Der Angriffspunkt des Giftes wurde dementsprechend im periportalen Gefäßsystem der Leber gesehen. In gleichem Sinne wurden auch photometrische Messungen der Durchblutung mittels Infrarotabsorption der Leberläppchen nach Tetrachlorkohlenstoffvergiftung ausgewertet[5]. In weiteren Experimenten konnte jedoch festgestellt werden, daß nach Tetrachlorkohlenstoff der portale Venendruck normal bleibt und nicht erhöht ist, was bei einer hypothetischen Drosselung des intrahepatischen Kreislaufs zu erwarten wäre. Auch die intravitalen Angiogramme unterschieden sich nicht von den Befunden bei der normalen Ratte[6].

Der pathogenetische Mechanismus bei der akuten Tetrachlorkohlenstoffvergiftung konnte aber erst durch eingehende Untersuchungen von CHRISTIE und JUDAH (1954) aufgeklärt werden. Sie zeigten am Homogenat, am Gewebsschnitt und an den isolierten Mitochondrien, daß bis zur 10. Std nach Einsetzen der Vergiftung die Oxydationen noch nicht wesentlich gestört waren, dann aber rapid abnahmen. Nach 10—15 Std war die Oxydation von Citrat, Malat, Octanoat, Pyruvat und Glutamat schwer beeinträchtigt. Dagegen blieben die Oxydation von Bernsteinsäure sowie die oxydative Phosphorylierung normal. Das ist bei der besonderen Störungsanfälligkeit der Phosphorylierungen sehr erstaunlich. Aus den Experimenten konnte geschlossen werden, daß es sich bei der Tetrachlorkohlenstoffvergiftung um eine unmittelbare Einwirkung des Giftes auf die Mitochondrien handelt, insbesondere um eine Desorganisation der Fermente des Citronensäurecyclus. Da die oxydative Phosphorylierung erhalten bleibt, ist

---

[1] GARDNER u. Mitarb., LACQUET 1932, CAMERON und KARUNARATNE 1936, WHITE 1939, WARKIN und MANN 1942, MOON u. a.
[2] CHRISTIE und JUDAH 1954.   [3] WARKIN und MANN 1942, GLYNN und HIMSWORTH 1948.
[4] GLYNN und HIMSWORTH 1948.   [5] SCHUMACHER 1952/53.
[6] DANIEL, RICHARD und REYNELL 1952.

eine spezifische Lokalisation des Schadens anzunehmen[1]. Nach den Experimenten handelt es sich also bei der Tetrachlorkohlenstoffvergiftung um eine typische *dysenzymatische Hyopxydose*.

In gutem Einklang mit diesen Ergebnissen stehen jüngste Beobachtungen von MÖLBERT (1957) über das elektronenmikroskopische Bild des Leberparenchyms nach einmaliger Gabe von Tetrachlorkohlenstoff in der von CHRISTIE und JUDAH angewandten Dosierung. Als erstes fand sich dabei nach 90 min eine Steigerung der Abgabe von Nucleolarsubstanz aus dem Kern, z. T. mit dem Bilde der Nucleolenausschleusung. In der Umgebung des Kernes kam es dabei zur Vermehrung der Ergastoplasmalamellen, also wahrscheinlich auch der Ribonucleotide. In den stabförmigen Mitochondrien traten die Doppellamellen deutlicher hervor als im ruhenden Leberparenchym. Von der 5. Std an war eine starke Vermehrung nicht aufgequollener Mitochondrien zu beobachten, von denen kleinere, wahrscheinlich jüngere Elemente keine Doppellamellen, aber in der Mitte eine homogene Verdichtung erkennen ließen (Abb. 12). Gleichzeitig traten die ersten Fetttropfen auf. In der 15.—18. Std bildeten sich homogene oder völlig leere Mitochondrien[1a]. Gleichzeitig setzte eine starke gleichmäßige Lückenbildung im Ergastoplasma ein. Diesem Bild entsprach lichtmikroskopisch eine hydropische Veränderung der Leberparenchymzelle (Abb. 13). Es wurde nach 18 Std von einer kompakten strukturlosen Nekrose gefolgt, in der die Mitochondrien verdämmerten oder überhaupt nicht mehr nachweisbar waren. Tetrachlorkohlenstoff steigert also nach diesen Befunden zunächst den Stoffwechsel des Leberparenchyms; nach einer Aktivitätssteigerung und Vermehrung der Mitochondrien setzt aber dann deren Schädigung ein. Malonsäure verursachte ganz entsprechende Veränderungen.

Nach diesen Ergebnissen bedürfen alle bisher vorliegenden Untersuchungen über den Angriffspunkt und den Wirkungsmechanismus auch anderer „Lebergifte" dringend der Überprüfung mit den gleichen Methoden. Diese Gifte zeigen die bisher erörterten morphologischen Hypoxydoseschädigungen der Leber in typischer Ausprägung. So ist das Auftreten der vacuoligen Veränderung, worauf schon PICHOTKA (1942) und ALTMANN (1946/49, 1955) aufmerksam gemacht haben, z. B. bei der experimentellen Vergiftung mit weißem Phosphor[2], mit Chloroform[3], mit Knollenblätterschwammgift[4], mit Phalloidin[5] und mit Phenylhydrazin[6] nachgewiesen. Die gleichen Gifte sind aber auch seit langem als Verursacher schwerer toxischer Verfettungen des Leberparenchyms bekannt, z. B. das *Chloroform* in der menschlichen und experimentellen Pathologie als Ursache der zentralen Läppchenverfettung[7]. Schließlich ist für das *Chloroform* seit langem aus der menschlichen und experimentellen Pathologie geläufig, daß es zentrale Läppchennekrosen verursacht[8]. Auch für die Vergiftung mit *Arsen* und mit *Knollenblätterschwamm* ist dies nachgewiesen[9], während bei der Phosphorvergiftung Verfettung und Nekrosen die Läppchenperipherie bevorzugen[10].

WELLS (1906) hat schon vor 50 Jahren die These entwickelt, daß das Chloroform, besonders durch Störung der oxydativen Prozesse, die synthetischen

---

[1] CHRISTIE und JUDAH 1954.   [1a] Vgl. OBERLING und ROUILLER 1956.
[2] ZIEGLER und OBOLONSKY 1888, AUFRECHT, TISCHNER 1904.
[3] JAFFÉ 1920, B. FISCHER 1922, ALTMANN 1946/49.
[4] GRÄFF 1927.   [5] M. VOGT 1938.   [6] JAFFÉ 1920.
[7] HERXHEIMER 1924, LÖFFLER und NORDMANN 1925, LÖFFLER 1928.
[8] MÜLLER 1904, JOANNOVICS 1904, STILES und MACDONALD 1904, HOWLAND und RICHARDS 1908/09, WHIPPLE und SPERRY 1909, BOCK 1910, OPIE 1910, MUSKENS 1909, OGATA 1913, STECKELMACHER 1914, SCHULTZ, HALL und BAKER 1923, HERXHEIMER 1924, LÖFFLER 1928, CAMERON, KARUNARATNE und THOMAS 1937.
[9] Siehe HERXHEIMER 1924.   [10] HERXHEIMER 1924, LÖFFLER und NORDMANN 1925.

Funktionen des Leberparenchyms behindert. Auch HERXHEIMER betont und begründet in seiner großen Abhandlung von 1924, daß der Angriffsort dieser

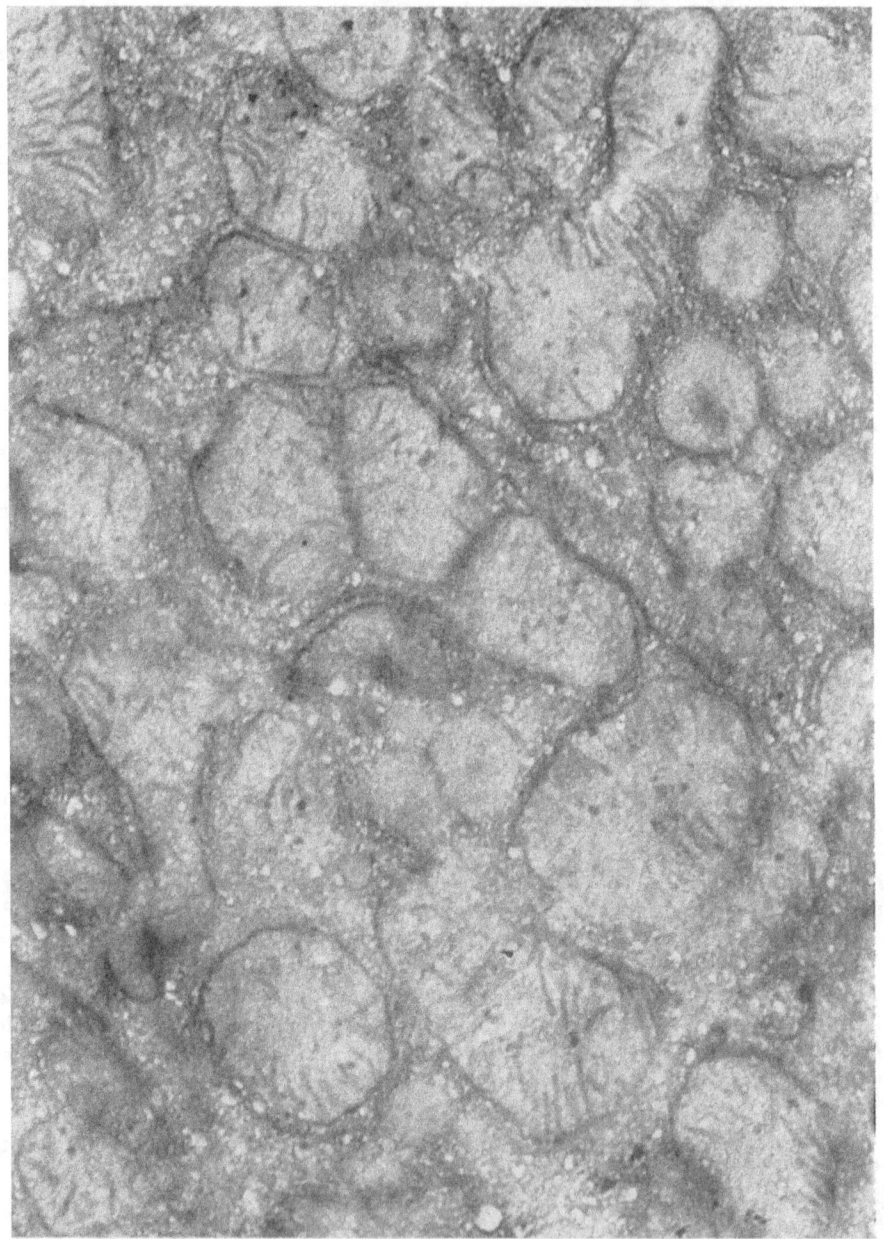

Abb. 12. Elektronenmikroskopisches Bild eines Ausschnittes aus einer Leberparenchymzelle der Ratte 5 Std nach 0,25 mg/100 g durch Schlundsonde: auffallend dicht stehende, z. T. abgerundete Mitochondrien, z. T. darin noch deutliche Cristae mitochondriales. In kleinen kugelrunden Mitochondrien (z. B. rechts oben und Mitte) keine Cristae mehr nachweisbar, dagegen z. T. zentrale Verdichtung. (Nach MÖLBERT 1957.)

Gifte die Leberparenchymzelle selbst ist, mit der das Gift in engen Kontakt trete. Dagegen hat der RICKERsche Arbeitskreis in seiner großen Auseinandersetzung mit der VIRCHOWschen Cellularpathologie zu zeigen versucht, daß diese Gifte am Gefäßsystem der Leber angreifen. Insbesondere LÖFFLER und NORDMANN (1925), die die Wirkung von Chloroform, Phosphor und Phlorhizin auf die

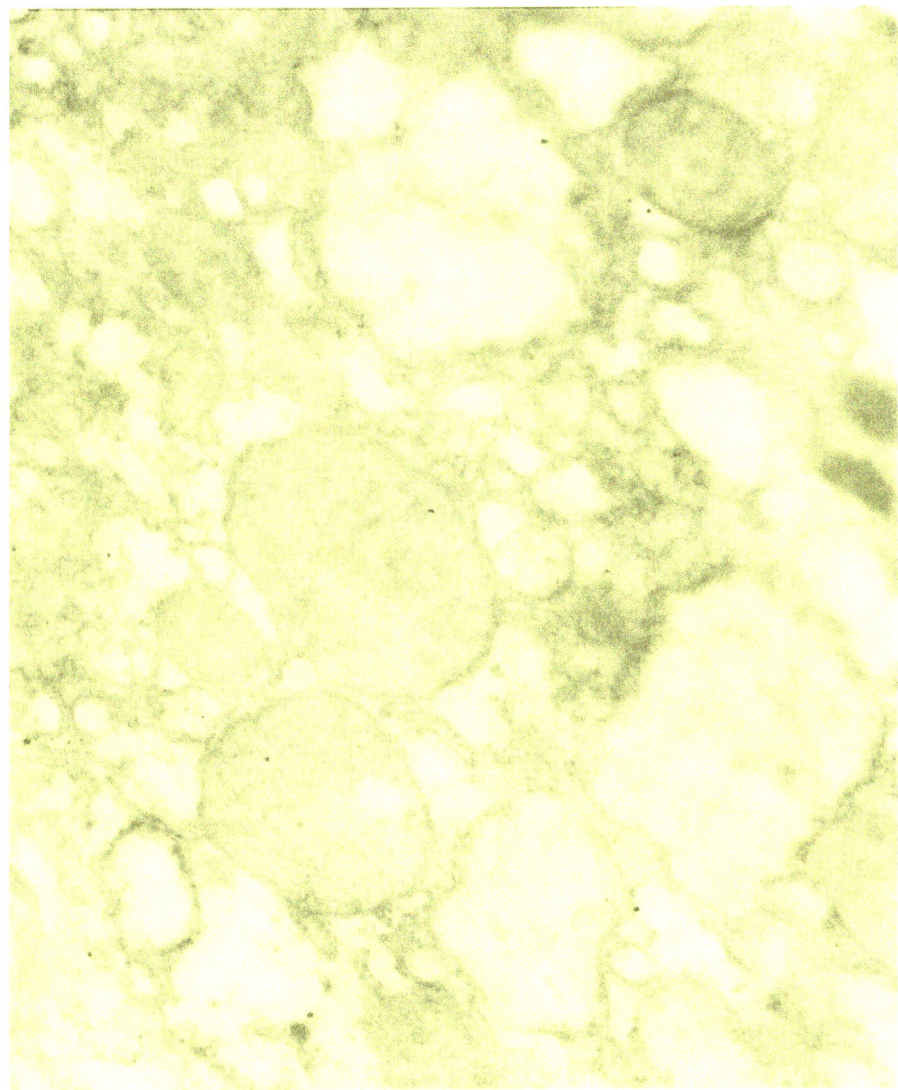

Abb. 13. Elektronenmikroskopisches Bild aus einer Leberparenchymzelle 18 Std nach 0,25 mg/100 g Tetrachlorkohlenstoff bei der Ratte: neben homogenisierten Mitochondrien (Mitte!) solche mit Verflüssigung ihrer Innenstrukturen (rechts, unten, oben!); wabige Auflockerung des übrigen Cytoplasmas. (Nach MÖLBERT 1957.)

Läppchendurchblutung intravital untersuchten, entwickelten die Auffassung, daß diese Gifte in einer ersten Phase eine neural, durch Reizung der Vasoconstrictoren, ausgelöste Verengerung, in einer zweiten Phase eine durch Constrictorenlähmung und Vasodilatorenreizung hervorgerufene Erweiterung der Strombahn des Leberläppchens verursachen, daß sie also grundsätzlich neuralvasculär wirken.

Wir haben gesehen, wie diese Gedankengänge und Versuche auch bei der Diskussion über den Mechanismus bei der Tetrachlorkohlenstoffvergiftung eine große Rolle gespielt haben. Für dieses Gift sind sie jedoch durch die Untersuchungen von CHRISTIE und JUDAH (1954) und von MÖLBERT (1957) durch den Nachweis der unmittelbaren Giftwirkung an den Mitochondrien widerlegt. Wir dürfen erwarten, daß dies auch für die anderen „Lebergifte" gelingen wird. Für das Allylformiat hat FLECKENSTEIN schon 1944 die direkte fermentative Hemmung der Zellatmung nachgewiesen. Dabei ist es durchaus verständlich, daß unter der Wirkung dieser Gifte auch Durchblutungsstörungen des Leberläppchens beobachtet werden. Die Stoffwechseländerungen in den Leberparenchymzellen sind nämlich nach den vorliegenden Untersuchungen so radikal, daß sie solche Durchblutungsänderungen nach sich ziehen müssen. Dabei werden sie z. T. das Bild einer Hyperämie bei gesteigertem Antransport von Fett, z. T. aber eine Blutleere bei Erlöschen des intravitalen Stoffwechsels ergeben müssen.

Überblicken wir sämtliche bisher erörterten Veränderungen des Leberparenchyms unter der Wirkung von Hypoxydosen, so müssen wir, **zusammenfassend** und **ergänzend**, noch auf die folgenden bemerkenswerten Gesetzmäßigkeiten aufmerksam machen:

1. Die vacuolige Veränderung, die Verfettung und die Nekrosen infolge von hypoxischen Hypoxydosen entwickeln sich mit auffallender Regelmäßigkeit in den Läppchenzentren der Leber, *die reversiblen und irreversiblen hypoxischen Parenchymschäden der Leber sind also in der Regel Schäden des Läppchenzentrums*. Seit RÖSSLE (1907) wurde diese Regel damit erklärt, daß in den Lebercapillaren ein *physiologischer Gradient der Sauerstoffspannung von der Peripherie zum Zentrum des Läppchens* entsprechend der Stromrichtung mit einem Maximum in der Peripherie, einem Tiefpunkt im Zentrum besteht[1].

2. Wie ALTMANN (1946/49) schon betont hat, dürfte dieser Gradient auch dafür ausschlaggebend sein, daß bei den meisten Lebergiften, besonders auch beim Tetrachlorkohlenstoff und beim Chloroform, bei schwächerer Dosierung die Leberparenchymschäden ebenfalls in den Läppchenzentren gelegen sind. Offenbar kann das Gift im Bereich des physiologischen Sauerstoffmangels schon in geringerer Konzentration zur Wirkung kommen.

Wenn von den Schäden bei Hypoxämie mitunter die unmittelbar um die Zentralvene gelegenen Leberepithelien verschont bleiben[2], so spricht dies nicht gegen die Bedeutung der Hypoxämie[3], sondern für sie; denn die an 2 Oberflächen — von der Capillare und von der Zentralvene her — umspülten Epithelien dürften bei Hypoxämie besser mit Sauerstoff versorgt sein als die benachbarten Epithelien.

3. Ein wichtiges morphologisches Dokument des peripher-zentralen Gradienten ist die Beobachtung, daß hypoxydotische zentrale Herde häufig peripherwärts von einem Saum weniger intensiv veränderter Epithelien umgeben sind, z. B. die zentrale großtropfige Verfettung von einem Kranz feintropfig verfetteter Epithelien (Abb. 14), die Nekrose von einem Saum vacuolisierter oder verfetteter Epithelien. Besonders markant ist die Umscheidung zentraler Koagulationsnekrosen von einem Ring von Epithelien mit *hydropischer Zellveränderung*. Dieses Bild, das auch als blasige Entartung gekennzeichnet wurde, wurde von A. ROSIN (1937) nach Unterdruckhypoxämie beim Meerschweinchen beschrieben. Es ist aber ebenso bei der Cocainvergiftung[4], bei Phosphorvergiftung[5] und bei

---

[1] PICHOTKA 1942, BÜCHNER 1944/49, 1945, ALTMANN 1946/49.
[2] PICHOTKA 1942, ALTMANN 1946/49, KETTLER 1948, 1954.   [3] KETTLER 1948, 1954.
[4] EHRLICH 1890, KETTLER 1952, 1954.   [5] ZIEGLER und OBOLONSKY 1888.

Phenylhydrazin- und Chloroformvergiftung[1] nachgewiesen. Bei der Tetrachlorkohlenstoffvergiftung stellt es einen klassischen Befund an dem die zentralen

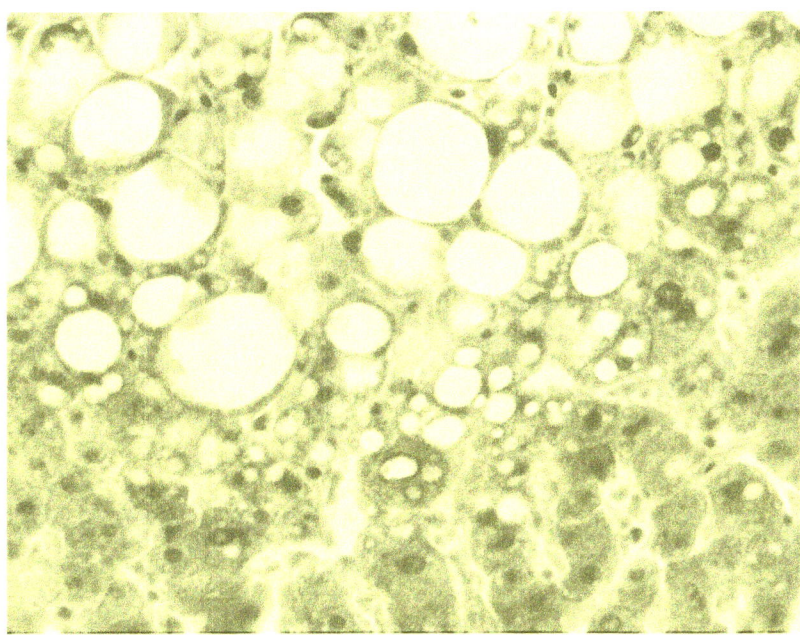

Abb. 14. Randgebiet einer zentralen Verfettung (Ausschnitt aus Abb. 9): zentral großtropfige Verfettung, anschließend kleintropfige Verfettung des Leberparenchyms, anschließend normale Leberzellen (rechts unten).

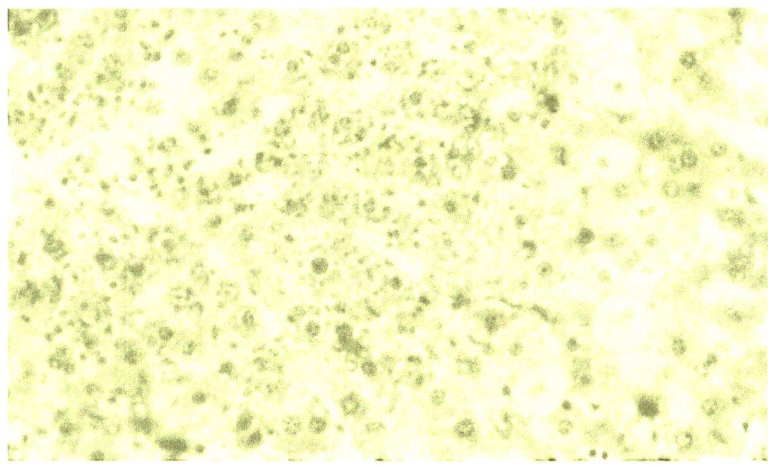

Abb. 15. Leberläppchen der Ratte 17 Std nach 0,25 mg/100 g Tetrachlorkohlenstoff: am linken Bildrand Zentralvene, anschließend Nekrose, daran anschließend (Grenze zwischen 2. und 3. Drittel rechts) hydropisch veränderte Leberepithelien, daran anschließend normale Leberepithelien.

Nekrosen umgebenden Epithel dar (Abb. 15)[2]. Bei dieser hydropischen Zellveränderung handelt es sich nicht um verfettete Zellen, sondern nach den elektronenoptischen Untersuchungen um Epithelien mit starker, nicht vacuolig

[1] JAFFÉ 1920, B. FISCHER 1922.   [2] CAMERON und KARUNARATNE 1936 u. a.

demarkierter Wasseranreicherung im Cytoplasma, in dem die Mitochondrien wie Haftpunkte in einem gleichmäßigen, weitmaschigen Netz erhalten sind[1] (vgl. Abb. 13).

4. Schließlich ist für die hypoxydotischen Parenchymschäden der Leber — und dieses Prinzip wird uns auch an anderen Organen begegnen — eine aufsteigende Reihe von Schädigungen festzustellen, deren Auftreten von der Plötzlichkeit, Dauer und Intensität der Hypoxydose abhängt. Der schnell einsetzende reversible Schaden ist die vacuolige Veränderung, die eine plötzliche, hochgradige, kritische, also lebensbedrohliche Hypoxydose voraussetzt. Der langsamer sich steigernden, auf mittlerer Höhe sich haltenden, protrahierten Hypoxydose ist die Verfettung zugeordnet. Dagegen führt die schwere, subkritische, über längere Zeit andauernde Hypoxydose zur Koagulationsnekrose oder, bei etwas geringerer irreversibler Schädigung, zur hydropischen Veränderung. Im Einzelfall können die verschiedenen Bilder aufeinanderfolgen. So beginnt bei der Tetrachlorkohlenstoffvergiftung, und nicht selten auch beim Sauerstoffmangel, die Schädigung in der Regel mit der Verfettung, um dann, beim Tetrachlorkohlenstoff fast gesetzmäßig, beim Sauerstoffmangel häufig, bei weiterwirkender Hypoxydose von der Nekrose abgelöst zu werden. Ebenso kann die vacuolige Veränderung von der Koagulationsnekrose gefolgt sein[2].

Daß der Koagulationsnekrose sehr häufig die Verfettung vorausgeht, scheint uns darauf zu beruhen, daß die in der Phosphatidsynthese hypoxydotisch schwer gehemmten Mitochondrien diese Hemmung nur bei starker Anflutung von Fett und Fettsäuren kompensieren können. Das mag auch der Grund dafür sein, daß bei den Hypoxämien und den oxydationshemmenden Giften eine starke Mobilisierung des Fettes der Fettdepots und eine auffallende Lipämie einsetzt[3]. Damit dürfte auch die Tatsache zusammenhängen, daß in den Experimenten von CHRISTIE und JUDAH (1954) die Läppchenzentren schon 5 Std nach Tetrachlorkohlenstoffvergiftung verfettet waren, daß aber die Oxydationen erst nach 10 Std versagten.

Wir haben in unseren Erörterungen über die Wirkungen der Hypoxydose im Leberparenchym Befunde vor uns, die, von den Veränderungen durch oxydationshemmende Gifte abgesehen, klinisch in der Regel nicht vordringlich in Erscheinung treten. Wir konnten aber an diesen Beispielen die elementaren Phänomene hypoxydotischer Parenchymschädigungen und die damit zusammenhängenden allgemeinpathologischen Probleme herausarbeiten. Damit haben wir eine theoretische Grundlage für unsere weiteren Erörterungen gewonnen, bei denen uns wiederum wichtige Probleme der allgemeinen Pathologie begegnen werden, diesmal aber in enger Verknüpfung mit bedeutungsvollen Phänomenen und Fragestellungen der klinischen Pathologie.

2. Hypoxydotische Schäden des Herzmuskels.

War die Erforschung der hypoxydotischen Leberveränderungen von der experimentellen und allgemeinen Pathologie ausgegangen, so knüpften die Untersuchungen über die Wirkungen der Hypoxie auf den Herzmuskel unmittelbar an Beobachtungen und Fragestellungen der Klinik und der speziellen Pathologie an, und zwar an die moderne Erforschung der Angina pectoris vera. Dieser liegt allerdings primär in der Regel kein Zustand der allgemeinen Hypoxämie zugrunde, sondern eine akute Coronarinsuffizienz[4], meist infolge organischer Stenosen des Coronarsystems. Die Coronarinsuffizienz wird in solchen Fällen

---

[1] MÖLBERT 1957.   [2] Siehe bei ALTMANN 1946—1949, 1955.
[3] ROSENFELD 1903, WERTHEIMER 1926, ERBEN und v. HASSELBACH 1931.   [4] BÜCHNER 1932.

ausgelöst durch ein Mißverhältnis zwischen akut gesteigertem Blutbedarf und Blutangebot im Herzmuskel während dessen akuter Mehrbelastung durch körperliche Anstrengung oder psychische Erregung.

Daß es während der akuten Coronarinsuffizienz zu Stoffwechselstörungen im Herzmuskel kommt, wird durch zwei Tatsachen bewiesen. Einmal konnte in einer ganzen Serie von Untersuchungen gezeigt werden, daß während des Anfalles von akuter Coronarinsuffizienz, synchron mit dem Angina pectoris-Anfall, im Extremitäten-Elektrokardiogramm in der Regel reversibel eine Senkung von ST in Ableitung I und II oder II und III eintritt[1]. Sind die normalen Membranpotentiale an den Herzmuskelfasern durch einen normalen Herzmuskelstoffwechsel aufrechterhalten, insbesondere durch die normale Verteilung von Kalium und Natrium in den Fasern und in ihrem Milieu, so bedeuten Änderungen dieser Potentiale, wie sie sich im veränderten Elektrokardiogramm manifestieren, Änderungen des Herzmuskelstoffwechsels. Dabei ist zu vermuten, daß bei der Coronarinsuffizienz der registrierten Änderung der Potentiale vor allem eine Störung im oxydativen Stoffwechsel zugrunde liegt. Wissen wir doch, daß die Muskelfasern des Warmblüters im Sauerstoffmangel Kalium verlieren[2]. Darüber hinaus kommt es aber in der akuten Coronarinsuffizienz bei Angina pectoris vera nach histotopographischen Untersuchungen des Herzmuskels von Fällen mit tödlichem Ausgang in der inneren Schale des linken Ventrikels, bevorzugt in seinen Papillarmuskeln, zu *kleinherdig disseminierten elektiven Parenchymnekrosen der Herzmuskelfasern*[3]. Diesen Nekrosen liegen schwere Stoffwechselstörungen der betroffenen Fasern zugrunde, wobei wiederum zu vermuten ist, daß bei ihrer Entstehung der Hemmung der Oxydationen eine besondere Bedeutung zukommt.

In eine noch engere Beziehung treten aber für uns Coronarinsuffizienz und Hypoxie des Herzmuskels, wenn wir die Physiologie der Coronardurchblutung betrachten.

Hier wurde experimentell die These begründet, daß neben dem mittleren Aortendruck[4] die Sauerstoffsättigung des Coronarblutes der regulierende Faktor für die Durchblutung der Herzkranzadern sei, und daß bei jeder, auch nur leichten Senkung des Sauerstoffgehaltes im durchströmenden Blute sogleich eine Mehrdurchblutung im Coronarsystem einsetzt[5]. In Weiterführung dieser Experimente hat ALELLA (1954) die gleichsinnige Zunahme der Durchblutung beider Coronararterien mit abnehmender Sauerstoffsättigung bestätigt. Auch der Ausfluß aus den Coronarvenen war dabei synchron gesteigert. Die Empfindlichkeit der Coronararterien gegenüber dem Sauerstoffmangel wuchs mit der Abnahme der arteriellen Sauerstoffsättigung. Eine Steigerung des Aortendruckes kann dabei die Durchblutung noch erhöhen, ist aber nicht die unbedingte Voraussetzung für die vermehrte Coronardurchblutung. Die Mehrdurchblutung ist von nervösen Beeinflussungen unabhängig, kann aber durch Reizung der Nn. cardiaci gesteigert werden. Es wird angenommen, daß die Hypoxie des Myokards selbst die unmittelbare Ursache der hypoxämischen Coronarerweiterung und Mehrdurchblutung des Herzmuskels darstellt. Die seit BARCROFT (1914) entwickelten Vorstellungen über die Atmungsfunktion des Blutes haben in diesen Experimenten eine neue, sehr wichtige Bestätigung erfahren.

---

[1] FEIL und SIEGEL 1928, PARKINSON und BEDFORD 1931, WOOD, WOLFERTH und LIVEZEY 1931, GOLDHAMMER und SCHERF 1932 u. a.
[2] BAETJER 1935.   [3] BÜCHNER 1932.
[4] GOLLWITZER-MEIER 1938, GINTHY und DANIEL 1940, HAUSNER u. Mitarb. 1940, ECKENHOFF 1948, SCHMIDT und ENGELHORN 1953, HEIDENREICH und SCHMIDT 1956.
[5] ECKENHOFF 1948, REIN 1951.

Wenn aber auf diese Weise der Sauerstoffmangel des Blutes die Coronardurchblutung steigert, so müssen bei bestehenden organischen Behinderungen der Coronardurchblutung immer dann akute Durchblutungsinsuffizienzen im Herzmuskel eintreten, wenn der Herzmuskelstoffwechsel und mit ihm das Maß der Oxydationen zunimmt, also bei Mehrleistung des Herzmuskels durch körperliche Arbeit oder psychische Erregung. Wir verstehen aber auch auf Grund dieser Feststellungen der Physiologie die Tatsache, warum bei organischen Stenosen mit Neigung zu Angina pectoris durch Sauerstoffmangelatmung der Angina pectoris-Anfall und reversible hypoxische Veränderungen des Elektrokardiogramms ausgelöst werden können[1]: Unter der Sauerstoffmangelatmung benötigt der Herzmuskel eine größere Blutmenge; diese wird ihm jedoch nicht zugeführt, weil die Kapazität seines Coronarsystems gegenüber der Norm eingeschränkt ist. Schon an diesem Beispiel sehen wir also Sauerstoffmangel und Durchblutungsinsuffizienz des Herzmuskels unmittelbar und unlösbar gekoppelt. Das gleiche gilt aber auch von den Fällen, in denen bei normalem, gut dilatierbarem Coronarsystem infolge eines stärkeren Mangels an Oxyhämoglobin, also z. B. bei akuter Anämie, akuter Kohlenoxydvergiftung oder schwerer Unterdruckhypoxämie, der Mehrbedarf an Blut im Herzmuskel akut so gesteigert wird, daß er das Füllungsvermögen des Coronarsystems und sein mögliches Minutenvolumen übersteigt. Könnte nämlich die Coronardurchblutung bei diesen Hypoxämien ausreichend über die Norm gesteigert werden, d. h. über das Maß der maximal möglichen physiologischen Durchblutung, so würde durch die Mehrdurchblutung die Sauerstoffversorgung des Herzens normalisiert, es würde also eine Hypoxämie ohne Hypoxie bestehen, also eine kompensierte Hypoxämie. Danach ergibt sich, daß alle zur Hypoxie des Herzmuskels führenden Hypoxämien dekompensierte Hypoxämien sind, d. h. relative Durchblutungsinsuffizienzen des Coronarsystems bei gesteigertem Blutbedarf des Herzmuskels. Das Problem der hypoxämischen Hypoxie des Herzmuskels vereinigt sich also hier mit dem der Coronarinsuffizienz. Dennoch sind die Veränderungen des Herzmuskels unter der Wirkung allgemeiner Hypoxämien dem Problem der Hypoxydosen zuzuordnen.

Auf dem Hintergrund dieser allgemeinen Überlegungen verstehen wir nunmehr, wie sinnvoll und wichtig es war, daß sich an die Entdeckung der Coronarinsuffizienz unmittelbar Untersuchungen über die Schädigung des Herzmuskels durch akute Hypoxydose angeschlossen haben. Über diese Untersuchungen wollen wir in folgendem im einzelnen berichten.

Im Anschluß an die elektrokardiographischen und morphologischen Beobachtungen bei Angina pectoris vera wurde sogleich die Frage aufgeworfen, welcher Anteil im akuten Blutmangel des Herzmuskels einem akuten Sauerstoffmangel als Ursache der Angina pectoris vera zukomme. Diese Frage wurde zunächst in Untersuchungen von ROTHSCHILD und KISSIN (1932, 1933) beantwortet. Bei Kranken mit Coronarstenosen und Neigung zur Angina pectoris führte die Rückatmung unter Absorption der ausgeatmeten Kohlensäure, meist bei einem Sauerstoffgehalt der Atemluft von 9—10%, zu Angina pectoris-Schmerzen von 8—10 min Dauer und im Elektrokardiogramm reversibel zur Senkung des ST-Stückes in Ableitung I und II oder II und III. Die Einatmung von Kohlendioxyd hatte keine solche Wirkung. Untersuchungen an entsprechenden Kranken bei sauerstoffarmer Gemischatmung von DIETRICH und SCHWIEGK (1933) ergaben grundsätzlich das gleiche.

Mit diesen Beobachtungen war bewiesen, daß bei Kranken mit Coronarstenosen und Neigung zu Angina pectoris vera *die Durchblutungsnot des Herz-*

---
[1] ROTHSCHILD und KISSIN 1932, 1933, DIETRICH und SCHWIEGK 1933; vgl. auch KEEFER und RESNIK 1928.

muskels in der akuten Coronarinsuffizienz pathogenetisch zu einem wesentlichen Teil durch Hypoxie wirksam wird. Die Klinik hat alsbald, auf diesen Ergebnissen aufbauend, einen Sauerstoffmangeltest (Anoxämietest) für die Diagnose der organisch bedingten akuten Coronarinsuffizienz ausgearbeitet und bis heute, vor allem in den angelsächsischen und skandinavischen Ländern, vielfach in Anwendung gebracht[1].

Auch das *Tierexperiment* hatte sich inzwischen der Frage nach der *Bedeutung des akuten Sauerstoffmangels für die akute Coronarinsuffizienz und für die ihr zugeordneten Stoffwechselstörungen des Herzmuskels* zugewandt. Als erstes Ergebnis solcher Versuche konnten wir 1932 die folgenden Beobachtungen mitteilen: Wurde bei Kaninchen etwa $^1/_6$ oder $^1/_5$ der Blutmenge durch Aderlaß aus der Ohrvene entnommen, und wurden die Tiere etwa $^1/_2$ Std später kurzfristig einer akuten Belastung in der Lauftrommel ausgesetzt, so zeigten sie nach Stunden und nach 1—2 Tagen in der inneren Schale des linken Ventrikels kleinherdig die gleichen disseminierten Parenchymnekrosen der Herzmuskelfasern, wie sie nach dem schwereren Anfall von Angina pectoris vera des Menschen zu beobachten sind (BÜCHNER 1932, 1933) (Abb. 16). Vereinzelt entwickelten sich solche Nekrosen schon nach dem Aderlaß ohne akute Belastung. In weiteren Versuchen[2] konnten wir anschließend zeigen, daß bei den Tieren nach der Anstrengung die gleichen Senkungen des ST-Stückes in Ableitung I und II reversibel registriert werden konnten, wie sie im Anfall von Angina pectoris vera des Menschen und bei der Sauerstoffmangelatmung in den Untersuchungen von ROTHSCHILD und KISSIN (1932) sowie von DIETRICH und SCHWIEGK (1933) reversibel nachweisbar waren. Wir deuteten unsere Beobachtungen als Folge einer *akuten Coronarinsuffizienz durch akute Hypoxämie bei Anämie und durch akute Oligämie* nach Aderlaß. Es waren also in die Pathogenese unserer Experimente 2 Faktoren eingeführt, ein akuter Blutmangel und ein akuter Sauerstoffmangel des Herzmuskels.

So waren weitere Experimente notwendig, die sich auf die Hypoxämie konzentrierten. Dies wurde zunächst am Beispiel der akuten Kohlenoxydvergiftung versucht[3]. Wurden Kaninchen mit 1%igem CO bis zum Eintreten von Bewußtlosigkeit und CHEYNE-STOKESschem Atmen beatmet, anschließend aber sogleich in Normalluft verbracht, so zeigten die Tiere, besonders nach zusätzlicher Anstrengung, die gleichen histologischen und elektrokardiographischen Befunde wie die Anämietiere. Die gefundenen Herzmuskelnekrosen und Senkungen des ST-Stückes in Ableitung I und II wurden demgemäß als Folgen einer allgemeinen Hypoxämie durch Mangel an Oxyhämoglobin gedeutet. Die morphologischen Befunde wurden später am Kaninchen und am Hund nochmals bestätigt[4].

Es schlossen sich folgerichtig Experimente mit *Sauerstoffmangel im Unterdruck* an. Zwar war schon auf das Auftreten von Vacuolen in Herzmuskelfasern im akuten Unterdruckversuch aufmerksam gemacht worden[5], und in systematischen Experimenten am Meerschweinchen konnte dieser Befund später bestätigt und auf den Sauerstoffmangel bei sauerstoffarmer Gemischatmung ausgedehnt werden[6]. Auch lag schon eine Serie von Untersuchungen vor, in denen eine deutliche feintropfige Verfettung der Herzmuskelfasern nach Hypoxämie im Unterdruck oder im sauerstoffarmen Gemisch nachgewiesen worden war[7]. Wenn wir von Andeutungen bei älteren Untersuchern[5] absehen, sind jedoch Nekrosen

---

[1] LARSEN 1938, LEVY, WILLIAMS, BRUENN und CARR 1942, PATTERSON, CLARK und LEVY 1942, BAUM, MALMO und SIEVERS 1945, BIÖRCK 1946, BIÖRCK und MALMSTRÖM 1947, WEINTRAUB und BISHOP 1947, STORCH und MASTER 1951.
[2] BÜCHNER und v. LUCADOU 1933, 1934.
[3] CHRIST 1934; zuerst mitgeteilt von BÜCHNER 1933.   [4] VEITH 1940, v. GODIN 1942.
[5] MARTIN, LOEVENHART und BUNTING 1918.   [6] PICHOTKA 1942.
[7] LEWINSTEIN 1897, v. SCHRÖTTER 1902, MARTIN, LOEVENHART und BUNTING 1918, ROSIN 1927, 1928, CAMPBELL 1927, LUFT 1937, ULRICH 1938.

im Herzmuskel des Tieres nach akuter Unterdruckhypoxämie erst 1937 von LUFT am Meerschweinchen festgestellt worden (Abb. 17). Sie lagen wiederum in der inneren Schale des linken Ventrikels. Noch systematischer hat SCHIRRMEISTER (1939) den gleichen Befund mit der gleichen Lokalisation beim Kaninchen nachgewiesen:

Wurden die Tiere einmalig in etwa $1/_2$ Std auf 11 000 m gebracht, und beim Einsetzen von Atmungsstörungen schnell wieder ausgeschleust, so zeigten sie auf der Höhe der Unter-

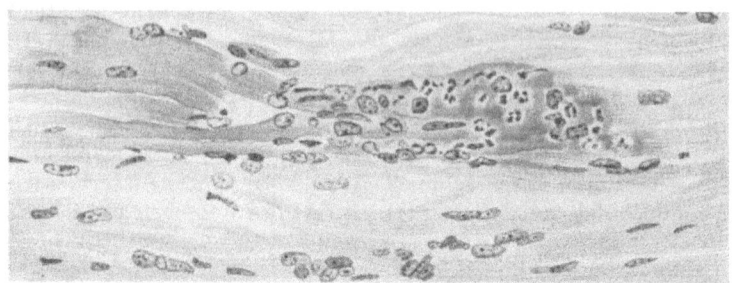

Abb. 16. Nekrotische Herzmuskelfasern mit Leukocyteneinwanderung $7^1/_2$ Std nach Aderlaß und akuter Anstrengung in der Lauftrommel beim Kaninchen. (Nach BÜCHNER 1933.)

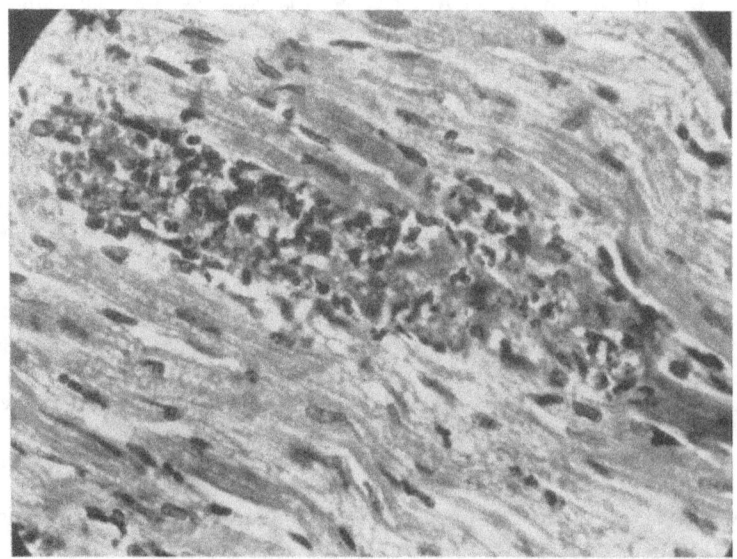

Abb. 17. Gruppe nekrotischer Herzmuskelfasern mit Leukocytenansammlung nach Sauerstoffmangel im Unterdruck beim Meerschweinchen. (Nach LUFT 1937.)

druckwirkung im Elektrokardiogramm nicht selten eine monophasische Deformierung des RT-Stückes in der Ableitung I und II, nach dem Ausschleusen eine Senkung des ST-Stückes in den gleichen Ableitungen. Die mikroskopischen Stufenuntersuchungen des Herzmuskels ergaben mit großer Regelmäßigkeit meist reichliche kleinherdige Parenchymnekrosen in der inneren Schale des linken Ventrikels (Abb. 18a und b), besonders in seinen Papillarmuskeln, aber nur spärlich in der Muskulatur des rechten Ventrikels (Abb. 19).

Zu ähnlichen, morphologischen Befunden kamen Experimente am Kaninchen mit sauerstoffarmer Gemischatmung, die in erster Linie der Untersuchung des Gehirns der Tiere galten [1]. Auch die Frühveränderungen der Herzmuskelfasernekrosen wurden alsbald herausgearbeitet (Abb. 20) [2]. Besonders aber wurden die

---

[1] TANNENBERG 1939.   [2] SOLBACH 1941, SIMON 1944.

typischen histologischen Veränderungen am Herzmuskel von Katzen bestätigt, die mehrere Tage lang in einem sauerstoffarmen Stickstoff-Sauerstoffgemisch gehalten worden waren[1]. Die Nekrosen zeigten die gleiche Verteilung, z. T. wurden sie

Abb. 18a u. b. Herzmuskelnekrosen mit reaktiver Leukocytenansammlung beim Kaninchen nach einmaligem nicht kritischen Aufstieg im Unterdruck und Tötung nach 24 Std. a Übersicht, b stärkere Vergrößerung. (Aus dem Beobachtungsgut von SCHIRRMEISTER 1939.)

in geringer Ausprägung auch in den beiden Vorhöfen gefunden. In späteren Unterdruckversuchen an Katzen wurde ein weiterer Befund diesem Bilde eingefügt: das Vorkommen ausgedehnter Zerstörungen der Myokardfasern durch Fibrillolyse, d. h. durch acelluläre Einschmelzung von Herzmuskelfasern mit

---

[1] DEARING, BARNES und ESSEX 1944.

Skeletierung des mesenchymal-reticulären Fasergerüstes[1], wie sie auch das Anämieexperiment schon gezeigt hatte (Abb. 21)[2].

Diese verschiedenen experimentellen Beobachtungen über kleinherdig disseminierte Parenchymnekrosen des Herzmuskels und ihre Vorstufen durch Hypoxämie und die in der Hypoxämie zu registrierenden elektrokardiographischen Veränderungen ermöglichten die Deutung und Zusammenordnung schon länger in der *menschlichen Pathologie* vorliegender Befunde und führten zu neuen, hier einzuordnenden wichtigen Feststellungen am Herzmuskel des Menschen. Die vacuolige Veränderung des Herzmuskels konnte als Folge des akuten Höhentodes auch beim Menschen nachgewiesen werden[3]. Daß die schwere chronische

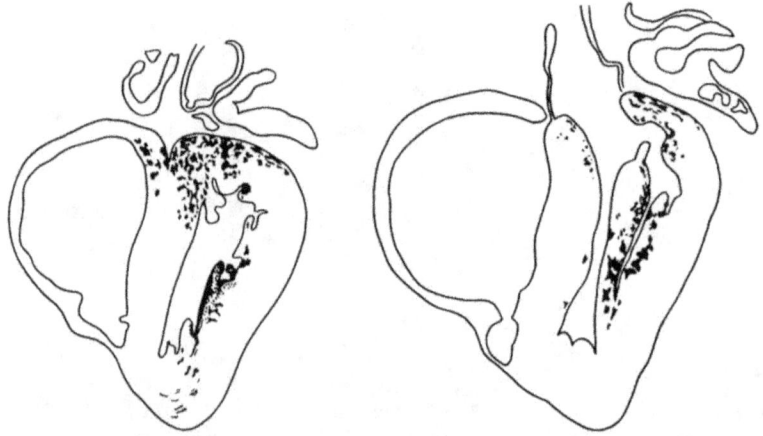

Abb. 19. Skizze von zwei frontalen mikroskopischen Stufenschnitten eines Kaninchenherzens mit Eintragung der Nekroseherde (schwarz) nach einmaligem nichtkritischen Unterdruckaufstieg. Nekrosen fast ausschließlich im linken Ventrikel, überwiegend subendokardial. (Nach SCHIRRMEISTER 1939.)

Anämie zur reversiblen streifigen Verfettung und damit zum Bilde der Tigerung des Herzmuskels zu führen pflegt, war seit langem bekannt. Vor allem wurde dieses Bild fast gesetzmäßig bei der perniziösen Anämie in der Zeit vor der Einführung der Lebertherapie gefunden[4]. RIBBERT (1897) hat damals schon die Beziehungen dieser Veränderungen zur Hypoxämie gesehen und ihre Entwicklung ausschließlich entlang den venösen Capillarschenkeln im Injektionspräparat nachgewiesen. In einer neueren Studie wurde diese Form der streifigen Verfettung des Herzmuskels bei sekundärer Anämie, bei Atmungsinsuffizienz durch chronischen Hirndruck und bei Insuffizienz des rechten Herzens grundsätzlich als hypoxämische Verfettung gedeutet[5]. Ebenso wurden Nekrosen und Myolysen des menschlichen Herzmuskels nach Anämie festgestellt[6], besonders auch nach akutem Blutverlust[7]. Vielfach wurde in solchen Fällen die typische, mit der Besserung der Anämie reversible Senkung des ST-Stückes elektrokardiographisch registriert[8]. Die Fibrillolyse infolge schwerer akuter Anämie konnten wir u. a. bei der fetalen Erythroblastose beobachten (Abb. 22).

---

[1] GRUNDMANN 1950.   [2] BÜCHNER und v. LUCADOU 1934.
[3] E. MÜLLER und WG. ROTTER 1942, KRITZLER 1944.   [4] COHNHEIM 1876, STERNBERG 1906.
[5] PREISSNER 1949.   [6] OPITZ 1935, BÜCHNER, WEBER, HAAGER 1935.
[7] MASTER, DACK, HORN, FREEDMAN und FIELD 1950.
[8] PARADE 1933, ASCHENBRENNER 1935, BÜCHNER, WEBER und HAAGER 1935, BLOCH 1935, FLAUM und JAGIC 1935, KORTH 1938, SCHERF, REINSTEIN und KLOTZ 1941, MASTER, DACK, HORN, FREEDMAN und FIELD 1950 u. a.

Bei der Kohlenoxydvergiftung waren kleinherdig verteilte Parenchymnekrosen des Herzmuskels seit langem ein oft schon beschriebener, aber ungedeuteter Befund[1]. Das Bild wurde z. T. als interstitiell-parenchymatöse

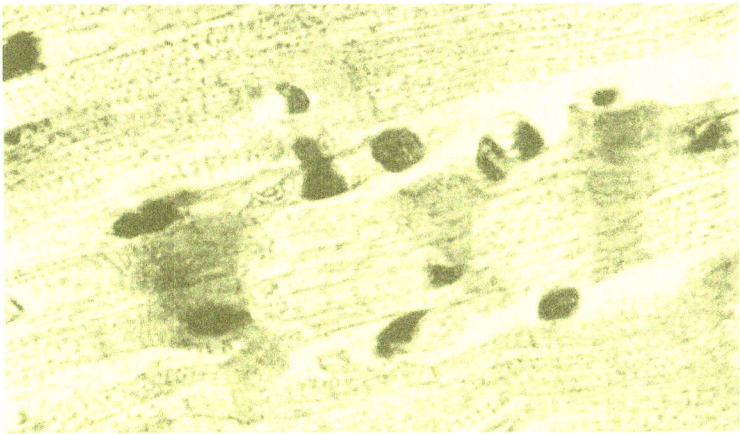

Abb. 20. Beginnende Nekrose einer Herzmuskelfaser des Kaninchens 1½ Std nach Aderlaß und akuter Anstrengung: Auftreten homogener, dunkler, kolbig aufgetriebener Querbänder in der Muskelfaser. (Nach BÜCHNER und V. LUCADOU 1934.)

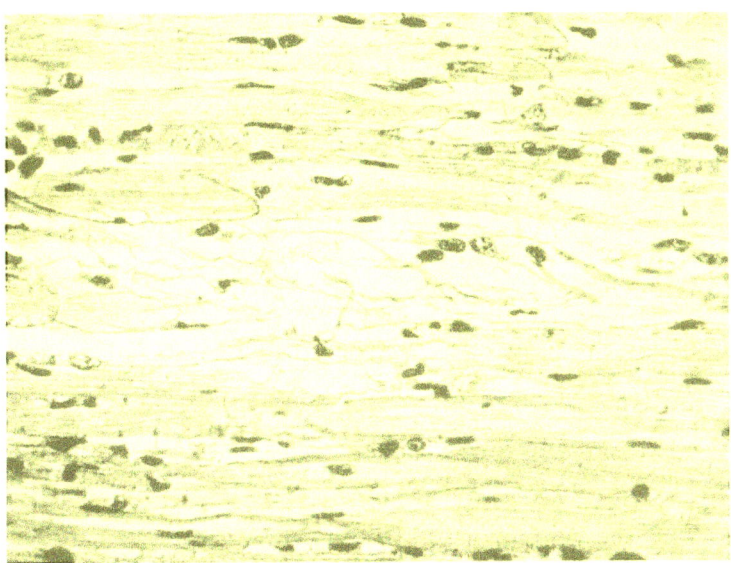

Abb. 21. Umschriebene Entparenchymisierung des Herzmuskels nach Aderlaß und akuter Anstrengung beim Kaninchen: Hervortreten des mesenchymalen Reticulums. (Nach BÜCHNER und V. LUCADOU 1934.)

Myokarditis[2], z. T. als Folge vasomotorischer Störungen durch Wirkung des Giftes auf das Gefäß-Nervensystem[3] gedeutet. RADTKE (1932) erkannte zuerst seine Beziehung zur Hypoxämie durch Mangel an Oxyhämoglobin. Aber erst nach den Experimenten von CHRIST (1934) wurde die Auffassung, daß der Kohlenoxydschaden am Herzmuskel die Folge einer Hypoxämie ist, Allgemeingut[4].

---

[1] WACHHOLZ 1906, LIEBMANN 1919, HERZOG 1920, 1924, GEY 1924, GÜRICH 1925, TESSERAUX 1928, RADTKE 1932.
[2] LIEBMANN 1919. [3] GEY 1924. [4] Zum Beispiel JECKELN 1935.

Auch wurden die klinisch zu registrierenden elektrokardiographischen Befunde nunmehr in diesem Sinne gedeutet[1].

Besonders interessante und wichtige Beziehungen zur Hypoxämie und ihren Dokumentierungen konnten bei *subakut tödlicher großer thrombotischer Lungenembolie* nachgewiesen werden: Elektrokardiographisch fanden sich monophasische Deformierungen in Ableitung III, nach Art der Befunde beim akuten Hinterwandinfarkt, oder Senkungen des ST-Stückes in Ableitung III[2]. Diese Beobachtungen wurden zunächst als die Folge einer reflektorischen Engerstellung der Coronar-

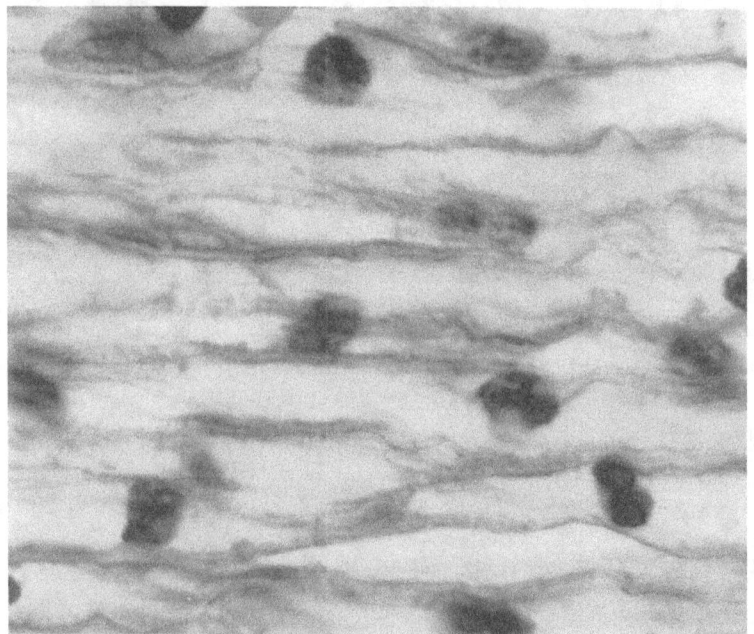

Abb. 22. Fibrillolyse einer Gruppe von Muskelfasern des rechten Ventrikels bei Säugling mit fetaler Erythroblastose.

arterien durch einen vagalen pulmono-coronaren Reflex angesehen, der durch die Lungenembolie ausgelöst würde[3]. Später konnte jedoch nachgewiesen werden, daß die beiderseitige Durchtrennung des cervicalen Vagus das krankhaft veränderte Elektrokardiogramm nach experimenteller Lungenembolie nicht beeinflußt[4]. Andererseits konnte eine deutliche Zunahme, nicht eine Abnahme der Durchblutung der rechten Kranzarterie nach experimenteller Lungenembolie gemessen werden[5]. So wurde die Hypothese von der Auslösung von Coronarspasmen durch die Lungenembolie hinfällig. Dagegen wurde erkannt, daß die Lungenembolie reflektorisch einen Blutdruckabfall im großen arteriellen System auslöst[6]. Daraus wurde gefolgert, daß durch den Blutdruckabfall eine akute

---

[1] BÜCHNER, WEBER und HAAGER 1935, KROETZ 1936, STEINMANN 1937, BREU 1943 u. a.
[2] SCHERF und SCHOENBRUNNER 1935, SCHERF 1937, ECKARDT 1936, LANGENDORF und PICK 1936, KIENLE 1938, LOVE, BRUGLER und WINSLOW 1938, CURREN 1942, MASTER, DACK, GRISHMAN, FIELD und HORN 1947, DACK, MASTER, HORN, GRISHMAN und FIELD 1949 u. a.
[3] SCHERF u. SCHOENBRUNNER 1935, RADNEI u. MOSONYI 1936, HOCHREIN u. SCHNEYER 1937.
[4] MEGIBOW, KATZ und STEINITZ 1942, MALINOW, KATZ und KONDO 1946.
[5] ECKHARDT 1938/39.
[6] ECKARDT 1938/39, DALY, LUDONY, TODD und VERNEY 1937, SCHWIEGK 1938, DE TAKATS, BECK und FENN 1939, PARIN 1947.

Coronarinsuffizienz mit Manifestierung im Elektrokardiogramm entstehe[1]. Darüber hinaus ist jedoch zu bedenken, daß der rechte Ventrikel infolge der Embolie unter stark erhöhter Widerstandsbelastung arbeitet und entsprechend seinen Stoffwechsel steigern muß. Wurde doch in solchen Fällen experimentell in der A. pulmonalis eine Vervierfachung des Blutdrucks gemessen[2]. Diese Stoff-

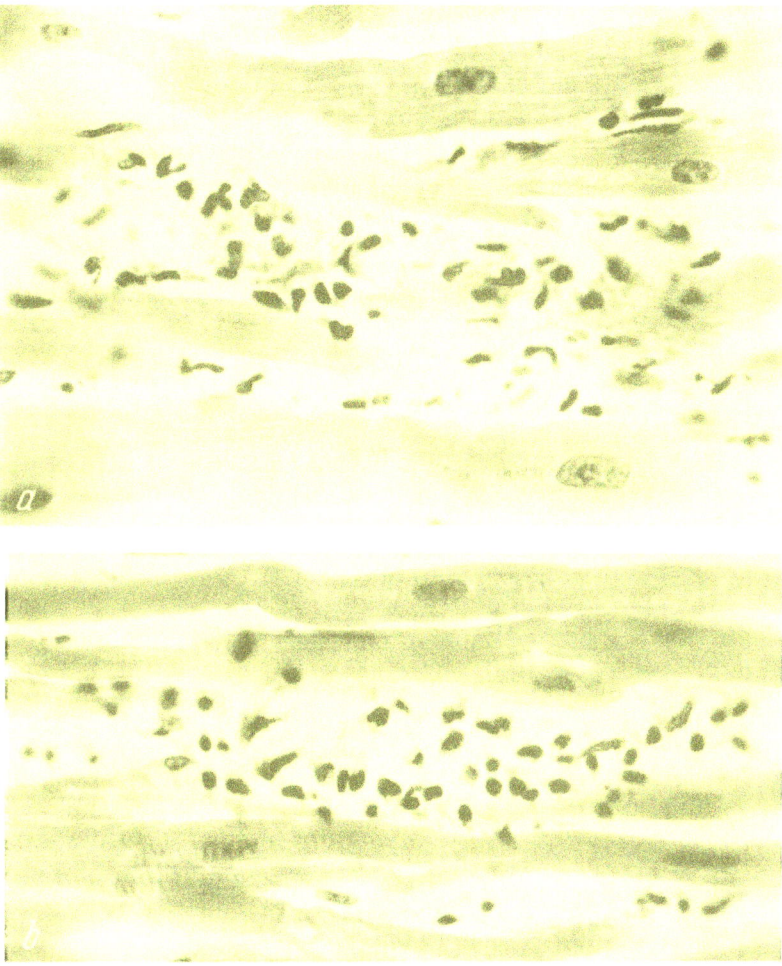

Abb. 23 a u. b. In leukocytärer Auflösung begriffene umschriebene Nekrosen von Muskelfasern des rechten Ventrikels, 1 Tag nach großer Lungenembolie beim Menschen.

wechselerhöhung kommt auch in der experimentell festgestellten Erhöhung der Durchblutung der rechten Kranzarterie zum Ausdruck[3]. Zugleich besteht infolge der großen Embolie eine schwere Insuffizienz des Gasaustausches in der Lunge. Durch das Zusammenwirken dieser verschiedenen Faktoren wird vor allem im rechten Ventrikel trotz erhöhter Durchblutung der rechten Kranzader der oxydative Stoffwechsel insuffizient. In diesem Sinne haben wir unsere Beobachtungen gedeutet, nach denen wir in solchen Fällen multiple elektive Parenchymnekrosen oder deren junge Narben bevorzugt in der Muskulatur des

[1] DACK, MASTER, HORN, GRISHMAN und FIELD 1949.
[2] HASELHORST 1924, FREY 1933.   [3] ECKARDT 1938/39.

rechten Ventrikels nachweisen konnten[1] (Abb. 23a und b). In Untersuchungen von DACK, MASTER und ihren Mitarbeitern (1949) wurden allerdings in 10 von 41 derartigen Fällen die mehr oder minder ausgedehnten Nekrosen bevorzugt im linken Ventrikel gefunden.

Im Experiment waren nach subakut tödlicher Luftembolie[2] und nach Fett- und Stärkeembolie ausgedehnte Nekrosen in der Muskulatur des rechten Ventrikels, nur wenige dagegen links, nachzuweisen. Besonders überzeugend sind gleichsinnige Experimente und Ergebnisse am Kaninchen und an dem wesentlich zäheren Herzmuskel der Katze nach Embolie feiner Glasperlen (MEESSEN 1940). Hier fanden sich elektive Nekrosen im rechten Ventrikel (Abb. 24). Dabei konnten vor allem auch die elektrokardiographischen Befunde reproduziert werden, wie sie bei der subakut tödlichen Lungenembolie des Menschen nachgewiesen worden sind[3]. Die histologischen Befunde wurden nach Lykopodiumembolie beim Kaninchen bestätigt[4].

Daß auch unter anderen besonderen Belastungen des rechten Ventrikels beim Menschen die gleichen oder ähnlichen morphologischen Veränderungen auftreten, beweisen die Befunde bei der *interstitiellen Pneumonie des Säuglings*[5]. Hier kommt es je nach der Dauer der Krankheit zu ausgedehnten myolytischen Zerstörungen, bevorzugt in der Muskulatur des rechten Ventrikels (Abb. 25) und des rechten Vorhofs. Auch hier wirken die hochgradige Erschwerung des Gasaustausches in der Lunge und in deren Folge eine schwere Hypoxämie sowie die starke Widerstands- und Druckerhöhung im Pulmonalsystem pathogenetisch zusammen. Ob dabei gleichzeitig ein Druckabfall im großen arteriellen System eintritt, ist z. Zt. noch nicht geklärt.

Wir kennen schließlich ein Krankheitsbild, bei dem *primär am Herzmuskel Hypoxämie und Coronarinsuffizienz miteinander gekoppelt* sind: die Herzmuskelveränderungen bei dysgenetischem Abgang der linken Kranzarterie aus der A. pulmonalis. In diesen Fällen wird der linke Ventrikel vom Augenblick der Geburt an von einem Blut venöser Sauerstoffspannung durchblutet. Er steht also unter der Wirkung einer arteriellen Hypoxämie, bei einem Sauerstoffdruck von 35—40 mm Hg etwa einer Höhe von 7000 m entsprechend. Da jedoch außerdem der Blutdruck in der Pulmonalis nur etwa $1/5$ des Aortendruckes beträgt, strömt zu wenig Blut in die linke Kranzarterie ein. Unter der Wirkung von Hypoxämie und Oligämie führt dieser Zustand, wie ABRIKOSSOFF (1911) zuerst gezeigt hat, in den ersten Wochen nach der Geburt zu ausgedehnten Parenchymnekrosen und anschließenden Fibrosen in der Muskulatur des linken Ventrikels. Solche Kinder sterben daher meist einige Wochen nach der Geburt, wie eine reiche Kasuistik immer wieder bestätigen konnte[6].

Wir dürfen aber nicht übersehen, daß es auch Zustände gibt, *in denen der allgemeine Blutmangel, und dadurch eine akute Coronarinsuffizienz unabhängig von einem Sauerstoffmangel als das primum movens auftritt*, und in denen erst sekundär durch die schwere allgemeine Oligämie ein Sauerstoffmangel, gekoppelt mit einem Substratmangel, pathogenetisch am Herzmuskel ins Spiel tritt. In klassischer Form begegnet uns diese Faktorenkonstellation beim akuten Kollaps. Es ist daher nicht erstaunlich, daß der Kollaps verschiedener Ätiologie zu ganz entsprechenden Parenchymschäden führen kann wie die Zustände des

---
[1] BÜCHNER 1939, WEINSCHENK 1939, EPPING 1940, BÜCHNER und WEYLAND 1954.
[2] v. BALOGH 1938, WALDER 1939.   [3] WALDER 1939, MEESSEN 1940.
[4] HERBERTSON 1953.   [5] GOEBEL und RUDOLPH 1955.
[6] HEITZMANN 1917, KIYOKAWA 1923, HEIDLOFF 1926, SCHOLTE 1931, SANES und KENNY 1933, BARTSCH und SMEKAL 1935, BREDT 1936, KAUNITZ 1947, CHASTONAY und BUSER 1949, WÜTHRICH 1951, DAGONET 1952, v. HARTENSTEIN und FREEMAN 1952, KELLY, WILKINS und SCOTT 1953, DENKO und HAGERTY 1953.

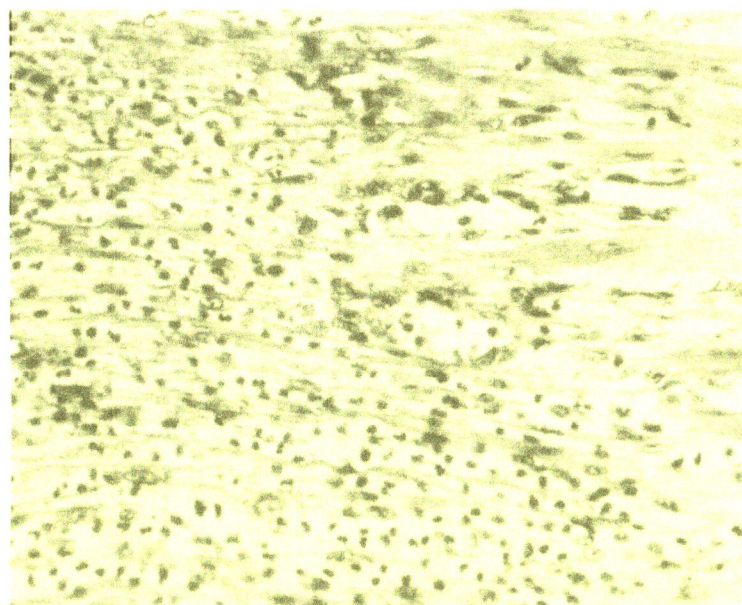

Abb. 24. Ausgedehnte Entparenchymisierung und leukocytäre Infiltration in der Muskulatur des rechten Ventrikels nach Glasperlenembolie der Lungenarterien bei der Katze. (Nach MEESSEN 1940.)

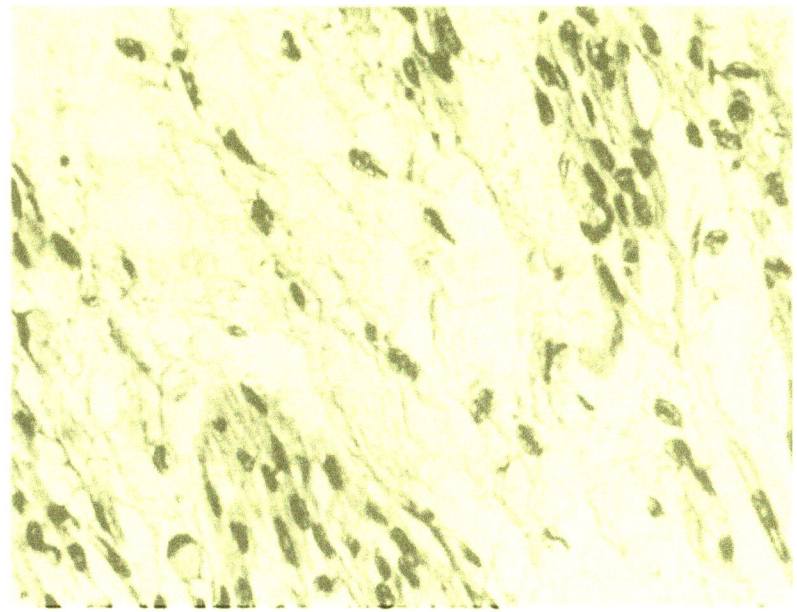

Abb. 25. Größerer Nekroseherd in der Muskulatur des rechten Ventrikels mit myolytischer Zerstörung der Herzmuskelfasern im rechten Ventrikel bei Säugling mit interstitieller Pneumonie. (Nach GOEBEL und RUDOLPH 1955.)

primären Sauerstoffmangels und der primären Hypoxydose[1]. Wir müssen uns hier mit einer Andeutung dieser Tatsache begnügen. Ausführlicher wird dieses Gebiet in der allgemeinen Pathologie des Kreislaufs behandelt werden.

[1] Vgl. MEESSEN 1938, 1939, SCHÜRMANN 1938, 1941, 1944, ZINCK 1940, HERBERTSON 1953, 1956, KELLNER und ROBERTSON 1954 u. a.

Können wir die bisher dargestellten Beobachtungen beim Menschen und im Experiment als hypoxämische Hypoxydosen zusammenfassen, so begegnen uns in anderen, wenn auch selteneren Fällen, *Substratmangelhypoxydosen des Herzmuskels*. Wir sehen sie am häufigsten bei spontaner oder durch Injektion herbeigeführter Insulinhypoglykämie. Daß nach Insulin mit Koma und Krämpfen im Herzmuskel des Kaninchens ganz die gleichen Nekrosen auftreten wie nach Hypoxämie, hat als erster TANNENBERG (1939) gezeigt. Er hat auch sogleich auf Grund der vorliegenden Arbeiten[1] die Wirkung der akuten Insulinhypoglykämie und der akuten Hypoxämie auf den Stoffwechsel des Herzmuskels miteinander identifiziert und den Insulineffekt zwar nicht der Formulierung,

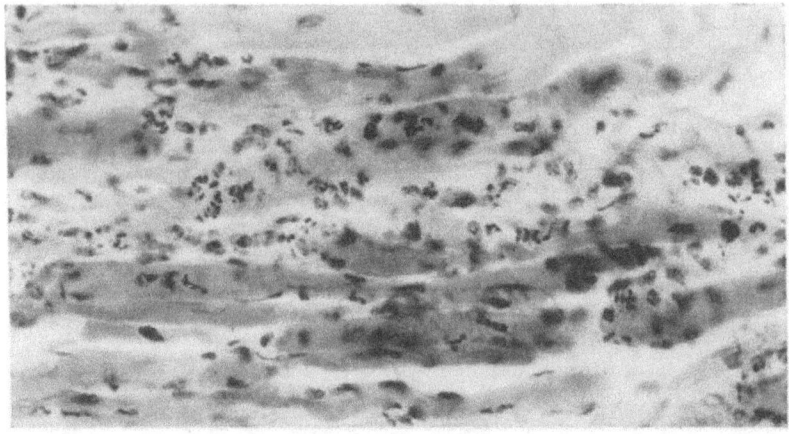

Abb. 26. Nekrotische Muskelfasern in leukocytärer Auflösung nach einzelnem Insulinschock beim Kaninchen. (Nach MEESSEN 1940.)

aber doch dem Sinne nach als Substratmangelhypoxydose gedeutet. Zunächst standen die Befunde allerdings mit anderen Experimenten am Kaninchen, z. T. auch an der Ratte, nicht im Einklang, in denen es nicht gelungen war, durch Insulinschock Nekrosen im Herzmuskel hervorzurufen[2]. Sie bedurften daher der Nachprüfung und fanden an Kaninchen, bei denen durch entsprechende Dosierung ein einzelner Insulinschock gesetzt worden war, durch MEESSEN (1940) ihre volle Bestätigung (Abb. 26). Dabei konnte wahrscheinlich gemacht werden, daß die zitierten negativen Befunde am Kaninchen auf eine zu geringe Dosierung des Insulins, gemessen an dem elektrokardiographischen Effekt, zurückgingen. Auch dieser Befund konnte am Menschen bestätigt werden[3]: Bei einem jüngeren Schizophrenen mit normalem Coronarsystem fanden sich nach drei längeren Serien von Insulinschock ausgedehnte Nekrosen des Herzmuskels im Übergang zu den verschiedenen Stadien einer Myokardfibrose.

HEGGLIN hat seit 1944 zu begründen versucht, daß die Myokardschäden durch Insulinhypoglykämie grundsätzlich von den Veränderungen bei Hypoxämie unterschieden werden müßten, und daß sie neben anderen Schäden des Herzmuskels den Prototyp der energetisch-dynamischen Herzinsuffizienz darstellten[4]. Insbesondere betont er, daß die zu beobachtenden elektrokardiographischen Veränderungen deshalb mit denen bei Hypoxämie nicht gleichgesetzt werden könnten,

---

[1] HIMWICH, BOWMAN, WORTIS und FAZEKAS 1937, HIMWICH, BOWMAN, FAZEKAS und ORENSTEIN 1937.
[2] HADORN 1936, 1938, HADORN und WALTHARD 1939, MEYER 1936; vgl. auch NEGRI 1942.
[3] AKERT 1950.   [4] HEGGLIN 1947, 1952.

wie es andere Autoren vertraten[1], weil bei der Insulinhypoglykämie die QT-Strecke verlängert sei, was im Sauerstoffmangel nicht beobachtet würde. Daß eine Sauerstoffatmung bei Hypoglykämie die Elektrokardiogrammveränderungen nicht zu korrigieren vermag, ist nicht verwunderlich: Dem Sauerstoff fehlt in diesen Fällen das Substrat für das normale Ausmaß der oxydativen Prozesse, während bei der Hypoxämie dem Substrat der Sauerstoff vorenthalten wird. Andererseits können die Veränderungen des Elektrokardiogramms während der Hypoglykämie durch die Zufuhr von Traubenzucker beseitigt werden[2]. Nach den histologischen Befunden ist es auch verständlich, daß das in der Hypoglykämie registrierte Elektrokardiogramm von dem im Sauerstoffmangel abweicht. Zwar werden bei Hypoglykämie Nekrosen der gleichen Art wie bei Sauerstoffmangel beobachtet. Sie sind jedoch fast gleichmäßig auf den rechten und linken Ventrikel verteilt, während sie im akuten Sauerstoffmangel, wie alle Experimente und Beobachtungen am Menschen ergeben haben, die innere Schale des linken Ventrikels bevorzugen und im rechten Ventrikel nur spärlich angetroffen werden[3]. (Der Gradient von links nach rechts und von innen nach außen für die Nekrosebereitschaft bei Hypoxämie des Herzmuskels findet zwanglos seine Erklärung in der verschiedenen Belastung des linken und des rechten Ventrikels sowie der äußeren und inneren Schale.)

Diese linksbetonte, die innere Schale des linken Ventrikels bevorzugende Verteilung der Nekrosen in allen Zuständen des akuten Sauerstoffmangels haben wir besonders den Deutungen des Elektrokardiogramms bei akuter Hypoxämie zugrunde gelegt[4]. Die Theoretiker des Elektrokardiogramms sind uns darin gefolgt[5]. Wenn dagegen nach dem Ergebnis der histologischen Untersuchung der akute Glucosemangel sich gleichmäßig an beiden Ventrikeln auswirkt, so muß daraus ein anderes Elektrokardiogramm resultieren. Dennoch liegt auch hier eine Hypoxydose vor.

Daß auch *dysenzymatische Hypoxydosen* schwere Veränderungen im Herzmuskel bewirken, ist im Experiment von V. BECKER und FREY (1953) gezeigt worden. In einer Versuchsreihe am Hund wurde durch Injektion von Kaliummalonat in die linke Kranzarterie die Dehydrierungen gehemmt. Infolgedessen kam es bei mäßiger Hemmung der Oxydationen in wenigen Minuten zu größeren perinucleären Aufhellungen und zu typischen Vacuolen im Herzmuskel (Abb. 27), die weitgehend mit Befunden übereinstimmten, wie sie nach Unterdruckhypoxämie am Katzenherzen nachgewiesen werden konnten[6]. In einer zweiten Versuchsreihe, ebenfalls am Hund, führte die Injektion von Kaliumcyanid in die linke Coronararterie zur starken Oxydationshemmung und, ebenfalls in Minuten, zu akuten Koagulationsnekrosen (Abb. 28).

Den Angriffspunkt und die Folgen der verschiedenen Hypoxydosen im Stoffwechsel des Herzmuskels übersehen wir heute noch kaum. Wir wollen aber im folgenden in einem kurzen Überblick über die Biochemie des Herzmuskels die Möglichkeiten erwägen, die dabei in Betracht kommen.

Der Stoffwechsel des Herzmuskels stimmt in den wesentlichsten Punkten mit dem des Skeletmuskels überein (LOHMANN und OHLMEYER 1956). Im einzelnen steht heute fest, daß das Actomyosin, aus L-Myosin und Actin aufgebaut,

---

[1] L. WENDT 1941, HADORN 1938.   [2] LAUTER und BAUMANN 1929.
[3] BÜCHNER 1932, BÜCHNER und v. LUCADOU 1933, CHRIST 1934, BÜCHNER, WEBER und HAAGER 1935, SCHIRRMEISTER 1939, HORN, FIELD, DACK und MASTER 1950 u. a.
[4] BÜCHNER, WEBER, HAAGER 1935, BÜCHNER 1937a—c, 1939.
[5] SCHÜTZ 1939, H. SCHAEFER 1951, ROTHSCHUH 1952 u. a.
[6] GRUNDMANN 1950.

die contractile Substanz der Muskulatur darstellt[1]. Indem ATP an das Actomyosin gebunden wird, wird es im Kontraktionsvorgang zu ADP gespalten.

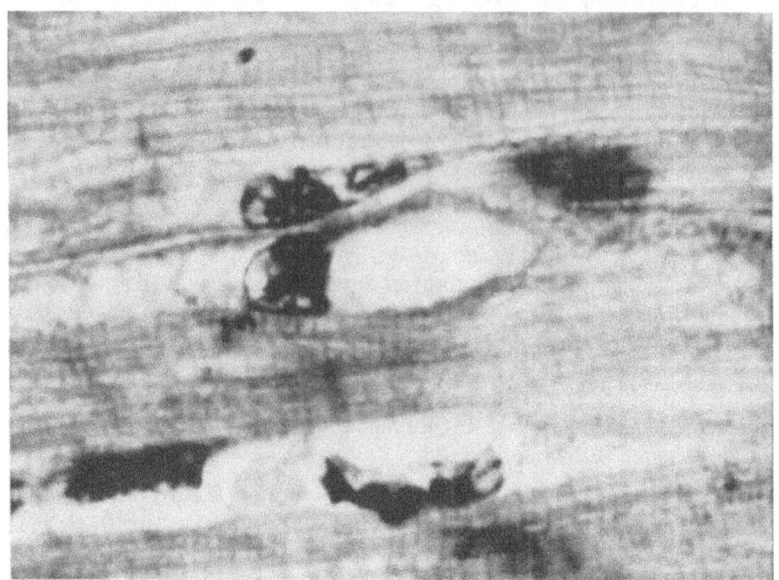

Abb. 27. Vacuolige Veränderung von Herzmuskelfasern des Hundes nach intravitaler Injektion von 1000 mg Malonsäure in eine Kranzarterie. (Nach BECKER und FREY 1953.)

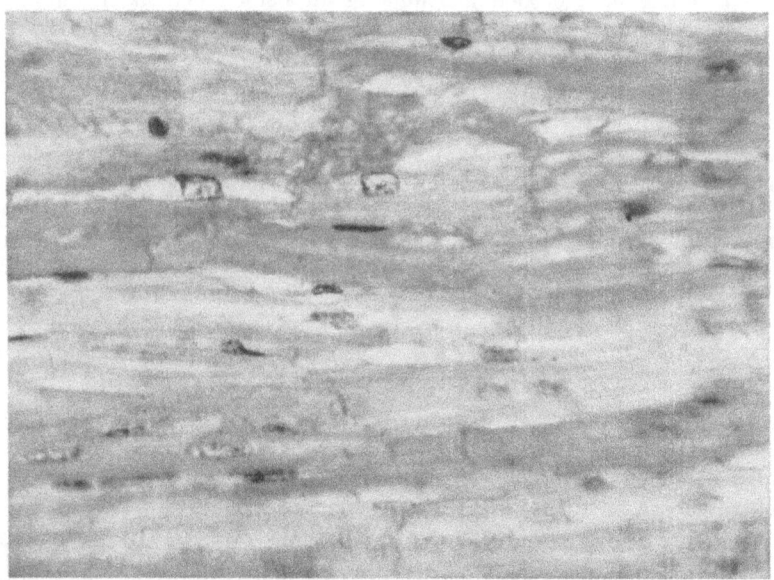

Abb. 28. Nekrosen von Herzmuskelfasern beim Hund nach Injektion von 8 mg KCN in eine Kranzarterie. (Nach BECKER und FREY 1953.)

Dadurch wird Energie freigesetzt. Die anaerobe Regeneration von ADP zu ATP erfolgt durch die Spaltung von Kreatinphosphorsäure zu Kreatin und Phosphorsäure. Dieser Vorgang wird seinerseits durch anaeroben Abbau von Glykogen

[1] STRAUB 1942.

zu Milchsäure rückgängig gemacht. Es greifen dann, vor allem in der Erholungsphase, wichtige aerobe Prozesse in den Muskelstoffwechsel ein. So wird die Brenztraubensäure aerob zu $^4/_5$ resynthetisiert und zu $^1/_5$ im Citronensäurecyclus verbrannt. Außerdem wird im Atmungsprozeß die Atmungskettenphosphorylierung aktiviert und auf diese Weise energiereiches ATP gewonnen. Schließen wir uns der Auffassung von FLECKENSTEIN (1955) an, so ist der ATP-Zerfall nicht die letzte, sondern die vorletzte Reaktion bei der Muskeltätigkeit. Sie ermöglicht nach seiner experimentell ausführlich begründeten Auffassung ihrerseits den aktiven Kationentransport mit der Elimination von Natrium gegen Kalium an der Muskelzelle, dadurch aber die Streckung der Muskelfaser als den energetisch aktiven Vorgang. Dementsprechend verliert die Muskelfaser Kalium unter Sauerstoff- und Glucosemangel[1].

Akuter Sauerstoffmangel verursacht am Herzmuskel zunächst einen Verlust an Glykogen[2]. An Ratten betrug dieser Verlust in den ersten 150 min nach Beginn der Beatmung mit 5%igem O_2 100 mg/100 g/Std, im ganzen einen Absturz von 500 auf 200 mg/100 g, danach aber keine weitere Verminderung mehr[3]. Dementsprechend wurde labiles und strukturgebundenes Glykogen als Lyo- und Desmoglykogen unterschieden. In weiteren Versuchen ergab sich, daß unter akuter Hypoxämie das Lyoglykogen wesentlich steiler abfällt als das Desmoglykogen[4]. Ebenso kommt es zu einem schnelleren Abfall von Kreatinphosphorsäure und von ATP[5]. An der Ratte führte die Abklemmung der Trachea bis zum Herzstillstand in 7—10 min zu einem ATP-Absturz von 28 auf 3 mg/100 g Herzmuskel[6]. In Unterdruckexperimenten an Meerschweinchen, die an der Leber und z. T. an den Herzmuskelfasern zur vacuoligen Veränderung führten, wurden in neuesten Experimenten *vor* dem Eintreten der agonalen Herzinsuffizienz allerdings keine Verschiebungen in der Konzentration von ATP, ADP und AMP beobachtet, dagegen eine signifikante Zunahme von anorganischem Phosphat[7]. Am Herzmuskel bricht also der Phosphatstoffwechsel offenbar erst in der dynamischen Insuffizienz zusammen. Wurde dem Froschherzen nach Stillstand in Stickstoffatmosphäre ATP zugeführt, so nahm es seine Tätigkeit in vollem Umfange wieder auf[8].

ATP-Verluste scheinen für die schwere Hypoxie des Herzmuskels besonders kennzeichnend zu sein. Jedenfalls konnten sie bei Hypocalcämie durch Gabe von Natriumfluorid oder von Oxalsäure beim Kaninchen nicht beobachtet werden. Die Hypocalcämie wird daher als ein Faktor angesehen, der die ATP-Spaltung hemmt und gerade dadurch zur schweren Herzschädigung führt[9].

ATP wird in der Norm unter Sauerstoffatmung in den Sarkosomen des Herzmuskels aufgebaut, die zwischen den Elementarfibrillen als die Mitochondrien des Herzmuskels gelagert sind. Sie sind neuerdings mehrfach lichtoptisch und besonders elektronenoptisch untersucht[10]. Wir kennen heute auch ihre elektronenmikroskopischen Veränderungen unter akutem Sauerstoffmangel; sie entsprechen ganz den Befunden, auf die wir im akuten Sauerstoffmangel des Leberparenchyms elektronenmikroskopisch aufmerksam machen konnten[11].

Daß mit den schweren Änderungen des oxydativen Stoffwechsels im Sauerstoffmangel entscheidende Änderungen der Membranaufladungen und dadurch

---

[1] BAETJER 1935.
[2] CHANG 1937, 1938, SCHUMANN, 1942, 1950, 1951, CORDIER und DESSAUX 1951, 1953.
[3] CORDIER und DESSAUX 1951. [4] CORDIER und DESSAUX 1953.
[5] SCHUMANN 1942, GRAUER 1947. [6] GRAUER 1947.
[7] DUSPIVA und NOLTENIUS 1957. [8] BABSKIJ, GURVIČ und ERZINA 1950.
[9] HEGGLIN und GRAUER 1946, GRAUER und HEGGLIN 1946, GRAUER 1947.
[10] KISCH 1952, 1956, ELSTER 1953, ELSTER und HOPPE 1954, CLELAND und SLATER 1953, LINDNER 1954. [11] MÖLBERT 1957.

reversible elektrokardiographische Veränderungen eintreten, ist in den letzten beiden Jahrzehnten ausführlich durchgearbeitet worden. Daß diese hypoxisch ausgelösten Änderungen der Membranpotentiale des Herzmuskels für die Theorie des Elektrokardiogramms von besonderer Bedeutung waren, haben wir bereits betont. Das gleiche gilt von ihrer Fruchtbarkeit für die klinische Diagnostik. Hier dürfen wir auf die Standardwerke der Elektrokardiographie verweisen.

Schon GREMELS (1933, 1936) hat experimentell nachgewiesen, daß der Herzmuskelstoffwechsel durch die Erregung adrenergischer oder cholinergischer Fasern und durch die Freisetzung oder den Einstrom adrenergischer und cholinergischer Wirkstoffe entscheidend variiert werden kann. Adrenalin und Noradrenalin, z. T. im Herzen selbst, zum anderen im Nebennierenmark entstehend, bewirken eine Steigerung der Oxydationen des Herzmuskels, Acetylcholin eine Herabsetzung der Oxydationen, und zwar ohne strenge Korrelation zur Herzdynamik[1]. Daraus hat RAAB (1953, 1956) gefolgert, daß bei bestehender Bereitschaft zu Angina pectoris durch Coronarstenose akute Insuffizienzen der Oxydationen nicht nur durch akute Leistungssteigerungen des Herzmuskels ausgelöst werden können, sondern auch durch nervös bedingte Ausschüttung von Adrenalin und Noradrenalin. Auch auf diese Weise könnten also Anfälle akuter Coronarinsuffizienz, subjektiv von Angina pectoris vera, ausgelöst werden, wobei er ausdrücklich die Mitwirkung von Coronarspasmen ablehnt. Diese Auffassung scheint uns in der Tat geeignet zu sein, nervös-psychisch ausgelöste Anfälle von akuter Coronarinsuffizienz bei organisch bestehender Disposition verständlich zu machen. Die Überordnung dieser Vorstellungen über die entwickelten Grundvorstellungen von der Bedeutung der akuten Hypoxydose für die Auslösung des Angina pectoris-Anfalles scheint uns fruchtbar und der weiteren Durcharbeitung wert zu sein[2].

3. Hypoxydotische Schädigungen des Gehirns.

Wollen wir die Entstehung hypoxydotischer Schädigungen am Gehirn verstehen, so ist es notwendig, daß wir uns einleitend mit den Besonderheiten seines Stoffwechsels auseinandersetzen (vgl. OPITZ und M. SCHNEIDER 1950, OPITZ 1952, 1953, M. SCHNEIDER 1953, C. G. SCHMIDT 1956).

Bemerkungen zum Stoffwechsel des Gehirns.

Alle neueren Arbeiten über den Stoffwechsel des Gehirns konvergieren in der Feststellung, daß dieses Organ fast ausschließlich seine Energie aus den Kohlenhydraten und im besonderen aus der Glucose gewinnt. Das geht schon aus der Tatsache hervor, daß der respiratorische Quotient des Gehirns unter physiologischen Bedingungen nahe bei 1 liegt. Um so erstaunlicher ist es, daß dem Gehirn nur wenig Kohlenhydratreserven zur Verfügung stehen, besonders nur wenig Glykogen, beim Hund 102 mg/100 g, bei der Katze 86, beim Kaninchen 82[3]. Dabei ist das Glykogen in der Hauptsache strukturgebunden, also nicht labil. Das Gehirn lebt also „aus der Hand in den Mund", nämlich von der im Blut zuströmenden Glucose. Kein Organ ist daher so abhängig von den Schwankungen der Glucosekonzentration des Blutes. Daraus ergibt sich unter anderem, daß das Gehirn das klassische Erfolgsorgan des akuten Glucosemangels, also der akuten Hypoglykämie ist (vgl. HIMWICH 1951).

Das ist um so bemerkenswerter, als das Gehirn, besonders in seinen grauen Strukturen, den intensivsten oxydativen Stoffwechsel des gesamten Organismus

---

[1] GOLLWITZER-MEIER und KROETZ 1940, GOLLWITZER-MEIER und WITZLEB 1952, ECKSTEIN, STROUD, DOWLING und PRITCHARD 1950.
[2] Vgl. auch SCHOENBRUNNER 1951.   [3] KERR 1936, KERR und GHANTUS 1936.

hat. Nach Berücksichtigung aller vorliegenden Messungen beträgt die Atmungsgröße des Gehirns 3,3—3,4 cm³ O₂/100 g/min[1]. Es kommen also 18—21% unseres gesamten Sauerstoffverbrauches auf das Gehirn, in Korrelation dazu 16% des Herzminutenvolumens[2]. Das ist rund das Doppelte des Sauerstoffbedarfes des unaufhörlich tätigen Herzmuskels[3]. Der Sauerstoffhunger des Gehirns geht auch aus der großen arteriovenösen Sauerstoffdifferenz mit einem arteriellen Sauerstoffdruck von 93 mm Hg und einem venösen von 35 mm Hg hervor. Dabei muß noch berücksichtigt werden, daß die grauen, ganglienzellhaltigen Strukturen durchschnittlich 5mal so intensiv atmen wie die im wesentlichen aus markhaltigen Nervenfasern aufgebauten weißen[1]. So sinnwidrig uns zunächst die Tatsache erscheint, daß das Gehirn keine nennenswerten Energievorräte hat, so sehr ist doch zu bedenken, daß diese Stoffwechseleigentümlichkeit, insbesondere die enge Koppelung an die Glucose des Blutes, dem Gehirn die ungewöhnliche Aktualität erhält, indem es gegenüber den endogen und exogen bedingten Stoffwechsel- und Durchblutungsschwankungen so empfindlich und reaktionsbereit ist. Das ist aber gerade seine eigentliche Aufgabe, fortgesetzt im Sinne der Gesamtsituation zu reagieren.

Ein Faktor bewahrt allerdings das Gehirn vor allzugroßen Schwankungen seines Stoffwechsels: die auffallende Konstanz seiner Durchblutung[4]. Treten dennoch akut stärkere Durchblutungsschwankungen im Gehirn auf, so beobachten wir ihnen zugeordnete Änderungen des Bewußtseins bis zur Bewußtlosigkeit. Das gleiche gilt nach den Erfahrungen der Höhenkrankheit und des Unterdruckversuches von der akuten Hypoxie. Aus diesen letzteren Beobachtungen geht zugleich hervor, daß die Gehirnfunktion schon empfindlich gestört sein kann, während die Sauerstoffaufnahme im Hirngewebe noch unverändert ist[5]. Erst bei einem Sauerstoffdruck von 3 mm Hg soll die Substratveratmung und damit die Sauerstoffaufnahme im Hirngewebe insuffizient werden[6]. Wenn dennoch die schon erwähnten Bewußtseinstrübungen und Bewußtseinsverluste und eine ganze Reihe anderer typischer Funktionsstörungen des Gehirns schon oberhalb des kritischen Sauerstoffdruckes in Erscheinung treten, so müssen andere vom Sauerstoffdruck abhängige Stoffwechselvorgänge bereits empfindlich im Hirn gestört werden, ehe es zur Störung der Substratveratmung kommt. Ein solcher *durch Hypoxie störbarer Vorgang* ist, wie SCHMIDT (1956) vermutet, die *Atmungskettenphosphorylierung*. Es wird heute angenommen, daß je eine energiereiche Phosphatverbindung beim Elektronentransport vom Co-Ferment 1 zum Flavoprotein, von diesem zum Cytochrom c und vom Cytochrom c zum Sauerstoff aufgebaut wird[7]. Unter anderem würde dies bedeuten, daß der *Aufbau von ATP schon empfindlich gestört und eingeschränkt* sein kann, *während die Sauerstoffaufnahme noch dem Normwert entspricht*. Das ist uns an der Leber durch jüngste Experimente nach akuter Unterdruckeinwirkung bekannt[8]. *Würde sich dies allgemein bestätigen, so wäre die Wirkung der Hypoxie besonders die einer Trennung von Atmung und Phosphorylierung*. Damit wäre zugleich ein Verständnis für die Tatsache gewonnen, daß wir im Gehirn irreversible Strukturschäden nicht nur nach Anoxie kennen, die praktisch erst mit dem Stillstand der Durchblutung gegeben ist, sondern auch bei Zuständen der Hypoxie, bei der die Sauerstoffspannung noch über der kritischen Grenze liegt

---

[1] OPITZ 1952.   [2] OPITZ 1952, HIMWICH 1951.   [3] C. G. SCHMIDT 1956.
[4] Beim Hund: NOELL und M. SCHNEIDER 1942, 1948, M. SCHNEIDER 1953; beim Menschen: KETY, HAFKENSCHIEL, JEFFERS, LEOPOLD und SHENKIN 1948, C. F. SCHMIDT 1949.
[5] OPITZ und M. SCHNEIDER 1950, C. G. SCHMIDT 1956.
[6] ELLIOT und HENRY 1946.   [7] WEIL-MALHERBE 1952.
[8] BASSI und BERNELLI 1955, DUSPIVA 1957, DUSPIVA und NOLTENIUS 1957.

und eine normale Substratveratmung noch gewährleistet ist. Damit wäre zugleich der Einwand hinfällig, der in der Diskussion über diesen Gegenstand eine Zeitlang von den Physiologen[1] gegenüber den Pathologen[2] gemacht wurde.

Wie schnell die Ganglienzelle unter *Anoxie* ihre Erregbarkeit ändert und alsbald völlig einbüßt, geht besonders aus neuesten Untersuchungen über die Aktivitätsänderungen der einzelnen Ganglienzelle in der Hirnrinde unter Sauerstoffmangel hervor[3]. Während der Beatmung der Katze (encéphale isolé) mit Stickstoff konnten durch Ableitung mit Mikroelektroden folgende Beobachtungen gemacht werden: In den ersten 10—20 sec bleibt die Aktivität der Neuronen noch normal. Gegen Ende dieses Stadiums kommt es zum Teil zu einer Frequenzsteigerung und zu einer Regularisierung der Entladungen. Nach weiteren 10 bis 20 sec fällt die Frequenz in wenigen Sekunden steil ab. Entweder stellen die Neurone dann sofort ihre Aktivität ein oder erst nach einem Stadium diskontinuierlicher Gruppenentladung. Bei allen Neuronen war nach 20—40 sec der Zustand der Entladungsruhe erreicht. Wurde danach wieder auf Normalluft umgeschaltet, so setzte die Aktivität der Neurone nach 10—120 sec wieder ein. Die Befunde im Elektrencephalogramm, in dem sich die Aktivitäten zahlreicher Neurone addieren und durchdringen, stimmten in diesen Untersuchungen mit denen der Einzelableitungen gut überein. In früheren Untersuchungen hatte das Elektrencephalogramm an der Katze nach völliger Unterbrechung der Blutzufuhr zum Gehirn kürzere Überlebenszeiten der Hirnströme ergeben: in der Kleinhirnrinde 10—12 sec, in der Großhirnrinde 14—15 sec, im Nucleus caudatus 25—29 sec[4]. Es wäre für unsere Fragestellungen wichtig, wenn die sehr aufschlußreichen Anoxieexperimente von CREUTZFELDT, KASAMATSU und FERREIRA (1957) durch Hypoxieversuche ergänzt werden könnten.

Daß die Anoxie in wenigen Minuten zur Nekrose von Ganglienzellen führt, haben vor allem Versuche von WEINBERGER, GIBBON und GIBBON 1940 ergeben. Nach Drosselung der A. pulmonalis fanden sie bei einer Dauer der Blutsperre von 2 min noch keine Ganglienzellnekrosen im Gehirn, dagegen nach 3 min 10 sec. Wir selbst sahen bei Kaninchen — im Unterschied zu anderen, negativen Untersuchungen am Hund[5] —, bei denen OPITZ durch Halsmanschette die Hirndurchblutung für 4 min gedrosselt hatte, bei der Tötung nach 20 min ein hochgradiges akutes Ödem der Ganglienzellen, bei Tötung nach 48 Std ausgedehnte Nekrosen der Purkinje-Zellen des Kleinhirns[6] (Abb. 29a—c).

Dies sind allerdings extreme Bedingungen, denen der Mensch, von der Geburtsasphyxie abgesehen, nur selten unterworfen ist. In Einzelfällen wurden jedoch entsprechende Beobachtungen gemacht, z. B. nach Versagen der Beatmung in der Eisernen Lunge[7], nach Herz- und Atemstillstand von 10—15 min und Wiederbelebung[8] oder nach operativ geglückter Trendelenburgscher Operation wegen Lungenembolie, bei der jedoch der Kreislauf zu lange unterbrochen war[9].

Viel häufiger begegnet uns dagegen in der menschlichen Pathologie die Schädigung des Gehirns durch Hypoxie und Hypoxydose.

a) Morphologische Veränderungen des Zentralnervensystems bei Hypoxydosen.

Für die Beurteilung der Frage, wieweit Veränderungen des Zentralnervensystems und besonders solche der Ganglienzellen Ausdruck eines akuten Sauerstoffmangels sind, ist die Klärung der Vorfrage notwendig, in welcher Zeit nach

---
[1] OPITZ und M. SCHNEIDER 1950, OPITZ 1952, 1953, M. SCHNEIDER 1953.
[2] BÜCHNER 1950, 1953, SCHOLZ 1953.
[3] CREUTZFELDT, KASAMATSU und VAZ-FERREIRA 1957.   [4] SUGAR und GERARD 1938.
[5] H. BECKER 1949.   [6] HÖFLER s. BÜCHNER 1953.   [7] STEEGMANN und DAVIS 1950.
[8] MONRAD-KROHN 1952.   [9] WUSTMANN und HALLERVORDEN 1935.

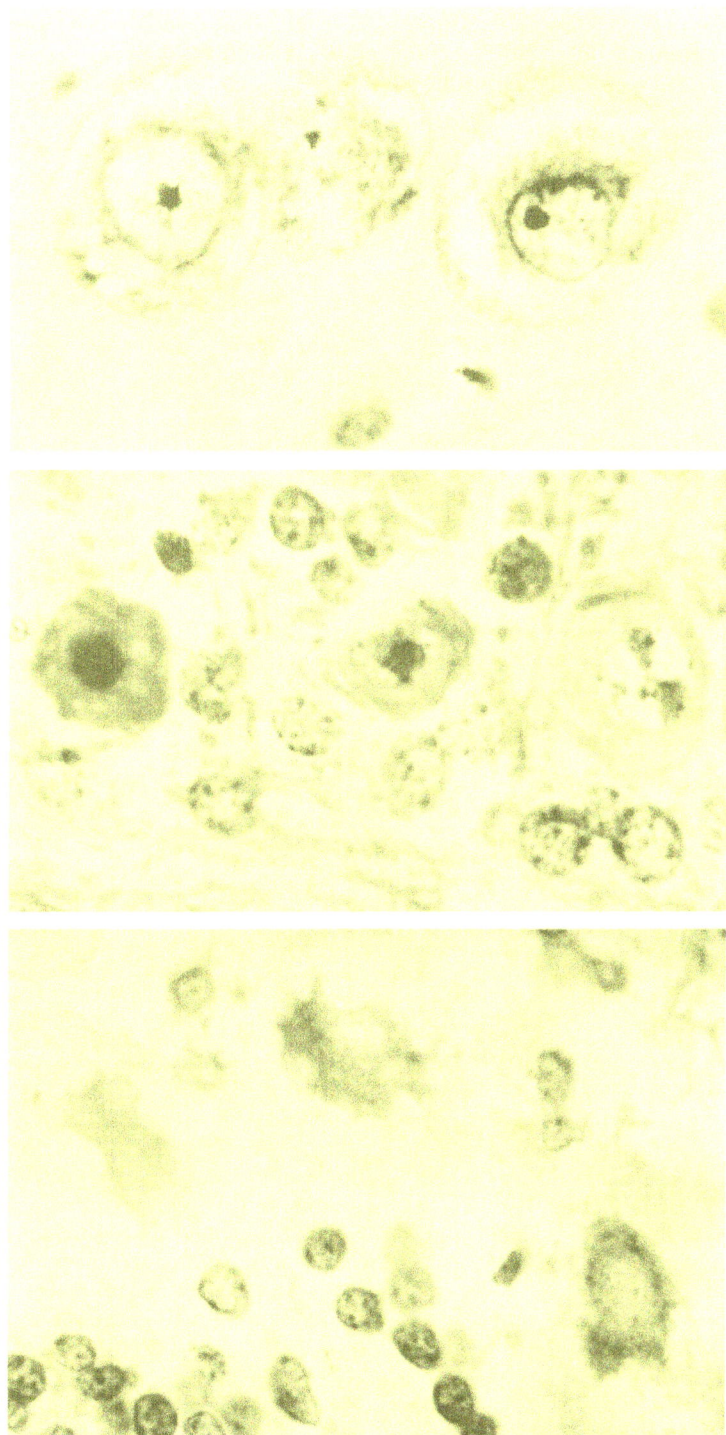

Abb. 29a—c. a Akutes Ödem von Ganglienzellen im Kaninchenhirn 20 min nach Unterbrechung der Hirndurchblutung durch Halsmanschette für 4 min. b Akute Nekrose von Purkinje-Zellen des Kleinhirns mit pyknotischem Kern beim Kaninchen 48 Std nach völliger Unterbrechung der Hirndurchblutung durch Halsmanschette für 4 min. c In Verflüssigung begriffene nekrotische Purkinje-Zellen des Kleinhirns des Kaninchens 48 Std nach völliger Unterbrechung der Hirndurchblutung für 4 min (gleiches Tier wie b). (Nach HÖFLER 1953.)

der Einwirkung einer akuten Hypoxydose im Zentralnervensystem irreversible Veränderungen an den Ganglienzellen erwartet werden können.

Zu dieser Frage liegen neuerdings Untersuchungen des Gehirns bei 20 Strangtodesfällen vor[1]. In drei dieser Fälle fanden sich Ganglienzellschäden im Sinne der ischämischen Ganglienzellnekrose SPIELMEYERs, vorwiegend im SOMMERschen Sektor des Ammonshorns, weiterhin im Claustrum, im Pallidum, reichlich im Thalamus, aber auch in der Groß- und Kleinhirnrinde. Der Befund wurde damit erklärt, daß dann, wenn beim Erhängen der Knoten atypisch sitzt und sich eine asymmetrische Strangmarke entwickelt, die Blutzufuhr zum Gehirn nicht völlig unterbrochen wird und der Tod erst nach längerer Agonie, spätestens in einer halben

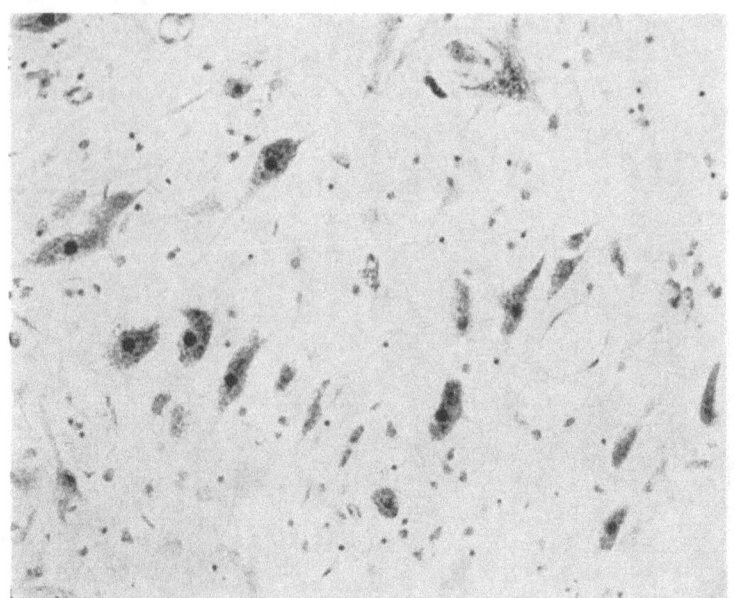

Abb. 30. Nekrotische Ganglienzellen mit pyknotischen Kernen in einem Kleinhirnkern des Meerschweinchens nach Beatmung durch sauerstoffarmes Stickstoff-Sauerstoffgemisch. (Nach ROTTER 1938.)

Stunde, eintritt. Von postmortalen Veränderungen sind diese Bilder dadurch zu unterscheiden, daß das Cytoplasma der Ganglienzellen schon koaguliert und dadurch intensiv mit Eosin färbbar ist, und daß die pyknotischen Kerne die für die SPIELMEYERsche Ganglienzellnekrose typischen Dreieck- und Rhombenformen erkennen lassen. Gegenüber früheren Auffassungen wird durch diese Beobachtung gezeigt, daß die Frist der Nekrophanerose, d. h. die intravitale Zeit zwischen der irreversiblen Schädigung und ihrer morphologischen Manifestation, an den Ganglienzellen auffallend kurz ist.

Indem wir uns nunmehr den Veränderungen des Gehirns und Rückenmarkes unter Hypoxydose zuwenden, stellen wir fest, daß erstmals in der SPIELMEYERschen Schule durch A. MEYER seit 1926 die Bedeutung der Hypoxydose für bestimmte Hirnschäden betont und experimentell begründet wurde. Darauf haben wir schon in der Einleitung zu unserem Beitrage hingewiesen. Ehe wir jedoch im einzelnen auf diese Arbeiten eingehen, wollen wir über diejenigen Experimente berichten, die sich gezielt mit der Frage nach der *pathogenen Wirkung des allgemeinen Sauerstoffmangels auf das Gehirn* auseinandergesetzt haben.

Als erster hat CAMPBELL (1927) kurz mitgeteilt, daß es im Unterdruck durch Sauerstoffmangel zu Ganglienzellnekrosen kommen kann. Auf Grund systematischer Versuche an Meerschweinchen und später an der Katze konnten wir selbst seit 1936 darüber berichten. In einer ersten Untersuchungsreihe hielten

---

[1] H. JACOB und PYRKOSCH 1951.

wir Meerschweinchen einige Tage bis zu ihrem Tode auf 8000—9000 m im Unterdruck[1]. Die Tiere starben nach tonisch-klonischen Krämpfen und Atmungsstörungen an Atemlähmung. Sie zeigten Ganglienzellnekrosen, und zwar in jedem Falle in den motorischen Kernen der Medulla oblongata, in der Hälfte der Fälle auch an den PURKINJE-Zellen des Kleinhirns, in Einzelzellen auch in den Stammganglien. Dagegen war die Großhirnrinde frei von Veränderungen.

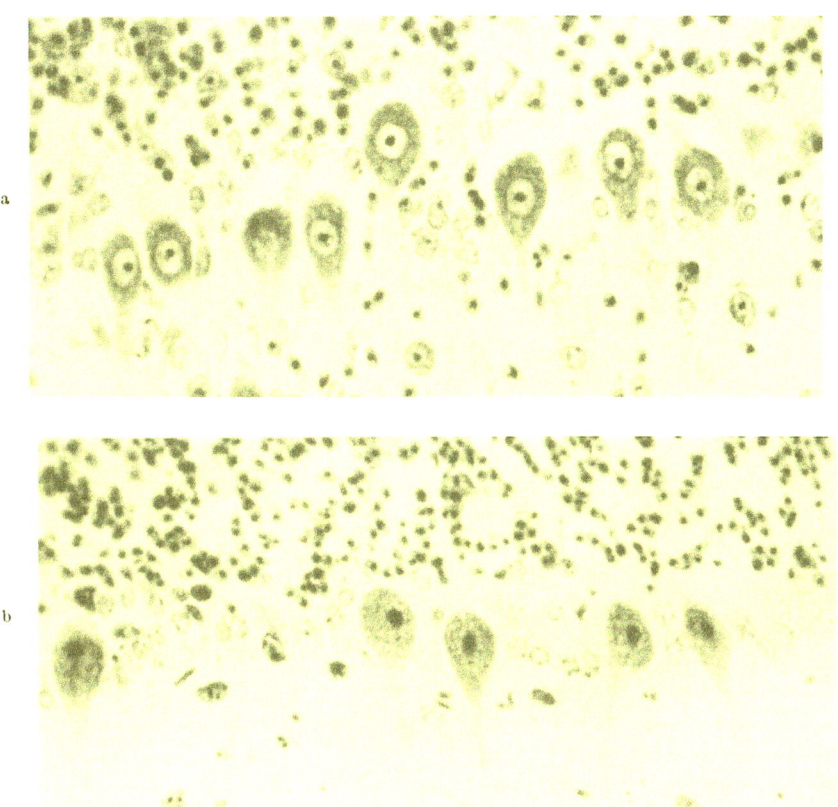

Abb. 31 a u. b. a Normale Purkinje-Zellen in der Kleinhirnrinde des Meerschweinchens. b Nekrotische Purkinje-Zellen mit Kernpyknose nach einmaligem allmählichen Aufstieg eines Meerschweinchens auf 12 000 m im Verlauf von 10 Std. (BÜCHNER nach MERK 1940.)

Die Tiere starben auch dann, wenn sie nach einigen Tagen aus dem Unterdruck (7500—8000 m) in Normalluft verbracht wurden: sie zeigten die gleichen Ganglienzellnekrosen mit gleicher Lokalisation. Junge Tiere waren resistenter, starben aber schließlich ebenfalls und zeigten dann noch stärkere Veränderungen als die alten[2]. Bei Beatmung von Meerschweinchen mit sauerstoffarmem Stickstoff-Sauerstoffgemisch wurden grundsätzlich die gleichen Befunde erhoben[3] (Abb. 30). Da in all diesen Versuchen bei den Tieren beträchtliche Gewichtsverluste (durchschnittlich 36%) eingetreten waren, und da wir nach experimentellem Hungertod am Meerschweinchen die gleichen Ganglienzellnekrosen feststellen konnten[4], haben wir Versuche an Meerschweinchen mit kurzfristigem Unterdruckaufstieg (1—2 Std auf 10 000 m an einigen aufeinanderfolgenden Tagen) angeschlossen.

[1] BÜCHNER und LUFT 1936.   [2] LUFT 1937.   [3] WG. ROTTER 1938.
[4] DELLAPORTA 1940.

Bei diesen normalgewichtigen Tieren fanden sich die gleichen Veränderungen, wenn sie im Unterdruck verstarben, ebenso beim Tod des Tieres nach einmaligem 10stündigem Aufstieg auf 10000 m[1] (Abb. 31a u. b und 32a). Bei nachprüfenden Experimenten an Meerschweinchen wurden im Kleinhirnwurm herdförmige Nekrosen bei allen Tieren gefunden, die 200—250 Std auf 9000 m gehalten wurden, und bei 3 von 7 Tieren mit 100—150 Std auf der gleichen Höhe[2].

Genauere Einblicke ermöglichten aber erst ausgedehnte Experimente über die Wirkung des Sauerstoffmangels im Unterdruck an der Katze von ALTMANN und SCHUBOTHE (1942)[3]. In diesen Versuchen wurden die Tiere an mehreren

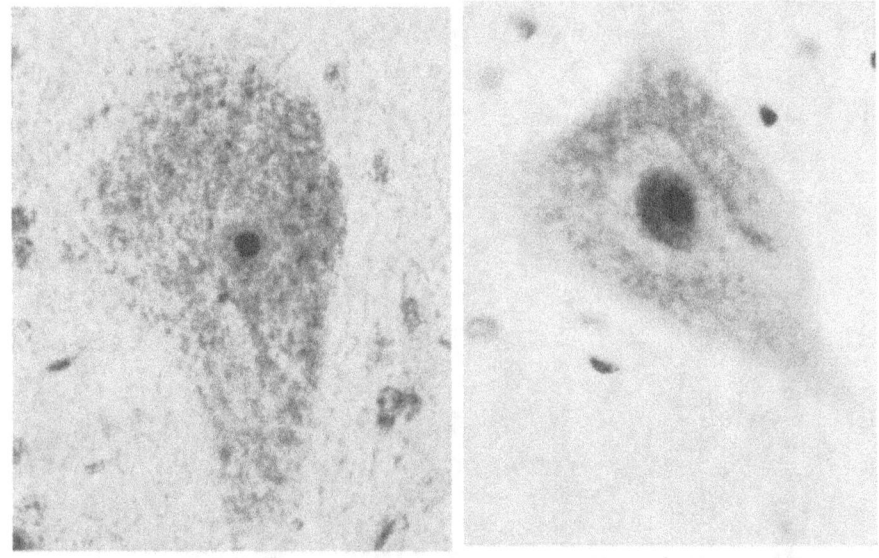

a   b

Abb. 32 a u. b. a Nekrotische Ganglienzelle der Medulla oblongata mit Kernpyknose nach mehrfachem Unterdruckaufstieg von 1—2 Std. Tod nach dem 5. Versuch. (Nach MERK 1940). b Nekrotische Ganglienzelle mit pyknotischem Kern nach Unterdruck bei der Katze. (Nach ALTMANN und SCHUBOTHE 1942.)

aufeinanderfolgenden Tagen, in der Regel 6—8 Std lang, nahe an der kritischen Höhenstufe (10000—11000 m) gehalten und unter elastischer Senkung und Wiedereinstellung dieser Höhe nach Möglichkeit vor der Gefahr des plötzlichen Todes im Unterdruck bewahrt. Sie zeigten dabei im Unterdruck vorübergehend motorische Erregungs- und Krampfzustände, denen akute Lähmungszustände folgten. In der Phase der Druckerhöhung oder außerhalb der Unterdruckkammer stellten sich bei ihnen erneut Erregungs- und Krampfzustände ein. Nach dem täglichen Unterdruckaufenthalt zeigten die Tiere spastische Lähmungen ihrer hinteren Körperhälfte, die sich in den ersten Tagen der Versuchsperiode noch zurückbildeten, nach mehreren Versuchen aber meist irreversibel wurden. Jedes Tier mit solchen länger anhaltenden Reststörungen zeigte Ganglienzellnekrosen oder deren Spuren und Reparationsstadien (Abb. 32b), z. T. auch umschriebene vollständige Erweichungen von Gehirngewebe mit Vernichtung der Ganglienzellen, der Gliazellen und der mesenchymalen Elemente. Die Veränderungen lagen fast ausnahmslos in grauen Bezirken des Gehirns, an erster Stelle in der Kleinhirnrinde, besonders in deren PURKINJE-Zellen, gelegentlich nur im Kleinhirn, an zweiter Stelle in der Großhirnrinde (Abb. 33), seltener im Hirnstamm.

[1] MERK 1940.   [2] JENSEN und WINDLE 1947.   [3] Siehe auch SCHUBOTHE 1941.

Nur einmal war eine symmetrische Nekrose des Globus pallidus zu beobachten, in diesem Falle allerdings sehr deutlich.

In allen Herden, die wir in unseren verschiedenen Versuchen am Gehirn beobachten konnten, ergab sich eine regelhafte Abstufung in der Anfälligkeit der Zellen des Zentralnervensystems. An erster Stelle wurden die Ganglienzellen vernichtet, in vielen Fällen waren sie allein der Nekrose anheimgefallen. In anderen Herden waren neben den Ganglienzellen auch Gliazellen zerstört. Viel seltener wurden Herde beobachtet, in denen Ganglienzellen, Gliazellen und

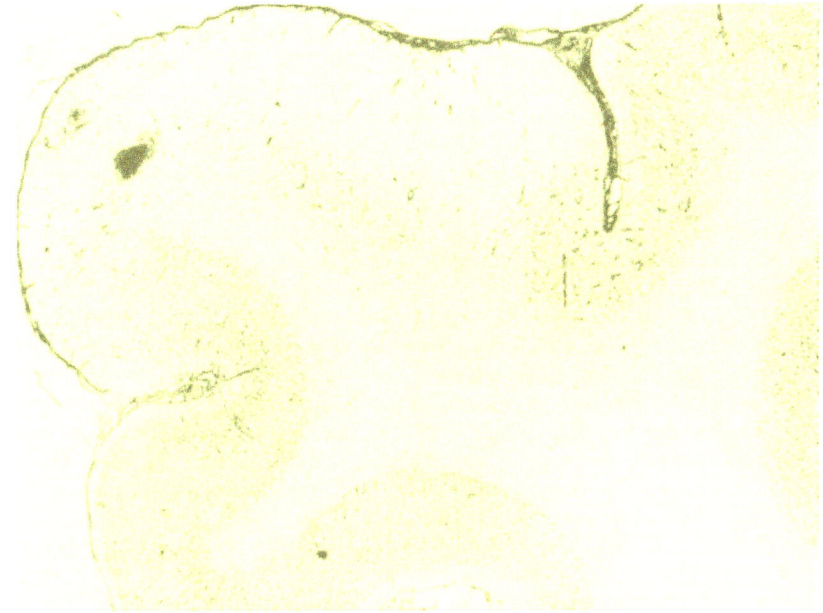

Abb. 33. Nekrose einer Windung der Großhirnrinde bei der Katze nach Sauerstoffmangel im Unterdruck (Nach ALTMANN und SCHUBOTHE 1942.)

mesenchymale Elemente des Gehirns vernichtet waren. Es fanden sich also elektive Parenchymnekrosen, unvollkommene oder vollkommene Erweichungsherde. Zwanglos dürfte sich diese Regel damit erklären, daß die Intensität des oxydativen Stoffwechsels in der Stufenfolge von der Ganglienzelle zur Mesenchymzelle abnimmt, damit aber auch die Anfälligkeit der verschiedenen Elemente[1].

So sehr diese Experimente, die am Kaninchen[2], an der Katze[3] und am Hund[4] in ihren wesentlichen Ergebnissen bestätigt wurden, die große pathogenetische Bedeutung des Sauerstoffmangels für die Entstehung irreversibler Parenchymveränderungen in den grauen Bezirken des Gehirns beweisen, so sehr mußten ALTMANN und SCHUBOTHE (1942) in der Deutung ihrer Befunde darauf hinweisen, daß ein mitbestimmender Faktor daneben nicht übersehen werden darf: die allgemeinen und die lokalen Durchblutungsstörungen, die nicht selten durch einen akuten Sauerstoffmangel des Gehirns ausgelöst werden. Daß im Unterdruck nicht selten nach einer vorübergehenden adaptativen Steigerung der Hirndurchblutung

---

[1] Vgl. ALTMANN und SCHUBOTHE 1942, BÜCHNER 1944/49.
[2] TANNENBERG 1939, AMBO und NAKAMURA 1939, 1940.
[3] DEARING, BARNES und ESSEX 1944.   [4] MORRISON 1946.

infolge einer Schädigung der kreislaufregulierenden Zentren ein allgemeiner Kollaps und dadurch ein plötzliches starkes Absinken der Gehirndurchblutung eintritt, wurde vor allem in den Experimenten von NOELL und M. SCHNEIDER (1942, 1948) am Hunde nachgewiesen. Lokale Durchblutungsstörungen werden zusätzlich im Sauerstoffmangel dadurch ausgelöst, daß sich herdförmig infolge Kontraktion der zugeordneten Arterien Ischämien entwickeln, die ihrerseits für das Ausmaß und die Verteilung der Herde formbildend werden.

So stehen wir vor dem Paradoxon, daß bisher trotz aller wichtigen Ergebnisse der Sauerstoffmangelexperimente andere Untersuchungen für den Nachweis der pathogenetischen Wirkung akuter Hypoxydosen auf das Gehirn noch aufschlußreicher waren als diese Versuche, in denen gezielt der Sauerstoffmangel als pathogenetischer Faktor eingeführt worden war. Sie hatten aber die große Bedeutung, daß durch sie die systematische Erforschung der hypoxydotischen Strukturschäden des Gehirns in Bewegung kam.

Als besonders fruchtbar für unsere Fragestellung haben sich die Beobachtungen über *Gehirnveränderungen nach Kohlenoxydvergiftung* erwiesen. Nach einer Erstbeschreibung durch v. RECKLINGHAUSEN (1864) konnte festgestellt werden, daß mit auffallender Regelmäßigkeit nach zunächst überlebter, schwerer akuter Kohlenoxydvergiftung makroskopisch eine symmetrische, alsbald erweichende Nekrose des ventralen, besonders des inneren Globus pallidus zur Entwicklung kommt, die sekundär durch Gliawucherungen und gliöses Narbengewebe ersetzt wird[1]. Später ergab sich allerdings, daß neben diesem Befund histologisch in zahlreichen anderen Grisea des Gehirns nach Kohlenoxydvergiftung bald diffusere, bald herdförmige Parenchymschäden nachgewiesen werden können, insbesondere in der Großhirnrinde, im Ammonshorn, in der Kleinhirnrinde, in den Kleinhirnkernen und in der roten Zone der Substantia nigra[2]. Die symmetrische Narbe des Pallidum wurde auch bei einem Kleinkind gefunden, dessen Mutter im 5. Monat einen Suicidversuch mit Leuchtgas gemacht hatte[3].

A. MEYER (1926) hat als erster die These entwickelt, daß es sich hier, besonders bei der *symmetrischen Pallidumnekrose*, um die *unmittelbare Wirkung einer hypoxämischen Hypoxydose des Gehirns* handele. Er konnte alsbald diese Auffassung durch Experimente am Hund und an der Katze stützen[4]. Die Tiere wurden an einigen aufeinanderfolgenden Tagen mehrfach bis zur Bewußtlosigkeit mit CO vergiftet, dann aber schnell ohne Kollaps wieder aus der Kohlenoxydatmosphäre entfernt. Bei Hunden und Katzen, nicht dagegen bei Nagern, gelang auf diese Weise die experimentelle Reproduktion der symmetrischen Nekrose des Globus pallidus. Daneben zeigten sie Parenchymnekrosen in der Großhirnrinde, vereinzelt auch im Putamen, nicht dagegen in der Kleinhirnrinde und im Ammonshorn.

Daß die Wirkung des Kohlenoxyds, wie wir schon wiederholt in unseren Erörterungen betont haben, als die einer hypoxämischen Hypoxydose zu deuten ist, geht aus allen neueren Arbeiten hervor. Nachdem nachgewiesen war, daß das Kohlenoxyd eine etwa 300fach größere Affinität zum Hämoglobin hat als der Sauerstoff[5], wurde vorübergehend im Anschluß an die Arbeiten von O. WARBURG (1926) die Bedeutung des Kohlenoxyds als eines Faktors, der die Cytochromoxydase hemmt, besonders betont. Da aber die hemmende Wirkung des Kohlenoxyds auf die Cytochromoxydase nur dann beobachtet wird, wenn es unter hohem Druck zur Wirkung kommt, mußte diese Vorstellung aufgegeben werden: Bei einem Kohlenoxydpartialdruck von höchstens 0,5 oder 1% in der eingeatmeten Luft ist dieser Faktor irrelevant[6]. Dementsprechend hat HENDERSON 1935,

---

[1] KOLISKO 1914. [2] HILLER 1924, 1936, A. MEYER 1926 u. a. [3] HALLERVORDEN 1949.
[4] A. MEYER 1928. [5] Vgl. LEWIN 1929. [6] BARKAN 1928.

1941 die pathogene Wirkung des Kohlenoxyds ausschließlich auf seine, auch bei niedrigem CO-Teildruck schnell und in hoher Konzentration erfolgende dissoziable Bindung an das Hämoglobin zurückgeführt. In späteren Arbeiten wurde ergänzend festgestellt, daß bei der CO-Vergiftung das vom CO unbesetzte Hämoglobin den Sauerstoff stärker als normal bindet. Die Folge ist, daß die Sauerstoffspannung im Blut bei Kohlenoxydvergiftung wesentlich niedriger ist als in der Norm oder als z. B. bei einer schweren Anämie, bei der sie normal bleibt. Dieser Unterschied macht es verständlich, daß bei gleichem Sauerstoffgehalt des Hämoglobins das Kohlenoxyd wesentlich stärker oxydationshemmend wirkt als die Anämie[1]. Wieweit daneben noch ein dritter Faktor ins Spiel tritt, nämlich die Einwirkung des Kohlenoxyds auf das Myoglobin des Herzmuskels, die eine gesteigerte Beeinträchtigung der Herzleistung, dadurch aber eine zusätzliche Verschlechterung des Minutenvolumens und der Gehirndurchblutung verursachen würde, bedarf noch der Klärung.

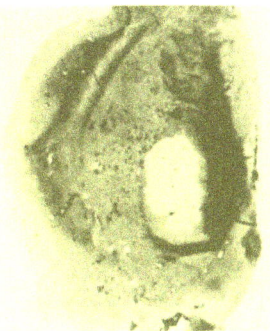 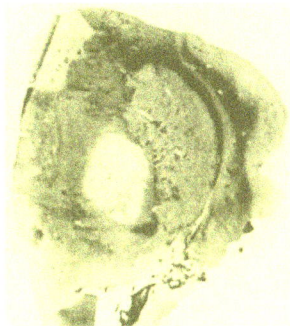

Abb. 34. Symmetrische Nekrose im Globus pallidus (hell) beim Menschen nach starkem Blutverlust. (Nach ULBRICHT 1949.)

Bei einer mehrfach schon als Beispiel herangezogenen *dysenzymatischen Hypoxydose* wurden die gleichen symmetrischen Nekrosen des Globus pallidus nachgewiesen wie beim Kohlenoxyd, nämlich bei der *Blausäurevergiftung*. Da die Blausäure sich mit dem dreiwertigen Eisen der Cytochromoxydase verbindet, bewirkt sie in kurzer Zeit eine schwere Störung der Oxydationen.

Im Schrifttum wird zwar immer wieder ein Fall erwähnt, in dem angeblich durch Blausäurevergiftung im Anschluß an eine Desinfektion dieses Bild nachgewiesen wurde. Die Originalarbeit[2] spricht aber nur von Blutungsherden in verschiedenen Abschnitten des Gehirns, unter anderem auch im Linsenkern, dagegen sind die Befunde an den Ganglienzellen nach unseren heutigen Maßstäben nicht verwertbar.

Jedoch konnte A. MEYER (1933) experimentell an Hunden durch Blausäure elektive Pallidumnekrosen neben solchen der Großhirnrinde, des Ammonshornes und der roten Zone der Substantia nigra hervorrufen, auch hier nach mehrfach wiederholter Angiftung.

Da die Narkotica durch Hemmung der Oxydationen im Gehirn zur Wirkung kommen, ist es verständlich, daß im Experiment symmetrische Nekrosen des Globus pallidus beim Hunde auch durch Narkosegifte hervorgerufen werden konnten[3]. Auch aus der menschlichen Pathologie ist eine Reihe derartiger Fälle bekannt[4], z. B. nach Stickoxydulnarkose[5] sowie nach akuter Barbitursäurevergiftung[6].

In der Gruppe der hypoxämischen Hypoxydosen sind neben der Kohlenoxydvergiftung die Beobachtungen bei schwerer *Anämie* von besonderer Bedeutung. In einer Reihe von Fällen konnte nach schwerem Blutverlust durch ein chronisches

---

[1] ASMUSSEN 1942, 1944, MØLLER 1947.   [2] EDELMANN 1921.
[3] MEYER und BLUME 1934, BLUME und MEYER 1936, BLUME 1940.
[4] WEIMANN 1930, WEIMANN und MARENHOLTZ 1926.   [5] ABBOT und COURVILLE 1938.
[6] GONZALES, VANCE und HELPERN 1937, DE GROAT 1940.

blutendes peptisches Geschwür dieses Bild beobachtet werden[1]. Auch nach lebensbedrohlicher äußerer Blutung aus der A. femoralis wurde der Befund im Einzelfalle nachgewiesen (Abb. 34)[2]. Bei chronischen, langsam sich entwickelnden Anämien sind aber bisher kaum entsprechende Mitteilungen veröffentlicht.

Dagegen begegnen uns bei einer Form der akuten hämolytischen Anämie häufig symmetrische Nekrosen des Globus pallidus und andere Hirnschäden ohne gleichzeitigen Blutverlust, nämlich bei der *fetalen Erythroblastose des Neugeborenen durch Blutgruppenunverträglichkeit zwischen Fetus und Mutter*. Die hämolytische Anämie kommt in diesen Fällen dadurch zustande, daß der in den fetalen Erythrocyten vorhandene Faktor, in den meisten Fällen der Rh-Faktor, die Mutter sensibilisiert, daß diese Antikörper bildet, und daß durch den Übertritt der Antikörper von der Mutter auf den Feten im fetalen Blut eine schwere Hämolyse eintritt. Über die symmetrischen Pallidumnekrosen in solchen Fällen liegt heute eine ausgezeichnet durchuntersuchte Kasuistik vor. Von besonderem Interesse für unsere Fragestellung sind die Fälle, in denen die Kinder die akute Hämolyse überleben. Klinisch entwickelt sich dabei in der Regel das Bild einer schweren extrapyramidalen Erkrankung mit Athetose, Rigidität der Muskulatur, Neigung zum Opisthotonus und zu unfreiwilligen Bewegungen der Extremitäten und des Mundes, sowie ein Schwachsinn bis zur Idiotie[3]. Die neurohistologische Stufenuntersuchung deckte in solchen Fällen das Bild einer elektiven gliösen Vernarbung des Globus pallidus und des Corpus Luysi als Folge vorausgegangener hämolytischer Nekrosen ohne andere Gehirnveränderungen auf[4]. H. JACOB (1948) fand neben dem Globus pallidus auch den Nucleus dentatus und das Ammonshorn befallen. In einer systematisch gesammelten Kasuistik konnte PENTSCHEW (1948) 28 Fällen der

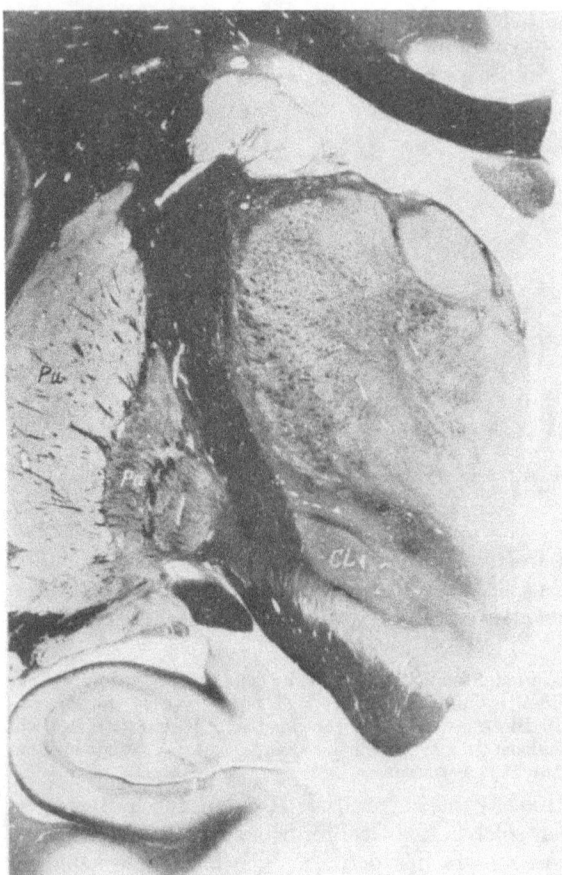

Abb. 35a. Frontale Schnittstufe durch eine Gehirnhälfte. Normales Putamen (*Pu*), normales Pallidum (*Pa*), normales Corpus Luysi (*CL*).

---

[1] OVERHOF 1933, E. SCHERER 1934, BALÓ 1941, PLAMBECK 1950.   [2] ULBRICHT 1949.
[3] DE LANGE 1934, 1935, 1937, COQUET 1944.
[4] PUTNAM, ALEXANDER und WOLFF 1937, VAN BOGAERT 1947, DESCHAMPS und VAN BOGAERT 1948.

Literatur 18 eigene Fälle hinzufügen. Als Ergebnis seiner Untersuchungen faßt er zusammen: „Wir finden in den allermeisten Fällen am häufigsten die Ammonsformation, das Corpus subthalamicum und den Globus pallidus beteiligt. An zweiter Stelle kommen das Striatum, die Nuclei dentati und die Oliven. Die Nervenzentren, welche am ausgesprochensten den Nervenzellschwund zeigen, sind das Pallidum und das Corpus subthalamicum." Seit dieser Veröffentlichung ist eine Reihe weiterer Einzelbeobachtungen und Reihenbeobachtungen mitgeteilt[1]. In 7 Fällen aus dem Vogtschen Institut fand Frau SOEKEN (1956) das Pallidum, das Corpus Luysi und den Dentatus erkrankt, in zwei akuten Fällen auch die Oliva inferior (Abb. 35a u. b, Abb. 36a—d).

Von besonderer Bedeutung ist in solchen Fällen das Phänomen des *Kernikterus*. Das Bild ist dem Pathologen seit SCHMORL (1903) bekannt: Es handelt sich um eine symmetrische gallig-gelbe Verfärbung des Globus pallidus bei allgemeinem schwerem Ikterus des Neugeborenen. Bei fetaler Erythroblastose mit Icterus gravis wurde dieses Bild erstmalig 1932 von DIAMOND, BLACKFAN und BATY beschrieben. Das Pigment konnte spektrophotometrisch als Bilirubin identifiziert werden[2]. WIENER (1946) hat in seiner Arbeit über den Rhesusfaktor das Bild so gedeutet, daß die Antikörper in den Capillaren des Neugeborenen Zellen zur Agglutination bringen, daß dadurch unter anderem Nekrosen im Globus pallidus entstehen, und daß der gleichzeitig im Blut angereicherte Gallenfarbstoff die Nekrosen elektiv imbibiert. Eine Imbibition von Nekrosen der verschiedenen Art, z. B. beim Gehirninfarkt, durch Gallenfarbstoff bei gleichzeitig bestehendem Ikterus sind dem Pathologen bekannt. In diesem Punkte kann also der Auffassung von WIENER beigepflichtet werden.

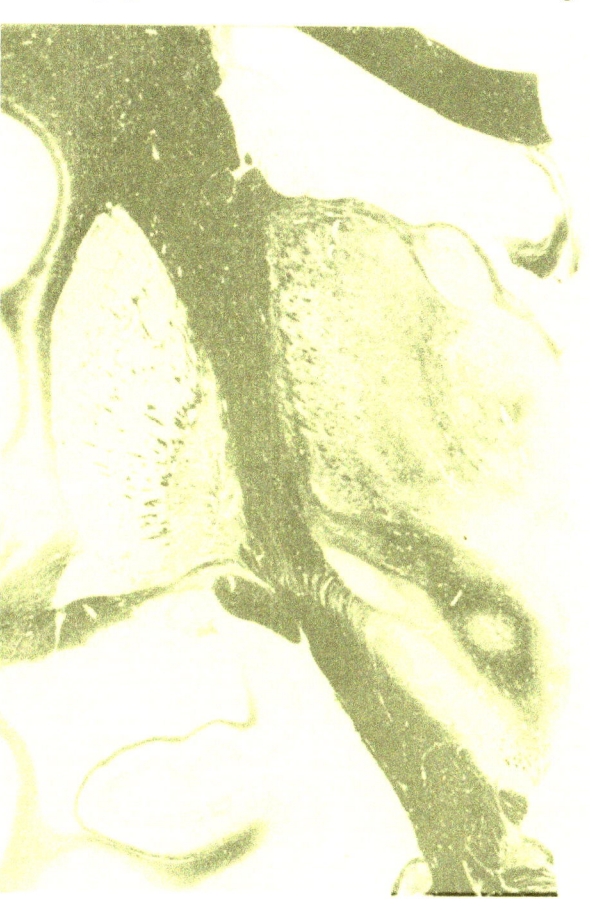

Abb. 35b. Entsprechende Schnittstufe bei gleich altem Kind: Atrophie des Pallidums und des Corpus Luysi nach fetaler Erythroblastose mit Ikterus. (Nach SOEKEN 1957.)

---

[1] KONNUALDI 1948, BECKER und VOGEL 1948, DEREYMAEKER 1949, KOBAYASHI und WATANABE 1952, FALK 1952, TIECHE 1952, SCHOLZ 1953, GOVAN und SCOTT 1953, CLAIREAUX, COLE und LATHE 1953, WATERS, RICHERT und RAWSON 1954, SANSONE und BRUSA 1954.
[2] WATERS, RICHERT und RAWSON 1954.

Dagegen haben MERIWETHER, HAGER und SCHOLZ (1955) mit Recht die Auffassung abgelehnt, daß hier eine mechanische Verlegung der Capillaren durch Zellagglutinate pathogenetisch mit im Spiel sei. Sie konnten zeigen, daß es sich in solchen Fällen um eine symmetrische elektive hypoxische Parenchym-

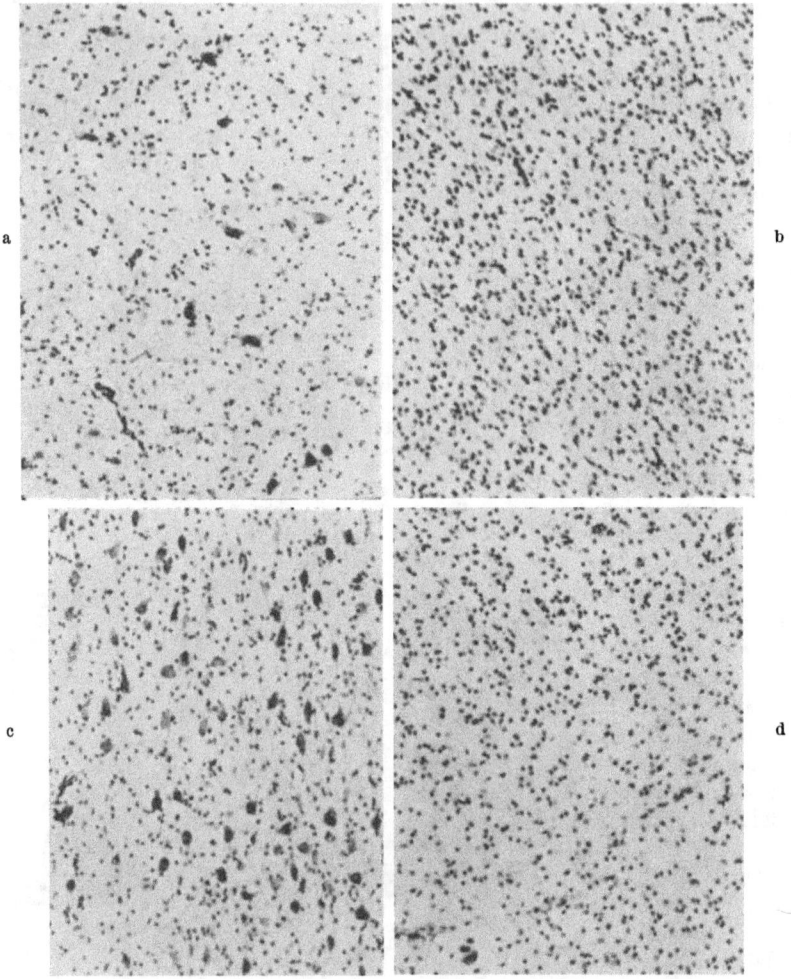

Abb. 36a—d. a u. b Histologische Übersichtsbilder des Globus pallidus, links normal mit Ganglienzellen, rechts totaler Ganglienzellschwund mit Vermehrung der Gliazellen nach fetaler Erythroblastose. c u. d Links normales Corpus Luysi mit reichlich Ganglienzellen, rechts Fehlen der Ganglienzellen und Vermehrung der Gliazellen im Corpus Luysi nach fetaler Erythroblastose. (Nach SOEKEN 1957.)

nekrose sämtlicher Ganglienzellen des Globus pallidus handelt, und daß das nekrotische Parenchym bei bestehendem Icterus gravis von dem Gallenfarbstoff imbibiert wird.

So halten die meisten Untersucher das Bild der symmetrischen Pallidumnekrose und des Kernikterus bei fetaler Erythroblastose in erster Linie für einen Hypoxämieschaden des Gehirns[1]. Dafür spricht vor allem die Tatsache, daß

---

[1] Zum Beispiel: H. JACOB 1948, GOVAN und SCOTT 1953, SCHOLZ 1953, MERIWETHER, HAGER und SCHOLZ 1955, ZOLLINGER 1956, SOEKEN 1956.

das Bild des Kernikterus unspezifisch ist und in der gleichen Art auch bei *Frühgeburten* ohne fetale Erythroblastose beobachtet werden konnte[1]. Diese leiden aber in der Regel infolge Unterentwicklung der Lunge und mangelhafter Entfaltung der Lungenalveolen an Hypoxämie. Dabei kommt zu der Hypoxydose infolge Hypoxämie noch eine Substratmangel-Hypoxydose hinzu, da bei den Frühgeborenen eine Hypoglykämie besteht. Die Folge der hypoxämischen und hypoglykämischen Hypoxydose des Gehirns ist eine bevorzugte Nekrose des Globus pallidus[2]. Dabei kommt es gleichzeitig infolge der Unreife der Leber zu einer Hyperbilirubinämie[3]. Indem die nekrotischen Kerngebiete von Bilirubin durchsetzt werden, entsteht auch bei dieser Gruppe das Bild des Kernikterus. In eigenen Untersuchungen konnten wir in solchen Fällen eine elektive Bilirubinfärbung der nekrotischen Ganglienzellen des Globus pallidus nachweisen[4].

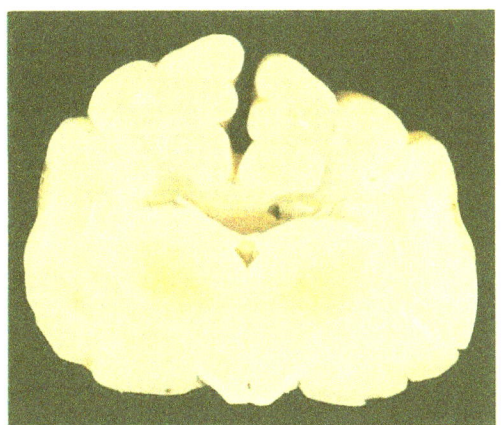

Abb. 37. Kernikterus bei der neugeborenen Katze nach Atemstillstand und intravenöser Bilirubininjektion. (Nach FLÖSSER 1957.)

In Versuchen von FLÖSSER (1957) konnten wir jüngst an der neugeborenen Katze im Einzelfall den Kernikterus dadurch reproduzieren, daß nach Atemstillstand und Wiederbelebung des Tieres Bilirubin intravenös injiziert wurde (Abb. 37). Dagegen war das Bild trotz Bilirubininjektion nicht bei den neugeborenen Katzen zu beobachten, bei denen kein Atemstillstand bestanden hatte.

So sehr wir, auch nach unseren eigenen Erfahrungen, der Meinung zustimmen, daß hier ein typischer Fall hypoxämisch bedingter symmetrischer Pallidumnekrosen vorliegt, so sehr müssen wir doch noch für das Bild des Kernikterus auf folgende weitere Faktoren aufmerksam machen: Durch Hypoxämie schweren Grades kommt es zur erhöhten Durchlässigkeit der Blut-Gewebsschranke und der Blut-Liquorschranke. Zwar tritt dabei nur in der Agonie das Bild der Serumtranssudation aus den Lebercapillaren in sich eröffnende Spalten zwischen Capillarwand und Parenchym ein. Jedenfalls haben wir am Meerschweinchen bei kurzfristigen tödlichen Unterdruckexperimenten dieses Bild nie gesehen[5]; auch bei der Katze war es dann noch nicht ausgebildet, wenn die Tiere kurze Zeit vor dem zu erwartenden Spontantod getötet wurden[6]. Dementsprechend wird der agonale Charakter dieser Veränderungen auch für die menschliche Pathologie neuerdings betont[7].

Dagegen konnte für das Gehirn unter Benutzung eines bei Schädigung der Blut-Liquorschranke leicht diffundierenden Farbstoffes (Astraviolett, Triphenyltetrazoliumchlorid) nachgewiesen werden, daß unter Sauerstoffmangel dieser

---

[1] AIDIN u. Mitarb. 1950, GERRARD 1950, CLAIREAUX 1950, ZUELZER und MUDGETT 1950, AHVENAINEN und NEVANLINNA 1952, GOVAN und SCOTT 1953, BAKKER 1954, SACREZ u. Mitarb. 1956.
[2] AIDIN u. Mitarb. 1950, GERRARD 1950.   [3] GERRARD 1950.
[4] FLÖSSER 1957.   [5] PICHOTKA 1942.   [6] ALTMANN 1946/49.
[7] ALTMANN und BÜCHNER 1948, POPPER 1948.

Farbstoff symmetrisch in die Stammgangliengebiete diffundierte und diese intensiv anfärbte[1]. Das gleiche müssen wir für die Gallenfarbstoffe bei der schweren Hypoxämie infolge fetaler Erythroblastose annehmen. Schließlich wurde jüngst nachgewiesen, daß Bilirubin am neugeborenen Rattengehirn den Sauerstoffverbrauch um 67% herabsetzt, also eine toxische Hypoxydose im Gehirn verursacht[2]. Mitunter tritt beim Neugeborenen die symmetrische Pallidumnekrose als Folge einer durchgemachten Geburtsasphyxie auf[3].

Nach allen erörterten Befunden dürfen wir die symmetrische *Totalnekrose des Globus pallidus als repräsentativ für eine akute Hypoxydose des Gehirns ansehen*. Es bleiben uns aber noch zwei wichtige Befunde hier zu erörtern.

SCHOLZ (1941, 1951, 1953, 1955) sowie ALTMANN und SCHUBOTHE (1942) haben mit Nachdruck betont, daß Zustände der Hypoxämie bei einer gewissen Intensität und Dauer Kontraktionen der kleineren Arterien auslösen, und daß diese *vasomotorischen Veränderungen* mit formbestimmend sind für fleckförmige Parenchymnekrosen, besonders auch für das Bild der unvollkommenen Erweichung und der Erbleichung der Großhirnrinde. Alle fleckförmigen Herdbildungen, die neben der symmetrischen Totalnekrose des Globus pallidus bei Hypoxydosen nachgewiesen werden können, werden daher von SCHOLZ (1953, 1955) als sekundär ischämische Schäden des Gehirns gedeutet. Dabei ist er der Auffassung, daß auf solche Gefäßkontraktionen gerade diejenigen grauen Bezirke des Gehirns reagieren, die besonders empfindlich gegenüber dem Sauerstoffmangel sind, also z. B. das Ammonshorn und vor allem der Globus pallidus. Als rein hypoxämisch verursacht sieht daher SCHOLZ nur die Totalnekrose des Globus pallidus und nicht seine fleckförmige Durchsetzung mit Parenchymnekrosen an. Einer solchen Beweisführung gegenüber muß man betonen, daß wir am Herzmuskel wie an der Leber die Zuordnung hypoxämischer Schäden zu den venösen Capillarschenkeln als Regeln kennenlernten, nicht also ausgedehnte Totalnekrosen. So ist theoretisch zu erwarten, daß auch im Gehirn Hypoxämien zunächst eine fleckförmige Entwicklung von Nekrosen begünstigen, die dann erst bei weiterer Steigerung des Hypoxämieschadens in Totalnekrose übergehen.

Schon wiederholt haben wir darauf hingewiesen, daß die schwere Hypoxämie bei genügender Dauer infolge Schädigung der kreislaufregulierenden Zentren des Gehirns einen *zentrogenen Kollaps* auslösen kann. Je nachdem, wie früh dieser Kollaps eintritt, wird dann die allgemeine Kreislaufinsuffizienz zu einem entscheidenden formbestimmenden Faktor in der Gehirnschädigung bei allgemeiner Hypoxämie. Das betonten wir schon im Hinblick auf die Tatsache, daß in den Experimenten an der Katze nur in einem einzigen Falle eine hypoxämische symmetrische Pallidumnekrose beobachtet werden konnte[4]. Es ist nun sehr bemerkenswert, daß auch eine Reihe anderer Beobachtungen bei *allgemeiner Oligämie ein anderes Schädigungsmuster* des Gehirns ergibt als bei allgemeiner Hypoxydose. Das zeigen zunächst zwei von TITRUD und HAYMAKER (1947) mitgeteilte Spättodesfälle nach schwerer Höhenkrankheit des Menschen (nach 40 Std bzw. 14 Tagen). Auch in diesen beiden Fällen, die einen schweren Höhenkollaps überstanden hatten, lagen die Nekrosen bevorzugt nicht im Globus pallidus, sondern im Striatum und daneben in der Rinde von Klein- und Großhirn. Im Experiment haben WEINBERGER, GIBBON und GIBBON (1940) an der Katze nach kurzfristiger, Minuten dauernder Abklemmung der A. pulmonalis und dadurch bewirkter Unterbrechung der Gehirndurchblutung wiederum ausgedehnte Nekrosen in der Groß- und Kleinhirnrinde, im Nucleus caudatus und im Thalamus opticus, aber nicht im Globus pallidus gefunden, also die gleiche

---

[1] H. BECKER und QUADBECK 1950, 1952, H. BECKER 1954.
[2] BOWEN und WATERS 1957.   [3] SCHOLZ 1953, J. E. MEYER 1949, 1953.
[4] ALTMANN und SCHUBOTHE 1942.

Nekrosenverteilung wie nach Höhenkrankheit. Auch in 2 Fällen zunächst geglückter TRENDELENBURGscher Embolieoperation mit nachfolgendem Hirntod war der Globus pallidus nicht bevorzugt von Nekrosen befallen[1].

Ähnlich sind die Befunde nach Spättod wiederbelebter Erhängter. In diesen Fällen hatte meist ein symptomfreies Intervall nach der Rettung des Erhängten bestanden, später aber hatte sich ein, nach Tagen oder Wochen zum Tode führendes schweres neurologisches Bild entwickelt. Wiederum fand sich in den meisten dieser Fälle neben Nekrosen der Klein- und Großhirnrinde eine besondere Beteiligung des Striatums bei weitgehendem Freibleiben des Globus pallidus[2]. Ein Fall mit einer bevorzugten Beteiligung des Pallidum steht bisher vereinzelt da[3].

Allen diesen zuletzt angeführten Beobachtungen ist eine plötzliche totale oder weitgehende Unterbrechung der Gehirndurchblutung eigen. Es scheint also so, daß wir nach dem Schädigungsmuster dem *Pallidumtypus* infolge Hypoxydose einen *Striatumtypus infolge Oligämie* gegenüberstellen müssen[4].

Nicht immer begegnet uns bei der Kohlenoxydvergiftung der Pallidumtyp. Wir kennen vielmehr durch eine Reihe von Untersuchungen noch ein anderes Bild, bei dem mit Vorliebe das Großhirnmark unter Schonung der U-Fasern getroffen wird. In solchen Fällen finden sich perivasculäre Auflichtungen der Markscheiden durch ein akutes Marködem mit sekundärem Zerfall der Markscheiden und schließlich auch der Achsencylinder. Auf dieses Bild hat A. MEYER (1928) aufmerksam gemacht[5]. Dabei konnte er zeigen, daß neben den destruktiven Veränderungen der Markscheiden Proliferationen der Gliazellen, besonders der faserbildenden Astrocyten und Umwandlungen von Gliazellen in Körnchenzellen beobachtet werden. In der Folge wurde dieses Bild wiederholt als eine Variante der Kohlenoxydschädigung des Gehirns nachgewiesen[6]. In besonders deutlicher Ausprägung fand es sich bei einzelnen Fällen, bei denen ein Fet in utero durch Kohlenoxydvergiftung der Mutter von einem schweren Hypoxämieschaden betroffen wurde[7]. In diesen Fällen kam es zur ausgedehnten Erweichung des Großhirnmarkes mit Bildung flüssigkeitsgefüllter Blasen an Stelle des Markes. Offenbar neigt das frühkindliche Gehirn zu diesem Schädigungstyp. Ganz das gleiche Bild konnte nämlich auch nach schwerer Geburtsasphyxie nachgewiesen werden[8]. Das Bild ist nur so zu verstehen, daß es hier unter der Wirkung des allgemeinen Sauerstoffmangels zu einem Ausstrom von Blutserum in das Hirnmark kommt, also zu einem diffusen Marködem, eventuell mit nachfolgender Markverflüssigung, und zwar durch hypoxämische Permeabilitätssteigerung an der Blut-Hirnschranke.

b) Die Veränderungen des Gehirns bei Hypoxydose durch Glucosemangel.

Sinkt unter der Wirkung von Insulin oder durch ein inkretorisch aktives Inselzellenadenom des Pankreas der Glucosegehalt des Blutes von 80—120 mg-% unter 40 mg-%, so wirkt sich dies vor allem am Gehirn aus. An Kohlenhydratreserven stehen dem menschlichen Gehirn etwa 500 mg Glykogen zur Verfügung (HIMWICH 1951). Da dieses aber zum größten Teil als Desmoglykogen an die Strukturen des Gehirns fest gebunden ist, kann es nur bei länger dauernder Hypoglykämie bis auf etwa 200 mg mobilisiert werden. Durch Gluconeogenie unter der Wirkung von ACTH und Nebennierenrindenhormon kann eine nennenswerte Reserve von Glucose akut nicht aktiviert werden. Andere Substratquellen stehen dem Gehirn kaum zur Verfügung. So tritt unter *Glucosemangel* alsbald

---

[1] DEUTSCH 1917, SCHOLZ 1933, BINGEL und HAMPEL 1934, GAMPER und STIEFLER 1936.
[2] WUSTMANN und HALLERVORDEN 1935.   [3] DÖRING 1936.
[4] BÜCHNER 1953, 1956.   [5] Siehe auch GRINKER 1925.   [6] JACOB 1951.
[7] MARESCH 1929, NEUBURGER unter MARESCH 1935, BRANDER 1940.   [8] SPRUTH 1944.

eine schwere *Subtratmangelhypoxydose* im Gehirn auf. Klinisch manifestiert diese sich in Bewußtlosigkeit, Krämpfen und zentral ausgelöstem Kollaps. Wie wirkt sie sich an der Struktur des Gehirns aus ?

Nachdem WOHLWILL 1928 über die ersten Befunde an Verstorbenen nach Insulintherapie berichtet hatte, wurde im Laufe der Zeit eine größere Serie von Fällen neuropathologisch untersucht. In seiner Monographie über die Wirkung des Glucosemangels auf das Gehirn hat HÖPKER 1954 unter Einbeziehung von vier eigenen Fällen 119 Fälle des Schrifttums zusammengestellt. In 50 Fällen war eine Insulinbehandlung wegen psychiatrischer Erkrankungen vorausgegangen, davon in 47 Fällen eine Schizophrenie. In 42 Fällen hatte ein Diabetes vorgelegen. 21 mal hat es sich um eine Spontanhypoglykämie gehandelt. Wo genauere Angaben vorlagen, war eine größere Serie von Comata vorausgegangen, bei den Schockbehandelten meist auch eine Serie von Krämpfen. Mikroskopisch fanden sich einerseits herdförmige Erbleichungen und pseudolaminäre Ausfälle in der Groß- und Kleinhirnrinde sowie entsprechende Herde im SOMMERschen Sektor des Ammonshorns. Diese Herde wurden z. T. auch ohne voraufgegangene Krämpfe beobachtet. Auf der anderen Seite bestanden diffuse, irreversible Nervenzellveränderungen in den verschiedensten grauen Bezirken, die zum Ganglienzellschwund, zur Ganglienzellschrumpfung und sekundär zu einer reparativen Gliose geführt hatten.

Die herdförmigen Veränderungen werden von HÖPKER im Sinne von SCHOLZ (1951) als die Folgen angiospastischer Ischämien gedeutet. Dagegen sieht HÖPKER in den diffusen Nervenzelluntergängen die Dokumente der unmittelbaren Schädigung der Ganglienzellen durch das Sistieren bzw. die Einschränkung der Oxydationen. In diesem Sinne hat zuerst MACLEOD (1927) die Veränderungen gedeutet. Die gleiche Auffassung wurde dann von einer ganzen Reihe angelsächsischer Untersucher vertreten[1]. Sie wurden in dieser Auffassung durch die Tatsache bestärkt, daß die Einschränkung der Sauerstoffaufnahme des Gehirns während des hypoglykämischen Anfalls exakt gemessen werden konnte[2].

Von solchen Befunden aus wurde alsbald der Tierversuch herangezogen. Als erste experimentierten, allerdings mit uncharakteristischen Ergebnissen, SCHERESCHEWSKI, MOGILNITZKY und GORJAEWA 1929 am Hund. Es folgte eine Serie weiterer Arbeiten[3]. In den meisten dieser Untersuchungen wurden Nervenzelluntergänge unter dem Bilde der schweren NISSLschen, der ischämischen SPIELMEYERschen Ganglienzellerkrankung oder der Nervenzellschrumpfung beobachtet, jedoch ohne gesetzmäßige Beziehungen zur Intensität, Dauer und Akuität des Glucosemangels und besonders ohne exakte Abhängigkeit von Krämpfen. Die Rinde des Großhirns wird als besonders bevorzugt angesehen, z. T. aber auch das Kleinhirn.

HÖPKER (1954) hat in seinen eigenen, sehr subtilen, mit ausgezeichneten Photogrammen belegten Experimenten an Ratten das Folgende festgestellt:

Eine Gruppe von Tieren wurde nach einmaliger Insulinhypoglykämie in einem Abstand von 15—91 min getötet. Bei einer zweiten Gruppe wurde eine einmalige tödliche Hypoglykämie mit einer Komadauer von 15 min bis 13 Std gesetzt und der Tod abgewartet, der zwischen 93 min und 33 Std eintrat. In einer dritten Gruppe wurden die Tiere nach einmaligem überlebtem Koma nach 3—48 Tagen getötet. In keinem Fall dieser 3 Gruppen wurden nach einem Koma morphologische Ganglienzellveränderungen beobachtet. In einer

---
[1] YOUNG, WATERS, MARKOWITZ und BEST 1938, LAWRENCE, A. MEYER und LEVIN 1942.
[2] DAMESHEK, MYERSON und STEPHENSON 1935.
[3] GOZZANO 1929, STIEF und TOKAY 1932, DÜNNER, OSTERTAG und THANNHAUSER 1933, GRAYZEL 1934, TANI 1935, M. H. SCHMID 1936, NIKOLAJEV 1937, WEIL, LIEBERT und HEILBRUNN 1938, TANNENBERG 1939, ZIMMERMANN 1939, BAKER 1939, APPEL, ALPERS, HASTINGS und HUGHES 1939, WINKELMANN und MOORE 1940, FINLEY und BRENNER 1941, DE LA VEGA 1941, TÖBEL 1948, 1951, TÖBEL und MAIER 1951, HICKS 1950.

vierten Gruppe wurden daher die Versuche so variiert, daß die Tiere mehrfach ein Koma durchmachten. Bei diesen Tieren traten, frühestens nach dem dritten Koma, diffuse Nervenzellschäden auf, die sich mit der Zahl der Komata steigerten. Es wurden Nervenzellauflösungen, ischämische Ganglienzellveränderungen und Ganglienzellschrumpfungen beobachtet. An der Makroglia kam es zu einer vorübergehenden, bald aber wieder abnehmenden Vermehrung der Gliazellen. Diese wurde von einer deutlichen progredienten Vermehrung der Oligodendroglia abgelöst. Herdförmige Veränderungen traten in allen Fällen deutlich zurück[1].

HÖPKER deutet die von ihm gefundenen diffusen Nervenzellschädigungen als Folgen des Substratmangels an den Ganglienzellen ohne eine entscheidende Mitwirkung herdförmiger Ischämien. Für die Intensität der Veränderungen sieht er als formbestimmend die lokale Stoffwechselgröße der verschiedenen Ganglienzellbezirke an. Damit erkennt er zugleich die Pathokliselehre von O. VOGT an, d. h. die Auffassung, daß die in der Einheit von Struktur und Funktion vorgegebene Besonderheit der einzelnen Grisea des Gehirns ein entscheidender pathogenetischer Faktor ist. Die Auffassung von SCHOLZ (1951), daß die herdförmigen Ischämien und die ihnen zugeordneten Erbleichungen erst eine Folge von Krampfanfällen darstellten, kann HÖPKER auf Grund seiner experimentellen Beobachtungen und der Untersuchungen am menschlichen Obduktionsgut nach Glucosemangel nicht bestätigen. Vielmehr stellt er sowohl für die diffusen Nervenzellveränderungen als auch für die Herdbildungen die Wirkungen der Substratmangelhypoxydose ganz in den Mittelpunkt seiner Deutung. Insbesondere arbeitet er die Beziehungen dieser Befunde zu den Ergebnissen der Sauerstoffmangelexperimente und zu den hypoxischen Hirnschäden des Menschen heraus.

c) Der Krampfanfall als eine funktionelle Manifestierung akuter Hypoxydose.

Daß nicht nur bei der Glucosemangelhypoxydose Krämpfe der Muskulatur eine häufige Erscheinung sind, daß diese vielmehr grundsätzlich den akuten Hypoxydosen zugeordnet sind, haben ALTMANN und SCHUBOTHE 1942 schon systematisch herausgearbeitet. Dabei konnten sie feststellen, daß einerseits in einer bestimmten Phase der Hypoxydose, andererseits aber auch in einer bestimmten Phase der Erholung nach eingetretener Lähmung eine motorische Übererregbarkeit bis zum Krampfanfall beobachtet werden kann.

Im einzelnen konnten sie an Hand der Kasuistik darauf aufmerksam machen, daß bei Lachgasnarkose nach der Inhalation tonisch-klonische Krampfanfälle beobachtet werden konnten[2]. Entsprechende Beobachtungen[3] wurden nach sauerstoffarmem Gasgemisch sowie nach Stickstoffinhalationstherapie bei Schizophrenen[4] gemacht. Nach Atemstillstand infolge Ertrinkens und anschließender Wiederbelebung wurde das gleiche Bild festgestellt[5]. Auch nach Äther-, Chloroform- und Kohlensäurenarkose wurden bei Katzen im Stadium des Erwachens lebhafte motorische Erregungen bis zu heftigen Krämpfen gesehen[6]. Auch bei Narkose verschiedener Art des Menschen kam es zu solchen Erscheinungen[7]. Bei Kohlenoxydvergiftung des Tieres wurden ebenfalls motorische Erregungen und Krämpfe mehrfach beschrieben[8]. Das gleiche gilt von der Kohlenoxydvergiftung des Menschen[9]. Schließlich kam es auch bei Unterbindungsexperimenten in einer bestimmten Phase der Ischämie des Gehirns und nach Wiederlösung der Gefäßsperre beim Tier zu Krämpfen[10]. Auch bei Wiederbelebung Erhängter wurde dieses Bild gefunden[11]. Daß auch bei dysenzymatischer Hypoxydose Streckkrämpfe auftreten, beweisen die experimentellen Beobachtungen[12].

---

[1] Siehe auch HÖPKER 1951, 1953.   [2] COURVILLE 1936.
[3] LEVINE und SCHILDER 1940.   [4] HIMWICH, ALEXANDER, LIPETZ 1938.
[5] BROUARDEL und LOYE 1897, WACHHOLZ und HOROSZKIEWITZ 1904, NEUREITER, PIETRUSKY und SCHÜTT 1940.
[6] MEYER und BLUME 1934, BLUME und MEYER 1936.
[7] GREEN 1906, WESTPHAL 1926, BODECHTEL 1928.
[8] BOCK 1923, LEWIN 1929, MEYER 1928.   [9] WITTER 1814, MOSSO 1901, BOCK 1923.
[10] PIKE, GUTHRIE und STEWARD 1906, 1908, WEINBERGER, GIBBON und GIBBON 1940.
[11] GAMPER und STIEFLER 1936.
[12] BUNGE 1880, EULENBURG 1865, GEPPERT 1899, LASCHKEWITZ 1868.

Ganz die gleichen Bilder haben ALTMANN und SCHUBOTHE 1942 ausführlich an der Katze während der Unterdruckhypoxämie kurz vor dem Lähmungsstadium und nach dem Ausschleusen in der Erholungsphase beobachtet. Sie haben diese Befunde mit der Annahme gedeutet, daß bei einem bestimmten Grad der Hypoxydose die in Stoffwechselnot geratenen Ganglienzellen mit einer Steigerung ihrer Erregbarkeit reagieren, und daß in dieser Phase der Anfall einsetzt. Von den Erfahrungen der Neurophysiologie her können wir heute betonen, daß auch die im Elektrencephalogramm ableitbaren Krampfströme und die Aktivitätsänderungen einzelner Neurone darauf hinweisen, daß dem Krampfzustand eine gesteigerte Erregung und eine starke Intensivierung des Stoffwechsels in bestimmten Ganglienzellgruppen zugrunde liegt. Auf diese Weise kommt es zu dem Paradox, daß das durch Sauerstoffmangel oder Substratmangel in Stoffwechselnot geratende Zentralnervensystem mit einer Steigerung seines Stoffwechsels reagiert und die letzten Substratreserven verausgabt, damit aber zugleich die Katastrophe beschleunigt. Auf diese Tatsache hat vor allem OPITZ 1953 ausführlich hingewiesen, so daß ich darauf, auch bezüglich der Literatur, verweisen darf.

Von diesen Beobachtungen aus ist es auch nicht verwunderlich, daß bei einer vollständigen Anoxie, wie sie in den oben zitierten Experimenten von CREUTZFELDT, KASAMATSU und VAZ-FERREIRA (1957) für die Untersuchung einzelner corticaler Neurone angewandt wurde, Krampfströme nicht registriert werden konnten. Es ist zu erwarten, daß bei Hypoxie mit einem noch erhaltenen Nachschub von Substrat und Sauerstoff viel eher Krampfströme ausgelöst werden können. Diese Vermutung wird besonders durch die Beobachtungen von ALTMANN und SCHUBOTHE (1942) über das Auftreten von Krämpfen in der Phase der Wiedererholung, offenbar bei einem bestimmten Niveau der Hypoxie, nahegelegt.

Fassen wir unsere gesamten Beobachtungen über hypoxydotische Schädigungen des Zentralnervensystems, insbesondere des Gehirns, zusammen, so können wir die folgenden Ergebnisse noch einmal besonders herausstellen:

1. Das Gehirn ist infolge der Besonderheiten seines Stoffwechsels (Glucose als Substrat, Fehlen von Stoffwechselreserven, auffallend hoher Ruhebedarf an Sauerstoff), in besonderem Maße zu Hypoxydosen disponiert.

2. Solche Hypoxydosen begegnen uns am Gehirn infolge akuter Hypoxämie bei Mangel an Oxyhämoglobin (Sauerstoffmangelatmung, Kohlenoxydvergiftung, Anämie), aber auch als dysenzymatische Hypoxydose (Prototyp: Blausäurevergiftung) und insbesondere im Zeitalter der Insulintherapie als Substratmangelhypoxydose.

3. Akute Hypoxydosen können am Gehirn bei genügender Intensität und Dauer zu schweren, irreversiblen Ganglienzellveränderungen mit nachfolgenden reparativen Veränderungen führen. Diese Ganglienzellnekrosen werden häufiger nach mehrfachen Anfällen akuter Hypoxydose, beobachtet, insbesondere auch im Unterdruck, im Kohlenoxydexperiment sowie beim experimentellen Glucosemangel durch Insulin. Im letzteren Falle wurden sie nur nach rezidivierender Hypoxydose gesehen.

4. Hypoxydotische Ganglienzellveränderungen treten häufig erst in einem Stadium auf, in dem der gesamte Organismus schon irreversibel geschädigt ist, so daß der Tod eintritt. Im Experiment konnten sie jedoch auch dann hervorgerufen werden, wenn die akute Hypoxydose durch Hypoxämie verschiedener Art oder durch Blausäurevergiftung und schließlich durch Substratmangel hervorgerufen, überlebt wurde.

5. In der menschlichen Pathologie konnte als besonders kennzeichnend für eine überlebte schwere Hypoxydose des Gehirns die symmetrische Pallidumnekrose bei Hypoxydosen verschiedener Ätiologie herausgearbeitet werden. Bei höheren Säugetieren, nicht dagegen bei Nagern, konnte dieser Befund durch Hypoxydose reproduziert werden.

6. Alle Zustände der schwereren Hypoxydose bergen die Gefahr in sich, daß durch hypoxydotische Schädigungen der kreislaufregulierenden Zentren des Gehirns ein zentraler hypoxydotischer Kollaps ausgelöst wird. In solchen Fällen kann dann die schwere allgemeine Oligämie die pathogenetische Wirkung der Hypoxydose nicht nur steigern, sondern auch überholen. So wird vor allem im Schädigungsmuster des Gehirns nicht selten die allgemeine Durchblutungsinsuffizienz formbestimmend vor der Hypoxydose. Das wird insbesondere auch in der Regel bei Spättod nach Höhenkrankheit und im Sauerstoffmangelexperiment festgestellt. Dabei tritt der Pallidumtyp des Schädigungsmusters zurück zugunsten des Striatumtyps.

7. Irreversible Veränderungen der Ganglienzellen können nach den Beobachtungen der menschlichen Pathologie und des Experimentes nicht nur bei Anoxie, d. h. bei völliger Insuffizienz der Substratveratmung, beobachtet werden, sondern auch schon bei Hypoxie. In solchen Fällen ist die Substratveratmung noch normal, das Gehirn aber funktionell schon schwer geschädigt, z. T. schon morphologisch irreversibel verändert. Es wird vermutet, daß in solchen Fällen durch die Hypoxydose, insbesondere auch durch Sauerstoffmangel, die Atmungskettenphosphorylierung schon in einem Stadium gestört wird, in dem die Substratveratmung noch normale Werte erkennen läßt.

8. In einer bestimmten Phase und Intensität der Hypoxydose werden durch die Störung der oxydativen Prozesse akute Stoffwechselsteigerungen an den Ganglienzellen ausgelöst, durch die nicht selten die letzten Substratreserven vergeudet werden. Diesem Zustand ist nicht selten ein Krampfanfall zugeordnet. Dieser Anfall kann vor dem Eintreten einer Lähmung, insbesondere auch einer Atemlähmung, während der Hypoxydose beobachtet werden, ebenso aber auch in einem bestimmten Stadium der Erholungsphase, in dem das gleiche Stoffwechselniveau der Ganglienzellen erneut erreicht ist.

4. Hypoxämie und Oligämie.

In einem Rückblick auf die dargestellten und erörterten Befunde, die wir bei Hypoxydose verschiedener Ätiologie an der Leber, am Herzmuskel und am Zentralnervensystem herausarbeiten konnten, stehen wir noch einmal vor der Tatsache, daß bei den Zuständen der Hypoxydose in einer bestimmten Phase nicht selten allgemeine und örtliche Kreislaufstörungen sich zu der Hypoxydose hinzuaddieren. Dabei sind nicht nur hypoxydotische Schädigungen der kreislaufregulierenden nervösen Zentren zu bedenken. Auch die experimentell-morphologisch nachgewiesenen Veränderungen der inkretorischen Drüsen[1] müssen hier berücksichtigt werden. Man wird selbstverständlich angesichts dieser komplizierenden Durchblutungsstörungen darauf hinweisen dürfen, daß auch diese Durchblutungsstörungen zu einem guten Teil nur das fortsetzen, was die Hypoxydose schon eingeleitet hat: sie steigern den Sauerstoffmangel, gleichzeitig führen sie zu einem Substratmangel. Auf diese Weise werden aber nicht nur die oxydativen, sondern auch die anaeroben Prozesse schwer gestört. Aus diesen Gründen sollten wir vermeiden, die hinzutretenden Durchblutungsstörungen lediglich als eine Aufgipfelung der Hypoxydose zu werten.

---

[1] GOEBEL, BORGHARD und HUHN 1954, SCHNEPPENHEIM und HUHN 1955, GOSLAR und SCHNEPPENHEIM 1956.

Daß es Endstadien der schweren Hypoxydose gibt, in denen die Kreislaufstörungen entscheidender formbestimmend für die morphologischen Veränderungen werden als die Hypoxydose, haben wir wiederholt betont. Wir konnten aber zeigen, daß diese Kreislaufstörungen für die meisten Hypoxydoseschäden nicht die conditio sine qua non darstellen, sondern daß die Hypoxydose allein schon reversible und irreversible Strukturveränderungen zu setzen vermag.

Daß umgekehrt solche Zustände, die primär mit einer schweren Kreislaufstörung beginnen, sekundär an den Strukturen ganz entsprechende Veränderungen setzen, wie sie bei Hypoxydose beobachtet wurden, haben wir wiederholt hervorgehoben. Wir dürfen annehmen, daß dem hypoxydotischen Zustand, der bei schwerer Kreislaufinsuffizienz zwangsläufig durch Sauerstoffmangel und Substratmangel ausgelöst wird, für diese kreislaufbedingten Strukturveränderungen eine entscheidende Mitwirkung zukommt.

Wir sollten es aber vermeiden, solche Herdbildungen einfach als hypoxische oder hypoxämische zu bennenen, sie vielmehr als primär oligämisch ausgelöste klar von den primär hypoxydotisch verursachten, ihrer Entstehung nach unterscheiden, so schwierig es vielfach ist, sie auch morphologisch voneinander zu trennen, da die Schädigungsmuster beider Zustände vielfach sich miteinander decken. Nicht eine kritiklose Ausweitung der Diagnose einer Hypoxydose kann uns hier helfen. Vielmehr gilt es, mit viel Kritik die Grenzen zu ziehen und dort, wo sie nicht mehr sichtbar sind, das Zusammenwirken der beiden pathogenetischen Prinzipien als eine unlösbare Einheit anzuerkennen.

Daß aber dennoch Hypoxydosen in reiner Form zu schweren Strukturschäden des Vertebratenorganismus führen können, damit aber auch des menschlichen Organismus, soll uns an einem nunmehr zu analysierenden Beispiel noch besonders bewußt werden; an den Mißbildungen durch Hypoxydose. Gerade die schwersten unter ihnen werden in einer Phase der Entwicklung grundgelegt, in der der Vertebratenkeim noch kein Gefäßsystem hat, in der er also lediglich durch Diffusion versorgt wird.

5. Mißbildungen durch Hypoxydose.

a) Bemerkungen zur Biochemie der Entwicklung.

In seinem Buche „Experimentelle Beiträge zu einer Theorie der Entwicklung" hat SPEMANN (1936) die Ergebnisse seiner jahrzehntelangen Arbeit und der mit den Fragestellungen seines Arbeitskreises verwandten Forschung auf dem Gebiete der Entwicklungsphysiologie zusammengefaßt. Dabei hat er, entsprechend dem damaligen Stande der Forschung, die morphologischen Phänomene der experimentellen Entwicklungsphysiologie des Vertebratenkeimes, insbesondere des Amphibienkeimes, in den Mittelpunkt seiner Darstellung gerückt, vor allem das Problem des Organisators und der Induktion von Entwicklungsvorgängen. In einem besonderen Kapitel seines Buches hat jedoch SPEMANN schon damals, angeregt durch die Gradientenhypothese von CHILD (1928) die Frage nach dem Stoffwechsel des Embryos erörtert. Unter Hinweis auf die Arbeiten von HUXLEY (1927), GILCHRIST (1928, 1929) und W. VOGT (1927, 1928, 1932) hat er betont, daß bei Erwärmung oder Abkühlung eines Keimpoles Förderungen oder Hemmungen der Morphogenese in diesem Keimbereich beobachtet werden können, und daß diesen morphogenetischen Einflüssen der Außentemperatur Förderungen und Hemmungen des embryonalen Stoffwechsels zugrunde liegen.

Programmatisch hat SPEMANN hier also auf eine Epoche der Entwicklungsphysiologie hingewiesen, in der die biochemische Interpretation der Morphogenese im Vordergrund steht. In diese Epoche sind wir inzwischen eingetreten.

So schreibt denn auch ALFRED KÜHN (1955) am Ende seiner „Entwicklungsphysiologie": „Überall mündet die entwicklungsphysiologische Problematik in cytologische und biochemische Fragen", wobei die cytologischen Fragen heute ihrerseits unmittelbar aufs engste mit biochemischen Fragen verfugt sind. Gewiß ist in einem solchen Stadium die Hypothese ein Wagnis, von der KÜHN unter Hinweis auf LEHMANN (1950) spricht. Aber es darf auch festgestellt werden, daß die Biochemie beharrlich seit NEEDHAM (1931, 1942), BOELL und Mitarbeitern (1940—1948), BRACHET (1944, 1950) und DUSPIVA (1955), geleitet von dem Ariadnefaden der Hypothesen, wichtige Tatsachen auf diesem Gebiete erarbeitet hat.

Indem wir auf die Darstellung von DUSPIVA (1955) in diesem Handbuch (Bd. VI/1) und auf sein Referat auf der Freiburger Naturforscherversammlung[1] verweisen, schicken wir unseren Erörterungen zur Entwicklungspathologie die für uns wichtigsten Ergebnisse der Biochemie der Entwicklung voraus:

Wie schon CHILD (1928) erkannt hat, verschwindet am Amphibienkeim der Dotter am kranialen, lebhafter sich furchenden Keimpol schneller als am caudalen, langsam sich furchenden Pol. Daß sich hier im Sinne von CHILD ein Gradient der Stoffwechselintensität dokumentiert, konnte am Amphibienkeim erstmals von FISCHER und HARTWIG (1938) auf Anregung von SPEMANN wahrscheinlich gemacht werden: Sie fanden einen Gradienten der oxydativen Stoffwechselvorgänge vom kranialen zum caudalen Pol und von der Neuralplatte zum Bauchektoderm, was später bestätigt werden konnte[2]. Ein dritter Gradient konnte für die Synthese der Nucleinsäuren herausgearbeitet werden, mit einem Maximum in der präsumtiven Medullarplatte für Ribosenucleinsäure und für ATP[3].

Am *Hühnchenkeim* konnte im besonderen das Einsetzen der wichtigsten Stoffwechselprozesse aufgeklärt werden[4]: Am ersten Tage der Entwicklung, meist noch vor der Bebrütung, lebt der Keim weitgehend anaerob durch Spaltung von Zucker zu Milchsäure. Erst vom 2. Entwicklungstag an wird seine Atmung zunehmend intensiver. Synchron mit der Intensivierung der Atmung steigt am Hühnchenkeim die Aktivität der Cytochromoxydase steil an. Unter dem Einfluß der Atmungssteigerung baut der Keim in zunehmender Menge energiereiches Phosphat auf. Dadurch wird er in den Stand gesetzt, Ribonucleinsäuren zu synthetisieren und durch die Ribonucleinsäuren die Bildung der Eiweißstoffe zu induzieren. Gleichzeitig erscheinen große Mengen von Mitochondrien, also den gestaltlichen Trägern von Eiweißenzymen, am reichlichsten in den differenzierteren Strukturen. Aus diesen Ergebnissen der Biochemie, die des weiteren Ausbaus bedürfen, können wir heute schon einige für das Verständnis der Entstehung von Mißbildungen grundlegende Vorstellungen ableiten:

1. Den einzelnen Schritten der Formbildung des Embryos gehen jeweils intensive Synthesen des Eiweißes voraus, das sich in zunehmendem Maße organspezifisch differenziert. Sie erfordern ihrerseits intensive Atmungsprozesse. Die morphologische Differenzierung des Keimes folgt mit einer gewissen Latenzzeit seiner chemischen Differenzierung. So ist z. B. in der Anlage des Zentralnervensystems das Maß der Oxydationen schon gesteigert, noch ehe sich im Mikroskop die Struktur der Neuralplatte abhebt.

2. Die Störung des Stoffwechsels in bestimmten Keimbereichen muß bei genügender Dauer und Intensität mit Notwendigkeit Störungen der Formbildung nach sich ziehen, also z. B. Störungen im Stoffwechsel des künftigen Neuralfeldes solche in der Bildung der Neuralplatte. Den Mißbildungen liegen

---

[1] DUSPIVA 1955. [2] BOELL u. Mitarb. seit 1940 [3] BRACHET 1950.
[4] Nach DUSPIVA 1955 b.

also in der Regel vorausgehende schwere Stoffwechselschädigungen des Keimes zugrunde, die zeitlich früher angesetzt werden müssen, als es der Morphogenese entspricht. Da die Stoffwechselprozesse innerhalb des Keimes immer dort am intensivsten sind, wo besondere Strukturbildungen bevorstehen, entwickeln sich durch Störungen des embryonalen Stoffwechsels phasenspezifisch gerade an den Stellen Mißbildungen, an denen die chemische Differenzierung bestimmter Organanlagen jeweils im Gange ist.

3. Störungen im Stoffwechsel eines sich entwickelnden Keimes können grundsätzlich auf 2 Wegen eintreten: einmal durch den Ausfall oder durch ungenügende Intensität der Genwirkung. Über unsere heutigen Vorstellungen von der Wirkung der Gene hat BUTENANDT (1953) auf der Naturforscherversammlung berichtet. Auch verweisen wir auf den Beitrag von FRIEDRICH-FREKSA und H. MARQUARDT zu diesem Problem in diesem Handbuch (Bd. IX). Danach steht die stoffliche Natur der Gene heute außer Zweifel. Auch ist durch FEULGEN und ROSSENBECK (1924) sowie durch CASPERSSON (seit 1936) die Auffassung sehr gut gestützt, daß die Erbfaktoren Desoxyribonucleoproteide sind. Die Gene wirken über Fermente auf das Cytoplasma, vor allem auf dessen Proteine, wahrscheinlich unter Mitwirkung der Ribonucleinsäuren der Kernnucleolen[1]. Synthesen und Abbauvorgänge im Cytoplasma können also durch krankhafte Gene fehlerhaft gesteuert werden. Das Resultat solcher genetisch bedingter Stoffwechselstörungen des Embryo können Mißbildungen eines ganzen Organsystems, verschiedener Organe oder eines Teiles verschiedener Organe sein.

4. Der embryonale Stoffwechsel kann aber ebenso in bestimmten Phasen durch exogene Faktoren gestört werden, z. B. durch Temperaturerhöhung über die optimale Entwicklungstemperatur hinaus oder durch Gifte, insbesondere auch durch Erregergifte. In solchen Fällen kann in der Phase der vorübergehenden Stoffwechselstörung wiederum die Morphogenese eines Organsystems, verschiedener Organe oder eines umschriebenen Organteiles gestört werden.

Es ist hier selbstverständlich nicht unsere Aufgabe, nochmals grundsätzlich das Problem der formalen und der kausalen Pathogenese der Mißbildungen zu behandeln. Das ist in dem Beitrage von WERTHEMANN (1955) in diesem Handbuch (VI/1) ausführlich geschehen. Dagegen haben wir im folgenden über die Untersuchungen zu berichten, die gezielt die teratogenetische Wirkung von Hypoxydosen zum Gegenstand hatten.

b) Sauerstoffmangel als teratogenetischer Faktor.

Die ersten *Sauerstoffmangelexperimente am Vertebratenkeim* sind unseres Wissens im Lande LAVOISIERS von GEOFFROY ST. HILAIRE (1836) durchgeführt: Durch Bestreichen des Hühnereies mit Firnis hemmte er die Atmung des Keimes und erzielte Mißbildungen. SCHULTZE (1898) reihte Amphibieneier in engen Glasröhren auf verschiedener Höhe auf und stellte an den untersten, am schlechtesten beatmeten Keimen Mißbildungen fest. STOCKARD (1921) vereinigte Fischeier (Fundulus) zu einem dichten Eiballen: die äußeren, gut mit Sauerstoff versorgten Keime entwickelten sich normal, die inneren, am schlechtesten beatmeten, wurden zu Mißbildungen (insbesondere Doppelmißbildungen und Cyclopen). Im Unterdruck hat zum erstenmal BECHER (1939) am Hühnchenkeim auf Höhen bis 8000 m und in reinem Sauerstoff über 12000 m nicht näher definierte Mißbildungen des Zentralnervensystems sowie der Herz- und Gefäßanlage hervorgerufen.

---

[1] CASPERSSON seit 1936, ALTMANN 1955.

Über die erste systematische Erzeugung von Mißbildungen an Vertebratenkeimen im Unterdruck konnten wir 1946 berichten (BÜCHNER, MAURATH und REHN jr. 1946) (Abb. 38). Wurden die Keime von Triton taeniatus oder alpestris nach der Eiablage in einem Unterdruck von 7500—29000 m bis zum Ende der Gastrulation oder der Neurulation gehalten, so erwies sich eine Höhe von 16000 m für unsere Fragestellung als besonders wirksam. Die Entwicklung war im Unterdruck gegenüber der von Normalkeimen deutlich verzögert.

„Darüber hinaus wurden durch allgemeinen Sauerstoffmangel schwere Entwicklungsstörungen erzielt. Im einzelnen wurde folgendes festgestellt: bei zahlreichen Keimen trat im Stadium der Neuralplattenbildung der Tod ein. Diese Keime zeigten elektiv Mißbildungen

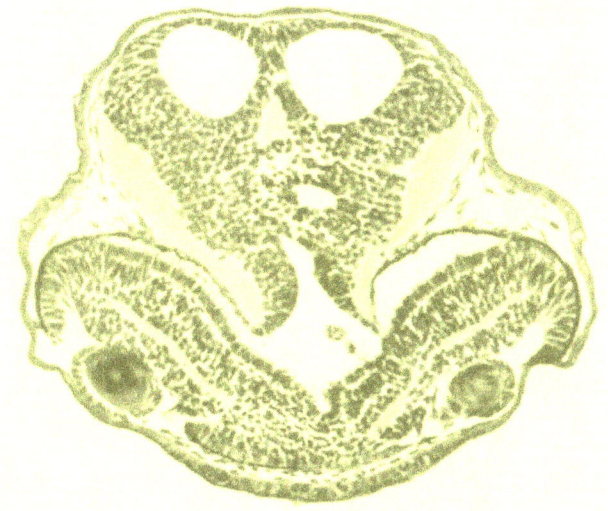

Abb. 38. Synophthalmie bei Triton taeniatus nach starkem Sauerstoffmangel von der Eiablage bis zur Gastrulation. (Aus dem Beobachtungsgut von BÜCHNER, MAURATH und REHN 1946.)

der Neuralplatte. Bei weiter entwickelten Embryonen kam es zu starken Hemmungen der Anlage des Vorhirns einschließlich der Anlage des Riechorganes und in Parallele dazu zu starken Störungen der Augenanlage mit zunehmender Näherung der Augen nach der ventralen Mittellinie bis zur Synophthalmie (Verschmelzung zweier morphologisch noch getrennter Augenanlagen und getrennter Linsenanlagen) und zur Cyclopie (eine Augen- und Linsenanlage in der Mittellinie). Darüber hinaus wurde nicht selten eine Hemmung und Störung der gesamten Hirnentwicklung beobachtet." (Ausführliche Mitteilung der Ergebnisse: BÜCHNER 1948a—c, MAURATH und REHN jr. 1946/49)[1].

Nach Beatmung von Tritonkeimen mit einem Stickstoff-Sauerstoffgemisch von 2,1% O_2 von der Eiablage an beobachteten wir die gleichen Mißbildungen, darüber hinaus auch Keime mit Acephalie[2]. (Die dabei nachweisbaren schweren Störungen der Gastrulation und Neurulation wurden bei einem Teil der Keime durch mikroskopische Serienuntersuchung von Gastrulae und Neurulae einer besonderen Analyse unterzogen[3].) Wurden Tritonkeime erst nach Abschluß der Gastrula einem Stickstoff-Sauerstoffgemisch von 2,1% ausgesetzt, so entwickelten sich keine fundamentalen Mißbildungen mehr. Dagegen ergab die histologische Serienuntersuchung Bilder des Hydrocephalus, der Hydromyelie, Diplomyelie und Myelocele, das Fehlen einer oder beider Linsen, das Bild des Hydronephros der Vorniere infolge Atresie der Ureteranlage[4].

---

[1] Die Veröffentlichung der 1946 in Druck gegebenen Arbeit wurde zunächst kurz vor ihrem Erscheinen von der Zensur verboten; sie konnte daher erst 1949 erfolgen.
[2] RÜBSAAMEN 1948.   [3] ROTHWEILER 1952.   [4] RÜBSAAMEN 1950.

Wie von anderen Untersuchern mit anderen Faktoren war also in diesen Experimenten *durch Sauerstoffmangel die Erzeugung phasenspezifischer Mißbildungen am Amphibienkeim* gelungen.

In einer klinischen Studie über die Entstehung der mongoloiden Idiotie entwickelte INGALLS (1947) die Vorstellung, daß dieser schweren Mißbildungskrankheit nicht selten ein Sauerstoffmangel des Keimes in der 8. Schwangerschaftswoche zugrunde läge. INGALLS, CURLEY und PRINDLE (1950, 1952) setzten daraufhin schwangere Mäuse am 9., 10. oder 14. Schwangerschaftstage 5 Std

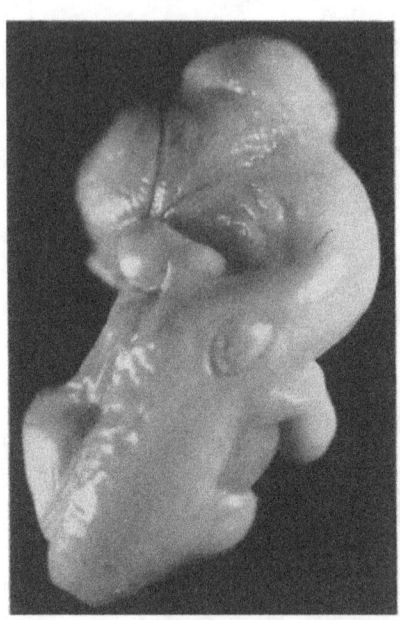 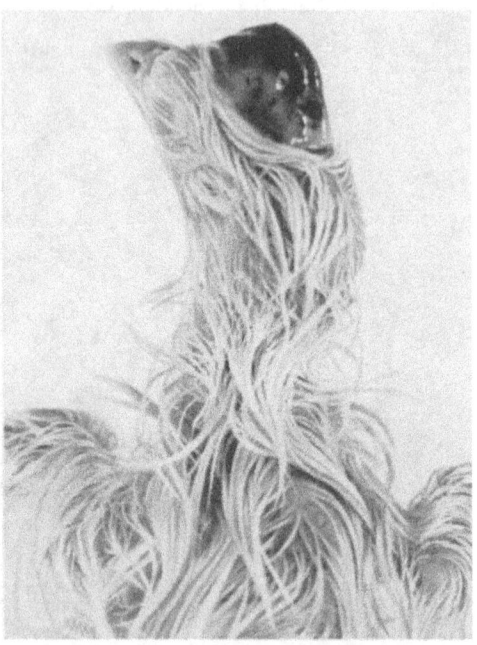

Abb. 39.   Abb. 40.

Abb. 39. Anaencephalie und Spina bifida am Hühnchenkeim nach 3 Std Sauerstoffmangel (3% O_2) am 1. Bebrütungstag; Weiterbebrütung in Normalluft. (Nach NAUJOKS 1953.)

Abb. 40. Anencephalie am geschlüpften Kücken nach Sauerstoffmangel von 5 Std am 1. Bebrütungstag. (Nach SCHELLONG 1954.)

lang einem starken Sauerstoffmangel aus. Nach Sauerstoffmangel am 9. Tag beobachteten sie bei den Embryonen Anencephalie (Platyneurie), am 10. Tage Halswirbelbildungen, am 15. Tage Spaltung des knöchernen Gaumens. An der Ratte konnten durch Unterdruckhypoxämie keine fundamentalen Mißbildungen hervorgerufen werden, aber solche des Auges, besonders das Bild der Mikrophthalmie[1].

In systematischen Versuchen von RÜBSAAMEN (1952) am Hühnchenkeim, bei dem auch in anderen Experimenten im Sauerstoffmangel (7—10%) Platyneurie, Omphalocephalie und Herzmißbildungen erzeugt werden konnten[2], fanden wir nach 24stündigem Sauerstoffmangel (meist 5%) schwere phasenspezifische Mißbildungen[3]. In weiteren Versuchen haben wir dann den Sauerstoffmangel während verschiedener Phasen der Hühnchenentwicklung einmalig

---

[1] WERTHEMANN, REINIGER und THOELEN 1950, WERTHEMANN und REINIGER 1951.
[2] GALLERA 1951.
[3] BÜCHNER, RÜBSAAMEN und ROTHWEILER 1951, RÜBSAAMEN 1952.

auf 3—5 Std (3—5%) beschränkt, während vorher und nachher die Atmosphäre normal war. In diesen Versuchen konnten wir phasenspezifisch die folgenden Mißbildungen beobachten:

Bei Sauerstoffmangel am 1. Tag der Bebrütung Anencephalie, Spina bifida, Cyclopie, Herzektopie[1] (Abb. 39—42).

Bei Sauerstoffmangel am 2.—4. Tage der Bebrütung Verkürzung oder Fehlen der Extremitäten[2] (Abb. 43 und 44).

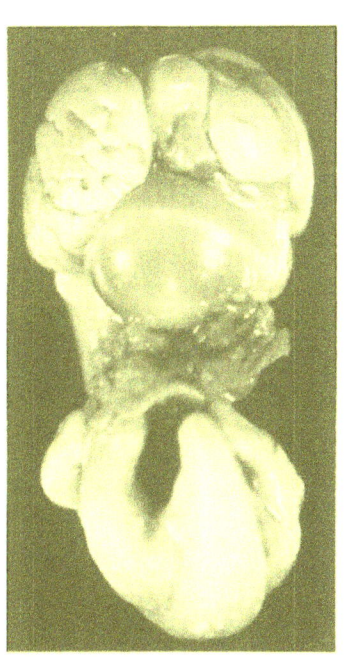 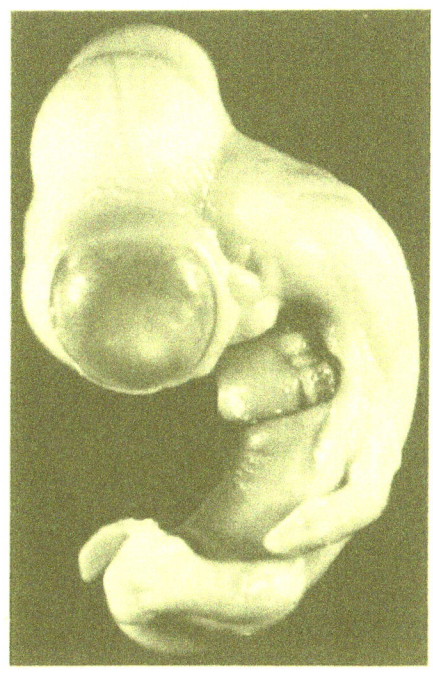

Abb. 41.   Abb. 42.

Abb. 41. Cyclop am Hühnchenkeim nach 24 Std Sauerstoffmangel am 1. Bebrütungstag. (Nach RÜBSAAMEN 1952.)

Abb. 42. Herzektopie beim Hühnchenkeim nach 5stündigem Sauerstoffmangel (3% O_2) am 1. Bebrütungstag. (Nach NAUJOKS 1953.)

Bei Sauerstoffmangel am 2.—4. Tag bei äußerlich normalen Kücken Septumdefekte der Vorhöfe oder der Ventrikel oder beide Defektbildungen (Abb. 45a u. b), Mißbildungen der herznahen Arterien[3].

Bei Sauerstoffmangel zwischen der 60.—86. Std starke Strukturverwerfungen mit Rosetten im Grau des Rückenmarks, des Gehirns und der Retina, z. T. bei äußerlich normalen Keimen bzw. Kücken[4] (Abb. 46).

Dagegen bedurfte es eines Sauerstoffmangels (2—7%) von 12—24 Std, meist nach 24stündiger Bebrütung in normaler Atmosphäre, um schwerere Entwicklungsstörungen des caudalen Körperpoles hervorzurufen, insbesondere Mißbildungen der Kloake, der Nieren sowie Atresien des Darmes[5] (Abb. 47a u. b).

---

[1] BÜCHNER, RÜBSAAMEN und NAUJOKS 1953, NAUJOKS 1953.
[2] NAUJOKS 1953, MUSHETT 1953.
[3] BÜCHNER, RÜBSAAMEN und SCHELLONG 1953, SCHELLONG 1954a—c.
[4] BÜCHNER, MUSHETT, RÜBSAAMEN 1953, MUSHETT 1953, DIETSCHE 1955.
[5] F. M. BÜCHNER 1955.

In Experimenten am Kaninchen wurden nach Sauerstoffmangel auffallend häufig Block- und Keilwirbelbildungen beobachtet[1]. An der Maus konnten nach kurzfristigem Sauerstoffmangel Fehlbildungen des Zentralnervensystems nachgewiesen werden[2].

Überblicken wir die gesamten heute vorliegenden Beobachtungen über experimentell erzeugte Mißbildungen am Vertebraten, so können wir die folgenden Ergebnisse hervorheben, die wir wiederholt zusammenfassend dargestellt haben[3]:

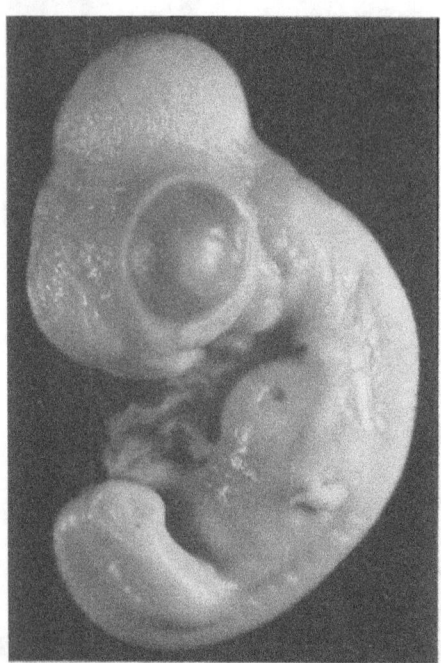

Abb. 43. Stummelbildung an Stelle der linken Flügelanlage am Hühnchenkeim nach 5 Std Sauerstoffmangel (3% O_2) am 4. Bebrütungstag. (Nach NAUJOKS 1953.)

1. Es ist gelungen, im Sauerstoffmangelexperiment fast alle fundamentalen Mißbildungen und Störungen der Differenzierung, wie sie uns beim Menschen begegnen, zu reproduzieren.

2. Wie andere experimentell erzeugte Mißbildungen sind auch die Mißbildungen nach Sauerstoffmangel phasenspezifisch: vom Sauerstoffmangel werden elektiv diejenigen Entwicklungsschritte gestört, in denen bestimmte Keimbereiche besonders sauerstoffhungrig sind.

3. Durch diesen Befund sind die Mißbildungen im Sauerstoffmangel für den Biochemiker ein wichtiger Hinweis auf die von Phase zu Phase einander ablösenden Gipfelpunkte der Oxydationen. Es ist zu erwarten, daß die systematische biochemische Untersuchung der einzelnen, präsumtiven Organanlagen diesen Hinweis zum Beweis macht.

4. Die Entstehung einer Mißbildung durch Sauerstoffmangel wird jeweils in einer prämorphologischen Phase entschieden, d. h. in jener Phase, in der biochemisch die für eine Organanlage spezifischen Nucleinsäuren und Proteine differenziert werden, um dann erst bis zur optisch faßbaren Strukturbildung in Serie redupliziert zu werden.

5. Die Mißbildungen durch Sauerstoffmangel entstehen, besonders nach den Serienuntersuchungen von Neurulae[4], nicht dadurch, daß in schon gebildeten Organanlagen größere Zellgruppen vernichtet werden, was in der Teratogenese ebenfalls in Betracht kommt[5]. Vielmehr wird durch Sauerstoffmangel die im Fluß befindliche Strukturbildung unterbrochen und gestört mit dem Ergebnis, daß häufig das Versäumnis der Strukturbildung nicht mehr voll eingeholt werden kann. Eine Anencephalie z. B. ist also nicht ein in einer schon zum Rohr geschlossenen Hirnanlage sekundär durch Sauerstoffmangel eingetretener Defekt, sondern das Ergebnis einer Hemmung der Rohrbildung durch prämorphologische Oxydationshemmungen. Ähnliche Befunde wurden neuerdings von O. MANGOLD und PETERS (1956) nach Röntgenbestrahlung von Tritonkeimen erhoben.

---

[1] DEGENHARDT 1954. [2] MURAKAMI, KAMEYAMA und KATO 1955.
[3] BÜCHNER 1950, 1952, 1955, 1956a und b, RÜBSAAMEN 1952, 1955.
[4] MAURATH und REHN 1946/49, ROTHWEILER 1952. [5] OSTERTAG 1956, GRUENWALD 1953.

Mißbildungen durch Hypoxydose.

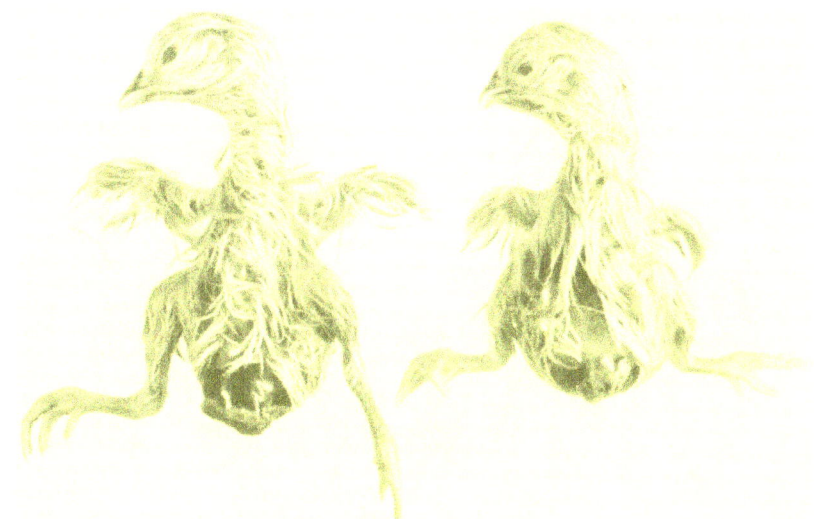

Abb. 44. Links normales Kücken, rechts Kücken mit Stummelflügeln nach 5 Std Sauerstoffmangel am 4. Bebrütungstage. (Nach SCHELLONG 1954.)

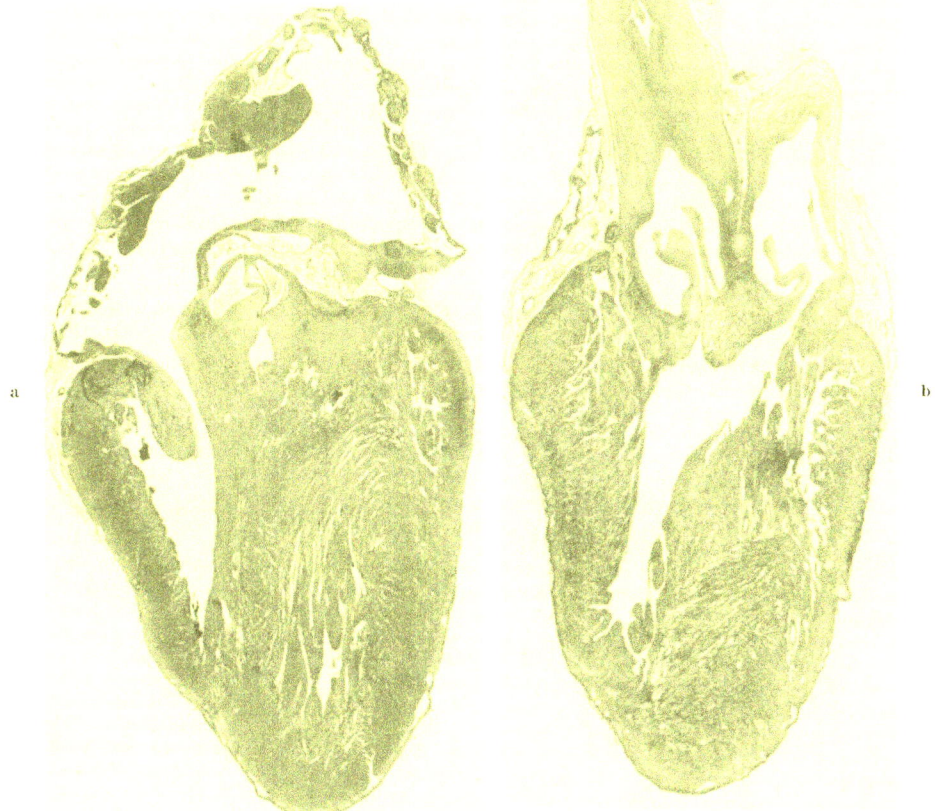

Abb. 45 a u. b. Links Defekt des Vorhofseptums, rechts Defekt des Ventrikelseptums beim geschlüpften Hühnchen nach 5stündigem Sauerstoffmangel am 3. Bebrütungstag. (Nach SCHELLONG 1954.)

640   F. Büchner: Die Pathologie der cellulären und geweblichen Oxydationen.

6. Die Mißbildungen nach Sauerstoffmangel stimmen in ihrem Erscheinungsbild mit solchen überein, die in einzelnen Tiersippen experimentell als vererbbare Mißbildungen nachgewiesen werden konnten, z. B. die erbliche Cyclopie und Otocephalie beim Meerschweinchen[1], die erbliche Hemmung der Extremitätenbildung beim „Stromlinienschwein"[2], genetisch bedingte Mißbildungen des caudalen Körperpols mit Mißbildungen des Urogenitalsystems an der Maus[3], erbliche Mikrophthalmie am Hühnchen[4]. Es gibt also keine morphologisch spezifischen vererbbaren Mißbildungen. Jede dieser Mißbildungen hat ihr

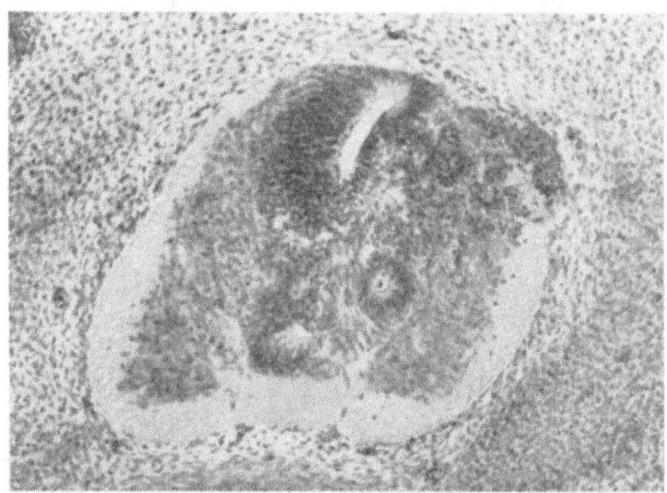

Abb. 46. Rosettenbildung in und neben der Rückenmarksanlage beim Hühnchenkeim nach 5stündigem Sauerstoffmangel. (Nach Mushett 1953.)

Äquivalent in peristatisch verursachten Mißbildungen, unter anderem in Mißbildungen nach Sauerstoffmangel. Es entsprechen ihnen also *Phänokopien nach Sauerstoffmangel* (vgl. Hadorn 1955).

7. Daraus ergibt sich indirekt, daß in der Ontogenese die peristatischen Faktoren grundsätzlich von gleichgroßer Bedeutung sind wie die genetischen Faktoren. Diese haben zwar so lange den Vorrang in der Determination des Keimes, solange dessen Umweltfeld der Artnorm entspricht. Bei jeder schwereren Störung des Umweltfeldes sind die genetischen Faktoren aber in der Gefahr, gegenüber peristatischen Eingriffen in den Stoffwechsel des Keimes vorübergehend zu unterliegen.

8. In den phänotypisch aufdringlichen Mißbildungen durch Sauerstoffmangel wird nur ein Bruchteil der möglichen unauffälligen Störungen der Entwicklung erfaßt, die gleichwohl im Laufe des Lebens pathogen werden können, z. B. wahrscheinlich feinere Strukturverwerfungen in der Anlage des Zentralnervensystems[5].

c) Andere Hypoxydosen als Mißbildungsursachen.

Eine Hemmung der Oxydationen, also eine Hypoxydose, kann aber, wie wir wiederholt hervorgehoben haben, nicht nur durch exogenen Sauerstoffmangel, sondern auch durch andere Einwirkungen in die oxydativen Prozesse herbeigeführt

---
[1] Wright und Wagner 1934.   [2] Johnson 1940.
[3] Glucksohn-Schoenheimer sowie Dunn und Glucksohn-Schoenheimer 1940, 1943.
[4] Gruenwald 1949.
[5] Vgl. Staemmler 1942, Mushett 1953, Dietsche 1955, Roser 1957.

Mißbildungen durch Hypoxydose. 641

werden, z. B. durch Herabsetzung des für die Oxydationen zur Verfügung stehenden Substrates, besonders durch Glucosemangel, also als *Substratmangelhypoxydose*.

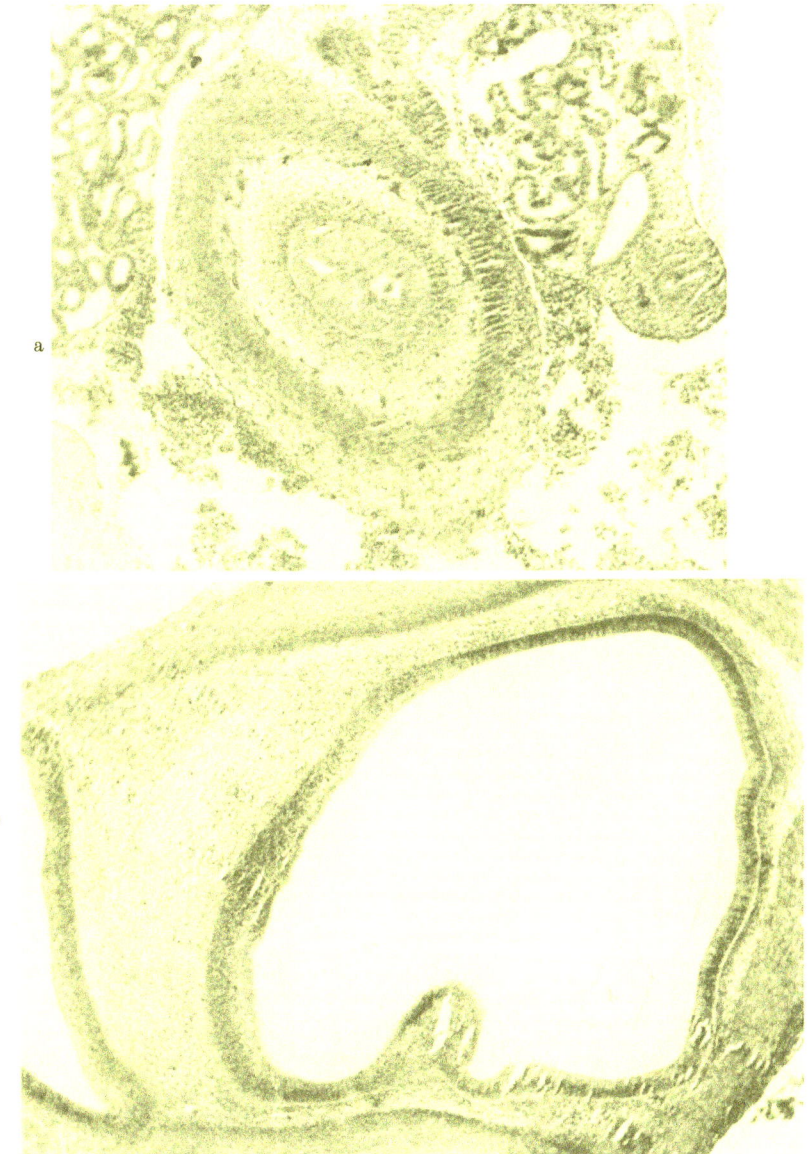

Abb. 47a u. b. a Fast totale Atresie des Darmes durch Epithelwucherungen, b starke Erweiterung des proximalen Darmes infolge der Atresie bei Hühnchenkeim nach 12stündigem Sauerstoffmangel (2% O_2) am 2. Bebrütungstage. (Nach F. M. BÜCHNER jr. 1955.)

So ist es uns verständlich, daß am Hühnchenkeim schwere Mißbildungen, besonders des Skeletes, dadurch erzeugt werden konnten, daß Spuren von Insulin in den Dottersack eingeträufelt werden[1]. An Kaninchen haben wir selbst durch Insulin

[1] LANDAUER 1945, 1947, LANDAUER und RHODES 1952, MOSELEY 1947, ZWILLING 1948, DURAISWAMI 1950, 1952.

Mißbildungen hervorrufen können, zunächst durch einmaligen oder wiederholten schweren Insulinschock des Muttertieres[1] (Abb. 48). Aber auch nach schwerer akuter Hypoglykämie ohne Schock erzielten wir Mißbildungen an Kaninchenembryonen[2]. Dabei fanden wir z. B. an den Linsen Spaltbildungen und Vacuolisierungen wie sie an menschlichen Embryonen nach Rötelnerkrankung der Mutter histologisch nachgewiesen werden konnten[3] (Abb. 49a und b).

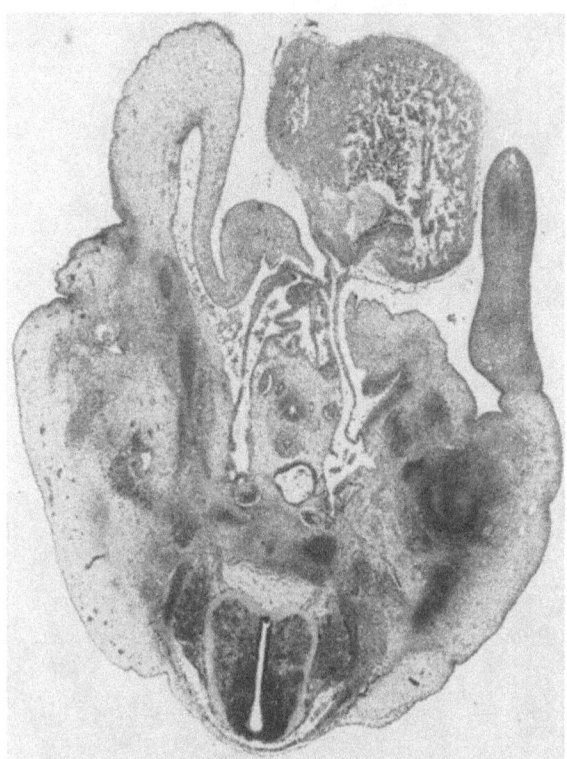

Abb. 48. Ektopie des Herzens beim Kaninchenkeim nach akutem Glucosemangel des Muttertieres durch Insulin. (Nach CHOMETTE 1955.)

Von besonderer Bedeutung sind auch Mißbildungen, die experimentell an Tritonkeimen durch Blausäure, also durch eine *dysenzymatische Hypoxydose*. von H. u. H. TIEDEMANN (1954) hervorgerufen werden konnten und den von uns nach exogenem Sauerstoffmangel beobachteten Mißbildungen entsprachen. Bei einer Atmungshemmung im Gastrula- und Neurulastadium von 30% waren 88% der Keime mißgebildet, 12% in der Entwicklung reduziert. War dagegen die Atmung nur um 18% gehemmt, so resultierten nur 12% Mißbildungen leichteren Grades. Daß die Blausäure vor allem durch Hemmung der Cytochromoxydase die Oxydationsprozesse weitgehend blockiert, haben wir wiederholt betont. Auch Urethan ist nach den Untersuchungen von O. WARBURG ein oxydationshemmendes Gift. So verstehen wir, daß es an Amphibienkeimen ebenfalls den gleichen teratogenetischen Effekt hatte wie der exogene Sauerstoffmangel[4] (1951). Wenn es STOCKARD schon 1910 gelungen ist, an Fischkeimen (Fundulus) durch Einwirkung von Narkotica — Chloroform, Aceton, Äther und Alkohol — in der 13.—15. Std der Entwicklung Cyclopie zu erzeugen, so dürfen wir auch diese Befunde in die Gruppe der experimentellen Mißbildungen durch Hypoxydose einordnen.

Fragen wir nach dem *biochemischen Wirkungsmechanismus bei den Hypoxydosen auf die Keimesentwicklung*, so können wir für das Sauerstoffmangelexperiment auf jüngst gewonnene Befunde hinweisen (DUSPIVA und SHIMAMINE 1957): Während die Atmung bei normalen Keimen von Triton bis zum Abschluß der Neurulation stetig linear zunimmt, ist der Atmungsanstieg bei Keimen, die bis zum Gastrulationsbeginn einem starken Sauerstoffmangel ausgesetzt waren, deutlich flacher und demgemäß die Entwicklung langsamer. Demnach ist die Atmung

---

[1] CHOMETTE 1955. [2] BRINSMADE, BÜCHNER und RÜBSAAMEN 1956, BRINSMADE 1957.
[3] TÖNDURY 1953, 1955. [4] STROINK 1951.

von Keimen nach einer hypoxischen Entwicklungsperiode nachwirkend beeinflußt. Wenn dieses Nachwirken des Sauerstoffmangels auch für parenchymatöse Strukturen am Erwachsenenorganismus gültig wäre, so wären kurzfristige Nachwirkungen vorübergehender Anfälle von Hypoxie besser verständlich als bisher. Wir kennen z. B. die Neigung des Herzmuskels, *nach* einer akuten Hypoxie zu versagen, und wir dürfen vermuten, daß Anfälle von Hypoxie, wenn sie kurzfristig aufeinanderfolgen, sich in ihrer Wirkung summieren.

Von H. TIEDEMANN (1956) wurde der Stoffwechsel des Keimes bei Hypoxydose durch Blausäure exakt gemessen. Sie fanden ein Absinken der ATP um 60—70% und korrelativ dazu eine Vermehrung der ADP und des anorganischen Phosphates. Der Einbau von ^{14}C in die Nucleinsäuren und Proteine war unter Blausäure stark gehemmt.

Es ist nicht die Aufgabe dieses Beitrages, die *Gültigkeit und Reichweite der Mißbildungsentstehung durch Hypoxydosen, insbesondere durch Sauerstoffmangel und Substratmangel in der menschlichen Pathologie* im einzelnen zu prüfen. Wir können aber auf einige Beobachtungen hinweisen, die das Vorkommen hypoxydotischer Mißbildungen auch beim Menschen z. T. beweisen, z. T. wahrscheinlich machen.

So konnte HALLERVORDEN (1949, 1953) ein Kind untersuchen, dessen Mutter im 5. Schwangerschaftsmonat einen Suicidversuch mit CO gemacht hatte. Ein Jahr nach der Geburt zeigte das Kind eine symmetrische Einschmelzung des Globus pallidus als Rest einer fetalen Nekrose dieses Kernes durch CO-Hypoxämie. Außerdem hatte sich aber bei diesem Kinde infolge der

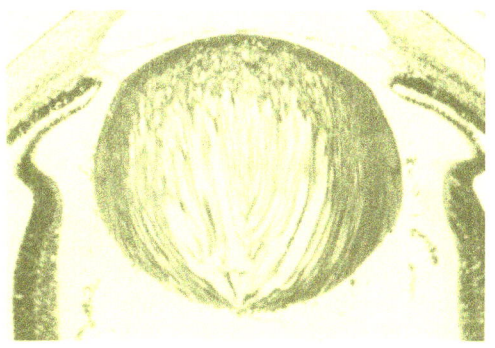

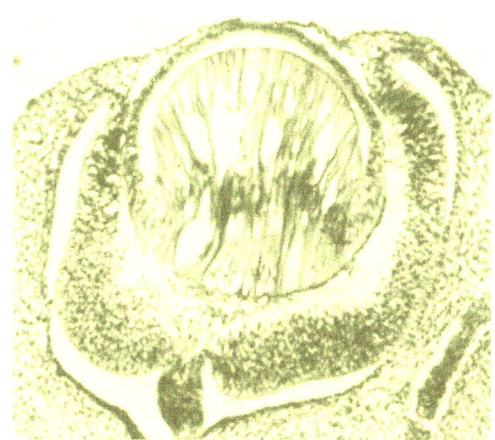

Abb. 49a u. b. a Spaltbildungen in der Linse eines menschlichen Embryo bei Abort infolge Rötelnerkrankung der Mutter. (Nach TÖNDURY 1955.) b Spaltbildungen in der Linse eines Kaninchenkeimes nach akutem Glucosemangel durch Insulin des Muttertieres. (Nach BRINSMADE 1957.)

Hypoxämie eine symmetrische Mikrogyrie der Stirnhirnrinde als hypoxämisch verursachte Mißbildung entwickelt, da zur Zeit der Vergiftung die Bildung der Stirnhirnrinde noch nicht abgeschlossen war.

OLIN und TURNER (1952) konnten folgende Beobachtungen mitteilen: Eine 16jährige Frau mit FALLOTscher Tetralogie, also einem angeborenem Herzfehler, bei dem infolge der Pulmonalstenosen, des Ventrikelseptumdefektes und der reitenden Aorta eine hochgradige Herabsetzung der Sauerstoffspannung im großen arteriellen System bestanden hatte, gebar im 6. Monat ihrer ersten Schwangerschaft und 2 Jahre später im 6. Monat ihrer zweiten Schwangerschaft je einen Anencephalus. Zwei Jahre später wurde sie wegen ihres angeborenen Herzfehlers nach BLALOCK operiert. $^3/_4$ Jahre nach der Operation wurde sie von einem vollgesunden Kinde entbunden.

Bei ektopischer, besonders bei extrauteriner Gravidität, ist durch das unphysiologische Eibett grundsätzlich die Voraussetzung zu einem Sauerstoff- und Substratmangel des jungen Keimes gegeben. Dementsprechend konnte schon WINCKEL (1902) in eingehenden Studien nachweisen, daß bei extrauteriner Gravidität die Hälfte der Früchte mißgebildet war; vor allem waren Mißbildungen der Extremitäten, Kopfmißbildungen und Spina bifida zu beobachten. MALL (1908) fand bei Tubargravidität 96%, später[1] in nicht ausgewählten Fällen 84% der Embryonen mißgebildet. Der gleiche Befund wurde auch später bestätigt[2].

Die Häufung von Mißbildungen bei *Feten diabetischer Mütter* wird einerseits auf Ovarialinsuffizienz und dadurch ausgelöste Durchblutungsstörungen der Uterusschleimhaut zurückgeführt. Andererseits wird aber ein vorübergehender Glucosemangel bei Insulinüberdosierung also eine Substratmangelhypoxydose, als Ursache angesehen[3].

Die jüngsten großen *Statistiken über die Häufigkeit der Mißbildungen und ihre Beziehungen zum Lebensalter der Mutter und zur Zahl der Geburten*[4] haben übereinstimmend ergeben, daß bei Müttern jenseits 40 Jahren die Mißbildungen auf das etwa 3fache ansteigen und daß das 2.—5. Kind am seltensten mißbildet ist, während vom 6. Kinde ab die Mißbildungen zunehmen.

Wir haben aus den Befunden der Statistiken gefolgert, daß die Reife der Uterusschleimhaut als Nidationsbett die wichtigste peristatische Voraussetzung für die normale Entwicklung eines menschlichen Embryos darstellt, und daß dann, wenn die volle Reife der Uterusschleimhaut nicht mehr besteht, die optimale Nidation und Versorgung des Keimes mit Sauerstoff und Substrat, vor allem mit Glucose, nicht mehr garantiert ist, also die Entwicklung des Keimes von Insuffizienzen des Stoffwechsels und dadurch von Mißbildungen bedroht ist[5]. Eine systematisch gesammelte und anamnestisch und morphologisch durchuntersuchte Serie von Mißbildungen weist in die gleiche Richtung[6].

Hier handelt es sich aber um Indizienbeweise, die wir durch weitere Beispiele aus der menschlichen Mißbildungspathologie nicht mehr vermehren wollen. Daß hier jedoch ein sehr wichtiger Bereich der pathogenetischen Wirkung von Hypoxydosen nicht nur im Experiment, sondern auch in der menschlichen Pathologie erschlossen werden konnte, mögen die angeführten Beispiele veranschaulichen.

6. Hemmung der postnatalen Entwicklung durch Hypoxydose.

Einzelne angeborene Herzfehler sind durch einen unmittelbaren Überstrom von venösem, sauerstoffarmem Blut in das linke Herz unter Umgehung der Lunge, also durch einen Rechts-Links-Shunt gekennzeichnet[7]. Dadurch fließt im großen arteriellen System ein venös-arterielles Mischblut, dessen Sauerstoffsättigung auf 20—30% herabgesetzt sein kann. Es besteht also eine schwere arterielle Hypoxämie. Kompensatorisch kommt es dabei zur Polyglobulie: Der Organismus vermehrt die Erythrocyten und das Hämoglobin, die Erythrocyten bis zu 9—10 Mill./mm^3, das Hämoglobin bis 140% und darüber. Infolge der großen Menge von reduziertem Hämoglobin besteht in solchen Fällen eine Blausucht, also das Bild eines Blue-Baby. In etwa 70% der Fälle handelt es sich bei solchen Herzfehlern um eine FALLOTsche Tetralogie mit Pulmonalstenose, mit Defekt des Ventrikelseptums durch Fehlen des Septum membranaceum und mit einer über beiden Ventrikeln reitenden Aorta. Daneben ist der Eisenmenger-Komplex von Bedeutung, bei dem keine Pulmonalstenose besteht, aber die übrigen Veränderungen der FALLOTschen Tetralogie vorliegen. Noch seltenere Mißbildungen mit Rechts-Links-Shunt dürfen wir hier übergehen. Die durchschnittliche Lebenserwartung bei der FALLOTschen Tetralogie liegt ohne Operation bei 13—15 Jahren, beim Eisenmenger-Komplex bei 25 Jahren[8].

---

[1] MALL 1915. [2] DOLFF 1944; KAESER 1949. [3] MAYER 1953, 1956, KATSCH 1954/55.
[4] Für Kopenhagen BÜCHI 1950, für München HEGNAUER 1951, für Rhode-Island, USA INGALLS, PUGH und MACMAHON 1954, INGALLS 1954.
[5] RÜBSAAMEN und LEDER 1955, RÜBSAAMEN 1957.
[6] BÜCHNER 1952, 1955, 1956, RÜBSAAMEN 1952, 1955.
[7] Vgl. ROSSI 1954. [8] ROSSI 1954.

Schon die alten Lehrbücher der inneren Medizin[1] haben bei dieser Gruppe von angeborenen Herzfehlern „das häufige Zurückbleiben des Wachstums und zuweilen auch der geistigen Entwicklung" betont. Neuere Arbeiten geben über die Beeinträchtigung der körperlichen Entwicklung exakte Zahlen. So wurde für eine Gruppe von 88 Fällen mit angeborenem Morbus caeruleus festgestellt, daß 85,2% der Fälle im Wachstum, 80,5% im Gewicht unterwertig waren[2]. In einer anderen Untersuchungsreihe wurde in 83,6% von 117 Fällen eine verzögerte körperliche Entwicklung festgestellt[3]. Besonders aufschlußreich sind die jüngst veröffentlichten Befunde der MARTINIschen Klinik an 382 Fällen von Rechts-Links-Shunt, von denen 217 Fälle männliche, 165 weibliche Kranke betrafen[4]. In die Normkurve mit der $\pm\,2\,\sigma$-Kurve wurden, getrennt für beide Geschlechter, die Gewichtswerte bzw. die Längenmaße eingetragen: Die Werte lagen überwiegend unterhalb der Normkurve, eine größere Anzahl jeweils unterhalb der $-\,2\,\sigma$-Kurve, eine Gruppe sogar unterhalb der miteingezeichneten $-\,3\,\sigma$-Kurve (Abb. 50a und b). Dabei waren die Fälle mit Hämoglobinwerten unter 140% stärker beeinträchtigt als die darüber. Das Gewicht war stärker reduziert als das Längenwachstum. Diese Befunde werden als Ausdruck einer *allgemeinen Entwicklungshemmung durch chronische Hypoxämie* gedeutet. (In diesem Zusammenhang sei darauf hingewiesen, daß es beim angeborenen Morbus caeruleus in Anpassung an die schwere Hypoxämie zu einem stärkeren Ausbau des Gefäßsystems in Hirn und Leber kommt, in der Leber zusätzlich zu einer Verkleinerung der Läppchen[5].)

7. Hypoxydose als ein Faktor in der Carcinogenese?

O. WARBURG konnte 1923 zeigen, daß überlebende dünne Schnitte von Krebsgewebe nicht nur unter anaeroben Bedingungen, sondern auch unter Zufuhr von Sauerstoff eine große Menge von Milchsäure bilden. Sie zeigen also eine starke anaerobe und aerobe Glykolyse[6]. Dieser Befund wurde in der Folge immer wieder bestätigt[7]. Auch an bösartigen Geschwülsten in situ konnte das gleiche nachgewiesen werden: Während normale Organe in der Regel keine Milchsäure in das abfließende Venenblut abgeben, strömt aus malignen Tumoren mit dem Venenblut eine beträchtliche Menge Milchsäure ab[8]. WARBURG (1925) folgerte aus seinen Befunden, daß in der Carcinomzelle das Gleichgewicht zwischen Glykolyse und Oxydation zugunsten der Glykolyse verschoben ist, und daß darin eine Hemmung der Oxydationen der Krebszelle zum Ausdruck kommt. Daran hat er 1925 die Bemerkung geknüpft: „Man mag sich denken, daß unter den vielen wachsenden Zellen des Organismus einige wenige sind, die bei Abschluß von Sauerstoff auf Kosten ihrer Spaltungsphase leben können, und daß sie es sind, aus denen die Tumoren entstehen." 1955 hat WARBURG diese Hypothese erneuert und seine Auffassung mit den Worten präzisiert: „Es gibt nur eine gemeinsame Krebsursache, in der alle anderen Krebsursachen einmünden, die irreversible Schädigung der Atmung." Diese stehe im Anfang der Carcinogenese, dann folge „ein langer Kampf der geschädigten Zellen um ihr Dasein, wobei ein Teil der Zellen aus Energiemangel zugrunde geht, während es einem anderen Teil gelingt, die unwiderbringlich verlorene Atmungsenergie durch Gärungsenergie zu ersetzen."

Die Hypothese von WARBURG löste alsbald nach ihrem Bekanntwerden seit 1925 eine Fülle von Untersuchungen über die Qualität des Tumorstoffwechsels

---

[1] Zum Beispiel ROMBERG 1921.   [2] MANNHEIMER 1949.   [3] LANDTMANN 1947.
[4] SCHAEDE, LOTZKES und HILGER 1956.   [5] MEESSEN 1954, GUSMANO 1953.
[6] Vgl. auch WARBURG und MINAMI 1923.   [7] BURK 1939, 1942, WEINHOUSE 1955.
[8] WARBURG, POSENER und NEGELEIN 1924, WARBURG, WIND und NEGELEIN 1926.

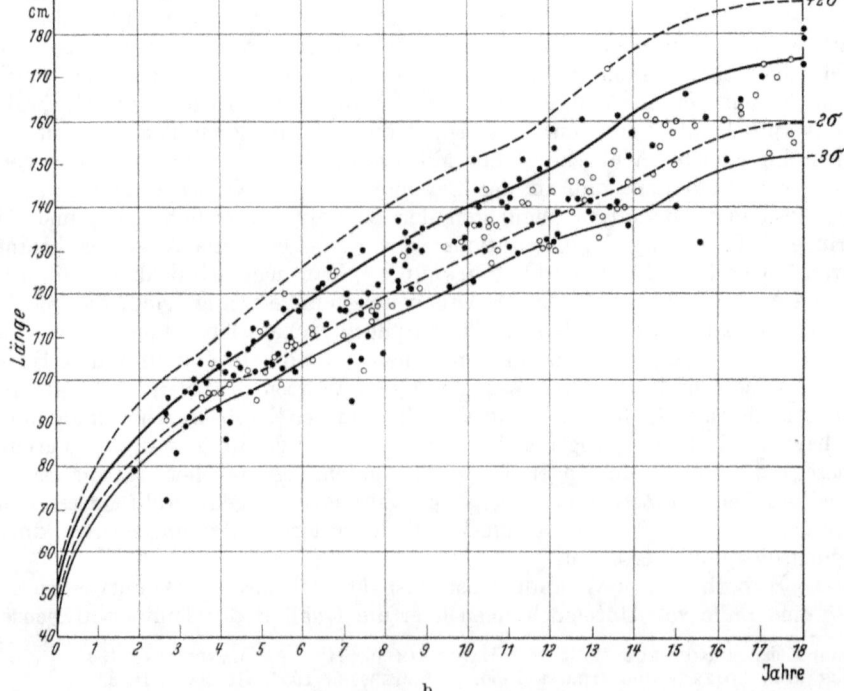

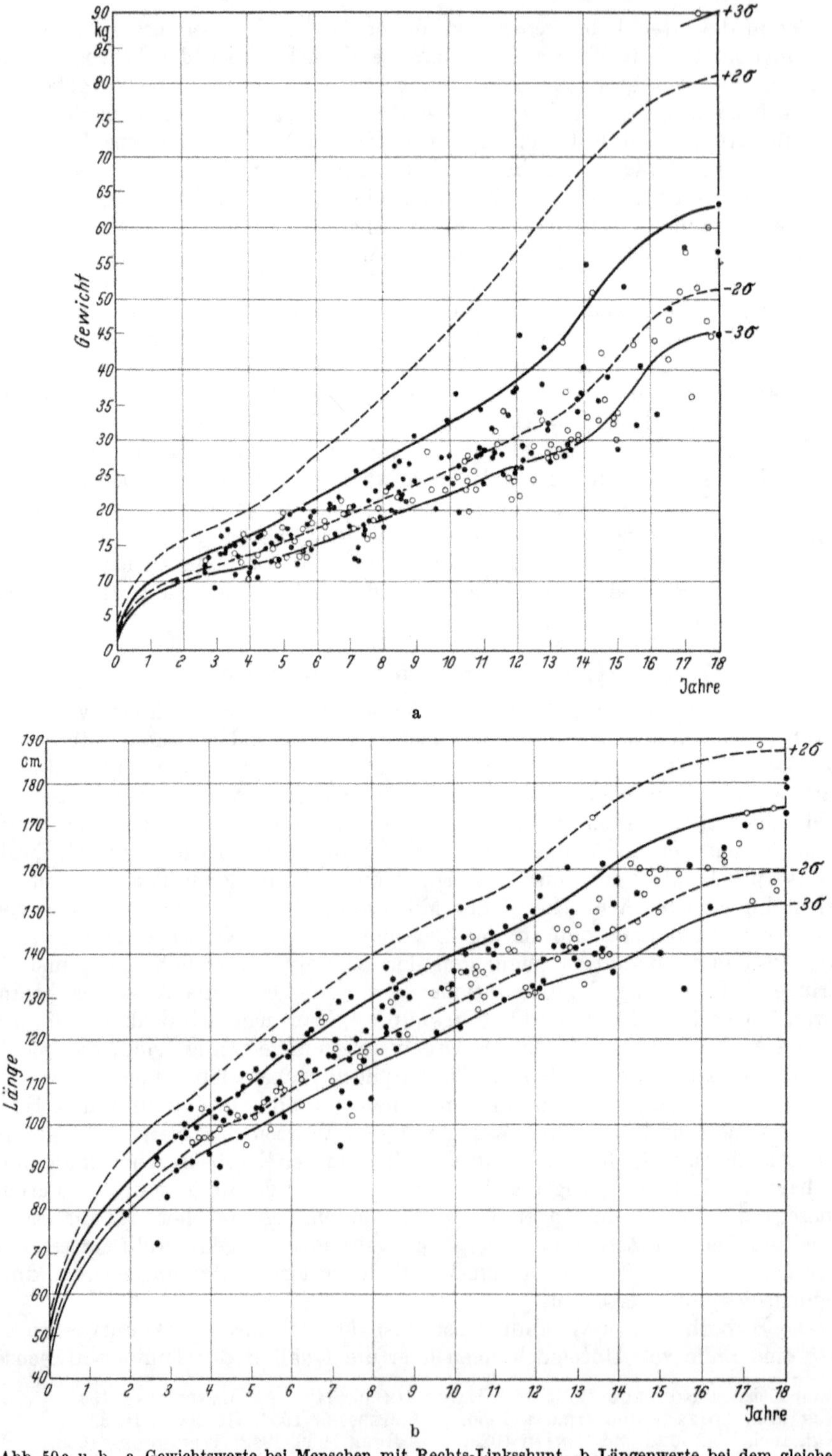

Abb. 50a u. b. a Gewichtswerte bei Menschen mit Rechts-Linksshunt, b Längenwerte bei dem gleichem Untersuchungsgut. (Nach SCHAEDE, LOTZKES und HILGER 1956.)

sowie über Glykolyse und Oxydationen im Stoffwechsel der malignen Tumoren aus. Ehe wir uns kurz mit diesen Untersuchungen auseinandersetzen, wollen wir uns aber unvoreingenommen die Frage vorlegen, ob in der experimentellen und in der menschlichen Pathologie der malignen Tumoren, besonders der Carcinome, Anhaltspunkte dafür gegeben sind, daß der Entwicklung bösartiger Geschwülste eine Atmungsschädigung ihres Ursprungsgewebes vorausgeht.

WARBURG selbst hat sich vor allem auf die experimentellen Untersuchungen von GOLDBLATT und CAMERON (1953) berufen. Sie setzten Gewebekulturen embryonaler Herzfibroblasten der Ratte mehrfach einem radikalen Sauerstoffentzug von einigen Stunden in Stickstoffatmosphäre aus. In zwei der von ihnen gezüchteten Kulturen konnten sie nach 1—1$\frac{1}{2}$ Jahren transplantable Spindelzellensarkome nachweisen. Gegen diese Befunde wurde von LETTRÉ (1955) eingewandt, daß gelegentlich in alternden Kulturen von Fibroblasten auch spontan ein sarkomatöses Wachstum beobachtet werden konnte[1]. Eine Bestätigung der Befunde[2] liegt bis jetzt noch nicht vor.

Daß ein oxydationshemmendes Gift in der menschlichen Pathologie auf dem Umweg über andere schwere Gewebsveränderungen schließlich zum Carcinom bzw. Sarkom führen kann, haben die Beobachtungen beim Carcinom durch chronische Arseneinwirkung ergeben. Seit längerem ist die Entstehung von Hautcarcinomen nach vorausgehender Arsendermatose bekannt[3]. Unter anderem wurden solche Arsencarcinome der Haut bei Winzern nach der Anwendung arsenhaltiger Spritzmittel zur Bekämpfung der Rebschädlinge beobachtet[4]. Da die Winzer ihren Haustrunk in dieser Gegend aus den Tresterrückständen gewinnen, haben sie Gelegenheit, reichlich Arsen aufzunehmen. Aber auch an der Leber konnten nach Arsenlebercirrhosen nicht selten Carcinome, z. T. auch Sarkome der Leber beobachtet werden[5].

Für die Bedeutung von Oxydationshemmungen in der Carcinogenese kann auch die Tatsache angeführt werden, daß durch wiederholte Injektion kleiner Dosen von Tetrachlorkohlenstoff bei der Maus Lebercarcinome erzeugt werden konnten[6]. Nachdem für die akute Tetrachlorkohlenstoffvergiftung eine schwere Hemmung der Oxydationen im Citronensäurecyclus nachgewiesen werden konnte[7] (s. S. 590), ist das Tetrachlorkohlenstoffcarcinom als ein maligner Tumor nach Hypoxydose zu werten. Das gleiche gilt vom Chloroform: Durch wiederholte orale Chloroformgaben in geringerer Dosis konnten bei einem bestimmten Mäusestamm Lebercarcinome hervorgerufen werden. Auch beim Chloroform handelt es sich um ein oxydationshemmendes Gift. WARBURG selbst hat 1955 für seine Hypothese noch die Tatsache angeführt, daß Urethan, ein ausgesprochenes Atmungsgift[8], an der Maus bei Behandlung mit kleinen Dosen in 100% zu multiplen Lungenadenomen führte[9].

Andererseits darf nicht verschwiegen werden, daß bei einigen Erkrankungen des Menschen mit chronischer Hypoxämie Carcinome nicht häufiger auftreten als im Durchschnitt. Zwar kommen bei der perniziösen Anämie, die besonders vor der Einführung der Lebertherapie zu schweren lang dauernden Hypoxämien führte, in einem höheren Prozentsatz als im Durchschnitt Magencarcinome vor[10].

---

[1] GEY 1941, FIROR und GEY 1945, GEY, GEY, FIROR und SELF 1949.
[2] GOLDBLATT und CAMERON 1953.
[3] Zum Beispiel v. PEIN 1943, SOMMERS und MCMANUS 1953, ROTH 1956.
[4] v. PEIN 1943, v. PEIN und BAURHENN 1943.   [5] LIEBEGOTT 1952, ROTH 1956.
[6] EDWARDS 1941, EDWARDS und DALTON 1942, RUDALI und MARIANI 1950, ESCHENBRENNER und MILLER 1944.
[7] CHRISTIE und JUDAH 1954.   [8] USUI 1912.
[9] LARSEN 1947, WEED und RHOADS, vgl. auch BALÓ, JUHÁSZ und KENDREY 1953.
[10] KONJETZNY 1928.

Doch ist zu bedenken, daß diese Krankheit durch einen schweren Umbau der Magenschleimhaut verursacht wird, und daß Umbauvorgänge an der Schleimhaut des Magens, insbesondere die chronische Umbaugastritis, auch unabhängig von der perniziösen Anämie eine entscheidende präanceröse Vorkrankheit des Magencarcinoms darstellen. Gegenüber dem Einwand[1], daß bei der Form der Lebercirrhose, die durch eine chronische Stauung innerhalb der Leber hervorgerufen wird, nämlich bei der Stauungscirrhose, also einem Krankheitsbild mit schwerer chronischer Hypoxie der Leber, gerade keine sekundären Lebercarcinome beobachtet werden, ist allerdings darauf hinzuweisen, daß in jüngsten Untersuchungen gezeigt werden konnte, daß in seltenen Ausnahmefällen ein beginnendes Lebercarcinom bei chronischer Stauungscirrhose der Leber beobachtet werden kann[2].

Diese Kasuistik mag genügen, darauf hinzuweisen, wie wichtig eine Diskussion der Hypothese von WARBURG auch für die Pathologie ist.

Nachdem BUTENANDT und DANNENBERG (1956) in ihrem Beitrag über die Biochemie der Geschwülste in diesem Handbuch (Bd. VI/3) schon ausführlich die Probleme des Tumorstoffwechsels behandelt haben, dabei besonders auch diejenigen Fragen, die sich an die Hypothese von WARBURG anknüpften, kann es hier nur unsere Aufgabe sein, noch einmal auf die folgenden Tatsachen hinzuweisen:

1. Eine hohe aerobe Glykolyse ist nicht nur bei malignen Tumoren nachgewiesen, sondern auch beim wachsenden embryonalen Gewebe[3].

2. Die zuerst von WARBURG untersuchten experimentellen Geschwülste und Tumoren des Menschen haben zwar eine niedrige Respiration. Später konnte jedoch gezeigt werden, daß es nicht wenige maligne Tumoren gibt, die einen hohen Sauerstoffverbrauch erkennen lassen. Dementsprechend hat WARBURG auch in der Folge vor allem die Verschiebung der Relation Atmung zu Gärung betont und nicht so sehr das absolute Maß der Atmung[4]. Es konnte jedoch gezeigt werden, daß das Verhältnis zwischen aerober und anaerober Glykolyse an der Hirnrinde der Ratte in der Größenordnung des Verhältnisses dieser beiden Werte von Tumorschnitten liegt. WEINHOUSE (1955) betont daher, daß man nur sagen könne: Die anaerobe Glykolyse von Tumorschnitten ist so hoch, daß eine normale Respiration sie nicht zum Verschwinden bringt.

3. In der Glykolyse der Tumoren waren alle Stufen des MEYERHOF-EMBDEN-Cyclus nachweisbar, ein qualitativer Unterschied in der Glykolyse normalen Gewebes und von Tumoren besteht also nicht[5].

4. Während zunächst ein relativer Mangel verschiedener Tumoren an Cytochrom c und Cytochromoxydase festgestellt worden war[6], wurde in neuesten Untersuchungen spektrophotometrisch kein signifikanter Unterschied bei Cytochrom a, b und c zwischen normalem Gewebe und Ascitestumor gefunden[7]. Im Ascitestumor war der Cytochrom c-Gehalt relativ hoch.

5. Auch im Citronensäurecyclus konnten keine qualitativen Änderungen zwischen malignem Tumorgewebe und Normalgewebe nachgewiesen werden[8].

So kommt WEINHOUSE (1955) in seinem ausführlichen Bericht über den oxydativen Stoffwechsel von neoplastischem Gewebe zu dem Ergebnis, daß die hohe Glykolyse von Tumorgewebe nicht auf einen radikal veränderten respiratorischen Stoffwechsel weder im Elektronentransport noch in der Substratverarbeitung zurückgeführt werden kann, und daß auch in den Enzymen keine

---

[1] BÜCHNER 1955. [2] KÖHN 1956. [3] Vgl. BURK 1939, 1942.
[4] Nach WEINHOUSE 1955. [5] LE PAGE 1948, NOVIKOFF, POTTER und LE PAGE 1948.
[6] DU BOIS und POTTER 1942, ROSENTHAL und DRABKIN 1943, SCHNEIDER und POTTER 1943.
[7] CHANCE und CASTOR 1952. [8] WEINHOUSE, MILLINGTON und WENNER 1951.

solchen quantitativen Veränderungen bestehen, daß die hohe aerobe Glykolyse darauf zurückgeführt werden könnte. WARBURG selbst betont 1955, ,,daß die erste Phase der Carcinogenese, die irreversible Schädigung der Atmung, nicht mit einer Verminderung der Atmung verbunden zu sein braucht, sondern sie könnte auch eine Entkoppelung der Atmung sein, bei unvermindertem Sauerstoffverbrauch". Damit begegnet er schon selbst dem Einwand, daß beim malignen Tumor normale Atmungswerte gefunden werden können. Dementsprechend legt er am Ende seines Aufsatzes den Akzent ganz auf das Problem der Beziehung zwischen Energiegewinnung und Struktur. Er weist darauf hin, daß die Zellen durch Gärungsenergie, also durch Glykolyse, Adenosintriphosphat zu bilden vermögen, ebenso aber auch durch Atmungsenergie. Der Unterschied der beiden Adenosintriphosphate beruhe darin, daß die bei der Gärung anfallenden Stoffe in dem flüssigen Anteil des Cytoplasmas angesammelt würden, also auch das Gärungs-ATP, daß dagegen das Atmungs-ATP in den Mitochondrien sich ansammle, also mehr strukturgebunden sei als das Gärungs-ATP. Er neigt daher am Schluß dazu, in dem Strukturverlust, insbesondere im Verlust des malignen Tumors an Mitochondrien, infolge von Entkoppelung der Atmung und der ATP-Bildung die entscheidende Ursache für das Carcinom zu sehen.

Die Zukunft muß lehren, ob die Hypothese zu Recht besteht, daß maligne Geschwülste das Ergebnis einer Hypoxydose darstellen. Dabei wird auch die Frage zu prüfen sein, ob nicht eine *rezidivierende reversible* schwere Atmungsstörung zum Tumor, besonders zum bösartigen Tumor, führen kann. Die bisherigen Untersuchungen waren fast ausschließlich auf die mikrochemische Analyse des schon entstandenen Tumors im Vergleich zum Normalorgan konzentriert. Es wäre aber durchaus möglich, daß in der Phase der Cancerisierung Zustände der Hypoxydose durchlaufen werden, die sekundär im Stoffwechsel wieder ausgeglichen werden. Die Frage, vor die die Krebsforschung von der Hypoxydoseforschung her gestellt ist, lautet also: Sind Zustände der rezidivierenden Hypoxydose in der Phase der Cancerisierung ein regelmäßiges Phänomen auf dem Wege zur malignen Geschwulst?

Rückblick und Ausblick.

Überblicken wir am Ende unserer Auseinandersetzung mit den Strukturveränderungen infolge von Hemmungen cellulärer und geweblicher Oxydationen, also von Hypoxydosen, noch einmal die dargestellten Befunde und die erörterten Probleme, so können wir feststellen, daß wir heute mit guter Begründung die Hypoxydosen als ein besonderes pathogenetisches Prinzip von anderen kardinalen pathogenetischen Prinzipien abgrenzen, insbesondere auch von den Durchblutungsstörungen. Dementsprechend wird dieses Prinzip heute nicht nur in der deutschen, sondern auch in der ausländischen, besonders in der angelsächsischen Literatur in seiner Eigenständigkeit allgemein anerkannt. Es darf aber nicht übersehen werden, daß dieses Prinzip dem der oligämischen Strukturschäden sehr benachbart und daß, wie noch einmal betont sei, bei einer Reihe von krankhaften Parenchymveränderungen die Grenzen zwischen den hypoxydotischen und den oligämischen Veränderungen fließende sind, so sehr sich andere Phänomene herausheben, bei denen die hypoxydotische Verursachung rein und unvermischt zur Darstellung kommt.

Die bisher vorliegenden Untersuchungen haben schon ergeben, daß auf diesem Felde nur eine intensive gegenseitige Durchdringung morphologischer und biochemischer Forschung weiterführen kann. Dabei unterscheiden sich diese Arbeiten von den meisten früheren vergleichend morphologischen und chemischen

Studien dadurch, daß es in den früheren Untersuchungen, z. B. in der Pathologie des Kohlenhydrat-, des Lipid- und des Eiweißstoffwechsels, in der Regel um die chemische Definierung bestimmter Stoffablagerungen gehandelt hat. Bei den Hypoxydosen ist dagegen das gemeinsame Eindringen des Morphologen und des Biochemikers in den intermediären Stoffwechsel und seine Dynamik notwendig.

Die bisherigen vergleichenden Untersuchungen auf diesem Gebiet stellen einen ersten Anfang dar. Sie zeigen beim Vergleich lichtmikroskopisch und elektronenmikroskopisch erfaßter Strukturveränderungen mit den Daten der Biochemie fürs erste das überraschende Ergebnis, daß in der Regel Strukturveränderungen dann schon registriert werden, wenn Änderungen des intermediären Stoffwechsels mit den biochemischen Methoden noch nicht oder nur erst angedeutet faßbar sind. Daraus kann nur gefolgert werden, daß die für die Strukturschäden entscheidenden Stoffwechseländerungen noch nicht in den Brennpunkt der Untersuchungen des Biochemikers gerückt sind, oder daß die heutigen Mikromethoden der Biochemie häufig noch nicht ausreichen, um geschädigte von ungeschädigten Parenchymteilen abzutrennen und sich auf geschädigte Strukturen zu konzentrieren. Auf der anderen Seite erhalten alle strukturanalytischen Untersuchungen im Lichtmikroskop und im Elektronenmikroskop durch eine solche systematische vergleichende Zusammenarbeit so große bedeutungsvolle Anregungen, daß man auf diesem Gebiete von einer Renaissance der Morphologie und der ihr nahestehenden Cellularpathologie sprechen darf, zugleich aber von einer beginnenden Fortentwicklung der Morphologie zu einer legalen Methode der Biochemie.

Literatur.

ABBOT, C. N., and C. B. COURVILLE: Degeneration of the globus pallidus after nitrous oxide anesthesia' Bull. Los Angeles Neur. Soc. **3**, 46 (1938). — ABRIKOSSOFF, A.: Aneurysma des linken Herzventrikels mit abnormer Abgangsstelle der linken Koronararterie von der Pulmonalis bei einem fünfmonatlichen Kinde. Virchows Arch. **203**, 413 (1911). — AHVENAINEN, E. K., and H. R. NEVANLINNA: The occurence of kernicterus in an autopsy material. Acta path. scand. (København.) Suppl. **93**, 206 (1952). — AIDIN, R., B. CORNER and G. TOVEY: Kernicterus and Prematurity. Lancet **1950** I, 1153. — AKERT, K.: Die Insulin-Myokardose. Schweiz. med. Wschr. **1950**, 1010. — ALELLA, A.: Arterielle Sauerstoffsättigung und Coronardurchblutung. Pflügers Arch. **259**, 422 (1954). ~ Beziehungen zwischen arterieller Sauerstoffsättigung, Sauerstoffsättigung im Sinus coronarius und Sauerstoffausnutzung im Myokard unter Berücksichtigung von Sauerstoffkapazität und arteriellem Druck. Pflügers Arch. **259**, 436 (1954). — ALTMANN, H. W.: Über das Auftreten von Vakuolen, Einschlußkörperchen und hyalinen Tropfen in den Leberzellen bei experimentellem Sauerstoffmangel. Verh. dtsch. path. Ges. (1944) **1949**, 60. ~ Über das Auftreten von Vacuolen, Einschlußkörperchen und hyalinen Tropfen in den Leberzellen bei experimentellem Sauerstoffmangel. Zbl. Path. **83**, 57 (1945). ~ Über Leberveränderungen bei allgemeinem Sauerstoffmangel nach Unterdruckexperimenten an Katzen. Frankf. Z. Path. **60**, 376 (1946/1949). ~ Zur Morphologie der Wechselwirkung zwischen Kern und Cytoplasma. Klin. Wschr. **1955**a, 306. ~ Allgemeine morphologische Pathologie des Cytoplasmas. Die Pathobiosen. Handbuch der allgemeinen Pathologie, Bd. II/1, S. 419. 1955b. — ALTMANN, H. W., u. F. BÜCHNER: Die seröse Entzündung der Organe. Fiat Rev. Gen. Path. **2**, 101 (1948). — ALTMANN, H. W., u. H. SCHUBOTHE: Funktionelle und organische Schädigungen des ZNS der Katze im Unterdruckexperiment. Beitr. path. Anat. **107**, 3 (1942). — AMBO, H., and H. NAKAMURA: Pathology of the brain under low pressure. Trans. Soc. Path. Jap. **29**, 470 (1939). ~ Hirnpathologie des Unterdrucktieres. [Japanisch.] Trans. Soc. Path. Jap. **30**, 604 (1940). — APPEL, K. E., B. J. ALPERS, D. W. HASTINGS and J. HUGHES: Central nervous system changes produced by insulin. Amer. J. Psychiatry **96**, 397 (1939). — ARTOM, C.: Rôle of choline in the oxidation of fatty acids by the liver. J. of Biol. Chem. **205**, 101 (1953). — ASCHENBRENNER, R.: Magenblutung und Anoxie des Herzmuskels. Z. klin. Med. **127**, 160 (1935). — ASKANAZY, M.: Diskussion zu C. STERNBERG, Über perniciöse Anämie. Verh. dtsch. Ges. Path. **10**, 125 (1906). — ASMUSSEN, E.: Kohlenoxyd. Nord. Med. **16**, 3041 (1942); **24**, 1875 (1944). — AUFRECHT: Experimentelle Lebercirrhose nach Phosphor. Dtsch. Arch. klin. Med. **58**, 302 (1897).

BABSKIJ, E. B., A. E. GURVIČ u. G. A. ERZINA: Die Wiederherstellung der Tätigkeit des anaerob gehaltenen Herzens durch Adenosintriphosphorsäure. Dokl. Akad. Nauk. SSSR. **74**, 631 (1950). Ref. Ber. Physiol., Abt. B **148**, 64 (1952). — BAETJER, A. N.: The diffusion of potassium from resting sceletal muscles following a reduction in the blood supply. Amer. J. Physiol. **112**, 139 (1935). — BAINBRIDGE, F. A.: The physiology of muscular exercise. London 1931. — BAKER, A. B.: Cerebral lesions in hypoglycemia. Arch. of Path. **28**, 298 (1939). — BAKER, H. C. DE: Ischaemic necrosis in the rat liver. J. of Path. **71**, 135 (1956). — BAKKER, J. C. W.: Über den Icterus gravis und Kernicterus bei Frühgeburten ohne nachweislichen AB0- und Rhesus-Blutgruppen-Antagonismus. Acta Paediatr. (Stockh.) **43**, 529 (1954). — BALÓ, J., J. JUHÁSZ u. G. KENDREY: Über die geschwulsterzeugende Wirkung des Urethans im Schlafmittel. Z. Krebsforsch. **59**, 561 (1953). —- BALO, J. v.: Die neurogene Theorie des peptischen Magen- und Duodenalgeschwüres. Dtsch. med. Wschr. **1941 I**, 497. — BALOGH, E. V.: Über die röntgenologisch feststellbare anatomische Grundlage des plötzlichen Herztodes bei Luftembolie. Verh. dtsch. Path. Ges. (1938) **1939**, 371. — BARCROFT, J.: The respiratory function of the blood. Cambridge 1914. ~ Die Atmungsfunktion des Blutes. Berlin 1927. — BARKAN, G.: Das Kohlenoxydhämoglobin und das Problem der Kohlenoxydvergiftung. Handbuch der normalen und pathologischen Physiologie, Bd. VI/1, S. 114 (1928). — BARTSCH, G. H., u. TH. SMEKAL: Über den Ursprung eines Kranzgefäßes aus der Lungenschlagader. Frankf. Z. Path. **47**, 256 (1935). — BASSI, M., u. A. BERNELLI-ZAZZAERA: Preliminary studies on the metabolism of vacuolated cells following hypoxia. Experientia (Basel) **11**, 105 (1955). — BAUM, W. S., R. B. MALMO and R. F. SIEVERS: A comparative study of the effects of excercise and anoxia upon the human electrocardiogram. J. Aviation Med. **16**, 422 (1945). — BECHER, H.: Über die Embryonalentwicklung bei verschiedenen atmosphärischen Druckverhältnissen. Anat. Anz. **88**, Erg.-H., 144 (1939). — BECKER, H.: Über Hirngefäßausschaltungen I. Extrakranielle Arterienunterbindungen. Zur Theorie des Sauerstoffmangelschadens am zentralnervösen Gewebe. Dtsch. Z. Nervenheilk. **161**, 407 (1949). ~ Tierexperimentelle Untersuchungen zur Funktionsweise der Blut-Hirnschranke. Ber. physik.-med. Ges. Würzburg, N. F. **66**, 140 (1954). — BECKER, H., u. J. GERLACH: Die Bedeutung der Permeabilitätsstörung für die Entstehung der Hirnvolumenvermehrung. Z. exper. Med. **120**, 51 (1952). — BECKER, H., u. G. QUADBECK: Vitalversuche am Zentralnervensystem mit Triphenyltetrazoliumchlorid. Naturwiss. **37**, 565 (1950). ~ Tierexperimentelle Untersuchungen über die Funktionsweise der Blut-Hirnschranke. Z. Naturforsch. **7b**, 493 (1952). ~ Untersuchungen über Funktionsstörungen der Blut-Hirnschranke bei Sauerstoffmangel und Kohlenoxydvergiftung mit dem neuen Schrankenindikator Astraviolett FF. Z. Naturforsch. **7b**, 498 (1952). — BECKER, P. F. L., and P. VOGEL: Kernicterus. A review with a report of the findings in an study of 7 cases. J. of Neuropath. **7**, 190 (1948). — BECKER, V.: Über eine Methode der qualitativen Bestimmung von Giftwirkungen auf Fermentsysteme der Zellatmung. Arch. exper. Path. u. Pharmakol. **207**, 109 (1949). ~ Geweblich gebundener Sauerstoffmangel. Klin. Wschr. **1954**, 577. — BECKER, V., u. R. FREY: Über Herzmuskelveränderungen beim Hunde nach coronarieller Vergiftung der fermentativen Zellatmung. Arch. Kreislaufforsch. **19**, 252 (1953). — BECKER, V., u. J. RAUSCHKE: In vitro-Untersuchungen von Giftwirkungen auf Fermentsysteme der Zellatmung. Z. exper. Med. **117**, 374 (1951). — BECKER, V., u. E. RIEKEN: Histologische und manometrische Untersuchungen über die Zellatmung in der Niere. Virchows Arch. **325**, 1 (1954). — BENDA, J. C.: Erythroblastosis foetalis. Geneesk. **1952**, 2119. — BENDA, H., ENGELHART, A. LOCKER u. K. MOSER: Zellstoffwechsel und Entzündung. VII. Die Gewebsatmung der Fettleber. Z. exper. Med. **127**, 313 (1956). — BENDA, L., A. LOCKER, E. REISETBAUER u. E. RISSEL: Zellstoffwechsel und Entzündung III. Die Wirkung von Hypoxie in vivo auf die Gewebsatmung der Leber. Z. exper. Med. **118**, 583 (1952). — BENDA, L., A. LOCKER u. E. RISSEL: Zellstoffwechsel und Entzündung. IV. Die Erholungsatmung der Leber nach Hypoxie in vivo. Z. exper. Med. **123**, 141 (1954). ~ Zellstoffwechsel und Entzündung. V. Die Gewebsatmung der Leber bei anaphylaktischem Schock. Z. exper. Med. **124**, 189 (1954). ~ Zellstoffwechsel und Entzündung. Z. exper. Med. **126**, 537 (1956). — BENITEZ, R. E.: Degenerative changes in liver associated with aspiration of vernix and hyaline membrane formation in lungs in intrauterine anoxia. Arch. of Path. **54**, 378 (1952). — BERT, P.: La pression barométrique. Paris 1878. — BERTALANFFY, L.: Theoretische Biologie, 2. Aufl., Bd. II. Bern 1952. — BEST, C. H., H. J. CHANNON and J. H. RIDOUT: Choline and the dietary production of fatty livers. J. of Physiol. **81**, 409 (1934). — BING, R. J.: The coronary circulation in health and disease as studied by coronary sinus catheterization. Bull. New York Acad. Med. **27**, 407 (1951). ~ Disturbances in myocardial metabolism. Adv. Cardiol. **1**, 52 (1956). — BINGEL, A., u. E. HAMPEL: Spättod nach Erhängen. Z. Neur. **149**, 640 (1934). — BIÖRCK, G.: Anoxemia and exercise tests in the diagnosis of coronary disease. Amer. Heart J. **32**, 689 (1946). — BIÖRCK, G., and G. MALMSTRÖM: The cardiological anoxemia test. Acta med. scand. (Stockh.) **1947**, Suppl. 195, 1. — BLOCH, C.: Angina pectoris und Anämie. Wien. Arch. inn. Med. **26**, 143 (1935). — BLÜTHGEN, H.: Beitrag zur Pathologie der Verbrennung. Frankf. Z. Path. **58**, 85 (1944). — BLUME, W.: Über Narkoseschäden am Zentralnervensystem auf Grund klinischer Erfahrungen und experimenteller Untersuchungen. Klin. Wschr. **1940**, 881. — BLUME, W., u. A. MEYER: Folgeerscheinungen der Narkose am ZNS. Z. Neur. **149**, 678 (1936). — BOCK, F.: Experimentelle Untersuchungen über die Folgen der langandauernden Chloroformnarkosen. Inaug.-Diss. Bern 1910. — BOCK, J.: Abschnitt über Kohlenoxyd. HEFFTERS Handbuch der experimentellen Pharmakologie, Bd. I, S. 1. Berlin: Springer 1923. — Abschnitt über Stickstoffoxydul. Heffters Handbuch der experimentellen Pharmakologie, Bd. I, S. 122. Berlin: Springer 1923. — BODECHTEL, G.: Befunde am ZNS bei Spätnarkosetodesfällen und bei Todesfällen nach Lumbalanästhesie. Z. Neur. **117**, 366 (1928). — BODJAZINA, V. J.: Die Entwicklung des intrauterinen Embryo unter Bedingungen des Sauerstoffmangels im Milieu. Akuš. i Ginek. **1953**, H. 3 B. Ref. Ber. Path. **23**, 138 (1954). — BOELL, E. J.: Biochemical and physiological analysis of organizer action. Growth **7**, Suppl., 37 (1942). ~ Functional differenziation in embryonic development. II. a Respiration and cytochrom oxydase activity in amblystoma punctatum. J. of Exper. Zool. **100**, 331 (1945). ~ Biochemical differentiation during amphibian development. Ann. New York Acad. Sci. **49**, 773 (1948). — BOGAERT, L. VAN: Aspect histologique d'une séquelle tardive de l'ictère nucléaire. Ann. paediatr. (Basel) **168**, 57 (1947). — BOGAERT, L. VAN, M. J. DALLEMAGNE et R. WÉGRIA: Recherches sur le besoin d'oxygène chronique et aigu chez Macacus Rhesus. Arch. internat. Med. Exper. **13**, 385 (1938). ~ Recherches sur le besoin d'oxygène chronique et aigu chez Macacus Rhesus. Trav. Inst. Bunge **3** (1941). — BOWEN, W. R., and W. J. WATERS: Bilirubin encephalopathy: Studies related to the site of inhibitory action of bilirubin on brain metabolism. Amer. J. Dis. Childr. **93**, 21 (1957).—BRACHET, J.: Embryologie chimique. Brüssel 1944. ~ Chemical Embryology. New York 1950. — BRANDER: Mikrocephalie und Tetraplegie bei einem Kinde nach Kohlenmonoxydvergiftung der Mutter während der Schwangerschaft. Acta paediatr. (Stockh.) **28**, Suppl. 1, 123 (1940). — BREDT, H.: Die Mißbildungen des menschlichen Herzens. Erg. Path. **30**, 77 (1936). — BREU, W.: Elektrokardiographische Beiträge und vergleichende Betrachtungen akuter Vergiftungen unter besonderer Berücksichtigung der Kohlenmonoxyd-Vergiftung. Arch. Kreislaufforsch. **11**, 107 (1943). — BRINSMADE, A., F. BÜCHNER u. H. RÜBSAAMEN: Mißbildungen am Kaninchenembryo durch Insulininjektion beim Muttertier. Naturwiss. **44**, 259 (1956). — BROUARDEL et LOYE: La pendaison, la strangulation, la suffocation, la submersion. Paris 1897. — BÜCHI, E. C.: Die Parität als ein Faktor in der Genese congenitaler Mißbildungen. Arch. Klaus-Stiftg **25**, 61, 557 (1950). ~ Über die Abhängigkeit der Mißbildungen vom Gebäralter. Arch. Klaus-Stiftg **25**, 61 (1950). — BÜCHNER, F.: Zur Pathogenese der Angina pectoris. Ber. der Med. Ges. Freiburg vom 16. Febr. 1932. Klin. Wschr. **1932**, 1404. ~ Über Angina pectoris. Klin. Wschr. **1932**, 1737. ~ Die Rolle des Herzmuskels bei der Angina pectoris. Beitr. path. Anat. **89**, 644 (1932). ~ Das morphologische Substrat bei Angina pectoris im Tierexperiment. Beitr. path. Anat. **92**, 311 (1933). ~ Herzmuskelinfarkt und disseminierte Nekrosen des Herzmuskels. Erkrankungen des Herzmuskels und der Herzklappen, S. 5. Dresden u. Leipzig 1933. ~ Zur Pathogenese der Hochdruckapoplexie. Dtsch. med. Wschr. **1936**, 369. ~ Die pathogenetische Bedeutung der Hypoxämie. Klin. Wschr. **1937**, 1409. ~ Die Deutung des Elektrokardiogramms bei den Durchblutungsstörungen des Herzmuskels. (Vom Standpunkt des Pathologen.) Klin. Wschr. **1938**, 1713. ~ Experimente über Coronarinsuffizienz und ihre morphologische und elektrokardiographische Manifestierung. Verh. dtsch. Ges. inn. Med. **1938**, 73. ~ Die Coronarinsuffizienz. Dresden u. Leipzig 1939. ~ Über experimentelle Höhenpathologie (vom Standpunkt des Pathologen). Luftfahrtmed. Abh. **5**, 1 (1940). ~ Aussprache zum Vortrag SCHUBOTHE. Schädigungen des zentralen Nervensystems der Katze im Unterdruckversuch. Klin. Wschr. **1941**, 943. ~ Die pathogenetische Wirkung des allgemeinen Sauerstoffmangels, insbesondere bei der Höhenkrankheit und dem Höhentod. Klin. Wschr. **1942**, 721. ~ Strukturveränderungen durch allgemeinen Sauerstoffmangel, insbesondere bei der Höhenkrankheit. Luftfahrtmed. **6**, 281 (1942). ~ Die pathogenetische Bedeutung des allgemeinen Sauerstoffmangels. Verh. dtsch. Path. **1944**, 20 (1949). (Als Manuskript vervielfältigt 1944.) ~ Die pathogenetische Wirkung des allgemeinen Sauerstoffmangels. Zbl. Path. **83**, 53 (1945). ~ Experimentelle Entwicklungsstörungen durch allgemeinen Sauerstoffmangel. Klin. Wschr. **1948**a, 38. ~ Über die Veränderungen des Gehirns und seiner Entwicklung nach allgemeinem Sauerstoffmangel. Nervenarzt **1948**b, 310. ~ Die allgemeine Pathologie der Zell- und Gewebsatmung. Fiat Rev. **70**, 127 (1946). ~ Über die Ursachen des Versagens des hypertrophierten Herzmuskels. Arch. internat. Pharmacodynamie **78**, 115 (1949). ~ Allgemeine Pathologie. München u. Berlin 1950. 2. Aufl. 1956. ~ Zur Biologie und Pathologie der Entwicklung. Med. Klin. **1952**, 605. ~ Von den Ursachen der Mißbildungen und Mißbildungskrankheiten. Münch. med. Wschr. **1955**, 1673. ~ Die angeborenen Mißbildungen des Menschen in der Sicht der modernen Pathologie. Dtsch. med. Wschr. **1956**, 1341. ~ Hemmungen der Oxydationen als pathogenetisches Prinzip. Klin. Wschr. **1956**, 777. — BÜCHNER, F., u. W. v. LUCADOU: Elektrokardiographische Veränderungen und disseminierte Nekrosen des Herzmuskels bei experimcntcller Coronarinsuffizienz. Beitr. path. Anat. **93**, 169 (1934). — BÜCHNER, F., u. U. C. LUFT: Hypoxämische Organveränderungen, besonders des Zentralnervensystems. Klin. Wschr. **1936**, 213. ~ Hypoxämische Veränderungen des Zentralnervensystems. Beitr. path. Anat. **96**, 549 (1936). — BÜCHNER, F., J. MAURATH u. H. J. REHN: Experimentelle Mißbildungen des Zentralnervensystems durch allgemeinen Sauerstoffmangel. Klin. Wschr. **1946**, 137. — BÜCHNER, F., CH. MUSHETT u. H. RÜBSAAMEN: Elektive Differenzierungsstörungen des ZNS am Hühnchenkeim nach kurzfristigem Sauerstoffmangel. Naturwiss. **1953**, 628. — BÜCHNER, F., H. RÜBSAAMEN u. H. NAUJOKS: Mißbildungen am Hühnchenkeim nach kurzfristigem Sauerstoffmangel in der Frühentwicklung. Naturwiss. **1953**, 276. — BÜCHNER, F., H. RÜBSAAMEN u. H. G. ROTHWEILER: Reproduktion fundamentaler menschlicher Mißbildungen am Hühnchenkeim durch Sauerstoffmangel. Naturwiss. **1951**, 142. — BÜCHNER, F., H. RÜBSAAMEN u. G. SCHELLONG: Angeborene Herzfehler beim Hühnchen nach kurzfristigem Sauerstoffmangel. Naturwiss. **1953**, 628. — BÜCHNER, F., A. WEBER u. B. HAAGER: Koronarinfarkt und Koronarinsuffizienz. Leipzig 1935. — BÜCHNER, F., u. R. WEYLAND: Noch unveröffentlicht 1954. — BÜCHNER, F. M.: Differenzierungsstörungen im mittleren und hinteren Körperdrittel des Hühnchens nach experimentellem Sauerstoffmangel in der Frühentwicklung. Beitr. path. Anat. **115**, 617 (1955). — BÜNGELER, W.: Beiträge zur pathologischen Physiologie der Entzündung. IV. Die Beeinflussung des Organstoffwechsels durch die hyperergische Entzündung. Frankf. Z. Path. **42**, 126 (1931). ~ Beiträge zur pathologischen Physiologie der Entzündung. VI. Die Wirkung des Histamins auf den Gewebsstoffwechsel. Frankf. Z. Path. **44**, 1 (1933). — BUNGE, B.: Über die Wirkung des Cyans auf den tierischen Organismus. Arch. exper. Path. u. Pharmakol. **12**, 41 (1880). — BURK, D.: Cold Spring Harbor Symp. Quant. Biol. **7**, 420 (1939). ~ A symposium on respiratory enzymes. Madison 1942. — BUTENANDT, A.: Biochemie der Gene und Genwirkung. Naturwiss. **40**, 91 (1953). — BUTENANDT, A., u. H. DANNENBERG: Die Biochemie der Geschwülste. Handbuch der allgemeinen Pathologie, Bd. VI/3, S. 107. 1956.

CAMERON, G. R., and W. A. E. KARUNARATNE: Carbon tetrachloride cirrhosis in relation to liver regeneration. J. of Path. **42**, 1 (1936). — CAMERON, G. R., W. A. E. KARUNARATNE and J. C. THOMAS: Massive necrosis of the liver following intra-portal administration of poisons. J. of Path. **44**, 297 (1937). — CAMPBELL, J. A.: Note on some pathological in his changes in the tissues during attempted acclimatization to alterations of O_2 pressure in the air. Brit. J. Exper. Path. **8**, 347 (1927). ~ Prolonged alterations of oxygen pressure in the inspired air with special reference to tissue oxygen tension, tissue carbon dioxide tension and haemoglobin. J. of Physiol. **62**, 211 (1927). ~ Further observations on oxygen acclimatization. J. of Physiol. **63**, 325 (1927). — CASPERSSON, T.: Über den chemischen Aufbau der Strukturen des Zellkerns. Skand. Arch. Physiol. (Berl. u. Lpz.) **73**, Suppl. 8 (1936). ~ Cell growth and cell function. New York 1950. — CHANCE, B., and L. N. CASTOR: Some patterns of the respiratory pigments of ascites tumors of mice. Science (Lancaster, Pa.) **116**, 200 (1952). — CHANG, J.: Asphyxial arrest of the isolated rabbits auricel. Quart. J. Exper. Physiol. **27**, 113 (1937). ~ Effect of asphyxia on the adenosine biphosphate content of the rabbits heart. Quart. J. Exper. Physiol. **28**, 3 (1938). — CHASTONAY, E. DE, u. M. BUSER: Über einen Fall von Abgang der Arteria coronaria sinistra aus der Arteria pulmonalis. Helvet. paediatr. Acta **4**, 308 (1949). — CHILD, C. M.: The physiological gradients. Protoplasma (Berl.) **5**, 447 (1928). — CHOMETTE, G.: Entwicklungsstörungen nach Insulinschock beim trächtigen Kaninchen. Beitr. path. Anat. **115**, 439 (1955). — CHRIST, C.: Experimentelle Kohlenoxydvergiftung, Herzmuskelnekrosen und Elektrokardiogramm. Beitr. path. Anat. **94**, 111 (1934). — CHRISTENSEN, E. H.: Das Herzminutenvolumen. Erg. Physiol. **39**, 348 (1937). — CHRISTIE, G. S., and J. D. JUDAH: Mechanism of action of carbon tetrachloride on livercells. Proc. Roy. Soc. Lond., Ser. B **142**, 241 (1954). — CLAIREAUX, A. E.: Hemolytic disease of newborn. Clinical pathologic study of 157 cases nuclear jaundice (Kernicterus). Arch. Dis. Childh. **25**, 61 (1950). — CLAIREAUX, A. E., P. G. COLE and G. H. LATHE: Icterus of the brain in the newborn. Lancet **1953** II, 1226. — CLARKE, W. T. W.: Centrilobular hepatic necrosis following cardiac infarction. Amer. J. Path. **26**, 249 (1950). — CLELAND and SLATER: The sarcosomes of heartmuscles. Quart. J. Microsc. Sci. **94**, 329 (1953). — COHNHEIM: 1876, nach C. STERNBERG, Über perniziöse Anämie. Verh. dtsch. path. Ges. **10**, 114 (1906). — COQUET, M.: Les séquelles neurologiques tardives de l'ictère nucléaire. Ann. paediatr. (Basel) **163**, 83 (1944). — CORDIER, D., et G. DESSAUX: Modifications du taux du glycogène cardiaque consécutives aux brûlures cutanées et à l'intoxication histaminique chez le rat. C. r. Soc. Biol. Paris **145**, 397 (1951). ~ Variations de la réserve glycogénique cardiaque durant une anoxie de longue durée. J. de Physiol. **43**, 700 (1951). ~ Variations du taux des diverses formes du glycogène cardiaque sur l'influence d'une anoxie de longue durée. J. de Physiol. **44**, 703 (1952). ~ Influence de l'anoxie aiguë sur le taux de glycogène cardiaque chez le rat brûlé et chez le rat intoxiqué par l'histamine. C. r. Soc. Biol. Paris **147**, 689 (1953). — COURVILLE, C. B.: Asphyxia as a consequence of nitrous oxide anesthesia. Medicine **15**, 129 (1936). ~ The pathogenesis of necrosis of the cerebral graymatten following nitrous oxide-oxygen anesthesia. Ann. Surg. **107**, 371 (1938). — CREUTZFELDT, O., A. KASAMATSU u. A. VAZ-FERREIRA: Aktivitätsänderungen einzelner corticaler Neurone im akuten Sauerstoffmangel und ihre Beziehungen zum EEG bei Katzen. Pflügers Arch. **263**, 647 (1957). — CROSS, R. J., J. V. TAGGART, G. A. COVO and D. E. GREEN: Studies on the cyclophorase system. VI. The coupling of oxydation and phosphorylation. J. of Biol. Chem. **177**, 655 (1949). — CRUVEILHIER: Recherches sur le siège immédiat de l'inflammation. Nouv. Bibl. Méd. **1826**, IV, 1. Anat. Pathol. IV. u. XI. Traité d'anat. path. générale. Paris 1852. II. — CURREN, J.: Electrocardiogram in pulmonary embolism. Proc. Staff Meet. Mayo Clin. **17**, 502 (1942).

DACK, S., A. M. MASTER, H. HORN, A. GRISHMAN and L. E. FIELD: Acute coronary insufficiency due to pulmonary embolism. Amer. J. Med. **7**, 464 (1949). — DAGONET, Y.: Les anomalies de naissance des artères coronaires. Rapport d'une observation de coronaire gauche anormale. Arch. Mal. Coeur **45**, 7 (1952). — DALY, I., G. LUDONY, A. TODD and E. B. VERNEY: Sensory receptors in the pulmonary vascular bed. Quart. J. Exper. Physiol. **27**, 123 (1937). — DAMESHEK, W. A., A. MYERSON and C. STEPHENSON: Insulin hypoglycemia mechanism of the neurologic symptoms. Arch. of Neur. **33**, 113 (1935). — DEARING, W. H., A. R. BARNES and H. E. ESSEX: Experiments with calculated therapeutic and toxics doses of digitalis. VI. Comperative effects of toxic doses of digitalis and of prolonged deprivation of oxygen on the electrocardiogram, heart and brain. Amer. Heart J. **27**, 108 (1944). — DEGENHARDT, K. H.: Durch O_2-Mangel induzierte Fehlbildungen der Axialgradienten bei Kaninchen. Z. Naturforsch. **9b**, 530 (1954). — DELLAPORTA, A.: Die Veränderungen des Zentralnervensystems nach Luftverdünnung und nach Hunger. Beitr. path. Anat. **102**, 268 (1939). ~ Über Veränderungen der Retina durch Luftverdünnung und ihre Beziehungen zu gleichartigen Veränderungen des Zentralnervensystems. Arch. f. Ophthalm. **146**, 377 (1943). — DENKO, J. V., and C. S. HAGERTY: Anomalous origin of left coronary artery from pulmonaryartery. Arch. of Path. **56**, 142 (1953). — DEREYMAEKER, A.: Contribution à l'étude clinique anatomique et expérimentale de l'ictère nucléaire du nouveau-né. Paris 1949. — DESCHAMPS, A., et L. VAN BOGAERT: Idiotie, épilepsie, choréoathétose double avec un syndrome médullaire, séquelles tardives de l'ictère nucléaire. Acta neurol. et psychiatr. Belg. **10**, 480 (1948). — DEUTSCH, H.: Ein Fall symmetrischer Erweichung im Streifenhügel und im Linsenkern. Jb. Psychiatr. **37**, 237 (1917). — DIAMOND, I. K., K. D. BLACKFAN and I. M. BATY: Erythroblastosis fetalis with its association with universal edema of fetus, icterus gravis neonatorum and anemia of the newborn. J. of Pediatr. **1**, 269 (1932). — DIETRICH, S., u. H. SCHWIEGK: Angina pectoris und Anoxie des Herzmuskels. Z. klin. Med. **125**, 195 (1933). ~ Das Schmerzproblem der Angina pectoris. Klin. Wschr. **1933**, 135. — DIETSCHE, A.: Differenzierungsstörungen am Rückenmark des ausgebrüteten Hühnchens nach kurzfristigem Sauerstoffmangel in der Frühentwicklung. Beitr. path. Anat. **115**, 599 (1955). — DÖRING, G.: Zur Histopathologie des Gehirns durch Spättod nach Erhängen und nach Carotisunterbindung. Virchows Arch. **296**, 666 (1936). — DOERR, W., u. V. BECKER: Das morphologische Äquivalent der Niere nach experimenteller Vergiftung mit Zyankali und Malonsäure. Verh. dtsch. Ges. Path. (1951) **1952**, 222. — DOERR, W., V. BECKER u. D. NEUBERT: Methodischer Beitrag zum Hypoxieproblem. Naturwiss. **18**, 424 (1956). — DOLFF, C.: Unterschiedliche Befunde an den Zotten und der Decidua bei Aborten und ihre klinische Bedeutung. Arch. Gynäk. **175**, 319 (1944). — DuBOIS, K. P., and R. v. POTTER: Biocatalysis in cancer tissue. I. Cytochrome c. Cancer Res. **2**, 290 (1942). — DÜNNER, L., B. OSTERTAG u. S. THANNHAUSER: Klinik und pathologische Anatomie der chronischen Insulinvergiftung an Tieren. Klin. Wschr. **1933**, 1054. — DUMAS, L. R., et A. HÉRAUX: Remarques sur les réactions histologiques des tissus du nouveau-né à l'anoxie. Semaine Hôp. **1950**, 4696. — DUNN, L. C., and S. GLUECKSOHN-SCHOENHEIMER: Tests for recombination amongst three lethal mutations in the house mouse. Genetics **28**, 29 (1943). — DURAISWAMI, P. K.: Insulin-induced skeletal abnormalities in developing chickens. Brit. Med. J. **1950**, 384. ~ Experimental causation of congenital skeletal defects and its significance in orthopaedic surgery. Bone Surg. B **34**, 646 (1952). — DUSPIVA, F.: Biochemie des Wachstums und der Differenzierung. Handbuch der allgemeinen Pathologie, Bd. VI/1, S. 307. 1955a. ~ Zur Biochemie der normalen Wirbeltierentwicklung. Naturwiss. **42**, 305 (1955b). ~ Über den Stoffwechsel adulter und embryonaler Gewebe bei Hypoxie. Klin. Wschr. **1957**. — DUSPIVA, F., u. H. NOLTENIUS: Untersuchungen über den Stoffwechsel bei akuter Hypoxie. II. Die stationäre Konzentration der Adenosinphosphate und von anorganischem Phosphat in der Leber und im Herzen vom Meerschweinchen im Verlauf einer kurzfristigen Hypoxie. In Vorbereitung 1957. — DUSPIVA, F., u. T. SHIMAMINE: Die Atmung junger Keime von Triton alpestris nach einer hypoxischen Entwicklungsperiode. In Vorbereitung 1957.

ECKARDT, P.: Aussprache. Verh. dtsch. Ges. inn. Med. **1936**, 362. ~ Zur Frage pulmocoronarer Reflexe bei Lungenembolie. Pflügers Arch. **241**, 224 (1938/39). — ECKENHOFF, J. E., J. H. HAFKENSCHIEL, E. L. FOLTZ u. R. L. DRIVER: Influence of hypotension on coronary blood flow cardiac work and cardiac efficiency. Amer. J. Physiol. **152**, 545 (1948). — Eckstein, R. W., M. Stroud, C. V. Dowling and W. H. Pritchard: Factors influencing changes in coronary flow following sympathetic nerve stimulation. Amer. J. Physiol. **162**, 267 (1950). — Eckstein, R. W., M. Stroud, E. Eckel, C. V. Dowling and W. H. Pritchard: Effects of control of cardiac work upon coronary flow and O_2 consumption after sympathetic nerve stimulation. Amer. J. Physiol. **163**, 539 (1950). — Edelmann, F.: Ein Beitrag zur Vergiftung mit gasförmiger Blausäure, insbesondere zu den dabei auftretenden Hirnveränderungen. Dtsch. med. Nervenheilk. **72**, 259 (1921). — Edwards, J. E.: Hepatomas in mice induced with carbon tetrachloride. J. Nat. Canc. Inst. **2**, 197 (1941). — Edwards, J. E., and A. J. Dalton: Induction of cirrhosis of the liver and of hepatomas in mice with carbon tetrachloride. J. Nat. Canc. Inst. **3**, 29 (1942). — Eger, W.: Über Trockensubstanz und Fettgehalt menschlicher Lebern. Virchows Arch. **312**, 270 (1944). ~ Eiweißtrockensubstanz und Verfettung der menschlichen Leber in Beziehung zum histologischen Bild. Virchows Arch. **315**, 147 (1948). ~ Probleme der Leberpathologie. Dtsch. med. Wschr. **1948**, 317. ~ Das zentrale und periphere Funktionsfeld des Leberläppchens unter der Einwirkung von Äthyl- und Methylalkohol. Med. Mschr. **6**, 363 (1952). ~ Das Verhalten der Phosphoamidase in der Leber bei Tetrachlorkohlenstoff- und Allylalkoholvergiftung. Virchows Arch. **325**, 648 (1954). ~ Zur Pathologie des zentralen und peripheren Funktionsfeldes des Leberläppchens. Zbl. Path. **91**, 255 (1954). ~ Zur Frage einer neuzeitlichen Lebertherapie auf Grund neuer experimenteller Untersuchungen. Dtsch. med. Wschr. **1956**, 598. — Eger, W., u. H. F. Geller: Zum Nachweis der alkalischen und sauren Phosphatase in der Leber am nativen Gefrierschnitt. Virchows Arch. **322**, 645 (1952). — Eger, W., u. Ch. Klärner: Über Glykogenbildung und Glykogenablagerung in der menschlichen Leber. Virchows Arch. **315**, 135 (1948). — Eger, W., u. H. Ottensmeier: Die Glykogendarstellung und Glykogenablagerung in der Leber, untersucht mit dem nativen Gefrierschnittverfahren. Virchows Arch. **322**, 175 (1952). — Eger, W., u. W. Schulte: Nachweis der Phosphoamidase in Leber- und Nierengewebe. Acta histochem. **1**, 60 (1954). — Eger, W., u. O. Zündorf: Über den Fettstoffwechsel der Leber unter der Einwirkung von Äthyl- und Methylalkohol im Tierexperiment. Med. Mschr. **7**, 420 (1953). — Ehrlich, P.: Studien in der Cocainreihe. Dtsch. med. Wschr. **1890**, 717. — Eich, J.: Über die Permeabilität der Bluthirnschranke gegenüber Trypanblau, speziell im akuten Sauerstoffmangel. Dtsch. Z. Nervenheilk. **164**, 537 (1950). — Elbe, R.: Histologische Untersuchungen über die Veränderungen, besonders den vermehrten Fettgehalt der Organe bei der Jodoform- und Arsenintoxikation des Kaninchens. Diss. Rostock 1899. ~ Die Nieren- und Darmveränderungen bei der Sublimatvergiftung des Kaninchens in ihrer Abhängigkeit vom Gefäß-Nervensystem. Virchows Arch. **582**, 445 (1905). — Ellenberg, M., and K. E. Ossermann: The rôle of shock in the production of central liver cell necrosis. Amer. J. Med. **11**, 170 (1951). — Ellermann, V.: Untersuchungen über die Histologie der perniziösen Anämie. Virchows Arch. **228**, 247 (1920). — Elliott, K. A. C., and M. Henry: J. of Biol. Chem. **163**, 351 (1946). Zit. nach C. G. Schmidt, Gehirn und Nerven. Lehrbuch der physiologischen Chemie Bd. II/2a. S. 786. 1956. — Elster, K.: Beitrag zur Histologie der Herzmuskelfaserschädigung. Verh. dtsch. Ges. Path. **1952**, 242 (1953). — Elster, K., u. W. Hoppe: Experimentelle Untersuchungen über die Darstellung von Mitochondrien in den Herzmuskelfasern der Maus. Beitr. path. Anat. **114**, 78 (1954). — Epping, H.: Untersuchungen über Herzmuskelveränderungen bei chronischer und akuter Überbelastung des rechten Ventrikels. Arch. Kreislaufforsch. **6**, 109 (1940). — Eppinger, H.: Über Permeabilitätsänderungen im Kapillarbereiche. Ver. dtsch. Ges. Kreislaufforsch. **11**, 166 (1938). — Eppinger, H., H. Kaunitz u. H. Popper: Die seröse Entzündung. Wien 1935. — Erben, F., u. H. v. Hasselbach: Ein Beitrag zur Frage des Einflusses des Nervensystems auf die Verfettung der Leber bei Phosphor- bzw. Phloridzinvergiftung. Z. exper. Med. **75**, 145 (1931). — Erbslöh, F., A. Bierbrauer u. H. Osswald: Über die Grenze zwischen Belastungsreaktion und Schädigung der Leber bei akutem Sauerstoffmangel. Z. exper. Med. **123**, 125 (1954). — Eschenbrenner, A. B., and E. Miller: Studies on hepatomas. I. Size and spazing of multiple doses in the induction of carbon tetrachloride hepatomas. J. Nat. Canc. Inst. **4**, 385 (1944). — Eulenburg: Die Lehre von den schädlichen und giftigen Gasen, S. 470. Braunschweig 1865.

Falk, W.: Über Spätfolgen am Zentralnervensystem nach sogenanntem „Kernikterus". Wien. klin. Wschr. **1952**, 149. — Farkas, K.: Experimentell-morphologische Beobachtungen an den peripheren Ganglien und innensekretorischen Drüsen von an „Lufttaucher"- bzw. Höhenkrankheit zugrunde gegangener Tiere. Zbl. Path. **82**, 231 (1944). — Feil, H., u. R. Siegel: Electrocardiographic changes during attacks of angina pectoris. Amer. J. Med. Sci. **175**, 255 (1928). — Feulgen, R., u. H. Rossenbeck: Mikroskopisch-chemischer Nachweis einer Nucleinsäure vom Typus der Thymonucleinsäure und die darauf beruhende elektive Färbung von Zellkernen in mikroskopischen Präparaten. Z. physiol. Chem. **135**, 203 (1924). — Finley, K. H., and C. Brenner: Histologic evidence of damage to the brain in monkeys treated with metrazol and insulin. Arch. of Neur. **45**, 403 (1941). — FIROR, W. M., and G. O. GEY: Ann. Surg. **121**, 700 (1945). — FISCHER, B.: Experimentelle Untersuchungen über die blasige Entartung der Leberzelle und die Wasservergiftung der Zelle im allgemeinen. Frankf. Z. Path. **28**, 201 (1922). — FISCHER, G., u. H. HARTWIG: Vergleichende Messungen der Atmung des Amphibien-Keimes und seiner Teile während der Entwicklung. Biol. Zbl. **8**, 567 (1938). — FISHLER, M. C., A. TAUROG, J. PERLMAN and J. L. CHAIKOFF: J. of Biol. Chem. **141**, 809 (1941). Zit. nach GOEBEL u. Mitarb. 1951. — FLAUM, E., u. N. v. JAGIC: Über Erscheinungen von Myokardischämie in einem Fall von Ulkusblutung. Wien. Arch. inn. Med. **27**, 113 (1935). — FLECKENSTEIN, A.: Beitrag zum Mechanismus der experimentellen serösen Entzündung durch Allylformiat. Arch. exper. Path. u. Pharmakol. **203**, 151 (1944). ~ Neue Gifte der Zellatmung. Med. Klin. **1948**, 433. ~ Die Beeinflussung des Zellstoffwechsels durch schmerzerregende Substanzen. Arch. exper. Path. u. Pharmakol. **208**, 189 (1948). ~ Die periphere Schmerzauslösung und Schmerzausschaltung. Frankfurt a. M. 1950. ~ Der Kalium-Natrium-Austausch. Berlin-Göttingen-Heidelberg 1955. — FLECKENSTEIN, A., u. G. BERG: Weitere Untersuchungen über dehydrasenhemmende Gifte mit Triphenyltetrazoliumchlorid. Arch. exper. Path. u. Pharmakol. **212**, 484 (1951). — FLECKENSTEIN, A., G. BERG, J. GAYER u. S. SCHÖNIG: Über die Dehydrasen-Hemmung durch Schlangengifte und die Inaktivierung des dehydrasehemmenden Prinzips durch antitoxische Sera. Arch. exper. Path. u. Pharmakol. **213**, 265 (1951). — FLÖSSER, H.: Noch unveröffentlicht 1957. — FREI, W., H. STÜNZI, H. F. ALMASY u. O. HOLZACH: Zur Morphologie und Chemie der pathologischen Lipideinlagerung in der Leber. Schweiz. Z. Path. **14**, 692 (1951). — FREY, J.: Experimentelle Untersuchungen über den Blutkreislauf bei Einwirkung hydrostatischer Kräfte. Arch. Kreislaufforsch. **7**, 329 (1940). — FRIEDKIN, M., and A. L. LEHNINGER: Oxydation-coupled incorporation of organic radiophosphate into phospholipide and nucleic acid in a cell-free system. J. of Biol. Chem. **177**, 775 (1949). — FRIEDRICH-FREKSA, u. H. MARQUARDT: Die Biochemie der Gene. Handbuch der allgemeinen Pathologie, Bd. IX.

GALLERA, J.: Influence de l'atmosphère artificiellement modifiée sur le développement embryonnaire du poulet. Acta anat. (Basel) **11**, 549 (1951). — GAMPER, E., u. G. STIEFLER: Klinisches Bild und anatomischer Befund nach Drosselung. Arch. f. Psychiatr. **106**, 744 (1936). — GANSLER, H., u. C. ROUILLER: Modifications physiologiques et pathologics du mitochondriome. Schweiz. Z. Path. **19**, 217 (1956). — GARDNER, G., R. C. GROVE, R. K. GUSTAVSON, E. D. MAIRE, M. H. THOMPSON, H. S. WELLS und P. D. LAMSON: Studies on the pathological histology of experimental carbon tetrachloride poisoning. Bull. Johns Hopkins Hosp. **36**, 107 (1925). — GELLHORN, E., R. C. INGRAHAM and L. MOLDAWSKY: The influence of hypoglycemia on the sensitivity of the central nervous system to oxygen want. J. of Neurophysiol. **1**, 301 (1938). — GEPPERT: Über das Wesen der Blausäurevergiftung. Z. klin. Med. **15**, 208 (1899). — GERRARD, J.: Kernicterus and prematurity. Lancet **1950 II**, 35. — GEY, G. O.: Cancer Res. **1**, 737 (1941). — GEY, G. O., M. K. GEY, W. M. FIROR et W. O. SELF: Acta Union internat. contra Canc. **6**, 706 (1949). — GEY, R.: Zur pathologischen Anatomie der Leuchtgasvergiftung. Virchows Arch. **251**, 95 (1924). — GHON, A.: Leber, Gallenblase und Gallenwege, Pankreas. In L. ASCHOFF, Pathologische Anatomie, 7. Aufl., Bd. II, S. 856. Jena 1928. — GILCHRIST, F. G.: The effect of a horizontal temperature gradient on the development of the egg of the urodele triturus torosus. Physiologic. Zool. **1**, 231 (1928). ~ The progress of determination in the new egg, analysed by means of thermal gradients. Anat. Rec. **44**, 260 (1929). — GILLMAN, J., and TH. GILLMAN: Anoxia and the liver with special reference to shock and chronic malnutrition. S. Afric. J. Med. Sci. **1948**, 11. — GLICKMANN, N., and E. GELLHORN: The effect of oxygen deficiency on the sensitivity of rats to insulin. Amer. J. Physiol. **121**, 358 (1938). — GLUECKSOHN-SCHOENHEIMER, S.: The effect of an early lethal in the house mouse. Genetics **25**, 391 (1940). ~ The morphological manifestations of a dominant mutation in mice affecting tail and urogenital system. Genetics **28**, 341 (1943). — GLYNN, L. E., and H. P. HIMSWORTH: The intralobular circulation in acute liver injury by carbon tetrachloride. Clin. Sci. **6**, 235 (1948). — GODIN, V.: Chemische, klinische und histologische Untersuchungen über länger fortgesetzte Kohlenoxydvergiftungen mit niedrigen Dosen im Tierversuch. Z. exper. Med. **111**, 269 (1942). — GOEBEL, A., A. BORGHARD u. A. HUHN: Die Funktion der Schilddrüse bei allgemeinen Hypoxydosen. Beitr. path. Anat. **114**, 117 (1954). — GOEBEL, A., L. FRIEDERICI, H.K. FUKAS, W. MAURER u. W. NAGEL: Über den Einfluß der Cyankaliumvergiftung auf Sauerstoffverbrauch, Körpertemperatur und Phosphatidneubildung in Leber und Nieren von Ratten. Beitr. path. Anat. **112**, 36 (1952). — GOEBEL, A., W. KLANTE, H. KUTZIN, W. MAURER u. A. NIKLAS: Die Phosphatidneubildung in Leber und Nieren von Ratten bei Atmung unter vermindertem Sauerstoff-Partialdruck. Beitr. path. Anat. **111**, 245 (1951). — GOEBEL, A., u. G. RUDOLPH: Morphologische Veränderungen bei der interstitiellen, plasmazellulären Pneumonie. Beitr. path. Anat. **115**, 561 (1955). — GOLDBLATT, H., and G. CAMERON: Induced malignancy in cells from rat myocardium subjected to intermittend anaerobiosis during long propagation in vitro. J. of Exper. Med. **97**, 525 (1953). — GOLDHAMMER, M. S.,

u. D. Scherf: Elektrokardiographische Untersuchungen bei Kranken mit Angina pectoris. Z. klin. Med. 122, 134 (1932). — Gollwitzer-Meier, Kl., u. Ch. Kroetz: Kranzgefäßdurchblutung und Gaswechsel des innervierten Herzens. Klin. Wschr. 1940, 580, 616. — Gollwitzer-Meier, K., Ch. Kroetz u. E. Krüger: Sauerstoffverbrauch und Kranzgefäßdurchblutung des innervierten Herzens in ihrer Beziehung zu Arbeit und Arbeitsform des Herzens. Pflügers Arch. 240, 263 (1938). — Gollwitzer-Meier, Kl., u. E. Witzleb: Die Wirkung von l-Noradrenalin auf die Energetik und die Dynamik des Warmblüterherzens. Pflügers Arch. 255, 469 (1952). — Gordon, I., and R. Turner: Deaths from rapid anoxia. Arch. of Path. 52, 160 (1951). — Goslar, G., u. P. Schneppenheim: Histologische Untersuchungen am Zwischenhirn-Hypophysensystem der Ratte bei histotoxisch bedingter Hypoxydose. Beitr. path. Anat. 116, 517 (1956). — Govan, A. D. T.: Asphyxia and shock in the newborn. Lancet 1949 II, 839. — Govan, A. D. T., and J. M. Scott: Kernicterus and prematurity. Lancet 264, 611 (1953). — Gozzano, M.: Alterazioni istologiche del sistema nervosa nell'intossicazione da insulina. Boll. Soc. ital. Biol. sper. 4, 73 (1929). Zit. nach Stief u. Tokay, Weil u. Mitarb. — Gräff, S.: Knollenblätterschwamm-(Extrakt)-Vergiftung beim Tier. Verh. dtsch. path. Ges. 22, 284 (1927). — Grandpierre, R., et P. Grognot: Les modifications histologiques du foie dues à l'altitude. Méd. Aeronaut. 2, 18 (1947). — Grauer, H.: Der Adenosintriphosphorsäuregehalt des Herzmuskels unter normalen, anoxämischen und hypocalcämischen Bedingungen. Helvet. med. Acta 14, 394 (1947). — Grayzel, D. M.: Changes in the central nervous system resulting from convulsions due to hyperinsulinism. Arch. Int. Med. 54, 694 (1934). — Green, T. A.: Heart massage as a mean of restoration in cases of apparent sudden death. Lancet 1906 II, 1708. — Gremels, H.: Über die Steuerung der energetischen Vorgänge am Säugetierherzen. Arch. exp. Path. u. Pharmakol. 182, 1 (1936). — Grieshammer, W.: Degenerative Veränderungen in den Leberläppchen. Verh. dtsch. Ges. Path. 1950, 81, 112. — Grinker, R. R.: Über einen Fall von Leuchtgasvergiftung mit doppelseitiger Pallidumerweichung und schwerer Degeneration des tieferen Großhirnmarklagers. Z. Neur. 98, 433 (1925). — Groat, A. de: Symmetric necrosis of the globus pallidus in barbiturate poisoning. Arch. of Path. 29, 271 (1940). — Grosse-Brockhoff, F.: Pathologische Physiologie. Berlin-Göttingen-Heidelberg 1950. — Grundmann, E.: Histologische Untersuchungen über die Wirkungen experimentellen Sauerstoffmangels auf das Katzenherz. Beitr. path. Anat. 111, 36 (1950). — Günther, G. W.: Die unter dem Bilde des akuten bis protrahierten Kollaps verlaufende intravenöse Diphtherie-Toxinvergiftung des Kaninchens. Beitr. path. Anat. 105, 256 (1941). — Gürich, H.: Herzmuskelveränderungen bei Leuchtgasvergiftung. Med. Wschr. 1925, 2194. — Gusmano, G.: Die Leber bei Morbus coeruleus. Frankf. Z. Path. 64, 395 (1953). — György, P., and H. Goldblatt: Experimental production of dietary liver injury in rats. Proc. Soc. Exper. Biol. a. Med. 46, 492 (1941).

Hadorn, E.: Genetik und Entwicklungsphysiologie. Naturwiss. 40, 85 (1953). ~ Letalfaktoren. Stuttgart 1955. — Hadorn, W.: Untersuchungen über die Beeinflussung des Herzens durch Insulin und Hypoglykämie. Z. klin. Med. 130, 643 (1936). ~ Untersuchungen des Herzens im hypoglykämischen Schock. Arch. Kreislaufforsch. 2, 70 (1938). — Hadorn, W., u. B. Walthard: Experimentelle Untersuchungen über anatomische Herzmuskelveränderungen im Insulinschock. — Z. exper. Med. 105, 174 (1939). — Hallervorden, J.: Die extrapyramidalen Erkrankungen. Handbuch der Geisteskrankheiten, Bd. 11/7, S. 996. 1930. ~ Über eine Kohlenoxydvergiftung im Fetalleben mit Entwicklungsstörung der Hirnrinde. Allg. Z. Psychiatr. 124, 289 (1949). ~ Entwicklungsstörungen und frühkindliche Erkrankungen des Zentralnervensystems. In Handbuch der inneren Medizin, 4. Aufl., Bd. 5/3, S. 905. 1953. — Hanser, R.: Atrophie, Nekrose, Ablagerungen und Speicherungen. In Handruch der speziellen Pathologie, Bd. 5/1, S. 158. 1930. — Hanzon, V.: Liver cells secretion unde normal and pbathologic conditions studied by fluorescence microscopy on living-rats. Acta physiol. scand. (Stockh.) 28, Suppl., 101 (1952). — Hartenstein, H., and D. J. Freeman: Origin of the left coronary artery from the pulmonary artery. Amer. J. Dis. Childr. 83, 774 (1952). — Hartmann, F., u. U. Fleck: Vergleichende chemische und histologische Analyse der Leberverfettung. Klin. Wschr. 1952, 652. — Hartmann, F., F. Ruwe u. G. Schulze: Der Lipoidstoffwechsel des tetrachlorkohlenstoffvergifteten Hundes unter der Wirkung von Methionin, Inositol und Invertzucker. Arch. exper. Path. u. Pharmakol. 217, 98 (1953). — Haselhorst, G.: Experimentelle Untersuchungen über venöse Luftembolie. Arch. Gynäk. 122, 632 (1924). — Hassler, R.: Extrapyramidal-motorische Syndrome und Erkrankungen. Handbuch der inneren Medizin, Bd. 5/3, S. 676. 1953. — Hausner, Hiran, Herrick and Baldes: Control of coronary blood flow in the heart-lung preparation. Amer. J. Physiol. 131, 43 (1940). — Haymaker, W., u. H. Strughold: Atmospheric hypoxidosis. Handbuch der speziellen Pathologie, Bd. 13/I B, S. 1673. Berlin-Göttingen-Heidelberg 1957. — Hegglin, R.: Die verlängerte Q—T-Dauer im Elektrokardiogramm. Arch. Kreislaufforsch. 13, 173 (1944). ~ Die Klinik der energetisch-dynamischen Herzinsuffizienz. Basel 1947. ~ Über klinische Probleme des Myokardstoffwechsels.

Schweiz. med. Wschr. **1952**, 1211. ~ Über den Begriff der Myokardose. Cardiologia (Basel) **20**, 53 (1952). ~ Die Systole im Insulinschock und Coma diabeticum. Cardiologia (Basel) **2**, 170 (1938). — HEGNAUER, H.: Mißbildungshäufigkeit und Gebäralter. Geburtsh. u. Frauenheilk. **11**, 777 (1951). — HEIDENREICH, O., u. L. SCHMIDT: Der Einfluß von Vagusreizung und Carotidenabklemmung auf die Coronardurchblutung. Pflügers Arch. **263**, 315 (1956). — HEIDLOFF, M.: Ein Fall von abnormem Ursprung der A. coroharia cordis sinistra aus der Arteria pulmonalis comm. Diss. Leipzig 1926. — HEINRICHSDORFF, P.: Zur Histogenese des Ikterus. Virchows Arch. **248**, 48 (1924). — HEITZMANN, O.: Drei seltene Fälle von Herzmißbildung. Virchows Arch. **223**, 57 (1917). — HENDERSON, Y.: Erstickung durch Kohlenoxyd und Wiederbelebung mit Sauerstoff und Kohlendioxyd. Münch. med. Wschr. **1935**, 1672. ~ Atmung, Erstickung, Wiederbelebung. Leipzig 1941. — HERBERTSON, B. M.: Patchy necrosis of the myocardium of rabbits after anaphylactic shock and after experimental pulmonaryembolism. J. of Path. **66**, 211 (1953). ~ Patchy myocardial necrosis in rabbits after shock does of histamine and peptone. J. of Path. **72**, 4 (1956). — HERXHEIMER, G.: Über akute Leberatrophie und verwandte Veränderungen. Beitr. path. Anat. **72**, 56, 349 (1924). — HERZOG, G.: Zur Pathologie der Leuchtgasvergiftung. Münch. med. Wschr. **1920**, 558. ~ Herzmuskeluntersuchungen in Fällen von Leuchtgasvergiftung. Zbl. Path. **35**, 247 (1924). — HESS, W. R.: Regulierung des Blutkreislaufes. Leipzig 1930. — HESSE, W.: Untersuchungen über das Bild der vakuoligen Degeneration in der Leber am menschlichen Sektionsgut. Beitr. path. Anat. **107**, 173 (1942). — HICKS, S. P.: Brain metabolism in vivo. 1. The distribution of the lesions caused by cyanide poisoning, insulin, asphyxia in nitrogen and fluoroacetate poisoning in rats. Arch. of Path. **49**, 111 (1950). — HILLER, F.: Über die krankhaften Veränderungen des ZNS nach CO-Vergiftung. Z. Neur. **93**, 594 (1924). ~ Die Zirkulationsstörungen des Rückenmarks und Gehirns. In Handbuch der Neurologie, Bd. 11, S. 178. 1936. — HIMSWORTH, H. P.: The liver and its diseases. Cambridge, Mass. 1947. — HIMWICH, H. E.: Brain metabolism and cerebral disorders. Baltimore 1951. — HIMWICH, H. E., F. A. D. ALEXANDER and B. LIPETZ: Effect of acute anoxia produced by breathing nitrogen, on the course of schizophrenia. Proc. Soc. Exper. Biol. a. Med. **39**, 367 (1938). — HIMWICH, H. E., K. M. BOWMAN, C. DALY, J. F. FAZEKAS, J. WARTIS and W. GOLDFARB: Cerebral blood flow and brain metabolism during insulin hypoglycemia. Amer. J. Physiol. **132**, 640 (1941). — HIMWICH, H. E., K. M. BOWMAN, J. F. FAZEKAS and L. L. ORENSTEIN: Effect of Metrazol convulsions on brain metabolism. Proc. Soc. Exper. Biol. a. Med. **37**, 359 (1937). — HIMWICH, H. E., K. M. BOWMAN, J. WORTIS and J. F. FAZEKAS: Brain metabolism during the hypoglycemic treatment of schizophrenia. Science (Lancaster, Pa.) **86**, 271 (1937). — HIMWICH, H. E., and J. F. FAZEKAS: The effect of hypoglycemia on the metabolism of the brain. Endocrinology **21**, 800 (1937). — HIMWICH, H. E., Z. HADIDIAN, J. F. FAZEKAS and H. HOAGLAND: Cerebral metabolism and electrical, activity during insulin hypoglycemia in man. Amer. J. Physiol. **125**, 578 (1939). — HIMWICH, W. A., and H. E. HIMWICH: Pyruvic acid exchange of the brain. J. of Neurophysiol. **9**, 133 (1946). — HJÄRRE, A.: Die puerperale Hämoglobinämie des Rindes. Uppsala 1930. ~ Toxische Leberdystrophie bei Haustieren. Zbl. Path. **89**, 278 (1952). — HOCHREIN, M., u. J. KELLER: Untersuchungen am Coronarsystem. Arch. exp. Path. u. Pharmakol. **159**, 300 (1931). — HOCHREIN, M., u. K. SCHNEYER: Der pulmocoronare Reflex. Arch. exper. Path. u. Pharmakol. **187**, 265 (1937). — Zur Pathogenese der Lungenembolie. Münch. med. Wschr. **1937**, 1929.—HÖFLER, W.: Siehe F. BÜCHNER, Diskussion zum Referat W. SCHOLZ, Kreislaufschäden des Gehirns und ihre Pathogenese. Verh. dtsch. Ges. Kreislaufforsch. **1953**, 84. — HÖPKER, W.: Hypoglykämische Ganglienzellveränderungen. Z. klin. Med. **148**. 448 (1951). ~ Über Hirnveränderungen nach Glukosemangel. Verh. dtsch. Ges. Kreislaufforsch. **1953**, 241. ~ Die Wirkung des Glukosemangels auf das Gehirn. Leipzig 1954. — HOLM, K. F.: Dauerschaden des Herzens nach CO-Vergiftung. Med. Klin. **1950**, 1427.— HOLMES, G.: Oxydations in central and peripheral nervous tissue. Biochemic. J. **24**, 914 (1930). — HORN, H., L. E. FIELD, S. DACK and A. M. MASTER: Acute coronary insufficiency: Pathological and physiological aspects. Amer. Heart J. **40**, 63 (1950). — HOWLAND, J., and A. N. RICHARDS: An experimental study of the metabolism and pathology of delayed chloroform poisoning. Proc. New York Path. Soc. **1908/09**, 161. — HUNTER, J.: Observations on the inflamation of the internal coats of veines. Tract. Soc. Imper. Med. Chir. Knowled. **1**, 18 (1793). ~ Versuche über das Blut, die Entzündung und die Schußwunden. 1797. — HURST, E. W., and P. E. HURST: Aetiology of hepato-lenticular degeneration: experimental liver cirrhosis: poisoning with manganese, chloroform, phenylhydrazine, bile and guanidin. J. of Path. **31**, 303 (1928). — HUXLEY, J. S.: The modification of development by means of temperature gradients. Roux' Arch. **112**, 480 (1927).

INGALLS, TH. H.: Aetiologie of mongolism. Amer. J. Dis. Childr. **74**, 147 (1947). ~ Pathogenesis of mongolism. Amer. J. Dis. Childr. **73**, 279 (1947). ~ Epidemiology of congenital malformations. In: Mechanisms of congenital malformation, Vol. II, p. 10. New York 1954. — INGALLS, TH., F. J. CURLEY and R. A. PRINDLE: Anoxia as a cause of fetal death and congenital defect in the mouse. Amer. J. Dis. Childr. **80**, 34 (1950). — INGALLS, TH., F. J. CURLEY and A. PRINDLE: Experimental production of congenital anomalies. Timing and degree of anoxia as factors causing fetal death and congenital anomalies in the mouse. New England J. Med. **247**, 758 (1952). — INGALLS, TH. H., TH. F. PUGH and B. MACMAHON: Incidence of anencephalus, spina bifida and hydrocephalus related to birth rank and maternal age. Brit. J. Prevent. Soc. Med. **8**, 17 (1954).

JACOB, H.: Über Hirnschäden bei Ikterus neonatorum gravis. Arch. f. Psychiatr. u. Z. Neur. **180**, 1 (1948). ~ Über die Herdentwicklung bei Transsudationsschäden des Gehirns. Arch. f. Psychiatr. u. Z. Neur. **186**, 327 (1951). ~ Zur Frage systemartiger Veränderungen der unteren Olive bei Kreislaufstörungen. Arch. f. Psychiatr. u. Z. Neur. **186**, 535 (1951). — JACOB, H., u. W. PYRKOSCH: Frühe Hirnschäden bei Strangtod und in der Agonie. Arch. f. Psychiatr. u. Z. Neur. **187**, 177 (1951). — JAFFÉ, R.: Über Entstehung und Verlauf der experimentellen Leberzirrhose. Frankf. Z. Path. **24**, 241 (1920). — JANDOLO, C.: Aglycidic anoxia. Sci. med. ital. (engl. edit.) **1**, 727 (1950). — JECKELN, E.: Über Leuchtgasschädigungen des menschlichen Herzens. Verh. dtsch. Ges. Path. **1935**, 275. — JEDEIKIN, L. A., and S. WEINHOUSE: Studies of the incorporation of palmitade-1-C^{14} into tissue lipides in vitro. Arch. of Biochem. **50**, 134 (1954). — JENSEN, A. V., and W. F. WINDLE: Effect of intermittent exposure to 30,000 feet simulated altitude on brain structure. Anat. Rec. **97**, 346 (1947). — JERVIS, G. A., and F. T. JOYCE: Barbiturate-opiate intoxication with necrosis of the basal ganglions of the brain. Arch. of Path. **45**, 319 (1948). — JOANNOVICS, G.: Über experimentelle Leberzirrhose. Wien. klin. Wschr. **1904**, 757. — JOHNSON, L. E.: „Streamlined" pigs. A new legless mutation. J. Hered. **31**, 239 (1940).

KAESER, O.: Studien an menschlichen Aborteiern mit besonderer Berücksichtigung der frühen Fehlbildungen und ihrer Ursachen. Schweiz. med. Wschr. **1949**, 1050, 1079. — KATSCH, G.: Diskussionsbemerkung. Verh. dtsch. Ges. Naturforsch. **1954**, 134 (1955). — KAUNITZ, P. E.: Origin of left coronary artery from pulmonary artery. Review of the literature and report of two cases. Amer. Heart J. **33**, 182 (1947). — KEEFER, C. S., u. W. H. RESNIK: Angina pectoris: a syndrome caused by anoxemia of the myocardium. Arch. Int. Med. **41**, 769 (1928). — KELLER, CH. J., A. LOESER u. H. REIN: Die Physiologie der Skelett-Muskel-Durchblutung. Z. Biol. **90**, 260 (1930). — KELLNER, A., and TH. ROBERTSON: Selective necrosis of cardiac and skeletal muscle induced experimentally by means of proteolytic enzyme solutions given intravenously. J. of Exper. Med. **99**, 387 (1954). — KELLY, V. C., W. S. WILKINS and R. B. SCOTT: Syndrome of anomalous left coronary artery. J. of Pediatr. **42**, 731 (1953). — KENNEDY, E. P.: The synthesis of lecithin in isolated mitochondria. J. Amer. Chem. Soc. **75**, 249 (1953). — KERR, S. E.: The carbohydrate metabolism of brain. I. The determination of glycogen in nerve tissue. J. of Biol. Chem. **116**, 1 (1936). — KERR, S. E., and M. GHANTUS: The carbohydrate Metabolism of brain. II. The effect of varying the carbohydrade and insulin supply on the glycogen, free sugar, and lactic acid in mamalian brain. J. of Biol. Chem. **116**, 9 (1936). — KETTLER, L. H.: Über die vakuolige Degeneration der Leberzellen. Virchows Arch. **315**, 587 (1948). ~ Untersuchungen über die Genese von Lebernekrosen auf Grund experimenteller Kreislaufstörungen. Virchows Arch. **316**, 525 (1949). ~ Zur Pathogenese der hypoxämischen Nekrose. Verh. dtsch. Ges. Path. (1949) **1950**, 74. ~ Zur Pathogenese hydropischer Zellveränderungen in Leber und Niere. Virchows Arch. **321**, 326 (1952). ~ Parenchymschädigungen der Leber. Erg. Path. **37**, 1 (1954). — KETY, S. S., J. W. HAFKENSCHIEL, W. A. JEPPERS, J. H. LEOPOLD and H. A. SHENKIN: The blood flow, vascular resistance and oxygen consumption of the brain in essential hypertension. J. Clin. Invest. **27**, 511 (1948). — KIENLE, F.: Elektrokardiographische und morphologische Untersuchungen zur Frage der Schädigung des rechten und des linken Ventrikels. Verh. dtsch. Ges. inn. Med. **1938**, 145. ~ Praktische Elektrokardiographie. Leipzig 1943. ~ Das Belastungselektrokardiogramm und das Steh-EKG. Leipzig 1946. — KISCH, B.: Physiologische Ergebnisse der Elektronenmikroskopie des Herzens. Verh. dtsch. Ges. Kreislaufforsch. **18**, 1 (1952). ~ The sarcosomes, a vital part of the heart muscle. Exper. Med. a. Surg. **10**, 208 (1952). ~ Elektronenmikroskopische Untersuchungen am Herzen. Z. wiss. Mikrosk. **62**, 510 (1956). — KIYOKAWA, W.: Anomalie der linken Kranzarterie des Herzens und ihre Folgen. Virchows Arch. **242**, 14 (1923). — KLEPZIG, H., D. MÜLLER u. H. REINDELL: Über das Ekg während Belastung und seine klinische Bedeutung. Z. Kreislaufforsch. **45**, 19/20 (1956). — KNAUFF, H.-G., u. W. SCHRAMM: Zur Frage morphologischer Äquivalentbilder der histotoxischen Hypoxydose. Frankf. Z. Path. **67**, 308 (1956). — KOBAYASHI, T., and Y. WATANABE: Kernikterus in Japan. A report of four cases. Keio J. Med. **1**, 215 (1952). — KÖHN, K.: Primärer Leberkrebs als Zufallsbefund. Beitrag zur Frage der initialen Carcinome. Verh. dtsch. Ges. Path. **40**, 346 (1956). — KOLISKO: Die symmetrische Enzephalomalazie in den Linsenkernen nach Kohlenoxydvergiftung. Beitr. gerichtl. Med. **2**, 1 (1914). — KONJETZNY, G. E.: Die Entzündung des Magens. In Handbuch der speziellen pathologischen Anatomie und Histologie, Bd. IV/2, S. 768. 1928. — KONNUALDI, G.: Ittero nucleare. Arch. „De

Vecchi" (Firenze) **10**, 765 (1948). — KORNBERG, A., u. W. E. PRICER: Enzymatic synthesis of phosphoruscontaining lipides. J. Amer. Chem. Soc. **74**, 1617 (1952). — KORTH, C.: Grenzen der klinischen Elektrocardiographie. Arch. Kreislaufforsch. **3**, 1 (1938). — KRAMER, K.: Stoffwechsel und Kreislauf des arbeitenden Skelettmuskels. Verh. dtsch. Ges. Kreislaufforsch. **1941**, 66. — KRAUS, R., u. C. STERNBERG: Über Wirkungen der Hämolysine im Organismus. Zbl. Bakter. I Orig. **32**, 903 (1902). — KRITZLER, R. A.: War Med. **6**, 369 (1944). Zit. nach V. HANZON, Liver cell secretion under normal and pathologic conditions. Acta physiol. scand. (Stockh.) **28**, Suppl., 101 (1952). — KROETZ, CHR.: Herzschädigungen nach Kohlenoxydvergiftungen. Dtsch. med. Wschr. **1936**, 1365, 1414. — KÜHN, A.: Entwicklungsphysiologie. Berlin-Göttingen-Heidelberg 1955.
LACQUET, A. M.: Experimental pathology of the liver. VIII. Effects of carbon tetrachloride on the normal and on the restored liver after partial hepatectomy. Arch. of Path. **14**, 164 (1932). — LANDAUER, W.: Rumplessness of chicken embryos produced by the injection of insulin and other chemicals. J. of Exper. Zool. **98**, 65 (1945). ~ Insulin-induces abnormalities of beak, extremities and eyes in chickens. J. of Exper. Zool. **105**, 145 (1947). ~ Hereditary abnormalities and their chemically-induced phenocopies. Growth **12** Suppl., 171 (1948). ~ On the chemical production of developmental abnormalities and of phenocopies in chicken embryos. J. cellul. a. Comp. Physiol. **43**, 261 (1954). — LANDAUER, W., u. M. B. RHODES: Further observations on the teratogenic nature of insulin and its modification by supplementary treatement. J. of Exper. Zool. **119**, 221 (1952). — LANDSTEINER, K., u. A. S. WIENER: Agglutinable factor in human blood recognized by immune sera for rhesus blood. Proc. Soc. Exp. Biol. a. Med. **43**, 223 (1940). — LANDTMANN, B.: Ann. med. int. fenn. **36**, 542 (1947). — LANG, K.: Der intermediäre Stoffwechsel. Berlin-Göttingen-Heidelberg 1952. — LANG, K., u. O. RANKE: Stoffwechsel und Ernährung. Berlin-Göttingen-Heidelberg 1950. — LANGE, C. DE: Kernikterus (ORTH-SCHMORL) mit und ohne Erythroblastose. Jb. Kinderheilk. **145**, 273 (1935). ~ Diagnostic rétrospectif d'ictère grave du nouveau-né. Rev. franç. Pédiatr. **12**, 793 (1936). ~ Künstliche Frühgeburt und die Trias Icterus gravior familiaris, Anaemia congenita und Hydrops congenitus universalis. Ann. paediatr. (Basel) **152**, 277 (1939). — LANGENDORF, R., u. A. PICK: EKG-Befunde bei Lungenembolie. Acta med. scand. (Stockh.) **90**, 289 (1936). — LARSEN, C. D., L. L. WEED and P. B. RHOADS: Pulmonarytumor induction by transplacental exposure to urethan. J. Nat. Canc. Inst. **8**, 63 (1947). — LARSEN, H. KAJ: Om forandringer i elektrokardiogrammet hos sunde og syge under experimental iltmangel. København 1938. ~ Effect of anoxemia on the human electrocardiogram. Acta med. scand. (Stockh.) Suppl. **78**, 141 (1938). — LASCHKEWITZ: Zit. nach HUNT. Arch. Anat., Physiol. u. med. Wiss. **1868**, 649. — LAUDAHN, G., u. CL. J. LÜDERS: Die Wirkung isolierter Leberzellmitochondrien auf den akuten Tetrachlorkohlenstoffschaden der Rattenleber. Virchows Arch. **329**, 581 (1957). — LAUTER, S., u. H. BAUMANN: Kreislauf und Atmung im hypoglykämischen Zustand. Dtsch. Arch. klin. Med. **163**, 161 (1929). — LAWRENCE, R. D., A. MEYER u. S. LEVIN: The pathological changes in the brain in fatal hypoglycemia. Quart. J. Med. **11**, 181 (1942). — LEDER, O.: Über das cytologische und histochemische Bild der Nucleinsäuren in der Neuralanlage von Triton alpestris nach langfristigem Sauerstoffmangel. Beitr. path. Anat. **114**, 302 (1955). — LEHMANN, F. E.: Die Morphogenese in ihrer Abhängigkeit von elementaren biologischen Konstituenten des Plasmas. Rev. suisse Zool. **57** (1950). — LEITHOFF: Noch unveröffentlicht 1954. — LEMKE, R.: Pathologisch-anatomische Befunde bei Todesfällen nach Bluttransfusionen. Virchows Arch. **257**, 415 (1925). — LETTERER, E.: Die pathologische Anatomie des Vergiftungstodes. In A. PONSOLD, Lehrbuch der gerichtlichen Medizin. Stuttgart 1950. — LEVINE, A., and P. SCHILDER: Motor phenomena during nitrogen inhalation. Arch. of Neur. **44**, 1009 (1940). — LEVY, R. L., N. E. WILLIAMS, H. G. BRUENN and H. A. CARR: The „Anoxemia" test in the diagnosis of coronary insufficiency. Amer. Heart J. **24**, 772 (1942). — LEWIN, L.: Gifte und Vergiftungen. Berlin 1929. — LEWINSTEIN, G.: Zur Kenntnis der Wirkung der verdünnten Luft. Pflügers Arch. **65**, 278 (1897). — LEWIS, R. B., and W. HAYMAKER: High altitude hypoxia. Observations at autopsy in seventy-five cases and an analysis of the causes of the hypoxia. J. Aviation Med. **19**, 306 (1948). — LIEBEGOTT, G.: Über die Beziehungen zwischen chronischer Arsenvergiftung und malignen Neubildungen. Zbl. Arbeitsmed. u. Arbeitsschutz **2**, 15 (1952). — LIEBMANN, E.: Ein Fall von Herzmuskelentzündung nach Leuchtgasvergiftung. Med. Wschr. **1919**, 1192. — LIERE, E. J. VAN: Anoxia. Chicago 1942. — LINDAU, A.: Reaktionen nach Bluttransfusion. Acta path. scand. (Københ.) **5**, 382 (1928). — LINDNER, E.: Über die Sarkosomen der Herz- und Skelettmuskelfaser. Beitr. path. Anat. **114**, 244 (1954). — LIU CHAN-NAO: Cytology of rabbit neurons after „malononitrile" administration. Arch. of Neur. **66**, 427 (1951). — LÖFFLER, L.: Leberstudien. III. Die Lebernekrose bei der Chloroformvergiftung. Virchows Arch. **269**, 771 (1928). — LÖFFLER, L., u. M. NORDMANN: Leberstudien. I. Die Leber bei der Verdauung von Normalkost, nach Fett-, Glykogen- und Eiweißfütterung, im Hungerzustand und unter der Einwirkung von Adrenalin, Chloroform, Phosphor, Phlorhidzin und Insulin. Virchows Arch. **257**, 119 (1925). —

LOESCHCKE, H. H.: Plötzlicher Tod durch Sauerstoffmangel. Dtsch. Z. gerichtl. Med. **39**, 480 (1949). — LOEWY, A.: Die Respiration und Zirkulation bei Änderung des Druckes. Berlin 1895. ~ Physiologie des Höhenklimas. Berlin 1932. — LOHMANN, K., u. P. OHLMEYER: Muskel. In Physiologische Chemie, Bd. II/2A, S. 570. Berlin-Göttingen-Heidelberg 1956. — LOOMIS, W. F., and F. LIPMANN: Reversible inhibition of the coupling between phosphorylation and oxidation. J. of Biol. Chem. **173**, 807 (1948). — LOTZ, H. H.: Beobachtungen über das histologische Verhalten der Leber während der Diphtherie-Epidemie in den Jahren 1945—46. Zbl. Path. **84**, 370 (1948). — LOVE jr., W. S., G. W. BRUGLER and N. WINSLOW: Electrocardiographic studies in clinical and experimental pulmonary embolization. Ann. Int. Med. **11**, 2109 (1938). — LUCAS, B. G. B., and D. H. STRANGEWAYS: The effect of intermittent anoxia on the brain. J. of Path. **64**, 265 (1952). — LÜTHY, F.: Über Lebernekrosen bei Endocarditis. Virchows Arch. **254**, 849 (1925). — LUFT, U.: Irreversible Organveränderungen im Unterdruck. Beitr. path. Anat. **98**, 323 (1937). ~ Irreversible hypoxämische Organveränderungen bei alten und jungen Tieren im Unterdruck. Beitr. path. Anat. **99**, 351 (1937). ~ Die Höhenanpassung. Erg. Physiol. **44**, 256 (1942). — LUND, O. E.: Histologische Befunde bei experimentellen, akuten Kohlenoxydvergiftungen. Arch. Gewerbepath. **15**, 96 (1956).

MACLEOD, J. J. R.: Kohlenhydratstoffwechsel und Insulin. (Übersetzt von GREMELS.) Berlin 1927. — MALINOW, M. R., L. N. KATZ and B. KONDO: Is there a vagal pulmono-coronary reflex in pulmonary embolism? Amer. Heart J. **31**, 702 (1946). — MALL, F. P.: A study of the cause underlying the origin of human monsters. J. of Morph. **19**, 1 (1908). ~ Die Pathologie des menschlichen Eies. Handbuch der Entwicklungsgeschichte des Menschen, Bd. I, S. 208. Leipzig 1910. ~ Publ. Carnegie Inst. 221, Contr. Embryol. 1, 1 (1915). — MALLORY, F. B.: Necroses of the liver. J. Med. Res. **6**, 264 (1901). — MANGOLD, O., u. TH. PETERS: Über die Wirkung gleicher Röntgendosen auf verschiedenen Stadien der Frühentwicklung von Triton alpestris. Beitr. path. Anat. **116**, 478 (1956). — MANNHEIMER, E.: Morbus caeruleus. An analysis of 114 cases of congenital heart disease with cyanosis. Basel u. New York: S. Karger 1949. — MARESCH, R.: Über einen Fall von Kohlenoxydgasschädigung des Kindes in der Gebärmutter. Wien. med. Wschr. **1929**, 454. — MARTIN, H. G., A. S. LOEVENHART and C. H. BUNTING: To morphological changes in the tissus of the rabbit as a result of reducted oxidation. J. of Exper. Med. **27**, 399 (1918). — MARTIUS, C.: Die Wirkungsweise des Schilddrüsenhormones. In Hormone und ihre Wirkungsweise. Berlin-Göttingen-Heidelberg 1955. — MARTIUS, C., and B. HESS: The mode of action of thyroxin. Arch. Chem. a. Biophys. **33**, 486 (1951). ~ Über den Wirkungsmechanismus des Schilddrüsenhormons. Arch. exper. Path. u. Pharmakol. **216**, 45 (1952). — MASTER, A. M.: The two-step test of Myocardial function. Amer. Heart J. **10**, 495 (1935). — MASTER, A. M., S. DACK, A. GRISHMAN, L. E. FIELD and H. HORN: Acute coronary insufficiency: An entity. Shock, hemorrhage and pulmonary embolism as factors in its production. J. Mt. Sinai Hosp. **14**, 8 (1947). — MASTER, M. A., S. DACK, H. HORN, B. I. FREEDMAN and L. E. FIELD: Acute coronary insufficiency due to acute hemorrhage: an analysis of one hundred and three cases. Circulation (New York) **1**, 1302 (1950). — MAURATH, J., u. J. REHN: Beiträge zur experimentellen Erzeugung einfacher Mißbildungen durch Sauerstoffmangel an Tritonen. Frankf. Z. Path. **60**, 495 (1946/49). MAYER, J. B.: Kinder diabetischer Mütter. Erg. inn. Med., N. F. **4**, 368 (1953). ~ Die Embryopathien bei Viruserkrankungen und Stoffwechselstörungen. Verh. dtsch. Ges. Path. **40**, 8 (1956). — MEESSEN, H.: Über Coronarinsuffizienz nach Histamincollaps und nach orthostatischem Collaps. Beitr. path. Anat. **99**, 329 (1937). ~ Koronarinsuffizienz durch Histaminkollaps und durch orthostatischen Kollaps. Verh. dtsch. Ges. Kreislaufforsch. **1937**, 198. ~ Experimentelle Untersuchungen zum Collapsproblem. Beitr. path. Anat. **102**, 191 (1939). ~ Über experimentelle Lungenembolie. Klin. Wschr. **1940**, 238. ~ Über experimentelle Lungenembolie durch Glasperlen. Arch. Kreislaufforsch. **6**, 117 (1940). ~ Elektrokardiographische und anatomische Untersuchungen am Kaninchen über die Wirkung von Insulinschock und Cardiazolkrampf auf das Herz. Arch. Kreislaufforsch. **6**, 361 (1940). ~ Über Ursachen und Folgen abnormer Blutverteilung. Ber. naturforsch. Ges. **37**, 65 (1941). ~ Veränderungen am Zentralnervensystem des Hundes nach Histaminkollaps. Beitr. path. Anat. **109**, 352 (1944). ~ Pathologische Anatomie des Morbus caeruleus. Langenbecks Arch. u. Dtsch. Z. Chir. **279**, 474 (1954). — MEGIBOW, R. S., L. N. KATZ and F. S. STEINITZ: Dynamic changes in experimental pulmonary embolism. Surgery (St. Louis) **11**, 19 (1942). — MERIWETHER, L. S., H. HAGER and W. SCHOLZ: Kernicterus. Hypoxemia, significant pathogenic factor. Arch. of Neur. **73**, 293 (1955). — MERK, R.: Die morphologischen Veränderungen des Zentralnervensystems im kurzfristigen Unterdruckversuch. Arch. f. Psychiatr. **111**, 160 (1940). — MEYER, A.: Über die Wirkung der Kohlenoxydvergiftung auf das Zentralnervensystem. Z. Neur. **100**, 201 (1926). ~ Klinisch-anatomische Erfahrungen über Kohlenoxydvergiftung des Z.N.S. Klin. Wschr. **1927**, 145. ~ Über das Verhalten des Hemisphärenmarks bei menschlicher Kohlenoxydvergiftung. Z. Neur. **112**, 172 (1928). ~ Experimentelle Erfahrungen über die Kohlenoxydvergiftung des ZNS. Z. Neur. **112**, 187 (1928). ~ Über Gehirnveränderungen bei experimenteller Blausäurevergiftung. Z. Neur. **143**, 333 (1933). — MEYER, A., u. W. BLUME: Experimentelle Vergiftungsstudien: IV. Folgeerscheinungen der Narkose am Zentralnervensystem. Histopathologischer Teil. Z. Neur. **149**, 678 (1934). — MEYER, H. E.: Insulin und Kreislauf. Zbl. inn. Med. **57**, 761 (1936). — MEYER, J. E.: Zur Ätiologie und Pathogenese des fetalen und frühkindlichen Cerebralschadens. Z. Kinderheilk. **67**, 123 (1949). ~ Über die Lokalisation frühkindlicher Hirnschäden in arteriellen Grenzgebieten. Arch. f. Psychiatr. u. Z. Neur. **190**, 328 (1953). — MÖLBERT, E.: Elektronenmikroskopische Untersuchungen am Leberparenchym bei akuter Hypoxie. Med. Ges. Freiburg i. Br., Sitzung 26. Juni 1956. Klin. Wschr. **1956**, 928. ~ Das Leberparenchym bei histotoxischer Oxydationshemmung im elektronenmikroskopischen Bild. Klin. Wschr. **1957**. ~ Das elektronenmikroskopische Bild der Leberparenchymzelle nach oxydationshemmenden Cytotoxinen. Verh. dtsch. Ges. Path. **1957**. — Die Herzmuskelfaser nach akuter Oxydationshemmung im elektronenmikroskopischen Bild. Ersch. in Beitr. path. Anat. **118** (1957). — MÖLBERT, E., u. D. GUERRITORE: Elektronenmikroskopische Untersuchungen am Leberparenchym bei akuter Hypoxie. Beitr. path. Anat. **117**, 32 (1957). — MØLER, K. O.: Pharmakologie. Basel 1947. — MONRAD-KROHN, G. H.: Über Anoxia cerebri mit Bericht eines ungewöhnlichen Falles. Acta psychiatr. (Københ.) **27**, 125 (1952). — MOON, H. T.: The pathology of fatal carbon tetrachlorid poisoning. Amer. J. Path. **26**, 1041 (1951). — MOORE, T.: Vitamin E. Brit. Med. Bull. **12**, 44 (1956). — MORRISON, L. R.: Histopathologic effect of anoxia on the central nervous system. Arch. of Neur. **55**, 1 (1946). — MOSELEY, H. R.: Insulin-induced rumplesness of chickens. IV. Early embryology. J. of Exper. Zool. **105**, 279 (1947). — MOSSO, U.: In: Der Mensch auf den Hochalpen. Leipzig 1899. ~ L'asphyxie dans les tunnels et expériences avec l'oxyde de carbone faites sur l'homme. Arch. ital. Biol. **35**, 9 (1901). — MOTTRAM, V. H.: Fettinfiltration der Leber durch Hunger verursacht. Z. Biol. **52**, 280 (1909). ~ Fatty infiltration of the liver in hunger. J. of Physiol. **38**, 281 (1909). — MÜLLER, B.: Über Fettmetamorphose in den inneren parenchymatösen lebenswichtigen Organen nach einfachen und Mischnarkosen. Arch. klin. Chir. **75**, 896 (1904). — MUELLER, B.: Neuere Erkenntnisse zur Frage der Kohlenoxydvergiftung. Med. Klin. **1938 II**, 1487. — MÜLLER, E., u. WG. ROTTER: Über histologische Veränderungen beim akuten Höhentod. Beitr. path. Anat. **107**, 156 (1942). — MÜLLER, M.: Insulin- und Cardiazolschockbehandlung der Schizophrenie. Fortschr. Neur. **9**, 131 (1937). ~ Die Insulin- und Cardiazolschockbehandlung in der Psychiatrie. Fortschr. Neur. **11**, 361 (1939). — MURAKAMI, U., Y. KAMEYAMA and T. KATO: Effects of maternal anoxia upon the development of embryos. Ann. Rep. of the Res. Inst. of Environmental Med. Nagoya 1955, 76 (1956). — MUSHETT, CH.: Elektive Differenzierungsstörungen des ZNS am Hühnchenkeim nach kurzfristigem Sauerstoffmangel. Beitr. path. Anat. **113**, 367 (1953). — MUSKENS, A. L. M.: Bijdrage tot de studie van den laten narcose-dood. Inaug.-Diss. Utrecht 1909.

NAUJOKS, H.: Der Einfluß kurzfristigen Sauerstoffmangels auf die Entwicklung des Hühnchens in den ersten fünf Bruttagen. Beitr. path. Anat. **113**, 221 (1953). — NEEDHAM, J.: Chemical embryology. Cambridge 1931. ~ Biochemistry and morphogenesis. Cambridge 1942. — NEGRI, A.: Experimentelle Untersuchungen über die Wirkung hoher Insulindosen auf das Myokard von Kaninchen. Z. exper. Med. **111**, 69 (1942). — NEUBURGER, F.: Fall einer intrauterinen Hirnschädigung nach einer Leuchtgasvergiftung der Mutter. Beitr. gerichtl. Med. **13**, 85 (1935). — NEUREITER, PIETRUSKY u. SCHÜTT: Handwörterbuch der gerichtlichen Medizin. Berlin: Springer 1940. — NICOLAJEV, V.: Über eine besondere Gliaveränderung nach wiederholten Insulinschocks im Tierversuch. Schweiz. Arch. Neur. **39**, 205 (1937). — NOELL, W.: Überlebens- und Wiederbelebungszeiten des Gehirns bei Anoxie. Arch. f. Psychiatr. u. Z. Neur. **180**, 687 (1948). — NOELL, W., u. A. KORNMÜLLER: Zur Sauerstoffmangelwirkung auf die Hirnrinde. Pflügers Arch. **247**, 685 (1944). — NOELL, W., u. M. SCHNEIDER: Über die Durchblutung und Sauerstoffversorgung des Gehirns im akuten Sauerstoffmangel. I. Die Gehirndurchblutung. Pflügers Arch. **246**, 181 (1942). ~ Quantitative Angaben über Durchblutung und Sauerstoffversorgung des Gehirns. Pflügers Arch. **250**, 35 (1948). — NOVIKOFF, A. B., V. R. POTTER and G. A. LE PAGE: Phosphorylated intermediates in tumor gycolysis. IV. Glycolysis in tumor homogenates. Cancer Res. **8**, 203 (1948). — Nowy, H., u. E. HELMREICH: Unterschiede der Gewebeatmung verschiedener Abschnitte des Rattenherzens. I. Mitteilung. Arch. exper. Path. u. Pharmakol. **213**, 402 (1951).

OBERLING, CH., u. CH. ROUILLER: Les effets de l'intoxication aigue au tetrachlorure de carbone sur le foie du rat. Ann. d'Anat. Path. **1**, 401 (1956). — OERTEL, H.: Über die bei schwerer venöser Stauung auftretenden nichtentzündlichen Lebernekrosen mit Ikterus. Klin. Wschr. **1912**, 2019. — OGATA, T.: Beiträge zur experimentell erzeugten Lebercirrhose und zur Pathogenese des Ikterus mit spezieller Berücksichtigung der Gallenkapillaren bei der Unterbindung des Ductus choledochus und der Ikterogenvergiftung. Beitr. path. Anat. **55**, 236 (1913). — OLIN, CH. B., and H. B. TURNER: Anencephaly in fetuses of mother with tetralogy of Fallot. Normal infant following Blalock operation. J. Amer. Med. Assoc. **149**, 932 (1952). — OLSEN, N. S., and J. R. KLEIN: Effect of cyanide on the conzentration of lactate and phosphates in brain. J. of Biol. Chem. **167**, 739

(1947). — OPIE, E. L.: On the relation of combined intoxication and bacteriell infections to necrosis of the liver, acute yellow atrophy and cirrhosis. J. of Exper. Med. **12**, 367 (1910). — OPITZ, E.: Herzmuskelveränderungen durch Störung der Sauerstoffzufuhr. Z. Kreislaufforsch. **1935**, 227. ~ Über akute Hypoxie. Erg. Physiol. **44**, 315 (1942). ~ Über die Sauerstoffversorgung des Zentralnervensystems. Naturwiss. **35**, 80 (1948). ~ Der Zellstoffwechsel in seiner Beziehung zur Zellstruktur. Verh. dtsch. Ges. Path. (1949) **1950**, 18. ~ Energieumsatz des Gehirns in situ unter aeroben und anaeroben Bedingungen. In: Die Chemie und der Stoffwechsel des Nervengewebes, S. 66. Berlin-Göttingen-Heidelberg 1952. ~ Der Stoffwechsel des Gehirns und seine Veränderungen bei Kreislaufstillstand. Verh. dtsch. Ges. Kreislaufforsch. **1953**, 26. — OPITZ, E., u. D. LÜBBERS: Die Physiologie der Zell- und Gewebsatmung. Handbuch der allgemeinen Pathologie, Bd. IV/2. 1957. — OPITZ, E., u. M. SCHNEIDER: Über die Sauerstoffversorgung des Gehirns und den Mechanismus von Mangelwirkungen. Erg. Physiol. **46**, 126 (1950). — OSTERTAG, B.: Mißbildungen, Grundzüge der Entwicklung und Fehlentwicklung. Die Form bestimmenden Faktoren. Handbuch der speziellen Pathologie, Bd. XIII/4, S. 363. 1956. — OVERBECK, E.: Über physiologische und pathologische Fettablagerungen in der Leber bei Haussäugetieren. Virchows Arch. **310**, 458 (1943). — OVERHOF, K.: Über das Vorkommen symmetrischer Gehirnerweichungsherde bei sekundärer Blutarmut. Virchows Arch. **287**, 784 (1933).

PAGE, G. A. LE: Glycolysis in tumor homogenates. J. of Biol. Chem. **176**, 1009 (1948). — PARADE, G. W.: Die arterielle Blutversorgung des Herzens und ihre Störungen. Erg. inn. Med. **45**, 337 (1933). — PARIN, V. V.: The role of pulmonary vessels in the reflex control of the blood circulation. Amer. J. Med. Sci. **214**, 167 (1947). — PARKINSON, J., and D. E. BEDFORD: Electrocardiographic changes during brief attacks of angina pectoris. Lancet **1931 I**, 15. — PATTERSON, J. E., T. W. CLARK and R. L. LEVY: Comparison of electrocardiographic changes observed during the ,,Anoxemia Test" on normal persons and on patients with coronary sclerosis. Amer. Heart J. **23**, 837 (1942). — PEIN, H. v.: Über die Krebsentstehung bei der chronischen Arsenvergiftung. Dtsch. Arch. klin. Med. **190**, 429 (1943). — PEIN, H. v., u. W. BAURHENN: Untersuchungen zur Frage der Entstehung der chronischen Arsenvergiftung der Weinbauern. Klin. Wschr. **1943**, 388. — PENDL, F.: Myokardstoffwechsel und Herztherapie. Stuttgart 1954. — PENTSCHEW, A.: Encephalopathia posticterica infantum. Arch. f. Psychiatr. u. Z. Neur. **180**, 118 (1948). ~ Genesis of encephalopathia posticterica infantum (Kernicterus). Amer. J. Ment. Def. **53**, 145 (1948). — PICHOTKA, J.: Über charakteristische histologische Veränderungen der Leber beim akuten experimentellen Höhentod. Klin. Wschr. **1941**, 725. ~ Tierexperimentelle Untersuchungen zur pathologischen Histologie des akuten Höhentodes. Beitr. path. Anat. **107**, 117 (1942). ~ Untersuchungen über den Gefrierpunkt des lebenden Gewebes. Z. Biol. **105**, 181 (1952). — PICHOTKA, J., W. HÖFLER u. J. REISSNER: Untersuchung über die Wasserbindung in organischen Systemen. III. Die Gefrierpunkte überlebender Warmblütergewebe. Pflügers Arch. **223**, 217 (1954). — PLAMBECK, H.: Veränderungen des menschlichen Gehirns bei chronischem und akutem Sauerstoffmangel. Beitr. path. Anat. **111**, 77 (1950). — POPPER, H.: Significance of agonal changes in the human liver. Arch. of Path. **46**, 132 (1948). ~ Beziehungen zwischen Leberfunktion und Leberstruktur. Wien. klin. Wschr. **1953**, 722. — PREISSNER, M.: Systematische Untersuchungen über die Ätiologie der zentralen Leberverfettung unter besonderer Berücksichtigung der Beziehungen zur Herzmuskeltigerung. Virchows Arch. **315**, 283 (1949). — PUTNAM, ALEXANDER and WOLFF: Amer. Res. Nerv. **18**, 29, 544 (1937).

RAAB, W.: Hormonal and neurogenic cardiovascular disorders. Baltimore 1953. ~ The adrenergic-cholinergic control of cardiac metabolism and function. Adv. Cardiol. **1**, 65 (1956). — RADNEI, P., u. L. MOSONYI: Über den gefäßverengernden pulmocoronar Reflex. Z. exper. Med. **98**, 651 (1936). — RADTKE, W.: Veränderungen am Papillarmuskel des Herzens nach Leuchtgasvergiftung. Dtsch. Z. gerichtl. Med. **19**, 26 (1932). — RANDERATH, E., u. P. LUTZ: Histologische Befunde der Niere von Salamandra maculosa nach intraperitonealer Injektion fermenthemmender Substanzen. Frankf. Z. Path. **67**, 38 (1955). — RAUCH, H.-J.: Hirnschädigungen bei Schockbehandlung der Psychosen. Ärztl. Wschr. **1948**, 65. — RECKLINGHAUSEN, F. V.: Obduktionsbefund 1864, mitgeteilt von KLEBS. Über die Wirkung des Kohlenoxyds auf den tierischen Organismus. Virchows Arch. **32**, 450 (1865). ~ Die lokale Anämie oder Blutleere. Die Ischämie. Handbuch der allgemeinen Pathologie. Stuttgart 1883. — REIN, H.: Die Physiologie der Herzkranzgefäße. Z. Biol. **92**, 101, 115 (1931). ~ Kreislauf und Stoffwechsel. Verh. dtsch. Ges. Kreislaufforsch. **1941**, 9. ~ Über die Drosselungstoleranz und die kritische Drosselungsgrenze der Herz-Coronargefäße. Pflügers Arch. **253**, 205 (1951). — RIBADEAU-DUMAS, L., P. LANTUÉJOUL et A. HÉRAUX: Anatomie pathologique de l'anoxie du nouveau-né. Bull. Fédérat. Soc. Gynéc. et Obstétr. **4**, Suppl. 1, 243 (1952). — RIBBERT, H.: Beiträge zur pathologischen Anatomie des Herzens. Virchows Arch. **147**, 193 (1897). — RICHARDSON, E., and D. S. RUSSEL: Cerebral disease due to functioning isletcell tumours. Lancet **1952 II**, 1054. — RICHTER, R.: Degeneration of the basal ganglia in monkeys from chronic carbon disulfide poisoning. J. of Neuropath. **4**, 324 (1945). — RICKER, G.: Entwurf einer Relationspathologie. Jena 1905. ~ Pathologie als Naturwissenschaft. Relationspathologie. Berlin 1924. — RISSEL, E., u. K. SCHALLER: Über die Beeinflussung der Zellatmung von überlebenden Geweben. Z. exper. Med. **113**, 483 (1944). — ROCYNEK: Über Leberveränderungen bei Thrombocytopenien. Schweiz. Z. Path. **12**, 639 (1949). — RÖSSLE, R.: Über die Lokalisation des Fettes in der Leber. Verh. dtsch. path. Ges. (1907) **1908**, 17. — Über die Veränderungen der Leber bei der Basedowschen Krankheit und ihrer Bedeutung für die Entstehung anderer Organsklerosen. Virchows Arch. **291**, 1 (1933). ~ Seröse Entzündung. Verh. deutsch. path. Ges. **1944**, 1 (1949). — ROMBERG, E.: Krankheiten des Herzens und der Blutgefäße, 3. Aufl. Stuttgart 1921. — ROSENFELD, G.: Fettbildung. Erg. Physiol. **2** (I), 50 (1903). — ROSENTHAL, O., and D. L. DRABKIN: The oxidative response of normal and neoplastic tissues to succinate and to p-phenylenediamine. Cancer Res. **4**, 487 (1944). — ROSER, F.: Vergleichende Untersuchungen am Rückenmark normaler und mißbildeter Neugeborener. Beitr. path. Anat. **117** (1957). — ROSIN, A.: Morphologische Organveränderungen beim Leben unter Luftverdünnung. Beitr. path. Anat. **76**, 153 (1927); **80**, 622 (1928). ~ Leberschädigung durch Anoxämie. Acta davosiana **5**, 14 (1937). — ROSSI, E.: Herzkrankheiten im Säuglingsalter. Stuttgart 1954. — ROTH, F.: Über die chronische Arsenvergiftung der Moselwinzer unter besonderer Berücksichtigung des Arsenkrebses. Z. Krebsforsch. **61**, 287 (1956). — ROTHSCHILD, M. A., and M. KISSIN: Anginal syndrome in justed by gradual general anoxemia. Proc. Soc. Exper. Biol. a. Med. **29**, 577 (1932). — Induced general anoxemia causing ST-Deviation in the electrocardiogram. Amer. Heart J. **8**, 745 (1933). — ROTHSCHUH, K. E.: Elektrophysiologie des Herzens. Darmstadt: Kreislauf-Bücherei 1952. — ROTHWEILER, H. G.: Die Beeinflussung der Gastrulation und Neurulation bei Triton im allgemeinen Sauerstoffmangel. Roux' Arch. **145**, 333 (1952). — ROTTER, WG.: Über hypoxämische Veränderungen des Zentralnervensystems unter Sauerstoffatmung bei normalem Luftdruck. Beitr. path. Anat. **101**, 23 (1938). ~ Aussprache zum Vortrag PICHOTKA: Über charakteristische histologische Veränderungen der Leber beim akuten experimentellen Höhentod. Med. Ges. Freiburg i. Br. 25. Febr. 1941. Klin. Wschr. **1941**, 725. — ROULET, F.: Le problème de l'anoxémie. Verh. schweiz. naturforsch. Ges. **1938**, 86. — RUDALI, G., et P. L. MARIANI: Sur la production des tumeurs du foie, chez la souris. XVII. Ivry, à l'aide du tétrachlorure de carbone. C. r. Soc. Biol. Paris **144**, 1626 (1950). — RÜBSAAMEN, H.: Mißbildungen an Tritonkeimen durch experimentellen Sauerstoffmangel nach abgeschlossener Gastrulation. Naturwiss. **1948**, 253. ~ Mißbildungen am Zentralnervensystem von Tritonen durch allgemeinen Sauerstoffmangel bei Normaldruck. Roux' Arch. **143**, 593 (1948). ~ Mißbildungen am Zentralnervensystem von Tritonen durch allgemeinen Sauerstoffmangel bei normalem Druck. Roux' Arch. **143**, 615 (1948). ~ Tierexperimentelle Mißbildungen am Zentralnervensystem nach allgemeinem Sauerstoffmangel. Verh. dtsch. path. Ges. **32**, 406 (1948). ~ Die Wirkung des experimentellen Sauerstoffmangels auf die Entwicklung von Tritonkeimen nach beendeter Gastrulation. Roux' Arch. **144**, 301 (1950). ~ Die Beeinflussung der Kiemenentwicklung von Triton im experimentellen Sauerstoffmangel, zugleich ein Beitrag zum Problem der funktionellen Hyperplasie. Beitr. path. Anat. **111**, 235 (1951). ~ Mißbildungen am Hühnchenkeim nach experimentellem Sauerstoffmangel. Verh. dtsch. path. Ges. **35**, 219 (1951). ~ Über die teratogenetische Wirkung des Sauerstoffmangels in der Frühentwicklung. Beitr. path. Anat. **112**, 336 (1952). ~ Mißbildungen durch Sauerstoffmangel im Experiment und in der menschlichen Pathologie. Naturwiss. **1955**, 319. ~ Über die Vorgeschichte bei Müttern ausgetragener Mißbildungen. Freiburger Med. Ges. 15. Jan. 1957. Klin. Wschr. **1957**. — RÜBSAAMEN, H., u. O. LEDER: Zu den Ursachen menschlicher Mißbildungen. Beitr. path. Anat. **115**, 348 (1955). — RÜBSAAMEN, H., u. G. SCHELLONG: Une cause de malformation: manque d'oxygène. Rev. path. comp. **53**, 1091 (1953).

SACHS, H. W.: Über Leberverfettung. Virchows Arch. **307**, 253 (1941). — SACREZ, R., J.-G. JUIF, L. FRUHLING, G. HEUMANN, R. VOGEL et L. RODIER: L'ictère nucléaire non érythroblastique du nouveau-né. Semaine Hôp. **1956**, 1. — SANES, S., and F. E. KENNY: Anomalous origin of the left coronary artery from the pulmonary artery; myocardial degeneration and fibrosis of the left ventricle with a partial aneurysm at the apex. Arch. of Path. **16**, 154 (1933). — SANSONE, G., e A. BRUSA: Studio anatomo-istiologico di un caso di malattia emolitica neonatale con particolare riguardo alle lesioni del sistema nervoso. Minerva pediatr. (Torino) **6**, 64 (1954). — SCHAEDE, A., H. LOTZKES u. H. H. HILGER: Zur Frage der körperlichen Entwicklung bei angeborenen Herzfehlern. Arch. Kreislaufforsch. **24**, 1 (1956). — SCHAEFER, H.: Das Elektrokardiogramm. Theorie und Klinik. Berlin-Göttingen-Heidelberg 1951. — SCHELLONG, G.: Angeborene Herzfehler beim Hühnchen durch kurzfristigen Sauerstoffmangel. Verh. dtsch. Ges. Kreislaufforsch. **20**, 285 (1954a). ~ Angeborene Septumdefekte des Herzens und Mißbildungen der großen herznahen Arterien durch kurzfristigen Sauerstoffmangel. Verh. dtsch. Ges. Path. **38**, 223 (1954b). ~ Herz- und Gefäßmißbildungen beim Hühnchen durch kurzfristigen Sauerstoffmangel. Beitr. path. Anat. **114**, 212 (1954c). —

Scherer, E.: Symmetrische Erweichungsherde im Globus pallidus bei sekundärer Anämie. Z. Neur. **150**, 632 (1934). — Scherf, D.: Lehrbuch der Elektrokardiographie, 1. Aufl. Berlin 1937. — Scherf, D., H. Reinstein and S. D. Klotz: Electrocardiographic changes following hematemesis in peptic ulcer. Rev. Gastroenterol. **8**, 349 (1941). — Scherf, D., u. E. Schoenbrunner: Über Herzbefunde bei Lungenembolien. Z. klin. Med. **128**, 455 (1935). — Schereschewsky, N. A., Mogilnitzky u. A. W. Gorjaewa: Zur Pathologie und pathologischen Anatomie der Insulinvergiftung. Endokrinologie **5**, 204 (1929). — Schiller, E.: Über den Fettgehalt der Leber beim gesunden Menschen. Z. mikrosk.-anat. Forsch. **51**, 309 (1942). — Schimert, G.: Die Therapie der Coronarinsuffizienz im Lichte einer neuen Betrachtung der Pathogenese. Schweiz. med. Wschr. **1951**, 602, 648. — Schirrmeister, S.: Vergleichende elektrokardiographische und histotopographische Untersuchungen am Herzmuskel nach Unterdruck. Arch. Kreislaufforsch. **5**, 264 (1939). — Schlicht, I.: Experimentelle Untersuchungen über den Ablauf der Leberverfettung bei Hunger und Sauerstoffmangel. Virchows Arch. **326**, 568 (1955). — Schmid, M. H.: L'histopathologie du choc insulinique. Ann. méd.-psychol. **94**, 658 (1936). — Schmidt, C. F.: Der Kreislauf des Gehirns. Pflügers Arch. **251**, 571 (1949). — Schmidt, C. G.: Gehirn und Nerven. Physiologische Chemie, Bd. II/2a, S. 613. Berlin-Göttingen-Heidelberg 1956. — Schmidt, L., u. R. Engelhorn: Die Abhängigkeit der Coronardurchblutung vom arteriellen Blutdruck. Z. exper. Med. **120**, 578 (1953). — Schmorl: Zur Kenntnis des Ikterus neonatorum, insbesondere der dabei auftretenden Gehirnveränderungen. Verh. dtsch. path. Ges. (1903) **1904**, 109. ~ Diskussion zu R. Kretz, Lebercirrhose. Verh. dtsch. path. Ges. 8, 73 (1904). — Schneider, M.: Durchblutung und Sauerstoffversorgung des Gehirns. Verh. dtsch. Ges. Kreislaufforsch. **1953**, 3. — Schneider, W. C., and Van R. Potter: Biocatalysts in cancer tissue. III. Succinic dehydrogenase and cytochrome oxidase. Cancer Res. **3**, 353 (1943). — Schneppenheim, P., u. A. Huhn: Die Nebenniere im Sauerstoffmangel. Beitr. path. Anat. **115**, 119 (1955).—Schoenbrunner, E.: Die Hypoxämie des Herzmuskels und deren Beziehung zum vegetativen Nervensystem. Acta neurovegetativa (Wien) **2**, 171 (1951). ~ Die akute Hypoxämie des Herzmuskels und ihre Beziehung zum vegetativen System. 4. Österr. Ärztetagg Salzburg, Wien 1951, S. 91. — Scholte, A. J.: Über einen Fall von abnormer Abgangsstelle der linken Koronararterie aus der Pulmonalarterie. Zbl. Path. **50**, 183 (1931). — Scholz, W.: Über die Entstehung des Hirnbefundes bei der Epilepsie. Z. Neur. **145**, 471 (1933). ~ Über den Einfluß chronischen Sauerstoffmangels auf das menschliche Gehirn. Z. Neur. **171**, 427 (1941). ~ Histologische und topische Veränderungen und Vulnerabilitätsverhältnisse im menschlichen Gehirn bei Sauerstoffmangel, Ödem und plasmatischen Infiltrationen. Arch. f. Psychiatr. u. Z. Neur. **181**, 621 (1949). ~ Die Krampfschädigungen des Gehirns. Berlin 1951. ~ Kreislaufschäden des Gehirns und ihre Pathogenese. Verh. dtsch. Ges. Kreislaufforsch. **1953**, 52. ~ Selective neuronal necrosis and its topistic pattern in hypoxemia and oligemia. J. of Neuropath. **12**, 249 (1953). ~ Die nicht zur Erweichung führenden unvollständigen Gewebsnekrosen. (Elektive Parenchymnekrose). A. Wesen und Abgrenzung. Handbuch der speziellen Pathologie, Bd. XIII/1 B, S. 1284. 1957. ~ An nervöse Systeme gebundene (topistische) Kreislaufschäden. Handbuch der speziellen Pathologie, Bd. XIII/1 B, S. 1326. 1957. ~ Siehe L. S. Meriwether u. H. Hager. — Scholz, W., u. H. Schmidt: Cerebrale Durchblutungsstörungen bei Hypoxämie (Asphyxie). Arch. f. Psychiatr. u. Z. Neur. **189**, 231 (1952). — Schrötter, H. v.: Über Schädigungen des Organismus bei Verminderung des äußeren Luftdruckes. Verh. dtsch. path. Ges. **1902**, 410. — Schubothe, H.: Schädigungen des ZNS der Katze im Unterdruckversuch. Klin. Wschr. **1941**, 943. — Schürmann, P.: Der Hitzschlag im Lichte der Kollapsforschung. Veröff. Mil.san.wes. **1938**, H. 105, 1. — Schütz, E.: Experimentelle Erzeugung und elektro-physiologische Deutung des gesenkten ST-Stückes im Elektrokardiagramm. Luftfahrtmed. **3**, 132 (1939). — Schultze, O.: Verh. physik.-med. Ges. Würzburg, N. F. **32**, 191 (1898). — Schumacher, H. H.: Vergleichende Untersuchungen zur Pathogenese akut-toxischer Leberschäden. Verh. dtsch. Ges. Path. **36**, 311 (1952). ~ Experimentelle Untersuchungen zur Kreislauftopik der Leber. Verh. dtsch. Ges. Path. **37**, 329 (1953). — Schumann, H.: Untersuchungen über den Muskelstoffwechsel des Herzens. Erg. inn. Med. **62**, 869 (1942). ~ Insuffizienz und Herzstoffwechsel. Verh. dtsch. Ges. Kreislaufforsch. **1950**, 23. ~ Der Muskelstoffwechsel des Herzens. Kreislauf-Bücherei, 10. Darmstadt 1950. ~ Der Muskelstoffwechsel des hypertrophen und des insuffizienten Herzens. Ärztl. Forsch. **5**, 501 (1951). — Schwiegk, H.: Der Kreislaufkollaps bei der Lungenembolie. Verh. dtsch. Ges. Kreislaufforsch. **11**, 308 (1938). — Simon, L.: Histologische Untersuchungen des Herzmuskels zufolge starker Luftverdünnung zugrunde gegangener Tiere. Zbl. Path. **82**, 231 (1944). — Sinclaire, H. M.: Vitamins and the nervous system. Brit. Med. Bull. **12**, 18 (1956). — Soeken, G.: Zur Problematik der Hirnveränderungen beim Morbus haemolyticus neonatorum. J. Hirnforsch. **2**, 335 (1956). ~ Diskussion zu E. Philipp: Die Erythroblastose des Neugeborenen vom Standpunkt des Klinikers. Ver. dtsch. Ges. Path. **1956**, 49. — Solbach, A.: Über die frühesten morphologischen Veränderungen am Herzmuskel infolge von akuter Coronarinsuffizienz; Untersuchungen an Kaninchenherzen. Frankf. Z. Path.

55, 159 (1941). — SOMMERS, S. C., and R. G. MCMANUS: Multiple arsenical cancers of skin and internal organs. Cancer (N. Y.) **6**, 347 (1953). — SPEMANN, H.: Experimentelle Beiträge zu einer Theorie der Entwicklung. Berlin 1936. — SPRUTH, H.: Zur Pathogenese der Porencephalie. Frankf. Z. Path. **58**, 452 (1944). — STAEMMLER, M.: Hydromyelie, Syringomyelie und Gliose. Berlin 1942. ~ Die akuten Nephrosen. I. Die Sublimatnephrose. Virchows Arch. **328**, 1 (1956). — STARY, Z.: Leber und Galle. Physiologische Chemie, Bd. II/2a. Berlin-Göttingen-Heidelberg 1956. — STEEGMANN, A. TH., and H. V. DAVIS: Anoxic encephalopathy following poliomyelitis. Report of a case. Arch. of Neur. **63**, 774 (1950). — STEINBERG, B., and C. S. MUNDY: Experimental pulmonary embolism and infarction. Arch. of Path. **22**, 529 (1936). — STEINMANN: Über das Elektrokardiogramm bei Kohlenoxydvergiftung. Z. Kreislaufforsch. **29**, 281 (1937). — STERNBERG, C.: Über perniciöse Anämie. Verh. dtsch. path. Ges. **10**, 114 (1906). — ST. HILAIRE, G.: Histoire générale et particulière des anomalies. Paris 1836. — STIEF, A., u. L. TOKAY: Weitere experimentelle Untersuchungen über die cerebrale Wirkung des Insulins. Z. Neur. **153**, 561 (1935). — STILES-MACDONALD, SCOTT Med. and Surg. J. 1904: Zit. nach G. HERXHEIMER, Über akute gelbe Leberatrophie und verwandte Veränderungen. II. Beitr. path. Anat. **72**, 349 (1924). — STOCKARD, CH. R.: The influence of alcohol and other anaesthetics on embryonic development. Amer. J. Anat. **10**, 369 (1910). ~ Developmental rate and structural expression: An experimental study of twins, „Double monsters" and single deformities, and the interaction among embryonic organs during their origin and development. Amer. J. Anat. **28**, 115 (1921). — STORCH, S., and A. M. MASTER: RST Segment, T Wave and Heart Rate after two step and 10 per cent anoxemia tests. J. Amer. Med. Assoc. **146**, 1011 (1951). — STRACHE, E.: Mikroskopische Beobachtungen an der Niere des mit Sublimat vergifteten lebenden Kaninchens. Diss. Breslau 1920. — STRAUB, F. B.: Stud. from inst. med. Chemistry Univ. Szeged **2**, 3 (1942). — STROINK, H. H.: Über den Einfluß von Äthylurethan auf die Entwicklung und Teratogenese von Amphibienkeimen. Roux' Arch. **145**, 125 (1951). — STRUGHOLD, H.: Atmung und Wirkstoffe. Luftfahrtmed. Abh. **2**, 192 (1938). ~ Hypoxydose. Klin. Wschr. **1944**, 221. — SUGAR, O., and R. W. GERARD: Anoxia and brain potentials. J. of Neurophysiol. **1**, 558 (1938). — SWANSON, M. A., and C. ARTOM: The lipide composition of the large granules (mitochondria) from rat liver. J. of Biol. Chem. **187**, 281 (1950). — SZABADY, G.: Experimentell-morphologische Untersuchungen der Leber durch starke Luftverdünnung geschädigter Tiere. Zbl. Path. **82**, 232 (1944).

TAKATS, G. DE, W. C. BECK and G. K. FENN: Pulmonary embolism: an experimental and clinical study. Surgery (St. Louis) **6**, 339 (1939). — TANI, N.: Experimentelle Beiträge zum Insulinkrampf, mit Berücksichtigung histopathologischer Befunde. Psychiatr. jap. **39**, 2 (1935). Zit. nach Zbl. Neur. **80**, 30 (1936). — TANNENBERG, J.: Comparative experimental studies on symptomatology and anatomical changes produced by anoxic and insulin shock. Proc. Soc. Exper. Biol. a. Med. **40**, 94 (1939). ~ Comparative experimental studies on symptomatology and anatomical changes produced by anoxic and insulin shock. Amer. J. Path. **15**, 25 (1939). — TAUROG, A., J. L. CHAIKOFF and J. PERLMAN: J. of Biol. Chem. **145**, 281 (1942). Zit. nach GOEBEL u. Mitarb. 1951. — TESSERAUX, H.: Über ausgedehnte Myocardnekrosen bei einem Fall von Leuchtgasvergiftung. Zbl. Path. **42**, 344 (1928). — TIECHE, H. L.: Erythroblastosis fetalis. West. J. Surg. **60**, 280 (1952) — TIEDEMANN, H.: Entwicklung und Stoffwechsel junger Embryonen unter anaeroben Bedingungen. Klin. Wschr. **1956**, 406. — TIEDEMANN, H. u. H.: Einwirkung von HCN auf die frühen Entwicklungsstadien des Alpenmolches. Z. Naturforsch. **9b**, 371 (1954). — TISCHNER, R.: Vergleichende Untersuchungen zur Pathologie der Leber nach Experimenten an Kaninchen. Virchows Arch. **175**, 90 (1904). — TITRUD, L. A., and W. HAYMAKER: Cerebral anoxia from high altitude asphyxiation. A clinicopathologie study of 2 fatal cases with unusually long survival and a clinical report of a nonfatal case. Arch. of Neur. **57**, 397 (1947). — TÖBEL, FR.: Über eigenartige Hirnschädigungen durch Depotinsulin bei Hunden. Arch. f. Psychiatr. u. Z. Neur. **180**, 569 (1948). ~ Hirnveränderungen nach Histaminschock und kombinierter Insulin-Histaminvergiftung bei Katzen. Arch. f. Psychiatr. u. Z. Neur. **180**, 105 (1948). — TÖBEL, FR., u. H. MAIER: Zur Frage der Entstehung der Hirnveränderungen bei Insulinvergiftung. Z. exper. Med. **117**, 319 (1951). — TÖNDURY, G.: Embryopathia rubeolosa. Zur Wirkung der Rubeolen in graviditate beim Kinde. Rev. suisse Zool. **1951**, 476. ~ Zum Problem der Embryopathia rubeolosa. Dtsch. med. Wschr. **1951**, 1029. — Entwicklungsstörungen durch chemische Faktoren und Viren. Naturwiss. **42**, 312 (1955). ~ Mißbildungen ein entwicklungsphysiologisches Problem. Münch. med. Wschr. **1955**, 1009. — TÖPPICH, G.: Zur Pathologie der subakuten Blausäure-Inhalationsvergiftung. Arch. Gewerbepath. **12**, 10 (1943). — TOIT, C. H. DU: Phosphorus metabolism, Bd. II. Baltimore 1952. — TROWELL, O. A.: Liver vacuoles and anoxaemie. Nature (Lond.) **151**, 730 (1943). ~ The experimental production of watery vaculation of the liver. J. of Physiol. **105**, 268 (1946).

UCHIMURA: Zur Pathogenese der örtlich elektiven Ammonshornerkrankung. Z. Neur. **114**, 567 (1928). — ULBRICHT, J.: Die Folgen des Anämie-bedingten Sauerstoffmangels im

Großhirn. Beitr. path. Anat. **110**, 15 (1949). — ULRICH, H.: Organverfettung bei Sauerstoffmangel und Hunger. Frankf. Z. Path. **52**, 80 (1938). — USUI, R.: Über Messung von Gewebsoxydationen in vitro (Leber, Zentralnervensystem). Pflügers Arch. **147**, 100 (1912).

VEGA, P. DE LA: Pathologisch-histologische Ergebnisse bei der Schocktherapie. Experimentelle Untersuchungen. Acta españ. Neur. y Psichiatr. **2**, 51 (1941). Zit. nach Zbl. Neur. **102**, 669 (1942). — VEITH, G.: Experimentelle Untersuchungen zur Wirkung von Adrenalin auf den Herzmuskel. Arch. Kreislaufforsch. **6**, 335 (1940). — VIRCHOW, R.: Über die akute Entzündung der Arterien. Virchows Arch. **1**, 272 (1847). ~ Örtliche Störungen des Kreislaufes. Handbuch der speziellen Pathologie, Bd. I, S. 95. Erlangen 1854. ~ Örtlicher Blutmangel. Handbuch der speziellen Pathologie, Bd. I, S. 122. Erlangen 1854. ~ Die Pfropfbildungen und Verstopfungen in den Gefäßen. Handbuch der speziellen Pathologie, Bd. I, S. 156. Erlangen 1854. — VOGEL, F. ST.: Studies on the pathogenesis of kernicterus. J. of Exper. Med. **98**, 509 (1953). ~ Studies on the nature and deposition of kernicterus pigment. Amer. J. Path. **28**, 582 (1953). — VOGT, C. u. O.: Erkrankungen der Großhirnrinde im Lichte der Topistik, Pathoklise und Pathoarchitektonik. J. Psychiol. u. Neur. **28** (1922). ~ Sitz und Wesen der Krankheiten im Lichte der topistischen Hirnforschung und des Variierens der Tiere. I. Befunde der topistischen Hirnforschung als Beitrag der Lehre vom Krankheitssitz. Leipzig 1937. — VOGT, M.: Pharmakologische Untersuchung des kristallisierten Giftes „Phalloidin" des Knollenblätterschwamms. Arch. exper. Path. u. Pharmakol. **190**, 406 (1938). — VOGT, W.: Über Hemmung der Formbildung an einer Hälfte des Keimes. Verh. anat. Ges. **36**, Anat. Anz., Erg.-H. **63** (1927). ~ Ablenkung der Symmetrie durch halbseitige Beschleunigung der Frühentwicklung. Verh. anat. Ges. **37**, Anat. Anz., Erg.-H. **66** (1928). ~ Einige Ergebnisse aus Versuchen mit halbseitiger Temperaturhemmung am Amphibienkeim. Rev. suisse Zool. **39**, 309 (1932).

WACHHOLZ, L.: Zur Kohlenoxydvergiftung. Vjschr. gerichtl. Med. III, **31**, Suppl., 12 (1906). ~ Experimentelle Beiträge zur Lehre vom Erstickungstod. Vjschr. gerichtl. Med. III, **32**, 96 (1906). — WACHHOLZ, L., u. HOROSZKIEWICZ: Experimentelle Studien zur Lehre vom Ertrinkungstod. Vjschr. gerichtl. Med. **28**, 219 (1904). — WALDER, R.: Elektrokardiographische und histologische Untersuchungen des Herzens bei experimenteller Luft- und Fettembolie, sowie bei Embolie durch Stärkesuspension. Beitr. path. Anat. **102**, 485 (1939). — WALLACH, H. F., u. H. POPPER: Central necrosis of the liver. Arch. of Path. **49**, 33 (1950). — WARBURG, O.: Über Eisen, den sauerstoffübertragenden Bestandteil des Atmungsferments. Biochem. Z. **152**, 479 (1924). ~ Über Milchsäurebildung beim Wachstum. Biochem. Z. **160**, 307 (1925). ~ Über den Stoffwechsel der Tumoren. Berlin 1926. ~ Über die Wirkung von Kohlenoxyd und Stickoxyd auf Atmung und Gärung. Biochem. Z. **189**, 354 (1927). ~ Über die Wirkungsgruppen der oxydierenden und reduzierenden Fermente. Naturwiss. **40**, 493 (1953). ~ Über die Entstehung der Krebszelle. Naturwiss. **42**, 401 (1955). — WARBURG, O., u. S. MINAMI: Versuche an überlebendem Carcinomgewebe. Klin. Wschr. **1923**, 776. — WARBURG, O., K. POSENER u. E. NEGELEIN: Über den Stoffwechsel der Carcinomzelle. Biochem. Z. **152**, 309 (1924). — WARBURG, O., F. WIND u. E. NEGELEIN: Über den Stoffwechsel von Tumoren im Körper. Klin. Wschr. **1926**, 829. — WARKIN, K. G., u. F. C. MANN: Effect of experimental cirrhosis on the intrahepatic circulation of blood in the intact animal. Arch. of Path. **33**, 198 (1942). — WATERS, W. J., A. RICHERT and H. H. RAWSON: Bilirubin encephalopathy. Pediatrics **13**, 318 (1954). — WEIL, A., LIEBERT and G. HEILBRUNN: Histopathologic changes in the brain in experimental hyperinsulinism. Arch. of Neur. **39**, 467 (1938). — WEIL-MALHERBE, H.: Der Energiestoffwechsel des Nervengewebes und sein Zusammenhang mit der Funktion. Die Chemie und der Stoffwechsel des Nervengewebes, S. 41. Berlin-Göttingen-Heidelberg 1952. — WEILER, F.: Die anatomischen Veränderungen bei der Sublimatvergiftung des Kaninchens in ihrer Abhängigkeit vom Gefäßnervensystem. Virchows Arch. **212**, 200 (1913). — WEIMANN, W.: Intoxikationen. Handbuch der Geisteskrankheiten, Bd. 11/7, S. 42. 1930. — WEIMANN, W., u. MARENHOLTZ: Doppelseitige Linsenkernerweichung bei akuter und chronischer Morphiumvergiftung. Z. gerichtl. Med. **12**, 297 (1928). — WEINBERGER, L. M., M. H. GIBBON and J. H. GIBBON: Temporary arrest of the circulation to the nervous system. Arch. of Neur. **43**, 616, 961 (1940). — WEINHOUSE, S.: Oxydative metabolism of neoplastic tissues. Adv. Cancer Res. **3**, 269 (1955). — WEINHOUSE, S., R. H. MILLINGTON and C. E. WENNER: Metabolism of neoplastic tissue. I. The oxidation of carbohydrate and fatty acids intransplanted tumors. Cancer Res. **11**, 845 (1951). — WEINSCHENK, K.: Herzmuskelveränderungen bei pathologischer Belastung des rechten Ventrikels. Beitr. path. Anat. **102**, 477 (1939). — WEINTRAUB, H. J., and L. F. BISHOP jr.: Anoxemia test for coronary insufficiency. Ann. Int. Med. **26**, 741 (1947). — WELLS: J. of Exper. Med. **1**, 341 (1906). — WENDT, L.: Die physikalische Analyse des Elektrokardiogramms vom gesunden und kranken Herzen. Leipzig 1946. — WERTHEIMER, E.: Stoffwechselregulationen. II. Die inkretorische Regulierung der Fettmobilisierung. Pflügers Arch. **213**, 280 (1926). — WERTHEMANN, A.: Allgemeine Teratologie. Handbuch der allgemeinen Pathologie, Bd. VI/1, S. 58. 1955. — WERTHEMANN, A., u.

M. Reiniger: Über Augenentwicklungsstörungen bei Rattenembryonen durch Sauerstoffmangel in der Frühschwangerschaft. Acta anat. (Basel) **11**, 329 (1951). — Werthemann, A., M. Reiniger u. H. Thoelen: Untersuchungen über den Einfluß des O_2-Mangels auf die foetale Eintwicklung von Säugetieren. Schweiz. Z. Path. **13**, 756 (1950). — Westphal, K.: Über die Entstehung des Schlaganfalls. Dtsch. Arch. klin. Med. **151**, 1 (1926). — Westrienen, A. van, u. C. de Lange: Atropinbehandlung bei den Folgen von Kernikterus. Jb. Kinderheilk. **150**, 257 (1937). — Whipple, G. H., and J. A. Sperry: Chloroform poisoning. Liver necrosis and repair. Bull. Johns Hopkins Hosp. **20**, 278 (1909). — White, C. S., and O. O. Benson jr.: Physics and medicine of the upper atmosphere. New Mexico: Albuquerque 1952. — White, E. G.: The effect of carbontetrachloride on the liver of the pig, with especial reference to experimental cirrhosis. J. of Path. **49**, 95 (1939). — Wickes, I. G.: Foetal defects following insulin coma therapy in early pregnancy. Brit. Med. J. **1954**, No 4895, 1029. — Wiemers, K., W. Maurer u. A. Niklas: Über die Permeabilität der Bluthirnschranke im akuten Sauerstoffmangel unter Verwendung von radioaktivem Thorium als Indicator. Z. exper. Med. **115**, 688 (1950). — Wiener, A. S.: Notes on pathogenesis of congenital hemolytic disease (erythroblastosis fetalis). Amer. J. Clin. Path. **7**, 319 (1946). ~ Recent developments in knowledge of Rh-Hr blood types: tests for Th-Hr. blood types; tests for Rh sensitization. Amer. J. Clin. Path. **16**, 477 (1946). ~ Pathogenesis of congenital hemolytic disease (erythroblastosis fetalis): Theoretic considerations. Amer. J. Dis. Childr. **71**, 14 (1946). — Wiener, A. S., and M. Brody: Encephalopathy (Kernicterus) of Erythroblastosis fetalis in serologic diagnosis and pathogenesis. Amer. J. Ment. Def. **51**, 1 (1946). — Winckel, F. v.: Über die Mißbildung von ektopisch entwickelten Früchten. Wiesbaden 1902. — Winkelmann, N. W., u. M. T. Moore: Neurohistopathologic changes with metrazol and insulin shock therapy. An experimental study on the cat. Arch. of Neur. **43**, 1108 (1940). — Witter, S.: Philosophic. Mag. a. J. **37**, 376 (1814). Zit. nach Heffters Handbuch der experimentellen Pharmakologie, Bd. 1, S. 45. Berlin: Springer 1923. — Wohlwill, Fr.: Über Hirnbefunde bei Insulinüberdosierung. Klin. Wschr. **1928**, 344. — Wood. F. C., C. C. Wolferth and M. M. Livezey: Angina pectoris. Arch. Int. Med. **47**, 339 (1931). — Wortis, S. B.: Respiratory metabolism of excised brain tissue. II. The effects of same drugs in brain oxidation. Arch. of Neur. **33**, 1022 (1935). — Wright, S., and K. Wagner: Types of subnormal development of the head from inbred strains of guinea pigs and their bearing on the classification and interpretation of vertebrate monstrosities. Amer. J. Anat. **54**, 383 (1934).— Wüthrich, R.: Über den Abgang der Arteria coronaria sinistra aus der Arteria pulmonalis. Zugleich ein Beitrag zum Problem des plötzlichen Todes. Cardiologia (Basel) **18**, 193 (1951). — Wustmann, P., u. J. Hallervorden: Beobachtungen bei Trendelenburgschen Embolieoperationen. Dtsch. Z. Chir. **245**, 472 (1935).

Young, F. G., E. T. Waters, J. Markowitz and C. H. Best: The effect of administration of certain carbohydrates on hypoglycemic symptoms of pancreatectomized dogs. Amer. J. Physiol. **124**, 295 (1938).

Ziegler, E., u. N. Obolonsky: Experimentelle Untersuchungen über die Wirkung des Arseniks und des Phosphors auf die Leber und die Nieren. Beitr. path. Anat. **2**, 291 (1888). — Zimmermann, H. M.: Lesions of the nervous system in hyperinsulinism. Arch. Path. (Am.) **28**, 276 (1939). — Zinck, H.: Pathologische Anatomie der Verbrennung. Veröff. Konstit.- u. Wehrpath. **46** (1940). — Zoll, P. M., St. Wessler and H. L. Blumgart: Angina pectoris. A clinical and pathologic correlation. Amer. J. Med. **11**, 331 (1951). — Zollinger, H.: Die pathologische Anatomie der Erythroblastose. Verh. dtsch. Ges. Path. **1956**, 22. — Zülch, K. J.: Mangeldurchblutung an der Grenzzone zweier Gefäßgebiete als Ursache bisher ungeklärter Rückenmarksschädigungen. Dtsch. Z. Nervenheilk. **172**, 81 (1954). ~ Betrachtungen über die Entstehung der frühkindlichen Hirnschäden auf Grund der klinischen und morphologischen Befunde. Arch. Kinderheilk. **149**, 3 (1954). — Zuelzer, W. W., and R. T. Mudgett: Kernicterus. Etiologic study based on an analysis of 55 cases. Pediatrics **6**, 452 (1950). — Zuntz u. Durig: Trav. Labor. Sci. internat. Monte Rosa. 1903. Zit. nach A. Loewy, Physiologie des Höhenklimas. Berlin 1932. — Zwilling, E.: Association of hypoglycemia and insulin micromelia in chick embryo. J. of Exper. Zool. **109**, 197 (1948).

Elektrobiologie des Stoffwechsels[1].

Von

Hans Schaefer-Heidelberg.

Mit 20 Abbildungen.

Dies Kapitel des Handbuches wird, soviel ich sehe, eine Ausnahmestellung einnehmen: es behandelt ein Stoffgebiet, das eigentlich unter zahlreichen anderen Spezialthemata hätte mit abgehandelt werden sollen. Die Tatsache, daß die Elektrobiologie sich zu einer weitgehend selbständigen Wissenschaft entwickelt hat — den Problemen ebensosehr wie den Methoden nach —, läßt aber die Befürchtung zu, daß eine in Kapitel aufgeteilte Darbietung unseres Stoffs das Typische, das ihm anhaftet, nicht mehr erkennen läßt. Doch selbst nur die *allgemeinen* Gesichtspunkte elektrobiologischer Art in ihrer Bedeutung für die Pathologie vollständig darzustellen, hieße eine so große Stoffmenge zu bewältigen, daß dies auch aus räumlichen Gründen nicht möglich ist. So wird dieser Beitrag ein Zwitter bleiben — nicht ganz im Stile dieses Handbuches, nicht ganz eine allgemeine Elektrobiologie für den Pathologen. Es wird also eine Sammlung von Gedanken werden müssen, die sich die Elektrobiologen über dies Thema machen und die sie — so gut es geht — mit Tatsachen belegen.

Die Geschichte der Elektrophysiologie ist seltsam: aus einer zunächst alle Welt aufregenden Entdeckung, dem Streit Galvanis und Voltas und den theoretischen Spekulationen, die das unbekannte Medium der tierischen Elektrizität in den Köpfen der Gebildeten hervorrief, wurde eine rein akademische Wissenschaft, von der weder die Öffentlichkeit noch die Medizin große Notiz nahmen. Seit etwa 30 Jahren bahnt sich eine Wandlung an. Die Elektrophysiologie tritt wieder in den Mittelpunkt der Biologie und Medizin, sie wird zum Schlüssel für das Verständnis zahlreicher Funktionen und die Physiologie ganzer Länder, die Wertschätzung seitens der Nobelstiftung und die uferlose Literatur sind Zeugen eines kaum erahnten Aufschwungs. Man kann sagen: wenn noch vor 30 Jahren elektrische Prozesse als allenfalls interessante, doch eben Nebenerscheinungen des biologischen Geschehens betrachtet wurden, nehmen sie nun mehr und mehr den Charakter von Hauptrollen im Drama des Lebens ein.

Man verbindet mit dem elektrischen Vorgang in der Regel die Vorstellung von etwas rein „Funktionellem", was auf Morphologie nicht beziehbar ist. Diese Anschauung zu erschüttern muß das Hauptanliegen dieses Abschnittes sein. Kein Teil der Biologie weist uns stärker auf seine morphologischen Grundlagen hin als die Elektrobiologie. Zwar gibt es nicht eigentlich eine „Elektrobiologie des Stoffwechsels", aber alles, was den Stoffwechsel angeht, hängt mit elektrischen Ereignissen eng zusammen. Das beginnt mit der Zellmembran, es hört mit den tonischen Phänomenen des Muskels auf, ohne die wir eine Stoffwechselbilanz nicht erklären können.

---

[1] Das Manuskript wurde Januar 1953 abgeschlossen, März 1955 überarbeitet.

I. Struktur und elektrische Phänomene der Zelle.

1. Membranstruktur.

Die klassische Physiologie ersann ein Bildnis von der Beschaffenheit aller Membranen: Da sie einiges (z. B. Wasser, Salze) hindurchzulassen, anderes aber einzuschließen hatten, mußten sie ein doppeltes Gesicht haben, das der Permeabilität und das der Impermeabilität, was man in der „Semipermeabilität" verschmolz. Diese Eigenschaft war erklärbar unter dem Bild einer Wand mit Poren[1], die klein genug waren, das Einzuschließende nicht hindurchzulassen. Ebensowohl konnte aber auch das Bild einer Ölhaut gewählt werden, welche das Einzuschließende nicht, das Durchzulassende aber gut löse[2]. Man kann einen Kompromiß machen und sagen, die Membran sei aus einem Mosaik von Flächen mit siebartiger und ölhautartiger Struktur zusammengesetzt, oder es entscheide in der „Pore" die Löslichkeit usw.[3]. Man wird sagen dürfen, daß sowohl für die eine wie die andere Theorie bemerkenswerte experimentelle Beweise ihrer Richtigkeit vorliegen, ein Zeichen, daß sich ihre Gegensätze im molekularen Bereich aufheben müssen[4]. Hier aber ist das Problem offenbar das der *molekularen Struktur*.

Daß Membranen eine Ultrastruktur im molekularen Bereich besitzen, ist durch Röntgendiagramme[5] und Doppelbrechung[6] längst sichergestellt. Wir dürfen als derzeit geltende Auffassung etwa folgendes annehmen: Auch eine noch so einheitliche Membran ist ein Mosaik[7] aus verschieden strukturierten Teilen, was im Elektronenmikroskop z. B. sehr schön sichtbar wird[8]. So fanden HILLIER und HOFFMAN[8], daß die Membranen eines Erythrocytengeistes, auf 50 Å Dicke geschätzt, Platten von Lipoprotein enthalten, von 30 Å Höhe und 200 Å Durchmesser, zylinderförmig nebeneinander auf einem Fasernetz durch Lipoide aufgeklebt. Die Räume zwischen diesen Zylindern könnten dann die „Poren" sein, die ungefähr 35 Å und mehr Durchmesser hätten.

An Nerven zeigte sich[9], daß die Markscheide aus konzentrischen Ringen von Lipoiden besteht, 25 Å dick und in 120 Å Abstand voneinander[10]. Das bedingt eine sehr hohe Massendichte solcher Membranen ($0{,}3$—$0{,}4 \cdot 10^{-12}\,\mathrm{g}/\mu^2$), die vom Axoplasma höchstens zu $1/5$ erreicht wird[11].

Halten wir uns weniger an die Poren- als an die Ölhauttheorie, so darf man annehmen, daß die Teile des Mosaiks sehr verschiedene Permeabilitäten haben. An einer Stelle entstehen Potentiale, die verschieden von denen einer eng benachbarten Stelle sein mögen; der Stoffstrom eines bestimmten Ions geht möglicherweise hier in dieser, nebenan in jener Richtung: es ist ein Kreisen der Stoffe und der elektrischen Ströme, das die Zelloberfläche in steter Unruhe hält; was wir mit unseren auch noch so feinen Messungen erfassen, ist das Integral dieser Prozesse über relativ große Areale der Zellmembran.

Wir dürfen also sagen, daß der so wichtige Vorgang des Stoffaustausches zwischen Zelle und Umgebung durch 3 Methoden beobachtbar wird: durch Messungen der Permeabilität im eigentlichen und nichtelektrischen Sinn; hierüber

---

[1] MICHAELIS und FUJITA 1925.
[2] BEUTNER 1927, vgl. auch MEYER, HAUPTMANN und SIEVERS 1936.
[3] Vgl. hierzu WILBRANDT 1950.
[4] So hängt nach MEYER, HAUPTMANN und SIEVERS (1936) die Permeation eines Stoffes von Beweglichkeit und Löslichkeit ab; „Beweglichkeit" kann hierbei als bildhafter Begriff der Prozesse an der Pore, Löslichkeit als solcher der Ölhaut betrachtet werden. COLLANDER (1926) hat gemeint, die Löslichkeit wirke sich bei hochlipoidlöslichen Stoffen, die Siebwirkung in der Pore bei sehr großen Molekülen stark aus.
[5] Lit. bei HÖBER 1946.   [6] Lit. bei SCHMIDT 1941, 1938.
[7] HÖBER und HOFFMANN 1928, SÖLLNER 1932, weitere Lit. HÖBER 1946. Der Begriff Mosaikmembran stammte von COLLANDER und BAERLUND, zit. nach HÖBER 1946.
[8] BEISCHER und KRAUSE 1937, HILLIER und HOFFMAN 1953.   [9] SJÖSTRAND 1953.
[10] Ähnliche Befunde erhoben indirekt durch Röntgenanalyse: SCHMITT, BEAR und PALMER 1941.
[11] ENGSTRÖM und LÜTHY 1949.

hat WILBRANDT[1] kürzlich berichtet; ferner durch Beobachtung der elektrischen Membranpotentiale, die uns etwas über die *Struktur* der Membran in elektrischer Hinsicht aussagen. Eine dritte, durch COLE und seine Mitarbeiter[2] stark geförderte Methode, die Messung der Wechselstromwiderstände der Membranen, gibt wohl nicht so direkte Aufschlüsse über die ruhende Membran als über deren Änderung in der Erregung, wo sie allerdings wirklich Hervorragendes leistet.

Den Biologen interessieren zunächst spezielle Angaben über die Membran. Ihre *Dicke* ist mit direkten Methoden erst neuerdings elektronenoptisch zu messen; indirekte, chemische, optische und elektrische Methoden führen zu sehr verschiedenen Werten[3]. Als ein wahrscheinlicher Mittelwert für die übliche Körperzelle dürfte 100 Å, also 10^{-6} cm, angesehen werden[4]. Einen gewissen Anhalt über die Struktur der Membranen erhalten wir, wenn wir solche Membrandicken mit der aus der Massendichte und der Oberfläche zu errechnenden Dicke sog. *Oberflächenfilme* vergleichen. Solche Filme stellt man bekanntlich so her, daß eine oberflächenaktive Substanz in kleiner Menge auf der Oberfläche eines Trägers (Wasser z. B.) zu feinster Verteilung („Spreitung") gebracht wird. Filme aus Substanzen, deren Molekulargewicht entsprechend groß ist (z. B. 40000), haben eine Schichtdicke von wahrscheinlich um 30 Å[5]. Tabakmosaikvirus kommt auf 1000 Å[6], ein Zeichen, daß seine Moleküle erheblich größer sein müssen als die der Membran. Die Membrandicken setzen also voraus, daß die Membranen nur von wenigen Lagen monomolekularer Schichten (Filme), und zwar aus Molekülen mittlerer Größe, zusammengesetzt sein können. Die zu permeierende Schicht ist also relativ einfach gebaut. Nur am Nerven haben wir die eben erwähnten komplizierteren Verhältnisse. Diese Membran ist nun Sitz einer Potentialdifferenz, deren Größe von den Elektrolyten abhängt, die sich beiderseits von ihr befinden. Die meisten lebenden Zellen sind im Inneren kalireich, dagegen natriumarm, während die Außenflüssigkeit im Intercellularraum etwa die umgekehrten Verhältnisse aufweist[7]. Die absoluten K-Konzentrationen schwanken naturgemäß von Tier zu Tier und Organ zu Organ, sind beim Riesenaxon von Loligo rund 400 mM/Liter, beim Froschnerven 110—170 mM/Liter, und ähnlich hoch auch beim Herz- und Skeletmuskel von Frosch und Ratte (115—140 mM/Liter). Das Verhältnis K_i/K_a der K-Konzentrationen im Zellinneren und in der Intercellularflüssigkeit ist aber relativ konstant und für die obigen Beispiele rund 40, 44—68 und 46—52! Für Natrium schwanken die Werte der intercellulären Konzentrationen in den gleichen Beispielen um rund 50, 37 und 12 bis 26 mM/Liter, das Verhältnis Na_a/Na_i beträgt 0,11, 0,31, 0,08—0,22. Man kann also sagen, daß alle lebenden erregbaren Zellen, die bislang untersucht sind, rund 50mal mehr K, aber nur $1/3$—$1/10$ soviel Na im Zellinneren haben wie in der Außenflüssigkeit (zit. nach HODGKIN 1951). Unter diesen physiologischen Umständen findet sich nun verständlicherweise bei fast allen bislang untersuchten Zellen ein ähnliches Membranpotential von 60—90 mV. Dieser überraschend hohe, gleichförmige Wert wird natürlich nur erhalten, wenn man die Zelle mit einer Mikroelektrode (einer Glascapillare von etwa 0,5—1 μ Durchmesser) ansticht[8] und aus dem Inneren gegen eine an der Außenseite anliegende Elektrode ableitet. Am quergestreiften Muskel[9], am Nerven[10] und Herzmuskel vom Frosch[11], am PURKINJE-System[11], und an der Myokardfaser des Hundes[12] wurden diese Werte erhalten. Der glatte Muskel hat etwas niedrigere Werte, 50—70 mV maximal[13].

Diese relativ hohe Spannung bedeutet bei der geringen Dicke der Membran, daß die Feldstärke, die an der Membran anliegt, 80000 V/cm ist. Man könnte meinen, solche Feldstärken seien im lebenden Gewebe kaum vorstellbar, da sie z. B. die Feldstärken bei einem Gewitter um fast das 1000fache ,die eines technischen Kondensators bei Auflading mit der Toleranzspannung noch merklich übertreffen. Das wird verständlich, wenn man die technischen Eigenschaften der Moleküle betrachtet, aus denen biologische Membranen aufgebaut sind.

Organische Moleküle von Lipoidcharakter, z. B. monomolekulare Schichten von Stearat, können enorme Durchschlagsfestigkeit besitzen, die in der Größenordnung von mehreren

---

[1] WILBRANDT 1950.
[2] COLE 1947, COLE und CURTIS 1950, weitere Lit. bei SCHAEFER 1940. [3] HÖBER 1946.
[4] SCHMITT und DENUES 1948. Erythrocyten 50 Å: HILLIER und HOFFMAN 1953.
[5] TRURNIT 1945. [6] SEASTONE, zit. nach TRURNIT 1945, S. 444.
[7] Lit. bei SCHAEFER 1940, HODGKIN 1951 und FLECKENSTEIN 1955.
[8] LING und GERARD 1949, CURTIS und COLE 1942.
[9] NASTUK und HODGKIN 1950, KAYSER, TRAUTWEIN und ZINK 1952, LING und GERARD 1949.
[10] CURTIS und COLE 1942, HUXLEY und STÄMPFLI 1951, WOODBURY 1952.
[11] CORABOEUF und WEIDMANN 1949, DRAPER und WEIDMANN 1951, HECHT, WOODBURY, WOODBURY und CHRISTOPHERSON 1950, WOODBURY, WOODBURY und HECHT 1950.
[12] TRAUTWEIN 1952. [13] TONI 1950, BÜLBRING 1954, GREVEN 1954.

10^6 V/cm liegen[1] und daher die biologischen Spannungen ohne Frage aushalten. In der Tat zeigt die *direkte* Messung des Widerstandes biologischer Membranen, daß er sehr hoch ist, beim Muskel des Frosches[2] um 2000 $\Omega \cdot$ cm², bei der Nervenfaser 1000 $\Omega \cdot$ cm², bei anderen Zellen (Eiern, Nitella) bis 200000 $\Omega \cdot$ cm² oder gar bis zur völligen Leitunfähigkeit ansteigen kann[3]. Setzt man bei diesen Membranen eine Dicke von 1000 Å voraus, so bedeutet das einen spezifischen Widerstand von 10^9—$10^{11} \Omega \cdot$ cm für die best durchgängigen Membranen. Ein solcher Widerstand findet sich nur bei *Isolatoren*, die bekanntlich dadurch definiert sind, daß ihr spezifischer Widerstand $10^{10} \Omega \cdot$ cm übersteigt[1]. Glas hat z. B. nur $10^{13} \Omega \cdot$ cm. Ein so hoher Widerstand läßt nur so wenig Strom durch die Membran hindurchtreten, daß etwa Verluste durch JOULEsche Stromwärme oder irgendwelche sonstigen Stromwirkungen gering sind (vgl. Abb. 5).

Die Zelle ist also von der Außenwelt durch eine isolierende Schicht von hohem spezifischem Widerstand abgeschlossen, die einen Strom in der Ruhe nicht fließen läßt, obgleich eine beträchtliche Spannung zu beiden Seiten der Membran besteht, und die bei Einzelzellen so abgedichtet ist, daß sie einer starken Barriere gegen Stromfluß und Diffusion gleichkommt. Membranen dieser Art wirken daher wie die Dielektrika eines Kondensators, und es ist ihnen auch eine Kapazität zuzuordnen, welche sich ebenfalls bei den verschiedensten Zellen als überraschend gleichartig erwiesen hat: sie beträgt rund 1 μF/cm², mit Variationen von 3—$^1/_3$ dieses Wertes[4].

Diese Membran beherrscht also den Stoffaustausch und die elektrischen Vorgänge der *Zelloberfläche*. Was den Stoffaustausch anlangt, so wird niemand bezweifeln, daß „kein Problem der Physiologie für den Untersucher aufregender ist als die Bedingungen, welche gelösten Substanzen den Eintritt oder Austritt aus der Zelle gestatten"[5]. Der Stoffaustausch muß also, wenn die elektrischen Messungen ihn zu beurteilen erlauben, sehr verschieden groß sein; er muß sich vor allem, wie wir noch sehen werden, mit der durch Reize zu beeinflussenden Beschaffenheit der Membrandichte ändern und von weitgehender Impermeabilität zu fast freier Diffusion variieren. Wenn z. B. die ruhende Membran die soeben zitierten Widerstandswerte aufweist, so ist eine Diffusion offenbar nur während derjenigen Zeiten möglich, in denen sich die Membran in einem weniger isolierenden Zustand befindet, nämlich in dem der Erregung. Erregung, d. h. *Tätigkeit*, würde damit zu einer der wesentlichsten Voraussetzungen für einen stärkeren Stoffaustausch überhaupt. Das gilt freilich nur für Zellen mit so stark isolierenden Membranen wie z. B. die Nervenzellen. Auch für sie ist jedoch mit modernen Methoden ein ständiger wenn auch äußerst geringer Stoffaustausch nachgewiesen worden, z. B. in Form von K-Verlusten, die in der Anoxie auch am ruhenden Nerven wachsen, unter Cocain aber gemindert sind[6]. Erregte und ruhende Zellen unterscheiden sich also zwar *quantitativ* erheblich, nicht aber grundsätzlich in der Art ihres Stoffaustausches.

2. Intracelluläre Strukturen.

Neuere Diskussionen, insbesondere von KISCH[7], machen es notwendig auf die Möglichkeit einzugehen, ob auch Strukturen im Zellinneren elektromotorische Effekte und damit vielleicht auch besondere funktionelle Leistungen aufweisen. Zum Beispiel meint KISCH, daß die Fibrillen in der Muskelfaser an ihrer Oberfläche elektromotorisch aktiv sein könnten, und auch vom Zellkern könnte man Ähnliches vermuten. Nun ist experimentell ermittelt, daß man beim Einstich in eine Muskelfaser mit Mikroelektroden immer ein bestimmtes Membranpotential

---

[1] Vgl. WESTPHAL, Physikalisches Wörterbuch 1952, S. 222.
[2] DEL CASTILLO und MACHNE 1953.   [3] COLE und CURTIS 1950.
[4] COLE und CURTIS 1950. Nur DEL CASTILLO und MACHNE (1953) geben für den Froschmuskel 12 μF/cm² an.
[5] HÖBER 1946.   [6] SHANES 1951.   [7] KISCH 1951.

mißt, sobald man die äußere Zellmembran durchsticht, daß aber *innerhalb* der Zelle, selbst mit Elektroden von 0,5 μ Durchmesser und weniger, niemals Potentialsprünge gesehen werden, selbst wenn man die Elektrode in der Faser bewegt[1]. Für den Zellkern sind entsprechende Untersuchungen meines Wissens nicht gemacht worden. Wir möchten trotz dieses negativen Ergebnisses die Frage noch nicht für entschieden halten. Die intracelluläre Elektrolytkonzentration wird nämlich in den Fibrillen und in der interfibrillären Substanz wahrscheinlich keine oder nur sehr geringe Unterschiede aufweisen; keinesfalls sind die hohen Unterschiede von K- und Na-Konzentration zu erwarten, die wir von Innen- und Außenflüssigkeit der gesamten Zelle kennen. Beiderseits einer elektromotorisch wirksamen Membran entwickeln sich aber Potentiale nur als Diffusionspotentiale, d. h. bei Vorliegen von Konzentrationsdifferenzen! Selbst wenn die Hülle der Muskelfibrillen elektromotorisch wirksam, also z. B. semipermeabel wäre, könnte ein Potential nicht beobachtet worden sein. Man müßte erst die Flüssigkeit, die intracellulär die Fibrillen umspült, durch eine zellfremde Flüssigkeit ersetzen.

Es ist nun nicht gesagt, daß das, was an der *ruhenden* Faser nicht vorliegt, nicht doch bei ihrer Tätigkeit gefunden werde: daß zunächst durch einen Stoffwechselprozeß im Inneren der Fibrille (die ja das eigentlich contractile Element darstellt) eine andere Elektrolytzusammensetzung, z. B. durch H-Ionen, erzeugt würde, welche an der vorhandenen, bislang elektromotorisch stummen Membran ein Potential bewirkt. Diese Annahme ist dennoch nicht sehr wahrscheinlich, und zwar deshalb, weil die bei der Erregung beobachteten Aktionsströme sich so lückenlos aus den beobachteten Innenströmen und Eigenschaften der Zellmembran ableiten lassen[2] und auch keine anderen als diese unverändert konstanten Aktionsströme bei intracellulärer Ableitung meßbar werden, daß derzeit keinerlei Recht zur Postulierung elektromotorischer Membranen innerhalb der Zelle vorliegt.

Wir erwähnen diese Überlegung deshalb, weil an ihr die überragende Bedeutung der *äußeren Zellmembran* deutlich wird, die sie trotz des Zeitalters der Elektronenmikroskopie nicht verloren hat. So möchten wir auch den Begriff Zelle, ebenso aber auch den des „Syncytiums", für die bislang so genannten Gebilde reserviert wissen und widersetzen uns jeder Übernahme dieser Begriffe für Strukturen im subcellulären Bereich.

3. Das Problem der Erregung einer Membran.
a) Die Problematik des Erregungsbegriffs.

Elektrische Vorgänge sind nur in 2 Fällen unbestreitbar einziger Träger einer *Funktion:* beim elektrischen Organ der Fische und bei der Fortleitung der Erregung im Nerven[3]. Die Erregungsleitung in quergestreiften Muskeln und im Herzen mag vielleicht rein elektrisch bewirkt werden, die in glatten Muskeln ist es kaum; die Überleitung der Erregung vom Nerven auf den Muskel ist ziemlich sicher *nicht* rein elektrisch.

Trotzdem erkennen wir den *Zustand* der Erregung in allen sog. erregbaren Organen am leichtesten an den ihn begleitenden elektrischen Veränderungen, den sog. Aktionsströmen (AS). Ihre Entstehung ist natürlich ein Membranproblem; denn außer an Membranen können Spannungsänderungen von der Größenordnung von 100 mV nicht entstehen. Unser Problem spitzt sich also auf die Frage zu, was Erregung ist und welche Vorgänge an der Membran dabei beobachtet werden.

---

[1] TRAUTWEIN, mündliche Mitteilung.
[2] NASTUK und HODGKIN 1950, FATT und KATZ 1951, HODGKIN 1951, STÄMPFLI 1952.
[3] HODGKIN 1937.

Es ist für eine wirklich universale Betrachtung des Problems nicht gerade günstig gewesen, daß aus historischen, und zwar vorwiegend methodischen, Gründen „Erregung" fast ausschließlich an Nerven und Muskeln studiert worden ist. Ein Pathologe wäre diesem Fehler wahrscheinlich weniger leicht verfallen, denn für ihn sind die eigentlich dramatischen Ereignisse Entzündungen und Entartungen. Mindestens bei Wunden und Entzündungen aber muß die Zellmembran gestört sein, was man auch nachweisen kann[1, 2].

Nun hat EBBECKE[3] eine lokale galvanische Reaktion der Hautzelle beschrieben, die sich bei mechanischen Reizen in einer Widerstandsabnahme äußert. Aber es bleibt fraglich, inwieweit der Begriff „Erregung" sich auf solche Reizzustände, zu denen also auch die Entzündung zu rechnen wäre, anwenden läßt. Hier scheint nun die eigentliche Schwierigkeit einer jeden Physiologie der Zellerregung zu liegen, denn Erregung setzt *Ruhe* als das von ihr Unterscheidbare voraus; beide Zustände aber müßten sich eindeutig gegeneinander abgrenzen lassen. Das gelingt leicht bei Organen, welche dem Alles-oder-Nichts-Gesetz (ANG) folgen, also z. B. bei Muskeln und Nerven. Diese Organe leben gleichsam immer in einem von 2 Extremen. Die Drüsen- oder Hautzelle aber lebt in allen erdenklichen Zwischenstadien zwischen der tödlichen Ruhe und der maximalen Tätigkeit und dem damit verbundenen minimalen Membranwiderstand. Ja, beide Zustände gehen, von der Membran her betrachtet, ineinander über: die Erregung setzt die Permeabilität der Membran ebenso herauf wie der Tod, der als Folge der vita minima unaufhaltsam eintritt, so daß sich die Extreme berühren. Zwischen ihnen aber liegt der Bereich wechselnder Intensität der Lebensäußerungen mit fließenden Übergängen.

An einer solchen Zelle kann also kein Zustand der Erregung als von dem der Ruhe eindeutig abgrenzbar definiert werden. Erregung ist also nur an Organen definierbar, die dem ANG folgen[4]. Auch hier aber gibt es Schwierigkeiten: wir wissen, daß jeder fortgeleiteten Erregung an Nerv und Muskel *lokale* Erregungen vorausgehen[5], welche alle Zwischenstadien zwischen dem Membranpotential der Ruhe und dem Potential eines fortgeleiteten AS an der Membran erzeugen. Diese Schwierigkeit aber behebt sich leicht mit folgender Überlegung: Zellen, welche dem ANG folgen, zeigen mindestens in der Regel zwei definierte Zustände: die Ruhe und die maximale Erregung, letztere meist mit dem Ereignis der *Fortleitung* der Erregung verknüpft, denn nur Zellen, die leitfähig sind, folgen dem ANG überhaupt[6]. Wenn aber der Zustand der Ruhe definierbar ist, sind alle etwaigen Zwischenstadien zwischen Ruhe und Erregung eindeutig von der Ruhe abzugrenzen, wie man das an Abb. 12 sehr schön erkennen wird.

Es hat sich nun ferner herausgestellt, daß die Größe des Membranpotentials bei solchen Zellen, die dem ANG folgen, innerhalb bestimmter Grenzen ein guter Indicator für die Erregbarkeit einer Zelle ist: diese nimmt zu, wenn jenes abnimmt[7]. Auch die Ruhelänge einer Muskelfaser hängt mitsamt ihrer Erregbarkeit vom Membranpotential ab[8], ein Befund, der freilich nur begrenzte Gültigkeit,

---

[1] BURR, TAFFEL und HARVEY 1940, BURROWS, IBALL und ROE 1942, WOEBER 1949a, b, WOEBER und HOGREBE 1947; ältere Lit. bei SCHAEFER 1940.
[2] Die heilende Haut ist z. B. positiv gegen die Umgebung: BARNES 1945, WOEBER und HOGREBE 1947, BARNES und AMOROSO 1954 (hier weitere Lit.).
[3] EBBECKE 1921, 1926.
[4] KRAMER und K. E. SCHÄFER 1939, H. SCHAEFER 1949.
[5] Lit. bei SCHAEFER 1940; für den Nerven: ROSENBLUETH 1952.
[6] Das gilt strenggenommen auch für die elektrischen Organe der Fische, wenngleich man etwas Mühe hat, das zu bemerken.
[7] Diese Abhängigkeit weist freilich erhebliche Einschränkungen auf, wie unten (S. 689f.) erläutert wird.
[8] FLECKENSTEIN, BROSE, CANIS und FÖRDERER 1950, FLECKENSTEIN 1955.

z. B. für den Froschrectus, hat, denn schon am Froschsartorius ist das Membranpotential an einer kathodischen oder postanodischen Kontraktur unverändert[1]. Erst recht ist die Membran während der normalen Zuckung wieder polarisiert. So kann also der Zustand der maximalen Erregung nach dem ANG, sowie seine Vorstadien angenähert durch die Größe des Membranpotentials definiert werden. Aber die Parallele versagt, wenn wir die Membranstruktur ändern oder den *Stoffwechsel* und die äußere Arbeit der Zelle einbeziehen.

Die Zelle im Entzündungsgebiet ist von der erregten nicht grundsätzlich unterschieden. Die Änderungen, die beide erleiden, liegen bezüglich der Zelloberfläche in einer Permeabilitätssteigerung der Membran. Bei der Erregung ist das an zahlreichen Organen gemessen worden[2]. Die erregte Membran, über die eine Welle nach dem ANG hinwegläuft, vermindert ihren Membranwiderstand auf Werte von einigen Ohm · cm². Eine solche Membranstelle wirkt also wie ein Kurzschluß. Solche Kurzschlüsse lassen sich besonders schön dann demonstrieren, wenn sie nur *lokal* auftreten. Ein solcher Fall liegt bei der motorischen Endplatte vor, die durch Curare blockiert und gehindert ist, die Erregung der ganzen Muskelfaser mitzuteilen. Nach Curare entwickelt sich gleichwohl bei Reizung des Nerven ein lokales Potential, das auf die Endplattenregion beschränkt bleibt, aber unter ihr an der Membran der Muskelfaser entsteht und Endplattenstrom oder besser Endplattenpotential genannt wird[3]. Soeben ist in sehr eindrucksvollen Versuchen an der einzelnen Faser und Endplatte nachgewiesen worden[4], daß dieses Potential nichts als ein Loch in der Membran der Faser ist, in das hinein sich die nicht veränderte Nachbarschaft mit ihren Membranpotentialen entlädt.

b) Die Auslösung der Erregung.

Das Problem des Erregungseintritts ist äußerst verwickelt. Man kann sich ihm auf verschiedene Weise nähern: durch eine Untersuchung der formalen Gesetzmäßigkeiten, wie ein Reiz beschaffen sein muß, wenn er zur Erregung führt (Reiztheorie), und durch eine Untersuchung der Veränderungen, welche die Membran am Reizort selbst erleidet (Theorie der Erregungsauslösung und der Lokalerregung).

Die *Reiztheorien* haben es eigentlich nicht sehr weit gebracht. Das wird heute, retrospektiv, niemanden mehr überraschen. Wenn man nur die Form und Dauer eines Reizes variiert und feststellt, unter welchen Bedingungen beide zum gleichen Reizerfolg führen, so bleibt man an allgemeinen formalen, z. B. auch energetischen Grundgleichungen haften, welche nichts über den Mechanismus des Erregungseintrittes aussagen. Insbesondere ist es zwar oft recht elegant, doch letztlich nicht methodisch schwierig, mit zwei (oder noch mehr!) Parametern ein System von Gleichungen aufzustellen, welches die beobachteten Reizbedingungen exakt wiedergibt. Solche Parameter sind aber in allen Reiztheorien enthalten, und es wird, wenn man weiterkommen will, notwendig sein, die Parameter (also willkürlich gewählte Konstanten!) mit anderen direkten Methoden zu messen oder auf so wenige zu beschränken, daß ihnen ein nachprüfbarer physikalischer Sinn gegeben werden kann.

Die in allen Reiztheorien für *elektrische* Reizung vorkommenden Parameter sind: Die Gleichstromschwelle (in Millivolt oder Volt), die Chronaxie (in Millisekunden oder Sekunden) und ein Maß für die Akkommodation, von der noch zu reden sein wird. Für die *Gleichstromschwelle* hat man am ehesten eine physi-

---
[1] TAYLOR 1953.   [2] COLE und CURTIS 1950, HODGKIN, HUXLEY und KATZ 1952.
[3] GÖPFERT und SCHAEFER 1937.   [4] FATT und KATZ 1951.

kalisch einfache Interpretation. Es hat sich nämlich gezeigt, daß jede Verminderung des Membranpotentials die Membran in Richtung auf die Erregung verändert, also die Erregbarkeit steigert und bei Erreichen einer bestimmten „Schwelle" der Potentialminderung de facto erregt. Das ist für den Gleichstrom am Nerven nachgewiesen[1].

Es ist nun freilich nicht einfach so, daß die Schwelle immer dem Membranpotential direkt proportional ist. Doch für einen bestimmten Standardzustand der Membran (etwa den in vivo) darf man wohl nach neuesten Messungen mit intracellulären Reiz- und Ableitelektroden die Abhängigkeit so darstellen, daß als Schwelle diejenige Spannung oder Stromstärke anzusehen ist, welche das Membranpotential auf einen kritischen Wert herabmindert. Beim Froschsartorius ist dieser kritische Wert z. B. 52—57 mV. Beträgt das Membranpotential also (bei 57 mV kritischem Potential) 72 mV, so ist die Schwelle 15 mV[2]. Eine solche Schwelle, also eine Senkung des Membranpotentials um 10—15 mV, ist tatsächlich an sehr vielen Organen beschrieben worden[3]. Die Schwelle stiege danach also linear mit dem Membranpotential an. Wenn freilich die Membranstruktur selbst verändert ist, z. B. durch Narkotica, verändern sich offenbar die kritischen Werte[4].

Es ist verständlich, daß man versucht hat, eine ähnlich einfache Reizbedingung auch für andere, insbesondere kurzdauernde Reize aufzusuchen. Hier hat man in einer Reihe von Modellversuchen[5] und Messungen am Membranpotential des Nerven[6] die Anschauung zu stützen versucht, daß diese kritische Senkung des Membranpotentials langsam, also mit Zeitverzögerung einsetzt, und daß die Verzögerungen die Schwellen für kurzdauernde Reize bestimmen. Als Modell bietet sich die Aufladung eines Kondensators beinahe von selber an, zumal der ganze Nerv bei Durchströmung von außen eine beträchtliche Kapazität zeigt. Legt man eine Gleichspannung an einen solchen Kondensator, so lädt er sich mit einer „Zeitkonstanten" in einer Exponentialfunktion auf, derart, daß er z. B. die Hälfte der angelegten Spannung erst in einer „Halbwertszeit" aufgenommen hat, die mit der Größe seiner Kapazität C und dem Widerstand R, durch den er sich auflädt, linear anwächst. Ein kurzdauernder Reiz muß dann eine höhere Spannung haben, um in der kurzen Zeit seines Stromflusses dieselbe Ladung am Kondensator zu erzielen. Aber diese so einfache Vorstellung, die sich zunächst auch zu bestätigen schien, ist offensichtlich für den ganzen Nerven nicht gültig[7], gilt aber mindestens in gewissen Grenzen für den Muskel[8] und selbst an der einzelnen Nervenfaser findet sie sich bestätigt, wenn man bestimmte Hilfsannahmen macht[9]. Die Schwierigkeit, solche „Schwellenbedingungen" an der Membran bei vielfaserigen Nervenstämmen nachzuweisen, ist insofern beträchtlich, als in einem Nerven alle Fasern andere Schwellen haben, weil sie verschieden dick sind und verschieden zum Reizstrom liegen. Man kann also allgemeine Gesetze eben nur an einzelnen Fasern (Zellen) entdecken, eine Tatsache, die auch die sonst so hervorragenden Messungen Eichlers problematisch macht. Die Beobachtungen an einzelnen Muskelfasern zeigen deutlich, daß hier die Erregung einsetzt, sobald die Muskelmembran unter der Endplatte ein bestimmtes Membranpotential unterschreitet (rund 40 mV); das gilt gleichermaßen für den Nervenreiz wie für künstliche elektrische direkte Reizung[10].

---

[1] Hodgkin, Huxley und Katz 1952.   [2] Jenerick und Gerard 1953.
[3] So an der Vorderhornzelle des Rückenmarks mit 10 mV: Brock, Coombs und Eccles 1952; an Riesennervenfasern des Tintenfisches mit 15 mV: Hodgkin, Huxley und Katz 1952 An der motorischen Endplatte ist der Wert höher; er übersteigt 20—30 mV: Fatt und Katz 1951.
[4] Shanes 1951.   [5] Lapicque 1907, Ebbecke 1927.
[6] Schmitz und Schaefer 1933, Schaefer 1936, 1940.
[7] Eichler 1939, Lullies 1937, vgl. auch Lullies 1952.
[8] Schaefer, Schölmerich und Haass 1938, Fatt und Katz 1951.
[9] Schoepfle 1944, 1950.   [10] Fatt und Katz 1951.

Man könnte also vermuten, daß auch bei kurzen Reizen die Bedingung, welche zur Auslösung einer Erregung führt, die Herabsetzung des Membranpotentials um einen bestimmten „Schwellenbetrag" bzw. auf einen kritischen Wert des Membranpotentials ist. Hierdurch ist zunächst verständlich, daß die Erregung nur unter einer *Kathode* einsetzt, denn nur hier wird das außen positive Membranpotential vermindert. Ist der Reizstrom nun stärker als zur Auslösung der Erregung erforderlich ist, so kann er bekanntlich dafür in seiner Länge beschnitten werden. Die Zeitdauer, die ein Strom von doppelter Gleichstromschwelle (Rheobase) fließen muß, um zu erregen, nennen wir bekanntlich *Chronaxie*. Diese Chronaxie wäre also bestimmt durch die Verzögerung, mit der sich das Membranpotential durch den Reizstrom vermindert, und zwar gleich der Zeitdauer, in der sich die Membrankapazität auf die Hälfte entlädt (Halbwertszeit). Wenn das stimmen würde, hätte die Chronaxie einen definierten Sinn. Leider stimmt das aber nicht. Denn erstens ist die Zeitverzögerung, mit der sich das Membranpotential vermindert, weitgehend von der elektrischen Kapazität der Nervenscheide, also eines ganz inerten Gewebes, abhängig[1]; die Nervenfaser ohne Scheide verliert ihr Membranpotential nach Beginn der Durchströmung etwa doppelt so rasch und dabei ist auch die Chronaxie kleiner geworden. Zweitens ändert sich die Chronaxie von einer Stelle eines Nerven zur anderen[2], hängt vom Elektrodendurchmesser ab und wird vollends unmeßbar, wenn wie beim Menschen der Nerv selten allein erregt wird. In solchen Fällen werden nur noch Pseudochronaxien gemessen[3]. Das degradiert die Chronaxie zu einem rein empirischen Wert mit sehr eingeschränkter Brauchbarkeit.

Ein dritter Parameter der Reizgesetze neben Rheobase und Chronaxie ist die sog. *Akkommodation*. Unter ihr verstehen wir die Erscheinung, daß ein Reizstrom nicht mehr erregt, wenn er langsam auf seinen Endwert ansteigt, statt momentan einzusetzen. Man hat sehr viele Theorien zur Erklärung dieser Tatsache ersonnen. Am klügsten waren wohl diejenigen Theoretiker, welche rein formale Ansätze zur Beschreibung der Gesetzmäßigkeiten entwickelten, die bei der elektrischen (und jeder ähnlich quantifizierbaren) Reizmethode zu finden sind[4]. Da keine dieser Theorien mehr als formale Aussagen macht, ist ihr Wert trotz aller ingeniösen Mathematik gering: sie führen uns nicht zu Voraussagen über das Verhalten des Nerven unter anderen als normalen und elektrischen Reizbedingungen. Unter den formalen Theorien scheint mir dann die Fassung von JENCKEL[5] immerhin die beste zu sein, denn sie kommt zur Beschreibung fast aller elektrischer Reizbedingungen mit nur 2 Parametern, der Rheobase und der Chronaxie, aus und erklärt aus ihnen trotzdem die Akkommodation.

Sie tut das in Übereinstimmung mit alter Erfahrung: jedes Organ, dessen Chronaxie steigt, zeigt eine Senkung der Rheobase und zugleich eine Abnahme der Akkommodation. Diese Beziehung scheint eine sehr universelle zu sein. Akkommodation sagt nun *zweierlei* aus: daß ein langsam einsetzender Reiz gar nicht, ein rasch einsetzender aber nur beim Beginn mit Erregung beantwortet wird. Ein Organ ohne Akkommodation aber zeigt Erregung auch auf beliebig langsam einsetzende Reize, doch auch Dauererregung („Schließungstetanus") bei anhaltendem Reiz. Organe mit niedrigen Schwellen sind also offenbar leicht auch für den Dauerreiz erregbar, haben aber dabei einen relativ langen Zeitbedarf. Man könnte die verschiedenen Zellen vielleicht in eine Art Reihenfolge einordnen mit sinkenden Schwellen, steigenden Chronaxien und steigender

---

[1] GRUNDFEST 1932, SCHMITZ und SCHAEFER 1933, TASAKI 1939, RASHBASS und RUSHTON 1949.
[2] RASHBASS und RUSHTON 1949.   [3] SCHAEFER 1942.
[4] Derartige Ansätze sind von HILL (1936) und RASHEVSKY (1938) gemacht worden.
[5] JENCKEL 1948.

Neigung zu rhythmischer Reizbeantwortung. Wenn eine solche Reihenfolge hier noch nicht wiedergegeben ist, so deswegen, weil wir von nur ganz wenigen erregbaren Zellen die Schwellen der Zelle selbst kennen. Meist kennen wir nur Werte, die an ganzen Organen mit tausenden von Individuen und unter elektrisch wenig klaren Bedingungen erzielt worden sind.

c) Lokale Erregung.

Die Betrachtung der *Reizbedingungen* führte also nicht sehr tief in das Verständnis des Erregungsproblems. Um so bessere Aufklärung haben wir aber von Beobachtungen des elektrischen Membranpotentials am Reizort selbst erhalten. Diese Beobachtungen sind freilich an Organen gemacht worden, welche, dem ANG folgend, eine konstante Erregung vom Reizort fortzuleiten pflegen. Was wir hier zu entwickeln haben, schränkt sich also durch diese Auswahl des Materials ein; es ist nicht *allgemeine* Biologie. Wir dürfen die Tatsachen hier jedoch deswegen schildern, weil die Vorstufen der Erregungs*aussendung* wahrscheinlich allgemeine Prozesse einer lokalen Erregungsvorbereitung sind, wobei wir an die oben gemachte Bemerkung erinnern, daß „Erregung" eben nur an der Tatsache einer *Erregungsaussendung* eines ANG-Organs definiert werden kann, Erregung ohne eine solche Aussendung also eigentlich nicht definierbar ist.

Dieser lokale Zwischenprozeß, den wir allgemein (wenngleich logisch anfechtbar, wie wir sehen) *lokale Erregung* nennen, offenbart sich aus der Beobachtung rein reizphysiologischer Tatsachen. Mißt man nämlich die Zeit, welche zwischen dem Reizmoment und dem Beginn der „Erregung", die fortgeleitet wird, verstreicht, also die *Latenzzeit*, so hat diese einen endlichen Wert. Dieser Wert könnte als die notwendige Wirkungszeit eines Reizes, also als Ausdruck der Trägheit des Reizprozesses, gedeutet werden, was er zum Teil auch ist. Es wird aber beobachtet, daß ein Reizvorgang längst in allen Phasen *beendet* sein kann, die Erregung jedoch noch nicht am Reizort gestartet ist und in dieser Zwischenzeit der Erregungsprozeß, dessen auslösender Reiz also nicht mehr wirkt, durch einen „Gegenreiz", z. B. einen elektrischen Strom von umgekehrter Richtung wie der Reizstrom, ausgelöscht werden kann[1]. Ein solches Phänomen kann sogar an leblosen Modellen (z. B. Glimmlampen = Zündprozessen und polarisierten Eisendrähten) nachgeahmt werden[2]. Das zeigt uns zweierlei: daß nach Ende des Reizes ein inzwischen autonom gewordener Prozeß in einer „Nachwirkzeit" nach Ende des Reizvorganges und vor Beginn der fortgeleiteten Erregung auftritt; daß er nur am Reizort und mit Trägheit, also mit Zeitbedarf, sich entwickelt; daß dieser Prozeß aber nicht notwendig ein „biologischer" Vorgang sein muß, der sich einer relativ einfachen physikalischen Analyse vorerst oder grundsätzlich entziehen muß. Dieser Prozeß bedingt Latenzen am Reizort, welche sich durch vereinfachende Modellvorstellungen der älteren Reiztheorien nicht erklären ließen und die EICHLER[3] wohl als erster exakt beschrieben hat.

Solche lokalen Erregungen sind dann mit zwei anderen Methoden nachgewiesen worden: mit Messungen der lokalen Erregbarkeit für Testreize und mit Messungen der Membranpotentiale. Beide Methoden führen praktisch zu gleichen Resultaten. Abb. 1 gibt diese Verhältnisse sehr schön wieder. Man gibt einen sehr kurzen Reizstrom auf eine Nervenfaser. Unter der Kathode wirkt dieser Strom dem Membranpotential entgegen: er vermindert es. Unter der Anode werden aber die Ladungen der Membran verstärkt und ihr Potential steigt an. Man kann solche Ladungs- und Spannungsänderungen mit einfachen Methoden messen[4]. Eine solche künstlich erzeugte Störung des Membranpotentials bildet sich nach Ende des

---

[1] DITTLER 1925 und 1948, HEIMSOTH 1935, HELLAUER 1944 u. a.
[2] BETHE und SCHAEFER 1947, BONHOEFFER 1943, BONHOEFFER und RENNEBERG 1941.
[3] EICHLER 1939.
[4] SCHMITZ und SCHAEFER 1933.

sehr kurzen Reizes (der in Abb. 1 gar nicht zur Darstellung kommt), genau so zurück, wie sich ein Kondensator wieder entlädt, nachdem man ihn geladen hat. Die Entladung ist in Abb. 1 dargestellt. Man erkennt nun, daß unter der Anode (Kurven nach unten) die Entladung sich ganz passiv wie bei einem toten Kondensator benimmt. Anders an der Kathode. Selbst wenn der kurze Reiz noch nicht Schwelle hat, so löst er doch, wenn er etwa 0,5 des Schwellenwertes erreicht, eine Verminderung des Membranpotentials aus, die den Reiz lange überdauert und auch die passive Rückbildung der Ladungsstörung überragt: ein Buckel wird sichtbar[1]. In Abb. 1b ist die Kurvenschar ausgewertet, um diese Abweichung vom passiv-physikalischen Verhalten klarzumachen. Mißt man nämlich 0,29 msec nach Reizbeginn das, was von der Potentialstörung der Membran noch übrig geblieben ist, so verhält sich dieser Rest der Stärke des Reizes proportional. Die entsprechenden Punkte liegen auf einer Geraden. Überschreitet aber die Reizstärke 0,5 der Schwelle und ist zugleich der Reizort Kathode (rechtes Ende der Kurve), so wird die lokale Störung größer und schlägt bei der Schwellenreizstärke plötzlich in die Größe des eigentlichen Aktionspotentials aus, welches vom Reizort fortgeleitet wird. Die in Abb. 1a gezeichneten drei oberen Kurven zeigen,

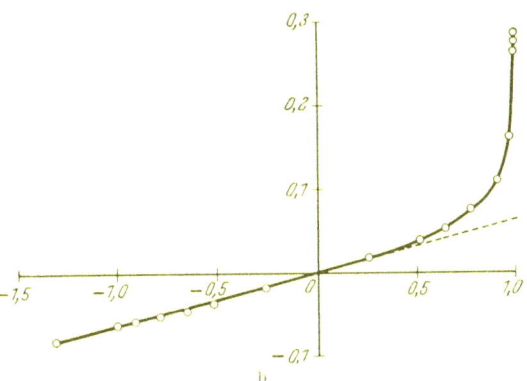

Abb. 1a u. b. a Antwort eines Krebsnerven auf elektrische Reizung mit sehr kurzdauernden Reizstößen. Der Reiz sitzt ganz zu Anfang der Kurvenschar, in dem weiß ausgesparten Anfangsstück. Alle Kurven stellen die Änderung des elektrischen Potentials der Nervenmembran (bzw. einen konstanten Bruchteil derselben) im Anschluß an verschieden starke Reize dar. (Ausschlag nach oben: Abnahme des Membranpotentials). Von oben nach unten haben die Reize folgende Prozentsätze des Schwellenreizes: 100%, 96, 85, 71, 57, 43, 21, —21, —43, —57, —71, —100. Die positiven Werte und ihre nach oben ausschlagenden Kurven bedeuten, daß die Reizstelle eine Kathode ist. Die Kurve bedeutet also Abnahme des Membranpotentials. Die negativen Werte und nach unten gehenden Kurven bedeuten eine anodische Reizung. Das Membranpotential steigt an. b Die Kurvenschar der Abb. 1a ist ausgewertet: 0,29 msec nach Beginn des kurzen Reizes wird die Größe der Änderung des Membranpotentials ausgemessen und als Ordinate aufgetragen. Maßstab ist die Höhe eines fortgeleiteten Aktionspotentials = 1. Abszisse ist die Reizstromstärke in Vielfachen der Schwelle, nach links Anode, nach rechts Kathode an den Nerven angelegt. [Aus ROSENBLUETH 1952, nach HODGKIN: Proc. Roy. Soc. Lond. Ser. B **126**, 87 (1938).]

wie das Aktionspotential sich aus dem Buckel des lokalen Potentials abhebt; es geht weiter nach oben über den Bildrand hinaus und dauert so lang an, daß man auch das Ende nicht mehr auf dem Bild sieht. Diesem Aktionspotential gehen also lokale, nicht fortleitbare Störungen des Membranpotentials voraus, lokale Erregungen, die sich erst nach *Ende* des kurzen Reizes zu entwickeln beginnen[2]. Völlig parallel mit diesen Potentialänderungen gehen die Änderungen der Erregbarkeit. Mißt man also mit einem Testreiz, der in verschiedenen Zeitintervallen auf den ersten Reiz folgt, die jeweilige Erregbarkeit aus, so kommt man zu ganz gleichen Resultaten[3]. Man kann also auch hierbei sagen, daß Erregbarkeit und Membranpotential parallel laufen[4].

Wir entdecken also am Fundamentalprozeß der Erregungsauslösung zwei getrennte Anteile: eine physikalisch leicht erklärbare passive Minderung des Membranpotentials, die, wenn sie etwa 10 mV erreicht, einen zweiten Vorgang auslöst, der mit Trägheit langsam sich entwickelt, das Membranpotential offenbar

---

[1] HODGKIN 1938.   [2] Lit. bei ROSENBLUETH 1952.
[3] KATZ 1939, weitere Lit. bei SCHAEFER 1940.
[4] ROSENBLUETH 1952, ROSENBLUETH und LUCO 1950.

stärker senkt als das nach einfachen physikalischen Modellvorstellungen geschehen dürfte (Abb. 1b). Dieser zweite Vorgang, eine Art Zwischenglied zur Erregung, leitet dann erst in den Erregungsvorgang über, falls der anstoßende Reiz groß genug dazu war. Was kann man über beide Prozesse sagen?

Es ist ohne Frage mißlich, wenn man als Folge einer Reizung an der Zellmembran 2 Prozesse wahrnimmt, von denen der eine sich unabhängig vom anderen entwickeln soll. Es ist daher ein bedeutendes Verdienst GERSTNERs[1] entdeckt zu haben, daß sich das so dualistisch anmutende und in der Tat bislang auch immer dualistisch interpretierte Verhalten der Erregbarkeit nach Abb. 1 aus einem einheitlichen mathematischen Ansatz und aus einer klaren Modellvorstellung entwickeln läßt.

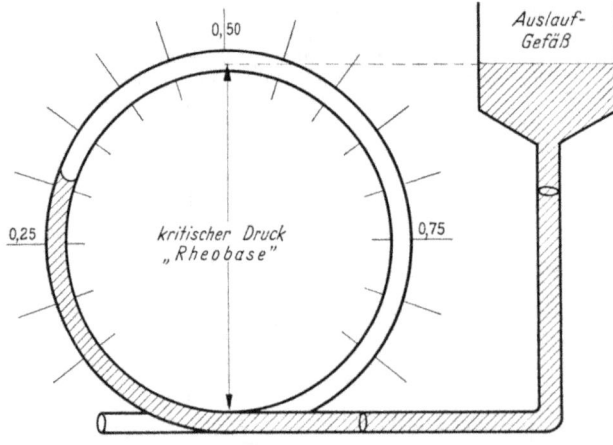

Abb. 2. Hydraulisches Modell des Erregungsvorganges, welches das Verhalten nach Abb. 1 erklärt. Man muß im Modell nur den Stand des Flüssigkeitsmeniscus mit den in Abb. 1a dargestellten lokalen Membranpotentialschwankungen analogisieren. Zur Erklärung vgl. den Text. (Aus GERSTNER 1949.)

Genau so wie der Nerv verhält sich nämlich das in Abb. 2 dargestellte hydraulische Modell eines Kreissaughebers. Betrachten wir das Auslaufgefäß rechts, in dem eine viscöse Flüssigkeit ruhen möge, als die Reizquelle[2], so wird jede Hebung dieser Reizquelle über den angezeichneten Stand die Flüssigkeit in der kommunizierenden Röhre links über den kritischen Umschlagspunkt 0,50 heben: die Flüssigkeit tritt in den absteigenden Schenkel über, senkt sich dort und saugt schließlich durch Heberwirkung das ganze System leer, sobald sie mit ihrem Flüssigkeitsmeniscus die Marke 1,0, die hier am Boden des Kreises liegt, überschritten hat. Steht die Flüssigkeit im Auslaufgefäß unter diesem kritischen Druck, so geschieht nichts. Ist sie z. B. auf eine Höhe von 0,30 eingestellt (wie in der Abb. 2), so verbleibt sie dort in der Ruhe. Wird das Auslaufgefäß plötzlich auf das Niveau Null am Boden des Kreises gesenkt, so läuft die Flüssigkeit langsam und angenähert exponentiell aus dem linken Schenkel wieder in das Auslaufgefäß zurück. Ist die Stellung 0,50 überschritten, so ändert sich das Verhalten auf zweierlei Weise: Bleibt das Auslaufgefäß hinreichend lange in der Höhe stehen (d. h. reizt man mit Gleichstrom beliebig lange), so wandert die Flüssigkeit im Uhrzeigersinn im rechten Schenkel nach unten. Ist sie am Ende des Kreises angekommen, so wirkt der Heber: das Gefäß läuft nun in jeder Stellung leer. Unterbricht man jedoch die Wirkung des Auslaufgefäßes vorzeitig, indem man es wieder absenkt (den Strom schaltet) *bevor* die Flüssigkeit die Kreislaufbahn bis zur Marke 1,0 durchsetzt hat, so wird die im rechten Kreisschenkel stehende Flüssigkeit wieder gegen den Uhrzeigersinn nach links zurückgezogen und auf Null gebracht. Diese Zurückholung braucht anfangs relativ lange Zeit, da sie gegen die Schwere des rechts überhängenden Meniscus erfolgt. Sie geht angenähert exponentiell erst, nachdem der Meniscus den Wert 0,50 rückwärts überschritten hat. Die Heberwirkung setzt also nur ein, wenn der Druck des Auslaufgefäßes eine bestimmte Zeitlang (die „Nutzzeit") hoch bleibt. Die Bewegung des Meniscus in der Kreiscapillare ist von GERSTNER analysiert und formal exakt gleich der Schwellenänderung gefunden worden. Die Stellung der Flüssigkeit im Kreis interpretiert den jeweiligen Erregungszustand.

---

[1] GERSTNER 1949, 1950.

[2] Der Reiz, also die elektrische Spannung z. B., wird hier durch die Höhe der Flüssigkeitssäule im Auslaufgefäß symbolisiert. Die „Erregung" ist eingetreten, wenn die lokale Veränderung sich auf die Umgebung fortpflanzt, d. h. wenn der Saugheber das Vorratsgefäß leersaugt.

Wenden wir diese Erkenntnisse auf die erregbare Zelle an, so müssen wir folgende Annahme machen: der Zustand der Erregung tritt ein, wenn eine „Schwelle" überschritten wird. Diese „Schwelle" ist gleich der üblichen Rheobase. Dieser Schwellenreiz muß aber eine minimale Zeit „Nutzzeit" andauern, innerhalb deren sich der absteigende Schenkel, entsprechend der Massenträgheit des Systems, füllt. Wird der „Reiz" vorher weggenommen, so wird der ganze Vorgang rückgängig gemacht. Das Modell setzt also *Massenträgheit* und eine kreisförmige Bewegung (Schwingung) voraus. In der Tat findet sich nun am Nerven bei Stromdurchgang ein mit scheinbarer *Trägheit* behafteter Vorgang, der zunächst als eine Induktanz, analog der Induktivität einer Spule, gedeutet wurde[1]. Da in Nerven keine Induktion denkbar ist, muß es sich um andere Trägheiten handeln, die wir durch neueste Arbeiten von Hodgkin und Huxley zu verstehen beginnen (s. unten). Das Modell lehrt uns ferner, daß der Grundvorgang der Erregung eine *Schwingung* ist. Da alle erregbaren Gebilde unter geeigneten Bedingungen in der Tat anfangen zu schwingen und d. h. rhythmisch zu reagieren, stehen auch hier Modell und Objekt in enger Beziehung. Freilich darf nicht verschwiegen werden, daß uns das Modell und seine mathematische Formulierung noch Rätsel aufgeben, die einer weiteren Klärung bedürfen.

d) Der Beginn der „Erregung".

Sehen wir vom Modell, dessen Wert für eine Interpretation der wirklichen Vorgänge immer fraglich bleibt, sofern es sich nur um ein Analogiemodell[2] handelt, ab, und werfen wir wieder einen Blick auf die Tatsachen der Elektrophysiologie! Die lokale Erregung leitet, wenn nur der Prozeß einer lokalen Reizung intensiv genug war, in eine *fortgeleitete* Erregung über. Was am Reizort lokal geschieht, kann nun sehr viel leichter beschrieben und verstanden werden, wenn wir den Reizort vorerst verlassen und uns gleichsam wartend an die Straße der Erregungswelle stellen und beobachten, welche Änderungen die Membran erleidet, wenn die Erregungswelle vorübergleitet. Wir hörten oben bereits, daß die Membran zunächst ihren Membranwiderstand verliert und zugleich damit ihr Membranpotential einbüßt.

Nun hat man sich früher, auch der Referent in seinem Buch, die Sache einfach so gedacht, daß in der Erregung die Membran ihre Eigenschaft eines Ionensiebs verliert, daß also eine totale „Auflockerung" ihrer Struktur eintritt und das Membranpotential auf den Wert der freien Diffusion, also auf 1—2 mV, zusammenbricht. Das ist nun keinesfalls richtig. Es war uns schon früher aufgefallen[3], daß die Spannung des AS höher war als die des sog. Verletzungsstromes, welch letzterer die alte, nicht völlig einwandfreie Methode der Ableitung des Membranpotentials war, die man notgedrungen wählen mußte, solange es noch keine intracellulären Ableitungen gab. Dieser Befund hat sich mit untadeliger Methode bestätigt (vgl. Abb. 3b.). Das bedeutet, daß in der Erregung sich die Membran umlädt: sie wird jetzt außen negativ gegen innen, und zwar um Beträge von 20—30 mV und mehr (Abb. 3). So hohe Spannungen können nicht an Membranen entstehen, die ihre Eigenschaften als Ionensieb verloren haben. Hodgkin und Katz[4] haben diese Umladung so gedeutet und ihre Deutung durch hervorragende Experimente belegt, daß die Membran im erregten Zustand für Na permeabel wird, während sie in Ruhe Na schlecht, K gut durchtreten läßt. Eine solche Änderung semipermeabler Eigenschaften setzt

---

[1] Cole 1941. [2] Vgl. Schaefer 1940, S. 103.
[3] Schaefer 1936, Heinrich und Weber 1940. [4] Hodgkin und Katz 1949.

tiefgreifende *Strukturänderungen* an der Membran voraus. HÖBER[1] hat diese auf den Einfluß bestimmter hochmolekularer Oberflächengifte zurückgeführt, Stoffe mit analoger Wirkung wie z. B. Alkylbenzolsulfate, die als „detergents"

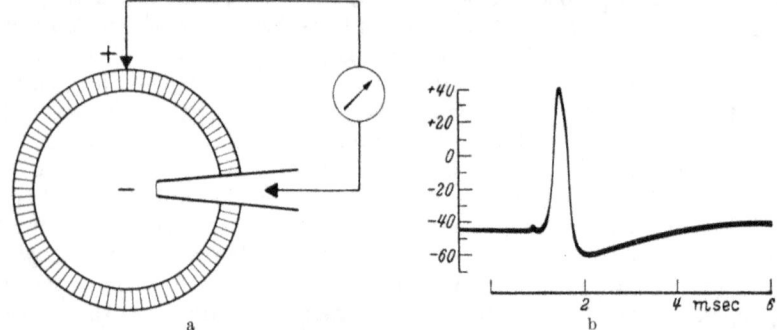

Abb. 3a u. b. Aktionsstrom und Membranpotential einer einzelnen Riesennervenfaser. a Ort der Ableitung, von der Außenfläche der Faser (Membran) gegen die Innenfläche, welche durch eine Punktionsnadel und eine darin eingeführte Elektrode zugänglich gemacht ist. Faser im Querschnitt. b Aktionsstrom dieser Faser beim Durchlaufen einer Erregungswelle. Das Membranpotential in Ruhe betrug 44 mV (Außenfläche positiv). Der Aktionsstrom hat eine Scheitelhöhe von 84 mV, derart, daß die Außenseite jetzt gegen die Innenfläche um 40 mV negativ wird. [Aus HODGKIN und HUXLEY: J. of Physiol. **104**, 176 (1945).]

(Reinigungsmittel) bekannt sind. Sie kehren im Versuch die Membranpotentiale um; ähnliche Stoffe könnten durch den Stoffwechsel der Erregung *in der Membran* entstehen und den Effekt der Umkehr des Potentials verursachen. Es ist ohne

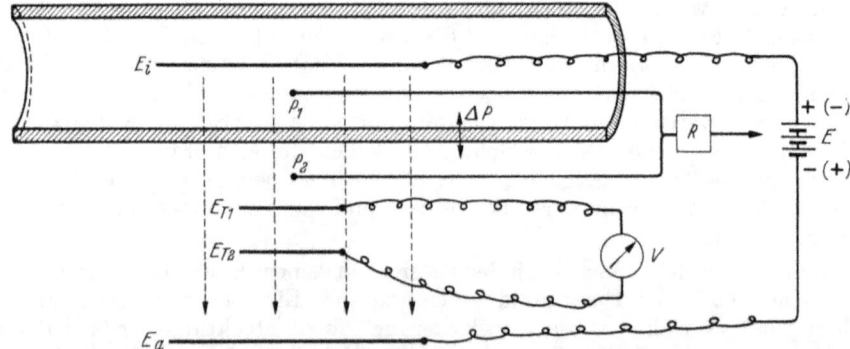

Abb. 4. Schema der Versuchsanordnung, mit der die im Text geschilderten Ergebnisse von HODGKIN und Mitarbeitern gewonnen wurden. Dargestellt ist eine einzelne Nervenfaser. In ihr Inneres sind zwei getrennte Elektroden E_i und P_1 eingeschoben. Zwischen E_i und E_a wird durch eine äußere Spannung E eine Spannungsdifferenz ΔP gelegt. Diese Differenz ΔP wird durch ein elektronisches Relais R auf einem konstanten Wert gehalten, dadurch, daß zwischen P_1 und P_2 diese Spannung gemessen wird und ΔP die regelbare Spannungsquelle (einen rückgekoppelten Verstärker) so steuert, daß jede Änderung der Spannung zwischen P_1 und P_2 sofort den Strom ändert, der durch E_i nach E_a fließt. Die Membranspannung zwischen P_1 und P_2 bleibt dadurch konstant oder stellt sich, nachdem E eingeschaltet wurde, auf einen konstanten Wert ein („Spannungszange"). Die dann fließenden Ströme werden an dem Spannungsabfall zwischen E_{T1} und E_{T2} gemessen. In praxi sind die Elektroden P_2 und E_{T1} identisch. Die Anordnung wird dann beim Versuch auf wechselnde Werte von ΔP, die dann automatisch konstant gehalten werden, eingestellt und der Stromfluß in aller Ruhe gemessen.

Frage, daß die Membran *Strukturänderungen* erleidet, denn ohne sie ist die Umkehr des Potentials in der Erregung nicht zu erklären.

Wir haben nun durch neueste Arbeiten HODGKINS[2] einen etwas besseren Einblick in diesen, man darf wohl sagen für das Leben und die Funktion der Zelle wesentlichsten, Prozeß der Erregung erhalten. Abb. 4 gibt zunächst einen Einblick in die technischen Prinzipien. (Die Erläuterungen hierzu entnehme man der Legende.) Bestimmt man mit der Anordnung der

---

[1] HÖBER 1946, 1947.
[2] HODGKIN und HUXLEY 1952a, b, c, d, HODGKIN, HUXLEY und KATZ 1952. Vgl. auch die etwas ausführlichere Darstellung bei STÄMPFLI 1952.

Abb. 4 den Strom, der durch einen definierten Querschnitt einer erregbaren Membran unter einer bestimmten Spannung fließt, so findet man, daß eine Erhöhung der Membranspannung, also Anlegen einer Anode außen, praktisch kaum einen Strom durch die Membran hindurchtreibt. Die Membran verhält sich beinahe wie ein Isolator. Setzt man aber die Spannung an der Membran herab, so beginnt sofort ein Strom zu fließen, dessen Stärke bei anwachsender Senkung der Membranspannung durch die umgekehrt gepolte Spannungsquelle recht rapide zunimmt, weil die Membran sehr rasch ihre Isolation verliert. Von etwa 50 mV Senkung der Membranspannung ab bleibt der Widerstand fast konstant und niedrig, und die Stromstärke wächst etwa linear mit der Spannung (Abb. 5). Das Paradoxe dieses Ergebnisses liegt in Folgendem: Nur wenn keinerlei Strom zwischen E_i und E_a, also durch die Membran hindurch fließt, ist das Membranpotential P (Abb. 4) unverändert, wie Abb. 5 an der Einsatzfigur oben rechts zeigt. Jede Vermehrung des Membranpotentials macht nur sehr kleine Stromflüsse: Die Membran wirkt als Isolator. Da sie bei 30 mV Spannungsveränderung etwa 10 $\mu A/cm^2$ Strom aufweist, ist der Membranwiderstand 3000 $\Omega \cdot cm^2$. Wird aber die Membranspannung auch nur wenig herabgesetzt (z. B. etwa 12 mV), so fließt schon ein Dauerstrom (Kurve B, Abb. 5) von 20 μA in umgekehrter Richtung, nämlich von innen nach außen, entsprechend der Polung der Batterie E, die die Elektrode E_i jetzt positiv auflädt. Im steilen Teil der Kurve B hat die Membran dann nur noch einen Widerstand von rund 30 $\Omega \cdot cm^2$, also nur noch 1% der Norm! Durch Minderung des Membranpotentials verändert sich also der Membranwiderstand drastisch, was wiederum nur durch eine völlige Strukturumwandlung der Membran selbst zu erklären ist. *Dies scheint der wesentlichste Punkt aller Zellerregungen zu sein.*

Diese Stromstärke jedoch entwickelt sich zeitlich in 2 Phasen: Sobald eine bestimmte Senkung von rund 15 mV der Ruhespannung an der Membran überschritten wird, tritt zu Beginn der ersten 1—2 msec nicht, wie zu erwarten, ein von innen nach außen fließender Strom auf, sondern der Strom fließt von *außen* nach *innen*, also in scheinbar ganz paradoxer

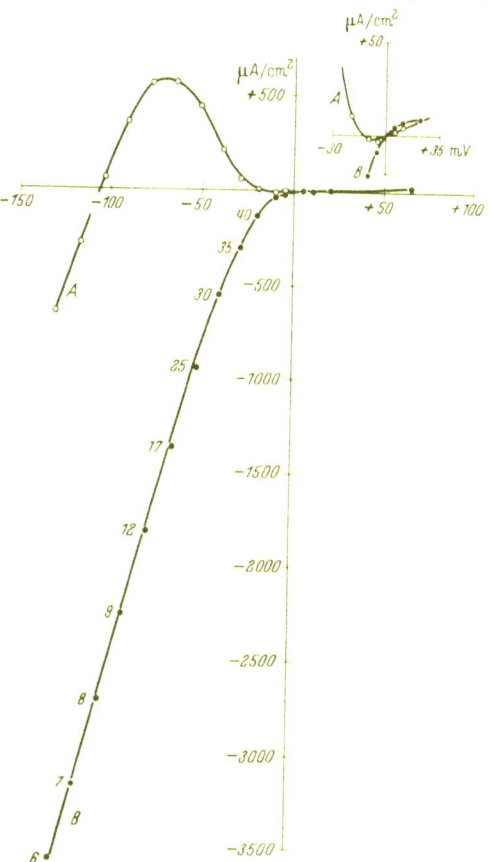

Abb. 5. Beziehung zwischen der Stromdichte des die Membran durchsetzenden Stromes (gemessen mit E_{T_1} und E_{T_2} nach Abb. 4), und der jeweiligen Membranspannung (zwischen P_1 und P_2 Abb. 4). Abszisse ist die *Abweichung des Membranpotentials vom Ruhewert*, erzwungen durch das Relais R in Abb. 4 (Werte in mV). Ordinate ist der die Membran durchsetzende Strom. Dieser ist einmal 0,63 msec nach Beginn der Einschaltung eines veränderten, konstant auf diesem neuen Wert gehaltenen Membranpotentials gemessen (Kurve 1, Kreise). Der Strom ist dann noch einmal gemessen, nachdem sich alle Prozesse auf Konstanz eingespielt und nach dem neuen Membranpotential gerichtet haben (Kurve B, Punkte). Die Zahlen an Kurve B geben an, zu welcher Zeit dieser Endzustand eingetreten ist, in msec. Oben rechts als Einsatz: die Kurven um den Nullpunkt mit 10facher Vergrößerung der Vertikalachse. Eine Stromrichtung nach einwärts in die Faser ist als Ausschlag nach oben gezeichnet. Das Membranpotential ist so gemessen, daß äußeres Potential minus inneres Potential als Abszisse aufgetragen ist. (Aus HODGKIN, HUXLEY und KATZ 1952.)

Richtung. Es hat sich herausgestellt, daß dieser Strom durch Na-Ionen unterhalten wird. Die Deutung der Elementarvorgänge an der Membran muß also offenbar die sein, daß die Membran anfangs ihre Undurchlässigkeit für Na-Ionen verliert, diese ihrem Diffusionsgefälle folgen können und von außen nach innen dringen, dabei einen Strom entwickeln, dessen Stromstärke größer ist als die durch die von außen erzwungene Spannungsänderung bedingte Stromstärke. In Abb. 5 ist diese Stromstärke in Kurve A nach oben eingetragen. Erst wenn die Spannung an der Membran um mehr als 100 mV verändert, und zwar außen negativ geworden ist, ist die äußere Spannung imstande, den anfänglichen Ionenstrom der Na-Ionen abzustoppen und einen Strom von innen nach außen zu erzwingen. Im weiteren Ablauf der Zeit wird dann die Membran auch für Kaliumionen durchlässiger, verliert dann aber wieder ihre Durchlässigkeit für Na-Ionen.

Die im einzelnen sehr verwickelten Prozesse überschreiten das Interesse dieses Handbuches und sind auch inzwischen vorzüglich referiert[1]. Für uns ist wesentlich, eine Vorstellung von dem herauszuarbeiten, was ,,Erregung" nun eigentlich ist. Jede Herabsetzung des Membranpotentials, die eine ,,Schwelle" überschreitet, führt also zu einer Permeabilitätszunahme der Membran für Na-Ionen. Das Ausmaß dieser Zunahme hängt von dem Ausmaß der Membranpotentialsenkung ab. Ist diese Senkung relativ klein, so ist der Na-Einstrom klein, der durch den angelegten Reizstrom erzwungene K-Ausstrom übertrifft ihn und dadurch bleibt die ganze Änderung stationär. Sobald aber der Na-Einstrom durch die Permeabilitätszunahme so groß wird, daß er den K-Ausstrom übertrifft, setzt er das Potential der Membran automatisch weiter herab, vergrößert damit in Form eines lawinenartigen Vorgangs die Na-Permeabilität, also letzten Endes sich selbst und bringt die Membran schließlich dazu, für Na so permeabel zu werden, daß der Konzentrationsgradient des Na (das außen sehr viel konzentrierter ist als innen) das Membranpotential bestimmt. In diesem Augenblick drücken die von außen nach innen wandernden Na-Ionen dem Faserinnern ihr positives Potential auf: das Membranpotential hat sich, wie es Abb. 3 gezeigt hat, umgekehrt. Etwa 30mal langsamer als für Na steigt die Permeabilität auch für K an, bis schließlich die Zunahme des K-Stromes von innen nach außen die Membran wieder repolarisiert, die Na-Permeabilität wieder vernichtet und den Ruhezustand wiederherstellt.

Es scheint mir im gegenwärtigen Augenblick unmöglich, die Dinge einfacher oder, ohne unverständlich zu werden, kürzer zu referieren. Es wird jedoch aus der Darstellung folgendes klar geworden sein: 1. Daß die im Modell der Abb. 2 gezeigte lokale Erregung, die in einer Überschreitung der Marke 0,5 besteht, hier als Einsatz eines Na-Ionenstromes zu verstehen ist. Hat dieser Strom ein Mindestmaß erreicht (im Modell die Marke 1,0), wozu er Zeit braucht (die Nutzzeit), so schwillt er von selber lawinenförmig an, da er seinen eigenen Fluß begünstigt. Erregung ist also *formal* das Überschreiten eines Gleichgewichtszustandes zwischen Na-Einstrom und K-Ausstrom. 2. Die Veränderungen, welche dem Auslösen der Lawine und damit der manifesten Erregungswelle vorausgehen, sind zwar ,,lokale Erregungen", doch in dem Sinn, daß sie nur am Reizort stattfinden ohne sich *fortzupflanzen*. Sie sind im Grunde aber vorbereitende Änderungen der Membran, in einer Permeabilitätszunahme für Na bestehend, die nur noch nicht automatisch zu ihrer eigenen Vergrößerung führen. 3. Die Deutung der Erregung als einer einfachen ,,Entladung" der Membran, analog der Entladung eines Kondensators, ist nicht mehr haltbar. 4. Der Grundprozeß der Erregungsauslösung ist trotzdem eine Senkung des Membranpotentials um eine kritische *Schwellenspannung*, wie das von EBBECKE und dem Verfasser schon seit langem vermutet wurde[2]. 5. Was in der Kurve der Abb. 1 als Erregbarkeitsänderung bei lokaler Erregung gemessen wurde, entspricht diesem Na-Einstrom und der ihn verursachenden Strukturänderung der Membran. 6. Wenn im Modell der Abb. 2 und in den Impedanzmessungen COLEs (S. 672 u. 681) von Trägheit oder Induktanz die Rede war, so muß es sich um diesen paradoxen Na-Strom und die Trägheit seiner lawinenartigen Entwicklung handeln. 7. Die Vorgänge an der fortgeleiteten Erregung sind im Prinzip mit denen einer lokalen Erregung identisch, nur daß letztere unter Umständen nicht zur Fortleitung führen, da der Punkt des Ungleichgewichtes (Marke 0,5 in Abb. 2 oder Punkt des Lawineneinsatzes des Na-Stromes) nicht erreicht ist. 8. Der Na-Prozeß ist zugleich auch derjenige Vorgang, der mit seiner Trägheit, d. h. mit der Zeit, die er bis zur Ausbildung einer nicht mehr aufzuhaltenden Stromlawine durch die Membran braucht, die merkwürdige ,,Nachwirkzeit" bedingt, von der oben (S. 678) die Rede war. Solange sich die Lawine noch ausbildet, schreitet der Prozeß zwar unabhängig vom Reiz, also auch nach *Ende* des Reizes, fort, ist aber durch einen

---

[1] STÄMPFLI 1952.   [2] EBBECKE 1927, SCHAEFER 1936.

hinreichend starken Gegenreiz noch zu bremsen, wenn nur dieser Gegenreiz den weiteren Na-Einstrom durch ein hinreichend hohes Gegenpotential unterbindet.
9. Der Grundprozeß der lokalen oder fortgeleiteten Erregung besteht in einer Veränderung der *Membranpermeabilität*, die aus den bislang vorliegenden Analysen nicht deutbar ist und ein Phänomen sui generis darstellt.

Bezüglich des letzten Punktes sei es gestattet, eine eigene Idee hinzuzufügen, die (völlig hypothetisch) den Mechanismus an der Membran verständlicher machen könnte. Wie wir hörten, ist die Membran aus radiär geordneten, polaren Molekülen aufgebaut. Die selektiven Permeabilitäten der Membran hängen offenbar mit dieser Struktur zusammen. Es ist nun durchaus denkbar, daß die Struktur selbst durch eine elektrisch verursachte molekulare Ordnung etwa so zustande kommt, wie sich Eisenfeilspäne im elektrischen Feld orientieren. Das heißt: je größer die Membranspannung wird, desto straffer ordnen sich die Moleküle, desto semipermeabler werden sie; vor allem aber, desto impermeabler werden sie für Na. Jede Senkung der orientierenden Membranruhespannung hebt aber die Molekülorientierung auf, gestattet also die Permeation der Ionen im steigenden Maß, wobei der elektrische Membranwiderstand naturgemäß absinkt. Ein hervorragendes Modell für diese Ansicht liefern Lösungen von Polyacrylsäuren: jede Entknäuelung, d. h. Streckung dieser langen fadenförmigen Moleküle erhöht ihre Viscosität um einen Faktor 300—1000! Geschähe ein gleiches mit Membranmolekülen, so wären alle Permeabilitätsänderungen als Erschwerung der Wasserströmung in der Membran durch solche Viscositätseffekte erklärt[1].

Erregung wäre dann eine (immer von *außen* erzwungene) Depolarisation der Membran bis zu dem Betrag, bei dem die Struktur hinreichend verändert ist, um einen Ionenstrom entstehen zu lassen, der das Membranpotential und damit die Struktur weiter vermindert. Diese Struktur geht freilich nicht in den Zustand der *Strukturlosigkeit* über, bei dem nämlich nur mehr die sehr niedrigen Potentiale der freien Diffusion vorliegen könnten, was offensichtlich nicht der Fall ist. Die noch verbleibende Struktur ist wahrscheinlich der Anlaß zur Repolarisation, also zur Rückkehr in den Ruhezustand. Wir müssen jedoch gestehen, daß diese Vorgänge derzeit noch unklar erscheinen oder uns mindestens bei der Durcharbeitung der umfangreichen Arbeiten Hodgkins noch nicht klar erschienen sind.

Wir dürfen das Kapitel nicht abschließen ohne den Hinweis, daß die hier am Nerven gefundenen Gesetzmäßigkeiten sich wahrscheinlich (freilich noch ganz unbewiesen) auch auf andere Zellen, z. B. die Epithelzellen der Haut oder Pflanzenzellen (Nitella) übertragen lassen. Speziell die *Haut* zeigt bekanntlich auf Gleichstromreiz langsam einsetzende Änderungen ihres Widerstandes und der Membranpotentiale, Vorgänge, die mit den Änderungen der Na-Leitfähigkeit sehr wohl in Parallele stehen könnten[2]. Ebbecke[3] hat geradezu von der „Erregung" der Hautzellen gesprochen und Regelsberger[4] auf solchen Widerstandsänderungen umfangreiche klinisch-diagnostische Beobachtungen aufgebaut. Ohne Frage sind die Phänomene *allgemein*, werden sich auf fast alle Zellen mehr oder weniger übertragen lassen und deuten an, daß die Zellmembran im Zustand des labilen Gleichgewichtes steht, aus dem sie jede Änderung der sie bespülenden Elektrolyte oder der an ihr herrschenden Spannungen herausdrängt. Bei der Haut erhebt sich ferner die alte Streitfrage, an welcher Stelle die elektromotorischen Effekte lokalisiert seien. Es hat sich soeben herausgestellt, daß eine eigene submikroskopische Grenzmembran an der Basis des Epithels, die dieses gegen das Corium abgrenzt, alleiniger Sitz der elektromotorischen Kräfte der Haut (und damit *wahrscheinlich* auch des hohen Gleichstromwiderstandes der Haut)

---

[1] Kuhn und Hargitay 1951. [2] Vgl. Schaefer 1940, 1942. [3] Ebbecke 1921.
[4] Regelsberger 1952.

ist[1]. Diese sehr sorgfältige, mit Elektronenmikroskop und Mikroelektroden durchgeführte Untersuchung läßt damit die Haut als *praktisch* einfach, nämlich aus *einer* aktiven Membran aufgebaut erscheinen. Jede Zerstörung dieser Membran, durch Entzündung, mechanisch (Stich einer Nadel!) oder elektrisch (bei Starkstromunfall) führt daher zu einer sofortigen, zwar mikroskopisch kleinen, aber doch höchst wirksamen Erniedrigung des Hautwiderstandes mit allen entsprechenden Folgen. Über die komplizierteren Verhältnisse am Muskel vgl. Kapitel III, 6.

e) Die Fortleitung der Erregung.

Wir sagten soeben, die Änderung der Membran, die zur Erregung führt, müsse von *außen* erzwungen werden. Das ist insofern in jedem Fall richtig, als wir an den Nerven oder Muskel irgendwo ein Fremdpotential anlegen müssen, ehe er erregt wird, das in der Regel aus den Sinnesorganen bzw. motorischen Endplatten stammt. Jeder Punkt einer zur Erregungsleitung befähigten Faser aber muß von den Stromschleifen erregt werden, die von den bereits erregten Teilen der Faser nach allen Seiten ausgreifen. Wird nämlich die Faser in einem Punkt durch eine ankommende Erregungswelle getroffen, so verliert sie sowohl ihr Potential, das sich sogar umkehrt, als auch ihren Membranwiderstand. In diese umgekehrt gepolte widerstandsarme Region hinein entlädt sich die noch normale Nachbarschaft mit Stromschleifen, deren Intensität und räumliche Erstreckung durch die *Kapazität* der Membran und den Faserwiderstand bestimmt werden. Während also die Erregung selbst ein Membran- und Strukturproblem ist, ist die Fortleitung dieses Zustandes ein rein elektrisch-kapazitives Problem[2], was unter anderem daraus zu beweisen ist, daß die Leitungsgeschwindigkeit sich durch Erhöhung oder Erniedrigung des elektrischen Widerstandes im Außenfeld einer Nervenfaser in gesetzmäßiger Weise verändern läßt[3]. Die Fortleitung einer Erregungswelle ist also nichts anderes als die immer wieder durch die Potentialänderungen der Nachbarschaft sich einstellende lokale elektrische Reizung und nachfolgende lokale „Erregung" einer Membran.

4. Spitzenpotential und Nachpotential.

Die im vorigen Abschnitt behandelten elektrischen Begleiterscheinungen der Erregung sind nun sowohl von kurzer Dauer (0,5—1,0 msec, selbst bei sehr trägen Organen wie beim Herzen[4], bei glatten Muskeln und Nerven und Muskeln niederer Tiere nicht sehr viel länger!) als auch in ihren Eigenschaften durch den Prozeß der *Erregungsleitung* bestimmt: die Kapazitäten und Widerstände des Nerven- und Muskelkabels bestimmen also die Daten dieser wandernden Erregungswellen[5]. Man nennt diese Art Potentiale, von denen Abb. 3 ein Beispiel gab, *Spitzenpotentiale* oder *spikes*.

Ihnen folgen nun andere, wesentlich längerdauernde Potentiale nach, welche man infolgedessen „*Nachpotentiale*" nennt, die bei Nerv und Skeletmuskel sehr schwach sind $^1/_{10}$—$^1/_{100}$ des Spitzenpotentials ausmachen und nur bei glatten Muskeln und beim Herzen eine beträchtliche Größe erreichen. Beim Ureter sind sie etwa $^1/_2$ der spike[6], beim Herzen haben sie an der Einzelfaser fast oder ganz dieselbe Größe[7] (Abb. 6). Die Gleichheit des Nachpotentials und der spike hat

---

[1] OTTOSON, SJÖSTRAND, STENSTRÖM und SVAETICHIN 1953, SUCHI 1955.
[2] HODGKIN und HUXLEY 1952d, HODGKIN 1954, RUSHTON 1951.
[3] HODGKIN 1937.   [4] SCHAEFER und TRAUTWEIN 1949, 1951.
[5] Über die umfangreiche Lit. vgl. SCHAEFER 1940.   [6] BOZLER 1948.
[7] DRAPER und WEIDMANN 1951, WOODBURY, WOODBURY und HECHT 1950, TRAUTWEIN 1952, TRAUTWEIN, GOTTSTEIN und DUDEL 1954.

so dazu verführt, in beiden ein einheitliches Geschehen zu sehen[1]. Das ist freilich insofern richtig, als beide Potentiale an der Membran entstehen; es scheint mir falsch insofern, als die spike gegen äußere Einflüsse außerordentlich resistent, das Nachpotential dagegen aber ebenso anfällig ist. Will z. B. der Elektrobiologe den Einfluß des *Stoffwechsels* auf die elektrische Tätigkeit der Zelle studieren, so tut er das immer am Nachpotential. Sind diese Nachpotentiale wie am Herzen sehr groß, so werden sie, wie im EKG, geradezu ein äußerst sensibler Indicator für lokale Änderungen des Stoffwechsels, wie das die Theorie der T-Zacke nachweist[2].

Es ist im Rahmen dieses Aufsatzes schlechterdings nicht möglich, Einzelheiten der unübersehbaren Literatur zu bringen. Wir werden für den weiteren Verlauf unserer Darstellung diese ganz verschiedenartige Natur der beiden Potentiale beachten müssen. Wir müssen dabei insbesondere beachten, daß Nachpotentiale an der sich repositivierenden Membran entstehen und sowohl durch noch nicht voll reversibel gewordene Strukturänderungen dieser Membran als auch durch andere Zusammensetzung der Elektrolyte zu ihren beiden Seiten erklärt werden können. Beides werden wir im weiteren Sinn als Folgen eines *Stoffwechsels* deuten dürfen.

Von einem negativen Nachpotential sprechen wir, wenn die Membran in Richtung auf die Erregung hin verändert, also außen negativer als in der Ruhe ist. Das positive Nachpotential hat das umgekehrte Zeichen. Da beide Potentiale auch die Erregbarkeit beeinflussen, das negative sie steigert, das positive sie senkt[3], ist auch in diesem Punkt die ungeheure Bedeutung des Stoffwechsels für die animalischen Funktionen deutlich.

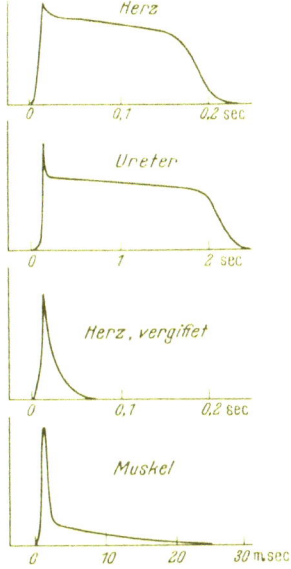

Abb. 6. Schematische, nur ungefähr maßstabgerechte Darstellung der Größe von Spitzen- und Nachpotential am Aktionsstrom verschiedener Zellen. Das Herz hat relativ zum Spitzenpotential (welches immer die erste Spitze darstellt) ein sehr hohes Nachpotential. Beim Ureter setzt sich das Spitzenpotential deutlich ab, beim Herzen, welches mit Monojodessigsäure vergiftet ist, bleibt fast nur das Spitzenpotential übrig; das Nachpotential ist also stark stoffwechselabhängig. Beim Skeletmuskel ist das Nachpotential immer sehr klein.

5. Zusammenfassung und Problemübersicht.

Aus dem bislang Behandelten geht hervor, welche enorme Bedeutung das Membranpotential und seine Änderung für die Funktion der Zelle besitzt. Jede Senkung des Potentials bedeutet einen Verlust an Isolationseigenschaften, daher verstärkte elektrische und nichtelektrische Strömung zwischen Innen und Außen der Zelle. Senkung des Membranpotentials vernichtet die spezifischen Eigenschaften der Membran reversibel und bringt neue hervor. Man wird also auch den umgekehrten Satz für wahrscheinlich halten dürfen, daß die spezifischen Eigenschaften der Zellmembran durch das Membranpotential, d. h. durch einen orientierenden Einfluß seines Feldes auf die Membranmoleküle, erst hervorgerufen werden. Erregung ist zugleich Verlust des Membranpotentials und der Struktureigenschaften der Zellmembran. Nur bei Nerven und Muskeln läuft, wenn überhaupt, diese Änderung bis zu einem Grenzzustand ab, den man eigentlich „Erregung" nennen darf. Alle anderen Organe und auch Nerv und Muskel

---

[1] SCHÜTZ 1936.   [2] SCHAEFER 1952.
[3] GASSER und GRUNDFEST 1936, GRAHAM 1935, RICHARDS und GASSER 1935.

am Ort einer konstanten Dauerstörung sind fähig, *alle* Zwischenstadien der Membranbeschaffenheit zwischen hohem Membranpotential mit hoher Isolation und umgekehrtem Membranpotential bei fast aufgehobener Isolation, einzunehmen. Nerv und Muskel zeigen die erwähnten Grenzzustände *nur* im Vorgang der *Erregungsleitung*. Diese ist dann auch an das ANG geknüpft, eben aus dem Grunde, weil die *Leitung* der Erregung *nur* mit dem Eintritt eines sich automatisch erzeugenden Grenzzustandes energetisch vereinbar ist.

Es ist weiter einsichtig geworden, welche Bedeutung das Membranpotential für die „Erregbarkeit" und die Auslösung einer Erregung für jede Zelle besitzen muß. Keine Erregung, die nicht durch die Minderung eines Membranpotentials ausgelöst würde. Das gilt mit einer Ausnahme für alle Zellen, die wir bislang überhaupt haben untersuchen können, für die Sinnesorgane der Bogengänge[1], die Receptoren der Muskeln[2] und der PACINIschen Körperchen[3], die alle eine Minderung ihrer Membranpotentiale *vor* Aussendung ihrer Impulse aufweisen. (Die Größe der Potentialminderung ist meist noch nicht direkt zu messen.) Nur für das Auge ergab sich seltsamerweise eine Erhöhung des Membranpotentials der Zapfen[4], ein Befund, dessen Interpretation aber aus verschiedenen Gründen unsicher ist.

Freilich kann eine starke Senkung des Membranpotentials auch Hemmungswirkung haben: wenn die betreffende Stelle eine Erregungswelle nicht mehr durchläßt, weil die Membran bereits ständig maximal erregt ist (vgl. Decamethonium, S. 716). Auch in einer postsynaptischen Zelle gehen Membranpotential und Erregung parallel, sei es an der Muskelfaser beim Endplattenstrom[5], sei es an der Ganglienzelle[6]. Das gilt endlich auch für die Auslösung „spontaner"[7] und rhythmischer Erregungen auf Dauerreiz[8] an Nerv und Muskel und für den Schrittmacher des Herzens[9]. Die Übertragbarkeit von Erregungen von einer präsynaptischen Strecke auf eine postsynaptische kann direkt mit der Größe der Senkung der lokalen Membranpotentiale der Ganglienzellen parallelisiert werden. *Eine* ankommende Erregungswelle in *einem* Neuron genügt bei zentralen Ganglien meist nicht zur Übertragung; es muß Summation vorliegen: mehrere Impulse müssen gleichzeitig oder, sich summierend, kurz nacheinander auftreten, um die große Oberfläche einer Ganglienzelle von der kleinen Endöse des ankommenden Neurons her genügend zu depolarisieren. Ja, selbst die Hemmung, sozusagen das Schmerzenskind der Elektrophysiologie, hat sich wenigstens um einen entscheidenden Schritt aufklären lassen: der hemmende Impuls *erhöht* das Membranpotential und macht daher die Ganglienzelle für andere, an sich erregende Impulse weniger durchgängig[10]. Man kann sogar sagen, daß diese Hemmung dadurch ausgelöst wird, daß der ankommende hemmende Impuls die Membran des Ganglienzellkörpers für Cl-Ionen durchlässiger macht[11]. Diese Hemmungstheorie gilt freilich nicht für pharmakologische Hemmungen, wo auch andere Mechanismen eine Rolle spielen mögen. Nachpotentiale steuern sicherlich auch die Erregbarkeit und die Erregungsauslösung, z. B. bei den sog. gekoppelten Extrasystolen, wenngleich es nur schwer gelingt, den exakten Nachweis zu führen, daß die Extrasystole in der Zeit eines relativ hohen negativen Nachpotentials startet[12].

---

[1] KATSUKI, UCHIYAMA und TOTSUKA 1954. Wieweit der sog. Cochleaeffekt des Ohres bei Schallreiz eine Minderung des Membranpotentials von Sinneszellen ist, bleibt abzuwarten.
[2] KATZ 1950.   [3] GRAY und SATO 1953.   [4] SVAETICHIN 1953.
[5] SCHAEFER und HAASS 1939.   [6] BROCK, COOMBS und ECCLES 1952.
[7] Lit. bei SCHAEFER 1940.   [8] HODGKIN 1948.   [9] TRAUTWEIN und GOTTSTEIN 1953.
[10] BROCK, COOMBS und ECCLES 1952, R. M. ECCLES 1952, HUTTER und TRAUTWEIN 1955.
[11] COOMBS, ECCLES und FATT 1953.
[12] Mein Mitarbeiter TRAUTWEIN fand solche Nachpotentiale trotz Suchens nicht, freilich am Papillarmuskel. Nur der gedehnte Papillarmuskel entwickelt ein starkes Nachpotential mit herabgesetzter Membranspannung. Am PURKINJE-Faden treten aber deutliche Nachpotentiale auf. DUDEL und TRAUTWEIN 1954.

So sind also Hyper- und Hypopolarisation die einfachsten Indicatoren von Erregbarkeit und Erregung, wenn wir von bestimmten pharmakologischen Einflüssen auf die Membranstruktur und ihre Deformierbarkeit absehen. Die Frage ist nur, woher solche Potentialänderungen kommen. Es müssen 2 Dinge hierbei unterschieden werden: 1. Einflüsse auf das Membranpotential durch Änderung der Ionen, welche die Membran zu beiden Seiten bespülen. 2. Einflüsse auf die Membran selbst. Beides kann nur durch nichtelektrische, d. h. chemische Prozesse verursacht sein, also durch das, was wir im weitesten Sinn „Stoffwechsel" nennen müssen.

II. Erregbarkeit, Membranbeschaffenheit und Stoffwechsel.
1. Bestimmung des Problems.

Die Membranbeschaffenheit spielt in doppelter Hinsicht eine Rolle: 1. Bei der Auslösung der Erregung selbst. Es gibt leicht und schwer erregbare Membranen. Veratrin macht z. B. die Membran sehr empfindlich gegen Störungen, d. h. schon kleine Senkungen des Membranpotentials führen zur Erregung; Senkungen, die unter Umständen „spontan" durch irgendwelche lokalen Dauerstörungen entstehen können. Cocain tut das Gegenteil: ohne das Membranpotential zu steigern macht es die Membran widerstandsfähiger gegen Reize, d. h. es steigert die Schwellen[1]. Man spricht im ersten Fall von Destabilisatoren, im zweiten Fall von Stabilisatoren der Membran. Es gibt zahlreiche Prozesse, die die Membran sensibler machen, unter ihnen z. B. wahrscheinlich lokaler Narbendruck. Jede durchlaufende Erregungswelle löst dann mit ihrem negativen Nachpotential eine Salve von Erregungen aus. Subjektiv ist diese Art von „Verstärkung" eines Sinnesimpulses äußerst unangenehm. Es kommt zur „*Kausalgie*"[2].

2. Nach jeder Erregung muß sich die Membran aus dem Zustand hoher Leitfähigkeit und völlig veränderter Ionenpermeabilitäten in den des Ruhezustandes zurückverwandeln. Auch das ist ein Prozeß an den Strukturelementen der Membran, der erleichtert und erschwert werden kann. Ist er erschwert, so kann ein einmal eingetretener Reiz zu einer rhythmischen Folge von Erregungen führen. Insbesondere der *Dauerreiz* kann solche Membranen, die schwer wieder verfestigt werden können, dauernd erregen. Die Impulse folgen sich mit einem Abstand, der diese Eigenschaft der Restaurationsfähigkeit widerspiegelt und der identisch ist mit der Zeit, in der ein Schwellenreiz die Membran zur Erregung bringt[3]. Trägheit und Eigenfrequenz sind also in solchen Fällen identisch und durch die Chemismen der Membranänderung bedingt. Das sehen wir an bestimmten Gruppen von Nerven, doch ebenso an bestimmten Gruppen von Sinnesorganen, die beide eine geringe sog. Akkommodation aufweisen[4]. Nur bei wenigen Nerven und Sinnesorganen ist bei Dauerreiz der Abstand zwischen den rhythmisch erfolgenden Erregungen durch ihre sog. Refraktärzeit bestimmt[3].

Wollen wir also das Verhalten der Zelle bezüglich ihrer Erregbarkeit verstehen, so müssen wir diese Einflüsse auf die *Membranstruktur* von den bloßen Änderungen des *Membranpotentials*, das von ersteren ganz unbeeinflußt bleiben kann, unterscheiden. Jede Erregung hinterläßt wahrscheinlich veränderte Bedingungen für *beide* Mechanismen: Die Ionenkonzentrationen sind zwar nur wenig verändert[5],

---
[1] Shanes 1951. [2] Lit. bei Jung 1941, vgl. auch Schaefer 1952b.
[3] Hodgkin 1948. [4] Vgl. Adrian 1947.
[5] Es treten so wenig Ionen bei jedem Erregungsvorgang ein und aus, daß eine Zelle (Nerven- oder Muskelfaser) sehr lange funktionstüchtig bleibt, auch wenn *keine* Reparatur durch eine Ionenpumpe einsetzt (vgl. S. 691).

doch ändert sich eben die Membranstruktur im Vorgang der Erholung, indem die Membran langsam ihre normale selektive Permeabilität und damit auch das Membranpotential wieder aufbaut. Solange (während der negativen Nachpotentiale) das Membranpotential noch *nicht* ganz restauriert ist, ist es auch die Membranstruktur noch nicht: eines ist ein Zeichen für das andere. Die Restauration an der Membran braucht Zeit, beim Nerven und Muskel 0,1 sec und mehr bis zur restitutio ad integrum. In dieser Zeit kann die Nachwirkung eines Reizes sich den Wirkungen eines 2. und 3. Reizes überlagern und addieren: es kommt zu Summationseffekten, der sog. „addition latente", ein Vorgang, der viele Mechanismen abnormer Reizauslösung (z. B. bei Krämpfen, Extrasystolen, Kausalgien usw.) erklärt. Man sollte eine solche Steigerung der Erregbarkeit eine *scheinbare* nennen, da tatsächlich zwei unabhängige Depolarisationsvorgänge sich an der Membran summieren *(echte sog. Addition latente)*. Anders, wenn sich die Membran schwerer in den sich automatisch zur Erregung steigernden Lawinenprozeß mit Erhöhung der Na-Permeabilität usw. bringen läßt. Dann muß jeder Einzelreiz und jede Summe aller Reize einen höheren Wert erreichen *(echte Schwellenänderung)*. Hierbei handelt es sich um Änderungen der Membranstruktur selbst.

2. Einflüsse auf das Membranpotential.
a) Ionenkonzentrationen.

Eine Senkung des *Membranpotentials* kommt im Experiment, z. B. von *außen*, durch einen Reizstrom. Die Schwierigkeit besteht nun darin, daß Membranpotential und Membranstruktur *nicht* unabhängig voneinander sind, daß also mit anderen Worten „scheinbare" und „echte" Schwellenänderungen meist gemeinsam auftreten, was ihre Unterscheidung — wie alle Unterscheidungen von partiellen Membranphänomenen — reichlich akademisch macht. Wir treffen sie daher nur aus didaktischen Gründen. Die einfachste Bedingung, unter der sich *Membranpotentiale* ändern, ohne daß sich die „echten" Schwellen[1] allzu sehr ändern, ist eine Änderung der Ionenkonzentration zu einer der beiden oder beiden Seiten der Membran[2].

Unter normalen Umständen ist in erster Linie das Verhältnis der K-Ionen innen und außen, cK_I/cK_A, wesentlich[3]. Dieser Faktor, rund 50 bei fast allen Zellen mit spezifischer Erregbarkeit, erlaubt die Aussage, daß die Ruhepotentiale von Nerv und Muskel Diffusionspotentiale an Membranen sind, die für K gut, für Na und Cl weniger gut permeabel scheinen[4]. Die abweichende Meinung von LORENTE DE NÓ[5], die Diffusionspotentiale spielten diese Rolle nicht, ist wohl sicher in ihrer Schärfe unbegründet, wenn auch gesagt werden muß, daß eben der Faktor der Membranstruktur mit hinzutritt. Wird also z. B. der extracelluläre Kaliumgehalt gesteigert, so sinken Membranpotential und Schwelle, was altbekannt ist und an besonders klaren Experimenten an Muskel[6] und Nerv[7]

---

[1] Die „echte" Schwelle wäre dann der Wert des noch *bestehenden* Membranpotentials, bei dem die Erregung einsetzt, nicht aber der Betrag der *Senkung* des ursprünglichen Ruhepotentials.
[2] JENERICK und GERARD 1953.
[3] Anmerkung bei der Korrektur: Soeben berichten GRUNDFEST, KAO und ALTAMIRANO (1954), daß dieses Verhältnis an der Einzelfaser nicht so wesentlich scheint, wenn man die Konzentrationen im *Inneren* der Faser durch Mikroinjektion von Salzlösungen ändert.
[4] HUXLEY und STÄMPFLI 1951.
[5] LORENTE DE NÓ 1947. Er arbeitet am Nerven mit Nervenscheide, was auch seine abweichenden Resultate zum Teil erklärt.
[6] CARLETON, BLAIR und LATCHFORD 1938, CHAO 1935, JENERICK und GERARD 1953.
[7] CHWEITZER 1935, LAGET und LUNDBERG 1949.

gezeigt wurde. Neben Kalium ist auch der Einfluß von CO_2 ein sehr schönes Beispiel: CO_2 steigert Membranpotential und Schwelle am Nerven in enger Parallelität[1].

Um ein Beispiel zu geben, wie die Berechnung solcher Diffusionspotentiale aussieht, mag eine von KATZ und HODGKIN nach der Theorie GOLDMANs entwickelte Gleichung wiedergegeben werden. Danach ist das Membranpotential E

$$E = \frac{RT}{F} \log_e \left[\frac{P_K \cdot c_{Ki} + P_{Na} \cdot c_{Nai} + P_{Cl} \cdot c\, Cl_a}{P_K \cdot c\, K_a + P_{Na} \cdot c\, Na_a + P_{Cl} \cdot c\, Cl_i} \right],$$

wobei c_K, c_{Na}, c_{Cl} die Konzentrationen dieser Ionen, bei Index i im Faserinnern, bei Index a in der Außenflüssigkeit bedeutet, während P_K, P_{Na}, P_{Cl} Permeabilitätskonstanten für diese Ionen sind, die sich etwa wie $1:0,04:0,45$ in der ruhenden Membran verhalten[2]. Die Membraneigenschaften aber beeinflussen gerade diese Konstanten sehr, was uns hier bereits darauf hinweist, wie stark die Membranpotentiale außer von den Ionenkonzentrationen auch von der *Membranstruktur* abhängen.

b) Ionenpumpe.

Die normale Erregbarkeit einer Zelle hängt also von ihrem normalen Ionengehalt zu *beiden* Seiten ihrer Membran ab. Der äußere Ionengehalt ist eine von zahlreichen Gleichgewichten abhängige, von der Zelle selbst aber nicht beeinflußbare Größe. Anders der innere Ionengehalt: ihn schafft sich die Zelle selbst, und zwar durch eine Einrichtung, mit der sich die Zelle die Ionen, die sie braucht, hereinschafft, die, die sie im Überschuß hat, abstößt, und die man Ionenpumpe nennt. An der Haut des Frosches ist dieser Mechanismus vorwiegend eine Na-Pumpe, wegen der Lebensumstände dieses Tieres, das in Süßwasser einen konstanten osmotischen Druck aufrechterhalten muß[3]. Auch beim Nerven und Muskel wird man eine Na-Pumpe annehmen müssen, da Na im Faserinnern nur in sehr geringer Konzentration vorkommt. Sollte also die Membran, was nicht wahrscheinlich ist[4], für Na nicht total impermeabel sein, so muß schon das mit dem Konzentrationsgefälle wandernde Na immer wieder gegen das Konzentrationsgefälle herausgeschafft werden.

c) Intracellulärer Stoffwechsel als Motor der Ionenpumpe[5].

Änderungen der intracellulären Ionenkonzentrationen entstehen nicht nur spontan, als Folge von Diffusionsverlusten, sondern auch bei jeder Erregung, bei der eine „Wolke" von Na-Ionen in die Zelle eintritt und eine K-Ionenwolke sie verläßt. Die Wiederherstellung des alten Zustandes, die *gegen* bestehende Konzentrationsdifferenzen durch Na-Austreibung und K-Anreicherung der Zelle erfolgen muß, braucht also Energie. Diese Energie kann nur durch den Stoffwechsel bereitgestellt werden.

Es gibt nun mehrere Möglichkeiten, sich die Wirksamkeit der Ionenpumpe vorzustellen, wobei wir hier (abweichend vom sonstigen Sprachgebrauch) das Bild der „Pumpe" auch für die Anreicherung des K im Inneren, nicht nur für den „Lenz-Effekt" der Na-Beseitigung, gebrauchen wollen. Wir wissen zunächst sehr genau, daß beide Effekte ohne Sauerstoff aufhören und unweigerlich zur Unerregbarkeit der Zelle führen. Unter Asphyxie tritt K aus der Zelle (Nerven- und Muskelfaser) aus, Na wandert an seiner Stelle ein[6] und das Membranpotential sinkt ab, bis Unerregbarkeit eingetreten ist[7]. Es muß übrigens an dieser

---

[1] LORENTE DE NÓ 1947, LUNDBERG 1951, LAGET und LEGOUIX 1951.
[2] HODGKIN 1951, dort weitere Literatur.
[3] HUF und PARRISH 1951, USSING und ZERAHN 1951.   [4] DEAN 1941.
[5] Lit. USSING, in CLARKE und NACHMANSOHN 1954, USSING 1949, FLECKENSTEIN 1955.
[6] SHANES 1951, VAN HARREVELD 1951, FENN und GERSCHMAN 1950, LUNDBERG und OSCARSSON 1953.
[7] LORENTE DE NÓ 1947, LUNDBERG und OSCARSSON 1953.

Stelle darauf hingewiesen werden, daß der Senkung des Membranpotentials durch *Anoxie* keine Schwellensenkung entspricht, wie das aus den Versuchen mit Potentialsenkungen durch veränderte Ionenkonzentrationen hätte erwartet werden können. Am ZNS jedenfalls steigen die Schwellen für die Erregungsübertragung[1].

Der Mechanismus des K-Verlustes scheint der primäre dieser Ionenveränderungen zu sein, Na scheint nur im Austausch zu K zu wandern, jedenfalls unter Asphyxie. Nun gibt es grundsätzlich 2 Modellvorstellungen, sich die K-Anreicherung in der Zelle durch Stoffwechsel vorzustellen. Es möge dabei zunächst vorausgesetzt sein, daß die Membran selbst durch Stoffwechsel und Anoxie unbeeinflußt bleibt, was aber sicher nicht zutrifft. Die älteste der auch heute noch modernen Vorstellungen, zudem die mir am klarsten erscheinende, ist folgende: die K-Anreicherung geschieht dadurch, daß im Zellinnern viel H durch einen Stoffwechsel organischer Substanzen entsteht, der nur zum Teil über den Milchsäure-, d. h. Zuckerstoffwechsel geht, zu $^2/_3$ aber wahrscheinlich aus dem Zerfall von Adenosintriphosphorsäure gedeckt wird (DAVIES-KREBS-Theorie)[2]. Dinitrophenol vergiftet diesen Prozeß und damit die Ionenregeneration und die Nerventätigkeit. Diese H-Ionen sind sehr beweglich, diffundieren nach außen durch die Membran hindurch und zwingen, da entweder die Membran anionenimpermeabel ist oder Anionen hinreichend großer Beweglichkeit nicht in genügender Anzahl zur Verfügung stehen, das beweglichste Kation, nämlich Kalium, im Austausch für H in die Zelle einzutreten[3]. Macht man die Annahme[4], daß die intracellulären Anionen vorwiegend organisch sind, so ist eine Anionenimpermeabilität der Membran eine überflüssige wenn nicht gar falsche Annahme. Der hier geforderte Stoffwechsel fände demnach intracellulär, z. B. im Kern oder an seiner Oberfläche, statt. Bei Nerven- und Muskelfasern müßte er im Plasma des Faserinnern vorausgesetzt werden. Bei Zellen mit chemisch hochdifferenzierten Plasma- und Kernsubstanzen ist das auch nicht schwierig. Sogar bei Nitella-Zellen hat man nachgewiesen[5], daß eine organische Substanz im Zellinnern fähig ist, K zu stapeln und gegen Na auszutauschen. Hierbei mögen auch noch chemische Affinitäten gerade zum K eine Rolle spielen.

d) Membranstoffwechsel als Quelle elektromotorischer Vorgänge.

Daß im Axoplasma eines Nerven allein ein lebhafter Stoffwechsel vor sich geht, ist nun nicht unbedingt sicher. Wir müssen daher auch solche Prozesse betrachten, die in der Membran selbst ablaufen. Daß nämlich Nervenmembranen der bevorzugte Sitz von Fermenten sind, ist mindestens für die Cholinesterase[6] und Vitamin B_1[7] erwiesen. Die meisten Fermente freilich befinden sich im Axoplasma selbst[8]. Die Membran wird trotzdem durch ihren Stoffwechsel einen Einfluß auf den Ionentransport haben müssen. Die Konzentration der die Membran bespülenden Ionen ist durchaus nicht mit der Konzentration der Ionen *in der Membran selbst* zu vergleichen![9] Komplexbindungen, elektrostatische Kräfte usw. können hier über einen zwischengeschalteten Stoffwechsel sehr differente lokale Ionenkonzentrationen, diese wieder eigentümliche elektromotorische Kräfte schaffen.

Derartige Spannungen sind besonders leicht an Modellen aus Ölschichten nachzuahmen. Wenn man etwa in ein U-Rohr Guajacol bringt und zu beiden Seiten mit Kochsalzlösung überschichtet, dann wird man aus den beiden Salzlösungen natürlich keine Potentiale ableiten, da das System völlig symmetrisch ist. Gibt man aber an eine der beiden Phasengrenzen des Öls zu Wasser Acetylcholin, so entsteht sofort ein starkes Potential, das mehrere

---

[1] BRONK, LARRABEE und GAYLOR 1948.
[2] DAVIES und KREBS 1952; vgl. auch FLECKENSTEIN 1955.
[3] NETTER 1928, HEVESY und HAHN 1941.   [4] BOYLE und CONWAY 1941.
[5] OSTERHOUT 1943.   [6] KOELLE und FRIEDENWALD 1949.
[7] NACHMANSOHN und STEINBACH 1942.
[8] NACHMANSOHN, STEINBACH, MACHADO und SPIEGELMAN 1943.   [9] DANIELLI 1944.

10 mV betragen, bei anderen Ölen bis 100 mV ansteigen kann[1]. Auch Prostigmin und analog wirksame Körper erweisen sich als hochaktiv[2], ja man kann sympathisch und parasympathisch aktive Stoffe in ihrer Wirkung unterscheiden[3]. Solche seltsamen Effekte deuten darauf hin, daß ein einseitig in die Ölphase eingreifender Vorgang erhebliche elektrische Spannungen hervorruft, welche natürlich innerhalb der „Membran" selbst entstehen. Man kann sogar wandernde Erregungswellen mit schlauchförmigen Ölzellen imitieren[4]. Was könnten die uns ganz unbekannten Stoffwechselvorgänge etwa der Nervenmembran analog an Potentialdifferenzen erzeugen?

Die Art und der Umfang solcher Potentialproduktion sind noch dunkel. Zwar ist von ARVANITAKI und CHALAZONITIS[5] eine sehr geistreiche Theorie der Art aufgestellt worden, daß die Verteilung der Atmungsfermente in der Zelle einen sehr starken Elektronenstrom von innen nach außen treiben könnte. Man müßte nur annehmen, daß in der Richtung von innen nach außen sich der Reihe nach Atmungsfermente mit steigendem Redoxpotential aneinanderreihen, innen die Dehydrogenasen, außen die Oxydasen. Die Autoren haben berechnet, der bei der Erregung auftretende Stoffwechsel könne auf diese Weise Elektronenströme (!) von rund 1 mA/cm^2 durch die Nervenmembran treiben. Da aber diese die Membran durchsetzenden Ströme eigentlich durch den Ionenaustausch, der oben geschildert wurde (Abb. 4 und 5), hinreichend erklärt sind, ist eine solche Theorie nicht recht erforderlich. Da zudem die von der Theorie geforderte radiäre und kettenförmige Anordnung der Atmungsfermente nicht nur nicht nachgewiesen, sondern sogar schwer vorstellbar ist, sollte man mit allzu speziellen Theorien dieser Art vorsichtig sein. Denn eine viel einfachere Vorstellung würde nach den oben zitierten Modellen aus Ölphasen das gleiche erklären: eine *einseitig* erfolgende Freisetzung eines chemisch und elektromotorisch hochaktiven Stoffes, etwa des Acetylcholins, würde hohe Potentialdifferenzen erzeugen.

Man kann die Abhängigkeit elektromotorischer Kräfte vom Stoffwechsel sehr schön an den Ruhepotentialen von Haut und Schleimhaut beobachten. Insbesondere beim Magen fällt auf, daß maximale H-Cl-Sekretion mit maximalen Änderungen der Potentialdifferenzen beiderseits der Schleimhaut einhergeht: sie sinken bei der Säureproduktion ab. Der Strom, der getrieben werden kann, beträgt bis zu 1 Mikrowatt je Milligramm Trockengewicht, und 10% des Gesamtstoffwechsels können in elektrische Energie umgesetzt werden[6]. Auch für die Froschhaut finden sich ähnliche Werte[7]. Die Potentialdifferenzen liegen dabei zwischen 40 und 60 mV[8].

Es ergibt sich also insgesamt, daß ein Stoffwechsel auf Ionenaustausch und Erregungsvorgang sowohl im Axoplasma und Zellplasma als auch an den Zellmembranen einwirken könnte, bei letzteren vielleicht weniger durch Störung der Ionenbilanzen als durch Veränderung der chemischen Struktur. Eine vielleicht etwas zu schematisch-hypothetische Darstellung wäre also diese: Die Membranpotentiale werden durch die Ionenkonzentrationen bestimmt, und diese sind Folge der „Ionenpumpe". Die Vorgänge bei und nach der Erregung werden durch die Membranstruktur bestimmt, und diese ist Folge des Membranstoffwechsels. Die Erregbarkeit aber ist das Resultat von Membranpotential *und* Membranstruktur und ändert sich deshalb auch in so wenig übersichtlicher Weise.

e) Die Anteile des Membranpotentials.

Es hat sich herausgestellt, daß das Membranpotential offensichtlich verschiedene Komponenten enthält, wenn man versucht, es durch Eingriffe in den Stoffwechsel oder die Membranbeschaffenheit zu beeinflussen. LORENTE DE NÓ[9] unterscheidet eine sich schnell einstellende (quick) Komponente Q von einer labilen Komponente L. Erstere ist die, die sich nach einer Erregung im abfallenden Teil des Aktionsstromes rasch wieder herstellt, letztere die, die nach einer Erregung langsam restauriert wird, also lange Nachpotentiale verursacht und durch CO_2 z. B. besonders leicht verstärkt wird.

Eine andere Einteilung treffen LING und GERARD[10], welche zwischen einer A- und B-Fraktion des Potentials am Froschmuskel unterscheiden; die A-Fraktion (rund 25 mV) ist besonders stoffwechsel-labil, wird z. B. durch Halogenessigsäure ganz, durch Anoxie aber nur teilweise vernichtet; sie scheint insbesondere durch Phosphorylierungen intakt zu bleiben und ist dem Kreatinphosphorsäuregehalt proportional.

---

[1] BARNES und BEUTNER 1949, dort ältere Lit.   [2] BARNES 1948.
[3] BARNES und BEUTNER 1949.   [4] BEUTNER und BARNES 1948.
[5] ARVANITAKI und CHALAZONITIS 1949, 1950, vgl. LULLIES 1952.
[6] CRANE, DAVIES und LONGMUIR 1948, hier weitere Literatur.   [7] FRANCIS 1933.
[8] FLECKENSTEIN 1956, hier eine Tabelle.   [9] LORENTE DE NÓ 1947.
[10] LING und GERARD 1949.

f) Folgerungen für die Zellfunktion.

Die bislang erörterten Tatsachen lassen bestimmte Einflüsse von Stoffwechsel und Ionenkonzentration auf eine Reihe von Zellfunktionen ohne Schwierigkeiten verstehen. Sofern der Stoffwechsel auf die intracellulären Ionenkonzentrationen wirkt, oder durch abnorme Gesamtbilanzen Verarmung oder Anreicherung bestimmter Ionen im Plasma vorkommt, sind Folgerungen für die Tätigkeit der Zelle unausbleiblich. Jede Verarmung an einem Ion, an K z. B., wird die Konzentration außerhalb *und* innerhalb der Zelle senken, da sich auch für die intracellulären Ionenanreicherungen nunmehr neue Gleichgewichte auf niedrigerem Konzentrationsniveau einstellen müssen. *Ohne Beachtung der Membraneigenschaften* (über die unten abgehandelt wird) ist also zu folgern, daß Änderungen im Ionengleichgewicht sowohl die Membranpotentiale als auch, über letztere, die Erregbarkeiten der Zellen, und durch diese auch wieder die Leitungsgeschwindigkeiten von Erregungsvorgängen verändern[1].

Speziell das EKG ist ein eindrucksvolles Beispiel, daß allgemeine Stoffwechselstörungen starke Abweichungen des Erregungsmechanismus bedingen[2] („Myocardose", vgl. S. 699 u. 726). Daß K-Mangel der Zelle, er sei bedingt wie er wolle, ein entscheidender Faktor für Normalität und Pathologie des Herzens und des EKG ist, ist nach dem Gesagten selbstverständlich[3]. Der ermüdete Muskel erholt sich durch KCl[4]. Wir dürfen trotzdem nicht übersehen, daß sich unsere Ansicht von der Bedeutung der Ionen gewandelt hat: die erste Phase der Erregung und ihres Aktionsstroms ist, wie wir sahen, dem Eindringen von Na-Ionen zuzuschreiben, welche das Faserinnere positivieren[5]. Sinkt der Na-Gehalt der Außenflüssigkeit ab, so sinken die Potentiale bei der Erregung ab[6]. Die Ruhepotentiale können unverändert bleiben[7] oder auch absinken[8]. Na mag also in gewisser Weise (jedoch nicht unbedingt) zur Erzeugung auch des Kaliumpotentials unerläßlich sein und mit K in einen komplizierten Austausch treten[9].

Dieser Austausch ist z. B. derart, daß Na im Überschuß sogar die Erregung durch K-Ionen hemmt[10]. Ja, es scheint so zu sein, daß ein ständig fließender Ruhestrom der Froschhaut seine elektrische Energie fast nur durch den Transport von Na-Ionen bestreitet, wie man mit radioaktivem Na^{24} festgestellt hat[11]. Das bedeutet, daß Kochsalz eine ganz neue Bedeutung für die Physiologie der Erregung bekommt, daß *Kochsalzverluste* mit ihren *neuralen* Wirkungen (z. B. Krämpfen beim Kind) elementar verständlich werden, worauf auch die Therapie wird achten müssen. Diese Einflüsse des Natriums sind aber nur zum Teil als eine passive Beeinflussung von Diffusionspotentialen ohne Beteiligung der Membran zu deuten. Die Struktur der Membran selbst spielt eine erhebliche Rolle, sowohl beim Zustandekommen des Potentials als auch — ganz unabhängig davon — bei der Bestimmung ihrer Erregbarkeit, und zwar ihrer „echten" Schwelle.

3. Einflüsse auf die Membranstruktur, Membran und Atmung.

Diese „echte" Schwelle geht ja, wie wir sahen, *nicht* mehr dem Membranpotential parallel. Das beste Beispiel ist die Behandlung eines Nerven mit Cocain,

---

[1] SCHELLONG 1925a, b. [2] HEGGLIN 1947, SCHAEFER 1951. [3] Vgl. hierzu S. 690.
[4] HOFF, WINKLER und SMITH 1941, BRAUN und TAUGNER 1952.
[5] HODGKIN und KATZ 1949, NASTUK und HODGKIN 1950.
[6] FLECKENSTEIN und HERTEL 1948, CRANEFIELD, EYSTER und GILSON 1951.
[7] DRAPER und WEIDMANN 1951. [8] CRANEFIELD, EYSTER und GILSON 1951.
[9] FLECKENSTEIN, BROSE, CANUS und FÖRDERER 1950.
[10] LUNDBERG 1951. [11] USSING und ZERAHN 1951.

wobei das Membranpotential fast unverändert bleibt[1], die Schwellen aber langsam und zwar bis zur Unerregbarkeit steigen. Wie das Cocain wirkt, zeigt sich schön, wenn man eine anoxische Blockade an einer cocainisierten Stelle ausführt[1]. Die anoxische Region des Nerven, die sonst ihr Membranpotential rasch verliert, verliert es sehr viel langsamer unter Cocain. Anoxie allein senkt also das Potential, führt aber schon bei einem Verlust von 12—15% des Ruhewertes zu Unerregbarkeit. Das sind Werte, die sonst die Membran bestenfalls leichter erregbar machen! *Atmung* ist also notwendig zur Erhaltung der normalen Membraneigenschaften, und zwar der Auslösbarkeit des „Lawinenfaktors" (S. 684).

Die Atmungsabhängigkeit der Membran ist ein so umfangreiches Thema, daß wir uns hier auf das Notwendigste beschränken und wegen der allgemeinen Probleme auf die anderen Abschnitte des Handbuches verweisen. Daß unter Anoxie die Tätigkeit der Nerven aufhört, hat schon THÖRNER[2] gezeigt, und zwar ermüdet der Nerv in Stickstoff wesentlich rascher als in Sauerstoff. Dies Phänomen betrifft den *reparativen* Stoffwechsel der Membran. Doch auch das Membranpotential in Ruhe sinkt unter O_2-Mangel ab[3]. Hierzu fand THÖRNER[4] schon, daß die Erregbarkeit zunächst ansteigt, freilich um endgültig in eine anoxische Blockade überzugehen. Man hat analoge Beobachtungen an den Potentialen der Haut gemacht[5], sogar die elektrische Leistung bestimmt und den R.Q. berechnet. Auch an Pflanzenzellen sind solche Zusammenhänge gefunden worden[6], wobei insbesondere zu betonen ist, daß solche Zellen eine ständige und erhebliche Leistung durch Stromfluß bei Belastung ihres Membranpotentials aufbringen können, so lange sie atmen, eine Leistung, die 5—6% der chemischen Umsätze der Zelle erreichen kann[7]. *Atmungsgifte* senken das Membranpotential des Nerven[8], nicht hingegen Oxydantien und Reduktantien, die es unverändert lassen (an Nitella)[9]. Sie senken (so die Dehydrasengifte) die Membranpolarisation durch Beeinträchtigung des Stoffumsatzes von energiereichem Phosphat (Adenosintriphosphorsäure, Kreatinphosphorsäure), wodurch dann wieder die K-Na-Pumpe außer Funktion gesetzt wird (S. 691)[10].

Die Reparation nach einer Erregung geschieht letzten Endes oxydativ. Freilich kann ein Nerv sehr lange Zeit in Stickstoff noch reagieren[11], auch wenn Atmungsgifte verwandt werden[12]. Das zeigt, daß die spezifischen elektrischen Funktionen der Erregung und Erregungsleitung zunächst ganz anaerob sind. Aber die Strukturen, an denen sie sich abspielen, nutzen sich ab. Die Eiweiß- und Lipoidschichten der Membran bedürfen ständiger Erneuerung und Reorientierung ihrer Moleküle. Übrigens sind, wenn Schäden auftreten, die *Zellkörper* am ehesten gefährdet und nicht etwa die Synapsen[13]. Wir alle haben wohl überhaupt den Synapsen zuviel, den Zellen zu wenig bei der spezifischen Funktion zentraler Erregungen zugeschrieben[14].

Die eigentümliche Diskrepanz zwischen Änderung des Membranpotentials und der Erregbarkeit unter Anoxie bedarf einer kurzen Erörterung. Während kleine Senkungen der Potentiale sonst die Erregbarkeit zu steigern pflegen, tritt hier überraschend schnell Unerregbarkeit ein. Das läßt sich in Einzelheiten am schönsten an Myokardfasern verfolgen[15]. Wie die Abb. 7 zeigt, wird unter Anoxie der so typische Aktionsstrom einer einzelnen Myokardfaser erheblich verkürzt, und zwar gerade in demjenigen Teil, welcher der Kontraktion zeitlich

---

[1] LORENTE DE NÓ 1947, SHANES 1951. Ähnlich wirken auch zahlreiche Antihistamine blockierend, ohne das Membranpotential zu ändern: CRESCITELLI und GEISSMAN 1951.
[2] THÖRNER 1910, 1912.   [3] LORENTE DE NÓ 1947.   [4] THÖRNER 1924.
[5] FRANCIS 1933, HUF 1935, 1936.
[6] BLINKS, DARSIE und SKOW 1938, LUNDEGÅRDH 1935.   [7] STAPP 1941.
[8] SHANES und BROWN 1942, HUF 1936.   [9] BLINKS und PICKETT 1941.
[10] Literatur bei FLECKENSTEIN 1955.   [11] THÖRNER 1910.   [12] DOTY und GERARD 1950.
[13] KABAT und SCHADEWALD 1941.   [14] Vgl. hierzu KORNMÜLLER 1947.
[15] TRAUTWEIN, GOTTSTEIN und DUDEL 1954, hier weitere Lit.

parallel geht (,,kontraktives Nachpotential"), obgleich die Größe der ersten schnellen Depolarisation fast unverändert bleibt. Die erregte Membran repositiviert sich also unter Anoxie *schneller*, das negative Nachpotential wird unterdrückt. An zentralen Synapsen würde ein analoger Vorgang zu einer erheblichen Senkung der Übertragungsfunktion, also zu Leistungsminderung, führen, da eine einzelne präsynaptische Erregung in der Regel nicht zur Erregung der Ganglienzelle führt, wenn nicht gleichzeitig oder kurz nachher mehrere weitere präsynaptische Erregungen eintreffen und sich summieren. Jede Verkürzung der Nachpotentiale aber setzt die Chance für solche Summierungen herab, senkt damit also die Wahrscheinlichkeit einer ganglionären Übertragung.

Ein abschließendes Wort über die Rolle von Strukturen überhaupt: sowohl die Art des Ionenaustausches und die Größe des Membranpotentials als auch die Struktur und damit die ,,echte" Schwelle und Erregbarkeit einer Zelle hängen, wie wir sahen, von der Membranstruktur ab. Beide Faktoren sind aber keine Naturkonstanten. Die Größe der Membranpotentiale verschiedener Individuen kennen wir genau, die ihrer ,,echten" Schwellen weniger. Von den Membranpotentialen ist uns z. B. bekannt, daß die Variation von Faser zu Faser desselben Froschmuskels ± 5 mV beträgt[1] und auch am Warmblüter in dieser Größe liegt[2]. Man kann ferner auch von zentralnervösen Schwellen aus statistischen Messungen der Reflexerregbarkeit folgern, daß verschiedene Synapsen verschiedene Schwellen haben[3]. Auch schwanken die Schwellen nicht nur von Individuum zu Individuum der einzelnen Zelle, sondern an der gleichen Zelle von Zeitpunkt zu Zeitpunkt[4], ein Phänomen, das man auf elementare statistische Unordnung (,,biological noise") zurückführen könnte[5].

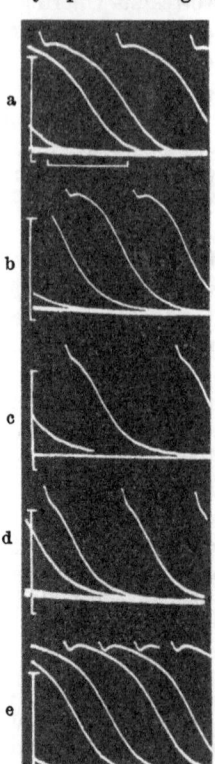

Abb. 7. Von oben nach unten: monophasische Aktionsströme einer einzelnen Faser aus dem Papillarmuskel des Katzenherzens, mit einer Mikroelektrode abgeleitet, welche in das Innere der Myokardfaser eingestochen ist. a vor, b nach 5 min, c nach 9 min, d nach 11 min Anoxie, e 6 min nach Wiederzufuhr von O_2. Das obere Ende der Ordinate gibt 100 mV Spannung gegen die Nullinie an. Die Zeiteichung unter der 1. Reihe ist 0,1 sec. (Aus TRAUTWEIN, GOTTSTEIN und DUDEL 1954.)

Aus diesen Beobachtungen zeigt sich, daß offenbar jene die Erregbarkeit bestimmenden Strukturen sowohl der Zeit nach intraindividuelle als auch interindividuelle Schwankungen aufweisen: Ersteres mag manche Oscillationen der sog. ,,spontanen" Tätigkeit, insbesondere höherer Zentren, erklären. Letzteres ist in folgendem Zusammenhang interessant: Sollte es nämlich individuelle, etwa genetisch bestimmte, Variationen in der Membranstruktur menschlicher Sinnes- und Gehirnzellen geben, so gäbe es auch ebenso bedingte Variationen der Membranpotentiale und Schwellen und der nervösen, sensiblen, reflektorischen Erregbarkeit. Das Problem der ,,Sensitivität" und des ,,nervösen Menschen" könnte hier eine morphologische Grundlage erhalten, die um so wahrscheinlicher ist, als das Reflexverhalten des ,,Nervösen", insbesondere bei Kreislaufreflexen, wirklich auf verminderte Schwellen der Receptoren und Zentren hinweist *(Hyperreflexie)*[6].

4. Auflösung scheinbarer Widersprüche. Membranpotentiale und Nachpotentiale.

Treten irgendwelche Einflüsse auf eine Zelle auf, so ist die Folge solcher Einflüsse oft recht schwer vorauszusagen, wenn man nicht folgendes beachtet:

---

[1] LING und GERARD 1949.   [2] TRAUTWEIN, ZINK und KAYSER 1953.
[3] ROSENBLUETH, WIENER, PITTS und GARCIA RAMOS 1949, für Nerven vgl. Lit. bei SCHAEFER 1940, S. 452.
[4] Lit. bei SCHAEFER 1940, S. 452, ferner SCHOEPFLE 1942.
[5] FATT und KATZ 1950.   [6] SCHAEFER 1943.

1. Maßgebend ist die Wirkung auf das Zell*innere* bzw. die Zellmembran selbst. Das Blut kann ein ganz ungeeigneter Indicator einer Wirkung sein.

2. Maßgebend ist weiter, ob die Wirkung auf das Membranpotential, auf die Membranstruktur oder auf die Potentialänderungen nach einer Erregung (Nachpotential) ausgeübt wird.

Zur Erläuterung dieser beiden Sätze sei auf wenige Beispiele verwiesen, die sich aus der fast unübersehbaren Literatur beliebig vermehren lassen.

Zu 1. Ändern wir das Ionenmilieu des Blutes, z. B. durch Hyperventilation, NH_4Cl Carbonate od. dgl., so ändern wir damit die Reaktion der Zelle durchaus nicht gleichsinnig. So ist in dem bekannten Streit um die Wasserstoffionentheorie der Atmungsregulation WINTERSTEINS gegen dieselbe angeführt worden, daß eine Säuerung durch NH_4Cl die Atmung senkt, eine Alkalisierung mit Carbonat sie steigert. Nun hat WINTERSTEIN[1] nachgewiesen, daß bei der Blutsäuerung durch NH_4Cl der Liquor tatsächlich alkalisch, bei der Alkalisierung mit Carbonat der Liquor saurer wird. Das NH_4-Ion diffundiert also offenbar durch Barrieren hindurch in die Zellen und macht dort alkalische Reaktion; beim Carbonat ist es das vorauseilende CO_2-Ion, das die Reaktion paradoxerweise sauer macht, obgleich es dem alkalischen HCO_3-Ion entstammt. Die Permeations- und Wanderungsfähigkeit der Ionen bestimmt das innere Milieu der Zelle. So konnte die Theorie der H-Ionenwirkung auf die Atmung trotz scheinbar schlüssiger Gegenbeweise doch gehalten werden! Was die Erregbarkeit des Atemzentrums hier zeigt, wird ganz analoge Schlüsse auch auf die Nerven zulassen, so daß z. B. die Wirkung eines sauren oder alkalischen Milieus auf einen Nerven immer mit Kritik und unter Berücksichtigung der wirklich vor sich gehenden Änderungen im Zellinneren zu analysieren ist[2]. Speziell beim Nerven ist noch zu beachten, daß aller Stoffaustausch vermutlich an den RANVIERSchen Schnürringen zustandekommt, da nur sie angreifbar sind[3].

Es muß weiter beachtet werden, daß die Membranpotentiale, wie wir sahen, durch DONNAN-Gleichgewichte zustande kommen. Senkt man z. B. den pH-Wert außen, würde man nach der oben zitierten Theorie (S. 692) K˙ im Austausch gegen H˙ aus der Zelle heraus ziehen. Im sauren Milieu müßte also das Membranpotential sinken und die Erregbarkeit steigen. Es wird aber gerade das Umgekehrte beobachtet: die Membranpotentiale ändern sich so gut wie gar nicht mit dem pH-Wert und werden allenfalls ein wenig höher[4]. Daraus ist also zu entnehmen, daß die DONNAN-Gleichgewichte hier nicht die entscheidende Rolle spielen — wahrscheinlich sich wesentlich langsamer einstellen und am ausgeschnittenen Nerven vielleicht anders aussehen als am Nerven in situ. Die Änderung der Schwelle muß ferner auf etwas anderes als auf Potentialänderungen bezogen werden, zumal sie mit erheblichen Chronaxieänderungen einhergeht: die Membran ändert offenbar mit wechselndem pH-Wert ihre *Struktur*.

Damit kommen wir zum zweiten Punkt: Zu der Beachtung des Angriffpunktes irgendwelcher Milieuänderungen. Wir kennen nämlich zahlreiche Einflüsse auf celluläre Erregbarkeiten, die offenbar durch ihre Wirkung auf die *Membranpotentiale* nicht erklärt werden. Darunter gehören z. B. die CO_2-Effekte. CO_2 senkt die Leitungsgeschwindigkeit und steigert Schwellen und Membranpotentiale des Nerven[5]; nur am Muskel senkt CO_2 das Membranpotential[6]. Trotzdem ist CO_2 derjenige Stoff, der beinahe als universellstes Erregungsmittel schlechtweg angesprochen werden kann. Wenn man von hohen Konzentrationen absieht ($>15\%$), wo es vielleicht lähmt[7], pflegt CO_2 viele uns bekannten Strukturen zu erregen. Das trifft auf zentrale Sympathicuszentren[8] ebenso zu wie auf zahlreiche andere zentrale und periphere Nervenzellen. Das Kältezittern wird aktiviert[9],

---

[1] WINTERSTEIN 1949, 1954.
[2] LORENTE DE NÓ 1947, erörtert z. B. nochmals die Tatsache, daß CO_2 am Nerven anders wirke als der pH-Wert. Es bleibt abzuwarten, was hier eine genauere Forschung am einzelnen Axon zutage fördert.
[3] v. MURALT 1945.   [4] LORENTE DE NÓ 1947.
[5] NIEDERGERKE 1951, NIEDERGERKE und STÄMPFLI 1953.   [6] LING und GERARD 1949.
[7] POLLOCK 1949. Die Arbeit scheint mir übrigens nicht schlüssig eine Hemmung zentraler Erregungen durch CO_2 zu beweisen, wie es der Autor glaubt, da aus dem EEG nur Verkleinerung der Amplituden ablesbar ist, ein Effekt, den CO_2 mit Sinneserregungen teilt. Nur der Antagonismus zu Metrazolkrämpfen, den CO_2 aufweist, scheint eine Hemmung anzuzeigen. Doch wirkt CO_2-Mangel im gleichen Sinn. Der Effekt ist vielleicht indirekt.
[8] CANNON, RAULE und SCHAEFER 1954, MARGUTH, RAULE und SCHAEFER 1951.
[9] HENSEL 1949.

das Atemzentrum wird erregt, was man inzwischen auch durch direkte Ableitung seiner Aktionspotentiale nachwies[1]. Die Ganglienzellen des Rückenmarks depolarisieren sich[2], die Rheobase beim Menschen sinkt bei verkürzter Chronaxie[3], die Gefäßmuskeln kontrahieren sich[4], um nur ein paar Beispiele zu nennen. Freilich gibt es auch lähmende CO_2-Wirkungen: die Empfindlichkeit für Schmerz- und Juckreize sinkt auf CO_2[5]. Auch findet KUGELBERG[6] sinkende Schwellen und steigende Akkommodation, d. h. steigende Erregbarkeit für den Dauerstrom, beim menschlichen Nerven in Asphyxie; der *Ischämie*schmerz ist wahrscheinlich auch eine CO_2-Reizung[7], wie ja FLECKENSTEIN[8] überhaupt nachwies, daß Augenreizstoffe Schmerz nur durch eine Störung der Atmung auslösen und dadurch also Schmerz eine stoffwechselbedingte Depolarisation der Zelle sei. Deswegen sind ja auch alle depolarisierenden Stoffe wie das Kalium schmerzauslösend. Für die Hyperalgesien und Potentialänderungen des Rückenmarks nach längerer Asphyxie gilt das gleiche, und erst lange Ischämien und Asphyxien führen zur Lähmung[9], beim Nerven z. B. zu einem Block[10]. Der Mechanismus der primären CO_2-Erregung aller Membranen, mit erhöhter Erregbarkeit oder Aussendung spontaner Erregungen, ist also ein sehr allgemeiner. Sind es die Moleküle der Membran, die durch CO_2 in Unordnung gebracht werden? Dagegen spricht die enorm rasche Reversibilität. Auch ist es nicht die *Anoxie*, die sehr viel langsamer und schwächer wirkt: ein Herz geht in Asphyxie in wenigen Minuten zugrunde; in Anoxie kann es $1/2$—$3/4$ Std schlagen[11]. Der Asphyxieeffekt ist derartig fein, daß z. B. einer der wichtigsten Faktoren der Blutdruckregulation auf ihm beruht: der sinkende Druck erhöht die spontane Erregung der sympathischen Zentren, so daß es zur Vasoconstriction und somit zur Blutdruckerhöhung kommt[12]. *Diese CO_2-Wirkung ist vielleicht eine der wichtigsten Tatsachen einer Elektrobiologie des Stoffwechsels*. Trotzdem ist sie für den Elektrophysiologen zunächst schwer erklärlich, wenn er nur die p_H-Wirkungen auf die *Schwellen* beachtet, die ja paradoxerweise steigen.

Nun ist freilich eine Asphyxie nicht nur eine CO_2-Wirkung. Aber schon bei CO_2 bemerken wir, daß die *Nachwirkungen* nach einer einmal eingetretenen Erregung ganz andere sind als es die einfache Schwellenmessung vermuten läßt: die Erregbarkeit eines Nerven ist schon unter 5% CO_2 in O_2 im Anschluß an eine einzelne Erregung langanhaltend erhöht, und bleibt es erst recht nach einer Erregungssalve von mehreren Impulsen. Zugleich ist das sog. negative Nachpotential erheblich, und zwar parallel der gesteigerten Erregbarkeit, erhöht[13]. Die Membran ist also unfähig, sich im Anschluß an eine Erregung wieder zu verfestigen und zu normalisieren (Abb. 8). Es ist offenbar die Struktur und damit die Rückgewinnung der Struktur nach der Erregung verändert. Es ist also für das Urteil der Milieuwirkung im Falle des CO_2 entscheidend, ob wir die Schwelle eines ruhenden Nerven mit Einzelreizen, oder ob wir das Verhalten einer Zelle *nach* einer Erregung, ihre Refraktärzeit, beobachten. Letztere kann zu so hohen Senkungen aller Schwellen führen, daß irgendein schwacher Dauerreiz an der Zelle schwellenwertig wird, und im Anschluß an jede von wo anders her ein-

---

[1] v. EULER und SÖDERBERG 1952.   [2] VAN HARREVELD 1946.
[3] SCHÄFER 1949. Dieser Befund steht in Widerspruch zu den Messungen NIEDERGERKES (s. oben), was wohl auf das ganz verschiedene Objekt (Nerv in situ gegen isolierten Froschnerv) bezogen werden muß.
[4] MERCKER 1943.   [5] WEIGMANN und SCHINDEWOLF 1954.   [6] KUGELBERG 1944.
[7] Jedenfalls sind es nicht K, NH_4 oder Lactat: MAISON 1939.
[8] FLECKENSTEIN 1950.   [9] VAN HARREVELD 1940, 1946, BLASIUS 1950.
[10] BENTLEY, SCHLAPP 1943, FRANKENHAEUSER 1949, MAGLADERY, McDOUGAL und STOLL 1950.
[11] SCHAEFER 1950.   [12] ALEXANDER 1945, MARGUTH, RAULE und SCHAEFER 1951.
[13] LORENTE DE NÓ 1947.

treffende Erregung eine Salve weiterer Erregungen ausgelöst wird. Die CO_2-Wirkung auf die Zentren ist ohne Frage vorwiegend eine solche der gesteigerten Erregbarkeiten im *Anschluß* an eintreffende Erregungen: es handelt sich um echte „*Bahnung*". Freilich sind die Verhältnisse im einzelnen noch nicht genau bekannt. Doch wird deutlich, daß Einwirkungen auf die Membranstruktur grundsätzlich von zweierlei Art sind und Änderungen der Erregbarkeit von Änderungen in der Wiederherstellung der Membranstruktur nach einer Erregung unterschieden werden müssen.

Die Abhängigkeit des *Erregungsrückganges* vom Stoffwechsel ist nach dem Gesagten leicht verständlich und spielt, wie wir oben schon darlegten, eine besondere Rolle beim Herzen, insbesondere bei der Theorie der T-Zacke. Das

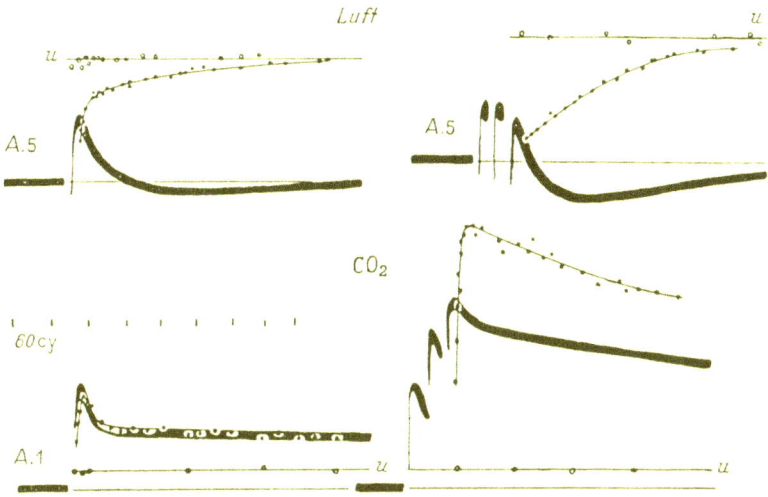

Abb. 8. Darstellung des Zusammenhangs von Nachpotential und Erregbarkeit unter der Einwirkung von Kohlendioxyd. Die dicke Linie gibt das Membranpotential eines Froschnerven nach einer Erregung wieder. Das Spitzenpotential ist so kurz und hoch, daß es nicht wiedergegeben ist. Es ist in der kleinen Lücke der Registrierung am Anfang des Ausschlages gelegen. Die Punkte geben die Erregbarkeit des Nerven an. Diese ist so bestimmt, daß im Augenblick, wo der Punkt eingetragen ist, ein zweiter untermaximaler Testreiz gesetzt wird. Die Lage des Punktes gibt die relative Höhe des Aktionsstromes auf diesen Testreiz an. (Je höher der Aktionsstrom, desto mehr Fasern sind erregt, desto erregbarer ist der Nerv im ganzen). Die Linie *u* zeigt die Lage der normalen Erregbarkeit, ohne die vorausgehende Erregung und ihr Nachpotential, an. Oben: in Luft, Einzelreiz und dreifache Reizung. Die Erregbarkeit kehrt aus der Refraktärzeit langsam zur Norm zurück. Unten dasselbe unter CO_2: hohes negatives Nachpotential und parallel starke Steigerung der Erregbarkeit. Im linken Bild fallen die Erregbarkeiten alle in die Linie des Nachpotentials. Beachte den viel kleineren Maßstab der Erregbarkeit in der Lage der Linie *u*! (LORENTE DE NÓ, 1947, Bd. I, S. 156.)

Problem wurde gelegentlich allzu dogmatisch behandelt. So ist z. B. keine Rede davon, daß man (wie WENDT[1] meint) einen vagischen von einem sympathischen Stoffwechsel unterscheiden könne; der Vagus innerviert das Myokard gar nicht und kann also auch dessen Stoffwechsel nicht regulieren. Doch ist, nicht zuletzt durch die Arbeiten HEGGLINs[2], deutlich geworden, in welchem Maß die elektrische Repolarisation in ihrem Zeitgesetz durch Stoffwechselfaktoren beeinflußbar ist. Das ist von den Nachpotentialen längst bekannt, wie wir sahen. Doch sträubt man sich hie und da, das Plateau des monophasischen Aktionsstromes als Nachpotential anzusehen, obschon es offensichtlich ein solches sein muß[3]. So liegt also beim Herzen die einzigartige Situation vor, daß ein „Nach-

---
[1] WENDT 1946.   [2] HEGGLIN 1947.
[3] SCHAEFER 1951. Wir bezeichnen das Plateau des monophasischen Aktionsstromes als *kontraktives Nachpotential*. Damit ist nicht gesagt, daß Membrandepolarisation und Verkürzung gesetzmäßig zusammenhängen, was nicht der Fall ist (vgl. S. 711).

potential" fast die Stärke des Spitzenpotentials hat und sich trotzdem so stark vom Stoffwechsel beeinflussen läßt wie sonst nur die Refraktärvorgänge, wie aber niemals das Spitzenpotential. Jede Schädigung des Myokards verlängert also die Phase der Nachnegativität, also das Plateau, und macht damit im Integral der Herzpotentiale sehr schwere Veränderungen von T. Da T eine Art Differentialeffekt der Repolarisation verschiedener Herzteile ist, ist es gegen *lokale* (inhomogene) Änderungen der Repolarisation, also gegen lokalisierte Stoffwechselschäden des Myokards, besonders empfindlich und geradezu eine Art Mikromethode zum Nachweis derselben[1].

Es ist in diesem Zusammenhang öfters vermutet worden, daß auch die Dehnung eines Muskels die Nachpotentiale verändert. Diese von mir ausgesprochene Vermutung[1] stützte sich auf klinische Beobachtungen, insbesondere die starke Flimmerneigung bei Überdehnung der Vorhöfe, etwa bei der Mitralstenose[2]. Nun haben sehr sorgfältige Versuche in unserem Institut zunächst gezeigt, daß weder die Füllung des STARLING-Herzens dessen EKG[3] noch der Dehnungszustand des PURKINJE-Fadens und Papillarmuskels das Membranpotential oder den monophasischen Aktionsstrom ändert, wenn mit intracellulären Elektroden abgeleitet wird[4]. Ein Einfluß der Dehnung an sich auf das EKG und insbesondere T ist demnach nicht mehr anzunehmen. Wenn es — wie viele klinische Beobachtungen zeigen — eine Korrelation zwischen Herzgröße und T-Form gibt, so muß sie durch *indirekte* Beeinflussung bedingt sein. Anders ist jedoch der Einfluß auf die Auslösung von Extrareizen zu betrachten. Hier findet man tatsächlich eine starke Neigung zu Arrhythmien schon bei schwachen Dehnungen des PURKINJE-Fadens, die offenbar mit den deutlich erhöhten negativen Nachpotentialen nach Ende des monophasischen Aktionsstromes zusammenhängen[5]. Es ist also wohl sicher, daß die Dehnung die Repolarisation der Myokardfaser verzögert, also die Membran*struktur* (im Sinne der obrigen Ausführungen) beeinträchtigt hat.

III. Die Wechselwirkung elektrischer und chemischer Faktoren.
1. Die Verhältnisse am Nerven.

Über die soeben behandelten Zusammenhänge von Stoffwechsel und Elektrizitätsproduktion hinaus sind wohl definierte chemische Faktoren der Zellerregung seit langem bekannt: die sog. „Überträgerstoffe". Es ist oft behauptet worden, keine Erregung könne ohne die primäre Vermittlung eines Überträgerstoffs entstehen, der vorher also in „Freiheit" gesetzt werden müsse. Aus technischen und historischen Gründen spielt das Acetylcholin (ACh) hier die größte Rolle. Von LOEWI[6] als Vagusstoff entdeckt, wurde es durch DALE, FELDBERG und ihre Mitarbeiter[7] in glänzenden Arbeiten als ein Stoff bekannt, der bei jeder Erregungsüberleitung vom Nerven auf den Muskel entsteht und dessen lokale Applikation wie Erregung wirkt[8]. Da bei dieser Erregungsübertragung aber auch ein zur Erklärung der Erregung ausreichender *elektrischer* Endplattenstrom entsteht (S. 704), bildeten sich eine *chemische* und *elektrische* Theorie der Erregungsübertragung heraus, deren wechselseitige Chancen bei dem allgemeinen Interesse, das sie haben, erläutert seien.

Daß die Erregungsleitung im *Nerven* quantitativ rein elektrisch bestimmt ist, wird wohl von niemandem mehr bezweifelt, der die Tatsachen überblickt. Das Experimentum crucis wurde oben schon geschildert (S. 686): Sein Ergebnis ist, daß die fließenden Aktionsströme der adäquate Reiz für die Ausbreitung der Erregungswelle sind. Wie freilich diese Ströme dann die Membran in der schon besprochenen Weise zur Veränderung ihrer Struktur und zur Verminderung ihres Widerstandes bringen, ist ein anderes Kapitel. HODGKIN[9] hat versucht, sich

---

[1] SCHAEFER 1951.   [2] SCHERF, SCHARF und GOCKLEN 1949.
[3] BOCK, DOHRMANN und TRAUTWEIN 1954.
[4] DUDEL und TRAUTWEIN 1954. Hier auch Diskussion der älteren Befunde.
[5] DUDEL und TRAUTWEIN 1954.
[6] LOEWI 1921.   [7] DALE, FELDBERG und VOGT 1936.
[8] BROWN, DALE und FELDBERG 1936.   [9] HODGKIN 1951.

über den Anfang dieser Änderungen einige Vorstellungen zu machen, die etwa so aussehen, daß Na-Ionen nur mit einem lipoidlöslichen Träger verbunden die Membran passieren, daß letzterer aber nur in depolarisiertem Zustand passieren kann. HODGKIN gibt selbst zu, daß einige Zusatzannahmen nötig sind, die anschließenden Änderungen der Permeabilität für K zu erklären. Die Widerstandsänderungen bleiben ganz ohne Deutung. Wenn wir also von einer elektrischen „Theorie" der Nervenleitung sprechen, so meinen wir *nur* die quantitativen Bedingungen der Erregungsleitung, während der Prozeß der Erregung selbst bereits ganz aus dem Rahmen rein elektrischer Modelle, die mit Widerständen und Kapazitäten arbeiten, herausfällt.

Beobachtungen am Acetylcholin und der Cholinesterase stehen mit dieser Darstellung im Einklang. Es wird auch im Nerven Acetylcholin gebildet[1] und durch Cholinesterase gespalten[2]. Diese Cholinesterase ist zudem in der Markscheide des Nerven lokalisiert[3]. Eine komplette Vergiftung der Cholinesterase mit Difluorophosphat (DFP) hebt auch die Leitfähigkeit eines Axons auf[4]. Man wird also schließen dürfen, daß das freigesetzte Acetylcholin durch Cholinesterase gespalten werden muß, wenn es nicht einen Dauerblock durch Dauerdepolarisation machen soll. Das alles sind aber *sekundäre* Wirkungen, die wenig mit dem primären Leitungsmechanismus zu tun haben; wie wenig, erhellt aus der Tatsache, daß sensible Nerven nur sehr wenig Acetylcholin enthalten und abspalten, bestimmte, sog. adrenerge Nerven aber statt Acetylcholin das keineswegs depolarisierende Adrenalin enthalten und freisetzen[5]. Will man also nicht zwei grundverschiedene Mechanismen der Nervenleitung annehmen, so bleibt wohl nur der Schluß, daß Acetylcholin und Adrenalin nicht *wesentlich* an der Leitung beteiligt sind.

Bezüglich der Übertragung an *zentralen Synapsen* hat ECCLES[6] eine sehr schöne elektrische Theorie vorgelegt[7], welche aber auch nur den schon beim Nerven allein erklärten ersten Prozeß der Erregungsüberleitung betrifft: daß nämlich die Ströme die quantitativen Daten der Latenzen und Geschwindigkeiten erklären. Dasselbe geht aus dem neuen Bande von LORENTE DE NÓ[8] hervor. Was aber diese elektrischen Ströme, die im Neuron ankommen und ganz genau wie ein künstlicher Reizstrom wirken, dann effektiv tun, bleibt dunkel. LORENTE DE NÓ und LAPORTE sagen daher in sehr treffender Weise, daß man solchen Argumenten immer entgegenhalten kann, daß der Aktionsstrom seinerseits ein chemisches Agens in Freiheit setze, das dann wirksam werde. Das Problem ist also in keiner Weise einseitig elektrisch gelöst.

2. Das Grundproblem einer jeden synaptischen Übertragung.

Das Grundproblem einer jeden synaptischen Übertragung scheint mir aus der Tatsache hervorzugehen, daß eine sehr dünne präsynaptische Nervenfaser sich vor die Aufgabe gestellt sieht, ein im Vergleich zu ihrem Querschnitt geradezu riesiges Areal zu aktivieren. Hier versagen also elektrische Mechanismen sozusagen aus morphologischen Gründen. Daß elektrische Mechanismen Erregungen auch dann übertragen können, wenn eine direkte Kontinuität der Membran nicht vorliegt, beweisen sehr elegante Versuche von ARVANITAKI[9], in welchen 2 Nervenenden auf einer kurzen Strecke nebeneinander gelegt wurden und die

---

[1] V. MURALT 1937, 1942.   [2] NACHMANSOHN 1946, 1948, 1951.
[3] BOELL und NACHMANSOHN 1940, KOELLE und FRIEDENWALD 1949, COUTEAUX 1951.
[4] BULLOCK, GRUNDFEST, NACHMANSOHN und ROTHENBERG 1947, WILSON und COHEN 1953.
[5] LISSÁK 1939, BRECHT und CORSTEN 1942, weitere Lit. bei V. MURALT 1945, FELDBERG, HARRIS und LIN 1951. Vgl. ferner die Ausführungen in Kapitel V, 1.
[6] ECCLES 1946.   [7] BROOKS und ECCLES 1947.   [8] LORENTE DE NÓ und LAPORTE 1950.
[9] ARVANITAKI 1942.

übergreifenden Stromschleifen des einen Nerven das anliegende Stück des zweiten erregten („Ephapse"). Im Gegensatz zu einer derart symmetrischen Überträgerstelle sind aber natürliche Synapsen meist extrem unsymmetrisch.

Da man motorische Endplatten gelernt hat in Einzelexemplaren zu isolieren und zu untersuchen [1], und auch mit Mikroelektroden aus der Muskelfaser direkt unter der Endplatte abzuleiten [2], ist man hier recht weit in der Erforschung der Einzelheiten des Überträgervorganges. An den Ganglienzellen ist man nicht ganz so glücklich. Zwar hat man mit Mikroelektroden auch hier die Oberfläche von Ganglienzellen abgetastet [3] oder mit Mikroelektroden die Zellen angestochen [4], doch hat man die Zellen nicht aus dem Gewebe isolieren, insbesondere die präsynaptische Faser nicht mit solcher Präzision beobachten und erregen können. Könnte man dies, ich bin überzeugt, man würde alle Schwierigkeiten der Endplattenphysiologie auch an Ganglienzellen wiederfinden.

Abb. 9 zeigt die wesentlichen morphologischen Daten, denen sich jede Theorie der synaptischen Übertragung gegenübersieht. Während an der Ganglienzelle die präsynaptische Faser z. B. in einem Endknopf auf der Oberfläche des Zellkörpers endigt, und zwar mit einer Oberfläche von 1—10 μ^2, die nur rund $1/1000$ der Zelloberfläche beträgt [5], mündet der motorische Nerv unter trichterförmiger Verbreiterung in eine „Endplatte" ein, die als offenbar äußerst dünne, aber doch recht ausgedehnte flache und ausgebuchtete Schicht einen erheblichen Teil der Muskelfaser umschließt, in einer Gesamtlänge, die $10\,\mu$ sicher merklich überschreitet. In beiden Fällen verlassen uns die Maßstäbe der Physiologie wandernder Erregungswellen, die wir an Nervenfasern gewonnen haben, und bei denen elektrisch-kapazitive Deutungen der quantitativen Daten der Erregungsleitung offenbar möglich waren.

Verweilen wir beim Muskel. Die bei jedem Nervenimpuls an Endplatte oder Ganglion freigesetzte Menge Acetylcholin ist rund 10^{-17} mol [6] oder $6 \cdot 10^6$ einzelne Moleküle, eine Menge, die, gleichmäßig auf die Oberfläche der Endplatte von rund 1000 μ^2 verteilt, einen Molekülabstand von etwa 130 Å gäbe. Das ist ungefähr der Abstand von Lecithinmolekülen in der Membran. Diese Menge Acetylcholin wird von der an Endplatten und Ganglien hochkonzentrierten Cholinesterase [7] so rasch gespalten, daß sie praktisch in der Zeitdauer der elektrischen Ereignisse verschwinden kann [8]. Es ist bemerkenswert, daß die Mengen Acetylcholin, die bei der Erregung in Freiheit gesetzt werden, je Einheit der Oberfläche bei Endplatten, Ganglien, ja auch bei Nervenfasern ziemlich gleich groß ist. Ja sogar die Menge Natrium, die je Erregung in eine Nervenfaser eintritt, scheint die gleichen molaren Beträge aufzuweisen, nämlich rund $6 \cdot 10^{-12}$ mol Na/cm² Membran, was $6 \cdot 10^{-17}$ mol je 1000 μ^2 ausmacht [9]. Man erkennt aus diesen Daten bereits, daß offenbar die Größe des Acetylcholinumsatzes sehr eng mit der Größe des Ionenaustausches zusammenhängt, ja vielleicht mehr oder weniger eine direkte stöchiometrische Beziehung zwischen beiden besteht, zumal auch der Austritt von Kalium in der gleichen Größenordnung liegt [10]. Da die Ionenbewegungen aber der Träger elektrischer Potentialveränderungen sind, kann der mit Acetylcholinproduktion und Na-Eintritt verbundene Prozeß nicht ohne Potentialentwicklung einhergehen. Freilich werden diese zunächst so klar erscheinenden Zusammenhänge dadurch getrübt, daß ACh auch bei Na-freier Außenflüssigkeit die Endplatte depolarisieren kann [11].

Die enge Kopplung zwischen chemischen und elektrischen Vorgängen erhellt auch aus der Tatsache, daß nicht nur jede lokale Applikation von Acetylcholin

---

[1] KUFFLER 1942.   [2] FATT und KATZ 1951, 1952. NASTUK 1953.
[3] SVAETICHIN 1951.   [4] BROCK, COOMBS und ECCLES 1952.
[5] Schöne Bilder hierzu bei DE CASTRO 1951.   [6] Zit. nach FATT 1954.
[7] KOELLE und FRIEDENWALD 1949.   [8] NACHMANSOHN 1946.
[9] KEYNES 1949, 1951, ROTHENBERG 1950, FLECKENSTEIN 1951.
[10] KEYNES 1949. Es tritt etwas mehr Na in die Zelle ein, als K austritt.   [11] FATT 1950.

eine Erregung mit Aktionsstrom und Ionenbewegung auslöst, sondern umgekehrt auch jede lokale Applikation von Kalium Acetylcholin in Freiheit setzt[1], unter

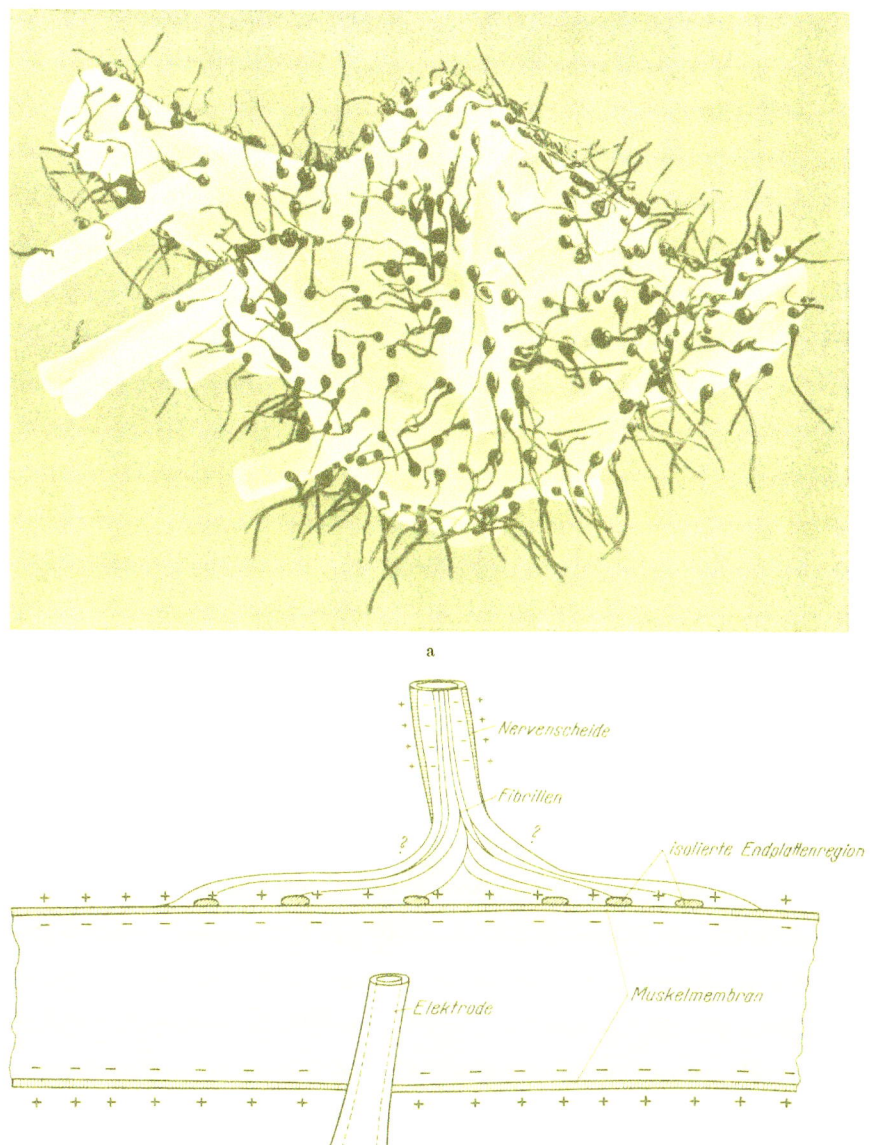

Abb. 9a u. b. a Anatomisches Modell des Zellkörpers, der dicken Dendritenstümpfe und der zahlreichen Endösen von präsynaptischen Kollateralen einer Vorderhornzelle des Säugetieres, nach Serienschnitten konstruiert. [Nach HAGGAR und BARR: J. Comp. Neur. **93**, 17 (1950), aus ECCLES 1952.] b Schematische Zeichnung der Endplattenregion. In dem Lumen der Muskelfaser steckt eine Mikroelektrode, welche die in Abb. 10a dargestellten Aktionsströme aufzeichnet.

Erzeugung des erregten Zustandes. Elektrisches und chemisches Geschehen sind schlechterdings untrennbar verknüpft.

---

[1] FELDBERG und GUIMARAIS 1936.

3. Das Endplattenpotential und das Problem der elektrischen und chemischen Wechselwirkung bei synaptischen Überträgerfunktionen.

Auch an der motorischen Endplatte entsteht bei der natürlichen Erregung ein lokales Aktionspotential, das sog. Endplattenpotential[1]. Es geht der Freisetzung von Acetylcholin offenbar parallel. Es hat genau die Größe, die auch ein künstlich

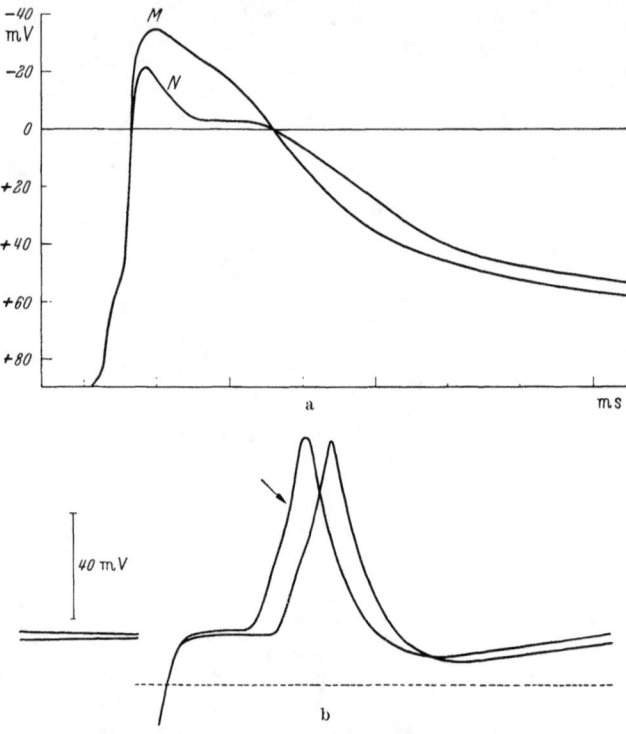

Abb. 10a u. b. a Aktionsstrom einer Endplattenregion, aufgezeichnet mit einer intracellulären Elektrode nach Abb. 9b. N: bei Erregung vom Nerven her, M: bei Erregung aus einer benachbarten Region der Muskelfaser. Abszisse in Millisekunden, Ordinate gibt das Potential außen gegen innen an: in Ruhe (d. h. bei Beginn der Kurve) ist das Faseräußere positiv gegen innen. (Aus FATT u. KATZ 1952.) b Aktionsstrom unter der Endplatte von 3—4 Einzelfasern des M. semitendinosus des Frosches. Die Reizkathode lag 0,5 mm von der Endplattenregion entfernt am Nerven. Ein fast schwellenwertiger Reiz zeigt eine längere Latenz (1,1 msec) als ein stark überschwelliger Reiz von 3facher Stärke (0,9 msec). Beim Pfeil geht das Endplattenpotential in das Aktionspotential der Muskelfaser über. Zeiteichung mit 5000 Hz. (Aus KUFFLER 1949.)

zugeführter Reizstrom haben muß, wenn er die Muskelfaser erregt[1]. Es könnte also als adäquater Reiz für die Muskelfaser betrachtet werden. Es kommt aber leider 0,5 msec zu spät[2].

Nun ist genau bekannt, was unter der Endplatte, etwa an der in Abb. 9 bezeichneten Stelle, elektrisch passiert, wenn einmal eine Erregung aus der Muskelfaser seitwärts in die Endplattenregion durch *muskuläre* Leitung, einmal aus dem Nerven durch nervöse, indirekte Reizung hineinläuft. Beide Vorgänge lassen sich fast vollständig zur Deckung bringen[3]. Es läßt sich hieraus folgern, daß der in Abb. 10a dargestellte Aktionsstrom tatsächlich durch eine Depolarisation der Membran der Muskelfaser selbst, nicht aber der Endplattenstrukturen, entsteht[4]. Der in Abb. 10 sichtbare Beginn und der ganze Anstieg dieses sog.

---
[1] GÖPFERT und SCHAEFER 1938.
[2] SCHAEFER und HAASS 1939, COPPÉE 1943, FATT und KATZ 1949.
[3] KUFFLER 1950.   [4] FATT und KATZ 1952.

Endplattenpotentials kann sich *nur* an dieser Membran abspielen. Bevor sein Fuß beginnt, sind aber seit der Absendung des Nervenreizes an einer Stelle, die nur 0,5 mm von der Endplatte entfernt ist, 0,7—0,8 msec verstrichen (Abb. 10b). Da der Nerv bis etwa 50 μ vor der Muskelfasermembran fast ganz normal dick verbleibt, wird bei einer Leitungsgeschwindigkeit von rund 30 m/sec wesentlich weniger als 0,1 msec Leitungslatenz vom Reizort bis zu diesem Punkt benötigt. Was geschieht in den restlichen 0,6—0,7 msec ? KUFFLER[1] vermutet, in dieser Zeit würde ein chemischer Überträgerstoff, das Acetylcholin, an der Endplatte in Freiheit gesetzt.

Diese Annahme begegnet einer Schwierigkeit. Es ist schwer vorstellbar, daß Acetylcholin während einer so langen Zeit in Freiheit gesetzt worden sei ohne etwas elektrisch Nachweisbares getan zu haben. Denn wenn Acetylcholin auf Membranen oder Membranmodelle[2] wirkt, depolarisiert es; wenn Ionenströme entstehen, sind sie umgekehrt an Acetylcholin (oder einen analogen Überträgerstoff) gebunden[3]. In der elektrisch stummen Latenzperiode der Abb. 10b ist daher auch wohl chemisch nichts an der *maßgebenden* Membran geschehen.

Eine zweite Schwierigkeit ist folgende: Die Diffusion eines chemischen Überträgerstoffes braucht Zeit. Würde z. B. das Acetylcholin in der präsynaptischen Faser *plötzlich* frei, so würde nach 0,5 msec in 1,1 μ Abstand vom Ort der Freisetzung schon $1/2$ der am Bildungsort entstandenen Konzentration herrschen[4]. Die Konzentration des depolarisierenden Stoffes müßte also innerhalb von 0,5 msec auf so kurzen Entfernungen wie sie hier vorliegen erheblich angestiegen sein, und es ist nicht zu verstehen, warum sie nicht längst eine elektromotorische Wirksamkeit entfaltet hat. Andererseits findet sich eine elektrisch stumme Zeit von 0,3 msec auch an dem sehr leicht zu untersuchenden Ganglion stellare des Tintenfischs[5], so daß der Befund an der Endplatte durchaus nicht so isoliert dasteht. Man kann sich meines Erachtens die Dinge zurechtlegen wie man will, die Tatsache einer solchen elektrisch stummen Zeit führt zu augenblicklich noch nicht lösbaren Schwierigkeiten.

Es scheint daher heute noch sinnlos, sich über den feinsten Mechanismus der Erregungsübertragung allzu detaillierte Gedanken zu machen[6]. Eine mögliche Lösung scheint darin zu liegen, daß man bedenkt, wie unsicher unsere Kenntnis von der Erregungsausbreitung in den letzten und dünnsten fibrillären Strukturen überhaupt ist. An der Endplatte finden wir solche Strukturen freilich gar nicht: der Nerv ist dick und markhaltig, bis er sich zur Sohlenplatte verbreitert. Aber an Ganglienzellen ist das Problem viel schwieriger. Hier finden sich äußerst feine „metaterminale" Strukturen[7] und Endknöpfe von solcher Zartheit, daß alle Schemata der Erregungsleitung, die auf elektrisch kapazitive Modelle zurückgreifen, unanwendbar werden. Im Bereich dieser Strukturen fehlt uns derzeit *jedes* Modell der Erregungsleitung. So werden wir auch für die Vorgänge in der Endplatte selbst schwerlich eine Modellvorstellung entwickeln können, die allen Ansprüchen gerecht wird. Was in der sehr dünnen Sohlenplatte geschieht, weiß niemand. Auf jeden Fall aber treffen unsere Vorstellungen von der Erregungsausbreitung an polarisierbaren Membranen für diese Gebilde *nicht* mehr zu.

Was uns bewegen sollte, chemischen Prozessen bei der Erregungsübertragung in diesen feinsten präterminalen und terminalen Strukturen den Vorrang zuzubilligen, ist die oben schon zitierte Beobachtung, (S. 688) daß einige präsynaptische Neuronen an Ganglienzellen eine Erhöhung der Membranpotentiale verursachen, d. h. hyperpolarisieren und damit hemmen[8]. Selbst ECCLES, der eine elektrische Hypothese der ganglionären Übertragung bis vor kurzem vertreten hatte, gibt diese nun zugunsten einer chemischen Hypothese auf, da man

---

[1] KUFFLER 1949.   [2] BARNES und BEUTNER 1946.
[3] Das gilt freilich nur für die Endplattenregion der Muskelfaser, weder für den Nerven noch die Muskelfaser außerhalb der Endplatte! Vgl. S. 706.
[4] FATT 1954.   [5] BULLOCK 1948.
[6] Eine gründliche Erörterung der Probleme bei FELDBERG 1951, FATT 1954 und DEL CASTILLO und KATZ 1955.
[7] Vgl. BAUD, BAUMANN und WEBER 1951.   [8] BROCK, COOMBS und ECCLES 1952.

sich schlechterdings keinen elektrischen Mechanismus vorstellen kann, der eine echte Hyperpolarisation auf der Grundlage einer ankommenden Erregungswelle, die ja nun sicher mit *Depolarisation* einhergeht, vorstellen kann. Wir möchten daher glauben, daß an den terminalen Strukturen chemische Übermittler wohl *immer* eine entscheidende Rolle spielen.

Freilich ist dabei nicht gesagt, daß nichtelektrische Vorgänge im kleinsten Bereich *auch* mitbeteiligt sind. Ohne uns in Spekulationen hierüber an Endplatte und Synapse einzulassen, dürfen wir doch auf die Tatsache verweisen, daß bereits der *sicher* elektrisch beschreibbare Vorgang der Erregungsausbreitung im Nerven doch an einer Stelle *auch* einen chemischen Prozeß voraussetzt: bei der reversiblen Permeabilitätsänderung für Na und K. Es scheint also so zu sein, daß der chemische Prozeß sich am Nerven darauf beschränkt, die Strukturwandlungen der Membran hervorzurufen, ohne die übrigens der elektrische Prozeß energetisch versanden, d. h. mit einem Dekrement unterwegs im Nerven stecken bleiben müßte. Je weniger nun das erregbare Gebilde die Struktureigenschaften des Nerven mit hohen Kapazitäten einer Zellmembran, mit weit ausholenden Stromschleifen von Aktionsströmen usw., aufweist, desto mehr tritt der chemische Prozeß für den Untersucher hervor. Im Grenzfall wird er dominierend scheinen, während die elektrischen Stromschleifen auf so kurze Strecken eines Übergangs von erregter zu unerregter Struktur beschränkt werden, daß man sie kaum noch von außen ableiten kann. Sie konvergieren gegen Null, was den *meßbaren* Effekt anlangt, ohne daß sie dabei theoretisch zu Null verschwinden müssen. Eine solche Darstellung scheint uns einerseits die Tatsachen zu berücksichtigen, andererseits alle Erregungsvorgänge mit einheitlichen Prinzipien zu erklären[1].

Wie übrigens das Acetylcholin letztlich wirkt, ist vollkommen ungewiß. Wenn es unter der Endplatte auf die Muskelfasermembran einwirkt, durchlöchert es sie[2], doch nur, wenn es von außen auf die Endplattenregion aufgebracht wird. Eine Injektion von Acetylcholin in das Innere der Muskelfaser ist selbst unter der Endplatte wirkungslos[3], erst recht läßt es die Muskelfaser außerhalb der Endplatte unverändert[4] und macht erst in höherer Konzentration eine Kontraktur, die mit seiner Wirkung an der Endplatte nichts zu tun hat[5]. Am denervierten oder sonstwie sensibilisierten Muskel löst es Fibrillieren aus[6]. Am Nerven ist es wirkungslos[7], was freilich auch darauf beruht, daß es in die Myelinscheide der Nervenfaser nicht eindringt[8]. Offenbar sind es 2 Faktoren, welche die Wirkung des Acetylcholins bestimmen: 1. seine Fähigkeit, eine vorgegebene Membran zu durchwandern; 2. die chemische Beschaffenheit der Membranen, mit denen es reagieren soll und die verschiedene Affinität zum Acetylcholin zu haben scheinen. Insbesondere muß wohl die Muskelfaser unter der Endplatte selbst eine andere chemische Struktur haben als in der endplattenfreien Region; einerseits weil Acetylcholin auf beide so ganz verschieden wirkt, andererseits weil Curare, dessen Wirkung unten (S. 714) besprochen wird, in der endplattenhaltigen Region die Erregbarkeit des Muskels offenbar vermindert (d. h. die Gleichstromschwelle heraufsetzt, bei erhaltener Chronaxie), während es die Muskelfaser außerhalb der Endplattenregion offenbar gar nicht anzugreifen braucht[9].

4. Andere Übertragermechanismen[10].

Die motorische Endplatte und das Acetylcholin sind besonders leicht erforschbar und daher bezüglich der Wechselwirkung chemischer und elektrischer Mechanismen besonders

---

[1] Vgl. hierzu auch S. 709.   [2] FATT und KATZ 1951, FATT 1950.
[3] DEL CASTILLO und KATZ 1955.   [4] KUFFLER 1943, NASTUK 1951.   [5] BROWN 1937.
[6] Das Fibrillieren des denervierten Muskels beruht immer auf der Freisetzung von Acetylcholin, unter Umständen in antidrom erregten Fasern (PHILIPPEAUX-VULPIAN-HAIDENHAINsches Phänomen), vgl. SCHAEFER 1942.
[7] LORENTE DE NÓ 1944, GRUNDFEST 1953.
[8] ROTHENBERG, SPRINSON und NACHMANSOHN 1948.
[9] RUSHTON 1933, ROSENBLUETH, THERMAN und LISSÁK 1940.
[10] Zusammenfassende Darstellung: Transmission synaptique ganglionnaire et centrale. In Arch. internat. Physiol. 59, 475—626 (1951); ferner FATT 1954.

gut bekannt. Doch ist Acetylcholin keineswegs der einzige „Übertragerstoff". Daß Adrenalin und Noradrenalin die Übermittler an den Enden des Sympathicus sind, ist wohl bekannt[1]. Daneben kennen wir jetzt sicher auch histaminerge Axone, vor allem Schmerzfasern und andere sensible Axone[2]. Man darf jedoch die Spezifität der Übertragerstoffe nicht zu streng auffassen. Im ZNS wechseln innerhalb desselben funktionellen Systems vielleicht acetylcholinerge Fasern mit anderen ab[3]. Die präganglionären Fasern des Sympathicus sind cholinerg und an den sympathischen Synapsen wirkt Adrenalin nicht etwa anregend, sondern blockierend[4] und die Spontanerregung dämpfend[5], so daß Adrenalin auf diesem Umweg sein eigener Antagonist wird. Freilich hemmt Adrenalin auch die zentralen Synapsen des cerebrospinalen Systems[6]. Wir wissen wenig von den Mechanismen dieser Stoffe an den Membranen, wenig von ihren Synergismen und Antagonismen. Das Membranpotential der Muskelfaser steigt[7], die Leitungsgeschwindigkeit sinkt durch Adrenalin bei verlängerter Dauer des Aktionsstromes[8]. Dementsprechend sinkt auch, freilich nur in der ersten Wirkungsphase, der K-Verlust des Zellinneren bei der Muskelfaser[9]. Die Membran wird also dichter. Ob hierauf der merkwürdige Effekt des Adrenalins beruht, die monosynaptischen Reflexe gegen Erstickung zu schützen[10], bleibt ungewiß.

Diese Übertragersubstanzen und ihre entsprechenden Ganglien fügen dem oben skizzierten Gebäude keine grundsätzlich neuen Erkenntnisse hinzu. Sie lassen jedoch ein Problem entstehen: ist es denkbar, daß an einer Ganglienzelle zwei präganglionäre Neuronen endigen, welche verschiedene chemische Übertragersubstanzen freisetzen und auf diese Weise auch physiologisch verschieden wirken? Das ist offenbar möglich[11]. Hierbei gilt aber das Gesetz, daß ein und dasselbe Neuron in allen seinen Teilen denselben Übertragerstoff freisetzt. Enden also, wie das aus der Beobachtung hemmender (und zwar hyperpolarisierender) und erregender (depolarisierender) Wirkungen an der *gleichen* Zelle hervorgeht, zwei Fasern mit verschiedenen Übertragermechanismen an dieser Zelle, so müssen diese Fasern grundsätzlich aus verschiedenen Neuronen stammen. Man hat, um die Hemmungswirkung an Motoneuronen zu erklären, daher die einleuchtende Annahme gemacht, die Hemmung werde durch Zwischenneurone ausgelöst, deren Aufgabe es unter anderem sei, den Chemismus umzukehren[12]: ein cholinerges Neuron erregt sie; sie setzen selber aber einen anderen, unbekannten, die Ganglien hemmenden Übertrager frei. Diese Zwischenneuronen, aus sog. RENSHAW-Zellen bestehend, hemmen also ständig die benachbarten Motoneuronen, sobald sie selber durch Kollateralen erregt werden. Sie sind offenbar dafür verantwortlich, daß die Erregungswelle sich nicht ubiquitär im ZNS ausbreitet, d. h. sie engen die Bahn der Erregungswelle ein. Sie werden durch Strychnin geblockt, wodurch allein sich wahrscheinlich die Strychninwirkung erklärt, die also nicht in Erregung, sondern in Fortfall kollateraler Hemmung besteht[13]. Die hemmenden Kollateralen lassen sich sehr schön auch an den Dendriten von Hummer-Motoneuronen nachweisen. Hier wirken sie der Depolarisierung der erregten Ganglienzelle entgegen, ohne die ruhende Ganglienzelle nennenswert zu beeinflussen[14]. Die Wirkung des hemmenden Übertragerstoffes besteht also einfach darin, die Membran zum Ruhezustand zurückzuführen. Ob ein Hemmungsstoff, der sich aus Gehirn und Rückenmark isolieren läßt[15], mit dem Übertragerstoff dieser hemmenden RENSHAW-Zellen identisch ist, ist noch nicht entscheidbar, obgleich dieser Stoff in Mengen von 1γ totale Hemmung des Masseter macht.

---

[1] DALE 1935, GADDUM und KWIATKOWSKI 1939, FUORTES und VISINTINI 1936, MINZ 1947, V. EULER 1948.
[2] V. EULER 1949, HELLAUER und UMRATH 1947, KWIATKOWSKI 1943, REXED und V. EULER 1951, UNGAR 1937.
[3] FELDBERG 1952, KOSCHIK 1940, FELDBERG, HARRIS und LIN 1951.
[4] BÜLBRING 1944.   [5] ALEXANDER 1945, MARGUTH, RAULE und SCHAEFER 1951.
[6] BÜLBRING, BURN und SKOGLUND 1948.   [7] BROWN, GOFFART und DIAS 1950.
[8] BROWN, BÜLBRING und BURNS 1948.   [9] GOFFART und PERRY 1951.
[10] BLASIUS 1951.   [11] Vgl. FATT 1954, FELDBERG 1952.
[12] ECCLES, FATT und LANDGREN 1954.   [13] ECCLES, FATT und KOKETSU 1954.
[14] EYZAGUIRRE und KUFFLER 1954.   [15] FLOREY und MCLENNAN 1955.

Es gibt übrigens viele Neurone, so die sensiblen, deren Überträgerstoff wir nicht kennen, da sie offenbar keine der bislang bekannten Überträgersubstanzen enthalten[1]. Man wird abwarten müssen, ob hier die chemische Theorie der Erregungsübertragung sich unverändert gültig behaupten wird.

5. Die Auslösung sog. spontaner Erregungen.

Bei jeder *Erregungsausbreitung* ist der elektrische Prozeß der primäre. Doch kann es keinesfalls der primäre bei der *ersten* Auslösung einer Erregung sein, wie wir oben ausführlich darlegten. Wir müssen daher in diesem Zusammenhang noch einmal kurz auf die Auslösung von Erregungen allgemein zu sprechen kommen. Wir können drei Formen einer solchen Auslösung unterscheiden: eine „spontane" an präformierten Stellen, eine natürliche über die Sinne, eine künstliche durch experimentelle Reize. Allen Auslösungsarten einer ausgebreiteten Erregung ist gemeinsam, daß sie am Entstehungsort eine lokale Erregung hervorrufen, die in einer Verminderung oder Vernichtung des Membranpotentials an

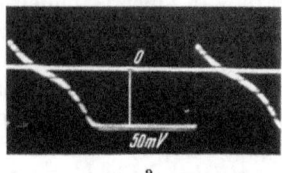 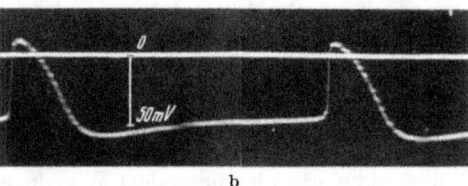

a　　　　　　　　　　　　　　b

Abb. 11. Aktionsstrom aus dem Myokard des Froschherzens, abgeleitet mit einer Mikroelektrode aus dem Inneren der Zelle. Oben: Einstich in eine Myokardzelle der Kammer (Arbeitsmyokard). Die Depolarisation setzt plötzlich ein. Unten: Ableitung aus einer Zelle des Sinusknotens. Die Depolarisation ist durch eine langsame Reduktion des Membranpotentials während des Schlagintervalls vorbereitet. Die Nullinie gibt Potentialgleichheit zwischen innen und außen an. (Aus TRAUTWEIN u. ZINK 1952.)

dieser Stelle besteht. Für alle künstlichen Reize ist das im Prinzip nachgewiesen, neuerdings sehr exakt für elektrische[2] und mechanische[3] Reize: wo sie am Nerven und Muskel auftreten, ist die Membran lokal negativiert. Die natürlichen Reize bewirken analoge lokale elektrische Depolarisationen der Sinneszellen, wie oben bereits ausgeführt wurde. Präformierte Stellen für die Erregungsauslösung gibt es dort, wo sog. spontane Erregungen entstehen. Sind diese rhythmisch, so sind es auch die lokalen Membranpotentiale, die zwischen einem Normalwert und einem sehr niedrigen Wert schwanken. Ein besonders schönes Beispiel ist der Sinus des Herzens[4]. Wie Abb. 11 zeigt, repolarisiert sich die Membran am Schrittmacher nach jeder Erregung, um dann gleich wieder sich zu depolarisieren. Das Membranpotential am Schrittmacher ist zwischen den Erregungen nicht konstant. Ist es auf einen kritischen Wert abgesunken, so tritt erneut Erregung ein[5]. Man hat festgestellt, daß an einer Reizursprungsstelle im isolierten PURKINJE-System des Säugerherzens diese kritische Membranspannung, bei deren Unterschreitung eine Erregung ausgelöst wird, 55 mV beträgt und gegen Temperaturschwankungen innerhalb der Grenzen von 25—40°C ganz unempfindlich ist[6]. Ein Vagusreiz steigert das Membranpotential und erschwert damit die Depolarisation, hemmt also analog den der im vorigen Abschnitt behandelten hemmenden Neuronen an Ganglienzellen[7]. Diese langsamen lokalen Membranpotential-

---

[1] Vgl. FELDBERG 1951.
[2] Die umfangreiche Literatur s. bei SCHAEFER 1940 und LULLIES 1952.
[3] SCHMITZ und WIEBE 1938.
[4] ATHANASIOU und GÖPFERT 1941, TRAUTWEIN und ZINK 1952.
[5] TRAUTWEIN und ZINK 1952.
[6] CORABOEUF und WEIDMANN 1954, TRAUTWEIN, GOTTSTEIN und FEDERSCHMIDT 1953.
[7] HUTTER und TRAUTWEIN 1955.

schwankungen können nicht primär elektrisch ausgelöst sein: sie müssen einem *lokalen Stoffwechsel* ihre Entstehung verdanken. Dieser Stoffwechsel mag ständig eine erregende Substanz entwickeln, bis eine Schwelle erreicht ist. Dann „kippt" das System in den erregten Zustand[1]. Um welche Substanzen es sich handelt ist ungewiß. Die Suche nach den „substances actives" des Herzens war aufregend, doch recht erfolglos[2]. Das Kalium ist als einzig wahrscheinlicher Faktor übriggeblieben, und auch von ihm ist ungewiß, wie es gerade an einem solch präformierten Ort wirkt. Die Auslösung von Extrasystolen ist ein Zeichen dafür, daß lokale Störungen (des Stoffwechsels?) lokale Reize bilden. Am Reizort erreicht offenbar das Kalium besonders hohe extracelluläre Werte[3], vermindert damit das Membranpotential und befähigt die normal geladene Nachbarschaft, Ströme in das „gestörte Gebiet" zu entsenden, die dann die Erregung auslösen. Man kann Modelle hierzu ersinnen[4], doch hat man „Kausalmodelle", die den Mechanismus exakt wiedergeben, wohl noch nicht entdeckt. Beobachtungen an solchen Orten spontaner Erregung sind vorwiegend bei *künstlicher* Änderung des äußeren Milieus bekannt; unter *natürlichen* Bedingungen nur vom Herzen und einigen spontan schlagenden niederen Zellen.

Was eigentlich bestimmte Zellen zum Sitz solcher Dauerstörungen und damit zum Sitz dauernder Erregungsauslösungen macht, ist ganz unbekannt. Wenn eine Membran grob mechanisch geschädigt („parabiotisch") ist, ist noch am ehesten verständlich, daß sich lokale Senkungen des Membranpotentials entwickeln, welche die wahre Schwelle erreichen und damit erregen. Man kann das leicht beobachten[5]. Hier bestünde das Problem darin, den Mechanismus der Repolarisation, also der Rückkehr zum unerregten Zustand, der Membran zu erklären. Schwieriger ist aber die Erklärung der Entstehung anscheinend vollständig „spontaner" lokaler und eng umschriebener Membrandepolarisationen, die man sowohl an der Endplatte[6], als auch in Ganglienzellen[7] beobachtet hat (Abb. 12). Speziell an der Endplatte haben FATT und KATZ vermutet, der Effekt beruhe auf isolierten Erregungen von Teilen der Endplatte, denn man sieht, daß kleine Potentialminderungen bei intracellulärer Ableitung auftreten, welche das Aussehen verminderter sog. Endplattenpotentiale haben, aber nur etwa $1/20$—$1/10$ ihrer Höhe erreichen. Die *Auslösung* muß wohl so gedacht werden, daß irgendwo eine Gruppe von Molekülen zerfällt und eine chemische Kettenreaktion auslöst, welche ein immerhin meßbar großes Areal der Endplatte erfaßt oder eine meßbar große Menge Acetylcholin freisetzt. Diese Vorgänge erscheinen deshalb so bedeutsam, weil sich das normale Endplattenpotential offenbar aus zahlreichen derartigen minimalen Potentialen fast nach Art quantenhafter Prozesse zusammensetzt[8].

Da solche Vorgänge, wie Abb. 12 zeigt, auch in Ganglien vorkommen, rücken die Überlegungen über echte Spontaneität, die unten angestellt werden, etwas mehr in den Bereich des Meßbaren (vgl. S. 751f). Natürlich liegt es nahe, diese Zustände eines „biologischen Grundgeräusches", wie man es in Analogie zur Verstärkertechnik benennen könnte, ebenso wie das Verstärkerrauschen, als Ausdruck der statistischen Unordnung elementarer Vorgänge zu deuten. Aber die Größenordnung der Potentiale ist doch etwas zu hoch, als daß man sie etwa auf die Auslösung *eines* Moleküls Acetylcholin zurückführen könnte[9]. *Kein Vorgang, der zur Erregung auch noch so kleiner Areale erregbarer Membranen führt,*

---

[1] BETHE 1941. [2] Lit. bei SCHAEFER 1942.
[3] Nachgewiesen von SCHULZE und ZSCHAZ, zit. nach ROTHSCHUH 1952.
[4] BONHOEFFER 1943, BONHOEFFER und RENNEBERG 1941. [5] MÜLLER 1953.
[6] FATT und KATZ 1952, 1953. [7] BROCK, COOMBS und ECCLES 1952.
[8] DEL CASTILLO und KATZ 1954. [9] FATT und KATZ 1943.

liegt im Bereich der Wirkung einzelner Moleküle, Atome oder Ionen. Aber dies Rauschen entsteht „spontan" in dem Sinn, daß keine einfließenden Erregungen nachweisbar sind, wenn es entsteht. Es ist von Afferenzen unabhängig. Hierin

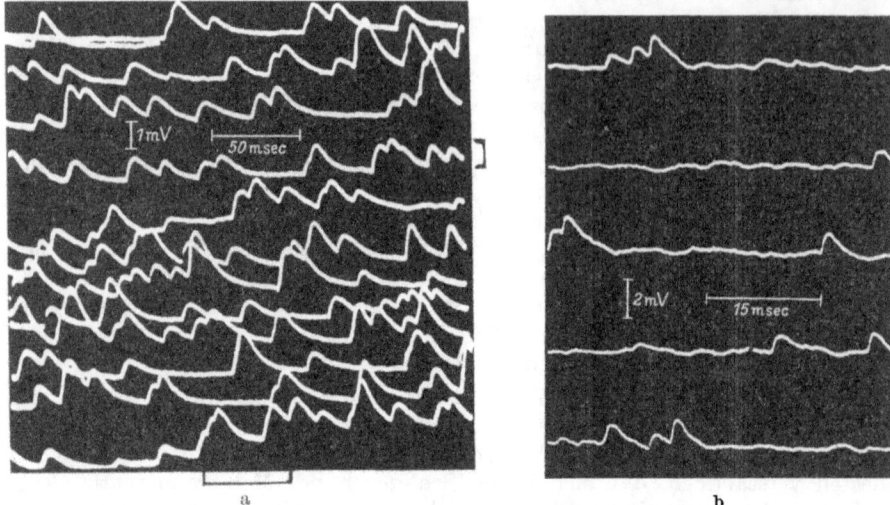

Abb. 12a u. b. Spontane Schwankungen des Membranpotentials. a An der motorischen Endplatte eines Froschmuskels nach Zusatz von Prostigmin (10^{-6}), mit einer intracellulären Elektrode registriert. Ohne Prostigmin sind die Potentiale erheblich kleiner. Eichungen am Rand: 1 mV und 50 msec. (Aus FATT u. KATZ 1953.) b An einer Vorderhornganglienzelle der Katze, ebenfalls mit Mikroelektroden. „Synaptisches Geräusch". (Aus BROCK, COOMBS u. ECCLES 1952.)

beruht seine biologische Bedeutung: es entschleiert den Mechanismus echter spontaner Vorgänge an erregbaren Zellen, wenn „spontan" nicht mehr heißt

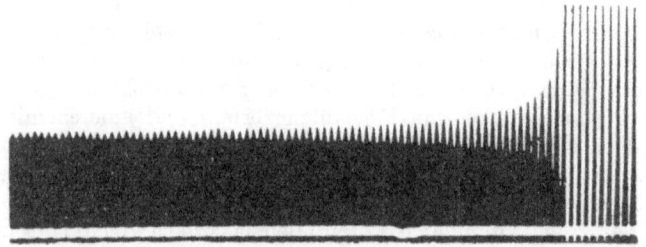

Abb. 13. Rhythmische lokale Potentiale am Ort einer chemischen Reizung durch lokale Aufträufelung von isotonischer Kochsalzlösung. Die letzten 10 Schwingungen führen zu einer fortgeleiteten Erregung, Riesennervenfaser des Tintenfisches. Aus BRINK, BRONK u. LARRABEE 1946.)

als: der Ursache nach auf den Ort der Entstehung dieser Erregung begrenzt, also nur von lokalen Stoffwechselschwankungen oder Störungen abhängig.

Die diesen spontanen Prozessen innewohnende Neigung zur Repetition ist an einfachen Modellen sehr schön zu studieren. Abb. 13 zeigt lokale Membranpotentialschwankungen an einer Riesennervenfaser durch eine osmotische lokale Reizung[1]. Es entwickelt sich eine Schwingung des Membranpotentials um den bisherigen Ruhewert, mit Hyper- und Hypopolarisation, von erstaunlich hoher Frequenz (250—400 Hz), wenn die Membran durch lokale Einwirkung von NaCl verändert wird. Es ist bemerkenswert, daß sich die Eigenfrequenz aus den von

---

[1] BRINK, BRONK und LARRABEE 1946; ähnliche Beobachtungen schon bei ARVANITAKI und CARDOT 1939.

COLE und BAKER gemessenen Impedanzen der Faser errechnen läßt und damit also durch die passiv-elektrischen Eigenschaften der Membran bestimmt. Wie rasch sich lokale Erregungen ausbilden und wie frequent ihre Spontanrhythmen sind, ist also eine Folge der Membranstruktur und der elektrischen Trägheit der Strukturwandlungen. Die Rhythmenentstehung ist dabei eine Art Kippschwingung: ein Vorgang bildet sich aus, bis er selbst seine eigene Beseitigung (z. B. durch Anhäufung hemmender Substanzen) hervorruft. Wo immer echte spontane Tätigkeit entsteht, muß sie rhythmisch sein, da man sich die Entstehung einmaliger Erregungen „spontan" wohl nicht vorstellen kann: wie sollte ein Vorgang nur *einmal* auftreten, wie sollte er danach wieder total verschwinden? Deshalb ist es z. B. auch meine Meinung, daß alle Extrasystolen des Herzens im Grunde die Folge *ständig* vorhandener Reizbildungen sind, ohne daß diese Extrareize freilich immer zum Erfolg führen müssen (Extrasystolen als Ausdruck einer Parasystolie)[1]. Interessant übrigens, daß Dehnung diese lokale spontane Reizentstehung (nach Abb. 11) am Myokard sehr verstärkt, was sicher bei der Extrasystolie und dem Einfluß der Vorhofsdehnung auf Herzfrequenz und Flimmerbereitschaft eine Rolle spielt[2].

6. Membranerregung und Zellerregung.

Man darf das vorliegende Kapitel nicht abschließen, ohne einer sehr wesentlichen Schwierigkeit zu gedenken. Wir haben bislang alle unsere Überlegungen, welche die Auslösung der „Erregung" betreffen, nur für die Zellmembran angestellt. Ohne Frage hat die Zellmembran eine vollkommen dominierende Funktion aber nur bei den Nerven, wo der an der Membran sich entwickelnde Aktionsstrom sich längs der Membran und mittels vorwiegend elektrischer Mechanismen fortpflanzt. Die anderen Zellen aber hatten (mit Ausnahme des elektrischen Organs der Fische) eine Funktion, die mit der Zellmembran direkt gar nichts zu tun hat: sie müssen z. B. sezernieren oder sich verkürzen. Sogar beim Nerven sind diese Übergriffe der Membranerregung auf das Zellinnere angedeutet: der Nerv verändert seine optischen Eigenschaften bei der Erregung, er wird opak und dicker[3] und die Viscosität seines Axoplasmas nimmt zu[4]. Beim Muskel aber löst ja die Depolarisation die Verkürzung des Muskels aus. Wir verdanken FLECKENSTEIN und Mitarbeitern[5] eine Reihe von Beobachtungen, aus denen hervorgeht, daß der Verkürzungszustand des Muskels sehr eng an das Membranpotential gebunden sein kann, der Muskel sich mit Sinken dieses Potentials verkürzt, wenn man eine konstante Depolarisation, etwa durch Kalium, auslöst und damit eine *Kontraktur* erzeugt. Wir wissen aber von Kontrakturen am Froschsartorius (nach TAYLOR) ebensowohl wie von der raschen physiologischen *Kontraktion* des Muskels, daß die Verkürzung praktisch ohne jede Depolarisation verläuft[6]. Selbst beim Herzmuskel, wo an sich sehr starke Nachpotentiale die Kontraktion begleiten, ist doch die Kontraktion von dem Ausmaß der jeweiligen Depolarisation unabhängig, variiert ganz anders als sie[7], z. B. unter O_2-Mangel[8], und kann daher keinesfalls die direkte Folge einer Membranpolarisation sein. Am glatten Muskel sind die Verhältnisse widersprechend[9,10], doch scheint es, als ob das Membranpotential hier der Spannungsentwicklung sowohl bei passiver Dehnung als auch bei aktiver Kontraktion parallel ginge[10].

---

[1] SCHAEFER 1951, S. 353.   [2] DUDEL und TRAUTWEIN 1954.
[3] TOBIAS 1951, HILL 1950.   [4] FLAIG 1949.
[5] FLECKENSTEIN 1942, FLECKENSTEIN und HERTEL 1948, FLECKENSTEIN, HILLE und ADAM 1951, FLECKENSTEIN, WAGNER und GÖGGEL 1950.
[6] SCHAEFER 1936, TAYLOR 1953.   [7] SCHÜTZ 1936.
[8] TRAUTWEIN, GOTTSTEIN und DUDEL 1954 und unveröffentlichte Versuche.
[9] GREVEN 1951.   [10] BÜLBRING 1955.

Wir müssen hier ein altes Problem besprechen, ob nämlich der Muskel aktiv erschlafft, d. h. ob zur Erschlaffung ein eigener Energiestoffwechsel nötig ist. Dies Problem gerät durch die neuen elektrophysiologischen Befunde in eine neue Beleuchtung. Wenn nämlich der Verkürzungszustand des Muskels von dem Depolarisationsgrad der Membran abhängen würde (was er ersichtlicherweise nicht vollständig tut), wenn ferner die Repolarisation der Membran ein aktiver, mit Stoffwechsel einhergehender Vorgang ist (was man voraussetzen kann), so wäre die Erschlaffung ebenfalls aktiv. Es gibt nun eine Serie von Tatsachen, die uns einiges zu denken geben: Bei der Abkühlung des Muskels nimmt nämlich die Kontraktionsdauer[1], die Depolarisationsdauer[1] und wahrscheinlich auch die K-Abgabe[2] zu. Es nehmen bei Abkühlung gemeinsam ab der Umsatz an energiereichem Phosphat[3], die Glykolyse, die Wärmebildung und der O_2-Verbrauch. Es sind also die *restitutiven* Prozesse durch die Kühlung vermindert, und damit auch die Erschlaffungsfähigkeit. Das spricht sehr für die These, daß die Erschlaffung ein aktiver Vorgang der Reparation ist, die Kontraktion aber aus Energien bestritten wird, die vorher bereitgestellt sind. Es ist wenig wahrscheinlich, daß der Muskel sich hier exzeptionell verhält. Wahrscheinlich ist dies Verhalten generell bei allen energieliefernden Zellprozessen wirksam. Das aber hebt uns trotzdem nicht über die Diskrepanzen hinweg, daß eine direkte Parallelität zwischen Verkürzung und Depolarisation *nicht* besteht. Die monophasischen Aktionsströme lassen ja keinerlei konstante Beziehung zum mechanischen Geschehen erkennen (vgl. etwa Abb. 6).

Selbst wenn also nach FLECKENSTEIN[4] auch die Energie der Zuckung als osmotische Energie des Kaliumaustritts, dieser als Ursache (oder Folge ?) des Aktionspotentials beschrieben werden kann, selbst wenn Kaliumverlust und Depolarisation zur Kontraktur führen: normalerweise ist zwischen den Membranvorgang des Aktionsstromes und die Verkürzung des Myosinmoleküls ein bislang noch unbekannter Prozeß zwischengeschoben. Es muß bezweifelt werden, ob dieser Prozeß so einfach ist wie etwa eine Durchsetzung der Myosinkette mit Stromschleifen des Aktionsstromes, da solche Schleifen bei einer Dauerdepolarisation jedenfalls nicht auftreten. Hier klaffen also erhebliche Lücken in unseren Kenntnissen. Selbst wenn wir uns eine (noch recht unsichere) Theorie der *Membranerregung* machen wollten: sie würde uns kaum zu einer Theorie der *Zellerregung* verhelfen. Das wird einem so recht eindringlich klar, wenn man in einem elektronenoptischen Bild der Muskelfaser die feinsten contractilen Elemente anschaut und sich die relative Entfernung dieser Elemente von der erregbaren Membran vorstellt. Übrigens geht ja gerade beim Muskel die elektrische Erregung der mechanischen um so große Zeiträume voraus[5], daß man auch deshalb schon eigene Prozesse annehmen muß, welche Elektrisches und Mechanisches miteinander verbinden.

IV. Pharmakologische Bemerkungen.

1. Allgemeine Klassifikation pharmakologischer Wirkungen an Membranen.

Die im vorigen Kapitel behandelte Schwierigkeit, von der Erregung der Membran auf die Erregung der Zelle zu schließen, birgt einige Konsequenzen. Es ist nämlich im Zeitalter der Elektrophysiologie leicht, Membranwirkungen der Pharmaka zu analysieren. Pharmaka, die *nicht* auf die Membranen, wohl

---

[1] TRAUTWEIN und DUDEL 1954; weitere Lit- bei WEIDMANN 1956.
[2] Bewiesen nur für Sepianerven. Vgl. FLECKENSTEIN 1955, S. 13.
[3] FLECKENSTEIN 1956.   [4] FLECKENSTEIN 1942.
[5] SCHAEFER 1936, SCHAEFER und GÖPFERT 1937.

auf die Zellen wirken, sind dagegen in ihren elementaren Wirkungsmechanismen häufig unbekannt[1]. Man denke nur an alle herzwirksamen Glykoside, wo diese Art Schwierigkeit so weit geht, daß uns sogar wirklich fundamentale, den Kausalmechanismus betreffende Testmethoden für ihre Wirkung fehlen, wenn man sich nicht mit indirekten Indizien, z. B. dem Bradykardietest, begnügt. Myokardiale Wirkungen, etwa am contractilen Apparat, sind aber durch sehr viele und ganz undurchsichtige Nebeneffekte (z. B. die „Ermüdung") kompliziert. Ganz anders bei Membrangiften. Zwar hat man sie de facto noch nicht alle klassifiziert, aber man *könnte* sie klassifizieren. Man kann z. B. von Membranstabilisatoren und Destabilisatoren sprechen und unter den ersteren alle Stoffe verstehen, welche die echten Schwellen senken, unter letzteren solche, welche sie erhöhen[2]. Es muß nicht, freilich es kann dabei auch zu Änderungen der Ruhepotentiale kommen.

Zu den *Stabilisatoren* gehört z. B. das Cocain, ferner Prokain, Yohimbin, Calcium: diese Stoffe erhöhen das Ruhepotential wenig, sehr stark aber die Schwellen, d. h. man braucht bei gleichem Membranpotential *wesentlich* höhere Depolarisationen, ehe eine Erregung eintritt, und natürliche Erregungen, etwa die Welle des Aktionspotentials, erreichen diese Schwelle an der phar-

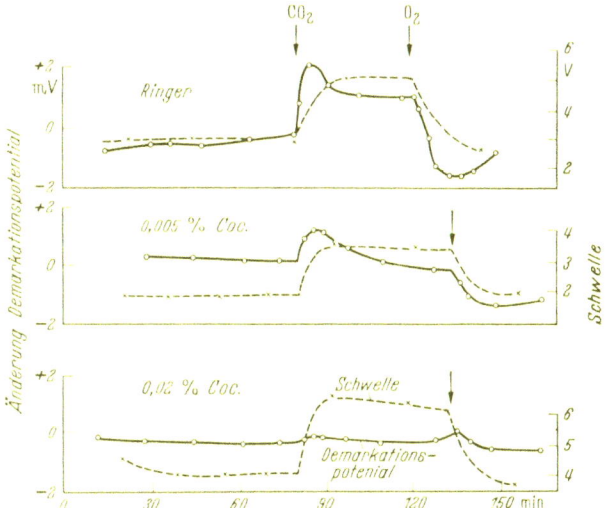

Abb. 14. Verletzungsstrom (Spannung zwischen unverletzter und verletzter Stelle) eines Nerven, als Indicator der Membranspannung, unter dem Einfluß steigender Konzentration von Cocain. Am Ca-freien Nerven steigert 5% CO_2 in O_2 sowohl die Schwelle (punktierte Linie) als auch das Membranpotential (ausgezogene Linie). Unter Cocain nimmt die Änderung des Membranpotentials ab, die Schwellen dagegen steigen an. [Nach SHANES, aus J. Cellul. a. Comp. Physiol. **38**, 29 (1951).]

makologisch veränderten Stelle überhaupt nicht mehr und bleiben stecken. Das ist z. B. der Mechanismus bei der Leitungsanaesthesie durch Cocain und seine Verwandten. Wir sprachen früher vom „Block durch Verdichtung der Membran"[3]. Auch verhütet der Stabilisator die Depolarisation ebenso wie die Hyperpolarisation durch andere Agentien oder tritt doch mit ihnen in ein konkurrierendes Gleichgewicht. Ein solches Gleichgewicht bildet sich z. B. auch mit dem elektrischen Reizstrom aus. Unter jeder Anode wird die Membran ebenfalls stabilisiert, durch die sog. anelektrotonische Wirkung, unter der Kathode durch die katelektrotonische Wirkung destabilisiert[4]. Die Kathode hebt daher die Wirkung von Stabilisatoren auf und umgekehrt. Die Anode hebt die Wirkung von Destabilisatoren auf und umgekehrt[5].

Abb. 14 gibt ein gutes Beispiel einer solchen Stabilisatorwirkung, das deshalb so besonders lehrreich ist, weil es nebenher auch den völligen Zerfall eines Zusammenhangs von Reizschwelle und Membranpotential deutlich macht, d. h.

---

[1] So steigert Strophanthin z. B. das Mechanogramm, bevor sich irgend etwas am Aktionspotential ändert: DUDEL und TRAUTWEIN unveröffentlicht.
[2] SHANES 1951.   [3] SCHAEFER 1940.
[4] Lit. bei SCHAEFER 1940, EBBECKE 1933, FLECKENSTEIN 1955.   [5] FLECKENSTEIN 1951.

Steigerung der Schwellen auch dann zeigt, wenn sich die Membranpotentiale *nicht* verändern. CO_2 erhöht nämlich, wie wir schon sahen (S. 697), die Schwellen beträchtlich, steigert dabei normalerweise auch das Membranpotential, und ersteres mag ganz auf letzteres bezogen werden, im Sinne einer „scheinbaren Schwellensteigerung". Unter Cocain aber wird der Einfluß von CO_2 auf das Membranpotential vollkommen unterdrückt, während sich die Erhöhung der Schwellen unter CO_2 eher verstärkt hat. Unter Cocain wirkt also jetzt CO_2 wie ein Agens, welches das kritische Membranpotential, an dem Erregung einsetzt, senkt, da bei gleicher Membranspannung nun höhere Reizspannungen erfordert werden, um zu erregen. Die Stabilisatorwirkung erstreckt sich zunächst auf das Membranpotential, ferner auch auf den Erregungsprozeß, insofern so kleine Senkungen des Membranpotentials wie in der Norm nicht mehr die Membran zum Zustand der Erregung verformen können, was ja durchaus zu erwarten ist. Stabilisatoren sind also Stoffe, welche echte Schwellenänderungen machen (S. 690), und zwar die Schwellen steigern, indem sie die Membranen entweder verdichten und ihr Potential steigern oder doch mindestens die Potentialverminderung durch Agentien aller Art verhindern oder einschränken. Umgekehrt sind *Destabilisatoren* Stoffe, die in allen das Gegenteil tun, echte Schwellensenkungen machen und die Membranpotentiale herabsetzen. *Veratrin* und DDT sind typische Destabilisatoren. Sie erhöhen die Neigung erregbarer Zellen, erregt zu werden oder spontan in rhythmische Erregungen zu verfallen[1]. FLECKENSTEIN (1955) nennt die Stabilisatoren, wegen der Wirkung analog einer Anode, auch Anelektrotonika, die Destabilisatoren dementsprechend Katelektrotonika.

2. Spezifität der Wirkungen an verschiedenen Wirkorten.

Es ist nun bemerkenswert, daß die Erregungsvorgänge an den verschiedenen Zellen recht gleichartig ablaufen, was den Membranmechanismus anlangt, daß aber pharmakologische und andere Noxen sehr differente Wirkungen auf sie ausüben. Das ist z. B. sehr deutlich beim *Curare* der Fall. Es wirkt praktisch nur auf die motorische Endplatte. Hier freilich teilt es mit allen Pharmaka, welche blockieren[2], seine Wirkung auf das Endplattenpotential, welches vermindert wird[3]. Die Produktion von Acetylcholin dagegen ist unter Curare unbeeinflußt[4]. Wenn die Acetylcholinbildung normal, das Endplattenpotential aber vermindert ist, so ist weniger die Endplatte selbst verändert als die Muskelmembran, welche unter der Endplatte liegt. Diese ist für Acetylcholin schwerer depolarisierbar geworden[5]. Für diese Region ist also Curare ein Stabilisator.

Die Wirkung des Curare auf andere, z. B. zentrale Synapsen, ist dagegen gering[6], seine Wirkung auf das Bewußtsein ziemlich sicher gleich Null, wie mein Mitarbeiter im Selbstversuch feststellte[7]; seine Wirkung auf den Muskel außerhalb der Endplattenregion ist sehr gering und nur in außerordentlich hoher Dosierung erregt es eine Kontraktion mit Aktionsstrom, ähnlich dem Acetylcholin[8], eine Wirkung, die zwar der des Acetylcholins analog ist, doch auf eine geringe *Affinität* zum Muskelsubstrat hindeutet. Am *Nerven* jedoch wird man die fehlende Wirkung mit seiner Penetrationsfähigkeit in Verbindung bringen: Curare durchdringt die Myelinscheide offenbar auch nicht. Diese Myelinscheide, übrigens auch die äußeren Nervenscheiden[9], sind als Differentiatoren, die unterschiedliche Wirkung sehr vieler Pharmaka mitbedingen. Erst in zweiter Linie sind es spezifische Affinitäten der Wirkorte, so beim Curare die hohe Affinität der Endplatte, die sehr geringe aller zentralen, die

---

[1] SHANES 1951. [2] COPPÉE 1943. [3] GÖPFERT und SCHAEFER 1937.
[4] DALE, FELDBERG und VOGT 1937. [5] COWAN 1936.
[6] FEGLER 1942, GIRDEN 1948, OSTOW und GARCIA 1949, PATON und ZAIMIS 1948, PICK und UNNA 1945, SMITH, BROWN, TOMAN und GOODMAN 1947, TAYLOR 1951.
[7] GNÜCHTEL 1952.
[8] McINTYRE, KING und DUNN 1945, FENG und LIU 1949. Vgl. auch Kapitel III, 3.
[9] CRESCITELLI, HOLLANDER und DELLENBACK 1951.

relativ geringe der sympathischen Synapsen, obschon diese gleich wenig durch Myelin geschützt sind wie jene. Beim DDT spielt diese Penetrationsfähigkeit bekanntlich eine große, praktische Rolle[1], da nur lipoidlösliche Gifte wirksame „Kontaktgifte" sind. Die geringe wirksame Menge mancher Gifte erklärt sich wohl dadurch, daß sie einen monomolekularen Film auf der Oberfläche derjenigen Strukturen erzeugen, die sie vergiften oder beeinflussen. Für das Strychnin hat z. B. TRURNIT[2] nachgewiesen, daß es bei maximal toxischer Dosis gerade die Oberfläche der Zelle, soweit sie mit Synapsen bedeckt ist, monomolekular überziehen kann. Vom ACh ist dasselbe bezüglich der Endplatte errechnet worden[3].

Neben der Penetrationsfähigkeit eines Pharmakons zum Ort seiner Wirkung bleibt natürlich auch die *Affinität* zu dem biologischen Substrat wichtig. Diese so selbstverständliche Regel wird trotzdem oft nicht beachtet, wenn mehrere Pharmaka und vielleicht auch mehrere Substrate zugleich miteinander reagieren[4]. Ohne Frage haben z. B. alle zentralnervösen Synapsen eine erhebliche Affinität zum ACh, durch das sie erregt oder zumindest in ihrer Erregbarkeit gesteigert werden, wie zahllose Beobachtungen beweisen. So ist also, da die Synapsen durch Myelin nur schlecht geschützt sind, ACh bei lokaler oder hinreichend hoch dosierter allgemeiner Applikation ein Krampfgift; aber auch Prostigmin wirkt analog durch Vergiftung der Cholinesterase. Letztere hinwiederum ist in den Membranen und Endplatten selbst lokalisiert[5], so daß dort, wo ACh wirkt, es auch sofort vernichtet wird. Es bleibt fraglich, wie weit die Genese des Krampfes auf solche Faktoren lokaler abnormer ACh-Wirkung zurückgeht. Es ist zu vermuten, daß es neben ACh noch viele lokal depolarisierende Stoffe gibt, welche krampfauslösend wirken. Die Adenosintriphosphorsäure scheint dazu zu gehören[6], ferner natürlich Kalium und in gewissem Umfang die Alkalose, die am Nerven stark erregbarkeitssteigernd wirkt[7], an Ganglienzellen freilich blockiert[8].

Ein sehr interessantes Kapitel stellen die ganglienaktiven Pharmaka dar. Während wir von allen die Endplatte blockierenden Stoffen wissen, daß sie zwei quartäre N-Gruppen mit bestimmtem Abstand (14 Å) besitzen[9], haben die Ganglienblocker für sympathische Synapsen, wie Pendiomid, zwei N-Gruppen im halben Abstand von 7 Å. Es drückt sich hier unmittelbar eine morphologisch faßbare Ursache für spezifische Affinitäten aus. Daß und warum gerade Stoffe mit 2 N-Gruppen blocken, ist freilich ein besonders schwieriges Kapitel: man darf vielleicht annehmen, daß gewisse, die Struktur der Membran bestimmende Moleküle eine hohe Affinität zum quartären Stickstoff haben (Acetylcholin ist ja auch ein solcher!), diese Valenzen aber von Stoffen mit 2 Stickstoffen irreversibel besetzt sind[10]. Ganz unerklärlich bleibt freilich, wie das Adrenalin in dieses Schema paßt, das keinen quartären Stickstoff (freilich aber eine Aminogruppe!) enthält.

3. Abhängigkeit der Wirkung von der Konzentration.

Bei jeder pharmakologischen Wirkung, die darauf untersucht wurde, fand sich ein zweiphasisch-antagonistisches Verhalten mit wachsender Dosis, so wie es die ARNDT-SCHULZsche Regel verlangt. Sogar das Curare macht davon keine Ausnahme und verbessert in kleiner Dosis die Erregungsüberleitung[11]. Auch

---

[1] MÜLLER 1946, DOMENJOZ 1949.   [2] TRURNIT 1940.   [3] NACHMANSOHN 1948.
[4] Auch wird z. B. viel zu schematisch eine spezifische Wirkung auf bestimmte Wirkorte vorausgesetzt, z. B. beim Atropin und den parasympathischen Nervenenden. Atropin wirkt durchaus auch auf den Sympathicus: BÜRGI 1945. Oder man vergißt, daß Adrenalin die Wirkung des Acetylcholins stark verändert: BURN 1945.
[5] KOELLE und FRIEDENWALD 1949.   [6] BUCHTHAL und FOLKOW 1944.
[7] LEHMANN 1937.   [8] SAUNDERS und SINCLAIR 1949.
[9] Lit. vgl. FREY 1952, BERGMANN, WILSON und NACHMANSOHN 1950 fanden durch die 14 Å-Regel sogar einen curaresierenden Stoff auf, Stilbamidin.
[10] Vgl. SCHAEFER 1952.   [11] GÖPFERT und SCHAEFER 1937, FEGLER 1942.

CO_2 wirkt erst erregend, in hoher Dosis lähmend. Dasselbe gilt für den elektrischen Strom an der Kathode[1].

Wir haben für diese zweiphasische Wirkung leider kein *allgemeines* Schema. Bei Agentien, welche erregend wirken, wäre es leicht zu geben: diese Agentien wirken offenbar über eine Herabsetzung des Membranpotentials; bestes Beispiel ist das Kalium. Wirkt diese Herabsetzung fortschreitend, so kommt es zur Dauerpolarisation der Membranstelle und damit zu einer totalen Refraktärität für jeden weiteren Reiz. Zuvor aber ist die Membran bei nur herabgesetztem Membranpotential leichter erregbar. Dekamethonium wirkt auf diese Weise lokal blockierend an den motorischen Endplatten[2]. Agentien, die wie viele Narkotica oder Curare[3] die Membranen abdichten und das Ruhepotential unverändert lassen oder seine Verminderung hemmen wie das Cocain[4], können aber offenbar keine Exzitationsphase erzeugen: sie müssen über sinkende Erregbarkeiten zum Block führen. Beim Cocain fehlt die Exzitationsphase denn auch; die Schwellen steigen mit sich vertiefender Verdichtung der Membranen an[5]. Die starke Exzitation von Alkohol erklärt sich hingegen dadurch, daß er das Membranpotential senkt[6].

Für das Curare ist die erste Wirkungsphase mit erleichteter Erregungsüberleitung ein offenbar recht komplizierter Effekt einer Wechselwirkung mit Acetylcholin an den Receptoren der Endplattenmembran.

Bei jeder Theorie der Narkose ist eine Erklärung der Tatsache notwendig, warum die höchsten Teile des ZNS eher von der narkotischen Wirkung ergriffen werden als tiefere. Diese höhere „Empfindlichkeit" ist nun eine *allgemeine* Erscheinung und trifft z. B. genau so für die Anoxie zu. Wir sollten nicht allzu schematische Erklärungen derart machen, daß die spezifischen Affinitäten der Zellen in der Rinde zu Narkotica oder ihre Neigung zu anoxischen Störungen besonders groß sind. Vielmehr scheint es mir, daß eine *statistische* Betrachtung hier allein weiterführt[7]. Wenn nämlich eine *ubiquitär angreifende Noxe* wirksam ist, so ist die Wahrscheinlichkeit, eine Funktion zu unterbrechen, um so größer, je mehr Angriffspunkte diese Noxe findet. Nun sind die Angriffstellen, wie wir sahen, durch die Unterbrechungen der Myelinscheiden gegeben, selbst bei lipoidlöslichen Stoffen, die mindestens in die normale Myelinscheide langsamer eindringen als in die ungeschützte Region der Synapsen und Endplatten. Je mehr Synapsen also ein neuraler Prozeß benötigt, desto eher wird er nach der statistischen Wahrscheinlichkeit von solchen Grenzkonzentrationen gestört. Die Theorie ist im einzelnen recht verwickelt und läßt sich, ein wenig vereinfacht, am besten folgendermaßen darstellen. Wir wissen heute, daß eine präsynaptische Erregung allein in der Regel nicht imstande ist, die postsynaptische Strecke zu erreichen. Das in Abb. 9a dargestellte Mißverhältnis zwischen dem erregten Areal der präsynaptischen Endstruktur und der übertragenden Ganglienzelle ist zu groß. Bei Motoneuronen der Vorderhörner wird man z. B. im Mittel 10 präsynaptische Impulse gleichzeitig gebrauchen, um eine Überleitung zu erzwingen[8]. Je mehr Impulse gleichzeitig zur Erregung benötigt werden, desto empfindlicher ist die Synapse gegen Narkotica, weil die Wahrscheinlichkeit sinkt, die notwendige Zahl von präsynaptischen Impulsen gleichzeitig zu erhalten. Je mehr Synapsen dieser Art in einem Funktionskreis liegen, desto eher stellt der Kreis seine Funktion ein. Je mehr präsynaptische Erregungen er braucht und je mehr die Über-

---

[1] EBBECKE 1933.   [2] PATON und ZAIMIS 1951, ZAIMIS 1951.   [3] KUFFLER 1952.
[4] FLECKENSTEIN und HARDT 1949, FLECKENSTEIN 1951.
[5] LAUBENDER und SAUM 1933, KAHLSON und v. WERZ 1936, v. WERZ 1938, RÉGNIER 1939, ROTHSCHUH und BOGATZKI 1950. Nur das Prokain macht eine Ausnahme und *senkt* erst flüchtig die Schwellen (LAUBENDER und SAUM).
[6] GALLEGO 1948.   [7] SCHAEFER 1950.   [8] ECCLES 1953, S. 132.

tragungswahrscheinlichkeit herabgesetzt wird, desto leichter blockiert das Narkoticum. Eine genaue Durchrechnung dieser Verhältnisse ist recht kompliziert[1], die Anschauung jedoch sehr einfach.

Unsere „Wahrscheinlichkeitstheorie" der differenten Narkosewirkung findet eine gute Stütze an der Beobachtung, daß die Reflexe mit längerer Latenz (die also über kompliziertere Schaltungen laufen) empfindlicher gegen die Narkose sind als die Reflexe mit der jeweils kürzeren Latenz[2].

V. Chemie des erregten Zustandes.

Nach dem bislang Gesagten können wir versuchen, die Zusammenhänge zwischen Stoffwechsel, Membranvorgängen und Erregung kurz zu skizzieren. Wir beschränken uns dabei deshalb auf die *Membran*, weil nur an ihr elektrobiologische Prozesse ablaufen. Wir beziehen uns vorwiegend auf die Membran des Nerven, weil nur für sie hinreichend viel von diesem Stoffwechsel bekannt ist. Beim Muskel ist ja der Betriebsstoffwechsel des contractilen Myosins niemals von dem elektrisch relevanten Membranstoffwechsel abgrenzbar. Von anderen Zellmembranen wissen wir so gut wie nichts.

1. Die Vorgänge in der Membran.

Die Vorstellungen vom Stoffwechsel in der Membran müssen zweierlei erklären: die Ionenpumpe und den Transport von Elektrizität einerseits, den Erregungsprozeß mit Strukturwandel der Membran und chemischer Überträgerwirkung andererseits. Eigentlich müßte es darüber hinaus gelingen, beide Teilprozesse in einer umfassenden Theorie zusammenzuschauen.

Den ersten Teil, nämlich die Ionenprozesse, haben wir oben ausführlich geschildert (Kapitel II, 2, speziell II, 2d). Es wurde deutlich, daß jeder gegen das Konzentrationsgefälle gerichtete Ionentransport chemische Energie erfordert, welche nach den Vorstellungen von ARVANITAKI und CHALAZONITIS[3] durch eine Batterie von Atmungsfermenten geliefert werden könnte, welche nach steigenden Redoxpotentialen radiär in der Membran angeordnet sind (vgl. unsere Kritik dieser Vorstellung S. 693).

Die Problematik der Erregungsvorgänge ist folgende: die kompliziert gebauten Membranmoleküle, in Radspeichenstruktur angeordnet, wahrscheinlich aus Mosaiken von Lipoiden und Proteinen bestehend, werden im Augenblick der Erregung ihre Struktur verändern, sei es, weil sie Acetylcholin abgeben (A), welches vorher an Lipoide (Lecithine) gebunden war, sei es, weil solches Acetylcholin, irgendwo in Freiheit gesetzt, auf diese Moleküle wirkt (B), oder aus beiden Gründen. Dieser Vorgang einer Freisetzung von „Überträgersubstanzen", an anderen Organen Adrenalin, Histamin oder gar noch ganz unbekannte Stoffe, muß rückgängig gemacht werden. Auch hierzu ist ein Stoffwechsel notwendig. Die erste Art des Stoffwechsels mag Ruhestoffwechsel heißen und bezieht sich auf die Aufrechterhaltung des Status quo insbesondere der Membranpotentiale und Ionenkonzentrationen. Die zweite Art ist ein reparativer Erregungsstoffwechsel, der aber eigentlich mit dem chemischen Vorgang der Erregung selber schon beginnt.

Man hat zunächst zu fragen, welche Stoffgruppen hier beteiligt sind. v. MURALT[4] hat von „*Aktionssubstanzen*" gesprochen und eine systematische Jagd auf sie gemacht. Man sucht nach Stoffen, welche bei der Erregung in *Freiheit* gesetzt werden, was von vornherein eine Begrenzung der möglichen Ergebnisse

---

[1] Man findet zahlreiche Arbeiten auf diesem Gebiet aus dem Arbeitskreis RASHEVSKYS in Bull. Biophysics der Jahre 1942 bis heute; vgl. auch HOUSEHOLDER und LANDAHL.
[2] PETERSÉN 1951.   [3] ARVANITAKI und CHALAZONITIS 1949.   [4] v. MURALT 1946.

bedeutet, da der Stoffwechsel an schwer oder nicht diffusiblen Stoffen nicht erfaßbar wird. Außer Acetylcholin entsteht Aneurin[1]. Daß Kalium austritt (als 3. Aktionssubstanz) wurde schon erwähnt. Es ist dann noch eine 4. Aktionssubstanz beschrieben worden, positiv inotrop auf das Herz wirkend, doch sonst unbekannter Konstitution[2]. Daß chemische Vorgänge gerade beim Vorgang der Erregung beteiligt sein müssen, konnte dann noch durch die Tatsache nachgewiesen werden, daß UV-Strahlung im Augenblick des Aktionsstromes sehr viel stärker schädigend wirkt als auf den ruhenden Nerven[3].

Natürlich kann man auch nach Substanzen in ruhenden Nerven fahnden und findet außer Histamin, das besonders in autonomen[4] und schmerzleitenden[5] Neuronen vorkommt, eine weitere „sensible" Aktionssubstanz, die weder Histamin noch Acetylcholin ist, aber vasodilatierend wirkt[6]. Daneben enthält der Nerv reichlich Atemfermente[7]. Er verbrennt Zucker[8], Eiweiß, verbraucht Glutaminsäure, die ihrerseits vielleicht Adrenalin freisetzt[9]. Nerven benehmen sich also wie andere Zellen auch.

Dieser Stoffwechsel wird nun durch Kalium enorm gesteigert[10], wodurch die enge Kopplung zwischen Stoffwechsel und Ionenprozessen angedeutet ist. Das Versagen des Nerven bei Mangel an Atemfermenten, etwa bei *Beri-Beri*, ist die natürliche Folge dieser Kopplung und erfolgt so, daß der Nerv sein Membranpotential vermindert und dadurch übererregbar wird, wie bei der Kausalgie Dadurch wird die ihn durchlaufende Erregung verstärkt (die Impulse lösen weitere Impulse in der erkrankten Nervenstrecke aus); es entstehen wahrscheinlich auch spontane Erregungen.

2. Die Herkunft der Erregungssubstanzen.

In diesem Wirrwarr von Substanzen treten einige wenige als Hauptdarsteller des Spiels hervor: Acetylcholin, Cholinesterase und Aneurin nebst den Atemfermenten. Diese Substanzen wie Acetylcholin müssen aus einem „Vorläufer" (precursor), der z. B. Acetylcholin gebunden und inaktiv enthält, entstammen. Der größere Teil dieses Acetylcholins ist wasserlöslich und leicht extrahierbar[11]. Jedenfalls werden diese aktiven Überträgerstoffe lokal gebildet. Selbst beim Adrenalin trifft das zu, da die Nebenniere so wenig Adrenalin enthält und maximal nur 5γ/min, kg Tier freisetzt, daß allgemeine Erregungswirkungen durch die Nebenniere wohl nicht ausgelöst werden können[12]. Der Vorgang der Erregung ist also ein lokal-chemischer und muß als Reaktion des Überträgerstoffs am Effektor selbst verstanden werden. Das bedeutet ferner, daß die am Ort der Erregung freigesetzten Mengen der Aktionssubstanzen sich dort auch wieder von selber regenerieren müssen. Wir kennen tatsächlich eine Cholinacetylase, welche das Cholin und die Essigsäure, die durch die Cholinesterase aus Acetylcholin entstanden sind, wieder zu Acetylcholin synthetisiert[13], nachdem vorher Coenzym A sich mit der Essigsäure verbunden und sie aktiviert hat[14].

3. Die chemische Elementarreaktion der Erregung.

Die Überträgerstoffe, deren bekannteste also Acetylcholin und Adrenalin sind, stehen im Vordergrund. Wir wollen uns dabei auf das Acetylcholin be-

---

[1] v. MURALT und ZEMP 1943, SANZ 1943. [2] WEIDMANN 1945.
[3] v. MURALT und STÄMPFLI 1953. [4] v. EULER 1949, v. EULER 1951.
[5] ROSENTHAL, SONNENSCHEIN 1948. [6] UMRATH und HELLAUER 1948.
[7] Lit. bei WEIL-MALHERBE 1952.
[8] MULLINS (1953) meint, der Nerv verbrenne keine Glucose.
[9] WEIL-MALHERBE 1953. [10] SOLANDT 1936. [11] PRAJMOVSKY und WELSH 1948.
[12] CELANDER 1953. [13] FELDBERG 1943, NACHMANSOHN und MACHADO 1941.
[14] Lit. bei WILSON und NACHMANSOHN 1954.

schränken. Wir wissen mehr von ihm und es erregt sehr verschiedene Strukturen, Endplatten, Synapsen und selbst die Sinnesorgane[1]. Eine Theorie des Erregungsvorganges stößt nun auf eine schwierige Alternative. A: Ist der erregte Zustand durch Abspaltung des Acetylcholins entstanden? B: Ist es erst die Zufügung von Acetylcholin, das irgendwo (und gleich wo) entsteht, welches die Erregung auslöst? Beide Fälle haben ihre Schwierigkeiten: bei A ist es die Frage, wieso denn künstliche Zuführung von Acetylcholin auch errege, wenn die Abspaltung der wesentliche natürliche Vorgang ist. Bei B ist es die Frage, was an den Molekülen geschieht, welche Acetylcholin abspalten; sie sollten sich chemisch verändern und das sollte beobachtbar sein. Uns scheint Fall B der zunächst leichter diskutierbare, da die Schwierigkeit des Falles A mindestens für die Endplatte nicht zu überwinden ist. Doch finden wir gleich eine gute Kombination beider. Es würde also nach B das Acetylcholin zunächst aus einem Reservoir R abgespalten, sich mit einer „erregbaren" Substanz E verbinden, die oben beschriebenen Veränderungen hervorrufen, von der Cholinesterase gespalten werden und damit die erregende Wirkung wieder verlieren. Das alles spielt sich in der Dauer des Aktionspotentials (Abb. 3) ab. Das Cholin wird dann vom Stoffwechsel ergriffen und zwar an die Cholinacetylase angelagert, welche ihrerseits die Essigsäure von einem Coenzym A erhält, welches die Essigsäure bindet. Die Cholinacetylase überträgt das fertig resynthetisierte Acetylcholin dann auf den Vorratsstoff R. Die zu dem Vorgang benötigte Energie wird einem Glucose-ATP-Stoffwechsel entnommen[2].

In diesem Schema ist die Zahl der Reaktanten verwirrend groß. Wir haben nun darauf hingewiesen[3], daß die Analoga im Verhalten von Erregungsvorgängen und Kinetik der Cholinesterase so groß sind, daß man mit Recht vermuten kann, der erregbare Stoff E des obigen Schemas sei mit der Cholinesterase identisch. Dasselbe sagt ŽUPANČIČ[4]. Die Gleichartigkeit der Kinetik von Cholinesterase und pharmakologischen Erregungswirkungen ist von uns an vielen Beispielen gezeigt worden[5]. Nehmen wir weiter an, die Cholinacetylase sei mit dem Vorratsstoff R identisch, so reduziert sich der ganze Prozeß auf ein relativ einfaches Schema:

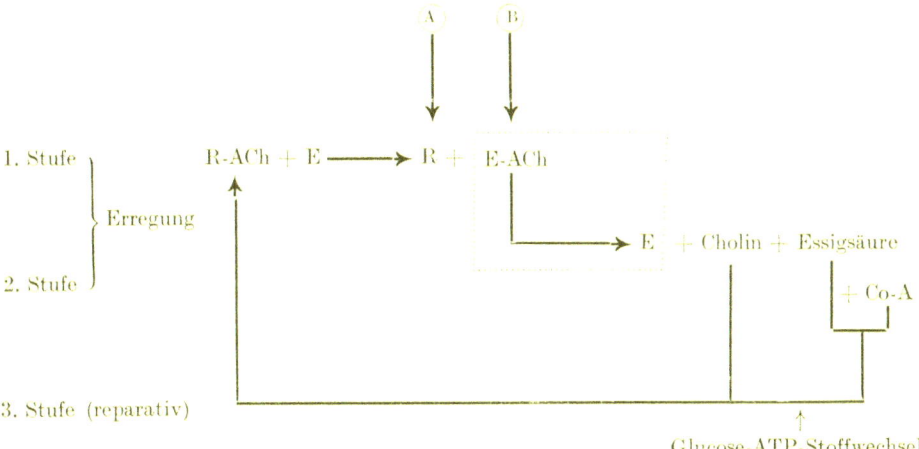

---

[1] LANDGREN, LILJESTRAND und ZOTTERMAN 1954, BUCHTHAL 1954.
[2] Einzelheiten s. WEIL-MALHERBE 1952 und insbesondere WILSON und NACHMANSOHN 1954.
[3] CANNON, RAULE und SCHAEFER 1953.   [4] ŽUPANČIČ 1953.
[5] BECHINGER, Diss. Heidelberg 1955.

In diesem Schema lassen sich nun die beiden Hypothesen der Erregungsauslösung A und B sehr leicht gemeinsam unterbringen, und wir möchten vermuten, daß sie beide ihre Rolle spielen. Die Spaltung R-ACh scheint am *Nerven* das Wesentliche zu sein, denn Zuführung von Acetylcholin in das Faserinnere macht nie Erregung, blockiert zwar, macht aber auch keine Veränderung des Membranpotentials[1]. Im Überschuß von Acetylcholin wird die Abspaltung wahrscheinlich nicht mehr hinreichend rasch funktionieren, da das Gleichgewicht

$$R\text{-}ACh \rightleftarrows R + ACh$$

sehr einseitig in der Richtung von rechts nach links verschoben ist.

In allen Organen, bei denen dieser Prozeß der Spaltung von R-ACh primär elektrisch, nämlich durch passive Verminderung des Membranpotentials, ausgelöst wird, also bei Nerven und in Muskeln fern der Endplatte, scheint die These A die Hauptrolle zu spielen. Die R-Substanz ohne Acetylcholin ist offenbar für Na permeabler geworden und entwickelt vielleicht den oben (S. 682) beschriebenen Umpolungseffekt (overshoot) am Membranpotential während des sog. Aktionsstromes durch Steigerung der Na-Permeabilität. In Organen, welche durch Zusatz von Acetylcholin erregt werden, spielt dieser erste Prozeß A des Schemas nur eine untergeordnete Rolle, der Prozeß B tritt in den Vordergrund und die Depolarisation der Membran wird durch das Verhalten der Verbindung E-ACh bestimmt. Das Verhalten der Endplatte, die sich durch Acetylcholin depolarisieren läßt, zeigt an (vgl. S. 705), daß hier der Prozeß B dominiert. In ihm steht also die „Einwirkung" des Acetylcholins auf die erregbare Substanz im Vordergrund. Diese „Einwirkung" ist freilich mehr eine Wechselwirkung, da beide miteinander eine flüchtige Verbindung eingehen, die einerseits mit der Änderung der Membraneigenschaften *für die Dauer dieses chemischen Prozesses* einhergeht, andererseits mit der Spaltung des Acetylcholins endet.

Das Bild ist unvollständig, wenn wir nicht den Mechanismus der *Hemmung* durch ACh einfügen. Alle erregenden Substanzen, auch Acetylcholin, hemmen die Erregung, wenn sie ständig vorhanden sind. Wir wollen diesen Vorgang der Hemmung durch den Erregungsstoff selbst „*Autokatastase*" nennen[2]. Wir halten sie für identisch mit dem Phänomen der Erregungsumkehr, etwa der Adrenalinumkehr. Alle Erregungsstoffe, auch Acetylcholin[3], zeigen solche Umkehrreaktionen[4]. Hemmung und Umkehr bedeuten, daß der Erregungsstoff E sich nicht mehr seines Überträgers, also z. B. des Acetylcholins, entledigen kann, sei es, weil der Stoff im Überschuß vorhanden ist, sei es, weil seine Reaktion durch ein anderes Pharmakon (etwa Curare oder ein Sympathicolyticum bei Adrenalin) verhindert wird. Es bestehen aber noch sehr erhebliche Unklarheiten gerade in dieser Frage, so daß eine eingehende Darstellung dieser Probleme verfrüht erscheint. Es bedarf keiner Erwähnung, daß der Mechanismus der neuralen Hemmung, wie er auf S. 688 u. 705 beschrieben ist, mit diesen Hemmungsphänomenen, die auf die ACh-Hemmung beschränkt sind, nichts zu tun hat.

Die in Kapitel 4 beschriebenen pharmakologischen Wirkungen entstehen durch Eingreifen in Prozeß A oder B des Schemas. An der Endplatte scheint z. B. Curare den Prozeß B unmöglich zu machen, da zwar Acetylcholin entsteht, aber nicht zur Erregung führt. Wir nehmen an, daß Curare an der Gruppe E

---

[1] GRUNDFEST 1953.   [2] HARDEGG und POCHE 1952.
[3] R. M. ECCLES 1952: Unter Curare in hohen Dosen steigt das Membranpotential an einer Ganglienzelle durch Acetylcholin an!
[4] So z. B. Adrenalin auch am Katzenuterus, den es anfangs erregt, nach längerer Reizung aber hemmt. BOZLER 1940.

dem Acetylcholin den Platz streitig macht. Bei der sehr hypothetischen Natur dieser Prozesse müssen diese Hinweise genügen[1].

VI. Zellschichten als Potentialquellen.

Es ist von LIBET und GERARD[2] darauf hingewiesen worden, daß eine große Zahl bioelektrischer Phänomene nicht darauf bezogen werden kann, daß man Potentialdifferenzen wandernder Erregungswellen in Axonen oder Muskelfasern annimmt; daß vielmehr auch die Zelle selbst Sitz elektrischer Potentiale sein kann und sich Schichten von Zellen, deren Zellachsen eine gleichförmige Orientierung aufweisen, wie eine Art „Pseudomembran" verhalten. Die Ausbreitung

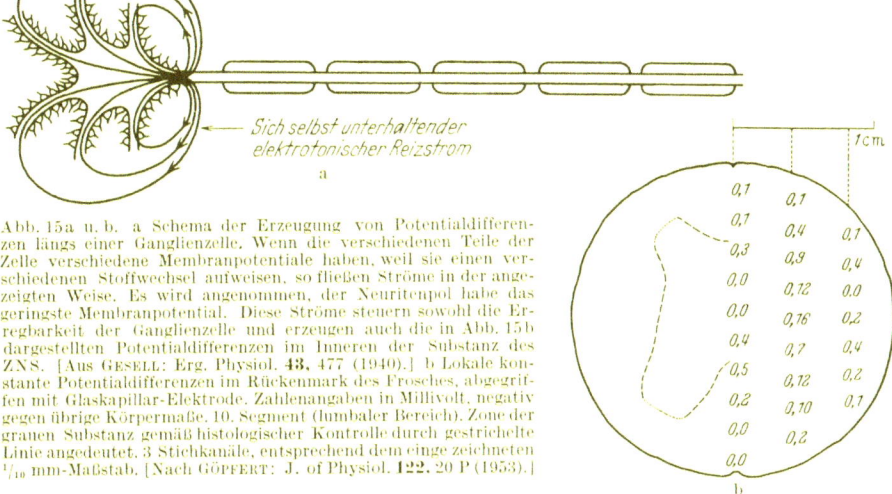

Abb. 15a u. b. a Schema der Erzeugung von Potentialdifferenzen längs einer Ganglienzelle. Wenn die verschiedenen Teile der Zelle verschiedene Membranpotentiale haben, weil sie einen verschiedenen Stoffwechsel aufweisen, so fließen Ströme in der angezeigten Weise. Es wird angenommen, der Neuritenpol habe das geringste Membranpotential. Diese Ströme steuern sowohl die Erregbarkeit der Ganglienzelle und erzeugen auch die in Abb. 15b dargestellten Potentialdifferenzen im Inneren der Substanz des ZNS. [Aus GESELL: Erg. Physiol. **43**, 477 (1940).] b Lokale konstante Potentialdifferenzen im Rückenmark des Frosches, abgegriffen mit Glaskapillar-Elektrode. Zahlenangaben in Millivolt, negativ gegen übrige Körpermaße. 10. Segment (lumbaler Bereich). Zone der grauen Substanz gemäß histologischer Kontrolle durch gestrichelte Linie angedeutet. 3 Stichkanäle, entsprechend dem einge zeichneten $^1/_{10}$ mm-Maßstab. [Nach GÖPFERT: J. of Physiol. **122**, 20 P (1953).]

von elektrischen Potentialschwankungen, z. B. im ZNS, könnte durch die Wanderung derartiger Potentiale längs derartiger Pseudomembranen erklärt werden.

Diese Hypothese setzt voraus, daß es innerhalb der Zelle selbständige Potentialdifferenzen — und also auch einen ständigen Stromfluß vom einen Zellpol zum anderen — gibt. Speziell zur Erklärung „spontaner" Impulsaussendungen ist das in einer sehr ansprechenden Theorie von GESELL[3] auch angenommen worden (Abb. 15a). Wäre nämlich die Membran einer Ganglienzelle z. B. am Neuritenpol dichter, d. h. mit größerem Membranpotential versehen als am Dentritenpol, so käme es zu einem ständigen Kreisstrom, der von der stärker positiven Ladung der Außenfläche am Neuritenpol getrieben würde und diesen daher so durchsetzt, als ob dort eine Kathode läge. GESELL nimmt an, dieser Strom könne zu einer lokalen Erregung am Neuritenpol und damit zu einer Impulsaussendung führen.

Die These bedarf freilich einer gewissen Erweiterung. Wie man nämlich sofort einsieht, muß dieser Kreisstrom der Abb. 15a, falls er am Neuritenpol

---

[1] *Anmerkung bei der Korrektur:* In jüngster Zeit versucht SEGAL eine Theorie des erregten Zustandes auf Grund von Beobachtungen am Modell von Proteinlösungen aufzustellen. Die Denaturierung von Proteinen, z. B. durch p_H-Veränderungen, steht im Vordergrund. Die Arbeiten, interessant im Detail, scheinen mir trotzdem nicht auf der Höhe des Problems zu stehen, da sie zu wenig Notiz von den jüngsten Ergebnissen der Weltliteratur nehmen (SEGAL und WOLF 1955, dort ältere Lit.).

[2] GERARD 1941, LIBET und GERARD 1941.   [3] GESELL 1940.

erregt, dort das Membranpotential vernichten; damit vernichtet sich die Quelle des Kreisstromes selber auch. Es bedarf also der Annahme, daß dieser Kreisstrom zwar erregt, doch nach erfolgter Erregung, während deren er offensichtlich nicht in alter Stärke fließen kann, sich rasch zum Ruhewert regeneriert. Solche Regenerationen kennen wir von allen rhythmisch tätigen Organen (s. oben). Es muß weiter angenommen werden, daß die Ganglienzelle tatsächlich zwei elektrisch verschiedene aktive Pole besitzt. Theorien hierzu, formaler Art, liegen vor[1], doch meines Wissens keine direkten Messungen. Es ist jedoch überaus wahrscheinlich, daß Zellen mit asymmetrischem Bau ihrer Verzweigungen (Neuriten-Dendriten) solche Inhomogenitäten aufweisen. Morphologische Anhaltspunkte gibt es genug[2].

Daß es solche elektrische Inhomogenitäten der Zellen gibt, geht aus neuen Beobachtungen von Potentialdifferenzen zwischen verschiedenen Teilen des ZNS hervor[3], die offenbar aus ständigen Stromschleifen stammen, welche von elektrisch nicht gleichartig aufgeladenen Zellmembranen stammen (Abb. 15b). Solche Potentialdifferenzen und weitausladenden Stromschleifen können mindestens die Erregbarkeit von Ganglien und damit die Schwellen von Reflexen verändern[4]. Vielleicht sind auch Potentialdifferenzen zwischen ganzen Hirnteilen, die man beschrieben hat[5], von ähnlicher Wirkung.

VII. Elektrische Vorgänge als Antagonisten nichtelektrischer Prozesse.

Ein Zustand wie der der Membranladung, der so tief in Permeabilität und Erregbarkeit der Zelle eingreift, bedingt verständlicherweise, daß elektrische Einflüsse auf die Zelle zu anderen Einflüssen nichtelektrischer Art synergistisch oder antagonistisch wirken, sofern diese anderen Einflüsse auch das Membrangefüge der Zelle angreifen. Nun wissen wir, daß die meisten Umweltfaktoren die Membranen verändern: die Temperatur, mechanischer Druck, die chemischen Agentien, die in Kontakt mit der Zelle stehen, und unter ihnen insbesondere CO_2 und die Anoxie. Auch Exzitantien und Narkotica (oder Anaesthetica) sind ohne Ausnahme Membrangifte.

Alle Faktoren, welche die Membranen „auflockern" und das Membranpotential und den Membranwiderstand verkleinern, werden dementsprechend von der *Anode* eines Gleichstromes in ihrer Wirkung herabgesetzt. Russische Forscher haben das die *„restitutive Anodenwirkung"* genannt[6]. In neuerer Zeit ist sie auch bezüglich ihrer kontrakturvermindernden Wirkung am Skeletmuskel bearbeitet worden[7]. Die Anode wirkt dadurch analog wie Antihistaminkörper und Ca-Ionen[8], wenn auch im Mechanismus wahrscheinlich anders. Umgekehrt ist auch die *Kathode* imstande, Blockaden durch Membranverdichtung aufzuheben[9]. Man kann bezüglich chemischer Agentien also geradezu von Anelektrotonika und Katelektrotonika sprechen[8], wobei als letztere alle diejenigen Eingriffe benannt werden können, die das Membranpotential vermindern, die Schwellen senken, den Stoffaustausch und -umsatz steigern und die Membranwiderstände vernichten. Hierzu gehören also (um nur eine Auswahl zu nennen) Kalium- und Rubidiumionen, Acetylcholin, Nicotin, CO_2, O_2-Mangel[10], mechani-

---

[1] WILLIAMSON 1942, WILLIAMSON und BLOCH 1942.
[2] Vgl. KORNMÜLLER 1947.   [3] MATTHEWS 1953, GÖPFERT 1953.   [4] ALANIS 1953.
[5] HARMAN 1941.
[6] BARANOV und GALIBINA 1929, PETROV und LAPICKIJ 1929, RUSINOV 1930, VASSILIEV 1937, WORONZOW 1924, 1925, 1927.
[7] FLECKENSTEIN, HILLE und ADAM 1951.   [8] FLECKENSTEIN und HARDT 1949.
[9] KATZ 1938.   [10] LORENTE DE NÓ 1947.

sche Verletzungen, Dehnungen[1] und Strahlungen[2]. Bedenken wir auch hierbei wieder, daß jede Herabsetzung der Membranpotentiale und Schädigung der Membranstruktur nur anfangs die Schwellen senkt, dann aber in die Blockade hineinführt, so verstehen wir, daß solche Schädigungen das altbekannte Gesetz der polaren Erregung umkehren[3]: die Kathode vernichtet den etwa noch vorhandenen Rest der Membraneigenschaften und blockiert, die Anode aber stellt sie zum Teil wieder her und bringt hierdurch lokale Potentialdifferenzen wieder in Gang, die erregungsauslösend wirken.

Eine recht wichtige Anwendung des eben Beschriebenen findet sich nun im sog. Stromdosisverfahren SCHEMINZKYs[4]. Das Verfahren gründet sich auf die Beobachtung, daß der Gleichstrom bei Längsdurchströmung des ZNS niederer Tiere, je nach Polung, einen galvanischen Krampf (bei „aufsteigender" Strom-

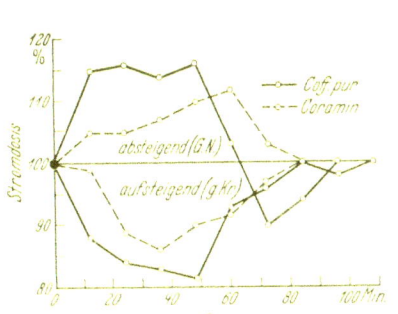
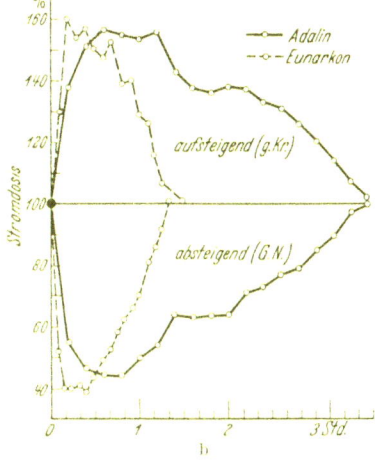

Abb. 16a u. b. Verhalten der Schwellenstromstärke (Stromdosis) zur Auslösung der Galvanonarkose oder des galvanischen Krampfes bei einem Frosch im Laufe der Zeit, nach Einwirkung verschiedener Pharmaka. Entgegengesetzte Wirkung erregender und narkotischer Pharmaka. Angegeben ist die Schwelle in Prozent des Ausgangswertes ohne Pharmaka. a Vorübergehende Erhöhung der Stromdosis für den absteigenden Strom (Galvanonarkose-GN) durch Coffein nach Einspritzung von 0,05 g/kg je Tier in den Rückenlymphsack bzw. durch Coramin (Ciba) nach Einspritzung von 0,1 g/kg und vorübergehende Senkung der Stromdosis für den aufsteigenden Strom (galvanischer Krampf = g. Kr.) nach Einspritzung der gleichen Mittel in gleicher Dosierung. Stromdosis in Prozenten des Ausgangswertes vor der Einspritzung. Zeitpunkt der Einspritzung: voller schwarzer Kreis am Beginn der Kurven. Je 4 Versuchstiere für beide Stromrichtungen. (Aus SCHEMINZKY 1940.) b Vorübergehende Senkung der Stromdosis für die absteigende Stromrichtung (Galvanonarkose = G. N.) durch Adalin (Bayer) nach Injektion von 0,02 g/kg je Tier in den Rückenlymphsack bzw. durch Eunarcon (Riedel-E. de Haen) bei Injektion von 0,01 g/kg Tier und vorübergehende Erhöhung der Stromdosis für die aufsteigende Stromrichtung (galvanischer Krampf = g. Kr.) durch die gleichen Mittel in gleicher Dosierung. Stromdosen in Prozenten des Ausgangswertes unmittelbar vor der Einspritzung. Zeitpunkt der Einspritzung: voller schwarzer Kreis am Beginn der Kurven. Je 3 Versuchstiere für beide Stromrichtungen. (Aus SCHEMINZKY 1940.)

richtung) oder eine Galvanonarkose (bei „absteigender" Stromrichtung) hervorruft. Die zu diesen beiden Wirkungen notwendige Stromdosis ist durch Pharmaka zu verändern: Exzitantien wirken synergistisch zum aufsteigenden, antagonistisch zum absteigenden Strom; Narkotica wirken umgekehrt. Man kann also, wie Abb. 16 zeigt, beide grundsätzlich entgegengesetzte Wirkungen mit der Dosis desjenigen Stromes austesten, der unter pharmakologischer Wirkung gerade eben krampfauslösend oder lähmend wirkt. Diese Antagonismen sind ohne Frage elektrotonische, dem An- und Katelektrotonus, also der Anoden- und Kathodenwirkung, absolut gleichend.

---

[1] Bezüglich der Dehnungen vgl. die sog. Deformationspotentiale: Lit. bei SCHAEFER 1940, S. 466. Die Dehnung an sich macht möglicherweise nichts am Membranpotential, wie LING und GERARD (1949) an der einzelnen Muskelfaser fanden.
[2] AUDIAT 1934.   [3] THÖRNER 1924.
[4] SCHEMINZKY 1940, 1943, F. und FR. SCHEMINZKY und BUKATSCH 1941.

Der Streit, ob diese Wirkung auf einer polaren Struktur des ZNS beruht, wie SCHEMINZKY glaubt, oder „rein elektrotonisch" ist, wie WINTERSTEIN[1] annimmt, ist vielleicht nur ein Streit um die Nomenklatur, da anodische und kathodische Polarisationen im ZNS eben nur von der *Lage* der erregbaren Axone zur Stromrichtung, also von der polaren Struktur, abhängen. Man sollte nur unter „polarer Struktur" nichts Geheimnisvolles verstehen.

VIII. Abnorme elektrische Prozesse an der Zelle.

Die bisherigen Betrachtungen setzen uns in den Stand, Abnormitäten der elektrischen Seite der Zellfunktion auf ihre allgemeinen Möglichkeiten zu untersuchen. Diese Abnormitäten sind nun, so wechselnd ihre Erscheinungen an Organen oder Organsystemen sein mögen, von erstaunlicher Einförmigkeit. Folgende Störungen sind bislang bekannt geworden: 1. Störungen des Potentials beiderseits der Zellmembran und Störungen der Membranstruktur. 2. Störungen der Fortleitung einer Erregungswelle, Beschleunigung, Verlangsamung und Blockade. 3. Störungen der Übertragung elektrischer Veränderungen auf eine spezifische nichtelektrische Leistung der Zelle. 4. Störungen der Dauer des erregten Zustandes. 5. Störungen der Nachwirkungen nach einer Erregung allgemein. Es wird dabei zu prüfen sein, wieweit diese 5 Störungsarten voneinander abhängen und wieweit sie insbesondere durch einen abnormen Stoffwechsel, wieweit durch andere Faktoren bedingt sind.

1. Störungen der Potentialdifferenz beiderseits der Zellmembran und der Membranstruktur.

Wie wir oben sahen (S. 676), ist das Membranpotential insofern mit der Schwelle eines äußeren Reizes verknüpft, als dieser das Membranpotential ganz oder zu einem bestimmten Prozentsatz vernichten muß, damit Erregung eintritt. Es gibt in diesem zu einfachen Schema zwei Komplikationen: die, daß der Reiz *momentan* einsetzen muß, wenn er voll wirksam sein will, und die, daß er mit der Struktur der Membran rechnen muß, die er erregen will. Da der Begriff der Erregung einen definierten Sinn nur an Zellen hat, die sich nach dem Alles-oder-Nichts-Gesetz erregen lassen, kann auch nur an solchen die Problematik dieses Kapitels dargestellt werden, ohne daß sie deshalb für andere Zellen grundsätzlich ungültig sein muß.

Wenn ein zentrales Neuron, z. B. durch Ca-Mangel, durch Alkalose, hohen extracellulären K-Gehalt oder K-Mangel im Zellinneren, durch asphyktische oder anoxische Schädigung der Membran oder hormonale Vorgänge sein Membranpotential vermindert, erfährt es eine Steigerung seiner Erregbarkeit. Je nach dem Sitz und Umfang der Störung wird das Resultat eine Krampfneigung (Tetanie) oder ein lokaler oder generalisierter Krampf (Tetanus, Epilepsie u. dgl.) sein. Der Krampf ist ein Membran- und damit ein Stoffwechselphänomen (wenn wir von den seltenen exogenen Krämpfen absehen) und zwar ein Ereignis mit außerordentlich bunter Anamnese. Daß also Agentien, deren depolarisierende Eigenschaften bekannt sind, wie z. B. das Acetylcholin, bei lokaler Applikation auf die Hirnrinde einen Krampf auslösen, wie das in zahllosen Versuchen beschrieben ist[2], ist eigentlich selbstverständlich. Es bleibt freilich dabei vollkommen offen, ob Acetylcholin wirklich unter den in der Biologie beobachtbaren Umständen den Krampf erzeugt. Wir werden hier zunächst — wenigstens gedanklich — zwischen der „spontanen" Genese eines Krampfes und der Auslösung

---

[1] WINTERSTEIN 1948, SCHEMINZKY 1948, MARSAN, FUORTES und MAROSSERO 1951.
[2] Die wichtigsten Arbeiten sind BÜLBRING, BURN und SKOGLUND 1948, CALMA und WRIGHT 1944, FORSTER 1945, FORSTER und MADOW 1950, GESELL, HANSEN und WORZNIAK 1943, KREMER 1942, MCKAIL, OBRADOR und WILSON 1941, HYDE, BECKETT und GELLHORN 1949.

von Krämpfen durch abnorme Ausbreitung der Erregung (wie beim Strychninkrampf) unterscheiden müssen. Beim spontanen Krampf müßte Acetylcholin irgendwie entstehen. Die Frage, wie es zur Freisetzung von Acetylcholin komme, zeigt, daß man in jedem Fall nach einer noch vor jeder Acetylcholinbildung liegenden Ursache der Krampfentstehung suchen muß. Die riesige Epilepsieliteratur legt hiervon ein beredtes Zeugnis ab.

Wie unsicher unsere Vorstellungen über Krämpfe sind, mag die Aufklärung des Strychninkrampfes beweisen, die oben (S. 707) beschrieben wurde. Strychnin depolarisiert nicht, sondern blockiert nur die Hemmung der RENSHAW-Kollateralen[1]. Wir erkennen daraus, daß die Einengung der Erregungsbahn, auf der alle Spezifität zentraler Erregungen beruht, das Ergebnis *aktiver Leistung*, nämlich der Hemmung, ist, die man aufheben kann. Daß also normalerweise bestimmte Synapsen von der Erregung übersprungen werden, liegt daran, daß die bei jeder Erregung zugleich gehemmten Synapsen einen erheblichen Einstrom erregender Impulse brauchen, ehe sie durchgängig werden. Daß nach Fortfall der Hemmung eine kleinere Zahl präsynaptischer Impulse ausreicht, um die Synapse zu überspringen, als vorher, darf wohl als sicher gelten. Bei der großen Zahl synaptischer Verbindungen bedarf es wohl nur einer geringen Verbesserung zentraler Übertragungsmöglichkeiten, wenn es bereits zu einer generalisierten Ausbreitung der Erregung, also zum Krampf, kommen soll.

Bei der verwirrenden Vielfalt neuraler Kollateralen ist also die Tatsache, daß immer *mehrere* präsynaptische Fasern zugleich erregt sein müssen, wenn die Erregung passieren soll, Ursache zweier sehr verschiedener Folgen: erstens wird die Bahn, welche eine in das ZNS einströmende Erregung nimmt, von der Anordnung der Kollateralen, von der simultanen Erregung benachbarter Zubringerwege oder zentraler Tonisierungen benachbarter Kerne („Bahnungen") oder von der Intensität kollateraler Hemmungen bestimmt und damit anpassungsfähig und steuerbar, also „plastisch". Zweitens wird jede Steigerung der ganglionären Erregbarkeit bzw. Blockade der Hemmung, etwa durch Strychnin, zu einem Verlust dieser Einengung der Erregungsbahn, d. h. zum Krampf führen. Man mag diese beiden Extreme der eingeengten und generalisierten Erregung sogar subjektiv in der Enge des Bewußtseins und in der Ausweitung des Welterlebnisses, etwa in der Aura des epileptischen Krampfes, wiederfinden. Die totale Erregung ohne jede Eingrenzung, also die Schwellenwertigkeit *einer* präsynaptischen Erregung für die Ganglienzelle, hebt jedes „Bewußtsein" notorisch auf.

Woher nun ein Krampf entsteht, er sei spontan oder künstlich (analog dem Reiz am Strychnintier) ausgelöst, bleibt eine offene Frage. Die Herabsetzung ganglionärer Schwellen ist jedenfalls ein *Membranphänomen*. Ob z. B. ein calciumarmer Nerv echte „spontane" Erregungen macht, bleibt eine Frage der Nomenklatur. Jedenfalls entstehen rhythmische lokale Potentialschwankungen[2] (vgl. Abb. 13). Man sollte nicht zu leichtsinnig Theorien dieser Erregungsauslösung machen. Bekanntlich trifft z. B. die Theorie des Ca-Mangels durchaus nicht bei allen Tetanien zu[3]. Doch wird man erwarten können, daß ein allgemein oder lokal veränderter *Stoffwechsel* die Ursache abnormer Erregungen ist — bei der Extrasystole ebenso wie beim Tumor. Insbesondere der K-Gehalt des Zellinneren ist kritisch; er ist wohl nie erhöht, doch oft erniedrigt, z. B. aus alimentären Gründen. Das muß zu schweren Schäden aller erregbaren Zellen führen, insbesondere solcher, deren K-Verluste bei der Tätigkeit hoch sind und die unermüdlich arbeiten. Da nach FLECKENSTEIN[4] die mechanische Arbeit der

---
[1] ECCLES, FATT und KOKETSU 1954.
[2] BRINK, BRONK und LARRABEE 1946, FESSARD 1936.   [3] FÜNFGELD 1943.
[4] FLECKENSTEIN 1942, 1955.

Muskelfaser ganz als osmotische Arbeit des K-Na-Austausches aufgefaßt werden kann, wird der unermüdlich schlagende Herzmuskel besonders gefährdet sein: der moderne, etwas allzu schematisch gewordene Begriff der Myokardose[1] ist im Fall der Kaliummangelerkrankungen exakt unterbaut: es handelt sich um eine Dysfunktion von Erregbarkeit, Membranpotential und Stoffwechsel durch den K-Mangel[2]. Auch beim quergestreiften Muskel, dessen Ruhelänge mindestens bei einigen Muskeln von seinem intracellulären K-Gehalt abhängt[3] ist eine allgemeine Störung des K-Gehaltes in Blut und Zellen von größter Bedeutung.

Nicht nur das Membranpotential, auch die *Membranstruktur* erwies sich oben (S. 689) von kardinaler Wichtigkeit. Allgemein wirkende Zellgifte können sie schädigen. Zum Beispiel dürfte ein Teil der Morphiumnachwirkungen beim Süchtigen hierdurch zu erklären sein. Aber wir wissen sehr wenig von chronischen und allgemeinen Membranschäden. Akute Schäden, bei Entzündung oder Narkose, sind in Mechanismus und Folgen banal. Aber mir scheint eine seltsame Entdeckung hierhin zu gehören, die weitgehende therapeutische Folgen haben wird: die Entdeckung von den *Allgemeinwirkungen* des Novocains. Novocain ist ein die Membran *verfestigendes* Gift: es macht sie gegen Erregungen aller Art widerstandsfähiger. Die therapeutische Anwendung betrifft also vorwiegend pathologische und generalisierte Erregungen: Schmerzen, Rheumalgien usw.[4]. Doch darüber hinaus beschreibt GERECHT[5] lebensweckende Novocaininjektionen zur Sympathicusblockade bei schwer hungergeschädigten sterbenden Menschen, Injektionen, deren geradezu überwältigende Wirkung vielleicht nicht nur auf der Blockade bestimmter Ganglien, sondern auf einer *Allgemeinwirkung des Novocain* beruht. Es mag sich um eine Wiederverfestigung der durch den Hunger schwer geschädigten Membranstrukturen handeln. Die überaus zahlreiche Novocainliteratur der Chirurgie spricht in einem ganz analogen Sinn[6].

2. Störungen der Fortleitung einer Erregungswelle.

Stellt man sich auf den Standpunkt eines rein elektrischen Mechanismus der Erregungsleitung, der für den Nerven, wie gesagt, sicher erwiesen ist, so ist eine jede Erhöhung der elektrischen Schwelle mit einer Verlangsamung der Erregungsleitung verknüpft. Der Aktionsstrom ist ja in dieser Theorie der Reiz, der die Nachbarschaft erregt, und er braucht hierzu um so länger, je höher die Schwelle der Nachbarschaft ist, da er nämlich zur Erregung derselben auf einen höheren Wert anwachsen muß. Im allgemeinen ist der Aktionsstrom stärker als er zur Erregung der Nachbarschaft sein müßte, so daß ein erheblicher Spielraum („Sicherheitsfaktor der Erregungsleitung") besteht, auch wenn die Schwellen steigen[7]. Trotzdem wandert die Welle natürlich langsamer, was man auch tatsächlich, z. B. unter der Anode eines Gleichstromes, beobachtet. Solch eine Verlangsamung kann bis zu einem totalen Block anwachsen, dann nämlich, wenn der Aktionsstrom nicht mehr den Wert der erhöhten Schwelle erreicht (Anodenblock)[8]. Die Blockade bei den üblichen Leitungsanaesthesien, durch

---

[1] WUHRMANN 1950.
[2] HEGGLIN 1945, 1947, SYKES und MOORE 1942, STURKIE 1950, FOLLIS jr. 1942, GRUNDNER-CULEMANN 1951, hier auch ausführliche Literatur.
[3] FLECKENSTEIN, WAGNER und GÖGGEL 1950.
[4] Vgl. ALTHOFF 1947, FENZ 1943, BLOCK 1949, SOERING 1949 (dort Lit.).
[5] GERECHT 1949.
[6] Vgl. SCHAEFER 1952b. Auch manche merkwürdigen Erfolge des Impletol gehören hierher, wenngleich ich größte Reserve schon gegenüber der Anerkennung der Befunde empfehle (vgl. HUNEKE 1955).
[7] Vgl. SCHAEFER 1940.   [8] SCHMITZ und SCHAEFER 1933.

Cocain, Novocain, Percain, beruht auf diesem Mechanismus der Membranverdichtung und Schwellensteigerung, die zentrale Wirkung einiger Allgemeinnarkotica offenbar ebenso, nur an den zentralen Synapsen.

Die Wirkung derjenigen Pharmaka, welche die Erregungsleitung verlangsamen, ist nun nicht etwa so vorzustellen, daß die Membranpotentiale steigen. Diese bleiben vielmehr gerade bei den Verdichtungsblocks der Anaesthetica der Cocainreihe vollkommen unverändert[1]. Vielmehr wird die Vernichtung eines unveränderten Membranpotentials nur erschwert: es braucht eine stärkere Entladung der Membran, ehe sich der Zustand der Störung vom Reizort aus fortpflanzt („Echte Schwellensteigerung", vgl. S. 690). Dies deutet ebenfalls auf die oben schon erörterte Tatsache (S. 689), daß Änderungen der *Membranstruktur* von entscheidender Bedeutung sein können. Solche Änderungen drücken sich dann auch in der Permeabilität für Wasser und Salze aus, die nämlich durch alle Narkotica verringert wird[2]. Auch Widerstandsmessungen, insbesondere mit Wechselstrom, zeigen diese Strukturwandlung als Widerstandserhöhung an, sogar in der typisch zweiphasischen Wirkung einer Zunahme der Permeabilität bei kleinen, einer Abnahme bei mittleren Konzentrationen (Exzitations- und Lähmungsstadium)[3]; daher sind fast alle Narkotica und Lokalanaesthetica Antagonisten der erregenden Substanzen wie des Kaliums, der Kathode oder auch der Anoxie und der Schmerzstoffe[4].

Membranpotential und Membranstruktur wirken nun in einer weiteren Weise aufeinander, welche die Erregungsleitung stark bestimmt: es kann nämlich trotz sinkender Membranspannung die Membranstruktur sich weniger stark auflockern als es der Verminderung des Membranpotentials entspricht. In einem solchen Fall würde sich die Erregung langsamer fortpflanzen, weil der Reiz (Aktionsstrom) sinkt, obgleich die Erregbarkeit gestiegen ist. Im Endzustand ist der Aktionsstrom vernichtet bei fast vernichtetem Membranpotential. Stoffe, die solche Wirkungen haben, lösen also in ihrer nervenlähmenden Wirkung zwei Prozesse aus, die sich gleichsam im Wettlauf verändern: die Schwellensenkung und die Senkung des Aktionsstromes. Das Kalium ist ein solcher „Depolarisator", doch gehören offenbar viele Stoffe hierher, z. B. alle Schmerzstoffe[5]. So ist der Endeffekt der beiden so heterogenen Wirkstoffe der gleiche: eine Blockade der Erregungsleitung.

Eine besondere Erwähnung verdient die Erregungsleitung im Myokard. Hier sinkt die Leitungsgeschwindigkeit, die in der Norm rund 0,9 m/sec beim Hund beträgt[6], bei jeder allgemeinen Schädigung des Myokards, z. B. nach Chinidin oder bei spontan eintretender Schädigung, ab. Ist sie unter 0,2 m/sec gesunken, so gerät das Herz in die Gefahr des Fibrillierens, weil der Kontakt zwischen den Teilen des Myokards durch die langsame Geschwindigkeit abreißt[7]. Der enge Zusammenhang zwischen Suffizienzgrad des Herzens und Leitungsgeschwindigkeit ist bei solchen Versuchen sehr auffällig[8] und zeigt an, in welchem Ausmaß hier das Elektrische nur ein Abbild myokardial-energetischer Faktoren ist, eine Beziehung, die wir offenbar nicht verallgemeinern können (vgl. S. 711). Die Spannung, welche eine Zelle produziert, ist von ihrer mechanischen Leistung sonst nämlich weitgehend unabhängig[9]. Wir haben für beides keine rechte Erklärung. Interessant, daß Strophanthin nicht nur die mechanische Leistung, sondern parallel damit auch die normale Leitungsgeschwindigkeit der Erregung im Myokard restauriert[10].

---

[1] LORENTE DE NÓ 1947.
[2] Die umfangreiche Literatur bei HÖBER 1946; ferner SEELICH 1941.
[3] BISKUPSKI 1938, GERSTNER 1940.
[4] FLECKENSTEIN 1950, FLECKENSTEIN und HARDT 1949, FLECKENSTEIN 1951, 1955.
[5] FLECKENSTEIN 1950.   [6] SCHAEFER und TRAUTWEIN 1949.
[7] TRAUTWEIN 1950a u. b.
[8] BRENDEL, GLADEWITZ, HILDEBRANDT und TRAUTWEIN 1951.
[9] SCHÜTZ 1936, KRAYER und SCHÜTZ 1932, TRAUTWEIN und DUDEL 1955.
[10] TRAUTWEIN 1950.

3. Störungen der Übertragungen elektrischer Veränderungen auf eine spezifische nichtelektrische Leistung der Zelle.

Schon die letzten Bemerkungen über den ungewissen Zusammenhang von mechanischen und elektrischen Veränderungen zeigen an, daß zwischen den ersten Erregungsvorgang — den elektrischen nämlich — und die nachfolgenden mechanischen Prozesse eine besondere Übertragungsfunktion zwischengeschaltet sein könnte. Ein normales EKG bei einem hypodynamen Herzen könnte ein derartiges Beispiel sein, ein Beispiel, das für alle anderen Zellen auch Gültigkeit haben könnte. Nun kann man sich natürlich in all solchen Fällen ebensowohl vorstellen, daß eine Noxe zwar den *contractilen* Zellmechanismus, nicht aber den *elektrischen* geschädigt habe. Die experimentellen Ergebnisse z. B. beim EKG würden dann in die Aussage zu kleiden sein, daß das EKG und also der Erregungsprozeß normal sind, daß letzterer aber auf ein defektes Myokard wirkt, welches seinerseits alle *verfügbare* mechanische)Leistung nach dem Alles-oder-Nichts-Gesetz freimacht. Diese Aussage läßt den theoretischen Zusammenhang zwischen Erregung, Aktionsstrom und damit ausgelöster spezifischer Zellleistung offen. Mir sind keine Experimente bekannt, welche einen Block zwischen elektrischen und nichtelektrischen Ereignissen der Zellfunktion sicher beweisen. Wohl aber hat insbesondere FLECKENSTEIN in seinen zahlreichen Arbeiten nachgewiesen, wie eng elektrische und mechanische Zustandsänderungen am Muskel miteinander verknüpft sein können. Auch bei der Adrenalinwirkung am Skeletmuskel zeigt sich diese Parallele, wenn auch längst nicht so auffällig: an der Einzelfaser steigt die *Fläche* des Aktionsstromes mit steigender mechanischer Spannung; die *Höhe* des Aktionsstromes bleibt freilich unverändert[1]. Am ehesten sprechen Versuche am Krebsmuskel für solche Blockademöglichkeiten zwischen Aktionsstrom des Muskels und Zuckung[2]. Doch gilt das nur für den Krebsmuskel, für das Herz und den Skeletmuskel nur unter abnormen Bedingungen.

4. Störungen der Dauer des erregten Zustandes.

Schon die S. 694ff. erörterten Verhältnisse zeigten, daß es Veränderungen der Membranbeschaffenheit gibt, die mit veränderter Erregbarkeit einhergehen. Bei solchen Änderungen pflegt auch die Dauer des Erregungsvorganges an einem Punkte der Zelle sich zu verändern.

Beobachtungen dieser Art sind nun nicht einfach zu machen und unterliegen mancherlei Fehlerquellen. So ist z. B. die Dauer eines Nervenaktionsstromes in der anodisch polarisierten Strecke verlängert[3]. Zugleich aber sinkt die Leitungsgeschwindigkeit. Da die Beobachtungen an Nerven mit sehr vielen Individuen gemacht sind, läßt sich die Beobachtung auch so deuten, daß durch die anodische Polarisation die Leitungsgeschwindigkeit in den verschiedenen Fasern verschieden stark verlangsamt wird und die Überlagerung der Potentiale zahlreicher Fasern zu einer Desynchronisation und damit zu einer scheinbaren Dehnung führe. Allerdings ist die *Fläche* des Aktionsstromes auch erhöht; doch selbst das läßt sich aus einer verlangsamten Leitungsgeschwindigkeit erklären[4] und kann beim EKG z. B., dessen QRS-Fläche vergrößert ist, geradezu diagnostische Hinweise auf allgemeine Leitungsschäden im Herzen gewähren[5].

Trotzdem kennen wir 2 Formen abnormer Dauer der Erregung, und zwar bei streng punktförmiger Beobachtung derselben: verkürzte Erregungen an partiell refraktären Zellen und verlängerte Erregungen an Zellen, deren Repositivierung durch Störungen des Ionenmilieus oder andere Membranschädigungen erschwert ist.

---

[1] BROWN, BÜLBRING und BURNS 1948.
[2] Zur Problematik vgl. SCHAEFER 1940, I. S. 391; EYZAGUIRRE und KUFFLER 1954. Es gibt Fälle, wo bei normalem Aktionsstrom die Zuckung blockiert ist. Im allgemeinen vermindert sich aber das Endplattenpotential bei solchen Hemmungen: FATT und KATZ 1953.
[3] SCHMITZ und SCHAEFER 1933, GRAHAM 1942.
[4] Die Beobachtungen des Aktionsstromes einzelner Axone ergibt z. B. keinen Anhalt für eine Verlängerung des Aktionsstromes unter der Anode: TAKEUCHI und TASAKI 1942.
[5] SCHAEFER 1951.

Die erste Gruppe hatten LUEKEN und SCHÜTZ[1] als „Aktionsphänomen" am Herzen beschrieben: ein monophasischer Aktionsstrom stark abgekürzter Dauer, dessen Länge so reduziert ist, daß auch die Einzelfaser mit Sicherheit von dieser Verkürzung betroffen sein muß, selbst wenn man bedenkt, daß der monophasische Aktionsstrom unter normalen Bedingungen durch Überlagerung zahlreicher desynchronisierter Potentiale einzelner Fasern entsteht, deren Dauer kürzer ist als die des Potentials vom ganzen Herzen. Ähnliche Verkürzungen sind durch Kaliumionen, je nach Dosis auch vom Calcium bekannt[2]; ob ähnliche Dinge klinisch beobachtbar werden ist ungewiß, doch wahrscheinlich. Mindestens die Anoxie verkürzt den Aktionsstrom[3].

Solche Verkürzungen betreffen aber offenbar nur den Teil der elektrischen Erregung, den wir als *Nachpotential* bezeichnen (S. 686). Das ist sehr schön bei der Vergiftung mit Monohalogenessigsäure zu bemerken (Abb. 6), bei der der monophasische Aktionsstrom des Herzens bis auf einen kurzen Anfangsteil fast ganz vernichtet wird[4]. Dieser Anfangsteil entspricht der „spike" bei den Erregungen von Nerv und Skeletmuskel.

Das „Nachpotential" hingegen ist durch den schweren Eingriff des Giftes in den Glykogenstoffwechsel vernichtet. Wir beobachten ganz dasselbe auch am Skeletmuskel[5]. Es ist also wohl zu vermuten, daß Verkürzungen eines elektrischen Erregungszustandes immer *nur* diesen stoffwechselsensiblen Teil des Nachpotentials betreffen. Da freilich Zellen, bei denen eine Erregungsleitung gar nicht stattfindet, auch keine spikes produzieren, muß bei ihnen auch eine wesentlich andere Beeinflussung eventueller Elektrizitätsproduktionen durch Stoffwechsel und Stoffwechselgifte erwartet werden. Die Haut wird also grundsätzlich nur nach Art der Nachpotentiale von Nerv und Muskel reagieren. Verkürzungen der *spikes* sind äußerst selten, wenn man nur solche Befunde beachtet, bei denen mit Sicherheit das Verhalten einzelner Zellen gemessen oder erschlossen werden konnte. Der einzige sichere Fall, der mir derzeit bekannt ist, ist die Verkürzung des Anstiegs am monophasischen Aktionsstrom des Herzens bei Sympathicusreiz[6].

Die zweite Gruppe von Veränderungen, die *Verlängerungen* des erregten Zustandes, sind öfter beschrieben, finden sich z. B. (wenngleich an der Einzelzelle noch nicht nachgewiesen) fraglos in der Nachbarschaft von Infarkten[7], bei schwerer Anoxie[8] sowie — besonders klar analysiert — an einer motorischen Endplatte, die zugleich unter Na-Mangel und Prostigminwirkung steht[9]. Bei Na-Mangel ist die Wiederverfestigung der Membran außerordentlich erschwert. Wieweit die Verlängerungen der Erregung beim EKG bei der energetisch-dynamischen Insuffizienz[10] hier ihre Parallele finden, ist noch ungewiß. Die EKG-Befunde sind wegen der Komplizierung mit Störungen der Leitungsgeschwindigkeit sehr schwer deutbar. Einmal (unter tausenden von Beobachtungen!) fand ich auch eine exzessive Verlängerung des Potentials an einer einzelnen Nervenfaser, wohl durch Austrocknung. Durch ähnliche Schäden war uns eine solche Verlängerung am Muskel schon früher aufgefallen[11].

5. Störungen der Nachwirkung nach einer Erregung.

Schon der vorausgehende Abschnitt hatte es eigentlich nur mit der Verkürzung und der Verlängerung von Nachpotentialen zu tun. Es bedarf daher nur weniger

---

[1] LUEKEN und SCHÜTZ 1939.   [2] RODECK 1947.
[3] HEGGLIN und NOBILE 1939, TRAUTWEIN, GOTTSTEIN und DUDEL 1954
[4] MALTESOS, 1934.   [5] SCHAEFER, SCHÖLMERICH und HAASS 1938.
[6] HUTTER und TRAUTWEIN 1956.   [7] Vgl. SCHAEFER 1951.
[8] HEGGLIN und NOBILE 1939.   [9] FATT und KATZ 1951.   [10] HEGGLIN 1947.
[11] SCHAEFER 1936.

Sätze, um den Bereich der hier zu behandelnden Störungen weiter zu umgrenzen. Da nämlich die Nachpotentiale, wie auf S. 697 ff. erörtert ist, auch die Erregbarkeit bestimmen, sind verlängerte und erhöhte negative Nachpotentiale mit einer gesteigerten Erregbarkeit gekoppelt, während positive Nachpotentiale eine Hemmung bedeuten. Letztere sind z. B. durch Yohimbin vertieft, erstere durch alkalische Reaktion und Hyperventilation; wahrscheinlich sind sie also die unmittelbare Ursache der Tetanie. Insbesondere bei hohem p_H[1], doch auch beim Ca-armen Nerven[2], finden sich rhythmische Nachpotentiale, auf deren Gipfel die Membran unter Umständen zur Aussendung spontaner Erregungen fähig ist (Abb. 17). Diese Neigung zu spontaner rhythmischer Tätigkeit, zu der marklose Nerven mehr neigen als markhaltige[3], Muskeln mehr als Nerven, ist ein sehr wichtiger Faktor in der speziellen pathologischen Physiologie des Menschen. Ohne Frage beruht z. B. die *Kausalgie* mindestens zum größten Teil auf ihr: durch Auslösung einer Salve rhythmischer Erregungen in der durch die Narbe geschädigten Nervenfaser, wenn nur eine Erregung einmal die geschädigte Stelle passiert hat[4]. Die calciprive Tetanie beruht auf dem gleichen Prinzip: der Neigung zu schlecht gedämpften schwingungsartigen Nachpotentialen[5]. Die Neigung des denervierten Muskels zum Fibrillieren gehört hierher. Wie freilich diese Rhythmen letzten Endes zustande kommen, wird trotz mancher geistreicher Theorie durchaus als ungeklärt bezeichnet werden müssen (vgl. Kapitel III, 3). Sicher ist wohl nur, daß Ca und die antagonistisch wirkenden Eingriffe die Struktur der Membran, vielleicht auf dem Umweg über fermentative Prozesse, verändern[5]. Das Membranpotential[6] selbst wird freilich nicht verändert, auch nicht die Permeabilität[7]; wohl aber wird die Fähigkeit der Membran, sich zu verfestigen, durch Ca erhöht[8].

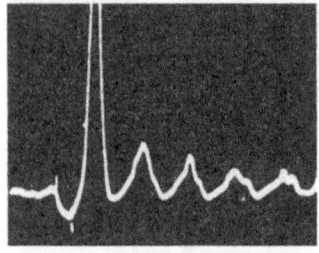

Abb. 17. Rhythmische Änderungen eines durch Anlegen einer künstlichen Anode erzeugten Polarisationspotentials einer Nervenmembran, nach Behandlung mit Oxalat, also nach Calciumfällung. Das Membranpotential ist durch die Anode erhöht worden. Der künstlich angelegte anodische Strom fließt nur sehr kurze Zeit, zwischen den kleinen senkrechten Marken. Ihm folgen lange rhythmische Änderungen des Membranpotentials nach. Parallel damit gehen Änderungen der Erregbarkeit. (Aus LORENTE DE NÓ, 1947, Bd. I, S. 331.)

6. Entartungsreaktionen.

Eine der wichtigsten pathologischen Reaktionen muß, da sie eine *allgemeine* Erscheinung ist, hier erwähnt werden: die Entartung cellulärer Erregungsvorgänge bei Denervierung und anderen abnormen Prozessen. Um letztere vorwegzunehmen: wir fanden am akut ischämisch gemachten Muskel des Frosches eine Erhöhung der Chronaxie, welche uns als eine Art Entartungsreaktion (EaR) erschien und die wir „*anoxybiotische Entartung*" nannten[9]. Der Ausdruck hätte wohl besser, d. h. weniger präjudizierend, „*ischämische Entartung*" gelautet. Daß

---
[1] LEHMANN 1937.
[2] LORENTE DE NÓ 1947, I. S. 331. BRINK, BRONK und LARRABEE 1946, MONNIER und LAGET 1949, MONNIER und COPPÉE 1948, MONNIER und CHEVALIER 1942.
[3] MONNIER 1947. [4] Vgl. SCHAEFER 1952. [5] MONNIER 1949.
[6] TRAUTWEIN und WITT 1952. [7] WILBRANDT 1950.
[8] LORENTE DE NÓ 1947. Übrigens steigt die Größe des Endplattenpotentials mit steigender Ca-Konzentration an, was möglicherweise darauf beruht (es gibt Beweise dafür), daß Ca die Menge freigesetzten Acetylcholins steigert (DEL CASTILLO und STARK 1952). Sollte sich das bestätigen, so wäre das ebenfalls ein Beweis für eine *Membran*wirkung des Ca, da nur so eine Steigerung des (offenbar in der Membran präformiert ruhenden) Acetylcholins denkbar ist.
[9] SCHAEFER, SCHÖLMERICH und HAASS 1938.

Ischämie starke Änderungen der Erregung macht, ist sattsam bekannt. Die sensiblen Empfindungen bei Ischämie kennt wohl jeder[1]; am Nerven fand dann PARRACK[2], daß der durchblutete Nerv keine Akkommodation hat, daß also Akkommodation gleichsam ein Artefakt an ausgeschnittenen und ischämischen Nerven ist, ein Resultat, das von KUGELBERG[3] am Menschen während der Ischämie im Prinzip bestätigt wurde. Erst nach sehr langen Ischämien sinkt die Akkommodation wieder auf Null. Wir haben also wohl zwei Stadien der ischämischen Entartung zu unterscheiden: ein erstes, bei dem die Rheobase sinkt, und die Akkommodation steigt, ein zweites, bei dem mindestens die Akkommodation wieder sinkt und die Chronaxie sehr groß wird.

Wir können zunächst wenig darüber sagen, welche Mechanismen hier an den Membranen angreifen, zumal wir nicht einmal wissen, was denn Akkommodation überhaupt ist. Was hindert einen *langsam* ansteigenden Reiz daran, ebenso wirksam zu sein wie ein schnell ansteigender? Dennoch sind diese Dinge für die allgemeine Pathologie von größter Bedeutung, was sich durch einen Blick auf die EaR nach Denervierung einer Effectorenzelle noch deutlicher machen läßt.

Es ist irrig zu glauben, die sattsam bekannte EaR des Muskels sei das einzige Beispiel solcher Entartungen. Es ist ein allgemeines Gesetz, daß jede Denervierung im Effector tiefgreifende Veränderungen hervorruft, welche in Änderungen seiner elektrischen Schwellen, insbesondere seiner Chronaxie, seiner spezifischen Reaktion und seiner Empfindlichkeit gegen chemische Agentien, besteht. Letztere läßt sich nach CANNON in allgemeiner Weise so formulieren, daß die denervierte Zelle empfindlicher gegen Erregungen wird, welche durch ihren natürlichen hormonalen Reizstoff (Acetylcholin bzw. Adrenalin oder was sonst der Reizstoff sei) ausgelöst werden[4].

Für den Skeletmuskel bedeutet das, daß er eine niedrigere Gleichstromschwelle, eine enorm verlängerte Chronaxie, eine fast fehlende Akkommodation erhält und seine Zuckung anders wird: sie wird träge, „wurmförmig". Diese Effekte sind etwas völlig spezifisches; das erkennt man am ehesten, wenn man den Verlauf einer solchen Entartung verfolgt und sieht, wie zunächst die Chronaxie des Muskels zwar größer wird, aber einfach durch Fortfall der sie sonst maskierenden sehr kleinen Chronaxie der intramuskulären Nervenenden (1. Stadium der „Demaskage"). Dann aber setzt ein Prozeß ganz anderer Art ein: die Chronaxie verlängert sich auf Werte (10 msec und mehr), die wir sonst nur von extrem langsamen Organen kennen; die Akkommodation verschwindet, d. h. ein leiser Reiz wirkt, unabhängig davon, wie schnell er ansteigt; er wirkt vor allem *dauernd* und nicht nur bei seiner Entstehung[5]. Da zugleich die Akkommodation an den Reiz wegfällt, der chemische Überträger außerdem stärker wirkt als normal[6], ist die Reaktion auf Reize eine rhythmisch-fibrillierende, und „Spontanerregungen" entstehen leicht durch hormonale oder andere Anstöße, die sonst unterschwellig bleiben würden. Die Tabelle gibt ein Schema der Verhältnisse.

Betrachten wir die Tatsachen der Entartung noch einmal im Zusammenhang, indem wir gleichzeitig versuchen, theoretische Gesichtspunkte in die Darstellung zu bringen. Wir folgen hierbei weitgehend der schönen Darstellung von LOEWI (1949). Jede Entartung ist zunächst ein Phänomen der *Effectorzelle*; der Nerv wird später funktionsuntüchtig als die motorische Endplatte[7]; diese aber ist der Effector, der geschädigt wird, und nicht der Muskel, der von der Entnervung nur sekundär, vielleicht nur durch seine Inaktivität, betroffen wird. Für die Phänomene der Endplatte aber kann die Inaktivität *nicht* hinreichende Erklärung sein: sie ändert z. B. nicht die Chronaxie[8].

---

[1] Die umstrittene Frage, wie eine Ischämie der ganzen Extremität wirke, wird neuerdings wieder von MAGLADERY, MCDOUGAL und STOLL (1950) erörtert.
[2] PARRACK 1941.   [3] KUGELBERG 1944.   [4] Vgl. LOEWI 1949.
[5] DE SMEDT 1950, SCHAEFER 1942.   [6] BROWN 1937.
[7] LISSÁK, DEMPSEY und ROSENBLUETH 1939.
[8] DE SMEDT 1949.

Die Entartung ist, wie gesagt, ein *allgemeines* Phänomen, wenn man nicht nur die Chronaxie als Kriterium betrachtet, sondern auch (oder vor allem) die Überempfindlichkeit gegen den physiologischen Überträger[1]. Als Beispiel diene

Schema der Entartungsreaktion am Skeletmuskel.
(Nach SCHAEFER 1942; dort auch Lit.)

Symptom	Normal	I. Stadium (1.—4. Tag)	II. Stadium (ab 5. Tag sich entwickelnd)
Rheobase	normal	normal oder wenig erhöht	stark erniedrigt
Chronaxie[2]	0,05—0,7 msec (γ)	1—5 msec (α)	10—20 msec und mehr
Einschleichen[2]	möglich	schwer möglich	nicht möglich
Schließungstetanus	fehlt fast	fehlt ganz	vorhanden
Reaktion	nichtrhythmisch	nichtrhythmisch	rhythmisch
Zuckung	schnell	schnell, aber „Welle"	langsam (idiomuskulär)
Was wird erregt?	Nerv	normaler Muskel	degenerierter Muskel
Spontanrhythmen	fehlen	fehlen	vorhanden
Reaktion auf Acetylcholin	Zuckung mit Aktionsstrom	Empfindlichkeit steigt	Kontraktur, sehr hohe Empfindlichkeit

die Überempfindlichkeit der Blutgefäße[3] und der Speicheldrüsen[4] gegen Acetylcholin nach Denervierung, des Eingeweidemuskels gegen Adrenalinhemmung nach Sympathektomie[5], Beobachtungen, die bezüglich der Grundtatsachen recht alt und z. B. als „paralytische Speichelsekretion" bekannt sind[6]. Auch zentrale Synapsen zeigen nach Denervierung der afferenten Bahn analoge Übererregbarkeiten[7]. Zu Änderungen kommt es in allen diesen Fällen ersichtlicherweise an den spezifischen nervösen Endorganen; sind solche nicht oder schlecht ausgebildet, so ist es (wie bei Eingeweidemuskeln) recht schwer, Entartungsreaktionen in klarer Form zu erhalten und die Ergebnisse sind inkonstant[8].

Wir verstehen das Wesen der Entartung am besten bei folgender theoretischer Deutung: das Acetylcholin erregt bereits den normalen Muskel *nur* an der Endplattenregion, die für eine chemische Depolarisation einseitig und spezifisch überempfindlich ist[9]. Diese Tatsache wird durch die Beobachtung ergänzt, daß das Membranpotential unter der Endplatte an der Muskelfaser dasselbe ist wie auch sonst überall im Muskel, also auch in Regionen ohne Endplatten, die für Acetylcholin unempfindlich sind[9]. Beide Beobachtungen zeigen also, daß die Erregung durch Acetylcholin und die hierbei beobachtbare Schwelle das Resultat einer spezifischen Empfindlichkeit gegen molekulare Umlagerungen an der Endplatte sind. Es ist nun das Verdienst LOEWIS[10] eindringlich darauf verwiesen zu haben, daß das Fehlen der normalen Abscheidung von Acetylcholin, das ja unweigerlich mit der Denervierung verbunden ist, als Erklärung der Degenerationserscheinungen ausreichen könnte. Wir können diese seine Idee, an Hand zahlreicher Argumente entwickelt, vom elektrobiologischen Standpunkt erweitern und festigen. Wir selbst hätten folgendes hierzu beizutragen:

---

[1] TOWER 1939.   [2] DE SMEDT 1950.   [3] HOAGLAND 1941.   [4] WILLS 1942.
[5] YOUMANS, KARSTENS und AUMANN 1942.   [6] Vgl. LANGLEY 1885, FULL 1927.
[7] DRAKE und STARRAKY 1948.   [8] ROSENBLUETH und CANNON 1934.
[9] KUFFLER 1943.   [10] LOEWI 1949.

In der Tat schwindet das Acetylcholin im Nerven und in der Endplatte bei der Entartung[1]. (Die Cholinesterase hingegen bleibt unverändert; sie spielt hier offensichtlich nicht mit!)[2]

Nun wissen wir, daß jeder Receptor mit seinem Überträgerstoff nicht nur erregend, sondern auch hemmend reagiert: jedes Überträgerhormon ist sein eigener Antagonist. Das wird in höheren Konzentrationen der Stoffe als echter Block deutlich (S. 720); in physiologischen Verhältnissen hat man wohl kaum eine Möglichkeit, solche partiellen Blockaden nachzuweisen. Doch muß ein ständiges Gleichgewicht zwischen Erregerstoff, seiner Bindung unter der Erscheinung der Hemmung und seiner Erregung existieren. Für einfache Fermentsysteme von Acetylcholin und Cholinesterase ist das von uns durch eine neue Reaktionskinetik als *allgemeine* Erscheinung an allen Cholinesterasen nachgewiesen[3].

Normale Acetylcholinmengen werden also wahrscheinlich eine hemmende Bindung bestimmten Grades auch an den Receptoren der Endplatte bewirken, welche fortfällt, wenn sich der Acetylcholingehalt vermindert. Das aber tut er nach Degeneration, in gewissem Ausmaß auch schon bei der Inaktivität, weshalb auch sie[4] und erst recht eine Inaktivität nach Durchschneidung des präganglionären Rückenmarkneurons[5] die Hemmung aufhebt und eine Überempfindlichkeit gegen Acetylcholin hervorruft. Diese Überempfindlichkeit ist aber im Grunde nur die von der Gleichgewichtshemmung des Acetylcholins befreite Empfindlichkeit des Effectors gegen Acetylcholin[6].

Soweit die Theorie. Sie erklärt uns die Reihe der Entartungsphänomene zwanglos, wenn wir uns ferner daran erinnern, daß Empfindlichkeit gegen den Reiz und Akkommodation in bestimmter Weise zusammenhängen. Wir finden jedenfalls bei vielen erregbaren Organen, daß jede Senkung der Schwelle mit einer Neigung zu rhythmischer Reaktion und Aufhebung der Akkommodation einhergeht, d. h. der dauernde Reiz wird dauernd mit Erregung beantwortet und nicht nur bei seiner Einschaltung. Wir haben ein gewisses formales Verständnis für diese Zusammenhänge durch eine Reiztheorie von JENCKEL[7] bekommen, welche die Annahme macht, daß ein Reiz sowohl bestimmte thermische oder energetische Wirkungen als auch bestimmte Ionenverschiebungen an einem mit elektrischem Widerstand behafteten erregbaren System (z. B. einer Membran) hervorrufen muß um zu erregen. Dies führt auf mathematisch nicht so ganz leicht referierbare Weise zu der Annahme, daß die Chronaxie umgekehrt proportional dem Quadrat der Rheobase ist, die Akkommodation aber mit steigender Chronaxie abnimmt. Beides geschieht grundsätzlich in der Entartung: sowohl für den elektrischen als auch für den chemischen Reiz sinkt die Schwelle; sie sinkt insbesondere für den Reiz durch Acetylcholin[8]. Also muß auch die Chronaxie steigen. Sie tut es freilich nicht genau nach dem oben zitierten Gesetz, wie die Messungen[9] zeigen. Aber solche quantitativen Abweichungen wiegen nicht schwer wenn man bedenkt, daß nicht einmal am degenerierten Muskel

---

[1] LISSÁK, DEMPSEY und ROSENBLUETH 1939.
[2] HELLAUER und UMRATH 1939, COUTEAUX und NACHMANSOHN 1940, BROOKS und MYERS 1952.
[3] HARDEGG und SCHAEFER 1952.
[4] SOLANDT, PARTRIDGE und HUNTER 1942.
[5] SOLANDT und MAGLADERY 1942.
[6] Diese Theorie wird auch von den Einwänden gegen die Acetylcholinhypothese des Fibrillierens, die MEAD (1947) vorbringt, nicht entkräftet.
[7] JENCKEL 1948.
[8] MAGLADERY und SOLANDT 1942, REID und WILLIAMS 1949.
[9] DE SMEDT 1950a u. b.

vermeidbar ist, daß Pseudochronaxien gemessen werden[1]. Da nämlich die Endplattenregion allein auf Acetylcholin empfindlich ist[2] und also auch sie allein überempfindlich werden kann, haben wir bei allen Reizungen eine Region mit extremer Empfindlichkeit und langer Chronaxie, eine (nämlich die endplattenfreie) mit relativ hoher Schwelle aber kürzerer Chronaxie, zugleich dem Reiz ausgesetzt.

Die hohe Chronaxie und niedrige Schwelle sind aber das Ergebnis einer fehlenden Hemmung durch Acetylcholin und zugleich damit (oder dadurch?) einer fehlenden Akkommodation. Wirkt also in diesem Stadium ein Reiz irgendwelcher Art, sei es ein Acetylcholinrest der Endplatte, seien es völlig hypothetische „Blutreize" oder die ständigen kleinen Potentialschwankungen in der Endplatte, die FATT und KATZ[3] beobachtet haben und deren Analogon in den motorischen Ganglienzellen in Abb. 12 dargestellt wurde, so muß der Muskel *ständig* erregt sein, d. h. er muß *fibrillieren*. Die Tatsache, daß solche Reize nach Nervendegeneration nie mehr überall gleichzeitig, sondern nur noch hie und da zufällig auftreten können, bedingt den Charakter dieses Fibrillierens als einer *rhythmischen Reaktion vereinzelter Elemente*. Sie ist muskulär, nicht nervös entstanden, wenn man die Endplattenregion zum *Muskel* rechnet[4]. Es ist also das Fibrillieren an die Senkung der Schwelle und das Verschwinden der Akkommodation geknüpft, so wie es das Experiment findet[5].

Damit ist, wie wir glauben, die so kompliziert erscheinende Entartung in ein sehr einfaches und sehr allgemeines Schema eingereiht, bei dem nur der Endmechanismus der Acetylcholinwirkung und -hemmung nicht verstanden ist. Aber hier sind wir ja in jeder Hinsicht noch im Dunkeln. Doch erkennen wir, daß das Fehlen eines Reizes wie der Freisetzung von Acetylcholin (oder Adrenalin an adrenergen Organen) neue Gleichgewichte an den Zellmembranen schafft, als deren Folge dann notwendigerweise Änderungen der Reizparameter auftreten, die allgemein physiologisch und nichtspezifisch pathologisch sind. *Die Degeneration nach Denervierung ist also eine Folge der eingestellten Funktion.* Dies aber ist wohl ein sehr allgemeines Gesetz. Ich glaube, daß eine ähnlich umfassende Betrachtung der Entartungserscheinungen an anderen, „nichterregbaren" Zellen ganz ähnliche allgemeine Aufschlüsse über die Natur solcher Veränderungen nach Verminderung oder Aufhebung der Funktion geben könnte. Wir haben sie aus diesem Grund allein so ausführlich entwickelt, nicht um eine lückenlose Darstellung der Entartungsreaktion zu geben, zu der eine ungleich viel umfangreichere Literatur hätte berücksichtigt werden müssen. Wir müssen freilich betonen, daß der Ausfall der Funktion nicht die *einzige* Bestimmungsgröße der Degeneration ist. Es gehört dazu, daß die Funktion sich an einem Substrat abspielt, das sich ohne diesen einen, nun ausfallenden Prozeß der Funktion, hier also Acetylcholin, nicht erhält. An sympathischen Ganglien z. B. ist der Ausfall der Funktion ohne Einfluß auf die Ganglienzelle selbst[6]. An der sympathisch innervierten Nickhaut ist aber die Denervierung von starkem Einfluß auf den Gehalt an Aminooxydase, deren Absinken der gesteigerten Empfindlichkeit gegen Adrenalin völlig parallel geht[7]. Man könnte also sagen, daß das Adrenalin in diesem Fall dadurch stärker

---

[1] Auch gibt die Theorie JENCKELS selbst Hinweise auf Abweichungen.
[2] KUFFLER 1943.
[3] FATT und KATZ 1953.
[4] Nur solche spontanen, muskulären Erregungen soll man mit „Fibrillieren" bezeichnen. LANDAU 1951.
[5] DE SMEDT 1950c.
[6] GIBSON 1940.   [7] BURN 1953.

wirkt, daß es im Endorgan nicht mehr oder langsamer zerstört wird[1]. Nun ist aber erwiesen, daß Cocain z. B. *nicht* durch Hemmung der Aminooxydase die Erregbarkeit für Adrenalin steigert[2]. Also könnte auch die Parallelität zwischen Erregbarkeit und Verminderung der Oxydase zufällig in dem Sinne sein, daß der Befund durch den Ausfall der Funktion bedingt ist, da sich die Aminooxydase offenbar durch die Erregung selbst bildet. Es herrscht sicher ein Gleichgewicht zwischen Receptor, erregendem Hormon und hormonzerstörendem Ferment an *allen* erregbaren Strukturen, ohne daß wir die quantitativen Unterschiede speziell bei der Degeneration im einzelnen begründen könnten. Im übrigen gibt es recht seltsame Befunde, die in das landläufige Schema der Degeneration kaum passen. Es sinkt z. B. der K-Gehalt nach Denervierung[3], damit offenbar das Membranpotential und die Schwelle für Acetylcholin. Es degeneriert ein sympathisches Ganglion auch nach Durchschneidung der postganglionären (!) Faser, und zwar nur in denjenigen Ganglienzellen, deren Neurone bei mehreren postganglionären Nervenstämmen in den durchschnittenen Nerven hineinlaufen. Dabei bleibt der postganglionäre Nerv selbst in der am Ganglion hängenden Strecke nach Durchschneidung leitfähig! Die Ganglienzelle aber ist gegen den Überträger Acetylcholin unempfindlich geworden, während die Acetylcholinproduktion im Ganglion unverändert ist[4]. Das deutet auf eine retrograde Degeneration hin, zu deren Verständnis uns alle Voraussetzungen fehlen. Es ist aber sicher die *Membran* der Ganglienzelle verändert.

Wir dürfen also wohl annehmen, daß Funktion und Struktur im Gleichgewicht stehen. Mit diesen wenigen Bemerkungen muß das Kapitel, über das eine sehr umfangreiche Literatur existiert, abgeschlossen werden.

IX. Ausblick auf allgemeine Probleme.

1. Antagonistische Innervationen und Regelvorgänge.

Wir haben oben bereits die meisten Tatsachen kurz gestreift, welche den Mechanismus der Erregungsauslösung beherrschen. Es sind: Membranpotential, Struktur der Membran, Fähigkeit zur Erregungsausbreitung und Verhalten nach einer Erregung. Bei der *natürlichen* Entstehung von Erregungen spielen diese Dinge nur in den *Sinnesorganen* und den Zentren, welche Ursprung spontaner Erregungen sind, eine Rolle. Von ihnen wird der Impulsstrom beherrscht, der aus den Sinnesorganen zentralwärts, aus den Zentren als Effectorentonus peripherwärts zieht.

Nun bietet diese Art einer Impulsströmung einige allgemeine Probleme. Die Sinnesorgane z. B. bringen, solange sich der Mensch nicht gerade in extremen Bedingungen der Reizlosigkeit befindet, immer einen kontinuierlichen Strom von Impulsen ins ZNS; letzteres wird also immer erregt und durch diese Erregung zur Reaktion veranlaßt. Wir sprechen mit Recht von einer ,,Tonisierung" der Zentren, solange die Reaktion sich nicht in einer nach außen merklich werdenden Leistung ,,äußert": nur diese relativ oberflächliche Definition der ,,Unmerklichkeit nach außen" grenzt den ,,Tonus" einer nervösen Schaltstelle von einer nicht mehr tonisch zu nennenden spezifischen Erregungsleistung ab. Die Tonisierung der Zentren selbst ist dabei vorwiegend Sache peripherer Receptoren. Es hat sich nun herausgestellt, daß einige solche Receptorensysteme eigentlich ständig arbeiten; am längsten bekannt ist das von den Pressoreceptoren, die

---

[1] Für den Muskel trifft diese Annahme nicht zu: seine Überempfindlichkeit gegen Acetylcholin ist durch das Verhalten der Cholinesterase nicht erklärt, da sie unverändert bleibt. BROOKS und MYERS 1952, dort Lit.
[2] FLECKENSTEIN und BASS 1953.   [3] LEE 1939.   [4] BROWN und PASCOE 1954.

vorwiegend die Tonisierung des vagalen Kreislaufzentrums besorgen[1]. Von Receptoren der Lunge[2], des Herzens[3], der Gleichgewichtssinne[4], der Temperaturempfänger[5] und (solange wir nicht völlig erschlafft am Boden liegen) der Muskelspindeln[6] ist das ebenfalls bewiesen worden; von anderen Receptorengebieten (übrige Hautsinne, Acusticus, Intestinalnerven) ist es aber wahrscheinlich anzunehmen. Diesem nie ganz ruhenden Einstrom entspricht der nie ganz ruhende Ausstrom, der reflektorische Tonus der Zentren für Herz, Muskeln, Eingeweide, Drüsen, Gefäße. Es ist notwendig hier einzufügen, daß dies rein naturwissenschaftliche Schema der Tonisierung durch den Faktor „Seele" erweitert werden muß: Psychisches bricht in diesen Kreis zentraler Tonisierungen in unerwartet hohem Maße ein, ohne daß wir natürlich eine experimentelle Kenntnis der Art dieses Einbruchs haben. Wie man sich dem Problem grundsätzlich nähern könnte, zeigen Versuche aus unserem Laboratorium, wo der Kältetremor einer Versuchsperson in einer Klimakammer hypnotisch auszuschalten war[7]. Es wird also ein sensibler Einstrom aus Kältereceptoren psychisch daran gehindert, einen reflektorischen Tonus der Skeletmuskeln hervorzurufen. Da psychische Faktoren den Tonus überhaupt entscheidend beeinflussen, durch geistige Arbeit[8], bei Psychosen[9] und unter hypnotischen, suggestiven und affektiven Einflüssen[10], haben wir im Tonus ein besonders handliches Mittel, um in dieses unbekannte Land vorzustoßen.

Betrachten wir das Verhalten der *Effectoren*, so fällt die Steuerbarkeit ihres Erregungszustandes auf, insbesondere am vegetativen System. Für das einzelne Organ kann eine solche Steuerbarkeit als ein Mehr oder Weniger an Erregung verstanden werden; *Antrieb* und *Hemmung* sind die regelnden Faktoren. Hemmung muß hierbei in der Regel auch als *Erregung*, des Hemmers nämlich, verstanden werden[11].

Die Steuerbarkeit effectorischer Prozesse wird nun von alters her auch auf eine antagonistische Innervation am *Effector selbst* bezogen. Das ist etwas ganz anderes als Hemmung einer effectorischen Innervation. Zum Beispiel nimmt man meist an, daß die Blutgefäße von Vasoconstrictoren und von Vasodilatoren versorgt werden. Eine eingehende Kritik der Versuche, welche die physiologische Rolle von Vasodilatoren nachweisen sollen, führt nun nach Meinung des Referenten zu dem Ergebnis, daß sich diese Versuche auch ohne die Annahme von spezifischen Vasodilatoren deuten lassen[12]. Analoge Ergebnisse liefert eine Kritik der antagonistischen Innervation des Herzens (vgl. S. 739, Anm. 2). Es ist in der Tat so, daß man sich schwer vorstellen kann, wie das gleiche Terminalreticulum, das sich um den Effektor legt, einmal erregen, einmal hemmen soll[13]. Wir möchten also meinen, daß antagonistische Innervationen nach dem Schema erfolgen, daß verschiedene *Effektorenzellen* im gleichen Gesamtorgan oder Organsystem wirken (M. sphincter, M. dilatator z. B.); gibt es solche Antagonismen zwischen Zellen oder Organteilen nicht, so scheint uns eine Steuerung nur als *Regelvorgang* derart möglich zu sein, daß verschieden starke Innervationen durch zentrale Erregung und Hemmung erzeugt werden. Diese aber unterliegt zwei Mechanismen.

---

[1] Die umfangreiche Lit. bei SCHAEFER 1942.
[2] FISCHER, GANTT und LÖWENBACH 1934, BEIN und HELMICH 1949, dort weitere Lit.
[3] SCHAEFER 1950. [4] v. HOLST 1950, LÖWENSTEIN und SAND 1940.
[5] HENSEL und ZOTTERMAN 1951. [6] ADRIAN und ZOTTERMAN 1926.
[7] v. EIFF 1951. [8] GÖPFERT, BERNSMEIER und STUFLER 1952.
[9] v. EIFF, LOTTNER, GÖPFERT, PFLEIDERER und STEFFEN 1952.
[10] v. EIFF, GÖPFERT, PFLEIDERER und STEFFEN 1952.
[11] Über den Mechanismus der Hemmung vgl. S. 688.
[12] CANNON, RAULE und SCHAEFER 1954.
[13] SCHAEFER 1952.

Der erste ist durch das sog. „*Reafferenzprinzip*" (v. HOLST)[1] gegeben, welches besagt, daß jede Erregung durch die Änderungen, die sie in der Peripherie setzt (Bewegung, Sekretion) sensibel wahrgenommen wird und daß diese sensiblen Receptionen den weiteren Erregungsvorgang rückläufig steuern. Das ist neuerdings z. B. auch für die Sensibilität des Muskels herausgearbeitet worden[2], dessen natürliche Erregung weitgehend davon abhängt, in welche Spannungs- und Verkürzungsgrade der Muskel bei seiner zentral induzierten Tätigkeit gerät, welche Widerstände er vorfindet, welche Ausgangsdehnungen er hatte usw. Eine solche Abhängigkeit der Erregung von der „Situation" war schon vor Jahren von BETHE[3] als „Plastizität" des ZNS beschrieben worden und findet jetzt eine natürliche neurologische Erklärung. Die Anschauungen sind noch sehr im Fluß, doch scheint sich ein Schema der Bewegung etwa folgender Art abzuzeichnen, aus dem der neue Grundsatz einer regeltechnischen Erklärbarkeit komplizierter Funktionen deutlich wird: der Muskel wird zwar von den bekannten Vorderhornzellen innerviert. Diese erhalten aber ihren Anstoß in wesentlichem Umfang von den afferenten Impulsen aus Muskelspindeln. Diese aber werden von einem spezifischen, aus relativ dünnen efferenten (γ)-Fasern bestehenden motorischen Nervenaggregat erregt[4]. Man kann nachweisen, daß hochliegende, supraspinale Zentren diese Erregungen der γ-Fasern bewirken, deren Erregung derjenigen der üblichen Motoneuronen *vorausgeht*[5].

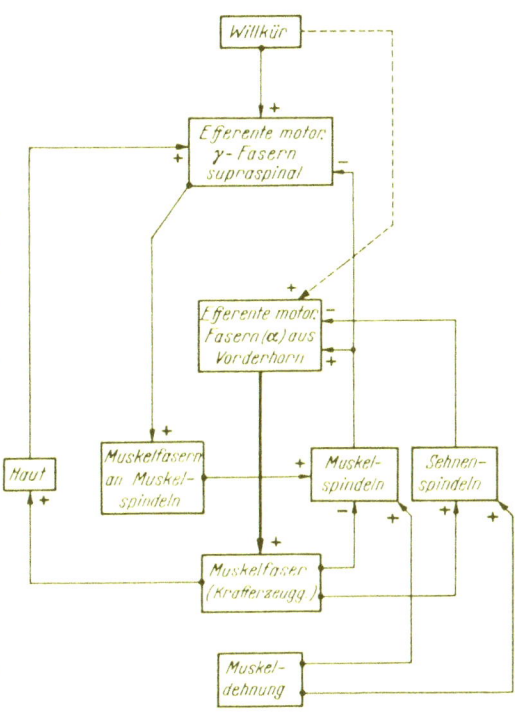

Abb. 18. Schema der Regelung von Bewegungsvorgängen, dargestellt nach den letzten Ergebnissen der Literatur.

Man könnte also bis zu der Annahme kommen, daß z. B. die Willkürtätigkeit *zunächst* in der Erregung von Muskelspindeln beruht, deren Afferenzen erst reflektorisch den Muskel zur Kontraktion bringen. In diesen Mechanismus greifen dann weitere sensible Impulse steuernd ein, z. B. von der Haut[6]. Damit verlagert sich der Schwerpunkt der Bewegungsinnervation ganz auf die sensible Seite und man versteht den enormen Einfluß von sensiblen Prozessen, z. B. Schmerzen, auf die Motorik. Manche Probleme der funktionellen Pathologie, z. B. das Rheumaproblem, werden sich vermutlich bald in einem ganz anderen Lichte zeigen. *An der Wurzel der Innervation steht die Sensibilität!* Man kann solche Prozesse in Form von Blockschaltbildern aufzeichnen, und Abb. 18 gibt einen derartigen Regelkreis der Motorik mit allem Vorbehalt des Vorläufigen wieder. Es wird jedenfalls deutlich, daß, nach einem Scherzwort GRANITs, die Zentren keine Magier sind, welche Kaninchen aus

---

[1] v. HOLST und MITTELSTAEDT 1950, MITTELSTAEDT 1954.
[2] GRANIT 1950.   [3] BETHE und FISCHER 1932.
[4] LEKSELL 1945, HUNT 1951, 1952.   [5] ELDRED, GRANIT und MERTON 1953.
[6] ELDRED und HAGBARTH 1954.

leeren Hüten nehmen, sondern dasjenige efferent befehlen, was ihnen vorher afferent zu befehlen aufgetragen wurde. Zentrale Steuerung ist damit nicht mehr eine Sache der unbegreiflichen Intelligenz der Zentren (etwa im Sinne der PFLÜGERschen Rückenmarkseele), sondern der Anpassung an Situationen und Bedürfnisse. Man hat sogar versucht, den generalisierten Krampfanfall als gestörte Regelfunktion aufzufassen, mindestens teilweise zu recht[1]. Es scheint eine Art Entthronung der Zentren im Anmarsch. Nun beschränkt sich die Rolle sensibler Impulse durchaus nicht nur auf die Sphäre der Bewegung. Regelvorgänge der Art, daß eine Innervation sich durch sich selber, d. h. durch ihren Erfolg steuert, sind im vegetativen Bereich längst (bei Blutdruck, Atmung) bekannt und weithin als Erklärung der Konstanz bestimmter sog. „Regelwerte" in Gebrauch[2]. Eine wie große Rolle solche Impulse selbst im Bereich der nutritiven Regulation spielen erhellt aus der Tatsache, daß nach Durchtrennung der Hinterwurzeln bei Triturus die sonst prompte Regeneration eines amputierten Beines ausbleibt[3].

Der zweite Mechanismus einer Regelung, mit dem ersten Hand in Hand gehend, ist der einer spezifischen Erregung bestimmter Effectoren durch bestimmte Receptoren, von denen die Erregung des Vagus durch die Pressoreceptoren ein besonders gutes Beispiel ist. Wir dürfen jedoch nicht glauben, daß solche spezifischen Wirkungen häufig sind oder gar als Resultat *allgemeiner* Reize entstünden. Ein Kältereiz macht z. B. eine Vasoconstriction, aber doch eigentlich zufällig in dem Sinn, daß es Vasodilatoren, die erregt werden könnten, nicht (oder wenigstens, wenn wir mit unserer Ablehnung der Vasodilatoren Unrecht haben sollten: nicht in genügender Anzahl) gibt, während der Vasoconstrictor-Sympathicus mit zahlreichen Kollateralen von den ihm benachbart liegenden Thermoreceptoren erregt wird. Das gilt auch für andere Erregungsvorgänge: z. B. macht Dehnung der Blase Vasoconstriction in bestimmten dorsalen Segmenten der Haut[4], offenbar durch analoge lokal irradierende Aktionsströme, die vom Receptor in sympathische Neurone hineinlaufen.

Es scheint notwendig, diesen Bemerkungen eine weitere über die *Zweckmäßigkeit* solcher Regelvorgänge hinzuzufügen. Ohne Frage erscheinen uns viele dieser Regelungen (nicht einmal alle!) zweckmäßig, obgleich sie, vom naturwissenschaftlichen Standpunkt, das Ergebnis von morphologischen Verbindungen ihrer Neuronen sind, welche zum Verständnis ihrer zweckmäßigen Wirkung einen „Konstrukteur" voraussetzen, der sie für einen Zweck eingerichtet hat[5]. Wir müssen uns aber hüten, diese Zweckmäßigkeit gleichsam als Grundlage aller biologischen Funktionen zu postulieren: sie ist ein heuristisches Prinzip zur Auffindung bestimmter Zusammenhänge, doch ist die Funktion das Ergebnis bestimmter *Mechanismen*, die für den „Regelfall" gebaut sind und schon bei mäßigen Überschreitungen der regelbaren Situation ins offensichtlich Unzweckmäßige entarten. Ein durch proprioceptive Impulse reflektorisch unterhaltener Wadenkrampf, der durch seine eigenen Reafferenzen immer wieder angefeuert wird, ist ein gutes Beispiel für das, was wir meinen, und das sich bezüglich der sensiblen Steuerung der Effectoren gut in das Schlagwort von der „Sensibilität als Krankheitsfaktor" einfangen läßt[6]. Es scheint uns bemerkenswert, daß elektrischneurale Mechanismen so einfacher Art wie ein Reflexbogen zu solchen Überlegungen Anlaß geben.

Die Schlußfolgerungen für eine allgemeine Pathologie aus solchen Überlegungen sind folgende: die vegetative Innervation erfolgt wahrscheinlich

---

[1] SELBACH 1954. [2] WAGNER 1950, 1954, SCHAEFER 1952b.
[3] SIDMAN und SINGER 1951. [4] ADAMS-RAY und NORLEN 1951.
[5] SCHAEFER 1955. [6] SCHAEFER 1943.

einsinnig, nicht antagonistisch, wenn man die *Einzelzelle* betrachtet. Echte Antagonismen entstehen durch die Tätigkeit antagonistisch wirkender Zellverbände. Die Steuerung der Einzelzelle aber erfolgt durch Erregung und Hemmung ihres einzigen Innervators und zwar durch Beeinflussung seiner Zentren[1]. Diese hängen aber von dem sensiblen Einstrom ab. Die Annahme, es gebe spezifische Erhöhungen des Tonus nur sympathischer oder nur vagaler Innervation (Sympathicotoniker, Vagotoniker) ist mit den Tatsachen und ihrer modernen Deutung nicht mehr zu vereinbaren. Falls pathologische tonische Innervationen vorliegen, müssen diese durch lokale zentrale Störungen oder durch abnorme periphere, sensibel perzipierbare Vorgänge bedingt sein. Wir glauben, daß diese Konsequenzen aus den elektrobiologischen Beobachtungen an Neuronen und Effectoren in einer allgemeinen Pathologie nicht unerwähnt bleiben dürfen.

2. Lokale und allgemeine Innervation.

Es ist ein selbstverständlicher Grundsatz, daß ein Nerv nur dort Wirkungen ausübt, wo er auch hingeht. Will man z. B. eine nervöse Beeinflussung eines großen Parenchymgebietes annehmen, so muß man hinreichend zahlreiche Nerven mit ihren Endigungen nachweisen, die mindestens den größeren Teil dieses Parenchyms tatsächlich versorgen. Es scheint nun so zu sein, daß Innervationen spezifischer Art auf zweierlei grundverschiedene Weise zustande kommen können, durch *generalisierte* und durch *lokalisierte* Innervationen. Ein Beispiel für letztere ist die Herzwirkung des Vagus. Er senkt die Herzfrequenz durch Beeinflussung des eng umschriebenen Schrittmachers, während der Sympathicus entsprechend den Prinzipien des vorigen Abschnitts hier so gut wie gar nicht angreift[2]. Der Vagus erschwert die a-v-Leitung durch Innervation einer ebenfalls eng umschriebenen Region. Zu beiden Wirkungen braucht er, entsprechend der kleinen Zahl effectorischer Zellen, die er erreichen muß, auch nur eine kleine Zahl von Nervenfasern. Er innerviert also *lokal*. Daß er daneben aber auch generalisierte Wirkungen hätte, also das *gesamte* Myokard beeinflußt, davon kann meines Erachtens keine Rede sein. Es gibt *keinen* Beweis für eine negativ inotrope Wirkung des Vagus auf die Masse der Myokardzellen[3]. (Die scheinbar so klare Wirkung am Froschherzen ist nur durch den „Vagusstoff" vorgetäuscht und geht nur an diesem kleinen Herzen, welches kein Coronarsystem hat. Herzen mit Coronarsystem beziehen ihr Blut aus dem Gesamtkreislauf, in dem der Vagusstoff längst zerstört und zu stark verdünnt ist, um negativ inotrop zu wirken). Scheinbar negativ inotrope Wirkungen sind anders und einfacher erklärbar[4]. Tatsächlich überschreiten ja auch fast nur marklose Fasern die Vorhofkammergrenze! Das Kammermyokard ist nur (oder fast nur) sympathisch

---

[1] Inwieweit eine solche Theorie, die für Kreislauf, Bronchien, Intestina zu gelten scheint, *allgemeine* Gültigkeit hat, bleibt abzuwarten. Für Melanophoren z. B. wird, trotz der Kleinheit des Effectors, eine antagonistische Innervation beschrieben: adrenerge Fasern bleichen, cholinerge schwärzen die Hautstelle: PARKER und ROSENBLUETH 1941. Auch hat SEITZ (1955) soeben gegen den Verfasser die Existenz von funktionell wirksamen Vasodilatoren mit sinnreicher, aber wohl keinesfalls beweisender Methodik nachzuweisen versucht. Hier wie so oft auch sonst wird aus Indizien ein Wahrheitsbeweis voreilig konstruiert.

[2] MURPHY 1942. Vielleicht wird, falls ein positiv chonotroper Effekt durch den Sympathicus zustandekommt, dieser an anderen Zellen in der Nachbarschaft des vagal innervierten Schrittmachers ausgelöst. Dafür spricht die leichte Verschieblichkeit der Schrittmacherregion. ATHANASIOU und GÖPFERT (1941), ECKERVOGT (1952). Wahrscheinlicher ist jedoch, daß der Sympathicus durch eine Diffusion des Adrenalins wirkt, das fern dem Schrittmacher freigesetzt wird. HUTTER und TRAUTWEIN (1956) fanden nämlich bei Sympathicusreiz trotz Tachykardie keine Verlagerung des Schrittmachers.

[3] Vgl. BAUEREISEN 1941, HIATT und GARREY 1943.

[4] SCHAEFER 1952a u. b.

innerviert; nur der Sympathicus wirkt positiv inotrop und beeinflußt abnorme ventrikuläre Reizzentren[1].

Was für das Herz gilt, scheint mir für fast alle Organe gültig zu sein. Es ist eine der kennzeichnendsten Eigenschaften des Sympathicus, generalisierte Innervationen des Gesamtparenchyms zu bewirken. Deshalb seine dünnen Fasern, von denen 50—100mal mehr auf den gleichen Nervenquerschnitt gehen als von den markhaltigen B-Fasern des Vagus. Wir möchten daher die *lokale spezifische Innervation* der Effectoren (die meist parasympathisch ist) der allgemeinen, distributiven Parenchyminnervation (die meist sympathisch ist) grundsätzlich gegenüberstellen.

3. Funktion und Bau der Zelle.

Die spezifischen Eigenschaften sowohl der sensiblen wie der effectorischen Neuronen hängen, wie schon lange bekannt, auch mit dem Bau der Neuronen zusammen: Schmerzfasern sind z. B. entweder dünne marklose (Tiefenschmerz, Organschmerz) oder relativ dünne markhaltige Fasern („heller" Schmerz). Auch von anderen Sinnen wissen wir, daß die Neuronen sich innerhalb bestimmter Faserdicken bewegen[2]. Trotzdem läßt sich sagen, daß die „spezifischen Sinnesqualitäten" (JOH. MÜLLER) sich nicht aus der Dicke der Fasern ableiten lassen: Auge, Ohr, Schmerzsinn haben z. B. fast gleich dicke Fasern[3]. Da die Nervenfasern bei der Regeneration in der Regel dünner ausfallen als vorher[4], hat das zwar einigen Einfluß auf ihre Leitungsgeschwindigkeit, welche mit sinkendem Durchmesser sinkt, aber keinen auf spezifische zentrale Erregungsqualitäten. Lange[5], vor allem aber vital wichtige, weil schnelle Reflexe leitende Bahnen, haben dicke Fasern, am schönsten demonstrierbar beim Tintenfisch, der seinen Tintenbeutel mit einer Riesenfaser von 0,1 mm Durchmesser innerviert, eine Tatsache, die ihn mit einem Schlage zum Haustier der Elektrophysiologen gemacht hat.

Ähnlich ist es mit den Efferenzen. Daß Herz- und Muskelfasern sehr erhebliche Dickenschwankungen zeigen, ist bekannt. Auch hier leiten die dicken Fasern (z. B. im Reizleitungssystem!) rascher, was im Herzen zu funktionellen Sonderaufgaben ausgenutzt wird. (Ob die extrem lange Leitungslatenz im Atrioventricularknoten durch dessen sehr kleine Faserdurchmesser allein bedingt ist, wage ich nicht zu behaupten.) Einer allzustarken Neigung, Faserdurchmesser für Kennzeichen spezifischer Funktionen zu halten, darf man wohl skeptisch gegenüberstehen. Man vergleiche freilich die Befunde im Abschnitt über den Muskeltonus.

An anderen Zellen wissen wir über den Zusammenhang von elektrischen Eigenschaften und Funktionen so gut wie nichts. Eine Zuordnung spezifischer Membranpotentiale zu spezifischen Zellstrukturen gibt es offenbar nicht. Dafür sind ja, wie oben gezeigt wurde (S. 671), die Membranpotentiale viel zu gleichartig bei allen untersuchten Zellarten.

Wir dürfen dies Kapitel nicht abschließen, ohne wenigstens die Frage nach elektrobiologischen Besonderheiten höchster cerebraler Strukturen zu stellen. Ist etwa das „Seelische" in irgendeiner elektrischen Analogie faßbar? Nun sind wir erst seit kurzem in der Lage, an intakten Zellen hochorganisierter Gehirne Untersuchungen machen zu können. Die Ableitung von Einzelzellen bedeutete

---

[1] NATHANSON 1943.   [2] Lit. bei SCHAEFER 1940, 1942.
[3] Opticusfasern sind 1—4 μ dick, Fasern des Cochlearis 3—5 μ, des Vestibularis 1—3 μ. Zit. nach Handbuch der Mikroskopischen Anatomie, Bd. III/1, S. 308—353; Bd. III/2, S. 493.
[4] GUTMANN und SANDERS 1943, BERRY und HINSEY 1946.
[5] SZENTÁGOTHAI-SCHIMERT 1941.

früher immer auch Trennung von der Blutzufuhr, und die Überlebenszeit solcher Strukturen ist sehr kurz[1], wie schon der alte STENO nachwies. So kennen wir elektrische Phänomene nur von großen Zellverbänden; wir erfassen sie im Elektroencephalogramm (EEG) und im Elektrocorticogramm (ECG), die sich beide nur durch die Art der Elektrodenauflage unterscheiden. Das ECG als die direkteste Ableitung faßt dennoch Potentiale aus sehr weitverzweigten Gebieten, wenn wir „weit" im mikroskopischen Sinn verstehen[2]. Man müßte auf solche Potentiale die Theorie des Abgriffs einzelner Axone anwenden, wie sie von mir kürzlich abgeleitet wurde[3]. Man würde damit mindestens eines entdecken: daß die Größe der Potentialwellen im ECG (erst recht im EEG) nur durch *synchrone* Tätigkeit zahlreicher Elemente erklärt werden kann, daß also der *Synchronismus* der Zellen ihre eigentliche Besonderheit ist, eine Art des Zusammenarbeitens, die wir in dieser Form von keinem anderen Organ kennen, die leider im ZNS aber sehr wenig spezifisch aussieht und für alle Teile eines ZNS und auch für die Gehirne sehr verschieden hoch entwickelter Lebewesen fast gleichartig erscheint. Der Versuch aber, vom Rückenmark[4] oder von *Einzelzellen* einfacher Ganglien abzuleiten[5], gibt keinerlei Hinweis auf elektrobiologische Besonderheiten solcher Zellen. Es läuft eine Erregungswelle über den Zellkörper des Ganglion, die sich aus den morphologischen Gegebenheiten und der Theorie elektrischer Felder sehr wohl auf einfache Weise verstehen läßt. Was immer die besondere Leistung zentralnervöser Strukturen sein mag: ihre *elektrische* Tätigkeit hebt sie nicht über einfache elektrische Modelle hinaus. Wenn also nicht schon die Membran mit ihrer Erregung als physikalisches Korrelat geistiger Vorgänge betrachtet werden soll (was doch wohl für jeden Geschmack zu platt sein dürfte), so läßt uns das Problem „Funktion und Struktur" bezüglich der höchsten Nerventätigkeit vollkommen unbefriedigt.

4. Das Tonusproblem[6].

Wir glauben, bei dieser Übersicht über die Problematik unseres Themas ein Wort über das „Tonusproblem" sagen zu sollen. Dies Problem greift, wie wir sehen werden, in zweifacher Weise in unser Thema ein. Doch müssen wir wohl mit einer definitorischen Betrachtung beginnen. Denn kaum ein Begriff wird so verwaschen gebraucht wie der des „Tonus". Es ist kein Zweifel, daß die meisten sog. tonischen Erscheinungen durch zentral ausgelöste Impulse in Nerven in einem Effector bewirkt werden. Der Muskeltonus z. B. stellt sich beim Menschen am Skeletmuskel so gut wie ausschließlich als eine szintillierende Tätigkeit von Muskelfasern dar, die mit einem normalen Aktionsstrom einhergeht. Trotzdem kann ein Tonus (d. h. eine in scheinbarer Ruhe angetroffene minimale Tätigkeit) bestimmter Zellen auch ohne Aktionsstrom stattfinden. Bei Zellen, die dem Alles-oder-Nichts-Gesetz *nicht* folgen, ist das wenig bedeutsam und überraschend. Für den Tonus gilt das, was oben für die Erregung *allgemein* gesagt wurde: er läßt sich nur an Organen mit typischen „Erregungen" klar von der Ruhe abgrenzen. An solchen, z. B. an Muskeln, finden wir jedoch neben einer Veränderung ihres Zustandes durch Nerveneinfluß auch einen solchen durch das Milieu. Das Milieu setzt sich ins Gleichgewicht mit der Zelle. Dies Gleichgewicht *ist* letzten Endes natürlich der Stoffwechsel. Er wirkt auf Membranen, Membranpotentiale, Permeabilitäten, osmotische und Diffusionsgleich-

---

[1] BLASIUS 1950, 1951.
[2] Im Abstand von Zentimetern ist ein Abgriff von Potentialen nicht mehr möglich: KORNMÜLLER und SCHAEDER 1938.
[3] SCHAEFER 1952e.   [4] LLOYD 1951, BROCK, COOMBS und ECCLES 1952.
[5] SVAETICHIN 1951.   [6] SCHAEFER 1949, 1952b und c.

gewichte, also Ionengehalt, Turgor, Erregbarkeit, Ruhelänge (bei Muskeln) und Sekretionszustand (bei Drüsen), Eigenfrequenz „spontan" erregter Zellen (Schrittmacher!) usw. Die Spielbreite sowohl der Wirkstoffe und Wirkungsmechanismen als auch der Erfolg dieser Wirkungen ist enorm. Doch ist ihnen eines gemeinsam: es ist die Zelle *allein*, ohne das ZNS, welche die Reaktionslage bestimmt. Wir nennen solche tonischen Phänomene daher den „cellulären" Tonus[1]. Ihm steht jene tonische Erregung gegenüber, die vom Nerven her angestoßen ist und deren Prototyp der Muskeltonus des Menschen ist. Solchen Tonus nennen wir (da er auch vom ZNS in der Regel auf reflektorischen Anstoß erzeugt wird) den *reflektorischen* Tonus der Zelle. Beide Tonusarten wirken in der Regel zusammen. Für den Muskeltonus sähe das z. B. so aus, daß ein Sinnesorgan vom Außenweltreiz getroffen und erregt wird, wobei dessen Erregbarkeit schon ein Ergebnis seines cellulären Tonus ist. Der sensible Einstrom trifft, als reflektorischer Tonus, die Zentren mit ihren Ganglienzellen; sie werden dadurch mehr oder weniger leicht, entsprechend ihrem cellulären Tonus, d. h. ihrer Erregbarkeit, erregt. Sie geben, gesteuert von kollateralen, die Erregbarkeit modifizierenden, also tonisierenden Nebenzentren (Kleinhirn, Striatum!) die sie erreichenden sensiblen Impulse an die Peripherie als reflektorischen Tonus der Muskeln weiter, die entsprechend ihrer Ruhelänge und Erregbarkeit, also ihres cellulären Tonus, darauf antworten.

Dies Schema ist *methodisch* entstanden. Es hat seine Grenze darin, daß es nicht gestattet, zwischen reflektorischem Tonus und „echter" Erregung zu unterscheiden. Doch was anfangs als Mangel erscheinen mag, entpuppt sich bald als klärender Vorzug: diese Unterscheidung scheint uns *grundsätzlich* unmöglich und nur willkürlich definitorisch in gewissen Grenzen durchführbar zu sein. Die *unmerkliche* Innervation bei *scheinbarer* Ruhe ist „Tonus", alles andere ist Erregung. Wir erkennen aus unserem Dilemma, wie jede Erregung aus dem Tonus fließend hervorgeht und wieder in ihn zurückfällt. Totale Atonie tritt im Tode, sonst allenfalls in tiefster Narkose ein.

Die hohe Bedeutung, welche die tonische Einstellung eines Organismus für fast alle seine Funktionen hat, läßt sofort die nicht minder hohe Bedeutung des Stoffwechsels der Zelle erkennen, welcher den Tonus durch die oben aufgezählten Faktoren, in erster Linie durch die celluläre Erregbarkeit, d. h. die Beschaffenheit der Membran, verändert.

Nun ist aber der Stoffwechsel als *integrale Größe* noch in einem direkten Sinn am Tonus beteiligt. GÖPFERT hat in unserem Laboratorium nachweisen können[2], daß mindestens ein wesentlicher, wenn nicht der wesentlichste Teil einer Grundumsatzsteigerung, auch beim Basedowiker[3], auf eine Zunahme des reflektorischen Muskeltonus zu beziehen ist. Damit wird z. B. der Basedow in seiner typischen Erscheinung der Grundumsatzsteigerung weniger eine innersekretorisch-glanduläre als eine zentralnervöse Erkrankung. Er wird sogar — wenn wir konsequent genug denken — in bestimmten Fällen als Regulationsstörung, als ein Rückkopplungsphänomen deutbar: daß nämlich ein (durch zunächst nicht zu erörternde Prozesse) übererregbar gemachtes ZNS die Schilddrüse auch anregt, durch diese wieder die Zentren erregbarer macht usw. Die bislang etwas verwirrenden Befunde einer *direkten* Tyroxinwirkung auf die Zellatmung, die ja *nicht* ansteigt[4], sind dann verständlicher.

---

[1] SCHAEFER 1949.
[2] GÖPFERT 1951, v. EIFF, LOTTNER, GÖPFERT, PFLEIDERER und STEFFEN 1952.
[3] v. EIFF und JESDINSKY 1954.
[4] Vgl. hierzu MARTIUS und HESS 1951, 1952.

Freilich ist es durchaus möglich, den Einfluß des Muskeltonus auf den Stoffwechsel wenigstens in einer groben Schätzung abzuziehen, indem man Steigerungen des Muskeltonus verschiedenen Grades beobachtet und gegen den tonuslosen Zustand hin extrapoliert. In Abb. 19 würde diese Extrapolation den Sollumsatz treffen, d. h. es hätte eine Umsatzsteigerung vorgelegen, welche *nur* durch eine Tonussteigerung bedingt ist[1]. In anderen Fällen bleibt bei dieser Extrapolation ein nicht auf den Tonus reduzierbarer Rest einer Umsatzerhöhung, die dann wohl hormonal sein muß.

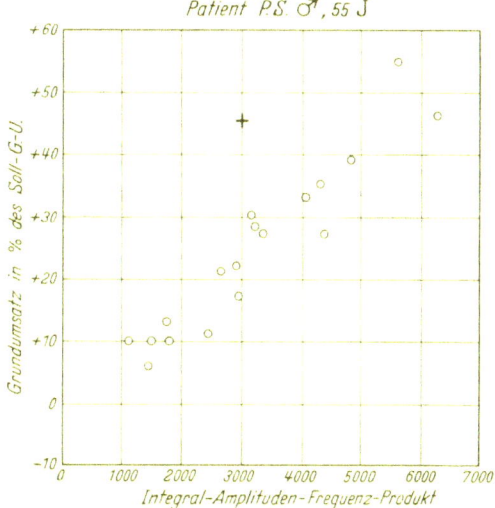

Abb. 19. Anteil des Muskeltonus an den Grundumsatzsteigerungen eines Patienten mit Thyreotoxikose oder Neurose. Die Meßpunkte wurden innerhalb von 6 Monaten während jeweils kurzdauernder stationärer Beobachtung gewonnen. Abszisse ist die Summe eines Produktes aus Amplitude und Frequenz der Aktionsströme aus 5 Muskeln, ausgezählt über einem Bereich von jeweils 1 sec. Der mit Kreuz markierte Meßpunkt wurde unter einer spezifisch-dynamischen Wirkung gewonnen. Die Meßpunkte liegen ziemlich gut auf einer Linie, welche die Ordinate bei einer Grundumsatzsteigerung von ± 0% des Sollumsatzes schneidet. (Ordinate ist *Abweichung* vom Soll!) Es liegt also keine Thyreotoxikose, sondern eine tonusbedingte GU-Steigerung vor. (Aus v. EIFF u. JESDINSKY 1954.)

Wir müssen an dieser Stelle wenigstens kurz auf die Verwirrung eingehen, welche durch KRÜGER[2] in die Tonusliteratur gebracht worden ist. KRÜGER hat den Versuch gemacht, dünne motorische Nervenfasern als „tonische" Fasern abzugrenzen, weil solche Fasern am Frosch[3] tatsächlich besondere lokale Kontraktionen parallel mit Endplattenpotentialen, die nicht zu einer fortgeleiteten Erregung im Muskel führen, aufweisen. Der Befund findet sich aber schon an der Katze nicht, ist also wohl auf Kaltblüter beschränkt. Vielmehr stellte sich ja am Warmblüter heraus, daß diese Fasern die Muskelspindeln erregen[4] und den in Abb. 18 dargestellten Regelvorgang der Motorik unterhalten. Ein spezifisches „Tonussubstrat" am Muskel des Warmblüters findet sich vielmehr nicht[5], mindestens nicht in der von KRÜGER vorausgesetzten Form. Insbesondere scheint mir das Grundprinzip der KRÜGERschen These vom „Tonussubstrat" abwegig: Tonus und Bewegungsleistung der Muskeln gehen fließend ineinander über. Wohl mag es Muskeln geben, die bei tonischer Innervation weniger ermüden als andere. Der Tonus ist aber etwas *allen* Muskeln und *allen* anderen innervierten Zellen Gemeinsames und vom Zustande der Erregung nur dem Grade nach (oft nicht einmal der zentralen Herkunft nach!) Verschiedenes.

So ist also der Stoffwechsel sowohl eine Ursache veränderter tonischer Phänomene (durch den Zellstoffwechsel) als auch seine Steigerung eine Folge des Muskeltonus. Das führt uns zu einer wesentlich weiter gespannten Betrachtung, bei der die Änderungen der *Tonusintensität* in allgemeiner Form und auch für die vegetative Sphäre behandelt werden. Gesetzt den Fall, es seien *alle* Zentren einmal zu wenig, einmal zu leicht erregbar, so werden zwei so extreme Individuen im gleichen Milieu ganz verschieden reagieren. Gesetzt weiter den Fall, die Übererregbarkeit führe zu einer unspezifischen, d. h. ubiquitären Erhöhung *aller* Erregungen, so wird doch eine scheinbar spezifische Reaktion dabei resultieren, nämlich die Verlagerung des Gleichgewichtes zugunsten des *stärkeren Agonisten*. Bei einer Kontraktur, etwa bei zentralen Lähmungen oder im Krampf, finden wir es ganz selbstverständlich, daß die Glieder, entsprechend den optimalen Querschnitten und Hebelarmen der Muskeln, bestimmte Prädilektionsstellungen

---

[1] v. EIFF und JESDINSKY 1954.   [2] KRÜGER 1952.   [3] KUFFLER 1949.
[4] HUNT und KUFFLER 1951.
[5] BRECHT und FENEIS 1950, BRECHT und HÄGGQVIST 1954.

einnehmen. Aber an den Organen finden sich solch ungleiche Kräfteverhältnisse auch in den vegetativen Antagonisten. Gerade wenn wir, wie wir das oben darlegten, annehmen, daß eine Zelle immer nur von *einem* Agonisten erregt wird, ein zentraler Antagonist aber nur eine *andere* antagonistische Zelle treffen oder den Agonisten neural am Ganglion hemmen kann, werden wir verstehen, wie die Endlage einer Tonussteigerung aussieht: am Kreislauf wird das Herz verlangsamt, weil der Vagustonus überwiegt; an den Gefäßen greift nur der Sympathicus tonisierend an[1], so daß eine Wiederstandsvermehrung und Entspeicherung, also eine Blutdrucksteigerung, zustandekommt. Am Darm überwiegt meist der Hemmer; nicht immer, wie jeder aus Erfahrung weiß. Unter Bulbocapnin ist das ausgezeichnet zu demonstrieren[2].

Man sollte vielleicht statt der ganz unpassenden Ausdrücke des Vago- oder Sympathicotonikers den eines Hyper- oder Hypotonikers in diesem *allgemeinen* Sinn prägen, wobei z. B. der zentrale Hypertoniker zugleich eine zirkulatorische Hypertonie und einen gesteigerten Grundumsatz hat, eine Beobachtung[3], die sich aus einer solchen allgemeinen Theorie sofort erklärt. Wir gewinnen aber darüber hinaus eine andere, und zwar kausal fundierte, Einsicht in so viele Dysregulationen; wir können uns vor allen Dingen an das Problem wagen, wie denn der Faktor „Seele" seine somatischen Wirkungen hervorruft: offenbar, indem er den cellulären Tonus der Zentren verändert. Der Hypertone, das ist der gespannte Mensch mit der Verschiebung *aller* Gleichgewichte zum stärkeren Agonisten: das ist der Mensch von heute, der Mensch unter dem „Stress", wie Selye[4] es nennt; es ist das Problem eines in *allen* Teilen durch einen generalisierten Prozeß der Erregbarkeitssteigerung erkrankten Organismus.

5. Lokale und generalisierte Schäden als Problem.

Wir haben soeben eine Absage an die Theorie spezifischer Tonussteigerungen als Ursachen bestimmter Dysfunktionen erteilt; wir müssen dies Problem in der etwas abgewandelten Form der Wechselwirkung lokaler und allgemeiner Störungen vom Standpunkt des Elektrobiologen weiter erörtern.

Es ist sicher notwendig, den Glauben an das *unbedingte* Vorhandensein spezifischer und lokaler Noxen zu erschüttern. Es ist freilich ebenso notwendig, diesen Glauben dort zu bewahren, wo er zutrifft. Ein lehrreiches Beispiel aus unserem Gebiet ist ohne Frage der *Wundstarrkrampf*; an ihm läßt sich die Problematik besonders gut darstellen. Bekanntlich hat man sich lange Zeit darum gestritten, auf welchem Wege das Tetanustoxin in den Körper eindringt und wie es wirkt. Man glaubte dabei, es handle sich um eine Wanderung auf dem Nervenwege, danach um eine lokale Erregbarkeitssteigerung der segmentalen Rückenmarkszentren und damit um einen „lokalen" Tetanus. Tritt das Toxin aber in so großer Menge auf, daß es auf dem Blutweg überall hin gelangt, so erregt es das ganze ZNS, macht also den „generalisierten" Tetanus. Dieser generalisierte Tetanus enthält wenig Problematisches zu unserem Thema, so problematisch er auch sonst sein mag[5].

Der lokale Tetanus nun entsteht bekanntlich so, daß nach einer lokalen Toxininjektion in einen Muskel dieser nach einer Inkubationszeit krampft. Es ist von Abel[6] und seinen Mitarbeitern in zahlreichen Arbeiten nachgewiesen, daß diese lokale Erkrankung *nicht* dadurch zustande kommen kann, daß das Toxin im Nerven gewandert ist und die zugehörigen Segmente des Rückenmarkes

---

[1] Koch 1933. [2] Oppenheimer, Glyer und Hamilton 1942. [3] Jakob 1950.
[4] Selye 1950, 1951. [5] Vgl. hierzu Schmidt 1952.
[6] Lit. bei Göpfert und Schaefer 1940.

mit ihren Reflexen übererregbar gemacht hat. Und da man schon früher, insbesondere durch LILJESTRAND und MAGNUS[1], auf die große Bedeutung *sensibler* Vorgänge bei der Auslösung des Tetanussymptoms aufmerksam gemacht worden war, ließ sich die These vertreten und durch Nachweis solcher abnorm starker sensibler Impulse aus dem Muskel erhärten[2], daß die Starre durch abnorme Erregbarkeitssteigerung der propriozeptiven Impulse im Muskel ausgelöst und gleichsam reflektorisch unterhalten wird. Zugleich aber zeigte es sich, daß sowohl die motorische Endplatte[3] als auch (freilich nur in späteren Stadien) die Muskelfaser *selbst* erkrankt war. Jedenfalls erschien eine Mitbeteiligung der Zentren überhaupt überflüssig, mindestens nicht bewiesen.

Diese Situation hat sich nun in zweifacher Hinsicht weiter geklärt. Zunächst haben Versuche von ACHESON und Mitarbeiter[4], die gleichzeitig mit den unseren angestellt wurden, ergeben, daß bei Reizung und Beobachtung nur des Rückenmarks, auch am abgeschalteten Muskel, bei lokalem Wundstarrkrampf das Rückenmark nur der erkrankten Seite übererregbar ist. Die Versuche sind nicht (wie mir scheint) in allen Punkten beweisend; sie zeigen jedoch mindestens dies: daß die Zentren *auch* verändert sind. So ist inzwischen auch nachgewiesen worden, daß das Tetanustoxin die oben (S. 707) beschriebene kollaterale Hemmung analog dem Strychnin aufhebt[5]. Zudem hat KLENSCH[6] den schönen Versuch gemacht, eine kleine Dosis Toxin allgemein intravenös, lokal in den Muskel aber Senf zu injizieren, und er erhielt auch hierbei einen lokalen Wundstarrkrampf, während jede Injektion für sich allein wirkungslos blieb.

Die Widersprüche scheinen uns in folgender Form lösbar zu sein, und dabei legt sich das *allgemeine* Problem bloß, zu dem uns diese elektrobiologischen Betrachtungen führen: Je nach der Dosis, welche man appliziert, entwickeln sich sowohl *lokale* wie *allgemeine* Störungen. Ohne Frage macht das Toxin, wo immer es hingelangt, Steigerungen der Erregbarkeit: es muß ein universelles *Membrangift* sein. Diese Steigerungen sind vielleicht besonders ausgeprägt an den zentralen Synapsen; da bei lokaler Applikation in den Muskeln dort höhere lokale Konzentrationen herrschen, sind natürlich im Muskel auch die größeren Steigerungen der Erregbarkeit zu erwarten und treten an sensiblen Apparaten und motorischen Endplatten auch ein. Ein solcher Effekt ist offensichtlich *nicht* grundsätzlich spezifisch; im Gegenteil: er ist nur dadurch von anderen Erregbarkeitssteigerungen unterschieden, daß er langanhaltend, also schwer reversibel ist. Er kann also zeitweise oder längerdauernd auch durch andere analog wirkende Noxen ersetzt werden, z. B. durch Senf. Die Senfinjektion macht also eine *lokale* Schädigung, diese löst lokale sensible Impulse aus, und diese wiederum bewirken an einem etwas übererregbaren Zentrum eine erhöhte effectorische Tonisierung, d. h. eine Starre![7]

In dem Streit der Meinungen haben also gleichsam alle Parteien Recht behalten[8], bis auf die Verfechter der Toxinwanderung im Nerven, die den Beweis meines Erachtens schuldig geblieben sind[9]. Aber Noxen wirken, wenn man sie in den Körper bringt, *lokal* in dem Maß, wie sie entsprechend ihrer Konzentration lokal gebunden werden, allgemein in dem Maß, in dem die nichtgebundene Noxe

---

[1] LILJESTRAND und MAGNUS 1919.   [2] SCHAEFER 1944.   [3] HARVEY 1939.
[4] ACHESON, RATNOFF und SCHOENBACH 1942.   [5] BROOKS, CURTIS und ECCLES 1955.
[6] KLENSCH 1953. Eine neue Mitteilung von WRIGHT u. a. (1952) will durch Novocaininjektion beweisen, daß es das Rückenmark *allein* ist, welches erkrankt; mir scheint der Beweis nicht erbracht, da Novocain die Reflexleistung des Rückenmarkes ausschaltet, nicht nur eine eventuelle spontane Tätigkeit.
[7] KLENSCH 1953.   [8] Vgl. SCHMIDT 1952.
[9] Auch die elektronenmikroskopische Analyse ergab keinen derartigen Anhalt beim Poliomyelitisvirus: KAUSCHE und HOFFMANN-BERLING 1951.

in Blut oder Lymphe abströmt. Zu jedem allgemeinen Schaden kann eine lokale Veränderung völlig unabhängig hinzutreten, entweder durch gleichzeitige lokale *und* allgemeine Wirkung einer Noxe wie beim Tetanus, oder durch eine allgemeine Noxe, zu der ein lokaler anders gearteter Schaden hinzutritt (wie bei Senf und Tetanustoxin). Diese Addition lokaler und allgemeiner Faktoren hinwiederum kann auf den Ort der lokalen Noxe beschränkt bleiben (etwa eine Summation einer lokalen Depolarisation mit einer allgemeinen depolarisierenden Wirkung) oder (wie beim Tetanus) durch einen lokal ausgelösten Prozeß nervös (oder auch humoral) irradiieren.

Diese Irradiation kann auf eine rein elektrobiologische Weise erfolgen, doch steht es frei, bei anderen Beispielen auch andere Formen der Irradiation, z. B. humorale, anzunehmen. Speziell beim lokalen Wundstarrkrampf müssen wir an folgende Möglichkeiten denken. In den Versuchen von ACHESON und Mitarbeitern hatte sich gezeigt, daß eine Übererregbarkeit der Zentren auch dann eintritt, wenn man den Muskel, in den man das Toxin lokal injiziert hatte, *vor* Eintritt der Starre von seinem Nerven trennt. Die Autoren halten das für einen Beweis der Toxinwanderung, jedenfalls für ein Zeichen, daß die sensiblen Impulse aus dem Muskel keine Rolle spielen. Selbst wenn der Versuch in dieser Form bestätigt wird[1] sagt er nur folgendes: daß durch die lokale Injektion des Toxins am zugehörigen Rückenmarksegment Bedingungen zu einer stärkeren Toxinwirkung geschaffen wurden. Wird z. B. ein solches Segment schon in den ersten Tagen der Toxinwirkung, noch innerhalb der Latenzzeit, von stärkeren sensiblen Reizen getroffen, die z. B. aus den unspezifischen Wirkungen der Stichkanäle, der Infiltration usw. stammen könnten, dann könnte das Zentrum zufolge der bei Erregung erhöhten Permeabilität der Membran das Toxin längs der Erregungsbahn stärker eindringen lassen als in den übrigen Teilen des ZNS. Die Situation ist also dadurch gekennzeichnet, daß die sensible Meldung aus der Peripherie, die durch ganz unspezifische Reize bedingt sein mag, die allgemeine Wirkung einer Noxe, die überall sonst unterschwellig ist, *lokal* verstärkt und dadurch überschwellig macht. Dabei kann lokale und allgemeine Wirkung sowohl auf gleiche als auch auf verschiedene Noxen zurückgehen.

Man wird hier erkennen, warum wir ein so spezielles Beispiel im Zusammenhang der allgemeinen Pathologie behandeln: es ist einer der klarsten Fälle in einer Gruppe von Erscheinungen, die durch die Arbeiten SELYEs, RICKERs und SPERANSKYs sehr modern geworden sind. Auch TONUTTI[2] hat in neuen Arbeiten auf einem ganz anderen Gebiet, dem der Beziehungen von Hypophyse und Nebenniere, analoge Beobachtungen gemacht. Schließlich ist überhaupt die rätselhafte Wirkung lokaler Faktoren bei allgemeinen Umstellungen, wie bei veränderter Ernährung, chronischer Vergiftung, Temperaturanstieg, allgemeiner „Hypertonie", hierhin zu rechnen; es handelt sich um das Problem, wie eine lokale Erkrankung in Wechselwirkung mit dem ganzen Organismus treten kann und wie eine allgemeine „Disposition" zu Lokalisationen des Krankheitsgeschehens führt. Kollaps, Magengeschwür, Brandblase, Ileus, Pneumonie, Tuberkulose, Angina, um nur ein paar Beispiele zu nennen, sind im Mechanismus der Pathogenie nicht mehr verständlich, wenn wir nicht solche Wechselwirkungen beachten. Wir erkennen von Tag zu Tag mehr, welche enorme Bedeutung den sensiblen Meldungen bei der Lokalisation einer Krankheit zukommt. Der Schmerz als Auslöser des lokalen Schadens ist einer der Fälle, die man noch relativ leicht

---

[1] Die Versuche ACHESONs weisen eine zentrale Übererregbarkeit an einer sehr niedrigen, verspätet einsetzenden Impulsentladung aus dem Rückenmark nach, von der es nicht sicher ist, ob sie die starken tetanischen Erscheinungen wirklich verursacht.

[2] TONUTTI 1950, 1952.

versteht. Doch kann, wenn die Gleichgewichte in einer Zelle scharf am Rande einer pathologischen Erregung stehen, beinahe jeder belanglose periphere Reiz über das Zentrum und die Auslösung einer zusätzlichen reflektorisch-tonischen Erregung, die Lawine zum Rollen bringen. Sie tut das hier im großen ganz ähnlich wie am Nerven, nach den Beobachtungen HODGKINs, die Ionenlawine in Bewegung gesetzt und die Erregung ausgelöst wird. Es wäre zu wünschen, daß manche noch reichlich mystischen Vorstellungen allgemeiner Lehrgebäude auf einem solchen Weg analytischer Erhellung entmystifiziert würden. Der „Stress" z. B., so klar er in manchen Fällen bereits jetzt im Mechanismus erkennbar ist, ist in anderen noch dunkel erscheinenden Fällen wohl nichts anderes als diese Interferenz allgemeiner Gleichgewichtsstörungen mit lokalen Prozessen, letztere häufig über sensible Meldungen zentral wirksam. Ein „Stress", der in einer allgemeinen Hypertonie im oben geschilderten Sinn (S. 744), etwa auf Grund seelischer Spannung, besteht, wird in jedem Organ den zufällig dort überwiegenden Agonisten zur weiteren Vorherrschaft bringen. Am Magen ist das einerseits bezüglich der Blutgefäße der Vasoconstrictor-Sympathicus, bezüglich der Motorik und Sekretion der Vagus. *Beide* arbeiten stärker als normal. Der sensible Reiz, der durch Ischämie einerseits, durch Sekretion andererseits entsteht, führt auf Grund der Hypermotilität und Hypersekretion zu Schmerz und weiterer reflektorischer Anregung des Sympathicus, also Vasoconstriction. Gibt es eine zufällig entstandene Region, wo solche Impulse, aus welchen Gründen auch immer, stärker reflektorisch ausgelöst werden als in der sonstigen Peripherie, so entsteht hier der Schaden: die ischämische Schutzlosigkeit vor der Selbstverdauung, das Ulcus.

Wir wollen dies Beispiel weder als bare Münze noch als neues Dogma genommen wissen, vielmehr nur als Versuch, aus der Kopplung sensibler Impulse und allgemeiner, meist unspezifischer Erregungen sehr spezifisch erscheinende Folgen abzuleiten. Wer dann hingeht, den Vagus durchschneidet und *keinen* Erfolg sieht, wundert sich offenbar zu Unrecht. Ein solcher Erfolg hängt von zufälligen Konstellationen der Antagonistengleichgewichte ab. Alles das zeigt uns, daß die Lehre vom spezifischen Charakter solcher Krankheiten offenbar falsch sein muß. Man wirft uns in die Unsicherheit des Ratens, des Klärens von Fall zu Fall zurück. Man löst gleichsam mit wissenschaftlicher Methodik die Allgemeingültigkeit pathogener Prinzipien, und damit ein gutes Teil unserer klassischen pathologischen Physiologie, auf. Wir nähern uns aber dem anderen Extrem unserer derzeitigen Wissenschaft, der Psychosomatik, ein gutes Stück, sofern wir Psychosomatik als das begreifen, was sie an naturwissenschaftlichem Gehalt aufweist: als die Lehre, daß der Mensch auf jede Noxe mit *allgemeinem* und zwar individuell verschiedenem Grundverhalten reagiert. Was hier ein Toxin tut, tut da eine seelische Spannung oder eine chronische Schädigung irgend welcher Art, und Krankheit entsteht dann dort, wo sich lokale und allgemeine Faktoren zu gemeinsamer Schädigung treffen. Ist es nicht bemerkenswert, wohin uns die Elektrobiologie eines lokalen Wundstarrkrampfes geführt hat ?

6. Spezifische Bahnen und Isolation der Erregung.

Die vorhergehenden Abschnitte handelten bereits von einem allgemeinen Problem, dessen Beurteilung zur Zeit in einem stürmischen Wandel begriffen ist: von den physiologischen Grundlagen spezifischer Leistungen. Es ist selbstverständlich, daß Erregungen, die eine bestimmte, einem Zweck wohl angepaßte Wirkung vollbringen, aus der Struktur des leistenden Systems verstanden werden müssen. Die einfachen allzu schematischen Einteilungen in große Leistungssysteme aber — ergotrope und histotrope oder vagotone und sympathicotone, adrenerge oder cholinerge, kurz antagonistische Systeme — erwies sich in dem Sinn als revisionsbedürftig, als diese Systeme niemals in ausschließlicher Einseitigkeit erregt oder in ihrer Erregbarkeit gesteigert sind. Eine morphologische Spezifität der sensiblen Phänomene — etwa in Form spezifischer Fasersysteme der afferenten Nerven — fand sich nicht, doch fand sich ein sehr wesentliches neues Prinzip: das einer allgemeinen und einer lokalisierten (spezifischen) Innervation der Zellen. Schauen wir diese Befunde zusammen, so ist es Sache der zufällig vorhandenen Erregungen aus den Sinnen und ihrer (vom Standpunkt der Physiologie, also der Funktion) zufälligen zentralen Verknüpfungen, wie eine effectorische Erregung aussieht. Das effectorische Erregungsmuster ist damit das Ergebnis der Morphologie der Zentren und der sensiblen Reizanordnung, modifiziert durch das Prinzip der Reafferenz, welches uns die Selbststeuerung solcher Effectorenerregungen deutlich machte. Die gesetzmäßige Zuordnung von sensiblem Einstrom und efferenter Erregung, sie mag so stark modifizierbar sein wie sie will, setzt nun voraus, daß eine einströmende Erregung unter bestimmten Bedingungen immer auf bestimmte Effectoren trifft. Was bringt nun eine Erregung dazu, bei ihrer Reise durch das ZNS eine solche Bahn festzuhalten und im Gewirr der Neuronenverbindungen nicht seitlich auszubrechen?

Wie exakt eine solche Bahn — fast analog dem Schienenweg eines Zuges durch eine komplizierte Gleisanlage — eingeengt werden kann, zeigt z. B. die Tatsache, daß ein Hautreiz auf der Rinde eine lokale Erregung nur an eng umschriebener Stelle auslöst[1]. Wir müssen uns, insbesondere bei der Wirksamkeit reafferenter Steuerimpulse, Hemmungs- und Bahnungsmechanismen denken, die offenbar morphologisch vorgebildet sind und nur funktionell, je nach der sensiblen Reizkonstitution, sehr verschieden bespielt werden. Wir neigen sehr dazu, in dieser Hinsicht zu einer starreren Lehre morphologischer Präformation der Reflexe zurückzukehren, nur mit dem Unterschied gegen früher, daß der sensorische Apparat ausschlaggebend für Bahnung und Hemmung ist. So ist der Effekt immer an die Umwelt angepaßt, doch in seinen Möglichkeiten durch die Morphologie festgelegt. Wir verstehen diesen Mechanismus der Einengung der Erregungsbahn: nur diejenige Bahn wird durchlaufen, für welche jeweils genügend präsynaptische Fasern zugleich oder in kurzem Intervall auf eine Ganglienzelle stoßen. In einem Ganglion wird durch eine zentripetale Erregung eine Verteilung der Erregung durch die Kollateralen der erregten präsynaptischen Fasern auf relativ viele Zellen erfolgen. Nur an einigen derselben aber ist die Zahl der gerade durch *diese* zentripetale Erregung eintreffenden Impulse groß genug, die Zelle zu erregen, die Synapse also zu überspringen. An zahlreichen anderen Zellen treffen zwar auch Impulse aus präsynaptischen Kollateralen ein, sie genügen aber *nicht* zur Erregung. Diese Zellen werden nur in ihrer Erregbarkeit gesteigert. Da man annehmen darf, daß die erregbarer werdenden Zellen die erregten wie ein Saum umgeben, spricht man vom übererregbaren, unterschwellig erregten Saum („subliminal fringe"). Wohin die Erregung läuft, wird von der Lage des überschwellig erregten Kernes bestimmt, wie sie modifiziert werden kann, hängt von diesem „subliminal fringe" und den gleichzeitig eintreffenden sensiblen Erregungen ab, welche mit ihren Kollateralen auch in den Saum einmünden und Teile desselben dann tatsächlich erregen, die Erregungsbahn der ersten Erregung damit erweiternd, bahnend.

Abb. 20 gibt diese Verhältnisse schematisch wieder. In Abb. 20a sind die Areale einer Ganglienzelle, welche von je einem Strang des zuführenden Nerven

---

[1] MARSHALL, WOOLSEY und BARD 1941.

unbedingt erregt werden, dick schraffiert, der subliminal fringe ist punktiert. Dort, wo sich die beiden Säume überschneiden, wird bei gleichzeitiger Erregung von Strang 1 und 2 des Nerven die Erregung in die postganglionäre Strecke auch dann überspringen, wenn jede Erregung für sich *allein* für diesen Teil des Ganglion unwirksam bleiben würde[1]. Die postganglionären Fasern sind nicht gezeichnet, doch gibt Abb. 20b den Effekt schematisch wieder: ein „spezifischer Effector" wird von seinem spezifischen Reiz erregt. Andere Effectoren werden nur erregt, wenn ein bahnender Reiz zugleich auftrifft.

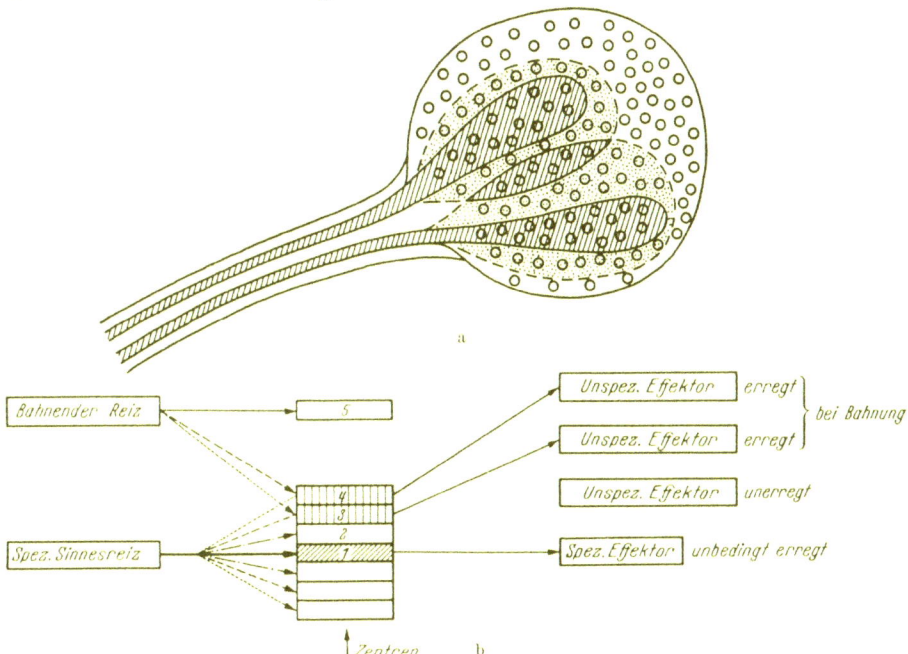

Abb. 20a u. b. Schematische Darstellung von Bahnung und spezifischer Erregung im ZNS. a Darstellung zweier Nervenstämmchen (schraffiert), die im Verband eines dicken Nerven in ein Ganglion laufen. Im Ganglion schraffiert der Bereich, wo an *jede* Ganglienzelle so viele Kollaterale aus dem erregten Stämmchen laufen, daß die Weiterleitung postganglionär gesichert ist. Punktiert ist derjenige Bereich von Ganglienzellen, wo die Zahl präsynaptischer erregter Neuronen nicht zur Überleitung ausreicht (unterschwelliger Saum). Wo sich die beiden unterschwelligen Säume überlappen, reicht die Zahl der präsynaptischen erregten Neuronen wieder aus, es tritt Erregung ein (schraffiert). Dieser mittlere schraffierte Bereich ist also *gebahnt*, wenn Nerv 1 und 2 gleichzeitig erregt werden, er ist geblockt, wenn nur 1 oder 2 erregt werden. b Umdeutung des Bildes a in Funktionsschemata. Ein spezifischer Sinnesreiz möge durch die Ganglienmasse 1 in jedem Fall hindurchkommen und den Effektor unbedingt erregen. Er entsendet jedoch auch in die Nachbarareale des ZNS 2—4 Kollaterale, die aber an Zahl zu gering sind um eine Überleitung zu erzwingen. Ein bahnender Reiz, der das Zellareal 5 auf jeden Fall erregt, gibt seinerseits Kollaterale zu 3 und 4 ab, wodurch diese Ganglien durchgängig werden, wenn spezifischer und bahnender Reiz zugleich erregt sind. Es werden dann die entsprechenden Gruppen unspezifischer Effektoren auch erregt, durch Bahnung (bedingte Erregung).

Das Schema der Abb. 20 wäre höchst unvollständig, wenn wir es nicht durch die Tätigkeit der kollateralen Hemmung ergänzen würden (vgl. S. 707). Bei jeder Erregung zentripetaler Neuronen werden Zwischenneuronen mit erregt, die an den Motoneuronen hemmen, indem sie die Ganglienzelle hyperpolarisieren[2]. Strychnin schaltet diese Hemmung aus. Daß also bestimmte Erregungsbahnen *nicht* beschritten werden, ist vorwiegend das Ergebnis dieser kollateralen Hemmung. So bildet sich jede Erregungswelle durch ihre eigenen Hemmungsneuronen

---

[1] Das Bild ist natürlich stark schematisiert und läßt außer acht, daß sich im Erregungssaum sehr verschieden starke Bahnungseffekte finden, die sich teils leicht, teils eben noch nicht zur Erregung summieren. Auch ist die Hemmung ganz weggelassen.
[2] ECCLES, FATT und KOKETSU 1954.

eine Art von seitlichem Schutzwall aus, der die Welle aktiv daran hindert, ihre Bahn zu verlassen, eine Bahn, die sich sozusagen bei jeder Erregungswelle neu und aus dieser Hemmungsfunktion der Nachbarschaft aufbaut.

Es erscheint nach den letzten Arbeiten fraglich, ob die kollaterale Hemmung nicht mindestens ebenso wesentlich für die Art zentraler Erregungsbahnen ist wie die Morphologie der erregenden Kollateralen und ihr jeweiliges funktionelles Erregungsmuster. Der unterschwellige Erregungssaum der Abb. 20 ist sehr wahrscheinlich ein Saum, in dem die Addition sich summierender Erregungen nicht ausreicht, die kollaterale Hemmung zu kompensieren. Ist jedoch die Erregung dieser Randpartien, teils durch Fortfall der Hemmung, teils durch gesteigerte ganglionäre Erregbarkeit, so gesteigert, daß auch ohne Bahnung jede Zelle im „unterschwelligen Saum", welche überhaupt von einer Kollaterale erreicht wird, sich erregt, haben wir den generalisierten Krampf.

Die Erregung wird also nur dann ohne Ausbrechen in benachbarte Bahnen spezifisch geleitet, wenn dieser Mechanismus der räumlichen Summation und Hemmung in den unterschwelligen Erregungssäumen sehr stark ausgeprägt ist. Wie schlecht aber die „Isolation" der Erregungsbahnen gemeinhin ist, wie nahe am „Krampf" also das ZNS immer arbeitet und wie leicht es in ihn hineingerät, das zeigen uns zahlreiche Beobachtungen des Erregungsübergangs von einer Bahn auf die andere, ohne daß hier irgendein funktionelles oder „normales" Ereignis sichtbar wäre[1]. Insbesondere die Synchronisation von Atmung und Puls ist bemerkenswert[2], die sich sogar beim Menschen nicht selten findet[3]. Einige solcher Mitinnervationen sind sinnlos wie z. B. die der Muskeln bei geistiger Arbeit[4], andere zweckmäßig, wie die des Herzsympathicus bei der Arbeitsintention, die eine Tachykardie vor der Arbeitsleistung einleitet.

Diese Erregungsausbreitungen durch die allseits laufenden Kollateralen sind auch dann möglich, wenn eine direkte Neuronenverbindung zwar nicht vorliegt, die Neuronen vielmehr nur nebeneinander laufen. Sie erregen sich dann wechselseitig durch ihren Aktionsstrom. Zu einer Erhöhung der Erregbarkeit kommt es dabei in jedem Fall[5]. Interessant, daß auf diese Weise eine künstliche Synapse, eine sog. „Ephapse" gebildet werden konnte (vgl. S. 702). Funktionell für den Pathologen wesentlich scheint der Befund, daß durch den Aktionsstrom[6] (vielleicht durch das dabei gebildete Acetylcholin)[7] im Muskel Erregungen ausgelöst werden, die antidrom in den motorischen Neuronen laufen, und daß im dorsalen Ganglion eine Synchronisation der Impulse in verschiedenen Fasern beobachtet wird[8], die vielleicht an den Teilungsstellen der Neuronen zustande kommt[9], wie überhaupt solche Verzweigungsstellen mehr funktionelle Bedeutung zu haben scheinen als man gemeinhin denkt[10]. Am *geschädigten* Nerven und Muskel sind solche überspringenden Erregungen besonders leicht beobachtbar, da hier die lokalen Schwellen gesenkt sind[11]. Auch das erklärt viele Phänomene von Krämpfen, durch Nervenkompression, Ischämie usw. Man wird auch von dieser Eigenschaft mangelhafter Isolation der Neuronen, die durch die ausgreifenden Stromschleifen der Aktionsströme bedingt ist, nicht sagen können, daß sie immer zweckmäßig sei.

---

[1] Vgl. zur Lit. SCHAEFER 1942.
[2] KOTTENHOFF 1938, WELTZ 1940.
[3] SCHAEFER 1943, BUCHER 1944.   [4] GÖPFERT, BERNSMEIER und STUFLER 1952.
[5] Die sehr umfangreiche Lit. bei SCHAEFER 1940. Zahlreiche neuere Arbeiten haben nichts grundsätzlich Neues gebracht.
[6] LLOYD 1942.   [7] MASLAND und WIGTON 1940.   [8] KAYSER 1939.
[9] DUN 1951a.   [10] DUN 1951b.
[11] GRANIT, LEKSELL und SKOGLUND 1944.

7. Spontane Erregungen und das psychische Problem.

Es könnte scheinen — und es war so in langen Jahren einer mechanistisch ausgerichteten Physiologie, etwa der EXNER und BECHTEREW — als ob der Elektrophysiologe die höheren Organismen und den Menschen als eine elektrochemische Reflexmaschine auffasse. In der Tat ist es so einfach und fast ästhetisch befriedigend, das, was aus dem ZNS an Erregungen heraufläuft, als das Ergebnis von Erregung und Hemmung durch einlaufende Signale aufzufassen. In einem solchen System hätte die Psyche keinen Platz.

Überlegen wir nun, wie und wo Psychisches in diesen Komplex elektrobiologischer Signalübertragung eingreifen kann. Sicher nicht derartig, daß Erregungen „spontan" entstehen, im strengen Sinn des Wortes. Das würde ein analoger Mißgriff sein wie der, den JORDAN[1] tat, als er die Willensfreiheit als subjektives Analogon akausaler Quantensprünge zu erklären suchte. Psychisches mag „frei" sein, je freier es ist, desto mehr hängt es ab, nicht von den Bedingungen der Umwelt, sondern von anderen, persönlichen, sittlichen, nicht materiellen, sondern geistigen Bedingungen des Motivreichs. Solche Abhängigkeiten aber setzen die Intaktheit des Gehirns und seiner Neuronen voraus und sind insbesondere an die Funktion des *Gedächtnisses* gebunden, bei dessen Versagen der Mensch auch in seiner sittlichen Struktur zerfällt und ein nur mehr von außen angetriebenes Wesen wird[2]. Gedächtnisleistungen aber, darin sind sich wohl alle Elektrobiologen einig, sind nicht mehr *elektrobiologisch* interpretierbar; sie setzen eine morphologische, wahrscheinlich molekulare Strukturänderung an Zellen, Zellmembranen oder Synapsen voraus, von der wir nichts wissen.

Zwar hat ECCLES[3] vermutet, die in Abb. 9 dargestellten Endösen präsynaptischer Neuronen möchten durch häufige Funktion hypertrophieren, dadurch ihren lokalen Beitrag zur Erregungsübertragung am Ganglion erhöhend, und also für alle ähnlichen nachfolgenden Erregungen bahnend wirken. Doch ist diese Hypothese allzu einfach um wahrscheinlich zu sein, ist übrigens ganz unbewiesen und wird auch der Phänomenologie des Gedächtnisses, etwa der genauen Erinnerung an ein einmaliges, affektgebundenes Ereignis, in keiner Weise gerecht.

Nun ist die Hypothese einer gewissen „Spontaneität" des Geistigen ja eine Art Denknotwendigkeit für die meisten Menschen, und so nimmt es nicht wunder, daß man nach Beweisen, ja sogar nach Mechanismen für solche spontane zentralnervöse Tätigkeit eifrig gesucht hat. Bei peripheren Ganglien zeigt sich aber schon, daß nach Isolierung des Ganglion vom ZNS, etwa am Grenzstrang, die Tätigkeit des Ganglion praktisch aufhört[4]. Mindestens ist der verbleibende Rest klein, mag durch abnorme Stoffwechselprozesse, z. B. durch CO_2 ausgelöst sein[5]. Über die Anwesenheit einer gewissen Aktivität wird sich wohl niemand wundern[6]. Es gibt an den Verletzungen, an denen die Ganglien abgetrennt sind, und durch abnorme Stoffwechselprozesse immer genügend Anstöße, um ein paar besonders empfindliche Membranstellen zu depolarisieren. Meist sind solche Tätigkeiten, sei es im Rückenmark[7], oder bei Krebsganglien[8], so klein, daß man mit Recht

---

[1] JORDAN 1941.
[2] Ein Fall von totaler Merkfähigkeit nach Leuchtgasvergiftung behielt das Gedächtnis für *frühere* Vorgänge und lebte aus der sittlichen Substanz der Zeit, an die er sich erinnerte. STÖRRING 1936.
[3] ECCLES 1953.
[4] HARE 1941, eigene Befunde mit RAULE; ARVANITAKI und CARDOT 1941.
[5] ALEXANDER 1945.
[6] GOVAERTS 1936, 1939, PROSSER 1936, 1938.
[7] BREMER 1941, HORSTEN, TEN CATE und KOOPMAN 1947, TEN CATE 1950.
[8] BONNET 1938.

vermuten dürfte, sie wären ganz unterdrückt worden, wenn man alle peripheren Reize total hätte ausschließen können. Die völlig isolierte Hirnrinde ist stumm[1], selbst wenn sie normal atmet[2]. Selbst unter Strychnin bleibt sie stumm und beginnt erst auf einen äußeren Reiz mit abundanter Entladung[3]. Natürlich kann nicht bestritten werden, daß es zentrale Ganglien gibt, die chemisch erregt werden. An Ciliarganglien[4] und für das Atemzentrum ist es erwiesen, da dieses auch noch im total desafferenzierten Zustand tätig ist[5]. Man hat auch Potentiale im Hypothalamus auf bloße Änderung des lokalen osmotischen Druckes nachgewiesen[6]. Das alles aber darf nicht darüber hinwegtäuschen, daß solche „Spontaneitäten" kein Modell der geistigen Vorgänge abgeben, denn alle Stoffwechselvorgänge, die zu solchen Reizsituationen führen, sind am normal arbeitenden Gehirn einfach nicht vorhanden.

Man könnte nun an die in Abb. 12 wiedergegebenen Vorgänge denken: jene offenbar vom Stoffwechsel angestoßenen lokalen oszillierenden Depolarisationen kleiner Areale der Ganglienzellen oder der Endplatten, welche selber unterschwellig sind, aber bei passender Lage zueinander und zufälliger Koinzidenz wohl einmal zu mehreren konfluieren und dadurch überschwellig werden könnten. Jedoch tritt das an den Endplatten normalerweise offenbar nicht ein (man müßte so etwas beobachtet haben), und für das ZNS ist ein solcher Prozeß der Spontaneität mindestens unwahrscheinlich. Was also ist das physiologische Korrelat der geistigen Tätigkeit?

Burns[7] hat gefunden, daß ein isolierter Rindenteil der Katze zwar stumm ist, aber auf einen kurzen Reiz hin in minutenlange Erregung verfällt, eine Erregung also, die sich anscheinend durch kreisförmige Neuronenketten immer wieder selber unterhält. Eine „spontane" Entstehung, etwa auch nach der Theorie Gesells[8], die in Abb. 15 erläutert ist, scheidet also als Ursache der Großhirntätigkeit aus. Es muß irgendwo außerhalb dieser trägen und sehr passiven Rindenzentren ein *Schrittmacher* liegen. Das könnte im Thalamus sein, denn von dort beziehen bekanntlich fast alle Rindenteile ihre Erregungen. Doch gerade der Thalamus als Schrittmacher der normalen, im α-Rhythmus des EEG faßbaren Tätigkeit der Rinde gemahnt uns, an sensible Reize als primären Anstoß dieser Schrittmacherfunktion zu denken. Die *Umwelt* ist es, die unseren Denkprozeß in Gang hält. Erinnerung an soeben Erlebtes mag für ein paar Stunden oder Tage zu Hilfe kommen. Letzten Endes aber konvergiert die ganze Elektrophysiologie darin, das menschliche Verhalten als ein angestoßenes, reflexartiges aufzufassen, und kehrt damit in gewisser Weise zu den Anschauungen Bechterews zurück. Der Reiz und das den Reizerfolg modifizierende Schema der Bahnung durch Gedächtnis scheinen die einzigen Determinanten.

Der „Einfall", auch der genialste, scheint das Resultat sehr merkwürdiger Verknüpfungen von Reiz und Erinnerung. Es kann nichts geschaffen werden, das nicht irgendwo in der Geschichte des Individuums seine Ursprünge hat. Wenn also Lope de Vega sagt: „Der größte Maler ist die Phantasie, die Wirklichkeit ist nur ein armer Schatten," so darf ihm vom biologischen (und ich glaube auch vom künstlerischen) Standpunkt ruhig widersprochen werden.

Dies Schema weist jedoch, so klar es erscheint, eine leicht faßbare Grenzüberschreitung auf: Die Annahme, daß der Vorgang der Erregungsauslösung auch seinen *Inhalt* determiniere. Wenn der Dichter eine neue Konzeption eines Dramas empfängt, so tut er das weder im Schlaf noch im Zustand minimaler zentraler Tätigkeit; er tut es vielmehr dann, wenn jene neuralen Kreisprozesse,

---

[1] Burns 1950, 1951.   [2] McIlwain 1952.   [3] Wright, Andrew und Jacobson 1954.
[4] Whitteridge 1937.   [5] Winterstein 1946.   [6] v. Euler 1953.
[7] Burns 1951.   [8] Gesell 1940.

die auch im isolierten Rindenstück der Katze noch minutenlang laufen können, sich zu maximalen Intensitäten aufgeschaukelt haben. In *aller* geistigen Leistung bedürfen wir also des Anstoßes von außen, doch geht das, was wir aus solchen Anstößen machen, weit über jede kausal-mechanische Analysierbarkeit hinaus. Der wesentliche Punkt bei der Entstehung geistiger Leistungen ist nicht ihre Verursachung, sondern die Art ihres Ablaufs. Oder: wenn Goethe und ein Idiot in den gleichen Regenbogen sehen, so haben sie nicht den gleichen farbigen Abglanz, in dem sie das Leben wiedererkennen, in ihrer Seele. Wir müssen uns abgewöhnen, die Einbezogenheit zentralnervöser Prozesse in eine neurale Kausalkette als ein mechanisches und darum abzulehnendes Modell der geistigen Tätigkeit des Menschen zu betrachten. Sie ist vielmehr das Paradigma der Vernünftigkeit schlechthin, denn auch das Vernünftige ist in die Kette der Motive einbezogen. Nur das absolut Unverstehbare und Kranke ist akausal und spontan im physikalischen Sinn.

Versuchen wir also, die Summe aus diesen Betrachtungen zu ziehen und das Psychische so gut wie möglich in das System der Elektrobiologie einzubauen, so sind wir versucht mit NIETZSCHE zu glauben, daß die Seele „ein Etwas am Leibe" sei. Und doch wird dieser Glaube durch nichts so stark erschüttert wie durch die Entwicklung, die das Kranksein unter den Augen einer naturwissenschaftlichen Medizin genommen und sie bis zur Gefährdung ihrer Existenz fragwürdig gemacht hat. Aber wir müssen es gestehen — auch im Bereich der Elektrobiologie hat das Psychische keinen besonderen Platz. Es steht außerhalb dieser Wissenschaft und bricht dennoch in unerklärlicher Weise in sie ein. Jedoch wenn wir das System scheinbar spontaner zentraler Erregungen betrachten, so entdecken wir den sinnlichen oder geschichtlichen Anstoß auf der einen, die Struktur des ZNS auf der anderen Seite als determinierende Faktoren. Nichts geschieht, was nicht durch Reiz oder Schicksal („Gedächtnis") hervorgerufen, durch die Art neuraler Verknüpfungen und kollateraler Bahnungen und Hemmungen, durch Erregbarkeiten und Nacherregungen, also durch Strukturen von Membranen, durch Morphologie von neuralen Verknüpfungen möglich gemacht ist. Man ahnt gleichsam, wie sich die KANTschen Kategorien als das logische Analogon dieser Morphologie herausschälen, wie die Morphologie zum Inbegriff der leeren Fächer wird, die erst durch die Anschauung, also den sinnlichen Anstoß, gefüllt werden müssen. Aber dies Beispiel bleibt, wie die Kategorienlehre und die ganze Philosophie KANTs, im Rationalen stecken und versagt vor der Gewalt emotionaler Faktoren, die, wenn wir ihre Ursprünge auch im Subthalamus und Stirnhirn lokalisieren mögen, doch einer elektrisch-neuralen Betrachtung zunächst vollkommen unzugänglich bleiben. Dies aber: die Gewalt solcher „Tiefenstrukturen", die mit ihrem gefühlsbetonten Erregungsmuster immer in die rationale, corticale Welt einbrechen und aus denen der Mensch als sittliches Wesen ebenso stark gesteuert wird wie als Trieb- und Reflexmensch, diese Gewalt ist nur subjektiv erlebbar und objektiv nur als die Art und Weise eines lokalen Stoffwechsels notdürftig und höchst fragwürdig zu apostrophieren, eines Stoffwechsels, der die Zellen zu mehr oder weniger starker und nur scheinbar „spontaner" Entladung bringt. So scheinen wir — ob wir es noch so geschickt drehen und deuten wollen — immer als die von *Notwendigkeiten* getriebene Maschine, die denkt, fühlt und handelt, und Freiheit findet sich ebenso wie Sittlichkeit und jeder andere Wert nur im Subjektiven. Wir sollten daraus nicht den Schluß ziehen, den der „terrible simplificateur" zog, der einfach die Welt des Geistes monistisch leugnete. Wir sollten vielmehr dies daraus schließen: daß jede *Naturwissenschaft* vom Menschen, und also auch die Elektrobiologie seiner nervösen Funktionen, einmal an eine Grenze stößt, wo uns die wissenschaftlichen Begriffe nicht mehr in den Stand setzen, das, was wir in uns selber vorfinden, auf adäquate, und sei es auch nur analoge, Weise zu beschreiben. In dieser Bescheidenheit, meine ich, würde auch eine allgemeine Pathologie zentraler Funktionen richtiger sein als eine Auffassung, welche das „allgemeine" einer naturwissenschaftlichen Disziplin dahin versteht, den Menschen schlechtweg, d. h. in allen seinen Äußerungen und Bedingungen, als physikalische oder chemische Maschine zu erklären.

Literatur.

ACHESON, G. H., O. D. RATNOFF and E. B. SCHOENBACH: The localised action on the spinal cord of intramuscular injected tetanus toxin. J. of Exper. Med. **75**, 465 (1942). — ADAMS-RAY, J., u. G. NORLEN: Bladder distension reflex with vasoconstriction in cutaneous venous capillaries. Acta physiol. scand. (Stockh.) **23**, 95 (1951). — ADRIAN, E. D.: The physical background of perception. Oxford 1947. — ADRIAN, E. D., and Y. ZOTTERMAN: The impulses produced by sensory nerve endings. II. The reponse of a single end-organ. J. of Physiol. **61**, 151 (1926). — ALANIS, J.: Effects of direct current on motor neurones. J. of Physiol. **120**, 569 (1953). — ALEXANDER, R. S.: The effects of blood flow and anoxia on spinal cardiovascular centers. Amer. J. Physiol. **143**, 698 (1945). — ALTHOFF, H.: Die therapeutische Novocainanwendung in der inneren Medizin. Dresden u. Leipzig 1947. — ARVANITAKI, A.: Effects evoked in an axon by the activity of a contiguous one. J. of Neurophysiol. **5**, 89 (1942). — ARVANITAKI, A., et H. CARDOT: Les quatre cas possibles de réponses électriques oscillatoires locales aux stimulations galvaniques sur l'axone géant isolé de sepia. C. r. Soc. Biol. Paris **131**, 1112 (1939). ~ Les caractéristiques de l'activité rythmique ganglionnaire „spontanée" chez l'aplysie. C. r. Soc. Biol. Paris **135**, 1207 (1941). — ARVANITAKI, A., et N. CHALAZONITIS: Catalyse respiratoire et potentiels bioélectriques. Arch. Sci. physiol. **3**, 303 (1949). — ATHANASIOU, D., u. H. GÖPFERT: Untersuchungen über das Sinus-Ekg des Kaltblüterherzens. Pflügers Arch. **245**, 265 (1941). — AUDIAT, J.: Rétablissement par anélectrotonus de la conduction du nerf supprimée par divers agents. C. r. Soc. Biol. Paris **117**, 1042 (1934).

BARANOV, V., u. N. GALIBINA: Volle Wiederherstellung des parabiotischen Nerven „in situ" durch die Anode. Nov. Refleksol. i Fiziol. nervn. Sist. **3**, 89 (1929). — BARNES, T. C.: Healing rate of human skin determined by measurement of the electrical potential of experimental abrasions. Amer. J. Surg. **69**, 82 (1945). ~ Phase boundary potentials of some analogs of prostigmine. Federat. Proc. **7**, 204 (1948). — BARNES, T. C., and M. D. AMOROSO: Further experiments on animals and man supporting the bioelectrical method of measuring the rate of healing of wounds. Amer. J. Surg. **87**, 805 (1954). — BARNES, T. C., and R. BEUTNER: The production of electricity by nerve. Science (Lancaster, Pa.) **104**, 569 (1946). ~ Pharmacodynamic action of acetylcholine. Nature (Lond.) **164**, 109 (1949). — BAUD, CH. A., J. A. BAUMANN et A. WEBER: Aperçu morphologique sur les synapses chez les vertébrés. Arch. internat. Physiol. **69**, 538 (1951). — BAUEREISEN, E.: Bedeutung der Reizspannung und -Dauer für chronotrope Wirkung der extracardialen Nerven des Froschherzens. Z. Biol. **100**, 554, 578 (1941). — BEIN, H. J., u. H. HELMICH: Über afferente Vagusfasern. Helvet. physiol. Acta C **7**, 40 (1949). — BEISCHER, D., u. F. KRAUSE: Das Elektronenmikroskop als Hilfsmittel der Kolloidforschung. Naturwiss. **1937**, 825. — BENTLEY, F. H., and W. SCHLAPP: Experiments on the blood supply of nerves. J. of Physiol. **102**, 62 (1943). — BERGMANN, F., I. B. WILSON and D. NACHMANSOHN: The inhibition effect of stilbamidine, curare and related compounds and its relationship to the active groups of acetylcholine esterase. Action of stilbamidine upon nerve impulse conduction. Biochim. et Biophysica Acta **6**, 217 (1950). — BERRY, CH. M., and J. C. HINSEY: The recovery of diameter and impulse conduction in regenerating nerve fibers. Ann. New York Acad. Sci. **47**, 559 (1946). — BETHE, A.: Analogien zwischen Rhythmusstörungen des Herzens und Vorgängen in künstlichen Kippschwingungssystemen. Klin. Wschr. **1941**, 33. ~ Modellversuche zur Theorie der Erregung biologischer Objekte. Naturwiss. **1943**, 276. — BETHE, A., u. E. FISCHER: Die Anpassungsfähigkeit (Plastizität) des Nervensystems. In BETHE-BERGMANNS Handbuch der Physiologie, Bd. 15/2, S. 1045. 1932. — BETHE, A., u. H. SCHAEFER: Erregungsgesetze einer Blinkschaltung im Vergleich zu denen biologischer Objekte. Pflügers Arch. **249**, 313 (1947). — BEUTNER, R.: Die Entstehung elektrischer Ströme in lebenden Geweben. Diss. Berlin 1927. — BEUTNER, R., and T. C. BARNES: Transient phase-boundary potentials which form propagated electrical waves. Anat. Rec. **101**, 665 (1948). ~ A phase-boundary mechanism for impulse formation transmission and synaptic properties of nerve. Federat. Proc. **8**, No 1 (1949). — BISKUPSKI, F.: Die Wirkung des Alkohols auf die Permeabilität der Froschhaut. Pflügers Arch. **240**, 287 (1938). — BLASIUS, W.: Das gesetzmäßige Verhalten der Funktions- und Erholungsfähigkeit der Vorderhornganglienzelle bei zeitlich abgestufter Aortenabklemmung. Z. Biol. **103**, 209 (1950). ~ Der Einfluß des Adrenalins auf die Funktions- und Erholungsfähigkeit der Vorderhornganglienzelle im Ischämieversuch. Z. Biol. **104**, 9 (1951). — BLINKS, L. R., M. L. DARSIE jr. and R. K. SKOW: Bioelectric potentials in halicystis. The effects of low oxygen tension. J. Gen. Physiol. **22**, 255 (1938). — BLINKS, L. R., and M. J. PICKETT: The effect of oxidants and reductants upon the bioelectric potential of nitella. J. Gen. Physiol. **24**, 33 (1941). — BLOCK, W.: Anaesthesie als Therapie. Dtsch. Gesundheitswesen **1949**, 49. — BOCK, K. D., R. DOHRMANN u. W. TRAUTWEIN: Versuche am Herz-Lungen-Präparat über den Einfluß hämodynamischer Änderungen auf das Ekg. Cardiologia (Basel) **25**, 363 (1954). — BOELL, E. J., and D. NACHMANSOHN: Localization of choline esterase in nerve fibers. Science (Basel) **92**, 513 (1940). — BONHOEFFER, K. F.: Zur Theorie der periodischen chemischen Reaktionen in erregbaren Systemen. Ber. sächs. Akad. Wiss., Math.-physik. Kl. **95**, 57 (1943). — Naturwiss. **1943**, 270. — BONHOEFFER, K. F., u. W. RENNEBERG: Über Aktivitätswellen auf passiven Eisendrähten. Z. Physik **118**, 389 (1941). — BONNET, V.: Étude oscillographique de l'activité électrique spontanée de la cellule nerveuse des crustacés. C. r. Soc. Biol. Paris **127**, 798 (1938). — BOYLE, P. J., and E. J. CONWAY: Potassium accumulation in muscle and associated changes. J. of Physiol. **100**, 1 (1941). — BOZLER, E.: An analysis of the excitatory and inhibitory effects of sympathetic nerve impulses and adrenaline on visceral smooth muscle. Amer. J. Physiol. **130**, 627 (1940). ~ Conduction, automaticity and tonus of visceral muscles. Experientia (Basel) **4**, 213 (1948). — BRAUN, W., u. R. TAUGNER: Die Bedeutung von Glukose und Kalium bei der Muskelerholung. Pflügers Arch. **254**, 310 (1952). — BRECHT, K., u. M. CORSTEN: Acetylcholin in sensiblen Nerven. Pflügers Arch. **245**, 160 (1941). — BRECHT, K., u. H. FENEIS: Über tonische und phasische Reaktionen einzelner quergestreifter Muskelfasern und des Ganzmuskels. Z. Biol. **103**, 355 (1950). — BRECHT, K., u. G. HÄGGQVIST: Elektromyographische Untersuchungen an Skeletmuskeln. Z. exper. Med. **124**, 106 (1954). — BREMER, F.: L'activité électrique «spontanée» de la moelle épinière. Arch. internat. Physiol. **51**, 51 (1941). — BRENDEL, W., H. GLADEWITZ, F. HILDEBRANDT u. W. TRAUTWEIN: Elektrophysiologische Untersuchungen am Herz-Lungen-Präparat nach STARLING. Cardiologia (Basel) **18**, 345 (1951). — BRINK, F., D. H. BRONK and M. G. LARRABEE: Chemical excitation of nerve. Ann. New York Acad. Sci. **47**, 457 (1946). — BROCK, L. G., J. S. COOMBS and J. C. ECCLES: The recording of potentials from motoneurones with an intracellular electrode. J. of Physiol. **117**, 431 (1952). — BRONK, D. W., M. G. LARRABEE and J. B. GAYLOR: The effects of circulatory arrest and oxygen lack on synaptic transmission in a sympathetic ganglion. J. Cellul. a. Comp. Physiol. **31**, 193 (1948). — BROOKS, V. B., D. R. CURTIS and J. C. ECCLES: Mode of action of tetanus toxin. Nature (Lond.) **175**, 120 (1955). — BROOKS, C. McC., and J. C. ECCLES: An electrical hypothesis of central inhibition. Nature (Lond.) **1947**, 760. — BROOKS, V. B., and D. K. MYERS: Cholinesterase content of normal and denervated sceletal muscle in the guinea-pig. J. of Physiol. **116**, 158 (1952). — BROWN, G. L.: Action potentials of normal mammalian muscle, effects of acetylcholine and eserine. J. of Physiol. **89**, 220 (1937). ~ The actions of acetylcholine on denervated mammalian and frog's muscle. J. of Physiol. **89**, 438 (1937). — BROWN, G. L., E. BÜLBRING and B. D. BURNS: The action of adrenaline on mammalian skeletal muscle. J. of Physiol. **107**, 115 (1948). — BROWN, G. L., H. H. DALE and W. FELDBERG: Reactions of the normal mammalian muscle to acetylcholine and to eserine. J. of Physiol. **87**, 394 (1936). — BROWN, G. L., M. GOFFART and M. V. DIAS: The effects of adrenaline and of sympathetic stimulation on the demarcation potential of mammalian sceletal muscle. J. of Physiol. **111**, 184 (1950). — BROWN, G. L., and J. E. PASCOE: The effect of degenerative section of ganglionic axons on transmission through the ganglion. J. of Physiol. **123**, 565 (1954). — BUCHER, K.: Über den Entstehungsmechanismus der pulssynchronen Atmung. Helvet. physiol. Acta **2**, 591 (1944). — BUCHTHAL, F.: The effect of acetylcholine-like substances on sensory receptors. Pharmacol. Rev. **6**, 97 (1954). — BUCHTHAL, F., u. B. FOLKOW: Close arterial injection of Adenosine Triphosphate and inorganic Triphosphate into frog muscle. Acta physiol. scand. (Stockh.) **8**, 312 (1944). — BÜLBRING, E.: The action of adrenaline on transmission in the superior cervical ganglion. J. of Physiol. **103**, 55 (1944). ~ Membrane potentials of smooth muscle fibres of the taenia coli of the guinea-pig. J. of Physiol. **125**, 302 (1954). ~ Correlation between membrane potential, spike discharge and tension in smooth muscle. J. of Physiol. **128**, 200 (1955). — BÜLBRING, E., J. H. BURN and C. R. SKOGLUND: The action of acetylcholine and adrenaline on flexor and extensor movements evoked by stimulation of the descending motor tracts. J. of Physiol. **107**, 289 (1948). — BÜRGI, S.: Über den Antagonismus zwischen Atropin und Adrenalin. Helvet. physiol. Acta **3**, 1 (1945). — BULLOCK, T. H.: Properties of a single synapse in the stellate ganglion of squid. J. of Neurophysiol. **11**, 343 (1948). — BULLOCK, T. H., H. GRUNDFEST, D. NACHMANSOHN and M. A. ROTHENBERG: Effect of Di-Isopropyl Fluorophosphate (DFP) on action potential cholinesterase of nerve. J. of Neurophysiol. **10**, 63 (1947). — BURN, J. H.: The relation of adrenaline to acetylcholine in nervous system. Physiologic. Rev. **25**, 377 (1945). ~

The mechanism of the action of chemical substances at nerve endings and the part played by peripheral ganglia. Acta physiol. scand. 29, 40 (1953). — BURNS, B. D.: Some Properties of the cat's isolated cerebral cortex. J. of Physiol. 111, 50 (1950). ~ Some properties of isolated cerebral cortex in the unanaesthetized cat. J. of Physiol. 112, 156 (1951). — BURR, H. S., M. TAFFEL and S. C. HARVEY: An electrometric study of the healing wound. Yale J. Biol. a. Med. 12, 483 (1940). — BURROWS, H., J. IBALL and E. M. F. ROE: Electrical changes in wounds and in flamed tissues. I. The bioelectric potentials in cutaneous wounds in rats. Brit. J. Exper. Path. 23, 253 (1942).

CALMA, I., and S. WRIGHT: Action of Acetylcholine, Atropine and Eserine on the central nervous system of the decerebrate cat. J. of Physiol. 103, 93 (1944). — CANNON, P., W. RAULE u. H. SCHAEFER: Zur Physiologie eines systematischen Ganglions und zur Frage der Vasodilatatoren und des sympathischen Tonus. Pflügers Arch. 260, 116 (1954). — CARLETON, B. H., H. A. BLAIR and W. B. LATCHFORD: The effects of the chlorides of potassium, calcium and sodium on the α-excitability of muscle. J. Cellul. a. Comp. Physiol. 12, 223 (1938). — CASTILLO, J. DEL, and B. KATZ: Quantal components of the end plate potential. J. of Physiol. 124, 560 (1954). ~ On the localization of acetylcholine receptors. J. of Physiol. 128, 157 (1955). — CASTILLO, J. DEL, and X. MACHNE: Effect of temperature on the passive electrical properties of the muscle fibre membrane. J. of Physiol. 120, 431 (1953). — CASTILLO, J. DEL, and L. STARK: The effect of calcium ions on the motor end plate potentials. J. of Physiol. 116, 507 (1952). — CASTRO, F. DE: Aspects anatomiques de la transmission synaptique ganglionnaire chez les mammifères. Arch. internat. Physiol. 59, 479 (1951). — CATE, J. TEN: Spontaneous electrical activity of the spinal cord. Electroencephalogr. Clin. Neurophysiol. 2, 445 (1950). — CELANDER, O.: Quantitative aspects of the function of the sympathico-adrenal system. Nature (Lond.) 172, 812 (1953). — CHAO, I.: Action of electrolytes on electrical stimulation of sceletal muscle. J. Cellul. a. Comp. Physiol. 6, 1 (1935). — CHWEITZER, A.: Influence des ions calcium et potassium sur le seuil de l'excitation du nerf, par variation de courant. C. r. Soc. Biol. Paris 120, 626 (1935). — CLARKE, H. I., and D. NACHMANSOHN: Ion transport across membranes. New York 1954. — COLE, K. S.: Rectification and inductance in the squid giant axon. J. Gen. Physiol. 25, 29 (1941). ~ Four lectures an biophysics. Rio de J. 1947. — COLE, S., and H. J. CURTIS: Bioelectricity. In Medical Physics, Bd. II, S. 82. Chicago 1950. — COLLANDER, R.: Über die Permeabilität von Kollodiummembranen. Soc. Sci. fenn., Comm. Biol. 2, 6 (1926). — COOMBS, J. S., J. C. ECCLES and P. FATT: The action of the inhibitory synaptic transmitter. Austral. J. Sci. 16, 1 (1953). — COPPÉE, G.: La transmission neuro-musculaire. Arch. internat. Physiol. 53, 327 (1943). — CORABOEUF, E., et S. WEIDMANN: Potentiel de repos et potentiels d'action du muscle cardiaque mesurés à l'aide d'électrodes intracellulaires. C. r. Soc. Biol. Paris 143, 1329 (1949). ~ Temperature effects on the electrical activity of Purkunje fibres. Helvet. physiol. Acta 12, 32 (1954). — COUTEAUX, R.: Remarques sur les méthodes actuelles de détection histochimique des activités cholinestérasiques. Arch. internat. Physiol. 59, 526 (1951). — COUTEAUX, R., and D. NACHMANSOHN: Changes of choline esterase at end plates of voluntary muscle following section of sciatic nerve. Proc. Soc. Exper. Biol. a. Med. 43, 177 (1940). — COWAN, S. L.: The initiation of all or none responses in muscle by acetylcholine. J. of Physiol. 88, 3 P (1936). — CRANE, E. E., R. E. DAVIES and N. M. LONGMUIR: Relations between hydrochloric acid secretion and electrical phenomena in frog gastric mucosa. Biochemic. J. 43, 321 (1948). — CRANEFIELD, P. F., J. A. E. EYSTER and W. E. GILSON: Effects of reduction of external sodium chloride on the injury potentials of cardiac muscle. Amer. J. Physiol. 166, 269 (1951). — CRESCITELLI, F., and T. A. GEISSMAN: Certain effects of antihistamines and related compounds on frog nerve fibers. Amer. J. Physiol. 164, 509 (1951). — CRESCITELLI, F., P. B. HOLLANDER and R. D. DELLENBACK: Nerve sheath as a barrier to the action of certain substances. Amer. J. Physiol. 166, 229 (1951). — CURTIS, H. J., and K. S. COLE: Membrane resting and action-potentials from the squid giant axon. J. Cellul. a. Comp. Physiol. 19, 135 (1942).

DALE, H.: Reizübertragung durch chemische Mittel im peripheren Nervensystem. Berlin u. Wien 1935. — DALE, H. H., W. FELDBERG and M. VOGT: Release of acetylcholine at voluntary motor nerve endings. J. of Physiol. 86, 353 (1936). — DANIELLI, J. F.: The biological action of ions and the concentration of ions at surfaces. J. of Exper. Biol. 20, 167 (1944). — DAVIES, R. E., and H. A. KREBS: Biochemical aspects of the transport of ions by nervous tissue. Biochem. Soc. Symposia 8, 77 (1952). — DEAN, R. B.: Theories of electrolyte equilibrium in muscle. Biol. Symp. 3, 331 (1941). — DELIUS, L.: Das Verhalten der Nervenchronaxie unter dem Einfluß von Änderungen der Wasserstoffionenkonzentration. Z. Biol. 95, 27 (1934). — DITTLER, R.: Die „Reizzeit" von Induktionsschlägen verschiedener Stärke. Z. Biol. 83, 29 (1925). ~ Die Löschung der Öffnungserregung durch Gegenstrom. Pflügers Arch. 249, 385 (1948). — DOMENJOZ, R.: Kontaktgifte. Arch. exper. Path. u. Pharmakol. 208, 144 (1949). — DOTY, R. W., and R. W. GERARD: Nerve conduction without increased oxygen consumption: action of azide and fluoroacetate. Amer. J. Physiol. 162, 458 (1950). —

DRAKE. C. G., and G. W. STARRAKY: An extension of the "Law of denervation" to afferent neurones. J. of Neurophysiol. **11**, 229 (1948). — DRAPER, M. H., and S. WEIDMANN: Cardiac resting and action potentials recorded with an intracellular electrode. J. of Physiol. **115**, 74 (1951). — DUDEL, J., u. W. TRAUTWEIN: Das Aktionspotential und Mechanogramm des Herzmuskels unter dem Einfluß der Dehnung. Cardiologia (Basel) **25**, 344 (1954). — DUN, F. T.: Studies on the conduction of sensory impulses through the dorsal root ganglion in the frog. J. Cellul. a. Comp. Physiol. **38**, 131 (1951). ~ The terminal arborization of nerve fibers as an important factor in synaptic and neuromuscular transmission. J. Cellul. a. Comp. Physiol. **38**, 133 (1951).

EBBECKE, U.: Die lokale galvanische Reaktion der Haut. Pflügers Arch. **190**, 230 (1921). ~ Über Reizströme, lokale galvanische Reaktion und Gleichrichterwirkung der Froschhaut. Pflügers Arch. **211**, 773 (1926). ~ Über das Gesetz der elektrischen Reizung und über die physikalische Bedeutung des HOORWEGschen Gesetzes und der Zeitkonstante. Pflügers Arch. **216**, 448 (1927). ~ Zur Lehre vom Elektrotonus. Erg. Physiol. **35**, 756 (1933). — ECCLES, J. C.: An electrical hypothesis of synaptic and neuromuscular transmission. Ann. New York Acad. Sci. **47**, 429 (1946). ~ The neurophysiological basis of mind. The principles of neurophysiology. Oxford 1953. — ECCLES, J. C., P. FATT and K. KOKETSU: Cholinergic and inhibitory synapses in a pathway from motor-axon collaterals to motoneurones. J. of Physiol. **126**, 524 (1954). — ECCLES, J. C., P. FATT and S. LANDGREN: Direct inhibitory pathway in the spinal cord. Austral. J. Sci. **16**, 130 (1954). — ECCLES, R. M.: Action potentials of isolated mammalian sympathetic ganglia. J. of Physiol. **117**, 181 (1952). ~ Responses of isolated curarized sympathetic ganglia. J. of Physiol. **117**, 196 (1952). — ECKERVOGT, F. J.: Über den physiologischen Wechsel des Erregungsursprungs im Sinusknoten des menschlichen Herzens. Z. Kreislaufforsch. **41**, 122 (1952). — EICHLER, W.: Über die Entwicklung der Nervenerregung am Reizorte. Pflügers Arch. **242**, 468 (1939). — EIFF, A. W. v.: Der Einfluß der Hypnose auf Temperaturempfindung und Wärmeregulation. Z. exper. Med. **117**, 261 (1951). — EIFF, A. W. v., H. GÖPFERT, F. PFLEIDERER u. TH. STEFFEN: Das Verhalten des Muskeltonus und Energiestoffwechsels bei psychologischen Testuntersuchungen. Z. inn. Med. **7**, 830 (1952). — EIFF, A. W. v., u. H. J. JESDINSKY: Die Bestimmung des „Grundumsatzes im engeren Sinn", in der Diagnostik der Thyreotoxikosen. Klin. Wschr. **1954**, 317. — EIFF, A. W. v., B. LOTTNER, H. GÖPFERT, F. PFLEIDERER u. TH. STEFFEN: Energieumsatz und Muskeltonus bei Psychosen. Dtsch. Arch. klin. Med. **199**, 581 (1952). — ELDRED, E., R. GRANIT and P. A. MERTON: Supraspinal control of the muscle spindles and its significance. J. of Physiol. **122**, 498 (1953). — ELDRED, E., and K.-E. HAGBARTH: Facilitation and inhibition of gamma efferents by stimulation of certain skin areas. J. of Neurophysiol. **17**, 59 (1954). — ENGSTRÖM, A., u. H. LÜTHY: Die Massenverteilung in der markhaltigen Nervenfaser, bestimmt durch Röntgenabsorptionsmessung. Experientia (Basel) **5**, 244 (1949). — EULER, C. v.: A preliminari note on slow hypothalamic „Osmo-Potentials". Acta physiol. scand. (Stockh.) **29**, 133 (1953). — EULER, C. v., and U. SÖDERBERG: Medullary chemosensitive receptors. J. of Physiol. **118**, 545 (1952). — EULER, U. S. v.: Noradrenalin und Histamin als Wirkstoffe vegetativer Nerven. Z. Vitamin-, Hormon- u. Fermentforsch. **2**, 596 (1948). ~ Identification of the sympathomimetic ergone in adrenergic nerves of cattle (Sympathin N) with laevo-noradrenaline. Acta physiol. scand. (Stockh.) **16**, 63 (1948). ~ Histamine as a specific constituent of certain autonomic nerve fibres. Acta physiol. scand. (Stockh.) **19**, 85 (1949). — EYZAGUIRRE, C., and S. W. KUFFLER: Inhibitory activity in single cell synapses. Biol. Bull. **107**, 310 (1954).

FATT, P.: The electromotive action of acetylcholine at the motor end-plate. J. of Physiol. **111**, 408 (1950). ~ Biophysics of junctional transmission. Physiologic. Rev. **34**, 674 (1954). — FATT, P., and B. KATZ: Some observations on biological noise. Nature (Lond.) **166**, 597 (1950). ~ An analysis of the end-plate potential recorded with an intracellular electrode. J. of Physiol. **115**, 320 (1951). ~ The electric activity of the motor end-plate. Proc. Roy. Soc. Lond., Biol. Sci. **140**, 183 (1952). ~ Spontaneous subthreshold activity at motor nerve endings. J. of Physiol. **117**, 109 (1952). ~ Chemo-receptor activity at the motor-end-plate. Acta physiol. scand. (Stockh.) **29**, 117 (1953). ~ The effect of inhibitory nerve impulses on a crustacean muscle fibre. J. of Physiol. **121**, 374 (1953). — FEGLER, J.: The action of curare on the respiratory centre. J. of Physiol. **100**, 417 (1942). — FELDBERG, W.: Synthesis of ACH in sympathetic ganglia and cholinergic nerves. J. of Physiol. **101**, 432 (1943). ~ The physiology of neuromuscular transmission and neuromuscular block. Brit. Med. J. **1951**, 967. ~ Some aspects in pharmacology of central synaptic transmission. Arch. internat. Physiol. **59**, 544 (1951). ~ Beiträge zum Acetylcholinproblem. Acta neurovegetativa (Wien) **4**, H 2/3 (1952). — FELDBERG, W., and J. A. GUIMARAIS: The liberation of acetylcholine by potassium. J. of Physiol. **86**, 306 (1936). — FELDBERG, W., G. W. HARRIS and R. C. Y. LIN: Observations on the presence of cholinergic and non-cholinergic neurones in the central nervous system. J. of Physiol. **112**, 400 (1951). — FENG, T. P., and Y. M. LIU: The connective tissue sheath of the nerve as effective diffusion barrier. J. Cellul. a. Comp. Physiol. **34**, 1

(1949). — FENN, W. O., and R. GERSCHMAN: The loss of potassium from frog nerves in anoxia and other conditions. J. Gen. Physiol. **33**, 195 (1950). — FENZ, E.: Behandlung rheumatischer Erkrankungen durch Anaesthesie. Dresden u. Leipzig 1943. — FESSARD, A.: Recherches sur l'activité rhythmique des nerfs isolés. Paris 1936. — FISCHER, M. H., W. H. GANTT u. H. LÖWENBACH: Aktionsströme des N. vagus beim Warmblüter. Pflügers Arch. **233**, 732 (1934). — FLAIG, J.: Viscosity changes in axoplasm under stimulation. J. of Neurophysiol. **10**, 211 (1949). — FLECKENSTEIN, A.: Beitrag zum Mechanismus der Muskelkontraktion und zur Entstehung des Aktionsstromes. Pflügers Arch. **246**, 411 (1942). ∼ Die periphere Schmerzauslösung und Schmerzausschaltung. Frankfurt 1950. ∼ Elektrophysiologische Studien zum Mechanismus des Nervenblocks durch Schmerzstoffe und Lokalanaesthetika. Arch. exper. Path. u. Pharmakol. **212**, 416 (1951). ∼ Zur Energetik des Natrium-Kalium-Austausches am erregten Nerven. Pflügers Arch. **253**, 321 (1951). — Der Kalium-Natrium-Austausch als Energieprinzip in Muskel und Nerv. Zugleich ein Grundriß der allgemeinen Elektropharmakologie. Berlin-Göttingen-Heidelberg 1955. ∼ Die Biochemie der Muskelerregung. Arch. exper. Path. u. Pharmakol. **1956**. — FLECKENSTEIN, A., u. H. BASS: Zum Mechanismus der Wirkungsverstärkung und Wirkungsabschwächung sympathikomimetischer Amine durch Cocain und andere Pharmaka. Arch. exper. Path. u. Pharmakol. **220**, 143 (1953). — FLECKENSTEIN, A., W. BROSE, H. J. CANIS u. A. FÖRDERER: Über aktive elektrische Wiederaufladungsmechanismen in der Phase der Muskelerschlaffung. Arch. exper. Path. u. Pharmakol. **209**, 235 (1950). — FLECKENSTEIN, A., u. A. HARDT: Der Wirkungsmechanismus der Lokalanaesthetika und Antihistaminkörper — ein Permeabilitätsproblem. Klin. Wschr. **1949**, 360. — FLECKENSTEIN, A., u. H. HERTEL: Über die Zustandsänderungen des kontraktilen Systems in Abhängigkeit vom extrazellulären Kalium und Natrium. Pflügers Arch. **250**, 577 (1948). — FLECKENSTEIN, A., H. HILLE u. W. E. ADAM: Aufhebung der Kontraktur-Wirkung depolarisierender Katelektronika durch Repolarisation im Anelektrotonus. Pflügers Arch. **253**, 264 (1951). — FLECKENSTEIN, A., E. WAGNER u. K. H. GÖGGEL: Weitere Untersuchungen über die Abhängigkeit der Muskellänge vom Membranpotential. Pflügers Arch. **253**, 38 (1950). — FLOREY, E., and H. MCLENNAN: The release of an inhibitory substance from mammalian brain, and its effect on peripheral synaptic transmission. J. of Physiol. **129**, 384 (1955). — Naturwiss. **1955**, 51. — FOLLIS jr., R. H.: Effect of exercice on rats fed a diet deficient in potassium. Proc. Soc. Exper. Biol. a. Med. **51**, 71 (1942). — FORSTER, F. M.: Action of acetylcholine on motor cortex. Correlation of effects of acetylcholine and epilepsy. Arch. of Neur. **54**, 391 (1945). — FORSTER, F. M., and L. MADOW: Experimental sensory-induced seizures. Amer. J. Physiol. **161**, 430 (1950). — FRANCIS, W. L.: Output of electrical energy by frog-skin. Nature (Lond.) **1933**, 805. — FRANKENHAEUSER, B.: Ischaemic paralysis of a uniform nerve. Acta physiol. scand. (Stockh.) **18**, 1 (1949). — FREY, R.: Vergleichende Untersuchung der muskelerschlaffenden Mittel. Anaesthesist **1**, 10 (1952). — FÜNFGELD, E.: Die tetanischen Erkrankungen der Erwachsenen. Leipzig 1943. — FULL, H.: Pathologische Physiologie der Speicheldrüsen, in BETHE-BERGMANN etc. Handbuch der Physiologie, Bd. 3, S. 1113. Berlin 1927. — FUORTES, M. G. F., e F. VISINTINI: L'ipotesi chimica della trasmissione nervosa. Torino 1946. — GADDUM, J. H., and H. KWIATKOWSKI: Properties of the substance liberated by adrenergic nerves in the rabbit's ear. J. of Physiol. **96**, 385 (1939). — GALLEGO, A.: On the effect of ethyl alcohol upon frog nerve. J. Cellul. a. Comp. Physiol. **31**, 97 (1948). — GASSER, H. S., and H. GRUNDFEST: Action and excitability in mammalian A fibers. Amer. J. Physiol. **117**, 113 (1936). — GERARD, R. W.: The interaction of neurones. Ohio J. Sci. **41**, 160 (1941). — GERECHT, K.: Früh- und Spätschäden am Kreislauf bei langandauernder Einwirkung von Hunger und Kälte. Z. Kreislaufforsch. **1949**, 238. — GERSTNER, H.: Der Einfluß einiger Narkotika auf den Blind- und Wirkwiderstand der Froschhaut und auf ihre Permeabilität für Elektrolyte. Pflügers Arch. **244**, 68 (1940). ∼ Zur Theorie der lokalen Erregung. Pflügers Arch. **251**, 672 (1949). ∼ Modellversuche zur Theorie der lokalen Erregung. Pflügers Arch. **252**, 350 (1950). — GESELL, R.: A neurophysiological interpretation of the respiratory act. Erg. Physiol. **43**, 477 (1940). — GESELL, R., E. T. HANSEN and J. J. WORZNIAK: Humoral intermediation of nerve cell activation in the central nervous system. Amer. J. Physiol. **138**, 776 (1943). — GIBSON, W. C.: Degeneration and Regeneration of sympathetic synapses. J. of Neurophysiol. **3**, 237 (1940). — GIRDEN, E.: The EEG in curarised mammals. J. of Neurophysiol. **11**, 169 (1948). — GNÜCHTEL, W.: Diss. Heidelberg 1952. — GÖPFERT, H.: Die Aktivität der Muskulatur in sog. Ruhezustand. Verh. dtsch. Ges. inn. Med. **56**, 237 (1951). ∼ Steady potentials and slow potential changes in the spinal cord. J. of Physiol. **122**, 20 P (1953). — GÖPFERT, H., A. BERNSMEIER u. R. STUFLER: Über die Steigerungen des Energiestoffwechsels und der Muskelinnervation bei geistiger Arbeit. Pflügers Arch. **256**, 304 (1953). — GÖPFERT, H., u. H. SCHAEFER: Über den direkt und indirekt erregten Aktionsstrom und die Funktion der motorischen Endplatte. Pflügers Arch. **239**, 599 (1937). ∼ Über die Mechanik des Wundstarrkrampfes. Arch. exper. Path. u. Pharmakol. **197**, 93 (1940). — GOFFART, M., and W. L. M. PERRY: The action of adrenaline on the rate of loss of potassium ions from unfatigued striated muscle. J. of Physiol. **112**, 95 (1951). — GOVAERTS, J.: Étude oscillographique de l'activité électrique du ganglion stellaire déconnecté du névraxe. C. r. Soc. Biol. Paris **121**, 854 (1936). ~ Nouvelles recherches sur l'activité spontanée des ganglions sympathiques déconnectés du névraxe. Arch. internat. Physiol. **49**, 426 (1939). — GRAHAM, H. T.: Super normality, a modification of the recovery process in nerve. Amer. J. Physiol. **110**, 225 (1934). ~ The subnormal period of nerve response. Amer. J. Physiol. **111**, 452 (1935). ~ The effects of polarization on nerve action potentials. J. of Neurophysiol. **5**, 137 (1942). — GRANIT, R.: Electrophysiology of the retina. London 1948. ~ Reflex self-regulation of muscle contraction and autogenetic inhibition. J. of Neurophysiol. **13**, 351 (1950). — GRANIT, R., L. LEKSELL and C. R. SKOGLUND: Free interaction in injured or compressed region of nerve. Brain **67**, 125 (1944). — GRAY, J. A. B., and M. SATO: Properties of the receptor potential in pacinian corpuscles. J. of Physiol. **122**, 610 (1953). — GREVEN, K.: Plastischer Tonus und Membranpotential. Z. Biol. **104**, 63 (1951). ~ Über Ruhe- und Aktionspotentiale der glatten Muskulatur nach Untersuchungen mit Glaskapillarelektroden. Z. Biol. **106**, 1 (1954). — GRUNDFEST, H.: Excitability of the single fibre nerve-muscle complex. J. of Physiol. **76**, 95 (1932). ~ Anomalous action of high concentration of microinjected acetylcholine on the spike of the giant axon of squid. Arch. exper. Path. u. Pharmakol. **220**, 136 (1953). — GRUNDFEST, H., C. Y. KAO and M. ALTAMIRANO: Bioelectric effects of ions microinjected into the giant axon of loligo. J. Gen. Physiol. **38**, 245 (1954). — GRUNDNER-CULEMANN, A.: Experimentelle und morphologische Untersuchungen über Veränderungen des Herzmuskels von Ratten bei K-Mangelernährung. Arch. Kreislaufforsch. **18**, 185 (1952). — GUTMANN, E., and F. K. SANDERS: Recovery of fibre numbers and diameters in the regeneration of peripheral nerves. J. of Physiol. **101**, 489 (1943).

HARDEGG, W., and R. POCHE: Bemerkungen zur Kinetik und Substratspezifität der Cholinesterasen. Klin. Wschr. **1952**, 799. — HARDEGG, W., u. H. SCHAEFER: Zur Kinetik der Cholinesterase. Pflügers Arch. **255**, 136 (1952). — HARE, K.: Activity in isolated sympathetic ganglia. Amer. J. Physiol. **134**, 251 (1941). — HARMAN, P. J.: Anaesthesia and the E.M.F. of the nervous system. Yale J. Biol. a. Med. **14**, 189 (1941). — HARREVELD, A. VAN: The effect of asphyxiation of the spinal cord on pain sensibility. Amer. J. Physiol. **131**, 1 (1940). ~ Asphyxial depolarisation in the spinal cord. Amer. J. Physiol. **147**, 669 (1946). ~ Depolarisation in the spinal cord caused by asphyxiation. Federat. Proc. **5**, 41 (1946). ~ Asphyxial potassium loss of mammalian nerve. J. Cellul. a. Comp. Physiol. **38**, 199 (1951). — HARVEY, A. M.: The peripheral action of tetanus toxin. J. of Physiol. **96**, 348 (1939). — HECHT, H. H., L. A. WOODBURY, J. W. WOODBURY and R. CHRISTOPHERSON: Observations on the origin of the electrocardiogram: potential variations of single heart muscle fibers in situ. J. Clin. Invest. **29**, 820 (1950). — HEGGLIN, R.: Energetisch-dynamische Herzinsuffizienz als Folge von Hypokaliämie. Experientia (Basel) **1**, 4 (1945). ~ Die Klinik der energetisch-dynamischen Herzinsuffizienz. Basel 1947. — HEGGLIN, R., u. F. NOBILE: Beeinflussung der Form und Dauer monophasischer Ableitungen. Verh. dtsch. Ges. Kreislaufforsch. **12**, 136 (1939). — HEIMSOTH, F. A.: Über die „Reizzeit" rechteckiger galvanischer Stromstöße verschiedener Stärke. Z. Biol. **96**, 459 (1935). — HEINRICH, K., u. A. WEBER: Klinische und experimentelle Studien über das Ekg. Z. klin. Med. **137**, 272 (1940). — HELLAUER, H.: Zur Messung der Trägheit im Erregungsgeschehen. Z. Biol. **102**, 51 (1944). — HELLAUER, H., u. K. UMRATH: Über Acetylcholin und Cholinesterase in degenerierenden Nerven. Z. Biol. **99**, 624 (1939). ~ The transmitter substance of sensory nerve fibres. J. of Physiol. **106**, 20 P (1947). — HENSEL, H.: Auslösung von Kältezittern durch Kohlensäureatmung. Pflügers Arch. **252**, 107 (1949). — HENSEL, H., u. Y. ZOTTERMAN: The response of the cold receptors to constant cooling. Acta physiol. scand. (Stockh.) **22**, 96 (1951). — HEVESY, G., u. L. HAHN: Exchange of cellular potassium. Kgl. danske Vidensk. Selsk., biol. Medd. **16**, 3 (1941). — HIATT, E. P., and W. E. GARREY: Drug actions on the spontaneously beating turtle ventricle indicating lack of innervation. Amer. J. Physiol. **138**, 758 (1943). — HILL, A. V.: The strength-duration relation for electric excitation of medullated nerve. Proc. Roy. Soc. Lond., Biol. Sci. **119**, 440 (1936). — HILL, D. K.: The effect of stimulation on the opacity of a crustacean nerve trunk and its relation to fibre diameter. J. of Physiol. **111**, 283 (1950). ~ The volume change resulting from stimulation of a giant nerve fibre. J. of Physiol. **111**, 304 (1950). — HILLIER, J., and J. F. HOFFMAN: On the ultrastructure of the plasma membrane as determined by the electron microscope. J. Cellul. a. Comp. Physiol. **42**, 203 (1953). — HOAGLAND, H.: Sensitization of blood vessels to acetylcholine by sympathetic denervation. Proc. Soc. Exper. Biol. a. Med. **48**, 326 (1941). — HODGKIN, A. L.: Evidence for electrical transmission in nerve. J. of Physiol. **90**, 183 (1937). ~ The subthreshold potentials in a crustacean nerve fibre. Proc. Roy. Soc. Lond., Biol. Sci. **126**, 87 (1938). ~ The local electric changes associated with repetetive action in a nonmedullated axon. J. of Physiol. **107**, 165 (1948). ~ The ionic basis of electrical activity in nerve and muscle. Biol. Rev. **26**, 339 (1951). ~ A note on conduction velocity. J. of Physiol. **125**, 221 (1954). — HODGKIN, A. L., and A. F. HUXLEY: Currents carried by sodium and potassium ions through the membrane of the giant axon of loligo. J. of Physiol. **116**, 449 (1952). ~ The components of membrane conductance in the giant axon of loligo. J. of Physiol. **116**, 473 (1952). ~ The dual effect of membrane potential on sodium conductance in the giant axon of loligo. J. of Physiol. **116**, 497 (1952). ~ A quantitative description of membrane current and its application to conduction and excitation in nerve. J. of Physiol. **117**, 500 (1952). — HODGKIN, A. L., A. F. HUXLEY and B. KATZ: Measurement of current-voltage relations in the membrane of the giant axon of loligo. J. of Physiol. **116**, 424 (1952). — HODGKIN, A. L., and B. KATZ: The effect of sodium ions on the electrical activity of the giant axon of the squid. J. of Physiol. **108**, 37 (1949). — HÖBER, R.: Physical chemistry of cells and tissues. London 1946. ~ The membrane theory. Ann. New York Acad. Sci. **47**, 381 (1946). ~ Einige neue Untersuchungen über Bau und Bedeutung der Zelloberfläche und über die Natur des Erregungsvorganges. Naturwiss. **1947**, 144. — HÖBER, R., u. F. HOFFMANN: Über das elektromotorische Verhalten von künstlichen Membranen mit gleichzeitig selektiv kationen- und selektiv anionendurchlässigen Flächenstücken. Pflügers Arch. **220**, 558 (1928). — HOFF, H. E., A. W. WINKLER and P. K. SMITH: Recovery of fatigued muscle following intravenous injection of potassium chloride. Amer. J. Physiol. **131**, 615 (1941). — HOLST, E. V.: Die Tätigkeit des Statolithenapparates im Wirbeltierlabyrinth. Naturwiss. **1950**, 265. — HOLST, E. V., u. H. MITTELSTAEDT: Das Reafferenzprinzip (Wechselwirkungen zwischen Zentralnervensystem und Peripherie). Naturwiss. **1950**, 464. — HORSTEN, G., J. TEN CATE and L. J. KOOPMAN: Electrical activity in spinal cord. Internat. Congr. Neurol. London 1947. — HOUSEHOLDER, A. S., and H. D. LANDAHL: Mathematical biophysics of the central nervous system. Bloomington, Ind. 1945. — HUF, E.: Versuche über den Zusammenhang zwischen Stoffwechsel, Potentialbildung und Funktion der Froschhaut. Pflügers Arch. **235**, 655 (1935). ~ Die Bedeutung der Atmungsvorgänge für die Resorptionsleistung und Potentialbildung bei der Froschhaut. Biochem. Z. **288**, 116 (1936). — HUF, E. G., and J. PARRISH: Nature of the electrolyte pump in surviving frog skin. Amer. J. Physiol. **164**, 428 (1951). — HUNEKE, W.: Impletholtherapie und andere neuraltherapeutische Verfahren. Grundlagen und Technik. Stuttgart 1955. — HUNT, C. C.: The reflex activity of mammalian small nerve fibres. J. of Physiol. **115**, 456 (1951). ~ The effect of stretch receptors from muscle on the discharge of motoneuromes. J. of Physiol. **117**, 359 (1952). — HUNT, C. C., and S. W. KUFFLER: Further study of efferent small nerve fibres to mammalian muscle spindles. Multiple spindle innervation and activity during contraction. J. of Physiol. **113**, 283 (1951). — HUTTER, O. F., and W. TRAUTWEIN: The effect of vagal stimulation on the sinus venosus of the frog heart. Nature **176**, 512 (1955). ~ Vagal and sympathetic effects on the pacemaker fibers in the sinus venosus of the heart. J. Gen. Physiol. **1956**. — HUXLEY, A. F., and R. STÄMPFLI: Direct determination of membrane resting potential and action potential in single myelinated nerve fibres. J. of Physiol. **112**, 476 (1951). ~ Effectof potassium and sodium on resting and action potentials of single myelinated nerve fibres. J. of Physiol. **112**, 496 (1951). — HYDE, J., S. BECKETT and E. GELLHORN: Acetylcholine and convulsive activity. J. of Neurophysiol. **12**, 17 (1949).

JAKOB, R.: Der Gasstoffwechsel von Hochdruckkranken unter der Behandlung mit hydrierten Mutterkornalkaloiden. Z. Kreislaufforsch. **1950**, 729. — JENCKEL, L.: Über die Gesetzmäßigkeit der elektrischen Schwellenerregung von Nerven. Z. Naturforsch. **3b**, 77 (1948). — JENERICK, M. P., and R. W. GERARD: Membrane potential and threshold of single muscle fibres. J. Cellul. a. Comp. Physiol. **42**, 79 (1953). — JORDAN, P.: Die Physik und das Geheimnis des organischen Lebens. Braunschweig 1941. — JUNG, R.: Die allgemeine Symptomatologie der Nervenverletzungen und ihre physiologischen Grundlagen. Nervenarzt **14**, 493 (1941).

KABAT, H., and M. SCHADEWALD: The relative susceptibility of the synaptic terminals and of the Perikaryon to arrest of the circulation of the brain. Amer. J. Path. **17**, 833 (1941). — KAHLSON, G., u. R. v. WERZ: Erregbarkeit des narkotisierten Nerven als Kriterium seiner Polarisierbarkeit. Skand. Arch. Physiol. (Berl. u. Lpz.) **74**, 163 (1936). — KATSUKI, Y., H. UCHIYAMA and G. TOTSUKA: Electrical Responses of the single hair cell in the ear of fish. Proc. Jap. Acad. **30**, 248 (1954). — KATZ, B.: The reversal of neuro-muscular block by catelectrotonus. J. of Physiol. **92**, 20 P (1938). ~ Electric excitation of nerve. Oxford 1939. ~ Action potentials from a sensory nerve ending. J. of Physiol. **111**, 248 (1950). ~ Depolarization of sensory terminals and the initiation of impulses in the muscle spindle. J. of Physiol. **111**, 261 (1950). — KAUSCHE, G. A., u. H. HOFFMANN-BERLING: Zur Morphologie des Achsenzylinders beim Warmblüter und seine Beziehungen zu neurotropen Nieren. Arch. Virusforsch. **4**, 424 (1951). — KAYSER, H. W.: Hinterwurzelpotentiale bei Muskeldehnung. Z. Biol. **99**, 488 (1939). — KEYNES, R. D.: The movements of radioactive ions in resting and stimulated nerve. Arch. Sci. physiol. **3**, 165 (1949). ~ The ionic movements during nervous activity. J. of Physiol. **114**, 119 (1951). — KISCH, B.: Electron microscopic histology of the heart. New York 1951. — KLENSCH, H., u. J. SCHLÖMER: Der lokale Wundstarrkrampf. Pflügers Arch. **256**, 104 (1953). — KOCH, EB.: Die Tonusgröße der Herz- und Gefäßnerven.

Verh. dtsch. Ges. Kreislaufforsch. **1933**, 59. — KOELLE, G., and J. S. FRIEDENWALD: A histochemical method for localizing cholinesterase activity. Proc. Soc. Exper. Biol. a. Med. **70**, 617 (1949). — KORNMÜLLER, A. E.: Die Elemente der nervösen Tätigkeit. Stuttgart 1947. — KORNMÜLLER, A. E., and J. A. SCHAEDER: Zur Elektrodenanordnung bei den Registrierungen bioelektrischer Potentialschwankungen der Hirnrinde. J. of Neurophysiol. **1**, 287 (1938). — KOSCHIK, N. A.: Biologic properties of cerebral tissue in dogs. Med. Ž. **10**, 1191 (1940). — KOTTENHOFF, H.: Zur Frage der Umstellung des Herzens im Unterdruck. Luftfahrtmed. **2**, 194 (1938). — KRAMER, K., u. K. E. SCHÄFER: Der Einfluß des Adrenalins auf den Ruheumsatz des Skeletmuskels. Sitzgsber. Heidelbg. Akad. Wiss., Math.-naturwiss. Kl. **1939**, 5. — KRAYER, O., u. E. SCHÜTZ: Mechanische Leistung und Aktionsstrom des Warmblüterherzens. Arch. exper. Path. u. Pharmakol. **167**, 99 (1932). — KREMER, M.: Action of intrathecally injected prostigmine, acetylcholine and eserine on the central nervous system in man. Quart. J. Exper. Physiol. **31**, 337 (1942). — KRÜGER, P.: Tetanus und Tonus der quergestreiften Skeletmuskeln der Wirbeltiere und des Menschen. Leipzig 1952. — KUFFLER, S. W.: Specific excitability of the endplate region in normal and denervated muscle. J. of Neurophysiol. **6**, 99 (1943). ~ Le systeme moteur à fibres nerveuses de petit diamètre. Arch. Sci. physiol. **3**, 1 (1949a). ~ Transmitter mechanism at the nerve-muscle iunction. Arch. Sci. physiol. **3**, 585 (1949b). — KUGELBERG, E.: Accomodation in human nerves and its significance for the symptoms in circulatory disturbances and tetany. Acta physiol. scand. (Stockh.) 8, Suppl. 24 (1944). — KUHN, W., u. B. HARGITAY: Muskelähnliche Kontraktion und Dehnung von Netzwerken polyvalenter Fadenmolekülionen. Experientia (Basel) **7**, 1 (1951). — KWIATKOWSKI, H.: Histamine in nervous tissue. J. of Physiol. **102**, 32 (1943).

LAGET, P., u. J. P. LEGOUIX: Contribution à l'étude de la chemoception de l'anhydride carbonique. Acta physiol. scand. (Stockh.) **22**, 47 (1951). — LAGET, P., u. A. LUNDBERG: On the effect of K^+ and Ca^{++} on thermal stimulation and spontaneous activity of mammalion nerve fibres. Acta physiol. scand. (Stockh.) **18**, 128 (1949). — LANDAU, W. M.: Synchronization of potentials and response to direct current stimulation in denervated mammalian muscle. Electroencephalogr. Clin. Neurophysiol. **3**, 169 (1951). — LANDGREN, S., G. LILJESTRAND u. Y. ZOTTERMAN: Chemical transmission in taste fibre endings. Acta physiol. scand. (Stockh.) **30**, 105 (1954). — LANGLEY, J. N.: The paralytic secretion of saliva. J. of Physiol. **6**, 71 (1885). — LAPICQUE, L.: Première approximation d'une loi nouvelle de l'excitation électrique basée sur une conception physique du phénomène. C. r. Soc. Biol. Paris **62**, 615 (1907). — LAUBENDER, W., u. M. SAUM: Chronaxiemetrische Untersuchungen über die Wirkung von Lokalanaesthetika am motorischen Nerven. Arch. exper. Path. u. Pharmakol. **171**, 619 (1933). — LEE, L.-Y.: The mechanism of sensitization to acetylcholine by denervation. Chinese J. Physiol. **14**, 357 (1939). — LEHMANN, J. E.: The effect of changes in p_H on the action of mammalian A nerve fibers. The effect of changes in the potassium-calcium balance on the action of mammalian A nerve fibers. Amer. J. Physiol. **118**, 600, 613 (1937). ~ The effect of asphyxia on mammalian A nerve fibers. Amer. J. Physiol. **119**, 111 (1937). — LEKSELL, L.: The action potential and excitatory effects of the small ventral root fibres to skeletal muscle. Acta physiol. scand. (Stockh.) Suppl. **31** (1945). — LIBET, B., and R. W. GERARD: Steady potential fields and neurone activity. J. of Neurophysiol. **4**, 438 (1941). — LILJESTRAND, G., and R. MAGNUS: Über die Wirkung des Novocains auf den normalen und den tetanusstarren Skeletmuskel und über die Entstehung der lokalen Muskelstarre beim Wundstarrkrampf. Pflügers Arch. **176**, 168 (1919). — LING, G., and R. W. GERARD: The normal membrane potential of frog sartorius fibers. J. Cellul. a. Comp. Physiol. **34**, 383 (1949). ~ The influence of stretch on the membrane potential of the striated muscle fiber. J. Cellul. a. Comp. Physiol. **34**, 397 (1949). ~ The membrane potential and metabolism of muscle fibers. J. Cellul. a. Comp. Physiol. **34**, 413 (1949). — LISSÁK, K.: Libertation of acetylcholine and adrenaline by stimulating isolated nerves. Amer. J. Physiol. **127**, 263 (1939). — LISSÁK, K., E. W. DEMPSEY and A. ROSENBLUETH: The failure of transmission of motor nerve impulses in the course of Wallerian degeneration. Amer. J. Physiol. **128**, 45 (1939). — LLOYD, D. P. C.: Stimulation of peripheral nerve terminations by active muscle. J. of Neurophysiol. **5**, 153 (1942). ~ Electrical signus of impulse conduction in spinal motoneurons. J. Gen. Physiol. **35**, 255 (1951). — LÖWENSTEIN, O., and A. SAND: The individual and integrated activity of the semicircular canals of the elasmobranch labyrinth. J. of Physiol. **99**, 89 (1940). ~ The mechanism of the semicircular canal. A study of the responses of single fibre preparations to angular accelerations and to rotation at constant speed. Proc. Roy. Soc. Lond., Biol. Sci. **129**, 256 (1940). — LOEWI, O.: Über humorale Übertragbarkeit der Herznervenwirkung. Pflügers Arch. **189**, 239 (1921). ~ On the hypersensitivity of denervated structures. Confinia neur. (Basel) **9**, 58 (1949). — LORENTE DE NÓ, R.: Effects of choline and acetylcholine chloride upon periphal nerve fibers. J. Cellul. a. Comp. Physiol. **24**, 85 (1944). ~ A study of nerve physiology. Stud. Rockefeller Inst. **131**, 32 (1947). — LORENTE DE NO, R., and Y. LAPORTE: Synaptic transmission in a sympathetic ganglion. J. Cellul. a. Comp. Physiol. **35**, Suppl. 2 (1950). — LUEKEN, B., u. E. SCHÜTZ: Die relative Refraktärphase des Herzens. Über ein neues Aktionsphänomen des Herzens. Z. Biol. **99**, 338 (1939). — LULLIES, H.: Die Messung und Bedeutung der elektrolytischen Polarisation im Nerven. Biol. Rev. Cambridge Philos. Soc. **12**, 338 (1937). ~ Über „Reizgesetze" und unsere Vorstellungen von den Vorgängen bei der Erregung des Nerven. Erg. Physiol. **47**, 1 (1952). — LUNDBERG, A.: On the effect of temperature on the depolarisation of frog nerve fibers. Acta physiol. scand. (Stockh.) **22**, 348 (1951). ~ On the ability of some cations to inhibit the potassium depolarization of frog nerve fibers. Acta physiol. scand. (Stockh.) **22**, 365 (1951). — LUNDBERG, A., u. O. OSCARSSON: Anoxic depolarization of mammalian nerve fibres. Acta physiol. scand. (Stockh.) **30**, Suppl. 111, 99 (1953). — LUNDEGÅRDH, M.: Theorie der Ionenaufnahme in lebenden Zellen. Naturwiss. **1935**, 313.

MAGLADERY, J. W., D. B. MCDOUGAL jr. and J. STOLL: Electrophysiological studies of nerve and reflex activity in normal man. II. The effect of peripheral ischemia. Bull. Johns Hopkins Hosp. **86**, 291 (1950). — MAGLADERY, J. W., and D. Y. SOLANDT: Relation of fibrillation to acetylcholine and potassium sensitivity in denervated sceletal muscle. J. of Neurophysiol. **5**, 357 (1942). — MAISON, G. L.: Studies on the genesis of ischemic pain: the influence of the potassium, lactade and ammonium ions. Amer. J. Physiol. **127**, 315 (1939). — MALTESOS, CHR.: Über die Wirkung von Monojodessigsäure auf die elektrische Tätigkeit des Herzens. Z. Biol. **95**, 205 (1934). — MARGUTH, H., W. RAULE u. H. SCHAEFER: Aktionsströme in zentrifugalen Herznerven. Pflügers Arch. **254**, 224 (1951). — MARMONT, G.: Studies on the axon membrane. J. Cellul. a. Comp. Physiol. **34**, 351 (1949). — MARSAN, C. A., M. G. F. FUORTES and F. MAROSSERO: Effects of direct currents on the electrical activity of the spinal cord. J. of Physiol. **113**, 316 (1951). — MARSHALL, W. H., C. M. WOOLSEY and P. BARD: Observations on cortical somatic sensory mechanisms of cat and monkey. J. of Neurophysiol. **4**, 1 (1941). — MARTIUS, C., u. B. HESS: Über den Wirkungsmechanismus des Schilddrüsenhormons. Arch. exper. Path. u. Pharmakol. **216**, 45 (1952). — MASLAND, R. L., and R. S. WIGTON: Nerve activity accompanying facilitation produced by prostigmine. J. of Neurophysiol. **3**, 269 (1940). — MATTHEWS, B. H. C.: Current flow in the central nervous system. J. of Physiol. **122**, 22 P (1953). — MCILWAIN, H., and S. OCHS: Absence of electrical responses of brain slices on in vitro stimulation. Amer. J. Physiol. **171**, 128 (1952). — MCINTYRE, A. R., R. E. KING and A. L. DUNN: Electrical activity of denervated mammalian skeletal muscle as influenced by d-tubocurarine. J. of Neurophysiol. **8**, 297 (1945). — MCKAIL, R. A., S. OBRADOR and W. C. WILSON: The action of acetylcholine, eserine and other substances on some motor responses of the central nervous system. J. of Physiol. **99**, 312 (1941). — MEAD, S.: Some properties of denervated muscle. The relation of fibrillation to acetylcholine. Arch. Physic. Med. **28**, 93 (1947). — MERCKER, H.: Über die Wirkung der Kohlensäure auf entnervte Gefäßgebiete. Pflügers Arch. **246**, 577 (1943). — MEYER, K. H., H. HAUPTMANN u. J. F. SIEVERS: Ionendurchlässigkeit nicht wäßriger Flüssigkeitsschichten. Helvet. chim. Acta **19**, 948 (1936). — MICHAELIS, L., u. A. FUJITA: Untersuchungen über elektrische Erscheinungen und Ionendurchlässigkeit von Membranen. Potentialdifferenzen und Permeabilität von Kolodiummembranen. Biochem. Z. **161**, 47; **164**, 23 (1925). — MINZ, B.: La transmission chimique de l'influx nerveux. Paris: E. Flammarion 1947. — MITTELSTAEDT, H.: Regelung in der Biologie. Regelungstechnik **2**, 177 (1954). — MOE, G. K., and W. A. FREYBURGER: Ganglionic blocking agents. Pharmacol. Rev. **2**, 61 (1950). — MONNIER, A. M.: Nouvelles recherches sur la résonance des tissus excitables. II. Influence de la température et des décalcifiants sur le déclenchement de l'activité périodique des nerfs. Arch. internat. Physiol. **54**, 348 (1947). ~ Les bases physico-chimiques de l'action du calcium sur l'activité nerveuse. Arch. Sci. physiol. **3**, 177 (1949). — MONNIER, A. M., et R. CHEVALIER: Influence des alternances de température sur le déclenchement de l'autorhythmicité du nerf soumis à la décalcification. C. r. Soc. Biol. Paris **136**, 470 (1942). — MONNIER, A. M., et G. COPPÉE: Nouvelles recherches sur la résonance des tissus excitables; l'amortissement après la réponse de la fibre nerveuse. Arch. internat. Physiol. **56**, 45 (1948). — MONNIER, A. M., et P. LAGET: Potentiels de membrane et amortissement. J. de Physiol. **41**, 238 A (1949). — MÜLLER, P.: Über Zusammenhänge zwischen Konstitution und insektizider Wirkung. I. Mitt. Helvet. chim. Acta **29**, 1560 (1946). ~ Über lokale Potentialwellen und rhythmische Entladungen an parabiotischen Nervenstellen des Frosches. Pflügers Arch. **257**, 112 (1953). — MULLINS, L. J.: Substrate Utilization by stimulated nerve. Amer. J. Physiol. **175**, 358 (1953). — MURALT, A. V.: Observations on chemical wave transmission in excited nerves. Proc. Roy. Soc. Lond. Biol. Sci. **123**, 399 (1937). ~ Gibt es Aktionssubstanzen bei der Nervenerregung. Naturwiss. **1939**, 265. ~ Aktionssubstanzen der Nervenerregung. Pflügers Arch. **245**, 604 (1942). ~ Die Signalübermittlung im Nerven. Basel o. J. (1945). — MURALT, A. V., u. R. STÄMPFLI: Die photochemische Wirkung von Ultraviolettlicht auf den erregten RANVIERschen Knoten der einzelnen Nervenfaser. Helvet. physiol. Acta (Stockh.) **11**, 182 (1953). — MURALT, A. V., u. J. ZEMP: Freisetzung von Aneurin bei der Nervenerregung. Pflügers Arch. **246**, 746 (1943). — MURPHY, Q.: The influence of the accelerator nerves on the basal heart rate of the dog. Amer. J. Physiol. **137**, 727 (1942).

Nachmansohn, D.: Chemical mechanism of nerve activity. Ann. New York Acad. Sci. **47**, 395 (1946). ~ The role of acetylcholine in conduction. Bull. Johns Hopkins Hosp. **83**, 463 (1948). ~ Phosphorus metabolism, Bd. I. Baltimore 1951. — Nachmansohn, D., and A. L. Machado: The formation of acetylcholine. A new encyme: "choline acetylase". J. of Neurophysiol. **6**, 397 (1941). — Nachmansohn, D., and H. B. Steinbach: Localisation of enzymes in nerves. I. Succinic dehydrogenase and vitamin B_1. J. of Neurophysiol. **5**, 109 (1942). — Nachmansohn, D., H. B. Steinbach, A. L. Machado and S. Spiegelman: Localisation of enzymes in nerves. II. respiratory enzymes. J. of Neurophysiol. **6**, 203 (1943). — Nastuk, W. L.: Membrane potential changes at a single muscle endplate produced by acetylcholine. Federat. Proc. **10**, 96 (1951). ~ The electrical activity of the muscle cell membrane at the neuro-muscular junction. J. Cellul. a. Comp. Physiol. **42**, 249 (1953). — Nastuk, W. L., and A. L. Hodgkin: The electrical activity of single muscle fibers. J. Cellul. a. Comp. Physiol. **35**, 39 (1950). — Nathanson, M. H.: The rhythmic property of the human heart. Arch. Int. Med. **72**, 613 (1943). — Netter, H.: Über die Elektrolytgleichgewichte an elektiv ionenpermeablen Membranen und ihre biologische Bedeutung. Pflügers Arch. **220**, 107 (1928). — Niedergerke, R.: Reizschwelle und Leitungsgeschwindigkeit des Froschnerven unter Kohlensäureeinwirkung. Pflügers Arch. **254**, 193 (1951). — Niedergerke, R., u. R. Stämpfli: Die Kohlensäurewirkung an der einzelnen markhaltigen Nervenfaser bei Rheobasenbestimmungen. Pflügers Arch. **258**, 95 (1953).

Oppenheimer, M. J., N. M. Glyer and R. H. Hamilton: Intestinal motility as influenced through extrinsic nerves as a result of central stimulation by bulbocapnine. Proc. Soc. Exper. Biol. a. Med. **51**, 79 (1942). — Osterhout, W. J. V.: A model of the potassium effect. J. Gen. Physiol. **27**, 91 (1943). — Ostow, M., and F. Garcia: Effect of curare on cortical responses evoked by afferent stimulation. J. of Neurophysiol. **12**, 225 (1949). — Ottoson, O., F. Sjöstrand, S. Stenström u. G. Svaetichin: Microelectrode studies on the E.M.F. of the frog skin related to electron microscopy of the dermo-epidermal junction. Acta physiol. scand. (Stockh.) **29**, Suppl. 106, 611 (1953).

Parker, G. H., and A. Rosenblueth: The electric stimulation of the concentrating (adrenergic) and the dispersing (cholinergic) nerve fibres of the melanophores in the catfish. Proc. Nat. Acad. Sci. USA **27**, 198 (1941). — Parrack, H. O.: Excitability of the excised and circulated frog's sciatic nerve. Amer. J. Physiol. **130**, 481 (1941). — Paton, W. D. M., and E. J. Zaimis: The action of D-Tubocurarine and of decamethonium on respiratory and other muscles in the cat. J. of Physiol. **112**, 311 (1951). — Petersén, I.: Selective response to narcotics of spinal centres with different central delays. Acta physiol. scand. (Stockh.) **26**, Suppl. 96 (1952). — Petrov, F., u. D. Lapickij: Die völlige Wiederherstellung des parabiotisierten Nerven durch die Anode. Nov. Refleksol. i Fiziol. nervn. Sist. **3**, 84 (1929). — Pick, E. P., and K. Unna: The effect of curare and curare-like substances on the central nervous system. J. of Pharmacol. **83**, 59 (1945). — Pollock, G. H.: Central inhibitory effects of carbon dioxide. J. of Neurophysiol. **12**, 315 (1949). — Prajmovsky, M., and J. H. Welsh: Total and free acetylcholine in rat peripheral nerves. J. of Neurophysiol. **11**, 1 (1948). — Prosser, C. L.: Rhythmic activity in isolated nerve centers. Cold Spring Harbor. Symp. Quant. Biol. **4**, 339 (1936). ~ Evidence for chemical control of "spontaneous" activity of isolated ganglia. Amer. J. Physiol. **123**, 165 (1938).

Rashbass, C., and W. A. H. Rushton: The relation of structure to the spread of excitation in the frogs sciatic trunk. J. of Physiol. **110**, 110 (1949). — Rashevsky, N.: Mathematical biophysics. Chicago 1938. — Regelsberger, H.: Der bedingte Reflex und die vegetative Rhythmik des Menschen dargestellt am Elektrodermatogramm. Wien 1952. — Régnier, J., et A. Quevauville: Etude quantitative de l'action des anesthésiques locaux sur le nerf isolé. J. Physiol. et Path. gén. **36**, 1021, 1036 (1939). — Reid, G., and E. M. V. Williams: The development of sensitivity to acetylcholine in denervated muscle. J. of Physiol. **109**, 25 (1949). — Rexed, B., u. U. S. v. Euler: The presence of histamine and noradrenaline in nerves as related to their content of myelinated fibres. Acta psychiatr. scand. (Copenh.) **26**, 61 (1951). — Richards, C. H., and H. S. Gasser: After potentials and recovery curve of C fibers. Amer. J. Physiol. **113**, 108 (1935). — Rijlant, P.: Analyse des activités simultanées d'un ganglion nerveux à l'aide de la polygraphie cathodique. C. r. Soc. Biol. Paris **123**, 295 (1936). — Rodeck, H.: Über die Wirkung des Ca auf den Aktionsstrom des Kaltblüterherzens. Pflügers Arch. **249**, 470 (1947). — Rosenblueth, A.: The local responses of axons. Erg. Physiol. **47**, 24 (1952). — Rosenblueth, A., and W. B. Cannon: Direct electrical stimulation of denervated autonomic effectors. Amer. J. Physiol. **108**, 384 (1934). — Rosenblueth, A., and J. V. Luco: The local responses of myelinated mammalian axons. J. Cellul. a. Comp. Physiol. **36**, 289 (1950). — Rosenblueth, A., P. O. Therman and K. Lissák: The electrical excitability of mammalian striated muscle. Amer. J. Physiol. **129**, 22 (1940). — Rosenblueth, A., N. Wiener, W. Pitts and J. García Ramos: A statiscical analysis of synaptic excitation. J. Cellul. a. Comp. Physiol. **34**, 173 (1949). — Rosen-

THAL, S. R., and R. R. SONNENSCHEIN: Histamine as possible chemical mediator for cutaneous pain. Amer. J. Physiol. 155, 186 (1948). — ROTHENBERG, M. A.: Studies on permeability in relation to nerve function. II. Ionic movements across axonal membranes. Biochem. et Biophysica Acta 4, 96 (1950). — ROTHENBERG, M. A., D. B. SPRINSON and D. NACHMANSOHN: Site of action of Acetylcholine. J. of Neurophysiol. 11, 111 (1948). — ROTHSCHUH, K. E.: Elektrophysiologie des Herzens. Darmstadt 1952. — ROTHSCHUH, K. E., u. M. BOGATZKI: Über die Wirkung von Allgemeinnarkose und Lokalanaesthesie auf die Permeabilität und Membranladung des Musculus Sartorius (Frosch). Klin. Wschr. 1950, 421. — RUSHTON, W. A. H.: Lapique's theory of curarization. J. of Physiol. 77, 337 (1933). ~ RUSHTON, W. A. H.: A theory of the effects of fibre size in medullated nerve. J. of Physiol. 115, 101 (1951). — RUSINOV, V.: Über die verschiedene Wirkung der einzelnen Teile der parabiotischen Region auf die Leitfähigkeit der Nerven. Trudy petergof. estestv.-naucn. Inst. 7, 33 (1930).

SANZ, M. C.: Über die Bildung von Acetylcholin, die Freisetzung von Aneurin und den Stoffwechsel des peripheren Nerven in vitro. Pflügers Arch. 247, 317 (1943). — SAUNDERS, J. W., and J. D. SINCLAIR: Effect of changes in ionic environment on action potential of a sympathetic ganglion. J. of Neurophysiol. 12, 217 (1949). — SCHAEFER, H.: Untersuchungen über den Muskelaktionsstrom. Pflügers Arch. 237, 331 (1936). ~ Experimentelle Grundlagen einer Spannungstheorie der elektrischen Nervenreizung. Pflügers Arch. 237, 737 (1936). ~ Elektrophysiologie, 2 Bde. Wien 1940 u. 1942. ~ Über die Sensibilität von Herz- und Skeletmuskel und ihre klinische Bedeutung. Klin. Wschr. 1943, 553. ~ Weitere Untersuchungen zum Mechanismus und zur Therapie des Wundstarrkrampfs. Arch. exper. Path. u. Pharmakol. 203, 59 (1944). ~ Über das Tonusproblem. Ärztl. Forsch. 1949, 185. ~ The heart and heart reflexes in hypoxia. German Aviation Medicine in World War II, Bd. 1, S. 213. 1950. ~ Elektrophysiologie der Herznerven. Erg. Physiol. 46, 71 (1950). ~ Das Ekg. Theorie und Klinik. Berlin-Göttingen-Heidelberg 1951. ~ Die theoretischen Grundlagen des Ekg. Verh. dtsch. Ges. Kreislaufforsch. 1952. ~ Grundprobleme der vegetativen tonischen Innervation. Acta neurovegetativa (Wien) 4, 201 (1952). ~ Theorie der neuromuskulären Übertragung des Muskeltonus. Anaesthesist 1, 1 (1952). ~ Über die absolute Größe elektrokardiographischer Potentiale. Pflügers Arch. 255, 251 (1952). ~ Zur physiologischen Problematik der Chirurgie. Langenbecks Arch. u. Dtsch. Z. Chir. 273, 99 (1953). ~ Die Stellung der Regeltheorie im System der Wissenschaften. Regelungstechnik 1955. — SCHAEFER, H., u. H. GÖPFERT: Aktionsstrom und optisches Verhalten des Froschmuskels in ihrer zeitlichen Beziehung zur Zuckung. Pflügers Arch. 238, 684 (1937). — SCHAEFER, H., u. P. HAASS: Über einen lokalen Erregungsstrom an der motorischen Endplatte Pflügers Arch. 242, 364 (1939). — SCHAEFER, H., P. SCHÖLMERICH u. P. HAASS: Der Elektrotonus und die Erregungsgesetze des Muskels. Pflügers Arch. 241, 310 (1938). — SCHAEFER, H., u. W. TRAUTWEIN: Über die elementaren elektrischen Prozesse im Herzmuskel und ihre Rolle für eine neue Theorie des Ekg. Pflügers Arch. 251, 417 (1949). ~ Weitere Versuche über die Natur der Erregungswelle im Myokard des Hundes. Pflügers Arch. 253, 152 (1951). — SCHÄFER, K. E.: Die Beeinflussung der Psyche und der Erregungsabläufe im peripheren Nervensystem unter langdauernder Einwirkung von 3% CO_2. Pflügers Arch. 251, 716 (1949). — SCHELLONG, F.: Über die Stärke der Erregung und ihre Beziehungen zur Erregbarkeit und zum Fortschreiten der Erregung. Z. Biol. 82, 174 (1925). ~ Über die Erregungsfortpflanzung im ungedehnten und im gedehnten Herzmuskel, mit Bemerkungen über die Fortpflanzung des Reizes. Z. Biol. 82, 451 (1925). — SCHEMINZKY, F.: Die „funktionelle Polarität" im Froschrückenmark, eine neue Gesetzmäßigkeit in der Physiologie des Zentralnervensystems. Pflügers Arch. 243, 439 (1940). ~ Stromwirkung und Feinstruktur im ZNS. Naturwiss. 1943, 288. ~ Galvanonarkose, galvanischer Krampf und die Frage der „funktionellen Polarität". Experientia (Basel) 4, 63 (1948). — SCHEMINZKY, F., FR. SCHEMINZKY u. F. BUKATSCH: Elektro-Taxis, Elektro-Tropismus, Elektro-Narkose und verwandte Erscheinungen. Tabulae biologicae 19, Cellulae, Teil II (1941). — SCHERF, D., M. M. SCHARF and M. F. GOCKLEN: Effect of stretch and pressure on stimulus formation in the dogs auricle. Proc. Soc. Exper. Biol. a. Med. 70, 708 (1949). — SCHMIDT, H.: Pathogenese, Therapie und Prophylaxe des Tetanus. Marburg 1952. — SCHMIDT, W. J.: Molekulare Bauweisen tierischer Zellen und Gewebe. Naturwiss. 1938, 481. ~ Die Doppelbrechung des Protoplasmas und ihre Bedeutung für die Erforschung seines submikroskopischen Baues. Erg. Physiol. 44, 27 (1941). — SCHMITT, F. O., R. S. BEAR and K. J. PALMER: X-ray diffraction studies on the structure of the nerve myelin sheath. J. Cellul. a. Comp. Physiol. 18, 31 (1941). — SCHMITT, F. O., and A. R. T. DENUES: Physical properties of protoplasm. Annual Rev. Physiol. 10, 1 (1948). — SCHMITZ, W., u. H. SCHAEFER: Zum Mechanismus der Polarisationskapazität am Nerven. Pflügers Arch. 232, 20 (1933). ~ Der Aktionsstrom des polarisierten Nerven. Pflügers Arch. 232, 713 (1933). ~ Ladekurve, Ladezeit und Latenzzeit der Aktion bei elektrischer Nervenreizung. Pflügers Arch. 233, 229 (1933). ~ Die Wirkung elektrischer Reize auf die Nervenmembran. Pflügers Arch. 234, 481 (1934). — SCHMITZ,

W., u. W. WIEBE: Zur Frage der mechanischen Nervenreizung. Pflügers Arch. **240**, 289 (1938). — SCHOEPFLE, G. M.: The effect of subthreshold stimuli on the spontaneous oscillations in excitability of nerve fibers. J. Cellul. a. Comp. Physiol. **19**, 1 (1942). ~ The role of polarization in electrical excitation of nerve. J. Cellul. a. Comp. Physiol. **22**, 199 (1943). ~ Nerve impedance in relation to excitation. J. Cellul. a. Comp. Physiol. **24**, 99 (1944). ~ Electronic potentials elicited by threshold stimuli from sheethfree nerve at different temperatures. Amer. J. Physiol. **163**, 229 (1950). — SCHÜTZ, E.: Elektrophysiologie des Herzens bei einphasischer Ableitung. Erg. Physiol. **38**, 493 (1936). — SEELICH, F.: Zur Frage der narkotischen Erregung und der narkotischen Lähmung. Erg. Physiol. **44**, 424 (1941). — SEGAL, J., u. A. WOLF: Elemente einer Theorie der Nervenerregung. IV. Die Natur der Säurealteration von Proteinen. Wiss. Z. Humboldt-Univ. Berlin, Math.-naturwiss. Reihe 4, 235 (1955). — SELBACH, H.: Der generalisierte Krampfanfall als Folge einer gestörten Regelkreisfunktion. Ärztl. Wschr. **1954**, 845. — SEITZ, R.: Zur konstriktorischen und dilatorischen Innervation der Augenhintergrundgefäße von Kaninchen. Acta neurovegetativa (Wien) **10**, 209 (1954). — SELYE, H.: Stress Syndrome and the Diseases of adaptation. Montreal 1950. ~ Annual report on stress. Montreal 1951. — SHANES, A. M.: Potassium movement in relation to drug and ion action in nerve. Biol. Bull. **99**, 309 (1950). ~ Factors in nerve functioning. Federat. Proc. **10**, 611 (1951). ~ Electrical phenomena in nerve. J. Cellul. a. Comp. Physiol. **38**, 17 (1951). — SHANES, A. M., and D. E. S. BROWN: The effect of metabolic inhibitors on the resting potential of frog nerve. J. Cellul. a. Comp. Physiol. **19**, 1 (1942). — SIDMAN, R. L., and M. SINGER: Stimulation of forelimb regeneration in the newt, triturus viridescens, by a sensory nerve supply isolated from the central nervous system. Amer. J. Physiol. **165**, 257 (1951). — SJÖSTRAND, F. S.: The lamelled structure of the nerve myelin sheath as revealed by high resolution electron microscopy. Experientia (Basel) **9**, 68 (1953). — SMEDT, J. E. DE: Étude expérimentale de la dégénérescence wallérienne et de la réinnervation du muscle squelettique. I. Évolution de la constante de temps d'excitation. Arch. internat. Physiol. **58**, 23 (1950). ~ II. Évolution de la constante de temps d'accomodation. Arch. internat. Physiol. **58**, 125 (1950). ~ Pathogénie de la fibrillation du muscle squelettique dénervé. Acta neurol. et psychiatr. belg. **50**, 179 (1950). ~ Les propriétés électrophysiologiques du muscle squelettique au cours de la dégénérescence wallérienne, et dans le cas d'une atrophie non wallérienne (résection tendineuse). Arch. internat. Physiol. **57**, 98 (1949). — SMITH, S. M., H. O. BROWN, J. E. P. TOMAN and L. S. GOODMAN: The lack of central effects of d-tubocurarine. Anaesthesiology **8**, 1 (1947). — SÖLLNER, K.: Über Mosaik-Membranen. Biochem. Z. **244**, 370 (1932). — SOERING, K.: Novocain — seine Wirkung und Anwendung. Pharmazie **4**, 355 (1949). — SOLANDT, D. Y.: The effect of potassium on the excitability and resting metabolism of frog's muscle. J. of Physiol. **86**, 162 (1936). — SOLANDT, D. Y., and J. W. MAGLADERY: A comparision of effects of upper and lower motor neurone lesions on skeletal muscle. J. of Neurophysiol. **5**, 373 (1942). — SOLANDT, D. Y., R. C. PARTRIDGE and J. HUNTER: The effect of skeletal fixation on sceletal musle. J. of Neurophysiol. **6**, 17 (1942). — STÄMPFLI, R.: Neuere Theorie der Nervenleitung. In: Die Chemie und der Stoffwechsel des Nervengewebes, S. 109. Berlin-Göttingen-Heidelberg 1952. — STAPP, P.: Efficiency of electrical energy production by surviving frog-skin measured by jodine coulometer. Proc. Soc. Exper. Biol. a. Med. **46**, 382 (1941). — STÖRRING, G. E.: Gedächtnisverlust durch Gasvergiftung. Leipzig 1936. — STURKIE, P. D.: Abnormal electrocardiograms of chickens produced by potassium deficienty and effects of certain drugs on the abnormalities. Amer. J. Physiol. **162**, 538 (1950). — SUCHI, T.: Experiments on electrical resistance of the human epidermis. Jap. J. Physiol. **5**, 75 (1955). — SVAETICHIN, G.: Analysis of action potentials from single spinal ganglion cells. Acta physiol. scand. (Stockh.) **24**, Suppl. 86, 23 (1951). ~ The cone action potential. Acta physiol. scand. (Stockh.) **29**, Suppl. 106, 565 (1953). — SYKES, J. F., and L. A. MOORE: Lesions of the Purkinje network of the bovine heart as a result of potassium deficiency. Arch. of Path. **33**, 467 (1942). — SZENTÁGOTHAI-SCHIMERT, J.: Die Bedeutung des Faserkalibers und der Markscheidendicke im ZNS. Z. Anat. **111**, 201 (1941).

TAKEUCHI, T., u. I. TASAKI: Übertragung des Nervenimpulses in die polarisierten Nervenfasern. Pflügers Arch. **246**, 32 (1942). — TASAKI, I.: The strength-duration relation of the normal, polarised and narcotized nerve fiber. Amer. J. Physiol. **125**, 367 (1939). — TAYLOR, D. B.: Some basic aspects of the pharmacology of synthetic curariform drugs. Pharmacol. Rev. **3**, 412 (1951). — TAYLOR, R. E.: The contractile process is not associated with potential changes. J. Cellul. a. Comp. Physiol. **42**, 103 (1953). — THIESSEN, P. A., D. BEISCHER u. H. Frhr. v. GILLHAUSEN: Molekulare Schichten als Dielektrika hoher Durchschlagsfestigkeit. Naturwiss. **1940**, 265. — THÖRNER, W.: Weitere Untersuchungen über die Ermüdung des markhaltigen Nerven: Die Ermüdung und die Erholung unter Ausschluß von Sauerstoff. Z. allg. Physiol. **10**, 351 (1910). ~ Die Erstickung und Ermüdung des Warmblüternerven und ihre Beeinflussung durch die Temperatur. Z. allg. Physiol. **12**, 264 (1912). ~ Über das Erregungsstadium der Erstickung und Narkose. Pflügers Arch. **204**, 747 (1924). — TOBIAS,

J. M.: Qualitative Observations on visible changes in single frog, squid and other axones subjected to electrical polarisation. Implications for excitation and conduction. J. Cellul. a. Comp. Physiol. **37**, 91 (1951). — TONI, G.: Registrazione del potenziale di azione di muscoli lisci embrionali coltivati in vitro. Boll. Soc. ital. Biol. sper. **26**, 1108 (1950). — TONUTTI, E.: Toxische Gewebeschäden, Entstehungsmechanismus und Folgerungen. Langenbecks Arch. u. Dtsch. Z. Chir. **264**, 61 (1950). ~ Zum Problem des Mechanismus der Diphtherie-Toxin-Wirkung. Behringwerk-Mitteilungen, Heft 25, S. 92., 1952. — TOWER, S. S.: The reaction of muscle to denervation. Physiologic. Rev. **19**, 1 (1939). — TRAUTWEIN, W.: Elektrophysiologische Untersuchungen der Herzmuskelfaser bei der akuten Herzinsuffizienz. Verh. dtsch. Ges. Kreislaufforsch. **1950**, 171. ~ Über die Veränderungen der elementaren Daten der elektrischen Erregungswelle des Herzens bei der Insuffizienz des Myokards. Pflügers Arch. **252**, 573 (1950). ~ Die Wirkung des Strophanthins auf die elektrische Erregungswelle des insuffizierten Säugetierherzens. Arch. exper. Path. u. Pharmakol. **212**, 155 (1950). — TRAUTWEIN, W., and J. DUDEL: Aktionspotential und Mechanogramm des Katzenpapillarmuskels als Funktion der Temperatur. Pflügers Arch. **260**, 104 (1954). — TRAUTWEIN, W., u. U. GOTTSTEIN: Potentialmessungen am Reizentstehungsort des Herzmuskels. Naturwiss. **40**, 443 (1953). — TRAUTWEIN, W., U. GOTTSTEIN u. J. DUDEL: Der Aktionsstrom der Myokardfaser im Sauerstoffmangel. Pflügers Arch. **260**, 40 (1954). — TRAUTWEIN, W.. U. GOTTSTEIN u. K. FEDERSCHMIDT: Der Einfluß der Temperatur auf den Aktionsstrom des exzidierten PURKINJE-Fadens. Pflügers Arch. **258**, 243 (1953). — TRAUTWEIN, W., u. P. N. WITT: Der Einfluß des Strophanthins auf das Ruhe- und Aktionspotential der geschädigten Herzmuskelfaser. Arch. exper. Path. u. Pharmakol. **216**, 197 (1952). — TRAUTWEIN,W., u. K. ZINK: Über Membran- und Aktionspotentiale einzelner Myokardfasern des Kalt- und Warmblüterherzens. Pflügers Arch. **256**, 68 (1952). — TRAUTWEIN, W., K. ZINK u. K. KAYSER: Über Membran- und Aktionspotentiale einzelner Fasern des Warmblüterskeletmuskels und ihre Veränderung bei der Ischämie. Pflügers Arch. **257**, 20 (1953).— TRURNIT, H. J.: Die Wirkung von Strychnin und anderen Giften auf das isolierte Kaltblüterrückenmark. Pflügers Arch. **243**, 562 (1940). ~ Über monomolekulare Filme an Wassergrenzflächen und über Schichtfilme. Fortschr. Chem. organ. Naturstoffe **4**, 347 1945).

UMRATH, K., u. H. F. HELLAUER: Das Vorkommen der sensiblen Substanz und von Aktionssubstanzen abbauender Fermente. Pflügers Arch. **250**, 737 (1948). — UNGAR, G.: Les substances histaminiques et la transmission chimique de l'influx nerveux. L'histaminergie normale et pathologique. Paris 1937. — USSING, H. H.: Transport of ions across cellular membranes. Physiologic Rev. **29**, 127 (1949). — USSING, H. H., u. K. ZERAHN: Aktive transport of sodium as the source of electric current in the short-circuited isolated frog skin. Acta physiol. scand. (Stockh.) **23**, 110 (1951).

VASSILIEV, L. L.: Elektrotonische Wiederherstellung geschädigter Nervenfunktionen. Trudy Inst. Iznĉ. Mosga Bechterev **7**, 9 (1937).

WAGNER, R.: Probleme und Beispiele biologischer Regelung. Stuttgart 1954. — WEIDMANN, S.: Über eine vierte Aktionssubstanz des Nerven. Experientia (Basel) **1**, 61 (1945). ~ Elektrophysiologie der Herzmuskelfaser. Bern u. Stuttgart 1956. — WEIGMANN, R., u. G. SCHINDEWOLF: Zur Wirkung des Kohlendioxyds auf die Schmerz- und Druckempfindung der Haut. Pflügers Arch. **258**, 315 (1954). — WEIL-MALHERBE, H.: Der Energiestoffwechsel des Nervengewebes und sein Zusammenhang mit der Funktion. In: Die Chemie und der Stoffwechsel des Nervengewebes. Berlin-Göttingen-Heidelberg 1952. ~ Die Funktion der Glutaminsäure im Nervengewebe. Naturwiss. **1953**, 545. — WELTZ, G. A.: Über den Einfluß der Atmung auf den Kreislauf. Verh. dtsch. Ges. Kreislaufforsch. **1940**, 64. — WENDT, L.: Die Muskelzelle, ihre Funktion und ihre Regulationen. Leipzig 1946. — WERZ, R. v.: Wirkungsmechanismus der Lokalanaesthetika. Arch. exper. Path. u. Pharmakol. **190**, 171 (1938). — WEVER, E. G., and CH. W. BRAY: A comperative study of the electrical responses of the ear. Proc. Amer. Philos. Soc. **78**, 407 (1937). — WHITTERIDGE, D.: The transmission of impulses through the ciliary ganglion. J. of Physiol. **89**, 99 (1937). — WILBRANDT, W.: Die Kinetik des Ionenaustauschs durch selektiv ionenpermeable Membranen. Pflügers Arch. **246**, 274 (1943). ~ Permeabilitätsprobleme. Arch. exper. Path. u. Pharmakol. **212**, 9 (1950). — WILLIAMSON, R. R.: A theory of electrical polarity in cells. Bull. Math. Biophysics **4**, 101 (1942). — WILLIAMSON, R. R., and J. BLOCH: A theory of electrical polarity in cells. Bull. Math. Biophysics **4**, 83 (1942). — WILLS, J. H.: Sensitization of the submaxillary gland to acetylcholine by section of the chorda tympani. Amer. J. Physiol. **135**, 523 (1942). — WILSON, I. B., and M. COHEN: The essentiality of acetylcholinesterase in conduction. Biochem. et Biophysica Acta **11**, 147 (1953). — WILSON, I. B., and D. NACHMANSOHN: The generation of bioelectric potentials. In: Ion transport across membranes, S. 35. 1954. — WINTERSTEIN, H.: Die Automatie der Atmung. Arch. internat. Pharmacodynamie **73**, 302 (1946). ~ Konstante Stromwirkung und „funktionelle Polarität". Experientia (Basel) **4**, 60 (1948). ~ The "reaction theory" of respiratory regulation. Experientia (Basel) **5**, 221 (1949). ~ Über die Erregbarkeit der Atmungszentren. Pflügers Arch. **259**, 241 (1954). — WOEBER, K.: Spannungsmessungen an Geweben. Strahlenther. **77**, 265 (1949); **78**, 287 (1949). — WOEBER, K., u. H. HOGREBE: Spannungsmessungen an Geweben. Strahlenther. **76**, 468 (1947). — WOODBURY, J. W.: Direct membrane resting and action potentials from single myelinated nerve fibers. J. Cellul. a. Comp. Physiol. **39**, 323 (1952). — WOODBURY, L. A., J. W. WOODBURY and H. H. HECHT: Membrane resting and action potentials of single cardiac muscle fibers. Circulation (New York) **1**, 264 (1950). — WORONZOW, D. S.: Über die Einwirkung des konstanten Stromes auf den alterierten Nerven. Pflügers Arch. **216**, 32 (1927). — WRIGHT, M. K., W. K. ANDREW and J. JACOBSON: Observations on strychninised isolated cortex. EEG Clin. Neurophysiol. **6**, 635 (1954). — WRIGHT, E. A., R. S. MORGAN and G. P. WRIGHT: The site of action of the tetanus toxin in local tetanus. Lancet **1952 II**, 316. — WUHRMANN, F.: Myocarditis-Myocardose-Myocardie. Cardiologia (Basel) **17**, 301 (1950).

YOUMANS, W. B., A. J. KARSTENS and K. W. AUMANN: Effect of vagotomy and of sympathectomy on the sensitivity of intestinal smooth muscle to adrenaline. Amer. J. Physiol. **137**, 87 (1942).

ZAIMIS, E. J.: The action of decamethonium on normal and denervated mammalian muscle. J. of Physiol. **112**, 176 (1951). — ŽUPANČIČ, A. O.: The mode of action of acetylcholine. Acta physiol. scand. (Stockh.) **29**, 63 (1953).

Nachträge

von F. Wöhler-Freiburg i. Br.

Zu dem Beitrag „Heilmeyer und Weissbecker: Funktion und Stoffwechsel der Schwermetalle" (S. 1—87).

Zu Seite 4, II. Das Eisen. Da in der seit Abfassung des Kapitels über den Eisenstoffwechsel bis zur Drucklegung verstrichenen Zeitspanne eine außerordentlich große Zahl von Arbeiten über dieses Gebiet erschienen ist, die eigentlich eine Neufassung erforderlich machte, soll in einem Literaturnachtrag wenigstens die Möglichkeit gegeben werden, sich über diese Arbeiten zu orientieren. Einige grundlegende neue Erkenntnisse erscheinen jedoch so wichtig, daß eine kurze Darstellung notwendig ist. So ergaben Untersuchungen von Heilmeyer, Wöhler und Keiderling[1] neue Vorstellungen über die Resorption von Eisen aus dem Magen-Darmtrakt. Im Gegensatz zu Granick[2] konnte nämlich gezeigt werden, daß physiologischerweise eine Vermehrung des Ferritins in der Mucosazelle gleichbedeutend mit einer vermehrten Eisenaufnahme des Organismus ist. Bei Meerschweinchen kam es nach einmaliger oraler Gabe von 15 mg Ferro-Ionen zu einem vorübergehenden Anstieg der Ferritineisenfraktion von Magen, Duodenum und Dünndarm. Parallel dieser Zunahme ließ sich eine Vermehrung des Ferritin- und Hämosiderineisens in der Leber als Ausdruck der verstärkten Eisenresorption nachweisen. Im Dauerversuch bei täglicher oraler Eisengabe von Fe-II-Ionen (15 mg) bis zu 28 Tagen ließ sich während der Zeit der höchsten Ferritinwerte im Magen, Duodenum und Dünndarm eine Eisenzunahme in der Leber als Zeichen der stattgehabten Resorption nachweisen. Vom 14. Tage ab fand sich keine weitere Eisenzunahme in den Organen, was als Zeichen einer Absättigung des Organismus angesehen werden kann, die mit einer Verminderung der Resorption einhergeht. Gleichzeitig sanken zu diesem Zeitpunkt die Ferritinwerte im Magen, Duodenum und Dünndarm wieder ab. Auch in Resorptionsversuchen mit radioaktivem Eisen unter gleichzeitiger Bestimmung des Ferritins wurde gefunden, daß zur Zeit des höchsten Ferritingehaltes im Duodenum am 10. Tage der Eisenfütterung noch eine deutliche Eisenresorption stattfindet. Aber auch nach 14tägiger Eisenfütterung wurde noch Radioeisen resorbiert. Diese Versuchsergebnisse lassen erkennen, daß nicht ein Mucosablock die weitere Aufnahme von Eisen verhindert, sondern eine noch unbekannte Regulation der Eisenaufnahme vorhanden sein dürfte. Die Versuche ergaben aber eindeutig, daß das Ferritin bei der Eisenresorption aus dem Magen-Darmkanal als Vermittler dient, denn wurde viel Eisen aufgenommen, so fand sich viel Ferritin, wurde wenig aufgenommen, so war auch das Ferritin verringert. Neben Ferritin konnte aber in der Dünndarmschleimhaut auch Hämosiderin nachgewiesen werden, welches in der Lamina propria bzw. dem Interstitium der Zotten abgelagert wurde. Es nahm deutlich mit dem gesteigerten Eisenangebot zu. Dabei wird zunächst nur chemisch nachweisbares Hämosiderin gebildet, bei gesteigerter Resorption ist es dann auch histochemisch nachweisbar. Dieser Befund macht

---

[1] Heilmeyer 1957; Wöhler, Heilmeyer, Emrich und S. H. Kang 1957; Heilmeyer, Wöhler und Keiderling 1957 (noch unveröffentlicht).
[2] Granick 1946.

es wahrscheinlich, daß zwischen der Funktion des Ferritins in den Mucosazellen und der Eisenspeicherung im Interstitium bzw. Lamina propria ein Zusammenhang im Sinne einer Funktionseinheit besteht, wie sie im folgenden Schema dargestellt wird.

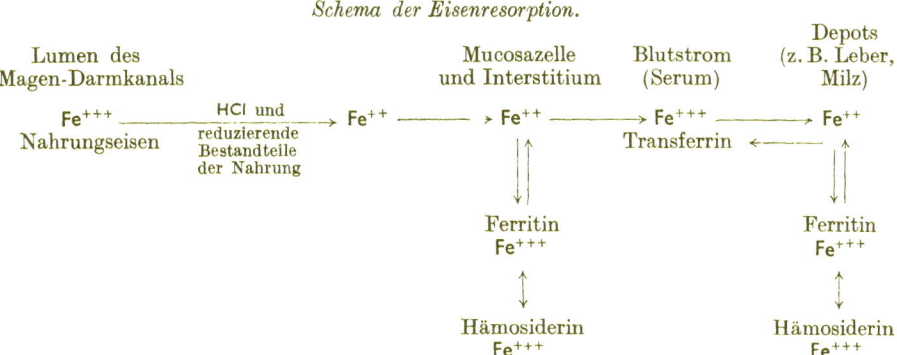

Schema der Eisenresorption.

Die Tatsache, daß außer dem Duodenum und Dünndarm auch die Magenschleimhaut bei oraler Eisenverabreichung Ferritin aufbaut, ließ vermuten, daß auch der Magen bei der Eisenresorption beteiligt ist. Nach Unterbindung des Pylorus und Abtrennung des Duodenums wurde daher Meerschweinchen 30 mg Ferro-Eisen intrastomachal verabreicht. Es erfolgte ein sehr starker Ferritinanstieg in der Magenschleimhaut und auch in der Leber. Eine Bestätigung erfuhren diese Versuche durch Untersuchungen mit radioaktivem Eisen. Damit wurden frühere Befunde von HAHN und Mitarbeitern[1] sowie von VAHLQUIST und NEANDER[2], welche bereits eine Eisenresorption des Magens fanden, bestätigt.

Wie berichtet, nimmt bei Entzündungen ebenso wie beim Infekt das Ferritin in Milz und Leber ab, wobei es zu histochemisch sichtbaren Eiseneinlagerungen kommt. Eine Erklärung dieser Erscheinung konnte bisher nicht gegeben werden. MAZUR und Mitarbeiter[3] sowie BIELIG und BAYER[4] zeigten mittels in vitro-Versuchen, daß durch reduzierende Substanzen das Ferritin abgebaut wird und Ferro-Ionen in Freiheit gesetzt werden. Untersuchungen am Meerschweinchen mit Cysteingaben und gleichzeitiger Eisenverabreichung offenbarten, daß das Ferritin in den Organen absinkt oder wenigstens nicht ansteigt, während das Nicht-Ferritineisen (Hämosiderin) in der Leber und Milz bedeutend zunimmt. Histochemisch wurde dabei eine große Menge Hämosiderin in der Milz abgelagert. Eine verstärkte Eisenresorption war in diesem Falle nicht mit einer Vermehrung des Ferritins im Magen-Darmtrakt verbunden, da durch die wahrscheinlich schnelle Reduktion des Ferritineisens ein Anstieg dieser Fraktion verhindert wurde. Da das Angebot der auf diese Art schneller freigesetzten Ferro-Ionen die Aufnahmefähigkeit des Organismus in der Zeiteinheit zu übersteigen schien, kam es dann zu ausgeprägten histochemisch nachweisbaren Hämosiderinablagerungen in den Dünndarmzotten. Ein ähnliches Verhalten wurde auch unter SH-Glutathion gesehen. Es erscheint somit möglich, daß im „angeregten Zustand des Eisenstoffwechsels", z. B. beim Infekt durch Aktivierung von Sulfhydrylverbindungen, eine Umwandlung des Eisens von Ferritin zu Hämosiderin erfolgt. Denselben Effekt kann man auch durch große Gaben von Ascorbinsäure erreichen.

---

[1] HAHN, BALE, ROSS, BALFOUR und WHIPPLE 1943.
[2] VAHLQUIST, NEANDER und NEANDER 1945.
[3] MAZUR, BAEZ und SHORR 1952.
[4] BIELIG und BAYER 1955.

Auch die Frage der Eisenresorption unter dem Infekt konnte von HEIL-MEYER und Mitarbeitern durch Versuche mit radioaktivem Eisen und gleichzeitige Bestimmung des Ferritin- und Hämosiderineisengehaltes in den Organen dahingehend geklärt werden, daß tatsächlich unter dem Infekt eine vermehrte Resorption stattfindet[1].

Als Ursache der Serumeisenerhöhung bei der Hepatitis und anderen entzündlichen Lebererkrankungen wurde als Hypothese die Möglichkeit einer Freisetzung von Ferritineisen aus der geschädigten Leberzelle diskutiert. Mit Hilfe einer serologischen Methode[2] bzw. durch eine Auskristallisation mittels Cadmiumsulfat[3] konnte neuerdings tatsächlich die Anwesenheit von Ferritin im Serum von Hepatitiskranken bzw. bei Krankheiten mit schwerer Leberzellschädigung nachgewiesen werden. Es muß demnach angenommen werden, daß die Erhöhung des Serumeisens bei Lebererkrankungen einmal auf der Freisetzung von Depoteisen, in erster Linie des Ferritins, und wahrscheinlich auch der mangelnden Speicherungsmöglichkeit der geschädigten Leber für etwa noch resorbiertes Eisen beruht.

Neuere Untersuchungen über den Plasmaeisenumsatz mittels Fe^{59} ließen erkennen, daß eine Verzögerung des Eisenabstromes aus dem Blutplasma dann eintritt, wenn die erythropoetische Aktivität des Knochenmarkes durch ionisierende Strahlen gebremst[4-6] oder dem Körper vermehrt Eisen zugeführt wird[4,5]. Weiterhin zeigte sich, daß die Geschwindigkeit des Eisenabstromes aus dem zirkulierenden Blutplasma nicht allein vom Eisenbedarf der blutbildenden Gewebe und der Zellhämine abhängig ist, sondern auch durch die Eisenavidität des RES z. B. beim Infekt mitbedingt wird[4,7]. Auch die exogene Zufuhr von Thyroxin erhöhte den Plasmaeisenumsatz wohl als Folge der Aktivierung der Erythropoese[4], ebenso der Aufenthalt in großer Höhe[5]. Eine Hemmung konnte durch Methyl-mercapto-imidazol über die Bremsung der Erythropoese erreicht werden[4]. In den klinischen Beobachtungsfällen bei Anämien mit gesteigerter erythropoetischer Aktivität wie auch beim akuten und chronischen Infekt und bei neoplastischen Krankheitsprozessen wurden in der Mehrzahl der Fälle erhöhte Werte angetroffen[4,5,8]. Bei Knochenmarksfibrose und aplastischer Anämie hingegen war der Plasmaeisenumsatz herabgesetzt[4,5,9].

Untersuchungen des Erythrocyteneisenumsatzes ergaben eine erhöhte Utilisation vor allem bei Eisenmangel[4,5] und nach Verbrennungen[10]. Der vermehrte Einbau von radioaktivem Eisen in die Erythrocyten ist nicht nur durch die erythropoetische Aktivität, sondern auch durch die Verminderung des Plasmaeisenpools bedingt. Durch die Verminderung des Eisenpools resultiert eine höhere spezifische Aktivität des dem Knochenmark zuströmenden Eisens und kann dadurch einen vermehrten Eiseneinbau vortäuschen. Das Umgekehrte findet sich beim stark erhöhten Eisenpool bei der Hämochromatose.

So erfolgte die Fe^{59}-Inkorporation bei der Eisenmangelanämie beschleunigt und gesteigert[11,12]. Uneinheitlich ist die Fe^{59}-Inkorporation bei akuten und chronischen Infekten und bei neoplastischen Krankheitszuständen. Die Werte sind

---

[1] HEILMEYER, KEIDERLING und WÖHLER 1957 (noch unveröffentlicht).
[2] REISSMANN und DIETRICH 1956.
[3] HEILMEYER und WÖHLER 1957 (noch unveröffentlicht).
[4] HEILMEYER und KEIDERLING 1956, KEIDERLING, SCHMIDT und LEE 1956.
[5] v. HEVESY 1957.
[6] BELCHER, GILBERT und LAMERTON 1954.
[7] v. HEVESY 1955.   [8] PETERSON 1953.
[9] LANINI 1955, FRANKE, HARDERS, v. MULKEN und ROBERT 1954.
[10] DAVIS, ALPEN und DAVIS 1955.
[11] HEILMEYER und KEIDERLING 1956, KEIDERLING, SCHMIDT und LEE 1956.
[12] v. HEVESY 1957, KUNKEL, MOOSS, SCHMERMUND und GOLDECK 1954.

teils herabgesetzt, teils im Normbereich. Häufig erfolgt dabei der Eiseneinbau in die Erythrocyten verzögert[1, 2].

Zur Pathogenese der essentiellen Lungenhämosiderose liegen wichtige neue Ergebnisse vor. Bekanntlich tritt diese Erkrankung klinisch durch ihre Eisenmangelanämie in Erscheinung, die ihre Ursache darin findet, daß das infolge wiederholter Blutungen in die Lunge dort abgelagerte Eisen nicht mehr für die Erythropoese verwertet werden kann. Das histochemisch nachweisbare Eisen findet sich in den Alveolarepithelien, den mononucleären Phagocyten (Siderophagen) innerhalb der Alveolen sowie vor allem in den elastischen Fasern der Blutgefäße. Es wird nun angenommen, daß die Zerreißung der elastischen Fasern Folge einer Degeneration sei, die darauf beruhe, daß in ihnen eine Anreicherung saurer Mucopolysaccharide stattfindet[3]. Dadurch komme es zur Erweiterung und Brüchigkeit der Capillarwände und damit zum Durchtritt von Erythrocyten bzw. zu Lungenblutungen. Das aus dem Hämoglobin freiwerdende Eisen soll nun infolge der starken Eisenbindungsfähigkeit der sauren Mucopolysaccharide in den elastischen Fasern festgehalten werden und dadurch dem Organismus nicht mehr zur Verfügung stehen.

Auch die Möglichkeit eines unbekannten Agens als Ursache der essentiellen Lungenhämosiderose, welches Autoantikörper hervorrufen könne, wurde diskutiert[5]. Die Antigen-Antikörperreaktion soll dann in den Lungen zu einer Erweiterung der Capillaren, Brüchigkeit ihrer Wände und im Gefolge davon zu Blutungen führen. Auch die Unmöglichkeit der Wiederverwertung des Hämosiderins soll auf der Antigen-Antikörperreaktion beruhen.

Da in einem Fall an eine hämolytische Anämie gedacht wurde, führte man eine Splenektomie durch, und überraschenderweise kam es danach zu einer Besserung des Krankheitsbildes[4].

Die bei dieser Erkrankung durchgeführten Kreislaufuntersuchungen zeigten, daß im kleinen Kreislauf, wohl als Folge der essentiellen Lungenhämosiderose, eine Hypertonie besteht[5].

Interessante Ergebnisse zur Ätiologie der Hämochromatose erbrachte eine Zusammenstellung von über 700 Fällen[6]. Dabei fand sich, daß an der familiären Häufung dieser Erkrankung im Sinne einer Erblichkeit kein Zweifel mehr bestehen kann. Bei über 20% der Familienangehörigen manifester Fälle wurde ein Serumeisenspiegel von über $150\,\gamma$-% gefunden. In diesem Zusammenhang erscheint von besonderer Wichtigkeit der Bericht über 3 an Hämochromatose erkrankte Brüder, bei denen in 2 Fällen durch Sektion die Diagnose bestätigt wurde. Je 2 Söhne der beiden verstorbenen Patienten haben Serumeisenwerte von 160 bis $228\,\gamma$-%[7].

Therapeutisch wurde versucht, durch Dinatrium-Calcium-Versenat[8], Dioxyäthylglycin[9] und durch Äthylendiamintetraessigsäure[10] eine erhöhte Eisenausscheidung bei dieser Erkrankung zu erreichen. Für die beiden letztgenannten Mittel scheint eine vermehrte Eisenausscheidung durch den Urin einzutreten, inwieweit die erhöhte Eisenausscheidung durch den Stuhl nicht nur Folge einer

---

[1] HEILMEYER und KEIDERLING 1956, KEIDERLING, SCHMIDT und LEE 1956.
[2] JEFFREY, FREUNDLICH, JACKSON und WATSON 1955.
[3] PROBST 1955.
[4] STEINER 1954.
[5] HALMGÁYI, FELKAI, SÖVÉNYI, WEBER, CZIPOTT, KOVÁCS und STEINER 1956.
[6] FINCH und FINCH 1955.
[7] KAPPELER 1956.
[8] FIGUEROA, ADAMS, DAVIS und BASSETT 1955.
[9] PALMIERI und GIACCA 1955.
[10] GISINGER und PUXKANDL 1955.

verminderten Resorption ist, muß wohl offengelassen werden. Sicher erscheint jedoch, daß die Aderlaßtherapie bei der Hämochromatose mit Reinfusion des Plasmas nach wie vor die Methode der Wahl darstellt.

Literatur zum Nachtrag „Eisen".

AGARWAL, S. C., and S. S. MISRA: Beobachtungen über die Höhe der ungesättigten Eisenbindungskapazität, der Gesamteisenbindungskapazität und des prozentualen Sättigungsgrades bei pathologischen Zuständen. Indian J. Med. Res. **43**, 403—409 (1955). — ASCHKENASY, A., et E. RENIER: Klinische Untersuchungen über das Serumeisen und die enterale Resorption des Eisens unter dem Einfluß von Cortison und ACTH. Sang **25**, 31—41 (1954). — AUSTONI, M. E.: Autoradiographische Untersuchungen über die Fe^{59}-Aufnahme durch erythroide Zellen im Rattenknochenmark. Proc. Soc. Exper. Biol. a. Med. **85**, 48—51 (1954). ~ Zytoautoradiographische Untersuchungen über die Verwertung des Fe^{59} seitens der unreifen Erythroblasten des Rattenknochenmarks. Wien. Z. inn. Med. **35**, 151 (1954). BADENOCH, J., and S. T. CALLENDER: Der Eisenstoffwechsel bei der Steatorrhoe. Die Anwendung von radioaktivem Eisen in Bezug auf seine Resorption und Utilisation. Blood **9**, 123—133 (1954). — BAGCHI, K., and S. CHOWDHURY: Die Rolle der Ascorbinsäure in der Absorption und Ausnutzung des Eisens. Indian J. Med. Sci. **8**, 856—862 (1954). — BAIRD, M. L., and D. A. PODMORE: Die intramuskuläre Eisentherapie bei der Eisenmangelanämie. Lancet **1954 II**, 942—946. — BECK, G. E.: Der Gehalt an Serumeisen in Beziehung zum Schilddrüsenhormon. Clin. latina (Torino) **3**, 56—67 (1953). — BECK, G. E., G. LANINI u. TH. BÉRAUD: Der Eisenstoffwechsel bei der Bleivergiftung. Helvet. med. Acta, Ser. A **22**, 442—445 (1955). — BELCHER, E. H., J. G. F. GILBERT and L. F. LAMERTON: Experimentelle Untersuchungen mit radioaktivem Eisen. Brit. J. Radiol. **27**, 387—392 (1954). — BENDA, L., H. ENGELHARDT u. E. RISSEL: Zur klinischen Bedeutung des Serumeisens für die Differentialdiagnose bei Leber- und Gallenwegserkrankungen. Wien. klin. Wschr. **1955**, 804 bis 808. — BERTE, B., L. HOLLÄNDER, E. UNDRITZ u. K. ZEHNDER: Serumeisenstudien bei Blutspendern. Schweiz. med. Wschr. **1955**, 936—939. — BEYREDER, J., u. F. SCHMIDT: Rationelle Eisentherapie: oral oder parenteral? Wien. med. Wschr. **1955**, 570—574. — BIELIG, H. J., u. E. BAYER: Eisenaustausch zwischen Proteinen, Modellversuche zur Eisenresorption und -speicherung im Tierkörper. Naturwiss. **42**, 466 (1955). — BILGER, R., H. REINDELL, H. SCHARPF, H. JUNG u. H. KILCHLING: Blutbild- und Serumeisenuntersuchungen bei sportlicher Höchstbelastung. Arzt u. Sport (Dtsch. med. Wschr. Nr 36) **2**, 25—30 (1954). — BODECHTEL, G., u. F. ERBSLÖH: Über neurologische Komplikationen bei der Hämochromatose. Z. inn. Med. **9**, 932—937 (1954). — BOTHWELL, T. H., and B. MALLETT: The determination of iron in plasma of Serum. Biochem. J. **59**, 599—602 (1955). — BOTHWELL, T. H., B. MALLETT, R. OLIVER and M. D. SMITH: Über die Unmöglichkeit der Bestimmung der Eisenabsorption auf Grund von Plasma-Radioeisenkurven. Brit. J. Haematol. **1**, 352—357 (1955). — BOUSSER, J., et G. PÉAN: Exogene posttransfusionelle Hämosiderose und Hämochromatose. Ann. Méd. **56**, 5—94 (1955). — BRÜGEL, H.: Über Beziehungen zwischen Mangelernährung und Eisenablagerung in der Leber. Acta hepatol. **3**, I/186—I/188 (1955). — BRÜGEL, H., u. H. PIETZONKA: Mangelernährung und Eisenablagerung in der Leber. Dtsch. med. Wschr. **1955**, 1002—1005. — BUTT, E. M., R. NUSSBAUM, T. C. GEMOUR and S. L. DIDO: Verteilung der Spurenmetalle bei Krankheiten, 1. Hämochromatose und refr. Anämie. Amer. J. Clin. Path. **26**, 225—242 (1956).

CHANUTIN, A., E. LENTZ and S. LUDEWIG: Die Wirkung von Phenylhydrazin und Röntgenganzbestrahlung auf den Abbau der Erythrocyten sowie auf den Eisengehalt des Serums. Amer. J. Physiol. **173**, 474—480 (1953). — CHRISTIAN, E. R.: Das Verhalten des Serumeisens bei verschiedenen Leberkrankheiten. Arch. Int. Med. **94**, 22 (1954). — COLEMAN, D. H., A. R. STEVENS jr., and C. A. FINCH: Die Behandlung der Eisenmangelanämie. Blood **10**, 567—581 (1955). — COSACK, G.: Hereditäre Arthro-Oncylo-Dysplasie mit Beckenhörnern (Turner-Kieser-Syndrom) in Verbindung mit Hyposiderämie. Z. Kinderheilk. **75**, 449—464 (1954). — COURMOUHS, M., u. E. GISINGER: Eisenmangel und Fettresorption. Wien Z.. inn. Med. **36**, 81—88 (1955). — CUCHI DE LA CUESTA, C.: Klinische Beobachtungen mit Fe^{II}-Salzen. Clin. y Laborat. **58**, 127 (1954).

DAVIES, D. M.: Sekundäre Hämochromatose. Lancet **1955 II**, 1064—1065. — DAVIS. M. W., E. L. ALPEN and A. K. DAVIS: Untersuchungen über Radioeisen-Utilisation und Erythrocytenlebensdauer bei Ratten nach Verbrennungen. J. Clin. Invest. **34**, 67—74 (1955). — DIBENEDETTO DELL'AQUILA, M., e V. MINERVA: „Vitamin T" und Darmresorption des Eisens. Weiterer Beitrag zur Wirkung von Folsäure und Vitamin B_{12}. Acta vitaminol. (Milano) **9**, 121—127 (1955). — DOROW, H., W. FIEBIG u. W. SCHWARTZKOPFF: Fraktionierte Gewebssaftuntersuchung. VII. Mitt.: Eisen- und Eiweißuntersuchungen im Serum und Gewebssaft bei Gesunden und bei Kranken mit Fallotscher Tetralogie und Eisenmenger-

Syndrom. Z. exper. Med. **124**, 326—335 (1954). — DUBACH, R., C. V. MOORE and S. CALLENDER: Studien über Eisentransport- und -stoffwechsel. IX. Messung der Eisenausscheidung mit Isotopen. J. Labor. a. Clin. Med. **45**, 599—615 (1955).

EHRENSTEIN, G. v., u. G. v. HEVESY: Embryonal Iron Turnover. Acta physiol. scand. (Stockh.) **38**, 2 (1956). — EVERETT, N. B., W. E. GARRET and B. S. SIMMONS: Die Bedeutung der Lymphgefäße für die Aufnahme und den Transport von Eisen. Amer. J. Physiol. **178**, 45—48 (1954).

FELDTHUSEN, U., u. N. A. LASSEN: Der Serumeisenspiegel nach Coronarverschluß und traumatischen Schäden. Acta. med. scand. (Stockh.) **150**, 53—62 (1954). — FIEBIG, W., H. DOROW, J. KREMPIEN u. W. SCHWARZKOPFF: Fraktionierte Gewebssaftuntersuchung. IX. Mitt.: Das Verhalten des Eisens im Serum und Gewebssaft nach intravenösen Belastungen und Eisenverbindungen unterschiedlicher Molekülgröße. Z. exper. Med. **127**, 30—38 (1956). — FIGUEROA, W. G., W. S. ADAMS, F. W. DAVIS and S. H. BASSETT: Die Wirkung von Dinatrium-Calcium-Versenat (Ca EDTA) auf die Eisenausscheidung beim Menschen. J. Labor. a. Clin. Med. **46**, 534—543 (1955). — FINCH, S. C., and C. A. FINCH: Idiopathische Hämochromatose, eine Eisenspeicherkrankheit. A. Der Eisenstoffwechsel bei der Hämochromatose. Medicine (Baltimore) **34**, 381—430 (1955). — FINEBERG, R. A., and D. M. GREENBERG: Ferritin-Biosynthese I: Kristallisation von Meerschweinchenferritin. J. of Biol. Chem. **214**, 91—95 (1955). ~ Ferritin-Biosynthese II: Beschleunigung der Synthese durch Gabe von Eisen. J. of Biol. Chem. **214**, 97—106 (1955). ~ Ferritin-Biosynthese III: Apoferritin, das Initialprodukt. J. of Biol. Chem. **214**, 107—113 (1955). — FISCHER, R., u. F. THEDERING: Präoperativer Einsatz von Kobalt-Eisen zur Behandlung des larvierten Eisenmangels. Chirurg **26**, 371—374 (1955). — FISHER, M., and R. BIGGS: Eisenmangel in der Schwangerschaft. Brit. Med. J. **1955**, No 4910, 385—386. — FRANKE, C., C. L. HARDERS, J. M. VAN MULKEN u. W. N. ROBERT: Einige Aspekte des Eisenstoffwechsels bei multiplem Myelom untersucht mittels radioaktiven Eisens. Neederl. Tijdschr. Geneesk. **1954**, 3377 bis 3383.

GAMERDINGER, G., u. H. PIETZONKA: Studien zum Problem der Siderose-Hämochromatose. Z. exper. Med. **127**, 325—337 (1956). — GIACOMASSO, P. P., u. L. RAVIZZA: Das Verhalten des Bluteisenspiegels und der Bluteiweißkörper nach peroraler Eisenaufnahme und nach Bluttransfusion bei einigen Krankheitsbildern. Arch. Sci. med. **99**, 51—77 (1955). — GISINGER, E.: Zur prognostischen Beurteilung der oralen Eisentherapie. Wien. med. Wschr. **1956**, 479—481. — GISINGER, E., u. H. PUXKANDL: Die Beeinflussung der renalen Eisen- und Kupferausscheidung. Wien. Z. inn. Med. **36**, 491 (1955). — GISINGER, E., u. E. E. REIMER: Zur Frage des Eisenmangels nach totaler Gastrektomie. Blut **1**, 250—254 (1955). — GÖLTNER, E. C.: Ferritin in der Placenta und in foetalen Organen. Arch. Gynäk. **1957** (im Druck). — GÖLTNER, E. C., u. G. STARK: Die Lokalisation des Ferritins in der Placentazelle. Arch. Gynäk. **1957** (im Druck). — GOLDECK, H.: Initiale und protrahierte Resorptionsleistung oraler Eisen^{II}- und -^{III}-Kombination. Med. Klin. **1954**, 1371—1373. ~ Orale Eisenbelastung mit Spätkontrollen des Serumeisens. Medizinische **1956**, 519—522. — GOLDECK, H., u. E. GADERMANN: Zum Eisenstoffwechsel nach Magenresektion. Ärztl. Wschr. **1954**, 39—40. — GOVAN, A. D. T.: Intramuskuläre Eisentherapie bei Schwangerschaftsanämie. Sang **26**, 236—241 (1955). — GRANICK, S.: Ferritin IX. Funktion des Ferritins bei der Regulation der Eisenresorption. J. of Biol. Chem. **164**, 737 (1946). — GRAZIANI, G., M. FUSCO e L. ROSSI: Serumeisen und Saturnismus. III. Mitt.: Der Bluteisenspiegel bei der beruflichen Bleivergiftung. Fol. med. (Napoli) **37**, 643—653 (1954). ~ Serumeisen und Bleivergiftung. IV. Mitt.: Die ungesättigte Fraktion von Plasmaprotein, die imstande ist, das Eisen bei der experimentellen Vergiftung zu binden. Fol. med. (Napoli) **38**, 1—10 (1955). — GRAZIANI, G., L. PECORA e L. ROSSI: Serumeisen und Bleivergiftung. V. Mitt.: Das Verhalten von Transferrin und freiem Protoporphyrin der Erythrocyten bei der gewerblichen Bleivergiftung. Fol. med. (Napoli) **39**, 217—231 (1956). — GREIF, S.: Untersuchungen über die Messung des Erythrocyten-Gesamtvolumens bei Eisenmangelzuständen. Med. Klin. **1954**, 1430—1432. — GUBLER, C. J.: Absorption and metabolism of iron. Science (Lancaster, Pa.) **123**, 87—90 (1956).

HAHN, P. F., W. F. BALE, J. F. ROSS, W. M. BALFOUR and G. H. WHIPPLE: Radioactive iron absorption by gastrointestinal tract: influence of anemia, anoxia and antecendent feeding distribution in growing dogs. J. of Exper. Med. **78**, 169 (1943). — HALMÁGYI, D., B. FELKAI, E. SÖVÉNYI, A. WEBER, Z. CZIPOTT, G. KOVÁCS u. B. STEINER: Der kleine Kreislauf bei essentieller Lungenhämosiderose. Z. Kreislaufforsch. **45**, 40—47 (1956). — HAWKINS, C. F.: Der Wert des Serumeisenspiegels in der Abschätzung der Wirkung von blutwirksamen Präparaten bei makrocytären Anämien. Brit. Med. J. **1955**, No 4910, 383—385. — HEIDEL, W.: Tagesrhythmische Serumeisen- und Eiweißschwankungen bei vegetativer Dystonie. Dtsch. Z. Verdgs- usw. Krkh. **15**, 62—70 (1955). — HEILMEYER, L.: Die Eisenspeicherung: Das Ferritin. Presentation for Internat. Symposium. U.C. Medical Center, San Franzisko **1957**. — HEILMEYER, L., u. W. KEIDERLING: Radioisotope in der Diagnostik und Therapie der Blutkrankheiten. Strahlenther. **100**, 2 (1956). — HEINRICH, G.: Die enterale Eisenresorptionsstörung nach Magenresektion. Chirurg **25**, 490—493 (1954). ~ Die Wirkung der Folsäure auf die Eisenresorptionsstörung nach Magenresektion. Ärztl. Wschr. **1954**, 609 bis 611. — HEINRICH, G., u. W. MUTH: Untersuchungen über die Eisenstoffwechsellage bei Lungentuberkulose. Ärztl. Wschr. **1954**, 504—512. — HEVESY, G. v.: Anwendung von Isotop-Indikatoren in der Hämatologie. 5. Europ. Hämatologen-Kongr. 1955. ~ Anwendung von Isotopindikatoren in physiologischen Untersuchungen. Klin. Wschr. **1957**, 201. — HOLLE, F., G. HEINRICH, W. D. HEINRICH u. H. SYKOSCH: Nachuntersuchungen über die Eisenresorption und Proteolyse des fundektomierten Magens. Ärztl. Wschr. **1955**, 327 bis 330. — HOLLY, R. G.: Untersuchungen über den Eisen- und Kobaltstoffwechsel. J. Amer. Assoc. **158**, 1349—1352 (1955). — HOPPE, J. O., G. M. A. MARCELLI and M. L. TAINTER: A review of the toxicity of iron compounds. Amer. J. Med. Sci. **230**, 551—557, 558 (1955). — HOWARD, R. B., W. M. BALFOUR and R. CULLEN: Extreme Hypersiderämie bei 2 Fällen von Hämochromatose mit Bemerkungen über die Behandlung eines Pat. mit wiederholten Aderlässen. J. Labor. a. Clin. Med. **43**, 848—859 (1954).

JEFFREY, M. R., H. F. FREUNDLICH, E. B. JACKSON and D. WATSON: Die Absorption und Utilisation von Radio-Eisen bei rheumatoider Krankheit. Clin. Sci. **14**, 395—406 (1955). — JÖRGENSEN, G.: Über die Bedeutung der Eisentherapie für die Frauenheilkunde unter besonderer Berücksichtigung des larvierten Eisenmangels. Medizinische **1955**, Nr 24, 884—886. — JÖRGENSEN, G., u. D. SCHOLTZ: Über eine sinnvolle Eisentherapie, aufgezeigt an oralen Eisenbelastungsprüfungen mit einem neuartigen Eisenpräparat. Ärztl. Wschr. **1955**, 82—84. — JOSEPHS, H. W.: Eisenbestimmung in kleinen Mengen Serum und Blut mit einer Thiocyanat-Methode. J. Labor. a. Clin. Med. **44**, 63—74 (1954).

KALDOR, J.: Studies on intermediary iron metabolism. 4. Haemoglobin value, serum iron and iron binding capacity in normal and castrated rats. Austral. J. Exper. Biol. a. Med. Sci. **32**, 437—440 (1954). ~ Studien über den intermediären Eisenstoffwechsel. 5. Die Bestimmung des Nicht-Hämoglobineisens im Gewebe. Austral. J. Exper. Biol. a. Med. Sci. **32**, 795—799 (1954). ~ Studien über den intermediären Eisenstoffwechsel. 6. Resorption und Speicherung von Eisen bei experimenteller Anämie. Austral. J. Exper. Biol. a. Med. Sci. **32**, 801—806 (1954). ~ Untersuchungen über den intermediären Eisenstoffwechsel. 7. Die Auswirkung der Milzexstirpation auf Absorption und Speicherung von Eisen bei experimenteller Anämie. Austral. J. Exper. Biol. a. Med. Sci. **33**, 637—643 (1955). — KAPPELER, R.: Familiäre Hämochromatose. Zugleich ein Beitrag zur Frage der Herzinsuffizienz und zur Aderlaßtherapie bei Hämochromatose. Schweiz. med. Wschr. **1956**, 477—481. — KEIDERLING, W., M. LEE u. H. A. E. SCHMIDT: Über die Dynamik des Eisenstoffwechsels und seine Beeinflussung durch entzündliche Reize. Verh. Dtsch. Ges. für Inn. Med., 62. Kongr. 1956. — KEIDERLING, W., H. A. E. SCHMIDT u. M. LEE: Untersuchungen über die Dynamik des Erythrocytenumsatzes mit Radioeisen (Fe[59]) und Radiochrom (Cr[51]). Radioaktive Isotope in Klinik und Forschung, Bd. II. 1956. — KELLEY jr., M. L., V. W. LOGAN and L. M. CHRIST: Heilung der Anämie bei einheimischer Sprue durch Cortison und Eisen. New England J. Med. **252**, 658—661 (1955). — KONITZER, K.: Die Bedeutung der Bestimmung der Eisenbindungsfähigkeit des Serums für die differentialdiagnostische Unterscheidung der einzelnen Hyposiderämieformen und für die Kontrolle der Aufladung der Eisenspeicher unter therapeutischer Eisenzufuhr. Z. inn. Med. **10**, 801—805 (1955). — KONS, J. C., G. H. JOUVENAZ u. S. K. WADMAN: An accurate micromethod for the determination of total blood iron. Nederl. Tijdschr. Geneesk. **1955**, 2983—2988. — KOREY, S. R., and B. LEVINE: Die Beeinflussung der Biosynthese des Leber-Apoferritin durch Eisen. J. Clin. Invest. **34**, 756—760 (1955). — KOSZEWSKI, B. J.: Blutveränderungen durch intravenöse Eisenbehandlung. Hämosiderinspeicherung in Lymphocyten und Monocyten. Acta haematol. (Basel) **13**, 215—225 (1955). — KOVACS, K.: Über die Transfusions-Hämosiderose. Z. ärztl. Fortbildg **50**, 195—203 (1956). — KRAFT, E.: Über den Wert der Eisenspiegelbestimmung bei der Differentialdiagnose des Ikterus. Z. ärztl. Fortbildg **48**, 494—496 (1954). — KUNKEL, H. A., H. MOOSS, H. J. SCHMERMUND u. H. GOLDECK: Tierexperimentelle und klinische Untersuchungen zur Schwangerschafts-Sideropenie mit einem Radioeisen-III-Komplex. Klin. Wschr. **1954**, 878.

LAITHA, L. G., and H. D. SUIT: Die Aufnahme von radioaktivem Eisen (Fe[59]) durch kernhaltige rote Zellen in vitro. Brit. J. Haematol. **1**, 55—61 (1955). — LAMERTON, L. F., E. H. BELCHER and E. B. HARISS: Experimentelle Untersuchungen über die Anwendung radioaktiven Eisens bei normalen und bestrahlten Ratten. Proc. of Radioisotope Conf. **1**, 210—218 (1954). — LANINI, G.: Studium des Eisenstoffwechsels mittels Fe[59]. Beobachtungen bei einem Fall von Hämochromatose. Helvet. med. Acta A **22**, 401—404 (1955). — LARIZZA, P., y S. VENTURA: Gegenwärtiger Stand der Biochemie der Anämien. Medicina (Parma) **4**, 1—50 (1954). — LARIZZA, P., S. VENTURA, D. MEDURI e L. LARIZZA: Hormonelle Einflüsse bei der Regulation des Serumeisens. II. Mitt.: Wirkung von Hypophysenextrakten und -hormonen. Haematologica (Pavia) **38**, 611—638 (1954). — LARSEN, V., u. N. A. LASSEN:

Serumeisen und Nebennierenrindenfunktion mit besonderer Berücksichtigung der Stress-Hypoferriämie. Acta med. scand. (Stockh.) **154**, 65—72 (1956). — LAUDAHN, G.: Zur Differentialdiagnose: Hepatitis und Verschlußikterus. Die blutchemische Differentialdiagnose des Ikterus unter besonderer Berücksichtigung der Eisen- und Kupferbestimmung im Blutserum. Dtsch. med. Wschr. **1954**, 948—952. ~ Zur Frage der Serumeisenvermehrung bei Hepatitis. Ärztl. Forsch. **9**, I/412—I/417 (1955). ~ Über die Korrelation der Serumeisen- und Kupferwerte mit dem elektrophoretisch definierten β-Globulinkomplex bei Leberkrankheiten. Klin. Wschr. **1955**, 511—513. — LAURELL, C. B., u. A. EHRENBERG: Magnetische Messungen an kristallisiertem Fe-Transferrin aus Blutplasma von Schweinen. Acta chem. scand. (Copenh.) **9**, 68—72 (1955). — LEVEY, S., W. E. ABBOTT, H. KRIEGER and J. H. DAVIS: Stoffwechselveränderungen bei chirurgischen Patienten. VIII. Untersuchung des Eisen- und Magnesiumstoffwechsels bei Pat. mit gastrointestinaler Drainage. J. Labor. a. Clin. Med. **47**, 437—443 (1956).

MAZUR, A., S. BAEZ and E. SHORR: Beziehungen der Sulfhydrylgruppen im Ferritin zu dessen antidiuretischer Wirkung. Amer. J. Physiol. **169**, 134—139 (1952). — MORNINGSTAR, W. A.: Exogene Hämochromatose. Arch. of Path. **59**, 355—358 (1955). — MÜLLER, A. H.: Ergebnisse blutchemischer Untersuchungen bei Tuberkulose. VI. Mitt.: Eisen und Kupfer. Z. inn. Med. **10**, 238—244 (1955). — MUZZOLINI, M., G. PRATESI e L. SALVATORI: Beitrag zum Studium des Eisenstoffwechsels bei chronischen cirrhoseerzeugenden Hepatopathien. Progr. med. (Napoli) **11**, 307—314 (1955). ~ Das Verhalten des Eisens im Vergleich zu den verschiedenen Leberfunktionsproben beim hepatocellulären Ikterus. Progr. med. (Napoli) **11**, 364—370 (1955). ~ Der Eisenstoffwechsel beim mechanischen Ikterus. Progr. med. (Napoli) **11**, 436—439 (1955). — MYHRMAN, G., u. O. WILANDER: Entzündungsanämie und Serumeisenveränderungen bei Herzinfarkt. Acta med. scand. (Stockh.) **151**, 407—417 (1955).

NAPOLITANO, L., e L. A. SCURO: Beitrag zur Kenntnis des Eisenstoffwechsels bei Hämochromatose unter Berücksichtigung des Verhaltens einiger Werte des Eisenstoffwechsels. Progr. med. (Napoli) **10**, 676—688 (1954). — NISSIM, J. A.: Experimentelle Siderose: Eine Studie über die Verteilung und den Stoffwechsel von großen Mengen verschiedener Eisenpräparate. J. of Path. **66**, 185 (1953).

OBRECHT, V., u. R. WEIDMANN: Serumeisenspiegel bei Isoniacidbehandlung der Lungentuberkulose. Ärztl. Wschr. **1955**, 160—161. — O'SULLIVAN, D. J., P. G. HIGGINS and J. F. WILKINSON: Orale Eisenverbindungen. Ein therapeutischer Vergleich. Lancet **1955 II**, 482—485. — OTT, W.: Die Schockgefährdung durch larvierten Eisenmangel. Helvet. chir. Acta **22**, 183—222 (1955). — OTT, W., u. B. JASINSKI: Nachuntersuchung zum Thema Dumpingsyndrom und larvierter Eisenmangel. Gastroenterologia (Basel) **82**, 14—19 (1954). — OVERKAMP, H.: Über die Reizwirkung kolloidaler Eisensaccharate auf das Knochenmark. Ärztl. Forsch. **8**, I/268—I/272 (1954).

PALMIERI, A., e S. GIACCA: Untersuchungen über die Genese des Nicht-Hb-Eisens im menschlichen Magensaft. Arch. „E. Maragliano" Pat. **9**, 1523—1531 (1954). ~ Neuorientierung der Behandlung des Hämochromatose-Syndroms. Schilderung eines Falles, der mit Dioxyäthylglycin behandelt wurde. Arch. „E. Maragliano" Pat. **11**, 993—1011 (1955). — PALMIERI, A., S. GIACCA e A. VITALI: Die exogene Hämochromatose. Untersuchung eines klinischen Falles im besonderen Hinblick auf den Eisen- und Kupferstoffwechsel. Arch. „E. Maragliano" Pat. **11**, 947—992 (1955). — PARAF, A., J. ANDRE et J. CAROL: Hämochromatose und kongenitaler hämolytischer Ikterus. Arch. des Mal. Appar. digest. **45**, 97—109 (1956). — PEAN, G.: Die exogene posttransfusionelle Hämochromatose. Vev. internat. d'Hépatol. **5**, 45—62 (1955). — PETERSON, R. E.: Der Umsatz radioaktiven Eisens bei akuter Virushepatitis. Proc. Soc. Exper. Biol. a. Med. **84**, 47—50 (1953). — PETZOLD, C.: Über das Verhalten des Serumeisens und seine differentialdiagnostische Bedeutung bei den verschiedenen Ikterusformen. Z. ärztl. Fortbild **50**, 203—210 (1956). — PIRART, J., et G. CARPENT: Dynamische Gesichtspunkte bei der Hämochromatose. Acta gastro-enterol. belg. **18**, 7—24 (1955). — PLÖTNER, K., u. H. FRERK: Abhängigkeit der renal ausgeschiedenen Eisenmenge von der injizierten Menge Ferrisaccharat unter physiologischen Bedingungen und bei Eisenmangelanämien. Klin. Wschr. **1956**, 383—384. — POPP, A., u. E. CZERMAK: Das Serumeisen unter Einwirkung ganglienblockierender Substanzen. Acta neurovegetativa (Wien) **13**, 312—316 (1956). — PRATT, P. T., and M. E. JOHNSON: Eisenspeicherung im Knochenmark bei Anämien. Arch. Int. Med. **93**, 725—730 (1954). — PRIBILLA, W.: Tierexperimentelle Untersuchungen über den Eisenaustausch zwischen Mutter und Foet nach intravenöser Eisengabe. Acta haematol. (Basel) **12**, 371—384 (1954). — PRIBILLA, W., u. G. GEHRMANN: Untersuchungen über die Eisenversorgung des menschlichen Föten unter besonderer Berücksichtigung des Ferritins. Fol. haemat. (Lpz.), N. F. **1**, 23—29 (1956). — PROBST, A.: Über die Ablagerung intravenös zugeführten Eisens. Tierexperimentelle Untersuchung. Schweiz. Z. allg. Path. **17**, 147—160 (1954). ~ Zur Ätiologie der essentiellen Lungenhämosiderose. Verh. dtsch. Ges. Path. **1955**, 314—321.

Rainer, O., u. S. Zollner: Die perorale Eisenresorption nach totaler Gastrektomie. Wien. klin. Wschr. **1955**, 735—737. — Ramsay, W. N. M.: Eine verbesserte Technik für die Bestimmung von Plasma-Fe. Biochemic. J. **57**, Proc. XVII (1954). — Rechenberger, J.: Die Bestimmung des Serumeisens und Serumkupfers in der Diagnostik der Erkrankungen des Leberparenchyms und der Gallenwege. Dtsch. Z. Verdgs- usw. Krkh. **15**, 70—78 (1955). ~ Über die Eisenbindungskapazität des Blutserums in den verschiedenen Lebensaltern. Z. Altersforsch. **9**, 98—105 (1955). ~ Über das Manifestationsalter der Hämochromatose. Z. Altersforsch. **9**, 238—246 (1955). — Rechenberger, J., u. G. Hevelke: Tagesrhythmik des Serumeisens und Leberfunktion. Dtsch. Z. Verdgs- usw. Krkh. **15**, 12—18 (1955). ~ Die Tagesrhythmik des Serumeisenspiegels in ihrer Abhängigkeit vom Lebensalter. Z. Altersforsch. **8**, 343—347 (1955). ~ Die Abwanderungsgeschwindigkeit intravenös verabfolgten Eisens aus der Blutbahn in Abhängigkeit vom Lebensalter. Z. Altersforsch. **9**, 92—98 (1955). ~ Die intravenöse Eisenbelastung und ihre klinische Bedeutung. II. Die Abwanderungsgeschwindigkeit intravenös verabfolgten Eisens bei chronischen Leberparenchymschäden und bei der Lebercirrhose. Z. inn. Med. **11**, 204—208 (1956). ~ Die intravenöse Eisenbelastung und ihre klinische Bedeutung. I. Das Verhalten des Serumeisenspiegels nach intravenöser Eisenbelastung bei Normalen, bei chronischen Infektionskranken und bei malignen Tumoren. Z. inn. Med. **11**, 166—170 (1956). — Reissmann, K. R., J. Boley, J. F. Christianson and M. H. Delp: Das Serumeisen bei experimenteller Lebernekrose. J. Labor. a. Clin. Med. **43**, 572—582 (1954). — Reissmann, K. R., and T. J. Coleman: Akute intestinale Eisenvergiftung. II. Stoffwechsel-, Atmungs- und Kreislaufwirkungen von absorbierten Eisensalzen. Blood **10**, 46—51 (1955). — Reissmann, K. R., T. J. Coleman, B. S. Budai and L. R. Moriarty: Akute intestinale Eisenvergiftung. I. Eisen-Absorption, Serumeisen und autoptische Befunde. Blood **10**, 35—45 (1955). — Reissmann, K. R., and M. R. Dietrich: Über die Gegenwart von Ferritin im peripheren Blut von Patienten mit Leberparenchymschäden. J. of Invest. **35**, 588—595 (1956). — Remy, D.: Zum intermediären Eisenstoffwechsel bei der Hämochromatose. Verh. dtsch. Ges. Verdgskrkh. **1954**, 75—77. ~ Der Eisenstoffwechsel bei der Hämochromatose. Dtsch. med. Wschr. **1954**, 1042—1044. — Rosenthal, H. N.: Eisenstoffwechsel. Sinai Hosp. J. **4**, No 2, 15—35 (1955). — Roy, L. M. H., W. R. M. Alexander and J. J. R. Duthie: Über die Anämieform bei rheumatischer Arthritis. I. Eisenstoffwechsel. Ann. Rheumat. Dis. **14**, 63—72 (1954).

Saita, G., L. Moreo e V. Petrocchi: Serumeisen- und Bluttransferrinämie bei der gewerblichen Bleivergiftung. Das biochemische Bild der Bleianämie. Med. Lav. **46**, 463 bis 473 (1955). — Salera, U., u. G. Tamburino: Der Eisenstoffwechsel im Verhältnis zur physiologischen Erythropoese. I. Das Hämoglobineisen und sein Stoffwechsel. Haematologica (Pavia) **39**, 659—680 (1955). ~ Der Eisenstoffwechsel in seinen Beziehungen zur physiologischen Erythropoese. II. Die Eisennutzung von seiten des erythrocytenbildenden Gewebes. Haematologica (Pavia) **39**, 715—752 (1955). ~ Eisenaufnahme, Eisenreserve und Hämoglobinsynthese. Dtsch. med. Wschr. **1955**, 933—934. — Salera, U., G. Tamburino u. S. Finocchiaro: Die Eisenaufnahme der Normoblasten in bezug auf ihre Reifungsaktivität. Experientia (Basel) **11**, 227—229 (1955). — Savagnone, E.: Über die Wirkung der Adenosin-Triphosphorsäure auf den Serumeisenspiegel bei intravenöser Verabreichung. Boll. Soc. ital. Biol. sper. **31**, 916—918 (1955). — Schade, A. L., and K. Oyama: Die Wirkung ultravioletter Strahlung auf die Eisenbindungskapazität des Plasmas. Proc. Soc. Exper. Biol. a. Med. **91**, 70—73 (1956). — Schapira, G., M. Tubiana, J. C. Dreyfus, J. Kruh, M. Boiron et J. Bernard: Untersuchungen über die Anämie der akuten Leukosen. I. Der Eisenstoffwechsel bei der akuten Leukose untersucht mit Fe[59]. Rev. d'Hématol. **9**, 3—26 (1954). — Scheibl, F., u. D. Saffer: Zur Eisenbestimmung im Serum mit o-Phenanthrolin. Hoppe-Seylers Z. **298**, 272—277 (1954). — Schwietzer, C.: Die Beeinflussung der Eisenresorption durch Polyphosphate. Biochem. Z. **328**, 35—38 (1956). — Shorr, E., A. Mazur and S. Baez: Chemische und biologische Eigenschaften der hepatorenalen Faktoren VEM und VDM (Ferritin). Recent Progr. in Hormone Res. **11**, 453—488 (1955). — Smith, N. J., S. Rosello, M. B. Say and K. Jeya: Die Eisenbevorratung in den ersten fünf Lebensjahren. Pediatrics **16**, 166—173 (1955). — Spoendlin, H.: Die enterale Eisenaufnahme und Speicherung bei Mangeldiät und toxischer Leberschädigung im Tierversuch. Z. exper. Med. **124**, 131—145 (1954). — Steiner, B.: Essentielle Lungenhämosiderose als immunhämatologisches Problem. Arch. Dis. Childh. **29**, 391—397 (1954). — Stern, P., R. Kosak u. A. Misirlya: Beitrag zur Frage der Eisenresorption. Experientia (Basel) **10**, 227 (1954). — Stone jr., Ch. M., J. M. Rumball and C. P. Hassett: Eine Bestimmung des Serumeisens bei Leberkrankheit. Ann. Int. Med. **43**, 229—240 (1955).

Thedering jr., F.: Diagnose und Behandlung des larvierten Eisenmangels. Med. Klin. **1955**, 1463—1467.

Vahlquist, B. C., G. Neander u. N. Neander: Studies on the absorption of iron. I. Absorption of iron from the stomach. Acta paediatr. (Stockh.) **32**, 768 (1945). — Vinals, R. Roca de, e A. del Campo: Tecnica histoquimica para el estudio de la barrera ferrica intestinal. Fol. Clin. internat. **6**, Nr 5 (1956). — VIVANTE, A.: Die Herabsetzung von normalem und erhöhtem Lebereisen nach Applikation von α,α'-Dipyridyl und anderen Stoffen bei der Ratte. Arch. internat. Pharmakodynamie **105**, 241—251 (1956). — VODOPIVEC, M.: Vegetative Dystonie und larvierte Sideropenie. Wien. med. Wschr. **1954**, 609. — VOLLAND, W., u. W. PRIBILLA: Über die Siderinpigmente (unter besonderer Berücksichtigung ihrer Genese). Klin. Wschr. **1955**, 145—151.

WAGNER, K.: Isolierte progrediente Lungenhämosiderose. Beitrag zur Differentialdiagnose hypochromer Anämien. Medizinische **1955**, 117—118. — WAGNER, K., u. A. PROBST: Experimentelle Untersuchungen bei parenteraler Eisenverabreichung. 7. Österr. Ärztetag, Salzburg 1953, Wien 1954, S. 457—461. — WEITHALER, K.: Kombinierte Eisen-Aminosäurentherapie bei hypochromen Anämien. 7. Österr. Ärztetag, Salzburg 1953, Wien 1954, S. 451—456. — WÖHLER, F.: Tierexperimentelle Befunde zum Eisenstoffwechsel unter ACTH und Cortison. Verh. Dtsch. Ges. für Inn. Med. 62. Kongr. 1956. — WÖHLER, F., u. D. EMRICH: Tierexperimentelle Untersuchungen zur Kobaltwirkung auf den Eisenstoffwechsel (Speichereisen). Arch. exper. Path. u. Pharmakol. **229**, 92—100 (1956). — WÖHLER, F., L. HEILMEYER, D. EMRICH u. S. H. KANG: Zur Funktion des Ferritins bei der Eisenresorption. Arch. exper. Path. u. Pharmakol. **230**, 107 (1957). — WOLFF, H. P., N. LONG u. M. KNEDEL: Bindung hämopoetisch aktiver Metalle an verschiedenen Serumeiweißfraktionen. Elektrophoretische Untersuchungen mit Fe^{59}, Cn^{64}, Zn^{65} und Kobalt bei Tieren, normalen und anämischen Personen. Rev. belge Path. **24**, 98—100 (1955). — WUHRMANN, F., u. B. JASINSKI: Zur klinischen Bedeutung der Eiweiß-Eisen-Stoffwechselbeziehungen. Klin. Wschr. **1955**, 97—101. — WYATT, J. P.: Bilder der pathologischen Eisenspeicherung. I. Natur und Bedeutung der Transfusionssiderose und ihre Beziehungen zur idiopathischen Hämochromatose und zu verwandten Zuständen. Arch. of Path. **61**, 42—55 (1956). ~ Bilder der pathologischen Eisenspeicherung. II. Exogene Siderose bei chronischen Anämien, verursacht durch prolongierte orale Eisenmedikation. Arch. of Path. **61**, 56—61 (1956).

ZACHARIEV, K.: Pseudohämochromatose. Sovr. Med. (Sofia) **6**, H. 1, 102—106 (1955). — ZAUSCH, G.: Zur Methodik der Eisen- und Kupferbestimmung im Serum. Klin. Wschr. **1955**, 954—956. ~ Modifikation der Eisen- und Kupferbestimmung zu einem halbkombinierten Arbeitsgang unter Verwendung einfacher Geräte. Ärztl. Wschr. **1956**, 65—68. — ZWICKER, M.: Über den postoperativen Serumeisenspiegel. Langenbecks Arch. u. Dtsch. Z. Chir. **278**, 500—510 (1954).

Zu Seite 53, III. Das Kupfer. Einen neuen sehr wichtigen Beitrag zum Kupferstoffwechsel erbrachten die Untersuchungen von BEARN und KUNKEL zur Pathogenese des Morbus Wilson.

Es ergab sich, daß es sich hierbei um eine, wenn auch extrem seltene, rezessiv vererbbare Krankheit handelt, von der vor allem das männliche Geschlecht befallen wird.

Die Resorption von Kupfer durch die Darmschleimhaut ist offenbar vermehrt bei Verminderung der Ausscheidung durch die Galle. Untersuchungen mit radioaktivem Kupfer zeigten, daß die starke Abnahme des Cäruloplasmins im Serum Ausdruck einer gehemmten Synthese dieses Kupferproteins ist. Infolgedessen kann das aus dem Darm resorbierte Kupfer nur zu einem sehr geringen Teil in das Cäruloplasmin eingebaut werden. Der größte Teil wird locker an das Albumin gebunden und ist daher leicht dissoziabel. Dieses Kupfer wird an das Gewebe abgegeben oder bei der Nierenpassage ausgeschieden. So kommt es dann zur Kupferspeicherung im Gehirn mit den typischen neurologischen Symptomen, der Lebercirrhose und Nierenschädigung. Die bekannte Aminoacidurie dürfte dabei Folge einer Änderung der Nierenschwelle sein, obwohl die Konzentration der Aminosäuren im Serum der Norm entspricht. Auch Phosphate und Harnsäure werden vermehrt ausgeschieden, so daß deren Blutwerte vermindert sind. Außerdem kommt es in fortgeschrittenen Fällen zur Verminderung des Glomerulumfiltrates mit Anstieg des Rest-N und Albuminurie.

Literatur zum Nachtrag „Kupfer".

BEARN, A. G., u. H. G. KUNKEL: Wilson's Disease (Die Wilsonsche Erkrankung). Erg. inn. Med. **7**, 147 (1956).

Namenverzeichnis.

Die *kursiv* gedruckten Seitenzahlen beziehen sich auf die Literatur.

Abbot, C. N., u. C. B. Courville 621, *650*
Abbott, W. E. s. Levey, S. *775*
Abderhalden 15, 17
— E. 91, 151, 152, 171, 173, *175, 194*
Abdou, I. A., u. H. Tarver jr. 323, *390*
Abel 744
Abraham, E. P. s. Heidelberger, C. 345, *392*
Abrams, A., u. H. Borsook 346, *390*
— s. Borsook, H. 315, *390*
— R. s. Altschul, A. M. 435. *481*
Abramsky, T. s. Shemin, D. 371, *394*
Abrikossoff, A. 606, *650*
Abt, A. F. 140, *175*
Achenbach, W. 140, *175*
Acheson, G. H. 746
— O. D. Ratnoff u. E. B. Schoenbach 745, *754*
Acosta, José de 508
Adam, W. E. s. Fleckenstein, A. 711, 722, *758*
Adamik, E. R. s. Endicott, K. M. 17, *75*
Adams, E. D. 139, *175*
— H. s. Hogeboom, G. H. 57, *81*
— M. H. s. Hogeboom, G. H. *81*, 161, *197*
— W. S., A. Leslie u. M. H. Levin 90, *175*
— s. Figueroa, W. G. 771, *773*
Adams-Ray, J., u. G. Norlen 738, *754*
Addink, N., u. L. Frank *87*
Adler 419
— A. 154, *194*
— O. 223
— R. 223
Adlersberg, D., u. J. Schein 112, *175*
Adolph, W. H. s. Chou, T. P. 152, 170, *195*
Adrian, E. D. 689, *754*
— u. Y. Zotterman 736, *754*
Agarwal, S. C., u. S. S. Misra *772*
Agner, K. 221, 222, 223, 224, *239*

Agner, R. 435, 436, *481*
Ahmann, C. F. s. Diggs, L. W. 251, *279*
Ahvenainen, E. K., u. H. R. Nevanlinna 625, *650*
Aidin, R., B. Corner u. G. Tovey 625, *650*
Ajisaka, M. s. Fujita, A. *240*
Akeroyd, J. H. s. Wyk, J. J. van *203*
Akert, K. 608, *650*
Åkeson, A. s. Theorell, H. 219, 222, 224, *244, 423, 471, 494*
Alanis, J. 722, *754*
Albers, H. 24, 26, 27, 41, *73*, 91, 149, *175*
Albert, E. 144, *175*
Albertini, A. v. 128, *175*
Alders, N., u. E. Wertheimer 518, *563*
Aldrich, R. A., V. Hawkinson, M. Grinstein u. C. J. Watson 275, *277*
— s. Grinstein, M. *241*, 276, *280*
Alella, A. 570, 597, *650*
Alexander s. Putnam 622, *663*
— F. A. D. s. Fazekas, J. F. *565*
— s. Himwich, H. E. 629, *658*
Alexander, R. S. 698, 707, 751, *754*
— W. R. M. s. Roy, L. M. H. *776*
Alfieri, N. s. Silvestroni, E. 246, *285*
Allen, A. C. 94, 121, 122, 123, *175*
— D. W., J. Wyman jr. u. C. A. Smith 250, *277*
— s. Wyman jr. J. 250, *286*
Allfrey, V. G., A. E. Mirsky u. H. Stern 386, *390*
Allison, A. C., u. S. M. Smith 253, *277*
Almasy, H. F. s. Frei, W. 581, *656*
Alpen, E. L. s. Davis, M. W. 770, *772*
Alper, T., D. V. Savage u. T. H. Bothwell 49, *73*, 104, *175*
— s. Bothwell, T. H. *177*
Alpers, B. J. s. Appel, K. E. 628, *650*

Alphen, A. J. S. van s. Verkade, P. E. 358, *394*
Alsted, G. 42, *73*
Alt, H. L., E. E. Wilson, Qu. B. de Marche u. Windle *73*
Altamirano, M. s. Grundfest, H. 690, *759*
Althausen, T. S., R. K. Doig, S. Weiden, R. Motteram, C. N. Turner u. A. Moore *73*, 94, 98, 105, 106, *175*
— u. W. J. Kerr 106, *175*, 176
Althoff, H. 726, *754*
Altman, K. I. 209, 231
— G. W. Casarett, R. E. Masters, T. R. Noonan u. K. Salomon 239
— L. L. Miller u. J. E. Richmond 239
— K. Salomon u. T. R. Noonan 239
— — u. J. E. Richmond 239
Altmann, H. W. 571, 573, 574, 575, 577, 578, 580, 581, 585, 586, 587, 589, 591, 594, 596, 625, 634, *650*
— u. F. Büchner 625, *650*
— u. H. Schubothe 571, 573, 574, 618, 619, 626, 629, 630, *650*
— s. Schubothe, H. 113, *190*
Altmeyer, H. s. Keiderling, W. 13, 33, 45, 77, 136, *183*
Altschul, A. M., R. Abrams u. T. R. Hogness 435, *481*
Altschule, M. D. s. Vallee, B. L. 84, 85
Alving, A. S. s. Slyke, D. D. van 461, *494*
Alway, R. H. s. Spaet, Th. H. 251, 253, *285*
Amann, A. 16, *73*
— R., u. H. P. Wolff 70, *84*
— s. Wolff, H. *86*
Amberson, W. R., T. Erdös, B. Chinn u. H. Ludes 437, *481*
Ambo, H., u. H. Nakamura 619, *650*
Ambs, E. s. Künzer, W. 259, 262, 272, *282*
Ammon, R., u. W. Müller 176
— s. Müller, W. *186*
— s. Ruff, S. 423, *492*

Amoroso, M. D. s. Barnes, T. C. 674, *754*
d'Amour, F. E. s. Blood, F. R. 526, 536, *564*
Anagnostu, E., u. R. Bilger 36, *73*
— J. 264, *277*
Andersen, D. H. *176*
Anderson, H. B., K. B. McDonough u. C. A. Elvehjem *73*
— J. s. Humble, J. G. 253, 254, *281*
— L., u. G. W. E. Plaut 403, *481*
Andersson, N. S. E. 98, 147, *176*
Andre, J. s. Paraf, A. *775*
Andrew, W. K. s. Wright, M. K. 752, *767*
Andriadnoff, N., u. S. Ansbacher 152, 162, 164, *194*
Angelopoulos, B. s. Singer, K. 247, *285*
Anrep, G. V., u. R. K. Cannan 540, *563*
D'Ans, J., u. E. Lax 451, *481*
Ansbacher, S., R. E. Remington u. F. B. Culp *194*
— s. Andriadnoff, N. 152, 162, 164, *194*
Anschütz, W. 103, *176*
Anthony, A. J. 509, 510, *563*
— S. Atmer u. E. Heits *563*
Antipas, Em. s. Gouttas, A. 42, *75*
Apitz, K. 140, 160, 167, *176, 194*
Appel, K. E., B. J. Alpers, D. W. Hastings u. J. Hughes 628, *650*
Appleman, D. 222, *239*
Aragona, C. s. Rossi, A. *492*
Armstrong, H. A. s. Dill, D. B. 510, *564*
Arrowsmith, W. M., u. V. Minnich 17, *73*
— s. Moore, C. V. 4, 15, 16, 17, 18, 62, *77, 81*
— W. R. s. Davis, A. D. 105, *179*
— s. Davis jr. W. D. 50, 52, *75*, 99, *179*
— s. Moore, C. V. 42, *78*
Artom, C. 585, *650*
— s. Swanson, M. A. 581, *666*
Arvanitaki, A. 701, *754*
— u. H. Cardot 710, 751, *754*
— u. N. Chalazonitis 693, 717, *754*
Arvidsson, V. B. s. Walker, A. R. P. 102, *192*
Ascenzi, A., u. E. Silvestroni 253, *277*
Aschaffenburg, R. s. Thoenes, F. 29, *79*, 135, *191*
Aschenbrenner, R. 602, *650*
Aschkenasy, A., u. E. Renier *772*
Aschoff 210
— L. 92, 108, 133, 164, 169, 174, *176, 194*
Ascodi 207
Ashby, W. 107, *176*
Ashenbrucker, A. s. Wintrobe, M. M. *80*
— H. s. Cartwright, G. E. 29, 30, 35, 54, *74, 80*, 135, 149, 160, *178, 195*
— s. Greenberg, G. R. 30, 31, 32, *75*, 136, *181*
— s. Hamilton, L. D. 29, 30, *76*
Asher, Th. 89, *176*
— s. Behrens, M. 14, *74*
Askanazy, M. 92, 97, 112, 115, 126, 128, 132, 138, 163, 164, 169, *176, 194*, 584, *650*
— u. F. Bamatter 142, *176*
— u. A. Schweizer 142, *176*
Asmussen, E. 621, *650*
— E. H. Christensen u. M. Nielsen 461, *481*
— u. F. Consolazio 548, *563*
Astaldi, G., E. G. Rondanelli, E. Bernardelli u. E. Strosselli 255, *277*
— P. Tolentino u. C. Sacchetti 110, *176*, 254, *278*
Aste-Salazar, H. s. Hurtado, A. 547, 550, 551, 552, 553, 556, 557, *566*
Athanasiou, D., u. H. Göpfert 708, 739, *754*
Atmer, S. s. Anthony, A. J. *563*
Atwater, W. O. 440, *481*
— u. F. G. Benedict 440, *481*
Aubert, A., u. O. J. Brendemoen 114, *176*
Auburtin, E., A. Lacoste u. Castagnou 118, *176*
Audiat, J. 723, *754*
Auerbach, V. H. s. Green, D. E. 432, *485*
Aufrecht 591, *650*
Aumann, K. W. s. YOUMANS, W. B. 732, *767*
Aussannaire, M., u. A. Lafontaine 98, *176*
Austin, M. H. s. Darrow, R. R. 249, *279*
— R. E. s. Huff, R. L. 27, 45, 47, *76*
Austoni, M. E. 139, *176, 772*
— u. D. M. Greenberg 19, *74*, 130, *176*
Awapara, J., u. H. N. Marvin 326, *390*
Ayengar, P. s. Sanadi, D. R. 412, *492*
Ayer, G. D., u. A. G. Gauld 122, *176*

Baader, E. W. 164, *194*
Baalen, J. van, u. S. Gurin *481*
Babskij, E. B., A. E. Gurvič u. G. A. Erzina 611, *651*
Bach 219
— A. 438, *481*
— u. R. Chodat 223, 224, *239*
— L. M. W. 422, *481*
— S., M. Dixon u. D. Keilin *239*
— S. J. 331, 332, 333, 350, *390*
Bacq, Z. M. 2, 64, *83*
Baddiley, J. 307, 357, *390*, 410, *481*
Badenoch, J., u. S. T. Callender 42, *74, 772*
Bänder, A., u. M. Kiese 256, *278*
Baerlund 670
Baetjer, A. N. 597, 611, *651*
Baez, S., A. Mazur, E. Shorr, D. Metz, J. Litt u. R. Frenkel 13, *74*
— s. Mazur, A. 769, *775*
— s. Shorr, E. *776*
Bagchi, K., u. S. Chowdhury *772*
Baggenstoss, A. H. s. Kleckner jr., M. S. *183*
Bagniard, R., u. G. Whipple 121, *176*
Bain, J. A. s. Waisman, H. A. 259, *286*
Bainbridge, F. A. 570, *651*
Baird, M. L., u. D. A. Podmore *772*
Baker 711
— s. Schultz 591
— A. B. 628, *651*
— D. L., u. I. M. Nelson 55, *80*
— H. C. de 588, *651*
Bakker, J. C. W. 625, *651*
Baldes s. Hausner 597, *657*
Bale, F. W. 209, 210
— C. L. Yuile, L. de la Vergne, L. L. Miller u. G. H. Whipple *239*
— W. F. s. Balfour, W. M. 19, 49, *74*, 104, *176*
— s. Hahn, P. F. 9, 12, 17, 19, 20, 21, *76*, 96, 150, *181*, 769, *773*
— s. Pommerenke, W. T. 25, *78*
— s. Yoshikawa, H. 58, *83*
Balfour, W. M., P. F. Hahn, W. F. Bale, W. T. Pommerenke u. G. H. Whipple 19, 49, *74*, 104, *176*
— s. Hahn, P. F. 17, *76*, 150, *181*, 769, *773*
— s. Howard, R. B. *774*
— s. Pommerenke, W. T. 25, *78*
Ball, E. G. 403, 425, *481*

Ball, E. G., u. O. Meyerhof 481
— s. Christensen, W. R. 406, 483
— s. Rodkey, F. L. 423, 492
Ballière, A. s. Cosyns, H. 74
— s. Lederer, J. 4, 77
Ballowitz, F. 111, 176
Baló, J., J. Juhász u. G. Kendrey 622, 647, 651
Balo, J. v. 622, 651
Balogh, E. V. 606, 651
Bamatter, F. s. Askanazy, M. 142, 176
Banche, M., u. L. Cugnasco 94, 176
Banfield, W. G. s. Goodale, W. T. 469, 485
Banks, L. O., R. B. Scott u. J. Simmons 250, 278
Bannwarth, A. 126, 176
Bansi 264
— H. W. 129, 130, 176
Baranov, V., u. N. Galibina 722, 754
Barbagello, E. s. Vecchio, F. 252, 286
Barkey, C., u. D. Lübbers 479, 481
Barcroft, H., Q. H. Gibson, D. C. Harrison u. J. McMurray 259, 278
— J. 206, 211, 239, 255, 278, 479, 481, 499, 500, 508, 514, 525, 541, 545, 547, 550, 558, 560, 562, 563, 570, 571, 597, 651
— C. A. Binger, A. V. Bock, J. H. Doggart, J. C. Meakins u. A. C. Redfield 563
— R. H. E. Elliott, F. R. Fraser, W. Herkel, B. H. C. Matthews u. M. Talaat 563
Bard, P. s. Marshall, W. H. 748, 762
Barer, A. P. 91
— u. W. M. Fowler 74
— s. Fowler, W. M. 170, 196
Bargmann, W. 89, 176
Barkan, G. 206, 237, 239, 260, 261, 278, 620, 651
— u. O. Schales 260, 261, 278
Barker, H. G. s. Clark, J. K. 461, 469, 483
— S. B. 430, 481
Barlow, A. s. Wyllie, W. G. 193
Barnes, A. R. s. Dearing, W. H. 601, 619, 654
— R. H. s. Swenseid, M. E. 414, 494
— T. C. 674, 693, 754
— u. M. D. Amoroso 674, 754
— u. R. Beutner 693, 705, 754
— s. Beutner, R. 693, 754
Barr 703

Barrenschen 67
Barron, A. G., u. E. S. Barron 66, 83
— E. S. G. 293, 294, 390, 408, 481
— s. Bartelett, G. R. 412, 481
Bartelett, G. R., u. E. S. G. Barron 412, 481
Bartels, H., u. G. Rodewald 474, 481
— s. Opitz, E. 474, 491
Barthe, R. 256, 278
Bartsch, G. H., u. Th. Smekal 606, 651
Basford, R. E., S. Mii u. D. G. Green 481
— s. Huennekens, F. M. 293, 392
Bass, H. s. Fleckenstein, A. 735, 758
Bassett, S. H. s. Figueroa, W. G. 771, 773
Bassi, M., u. A. Bernelli-Zazzaera 580, 613, 651
Batelli 216
— F., u. L. Stern 422, 481
Baty, I. M. s. Diamond, I. K. 623, 654
Baud, Ch. A., J. A. Baumann u. A. Weber 705, 754
Bauer, E. 97, 176
— K. H. 125, 174, 176, 194
Bauereisen, E. 739, 754
Baum, W. S., R. B. Malmo u. R. F. Sievers 599, 651
Baumann, H. s. Lauter, S. 609, 660
— J. A. s. Baud, Ch. A. 705, 754
Baumgärtel, Tr. 119, 176, 233, 237, 239
Baumgarten, A., u. A. Luger 80
— F. s. Stampfl, B. 85
— s. Wolff, H. 86
Baurhenn, W. s. Pein, H. v. 647, 663
Baxter, J. H. 170, 194
— u. J. J. van Wyk 62, 80, 172, 194
— u. R. H. Follins jr. 172, 194
— s. Wyk, J. J. van 203
Bayer, A. v. 206
— E. s. Bielig, H. J. 10, 74, 769, 772
Bean, W. B. s. Cartwright, G. E. 195
Beans, H. T. s. Dingwall, A. 73, 87
Bear, R. S. s. Schmitt, F. O. 670, 764
Bearn, A. G. 61, 80, 166, 194
— u. H. G. Kunkel 61, 62, 80, 158, 160, 167, 168, 194, 777

Beaven, G. H., H. Hoch u. E. R. Holiday 245, 249, 250, 278
— u. J. C. White 248, 252, 278
— s. White, J. C. 245, 246, 286
Beber, M. s. Morgulis, S. 242
Becher, H. 634, 651
Bechinger 719
Bechterew 751
Beck, A. B., u. H. W. Bennets 194
— G. E. 772
— G. Lanini u. Th. Béraud 772
— R. s. Thedering, F. 42, 79
— W. C. s. Takats, G. de 604, 666
Becker 512
— C. E., u. H. G. Day 318, 390
— D. E. 65
— S. E. Smith u. J. K. Loosli 83
— H. 614, 626, 651
— u. J. Gerlach 651
— u. G. Quadbeck 626, 651
— P. F. L., u. P. Vogel 623, 651
— V. 228, 239, 573, 574, 578, 651
— u. R. Frey 573, 609, 610, 651
— u. J. Rauschke 651
— u. E. Rieken 651
— s. Doerr, W. 578, 580, 654
Becker-Freyseng, H., H. H. Loeschcke, U. Luft u. E. Opitz 514, 517, 529, 546, 547, 563
Beckett, S. s. Hyde, J. 724, 760
Beckmann, K. 97, 127, 176
Bedford, D. E. s. Parkinson, J. 597, 663
Beecher, H. K. s. Craig, Fr. N 473, 483
Beerstecher E. jr., s. Williams, R. J. 384, 394
Begemann, H. 89, 111, 136, 140, 176
— s. Heilmeyer, L. 83, 113, 114, 122, 124, 125, 136, 150, 182, 208, 241, 254, 281
Begg, Th. B. 261, 278
Behague, P. Garsaux u. Ch. Richet Fils 517, 563
Behrens, M., u. Th. Asher 14, 74
— u. M. Taubert 14, 74, 93, 176
Bein, H. J., u. H. Helmich 736, 754
Beinert, H. 220, 239, 423, 434, 481
— P. Matthews u. E. O. Richey 423, 481
— u. P. G. Stansley 414, 481
— s. Crane, F. 418, 483
— s. Green, D. E. 291, 391, 412, 428, 485

Beischer, D., u. F. Krause 670, *754*
— s. Thiessen, P. A. *765*
Beker, J. C. *651*
Belding, H. S. s. Field, J. H. 478, *484*
— s. Weymouth, F. W. 479, *495*
Belitzer, V. 467, *481*
— V. A., u. E. T. Tsibakova 427, *481*
Bell, E. T. 122, 123, 131, *176*
— M. s. Matthews, W. B. 61, 81, *199*
Belcher, E. H., J. G. F. Gilbert u. L. F. Lamerton 770, *772*
— s. Lamerton, L. F. *774*
Bénard, H. 208
— A. Gadjos, M. Gadjos-Torok u. Tissier 228, 239, *239*, 265, *278*
— — u. M. Tissier 6, *74*, 239, *239*
Bence, C., J. Lendvai u. J. Székeli 152, *194*
Benda, L., H. Engelhart, A. Locker u. K. Moser *651*
— H. Engelhardt u. E. Rissel *772*
— A. Locker, E. Reisetbauer u. E. Rissel 588, *651*
— — u. E. Rissel 588, *651*
— u. E. Rissel 43, *74*
— — u. G. Scholda *74*
Benditt, Wissler, Woolridge, Rowley u. Steffee 324
Benecke, E. 111, *176*
Benedict, F. G. 478, *481*
— u. H. L. Higgins 520, *564*
— s. Atwater, W. O. 440, *481*
Benitez, R. E. 584, *651*
Bennets, H. W., u. F. E. Chapmann 172, *194*
— s. Beck, A. B. *194*
Bennett, E. L., u. B. J. Krueckel 379, *390*
Benson jr., O. O. s. White, C. S. 573, *668*
Bentley, F. H., u. W. Schlapp 698, *754*
— O. D., E. E. Snell u. P. H. Phillips 71, *86*
Benzinger, T. H. 452, *481*
— u. R. Hems 460, *481*
— Th. 509, 510, 536, *564*
— R. Kaminski u. E. Opitz 546, *564*
— E. Opitz u. W. Schoedel 512, *564*
— s. Kitzinger, C. 460, *487*
Béraud, Th. s. Beck, G. E. *772*
Berblinger, W. 111, *176*
Berg, C. P. 329, *390*
— G. s. Fleckenstein, A. 574, *656*
Bergein, O. s. Kirch, E. R. 17, *77*

Bergh, A. A. H. van den 261, *278*
Bergmann, F., I. B. Wilson u. D. Nachmansohn 715, *754*
— J. F. s. Stich, W. *285*
Bergren, W. R., Ph. Sturgeon u. H. A. Itano 248, *278*
— s. Itano, H. A. 247, 248, 251, *281*
Bergström, S., u. R. T. Holman 361, *390*
Berlin, R. 113, *176*
Bernard, J. s. Schapira, G. *776*
Bernardelli, E. s. Astaldi, G. 255, *277*
Bernelli-Zazzaera, A. s. Bassi, M. 580, 613, *651*
Berner, P. s. Seitelberger, F. 167, *201*
Bernhard, K. 239
Bernheim, F., u. M. Bernheim 73, *87*
— M. s. Bernheim, F. 73, *87*
Berning, H. 129, *176*, 264, *278*
Bernsmeier, A. s. Göpfert, H. 736, 750, *758*
Bernstein, R. E. 378, *390*
Berold 510
Berry, Ch. M., u. J. C. Hinsey 740, *754*
Bersin, Th. *194*
Bert, P. 517, 520, 550, *564*, 571, *651*
Bertalanffy, L. v. 448, 449, 478, *481*, 571, *651*
— u. R. R. Estwick 470, 480, *482*
— u. J. Krywienczyk 478, *482*
— u. J. Müller 478, *482*
— u. W. J. Pirozynski 478, 479, *482*
— s. Pirozynski, W. J. 479, *492*
Berte, B., L. Holländer, E. Undritz u. K. Zehnder *772*
Bertram, F. 130, *177*
Bertrand, G. 65, 69, *84*
— u. M. Macheboeuf 83
Berzelius 225, 233
Bessey, O. A., O. H. Lowry u. R. H. Love 419, *482*
Best, C. H., H. J. Channon u. J. H. Ridout 584, *651*
— s. Young, F. G. 628, *668*
— F. 168, 169, *194*
— W. R., u. J. T. Paul 140, *177*
Bethard, W. F., R. W. Wissler, J. S. Thomson u. M. J. Robson 47, *74*
Bethe, A. 400, *482*, 709, *754*
— u. E. Fischer 737, *754*
— u. H. Schaefer 678, *754*
Bethell, F. H., S. M. Goldhamer, R. Isaacs u. C. C. Sturgis 170, *194*

Betke, K. 110, *177*, 206, 209, 239, 245, 249, 250, 252, 259, *278*
— u. I. Greinacher 249, 250, *278*
— — u. E. Leber 249, *278*
— u. H. Rau 259, *278*
— u. W. Savelsberg 208, *239*
Bettinger, H. 129, *177*
Bettinsoli, A. R. s. Vilasecca, G. C. 253, *286*
Beutner, R. 670, *754*
— u. T. C. Barnes 693, *754*
— s. Barnes, T. C. 693, 705, *754*
Bevans, M. s. Zeltmacher, K. 117, *193*
Beyers, M. R., u. S. E. Gitlow 50, *74*, 94, 99, *177*
— s. Gitlow, St. E. 48, 49, *75*
Beyl, G. E. s. Sheppard, C. W. 114, *190*
Beyme, F. 144, *177*
Beyreder, J., u. F. Schmidt *772*
Beznak, M. 214, *239*
Bianchi, P. G. 88, 126, 127, *177*
— V. s. Marmont, A. 109, *185*
Bianco, J. s. Silvestroni, E. 246, 253, 254, *285*
Bibb, J. s. Diggs, L. W. 251, *279*
Bickel, H. 73, *87*
Bidder, H. v. 94
— u. E. Undritz *177*
— s. Roth, O. 15, 34, *78*, 146, *189*
Bielig, H. J., u. E. Bayer 10, *74*, 769, *772*
Bieling, H. s. Martius, C. 490
— R. 122, *177*
— u. M. Nordmann *177*
Bielschowsky, M. 436, *482*
Bierbrauer, A. s. Erbslöh, F. 588, *655*
Bierman, O. S. s. Moore, C. V. 62, *81*
Biesdorf, H. s. Heilmeyer, L. 58, *81*
Bigelow, R. R. s. Ross, M. H. 114, *189*
Biggs, R. s. Fisher, M. *773*
Bilger, R., H. Reindell, H. Scharpf, H. Jung u. H. Kilchling *772*
— u. K. H. Tetzner 108, 139, *177*
— s. Anagnostu, E. 36, *73*
Bing, R. J. *651*
— M. M. Hammond, J. C. Handelsman, S. R. Power, F. C. Spencer, J. E. Eckenhoff, W. T. Goodale, J. H. Hafkenschiel u. S. S. Kety 461, 469, *482*
Bingel, A., u. E. Hampel 627, *651*

Binger, C. A. s. Barcroft, J. *563*
Bingold 108, *177*, 375
— K. 208, 210, 214, 222, 223, 225, 233, 238, *239*, 270, 271, 272, *278*
— u. W. Stich 206, 208, 210, *239*, 255, *278*
Bini, L. s. Perosa, L. 252, *283*
Binkley, E. S. s. Leverston, R. M. 155, *198*
Biörck, G. 212, *239*, 423, 437, 438, *482*, 599, *651*
— u. G. Malmström 599, *651*
Birch, C. A., u. M. Till 147, *177*
Bird, G. W. G., H. Lehmann u. A. E. Mourant 246, *278*
Birkhofer, L. s. Kuhn, R. 9, 77, *184*, 263, *282*
Birkle, K. 115, *177*
Bishop jr., L. F. s. Weintraub, H. J. 599, *667*
Biskupski, F. 727, *754*
Bjerre, S., u. N. R. Christoffersen 43, *74*
Bjurstedt, A. G. H. 547, *564*
Black, M. B. s. Hegsted, D. M. 323, *392*
— S. s. Jones, M. E. 414, *487*
Blackberg, S. N. s. Laidlaw, G. F. 436, *488*
Blackfan u. Wolbach 264, *278*
— K. D. s. Diamond, I. K. 623, *654*
Blackman, F. 523, *564*
Blair, H. A. s. Carleton, B. H. 690, *756*
Blakely, C. s. Moore, F. D. 114, *186*
Blalock, A., u. M. F. Mason 461, 469, *482*
Blank, H. 480, *482*
Blaschko, H. 329, *390*
Blasius, W. 698, 707, 741, *754*
Blinks, L. R., M. L. Darsie jr. u. R. K. Skow 695, *755*
— u. M. J. Pickett 695, *755*
Bloch u. Schoenheimer 349
— B. 161, *194*
— C. 602, *651*
— E. H. s. Knisely, M. H. 108, *183*
— J. s. Williamson, R. R. 722, *766*
— R. G., G. Gomori u. M. Sperry-Braude *177*
Block, W. 726, *755*
Blood, F. R., R. V. Elliot u. F. E. d'Amour 526, 536, *564*
— R. M. Glover, J. B. Henderson u. F. E. d'Amour *564*
Bloom, A., u. C. C. Bryson 140, *177*
— B., u. D. Stetten jr. *482*
— M. R. Stetten u. D. Stetten jr. *482*

Bloom, B. s. Stetten, M. R. 416
Blüthgen, H. 587, *651*
Blume, W. 621, *652*
— u. A. Meyer 621, 629, *652*
— s. Meyer, A. 621, 629, *662*
Blumenfeld, N. s. Bodansky, O. 67, *83*
— O. s. Bodansky, O. 70, *84*
Blumenthal, S. s. Schwartz, S. O. 103, 116, *190*
Blumgart, H. L. s. Zoll, P. M. *668*
Bly, C. G. s. Yuile, C. L. 37, *80*
Bock, A. V. s. Barcroft, J. *563*
— F. 591, *652*
— J. 629, *652*
— K. D., R. Dohrmann u. W. Trautwein 700, *755*
— R. M. s. Mahler, H. R. 291, *393*
Bodansky, M. 153, *194*
— O. 257, 258, 259, *278*
— u. N. Blumenfeld 67, *83*
— u. O. Blumenfeld 70, *84*
— s. Gutmann, H. R. 260, *280*
Bode, O. 231, *239*
Bodechtel, G. 629, *652*
— u. F. Erbslöh 772
Bodian, M. s. Wyllie, W. G. *193*
Bodine, J. H. 55, *80*
Bodjazina, V. J. *652*
Bodländer, G. 422, *482*
Bodo, G. 422, *482*
— s. Tuppy, H. *241*
— T. 259, *278*
Böger, A. s. Wezler, K. 516, *568*
Böhlke, E. 94, 98, 130, *177*
Boell, E. J. 633, *652*
— u. D. Nachmansohn 701, *755*
Boenecke, J. s. Schäfer, K. H. 28, 29, 78, 96, 149, 150, *189*
Böni, A., u. A. Jung 60, *80*
Bogaert, L. van 165, 168, *194*, 622, *652*
— M. J. Dallemagne u. R. Wégria *652*
— s. Deschamps, A. 622, *654*
Bogatzki, M. s. Rothschuh, K. E. 716, *764*
Bogniard, R. P., u. G. Whipple 7, *74*
Bohstedt, G. s. Pope, A. L. 65, *84*
Boiron, M. s. Schapira, G. *776*
Boissier, J. s. Rambert, P. 43, *78*
Boley, J. s. Reissmann, K. R. *776*
Boltzmann, L. 441
Bomford, R. R., u. C. P. Rhoads 139, *177*
Bone, A. D. s. Weil-Malherbe, H. 406, 467, *495*
Bonfiglio, G. *177*

Bonhoeffer, K. F. 678, 709, *755*
— u. W. Renneberg 678, 709, *755*
Bonnet, P. *194*
— V. 751, *755*
Bonnett, R., J. R. Cannon, A. W. Johnson, I. Sutherland, A. R. Todd u. E. L. Smith 65, *83*
Bonnichsen, R. 221, 222, *240*
— B. Chance u. H. Theorell 222, *240*
Boon, T. H., u. J. N. Walton 139, *177*
Boorman, K., u. B. Dodd *177*
Borchardt, H. s. Lubarsch, O. 92, 112, 126, 127, *185*
Borger, G., u. H. Groll 478, *482*
Borghard, A. s. Goebel, A. 631, *656*
Bork, K. 97, 105, *177*
Born, G. V. R. 151, *194*
— H. J., Timofeef-Ressowsky u. Wolf 71, *86*
Borsook, H. 324, 326, *390*
— A. Abrams u. P. H. Lowy 315, *390*
— C. L. Deasy, A. J. Haagen-Smit, G. Keighley u. P. H. Lowy 339, *390*
— s. Abrams, A. 346, *390*
Borsos-Nachtnebel, Ö. 124, 125, *177*
Borst, M. 138, *177*
— u. H. Königsdörffer 138, *177*, 228, *240*, 275, *278*
Bortels, H. 57, *80*, 161, *194*
Bostroem, H. 318, *390*
— u. B. Månsson 318, *390*
Bothwell, T. H. *177*
— u. T. Alper *177*
— B. van Lingen, T. Alper u. M. L. du Preez *177*
— u. B. Mallett 772
— — R. Oliver u. M. D. Smith 772
— s. Alper, T. 49, 73, 104, *175*
Bouckaert, J. J. s. Heymans, C. 429, *486*
Boudin, G., u. B. Pépin 166, *194*
Bousser, J., u. C. Laplanche 252, *278*
— u. G. Péan 772
Bowen, W. 214
— W. J. 437, *482*
— u. H. J. Eads 439, *482*
— W. R., u. W. J. Waters 626, *652*
Bowers, J. Z. s. Warren, S. 114, *193*
Bowman, K. M. s. Himwich, H. E. 574, 608, *658*
Boyarsky, L. L. s. Tschirgi, R. D. 461, *494*

Boycott, A. E., u. J. S. Haldane 509, *564*
Boyd, E. M., u. K. J. Clark 69, *84*
Boyer, P. D., A. B. Falcone u. W. H. Harrison 429, *482*
Boyle, P. J., u. E. J. Conway 692, *755*
Boys-Watson, J. 207
— u. M. F. Perutz *240*
Bozler, E. 686, 720, *755*
Brachet 325
— J. 633, *652*
Brackett, F. S. s. Horeker, B. L. 256, *281*
Bradford, W. L. s. Whipple, G. H. 110, *193*
Brain, P. 246, *278*
— u. H. Lehmann 246, *278*
Brand, J., u. J. Takats 155, 168, *194*
Brandenburg, R. O., u. H. L. Smith 261, *278*
Brander 627, *652*
Brass, K. 131, 141, *177*
Braun, L., u. L. Scheffer 53, *80*
— W., u. R. Taugner 694, *755*
Braunmühl, A. v. 134, *177*
Braunstein, A. s. Engelhardt, W. A. *484*
Braunsteiner, H., E. Gisinger u. F. Pakesch 24, 28, 29, 30, *74*
Bray, Ch. W. s. Wever, E. G. *766*
Brecher, G. s. Endicott, K. M. 17, *75*
Brecht, K., u. M. Corsten 701, *755*
— u. H. Feneis 743, *755*
— u. G. Häggqvist 743, *755*
Breckenridge, B. 425, *482*
Bredauer, K. 131, *177*
Bredt, H. 606, *652*
Bregulla, G. s. Hesse, E. *81*
Breier, A. s. Brenner, W. *74*, 155, *194*
Bremer, F. 751, *755*
Brendel, W., H. Gladewitz, F. Hildebrandt u. W. Trautwein 727, *755*
Brendemoen, O. J. s. Aubert, A. 114, *176*
Brendstrup, P. 40, 44, 59, 60, *74*, *80*
Brenner, C. s. Finley, K. H. 628, *655*
— W. 54, 60, *80*, 151, 152, 153, 154, 155, 156, 160, 163, 164, 167, 169, 171, 173, 174, 175, *194*
— u. A. Breier *74*, 155, *194*
Breu, W. 604, *652*
Breusch, F. L. 355, 358, 360, *390*, 414, 416, *482*

Breyer, A. M. s. Schäfer, K. H. 78
Brink, F., D. W. Bronk, C. M. Conelly, F. D. Carlson u. P. W. Davies *482*
— D. H. Bronk u. M. G. Larrabee 710, 725, 730, *755*
Brinsmade, A. 642, 643
— F. Büchner u. H. Rübsaamen 642, *652*
Brinton, D. 61, *80*
Brøchner-Mortensen, K. 47, *74*
— u. K. Ohlsen 15, *74*
— u. K. S. Stein 29, *74*
Brock, B., H. Druckrey u. H. Herken 470, *482*
— L. G., J. S. Coombs u. J. C. Eccles 676, 688, 702, 705, 709, 710, 741, *755*
Brody, M. s. Wiener, A. S. *668*
— S. 477, 478, *482*
Broeck, W. A. van den s. Groen, J. 75
Bromfield, O. s. Gesell, R. 526, 529, 535, *565*
Bronk, D. H. s. Brink, F. 710, 725, 730, *755*
— D. W., M. G. Larrabee u. P. W. Davies 473, *482*
— — u. J. B. Gaylor 692, *755*
— s. Brink, F. *482*
Brooks, C., McC., u. J. C. Eccles 701, *755*
— V. B., D. R. Curtis u. J. C. Eccles 745, *755*
— u. D. K. Myers 733, 735, *755*
Brose, W. s. Fleckenstein, A. 674, 694, *758*
Brouardel u. Loye 629, *652*
Brouwer, B. 165, *194*
Brown, D. E. S. s. Shanes, A. M. 695, *765*
— E. B., G. S. Campbelll, M. N. Johnson, A. Hemingway u. M. B. Visscher 547, *564*
— C. V. Moore, C. Reynafarje u. D. E. Smith 147, *177*
— G. B. 378, *390*
— G. L. 706, 731, *755*
— E. Bülbing u. B. D. Burns 707, 728, *755*
— H. H. Dale u. W. Feldberg 700, *755*
— M. Goffart u. M. V. Dias 707, *755*
— u. J. E. Pascoc 735, *755*
— G. M., S. M. Elliott u. W. A. Young 113, *177*
— jr., G. W. s. Chaikoff, J. L. 355, *391*
— H. O. s. Smith, S. M. 714, *765*
Bruckmooser, M. 36, *74*
Bruder 64

Brückemann, G., u. S. G. Zondek 53, 57, *80*, 153, *194*
Brügel, H. *772*
— u. H. Pietzonka *772*
Bruenn, H. G. s. Levy, R. L. 599, *660*
Brugler, G. W. s. Love, W. S. jr. 604, *661*
Brugsch, J. 6, 65, *74*, *83*, 106, 107, 138, 141, *177*, 206, 208, 228, 229, 231, *240*, 273, 274, 275, *278*, 373, *390*
Brusa, A. s. Sansone, G. 623, *664*
Bruzzone, L., u. F. Massimello 60, *80*
Bryson, C. C. s. Bloom, A. 140, *177*
Bucciero, M. C. 65
— u. J. M. Orten *83*
Bucher 750, *755*
Buchthal, F. 719, *755*
— u. B. Folkow 715, *755*
Buck, R. 141, *177*
Budai, B. S. s. Reissmann, K. R. *776*
Buddecke, E. s. Weitzel, G. *87*
Büch, O. 258, *278*
Bücher, T. 294, *390*, 407, 459, 460, *482*
Büchi, E. C. 644, *652*
Büchmann, P. 15, 37, 40, 42, 43, 44, 47, 48, *74*, 135, 136, *177*, *194*
— u. E. Heyl 29, *74*
— u. K. Rabenschlag 148, *177*
— u. G. Schenz 48, 50, *74*, 95, 97, 98, 104, 105, 106, 148, 163, *177*, *194*
— u. R. Stodtmeister *177*
— s. Stodtmeister, R. *79*
Büchner, F. 90, 103, 105, 106, 119, 120, 142, 167, *178*, *195*, 503, 571, 572, 573, 575, 576, 578, 585, 588, 594, 596, 597, 599, 600, 606, 609, 614, 617, 619, 627, 638, 641, 644, 648, *652*
— u. S. Hatano 142, *178*
— u. W. v. Lucadou 599, 602, 603, 609, *652*
— u. U. C. Luft 144, *178*, 571, 572, 617, *653*
— J. Maurath u. H. J. Rehn 635, *653*
— Ch. Mushett u. H. Rübsaamen 637, *653*
— H. Rübsaamen u. H. Naujoks 637, *653*
— — u. H. G. Rothweiler 636, *653*
— — u. G. Schellong 637, *653*
— A. Weber u. B. Haager 602, 604, 609, *653*
— u. R. Weyland 606, *653*

Büchner, F. s. Altmann, H. W. 625, *650*
— s. Brinsmade, A. *652*
— F. M. 637, *653*
Bülbring, E. 671, 707, 711, *755*
— J. H. Burn u. C. R. Skoglund 707, 724, *755*
— s. Brown, G. L. 707, 728, *755*
Büngeler, W. 588, *653*
Bürger, M., L. Heilmeyer, H. Kilchling u. H. Schulten 208, *240*
Bürgi, S. 715, *755*
Büttner, H. E. 73, *86*
Bukatsch, F. s. Scheminzky, F. 723, *764*
Bullock, T. H. 705, *755*
— H. Grundfest, D. Nachmansohn u. M. A. Rothenberg 701, *755*
Bunding, J. 227, *240*
Bunge 41
— B. 629, *653*
— J. 518, *564*
Bunting, C. H. s. Martin, H. G. 571, 575, 587, 599, *661*
— H. 140, 141, 142, *178*
Bureau u. Ortab 174, *195*
Burghardt, E. 144, *178*
Burk, D. 66, *83*, 161, 454, 466, *482*, 645, 648, *653*
— s. Hearon, J. Z. 64, 66, *83*
— s. Hesselbach, M. L. *197*
Burkhardt, W. L. s. Reissmann, K. R. *567*
Burn, J. H. 715, 734, *755*
— s. Bülbring, E. 707, 724, *755*
Burnham, L. s. Levine, P. 111, *184*
Burns, B. D. 752, *756*
— s. Brown, G. L. 707, 728, *755*
Burr, H. S., M. Taffel u. S. C. Harvey 674, *756*
Burres, O. s. Peters, A. 151, *200*
Burris, H. s. Umbreit, W. W. *469, 495*
Burrows, H., J. Iball u. E. M. F. Roe 674, *756*
Burström, D. s. Nilson, R. F. 72, *86*
Burton, K., u. H. A. Krebs 455, 460, *482*
Buser, M. s. Chastonay, E. de 606, *653*
Bush, J. A., u. G. E. Cartwright 31, *74*
— s. Follis jr., R. H. 172, *196*
Butenandt, A. 634, *653*
— u. H. Dannenberg 648, *653*
Butt, E. M., R. Nussbaum, T. C. Gemour u. S. L. Dido *772*
— s. Hall, E. M. 162, *197*

Butt, H. R., u. R. M. Wilder
— *178*
— s. Stauffer, M. H. *191*
Butterworth, Ch. E., W. B. Frommeyer u. W. H. Riser 108, *178*
Butzengeiger, K. H. 140, *178*
— u. J. Lange 61, *80*, 165, *195*
Bywaters, E. G. L. 271, *278*
— u. J. H. Dible 122, *178*

Cabannes, R. 246, 247, *278*
— s. Portier, A. 246, 251, *283*
Cagianut, B., u. K. Theiler 168, *195*
Cahen, E., u. B. Tronchon 69, *84*
Caldwell, G. W., u. R. H. Dennet 264, *278*
Callan 53
Callegari, L. s. Mascherpa, P. 64, *84*
Callender, G. R. 163, *195*
— S. T. s. Badenoch, J. 42, *74, 772*
— s. Dubach, R. 19, 38, 48, 49, *75*, 96, 104, *179, 773*
Calma, I., u. S. Wright 724, *756*
Calvin, M. *482*
Cameron, G. s. Goldblatt, H. 647, *656*
— G. R. 140, *178*
— u. W. A. E. Karunaratne 590, 595, *653*
— — u. J. C. Thomas 591, *653*
Cammerer, A., N. Kiese u. K. Tauschwitz 46, *74*
Cammermeyer, J. 97, 126, 144 *178*
Campbell, A. C. P. 436, 437, *482*
— D. H. s. Goodman, M. 249, *280*
— G. S. s. Brown, E. B. 547, *564*
— J. A. 526, *564*, 571, 584, 587, 599, 616, *653*
Campell, J. 125, *178*
Campillo, A. del s. Korkes, S. 412, *488*
Campo, A. del s. Vinals, R. Roca de *776*
Camus 212
Canis, H. J. s. Fleckenstein, A. 674, 694, *758*
Cannan, R. K. s. Anrep, G. V. 540, *563*
Cannon, J. R. s. Bonnett, R. 65, *83*
— P. 731
— W. Raule u. H. Schaefer 697, 719, 736, *756*
— W. B. s. Rosenblueth, A. 732, *763*

Cantoni, G. L. 350, *391*
Cappel, D. F. 100, *178*
Caputto, R., L. Leloir, R. E. Trucco, C. E. Cardini u. A. C. Paladini 315, *391*
— u. R. E. Trucco 316, *391*
Cardinal, R. s. Lowry, P. T. *242*
Cardini, C. E. s. Caputto, R. 315, *391*
Cardot, H. s. Arvanitaki, A. 710, 751, *754*
Carleton, B. H., H. A. Blair u. W. B. Latchford 690, *756*
Carlson, F. D. s. Brink, F. *482*
Carlsson, A., u. G. Hollunger *482*
Carlsten, A., A. Holmgren, K. Lindroth, T. Sjöstrand u. G. Ström 255, *278*
Carnot, S. 441
Carol, J. s. Paraf, A. *775*
Caroline, L. s. Schade, A. L. 15, *78, 189*
Caroll, W. E. s. Hamilton, T. S. 170, *197*
Carpent, G. s. Pirart, J. *775*
Carpenter, L. E. s. Teague, H. S. 172, *202*
Carpus, I. s. Hesse, E. *81*
Carr, H. A. s. Levy, R. L. 599, *660*
Carrié, C. 228, *240*
Carruthers, Ch. 220, *240*, 423, *482*
— u. V. Suntzeff 433, *482*
Cartwright, E. E., P. J. Jones u. M. M. Wintrobe 54, 59, *80*
— G. E. 73, *87*, 101, 136, 151, 152, 153, 170, *195*
— C. J. Gubler u. M. M. Wintrobe 58, 61, *80, 195*
— L. D. Hamilton, C. J. Gubler, N. M. Fellows, H. Ashenbrucker u. M. M. Wintrobe 29, 30, 35, *74*, 135, 149, *178*
— R. E. Hodges, C. J. Gubler, J. P. Mahoney, K. Daum, M. M. Wintrobe u. W. B. Bean *195*
— C. M. Huguley jr., H. Ashenbrucker, J. A. Fay u. M. M. Wintrobe 30, 54, *74, 80*, 160, *178, 195*
— P. J. Jones u. M. M. Wintrobe *195*
— M. A. Lauritzen, S. R. Humphreys, P. J. Jones, I. M. Merril u. M. M. Wintrobe 29, *74*
— P. J. Jones, I. M. Merril u. M. M. Wintrobe *178, 195*
— u. M. M. Wintrobe 32, 34, 40, 60, *74, 80*, 117, *195*

Cartwrigtht, G. E. s. Bush, J. A. 31, *74*
— s. Chase, M. S. 157, 170, *195*
— s. Fay, J. 153, *196*
— s. Follis jr., R. H. 172, *196*
— s. Gubler, A. 265, *280*
— s. Gubler, C. J. 55, 58, *81*, 102, 170, *181*, *197*
— s. Hamilton, L. D. 29, 30, *76*
— s. Lahey, M. E. 170, 172, *198*
— s. Markowitz, H. 153, 155, 157, 167, 168, 171, 174, *199*
Cary, D. B. s. Quimby, F. H. *567*
Casarett, G. W. s. Altman, K. I. *239*
Case, R. A. M. 139, *178*
Caskey, C. D., W. D. Gallup u. L. C. Norris 72, *86*
Caspari, W. s. Zuntz, N. 517, 521, 525, *568*
Caspersson, T. O. 325, *391*, 634, *653*
Castagnou, s. Auburtin, E. 118, *176*
Castillo, J. del. u. B. Katz 705, 706, 709, *756*
— u. X. Machne 672, *756*
— u. L. Stark 730, *756*
Castle, W. B. s. Rhoads, C. P. 112, *188*
Castor, L. N., u. B. Chance 425, *482*
— s. Chance, B. 424, *483*, 648, *653*
Castro, F. de 702, *756*
Cate, J. ten 751, *756*
— s. Horsten, G. 751, *760*
Caton, W. s. Rath, Ch. R. 22, *78*
Catsaras, J. 142, *178*
Cavallini, D., C. de Marco, A. Rossi-Fanelli u. E. Silvestroni 252, 253, *278*
— s. Rossi-Fanelli, A. 247, 250, *284*, 437, *492*
Caveddu, P. s. Schwarz-Tiene, E. 255, *284*
Ceelen, W. 108, 109, 124, 125 *178*
Celander, O. 718, *756*
Chaikoff, J. L., u. G. W. Brown jr. 355, *391*
— u. D. B. Zilversmith 361, *391*
— s. Fishler, M. C. 585, *656*
— s. Forker, L. L. 323, *391*
— s. Kaplan 584
— s. Montgomery, M. L. 68, *85*
— s. Sheline, G. E. 68, *85*
— s. Taurog, A. 585, *666*
Chalazonitis, R. s. Arvanitaki, A. 693, 717, *754*
Challenger, F. 350, *391*

Chance, B. 222, 223, 225, *240*, 427, 429, 435, 465, 466, 472, *483*
— u. L. N. Castor 648, *653*
— u. B. Hess 472, *483*
— L. Smith u. L. N. Castor 424, *483*
— u. G. R. Williams 424, 425, 426, 427, 429, 464, 465, *483*
— W. F. Holmes u. J. Higgins *483*
— s. Bonnichsen, R. 222, *240*
— s. Castor, L. N. 425, *482*
— s. Maehly, A. C. 434, 435, *490*
Chang, J. 611, *653*
Channon, H. J. s. Best, C. H. 584, *651*
Chanutin, A., E. Lentz u. S. Ludewig 772
— s. Ludewig, St. *242*
Chao, I. 690, *756*
Chapman, A. Z. s. Singer, K. 251, 254, *285*
Chapmann, F. E. s. Bennets, H. W. 172, *194*
Chappell, J. B., u. S. V. Perry *483*
Chargaff, E. 378, *391*
Chase, M. S., C. J. Gubler, G. E. Cartwright u. M. M. Wintrobe 157, 170, *195*
— s. Gubler, C. J. 170, *197*
— s. Lahey, M. E. *198*
Chastonay, E. de, u. M. Buser 606, *653*
Chavez, R. s. Rotta, A. 549, *568*
Chenon, F. 73, *86*
Chernoff, A. I. 110, *178*, 245, 247, 249, 250, 252, *278*
— V. Minnich u. S. Chongchareonsuk 247, 251, 252, 253, 254, *279*
— u. K. Singer 246, *279*
— s. Singer, K. 110, *190*, 249, 250, *285*
Chesner, C. 117, *178*
— s. Ravid, J. M. 123, *188*
Chevalier, R. s. Monnier, A. M. 730, *762*
Chevillard, L., u. A. Mayer 519, 526, *564*
Child, C. M. 632, 633, *653*
Chini, V. 110, *178*
— u. C. Malaguzzi Valeri 110, *178*
Chinn, B. s. Amberson, W. R. 437, *481*
Chodat 422
— R. s. Bach, A. 223, 224, *239*
Chomette, G. 642, *653*
Chongchareonsuk, S. s. Chernoff, A. I. 247, 251, 252, 253, 254, *279*

Choremis, C., E. W. Ikin, H. Lehmann, A. E. Mourant u. L. Zannos 246, *279*
— L. Zannos u. C. Dendaki 246, 254, *279*
Chou, T. C., u. M. Sodak 318, *391*
— T. P., u. W. H. Adolph 152, 170, *195*
Chowdhury, S. s. Bagchi, K. *772*
Christ, C. 572, 599, 603, 609, *653*
— L. M. s. Kelley jr., M. L. *774*
Christeller, E. 141, *178*
— u. M. Puskeppellies 141, *178*
Christensen, E. H. 515, *564*, 570, *653*
— u. W. H. Forbes 514, 548, 549, *564*
— u. A. Krogh 513, *564*
— s. Asmussen, E. 461, *481*
— s. Dill, D. B. 551, 552, 553, *564*
— H. N., T. R. Riggs, H. Fisher u. I. M. Palatine 326, *391*
— s. Riggs, T. R. 326, *393*
— W. R., C. H. Plimpton u. E. G. Ball 406, *483*
Christian, E. R. 772
— W. s. Warburg, O. *87*, 257, 286, 407, 416, 417, 418, *495*
Christianson, J. F. s. Reissmann, K. R. 44, *78*, 776
Christie, G. S., u. J. D. Judah 574, 590, 591, 594, 596, 647, *653*
Christman, A. A. 380, *391*
Christoffersen, N. R. s. Bjerre, S. 43, *74*
Christopherson, R. s. Hecht, H. H. 671, *759*
Chujko, V., u. A. Vojnar 73, *87*
Chweitzer, A. 690, *756*
Cimerman, Ch., u. P. Wenger 68, *84*
Claireaux, A. 111, *178*, *195*
— A. E. 625, *653*
— P. G. Cole u. G. H. Lathe 623, *653*
Clamann, G. s. Luft, U. C. 505, *566*
Clark, H. W. s. Widmer, C. **293**, *394*
— J. K., u. H. G. Barker 461, 469, *483*
— K. J. s. Boyd, E. M. 69, *84*
— R. T., J. N. Stannard u. W. O. Fenn 425, *483*
— jr., R. T. 256, *279*, 425, *483*
— D. Criscuolo u. C. K. Coulson 437, 439, *483*
— u. A. B. Otis 547, *564*
— T. W. s. Patterson, J. E. 599, *663*

Clark, W. F. s. Yuile, Ch. L. 496
Clarke, F. A. s. Endicott, K. M. 17, 75
— H. I., u. D. Nachmansohn 691, 756
— W. T. W. 589, 653
Claude, A. 53, 80, 386, 391
— s. Hogeboom, G. H. 241, 433, 486
— s. Schneider, W. C. 493
Clausius, R. 441
Cleland 580
— u. Slater 580, 611, 653
Clifton, C. E. 429, 483
Cloetens, R. 67, 83
Closs, K. s. Laland, P. 64, 83
Closuit, A. s. Vannotti, A. 147, 192, 266, 286
Clowes, G. H. A., u. M. E. Krahl 429, 483
— s. Krahl, M. E. 488
Cobb, D. M. s. Fenn, W. O. 425, 484
— S. s. Greenberg, M. 71, 86
Cockrell, M. C. s. Huff, R. L. 8, 76
Codounis, A. 259, 279
Cohen 329
— E., u. C. A. Elvehjem 195
— G. N. 158, 195
— M. s. Wilson, I. B. 701, 766
— P. P. 327, 391
— S. S. 319, 391
Cohn, E. J. 15, 74
— M., u. G. T. Cori 406, 483
Cohnheim 602, 653
Cohrs, P. 178
Cole, H. H. s. Kleiber, M. 479, 487
— K. S. 671, 681, 711, 756
— s. Curtis, H. J. 671, 756
— P. G. s. Claireaeux, A. E. 623, 653
— S., u. H. J. Curtis, 671, 672, 675, 756
Coleman, D. H., A. R. Stevens jr. u. C. A. Finch 772
— T. J. s. Reissmann, K. R. 776
Collander, R. 670, 756
Collins, D. H., u. W. M. Rose 113, 178
Colmore, J. P. s. Gitlow, St. E. 48, 49, 75
Colowick, S. P. 297, 391, 424
— G. T. Cori u. M. W. Slein 406, 483
— u. H. M. Kalckar 483
— — u. C. F. Cori 427, 483
— u. N. O. Kaplan 483
— u. E. W. Sutherland 463, 483
— M. S. Welch u. C. F. Cori 427, 483

Colowick, S. P. s. Cori, G. T. 67, 83, 406, 483
Comar, C. L., u. G. K. Davis 63, 64, 83
— G. K. Davis u. L. Singer 154, 155, 195
Comly, H. H. 259, 279
Conelly, C. M. s. Brink, F. 482
Conley, C. L. s. Smith, E. W. 246, 251, 254, 255, 285
Conrad, H. s. Smith, L. 494
Conroy, L. s. Rath, Ch. R. 22, 78
Consolazio, F. s. Asmussen, E. 548, 563
— W. V. s. Dill. D. B. 547, 551, 564
Conway, E. J. s. Boyle, P. J. 692, 755
Cook 88
— C. D. s. Scheinberg, J. H. 82
— E. D. s. Zimdahl, W. T. 61, 83, 166, 167, 203
— M. B. s. Darby, W. J. 17, 23, 75
— S. F., u. N. M. Spilles 171, 195
Cookson, G. H., C. Rimington u. O. Kennard 232, 240
Coombs, J. S., J. C. Eccles u. P. Fatt 688, 756
— s. Brock, L. G. 676, 688, 702, 705, 709, 710, 741, 755
Cooper, A. M., R. D. Eckhardt, W. W. Faloon u. C. S. Davidson 195
— J. A. D. s. Newell, F. W. 169, 199
— M. B. 111, 178
Cooperstein, S. J. s. Wainio, W. W. 244, 495
Cope, D. s. Moore, F. D. 114, 186
Copeland, M. M. s. Geschickter, Ch. F. 128, 180
Copenhaver jr., J. H., u. H. A. Lardy 428, 483
Copp, D. H., u. D. M. Greenberg 19, 74
Coppeé, G. 704, 714, 756
— s. Monnier, A. M. 730, 762
Coquet, M. 622, 653
Coraboeuf, E., u. S. Weidmann 671, 708, 756
Corda, G. s. Schwarz-Tiene, E. 255, 284
Cordeiro, M. 125, 178
Cordier, D., u. G. Dessaux 611, 653
Cori, C. F. s. Colowick, S. P. 427, 483
— s. Cori, G. T. 67, 83, 302, 391, 406, 483
— s. Sutherland, E. W. 464
— C. G. 302, 391, 494

Cori, G. T. 427, 483
— S. P. Colowick u. C. F. Cori 67, 83, 406, 483
— u. C. F. Cori 302, 391
— s. Cohn, M. 406, 483
— Colowick, S. P. 406, 483
Cornblath, M., u. A. F. Hartmann 259, 279
Cornbleet, Th. 158, 161, 195
Corner, B. s. Aidin, R. 625, 650
Corran, R. F. 151, 195
Corsten, M. s. Brecht, K. 701, 755
Corvin, W. s. Horvath, S. M. 517, 529, 566
Coryell, C. D. s. Michaelis, L. 93, 186
Cosack, G. 772
Costeas, Fr. s. Gouttas, A. 42, 75
Cosyns, H., A. Ballière u. J. Lederer 74
Cottier, H. 92, 103, 106, 107, 116, 117, 135, 150, 178
Coulson, C. K. s. Clark jr. 437, 439, 483
Courmouhs, M., u. E. Gisinger 772
Coursey, E. de 114, 178
— s. Libow, A. A. 114, 131, 185
Courtice 438
Courville, C. B. 629, 653
— s. Abbot, C. N. 621, 650
Couteaux, R. 701, 756
— u. D. Nachmansohn 733, 756
Covo, G. A. s. Cross, R. J. 654
Cow 219, 231
Cowan, S. L. 714, 756
Coyne, B. s. Riggs, T. R. 326, 393
Craig, Fr. N., u. H. K. Beecher 473, 483
— J. M. 165, 195
Crandall, M., u. D. Drabkin 214, 240
Crane, E. E., R. E. Davies u. N. M. Longmuir 693, 756
— F., u. H. Beinert 418, 483
— F. L. s. Glenn, J. L. 434, 485
— R. K., u. A. Sols 467, 483
— W. F., u. A. M. Zetlin 114, 178
Cranefield, P. F., J. A. E. Eyster u. W. E. Gilson 694, 756
Crass, G. s. Muirhead, E. E. 78, 123, 186
Cremer, J. 148, 178
Crescitelli, F., u. T. A. Geissman 695, 756
— P. B. Hollander u. R. D. Dellenback 714, 756
Creutzfeld, O., A. Kasamatsu u. A. Vaz-Ferreira 614, 630, 654

Creutzfeld, O. s. Pichotka, J. 519, 526, 535, *567*
Crichton s. McGowan 145, *186*
Crigler jr., J. F. 111, *178*
Criscuolo, D. s. Clark jr., R. T. 437, 439, *483*
Crismon, J. M. s. Weymouth, F. W. 479, *495*
Critchlow, J. s. Schwartz 115, *190*
Croizat, P. *178*
Cronheim, G. s. Loewy, A. *566*
Cross, R. J., u. J. V. Taggart 429, 430, *483*
— — G. A. Covo u. D. E. Green *654*
Cruveilhier 569, *654*
Cruz, W. O. s. Slyke, D. D. van 258, *285*
Cuchi de la Cuesta, C. *772*
Cugnasco, L. s. Banche, M. 94, *176*
Cullen, R. s. Howard, R. B. *774*
Culp, F. B. s. Ansbacher, S. *194*
Cumings, J. N. 61, *80*, 153, 165, 167, *195*
Cunningham, I. J. 152, 158, 161, 162, 170, 172, 173, *195*
Curley, F. J. s. Ingalls, Th. 636, *658*, *659*
Curren, J. 604, *654*
Currin, J. F. 110, *178*
Curtis, D. R. s. Brooks, V. B. 745, *755*
— H. J., u. K. S. Cole 671, *756*
— s. Cole, S. 671, 672, 675, *756*
Custer, R. Ph. s. Malamud, N. *185*
Cuthbertson, W. F. s. Greenberg, M. 71, *86*
Czermak, E. s. Popp, A. *775*
Czipott, Z. s. Halmágyi, D. 771, *773*

Dabrowski, J., u. L. Marchelewski 68, *84*
Dack, S., A. M. Master, H. Horn, A. Grishman u. L. E. Field 604, 605, 606, *654*
— s. Horn, H. 609, *658*
— s. Master, A. M. 602, 604, *661*
Dagonet, Y. 606, *654*
Dahl, S. 26, *75*
Dahr 111
— u. Wolff 111
Dale, H. 707, *756*
— H. H., W. Feldberg u. M. Vogt 700, 714, *756*
— s. Brown, G. L. 700, *755*
Dallemagne, M. J. s. Bogaert, L. van 652
Dalton, A. J. s. Edwards, J. E. 647, *655*

Daly, C. s. Himwich, H. E. 658
— I., G. Ludony, A. Todd u. E. B. Verney 604, *654*
Damashek, W. 252, *279*
Dameshek, W. A., A. Myerson u. C. Stephenson 574, 628, *654*
— u. S. O. Schwartz 113, *178*
— s. Miller, E. B. 107, *186*
— s. Singer, K. 113, 114, *191*
Damme, F. van s. Lederer, J. 4, *77*
Daniel, Richard u. Reynell 590
— s. Ginthy 597
— A. L. s. Everson, G. J. 71, *86*
Danielli, J. F. 692, *756*
Danneberg, P. s. Druckrey, H. 240
Dannel, R. 161, *195*
Dannenberg, H., u. M. Kiese 217, *240*, 424, *483*
— u. R. Reinwein 277, *279*
— s. Butenandt, A. 648, *653*
Darby, W. J. 58, 62, *80*, 146, *178*
— P. F. Hahn, M. M. Kaser, R. C. Steinkamp, P. M. Densen u. M. B. Cook 17, 23, *75*
Darguzas, V. s. Staffe, A. 67, *84*
Darling, R. C., u. F. J. W. Roughton 257, *279*
Darnis, F. 103, 116, 160, 169, *178*, *195*
Darrow, R. R., S. Nowakowsky u. M. H. Austin 249, *279*
Darsie, jr., M. L. s. Blinks, L. R. 695, *755*
Daskalakis, Tax. s. Gouttas, A. 42, *75*
Daum, K. s. Cartwright, G. E. *195*
Davidson, C. S, s. Cooper, A. M. *195*
— L. S. P. 113, 114, *178*
— u. H. W. Fullerton 114, *179*
— W. M., u. R. F. Jennison 34, 40, *75*
Davies, D. M. *772*
— P. W. s. Brink, F. *482*
— s. Bronk, D. W. 473, *482*
— R. E., u. H. A. Krebs 692, *756*
— s. Crane, E. E. 693, *756*
Davis, A. D., u. W. R. Arrowsmith 105, *179*
— A. K. s. Davis, M. W. 770, *772*
— B. D. 328, *391*
— F. W. s. Figueroa, W. G. 771, *773*
— G. K. 170, 172, *195*
— s. Comar, C. L. 63, 64, *83*, 154, 155, *195*
— H. V. s. Steegmann, A. Th. 614, *666*

Davis, J. H. s. Levey, S. *775*
— L. J. 112, 113, 114, *179*
— s. Mc Fadzean, A. J. S. 139, *186*
— M. W., E. L. Alpen u. A. K. Davis 770, *772*
— jr., W. D., u. W. R. Arrowsmith 50, 52, *75*, 99, *179*
Dawson, C. A., u. M. F. Mallette 53, 55, *80*
Day, H. G. 70
— u. E. V. McCollum 70, *84*
— u. B. Skidmore *84*
— s. Becker, C. E. 318, *390*
— s. Follis, R. H. 70, *85*
— J. N. E., u. J. P. Sheel 398, *484*
Dean, G. 277, *279*
— R. B. 691, *756*
Dearing, W. H., A. R. Barnes u. H. E. Essex 601, 619, *654*
Deasy, C. L. s. Borsook, H. 339 *390*
Deenstra, H. s. Verloop, M. C. 113, *192*
Degenhardt, K. H. 638, *654*
Dejardin, J., u. A. Lambrechts 5, 23, *75*
Delachaux, A. s. Vannotti, A. 15, 35, 40, 43, 44, 46, 48, 79, 98, 103, 163, *192*, *202*, 209, *244*
Delezenne, C. 70, *84*
Delgado, E. s. Hurtado, A. 550, 552, 554, 556, *566*
Delius, L. *756*
Dellaporta, A. 571, 574, 617, *654*
Dellenback, R. D. s. Crescitelli, F. 714, *756*
Delp, M. H. s. Reissmann, K. R. 44, *78*
— s. Reissmann, K. R. *776*
Demling, M. s. Henning, N. *241*
Dempsey, E. W. s. Lissák, K. 731, 733, *761*
Denbigh, K. G. 449, *484*
Dendaki, C. s. Choremis, C. 246, 254, *279*
Denko, J. V., u. C. S. Hagerty 606, *654*
Dennet, R. H. s. Caldwell, G. W. 264, *278*
Denny-Brown, D. 166, *195*
— u. H. Porter 61, *80*, 166, *195*
— s. Uzman, L. L. 166, *202*
Densen, P. M. s. Darby, W. J. 17, 23, *75*
Denues, A. R. T. s. Schmitt, F. O. 671, *764*
Denzer, H. W. 499, *564*
Dereymaeker, A. 623, *654*
Derrien, Y. 252, 253, *279*

Derrien, Y. s. Roche, J. 245, 248, 250 252, *284*, 437, *492*
Dervichian, D. G. 248, *279*
Deschamps, A., u. L. van Bogaert 622, *654*
Dessaux, G. s. Cordier, D. 611, *653*
Deuticke, H. J. s. Embden, G. 407, *484*
Deutsch, H. 627, *654*
Devine, J., u. J. D. Fulton 138, *179*
Dewan, J. G. s. Green, D. E. 419, *485*
Deyke, V. F., u. J. B. Wallace 140, *179*
Diacono, G. s. Roche, J. 252, *284*
Diamond, I. K., K. D. Blackfan u. I. M. Baty 623, *654*
Dias, M. V. s. Brown, G. L. 707, *755*
Dibenedetto, dell'Aquila, M., u. V. Minerva 772
Dible, J. H. s. Bywaters, E. G. L. 122, *178*
Dichmann, A. 525, 536, *564*
Dickens, F. 304, 311, *391*, 395, 410, 416, 418, 419, 453, 454, 466, 469, *484*
— u. G. E. Glock 318, *391*, 416, *484*
Dickman, M. R., u. J. H. Moncrief 248, *279*
— S. R., u. J. F. Speyer 432, *484*
Dido, S. L. s. Butt, E. M. 772
Dietrich, A. 132, *179*
— M. R. s. Reissmann, K. R. 770, *776*
— S., u. H. Schwiegk 598, 599, *654*
Dietsche, A. 637, 640, *654*
Diezel, P. B., u. M. Taubert 144, *179*
Diggs, L. W., C. F. Ahmann u. J. Bibb 251, *279*
Dill, D. B., E. H. Christensen u. H. T. Edwards 551, 552, 553, *564*
— u. H. T. Edwards *564*
— — E. V. Newman u. R. Margaria 539, *564*
— — S. Robinson, H. A. Armstrong u. J. W. Heim 510, *564*
— A. Fölling, S. A. Oberg, A. M. Pappenheimer jr. u. J. T. Talbott 539, *564*
— T. H. Talbott u. W. V. Consolazio 547, 551, 553, *564*
— s. Horvath, S. M. 517, 529, *566*
— s. Margaria, R. 539, *567*

Dill, T. H. s. Newman, E. V. 539, *567*
Dingwall, A., u. H. T. Beans 73, *87*
Dittler, R. 678, *756*
Dittrich, H. s. Fleischhacker, H. 93, *180*
Dixon, M. s. Bach, S. *239*
Doan, C. A. s. Moore, C. V. 42, *78*
Dobberstein, J. 138, *179*
— s. Joest, E. *183*
Dobriner, K. 274, 275, *279*
— u. C. P. Rhoads 228, *240*
Dockerty, M. B. s. Stauffer, M. *191*
Dodd, B. s. Boorman, K. *177*
Döring, G. 627, *654*
— H. 515, *564*
Doerr, W. 105, *179*, 228, *240* 421, *484*
— u. V. Becker 578, *654*
— — u. D. Neubert 580, *654*
Doerschuk, A. P. 361, *391*
Doggart, J. H. s. Barcroft, J. *563*
Dohrmann, R. s. Bock, K. D. 700, *755*
Doig, R. K. s. Althausen, T. S. 73, 94, 98, 105, 106, *175*
— s. Wood, I. J. *193*
Doisy, s. Thayer 265, *286*
Dold, H. 132, 135, *179*
Dolff, C. 644, *654*
Domenjoz, R. *756*
Donaldson, H. H. 479, *484*
Doniach, I., H. Grüneberg u. J. E. G. Pearson 139, *179*
Donner, L. 18, *75*
Dorfman, A. *484*
— R. I. 368, *391*
— u. F. Ungar 368, *391*
Dornberger-Schiff, K. 248, *279*
Dorow, H., W. Fiebig u. W. Schwartzkopff 772
— s. Fiebig, W. *773*
Doty, R. W., u. R. W. Gerard 431, *484*, 695, *756*
Douckles, C. s. Elvehjem, C. A. 62, *81*
Douglas *438*
— C. G., C. R. Greene u. F. G. Kergin 511, *564*
— J. S. Haldane u. J. B. S. Haldane 256, *279*
— — Y. Henderson u. E. C. Schneider 546, 547, 548, *564*
— J. F., u. C. G. King 317, *391*
Dounce, A. 221, 227, *240*
— A. L. 386, *391*
Dowling, C. V. s. Eckstein, R. W. 612, *655*
Downie, F. s. King, W. E. *183*
Drabkin, D. s. Crandall, M. 214, *240*

Drabkin, D. L. 212, 213, 214, 219, 221, *240*, 293, 373, *391*, 423, 437, 468, 471, 480, *484*
— s. Fitz-Hugh, R. 169, *196*
— s. Rosenthal, O. 220, *242*, 423, 480, *492*, 648, *664*
Drake, C. G., u. G. W. Starraky 732, *757*
— W. L. s. Warren, S. 103, 105, *193*, *203*
Draper, M. H., u. S. Weidmann 671, 686, 694, *757*
Drescher, H., u. W. Künzer 245 *279*
Dreyfus, J. 129, *179*
— J. C. 125, *148*
— s. Dustin, J. P. 247, 250, *279*
— s. Schapira, G. 27, 48, *78*, 79, 129, 137, 148, *189*, 252, *284*, *776*
Drinker, K., Ph. K. Thompson u. M. Marsh 70, *84*
Driver, R. L. s. Eckenhoff, J. E. *654*
Druckrey, H. 208, 470, *484*
— P. Danneberg, K. Kaiser, J. Fromme u. H. Schneider *240*
— s. Brock, B. 470, *482*
Dubach, R., S. Callender u. C. Moore 19, 38, 48, 49, 75, 96, 104, *179*
— C. V. Moore u. S. Callender 773
— s. Moore, C. V. 17, *78*
— s. Steinkamp, R. 16, *79*
Dubois, K. P., u. W. F. Ervay 159, *195*
— u. V. R. Potter, 471, *484*
— s. Potter, V. R. 242, 648, *654*
— M. 130, *179*
Duckles, C. s. Elvehjem, C. A. 170, *196*
Dudel, J., u. W. Trautwein 688, 700, 711, 713, *757*
— s. Trautwein, W. 686, 695, 696, 711, 712, 727, 729, *766*
Dudgeon, L. S. 115, *179*
Dünner, L., B. Ostertag u. S. Thannhauser 628, *654*
Duesberg, R. 113, 115, 129, 130, 138, *179*, 208, 225, *240*, 266, 270, *279*
Dufraisse, Ch., u. D. Nakae 66, *83*
Dufrenoy, J. s. Pratt, R. 67, *84*
Duijn, P. van 161, *195*
Dumas, L. R., u. A. Héraux 584, *654*
Dun, F. T. 750, *757*
Duncan, C. N. s. Tigertt, W. D. 113, *191*

Dunn, A. L. s. McIntyre, A. R. 714, *762*
— L. C., u. S. Gluecksohn-Schoenheimer 640, *654*
Dunning, H. S. 437
— u. H. G. Wolff 436, *484*
Dunsky, I., F. Freeman u. St. Gibson 275, *279*
Duraiswami, P. K. 641, *654*
Durand, P. s. Sansone, G. 252, *284*
Durig, s. Zuntz 571, *668*
— A. 517, 521, *564*
Durrum, E. L. s. Motulsky, A. G. 248, *283*
Duspiva, F. 576, 613, 633, *654*
— u. H. Noltenius 580, 611, 613, *654*
— u. T. Shimamine 642, *654*
Dustin, J. P., G. Schapira, J. C. Dreyfus u. O. Hestermans-Medard 247, 250, *279*
Duthie s. Sinclair 31, *79*
— J. J. R. s. Roy, L. M. H. 776
Duval, J. s. Portier, A. 246, 251, *283*
Duve, Chr. de 214, *240*, 437, *484*
— s. Theorell, H. 213, *244*, 437, *494*

Eads, H. J. s. Bowen, W. J. 439, *482*
— J. T., u. R. M. Kash 123, *179*
Eakin, R. E. s. Williams, R. J. 384, *394*
Earl, C. J., M. J. Moulton u. B. Selverstone 158, 166, 167, 168, *195*
Ebbecke, U. 674, 676, 684, 685, 713, 716, *757*
Eccles, J. C. 701, 703, 705, 716, 751, *757*
— P. Fatt u. K. Koketsu 707, 725, 749, *757*
— — u. S. Landgren 707, *757*
— s. Brock, L. G. 676, 688, 702, 705, 709, 710, 741, *755*
— s. Brooks, V. B. 701, 745, *755*
— s. Coombs, J. S. 688, *756*
— R. M. 688, 720, *757*
Eckardt, P. 604, 605, *654*
Eckel, E. s. Eckstein, R. W. *655*
Eckenhoff, J. E. 597
— J. H. Hafkenschiel, E. L. Foltz u. R. L. Driver *654*
— s. Bing, R. J. 461, 469, *482*
— s. Goodale, W. T. 469, *485*
Eckervogt, F. J. 739, *757*
Eckey, P. 43, *75*

Eckkardt, R. D. s. Cooper, A. M. *195*
Eckstein, R. W., M. Stroud, C. V. Dowling u. W. H. Pritchard 612, *655*
— — E. Eckel, C. V. Dowling u. W. H. Pritchard *655*
Edelmann, F. 621, *655*
Eden, A., u. H. H. Green 53, *81*
Eder, H. A., C. Finch u. R. W. McKee 259, 260, *279*
Edgcombe, C. N. s. McCance, R. A. 16, *77*
Edington, G. M., u. H. Lehmann 246, 247, 251, 254, *279*
— — u. R. G. Schneider 248, 251, *279*
Edlbacher, S. 345, *391*
— u. W. Gerlach 174, *195*
— u. F. Leuthardt *195*, *484*
Edsell, J. T. 15, *75*
Edwards, H. T. 539, *564*
— s. Dill, D. B. 510, 539, 551, 552, 553, *564*
— s. Margaria, R. 539, *567*
— s. Newman, E. V. 539, *567*
— J. E. 647, *655*
— u. A. J. Dalton 647, *655*
Effkemann, G., u. H. Röttger 153, *196*
Eger, W. 585, *655*
— u. H. F. Geller 585, *655*
— u. Ch. Klärner *655*
— u. H. Ottensmeier *655*
— u. W. Schulte *655*
— u. O. Zündorf 585, *655*
Eggert, J. 440, *484*
Eggimann, P. 111, *179*
Eggleton, M. G., u. C. Lovatt Evans 540, *564*
— W. G. E. 70, *85*, 153, 160, *196*
Ehrenberg, A. s. Laurell, C. B. *775*
— E. s. Theorell, H. *494*
Ehrenfest, E. s. Ronzoni, E. 429, *492*
Ehrenstein, G. v. 17
— u. G. v. Hevesy 773
Ehrich, G. s. Heilmeyer, L. 32, *76*
Ehrismann, O. 73, *86*
Ehrlich, G. 135, *179*
— P. 422, 435, *484*, 524, *564*, 594, *655*
Eich, J. *564*, *655*
Eichel, B. 216, 219
— W. W. Wainio u. S. J. Person 240
— s. Wainio, W. W. 244
Eichelberger, L., E. S. Fechter, E. M. K. Geiling u. B. J. Vos 437, *484*
Eichholtz, F. 68, *85*, 156, 163, 164, 169, 171, *196*

Eichholtz, F. s. Hecht, G. *81*
Eichler, W. 676, 678, *757*
Eicke, W. J. 143, 165, *179*, *196*
Eiff, A. W. v. 736, *757*
— H. Göpfert, F. Pfleiderer u. Th. Steffen 736, *757*
— u. H. J. Jesdinsky 742, 743, *757*
— B. Lottner, H. Göpfert, F. Pfleiderer u. Th. Steffen 736, 742, *757*
Eirich, F. s. Perutz, M. F. 247, *283*
Eisenberg, jr. F. 317, *391*
Eisenbrand, J. 69
— u. F. Wegel 68, 69, *85*
Eisenreich, F. 267
— s. Siedel, W. 210, 215, 238, 243, *285*
Eisgruber, H. s. Stich, W. 231, *243*
Eisler, B., G. Rosdahl u. H. Theorell 157, *196*
Eisner, H., u. B. Porcezanski 70, *85*
Elbe, R. 570, *655*
Eldred, E., R. Granit u. P. A. Merton 737, *757*
— u. K.-E. Hagbarth 737, *757*
Elgemark u. Kjellberg 125, *179*
Ellenberg, M., u. K. E. Ossermann 589, *655*
Ellermann, V. 584, *655*
Elliot, R. V. s. Blood, F. R. 526, 536, *564*
Elliott, K. A. C. 479, *484*
— u. M. Henry 473, *484*, 613, *655*
— s. Libet, B. 93, *184*
— R. H. E. 525
— s. Barcroft, J. 525, *563*
— S. M. s. Brown, G. M. 113, *177*
Ellis, G. H., S. E. Smith, E. M. Gates, D. Lolb u. E. J. Larson 72, *86*
— s. Gates, E. M. 70, *86*
— s. Smith, S. E. 170, *202*
— s. Thompson, J. F. 65, *84*
— I. T. 110, *179*
— M. M. *564*
Elmlinger, P. J. s. Huff, R. L. 8, *76*
— s. Lawrence, J. K. 48, *77*
Elowe, D. G. s. Mahler, H. R. 291, *393*
Elste, R. 173, *196*
Elster, K. 611, *655*
— u. W. Hoppe 611, *655*
Elvehjem, C. A. 56, 57, 151, *196*
— C. Douckles u. D. R. Mendenhall 62, *81*
— C. Duckles u. D. R. Mendenhall 170, *196*

Elvehjem, C., u. E. B. Hart 56, 170, *196*
— u. C. W. Lindow 151, 170, *196*
— u. W. C. Sherman 170, 171, *196*
— Steenbock u. Hart 58
— s. Anderson, H. B. 73
— s. Cohen, E. *195*
— s. Hart, E. B. 169, *197*
— s. Hove, E. 69, *85*
— s. Maas, A. R. *199*
— s. Schultze, M. O. 56, *82*, 169, *201*, 264, *284*
— s. Stare, F. J. 63, *84*
— C. H. s. Maass, A. R. 56, *81*
Embden, G. 299, 305
— u. H. J. Deuticke 407, *484*
Emerson, C. P. 123, *179*
Emrich, D. s. Wöhler, F. 768, *777*
Ender, F. 401, *484*
Endicott, K. M., T. Gillman, G. Brecher, A. T. Ness, F. A. Clarke u. E. R. Adamik 17, *75*
Engelhardt, H. s. Benda, L. *651*, *772*
— W. A. 467, *484*
— u. A. Braunstein *484*
— u. M. Ljubimova *484*
Engelhorn, R. s. Schmidt, L. 597, *665*
Engler, C., u. J. Weissberg 422, *484*
Engström, A., u. H. Lüthy 670, *757*
Engstrom, W. W. s. Mason, H. L. 368, *393*
Epping, H. 606, *655*
Eppinger, H. 89, 90, 95, 100, 103, 107, 109, 138, 139, 152, 164, 165, 171, *179*, *196*, *655*
— H. Kaunitz u. H. Popper 587, *655*
— u. Ph. Stöhr 148, *179*
Erben, F., u. H. v. Hasselbach 596, *655*
Erbslöh, F., A. Bierbrauer u. H. Osswald 588, *655*
— s. Bodechtel, G. *772*
Erdmann-Müller, G. J., H. Sauer u. H. Wenderoth 90, *179*
— u. H. Hornbostel 61, 62, *81*
Erdös, T. s. Amberson, W. R. 437, *481*
Erf, L. A., u. P. A. Herbut 140, *179*
Ernst, P. 150, *179*
Ervay, W. F. s. Dubois, K. P. 159, *195*
Erzina, G. A. s. Babskij, E. B. 611, *651*

Eschenbrenner, A. B., u. E. Miller 647, *655*
Esser, M. s. Freudenberg, E. 252, *280*
Essex, H. E. s. Dearing, W. H. 601, 619, *654*
Estabrook, R. W. 424, *484*
Estwick, R. R. s. Bertalanffy, L. v. 470, 480, *482*
Eucken, A. 440, *484*
Eulenburg 629, *655*
Euler u. Adler 419
— C. v. 752, *757*
— u. U. Söderberg 698, *757*
— H. v. 215, *240*
— u. A. Glaser 66, 67, *83*
— u. K. Hasse 419, *484*
— u. H. Hellström *484*
— u. Josephson 222, *240*
— M. Mahlberg u. G. Günther 174, *196*
— u. Malmberg 265, *279*
— u. K. Zeile 221, *240*
— U. S. v. 429, *484*, 707, 718, *757*
— s. Rexed, B. 707, *763*
Evans, C. Lovatt s. Eggleton, M. G. 540, *564*
— G. T. s. Kottke, F. J. 518, 519, *566*
Evelyn, K. A., u. H. T. Malloy 257, *279*
Everett, N. B., W. E. Garret u. B. S. Simmons *773*
Evers, A. 60, *81*
Everson, G. J., u. A. L. Daniels 71, *86*
Ewer, H. 259, *279*
Ewerbeck, H. 165, 167, *196*
Ewig, W., u. K. Hinsberg 548, *564*
Exner 751
Eyster, J. A. E. s. Cranefield, P. F. 694, *756*
Eyzaguirre, C., u. S. W. Kuffler 707, 728, *757*

Fabian, A. A. s. Sachs, A. *200*
Fahr, E. 122, *179*
— Th. 132, 144, *179*
Fairhall, L. T., u. P. A. Neal 71, *86*
Fairley, N. H. *179*, 270, *279*
Fairman, E. s. Hahn, P. F. 164, *197*
Falcone, A. B. s. Boyer, P. D. 429, *482*
Falk, W. 623, *655*
Faloon, W. W. s. Cooper, A. M. *195*
Fanconi, G. 41, *75*
Faraglia, L. s. Margaria, R. 511, *567*
Farkas, K. 575, *654*, *655*

Farmer, C. J. s. Newell, F. W. 169, *199*
Fasiani, G. M., u. G. Osseladore *179*
Fassbender, H. G. 106, *179*
Fath, B. s. Stich, W. *243*
— H. s. Stich, W. 232, *243*
Fatt, P. 702, 705, 706, 707, *757*
— u. B. Katz 673, 675, 676, 696, 702, 704, 706, 709, 710, 728, 729, 734, *757*
— s. Coombs, J. S. 688, *756*
— s. Eccles, J. C. 707, 725, 749, *757*
Fay, J., G. E. Cartwright u. M. M. Wintrobe 153, *196*
— s. Cartwright, G. E. 30, 54, 74, *80*, 160, *178*, *195*
Fazekas, J. F., F. A. D. Alexander u. A. E. Himwich 565
— s. Himwich, H. E. 574, 608, *658*
Fechter, E. S. s. Eichelberger, L. 437, *484*
Feder, J. A., L. Gitman u. J. B. Hoffman 94, 106, 148, *179*
Federschmidt, K. s. Trautwein, W. 708, *766*
Fedtke, H. s. Ruff, S. 423, *492*
Fegler, J. 714, 715, *757*
Feil, H., u. R. Siegel 597, *655*
Feinen, F. J. 423, *484*
Feldberg, W. 705, 707, 708, 718, *757*
— u. J. A. Guimarais 703, *757*
— G. W. Harris u. R. C. Y. Lin 701, 707, *757*
— s. Brown, G. L. 700, *755*
— s. Dale, H. H. 700, 714, *756*
Feldkamp, R. F. s. Sahyun, M. 67, *85*
Feldman, F., u. Y. Yarvis 114, *179*
Feldthusen, U., u. N. A. Lassen *773*
Felix, K. 150, *179*
Felkai, B. s. Halmágyi, D. 771, *773*
Fellows, N. M. s. Cartwright, G. E. 29, 30, 35, *74*, 135, 149, *178*
Feneis, H. s. Brecht, K. 743, *755*
Feng, T. P., u. Y. M. Liu 714, *757*
Fenn, G. K. s. Takats, G. de 604, *666*
— W. O., u. D. M. Cobb 425, *484*
— u. R. Gerschman 691, *758*
— H. Rahn u. A. Otis 513, *565*
— s. Clark, R. T. 425, *483*
Fenz, E. 726, *758*
Ferguson, A. D. s. Scott, R. B. 254, *284*

Ferroni, A., u. I. Indovina 75
Fessard, A. 725, 758
Feulgen, R., u. H. Rossenbeck 634, 655
Feyrter, F. 87
Fichter, E. G. 261, 279
Fick, A. 442, 474, 484
Fiebig, W., H. Dorow, J. Krempien u. W. Schwartzkopff 773
— s. Dorow, H. 772
Field, J. s. Peiss, C. N. 429, 491
— II, J., H. S. Belding u. A. W. Martin 478, 484
— s. Weymouth, F. W. 478, 479, 495
— L. E. s. Dack, S. 604, 605, 606, 654
— s. Horn, H. 609, 658
— s. Master, A. M. 604, 661
— s. Master, M. A. 602, 661
Fiessinger, N. 113, 179
Figge, F. H. J. 159, 161, 196
Figueroa, E. s. Niemeyer, H. 429, 491
— W. G., W. S. Adams, F. W. Davis u. S. H. Bassett 771, 773
Fikentscher, R. 228, 240
— u. K. Franke 231, 240
— s. Franke, K. 274, 280
Finch, C. s. Eder, H. A. 259, 260, 279
— C. A. 92, 93, 99, 101, 114, 147, 148, 179, 180, 257, 258, 259, 260, 261, 279
— J. G. Gibson, W. C. Peacock u. R. G. Fluharty 31, 47, 49, 75
— J. G. Gibson II, W. C. Peacock u. R. G. Fluharty 104, 179
— M. Hegsted, T. D. Kinney, E. D. Thomas, Ch. E. Rath, D. Haskins, St. Finch u. R. G. Fluharty 180
— u. St. Finch 98, 180
— J. A. Wolff, C. E. Rath u. R. G. Fluharty 264, 279
— s. Coleman, D. H. 772
— s. Finch, S. C. 773
— s. Finch, St. 98, 99, 101, 180
— s. Gabrio, B. W. 93, 180
— s. Haskins, D. 15, 76
— s. Hegsted, D. M. 16, 76, 102, 182
— s. Kinney, T. D. 50, 77, 183
— s. Rath, C. E. 92, 97, 112, 116, 117, 132, 145, 188
— s. Rath, Ch. R. 22, 34, 40, 47, 50, 78
— s. Shoden, A. 14, 79, 93, 190
— S. C., u. C. A. Finch 771, 773

Finch, St., D. Haskins u. C. A. Finch 98, 180
— s. Finch, C. A. 93, 98, 180
— s. Haskins, D. 15, 76
Findley, G. M. s. Maegraith, B. 107, 185
Fineberg, R. A., u. D. M. Greenberg 773
Fink, K. s. Fink, R. M. 383, 391
— R. M., K. Fink u. R. B. Henderson 383, 391
Finley, K. H., u. C. Brenner 628, 655
Finn, F., u. W. C. v. Glahn 163, 196
Finneberg u. G. R. Greenberg 93, 180
Finocchiaro, S. s. Salera, U. 776
Fiore-Donati, L. s. Putignano, T. 252, 283
Firor, W. M., u. G. O. Gey 656
— s. Gey, G. O. 647, 656
Fischbach, E. 258, 279
Fischer 53, 233
— A. M. s. Scott, D. A. 243
— B. 591, 595, 656
— E. s. Bethe, A. 737, 754
— G., u. H. Hartwig 633, 656
— H. 204, 206, 215, 216, 219, 225, 228, 229, 230, 233, 240, 275, 279
— P. Huber u. H. Langemann 469, 484
— u. H. Orth 229, 234, 239, 240
— u. P. H. Rossier 271, 279
— u. A. Stern 239, 240
— L., u. E. Reichenow 138, 180
— M. H., W. H. Gantt u. H. Löwenbach 736, 758
— M. I., A. O. Tikkala u. C. A. Mawson 87
— R., u. F. Thedering 773
Fishback, H. R. 97, 180
Fishberg 258, 279
Fisher, A. M., u. D. A. Scott 69, 85
— s. Scott, D. A. 69, 70, 85
— B. 262, 279
— H. s. Christensen, H. N. 326, 391
— M., u. R. Biggs 773
Fishler, M. C., A. Taurog, J. Perlman u. J. L. Chaikoff 585, 656
Fitz-Hugh, R., G. M. Robson u. D. L. Drabkin 169, 196
Fitzgerald, M. P. 546
— u. J. S. Haldane 565
Fitzpatrick, Th. B., u. A. B. Lerner 151, 196
— s. Lerner, A. B. 151, 161, 198, 343, 393
— W. J., u. S. O. Schwartz 140, 180

Flaig, J. 711, 758
Flaschenträger, B. 196
Flaum, E., u. N. v. Jagic 602, 656
Fleck, U. s. Hartmann, F. 581, 657
Fleckenstein, A. 574, 594, 611, 656, 671, 674, 691, 692, 693, 695, 698, 702, 711, 712, 713, 714, 716, 725, 727, 728, 758
— u. H. Bass 735, 758
— u. G. Berg 574, 656
— — J. Gayer u. S. Schönig 656
— W. Brose, H. J. Canis u. A. Förderer 674, 694, 758
— u. H. Gerkhardt 70, 85
— u. A. Hardt 716, 722, 727, 758
— u. H. Hertel 694, 711, 758
— H. Hille u. W. E. Adam 711, 722, 758
— E. Wagner u. K. H. Göggel 711, 726, 758
Fleisch, A. 17, 75, 510, 565
Fleischer, B. 196
— u. W. Gerlach 166, 196
Fleischhacker, H., u. H. Dittrich 93, 180
— u. F. Schürer-Waldheim 36, 75, 148, 180
Fleming, E. M. s. Shen, S. C. 123, 190
Flesch, P. 91, 158, 159, 161, 174, 180, 196
— u. S. Rothman 196
Flesh, P. 57
— u. S. Rothman 81
Flexner s. Vosburgh 192
Flösser, H. 625, 656
Florentine, P. 154, 196
Florey, E., u. H. McLennan 707, 758
Florkin, M. 205, 240
Flückiger, E. 519, 565
— u. F. Verzár 519, 565
Fluharty, R. G. s. Finch, C. A. 31, 47, 49, 75, 104, 179, 180, 264, 279
— s. Gibson II 69, 85
— s. Vallee, B. L. 68, 85
Flynn, R. M. s. Jones, M. E. 414, 487
Fölling, A. s. Dill, D. B. 539, 564
Förderer, A. s. Fleckenstein, A. 674, 694, 758
Folkow, B. s. Buchthal, F. 715, 755
Follins, jr. R. H. s. Baxter, J. H. 172, 194
Follis, R. H., H. G. Day u. E. V. McCollum 70, 85
— jr. R. H. 726, 758
— J. A. Bush, G. E. Cartwright u. M. M. Wintrobe 172, 196

Foltz, E. L. s. Eckenhoff, J. E. 654
Fontaine u. Leloup 60
Fontès, G., u. L. Thivolle 15, 40, *75*
Forbes, W. H., F. Sargent u. F. J. W. Roughton 256, *280*
— s. Christensen, E. H. 514, 548, 549, *564*
Forker, L. L., J. L. Chaikoff u. W. O. Reinhard 323, *391*
Forster, F. M. 724, *758*
— u. L. Madow 724, *758*
— R. P. s. Taggart, J. V. 429, *494*
Foster, P. C. 169, *196*
Foulkes, E. C., R. Lemberg u. P. Purdon 260, *280*
— s. Lemberg, R. *242*
Fowler, W. M., u. A. P. Barer 170, *196*
— s. Barer, A. P. *74*
Foy, H., A. Koudi u. J. F. Murray 113, *180*
Fraenkel, E., Hegler u. Schumm 138, *180*
Fragerberg, S. E. s. Hood, B. *197*
Frailey 108
Francis, W. L. 693, 695, *758*
Frandsen, S. 94, 98, 103, *180*
Frank, E., u. K. Wezler 511, 512, 516, 517, 525, 526, 540, 541, 544, *565*
— s. Wezler, K. 515, 516, 517, 519, *568*
— H. s. Gray, S. J. 268, *280*
— K. Th. s. Keiderling, W. 31, 34, *77*
— L. s. Addink, N. *87*
Franke, C., C. L. Harders, J. M. van Mulken u. W. N. Robert 770, *773*
— K. 223, *240*
— s. Fikentscher, R. 231, *240*, 274, *280*
— R. s. Schulze, E. 140, *190*
— W. 404, 422, 451, *485*
Franken 576
Frankenhaeuser, B. 698, *758*
Frankenthal, L. 271, *280*
Fraser, F. R. s. Barcroft, J. *563*
Frédéricq, L. 520, 524, *565*
Freedman, B. I. s. Master, M. A. 602, *661*
Freeman, D. J. s. Hartenstein, H. 606, *657*
— F. s. Dunsky, I. 275, *279*
— L. C. s. Scott, R. B. 254, *284*
— S., u. A. C. Ivy 16, *75*
— T. s. Humble, J. G. 253, 254, *281*
Frei, W., H. Stünzi, H. F. Almasy u. O. Holzach 581, *656*
Freimuth, S. s. Gettler, V. 256, *280*

Frenkel, R. s. Baez, S. 13, *74*
Frerk, H. s. Plötner, K. *775*
Fresen, O. 115, 141, *180*
— u. H. Weese 141, *180*
Freudenberg, E. 91, *180*
— u. M. Esser 252, *280*
Freundlich, H. F. s. Jeffrey, M. R. 771, *774*
Frey 605
— J. *656*
— R. 715, *758*
— s. Becker, V. 573, 609, 610, *651*
Freyburger, W. A. s. Moe, G. K. *762*
Freysing 512
Frick, E., u. F. Lampl 57, *81*
Friederici, L. s. Goebel, A. 585, *656*
Friedenwald, J. S. s. Koelle, G. 692, 701, 702, 715, *761*
Friedkin, M., u. A. L. Lehninger 428, *485*, 581, *656*
Friedländer, C., u. E. Herter 521, *565*
Friedrich-Freksa u. H. Marquardt 634, *656*
Friehoff, F. J., u. K. H. Löbermann 258, *280*
Frisch, A. V. 106, *180*
Fritsch, F. s. Reimann, F. 17, 18, *78*
Frohman, C. E., J. M. Orten u. A. H. Smith 462, *485*
Fromageot, C. 333, *391*
Fromme, G. 131, *180*
— J. s. Druckrey, H. *240*
Frommeyer, W. B. s. Butterworth, Ch. E. 108, *178*
Frontali, G. 254, *280*
Fruhling, L. s. Sacrez, R. 625, *664*
Frumusan, P. s. Lian, C. 259, 260, *282*
Fuchs, I. s. Güthert, H. 131, *181*
Fühner, H. 256, 258, *280*
Fünfgeld, E. 725, *758*
Fuerth, O. V., u. H. Schneider 160, *196*
Füsser, H., u. F. Krüger 478, *485*
Fuhrmann, F. A. s. Martin, A. W. 478, *490*
Fujita, A. 220, *240*
— T. Hata, J. Numata u. M. Ajisaka *240*
— s. Michaelis, L. 670, *762*
Fukas, H. K. s. Goebel, A. 519, 526, 540, *565*, 585, *656*
Fukushima, D. K., u. R. S. Rosenfeld 363, *391*
Fuld, M. s. Green, D. E. 428, *485*

Full, H. 732, *758*
Fullerton, H. W. s. Davidson, L. S. P. 114, *179*
Fulmer, E. J. 440, *485*
Fulton, G. s. Lawrence, J. K. 48, *77*
— J. D. s. Devine, J. 138, *179*
Funder, W. 168, 169, *196*
Fuortes, M. G. F., u. F. Visintini 707, *758*
— s. Marsan, C. A. 724, *762*
Furletta s. Oliva 47, *78*
Furth, J. s. Kahn, J. B. 114, *183*
— s. Ross, M. H. 114, *189*
Fusco, M. s. Graziani, G. *773*

Gaarden, T. 523, *565*
Gabe, M. 101, 137, *180*
Gabrio, B. W., A. Shoden u. C. A. Finch 93, *180*
— s. Huennekens, F. M. 293, *392*
— s. Shoden, A. 14, *79*, 93, *190*
Gaddum, J. H., u. H. Kwiatkowski 707, *758*
Gadermann, E. s. Goldeck, H. *773*
Gädeke, R. 131, *180*
Gadjos, A. s. Bénard, H. 6, *74*, 228, 239, *239*, 265, *278*
Gadjos-Torok, M. s. Bénard, H. 239, 265, *278*
Galbraith, A. J. 133, *180*
Gale, E. F. 236, *391*
Galibina, N. s. Baranov, V. 722, *754*
Gallego, A. 716, *758*
Gallera, J. 636, *656*
Gallup, W. D. s. Caskey, C. D. 72, *86*
Gamerdinger, G., u. H. Pietzonka *773*
Gammeltoft, A. 416, *485*
Gamna, C. 142, *180*
Gamper, E. u. G. Stiefler 627, 629, *656*
Gans, O. 127, *180*
Gansler, H., u. C. Rouiller 580, *656*
Gantt, W. H. s. Fischer, M. H. 736, *758*
Garcia, F. s. Ostow, M. 714, *763*
— J. F. s. Huff, R. L. 8, 27, 45, 47, *76*
— Ramos, J. s. Rosenblueth, A. 696, *763*
Gardikas, C. s. Kench, J. E. *241*
Gardner, G., R. C. Grove, R. K. Gustavson, E. D. Maire, M. H. Thompson, H. S. Wells u. P. D. Lamson 590, *656*

Garret, W. E. s. Everett, N. B. 773
Garrey, W. E. s. Hiatt, E. P. 739, *759*
Garrod 228
Garsche, R. 125, *180*, 266, *280*
Gàspàr, I. 141, *180*
Gasser, C. 107, *180*, 258, 262, *280*
— H. S. ,u. H. Grundfest 687, *758*
— s. Richards, C. H. 687, *763*
Gastager, H., O. Hornykiewicz u. H. Tschabitscher 160, *196*
Gates, E. M., u. G. H. Ellis 70, *86*
— s. Ellis, G. H. 72, *86*
Gauld, A. G. s. Ayer, G. D. 122, *176*
Gayer, J. s. Fleckenstein, A. *656*
Gaylor, J. B. s. Bronk, D. W. 692, *755*
Gedigk, P., u. G. Strauss 89, *180*
Gehrmann, G. s. Pribilla, W. 188, *775*
Geiling, E. M. K. s. Eichelberger, L. 437, *484*
Geissman, T. A. s. Crescitelli, F. 695, *756*
Geller, H. F. s. Eger, W. 585, *655*
Gellhorn, E. 518, 519, *565*
— R. C. Ingraham u. L. Moldawsky 574, *656*
— u. A. Janus 519, *565*
— s. Glickmann, N. 574, *656*
— s. Hyde, J. 724, *760*
Gemour, T. C. s. Butt, E. M. 772
Geppert 629, *656*
Gerard, R. W. 721, *758*
— s. Doty, R. W. 431, *484*, 695, *756*
— s. Jenerick, M. P. 676, 690, *760*
— s. Libet, B. 721, *761*
— s. Ling, G. 671, 693, 696, 697, 723, *761*
— s. Sugar, O. 614, *666*
— s. Tschirgi, R. D. 461, *494*
Gerecht, K. 726, *758*
Gerkhardt, H. s. Fleckenstein, A. 70, *85*
Gerlach 58, 60
— J. s. Becker, H. *651*
— W. 53, 152, 153, 156, 164, 165, 168, 174, *196*
— u. K. Ruthardt 156, *196*
— s. Edlbacher, S. 174, *195*
— s. Fleischer, B. 166, *196*
— s. Rohrschneider, W. 166, *200*

Gerlach, Wa. 53, 54
— We. 53, 54
Gerrard, J. 625, *656*
Gerritsen, Th. s. Higginson, J. 102, *182*
Gerschman, R. s. Fenn, W. O. 691, *758*
Gerstner, H. 680, 727, *758*
Geschickter, Ch. F., u. M. M. Copeland 128, *180*
Gesell, R. 721, 752, *758*
— E. T. Hansen u. J. J. Worzniak 724, *758*
— u. A. B. Hertzmann 513, *565*
— H. Krueger, H. Nicholson, O. Bromfield u. M. Pelecovich 526, 529, 535, *565*
Gettler, V., u. S. Freimuth 256, *280*
Gewitz, H. s. Warburg, O. 217, *244*
Gey, G. O. 603, 647, *656*
— M. K. Gey, W. M. Firor u. W. O. Self 647, *656*
— s. Firor, W. M. 647, *656*
— M. K. s. Gey, G. O. 647, *656*
— R. *656*
Ghantus, M. s. Kerr, S. E. 612, *659*
Gheorghiu, P. s. Mladoveanu, C 260, *283*
Ghon, A. 584, *656*
Giacca, S. s. Palmieri, A. 771, *775*
Giacomasso, P. P., u. L. Ravizza 773
Giaja, J. 519, 526, *565*
Gibbon, J. H. s. Weinberger, L. M. 505, *568*, 614, 626, 629, *667*
— M. H. s. Weinberger, L. M. 505, *568*, 614, 626, 629, *667*
Gibbs, E. L. s. Gibbs, F. 469, *485*
— F., H. Maxwell u. E. L. Gibbs 469, *485*
Gibson, D. M. s. Sanadi, D. R. 412, *492*
— J. G. s. Vallee, B. L. 68, 69, *85*
— II, J. G. s. Finch, C. A. 31, 47, 49, *75*, 104, *179*
— B. L. Vallee, R. G. Fluharty u. J. E. Nelson 69, *85*
— K. D. 232, *240*, 277, *280*
— Q. H. 260, 261, *280*
— s. Barcroft, H. 259, *278*
— St. s. Dunsky, I. 275, *279*
— W. C. 734, *758*
Gierke, E. v. 111, 140, *180*
Giertz, H., F. Hahn u. A. Lange 258, *280*

Giese, W. 129, *180*
Gigon, A., u. M. Noverraz 256, *280*
Gilbert, C. s. Gillman, J. 16, *75*
— J. G. F. s. Belcher, E. H. 770, *772*
Gilbrin, E. s. Loeper, M. 256, *283*
Gilchrist, F. G. 632, *656*
— M. s. King, E. J. 260, *282*
Gilder, H. s. Granick, S. 66, 83, 239, *241*
Gill, P. M., u. H. Lehmann 67, *83*
Gillespie, R. J., G. A. Maw u. C. A. Vernon 458, *485*
Gillhausen, H. v. s. Thiessen, P. A. 765
Gillman, J., u. T. Gillman 16, *75*, 89, 102, *180*, 577, *656*
— — J. Mandelstam u. C. Gilbert 16, *75*
— J. Mandelstam u. T. Gillman 102, *180*
— T., u. A. C. Ivy 38, *75*, 96, 102, *180*
— s. Endicott, K. M. 17, *75*
— s. Gillman, J. 16, *75*, 102, *180*, 577, *656*
Gilmour, J. R. 111, *180*
Gilson, W. E. s. Cranefield, P. F. 694, *756*
Ginori, S. S. s. Gunn, S. A. 87
Ginthy, u. Daniel 597
Girden, E. 714, *758*
Gisinger, E. *196*, *773*
— u. A. Neumayr *196*
— u. H. Puxkandl 771, *773*
— u. E. E. Reimer 773
— s. Braunsteiner, H. 24, 28, 29, 30, 74
— s. Courmouhs, M. 772
Gitlin, D. s. Scheinberg, J. H. 61, *82*, 166, *201*
Gitlow, St. E., M. R. Beyers u. J. P. Colmore 48, 49, *75*
— s. Beyers, M. R. 50, *74*, 94, 99, *177*
Gitman, L. s. Feder, J. A. 94, 106, 148, *179*
Gladewitz, H. s. Brendel, W. 727, *755*
Gladstone, S. A. 91, *180*
Glahn, W. C. v. s. Finn, F. 163, *196*
Glanzmann, E. 40, *75*, 146, *180*
— u. Walthard 125, *180*, 266, *280*
Glaser, A. s. v. Euler, H. 66, 67, *83*
Glazebrook, A. J. 61, *81*, 160, 165, *196*
Glees, M., W. Pribilla u. W. Volland 156, 163, 168, 171, *196*

Gleim, W. 230
Glenn, J. L., u. F. L. Crane 434, *485*
Glickmann, N., u. E. Gellhorn 574, *656*
Glock, G. E., u. P. Mc Lean 416, 432, *485*
— s. Dickens, F. 318, *391*, 416, *484*
Glover, R. M. s. Blood, F. R. *564*
Gluecksohn-Schoenheimer, S. 640, *656*
— s. Dunn, L. C. 640, *654*
Glyer, N. M. s. Oppenheimer, M. J. 744, *763*
Glynn, L. E., u. H. P. Himsworth 590, *656*
Gmelin 233
Gnüchtel, W. 714, *758*
Gobat, Y. 6, *75*, 219, *240*
Gocklen, M. F. s. Scherf, D. 700, *764*
Goddard, D. R. 423, *485*
Godin, v. 599, *656*
Godon, Ch., u. A. Reginster 29, 30, *75*
Godt, E. 259, *280*
Goebel, A. 541,
— A. Borghard u. A. Huhn 631, *656*
— L. Friederici, K. H. Fukas, W. Maurer u. W. Nagel 585, *656*
— H. K. Fukas, W. Klante u. H. Imdahl 519, 526, 540, *565*
— u. W. Klante 519, *565*
— H. Kutzin, W. Maurer u. A. Niklas 585, *656*
— u. G. Rudolph 606, 607, *656*
Göggel, K. H. s. Fleckenstein, A. 711, 726, *758*
Göltner, E. C. 773
— u. G. Stark 773
Göpfert, H. 721, 722, 742, *758*
— A. Bernsmeier u. R. Stufler 736, 750, *758*
— u. H. Schaefer 675, 704, 714, 715, 744, *758*
— s. Athanasiou, D. 708, 739, *754*
— s. Eiff, A. W. v. 736, 742, *757*
— s. Schaefer, H. 712, *764*
Goessner, W. 89, *180*
Goffart, M., u. W. L. M. Perry 707, *758*
— s. Brown, G. L. 707, *755*
Gohr, H. *196*
— s. Volland, W. 61, *82*, 130, 160, 174, *202*
Goidsenhoven, F. van, J. Hoet u. J. Lederer 42, *75*

Goldberg, S. R. s. Singer, K. 249, 251, 252, 253, 254, *285*
Goldblatt, H., u. G. Cameron 647, *656*
— s. György, P. 584, *657*
Goldeck, H. 40, *75*, *773*
— u. E. Gadermann 773
— u. D. Remy 30, *75*, 114, *180*
— s. Kunkel, H. A. 770, *774*
Goldenberg s. Wyatt, J. P. 103, 117, *193*
Goldfarb, W. s. Himwich, H. E. *658*
Goldhamer, S. M. s. Bethell, F. H. 170, *194*
Goldhammer, M. S., u. D. Scherf 597, *656*
Goldman, D. s Green, D. E. 428, *485*
Goldwater, L. J. 139, *180*
Gollwitzer-Meier, Kl. 514, 515, 539, 565, 597
— u. Ch. Kroetz 612, *657*
— — u. E. Krüger 570, *657*
— u. E. Simmonson 565
— u. E. Witzleb 612, *657*
Gomori, G. 35, *75*, 134, *181*
— s. Bloch, R. G. *177*
Gonella, A. 220, *240*
— s. Prader, A. 220, *242*
Gonzales, Vance u. Helpern 621
Goodale, W. T., M. Lubin, J. E Eckenhoff, J. H. Hafkenschiel u. W. G. Banfield 469, *485*
— s. Bing, R. J. 461, 469, *482*
Goodman, L. S. s. Smith, S. M. 714, *765*
— M., u. D. H. Campbell 249, *280*
Goranson, E. S. s. Lundbæk 406, *489*
Gordon u. Rabinowitsch 54
— A. S., u. W. Kleinberg 107, *181*
— G. B. s. Lifson, N. 398, *489*
— I., u. R. Turner *657*
Gorjaewa, A. W. s. Schereschewsky, N. A. 628, *665*
Gorter, E. 159, *196*
Goslar, G., u. P. Schneppenheim 631, *657*
Goss, H. s. Gregory, P. W. 479, *485*
Gott, jr. R. *181*
Gottstein, U. s. Trautwein, W. 686, 688, 695, 696, 708, 711, 729, *766*
Gould, Th. C. s. Gunn, S. A. *87*
Gouttas, A., Tax. Daskalakis, Hipp. Tsevrenis, Fr. Costeas Ep. Vakrinos, Hipp. Yatzidis u. Em. Antipas 42, *75*

Govaerts, J. 751, *759*
Govan, A. D. T. 657, *773*
— u. J. M. Scott *181*, 623, 624, 625, *657*
Gowin, E. L. de, E. D. Warner u. W. L. Randall 123, *181*
Gowons, S. R. s. Levey, F. H. 126, *184*
Gozzano, M. 628, *657*
Graciansky, P. de 159, *197*
Gräf 227
Gräff, S. 436, *485*, 591, *657*
Graf, W. 438, *485*
Grafe, E. 478, *485*
— H. Reinwein u. K. Singer 478, *485*
— G. 273, *280*
Graff, J. A. E., E. W. Ikin, H. Lehmann, U. A. E. Mourant, D. M. Parkin u. R. L. Wickremasinghe 247, *280*
Graffi, A. 227,
— u. K. Junkmann *240*
Graham, A. s. Watson, C. J. *244*
— H. T. 687, 728, *759*
Gram, M. R., u. R. M. Leverton 17, *75*
Grandpierre, R., u. P. Grognot 577, *657*
Graner, W. s. Masshoff, W. 92, 116, 145, *185*
Granick, S. 8, 9, 17, 19, 20, 48, 50, 64, *75*, 89, 93, 96, 98, 99, 104, 105, 116, 120, 144, 150, *181*, 207, 239, *240*, 263, *280*, 377, *391*, 768, *773*
— u. H. Gilder 66, *83*, 239, *241*
— u. P. F. Hahn *75*, 93, 150, *181*, 263, *280*
— u. L. Michaelis, 9, *75*, 93, 150, *181*
— s. Hahn, P. F. 9, 12, *76*
— s. Michaelis, L. 93, *186*
Granit, R. 737, *759*
— L. Leksell, u. C. R. Skoglund 750, *759*
— s. Eldred, E. 737, *757*
Grassmann, P. 449, *485*
Graubard, M. 157, *197*
Grauer u. Hegglin 611
— H., 611, *657*
Gray, C. H. 232, 233, 238, *241*
— u. A. Neuberger *241*
— u. P. H. A. Sneath 276, *280*
— u. P. H. A. Sneath *241*
— s. Neuberger, A. *242*
— J. A. B., u. M. Sato 688, *759*
— J. S. 510, *565*
— P. s. Smith, E. E. 157, *201*
— S. J., u. K. Sterling 268, *280*
— — u. H. Frank 268, *280*

Grayzel, D. M. 628, *657*
Graziani, G., M. Fusco u. L. Rossi *773*
— L. Pecora u. L. Rossi *773*
Green 53
— Ch. L. 155, 163, *197*
— D. 227, *241*
— D. E. 288, *391*, 419, 434, *485*
— u. H. Beinert 291, *391*, 412, *485*
— — M. Fuld, D. Goldman, M. H. Paul u. N. K. Sarkar 428, *485*
— J. G. Dewan u. L. F. Leloir 419, *485*
— W. F. Loomis u. V. H. Auerbach 432, *485*
— S. Mii u. P. M. Kohout 434, *485*
— s. Basford, R. E. *481*
— s. Cross, R. J. *654*
— s. Mahler, H. R. 291, *393*
— H. H. s. Eden, A. 53, *81*
— L. F. s. Mc Carty, J. F. *199*
— T. A. 629, *657*
Greenberg, D. M. 327, 328, 333, *391*
— s. Austoni, M. E. 19, *74*, 130, *176*
— s. Copp, D. H. 19, *74*
— s. Fineberg, R. A. *773*
— s. Landon, E. J. 364, *392*
— G. R., H. Ashenbrucker, M. Lauritzen, W. Warth, S. R. Humphreys u. M. M. Wintrobe 31, 32, *75*
— — W. Worth, S. R. Humphreys u. M. M. Wintrobe 136, *181*
— — — u. M. M. Wintrobe 30, 32, *75*
— L. Jänicke u. M. Silverman 332, *391*
— s. Finneberg 93, *180*
— s. Wintrobe, M. M. *80*
— L. A. s. Henderson, Y. 509, 514, *566*
— M., S. Cobb u. W. F. Cuthbertson 71, *86*
Greenburg, L. 73, *86*
Greene, C. R. s. Douglas, C. G. 511, *564*
Greenstein, J. P. 472, *485*
Gregg, H. W., B. R. Lutz u. E. C. Schneider *565*
Gregory, P. W., u. H. Goss 479, *485*
Greif, S. *773*
Greinacher, I,. s. Betke, K. 249, 250, *278*
Gremels, H. 612, *657*,
Greven, K. 671, 711, *759*
Griese, A. s. Warburg, O. 416, 417, *495*

Grieshammer, W. 589, *657*
Grognot, P. s. Grandpierre, R. 577, *657*
Grimsson, H. s. Palsson, P. A. 172, 173, *200*
Grinker, R. R. 627, *657*
Grinnell, S. W. s. Scholander, P. F. 439, *493*
Grinstein, M. 209, 232
— R. A. Aldrich, V. Hawkinson, P. Lowry u. C. J. Watson 241, 276, *280*
— M. D. Kamen u. C. V. Moore *241*
— — H. M. Wikoff u. C. V. Moore *241*
— S. Schwartz u. C. J. Watson 230, *241*
— s. Aldrich, R. A. 275, *277*
Gripwall, E. 142, *181*
Grishman, A. s. Dack, S. 604, 605, 606, *654*
— s. Master, A. M. 604, *661*
Groat, A. de 621, *657*
Groen, J., W. A. van den Broeck u. H. Veldman *75*
Grohé 138, *181*
Groll, H. s. Borger, G. 478, *482*
Grollman, A. 514, 515, 516, 548, *565*
— s. Muirhead, E. E. 123, *186*
Groot, S. R. de 404, 440, 449, *485*
Gross 574
— F., u. H. W. Romberg 519, *565*
— J., u. R. Pitt-Rivers 342, *391*
— R. s. Thedering, F. 36, *79*
Grosse-Brockhoff, F. 129, 146, *181*, 573, *657*
Grove, R. C. s. Gardner, G. 590, *656*
Gruber, Gg. B. 140, *181*
Gruelund, S. 113, *181*
Grüneberg, H. 139, *181*
— s. Doniach, I. 139, *179*
Grünthal, E. 154, *197*
Gruenwald 638, 640
Grundfest, H. 677, 706, 720, *759*
— C. Y. Kao u. M. Altamirano 690, *759*
— s. Bullock, T. H. 701, *755*
— s. Gasser, H. S. 687, *758*
Grundmann, E. 602, 609, *657*
Grundner-Culemann, A. 726, *759*
Gruner, P. s. Masshoff, W. 185, *186*
Grupper, Ch., u. G. Plas 161, *197*
Gubler, A., G. E. Cartwright u. M. M. Wintrobe 265, *280*

Gubler, C. J. 153, 175, *773*
— G. E. Cartwright u. M. M. Wintrobe *181*
— M. E. Lahey, G. E. Cartwright u. M. M. Wintrobe 55, 58, *81*, 102, *197*
— — M. S. Chase, G. E. Cartwright u. M. M. Wintrobe 170, *197*
— s. Cartwright, G. E. 29, 35. 58, 61, *74*, *80*, 135, 149, *178*, *195*
— s. Chase, M. S. 157, 170, *195*
— s. Lahey, M. E. 170, 172, *198*
— s. Markowitz, H. 153, 155, 157, 167, 168, 171, 174, *199*
— G. J. s. Hamilton, L. D. 29, 30, *76*
Günther 107
— G. s. Euler, H. v. 174, *196*
— G. W. 587, *657*
— H. 138, 162, *181*, *197*, 212, 213, 228, *241*, 271, 273, 275, 280, 437, *485*
— M. *197*
— W. H. 107, 131, *181*
Gürich 603, *657*
Guerritore, D. s. Mölbert, E. 580, 581, 582, 583, *662*
Güthert, H., u. I. Fuchs 131, *181*
Guggenheim, M. 349, *392*
Guglielmo, G. di 115, *181*
Guha, B. C. s. Saha, K. C. 53, *82*
Guimarais, J. A. s. Feldberg, W 703, *757*
Gullberg, M. E. s. Heidelberger, C. 345, *392*
Gunn, S. A., Th. C. Gould, S. S. Ginori u. J. G. Morse *87*
Gunsalus, I. C. 307, *392*, 412, *485*
Gurin, S. s. Baalen, J. van *481*
Gurvič, A. E. s. Babskij, E. B. 611, *651*
Gusmano, G. 645, *657*
Gustavson, R. K. s. Gardner, G. 590, *656*
Gutfreund, H. 440, *485*
Guthrie s. Pike 629
Gutman, A. B. 382, *392*
Gutmann, E., u. F. K. Sanders 740, *759*
— H. R., B. J. Jandorf u. O. Bodansky 260, *280*
György, P., u. H. Goldblatt 584, *657*

Haagen-Smit, A. J. s. Borsook, H. 339, *390*
Haager, B. s. Büchner, F. 602, 604, 609, *653*

Haas, E. 216, 217, *241*, 424, *485*
— B. L. Horecker u. T. R. Hogness 419, *485*
Haase, R. 449, *485*
Haass, P. s. Schaefer, H. 676, 688, 704, 729, 730, *764*
Haba, G. de la s. Racker, E. 416, *492*
Habelmann, G. *181*
Haberland, H. F. O. 469, *486*
Hadidian, Z. s. Himwich, H. E. *658*
Hadorn, E. 640, *657*
— W. 608, 609, *657*
— u. B. Walthard 608, *657*
Häggqvist, G. s. Brecht, K. 743, *755*
Härtlein, U. s. Henning, N. *241*
Häusler, H., u. H. Schnetz *197*
Hafkenschiel, J. H. s. Bing, R. J. 461, 469, *482*
— s. Eckenhoff, J. E. *654*
— s. Goodale, W. T. 469, *485*
— J. W. s. Kety, S. S. 613, *659*
Hagbarth, K.-E. s. Eldred, E. 737, *757*
Hagberg, B. 28, 34, *75*
Hager, H. s. Meriwether, L. S. 624, *661*
Hagerty, C. S. s. Denko, J. V. 606, *654*
Haggar u. Barr 703
Haggard, H. W., u. Y. Henderson 514, *565*
— s. Henderson, Y. *566*
Hagihara, B. 422
— T. Horio, M. Nozaki, I. Sekuzu, J. Yamashita u. K. Okunuki *486*
— — J. Yamashita, M. Nozaki u. K. Okunuki *486*
— I. Morikawa, K. Sekuzu, M. Nozaki u. K. Okunuki *486*
Hahn, F. 171, *197*
— u. W. Lüttgens 113, *181*
— s. Giertz, H. 258, *280*
— s. Heilmeyer, L. 113, *182*
— L. s. Hevesy, G. 692, *759*
— P. F. 5, 7, 8, 15, 19, *75*, 210, *241*, 373, *392*
— W. F. Bale, R. A. Hettig, M. D. Kamen u. G. H. Whipple 20, 21, *76*
— — — Ph. W. Kamen u. G. H. Whipple 96, *181*
— — E. D. Lawrence u. G. H. Whipple 19, *76, 181*
— — J. F. Ross, W. M. Balfour u. G. H. Whipple 17, *76*, 150, *181*, 769, *773*
— u. E. Fairman 164, *197*
— S. Granick, W. F. Bale u. L. Michaelis 9, 12, *76*
— P. J. Jones, R. C. Lowe, G. R. Meneely u. W. Peacock 17. *76*

Hahn, P. F., u. G. H. Whipple 6, 29, *76*
— s. Balfour, W. M. 19, 49, *74*, 104, *176*
— s. Darby, W. J. 17, 23, *75*
— s. Granick, S. *75*, 93, 150, *181*, 263, *280*
— s. Pommerenke, W. T. 25, *78*
— s. Yoshikawa, H. 58, *83*
— s. Yuile, Ch. L. *496*
Halbach 233
Haldane, J., u. J. L. Smith 424, *486*
— J. B. S. s. Douglas, C. G. 256, *279*
— J. S. 545, 546
— J. C. Meakins u. J. G. Priestley 512, *565*
— u. E. P. Poulton 511, 512, *565*
— s. Boycott, A. E. 509, *564*
— s. Douglas, C. G. 256, *279*, 546, 547, 548, *564*
— s. Fitzgerald, M. P. *565*
Haley, J. T., u. J. L. Leitch 14, *76*
Hall s. Schultz 591
— E. M., u. E. M. Butt 162, *197*
— u. E. M. MacKay 162, *197*
— G. H. 165, 168, *197*
— V. E. s. Weymouth, F. W. 479, *495*
Halla, F. 160, *197*
Hallén, L. 146, *181*
— s. Waldenström, J. *79*
Hallervorden, J. 134, 143, 144, 167, 168, 169, *181, 197*, 620, 643, *657*
— u. H. Spatz 143, *181*
— s. Wustmann, P. 614, 627, *668*
Hallmann, N. 410, *486*
Halmágyi, D., B. Felkai, E. Sövényi, A. Weber, Z. Czipott, G. Kovács u. B. Steiner 771, *773*
Ham, Th. H. s. Shen, S. C. 123, *190*
Hamamoto, E. 72, *86*
Hamilton s. Mitchell, H. H. 21, 22, *77*
— L. D., G. J. Gubler, H. Ashenbrucker, G. E. Cartwright u. M. M. Wintrobe 29, 30, *76*
— C. J. Gubler, G. E. Cartwright u. M. M. Wintrobe *76*
— s. Cartwright, G. E. 29, 30, 35, *74*, 135, 149, *178*
— R. H. s. Oppenheimer, M. J. 744, *763*
— T. S., G. E. Hunt u. W. E. Caroll 170, *197*

Hamilton s. Mitchell, H. S. 90, 155, *199*
Hammarsten, O. 524, *565*
Hammond, M. M. s. Bing, R. J. 461, 469, *482*
Hamoir, G. 437, *486*
Hamon, Fr., S. Kolodny u. A. Mayer 519, 526, *565*
Hampel, E. s. Bingel, A. 627, *651*
Hamperl, H. 119, 120, *181*
Hampton, J. K., u. H. S. Mayerson 8, *76*, 118, *181*
Handelsman, J. C. s. Bing, R. J. 461, 469, *482*
Handler, P. s. Kamin, H. 326, *392*
Handovsky, H. 69, *85*
— H. Schulz u. M. Stämmler 71, *86*
Hanke, H. *181*
— V. 126, *197*
Hann 514
Hansen, E. T. s. Gesell, R. 724, *758*
Hanser, R. *657*
Hanssen, P. 266, *280*
Hanzal, R. T. s. Muntwyler, E. 171, *199*
Hanzon, V. 571, 578, 579, *657*
Hardegg, W., u. R. Poche 720, *759*
— u. H. Schaefer 733, *759*
Harders, C. L. s. Franke, C. 770, *773*
Hardin, R. L. s. Haurowitz, F. 255, 261, *280*
Hardt, A. s. Fleckenstein, A. 716, 722, 727, *758*
Hare, K. 751, *759*
Hargitay, B. s. Kuhn, W. 685, *761*
Hargraves, M. M., S. D. Mills u. F. J. Heck 140, *181*
Hariss, E. B. s. Lamerton, L. F. *774*
Harman, J. W. 434, *486*
— P. J. 722, *759*
Harnack 71
Harreveld, A. van 691, 698, *759*
Harris, G. W. 175, *197*
— s. Feldberg, W. 701, 707, *757*
— J. W. 248, *280*
— R. S. s. Scheinberg, I. H. 249, *284*
— s. Sebrell, W. H. 350, 360, *394*
Harrison, D. C. s. Barcroft, H. 259, *278*
— W. H. s. Boyer, P. D. 429, *482*
Harrop, G. A., u. R. L. Waterfield 261, *280*
Hart 58

Hart, E. s. Maass, A. R. 56, *81*
— E. B., H. Steenbock, J. Waddell u. C. A. Elvehjem 169, *197*
— s. Elvehjem, C. A. 170, *196*
— s. Hove, E. 69, *85*
— s. Maas, A. R. *199*
— s. Schultze, M. O. 56, *82*, 169, *201*, 264, *284*
Hartenstein, H., u. D. J. Freeman 606, *657*
Harter, C. J. s. Sumner, J. *243*
Hartl, F. 125, *181*
Hartmann, A. F. s. Cornblath, M. 259, *279*
— F., u. U. Fleck 581, *657*
— F. Ruwe u. G. Schulze 581, *657*
— H. 501, 504, 547, 548, *565*
— G. Hepp u. U. C. Luft 555, *565*
— u. A. v. Muralt 539, 548, *565*
Hartree 216
— E. F. s. Keilin, D. 6, 77, 419, 424, 425, *487*
Hartridge, H., u. F. J. W. Roughton 255, *280*
Hartwig, H. s. Fischer, G. 633, *656*
Harvey, A. M. 745, *759*
— S. C. s. Burr, H. S. 674, *756*
Harvier, P. 104, *181*
Harwerth, H. G. s. Sievers, K. 113, *190*
Haselhorst, G. 605, *657*
Haskins, D., A. R. Stevens jr., S. Finch u. C. A. Finch 15, *76*
— s. Finch, St. 98, *180*
Hassan, M. s. Lehninger, A. L. 428, *489*
Hasse, K. s. Euler, H. v. 419, *484*
Hasselbach, H. v. s. Erben, F. 596, *655*
Hasselbalch, K. A., u. J. Lindhard 517, 521, 525, *565*
Hassett, C. P. s. Stone jr., Ch. M. *776*
Hassler, R. *657*
Hastings, A. B. s. Renold, A. E. 314, *393*
— D. W. s. Appel, K. E. 628, *650*
Hata, T. s. Fujita, A. *240*
Hatano, S. s. Büchner, F. 142, *178*
Hauptmann, H. s. Meyer, K. H. 670, *762*
Haurowitz, F. 61, *81*, 93, 151, 152, 165, 171, *181*, *197*, 206, 207, 209, *241*, 249, 250, 257, 260, *280*, 325
— u. R. L. Hardin 255, 261, *280*
— s. Reiss, M. 506, *567*

Hauschild, F. 258, *281*
Hausner, Hiran, Herrick u. Baldes 597, *657*
Havemann, R., F. Jung u. R. v. Issekutz 257, *281*
Havinga, E. 248, *281*
— u. H. A. Itano 249, *281*
Hawkins, C. F. 773
— J. A. 479, *486*
— W. B., F. S. Robscheit-Robbins u. G. H. Whipple 17, *76*
Hawkinson, V. s. Aldrich, R. A. 275, *277*
— s. Grinstein, M. *241*, 276, *280*
— s. Watson, C. J. 274, *286*
Hayaiski, O., u. A. Kornberg 383, *392*
Hayasi, M. *181*
Haymaker 114
— W., u. H. Strughold 573, *657*
— s. Lewis, R. B. 577, *660*
— s. Malamud, N. *185*
— s. Titrud, L. A. 571, 626, *666*
Hearon, J. Z., D. Burk u. A. L. Schade 64, 66, *83*
— s. Tschirgi, R. D. 461, *494*
Heath, C. W., u. A. J. Patek 23, *76*
— s. Maddock, St. 20, *77*
Hecht, G., u. F. Eichholtz *81*
— H. H., L. A. Woodbury, J. W. Woodbury u. R. Christopherson 671, *759*
— s. Woodbury, L. A. 671, 686, *767*
Hechter, O. s. Levy, H. 368, *393*
Heck, F. J. s. Hargraves, M. M. 140, *181*
Heckner s. Tischendorf, W. 108, *192*
Hedinger, Ch. 98, *181*
Heffter u. Heubner 84, *86*
Hegglin s. Grauer 611
— R. 114, *182*, 608, *657*, *658*, 694, 699, 726, 729, *759*
— u. F. Nobile 729, *759*
Hegler s. Fraenkel 138, *180*
Hegnauer, H. 644, *658*
Hegsted, D. M., C. A. Finch u. Th. D. Kinney 16, *76*, 102, *182*
— N. Zamchek, C. F. Wang u. M. B. Black 323, *392*
— s. Kinney, Th. D. 50, 77, *183*
— M. s. Finch, C. A. *180*
Hehre, E. J. 302, *392*
Heidel, W. 773
Heidelberger, C., E. P. Abraham u. S. Lepkovsky 345, *392*

Heidelberger, C., M. E. Gullberg, A. F. Morgan u. S. Lepkovsky 345, *392*
— s. Moldave, K. 379, *393*
Heidenreich, O., u. L. Schmidt 597, *658*
Heidloff, M. 606, *658*
Heilbrunn, G. s. Weil, A. 628, *667*
Heilmeyer, L. 22, 29, 32, 33, 44, 45, 46, 49, 50, 62, 65, *76*, 99, 103, 104, 106, 110, 115, 119, 129, 135, 136, 137, 138, 146, 148, 151, 152, 153, 155, 156, 160, 164, 165, 170, 174, *182*, *197*, 208, 236, *241*, 266, *281*, 768, 773
— u. H. Begemann *83*, 113, 114, 122, 124, 125, 136, 150, *182*, 208, *241*, 254, *281*
— u. H. Biesdorf 58, *81*
— G. Ehrich u. G. Lange 32, *76*
— F. Hahn u. H. Schubothe 113, *182*
— u. W. Keiderling 38, 770, 771, 773
— — u. G. Stüwe 4, 29, 30, 35, 53, 54, 59, 60, 61, *76*, *81*, 90, 135, 144, 150, 151, 156, 160, 167, *182*, *197*, 209, *241*
— u. F. Wöhler 770
— u. H. Koch 17, 18, 40, 42, *76*, 150, *182*
— W. Müller u. H. Schubothe *182*
— u. J. v. Mutius 16, 17, *76*
— u. W. Oetzel 107, *182*, 267, *281*
— u. W. Otto 267, *281*
— u. K. Plötner 4, 15, 17, 18, 21, 22, 23, 24, 28, 29, 30, 31, 34, 35, 36, 39, 40, 42, 43, 46, 47, 48, *76*, 88, 95, 98, 135, 145, *182*, 263, *281*
— u. Rechenberger 266, *281*
— u. W. Schöner *182*
— u. G. Stüwe *197*
— u. R. Westhäuser 267, *281*
— u. F. Wöhler 44, 45, 46, 49, 50, *76*, 770
— — u. W. Keiderling *76*, *182*, 768
— s. Bürger, M. 208, *240*
— s. Wöhler, F. 768, *777*
Heim, J. W. s. Dill, D. B. 510, *564*
Heimsoth, F. A. 678, *759*
Heinecke, H. 131, *182*
Heinrich, G. 774
— u. W. Muth 774
— s. Holle, F. 774
— K., u. A. Weber 681, *759*
— W. D. s. Holle, F. 774

Heinrichsdorff, P. 588, *658*
Heinzelmann 148
Heits, E. s. Anthony, A. J. *563*
Heitzmann, O. 606, *658*
Hellauer, H. 678, *759*
— u. K. Umrath 707, 733, *759*
— H. F. s. Umrath, K. 718, *766*
Hellermann, L. 72, *86*
— u. M. E. Perkins 67, *83*
Hellmann, H. s. Masshoff, W. *185*
Hellström 221
— H. s. Euler, H. v. *484*
Helmholtz, H. v. 440, 445
Helmrich, H. s. Bein, H. J. 736, *754*
Helmreich, E. s. Nowy, H. *662*
Helpern s. Gonzales 621
Hemingway, A., u. G. G. Nahas 516, 517, 518, 526, 528, 529, 530, 535, *565*, 538, 539, 540, 544, *565*
— s. Brown, E. B. 547, *564*
— s. Swenseid, M. E. 414, *494*
Hemmeler, G. 4, 15, 16, 17, 18, 20, 21, 22, 24, 28, 29, 34, 36, 37, 40, 42, 43, 44, 46, 47, 48, 49, *76*, *93*, *98*, *99*, *100*, *103*, *104*, *115*, *123*, *135*, *136*, *137*, *146*, *147*, *148*, *149*, *150*, *182*
Hems, R. s. Benzinger, T. H. 460, *481*
Henderson 53
— s. Schneider 510
— A. B. 254, *281*
— J. B. s. Blood, F. R. *564*
— R. B. s. Fink, R. M. 383, *391*
— Y. 510, 513, *565*, 571, 620, *658*
— u. L. A. Greenberg 514, *566*
— u. H. W. Haggard *566*
— u. E. M. Radloff 509, 510, 514, *566*
— — u. L. A. Greenberg 509, *566*
— s. Douglas, C. G. 546, 547, 548, *564*
— s. Haggard, H. W. 514, *565*
Hendrych, F., u. H. Weden 63, *83*
Henning, N. 224
— M. Demling u. U. Härtlein *241*
Hennings 142, *182*
Hennesy, T. G. s. Huff, R. L. 27, 45, 47, *76*
Henry, M. s. Elliott, K. A. C. 473, *484*, 613, *655*
Henschen, F. 91, *182*
Hensel, H. 697, *759*
— u. Y. Zotterman 736, *759*
Henze, M. 522, *566*
Hepp s. Hartmann 555, *565*

Heppel, L. A. 378, 379, 380, *392*
Héraux, A. s. Dumas, L. R. 584, *654*
— s. Ribadeau-Dumas, L. *663*
Herbert, D. 221, 222, *241*
Herbertson, B. M. 606, 607, *658*
Herbst, R. 515, *566*
— u. K. H. Manigold *566*
Herbut, P. A., u. H. T. Tamaki 101, *182*
— Watson u. Perkins 101, *182*
— s. Erf, L. A. 140, *179*
Herkel, W. 60, *81*, 162, 164, *197*
— s. Barcroft, J. *563*
— s. Schoenheimer, R. 169, *201*
Herken, H. s. Brock, B. 470, *482*
Herrick s. Hausner 597, *657*
Herrington, L. P. s. Winslow, C.-E. A. 532, *568*
Hertel, H. s. Fleckenstein, A. 694, 711, *758*
Herter, E. s. Friedländer, C. 521, *565*
Hertzmann, A. B. s. Gesell, R. 513, *565*
Herxheimer, G. 142, *182*, 591, 592, *658*
Herzenberg, H. 97, 103, *182*
Herzog, G. 128, *182*, 603, *658*
Hess, B. s. Chance, B. 472, *483*
— s. Martius, C. 430, 470, *490*, 574, *661*, 742, *762*
— G. H. 315, *392*
— O., u. E. Zurhelle 48, *76*, *182*
— W. R. 570, *658*
Hesse 60
— E., I. Carpus u. L. Zeppmeisel *81*
— K.-R. Jacobi u. G. Bregulla *81*
— W. 577, 578, *658*
Hesselbach, M. L. 161
— M. Woods u. D. Burk *197*
Hester, J. B. 72, *86*
Hestermans-Medard, O. s. Dustin, J. P. 247, 250, *279*
Hettche, H. O. *81*
— O. H. 35, *76*
Hettig, R. s. Hahn, P. F. 96, *181*
— R. A. s. Hahn, P. F. 20, 21, *76*
Heubner, W. 17, *76*, 96, *182*, *197*, 211, *241*, 258, 261, *281*
— u. F. Jung 262, *281*
— M. Kiese, M. Stuhlmann u. W. Schwartzkopff-Jung 257. *281*
— B. Wahler u. C. Ziegler 258, *281*
— s. Hefter *84*, *86*
Heumann, G. s. Sacrez, R. 625, *664*

Heupke, W. 151, 152, 161, 173, *182*, *197*
Hevelke, G. s. Rechenberger, J. *776*
Hevesy, G. v. 18, 28, 35, *76*, 770, *773*
— u. L. Hahn 692, *759*
— s. Ehrenstein, G. v. *773*
Heyl, E. s. Büchmann, P. 29, *74*
Heymans, C., u. J. J. Bouckaert 429, *486*
Heyrovsky, A. 65, 67, *83*
Hiatt, E. P., u. W. E. Garrey 739, *759*
Hickam, J. B. s. Myers, J. D. *491*
Hicks, S. P. 628, *658*
— u. S. Warren 119, *182*
Higgins, H., J. A. Miller, J. M. Price u. F. M. Strong 432, *486*
— H. L. s. Benedict, F. G. 520, *564*
— J. s. Chance, B. *483*
— P. G. s. O'Sullivan, D. J. *775*
Higginson, J., Th. Gerritsen u. A. R. P. Walker 102, *182*
Hight, A. J. s. Tigertt, W. D. 113, *191*
Hildebrandt, F. s. Brendel, W. 727, *755*
Hilger, H. H. s. Schaede, A. 645, 646, *664*
Hill, A. V. 474, *486*, 539, *566*, 677, *759*
— D. K. 711, *759*
— J. M. s. Muirhead, E. E. *78*, 123, *186*
— R. 4, *76*, 438, *486*
— R. M. 72, *86*
Hille, H. s. Fleckenstein, A. 711, 722, *758*
Hiller, A. s. Slyke, D. D. van 258, *285*, 461, *494*
— F. 572, 620, *658*
Hillier, J., u. J. F. Hoffman 670, 671, *759*
Himsworth, H. P. *658*
— s. Glynn, L. E. 590, *656*
Himwich, H. E. 574, 612, 613, 627, *658*
— F. A. D. Alexander u. B. Lipetz 629, *658*
— K. M. Bowman, C. Daly, J. F. Fazekas, J. Wartis u. W. Goldfarb *658*
— — J. F. Fazekas u. L. L. Orenstein 574, 608, *658*
— — J. Wortis u. J. F. Fazekas 574, 608, *658*
— u. J. F. Fazekas 574, *658*
— Z. Hadidian, J. F. Fazekas u. H. Hoagland *658*

Himwich, H. E. s. Fazekas, J. F. 565
— s. Himwich, W. A. 658
— W. A., u. H. E. Himwich 658
Hingston, R. W. G. 554, 556, 566
Hinsberg, K. 174, 197
— u. K. Lang, 53, 81, 231, 237, 241, 256, 281
— u. R. Merten 237, 241
— s. Ewig, W. 548, 564
Hinsey, J. C. s. Berry, Ch. M. 740, 754
Hintze, K. 182
Hippel, E. v. 127, 168, 182, 197
Hiran s. Hausner 597, 657
Hirvonen, M. 29, 76
Hitchcock, D. J. 474, 486
Hitzenberger, K. 259, 281
Hixon, W. S. s. Hunter, jr., F. E. 408, 486
Hjärre, A. 588, 658
Hoagland, C. L., S. M. Ward, I. E. Smadel u. T. M. Rivers 53, 81
— — H. 732, 759
— s. Himwich, H. E. 658
Hobermann, H., u. D. Rittenberg 225, 241
Hoch, H. s. Beaven, G. H. 245, 249, 250, 278
Hochrein, M., u. J. Keller 570, 658
— u. K. Schneyer 604, 658
Hock, R. s. Stodtmeister, R. 264, 285
Hodges, R. E., W. M. Kirkendall, Ch. Schwartz u. J. B. Wild 61, 81
— s. Cartwright, G. E. 195
Hodgkin, A. L. 671, 673, 679, 685, 686, 688, 689, 691, 700, 701, 747, 759
— u. A. F. Huxley 681, 682, 686, 759
— — u. B. Katz 675, 676, 682, 683, 760
— u. B. Katz 681, 694, 760
— s. Nastuk, W. L. 671, 673, 694, 763
— D. C., J. Pickworth, J. H. Robertson, K. N. Trueblood, R. F. Prosen u. J. G. White 65, 83
Höber, R. 440, 456, 486, 670, 671, 672, 682, 727, 760
— u. F. Hoffmann 670, 760
Hoede, K. 197
Hoefer, F. 400, 486
Höfler, W. 540, 541, 566, 614, 615, 658
— s. Pichotka, J. 519, 526, 535, 567, 581, 663
Högler, F. 173, 197

Hoekstra, W. G., A. L. Pope u. P. H. Phillips 65, 83
Hoelscher, B. s. Reissmann, K. R. 567
Hölscher, H. 228, 241
Höpker, W. 574, 628, 629, 658
Hörlein, H., u. G. Weber 259, 281
Hörstebrock, R., M. Schlepper u. N. Schümmelfeder 88, 182
Hoet, J. s. Goidsenhoven, F. van 42, 75
— J. P., u. M. Renaer 27, 76
Hoever, L. H. van der s. Verloop, M. C. 113, 192
Hoff, H. E., A. W. Winkler u. P. K. Smith 694, 760
Hoffman, J. B. s. Feder, J. A. 94, 106, 148, 179
— J. F. s. Hillier, J. 670, 671, 759
Hoffmann, F. s. Höber, R. 670, 760
— L. s. Taubert, M. 145, 191
— R. J. s. Rich, M. L. 140, 188
Hoffmann-Berling s. Kausche 745, 760
Hoffmann-Ostenhof, O. 289, 291, 297, 304. 392
Hogeboom, G. 227
— G. H., u. M. H. Adams 57, 81, 161, 197
— A. Claude u. R. D. Hotchkiss 241, 433, 486
— u. W. C. Schneider 432, 433, 434, 486
— — u. G. E. Palade 432, 486
— — u. M. J. Striebich 433, 486
— s. Schneider, W. C. 493
Hogenauer, F. 141, 182
Hogness, T. R. s. Altschul, A. M. 435, 481
— s. Haas, E. 419, 485
— s. Stotz, E. 425, 494
Hogrebe, H. s. Woeber, K. 674, 767
Holden, H. F. 208, 241
Holiday, E. R. s. Beaven, G. H. 245, 249, 250, 278
Holländer, L. s. Berte, B. 772
Hollander, P. B. s. Crescitelli, F. 714, 756
Holle, F., G. Heinrich, W. D. Heinrich u. H. Sykosch 774
Hollenbeck, J. s. Nordmann, M. 125, 187
Hollunger, G. 429, 486
— s. Carlsson, A. 482
Holly, O. M. s. Perla, D. 72, 87
— R. G. 147, 148, 182, 774
Holm, K. F. 658
Holman, R. T. s. Bergström, S. 361, 390

Holmberg, C. G., u. C. B. Laurell 54, 55, 58, 81, 156, 197, 263, 281
Holmes, G. 574, 658
— W. F. s. Chance, B. 483
Holmgren, A. s. Carlsten, A. 255, 278
Holst, E. v. 736, 760
— u. H. Mittelstaedt 737, 760
Holstein, E. 273, 281
Holter, H. 386, 392
Holton, F. A. s. Slater, E. C. 428, 493
Holtz, P. 329, 392
Holzach, O. s. Frei, W. 581, 656
Holzer, E. s. Holzer, H. 392
— H. 288, 392, 486
— u. E. Holzer 392
— W. 168, 197
Homma, H. 182
Honcke, P. 486
Hood, B., u. S. E. Fragerberg 197
— s. Uzman, L. L. 202
Hoppe, F. 256, 281
— J. O., G. M. A. Marcelli u. M. L. Tainter 774
— W. s. Elster, K. 611, 655
Hoppe-Seyler 422
— F. 261, 281
— S. 206, 228
Hoppe-Seyler-Thierfelder 256, 281
Horecker, B. L. 419, 486
— u. F. S. Brackett 256, 281
— u. A. Kornberg 423, 486
— u. A. H. Mehler 299, 311, 318, 392
— u. P. Z. Smyrniotis 416, 486
— — u. H. Klenow 416, 486
— s. Haas, E. 419, 485
Horio 422
— T. s. Hagihara, B. 486
Horn, H., L. E. Field, S. Dack u. A. M. Master 609, 658
— s. Dack, S 604, 605, 606, 654
— s Master, A. M. 604, 661
— s. Master, M. A. 602, 661
Hornbostel, H. 160, 166, 167, 197
— s. Erdmann-Müller, G. J. 61, 62, 81
Hornemann, K. 17, 76
Horns, H. L. 105, 182
Hornykiewicz, O. s. Gastager, H. 160, 196
Horoszkiewicz s. Wachholz, L. 629, 667
Horowitz, H. H., u. C. G. King 317, 392
Horst, L. van der 182
— W. 58, 81
— s. Schäfer, K. H. 78
Horsten, G., J. ten Cate u. L. J. Koopman 751, 760

Horvath, S. M., D. B. Dill u. W. Corvin 517, 529, *566*
Hotchkiss, H. D. 429, *486*
— R. D. s. Hogeboom, G. H. *241*, 433, *486*
Hotz 112
— H. W., u. K. Rohr *182*
Householder, A. S., u. H. D. Landahl 717, *760*
Houston, C. S. 560, *566*
— C. S., u. R. L. Riley 547, 552, 553, 560, 561, 562, *566*
— J. C. 99, *182*
— u. R. H. S. Thompson 48, 76, 91, 98, 117, *182*
Hove, E. 70
— C. A. Elvehjem u. E. B. Hart 69, *85*
Howard, P. L. 98, 99, *182*
— R. B., W. M. Balfour u. R. Cullen 774
Howell, J. s. Wyatt, J. P. 102, *193*
Howland, J., u. A. N. Richards 591, *658*
Hoyer, K. 24, *76*
Huber, P. s. Fischer, H. 469, *484*
Hübener, H. J. 368, *392*
Hübscher, G., M. Kiese u. R. Nicolas *241*, 424, *486*
Hueck, W. 88, 94, 95, 105, 109, 112, 119, 126, 137, 140, 142, *182, 183*
Hülnhagen, O. 517, 519, *566*
Huenefeld 206
Huennekens, F. M., R. E. Basford u. B. W. Gabrio 293, *392*
— H. R. Mahler u. J. Nordmann 354, *392*
Huerkamp, B., u. E. Opitz 550, *566*
Huf, E. 695, *760*
— E. G., u. J. Parrish 691, *760*
Huff, R. L., P. J. Elmlinger, J. F. Garcia, J. M. Oda, M. C. Cockrell u. J. H. Lawrence 8, *76*
— T. G. Hennesy, R. E. Austin, J. F. Garcia, B. M. Roberts u. J. H. Lawrence 27, 45, 47, *76*
Huffman, H. M. s. Parks, G. S. 451, *491*
Hughes, A. s. Wood, I. J. *193*
— J. s. Appel, K. E. 628, *650*
Huguley, C. M. s. Cartwright, G. E. 30, *74*
— jr., C. M. s. Cartwright, G. E. 54, *80*, 160, *178, 195*
Huhn, A. s. Goebel, A. 631, *656*
— s. Schneppenheim, P. 631, *665*

Huisman, T. H. J., J. H. P. Jonxis u. P. C. van der Schaaf 248, *281*
— u. H. K. Prins 249, *281*
— s. Schaaf, P. C. van der 247, *284*
Humble, J. G., J. Anderson, J. C. White u. T. Freeman 253, 254, *281*
Humboldt, A. v. 508
Humphreys, S. R. s. Cartwright, G. E. 29, *74*
— s. Greenberg, G. R. 31, 32, 75, 136, *181*
— s. Wintrobe, M. M. *80*
Humphries, G. H., u. H. Southworth 117, *183*
Hundley, J. M. 159, *197*
Huneke, W. 726, *760*
Hunt, C. C. 737, *760*
— u. S. W. Kuffler 743, *760*
— G. E. s. Hamilton, T. S. 170, *197*
Hunter, D. 140, *183*
— jr., F. E. 408, 429, *486*
— u. W. S. Hixon 408, *486*
— J. 569, *658*
— s. Solandt, D. Y. 733, *765*
Hurpé, A. s. Monsaingeon, A. 114, *186*
Hurst, E. W., u. P. E. Hurst 588, *658*
— P. E. s. Hurst, E. W. 588, *658*
Hurtado, A. 555, 562, *566*
— u. H. Aste-Salazar 547, 550, 551, 552, 553, 556, 557, *566*
— N. Kaltreider u. W. S. McCann 439, *486*
— C. Merino u. E. Delgado 550, 552, 554, 556, *566*
— Rotta Mernio u. Pons 439
Huszák, J. 151, 154, 173, *197, 198*
Hutchens, J. O., M. J. Kopak u. M. E. Krahl 433, *486*
Hutchinson, J. H. 92, 170, *198*
Hutchison, H. E. *183*
Hutter, O. F., u. W. Trautwein 688, 708, 729, 739, *760*
Huxley, A. F., u. R. Stämpfli 671, 690, *760*
— s. Hodgkin, A. L. 675, 676, 681, 682, 683, 686, *759, 760*
— J. S. 632, *658*
Huys, J. V. 437, *487*
Hyde, J., S. Beckett u. E. Gellhorn 724, *760*
Hyman, I. s. Zimdahl, W. T. 61, *83*, 166, 167, *203*
Hymans van den Bergh, A. A. 236, *241*

Iball, F. s. Burrows, H. 674, *756*
Ikin, E. W., u. H. Lehmann 250, *281*

Ikin, E. W. s. Choremis, C. 246, *279*
— s. Graff, J. A. E. 247, *280*
Ikuta, K. s. Kawamura, R. 71, *86*
Ilinsky, M., u. G. v. Knorre 63, *83*
Imdahl, H. s. Goebel, A. 519, 526, 540, *565*
Indovina, I. 29, *77*
— s. Ferroni, A. *75*
Ingalls, Th. H. 636, 644, *658*
— F. J. Curley u. R. A. Prindle 636, *658*
— — u. A. Prindle *659*
— Th. F. Pugh u. B. MacMahon 644, *659*
Ingelmann, B. s. Laurell, C. B. 15, *77*
Ingraham, R. C. s. Gellhorn, E. 574, *656*
Innes, J. R. M. 172, 173, *198*
Iob, V. s. Kato, K. 65, *83*
Irving, L. *487*
— s. Scholander, P. F. 439, *493*
Isaacs, R. s. Bethell, F. H. 170, *194*
Ishida, M. 90, 129, *183*
Issekutz, B. v. s. Havemann, R. 257, *281*
Itano, H. A. 245, 246, 248, 250. 251, 252, 254, *281*
— W. R. Bergren u. Ph. Sturgeon 247, 248, 251, *281*
— u. J. V. Neel 246, *281*
— u. L. Pauling 250, *281*
— s. Bergren, W. R. 248, *278*
— s. Havinga, E. 249, *281*
— s. Neel, J. V. 253, *283*
— s. Pauling, L. 110, *187*, 246, *283*
— s. Sturgeon, Ph. 253, 254, *285*
Iversen u. Warning-Larsen 49, *77*
Ivy, A. C. s. Freeman, S. 16, *75*
— s. Gillman, J. 96, 102, *180*
— s. Gillman, T. 38, *75*
Iwai, T. 71, *86*
Izzo, A. J. s. Yuile, C. L. 37, *80*

Jackson, E. B. s. Jeffrey, M. R. 771, 774
Jacob, G. F. 246, *281*
— H. 111, 126, *183*, 622, 624, 627, *659*
— u. W. Pyrkosch 616, *659*
— R. 744, *760*
Jacobi, H., K. Pfleger u. W. Rummel 16, *77*
— K.-R. s. Hesse, E. *81*
Jacobs, E., u. D. R. Sanadi 434, *487*

Jacobs, M. H. 474, 475, *487*
Jacobsen, R. P. s. Levy, H. 368, *393*
Jacobson, J. s. Wright, M. K. 752, 767
Jacot, B. 24, 77
Jacottet, A. s. Vannotti, A. 147, *192*, 266, *286*
Jäger, E. 142, *183*
Jänicke, L. 332, *392*
— s. Greenberg, G. R. 332, *391*
Jaffe 233
Jaffé, N. s. Schiff, E. *201*
— R. 588, 591, 595, *659*
— R. H. 113, 142, *183*
Jagic, N. v. s. Flaum, E. 602, *656*
Jahnel, F. 95, 134, *183*
Jakob, A. 134, *183*
— I., u. M. Panczél 165, *198*
James, S. s. Kirch, E. R. 17, 77
Jančařik, A. 478, *487*
Jandolo, C. 573, *659*
Jandorf, B. J. s. Gutmann, H. R. 260, *280*
Janus, A. s. Gellhorn, E. 519, *565*
Jasinski, B. 40, 41, 77, 135, 146, *183*
— u. O. Roth 40, *183*, 263, *281*
— s. Ott, W. 775
— s. Roth, O. 15, 34, 78, 146, *189*
— s. Wuhrmann, F. 136, *193*, 777
Javert, C. T. s. Terplan, K. L. 115, *191*
Jeanloz, R. W. s. Levy, H. 368, *393*
Jeckeln, E. 603, *659*
Jeddeloh, B. zu 271, *281*
Jedeikin, L. A., u. S. Weinhouse 581, 585, *659*
Jeffrey, M. R., H. F. Freundlich, E. B. Jackson u. D. Watson 771, *774*
— u. D. Watson 60, *81*
Jelliffe, D. B. 246, *281*
Jenckel, L. 677, 733, 734, *760*
Jenerick, H. s. Tschirgi, R. D. 461, *494*
— M. P., u. R. W. Gerard 676, 690, *760*
Jennison, R. F. s. Davidson, W. M. 34, 40, 75
Jensen, A. V., u. W. F. Windle 618, *659*
— Kl., W. Kratz u. W. Schoedel 514, *566*
— W. N. s. Rucknagel, D. L. 247, 249, *284*
Jeppers, W. A. s. Kety, S. S. 613, *659*
Jerchel, D. s. Kuhn, R. 228, *242*, 420, *488*

Jervis, G. A., u. F. T. Joyce *659*
Jesdinsky, H. J. s. Eiff, A.W.v. 742, 743, *757*
Jess, A. 166, 168, 169, *198*
Jesserer, H. s. Lieben, F. 65, *83*
Jeya, K. s. Smith, N. J. 776
Joannovics, G. 591, *659*
Jörgensen, G. *774*
— u. D. Scholtz *774*
Joest, E., u. J. Dobberstein *183*
Johnson, A. W. s. Bonnett, R. 65, *83*
— B. C. s. Wiese, A. C. 71, *87*
— L. E. 640, *659*
— M. E. s. Pratt, P. T. *188*, *775*
— M. J. 401, 466, *487*
— M. N. s. Brown, E. B. 547, *564*
— W. A. s. Krebs, H. A. 409, 412, *488*
Johnston, F. A., u. L. J. Roberts 23, 77
— s. Schlaphoff, D. 23, *79*
Jones, Ch. A. s. Schechter, M. M. 166, *201*
— E. S., B. G. Maegraith u. H. N. Sculthorpe 473, *487*
— F. s. Muirhead, E. E. *78*, 123, *186*
— H. B. s. Sheline, G. E. 68, *85*
— M. E., S. Black, R. M. Flynn u. F. Lipmann 414, *487*
— P. J. s. Cartwright, E. E. 54, 59, *80*
— s. Cartwright, G. E. 29, *74*, *178*, *195*
— s. Hahn, P. F. 17, *76*
Jongbloed 513, *566*
Jonsson, U., O. C. Pruss u. R. W. Rundles 112, *183*
Jonxis, J. H. P. 437, *487*
— u. S. K. Wadman 247, *281*
— s. Huisman, T. H. J. 248, *281*
Jope, E. M. 247, *282*
— u. J. R. P. O'Brien 247, *282*
Jordan, P. 751, *760*
Josephs, H. W. 170, 171, *198*, *774*
Josephson s. Euler, H. v. 222, *240*
Jouck, K. Th. 517, 519, 525, 529, 530, 535, *566*
Joule, J. P. 440
Jouvenaz, G. H. s. Kons, J. C. *774*
Joyce, F. T. s. Jervis, G. A. *659*
Judah, J. D. 428, *487*
— s. Christie, G. S. 574, 590, 591, 594, 596, 647, *653*

Jürgens, R., u. A. Studer 264, 265, *282*
Juhász, J. s. Baló, J. 622, 647, *651*
Juif, J.-G. s. Sacrez, R. 625 *664*
Jung, A. s. Böni, A. 60, *80*
— F. 206, *241*, 258, 262, *282*
— u. R. Kuon 255, *282*
— u. H. Remmer, 258, *282*
— s. Havemann, R. 257, *281*
— s. Heubner, W. 262, *281*
— H. s. Bilger, R. 772
— R. 689, *760*
Junkmann, K. s. Graffi, A. *240*
Jurowiicz-Kocolaty, R. 220, *241*

Kabat, H., u. M. Schadewald 695, *760*
Kadota, I. 69, *85*
Kämmerer, H. 138, 146, 151, *183*, 225, 228, *241*
Kaeser, O. 644, *659*
Kaeske, H. s. Kiese, M. 260 *282*
Kahlson, G., u. R. v. Werz 716, *760*
Kahn, B. S. s. Krainin, Ph. 94, 101, 104, 105, 106, *184*
— J. B., u. J. Furth 114, *183*
Kaiser, K. s. Druckrey, H. *240*
Kalckar, H. M. 379, *392*, 427, *487*
— s. Colowick, S. P. 427, *483*
Kaldor, J. 774
Kalinowski, L. 143, *183*
Kalk, H. 99, 100, 101, 114, 130, 163, *183*, *198*
Kalnitsky, G. s. Shepherd, J. A. 432, *493*
Kaltreider, N. s. Hurtado, A. 439, *486*
Kamen, M. D. s. Grinstein, M. *241*
— s. Hahn, P. F. 20, 21, *76*
— Ph., W. s. Hahn, P. F. 96, *181*
Kameyama, Y. s. Murakami, U. 638, *662*
Kamin, H., u. P. Handler, 326 *392*
Kaminski, R. s. Benzinger, Th. 546, *564*
Kammy, E. 144, *183*
Kang, S. H. s. Wöhler, F. 768, 777
Kant 753
Kao, C. Y. s. Grundfest, H. 690, *759*
Kaplan u. Chaikoff 584
— E., u. W. W. Zuelzer 254. *282*

Kaplan, E., W. W. Zuelzer u. J. V. Neel *183*, 246, 254, 255, *282*
— s. Neel, J. V. 251, *283*
— s. Zuelzer, W. W. 253, 254, *286*
— N. O. 295, *392*, 424, 428, 460, *487*
— s. Colowick, S. P. *483*
Kapp, E. M. 68, *85*
Kappeler, R. 99, *183*, 771, *774*
Kark, R. M. 117, *183*
Karp, J. *198*
Karrer 418
Karstens, A. J. s. Youmans, W. B. 732, *767*
Karte, H. s. Schäfer, K. H. *78*
Karunaratne, W. A. E. s. Cameron, G. R. 590, 591, 595, *653*
Kasamatsu, A. s. Creutzfeld, O. 614, 630, *654*
Kaser, M. M. s. Darby, W. J. 17, 23, *75*
Kash, R. M. s. Eads, J. T. 123, *179*
Kasten, W. 121, *183*
Kato, K., u. V. Iob 65, *83*
— T. s. Murakami, U. 638, *662*
Katsch, G. 644, *659*
Katsuki, Y., H. Uchiyama u. G. Totsuka 688, *760*
Katsunuma, S. 436, 437, *487*
Katz, B. 679, 688, 691, 722, *760*
— s. Castillo, J. del 705, 706, 709, *756*
— s. Fatt, P. 673, 675, 676, 696, 702, 704, 706, 709, 710, 728, 729, 734, *757*
— s. Hodgkin, A. L. 675, 676, 681, 682, 683, 694, *760*
— L. N. s. Malinow, M. R. 604, *661*
— s. Megibow, R. S. 604, *661*
Katzin, E. M. s. Levine, P. 111, *184*
Kaufmann, S. 412, *487*
Kaunitz, H. s. Eppinger, H. 587, *655*
— P. E. 606, *659*
Kausche u. Hoffmann-Berling 745, *760*
Kawamura, R., u. K. Ikuta 71, *86*
Kay, L. M. s. Schroeder, W. A. 248, *284*
Kayden, H. J., s. Sussman, R. M. 113, 122, *191*
Kayser, C., E. Le Breton u. G. Schaefer 478, *487*
— s. Le Breton, E. 478, *489*
— H. W. 671, 696, 750, *760*
— K. s. Trautwein, W. 698, *766*

Kearney, E. B. s. Singer, T. P. 289, 380, *394*, 417, *493*
Keefer, C. S., u. W. H. Resnik 598, *659*
Kehl, R., u. W. Stich 230, *241*
Keiderling, W. 27, 38, 55, 58, *81*, 135
— M. Lee u. H. A. E. Schmidt 774
— u. H. Scharpf 43, 44, 77, 165, *198*
— H. A. E. Schmidt u. M. Lee 770, 771, *774*
— — u. K. Th. Frank 31, 34, *77*
— u. F. Wöhler 4, 9, 10, 11, 12, 77, 93, *183*
— u. H. Altmeyer 13, 33, 45, 77, 136, *183*
— s. Heilmeyer, L. 4, 29, 30, 35, 53, 54, 59, 60, 61, *76*, *81*, 90, 135, 144, 150, 151, 156, 160, 167, *182*, *197*, 209, *241*, 768, 770, 771, *773*
Keighley, G. s. Borsook, H. 339, *390*
Keil, H. L., u. V. E. Nelson 57, *81*
— u. V. W. Nelson 159, *198*
Keiler, H. 505, *566*
Keilin 571
— D. 215, 216, 217, 218, 219, 221, 225, 226, *241*, 261, *282*, 422, 425, 473, *487*
— u. E. F. Hartree 6, 77, 419, 424, 425, *487*
— u. T. Mann 55, 69, *81*, *85*, *198*
— u. E. G. Slater 218, *241*
— u. Y. L. Wang 256, *282*
— s. Bach, S. *239*
— s. Mann, T. 53, *81*, 152, 157, *199*
Keller, Ch. J., A. Loeser u. H. Rein 570, *659*
— J. s. Hochrein, M. 570, *658*
Kelley jr., M. L., V. W. Logan u. L. M. Christ 774
Kellner, A., u. Th. Robertson 607, *659*
Kellog, F., u. St. R. Mettier 16, *77*
Kelly, V. C., W. S. Wilkins u. R. B. Scott 606, *659*
Keltch, A. K. s. Krahl, M. E. 488
Kelvin 441
Kempner, G. 520, *566*
Kench, J. E. 225
— C. Gardikas u. J. F. Wilkinson *241*
— R. E. Lane u. A. Varley 273, *282*
Kendrew, J. s. Roughton, F. 206, *243*

Kendrey, G. s. Baló, J. 622, 647, *651*
Kennard, O. s. Cookson, G. H. 232, *240*
Kennedy, E. P. 581, *659*
— u. A. L. Lehninger 432, *487*
— R. P., u. G. H. Whipple 437, 438, *487*
Kenny, F. E. s. Sanes, S. 606, *664*
Kent, N. L., u. McCance 71, *86*
Kergin, F. G. s. Douglas, C. G. 511, *564*
Kerr, S. E. 612, *659*
— u. M. Ghantus 612, *659*
— W. J. s. Althausen, T. S. 106, *175*, *176*
— s. Kreutzer, F. L. 270, *282*
Kersley, G. D. 36, *77*
Kerwin, A. J. 549, *566*
Kestner 525
— O. 480, *487*
Kettler, L. H. 578, 585, 587, 594, *659*
Kety, S. S. 469, *487*
— J. W. Hafkenschiel, W. A. Jeppers, J. H. Leopold u. H. A. Shenkin 613, *659*
— u. C. F. Schmidt 461, 469, *487*
— s. Bing, R. J. 461, 469, *482*
— s. Schmidt, C. F. 461, *493*
Keynes, R. D. 702, *760*
Keyser, J. W. s. Spillane, J. D. 61, *82*, 165, 166, *202*
Kienle, F. 604, *659*
Kiese, M. 210, 211, 217, 218, 219, *241*, 255, 257, 258, 259, 260, 261, *282*, 424, *487*
— u. H. Kaeske 260, *282*
— u. H. Kurz *241*
— u. D. Reinwein 425, 473, *487*
— u. H.-D. Waller 258, *282*
— u. W. Schwartzkopff 260, *282*
— s. Bänder, A. 256, *278*
— s. Dannenberg, H. 217, *240*, 424, *483*
— s. Heubner, W. 257, *281*
— s. Hübscher, G. *241*, 424, *486*
— s. Klingmüller, G. 257, *282*
— N. s. Cammerer, A. 46, *74*
Kikuchi, K. 93, *143*, *183*
Kilchling, H. s. Bilger, R. *772*
— s. Bürger, M. 208, *240*
King, C. G. s. Douglas, J. F. 317, *391*
— s. Horowitz, H. H. 317, *392*
— s. McCarty, J. F. *199*
— s. Sumner, J. *243*
— E. J. 208, *242*
— J. C. White u. M. Gilchrist 260, *282*

King, R. E. s. McIntyre, A. R. 714, *762*
— W. E., u. F. Downie *183*
— F. Downie, J. H. Topp u. M. C. F. Lindert *183*
Kinney, T. D., D. M. Hegsted u. C. A. Finch 50, 77, *183*
— s. Finch, C. A. *180*
— s. Hegsted, D. M. 16, *76*, 102, *182*
Kinoshita, J. H., u. T. Masurat 416, *487*
Kirch, E. 164, *198*
— E. R., O. Bergein, J. Kleinberg u. S. James 17, *77*
Kirkendall, W. M. s. Hodges, R. E. 61, *81*
Kirshbaum u. Preuss 112, 113
— J. D., u. F. S. Kirshbaum *183*
Kisch, B. 611, *659*, 672, *760*
Kisliuk, R. L., u. W. Sakami 332, *392*
Kissin, M. s. Rothschild, M. A. 598, 599, *664*
Kittel, A. *487*
Kitzinger, C., u. Th. Benzinger 460, *487*
Kiyokawa, W. 606, *659*
Kjellberg s. Elgemark 125, *179*
— S. R. s. Waldenström, J. 146, *192*
Klärner, Ch. s. Eger, W. *655*
Klante, W. s. Goebel, A. 519, 526, 540, *565*, 585, *656*
Klaue, R. 120, *183*
Kleckner jr., M. S., A. H. Baggenstoß u. J. F. Weir *183*
Kleiber, M. 477, 478, 479, *487*
— H. H. Cole u. A. H. Smith 479, *487*
— s. Weymouth, F. W. 478, *495*
Klein, E. 44, *77*
— J. R. s. Olsen, N. S. *662*
Kleinberg, J. s. Kirch, E. R. 17, *77*
— W. 72, *86*
— s. Gordon, A. S. 107, *181*
Kleinmann, H., u. J. Klinke 54, *81*, 164, *198*
Klenow, H. s. Horecker, B. L. 416, *486*
Klensch, H. 745
— u. J. Schlömer *760*
Klepzig, H., D. Müller u. H. Reindell *659*
Kletzien, W. 16, *77*
Klinge, F. 109, 142, *183*
Klingmüller, G., u. M. Kiese 257, *282*
Klinke, J. s. Kleinmann, H. 54, *81*, 164, *198*
Klopper, A. s. Ventura, S. 26, 79, 91, 148, 153, *192*, *202*
Klotz, S. D. s. Scherf, D. 602, *665*

Klug, A., F. Kreuzer u. F. J. W Roughton 475, *487*
Kluge, F. s. Schmidt, H. 258, *284*
Knauff, H.-G., u. W. Schramm 580, *659*
Knedel, M. s. Wolff, H. P. *777*
Kniseley, M. H., E. H. Bloch u. L. Warner 108, *183*
Knobloch, H. 384, *392*
Knoop, F. 414, *488*
Knorre, G. v. s. Ilinsky, M. 63, *83*
Kobayashi, T., u. Y. Watanabe 623, *659*
Koch, Eb. 744, *760*
— G. s. Neumann, K. 421, *491*
— H. 18
— s. Heilmeyer, L. 17, 18, 40, 42, *76*, 150, *182*
Kochel, H. 94, *183*, *198*
— s. Schönheimer, R. 164, *201*
Koechlin, B. A. s. Vallee, B. L. *85*
Köhn, K. 648, *659*
Koelle, G., u. J. S. Friedenwald 692, 701, 702, 715, *761*
Kölliker 206, 212
Koelsch, F. 163, 164, *198*
Koenigsberger, R. s. Lynen, F. 467, *489*
Königsdörffer, H. s. Borst, M. 138, *177*, 228, *240*, 275, *278*
Körber, E. 249, *282*
Környey, St. 173, *198*
— u. A. Mattyus 144, *184*
Koga, A. 68, *85*
Kohout, P. M. s. Green, D. E. 434, *485*
Koketsu, K. s. Eccles, J. C. 707, 725, 749, *757*
Koler, R. D. s. Rigas, D. A. 247, *284*
Kolisko 620, *659*
Kollath, W. 57, *81*
Kollen, S. s. Wainio, W. W. *244*
Kolodny, A. 114, 131, *184*
— S. s. Hamon, Fr. 519, 526, *565*
Kondo, B. s. Malinow, M. R. 604, *661*
Konitzer, K. *774*
Konjetzny, G. E. 647, *659*
Konnualdi, G. 623, *659*
Kons, J. C., G. H. Jouvenaz u. S. K. Wadman *774*
Koopman, L. J. s. Horsten, G. 751, *760*
Kooyman, J. C. 95, *184*
Kopak, M. J. s. Hutchens, J. O. 433, *486*
Korey, S. R., u. B. Levine *774*
Korkes, S., A. del Campillo u. S. Ochoa 412, *488*

Kornberg, A. 428, *488*
— u. W. E. Price jr. 362, *392*
— u. W. E. Pricer 581, *660*
— s. Hayaiski, O. 383, *392*
— s. Horecker, B. L. 423, *486*
— s. Ochoa, S. 411, *491*
— s. Schrecker, A. W. 419, *493*
Kornmüller, A. s. Noell, W. *662*
— A. E. 695, 722, *761*
— u. J. A. Schaeder 741, *761*
Korth, C. 602, *660*
Kortüm, G. 401, 440, *488*
Kosak, R. s. Stern, P. *776*
Koschik, N. A. 707, *761*
Koslowski, L. 131, *184*
Kossel, A. J. s. Lohmann, K. 67, 70, 72, *83*, *85*, *86*
Koszewski, B. J. 103, 107, 139, *184*, *774*
Kottenhoff 750, *761*
Kottke, F. J., J. S. Phalen, C. B. Taylor, M. B. Visscher u. G. T. Evans 518, 519, *566*
Koudi, A. s. Foy, H. 113, *180*
Kovács, G. s. Halmágyi, D. 771, *773*
Kovacs, K. *774*
Kozelka, F. L. s. Pedrero jr., E. 156, 174, *200*
Kracke, R. R. 139, *184*
Kraft, E. *774*
Krahl, M. E. 433, *488*
— A. K. Keltch, C. E. Neubeck u. G. H. A. Clowes *488*
— s. Clowes, G. H. A. 429, *483*
— s. Hutchens, J. O. 433, *486*
Krainin, Ph. u. B. S. Kahn 94, 101, 104, 105, 106, *184*
Kramer, G. 478, *488*
— K. 570, *660*
— u. K. E. Schäfer 674, *761*
— R. s. Wintrobe, M. M. *80*
Krammer, I. s. Wolff, H. *84*
Kratz, W. s. Jensen, Kl. 514, *566*
Kraus, A. P. s. Singer, K. 249, 251, 252, 253, 254, *285*
— E. J. 141, *184*
— R., u. C. Sternberg 588, *660*
Krause, A. C. s. Tauber, F. W. 168, *202*
— F. s. Beischer, D. 670, *754*
Krayer, O., u. E. Schütz 727, *761*
Krebs, H. A. 72, *86*, *198*, 307, *392*, 408, 409, 410, 412, 462, 470, 471, 478, 479, 480, *488*, 571
— u. W. A. Johnson 409, 412, *488*
— s. Burton, K. 455, 460, *482*
— s. Davies, R. E. 692, *756*

Krebs, H. A. s. Warburg, O. 153, 171, 174, *203*
Kreidl, A., u. A. Neumann 518, *566*
Kremer, M. 724, *761*
Krempien, J. s. Fiebig, W. *773*
Kren, O. 127, *184*
Kress, H. F. v. 113, *184*
Kreutzer, F. L., L. Strait u. W. J. Kern 270, *282*
Kreuzer, F. 475, *488*
— s. Klug, A. 475, *487*
Kriegel, E. M. s. Mundt, E. *187*
Krieger, H. s. Levey, S. *775*
Krimsky, J. s. Racker, E. *492*
Kritzler, R. A. 571, 577, 602, *660*
Kroese, W. F. Stenfert s. Rijssel, Th. G. 116, *188*
Kroetz, Chr. 604, *660*
— s. Gollwitzer-Meier, Kl. 570, 612, *657*
Krogh, A. 476, 478, *488*, 521, 522, 523, 524, 541, 542, 543, *566*
— s. Christensen, E. H. 513, *564*
Krueckel, B. J. s. Bennett, E. L 379, *390*
Krückemeyer, K. s. Randerath, E. 112, 121, *188*
Krüger, E. s. Gollwitzer-Meier, K. 570, *657*
— F. 478, 480, *488*
— s. Füsser, H. 478, *485*
Krueger, H. s. Gesell, R. 526, 529, 535, *565*
Krüger, P. 743, *761*
Kruh, J. s. Schapira, G. *776*
Krule, J. s. Schapira, G. 27, *78*, *184*
Krumbhaar, E. B., u. A. Stengel *184*
Krusius, F. E. 410, *488*
Krywienczyk, J. 478, *488*
— s. Bertalanffy, L. v. 478, *482*
— s. Ludwig, W. 478, *489*
Kubik, J. 166, 168, *198*
Kubitz, A., u. M. Staemmler 167, *198*
Kubowitz, F. 55, *81*, 151, 157, 161, *198*, 207, 216, *242*
— s. Warburg, O. 256, 257, *286*, 425, 473, *495*, *568*
Kucsko, L., u. F. Seitelberger 144, *184*
Kuczinski, M. H. *184*
Kühn, A. 633, *660*
Kühnau, J. 298, *392*
Künzer, W. 249, 252, *282*
— E. Ambs u. D. Schneider 259, 262, *282*
— u. W. Savelsberg 259, *282*

Künzer, W. u. D. Schneider 259, *282*
— E. Schütz u. E. Ambs 272, *282*
— s. Drescher, H. 245, *279*
Küster 206
Kuff, E. L. 432, *488*
Kuffler, S. W. 702, 704, 705, 706, 716, 732, 734, 743, *761*
— s. Eyzaguirre, C. 707, 728, *757*
— s. Hunt, C. C. 743, *760*
Kugelberg, E. 698, 731, *761*
Kuhn 418
— R., u. D. Jeschel 228, *242*, 420, *488*
— N. A. Soerensen u. L. Birkhofer 9, *77*, *184*, 263, *282*
— W., u. B. Hargitay 685, *761*
Kuiken, K. A. s. Schultze, M. O. 151, *201*, *243*
Kuipers, E. C. 165, *198*
Kumin, S. s. Shemin, D. 412, *493*
Kun, E. 71, *86*
Kunkel, H. A., H. Mooss, H. J. Schmermund u. H. Goldeck 770, *774*
— H. G. s. Bearn, A. G. 61, 62, *80*, 158, 160, 167, 168, *194*, *777*
Kunz, H., u. H. Weber 91, 116, 118, *184*
— u. M. K. Zacherl 118, *184*
Kuon, R. s. Jung, F. 255, *282*
Kurahashi, K. s. Utter, F. M. 411, *495*
Kurz, H. s. Kiese, M. *241*
Kutzin, H. s. Goebel, A. 585, *656*
Kwiatkowski, H. 707, *761*
— s. Gaddum, J. H. 707, *758*

Lacoste, A. s. Auburtin, E. 118, *176*
Lacquet, A. M. 590, *660*
Lafontaine, A. s. Aussannaire, A. 98, *176*
Lage, J. P., R. D. Lange u. C. V. Moore 123, *184*
Laget, P., u. J. P. Legouix 691, *761*
— u. A. Lundberg 690, *761*
— s. Monnier, A. M. 730, *762*
Lahey, M. E., C. J. Gubler, G. E. Cartwright u. M. M. Wintrobe 170, 172, *198*
— M. S. Chase, G. E. Cartwright u. M. M. Wintrobe *198*
— s. Gubler, C. J. 55, 58, *81*, 102, 170, *197*
Laidlaw, G. F., u. S. N. Blackberg 436, *488*

Lair, van 233
Laitha, L. G., u. H. D. Suit *774*
Laland, P., u. K. Closs 64, *83*
Lambrechts, A., u. M. Plümer 21, *77*
— s. Dejardin, J. 5, 23, *75*
Lame, E. L. s. Pendergrass, E. P. 124, *187*
Lamerton, L. F., E. H. Belcher u. E. B. Hariss *774*
— s. Belcher, E. H. 770, *772*
Lampl, F. s. Frick, E. 57, *81*
Lamprecht, W. 470, *488*
Lamson, P. D. s. Gardner, G. 590, *656*
Landahl, H. D. s. Householder, A. S. 717, *760*
Landau, W. M. 734, *761*
Landauer, W. 641, *660*
— u. M. B. Rhodes 641, *660*
Landgren, S., G. Liljestrand u. Y. Zotterman 719, *761*
— s. Eccles, J. C. 707, *757*
Landolt-Börnstein 451, *488*
Landon, E. J., u. D. M. Greenberg 364, *392*
Landsteiner, K., u. A. S. Wiener 111, *184*, *660*
Landtmann, B. 645, *660*
Lane, R. E. s. Kench, J. E. 273, *282*
Lang, K. 92, *184*, 218, 226, *242*, 288, 298, 322, 331, 360, 386, *392*, 416, 466, 471, *488*, 571, *660*
— u. O. Ranke 350, 360, *392*, 574, *660*
— u. G. Schmid 347, *392*
— u. G. Siebert 386, *392*, 432, 434, *488*
— s. Hinsberg, K. 81, 231, 237, *241*, 256, *281*
Lange, A. s. Giertz, H. 258, *280*
— C. de 622, *660*
— s. Westrienen, A. van *668*
— G. 135, *184*
— s. Heilmeyer, L. 32, *76*
— J. s. Butzengeiger, K. H. 61, *80*, 165, *195*
— R. D. s. Lage, J. P. 123, *184*
Lange-Cosack, H. 126, *184*
Langecker, H. 70, *86*, 273, *282*
Langemann, H. s. Fischer, H. 469, *484*
Langen, C. de 212, *242*
— C. D. de 438, *488*
Langendorf, R., u. A. Pick 604, *660*
Langley, F. A. 91, 131, *184*
— J. N. 732, *761*
Lanini, G. 770, *774*
— s. Beck, G. E. *772*
Lantuéjoul, P. s. Ribadeau-Dumas, L. *663*

Lanyar, F. 339, *392*
Lapickij, D. s. Petrov, F. 722, *763*
Lapicque, L. 41, 77, 676, *761*
Laplace, P. S. de s. Lavoisier, A. L. *489*
Laplanche, C. s. Bousser, J. 252, *278*
Laporte, Y. s. Lorente de Nó, R. 701, *761*
Lardy, H. 464, *488*
— H. A. 215, *242*
— u. H. Wellman 429, 467, *488*
— s. Copenhaver jr. 428, *483*
— s. Maley, G. F. 428, 430, *490*
Larimore, L. C. s. McMaster, Ph. D. 118, *186*
Larizza, L. s. Larizza, P. *774*
— P., u. S. Ventura *774*
— S. Ventura, D. Meduri u. L. Larizza *774*
Larrabee, M. G. s. Brink, F. 710, 725, 730, *755*
— s. Bronk, D. W. 473, *482*, 692, *755*
Larsen, C. D. 647
— L. L. Weed u. P. B. Rhoads 647, *660*
— H. Kaj 599, *660*
— V., u. N. A. Lassen *774*
Larson, D. L., u. H. M. Ranney 248, *282*
— s. Ranney, H. M. 251, 254, *283*
— E. A. s. Watson, C. J. 68, *86*
— E. J. s. Ellis, G. H. 72, *86*
Laschkewitz 629, *660*
Lassen, N. A., u. O. Munck 469, *488*
— s. Feldthusen, U. *773*
— s. Larsen, V. *774*
Latchford, W. B. s. Carleton, B. H. 690, *756*
Lathe, G. H. s. Claireaux, A. E. 623, *653*
Laub, R. 149, *184*
Laubender, W. 526, *566*
— W., u. M. Saum 716, *761*
Laubenheimer, K. *81*
Laudahn, G. *775*
— u. Cl. J. Lüders *660*
Laufberger, V. 9, 77, 93, *184*, 263, *282*
Laur, A. s. Stodtmeister, R. 140, *191*
Laurell, C. B. 15, 16, 20, 28, 34, 40, 44, 46, 47, 77, 136, *184, 198,* 263, *282*
— u. A. Ehrenberg *775*
— u. B. Ingelmann 15, 77
— s. Holmberg, C. G. 54, 55, 58, *81,* 156, *197*
— G. B. s. Holmberg, C. G. 263, *281*

Lauritzen, M. A. s. Cartwright, G. E. 29, 74, *178, 195*
— s. Greenberg, G. R. 30, 31, 32, 75, 136, *181*
Lauter, S., u. H. Baumann 609, *660*
Lavoisier *204,* 519, 521,
— A. s. Seguin 519, 520, *568*
— A. L. 400, *488*
— u. P. S. de Laplace *489*
Lawrence, E. D. s. Hahn, P. F. 19, *76, 181*
— J. H. s. Huff, R. L. 8, 27, 45, 47, *76*
— J. K., P. J. Elmlinger u. G. Fulton 48, *77*
— J. S. s. Neel, J. V. 253, *283*
— R. D. 105, 106, *184*
— A. Meyer u. S. Levin 628, *660*
Lawrie, R. A. 437, 438, 439, *489*
Lax, E. s. D'Ans, J. 451, *481*
Lazard-Kolodny u. Mayer 584
Leach, S. A. 458, *489*
— S. J. 293, *392*
Leber, E. s. Betke, K. 249, *278*
Le Breton, E., u. Ch. Kayser 478, *489*
— s. Kayser, C. 478, *487*
Lecanu 225
Lecks, H., u. I. J. Wolman 245, *282*
Leder, J. G. s. Racker, E. 416, *492*
— O. *660*
— s. Rübsaamen, H. 644, *664*
Lederer, J. 15, 24, *77*
— A. Ballière u. F. van Damme 4, *77*
— s. Cosyns, H. *74*
— s. Goidsenhoven, F. van 42, *75*
Lederer-Brill 122
Lee, H. J. s. Marston, H. R. *83,* 199
— J. van der s. Verkade, P. E. 358, *394*
— J. S., u. N. Lifson 412, *489*
— L.-Y. *761*
— M. s. Keiderling, W. 31, 34, 77, 770, 771, *774*
— S. B. 225
— J. B. Wilson u. P. W. Wilson *242*
Leemann, H., u. E. Pichler 144, *184*
Legge, J. W. s. Lemberg, R. 6, 77, 239, *242,* 260, *282,* 373, *393,* 424, 437, 466, *489*
Legouix, J. P. s. Laget, P. 691, *761*
Lehmann, F. E. 633, *660*
— G. 480, *489*
— H. 246, 252, *282*

Lehmann, H. s. Bird, G. W. G. 246, *278*
— s. Brain, P. 246, *278*
— s. Choremis, C. 246, *279*
— s. Edington, G. M. 246, 247, 248, 251, 254, *279*
— s. Gill, P. M. 67, *83*
— s. Graff, J. A. E. 247, *280*
— s. Ikin, E. W. 250, *281*
— s. Roberts, D. F. 246, *284*
— J. E. 715, 730, *761*
— W. s. Seyderhelm, R. 112, *190*
Lehninger, A. L. 67, *72, 83, 84,* 86, 356, 428, 429, 432, 433, *489*
— M. Hassan u. H. C. Sudduth 428, *489*
— u. S. W. Smith 428, *489*
— s. Friedkin, M. 428, *485,* 581, *656*
— s. Kennedy, E. P. 432, *487*
Lehoczky, T. v. 120, 133, *184*
Leiner, G. s. Leiner, M. 68, *85*
— M., u. G. Leiner 68, *85*
Leitch, J. L. s. Haley, J. T. 14, *76*
Leites, S., u. A. Riabow 109, *184*
Leithoff 588, 589, *660*
Leitner, St. J. 141, *184*
Leksell, L. 737, *761*
— s. Granit, R. 750, *759*
Leloir, L. s. Caputto, R. 315, *391*
— L. F. s. Green, D. E. 419, *485*
Leloup 60
Lemaire, A., J. Loeper u. I. Loeper 43, *77*
Lemberg, R. 228, 237, *242*
— E. C. Foulkes u. P. Purdom *242*
— u. J. W. Legge 6, 7, 77, 239, *242,* 373, *393,* 424, 437, 466, *489*
— — u. W. H. Lockwood 260, *282*
— s. Foulkes, E. C. 260, *280*
Lemke, R. 588, *660*
Lendrum, A. s. Scott, L. D. W. 124, *190*
— A. C. 124, 142, *184*
Lendvai, J. s. Bence, C. 152, *194*
Lennerstrand, A. 467, *489*
Le Nobel 233
Lentz, E. s. Chanutin, A. *772*
Leopold, J. H. s. Kety, S. S. 613, *659*
Le Page, G. A. 648, *663*
— s. Novikoff, A. B. 648, *662*
— u. W. C. Schneider 432, *491*
Lepehne, G. 115, 121, *184*
Lepkovsky, S. s. Heidelberger, C. 345, *392*

Lerner, A. B. 339, *393*
— u. T. B. Fitzpatrick 151, 161, *198*, 343, *393*
— s. Fitzpatrick, Th. B. 151, *196*
Leschke, W. 125
Leslie, A. s. Adams, W. S. 90, *175*
Letterer, E. 90, 103, 110, 138, *184*
— u. W. Masshoff 123, *184*
Lettré 647
— H., u. R. Tschesche 363, *393*
Leupold, E. 91, 100, 107, 121, 146, *184*
Leuthardt, F. 84, 86, 87, 151, 152, 161, 171, 173, 174, *198*
— E. Testa u. H. P. Wolf 315, *393*
— s. Edlbacher, S. 195, *484*
Leuvitt, D. s. Wasserman 27, 40, *80*
Leuwenhoek 206
Leverston, R. M., u. E. S. Binkley 155, *198*
Leverton, R. M., u. Roberts 77
— s. Gram, M. R. 17, *75*
Levey, F. H., u. S. R. Gowons 126, *184*
— S., W. E. Abbott, H. Krieger u. J. H. Davis 775
— St. 66, *83*
Levin, M. H. s. Adams, W. S. 90, *175*
— S. s. Lawrence, R. D. 628, *660*
Levine, A., u. P. Schilder 629, *660*
— B. s. Korey, S. R. 774
— P., E. M. Katzin u. L. Burnham 111, *184*
— V. E. s. Sachs, A. 200
Levinson, S. A., u. L. R. Limarzi 103, *184*
Levintow, L., u. A. Meister 460, *489*
Levy, H., R. W. Jeanloz, R. P. Jacobsen, O. Hechter, V. Schenker u. G. Pincus 368, *393*
— R. L., N. E. Williams, H. G. Bruenn u. H. A. Carr 599, *660*
— s. Patterson, J. E. 599, *663*
Lewin, L. 620, 629, *660*
Lewinstein, G. 571, 599, *660*
Lewis, G. N., u. M. Randall 440, 451, *489*
— H. D. s. Vallee, B. L. *85*
— H. P. *184*
— R. B., u. W. Haymaker 577, *660*
Leydig 206
Li, M. S. 37, 77, 145, *184*
— Wintrobe, Greenberg, Humphreys, Ashenbrucker, Warth u. Kramer 37

Lian, C., P. Frumusan u. Sassier 259, 260, *282*
Libet, B., u. K. A. C. Elliott 93, *184*
— u. R. W. Gerard 721, *761*
Libow, A. A., S. Warren u. E. de Coursey 114, 131, *185*
Libowitzky s. Vigliani, K. 274, *286*
Liébecq, C. 260, *282*, 412, *489*
— u. R. A. Peters 412, *489*
Liebegott, G. 111, 128, 138, *185*, 647, *660*
Lieben, F. 422, *489*
— u. H. Jesserer 65, *83*
Liebert s. Weil, A. 628, *667*
Liebetrau, H. R. 159, *198*
Liebig 422
Liebmann, E. 603, *660*
Liebowitz, D. u., H. Schwartz 260, *282*
Liebsch, W. 478, *489*
Liere, E. J. van 573, *660*
— s. Stickney, J. S. 500, *568*
Lifson, N., G. B. Gordon, M. B. Visscher u. O. Nier 398, *489*
— s. Lee, J. S. 412, *489*
Lignac, G. O. E. 141, *185*
Liljestrand, G., u. R. Magnus 745, *761*
— u. E. Zander 549, *566*
— s. Landgren, S. 719, *761*
Limarzi, L. R. s. Levinson, S. A 103, *184*
Lin, R. C. Y s. Feldberg, W. 701, 707, *757*
Lindau, A. 588, *660*
Lindemann 206, *242*
Linden, A. C. van der 174, *198*, 247, *283*
Lindhard, J. s. Hasselbalch, K. A. 517, 521, 525, *565*
Lindner, E. 611, *660*
Lindow, C. W. s. Elvehjem, C. A. 151, 170, *196*
Lindroth, K. s. Carlsten, A. 255, *278*
Ling, G., u. R. W. Gerard 671, 693, 696, 697, 723, *761*
Lingen, B. van s. Bothwell, T. H. 177
Link, H. 126, *185*
Linossier 223
Lintzel, W. 8, 17, 18, 20, 77, 96, *185*, 517, 519, 526, 536, 537, *566*
— u. T. Radeff 7, 8, 16, 17, 77
— J. Rechenberger u. E. Schairer 91, 151, *185*
Linzbach, A. J. 151, *185*, 475, *489*
Lipetz, B. s. Himwich, H. E. 629, *658*
Lipmann, F. 295, 297, *393*, 409, 425, 428, 460, *489*

Lipmann, F. s. Jones, M. E. 414, *487*
— s. Loomis, W. F. 429, *489*, 574, *661*
Lipps, G. 208, *242*
Liquori, A. M. 252, 253, *283*
— s. Perutz, M. F. 247, *283*
Lissák, K. 701, *761*
— E. W. Dempsey u. A. Rosenblueth 731, 733, *761*
— s. Rosenblueth, A. 706, *763*
Litt, J. s. Baez, S. 13, *74*
— s. Mazur, A. 9, 13 *77*
Little, A. G., M. H. Power u. E. G. Wakefield 21, *77*
Littlefield, J. W. s. Sanadi, D. R. *492*
Liu, Chan-Nao 660
— Y .M. s. Feng, T. P. 714, *757*
Livezey, M. M. s. Wood, F. C. 597, *668*
Ljubimova, M. s. Engelhardt, W. A. *484*
Lloyd, D. P. C. 741, 750, *761*
Lobeck, E. 169, *185*, *198*
Locke, A., E. R. Main u. B. O. Roshbash 60, *81*
— u. D. C. Roshbash 29, 77, 135, *185*, *198*
Locker, A., s. Benda, L. 588, *651*
Lockwood, W. H. s. Lemberg, R. 260, *282*
Löbermann, K. H. s. Friehoff, F. J. 258, *280*
Löffler, L. 570, 591, *660*
— u. M. Nordmann 591, 592, *660*
Löhlein, W. 127, *185*
Löhr, K., u. H. Reinwein 106, *185*
Loeper, J. s. Lemaire, A. 43, *77*
— M., u. E. Gilbrin 256, *283*
Loeschcke, H. H. 514, 517, 525, 529, 530, 535, 546, 547, *566*, *661*
— U. C. Luft u. E. Opitz 566
— s. Becker-Freyseng, H. 563
— s. Luft, U. C. 511, *566*
Loeser, A. s. Keller, Ch. J. 570, *659*
Loevenhart, A. S. s. Martin, H. G. 571, 575, 587, 599, *661*
Loew 221
Löwenbach, H. s. Fischer, M. H. 736, *758*
Löwenstein, O., u. A. Sand 736, *761*
Loewi, O. 700, 731, 732, *761*
Loewy, A. 461, *489*, 509, 517, 520, 521, 524, 525, 554, 558, 566, 571, *661*
— u. G. Cronheim 566
— J. Loewy u. L. Zuntz 521, *566*

Loewy, A. u. H. Schroetter 489
— s. Zuntz, N. 517, 521, 525, 568
Löwy, J. 198
Loewy, J. s. Loewy, A. 521, 566
Logan, V. W. s. Kelley jr., M. L. 774
Lohmann, K., u. A. J. Kossel 67, 70, 72, 83, 85, 86
— u. O. Meyerhof 408, 489
— u. P. Ohlmeyer 609, 661
— s. Meyerhof, O. 460, 490
Lolb, D. s. Ellis, G. H. 72, 86
London, I. M. 225, 237, 242, 270, 283
— D. Shemin u. R. West 209, 242
— R. West, D. Shemin u. D. Rittenberg 268, 276, 283
Long, C. 304, 393, 406, 407, 471, 489
— N. s. Wolff, H. P. 777
Longmuir, N. M. s. Crane, E. E. 693, 756
Loomis, W. F., u. F. Lipmann 429, 489, 574, 661
— s. Green, D. E. 432, 485
Loosli, J. K. s. Becker, D. E. 83
Lorente de Nó, R. 690, 691, 693, 695, 697, 698, 699, 706, 722, 727, 730, 761
— u. Y. Laporte 701, 761
Lorrin 57
Lottner, B. s. Eiff, A. W. v. 736, 742, 757
Lotz, H. H. 661
Lotzkes, H. s. Schaede, A. 645, 646, 664
Louis, L. A. s. Vandepitte, J. 254, 286
Loustalot, P. 161, 198, 271, 283
Love, R. H. s. Bessey, O. A. 419, 482
— jr., W. S., G. W. Brugler u. N. Winslow 604, 661
Lovett-Janison, P. L., u. J. M. Nelson 55, 81
Lowe, R. C. s. Hahn, P. F. 17, 76
Lowell, O. s. Randall, L. 242
Lowry, O. H. s. Bessey, O. A. 419, 482
— P. s. Grinstein, M. 241, 276, 280
— P. T., N. R. Ziegler, R. Cardinal u. C. J. Watson 242
— s. Watson, C. J. 244
Lowy, P. H. s. Borsook, H. 315, 339, 390
Loye s. Brouardel 629, 652

Lubarsch, O. 60, 81, 91, 97, 99, 105, 106, 107, 109, 111, 112, 114, 115, 120, 123, 128, 129, 130, 131, 132, 133, 138, 142, 143, 165, 185, 198
— u. H. Borchardt 92, 112, 126, 127, 185
— u. K. Plenge 142, 185
Lubin, M. s. Goodale, W. T. 469, 485
Lucadou, W. v. s. Büchner, F. 599, 602, 603, 609, 652
Lucas, B. G. B., u. D. H. Strangeways 661
Lucké, B. 122, 185
Lucksch 112
Luco, J. V. s. Rosenblueth, A. 679, 763
Ludes, H. s. Amberson, W. R. 437, 481
Ludewig, St. 227
— u. A. Chanutin 242
— s. Chanutin, A. 772
Ludony, G. s. Daly, I. 604, 654
Ludwig, W., u. J. Krywienczyk 478, 489
Lübbers, D. 449, 469, 489
— s. Barbey, C. 479, 481
— s. Opitz, E. 571, 663
Lübke, A. 112, 185
Lüders, Cl. J. s. Laudahn, G. 660
Lueken, B., u. E. Schütz 729, 761
Lüthy, F. 661
— H. s. Engström, A. 670, 757
Lütje, F. 164, 198, 199
Lütteken, W. 199
Lüttgens, W. s. Hahn, F. 113, 181
Luft, U. C. 505, 512, 514, 517, 529, 546, 547, 549, 554, 556, 559, 566, 571, 584, 587, 599, 600, 617, 661
— u. G. Clamann 505, 566
— u. Opitz, E. 505, 566
— H. H. Loeschcke u. E. Opitz 511
— s. Becker-Freyseng, H. 563
— s. Büchner, F. 144, 178, 571, 572, 617, 653
— s. Hartmann 555, 565
— s. Loeschcke, H. H. 566
Luger, A. s. Baumgarten, A. 80
Luisada, A. 123, 185
Lukjanow, S. 520, 567
Lullies, H. 676, 693, 708, 762
Lund, C. J. 91, 185
— O. E. 661
Lundbæk, u. E. S. Goranson 406, 489
Lundberg, A. 691, 694, 762
— u. O. Oscarsson 691, 762
— s. Laget, P. 690, 761
Lundegårdh, M. 695, 762
Luthardt, Th. s. Pichotka, J. 535, 536, 537, 567

Lutz, B. R., u. E. C. Schneider 566
— s. Gregg, H. W. 565
— P. s. Randerath, E. 580, 663
Lynen, F. 409, 410, 464, 467, 489
— u. R. Koenigsberger 467, 489
u. S. Ochoa 353, 393, 414, 489
— u. E. Reichert 410, 489
— — u. L. Rueff 467, 489
— L. Wessely, O. Wieland u. L. Rueff 414, 490
— s. Martius, C. 307, 308, 393, 409, 490

Maass, A. R., L. Michaud, H. Spector, C. H. Elvehjem u. E. Hart 56, 81, 199
Macallum, A. C. 140, 185
MacClure 111, 185
Machado, A. L. s. Nachmansohn, D. 692, 718, 763
Macheboeuf, M. s. Bertrand, G. 83
Machne, X. s. Castillo, J. del 672, 756
MacKay, E. M. s. Hall, E. M. 162, 197
Mackenzie, I., u. A. G. Stephenson 115, 185
Mackler, B. 490
— s. Mahler, H. R. 291, 393
Macleod, J. J. R. 628, 661
MacMahon, B. s. Ingalls, Th. H. 644, 659
MacMunn, C. A. 422, 490
Madden, C. S., u. G. H. Whipple 322, 323, 393
Maddock, St., u. C. W. Heath 20, 77
Madow, L. s. Forster, F. M. 724, 758
Maegraith, B., G. M. Findley u. N. H. Martin 107, 185
— B. G. s. Jones, E. S. 473, 487
Maehly, A. C., u. B. Chance 434, 435, 490
Magladery, J. W., D. B. McDougal jr. u. J. Stoll 698, 731, 762
— u. D. Y. Solandt 733, 762
— s. Solandt, D. Y. 733, 765
Magnus 400
— R. s. Liljestrand, G. 745, 761
Magyar, I., K. Stekker u. E. Szatmari 258, 283
Mahlberg, M. s. Euler, H. v. 174, 196
Mahler, H. R. 291, 393, 418, 458, 459, 490
— u. D. G. Elowe 291, 393
— B. Mackler, D. E. Green u. R. M. Bock 291, 393

Mahler, H. R. s. Huennekens, F. M. 354, *392*
Mahoney, J. P. s. Cartwright, G. E. *195*
— s. Markowitz, H. 153, 155, 157, 167, 168, 171, 174, *199*
Maier, C. 107, 122, 139, *185*
— H. s. Töbel, F. 628, *666*
Main, E. R. s. Locke, A. 29, 60, 77, *81*, 135, *185*, *198*
Maire, E. D. s. Gardner, G. 590, *656*
Maison, G. L. 698, *762*
Makay 170
Malaguzzi Valeri, C. s. Chini, V. 110, *178*
Malamud, N., W. Haymaker u. R. Ph. Custer *185*
— W. 114, 134, *185*
Maley, G. F., u. H. A. Lardy 428, 430, *490*
— u. G. W. E. Plaut 428, *490*
Malinow, M. R., L. N. Katz u. B. Kondo 604, *661*
Mall, F. P. 644, *661*
Mallett, B. s. Bothwell, T. H. *772*
Mallette, M. F. s. Dawson, C. A. 53, 55, *80*
Mallory, F. B. 60, *81*, 110, 155, 162, 163, 164, *199*, 587, *661*
— u. F. Parker *199*
— — u. R. N. Nye 162, 163, *199*
Malloy, H. T. s. Evelyn, K. A. 257, *279*
Malmberg s. v. Euler, H. 265, *279*
Malmo, R. B. s. Baum, W. S. 599, *651*
Malmström, G. s. Biörck, G. 599, *651*
Maltesos, Chr. 729, *762*
Manchot, W. 422, *490*
Mandelbrote, B. M., M. W. Stanier, R. H. S. Thompson u. M. N. Thruston 61, *81*, 165, 166, 173, *199*
Mandelstam, J. s. Gillman, J. 16, *75*, 102, *180*
Mangold, O., u. Th. Peters 638, *661*
Manigold, K. H. s. Herbst, R. *566*
Mann, F. C. s. Warkin, K. G. 590, *667*
— T. 315, *393*
— u. D. Keilin 53, 55, 69, *81*, *85*, 152, 157, *199*
— s. Keilin, D. *198*
Mannheimer, E. 645, *661*
Månsson, B. s. Bostroem, H. 318, *390*
Marcelli, G. M. A. s. Hoppe, J. O. *774*

Marche, Qu. B. de s. Alt, H. L. 73
Marchelewski, L. s. Dabrowski, J. 68, *84*
Marchiafava-Micheli 121
Marco, C. de s. Cavallini, D. 252, 253, *278*
— s. Rossi-Fanelli, A. 247, 250, 284, 437, *492*
Marenholtz s. Weimann, W. 621, *667*
Maresch, R. 627, *661*
Margaria, R. 517, *567*
— H. T. Edwards u. D. B. Dill 539, *567*
— u. L. Faraglia 511, *567*
— s. Dill, D. B. 539, *564*
Margolies, M. P. 246, 254, *283*
Marguth, H., W. Raule u. H. Schaefer 697, 698, 707, *762*
Mariani, P. L. s. Rudali, G. 647, *664*
Marinesco, G. 154, *199*, 436, *490*
Markowitz, H. 153, 156
— C. J. Gubler, J. P. Mahoney, G. E. Cartwright u. M. M. Wintrobe 153, 155, 157, 167, 168, 171, 174, *199*
— J. s. Young, F. G. 628, *668*
Marks, J. *185*
Marmont, A. *185*
— u. V. Bianchi 109, *185*
— G. *762*
Marossero, F. s. Marsan, C. A. 724, *762*
Marquardt, H. s. Friedrich-Freksa 634, *656*
Marrack, D. s. Paterson, J. C. S. 24, *78*
Marriott, H. J. L., u. H. R. Peters 140, *185*
Marsan, C. A., M. G. F. Fuortes u. F. Marossero 724, *762*
Marsh, J. B. s. Stadie, W. C. 471, 472, *494*
— M. s. Drinker, K. 70, *84*
Marshall, W. H., C. M. Woolsey u. P. Bard 748, *762*
Marston, H. R. 65, *83*, 170, 171, *199*
— u. H. J. Lee 83
— — u. I. W. McDonald *199*
Martin 110, *185*
— A. W., u. F. A. Fuhrmann 478, *490*
— s. Field II, J. 478, *484*
— H. G., A. S. Loevenhart u. C. H. Bunting 571, 575, 587, 599, *661*
— N. H. s. Maegraith, B. 107, *185*
Martius, C. 295, 307, *393*, 409, 410, 412, 430, 466, 470, 479, *490*, 574, *661*

Martius, C., H. Bieling u. D. Nitz-Litzow *490*
— u. B. Hess 430, 470, *490*, 574, *661*, 742, *762*
— u. F. Lynen 307, 308, *393*, 409, *490*
— u. D. Nitz-Litzow 430, *490*
— u. R. Strufe 430, *490*
Marvin, H. N. s. Awapara, J. 326, *390*
Mascherpa, P. 63, *83*
— u. L. Callegari 64, *84*
Masius 233
Maske, H. 69, *85*
— s. Stampfl, B. 68, *85*
— s. Wolff, H. *86*
Masland, R. L., u. R. S. Wigton 750, *762*
Mason, H. L., u. W. W. Engstrom 368, *393*
— s. Ward, E. 275, *286*
— M. F. s. Blalock, A. 461, 469, *482*
Massart, L., u. L. Vandendriessche 70, *85*
Maßhoff, W. 92, 107, 109, 116, 118, 121, 145, 152, 165, *185*, *199*
— u. W. Graner 92, 116, 145, *185*
— — u. H. Hellmann *185*
— u. P. Gruner *185*, *186*
— u. E. Waldschütz 131, *186*
— s. Letterer, E. 123, *184*
Massimello, F. s. Bruzzone, L. 60, *80*
Massonat, J. s. Portier, A. 246, 251, *283*
Master, A. M. *661*
— S. Dack, A. Grishman, L. E. Field u. H. Horn 604, *661*
— s. Dack, S. 604, 605, 606, *654*
— s. Horn, H. 609, *658*
— s. Storch, S. 599, *666*
— M. A., S. Dack, H. Horn, B. I. Freedman u. L. E. Field 602, *661*
Masters, R. E. s. Altman, K. I. 239
Masurat, T. s. Kinoshita, J. H. 416, *487*
Mathews, B. 559, *567*
Matsukawa, D. 55, *81*
Matthews, B. H. C. 722, *762*
— s. Barcroft, J. *563*
— P. s. Beinert, H. 423, *481*
— W. B. 166, 167, *199*
— M. D. Milne u. M. Bell 61, *81*, *199*
Mattyus, A. s. Környey, St. 144, *184*
Maurath, J., u. J. Rehn 638, *661*
— s. Büchner, F. 635, *653*

Maurer, L. 24, 77
— R. s. Weißbecker, L. 84
— W. s. Goebel, A. 585, 656
— s. Schubert, G. 53, 58, 60, 82, 157, 158, 171, 174, 201
— s. Wiemers, K. 668
Maw, G. A. s. Gillespie, R. J. 458, 485
Mawson, C. A. s. Fischer, M. I. 87
Maxwell, H. s. Gibbs, F. 469, 485
Mayer s. Lazard-Kolodny 584
— A. s. Chevillard, L. 519, 526, 564
— s. Hamon, Fr. 519, 526, 565
— J. s. Wasserman, L. R. 27, 40, 80
— J. B. 644, 661
— R. 440
Mayerson, H. S. s. Hampton, J. K. 8, 76, 118, 181
Mayo 400
Mazia, D., Lorrin u. L. J. Mullins 57
— u. L. J. Mullins 81
Mazur, A., S. Baez u. E. Shorr 769, 775
— J. Litt u. E. Shorr 9, 13, 77
— s. Baez, S. 13, 74
— s. Shorr, E. 776
McCance s. Kent, N. L. 71, 86
— R. A., C. N. Edgcombe u. E. M. Widdowson 16, 77
— u. E. M. Widdowson 96, 114, 149, 186
— u. F. M. Widdowson 21, 22, 77
McCann, W. S. s. Hurtado, A. 439, 486
McCarthy, F. P., u. R. Wilson 139, 186
McCarty, J. F., L. F. Green u. C. G. King 199
McCollum, E. V. s. Day, H. G. 70, 84
— s. Follis, R. H. 70, 85
McCormack jr., G. H. s. Ranney, H. M. 251, 254, 283
McCorquodale s. Thayer 265, 286
McDonald, I. W. s. Marston, H. R. 199
McDonough, K. B. s. Anderson, H. B. 73
McDougal, D. B. s. Magladery, J. W. 698, 731, 762
McEwen, F. J. s. Norris, R. P. 116, 187
McFadzean, A. J. S., u. L. J. Davis 139, 186
McFarlane, W. D. 53, 81
McGhee, J. L. 170, 199
McGowan u. Crichton 145, 186
McHarque s. Skinner, J. T. 87

McIlwain, H. 752
— u. S. Ochs 470, 490, 762
McIntyre, A. R., R. E. King u. A. L. Dunn 714, 762
McKail, R. A., S. Obrador u. W. C. Wilson 724, 762
McKay, H. M. M. 199
McKee s. Thayer 265, 286
— R. W. s. Eder, H. A. 259, 260, 279
McLean, P. s. Glock, G. E. 416, 432, 485
McLennan, H. s. Florey, E. 707, 758
McManus, R. G. s. Sommers, S. C. 647, 666
McMaster, Ph. D., P. Rous u. L. C. Larimore 118, 186
McMunn 215, 218
McMurray, J. s. Barcroft, H. 259, 278
McShan, W. H. 417, 490
Mead, J. F. s. Zabin, I. 362, 394
— S. 733, 762
Meakins, J. C. 502
— s. Barcroft, J. 563
— s. Haldane, J. S. 512, 565
Medes, G. 107, 186
Medlicott, M. s. Smith, S. E. 56, 82, 169, 202
Meduri, D. s. Larizza, P. 774
Meessen, H. 118, 120, 129, 130, 186, 587, 606, 607, 608, 645, 661
Megibow, R. S., L. N. Katz u. F. S. Steinitz 604, 661
Mehler, A. H. s. Horecker, B. L. 299, 311, 318, 392
— s. Ochoa, S. 411, 491
Meier 233
— U. 140, 186
Meiklejohn, A. P. 339, 393
Meirowsky, E. 127, 160, 167, 186, 199
Meister, A. 328, 393
— s. Levintow, L. 460, 489
Meldolesi, G. 214, 242
— W. Siedel u. H. Möller 214, 242
Melnick, J. L. 424, 490
— s. Stern, K. 243, 466, 494
Mendenhall, D. R. s. Elvehjem, C. A. 62, 81, 170, 196
Meneely, G. R. s. Hahn, P. F. 17, 76
Menkin, M. F. s. Menkin, V. 100, 134, 186
— V., u. M. F. Menkin 100, 134, 186
Menten, M. L. s. Michaelis, L. 457, 490
Mercker, H. 698, 762
Merino, C. 439, 554, 567
— s. Hurtado, A. 550, 552, 554, 556, 566

Meriwether, L. S., H. Hager u. W. Scholz 624, 661
Merk, R. 571, 617, 618, 661
Merkelbach, O. 256, 283
Merker, H., u. E. Opitz 550, 567
— u. M. Schneider 550, 567
Merril, I. M. s. Cartwright, G. E. 29, 74, 178, 195
Merten, R. s. Hinsberg, K. 237, 241
Mertens, E. 68, 85
Merton, P. A. s. Eldred, E. 737, 757
Messerli, H. 186
Metschnikoff, E. 109, 186
Mettier, St. R. s. Kellog, F. 16, 77
Metz, A. s. Spatz, H. 120, 143, 191
— D. s. Baez, S. 13, 74
— G., u. T. Sjöstrand 256, 283
Meunier, J., u. G. Saint-Laurens 169, 199
Meyer, A. 572, 616, 620, 621, 627, 629, 661
— u. W. Blume 621, 629, 662
— s. Blume, W. 621, 629, 652
— s. Lawrence, R. D. 628, 660
— H. E. 608, 662
— J. E. 626, 662
— K. H., H. Hauptmann u. J. F. Sievers 670, 762
Meyer-Betz 270, 283
Meyerhof, O. 299, 303, 393, 404, 405, 460, 490, 539, 567
— u. K. Lohmann 460, 490
— P. Ohlmeyer u. W. Möhle 407, 490
— u. J. R. Wilson 408, 490
— s. Ball, E. G. 481
— s. Lohmann, K. 408, 489
Meyeringh, H. 130, 186
Meythaler, F. 106, 167, 186, 199
Michaelis, L. 9, 12, 63, 77, 84, 293, 393, 401, 457, 458, 490
— C. D. Coryell u. S. Granick 93, 186
— u. A. Fujita 670, 762
— u. M. L. Menten 457, 490
— u. S. Yamaguchi 64, 84
— s. Granick, S. 9, 75, 93, 150, 181
— s. Hahn, P. F. 9, 12, 76
Michaud, L. s. Maass, A. R. 56, 81, 199
Michel, O. s. Roche, J. 342, 393
— R. s. Roche, J. 342, 393
Mielke, H. G. 106, 186
Mies, H., u. G. Richarz 149, 186
Miescher 380
Mighton, H. K. s. Wyatt, J. P. 130, 193

Mii, S. s. Basford, R. E. *481*
— s. Green, D. E. 434, *485*
Mikami, G. s. Okamoto, K. 82, *200*
Miller, D. K. s. Rhoads, C. P. 139, *188*
— E. s. Eschenbrenner, A. B. 647, *655*
— E. B., K. Singer u. W. Dameshek 107, *186*
— J. A. s. Higgins, H. 432, *486*
— L. 223, *242, 272, 283*
— L. L. s. Altman, K. I. *239*
— s. Bale, F. W. *239*
— s. Rothstein, M. 339, *393*
— s. Whipple, G. H. 264, *286*, 322, *394*
Millikan, G. A. 212, 215, *242*, 255, *283*, 438, *490*
Millington, R. H. s. Weinhouse, S. 648, *667*
Mills, E. S. 163, *199*
— S. D. s. Hargraves, M. M. 140, *181*
Milne, M. D. s. Matthews, W. B. 61, *81, 199*
Minami, S. 131, *186*, 473, *490*
— s. Warburg, O. 645, *667*
Minerva, V. s. Dibenedetto dell' Aquila, M. *772*
Minnich, V. s. Arrowsmith, W. M. 17, *73*
— s. Chernoff, A. I. 247, 251, 252, 253, 254, *279*
— s. Moore, C. V. 16, 17, 18, 19, 43, 62, 77, *78, 81*
Minot, A. S. s. Reinmann, Cl. K. 71, *87*
Minz, B. 707, *762*
Miranda, A. s. Rotta, A. 549, *568*
Mirsky, A. E. s. Allfrey, V. G. 386, *390*
Misirlya, A. s. Stern, P. *776*
Misra, S. S. s. Agarwal, S. C. *722*
Missiuro, W., S. Niemierko, A. Perlberg u. B. Pawlak 529, 530, 531, 535, *567*
Missmahl, H. P. 141, *186*
Mitchell, H. H., u. Hamilton 21, 22, *77*
— H. S., u. T. S. Hamilton 90, 155, *199*
Mitchison, J. M. s. Perutz, M. F. 248, *283*
Mittelstaedt, H. 737, *762*
— s. Holst, E. v. 737, *760*
Miyake, N. 68, *85*
Miyamoto 272
Mladoveanu, C., u. P. Gheorghiu 260, *283*
Moe, G. K., u. W. A. Freyburger *762*
Möhle, W. s. Meyerhof, O. 407, *490*

Mölbert, E. 580, 581, 591, 592, 594, 596, 611, *662*
— u. D. Guerritore 580, 581, 582, 583, *662*
Möller, H. s. Meldolesi, G. 214, *242*
— s. Siedel, W. 214, *243*
Moelwyn-Hughes, E. A. 456, *490*
Moerner 212
Moeschlin, S. 97, 108, 113, 116, *186*, 256, 258, 260, *283*
Mogilnitzky s. Schereschewsky, N. A. 628, *665*
Moldave, K., u. C. Heidelberger 379, *393*
Moldawsky, L. s. Gellhorn, E. 574, *656*
Møler, K. O. 621, *662*
Mollison, P. L. 129, *186*
Moncrief, J. H. s. Dickman, M. R. 248, *279*
Monge, C. 559, *567*
Monnier, A. M. 730, *762*
— u. R. Chevalier 730, *762*
— u. G. Coppée 730, *762*
— u. P. Laget 730, *762*
Monrad-Krohn, G. H. 614, *662*
Monsaingeon, A., u. A. Hurpé 114, *186*
Montalenti, G. 253, *283*
Montgomery, M. L., G. E. Sheline u. J. L. Chaikoff 68, *85*
— s. Sheline, G. E. 68, *85*
Moon, H. T. 590, *662*
Moore, A. s. Althausen, T. S. 73, 94, 98, 105, 106, *175*
— s. Wood, I. J. *193*
— C., u. D. Price 549, *567*
— s. Dubach, R. 19, 38, 48, 49, *75*
— s. Steinkamp, R. 16, *79*
— C. V. 22, *39*
— W. M. Arrowsmith, J. Quilligan u. J. T. Read 4, 15, *77*
— J. Welsch u. V. Minnich 16, 17, 18, *77*
— O. S. Bierman, V. Minnich u. W. M. Arrowsmith 62, *81*
— C. A. Doan u. W. R. Arrowsmith 42, *78*
— R. Dubach, V. Minnich u. H. K. Roberts 17, *78*
— H. Roberts u. V. Minnich 19, 43, *78*
— s. Brown, E. B. 147, *177*
— s. Dubach, R. 96, 104, *179, 773*
— s. Grinstein, M. *241*
— s. Lage, J. P. 123, *184*
— F. D., W. C. Peacock, C. Blakely u. D. Cope 114, *186*

Moore, L. A. s. Sykes, J. F. 726, *765*
— M. T. s. Winkelmann, N. W. 628, *668*
— R. A. 91, *186, 199*
— T. 574, *662*
Mooss, H. s. Kunkel, H. A. 770, *774*
Moragues, V. s. Wyatt, J. P. 130, *193*
Morczek, A. 21
— s. Schulz, F. H. 47, *79*, 137, *190*
Morel, A. s. Rambert, P. 43, *78*
Morelli, E. *82*
Moreo, L. s. Saita, G. *776*
Morgan 214
— A. F. s. Heidelberger, C. 345, *392*
— R. s. Quimby, F. H. *567*
— R. S. s. Wright, E. A. 745, *767*
Morgulis, S. 222
— M. Beber u. J. Rabkin *242*
Moriarty, L. R. s. Reissmann, K. R. *776*
Morikawa 422
— I. s. Hagihara, B. *486*
Morningstar, W. A. *775*
Morrison, L. R. 619, *662*
Morse, J. G. s. Gunn, S. A. 87
— W. J. 36, *78*
Moseley, H. R. 641, *662*
Moser, K. s. Benda, L. *651*
Mosonyi, L. s. Radnei, P. 604, *663*
Mosso, U. 571, 629, *662*
Motteram, R. s. Althausen, T. S. 73, 94, 98, 105, 106, *175*
— s. Wood, I. J. *193*
Mottram, V. H. 584, *662*
Motulsky, A. G., M. H. Paul u. E. L. Durrum 248, *283*
— D. W. Terry, E. D. Thomas u. C. E. Rath 251, *283*
— s. Terry, D. W. 250, 253, 254, 262, *285*
— s. Wyk, J. J. van 203
Moulton, M. J. s. Earl, C. J. 158, 166, 167, 168, *195*
Mourant, A. E. 251, 253, *283*
— s. Bird, G. W. G. 246, *278*
— s. Choremis, C. 246, *279*
— s. Graff, J. A. E. 247, *280*
Moutier, F. 146, *186*
Mudge, G. H., u. J. V. Taggart 429, *490*
Mudgett, R. T. s. Zuelzer, W. W. 625, *668*
Mühlmann, M., u. J. Seemel 140, *186*
Müller, A. H. 138, 164, *186*, *199, 775*
- B. 591, *662*
Mueller, B. *662*

Müller, D. s. Klepzig, H. *659*
— E. 119, 141, *186*
— u. Wg. Rotter 571, 575, 602, *662*
— F. v. 233
— F. s. Zuntz, N. 517, 521, 525, *568*
— I. 478, *490, 491*
— J. s. Bertalanffy, L. v. 478, *482*
— Joh. 740
— M. *662*
— P. 709, 715, *762*
— T. s. Stich, W. *243*
— W. 131, *186*
— u. R. Ammon *186*
— s. Ammon, R. *176*
— s. Heilmeyer, L. *182*
Muir, H. M., A. Neuberger u. J. C. Peronne 373, *393*
— s. Neuberger, A. *242*
Muirhead, E. E. 117
— G. Crass, F. Jones u. J. M. Hill 78, 123, *186*
— u. W. F. Shields 108, 123, *186*
— L. B. Turner u. A. Grollman 123, *186*
Mulder, E. G. 161, *199*
Mulderer 228
Mulken, J. M. van s. Franke, C. 770, *773*
Muller, M., u. M. Tissié 71, *86*
Mullins, L. J. 718, *762*
— s. Mazia, D. 57, *81*
Munch-Petersen, S. 58, 59, 60, *82*
Munck, O. s. Lassen, N. A. 469, *488*
Mundt, E. 124, *187*
— u. E. M. Kriegel *187*
Mundy, C. S. s. Steinberg, B. *666*
Munsey, F. A. s. Waisman, H. A. 259, *286*
Muntwyler, E., u. R. T. Hanzal 171, *199*
Murakami, U., Y. Kameyama u. T. Kato 638, *662*
Muralt, A. v. 697, 701, 717, *762*
— u. R. Stämpfli 718, *762*
— u. J. Zemp 718, *762*
— s. Hartmann, H. 539, 548, *565*
Murphy, J. A. s. Scheinberg, J. H. *82*
— Q. 739, *762*
Murray, J. F. s. Foy, H. 113, *180*
Murtagh, J. J. s. Vilasecca 253, *286*
Mushett, Ch. 637, 640, *662*
— s. Büchner, F. 637, *653*
Musil, J. 70, *85*
Muskens, A. L. M. 591, *662*

Muth, W. s. Heinrich, G. *774*
Mutius, J. v. s. Heilmeyer, L. 16, 17, *76*
Muzzolini, M., G. Pratesi u. L. Salvatori *775*
Myers, D. K. s. Brooks, V. B. 733, 735, *755*
— J. D. 461, *491*
— u. J. B. Hickam *491*
Myerson, A. s. Dameshek, W. A. 574, 628, *654*
Myhrman, G., u. O. Wilander *775*
Myrbäck, K., u. G. Neumüller *393*

Nachmansohn, D. 701, 702, 715, *763*
— u. A. L. Machado 718, *763*
— u. H. B. Steinbach 692, *763*
— A. L. Machado u. S. Spiegelman 692, *763*
— u. I. B. Wilson 352, *393*
— s. Bergmann, F. 715, *754*
— s. Boell, E. J. 701, *755*
— s. Bullock, T. H. 701, *755*
— s. Clarke, H. I. 691, *756*
— s. Couteaux, R. 733, *756*
— s. Rothenberg, M. A. 706, *764*
— s. Wilson, I. B. 718, 719, *766*
Nachtnebel, E. 131, *187*
Nagel, W. s. Goebel, A. 585, *656*
Nahas, G. G. s. Hemingway, A. 516, 517, 518, 526, 528, 529, 530, 535, 538, 539, 540, 544, *565*
Nakae, D. s. Dufraisse 66, *83*
Nakamura, H. s. Ambo, H. 619, *650*
Nancekievill, L. 124, *187*
Nanta, M. 142, *187*
Napolitano, L., u. L. A. Scuro *775*
Narasaka, S. 59, *82*, 158, *199*
Nastuk, W. L. 702, 706, *763*
— u. A. L. Hodgkin 671, 673, 694, *763*
Nathanson, M. H. 740, *763*
Naujoks, H. 636, 637, 638, *662*
— s. Büchner, F. 637, *653*
Neal, P. A. s. Fairhall, L. T. 71, *86*
Neander, G., u. B. Vahlquist 18, *78*
— s. Vahlquist, B. C. 769, *776*
— N. s. Vahlquist, B. C. 769, *776*
Needham, D. M. 438, 479, *491*
— u. R. K. Pillai 407, *491*
— J. *491*, 633, *662*

Neel, J. V. *187*, 250, 253, *283*
— H. A. Itano u. J. S. Lawrence 253, *283*
— E. Kaplan u. W. W. Zuelzer 251, *283*
— s. Itano, H. A. 246, *281*
— s. Kaplan, E. *183*, 246, 254, 255, *282*
— s. Valentine, W. N. 252, 254, *286*
Negelein 216, 217
— E. 425, *491*
— s. Warburg, O. 461, *495*, 645, *667*
Negri, A. 608, *662*
— R. s. Rambert, P. 43, *78*
Nelson, I. M. s. Baker, D. L. 55, *80*
— J. E. s. Gibson II 69, *85*
— J. M. s. Lovett-Janison, P. L. 55, *81*
— V. E. s. Keil, H. L. 57, *81*
— V. W. s. Keil, H. L. 159, *198*
Nencki 206
Nesbett, F. B. s. Renold, A. E. 314, *393*
Ness, A. T. s. Endicott, K. M. 17, *75*
Netter, H. 401, 440, 448, 449, 456, 457, 459, 474, *491*, 692, *763*
Neubeck, C. E. s. Krahl, M. E. *488*
Neuberger, A., H. M. Muir u. C. H. Gray *242*
— s. Gray, C. H. *241*, 276, *280*
— s. Muir, H. M. 373, *393*
Neubert, D. s. Doerr, W. 580, *654*
Neuburger, F. 627, *662*
Neufeld, H. A. s. Widmer, C. 293, *394*
Neukomm, S. 34, *78*, 148, *187*
Neuman, Meta A. 98, 126, *187*
Neumann, A. s. Kreidl, A. 518, *566*
— E. 88, *187*
— K., u. G. Koch 421, *491*
Neumayr, A. s. Gisinger, E. *196*
Neumüller, G. s. Myrbäck, K. *393*
Neureiter, F. v., F. Pietrusky u. E. Schütt, 162, 164, *199*, 629, *662*
Neuroth, G. 532, *567*
Neuweiler, W. 24, 26, 37, 54, 78, *82*, 153, *199*
Nevanlinna, H. R. s. Ahvenainen, E. K. 625, *650*
Newell, F. W., J. A. D. Cooper u. C. J. Farmer 169, *199*

Newman, E. V. *567*
— D. B. Dill, H. T. Edwards u. F. A. Webster 539, *567*
— s. Dill, D. B. 539, *564*
Nicholas, R. E. H., u. C. Rimington 230, 232, *242*
— s. Rimington, C. 230, *242*
Nicholson, H. s. Gesell, R. 526, 529, 535, *565*
Nicolajev, V. 628, *662*
Nicolas, R. s. Hübscher, G. *241*
Niedergerke, R. 697, *763*
— u. R. Stämpfli 697, *763*
Nielsen, M. s. Asmussen, E. 461, *481*
Niemeyer, H., u. E. Figueroa 429, *491*
Niemierko, S. s. Missiuro, W. 529, 530, 531, 535, *567*
Nier, A. O. s. Swenseid, M. E. 414, *494*
— O. s. Lifson, N. 398, *489*
Nietzsche 753
Niklas, A. s. Goebel, A. 585, *656*
— s. Wiemers, K. *668*
Nikolas, R. s. Hübscher, G. 424, *486*
Nilson, R. F., u. D. Burström 72, *86*
Nissim, J. A. 92, 100, 137, 147, *187*, *775*
— u. J. M. Robson 147, *187*
Nitz-Litzow, D. s. Martius, C. 430, *490*
Noack, M. 111, *187*
Nobile, F. s. Hegglin, R. 729, *759*
Noell, W. *662*
— u. A. Kornmüller *662*
— u. M. Schneider 473, *491*, 613, 620, *662*
Noetzel, H. 126, *187*
Noguchi, H. 133, *187*
Noltenius, H. s. Duspiva, F. 580, 611, 613, *654*
Noonan, T. R. s. Altman, K. I. *239*
Nordmann, J. s. Huennekens, F. M. 354, *392*
— M. 125, *187*
— u. J. Hollenbeck 125, *187*
— s. Bieling, R. *177*
— s. Löffler, L. 591, 593, *660*
orlen, G. s. Adams-Ray, J. N 738, *754*
Norris, L. C. s. Caskey, C. D. 72, *86*
— R. P., u. F. J. McEwen 116, *187*
Noverraz, M. s. Gigon, A. 256, *280*
Novikoff, A. B., V. R. Potter u. G. A. Le Page 648, *662*

Nowakowsky, S. s. Darrow, R. R. 249, *279*
Nowy, H., u. E. Helmreich *662*
Nozaki 422
— M. s. Hagihara, B. *486*
Numata, J. s. Fujita, A. *240*
Nussbaum, R. s. Butt, E. M. *772*
Nye, R. N. s. Mallory, F. B. 162, 163, *199*
Nyeda 199

Oberg, S. A. s. Dill, D. B. 539, *564*
Oberling, Ch. 142, *187*
— u. Ch. Rouiller 591, *662*
Oberndorfer, S. 88, *187*
Obolonsky, N. s. Ziegler, E. 591, 594, *668*
Obrador, S. s. McKail, R. A. 724, *762*
Obrecht, V., u. R. Weidmann *775*
O'Brien, J. R. P. s. Jope, E. M. 247, *282*
Ochoa, S. 393, 410, 427, *491*
— A. H. Mehler u. A. Kornberg 411, *491*
— J. B. V. Salles u. P. J. Ortiz 412, *491*
— s. Korkes, S. 412, *488*
— s. Lynen, F. 353, *393*, 414, *489*
— s. Salles, J. B. V. 412, *492*
Ochs, S. s. McIlwain, H. 470, *490*, 762
Oda, J. M. s. Huff, R. L. 8, 76
— S. 170, *200*
— u. P. Osuka 57, *82*
— u. T. Osuka *200*
Odenthal 49
O'Donnell, W. M. 121, *187*
Oebike, B. 97, *187*
Oeller, H. 109, 118, *187*
Oertel, H. *662*
Östberg, O. 410, *491*
Oettel, H. J. 165, *200*
— u. Tauschwitz 200
— s. Thaddea, S. *202*
Oettingen, W. F. v. 14, 71, *87*
Oetzel, W. s. Heilmeyer, L. 107, *182*, 267, *281*
Ogata, T. 591, *662*
Ogston, A. G., u. O. Smithies 428, 453, *491*
Ohlmeyer, P. 460, *491*
— s. Lohmann, K. 609, *661*
— s. Meyerhof, O. 407, *490*
Ohlsen, K. s. Brøchner-Mortensen 15, *74*
Okamoto, K. 53, 68, 69, *85*, *187*
— — u. M. Utamura *82*
— — u. G. Mikami *82*, 155, *200*

Okunuki 422
— K. s. Hagihara, B. *486*
Olin, Ch. B., u. H. B. Turner 643, *662*
Oliva u. Furletta 47, *78*
Oliver, J. s. Rous, P. 100, 118, *189*
— R. s. Bothwell, T. H. *772*
Oloff, H. 166, *200*
— s. Siemerling, E. 61, *82*, 169, *201*
Olsen, N. S., u. J. R. Klein *662*
Opie, E. L. 591, *663*
Opitz, E. 219, 447, 451, 461, 469, *491*, 502, 507, 510, 511, 512, 513, 514, 516, 517, 529, 542, 543, 544, 546, 547, 550, 560, 562, *567*, 571, 573, 602, 612, 613, 614, 630, *663*
— u. H. Bartels 474, *491*
— u. D. Lübbers 571, *663*
— u. H. Samlert 242, 468, 479, *491*
— u. M. Schneider 451, 461, 473, 475, 476, 477, *491*, 505, 506, 507, *567*, 573, 612, 613, 614, *663*
— u. G. Thews 438, 473, 475, 477, *491*
— u. W. Thorn 505, *567*
— u. O. Tilmann 510, 525, 526, 536, *567*
— s. Becker-Freyseng, H. *563*
— s. Benzinger, Th. 512, 546, *564*
— s. Huerkamp, B. 550, *566*
— s. Loeschcke, H. H. *566*
— s. Luft, U. C. 505, 511, *566*
— s. Merker, H. 550, *567*
Oppenheimer, M. J., N. M. Glyer u. R. H. Hamilton 744, *763*
Orenstein, L. L. s. Himwich, H. E. 574, 608, *658*
Otab s. Bureau 174, *195*
Orten, J. M. s. Bucciero, M. C. *83*
— s. Frohman, C. E. 462, *485*
Orth, H. s. Fischer, H. 229, 234, 239, *240*
Ortiz, P. J. s. Ochoa, S. 412, *491*
Oscarsson, O. s. Lundberg, A. 691, *762*
Osgood, E. E. s. Rigas, D. A. 247, *284*
Oshima, F., u. P. Siebert 162, 165, *200*
— s. Schœnheimer, R. 164, *201*
Osseladore, G. 142
— s. Fasiani, G. M. *179*
Ossermann, K. E. s. Ellenberg, M. 589, *655*
Osswald, H. s. Erbslöh F. 588, *655*
Oster, K. A., u. N. C. Schlossmann 436, *491*

Osterhout, W. J. V. 692, *763*
Ostertag, B. 134, *187*, 638, *663*
— s. Dünner, L. 628, *654*
Ostow, M., u. F. Garcia 714, *763*
Osuka, P. s. Oda, S. 57, *82*
— T. s. Oda, S. *200*
O'Sullivan, D. J., P. G. Higgins u. J. F. Wilkinson 775
Otis, A. s. Fenn, W. O. 513, *565*
— s. Rahn, H. 546, 547, 552, 563, *567*
— A. B. s. Clark, jr., R. T. 547, *564*
Ott, W. 775
— u. B. Jasinski 775
Ottensmeier, H. s. Eger, W. *655*
Otto, W. s. Heilmeyer, L. 267, *281*
Ottoson, O., F. Sjöstrand, S. Stenström u. G. Svaetichin 686, *763*
Oudin, J. *82*
Ouellet, L. s. Sanadi, D. R. 412, *492*
Overbeck, E. 585, *663*
Overhoff, K. 144, *187*, 622, *663*
Overkamp, H. 775
Overzier, C. 129, *187*
Oyama, K. s. Schade, A. L. 776
Ozereljev 118, *187*

Pace, N. s. Vaughan, B. E. 439, *495*
Page, E. B. s. Rucknagel, D. L. 247, 249, *284*
— G. A. Le 648, *663*
— u. W. C. Schneider 432, *491*
Pagels, J. s. Schwarz, L. 71, *87*
Pagniez 212
Pakesch, F. s. Braunsteiner, H. 24, 28, 29, 30, *74*
Palade, G. E. s. Hogeboom, G. H. 432, *486*
Paladini, A. C. s. Caputto, R. 315, *391*
Palatine, I. M. s. Christensen, H. N. 326, *391*
Palmer, K. J. s. Schmitt, F. O. 670, *764*
Palmieri, A., u. S. Giacca 771, *775*
— — u. A. Vitali 775
Palsson, P. A., u. H. Grimsson 172, 173, *200*
Panczél, M. s. Jakob, I. 165, *198*
Papadopoulou, D. 67, *84*
Pappenheimer, jr., A. M. s. Dill, D. B. 539, *564*
— A. W., W. P. Thompson, D. D. Parker u. K. E. Smith 139, *187*.

Parade, G. W. 602, *663*.
Paraf, A., J. Andre u. J. Carol 775
Parin, V. V. 604, *663*
Park, D. s. Scott, L. D. W. 124, *190*
Parker, D. D. s. Pappenheimer, A. W. 139, *187*
— F. s. Mallory, F. B. 162, 163, *199*
— G. H., u. A. Rosenblueth 739, *763*
— R. A. s. Spillane, J. D. 61, 82, 165, 166, *202*
Parkin, D. M. s. Graff, J. A. E. 247, *280*
Parkinson, J., u. D. E. Bedford 597, *663*
Parks, G. S., u. H. M. Huffman 451, *491*
Parrack, H. O. 731, *763*
Parrish, J. s. Huf, E. G. 691, *760*
Partridge, R. C. s. Solandt, D. Y. 733, *765*
Pascoe, J. E. s. Brown, G. L. 735, *755*
Pasteur 466
Patek, A. J. s. Heath, C. W. 23, *76*
Paterson, J. C. S., D. Marrack u. H. S. Wiggins 24, *78*
Paton, W. D. M., u. E. J. Zaimis 714, 716, *763*
Patrušev, V. J. 479, *491*
Patterson, J. E., T. W. Clark u. R. L. Levy 599, *663*
Patty, F. E. 256, *283*
Paul, J. T. s. Best, W. R. 140, *177*
— K. G. 219, *242*, 422, 423, 425, *491*
— M. H., u. E. Sperling 433, *491*
— s. Green, D. E. 428, *485*
— s. Motulsky, A. G. 248, *283*
Pauling, L. 207, *242*
— A. H. Itano, S. J. Singer u. J. C. Wells 110, *187*, 246, *283*
— s. Itano, H. A. 250, *281*
Pawlak, B. s. Missiuro, W. 529, 530, 531, 535, *567*
Payne, R. V. 122, *187*
Peacock, W. s. Hahn, P. F. 17, *76*
— W. C. s. Finch, C. A. 31, 47, 49, 75, 104, *179*
— s. Moore, F. D. 114, *186*
Péan, G. 775
Péan, G. s. Bousser, J. 772
Pearce 588
— J. M. 479, *491*
Pearson, J. E. G. s. Doniach, I. 139, *179*

Pecora, L. s. Graziani, G. 773
Pedersen, Kai O. s. Thesvedberg 207, *244*
Pedrer., jr., E., u. F. L. Kozelka 156, 174, *200*
Pein, H. v. 4, 647, *663*
— u. W. Baurhenn 647, *663*
Peiss, C. N., u. J. Field 429, *491*
Pelecovich, M. s. Gesell, R. 526, 529, 535, *565*
Pelnar 169, *200*
Pendergrass, E. P., u. E. L. Lame 124, *187*
Pendl, F. *663*
Pennes, H. H. s. Schmidt, C. F. 461, *493*
Pentschew, A. 111, *187*, 622, *663*
Pépin, B. s. Boudin, G. 166, *194*
Perkins s. Herbut, P. A. 101, *182*
— M. E. s. Hellermann, L. 67, *83*
Perla, D., M. Sandberg u. O. M. Holly 72, *87*
Perlberg, A. s. Missiuro, W. 529, 530, 531, 535, *567*
Perlman, J. s. Fishler, M. C. 585, *656*
— s. Taurog, A. 585, *666*
Perls, M. 88, *187*
Peronne, J. C. s. Muir, H. M. 373, *393*
Perosa, L., u. L. Bini 252, *283*
Perry, S. V. s. Chappell, J. B. *483*
— W. L. M. s. Goffart, M. 707, *758*
Persch, W. 174, *200*
Person, S. J. s. Eichel, B. *240*
Perutz, M. F. 207, *242*
— A. M. Liquori u. F. Eirich 247, *283*
— u. J. M. Mitchison 248, *283*
— s. Boys-Watson, J. *240*
Peter, C. 95, *187*
Peters 126
— A., u. O. Burres 151, *200*
— G. 143, 173, *187*, *200*
— H. R. s. Marriott, H. J. L. 140, *185*
— J. P., u. D. D. van Slyke 499, 539, *567*
— R. A. s. Liébecq, C. 412, *489*
— jr., T. 325, *393*
— Th. s. Mangold, O. 638, *661*
Petersén, I. 717, *763*
Peterson, N. H. s. Skinner, J. T. *87*
— R. E. 43, 78, 137, *187*, 770, *775*
Petri, E. 162, 163, *187*, *200*
Petrides, P., u. H. Wild 97, 106, 160, 163, *188*, *200*
Petrocchi, V. s. Saita, G. 776

Petrov, F., u. D. Lapickij 722, *763*
Petry, H. 256, 275, *283*
Pette, H. 95, *188*
Petzel, H. s. Plötner, K. 21, *78*
Petzold, C. 775
Pfleger, K. s. Jacobi, H. 16, *77*
Pfleiderer, F. s. Eiff, A. W. v. 736, 742, *757*
Pflüger, E. 509, 510, 520, 522, 523, 524, *567*
Phalen, J. S. s. Kottke, F. J. 518, 519, *566*
Philipp 49
Philips, N. E. s. Quimby, F. H. *567*
Phillips, P. H. s. Bentley, O. D. 71, *86*
— s. Hoekstra, W. G. 65, *83*
— s. Pope, A. L. 65, *84*
— s. Ray, S. N. 65, *84*
Pichels, P. s. Seyderhelm, R. 112, *190*
Pichler, E. s. Leemann, H. 144, *184*
Pichotka, J. 517, 518, 526, 527, 529, 535, 538, *567*, 571, 573, 575, 577, 578, 581, 591, 594, 599, 625, *663*
— O. Creutzfeldt u. W. Höfler 519, 526, 535, *567*
— W. Höfler u. J. Reissner 581, *663*
— u. Th. Luthardt 535, 536, 537, *567*
Pick, A. s. Langendorf, R. 604, *660*
— E. P., u. K. Unna 714, *763*
— L. 106, 138, *188*
Pickett, M. J. s. Blinks, L. R. 695, *755*
Pickworth, J. s. Hodgkin, D. C. 65, *83*
Pierce, B. s. Rawlinson, H. E. 91, 95, *188*
Pietrusky, F. s. Neureiter, F. v. 162, 164, *199*, 629, *662*
Pietzonka, H. s. Brügel, H. 772
— s. Gamerdinger, G. *773*
Pike, Guthrie u. Steward 629
Pilcz, A. 154, *200*
Pillai, R. K. s. Needham, D. M. 407, *491*
Piloty 206
Pincus, G., u. K. V. Thiemann 365, 366, *393*
— s. Levy, H. 368, *393*
Pirart, J., u. G. Carpent 775
Pirozynski, W. J., u. L. v. Bertalanffy 479, *492*
— s. Bertalanffy, L. v. 478, 479, *482*
Pirrie, R. 60, *82*, 96, *188*
Pitt-Rivers, R. s. Gross, J. 342, *391*

Pitts, W. s. Rosenblueth, A. 696, *763*
Plambeck, H. 622, *663*
Planche 223
Plas, G. s. Grupper, Ch. 161, *197*
Platt, W. R. 131, *188*
Plaut, G. W. E., u. S. C. Sung 412, *492*
— s. Anderson, L. 403, *481*
— s. Maley, G. F. 428, *490*
Plenge, K. s. Lubarsch, O. 142, *185*
Plieninger 233
Plimpton, C. H. s. Christensen, W. R. 406, *483*
Plötner, K. 21, 59, *78*, 135
— u. H. Frerk 775
— u. H. Petzel 21, *78*
— s. Heilmeyer, L. 4, 15, 17, 18, 21, 22, 23, 24, 28, 29, 30, 31, 34, 35, 36, 39, 40, 42, 43, 46, 47, 48, 76, 88, 95, 98, 135, 145, *182*, *263*, *281*
Plümer, M. s. Lambrechts, A. 21, *77*
Poche, R. s. Hardegg, W. 720, *759*
Podmore, D. A. s. Baird, M. L. *772*
Podolsky, R. J., u. J. M. Sturtevant 460, *492*
Poel, W. E. 437, 439, *492*
Poelnitz, W. v. s. Siedel, W. *285*
Pösch, W. 134, *188*
Policard, A. 200
Poll, W. 214, *242*
Pollock, G. H. 697, *763*
Polson, C. J. 100, 162, *188*, *200*
Pommerenke, W. T., P. F. Hahn, W. F. Bale u. W. M. Balfour 25, *78*
— s. Balfour, W. M. 19, 49, 74, 104, *176*
Ponder, E. 107, *188*, 207, *242*, 248, *283*
Pons 439
Pope, A. L., P. H. Phillips u. G. Bohstedt 65, *84*
— s. Hoekstra, W. G. 65, *83*
— s. Ray, S. N. 65, *84*
Popoff, A. s. Popoff, W. N. 5, *78*
— W. N., u. A. Popoff 5, *78*
Popp, A., u. E. Czermak 775
Popper, H. 625, *663*
— s. Eppinger, H. 587, *655*
— s. Wallach, H. F. 588, *667*
Porcezanski, B. s. Eisner, H. 70, *85*
Port, S. s. Wasserman, L. R. 27, 40, *80*

Porter, H. 166, 167, *200*
— s. Denny-Brown, D. 61, *80*, 166, *195*
— R. R., u. F. Sanger 247, *283*
Portier, A., R. Cabannes, J. Massonat u. J. Duval 246, 251, *283*
— J. Massonat u. R. Thiebault 246, *283*
Posener, K. s. Warburg, O. 461, 495, 645, *667*
Potel, K. 112, *188*
Potter, E. L. 111, *188*
— V. R. 218, *219*, 421, 423, 471, *492*
— u. K. P. Du Bois 242
— s. Du Bois, K. P. 471, *484*, 648, *654*
— s. Novikoff, A. B. 648, *662*
— s. Schneider, W. C. 243, *425*, 471, *493*, 648, *665*
Poulton, E. P. s. Haldane, J. S. 511, 512, *565*
Power, M. H. s. Little, A. G. 21, *77*
— S. R. s. Bing, R. J. 461, 469, *482*
Prader, A. 221, *242*, 271, *283*
— u. A. Gonella 220, *242*
Prajmovsky, M., u. J. H. Welsh 718, *763*
Pratesi, G. s. Muzzolini, M. *775*
Pratt, P. T., u. M. E. Johnson *188*, *775*
— R., u. J. Dufrenoy 67, *84*
Preez, M. L. du s. Bothwell, T. H. *177*
Preissner, M. 584, 585, 602, *663*
Preuss 112, 113
Pribilla, W. 91, 92, 93, 100, 105, 110, 120, 146, 147, 148, *188*, *775*
— u. G. Gehrmann *188*, *775*
— u. H. Wolfers 114, *188*
— s. Glees, M. 156, 163, 168, 171, *196*
— s. Volland, W. *192*, *777*
Price, D. s. Moore, C. *567*
— J. M. s. Higgins, H. 432, *486*
— jr., W. E. s. Kornberg, A. 362, *392*
Pricer, W. E. s. Kornberg, A. 581, *660*
Priestley 400
— J. G. s. Haldane, J. S. 512, *565*
Prindle, A. s. Ingalls, Th. *659*
— R. A. s. Ingalls, Th. 636, *658*
Prins, H. K. s. Huisman, T. H. J. 249, *281*
Prinzie, A. 15, *78*
Pritchard, W. H. s. Eckstein, R. W. 612, *655*

Probst, A. 771, *775*
— s. Wagner, K. *777*
Prosen, R. F. s. Hodgkin, D. C. 65, *83*
Prosser, C. L. 751, *763*
Pruss, O. C. s. Jonsson, U. 112, *183*
Pugh, Th. F. s. Ingalls, Th. H. 644, *659*
Punt, A. 67, *84*
Purdon, P. s. Foulkes, E. C. 242, 260, *280*
Puskeppellies, M. s. Christeller, E. 141, *178*
Putignano, T., u. L. Fiore-Donati 252, *283*
Putnam, Alexander u. Wolff 622, *663*
Puxkandl, H. s. Gisinger, E. 771, *773*
Pyrkosch, W. s. Jacob, H. 616, *659*

Quadbeck, G. s. Becker, H. 626, *651*
Queckenstedt, H. J. 111, *188*
Quevauville, A. s. Régnier, J. *763*
Quilligan, J. s. Moore, C. V. 4, 15, *77*
Quimby, F. H. 518, 519
— N. E. Philips, D. B. Cary u. R. Morgan 567
Quincke 17
— H. J. 88, 108, 115, 117, *188*

Raab, W. 612, *663*
Rabenschlag, K. s. Büchmann, P. 148, *177*
Rabinowitch, R. 54, 221, *242*
Rabkin, J. s. Morgulis, S. *242*
Racker, E. 288, 299, 314, 319, *393*, 416, *492*
— G. de la Haba u. J. G. Leder 416, *492*
— u. J. Krimsky *492*
Radeff, T. s. Lintzel, W. 7, 8, 16, 17, *77*
Radel, J. 106, *188*
Radloff, E. M. s. Henderson, Y. 509, 510, 514, *566*
Radnei, P., u. L. Mosonyi 604, *663*
Radtke, W. 603, *663*
Rahn, H., u. A. Otis 546, 547, 552, 563, *567*
— s. Fenn, W. O. 513, *565*
Rainer, O., u. S. Zollner *776*
Ralph, P. H. 436, *492*
Ramage, H., u. S. J. Sheldon 48, *78*
— s. Sheldon, J. H. *201*
Rambert, P., A. Morel, J. Boissier u. R. Negri 43, *78*

Ramoz, B. s. Singer, K. 247, *285*
Ramsay, W. N. M. 255, 257, *283*, *776*
Randall, L. 224
— u. O. Lowell *242*
— M. s. Lewis, G. N. 440, 451, *489*
— W. L. s. Gowin, E. L. de 123, *181*
Randerath, E., u. K. Krückemeyer 112, 121, *188*
— u. P. Lutz 580, *663*
Ranke, O. F. 514, *567*
— O. R. s. Lang, K. 350, 360, *392*, 574, *660*
Ranney, H. M. 250, *283*
— D. L. Larson u. G. H. McCormack jr. 251, 254, *283*
— s. Larson, D. L. 248, *282*
Raper, A. B. 246, 253, *283*
— H. S. 343
Rashbass, C., u. W. A. H. Rushton 677, *763*
Rashevsky, N. 677, 717, *763*
Rashkoff, J. A. s. Wasserman, L. R. 27, 40, *80*
Raska, S. B. 271, *283*
Rath, Ch. E., u. C. A. Finch 92, 97, 112, 116, 117, 132, 145, *188*
— s. Finch, C. A. *180*, 264, *279*
— s. Motulsky, A. G. 251, *283*
— s. Terry, D. W. 250, 253, 254, 262, *285*
— Ch. R., W. Caton, D. E. Reid, C. A. Finch u. L. Conroy 22, *78*
— u. C. A. Finch 34, 40, 47, 50, *78*
Rather, L. J. 108, 113, 118, *188*
Ratner, S. 348, *393*
Ratnoff, O. D. s. Acheson, G. H. 745, *754*
Rau, H. s. Betke, K. 259, *278*
Rauch, H.-J. *663*
Raule, W. 751
— s. Cannon, P. 697, 719, 736, *756*
— s. Marguth, H. 697, 698, 707, *762*
Rauschke, J. s. Becker, V. *651*
Ravesteyn, A. E. van 200
Ravid, J. M., u. Ch. Chesner 123, *188*
Ravizza, L. s. Giacomasso, P. P. *773*
Rawlinson, H. E., u. B. Pierce 91, 95, *188*
— W. A. 217, *242*
Rawson, H. H. s. Waters, W. J. 623, *667*

Ray, S. N., W. C. Weir, A. L. Pope u. P. H. Phillips 65, *84*
Rayner, W. 259, *284*
Read, J. T. s. Moore, C. V. 4, 15, *77*
Rechenberger s. Heilmeyer, L. 266, *281*
— J. 14, 24, 33, *78*, *776*
— u. G. Hevelke *776*
— u. E. Schairer 90, 91, 124, 132, 134, *188*
— s. Lintzel, W. 91, 151, *185*
— s. Schairer, E. 91, 95, 114, 137, *189*
— R. s. Schairer, E. 8, 27, 41, *78*
Recklinghausen, F. v. 569, 620, *663*
Recknagel, R. 227, *242*
Redfield, A. C. s. Barcroft, J. *563*
Reed, E. W. s. Taylor, J. 99, 101, *191*
Regelsberger, H. 104, 148, *188*, 685, *763*
Reginster, A. s. Godon, Ch. 29, 30, *75*
Regnault, V., u. J. Reiset 520, 521, *567*
Régnier, J. 716
— u. A. Quervauville *763*
Rehn, H. J. s. Büchner, F. 635, *653*
— J. s. Maurath, J. 638, *661*
Reich, C., u. W. Rumsey *188*
Reichenow, E. s. Fischer, L. 138, *180*
Reichert 206
— E. s. Lynen, F. 410, 467, *489*
Reid, D. E. s. Rath, Ch. R. 22, *78*
— E. W. s. Taylor, J. 16, *79*
— G., u. E. M. V. Williams 733, *763*
Reimann, F. 40, 41, *78*
— u. F. Fritsch 17, 18, *78*
Reimer, E. E. s. Gisinger, E. *773*
Rein, H. 570, 597, *663*
— s. Keller, Ch. J. 570, *659*
Reindell 233
— H. s. Bilger, R. *772*
— s. Klepzig, H. *659*
Reinecke, E. P., u. C. V. Turner 72, *87*
Reinhard, W. O. s. Forker, L. L. 323, *391*
Reiniger, M. s. Werthemann, A. 636, *667*, *668*
Reinmann, Cl. K. 71
— u. A. S. Minot 71, *87*
Reinstein, H. s. Scherf, D. 602, *665*

Reinwein, D. s. Kiese, M. 258, 282, 425, 473, 487
— H. s. Grafe, E. 478, 485
— s. Löhr, K. 106, 185
— R. s. Dannenberg, H. 277, 279
Reiset, J. s. Regnault, V. 520, 521, 567
Reisetbauer, E. s. Benda, L. 588, 651
Reiss, J. 142, 188
— M. 506, 567
— u. F. Haurowitz 506, 567
Reissmann, K. R. 554, 567
— J. Boley, J. F. Christianson u. M. H. Delp 776
— W. L. Burkhardt u. B. Hoelscher 567
— J. F. Christianson u. M. H. Delp 44, 78
— u. T. J. Coleman 776
— — B. S. Budai u. L. R. Moriarty 776
— u. M. R. Dietrich 770, 776
Reissner, J. s. Pichotka, J. 581, 663
Remington, R. E. s. Ansbacher, S. 194
Remmer, H. s. Jung, F. 258, 282
Remy, D. 103, 776
— s. Goldeck, H. 30, 75, 114, 180
Renaer, M. s. Hoet, J. P. 27, 76
Renard, S. 437, 492
Renier, E. s. Aschkenasy, A. 772
Renneberg, W. s. Bonhoeffer, K. F. 678, 709, 755
Renold, A. E., A. B. Hastings u. F. B. Nesbett 314, 393
Repetto, R. 82
Resnik, W. H. s. Keefer, C. S 598, 659
Rexed, B., u. U. S. v. Euler 707, 763
Reynafarje, C. s. Brown, E. B. 147, 177
Reynaud, J. 248, 284
Reynell s. Daniel 590
Rhoads, C. P., u. W. B. Castle 112, 188
— u. D. K. Miller 139, 188
— s. Bomford, R. R. 139, 177
— s. Dobriner, K. 228, 240
— s. Slyke, D. D. van 461, 494
— P. B. s. Larsen, C. D. 647, 660
Rhodes, M. B. s. Landauer, W. 641, 660
Riabow, A. s. Leites, S. 109, 184
Ribadeau-Dumas, L., P. Lantuéjoul u. A. Héraux 663

Ribbert, H. 571, 602, 663
Rich, A. 249, 250, 251, 252, 253, 284
— M. L., R. J. Ritterhoff u. R. J. Hoffmann 140, 188
Richard s. Daniel 590
Richards, A. N. s. Howland, J. 591, 658
— C. H., u. H. S. Gasser 687, 763
Richardson, E., u. D. S. Russel 663
Richarz, G. s. Mies, H. 149, 186
Richert, A. s. Waters, W. J. 623, 667
Richet Fils, Ch. s. Behague, P. Garsaux 517, 563
Richey, E. O. s. Beinert, H. 423, 481
Richmond, J. B. s. Waisman, H. A. 259, 286
— J. E. s. Altman, K. I. 239
Richter, C. P. 159, 200
— R. 663
— W. 90, 188
Ricker 746
— G. 569, 570, 571, 572, 592, 664
Rickes, E. L. 111, 188
Ridout, J. H. s. Best, C. H. 584, 651
Ried, W. 420, 492
Rieken, E. s. Becker, V. 651
Ries, E. 155, 200
Rietti, F. 254, 284
Riezler, F. N. s. Schubert, G. 157, 158, 201
— W. s. Schubert, G. 53, 58, 60, 82, 157, 158, 171, 174, 201
Rigas, D. A., R. D. Koler u. E. E. Osgood 247, 284
Riggs, T. R., B. Coyne u. H. N. Christensen 326, 393
— s. Christensen, H. N. 326, 391
Rijlant, P. 763
Rijssel, Th. G., u. W. F. Stenfert Kroese 116, 188
Riley, R. L. s. Houston, C. S. 547, 552, 553, 560, 561, 562, 566
Rimington, C. 209, 231, 242, 277, 284
— u. R. E. H. Nicholas 230, 242
— u. S. L. Sveinsson 242
— s. Cookson, G. H. 232, 240
— s. Nicholas, R. 230, 232, 242
— s. Wells, G. C. 277, 286
Riser, W. H. s. Butterworth, Ch. E. 108, 178
Rissel, E., u. K. Schaller 588, 664
— s. Benda, L. 43, 74, 588, 651, 772

Rittenberg, D. s. Hobermann. H. 225, 241
— s. London, I. M. 268, 276, 283
— s. Shemin, D. 190, 209, 231, 243
— s. Sprinson, D. B. 321, 394
Rittenhoff, R. J. s. Rich, M. L. 140, 188
— s. Skavlem, I. H. 191
Rivers, T. M. s. Hoagland, C. L. 53, 81
Robb-Smith, A. T. H. s. Scott, R. B. 113, 190
Robbers, H., u. K. Rümelin 188
Robbins, S. L. s. Wallerstein, R. O. 51, 79
Robert, P. 127, 159, 160, 188, 200
— u. E. A. Zeller 200
— u. H. Zülcher 161 200
— W. N. s. Franke, C. 770, 773
Roberts s. Leverton, R. M. 77
— B. M. s. Huff, R. L. 27, 45, 47, 76
— D. F., u. H. Lehmann 246, 284
— H. s. Moore, C. V. 19, 43, 78
— H. K. s. Moore, C. V. 17, 78
— L. J. s. Johnston, F. A. 23, 77
Robertson, J. H. s. Hodgkin, D. C. 65, 83
— Th. s. Kellner, A. 607, 659
Robinson, D. 439, 492
— S. s. Dill, D. B. 510, 564
Robscheit-Robbins, F. S. 212, 214
— u. G. H. Whipple 56, 82, 170, 200
— s. Hawkins, W. B. 17, 76
— s. Whipple, G. H. 113, 139, 193, 264, 286, 322, 394, 439, 495
Robson, G. M. s. Fitz-Hugh, R. 169, 196
— J. M. s. Nissim, J. A. 147, 187
— M. J. s. Bethard, W. F. 47, 74
Roche, J. 213, 242, 342, 393
— u. Y. Derrien 245, 248, 250, 284
— — G. Diacono u. M. Roques 252, 284
— — u. M. Roques 245, 284
— — u. H. Vieil 437, 492
— O. Michel, R. Michel u. J. Tata 342, 393
— s. Terroine, E. F. 478, 494
Rocynek 664
Rodeck, H. 729, 763
— u. H. Westhaus 259, 284

Rodewald, G. s. Bartels, H. 474, *481*
Rodier 273, *284*
— L. s. Sacrez, R. 625, *664*
Rodkey, F. L., u. E. G. Ball 423 *492*
Roe, E. M. F. s. Burrows, H. 674, *756*
— jr., J. H. s. Scow, R. O. 437, *493*
Röhmann, F., u. W. Spitzer 422, 435, *492*
Rössle, R. 97, 102, 106, 109, 160, 162, 163, 165, 167, *189*, *200*, 584, 585, 588, 594, *664*
Roester, O. s. Weitzel, G. 87
Röttger, H. 54, 62, *82*, 152, 153, *200*
— s. Effkemann, G. 153, *196*
Rogers jr., W. F. *189*
Rohr 112
— K. 108, *189*
— s. Hotz, H. W. *182*
Rohrschneider, W. 168, *200*
— u. W. Gerlach 166, *200*
Romberg, E. 645, *664*
— H. W. s. Gross, F. 519, *565*
Romeis, B. 94, 155, *189*, *200*
Rominger, E. 410, *492*
Rondanelli, E. G. s. Astaldi, G. 255, *277*
Ronzoni, E., u. E. Ehrenfest 429, *492*
Roques, M. s. Roche, J. 245, 252, *284*
Rosbash, D. O. s. Locke, A. 29, 60, *77*, *81*, 135, *185*, *198*
Rosdahl, G. s. Eisler, B. 157, *196*
Rose, W. C. 328, *393*
— W. M. s. Collins, D. H. 113, *178*
Rosello, S. s. Smith, N. J. *776*
Rosen, A. P., u. J. J. Scanlan 123, *189*
— E. 169, *200*
Rosenberg, M. *189*
Rosenblueth, A. 674, 679, *763*
— u. W. B. Cannon 732, *763*
— u. J. V. Luco 679, *763*
— P. O. Therman u. K. Lissák 706, *763*
— N. Wiener, W. Pitts u. J. Garcia Ramos 696, *763*
— s. Lissák, K. 731, 733, *761*
— s. Parker, G. H. 739, *763*
Rosenblum, S. A. s. Singer, K. 251, 254, *285*
Rosenfeld, G. 596, *664*
— R. S. s. Fukushima, D. K. 363, *391*
Rosenhagen, H. 124, *189*
Rosenthal, C. s. Wieland, H. 414, *495*
— H. N. *776*

Rosenthal, J. 521, 539, *568*
— O., u. D. L. Drabkin 220, 242, 423, 480, *492*, 648, *664*
— S. R., u. R. R. Sonnenschein 718, *763*
Roser, F. 640, *664*
Rosin, A. 571, 584, 587, 594, 599, *664*
Ross, J. F. s. Hahn, P. F. 17, 76, 150, *181*, 769, *773*
— M. H., J. Furth u. R. R. Bigelow 114, *189*
Rossenbeck, H. s. Feulgen, R. 634, *655*
Rossi, A., u. C. Aragona *492*
— u. L. Travia 437, *492*
— E. 644, *664*
— L. s. Graziani, G. *773*
Rossi-Fanelli, A. 213, *242*, *243*, 437, *492*
— D. Cavallini u. C. de Marco 247, 250, *284*, 437, *492*
— s. Cavallini, D. 252, 253, *278*
Rossier, P. H. s. Fischer, H. 271 *279*
Roth 40
— F. 108, 132, *189*, 264, *284*, 647, *664*
— O., B. Jasinski u. H. v. Bidder 15, 34, *78*, 146, *189*
— s. Jasinski, B. *183*, 263, *281*
Rothemund, E. s. Zöllner, N. 421, *496*
Rothen, A. 9, 12, *78*
Rothenberg, M. A. 702, *764*
— D. B. Sprinson u. D. Nachmansohn 706, *764*
— s. Bullock, T. H. 701, *755*
Rothlin, E., u. E. Undritz 94, 143, 145, 146, *189*
Rothman, S., u. F. Schaaf 159, 162, *200*
— s. Flesch, P. *81*, *196*
Rothmann, A. 131, *189*
Rothschild, M. A., u. M. Kissin 598, 599, *664*
Rothschuh, K. E. 517, 519, 526, 537, 540, *568*, 609, *664*, 709, *764*
— u. M. Bogatzki 716, *764*
Rothstein, M., u. L. L. Miller 339, *393*
Rothweiler, H. G. 635, 638, *664*
— s. Büchner, F. 636, *653*
Rotta 439
— A. 547, 549, *568*
— A. Miranda u. R. Chavez 549, *568*
Rotter, Wg. 571, 576, 616, 617, *664*
— s. Müller, E. 571, 575, 602, *662*
Roughton, F. 211, *243*
— u. J. Kendrew 206, *243*
— F. J. W. 474, *492*

Roughton, F. J. W. s. Darling, R. C. 257, *279*
— s. Forbes, W. H. 256, *280*
— s. Hartridge, H. 255, *280*
— s. Klug, A. 475, *487*
Rouiller, C. s. Gansler, H. 580, *656*
— s. Oberling, Ch. 591, *662*
Roulet, F. 94, 155, 156, *189*, *200*, 571, 588, *664*
Rous, P. 108, *189*
— u. J. Oliver 100, 118, *189*
— s. McMaster, Ph. D. 118, *186*
Rowley s. Benditt 324
Roy, L. M. H., W. R. M. Alexander u. J. J. R. Duthie *776*
Rubinstein, H. M. s. Singer, K. 249, 251, 252, 253, 254, *285*
Rubner, M. 440, 477, 480, *492*
Rubowitz, F. *82*
Rucknagel, D. L., E. B. Page u. W. N. Jensen 247, 249, *284*
Rudali, G., u. P. L. Mariani 647, *664*
Rudolph, G. s. Goebel, A. 606, 607, *656*
Rübsaamen, H. 635, 636, 637, 638, 644, *664*
— u. O. Leder 644, *664*
— u. G. Schellong *664*
— s. Brinsmade, A. *652*
— s. Büchner, F. 636, 637, *653*
Rueff, L. s. Lynen, F. 414, 467, *489*, *490*
Rühl, A. 512, 525, 526, *568*
Rümelin, K. s. Robbers, H. *188*
Ruff, S., H. Fedtke u. R. Ammon 423, *492*
Rumball, J. M. s. Stone jr., Ch. M. *776*
Rummel, W. s. Jacobi, H. 16, *77*
Rumpel, A. 61, *82*, 163, *200*
Rumsey, W. s. Reich, C. *188*
Rundles, R. W. s. Jonsson, U. 112, *183*
Runge 206
Runnström, J. 386, *393*
Ruppel, W. 129, *189*
Rusell, C. S. s. Shemin, D. 371, *394*
Rushton, W. A. H. 686, 706, *764*
— s. Rashbass, C. 677, *763*
Rusinov, V. 722, *764*
Russel, D. S. s. Richardson, E. *663*
Rustring, E. 29, *78*
Rutenburg, A. M. s. Seligman, A. M. 420, 421, *493*

Ruthardt, K. s. Gerlach, W. 156, *196*
Ruwe, F. s. Hartmann, F. 581, *657*

Sable, H. Z. *393*
Sacchetti, C. s. Astaldi, G. 110, *176*, 254, *278*
Sachs 112
— A., V. E. Levine u. A. A. Fabian *200*
— H. W. 584, 585, *664*
Sacks, J., u. F. M. Sinex 429, *492*
Sacrez, R., J.-G. Juif, L. Fruhling, G. Heumann, R. Vogel u. L. Rodier 625, *664*
Saffer, D. s. Scheibl, F. *776*
Saha, K. C., u. B. C. Guha 53, *82*
Sahli, A. 146, *189*
Sahyun, M., u. R. F. Feldkamp 67, *85*
Saint-Laurens, G. s. Meunier, J. 169, *199*
Saint-Martin, C. de 520, *568*
Saita, G., L. Moreo u. V. Petrocchi *776*
Saito, H. 130, *189*
Sakami, W. s. Kisliuk, R. L. 332, *392*
Salera, U., u. G. Tamburino *776*
— — u. S. Finocchiaro *776*
Salles, J. B. V., u. S. Ochoa 412, *492*
— s. Ochoa, S. 412, *491*
Salomon, K. s. Altman, K. I. *239*
Salvadei, A. 5, *78*
Salvatori, L. s. Muzzolini, M. *775*
Samlert, H. s. Opitz, E. *242*, 468, 479, *491*
Samuels, L. T. 367, *393*
Sanadi, D. R., D. M. Gibson, P. Ayengar u. L. Ouellet 412, *492*
— u. J. W. Littlefield *492*
— s. Jacobs, E. 434, *487*
Sand, A., s. Löwenstein, O. 736, *761*
Sandberg, M. s. Perla, D. 72, *87*
Sanders, F. K. s. Gutmann, E. 740, *759*
Sandkühler, St. s. Stodtmeister R. 140, *191*
Sanes, S., u. F. E. Kenny 606, *664*
Sanfilippo, G. 70, *85*
Sanger, F. s. Porter, R. R. 247, *283*
Sansone, G. 249, *284*
— u. A. Brusa 623, *664*
— u. P. Durand 252, *284*

Sanz, M. C. 718, *764*
Sarata, U. 153, 158, 161, 171, *200*, *201*
Sargent, F., s. Forbes, W. H. 256, *280*
Sarkar, N. K. s. Green, D. E. 428, *485*
Sarma, A. V. S. *201*
Sassier, s. Lian, C. 259, 260, *282*
Sato, M., s. Gray, J. A. B. 688, *759*
Sauer, H. s. Erdmann-Müller, G. J. 90, *179*
Saum, M. s. Laubender, W. 716, *761*
Saunders, J. W., u. J. D. Sinclair 715, *764*
Savage, D. V. s. Alper, T. 49, 73, 104, *175*
Savagnone, E. *776*
Savelsberg, W. s. Betke, K. 208, *239*
— s. Künzer, W. 259, *282*
Say, M. B. s. Smith, N. J. *776*
Scanlan, J. J. s. Rosen, A. P. 123, *189*
Schaaf, F. *201*
— s. Rothman, F. 159, 162, *200*
— P. C. van der, u. T. H. J. Huisman 247, *284*
— s. Huisman, T. H. J. 248, *281*
Schachter, D., u. J. V. Taggart 331, *393*
Schade, A. L., u. L. Caroline 15, *78*, *189*
— u. K. Oyama *776*
— s. Hearon, J. Z. 64, 66, *83*
Schadewald, M. s. Kabat, H. 695, *760*
Schaede, A., H. Lotzkes u. H. H. Hilger 645, 646, *664*
Schaeder, J. A. s. Kornmüller, A. E. 741, *761*
Schaefer, G. s. Kayser, C. 478, *487*
— H. 609, *664*, 671, 674, 676, 677, 679, 681, 684, 685, 686, 687, 688, 689, 694, 696, 698, 699, 700, 706, 708, 709, 711, 712, 713, 715, 716, 723, 726, 728, 729, 730, 731, 732, 736, 738, 739, 740, 741, 742, 745, 750, *764*
— u. H. Göpfert 712, *764*
— u. P. Haass 688, 704, *764*
— P. Schölmerich u. P. Haass 676, 729, 730, *764*
— u. W. Trautwein 686, 727, *764*
— s. Bethe, A. 678, *754*
— s. Cannon, P. 697, 719, 736, *756*

Schaefer, H. s. Göpfert, H. 675, 704, 714, 715, 744, *758*
— s. Hardegg, W. 733, *759*
— s. Marguth, H. 697, 698, 707, *762*
— s. Schmitz, W. 676, 677, 678, 726, 728, *764*
Schäfer, K. E. 698, *764*
— s. Kramer, K. 674, *761*
— K. H. 22, 29, 30, 33, 35, 36, 38, *78*, 90, 91, 96, 109, 110, 135, 136, 137, 145, 146, 149, *189*
— u. J. Boenecke 28, 29, *78*, 96, 149, 150, *189*
— A. M. Breyer, W. Horst u. H. Karte *78*
Schaer, E. 422, *492*
Schaffer, B. 159, *201*
Schairer, E., u. J. Rechenberger 91, 95, 114, 137, *189*
— u. R. Rechenberger 8, 27, 41, *78*
— s. Lintzel, W. 91, 151, *185*
— s. Rechenberger, J. 90, 91, 124, 132, 134, *188*
Schales, O. s. Barkan, G. 260, 261, *278*
Schaller, K. s. Rissel, E. 588, *664*
Schallock, G. 116, *189*
Schapira, F. s. Schapira, G. 48, 79, 129, 137, 148, *189*
— G. u. J. C. Dreyfus 252, *284*
— — u. J. Krule 27, *78*
— — u. F. Schapira 48, *79*, 129, 137, 148, *189*
— M. Tubiana, J. C. Dreyfus, J. Kruh, M. Boiron u. J. Bernard *776*
— s. Dustin, J. P. 247, 250, *279*
Scharf, M. M. s. Scherf, D. 700, *764*
Scharpf, H. s. Bilger, R. *772*
— s. Keiderling, W. 43, 44, 77, 165, *198*
Scharrer, E. 151, 152, 154, 164, 173, *201*, 436, *492*
— K. 86, *87*
Schaternikoff, M. 520, *568*
Schechter, M. M. 167
— u. Ch. A. Jones 166, *201*
Scheffer 53
— L. s. Braun, L. 53, *80*
Scheibl, F., u. D. Saffer *776*
Scheid, K. F. 94, *189*
Schein, J. s. Adlersberg, D. 112, *175*
Scheinberg 59
— J. H., C. D. Cook u. J. A. Murphy *82*
— u. D. Gitlin 61, *82*, 166, *201*

Scheinberg, I. H., R. S. Harris u. J. L. Spitzer 249, *284*
Schellong, F. 694, *764*
— G. 636, 637, 639, *664*
— s. Buchner, F. 637, *653*
— s. Rübsaamen, H. *664*
Scheminzky, F. 724, *764*
— Fr. Scheminzky u. F. Bukatsch 723, *764*
— Fr. s. Scheminzky, F. 723, *764*
Schenker, V. s. Levy, H. 368, *393*
Schenz, G. *189*
— s. Buchmann, P. 48, 50, *74*, 95, 97, 98, 104, 105, 106, 148, 163, *177*, *194*
Scherer 58, 228
— E. 622, *665*
— H. J. 92, 143, 144, 172, 173, *189*, *201*
Scherf, D. 604, *665*
— H. Reinstein u. S. D. Klotz 602, *665*
— M. M. Scharf u. M. F. Gocklen 700, *764*
— u. E. Schoenbrunner 604, *665*
— s. Goldhammer, M. S. 597, *656*
Schereschewsky, N. A., Mogilnitzky u. A. W. Gorjaewa 628, *665*
Schettler, G. 47, *79*, 101, *189*, 363, *393*
Schick, F. 127, 168, *189*, *201*
Schiff, E., u. N. Jaffé *201*
Schilder, P. s. Levine, A. 629, *660*
Schildknecht, O. 141, *189*
Schiller, E. 584, *665*
Schimert, G. *665*
Schindel, L. 162, 163, 165, 175, *201*
Schindewolf, G. s. Weigmann, R. 698, *766*
Schirrmeister, S. 600, 601, 602, 609, *665*
Schittenhelm, A. 264, *284*
Schlaphoff, D., u. F. A. Johnston 23, *79*
Schlapp, W. s. Bentley, F. H. 698, *754*
Schlenk, F. 417, 419, *492*
Schlepper, M. s. Hörstebrock, R. 88, *182*
Schlicht, I. 584, *665*
Schlömer, J. s. Klensch, H. *760*
Schlossmann, N. C. s. Oster, K. A. 436, *491*
Schmelzer, W. 92, 94, 139, *189*
Schmermund, H. J., s. Kunkel, H. A. 770, *774*
Schmid, G. s. Lang, K. 347, *392*
— K. 437, *493*
— M. H. 628, *665*

Schmidt 50
— C. F. 461, 469, *493*, 613, *665*
— S. S. Kety u. H. H. Pennes 461, *493*
— s. Kety, S. S. 461, 469, *487*
— C. G. 612, 613, *665*
— E. 21, 22, *79*
— F. s. Beyreder, J. *772*
— H. 744, 745, *764*
— W. Stich u. F. Kluge 258, *284*
— s. Scholz, W. *665*
— H. A. E. s. Keiderling, W. 31, 34, *77*, 770, 771, *774*
— K. 98, *189*
— K. E. A. *189*
— L., u. R. Engelhorn 597, *665*
— s. Heidenreich, O. 597, *658*
— M. B. 39, *79*, 88, 89, 90, 91, 92, 93, 98, 100, 102, 103, 104, 105, 106, 108, 110, 111, 112, 117, 119, 120, 121, 124, 127, 129, 130, 131, 132, 133, 135, 138, 141, 142, 144, 145, 146, 147, 149, *189*, *190*, *201*
— R. s. Watson, C. J. 277, *286*
— W. J. 670, *764*
Schmidtmann, M. 154, *190*, *201*
Schmiedeberg, O. 9, *79*
Schmieder, L. s. Seifert, P. 256, *285*
Schmitt, F. O., R. S. Bear u. K. J. Palmer 670, *764*
— u. A. R. T. Denues 671, *764*
Schmitz, W., u. H. Schaefer 676, 677, 678, 726, 728, *764*
— u. W. Wiebe 708, *764*
Schmorl 588, 623, *665*
— G. 111, 112, 130, 140, *190*
Schneider 509, 510,
— u. Henderson 510
— D. s. Künzer, W. 259, 262, *282*
— E. C. s. Douglas, C. G. 546, 547, 548, *564*
— s. Gregg, H. W. *565*
— s. Lutz, B. R. *566*
— H. s. Druckrey, H. *240*
— s. Fuerth, O. V. 160, *196*
— M. 612, 613, 614, *665*
— s. Mecker, H. 550, *567*
— s. Noell, W. 473, *491*, 613, 620, *662*
— s. Opitz, E. 451, 461, 473, 475, 476, 477, *491*, 505, 506, 507, *567*, 573, 612, 613, 614, *663*
— R. G. 246, 248, 250, *284*
— s. Edington, G. M. 248, 251, *279*
— W. 217, 218,
— u. V. R. Potter 218, *243*
— W. C. 227, *243*, 433, 434, *493*

Schneider, A. Claude u. G. H. Hogeboom *493*
— u. G. H. Hogeboom *493*
— u. V. R. Potter 425, 471, *493*, 648, *665*
— s. Hogeboom, G. H. 432, 433, 434, *486*
— s. Le Page, G. A. 432, *491*
— s. Schelton, E. 434, *493*
Schneppenheim, P., u. A. Huhn 631, *665*
— s. Goslar, G. 631, *657*
Schnetz, H. *82*
— s. Häusler, H. *197*
Schneyer, K. s. Hochrein, M. 604, *658*
Schoedel, W. s. Benzinger, Th. 512, *564*
— s. Jensen, Kl. 514, *566*
Schölmerich, P. s. Schaefer, H. 676, 729, 730, *764*
Schoenbach, E. B. s. Acheson, G. H. 745, *754*
Schönbein, 422
Schoenbrunner, E. 612, *665*
— s. Scherf, D. 604, *665*
Schöner, W. s. Heilmeyer, L. *182*
Schoenheimer s. Bloch 349
— R. 320, *394*, 451, *493*
— u. W. Herkel 169, *201*
— u. H. Kockel 164, *201*
— u. F. Oshima 164, *201*
Schönig, S. s. Fleckenstein, A. *656*
Schoepfle, G. M. 676, 696, *765*
Scholander, P. F., L. Irving u. S. W. Grinnell 439, *493*
Scholda, G. s. Benda, L. *74*
Scholl, F., u. O. Weinmann 44, *79*
Scholte, A. J. 606, *665*
Scholtz, D. s. Jörgensen, G. *774*
Scholz, W. 614, 623, 624, 626, 627, 628, 629, *665*
— u. H. Schmidt *665*
— s. Meriwether, L. S. 624, *661*
Schrader, G. 134, *190*
Schramm, W. s. Knauff, H.-G. 580, *659*
Schrecker, A. W., u. A. Kornberg 419, *493*
Schreier, K. 339, 342, *394*
Schreus 228
Schridde, H. 111, *190*
Schroeder, W. A., L. M. Kay u. J. C. Wells 248, *284*
Schrötter, H. v. 571, 584, 599, *665*
Schroetter, H. s. Loewy, A. *489*
Schubert, G., W. Maurer u. W. Riezler 53, 58, 60, *82*, 157, 158, 171, 174, *201*

Schubert, G., u. W. Riezler 53, 58, *82*, 157, 158, *201*
— H. Vogt, W. Maurer u. F. N. Riezler 157, 158, *201*
Schubmehl, Q. D. s. Warren, C. O. *66*, *84*
Schubothe, H. 618, *665*
— u. H. W. Altmann 113, *190*
— s. Altmann, H. W. 571, 573, 574, 618, 619, 626, 629, 630, *650*
— s. Heilmeyer, L. 113, *182*
Schümmelfeder, N. 227, *243*, 436, 437, *493*
— s. Hörstebrock, R. 88, *182*
Schürer-Waldheim, F. s. Fleischhacker, H. 36, *75*, 148, *180*
Schürmann, P. 587, 607, *665*
Schütt, E. s. Neureiter, F. v. 162, 164, *199*, 629, *662*
Schütz, E. 609, *665*, 687, 711, 727, *765*
— s. Krayer, O. 727, *761*
— s. Künzer, W. 272, *282*
— s. Luueken, B. 729, *761*
Schuler, B. 261, *284*
Schulman, M. P. 380, *394*
Schulte, W. s. Eger, W. *655*
Schulten, H. 106, 129, 146, 147, 160, *190*, *201*
— s. Bürger, M. 208, *240*
— N. 264, *284*
Schultz, Hall u. Baker 591
Schultz-Brauns, O. *201*
Schultze, K. W. 89, *190*
— M. 272, *284*
— M. O. 56, *82*, 151, 157, 171, *201*, 218, 222, 224, 425, *493*
— C. A. Elvehjem u. E. B. Hart 56, *82*, 169, *201*, 264, *284*
— u. K. A. Kuiken 151, 201, *243*
— u. S. J. Simmons 58, *82*
— s. Sumner, J. *243*
— O. 634, *665*
Schulz, E. *190*
— F. H., u. A. Morczek 47, *79*, 137, *190*
— G. V. 451, *493*
— H. 66, *84*
— s. Handovsky, H. 71, *86*
— W. *190*
Schulze 709
— E., u. R. Franke 140, *190*
— G. s. Hartmann, F. 581, *657*
Schumacher, H. H. 590, *665*
Schumann, H. 611, *665*
Schumm s. Fraenkel, E. 138, *180*
— O. 206, 212, 225, 228, *243*
Schuppisser, H. 141, *190*
Schuppli, R. 159, 160, 161, *201*
Schuster, F. A. 71, *87*

Schwartz, Ch. s. Hodges, R. E. 61, *81*
— H. s. Liebowitz, D. 260, *282*
— S. s. Grinstein, M. 230, *241*
— s. Watson, C. J. 244, 277, *286*
— S. O., u. S. Blumenthal 103, 116, *190*
— u. J. Critchlow 115, *190*
— s. Dameshek, W. 113, *178*
— s. Fitzpatrick, W. J. 140, *180*
— St. O. 245, 253, *284*
— u. T. H. Spaet 247, *284*
— u. H. M. Wikoff 266, 274, *284*
— W., u. H. Steinhart 57, *82*
Schwartzkopff, W. s. Dorow, H. 772
— s. Fiebig, W. 773
— s. Kiese, M. 260, *282*
Schwarzkopff-Jung, W. s. Heubner, W. 257, *281*
Schwarz, E. 42, *79*
— L. 91, 129, 131, 135, *190*
— u. J. Pagels 71, *87*
— W. 95
Schwarz-Tiene, E., G. Corda u. P. Caveddu 255, *284*
Schweizer, A. 142, *190*
— s. Askanazy, M. 142, *176*
Schwiegk, H. 604, *665*
— s. Dietrich, S. 598, 599, *654*
Schwietzer, C. 776
— C. H. 14, 79, 89, 93, 99, 100, 102, 120, 130, 136, *190*
— H. 9, 50, *79*
Scott, D. A. 68, *85*, 212
— u. A. M. Fisher 69, 70, 85, *243*
— s. Fisher, A. M. 69, *85*
— J. J. 277, *284*
— J. M. s. Govan, A. D. T. *181*, 623, 624, 625, *657*
— L. D. W., L. W. D. Park u. A. Lendrum 124, *190*
— R. B. *79*
— L. C. Freeman u. A. D. Ferguson 254, *284*
— u. A. T. H. Robb-Smith 113, *190*
— s. Banks, L. O. 250, *278*
— s. Kelly, V. C. 606, *659*
Scow, R. O., u. J. H. Roe jr. 437, *493*
Sculthorpe, H. N. s. Jones, E. S 473, *487*
Scuolar, F. L. 70, *85*
Scuro, L. A. s. Napolitano, L. 775
Seastone 671
Sebrell, W. H., u. R. S. Harris 350, 360, *394*
Seelich, F. 727, *765*

Seemel, J. s. Mühlmann, M. 140, *186*
Segal 721
— J., u. A. Wolf 721, *765*
Seggel, K. A. 273, *285*
Seguin, u. A. Lavoisier 519, 520, *568*
Seifert, P. 273, *285*
— u. L. Schmieder 256, *285*
Seitelberger, F., u. P. Berner 167, *201*
— s. Kucsko, L. 144, *184*
Seitz, R. 739, *765*
Sekuzu, I. 422
— s. Hagihara, B. *486*
Selbach, H. 738, *765*
Selberg, W. 131, *190*
Self, W. O. s. Gey, G. O. 647, *656*
Seligman, A. M., u. A. M. Rutenburg 420, 421, *493*
Selverstone, B. s. Earl, C. J. 158, 166, 167, 168, *195*
Selye, H. 30, *79*, 744, 746, *765*
Servet, M. 206
Seyderhelm, R., W. Lehmann u. P. Pichels 112, *190*
— u. Tammann 265, *285*
Shacter, B. 429, *493*
Shanes, A. M. 672, 676, 689, 691, 695, 713, 714, *765*
— u. D. E. S. Brown 695, *765*
Sharpless, G. R. 174, *201*
Sheel, J. P. s. Day, J. N. E. 398, *484*
Sheldon, J. H. 48, *79*, 97, 98, 103, 106, 165, *190*, *201*
— u. H. Ramage *201*
— S. J. s. Ramage, H. 48, *78*
— W. s. Wyllie, W. G. *193*
Sheline, G. E., J. L. Chaikoff, H. B. Jones u. M. L. Montgomery 68, *85*
— s. Montgomery, M. L. 68, *85*
Shelton, E., W. C. Schneider u. M. Striebich 434, *493*
Shemin, D. 231, 232, *243*, 328, *394*
— u. S. Kumin 412, *493*
— u. D. Rittenberg *190*, 209, 231, *243*
— C. S. Rusell u. T. Abramsky 371, *394*
— u. J. Wittenberg 231, *243*, 412, *493*
— s. London, I. M. 209, *242*, 268, 276, *283*
Shen, S. C., Th. H. Ham u. E. M. Fleming 123, *190*
Shenkin, H. A. s. Kety, S. S. 613, *659*
Shepherd, J. A., u. G. Kalnitzky 432, *493*
Sheppard, C. W., u. G. E. Beyl 114, *190*

Sherman, W. C. s. Elvehjem, C. A. 170, 171, *196*
Shield, J. A. 173, *201*
Shields, W. F. s. Muirhead, E. E. 108, 123, *186*
Shimamine, T. s. Duspiva, F. 642, *654*
Shimamura, T. *82*
Shimazono, J. 264, *285*
Shive, W. s. Williams, R. J. 384, *394*
Shoden, A., B. W. Gabrio u. C. A. Finch 14, *79*, *93*, *190*
— s. Gabrio, B. W. 93, *180*
Shorb, M. S. 111, *190*
Shorr, E., A. Mazur u. S. Baez 776
— s. Baez, S. 13, *74*
— s. Mazur, A. 9, 13, 77, 769, *775*
Sidman, R. L., u. M. Singer 738, *765*
Sidwell, A. E. s. Stotz, E. 425, *494*
Sieber 206
Siebert, G. s. Lang, K. 386, *392*, 432, 434, *488*
— P. *190*
— s. Oshima, F. 162, 165, *200*
Siedel, W. 210, 233, 234, 236, *243*, 266, 370, 373, 376, *394*, 412, *493*
— u. H. Möller 214, *243*
— W. v. Poelnitz u. F. Eisenreich *285*
— W. Stich u. F. Eisenreich 210, 215, 238, *243*
— s. Meldolesi, G. 214, *242*
— s. Zeile, K. *244*
Siegel, R. s. Feil, H. 597, *655*
Siegmund, H. 109, 118, 127, 128, 132, 141, *190*
— u. R. Weber *190*
Siemerling, E. 166
— u. H. Oloff 61, *82*, 169, *201*
Sievers, J. F. s. Meyer, K. H. 670, *762*
— K., u. H. G. Harwerth 113, *190*
— R. F. s. Baum, W. S. 599, *651*
Silverman, M. s. Greenberg, G. R. 332, *391*
Silvestroni, E., u. J. Bianco 246, 253, 254, *285*
— — u. N. Alfieri 246, *285*
— s. Ascenzi, A. 253, *277*
— s. Cavallini, D. 252, 253, *278*
Simakoo, P. V. 69, 70, *85*
Simmons, B. S. s. Everett, N. B. 773
— J. s. Banks, L. O. 250, *278*
— S. J. s. Schultze, M. O. 58, *82*
Simon, L. 600, *665*

Simonson, E. s. Gollwitzer-Meier, Kl. 565
Simpson, K. 256, *285*
Sinclair u. Duthie 31, *79*
— J. D. s. Saunders, J. W. 715, *764*
Sinclaire, H. M. 574, *665*
Sinex, F. M. s. Sacks, J. 429, *492*
Singer 540
— K. 245, 247, 254, *285*
— B. Angelopoulos u. B. Ramoz 247, *285*
— A. Z. Chapman, S. R. Goldberg, H. M. Rubinstein u. S. A. Rosenblum 251, 254, *285*
— u. A. J. Chernoff 250, *285*
— — u. L. Singer 110, *190*, 249, *285*
— u. W. Dameshek 113, 114, *191*
— A. P. Kraus, L. Singer, H. M. Rubinstein u. S. R. Goldberg 249, 251, 252, 253, 254, *285*
— u. L. Singer 248, 250, 251, *285*
— — u. S. R. Goldberg 252, 253, 254, *285*
— u. L. Weisz 107, *191*
— s. Chernoff, A. I. 246, *279*
— s. Grafe, E. 478, *485*
— s. Miller, E. B. 107, *186*
— L. s. Comar, C. L. 154, 155, *195*
— s. Singer, K. 110, *190*, 248, 249, 250, 251, 252, 253, 254, *285*
— M. s. Sidman, R. L. 738, *765*
— S. J. s. Pauling, L. 110, *187*, 246, *283*
— T. P., u. E. B. Kearney 289, 380, *394*, 417, *493*
— W. 568
Sjöstrand, F. s. Ottoson, O. 686, *763*
— F. S. 670, *765*
— L. 212, *243*
— T. 256, *285*, 436, *493*
— s. Carlsten, A. 255, *278*
— s. Metz, G. 256, *283*
Sjöström, P. 410, *493*
Sjövall, E. *201*
Sjolemma, B. 159, 173, *201*
Skavlem, I. H., u. R. J. Ritterhoff 141, *191*
Skidmore, B. s. Day, H. G. *84*
Skinner, J. T. 72, *87*
— u. McHarque *87*
— N. H. Peterson u. H. Steenbock *87*
Skoglund, C. R. s. Bülbring, E. 707, 724, *755*
— s. Granit, R. 750, *759*

Skouge, E. 15, 18, 24, 30, 40, 43, 44, 46, 79, 135, *191*
Skow, R. K. s. Blinks, L. R. 695, *755*
Slater s. Cleland 580, 611, *653*
— E. C. 216, 217, 226, *243*, 419, 424, 425, 429, *493*
— u. F. A. Holton 428, *493*
— E. G. s. Keilin, D. 218, *241*
Slein, M. W. s. Colowick, S. P. 406, *483*
Slyke, D. D. van 456
— A. Hiller, J. R. Weisiger u. W. O. Cruz 258, *285*
— C. P. Rhoads, A. Hiller u. A. S. Alving 461, *494*
— s. Peters, J. P. 499, 539, *567*
Smadel, I. E. s. Hoagland, C. L. 53, *81*
Smedt, J. E. de 731, 732, 733, 734, *765*
Smekal, Th. s. Bartsch, G. H. 606, *651*
Smith, A. H. s. Frohman, C. E. 462, *485*
— s. Kleiber, M. 479, *487*
— C. A. s. Allen, D. W. 250, *277*
— D. E. s. Brown, E. B. 147, *177*
— E. E., u. P. Gray 157, *201*
— E. L. 72, *87*
— s. Bonnett, R. 65, *83*
— E. W., u. C. L. Conley 246, 251, 254, 255, *285*
— F. G. s. Stotz, E. *243*
— H. L. s. Brandenburg, R. O. 261, *278*
— H. W. 122, 123, 131, *191*
— J. L. s. Haldane, J. 424, *486*
— K. E. s. Pappenheimer, A. W. 139, *187*
— L. 425, *494*
— u. H. Conrad *494*
— s. Chance, B. 424, *483*
— L. E. 111, *191*
— M. D. s. Bothwell, T. H. 772
— N. J., S. Rosello, M. B. Say u. K. Jeya 776
— P. K. s. Hoff, H. E. 694, *760*
— S. E., u. G. H. Ellis 170, *202*
— u. M. Medlicott 56, *82*, 169, *202*
— s. Becker, D. E. *83*
— s. Ellis, G. H. 72, *86*
— S. M., H. O. Brown, J. E. P. Toman u. L. S. Goodman 714, *765*
— s. Allison, A. C. 253, *277*
— S. W. s. Lehninger, A. L. 428, *489*
Smithies, O. s. Ogston, A. G. 428, 453, *491*
Smyrniotis, P. Z. s. Horecker, B. L. 416, *486*

Snapper, I. 261, *285*
Sneath, P. H. A. s. Gray, C. H. *241, 276, 280*
Snell, E. E. s. Bentley, O. D. 71, *86*
Snowman, R. T. s. Stewart, W. B. 91, *191*
Sobrov, V. s. Watson, C. J. *244*
Sodak, M. s. Chou, T. C. 318, *391*
Söderberg, U. s. Euler, C. v. 698, *757*
Soeken, G. 623, 624, *665*
Söllner, K. 670, *765*
Sörensen, A. s. Kuhn, R. N. 263, *282*
— N. A. s. Kuhn, R. 9, *77*
Soering, K. 726, *765*
Sövényi, E. s. Halmágyi, D. *771, 773*
Solandt, D. Y. 718, *765*
— u. J. W. Magladery 733, *765*
— R. C. Partridge u. J. Hunter 733, *765*
— s. Magladery, J. W. 733, *762*
Solbach, A. 600, *665*
Sollmann 14
Sols, A. 406, *494*
— s. Crane, R. K. 467, *483*
Sommer, H. s. Wilbrandt, W. 513, *568*
Sommers, S. C., u. R. G. McManus 647, *666*
— s. Wyatt, J. P. 140, *193*
Sonnenschein, R. R. s. Rosenthal, S. R. 718, *763*
Southworth, H. s. Humphries, G. H. 117, *183*
Spaet, Th. H. 248, *285*
— R. H. Alway u. G. Ward 251, 253, *285*
— s. Schwartz, St. O. 247, *284*
Spallanzani, L. 400, *494*
Spatz, H. 92, 94, 133, 134, 143, 144, *191*
— u. A. Metz 120, 143, *191*
— s. Hallervorden, J. 143, *181*
Speck, C. 520, 521, *568*
Spector, H. s. Maass, A. R. 56, 81, *199*
Spemann, H. 632, 633, *666*
Spencer, F. C. s. Bing, R. J. 461, 469, *482*
Speransky 746
Sperling, E. s. Paul, M. H. 433, *491*
Sperry, J. A. s. Whipple, G. H. 591, *668*
Sperry-Braude, M. s. Bloch, R. G. *177*
Speyer, J. F. s. Dickman, S. R. 432, *484*
Spiegelman, S. s. Nachmansohn, D. 692, *763*

Spielmeyer 616
— W. 134, 167, *191, 202*
Spieß-Bertschinger, A. 72, *87*
Spillane, J. D., J. W. Keyser u. R. A. Parker 61, *82*, 165, 166, *202*
Spilles, N. M. s. Cook, S. F. 171, *195*
Spitzer, J. L. s. Scheinberg, I. H. 249, *284*
— W. s. Röhmann, F. 422, 435, *492*
Spoendlin, H. *776*
Sprinson, D. B., u. D. Rittenberg 321, *394*
— s. Rothenberg, M. A. 706, *764*
Spruth, H. 627, *666*
Stadie, W. C. *394*
— u. J. B. Marsh 471, 472, *494*
Stadler, H. 167, 168, 175, *202*
Staedeler 233
Staemmler, M. 570, 640, *666*
— s. Handovsky, H. 71, *86*
— s. Kubitz, A. 167, *198*
Stämpfli, R. 673, 682, 684, *765*
— s. Huxley, A. F. 671, 690, *760*
— s. Muralt, A. v. 718, *762*
— s. Niedergecke, R. 697, *763*
Stärk, G. s. Stich, W. *243*
Staffe, A., u. V. Darguzas 67, *84*
Stafford jr., W. F. s. Zimdahl, W. T. 61, *83, 203*
Stampfl, B., H. Wolff, H. Maske u. F. Baumgarten 68, *85*
— s. Wolff, H. *86*
Stanier, M. W. s. Mandelbrote, B. M. 61, *81*, 165, 166, 173, *199*
Stannard, J. N. 431, 432, *494*
— s. Clark, R. T. 425, *483*
Stansly, P. G. s. Beinert, H. 414, *481*
Stapp, P. 695, *765*
Stare, F. J., u. C. A. Elvehjem 63, *84*
Stark, G. s. Göltner, E. C. *773*
— L. s. Castillo, J. del 730, *756*
Starkenstein, E. 100, 146, *191*
Starraky, G. W. s. Drake, C. G. 732, *757*
Stary, Z. 361, *394*, 581, *666*
Stasney, J. 110, *191*
Stats, D. 113, *191*
Staudinger, H. J. 368, *394*
Stauffer, J. F. s. Umbreit, W. W. 469, *495*
— M. H., H. R. Butt u. M. B. Dockerty *191*
Steckelmacher 591

Steegmann, A. Th., u. H. V. Davis 614, *666*
Steenbock, H. 58
— s. Hart, E. B. 169, *197*
— s. Skinner, J. T. *87*
Steffee s. Benditt 324
Steffen, Th. s. Eiff, A. W. v. 736, 742, *757*
Steger, J. 160, 166, 167, *202*
Steim, H. s. Weißbecker, L. 273, *286*
Stein, F. 143, *191*
— K. S. s. Brøchner-Mortensen, K. 29, *74*
Steinbach, H. B. s. Nachmansohn, D. 692, *763*
Steinberg, B., u. C. S. Mundy *666*
Steiner, B. 771, *776*
— s. Halmagyi, D. 771, *773*
Steinhart, H. s. Schwartz, W. 57, *82*
Steinitz, F. S. s. Megibow, R. S. 604, *661*
Steinkamp, R., R. Dubach u. C. v. Moore 16, *79*
— R. C. s. Darby, W. J. 17, 23, *75*
Steinmann 604, *666*
— B. 134, *191*
— s. Wilbrandt, W. 525, *568*
— J. F. s. Yuile, Ch. L. *496*
Stekker, K. s. Magyar, I. 258, *283*
Stengel, A. s. Krumbhaar, E. B. *184*
Stenström, S. s. Ottoson, O. 686, *763*
Stephenson, A. G. s. Mackenzie, I. 115, *185*
— C. s. Dameshek, W. A. 574, 628, *654*
Stepp, W. 167, *202*
Sterling, K. s. Gray, S. J. 268, *280*
Stern, A. s. Fischer, H. 239, *240*
— H. s. Allfrey, V. G. 386, *390*
— J. 406, *494*
— K. 216, 225
— u. J. L. Melnick *243*
— K. G., u. J. L. Melnick 466, *494*
— L. s. Batelli, F. 422, *481*
— P., R. Kosak u. A. Misirlya *776*
Sternberg 202
— C. 112, 141, 142, *191*, 584, 602, *666*
— s. Kraus, R. 588, *660*
Stetten u. Bloom 416
— jr., D. s. Bloom, B. *482*
— s. Stetten, M. R. 302, *394*

Stetten jr., D. s. Wyngaarden, J. B. 382, *394*
— M. R., u. D. W. Stetten jr. 302, *394*
— s. Bloom, B. *482*
Stevens jr., A. R. s. Coleman, D. H. *772*
— s. Haskins, D. 15, *76*
Steward s. Pike 629
Stewart, W. B. 19, *79*
— R. T. Snowman, C. L. Yuile u. G. H. Whipple 91, *191*
— P. S. Vesser u. R. S. Stone 19, *79*
— s. Yuile, C. L. 37, *80*
St. Hilaire, G. 634, *666*
Stich, W. 138, 146, *191*, 204, 209, 210, 211, 234, 238, *243*, 265, 267, 277, *285*
— u. J. F. Bergmann *285*
— u. H. Eisgruber 231, *243*
— u. H. Fath 232, *243*
— T. Müller u. B. Fath *243*
— u. G. Stärk *243*
— u. H. Wolff 29, *79*, 265, *285*
— s. Bingold, K. 206, 208, 210, *239*, 255, *278*
— s. Kehl, R. 230, *241*
— s. Schmidt, H. 258, *284*
— s. Siedel, W. 210, 215, 238, *243*
Stickney, J. S., u. E. J. van Liere 500, *568*
Stief, A., u. L. Tokay 628, *666*
Stiefler, G. 134, *191*
— s. Gamper, E. 627, 629, *656*
Stier, E. 210, 237, *243*, 260, *285*
Stiles-Macdonald, Scott 591, *666*
Stille, G. 147, *191*
Stiven, D. s. Taylor, J. 16, *79*, 99, 101, *191*
Stockard, Ch. R. 634, 642, *666*
Stodtmeister, R., u. P. Büchmann 79
— u. R. Hock 264, *285*
— St. Sandkühler u. A. Laur 140, *191*
— s. Büchmann, P. *177*
Stöhr, Ph. s. Eppinger, H. 148, *179*
Stoeltzer, W. 131, *191*
Stöltzner, W. 271, *285*
Störring, G. E. 751, *765*
Stokvis 258, *285*
Stoll, A. 205, *243*
— s. Willstätter, R. 224, *244*
— J. s. Magladery, J. W. 698, 731, *762*
Stone jr., Ch. M. J. M. Rumball u. C. P. Hassett 776
— R. S. s. Stewart, W. B. 19, *79*

Storch, S., u. A. M. Master 599, *666*
Stotz, E. 217, *243*, 271, *285*, 408, 425, 471, *494*
— A. E. Sidwell u. T. R. Hogness 425, *494*
— u. F. G. Smith 243
— s. Widmer, C. 293, *394*
Strache, E. 570, *666*
Sträter, R. 105, 130, *191*
Strait, L. s. Kreutzer, F. L. 270, *282*
— L. A. 67, *84*
Strangeways, D. H. s. Lucas, B. G. B. *661*
Strassburg, G. 524, *568*
Strassmann, G. 120, *191*
Straub, F. 216, *243*
— F. B. 408, 419, *494*, 610, *666*
— W. 164, *202*
Strauß, G. s. Gedigk, P. 89, *180*
— H. M. 140, *191*
Strecker, F. J. s. Weitzel, G. 87
Striebich, M. s. Shelton, E. 434, *493*
— M. J. s. Hogeboom, G. H. 433, *486*
Ström, G. s. Carlsten, A. 255, *278*
Stroink, H. H. 642, *666*
Strong, F. M. s. Higgins, H. 432, *486*
Strosselli, E. s. Astaldi, G. 255, *277*
Stroud, M. s. Eckstein, R. W. 612, *655*
Strümpell, A. *202*
Strufe, R. s. Martius, C. 430, *490*
Strughold, H. 503, *568*, 571, 573, 574, *666*
— s. Haymaker, W. 573, *657*
Studer, A. 100, 143, 147, *191*
— s. Jürgens, R. 264, 265, *282*
Stünzi, H. s. Frei, W. 581, *656*
Stüwe, G. 135
— s. Heilmeyer, L. 4, 29, 30, 35, 53, 54, 59, 60, 61, *76*, *81*, 90, 135, 144, 150, 151, 156, 160, 167, *182*, *197*, 209, *241*
Stufler, R. s. Göpfert, H. 736, 750, *758*
Stuhlmann, M. s. Heubner, W. 257, *281*
Stumpf, P. K. 304, *394*
Sturgeon, Ph., H. A. Itano u. W. N. Valentine 253, 254, *285*
— s. Bergren, W. R. 248, *278*
— s. Itano, H. A. 247, 248, 251, *281*
Sturgis, C. C. s. Bethell, F. H. 170, *194*

Sturkie, P. D. 726, *765*
Sturm, A. 89, 144, *191*
Sturtevant, J. M. s. Podolsky, R. J. 460, *492*
Suchi, T. 686, *765*
Sudduth, H. C. s. Lehninger, A. L. 428, *489*
Sümegi, S. 164, 171, 174, *202*
Sugai, M. 69, *85*
Sugar, O., u. R. W. Gerard 614, *666*
Sugihara, N. 54, *82*
Suit, H. D. s. Laitha, L. G. *774*
Sumner, J. 221, *243*
— C. J. Harter, M. O. Schultze u. C. G. King 243
Sundelin, G. *79*
Sung, S. C. s. Plaut, G. W. E. 412, *492*
Suntzeff, V. s. Carruthers, Ch. 433, *482*
Sussman, R. M., u. H. J. Kayden 113, 122, *191*
Sutherland, E. W., u. C. F. Cori 464, *494*
— s. Colowick, S. P. 463, *483*
— I. s. Bonnett, R. 65, *83*
— O. J. s. Watson, C. J. 274, *286*
Svaetichin, G. 688, 702, 741, *765*
— s. Ottoson, O. 686, *763*
Sveinsson, S. L. s. Rimington, C. 242
Swanson, M. A., u. C. Artom 581, *666*
Swenseid, M. E., R. H. Barnes, A. Hemmingway u. A. O. Nier 414, *494*
Sykes, J. F., u. L. A. Moore 726, *765*
Sykosch, H. s. Holle, F. *774*
Sylla, A. 124, *191*
Szabady, G. 571, 575, *666*
Szatmari, E. s. Magyar, I. 258, *283*
Székeli, J. s. Bence, C. 152, *194*
Szentágothai-Schimert, J. 740, *765*
Szilly, A. v. 160, 167, *202*

Taggart, J. V., u. R. P. Forster 429, *494*
— s. Cross. R. J. 429. 430, *483*, *654*
— s. Mudge, G. H. 429, *490*
— s. Schachter, D. 331, *393*
Taffel, M. s. Burr, H. S. 674, *756*
Tainter, M. L. s. Hoppe, J. O. *774*
Takahara, H. 272, *285*
Takats, G. de, W. C. Beck u. G. K. Fenn 604, *666*

Takats, J. s. Brand, J. 155, 168, *194*
Takeuchi, T., u. I. Tasaki 728, 765
Talaat, M. s. Barcroft, J. *563*
Talbott, J. H. 556, *568*
— J. T. s. Dill, D. B. 539, *564*
— T. H. s. Dill, D. B. 547, 551, 553, *564*
Talenti, C. 509, *568*
Tamaki, H. T. s. Herbut, P. A. 101, *182*
Tamburino, G. s. Salera, U. 776
Tammann s. Seyderhelm, R. 265, *285*
Tang, You-Chi s. Zinsser, H. H. 247, *286*
Tani, N. 628, *666*
Tannenberg, J. 600, 608, 619, 628, *666*
Tarver jr., H. s. Abdou, I. A. 323, *390*
Tasaki, J. 677, *765*
— s. Takeuchi, T. 728, *765*
Tata, J. s. Roche, J. 342, *393*
Tauber, F. W., u. A. C. Krause 168, *202*
Taubert, M., u. L. Hoffmann 145, *191*
— s. Behrens, M. 14, 74, 93, *176*
— s. Diezel, P. B. 144, *179*
Taugner, R. s. Braun, W. 694, *755*
Taurog, A., J. L. Chaikoff u. J. Perlman 585, *666*
— s. Fishler, M. C. 585, *656*
Tauschwitz s. Oettel, H. J. 200
— K. s. Cammerer, A. 46, *74*
Taylor, C. B. s. Kottke, F. J. 518, 519, *566*
— D. B. 714, *765*
— H. E. 13, *79*, *191*
— J., D. Stiven u. E. W. Reed 99, 101, *191*
— — u. E. W. Reid 16, *79*
— R. E. 675, 711, *765*
Teague, H. S., u. L. E. Carpenter 172, *202*
Tepe, H. J., u. F. J. Tögemann 21, *79*
Terplan, K. L., u. C. T. Javert 115, *191*
Terray, P. v. 520, 521, *568*
Terroine, E. F. ,u. J. Roche 478, *494*
Terry, D. W., A. G. Motulsky u. Ch. E. Rath 250, 253, 254, 262, *285*
— s. Motulsky, A. G. 251, *283*
Tesseraux, H. 603, *666*
Testa, E. s. Leuthardt, F. 315, *393*
Tetzner, K. H. s. Bilger, R. 108, 139, *177*

Thaddea, S. 165
— u. H.-J. Oettel *202*
Thannhauser, S. s. Dünner, L. 628, *654*
— S. J. 208, *243*
Thayer, McKee, McCorquodale u. Doisy 265, *286*
Thedering, F., u. R. Beck 42, *79*
— u. R. Gross 36, *79*
— s. Fischer, R. *773*
Thedering jr., F. 16, 28, *79*, 96, *191*, *776*
Theiler, K. s. Cagianut, B. 168, *195*
Thenard 221
Theorell 571
— H. 6, 7, *79*, 204, 205, 206, 215, 216, 218, 219, 221, 222, 223, 224, 243, *244*, 291, 293, *394*, 417, 418, 422, 423, 434, 435, 437, 438, *494*
— u. A. Åkeson 219, 222, 224, *244*, 423, 471, *494*
— u. Ch. de Duve 213, *244*, 437, *494*
— u. E. Ehrenberg *494*
— s. Bonnichsen, R. 222, *240*
— s. Eisler, B. 157, *196*
Therman, P. O. s. Rosenblueth, A. 706, *763*
Thesvedberg u. Kai O. Pedersen 207, *244*
Thews, G. 474, 475, *494*
— s. Opitz, E. 438, 473, 475, 477, *491*
Thiebault, R. s. Portier, A. 246, *283*
Thiel, R. 166, 169, *202*
Thiemann, K. V. s. Pincus, G. 365, 366, *393*
Thiessen, P. A., D. Beischer u. H. v. Gillhausen 765
Thivolle, L. s. Fontè, G. 15, 40, *75*
Thoelen, H. s. Werthemann, A. 636, *668*
Thoenes, F. 29, *79*
— u. R. Aschaffenburg 29, *79*, 135, *191*
Thörner, W. 695, 723, *765*
Thomas, E. D. s. Finch, C. A. *180*
— s. Motulsky, A. G. 251, *283*
— J. C. s. Cameron, G. R. 591, *653*
— K. 359, *394*
Thompsett, S. L. 153, 154, *202*
Thompson, J. F., u. G. H. Ellis 65, *84*
— M. H. s. Gardner, G. 590, *656*
— Ph. K. s. Drinker, K. 70, *84*
— R. H. S., u. D. Watson 59, *82*

Thompson, R. H. S. s. Houston, J. C. 48, 76, 91, 98, 117, *182*
— s. Mandelbrote, B. M. 61, *81*, 165, 166, 173, *199*
— W. P. 114, *191*
— s. Pappenheimer, A. W. 139, *187*
Thomson, J. S. s. Bethard 47, *74*
Thorell, B. 209, *244*, 262, *286*
Thorn, W. s. Opitz, E. 505, *567*
Thorup 245
Thruston, M. N. s. Mandelbrote, B. M. 61, *81*, 165, 166, 173, *199*
Thudicum, L. J. W. 153, *202*
Thunberg, T. 215, 223, 228, *244*, 398, 417, 422, *494*, 522, 523, *568*
Tieche, H. L. 623, *666*
Tiedemann 233
— H. 643, *666*
— u. H. 642, *666*
Tigertt, W. D., C. N. Duncan u. A. J. Hight 113, *191*
Tikkala, A. O. s. Fischer, M. I. *87*
Till, M. s. Birch, C. A. 147, *177*
Tilling, T. s. Vonkennel, J. 21, *79*
Tilmann, O. s. Opitz, E. 510, 525, 526, 536, *567*
Timofeef-Ressowsky s. Born, H. J. 71, *86*
Ting, T. P., u. R. E. Zirkle 114, *192*
Tingey, A. H. 95, 133, 143, 144, 153, 159, *192*, *202*
Tirmann 92, 94, 139
Tischendorf, W., u. Heckner 108, *192*
Tischner, R. 570, 591, *666*
Tissiér, M. s. Bénard, H. 6, *74*, 228, *239*, 265, *278*
— Muller, M. 71, *86*
Tissières, A. 221, *244*, 271, *286*
Titrud, L. A., u. W. Haymaker 571, 626, *666*
Tobias, J. M. 711, *765*
Todd, A. s. Daly, I. 604, *654*
— A. R. s. Bonnett, R. 65, *83*
Töbel, Fr. 628, *666*
— u. H. Maier 628, *666*
Tögemann, F. J. s. Tepe, H. J. 21, *79*
Töndury, G. 642, 643, *666*
Töppich, G. 577, *666*
Törne, H. v. *192*
Tötterman, L. E. 30, 36, *79*, 137, *192*
Toit, C. H. du *494*, 574, *666*
Tokay, L. s. Stief, A. 628, *666*

Tolentino, P. s. Astaldi, G. 110, 176, 254, *278*
Toman, J. E. P. s. Smith, S. M. 714, *765*
Tomaselli, A. 47, *79*
Tominaga 149, *192*
Tompsett, S. L. 58, *82*
Toni, G. 671, *766*
Tonutti, E. 746, *766*
Topp, J. H. s. King, W. E. *183*
Totsuka, G. s. Katsuki, Y. 688, *760*
Tovey, G. s. Aidin, R. 625,*650*
Tower, S. S. 732, *766*
Trachsler, W. 166, 168, *202*
Tramontana, C. *79*
Traube 400, 422
Trautwein, W. 671, 673, 686, 688, 727, *766*
— u. J. Dudel 712, 727, *766*
— u. U. Gottstein 688, *766*
— — u. J. Dudel 686, 695, 696, 711, 729, *766*
— — u. K. Federschmidt 708, *766*
— u. P. N. Witt 730, *766*
— u. K. Zink 671, 696, 708, *766*
— K. Zink u. K. Kayser 696, 698, *766*
— s. Bock, K. D. 700, *755*
— s. Brendel, W. 727, *755*
— s. Dudel, J. 688, 700, 711, 713, *757*
— s. Hutter, O. F. 688, 708, 729, 739, *760*
— s. Schaefer, H. 686, 727, *764*
Travia, L. s. Rossi, A. 437, *492*
Treibs, A. 207, 225, *244*
Tronchon, B. s. Cahen, E. 69, *84*
Trowell, O. A. 571, 575, 577, *666*
Trucco, R. E. s. Caputto, R. 315, 316, *391*
Trueblood, K. N. s. Hodgkin, D. C. 65, *83*
Trurnit, H. J. 671, 715, *766*
Tschabitscher, H. s. Gastager, H. 160, *196*
Tschesche, R. s. Lettré, H. 363, *393*
Tschirgi, R. D., R. W. Gerard, H. Jenerick, L. L. Boyarsky u. J. Z. Hearon 461, *494*
Tsevrenis, Hipp. s. Gouttas, A. 42, *75*
Tsibakova, E. T. s. Belitzer, V. A. 427, *481*
Tsiminakis, Y. 168, *202*
Tsou, C. L. 419, *494*
Tsuzuki, M. 114, 131, *192*
Tubiana, M. s. Schapira, G. *776*
Tullis, J. J. 114, *192*
— u. Sh. Warren *192*

Tuppy, H. 219
— u. G. Bodo *244*
Turner, C. N. s. Althausen, T. S. *73*, 94, 98, 105, 106, *175*
— C. V. s. Reinecke, E. P. 72, *87*
— H. B. s. Olin, Ch. B. 643, *662*
— L. B. s. Muirhead, E. E. 123, *186*
— R. s. Gordon, I. *657*
Twombly, G. H. 369, *394*
Tyler, D. B. 429, *495*

Uchimura *666*
Uchiyama, H. s. Katsuki, Y. 688, *760*
Uhlenbruck, P. 106, *192*
Ulbricht, J. 621, 622, *666*
Ullrich u. Widemann 60
Ulrich, H. 571, 575, 584, 599, *667*
Umbreit, W. W., H. Burris u. J. F. Stauffer 469, *495*
Umlauft, W. 106, *192*
Umrath, K., u. H. F. Hellauer 718, *766*
— s. Hellauer, H. 707, 733, *759*
Undritz, E. s. Berte, B. *772*
— s. Bidder, H. v. *177*
— s. Rothlin, E. 94, 143, 145, 146, *189*
Ungar, F. s. Dorfman, R. I. 368, *391*
— G. 707, *766*
Ungeheuer, H. *192*
Unna, K. s. Pick, E. P. 714, *763*
Untersteiner, L. 63, *84*
Urbain, L. 69, *85*
Ussing, H. H. 691, *766*
— u. K. Zerahn 691, 694, *766*
Usui, R. 647, *667*
Utamura, M. s. Okamoto, K. *82*, 155, *200*
Utter, F. M., u. K. Kurahashi 411, *495*
Uzman, L. L. *202*
— u. D. Denny-Brown 166, *202*
— u. B. Hood *202*

Vahlquist, B. s. Neander, G. 18, *78*
— s. Waldenström, J. 231, *244*, 276, *286*
— B. C. 15, 23, 24, 29, 40, 41, 43, 46, *79*
— G. Neander u. N. Neander 769, *776*
Vakrinos, Ep. s. Gouttas, A. 42, *75*
Valentine, W. N., u. J. V. Neel 252, 254, *286*

Valentine, W. N., u. J. V. Neel, s. Sturgeon, Ph. 253, 254,*285*
Vallee, B. L. 60, 68, 69, 70, *82*
— u. M. D. Altschule *84*, *85*
— R. G. Fluharty u. J. G. Gibson 68, *85*
— u. J. G. Gibson 68, 69, *85*
— u. B. A. Koechlin *85*
— H. D. Lewis, M. D. Altschule u. J. G. Gibson *85*
— s. Gibson II. 69, *85*
Vance s. Gonzales 621
Vandendriessche, L. s. Massart, L. 70, *85*
Vandepitte, J. 253, *286*
— u. L. A. Louis 254, *286*
Vannotti, A. 7, 21, *79*, 107, 131, 138, 141, 147, 175, *192*, *202*, 205, 214, 220, 228, *244*, 273, 274, *286*, 371, 373, *394*, 439, 468, *495*
— A. Closuit u. A. Jacottet 147, *192*, 266, *286*
— u. A. Delachaux 15, 35, 40, 43, 44, 46, 48, *79*, 98, 103, 163, *192*, *202*, 209, *244*
Vaquez 115
Varley, A. s. Keuch, J. E. 273, *282*
Vassiliev, L. L. 722, *766*
Vaughan, B. E., u. N. Pace 439, *495*
— J. M. 140, *192*
— V. C. 111, *192*
Vaz-Ferreira, A. s. Creutzfeld, O. 614, 630, *654*
Vecchio, F. 249, 253, *286*
— u. E. Barbagello 252, *286*
Vega, P. de la 628, *667*
Veith, G. 599, *667*
Veldmann, H. s. Groen, J. *75*
Vennesland, B., u. F. H. Westheimer 418, *495*
Ventura, S., u. A. Klopper 26, *79*, 91, 148, 153, *192*, *202*
— s. Larizza, P. *774*
Vergne, L. de la s. Bale, F. W. *239*
Verkade, P. E., J. van der Lee u. A. J. S. van Alphen 358, *394*
Verlopp, M. C., H. Deenstra u. L. H. van der Hoever 113, *192*
Verney, E. B. s. Daly, I. 604, *654*
Vernon, C. A. s. Gillespie, R. J. 458, *485*
— H. M. 436, *495*
Verzár, F. 508, 519, 555, 558, *568*
— s. Flückiger, E. 519, *565*
— s. Wang, S. I. 547, *568*
Vesser, P. S. s. Stewart, W. B. 19, *79*

Vest, M., u. S. I. Wang 468, *495*
Viault, F. 550, *568*
Vieil, H. s. Roche, J. 437, *492*
Vigliani, K. u. Libowitzky 274, *286*
Vigneaud, V. du 335, 350, *394*
Vilaseca, G. C., J. J. Murtagh u. A. R. Bettinsoli 253, *286*
Vinals, R. Roca de, u. A. del Campo *776*
Virchow, R. 124, 233, 569, *667*
Visscher, M. B. s. Brown, E. B. 547, *564*
— s. Kottke, F. J. 518, 519, *566*
— s. Lifson, N. 398, *489*
Visintini, F. s. Fuortes, M.G.F. 707, *758*
Vitali, A. s. Palmieri, A. *775*
Vivante, A. *777*
Vodopivec, M. *777*
Vogel, F. St. *667*
— P. s. Becker, P. F. L. 623, *651*
— R. s. Sacrez, R. 625, *664*
Vogt, A. 165, 166, 168, 169, *202*
— C., u. O. Vogt *667*
— H. s. Schubert, G. 157, 158, *201*
— M. 591, *667*
— s. Dale, H. H. 700, 714, *756*
— O. 629
— s. Vogt, C. *667*
— W. 632, *667*
Vojnar, A. s. Chujko, V. 73, *87*
Volland, W. 29, *79*, 92, 106, 133, 135, 142, 144, 154, 160, 161, 163, 165, 167, *192*, *202*
— u. W. Pribilla 192, *777*
— M. Zingsheim u. H. Gohr 61, *82*, 130, 160, 174, *202*
— s. Glees, M. 156, 163, 168, 171, *196*
Vonkennel, J., u. T. Tilling 21, *79*
Vos, B. J. s. Eichelberger, L. 437, *484*
Vosburgh u. Flexner *192*

Wachholz, L. 603, *667*
— u. Horoszkiewicz 629, *667*
Waddell, J. s. Hart, E. B. 169, *197*
Wadman, S. K. s. Jonxis, J. H. P. 247, *281*
— s. Kons, J. C. *774*
Waelsch, H. 337, *394*
Wätjen, J. W. 95, 134, 142, *192*
Wagner, E. s. Fleckenstein, A. 711, 726, *758*
— K. *777*
— u. A. Probst *777*
— s. Wright, S. 640, *668*
— R. 738, *766*

Wahler, B. s. Heubner, W. 258, *281*
Wainio, W. W. 216, *244*
— u. S. J. Cooperstein 425, *495*
— — S. Kollen u. B. Eiche *244*
— s. Eichel, B. *240*
Waisman, H. A., J. A. Bain, J. B. Richmond u. F. A. Munsey 259, *286*
Wakefield, E. G. s. Little, A.G. 21, *77*
Wakulenko, J. L. 249, *286*
Waldenström, J. 40, 41, 43, 47, 68, *79*, *86*, 146, *192*, 228, *244*, 276, 277, *286*
— u. L. Hallen *79*
— u. S. R. Kjellberg 146, *192*
— u. B. Vahlquist 231, *244*, 276, *286*
Walder, R. 606, *667*
Waldschütz, E. s. Masshoff, W. 131, *186*
Walker, A. R. P., u. V. B. Arvidsson 102, *192*
— s. Higginson, J. 102, *182*
— B. 222, *244*
Wallace, J. B. s. Deyke, V. F. 140, *179*
Wallach, H. F., u. H. Popper 588, *667*
Wallbach, G. 135, *192*
Waller, H.-D. s. Kiese, M. 258 *282*
Wallerstein, R. O., u. S. L. Robbins 51, *79*
Wallraff, J. 92, 105, *193*
Walthard s. Glanzmann 125, *180*, 266, *280*
— B. 97, 121, *193*
— s. Hadorn, W. 608, *657*
Walton, J. N. s. Boon, T. H. 139, *177*
Wang, C. F. s. Hegsted, D. M. 323, *392*
— S. I., H. Wirz u. F. Verzár 547, *568*
— s. Vest, M. 468, *495*
— Y. L. s. Keilin, D. 256, *282*
Warburg, O. 2, 6, 55, 67, 70, 71, 72, *79*, *82*, *84*, *86*, *87*, 151, 157, *203*, 215, 216, 217, 218, 227, *244*, 256, *286*, 289, 291, 293, 304, 311, *394*, 395, 404, 408, 417, 418, 422, 424, 425, 456, 466, 469, 471, 472, 473, 475, *495*, 544, 571, 574, 620, 642, 645, 647, 648, 649, *667*
— u. W. Christian *87*, 407, 416, 418, *495*
— — u. A. Griese 416, 417, *495*
— u. H. Gewitz 217, *244*
— u. H. A. Krebs 153, 171, 174, *203*

Warburg, O. u. F. Kubowitz 256, *286*, 425, 473, *495*, *568*
— — u. W. Christian 257, *286*
— u. S. Minami 645, *667*
— K. Posener u. E. Negelein 461, *495*, 645, *667*
— F. Wind u. E. Negelein 645, *667*
Ward, E., u. H. L. Mason 275, *286*
— G. s. Spaet, Th. H. 251, 253, *285*
— R. O. 545, *568*
— S. M. s. Hoagland, C. L. 53, *81*
Waring, S. 224
— u. C. H. Werkman *244*
Warkin, K. G., u. F. C. Mann 590, *667*
Warner, E. D. s. Gowin, E. L. de 123, *181*
— L. s. Knisely, M. H. 108, *183*
Warning-Larsen s. Iversen 49, *77*
Warnock, C. G. *203*
Warren, Ch. O. 473, *495*
— Q. D. Schubmehl u. I. R. Wood 66, *84*
— S., u. J. Z. Bowers 114, *193*
— u. W. L. Drake 103, 105, *193*, *203*
— s. Hicks, S. P. 119, *182*
— s. Libow, A. A. 114, 131, *185*
— s. Tullis, J. J. *192*
Warth, W. s. Greenberg, G. R. 31, 32, *75*
— s. Wintrobe, M. M. *80*
Wartis, J. s. Himwich, H. E. *658*
Wasastjerna, C. 107, *193*
Wasserman, L. R., J. A. Rashkoff, D. Leuvitt, J. Mayer u. S. Port 27, 40, *80*
Watanabe, Y. s. Kobayashi, T. 623, *659*
Waterfield, R. L. s. Harrop, G. A. 261, *280*
Waterhouse, D. F. *203*
Waters, E. T. s. Young, F. G. 628, *668*
— W. A. 458, *495*
— W. J., A. Richert u. H. H. Rawson 623, *667*
— s. Bowen, W. R. 626, *652*
Watson s. Herbut, P. A. 101, *182*
— C. J. 113, 114, *193*, 214, 228, 229, 233, 237, 239, *244*, 275, 276, *286*
— A. Graham, N. R. Ziegler u. P. T. Lowry *244*
— u. E. A. Larson 68, *86*
— R. Schmidt u. S. Schwartz 277, *286*

Watson, C. J., V. Sobrov u. S. Schwartz *244*
— O. J. Sutherland u. V. Hawkinson 274, *286*
— s. Aldrich, R. A. 275, *277*
— s. Grinstein, M. 230, *241*, 276, *280*
— s. Lowry, P. T. *242*
— D. s. Jeffrey, M. R. 60, *81*, 771, *774*
— s. Thompson, R. H. S. 59, *82*
Waymouth, C. 326, *394*
Wearn, J. T., u. L. G. Zschiesche 475, *495*
Webb, D. A. 73, *87*
Weber, A. s. Baud, Ch. A. 705, *754*
— s. Büchner, F. 602, 604, 609, *653*
— s. Halmágyi, D. 771, *773*
— s. Heinrich, K. 681, *759*
— G. s. Hörlein, H. 259, *281*
— H. s. Kunz, H. 91, 116, 118, *184*
— R. s. Siegmund, H. *190*
Webster, F. A. s. Newman, E. V. 539, *567*
Weden, H. s. Hendrych, F. 63, *83*
Weed, L. L. s. Larsen, C. D. 647, *660*
Weese, H. s. Fresen, O. 141, *180*
Wegel, F. s. Eisenbrand, J. 68, 69, *85*
Wégria, R. s. Bogaert, L. van *652*
Weiden, S. s. Althausen, T. S. 73, 94, 98, 105, 106, *175*
— s. Wood, I. J. *193*
Weidmann, R. s. Obrecht, V. *775*
— S. 712, 718, *766*
— s. Coraboeuf, E. 671, 708, *756*
— s. Draper, M. H. 671, 686, 694, *757*
Weigmann, R., u. G. Schindewolf 698, *766*
Weil, A., Liebert u. G. Heilbrunn 628, *667*
— P. 142, *193*
Weil-Malherbe, H. 337, *394*, 613, *667*, 718, 719, *766*
— u. A. D. Bone 406, 467, *495*
Weiler, F. 570, *667*
Weimann, W. 621, *667*
— u. Marenholtz 621, *667*
Weinberger, L. M., M. H. Gibbon u. J. H. Gibbon 505, *568*, 614, 626, 629, *667*
Weinhouse, S. 299, *394*, 645, 648, *667*

Weinhouse, S., R. H. Millington u. C. E. Wenner 648, *667*
Weinhouse, S. s. Jedeikin, L. A. 581, 585, *659*
Weinland, E. 478, *495*
Weinmann, O. s. Scholl 44, *79*
Weinschenk, K. 606, *667*
Weintraub, H. J., u. L. F. Bishop jr. 599, *667*
Weir, J. F. s. Kleckner jr., M. S. *183*
— W. C. s. Ray, S. N. 65, *84*
Weisiger, J. R. s. Slyke, D. D. van 258, *285*
Weissbecker, L. 63, 64, 65, 66, *84*, 107, 115, 136, 139, 154, 170, *193*, *203*
— u. R. Maurer *84*
— u. H. Steim 273, *286*
Weissberg, J. s. Engler, C. 422, *484*
Weisz, L. s. Singer, K. 107, *191*
Weithaler, K. *777*
Weitzel, G., O. Roester, E. Buddecke u. F. J. Strekker *87*
Welch, M. S. s. Colowick, S. P. 427, *483*
Wellman, H. s. Lardy, H. A. 429, 467, *488*
Wells 591, *667*
— G. C., u. C. Rimington 277, *286*
— H. S. s. Gardner, G. 590, *656*
— J. C. s. Pauling, L. 110, *187*, 246, *283*
— s. Schroeder, W. A. 248, *284*
— s. Yuile, C. L. 37, *80*
Welsch, J. s. Moore, C. V. 16, 17, 18, *77*
Welsh, J. H. s. Prajmovsky, M. 718, *763*
Weltz 750, *766*
Wendel, H. 17, *80*
— W. B. 257, *286*
Wenderoth, H. 14, *80*, 91, 92, 97, 117, 130, 132, 145, *193*
— s. Erdmann-Müller, G. J. 90, *179*
Wendt, L. 609, *667*, 699, *766*
Wenger, P. s. Cimerman, Ch. 68, *84*
Wenner, C. E. s. Weinhouse, S. 648, *667*
Wepler, W. 126, *193*
Weckman, C. H. s. Waring, S. *244*
— s. Wood, H. G. 411, *496*
Werle, E. 329, *394*
Wertham, F. 134, *193*

Wertheimer, E. 596, *667*
— s. Alders, N. 518, *563*
Werthemann, A. 164, 165, *203*, 634, *667*
— u. M. Reiniger 636, *667*
Werthemann, A., M. Reiniger u. H. Thoelen 636, *668*
— u. H. Werthemann *203*
— H. s. Werthemann, A. *203*
Werz, R. v. 716, *766*
— s. Kahlson, G. 716, *760*
Wessely, L. s. Lynen, F. 414, *490*
Wessler, St. s. Zoll, P. M. *668*
West, R. s. London, I. M. 209, *242*, 268, 276, *283*
Westall, R. G. 232, *244*
Westheimer, F. H. *495*
— s. Vennesland, B. 418, *495*
Westhäuser, R. s. Heilmeyer, L. 267, *281*
Westhaus, H. s. Rodeck, H. 259, *284*
Westphal 672
— C. *203*
— K. 629, *668*
Westrienen, A. van u. C. de Lange 668
Wettstein, A. 368, *394*
Wetzel, U. 15, *80*
Weven, E. G., u. Ch. W. Bray *766*
Weyland, R. s. Büchner, F. 606, *653*
Weymouth, F. W., J. M. Crismon, V. E. Hall, H. S. Belding u. J. Field II 479, *495*
— J. Field II u. M. Kleiber 478, *495*
Wezler, K., u. A. Böger 516, *568*
— u. E. Frank 515, 516, 517, 519, *568*
— s. Frank, E. 511, 512, 516, 517, 525, 526, 540, 541, 544, *565*
Whipple, G. s. Bagniard, R. 121, *176*
— G. H. 212, 213, 214, 215, 323, 439, *495*
— u. W. L. Bradford 110, *193*
— u. F. S. Robscheit-Robbins 113, 139, *193*, 439, *495*
— — u. L. L. Miller 264, *286*, 322, *394*
— u. J. A. Sperry 591, *668*
— s. Bale, F. W. *239*
— s. Balfour, W. M. 19, 49, *74*, 104, *176*
— s. Bogniard, R. P. 7, *74*
— s. Hahn, P. F. 6, 17, 19, 20, 21, 29, *76*, 96, 150, *181*, 769, *773*

Whipple, G. H. s. Hawkins, W. B. 17, *76*
— s. Kennedy, R. P. 437, 438, *487*
— s. Madden, C. S. 322, 323, *393*
— s. Robscheit-Robbins, F. S. 56, *82*, 170, *200*
— s. Stewart, W. B. 91, *191*
— s. Woodruff, W. W. 439, *496*
— s. Yuile, C. L. 37, *80*
White, C. S., u. O. O. Benson jr. 573, *668*
— E. G. 590, *668*
— F. J. 209, *244*
— J. C., u. G. H. Beaven 245, 246, *286*
— s. Beaven, G. H. 248, 252, *278*
— s. Humble, J. G. 253, 254, *281*
— s. King, E. J. 260, *282*
— J. G. s. Hodgkin, D. C. 65, *83*
Whitteridge, D. 752, *766*
Wickes, I. G. *668*
Wickremasinghe, R. L. s. Graff, J. A. E. 247, *280*
Widdowson, E. M. s. McCance, R. A. 16, *77*, 96, 114, 149, *186*
Widdowson, F. M. s. McCance, R. A. 21, 22, *77*
Widemann 60
Widmer, C., H. W. Clark, H. A. Neufeld u. E. Stotz 293, *394*
— W. 91, 148, *193*
Wiebe, W. s. Schmitz, W. 708, *764*
Wieland 422
— H. 571
— u. C. Rosenthal 414, *495*
— O. s. Lynen, F. 414, *490*
Wiemers, K., W. Maurer u. A. Niklas *668*
Wienbeck, J. 140, *193*
Wiener, A. S. 623, *668*
— u. M. Brody *668*
— s. Landsteiner, K. 111, *184*, *660*
— N. s. Rosenblueth, A. 696, *763*
Wiese, A. C., u. B. C. Johnson 71, *87*
Wiggins, H. S. s. Paterson, J. C. S. 24, *78*
Wigton, R. S. s. Masland, R. L. 750, *762*
Wikoff, H. M. s. Grinstein, M. *241*
— s. Schwartz, St. O. 266, 274, *284*
Wilander, O. s. Myhrman, G. *775*

Wilbrandt, R. s. Wilbrandt, W. 525, *568*
— W. 670, 671, 730, *766*
— u. H. Sommer 513, *568*
— R. Wilbrandt u. B. Steinmann 525, *568*
Wild, H. s. Petrides, P. 97, 106, 160, 163, *188*, *200*
— J. B. s. Hodges, R. E. 61, *81*
Wilder, R. M. s. Butt, H. R. *178*
Wilkins, W. S. s. Kelly, V. C. 606, *659*
Wilkinson, J. F. s. Kench, J. E. *241*
— s. O'Sullivan, D. J. *775*
Will, A. 478, *495*
Williams, E. M. V. s. Reid, G. 733, *763*
— G. R. s. Chance, B. 424, 425, 426, 427, 429, 464, 465, *483*
— N. E. s. Levy, R. L. 599, *660*
— R. J., R. E. Eakin, E. Beerstecher jr. u. W. Shive 384, *394*
— R. J. P. *495*
Williamson, C. S. 27, *80*
— R. R. 722, *766*
— u. J. Bloch 722, *766*
Willie u. Mitarb. 124
Wills, J. H. 732, *766*
Willstätter, R. 224, *244*
— u. A. Stoll 224, *244*
Wilson, E. E. s. Alt, H. L. 73
— I. B., u. M. Cohen 701, *766*
— u. D. Nachmansohn 718, 719, *766*
— s. Bergmann, F. 715, *754*
— s. Nachmansohn, D. 352, *393*
— J. B. s. Lee, S. B. *242*
— J. R. s. Meyerhof, O. 408, *490*
— P. W. 456, 457, *495*
— s. Lee, S. B. *242*
— R. s. McCarthy, F. P. 139, *186*
— S. A. 167, *203*
— W. C. s. McKail, R. A. 724, *762*
Winckel, F. V. 643, *668*
Wind, F. s. Warburg, O. 645, *667*
Windle s. Alt, H. L. 73
— W. F. s. Jensen, A. V. 618, *659*
Winkelmann, N. W., u. M. T. Moore 628, *668*
Winkler, A. W. s. Hoff, H. E. 694, *760*
— F. 436, *496*
Winkler-Schultze 227

Winslow, C.-E. A., u. L. P. Herrington 532, *568*
— N. s. Love jr. W. S. 604, *661*
Winterstein, H. 400, *496*, 513, *568*, 697, 724, 752, *766*
Wintrobe, M. M. 65, *82*, *84*, 170 *193*, *203*
— G. R. Greenberg, S. R. Humphreys, A. Ashenbrucker, W. Warth u. R. Kramer *80*
— s. Cartwright, E. E. 54, 58, 59, 60, 61, *80*
Wintrobe, M. M. s. Cartwright, G. E. 29, 30, 32, 34, 35, 40, 74, 117, 135, 149, 160, *178*, *195*
— s. Chase, M. S. 157, 170, *195*
— s. Fay, J. 153, *196*
— s. Follis jr. R. H. 172, *196*
— s. Greenberg, G. R. 30, 31, 32, *75*, 136, *181*
— s. Gubler, A. 265, *280*
— s. Gubler, C. J. 55, 58, *81*, 170, *181*, *197*
— s. Hamilton, L. D. 29, 30, *76*
— s. Lahey, M. E. 170, 172, *198*
— s. Markowitz, H. 153, 155, 157, 167, 168, 171, 174, *199*
— W. 110, 113, 136, *193*
Winzler, R. J. 473, *496*
Wirz, H. s. Wang, S. I. 547, *568*
Wiss, O. 320, 344, *394*
Wissler s. Benditt 324
— H., u. H. U. Zollinger 98, *193*
— R. W. s. Bethard, W. F. 47, *74*
With, T. K. 233, *244*
Witt, P. N. s. Trautwein, W. 730, *766*
Wittenberg, J. s. Shemin, D. 231, *243*, 412, *493*
Witter, S. 629, *668*
Witzleb, E. s. Gollwitzer-Meier, Kl. 612, *657*
Woeber, K. 674, *767*
— u. H. Hogrebe 674, *767*
Wöhler, F. 4, 5, 12, 25, 26, 41, *80*, 93, *193*, *777*
— u. D. Emrich *777*
— L. Heilmeyer, D. Emrich u. S. H. Kang 768, *777*
— s. Heilmeyer, L. 44, 45, 46, 49, 50, *76*, *182*, 770
— s. Keiderling, W. 4, 9, 13, 33, 45, *77*, 93, 136, *183*
Wohlfeil, T. 35, *80*
Wohlwill, F. 97, 105, 144, *193*, 628, *668*

Wolbach s. Blackfan 264, *278*
Wolf s. Born, H. J. 71, *86*
— A. s. Segal, J. 721, *765*
— H. P. s. Leuthardt, F. 315, *393*
Wolfers, H. s. Pribilla, W. 114, *188*
Wolferth, C. C. s. Wood, F. C. 597, *668*
Wolff s. Putnam 622, *663*
— H. 63, 67, 68, 69, 70, 71, *84, 86, 87*, 136, 151, *193, 203*
— u. R. Amann *86*
— u. I. Krammer *84*
— u. H. Maske *86*
— — B. Stampfl u. F. Baumgarten *86*
— s. Stampfl, B. 68, *85*
— s. Stich, W. 29, *79*, 265, *285*
— H. G. s. Dunning, H. S. 436, *484*
— H. P. *203*
— N. Long u. M. Knedel *777*
— s. Amann, R. 70, *84*
— J. 111, *193*
— J. A. s. Finch, C. A. 264, *279*
Wollheim, E. 515, *568*
Wolman, I. J. s. Lecks, H. 245, *282*
Wolpers, C. 206, *244*
Wolstenholme, G. E. W. 231, *244*
Wood, F. C., C. C. Wolferth u. M. M. Livezey 597, *668*
— H. G. *496*
— u. C. H. Werkman 411, *496*
— I. J., R. K. Doig, R. Motteram u. A. Hughes *193*
— — — S. Weiden u. A. Moore *193*
— I. R. s. Warren, C. O. 66, *84*
Woodbury, J. W. 671, *767*
— s. Hecht, H. H. 671, *759*
— s. Woodbury, L. A. 671, 686, *767*
— L. A., J. W. Woobbury u. H. H. Hecht 671, 686, *767*
— s. Hecht, H. H. 671, *759*
Woodruff, W. W., u. G. H. Whipple 439, *496*
Woods, M. s. Hesselbach, M. L. *197*
Wooley, D. W. 384, *394*
Woolridge s. Benditt 324
Woolsey, C. M. s. Marshall, W. H. 748, *762*
Woronzow, D. S. 722, *767*
Worth, W. s. Greenberg, G. R. 136, *181*
Wortis, J. s. Himwich, H. E. 574, 608, *658*
— S. B. 574, *668*

Worzniak, J. J. s. Gesell, R. 724, *758*
Wright, E. A., R. S. Morgan u. G. P. Wright 745, *767*
— G. P. *193*
— s. Wright, E. A. 745, *767*
— L. D. 384, *394*
— M. K., W. K. Andrew u. J. Jacobson 752, *767*
— S., u. K. Wagner 640, *668*
— s. Calma, I. 724, *756*
Wüllenweber, G. 126, *193*
Wüthrich, R. 606, *668*
Wuhrmann, F. 726, *767*
— u. B. Jasinski 136, *193, 777*
Wustmann, P., u. J. Hallervorden 614, 627, *668*
Wuth, O. 95, 143, *193*
Wyatt, J. P. *777*
— u. Goldenberg 103, 117, *193*
— u. J. Howell 102, *193*
— H. K. Mighton u. V. Moragues 130, *193*
— u. S. C. Sommers 140, *193*
Wyk, J. J. van, J. H. Baxter, J. H. Akeroyd u. A. G. Motulsky *203*
— s. Baxter, J. H. 62, *80*, 172, *194*
Wyllie, W. G., W. Sheldon, M. Bodian u. A. Barlow *193*
Wyman jr., J. 438, *496*
— u. D. W. Allen 250, *286*
— s. Allen, D. W. 250, *277*
Wymans, J. 205, *244*
Wyngaarden, J. B. u. D. Stetten jr. 382, *394*

Yakushiji, E. 218, 219, *244*
Yamaguchi, S. s. Michaelis, L. 64, *84*
Yamashita, J. 422
— s. Hagihara, B. *486*
Yarvis, Y. s. Feldman, F. 114, *179*
Yatzidis, Hipp. s. Gouttas, A. 42, *75*
Yoshikawa, H. 58, *83*, 158, 159, *203*
— P. F. Hahn u. W. F. Bale 58, *83*
Youmans, W. B., A. J. Karstens u. K. W. Aumann 732, *767*
Young, F. G., E. T. Waters, J. Markowitz u. C. H. Best 628, *668*
— W. A. s. Brown, G. M. 113, *177*
Yuile, C. L., C. G. Bly, W. B. Stewart, A. J. Izzo, J. C. Wells u. G. H. Whipple 37, *80*

Yuile, C. L. s. Bale, F. W. *239*
— s. Stewart, W. B. 91, *191*
— Ch. L., u. W. F. Clark *496*
— J. F. Steinmann, P. F. Hahn u. W. F. Clark *496*

Zabin, I., u. J. F. Mead 362, *394*
Zachariev, K. *777*
Zacherl, M. K. s. Kunz, H. 118, *184*
Zadek, I. 114, *193*
Zaimis, E. J. 716, *767*
— s. Paton, W. D. M. 714, 716, *763*
Zalka, E. v. 60, *83*, 164, *203*
Zamchek, N. s. Hegsted, D. M. 323, *392*
Zamecnik, P. C. 322, *394*
Zancan, L. 68, *86*
Zand, N. 126, 133, *193*
Zander, E. s. Liljestrand, G. 549, *566*
Zannos, L. 250, 252, 253, *286*
— s. Choremis, C. 246, 254, *279*
Zausch, G. *777*
Zehnder, K. s. Berte, B. *772*
Zeile, K. 206, 215, 216, 219, 221, 223, *244*, 293, *394*
— u. W. Siedel 239, *244*
— s. v. Euler, H. 221, *240*
Zeller *203*
— E. A. s. Robert, P. *200*
Zeltmacher, K., u. M. Bevans 117, *193*
Zemp, J. s. Muralt, A. v. 718, *762*
Zeppmeisel, L. s. Hesse, E. *81*
Zerahn, K. s. Ussing, H. H. 691, 694, *766*
Zetlin, A. M. s. Crane, W. F. 114, *178*
Ziegler, C. s. Heubner, W. 258, *281*
— E., u. N. Obolonsky 591, 594, *668*
— N. R. s. Lowry, P. T. *242*
— s. Watson, C. J. *244*
Ziehl-Neelsen 119
Zilversmith, D. B. s. Chaikoff, I. L. 361, *391*
Zimdahl, W. T., I. Hyman u. E. D. Cook 61, *83*, 166, 167, *203*
— — u. W. F. Stafford jr. 61, *83, 203*
Zimmermann, H. M. 628, *668*
Zinck, H. 587, 607, *668*
— K. H. 114, 144, *193*

Zingsheim, M. *203*
— s. Volland, W. 61, *82*, 130, 160, 174, *202*
Zink, K. s. Trautwein, W. 671, 696, 698, 708, *766*
Zinsser, H. H. 249, *286*
— u. You-Chi Tang 247, *286*
Zirkle, R. E. s. Ting, T. P. 114, *192*
Zöllner, N., u. E. Rothemund 421, *496*
Zoll, P. M., St. Wessler u. H. L. Blumgart *668*
Zollinger, H. 624, *668*
— H. U. 111, 122, 123, 131, *193*, 203
— s. Wissler, H. 98, *193*

Zollner, S. s. Rainer, O. *776*
Zondek, S. G. s. Brückemann, G. 53, 57, *80*
— s. Brückmann, G. 153, *194*
Zotterman, Y. s. Adrian, E. D. 736, *754*
— s. Hensel, H. 736, *759*
— s. Landgren, S. 719, *761*
Zschaz 709
Zschiesche, L. G. s. Wearn, J. T. 475, *495*
Zülch, K. J. *668*
Zülcher, H. s. Robert, P. 161, *200*
Zuelzer, W. W., u. E. Kaplan 253, 254, *286*

Zuelzer, W. W. u. R. T. Mudgett 625, *668*
— s. Kaplan, E. *183*, 246, 254, 255, *282*
— s. Neel, J. V. 251, *283*
Zündorf, O. s. Eger, W. 585, *655*
Zuntz u. Durig 571, *668*
— L. s. Loewy, A. 521, *566*
— N. 400, *496*
— A. Loewy, F. Müller u. W. Caspari 517, 521, 525, *568*
Župančič, A. O. 719, *767*
Zurhelle, E. s. Hess, O. 48, 76, *182*
Zwicker, M. 777
Zwilling, E. 641, *668*

Sachverzeichnis.

Acephalie 635
Acetabularia mediterranea 389
Acetaldehyd 303, 306, 319
Acetessigsäure 310, 333, 339, 340, 358, 390, 410, 414
— im Fettstoffwechsel 355ff.
—, Leber 415, 416
—, Muskulatur 415, 416
Acethylenmethode, Sauerstoffmangel 514, 515
Acetoinbildung 384
Aceton 355, 356, 415
—, Fischkeime 642
Acetylcholin 308, 337, 352, 354, 612, 692, 693, 701—706, 709, 714, 715, 717, 718, 731—735, 750
—, Erregungsvorgang 719, 720
—, Krampfauslösung 724
—, Membranpotential 722
—, Vagusstoff 700
Acetylcholinesterase 352
Acetyl-Coenzym A 299, 307, 309, 311, 353, 354, 356, 363, 387, 405, 410, 412 bis 414, 416
— bei Fettsäureabbau 411
— bei Kohlenhydratabbau 411
Acetylierung 390
Acetylphosphat 296
Achylie des Magens 146
Aconitase 412, 413
Aconitsäure 410, 412
cis-Aconitsäure 308
Acrylsäure 354
ACTH 368, 627
— und Eisenstoffwechsel 135, 149
Actin 609
Actomyosin 609
Acyl-Coencym A 353
ADAMS-STOKESsche Krankheit 505
Adaptation, Sauerstoffmangel 503, 514, 545
—, —, Bedeutung erhöhter Zirkulation 560
—, —, Blutbild 550ff.
—, —, Rückkehr zu Normalbedingungen 560
—, Verlust der 559
—, Wesen und Bedeutung 557
— vgl. Höhenanpassung
Adaptationsgrenze 558, 559
Adaptationsvorgang, Dauer 559

Adaptationszeit vor Sauerstoffmangel 504
ADDISONsche Krankheit, Differentialdiagnose 94, 127
,,Addition latente" 690
Adenin 357, 379, 382
Adenosin 379, 380, 410
Adenosin-5'-phosphorsäure 379
Adenosindiphosphorsäure 295, 297, 298, 304
— vgl. ADP
Adenosintriphosphorsäure 295 bis 298, 304, 692
— vgl. ATP
Adenosylmethionin 350
Adenylacetat 357
Adenylatkinasen 298
Adenylsäure 353, 380
Aderlaß-Anämie 599
Aderminmangel, Hypochrome Anämie 265
—, Serumeisen 102
Adipinsäure 360, 385
ADP 314, 318, 379, 405, 406, 408, 427, 428, 456, 460, 463, 464, 466—468, 580, 611, 695
—, Muskelkontraktion 610
— vgl. Adenosindiphosphorsäure
Adrenalin 341, 343, 344, 428, 436, 464, 612, 701, 715, 717, 718, 720, 728, 731, 732, 734, 735, 739
—, Eisen 149
—, Kupfer 175
—, Überträgerstoff 707
Adrenalinchinon 344
Adrenergische Wirkstoffe 612
Adrenochrom 343, 344
Äpfelsäure 309—311, 343, 377, 410
— vgl. Malat
Äpfelsäuredehydrogenase 290, 412
Äthanol 303, 304, 307
Äthanolamin 332, 352, 361
Äther, Fischkeime 642
Äthernarkose, Krämpfe 629
Äthionin 385
Äthylalkohol, Porphyrinurie 274
Äthylbenzol 359
Äthylendiamintetraessigsäure 771
Äthylenreduktase 414

Ätiocholandiol-3α, 17α 367
Ätiocholandion-3,17 367
Ätiocholanol-3α-on-17 367
Ätiocholanol-3β-on-17 367
Agmatin 338
Akatalasämie 272
Akklimatisation 501, 502, 504
Akkommodation 502, 504, 675, 677, 731, 733, 734
—, vgl. Höhenanpassung
Akonitase 432
Aktionsphänomen 729
Aktionsströme 673, 700
—, monophasisch 699
,,Aktionssubstanzen" 717, 718
Aktivierungsenergie 458
Alanin 328
β-Alanin 346
D-Alanin 330
L-Alanin 387
Albinoratten, Catechin 137
Albumin 323, 325
Aldehyde, Oxydation zu Säuren 388
Aldehydoxydase 291, 292
Aldolase 305, 314, 319
Alkali, dissoziables, Abnahme 514
Alkalireserve und Sauerstoffspannung 547
Alkalose 724
Alkaptonurie 339, 340
Alkohol, Fischkeime 642
—, Membranpotential 716
Alkoholdehydrierung 418
Alkoholdehydrogenase 290, 307, 458
Alkoholintoxikation 274
Alkylbenzolsulfate 682
Allantoikase 382
Allantoin 382, 388
Allantoinase 382
Allantoinsäure 382
Allergie 267
Allergisch-hyperergische Entzündung 109
Alles-oder-Nichts-Gesetz 674, 675, 678, 688, 724, 728, 741
Allopregnan-3α-ol-20-on 365
Allopregnan-3β-ol-20-on 365
Allopregnandiol-3α, 20α 365, 366
Allopregnandiol-3β, 20α 365, 366
Allopregnandion-3, 20 365, 366
Allopregnanol-3α-on-20 366

Allopregnanol-3β-on-20 366
Allopregnantriol-3α, 16, 17 365
Alloxan 383
Alloxandiabetes 101
Alloxanthin 383
Allylformiat 594
Alveoläre Schwellenwerte 562
Alveolarluft und Inspirationsluft 560
Alveolarspannung des Sauerstoffs s. Sauerstoffspannung alveoläre
ALZHEIMERsche Gliazellen, Kupfer 166, 167, 175
Ameisensäure 331, 332, 346, 351, 352
Ameisensäuredehydrogenase 290
Amine, Mitochondrien 388
Aminoacidurie 166
α-Aminoadipinsäure 338, 339
Aminoäthanol 350, 351
p-Aminobenzoesäure 356
α-Aminobuttersäure 338
γ-Aminobuttersäure 330, 338
4-Aminoimidazol-carbonsäureamid-5 381
4-Aminoimidazolcarbonsäureamidribotid 381
β-Aminoisobuttersäure 338, 383
α-Amino-β-ketoadipinsäure 371
δ-Aminolävulinsäure 232, 277, 371
Aminooxydase 343, 344, 734, 735
Aminopterin 385
2-Aminopurin 386
Aminosäuredecarboxylasen 329, 330, 384
Aminosäuren, Einbau 326
—, essentielle 327
— des Hämoglobins 247
—, schwefelhaltige 333
—, Speicherung 327
—, Stoffwechsel 320ff., 327
—, —, Lokalisation 389
—, Tumorzellen 326
—, Verfütterung in hohen Dosen 327
—, Vitamin B₆ 326
D-Aminosäuren 329
—, Verwertbarkeit 331
Aminosäureoxydase 295
D-Aminosäureoxydase 292, 330
L-Aminosäureoxydase 292, 329, 347
Aminosäure-Pool 320
5-Aminouracil 386
Aminozucker 317
Ammoniak 337, 347, 348
Ammoniumchlorid 310, 697
—, Atemsteigerung bei akuter Hypoxie 511
Ammonshorn, Nekrose 622, 623, 626

AMP 580, 611
Amylase 302, 389
Amyloid, Eisengehalt 141
Amytal, Atmung 429
Anämie 17, 19, 144, 573, 577
—, Aderlaß 599
—, akute 598
—, —, Coronarinsuffizienz 599
—, —, Fibrillolyse 602
—, aplastische, Siderosen 45 ff., 139, 140
Anämie aplastische, Hb-Synthese
—, Gehirn 630
—, hypochrome, essentielle 42
—, —, megaloblastische 269
— bei Infekt 34, 35, 38, 107, 266
—, infektiöse, der Pferde 112
—, Kupfermangel 169ff.
— und Myoglobin 214
— bei Organsiderose 147
—, perniziöse s. Perniziöse Anämie
—, regeneratorische, hämolytische 268
—, schwere, Lebernekrose 588, 589
—, —, Leberverfettung, zentrale 584, 585, 589
—, —, Sauerstoffmangel 621
—, —, chronische Verfettung des Herzmuskels 602
—, sekundäre, Verfettung des Herzmuskels 602
—, toxische hämolytische 269
—, Verfettung des Leberparenchyms 571, 572
Anaphylaktischer Schock 588
— —, Hyposiderämie 135
Androstandiol-3α,17α 367
Androstandion-3,17 367
Androstendion 390
Δ⁴-Androstendion-3,17 367, 369
Androsteron 367
Anelektrotonika 714, 722
Anencephalie 636
—, Sauerstoffmangel 637, 638
—, FALLOTsche Tetralogie 643
Aneurin 716
— und Mangan 72
Aneurindiphosphat-Enzym 312
Aneurinpyrophosphat 306, 307, 312, 426
ANG s. Alles- oder Nichts-Gesetz
Angina 746
— pectoris 596, 597, 612
— —, EKG, Senkung des ST-Stückes 598, 599
Angiogramme, intravitale 590
Anilin, Methämoglobin 258
—, Porphyrinurie 273
Anodenblock 726
Anodenwirkung, restitutive 722
Anoxämie 17, 500

Anoxämie, anämische, Begriff 499
—, Begriff 500
—, Cytochrom c 423
—, ischämische, Begriff 499
—, Kohlenoxyd 572—578, 598, 599, 603, 627, 629, 630, 643
Anoxämietest, Coronarinsuffizienz 599
Anoxie 672, 693, 695, 698, 716, 722, 729
—, Begriff 500
—, Fettsäureabbau 414
—, Ganglienzellen 614, 617, 631
—, —, Erregbarkeit 614
—, Gehirnschäden 613
—, histotoxische, Begriff 500
—, Krampfströme 630
—, Membranpotential 692, 695, 696, 724
—, Störung der Erregungsdauer 728, 729
—, totale, Resistenz neugeborener Tiere 506, 507
Anoxiehypothese der O₂-mangel-Wirkung 543
Anoxybiotische Entartung 730
Anserin 346
Antagonistische Innervationen 735ff.
Anthranilsäure 390
Anticonvulsiva 140
Antigen-Antikörperreaktion bei fetaler Erythroblastose 109, 111
Antihistamine, Membranpotential 695
Antihistaminkörper 722
Antimetabolite 384
Antimycin, Atmung 429
Antiperniciosaprinzip 152
Antivitamine 385
Antrieb 736
Anurie 122, 268
Aorta, reitende 644
—, —, Schwangerschaft 643
Aortendruck, mittlerer 597
Aplastische Anämie, Hb-Synthese 266
— —, Siderosen 45 ff., 139, 140
Apodehydrogenasen 417
Apofermente 289, 456
Apoferritin 9, 93, 263
—, Schocktod 99
Apoferritinmangel 136
Apoferritinsynthese bei Leberschädigung 13
Apoferritinverminderung bei Lebercirrhose 45
Apyrasen 298
D-Arabinose-5-phosphat 318, 319
L-Arabinose 320
Arachidonsäure 360, 361

Sachverzeichnis.

Arbeit, elektrische 404
—, maximale 444
—, osmotische 404
Aredoxie 2, 66, 67
Arginase 338
— und Mangan 72
Arginin 328, 329, 338, 349, 390
L-Arginin 348
L-Argininbernsteinsäure 348
Argyrose 168
ARNDT-SCHULZsche Regel 715
Arsen, Lebernekrose 570, 591
—, Panmyelopathie 139
Arsenat, Atmung 429
Arsencarcinom bei Winzern 647
Arsendermatose 647
Arsenit, Atmung 429
Arsenlebercirrhose 647
Arsenoxyd 414
Arsenwasserstoff, Erythrophagocytose 109
—, Hämiglobinbildung 262
—, Hämolyse 262
—, Milzpulpasiderose 115
—, Nierenschädigung 122
Arteria pulmonalis, Abklemmung 626
— —, Druckerhöhung 605
Arterien, herznahe, Mißbildungen, Sauerstoffmangel 637
Arteriosklerose 364
Asbestosekörperchen 125
Asciteseiweiß 323
Ascorbinsäure 339, 359, 428
—, HbIII 260
L-Ascorbinsäure 317
Ascorbinsäureoxydase, Kupfer 55, 151, 152
Asiderämie 146
Asiderose 146
Asparaginsäure 328
L-Asparaginsäure 328, 383, 387
Aspergillus niger, Kupfergehalt 57, 161
Asphyxie 698
—, Membranpotential 691, 692, 724
— des Neugeborenen 577, 584, 617, 627
— —, symmetrische, Pallidumnekrose 626
Aspirationspneumonie, zentrale Verfettung der Leber 585
Assimilation 204
Astraviolett 625
Atemanhaltezeit bei Höhenangepaßten 563
— bei Nichtangepaßten 563
Atembereitschaft, erhöhte, Höhenangepaßter 546
Ateminsuffizienz, zentral ausgelöste 584
Atemlähmung bei akuter Hypoxie 510
—, Ganglienzellnekrosen 617

Atemlähmung, zentrale 577
—, —, Hirndruck, Leberverfettung 585, 586
—, —, zentrale Leberverfettung 585
Atemminutenvolumen bei erniedrigter O_2-Spannung 512
Atempausen im akuten O_2 Mangel 512
Atemsteigerung, Ammoniumchlorid 511
Atemstillstand durch Ertrinken 629
—, Nekrose des Leberparenchyms 587
Atemvolumen 515
— und arterielle Sättigung 511
— und Atemfrequenz 510
Atemvolumenerhöhung bei akuter Hypoxie 509, 510
Athetose 622
Atmung 395
—, äußere 400
— bei akuter Hypoxie 509ff.
—, Definition 400
—, Entkoppelung 429, 574, 649
—, Historisches 399, 400
—, Höhenangepaßter 545ff.
—, innere 400
— und Membran 694ff.
—, periodische, im akuten O_2 Mangel 512
— und Phosphorylierung, Trennung 613
— von Warmblüterorganen 461
Atmungs-ATP 649
Atmungsfermente 218, 717, 718
—, Elektronenstrom 693
—, Kette 421ff.
—, —, Historisches 422
—, Verteilung in Mitochondrien 434
— vgl. sauerstoffübertragendes Ferment der Atmung
Atmungsgifte 695
Atmungshemmung 588
Atmungsinsuffizienz, Verfettung des Herzmuskels 602
Atmungsintensität 436
Atmungskapazität von Fermenten 470—472
Atmungskette 293, 294, 409, 413, 414, 417, 419, 464
—, Abbau 434
—, Aufbau 425ff.
—, Eisen 294
—, Energiegewinnung 427
—, Fermente 433
—, Zustand in Mitochondrien 427
Atmungskettenphosphorylierung 295, 300, 426, 427, 429, 467, 581, 611, 631

Atmungskettenphosphorylierung, hyothetisches Schema 431, 465
—, Hypoxie 613
—, Mechanismus 430
—, Regulation 465
Atmungsprozesse, Biochemie 571
Atmungsregulation 697
Atmungsschädigung, irreversible, als Krebsursache 645, 647
Atmungsversuche mit schwerem Sauerstoff 398
Atombomben, Hämosiderosen 114, 131
Atonie 742
ATP 314, 315, 318, 349, 352, 378, 399, 405—408, 411, 412, 419, 428, 456, 460, 464, 467, 468, 581, 613, 633, 643, 649, 715
—, Actomyosin 610
ATP/ADP 463
ATP-asen 298
ATP-Bildung, Hemmung 580, 585
ATP-Muskeltätigkeit 611
ATP-Pyrophosphatasen 298
ATP vgl. Adenosin triphosphorsäure
Atresie des Darms, Sauerstoffmangel 637
— der Ureteranlage 635
Augenmißbildungen, Röteln 642
Aura 725
Autokatastase 720
Avitaminosen 503
—, Siderosen 129
B-Avitaminose 146
Axone, histaminerge 707
Azaadenin 386
Azaguanin 386
Azid 425
—, Atmung 429

Bahnung 699, 748, 749
BAL-Empfindlichkeit 419
BAL-Therapie, Hämochromatose 103
—, Kupfer 61, 62, 103, 154, 166, 167, 169, 173
Barbiturate, Porphyrinurie 273
Barbitursäure 383, 621
Basedow 742
—, Hb-Bildung 266
Benzidin 436
Benzimidazol 386
Benzolverbindungen, Blutkrankheiten 139, 266
Benzoylglucuronsäure 317
Bereitschaftsumsatz 451
Bergkrankheit s. Höhenkrankheit

Handbuch d. allgem. Pathologie, Bd. IV/2. 53

Beri-Beri 718
—, Kupfer 160
Beri-Beri-Anämie 264
Bernsteinsäure 309, 311, 358, 387, 410—412, 419, 420, 426, 434
—, Tetrachlorkohlenstoffvergiftung 590
— s. a. Succinat
Bernsteinsäuredehydrogenase 412
Bernsteinsäureoxydase 293
Betain 350, 351, 388
Betainaldehyd 351
Beweglichkeit bei Permeation 670
Bewegungsvorgänge, Regelung 737
Bewußtlosigkeit, Sauerstoffmangel 504, 506, 513, 599, 613
Bilan 234, 235
Bilidiene 234, 235
Biliene 234, 235
Bilifuscin 205, 210, 267, 268, 376
Bilileukan 205, 210, 376
Bilirubin 119, 205, 233—235, 238, 239, 268, 374—376, 623
—, Hypoxydose, toxische, im Gehirn 626
—, Kernikterus, experimentell 625
Bilirubinämie, Sauerstoffmangel 554
Bilitriene 234
Biliverdin 205, 210, 225, 233, 234, 236, 238, 268, 374—376
Bindegewebsproliferationen 98, 124
Biochemie der Entwicklung 632, 633
Biotin 384
Biokatalysatoren 574
BLALOCK-Operation, Schwangerschaft 643
Blasige Entartung 594, 595
Blausäure 144, 434, 503, 572, 574, 577, 580, 630
—, ADP 643
—, anorganisches Phosphat 643
—, ATP 643
—, Cytochromoxydase 621
—, Tritonkeime 642
— s. a. Cyanid
Blausucht 644
Blei, Cytochrom c 221
— und Eisen 3
—, Hämochromatose 106, 150
—, Hb-Synthese 266
—, Koproporphyrin 266
— und Kupfer 163, 173
—, Porphyrinurie 273
—, Protoporphyrin 266
—, pulmonale Resorption 3

Blei, Siderocyten 138, 139
Bleianämie, Cytochrom c 271
Block durch Membranverdichtung 713
Blockwirbelbildungen, Sauerstoffmangel 638
Blue-Baby 644
Blut, Sauerstoffkapazität 551, 561
Blutabbau s. Blutzerfall
Blutbild bei Adaptation an große Höhen 550ff.
Blutdruck, Höhenbewohner 549
Blutextravasate, subpleurale 125
Blutfarbstoff, reaktive Veränderungen 245, 255ff.
— vgl. Hämoglobin
Blutfarbstoffe 206ff.
—, grüne 255, 260ff.
Blutfarbstofftypen, pathologische 245ff.
—, —, Differenzierungsmethoden 247
—, —, Eigenschaften 247
—, —, Systematik 245
—, —, Vorkommen 247
Blut-Hirnschranke, Permeabilitätssteigerung, hypoxämische 627
Blut-Liquorschranke 625
Blutmangel, allgemeiner 606
Blutmauserung 137
Blutmilchsäure 301
Blutplasma, Höhenanpassung 554 557
Blutreaktion im O_2-Mangel 539
Bluttransfusionen 100, 103, 108, 113, 116, 121, 123, 139, 140
Bluttransfusionsversuche bei Tieren 117, 118
Blutungen, subdurale 126
Blutverlust, akuter, Herzmuskelnekrosen 602
—, schwerer 621, 622
Blutzerfall 107ff.
—, Eisenablagerung 102, 103, 108, 150
—, Gallenfarbstoffbildung 108
—, gesteigerter 119
— bei Infektionskrankheit 137
—, lokaler 119, 120, 126, 127
— und Niere 121—123
Blutzucker 300, 301, 315
BOECKsches Sarkoid, Siderosen 114
Botriocephalus latus 270
Brand 569
Brandblase 746
Brandwunde 114
Brassylsäure 358
Brauner Tumor 127, 128
Brenztraubensäure 299, 300, 303, 304, 306, 310, 313, 315, 328, 332—334, 354,

377, 387, 402, 405, 410 bis 412
Brenztraubensäure, Oxydation 307
—, Redoxreaktion 402
—, Resynthese 611
— als Wasserstoffacceptor 408
— vgl. Pyruvat
Bromphenylmercaptursäure 335
Bronchialcarcinome durch Eisenoxydstaub 125
Bronzediabetes 99, 105
— vgl. Diabetes mellitus
Brunnenwassermethämoglobinämie 259
Bürstenschädel 110
Bulbocapnin 744
Butyryl-Coenzym A-Dehydrogenase 353
— und Kupfer 151, 291

Caeruloplasmin 54, 58, 59, 153, 156, 166—168, 171
Calcium 310, 359
—, Atmung 429
—, Membran 730
—, Stabilisator 713
—, Störung der Erregungsdauer 729
Calciumausscheidung bei Dystrophie 130
Calciumionen 722
Calciummangel 724, 725, 730
Cancerisierung, Hypoxydose 645, 649
Capillarisierung, blaue Granula 436, 437
—, lokale Atmung 436
—, Sauerstoffmangel 515
Carbanhydrase und Zink 2, 69, 70, 87, 212
Carbhämoglobin 211
Carboxylase 306, 384
 und Mangan 72
Carboxylierung 384
Carboxy-Myoglobin 213
Carcinogenese, Hypoxydose 645ff.
Carcinom und Kupfer 174
—, Siderosen 114
— und Zink 87
Carcinomhypothese von WARBURG 645
Carcinomzelle, Glykolyse 472, 645, 647
—, Oxydation 645
Carnosin 346, 350
Carotinoide 162
Caseosaninjektionen und Blutübertragung bei Mäusen 118
Catechin, Albinoratten 137
— und Vitamin C 137
Cephalin 363
Cephalinase 363

Ceroide und Fluorocyten 120
— und Myosiderin 129
Chemotherapie 385, 386
CHEYNE-STOKESsche Atmung 599
Chinidin 727
Chinin 123, 390
Chininmißbrauch, Siderosen 115
Chinolinsäure 345
Chloasma cachecticorum 160
— gravidarum, Kupfer 156, 160
Chloranämie, achylische 42, 146
Chloratvergiftung 258, 262
Chloroform 585
—, Fischkeime 642
—, hydropische Zellveränderung 595
—, Kupfergehalt der Leber 164
—, Lebercarcinom 647
—, Lebernekrose 591, 593, 594
—, Porphyrinurie 273
—, vacuolige Veränderungen 591
Chloroformnarkose, Krämpfe 629
p-Chlormercuribenzoat 429
Chloromycetin 140
Chlorophyll 239, 371
Chlorophyllporphyrin 230
Chlorose 42
Choleglobine 255
Cholestenon 364
Cholesterin 363, 364, 368
Cholesterinosen, Eisenpigment 90, 138
Cholesterinpigmentkalksteine 169
Cholin 350 ff., 356, 361, 581, 718
—, Oxydation 388
Cholinacetylase 352, 354, 718
—, Erregungsvorgang 718, 719
Cholindehydrogenase 290
Cholinergische Wirkstoffe 612
Cholinesterase 352, 354, 692, 701, 707, 715, 718, 733, 735
—, Erregungsvorgang 719
Cholinmangel 581, 584
Cholinoxydase 351
Cholinphosphatase 363
Cholinphosphokinase 362
Cholinphosphorsäure 362
Cholinphosphat 362
Cholsäure 368
Chondroitinschwefelsäure, Mucopolysaccharide 318
Chondrosamin 317 ff.
Chrom, Ausscheidung 4
Chromoproteinurie 122, 131
Chronaxie 675, 677, 697, 698, 706, 730—734
Chronische Anämie 584
Citrat, Oxydation 590

Citronensäure 308—311, 355, 356, 387
Citronensäurecyclus 227, 299, 300, 387, 409, 410 ff., 574, 580, 611
—, Dehydrierungen 412, 579
—, energieliefernde Reaktionen 412
—, Kohlenhydratstoffwechsel 307 ff.
—, Mitochondrien 432
—, Reaktionsschema 410.
—, Schrittmacherreaktion 464
—, Startreaktion 411
—, Tetrachlorkohlenstoff 590
—, in Tumoren 648
Citronensäureumsatz 410
Citrovorum, Faktor 381, 384
Citrullin 348
L-Citrullin 348
Clostridium welchii 123
Cocain 672, 694, 695, 713, 716, 727, 735
—, hydropische Zellveränderung 594
—, Membranpotential 689
Cocarboxylase 306, 312
—, vgl. Aneurinpyrophosphat
Cochleaeffekt 688
Codehydrasen 2, 226, 431
Codehydrogenase I 289, 290, 402, 417, 419, 458
— I vgl. DPN, Diphosphopyridinnucleotid
— II 419
— II vgl. TPN, Triphosphopyridinnucleotid
Codehydrogenasen 433
—, Wirkungsmechanismus 418
Cöliakie 270
Coenzym A 307, 308, 318, 352, 353, 356 ff., 362, 384, 410, 426, 432, 460, 467, 581, 718
—, Struktur 410
—, Transferasen 358
Coferment 289, 459
Co-Ferment I 613
Coffein 382
Colchicin, Porphyrinurie 273
Coma 628
Commotio cerebri, Serumeisenspiegel 149
Condensing enzyme 411
Cooley-Anämie 253, 254
Copper hemofuscin 162
Coproporphyrinurie 170
Cori-Ester 302, 405
Coronararterie, linker Abgang aus A. pulmonalis 606
Coronararterien, Sauerstoffmangel 597
Coronarblut, Sauerstoffsättigung 597
Coronardurchblutung 570

Coronardurchblutung, Physiologie 597
Coronarinsuffizienz 572, 598
—, akute 567, 596, 612
—, —, Anämie 599
—, —, Hypoxämie 599
—, —, Oligämie 599
—, EKG 605
— und Hypoxämie 606
—, Sauerstoffmangel 599
Coronarstenosen 596, 598, 612
Corpora amylacea 141
Corpus Luysi, gliöse Vernarbung 622
— subthalamicum, Nekrose 623
Corticosteroide 368
Corticosteron 369, 388
Coxsackievirus, A-Gruppe 131
Cristae mitochondriales 592
— —, fragmentiert 582
Crush-Hämolyseniere 122, 123
Crushsyndrom 122, 123, 131, 271
Curare 706, 715, 716, 720
—, Erregung 675
—, Wirkung 714
Cutis vagabundorum, Kupfer 160
Cyan-Cobalamin 65
Cyanid 260, 334, 420, 425, 428
Cyankalium 107
—, Koagulationsnekrosen 609, 610
—, Sauerstoffaufnahme 585
Cyanose, autotoxische, enterogene 258
Cyanwasserstoff 215, 294
— vgl. Blausäure
Cyclophorasesystem 227, 434
Cyclopie 635
—, erbliche 640
—, Narkotica 642
—, Sauerstoffmangel 637
Cystamin-disulfoxyd 336
Cystathionin 335, 336
Cystein 328, 331, 333, 335, 336
L-Cystein 334
Cysteinoxydase 333, 334
Cysteinsäure 334, 336
L-Cysteinsäure 330
Cysteinsulfensäure 333, 334
Cysteinsulfinsäure 333, 334
Cystin 327, 333, 335, 336
Cystin-disulfoxyd 336
Cystinurie 335
Cytidin 379
Cytochrome 6, 66, 218, 293, 373, 377, 418, 421
— s. a. Atmungskette
Cytochrom a 217, 218, 226, 422, 424, 426
— a in Tumoren 648
— a_3 425, 465
— a_3 vgl. Cytochromoxydase

Cytochrom b 219, 226, 259, 293, 419, 423, 424, 426, 427, 429—431
— b in Tumoren 648
— c 226, 227, 292—295, 343, 371, 419, 422ff., 465, 467, 472, 480, 613
— c, Bestimmung 220, 423
— c, Chemie 219
— c, Darstellung 219
— c, Eigenschaften 219
— c und Ferritin, Elektropherogramm 10
— c, Formel 220
— c, Funktion 221
— c, Stoffwechsel 220
— c, Synthese 271, 423
— c, therapeutische Anwendung 423.
— c in Tumoren 648
— c, Vorkommen 219
— c-Aktivität, Sauerstoffverbrauch 471
— c-Gehalt verschiedener Warmblüterorgane 469
— c-Konzentration, Aktivitätssteigerung 468
— —, O_2-Mangel 468
— —, Wachstum 468
— c-Reduktase 419
Cytochrom-Cytochromoxydasesystem 311
— und Kupfer 151, 157
Cytochromoxydase 217, 226, 227, 271, 293—295, 333, 399, 419—422, 424ff., 434—436, 465, 621
—, Aktivität 438, 439, 633
—, Atmungskapazität 472
—, Bestimmung 425
—, Blausäure 574
—, Hemmung 573, 642
—,— durch CO 620
—, Mitochondrien 433
—, photochemisches Wirkungsspektrum 424
—, Sauerstoffdruck 472—474
—, Sauerstoffmangel 573
— in Tumoren 648
— vgl. sauerstoffübertragendes Ferment der Atmung
Cytochromoxydaseaktivität und Hämatopoese 171
Cytochromperoxydase 435
Cytolipochrom 102
Cytoplasma, Multienzymsystem 389
Cytoplasmatische Ablagerungen 574
Cytosiderin 89, 102
Cytosin 379, 382, 383
Cytostatica, Blutkrankheiten 140
—, Eisenhaushalt 113
Cytrovorumfaktor 265

Darmstenosen 270
Dauererregung 677
Dauerreiz 689
DAVIES-Krebs-Theorie 692
DDT Destabilisator 714
—, Penetrationsfähigkeit 715
Decansäure 356
Decarboxylase 336
Decarboxylierung 384, 412
Deformationspotentiale 723
Degeneration, retrograde 735
Dehalogenase 342
Dehnungen, Membranpotential 723
Dehydrasen 226, 227
—, Hemmung der Aktivität 574
Dehydrierung von Fettsäuren 360
Dehydrocholesterin 364
7-Dehydrocholesterin 368
Dehydrogenaseaktivität, histochemische Bestimmung 420
Dehydrogenasen 289, 290, 293, 380, 384, 409, 414, 417ff., 693
Dehydropeptide 390
Dekamethonium 688, 716
Dekompression, explosive 505
Demyelinisation des Rückenmarks 172
Denervierung 730—732, 734
—, Kaliumgehalt 735
Dephosphorylierung 305
Depigmentation der Haare 158, 159
Depoteisen 7ff., 150, 263
Dermatitis purpurica lichinoides atrophicans 127
Dermatose 127
Dermoidcysten, Siderosen 114
Desmoglykogen 611, 627
1-Desoxy-1-amino-2-ketohexosen 315
Desoxycholsäure 368
Desoxycorticosteron 388
11-Desoxycorticosteron 369
6-Desoxy-6-fluorglucose 386
2-Desoxyglucose 386
Desoxyribonuclease 379, 389
Desoxyribonucleinsäure 388
Desoxyribonucleoproteide 634
Desoxyribonucleotide 378
Desoxyribose 300, 319
Desoxyribose-1-phosphat 379
D-2-Desoxyribose 318
D-Desoxyribose-5-phosphat 319
Desoxyriboside 379
Destabilisatoren 689, 713, 714
Desulfurierung 333
„detergents" 682
Deuteroporphyrin 205, 230, 232
Diabetes, Fettsäureabbau 414
—, Insulin 628

Diabetes, Kohlenhydratstoffwechsel 314
— der Mutter, Fet 644
— mellitus 99, 117, 130, 310
— — vgl. Bronzediabetes
4,6-Diamino-2-oxypyrimidin 386
2,6-Diaminopurin 386
2,4-Diaminopyrimidin 382
L-Diaminosäureoxydase 329
Diaminoxydase 292, 346
Diapedesisblutungen 124, 125
Diaphorasen 292, 419
Diastase, Kupfer 151
Dicarbonsäuren 358 ff., 387
Dicumarol 430, 431
—, Atmung 429
Differenzierung des Keimes, chemisch 633
— —, morphologisch 633
Diffusion 681
—, von außen versorgte Cylinder 475
—, von innen versorgte Cylinder 476
—, rhythmische Atmung 477
— des Sauerstoffs 399, 473, 474
—, Sauerstoffspeicher 474
Diffusionskoeffizient 475
Diffusionspotential 691
Difluorophosphat 701
Dihydrocholesterin 364
Dihydromesobilirubin 237
Dihydroorotsäure 383
3,5-Dijod-p-oxyphenylbrenztraubensäure 342
3,5-Dijod-p-oxyphenylmilchsäure 342
Dijodtyrosin 342
Dimercaptopropanol s. Bal.
Dimethyladipinsäure 360
Dimethyläthanol 350
Dimethylbernsteinsäure 360
1,7-Dimethylharnsäure 382
Dimethyl-p-Phenyldiamin 435
Dimethylpropiothetin 350
2,2-Dimethylstearinsäure 360
Dimethylthetin 350
Dinatrium-Calcium-Versenat 771
Dinitrophenol 466, 467, 574, 692
—, Porphyrinurie 273
2,4-Dinitrophenol 295
2,4-Dinitrophenol, Atmung 431
Diose 299
Dioxyaceton 405
Dioxyacetonphosphat 303
Dioxyacetonphosphorsäure 305, 361
2,8-Dioxyadenin 382
Dioxyäthylglycin 771
5,6-Dioxydihydro-indol-2-carbonsäure 343
5,6-Dioxyindol 343

Dioxyphenylalanin 436
—, Oxydation 161
2,5-Dioxyphenylalanin 342
3,4-Dioxyphenylalanin 341, 342
L-3,4-Dioxyphenylalanin 343, vgl. Dopa
L-Dioxyphenylalanin 330
2,5-Dioxphenyl-brenztraubensäure 340
3,4-Dioxyphenylessigsäure 343
2,5-Dioxyphenylessigsäure s. Homogentisinsäure
3,4-Dioxyphenylglykolaldehyd 343
L-Dioxyphenylserin 330
2,8-Dioxypurin 386
Diphenolase, Kupfer 161
1,3-Diphosphoglycerinsäure 296, 306, 307
D-1,3-Diphosphoglycerinsäure 303
Diphosphopyridinnucleotid 289, 380
Diphtherie, Eisen 132, 135
Diphtherietoxin 587
Diplomyelie 635
Dissimilation 204
Distearylphosphatidsäure 362
DNP 431
Donnan-Gleichgewicht 697
Dopa 341—343
— und Melanogenese 161
L-Dopachinon 343
Dopaoxydase 436
Dottergradient 633
DPN 308, 317, 337, 343, 377, 384, 403, 405, 407, 408, 412, 417 426—428, 433, 456, 463
— vgl. Diphosphopyridinnucleotid 289
DPN-Cytochrom c-Reduktase 291, 292, 389, 433, 434
DPN-Cytochrom c-Reduktase, Eisen 291
DPNH 428—430, 434, 465, 466
Drosophila, Melanogenese 161
Druckerhöhung im Pulmonalsystem 605, 606
Durchblutung der Herzkranzadern, regulierender Faktor 597
—, Messung 469
Durchblutungsinsuffizienz, allgemeine 631
— im Herzmuskel 598
Durchblutungsstörungen 569, 649
— des Gehirns 619
—, neurale 570—572
—, spastische 571
—, thrombotisch-embolitische 571
Durchblutungsschwankungen, Gehirn 613

Dynamisches Gleichgewicht der Körperbausteine 288
— — des Körpereiweißes 320
Dysphagie bei Eisenmangel 146

ECG 741
EEG 614, 630, 741, 752
Effector 736
EHRLICH-PUTNOKyscher Rattenkrebs, Kupfergehalt 174
Eigenfluorescenz von Hämoglobinabbauprodukten 123
Einschlußkörperchen 581
Eisen 434, 768 ff.
— und Atmungsferment 218
—, Atmungskette 294
—, Ausführungsschutz 150
—, cirrhogene Wirkung 100
—, Cytochrom c 221
—, DPN-Cytochrom c-Reduktase 291
—, extrem hohe Dosen 100
—, Fe^{59} 96
—, Fe^{59}-Inkorporation, Eisenmangelanämie 770
—, — in Erythrocyten beim Infekt 31
—, —, Hämochromatose 49
—, —, Infekte 770
—, —, neoplastische Krankheitszustände 770
—, Fe^{59} vgl. Radioeisen
— in Flavoenzymen 418
—, Funktion im Organismus 5 ff.
—, Hämin 217
—, Katalase 223
— und Kobalt 3, 4, 65
—, körpereigener Wirkstoff 150
—, kolloidal, und Oleum pulegi 100
—, —, und Phosphor 100
— und Kupfer 3, 29, 30, 62, 103, 165, 170, 171
—, Nachweis 4, 88
—, —, histochemisch 5, 94
—, —, quantitativ-chemisch 95
—, —, röntgenologisch 95
—, parenterale Zufuhr 90
—, Pathologie des Stoffwechsels 88 ff.
—, Peroxydase 224
— und Vitamin C 137
—, Vorkommen im Organismus 5 ff.
Eisenablagerung 7 ff., 88 ff.
—, Blutzerfall 102, 103, 108, 129, 150
— im Entzündungswall von Brandwunden 114.
— in der Milz 109, 110
— nach peroraler Zufuhr 146, 147

Eisenablagerungen bei Infekten 32, 132 ff., 770
— durch Muskulaturabbau 45 ff., 128 ff.
— durch Zell- und Gewebseinschmelzungen 128
Eisenabstrom aus Blutplasma 770
Eisenalbuminate 88
Eisenanreicherung am Entzündungsort 134
Eisenavidität des RES 770
Eisenaufnahme aus mütterlichem Plasma 25, 41
—, tägliche 17
Eisenausscheidung 20 ff., 90, 96
— durch Haut 90, 91
— im Stuhl 20
— im Urin 21, 90
Eisenbedarf 20 ff., 37
— der Frau 22, 23, 106, 149
— des Mannes 22, 23, 106, 149
— des Menschen 96
Eisenbelastungsversuche 263
Eisenbestand des Hundes 15
— des Menschen 14, 373
Eisenbilanzversuche 20, 96
Eisenbindende Proteine 15 ff., 20
Eisenbindung im Plasma 16
Eisenbindungskapazität 98, 263
—, latente, bei Lebererkrankungen 44
Eisenchlorid, intravenös 100
Eisenchloridinjektion bei tuberkulösen Kaninchen 134
Eisenexkretion s. Eisenausscheidung
Eisengehalt, Corpus uteri 94
—, Frauenmilch 22, 42, 91
—, Galle 21, 90
—, Gehirn 92, 97, 98, 142 ff.
—, Haare 91
—, Knochenmark 91, 93
—, Leber 91, 93
—, Lymphfollikel 92, 93
—, Magen 92, 97
—, Mamma von Zuchtmäusen 91
—, Milz 93, 97
—, Nebenniere 92
—, Niere 93, 94, 97
—, Placenta 93
—, Schweiß 90, 91
—, Tonsillen 92
—, Wurmfortsatz 93
—, Zungengrund 93
Eiseninkrustation 140 ff.
—, Nachweis 140, 141
Eisenionisation durch Dünndarmsekret und Galle 18
Eisenlunge, kindliche 124, 125
—, rote 125
—, schwarze 125
Eisenmangel 261, 272

Eisenmangel durch Blutverlust 43
—, innerer 266
— durch Störung der Eisenresorption 42
Eisenmangelanämie 274
Eisenmangelerythrocyten 40
Eisenmangelfieber 41
Eisenmangelkrankheit 39 ff., 263
—, Haut 91
— des Kleinkindes 41 ff.
—, morphologische Befunde 145 ff.
— des Säuglings 41 ff.
Eisenmangelmaus 39
Eisenmangelsyndrom 146
Eisenmenger-Komplex 644
Eisenphanerose 101
Eisenpigment bei Schaumzellen 138
Eisenpigmentablagerung 128
—, Blutzerfall 150
—, Erythrocytenzerfall 124
Eisenpositive Pigmentgranula 90
Eisenpräparate, schädigende Wirkung 147
Eisenresistenz von Infektanämien 31
Eisenresorption 3, 16 ff., 96, 104, 768
— bei Blutungsanämien 18, 19
— durch Darmwand 93
— und Eisenbedarf des Organismus 18
—, erhöhte, bei Hämochromatose 50
— bei geringem Angebot aus dem Darm 19
—, Größe 18
— beim Infekt 33, 37, 770
—, Magen 769
—, Schema 769
—, verstärkte, durch Phosphatmangel 130
—, Versuche mit Radioeisen 16, 19
Eisenresorptionsstörung 42
—, Darm 117
Eisenspeicherung in atrophierenden Muskeln 129
— im Hungerzustand 47
— beim Infekt 32 ff., 132 ff.
— —, RES 35, 37, 38
Eisenspeicherungskrankheit 90
— vgl. Hämochromatose
Eisenstoffwechsel, diencephales Zentrum 150
—, Fetalperiode 148, 151
—, geschlechtsbedingte Unterschiede 106, 149
—, Ökonomieprinzip 151
—, Physiologie 16 ff.
—, Regulation 28, 148

Eisenstoffwechselstörungen 29 ff., 96 ff., 132 ff.
— bei aplastischen Anämien 45 ff., 139, 140
— durch gesteigerten Blutzerfall 102, 107 ff., 129, 150
— bei hämolytischen Anämien 45 ff.
— bei Infekt 29 ff., 128, 129, 132 ff., 770
— bei Lebererkrankungen 43 ff.
— bei Myodegeneration 45 ff., 128 ff.
— bei Polycythämien 45 ff., 114, 115
Eisentransportfunktion des Serumalbumins 96
Eisenverbindungen, Bedeutung für Atmung 422
—, Blausäure 574
Eisenverlust durch Menstrualblutung 22, 106
— durch Schwangerschaft 22, 91, 106
Eisenverluste, physiologische 20 ff., 106
Eisenverschiebung, Nachweis durch Isotopen 136, 137
Eisenverwertungsstörungen 106, 138 ff.
Eisenwanderung 136, 137
Eisenzufuhr, künstliche 146, 147
—, —, „Materialwirkung" 148
—, —, „Reizwirkung" 148
Eiweiß 326, 331
—, Halbwertzeit 321
—, Neubildung 321, 322
Eiweiße vgl. Proteine
Eiweißmangel 323, 324, 327
— Siderosen 101, 128, 129
Eiweißneubildung und Ribonucleinsäure 325
—, Tumoren 322
—, Wachstumshormone 322
Eiweißspeicherung 323
Eiweißstoffwechsel 320 ff.
Eiweißstoffwechselstörung bei hepatolentikulärer Degeneration 166
Eiweißsynthese, Vorstufe 325
Eiweißsynthesestörung 136
EKG 572, 604, 605, 687, 694, 700, 728, 729
—, Herzinsuffizienz, energetisch-dynamisch 608
—, Hypoglykämie, Sauerstoffatmung 609
— bei Hypoxämie 602
—, Senkung von S. T. 597, 599, 600, 602, 604
—, Membranpotentialänderung 612
—, monophasische Deformierungen, Lungenembolie 604

EKG, reversible hypoxysche Veränderungen 598
Ektopie des Herzens 637
—, Glucosemangel 642
Elektrencephalogramm 614, 630, 741, 752
—, Krampfströme 630
Elektrische Arbeit 404
— und chemische Faktoren, Wechselwirkung 700 ff.
— — Wechselwirkung bei synaptischer Überträgerfunktion 704 ff.
— Phänomene der Zelle 670 ff.
— Reizung, Krebsnerv 679
— Vorgänge, abnorme, an der Zelle 724 ff.
— —, Antagonisten nichtelektrischer Prozesse 722 ff.
Elektrobiologie des Stoffwechsels 669 ff.
Elektrocorticogramm 741
Elektrokardiogramm vgl. EKG
Elektrokardiogrammveränderungen 572
Elektromotorische Kräfte der Haut 686
Elektronen 293
Elektronenacceptor 401, 402
—, Ferri-Cytochrom c 428
Elektronendonator 401, 402
—, Ferrocytochrom c 428
Elektronentransport 293—295, 418
Elektronentransportpartikelchen 434
Elodea canadensis, Kupfer 57
Embolie 569, 571, 585, 590, 614
— feiner Glasperlen, EKG 606
— — —, Nekrosen 606, 607
Embryonen, Siderocyten 139
Encephalitis 134
— epidemica, Cornealring 168
— —, Gehirneisen 143
— lethargica 134
Encephalographie, Serumeisenspiegel 149
Encephalomyelitis 134
Endarteriitis luica 134
Endergonische Prozesse 289
Endocarditis lenta 132
Endometritis puerperale, Hämosiderin 134
Endplatten 709, 732, 734
—, motorische 716, 731
—, — Erregungsübertragung 702, 703
Endplattenpotential 704 ff., 714, 728, 743
Endplattenregion, Acetylcholin 706
—, Aktionsstrom 704
Endplattenstrom 688, 700

Energetik der Zellatmung 440 ff.
Energetisch-dynamische Herzinsuffizienz, EKG 608
Energie, freie 444
— bei Nährstoffabbau 398
— der Zuckung 712
Energiebilanz, Nährstoffabbau 451
Energiegewinnung 289
—, anaerobe 407 ff.
—, gebundener Wasserstoff 417
—, Mechanismen 455 ff.
— beim Nährstoffabbau 404
— und Struktur 649
—, Zellelemente 432 ff.
Energiereiche Verbindung 411, 460
Energiereiches Phosphat 295, 297
Energiespeicherung, anaerobe 407
Energiestoffwechsel, Steuerreaktion 463
Energietransport 294
Energieüberführung 460
Energieumwandelbarkeit, freie Enthalpie 445
Energieumwandlung, allgemeine Gesetzmäßigkeit 440 ff.
—, Kreisprozeß, Wirkungsgrad 444
Energieumwandlungen, Typen 444, 445
Enge des Bewußtseins 725
Enolase 306, 408
enol-Brenztraubensäure 405, 407
—, innermolekulare Umlagerung 408
enol-Brenztraubensäurephosphat 411
Entartungsreaktionen 730 ff.
— am Skeletmuskel 732
Enteramin 330
Enteritis, Hämosiderin 132
Enthalpie 395, 443
—, freie 445 ff.
—, —, Änderung mit Temperatur 453
—, —, der ATP-Spaltung 460
—, —, Berechnung 453
—, —, Einzelreaktionen des Citronensäurecyclus 455
—, —, Glucoseabbau 396
—, —, —, Energiebilanz 454
—, —, Glykogenabbau, Einzelreaktionen 455
—, —, Nährstoffabbau 403
Entladungsruhe der Neuronen 614
Entmarkungskrankheit der Lämmer 154
Entropie 442 ff.

Entropie, Begriff 443
—, Berechnung 453
— und Temperatur 443
Entropieerzeugung, offenes System 449
Entropieterm 444
Entwicklungsphysiologie 632
Entzündung, Erregung 675
Entzündungslehre 571
enzootic ataxia vgl. SWAYBACKsche Krankheit
Enzymaktivität, Bestimmung 470
Ephapse 702, 750
Epilepsie 724, 725
Epinin 341
Epuliden, Eisenreichtum 150
Epulis, Hämosiderin 127, 128
— granulomatosa 138
Ergastoplasma 574, 580
—, α-Cytomembranen 580
Ergastoplasmalamellen 582, 591
Ergosterin 364
Ergothionein 346, 347
Ergotropie 748
Erhängte, Wiederbelebung, Hypoxydose 577
—, —, Krämpfe 629
—, —, Spättod 627
Erhaltungsumsatz 451
Ermüdung 713
Ernährungsstörungen des Kindes, Siderosen 131
Erregbarkeit 688, 742, 748
—, Membranpotential 674, 675, 679
—, Membranstruktur 696, 699
—, Schäden, generalisierte 744 ff.
—, —, lokale 744 ff.
— und Stoffwechsel 689 ff.
—, Steigerung 690, 744
Erregung 672, 736, 742
—, Auslösung 675 ff.
—, Begriff 673
—, Chemie 717 ff.
—, chemische Elementarreaktion 718 ff.
—, Definition 678, 684, 685
—, Fortleitung 674, 686
— der Hautzellen 685
—, Isolation 747
—, Latenzzeit 678
—, lokale 678 ff.
— einer Membran 673, 711 ff.
—, spezifische, im Zentralnervensystem 749
—, Störung der Nachwirkung 729 ff.
— der Zelle 683
Erregungen, spontane 708 ff., 725, 751 ff.
Erregungsausbreitung 705, 708
Erregungsbahn, Einengung 725
Erregungsbeginn 681

Erregungsdauer, Störungen 728, 729
Erregungshemmung s. Hemmung
Erregungsleitung 686, 688, 700
—, Myokard 727
—, Sicherheitsfaktor 726
—, Störung 726 ff.
Erregungsrückgang 699
—, T-Zacke 699
Erregungsstoffe, Umkehrreaktionen 720
Erregungssubstanzen, Herkunft 718
Erregungsübertragung, synaptische 701 ff.
—, Theorie 700
Erregungsvorgänge, Entartungsreaktionen 730 ff.
Erregungsvorgang 718, 719
—, Modell 680
Erregungszustände, Sauerstoffmangel 618
Erschlaffungsfähigkeit 712
Erstickungsdauer 518
Ertrinken, Atemstillstand 629
Erweichungsherde im Gehirn 619
Erythroblastophthisen s. Aplastische Anämie
Erythroblastose, chronische, Typ HEILMEYER-SCHÖNER 115
—, fetale 109, 111, 622—625
—, —, Fibrillolyse 602, 604
—, —, Kupfer 165
—, Typ DI GUGLIEMO 115
Erythrocuprein 153
Erythrocyten 120, 237, 378
— und Eisen 31, 104
—, Fragmentation 109
—, Kobalt 65
—, Kupfer 61, 175
—, Stoffwechsel 377
Erythrocytenabbau, Siderosen 123, 124
Erythrocyteneisenumsatz 770
Erythrocytengeist 670
Erythrocytenzahl, Sauerstoffspannung 550, 551, 554, 555
Erythrocytenzerfall 107, 108
—, lokaler 124
Erythrocytenzunahme bei geringen Höhen 558
Erythroklastische Diathese 109
Erythroleukämie 113
Erythrophagocytose 108, 109, 111, 113
Erythrophagocytosen, strahlende Energie 114
Erythropoese 5, 110, 111, 136, 238, 239, 263, 265, 268, 274, 275
—, auslösende Faktoren 554
— und Kupfer 152, 170, 171

Erythrose-4-phosphat 312
d-Erythrose-4-phosphat 313
l-Erythrulose 312
Erythrulose-4-phosphat 300
EssentielleLungenhämosiderose 771
Essigsäure 354, 358, 363, 370, 718, 719
Essigsäurereste, Bildung 414
Evipan, Atmung 429
Exergonische Prozesse 289
Exsudate, Eisenabspaltung aus Hämoglobin 121
Extrapyramidale Erkrankungen 622
Extrasystolen 71, 688, 690, 709
Extremitäten, Fehlen 637
—, Verkürzung 637
Extremitätenmißbildungen, Extrauteringravidität 644
Exzitantien 723
Exzitationsstadium 727

Fallotsche Tetralogie 643, 644
— — bei Schwangerschaft 643
Favabohnen 123
Favismus 123
Ferment der Pasteurreaktion 225
—, gelbes 291, 292
—, —, altes 292
—, —, Dissoziation 456
—, —, neues 292
—, —, vgl. Flavinenzyme
Fermentaktivität 468
—, Bestimmung 470
Fermentation 395
Fermentdesorganisation, Tetrachlorkohlenstoff 590
Fermente 396, 397, 433, 455, 456, 462
—, Eiweißmangel 324
—, Nervenmembranen 692
—, Spezifität 397
FermenteisengehaltderOrgane 7
Fermentkonzentration, Sauerstoffverbrauch 472
Fermentreaktionen, Geschwindigkeit 457
—, Wechselzahl 457
Fermentsteuerung 3, 396, 462 ff.
Ferratin 9, 93
Ferri-Cytrochrom c 421
Ferrihämoglobin s. Methämoglobin
Ferrine 93
Ferrioxydhydratgel 89
Ferrisaccharatlösungen, Injektion letaler Dosen 147
Ferritin 9 ff., 93, 99, 263, 373
—, Abbau 93
—, Aminosäuren 9
—, Bestimmung 4
— im Gehirn 144
— und Hämosiderin 89, 92, 93

Ferritin bei Infekt 769
—, Mucosazelle 768
—, Mobilisierung 93
— und Natriumthionit 93
— bei örtlichem Blutzerfall 120
—, papierelektrophoretische Abtrennung 9
— in Placenta 25, 26, 41, 93
— als Reserveeisen in Zellschutzform 93
—, Serum 770
—, Sulfhydrylverbindungen 769
—, Synthese 93
Ferritinbildung nach Hämoglobininjektion 118
Ferritineisengehalt der Leber 46
Ferritin-Fe zu Hämosiderin-Fe, Verhalten beim Infekt 32, 33
Ferritingehalt der Organe Hämochromatosekranker 50, 51
—, Tetrachlorkohlenstoff 45
— der Leber 12, 13
Ferritinkristalle 11, 12
— bei Hämorrhagien 120
— aus Plasma 44
Ferritinverminderung bei Lebererkrankungen 45
Ferro-Cytochrom c 421
Ferronascin „Roche", Eisenspeicherung 100
Fetalperiode, Eisenstoffwechsel 148, 151
Fettablagerung bei Eisenmangel 145
Fettmast 584
Fettsäureabbau 413, 414, 416
—, Acetyl-CoA 411
—, Schrittmacherreaktion 462
— Startreaktionen 414, 416
—, summarisch 416
Fettsäuredehydrogenase 360
Fettsäuren 361, 387, 581, 585
—, Dehydrierung 360
—, mehrfach ungesättigt 360
—, oxydativer Abbau 414, 432
—, β-Oxydation 352ff., 414
—, ω-Oxydation 358ff.
— mit verzweigtem Kohlenstoffskelet 359ff.
Fettsäurerest-Coenzym A 414
Fettstoffwechsel 352ff.
Fibrillieren 731, 733, 734
Fibrillolyse, akute Anämie 602
— der Myokardfasern 601
Fibrosen 105, 117
—, Eisenablagerung 102
—, excessive Eisenzufuhr 147
—, Muskulatur des linken Ventrikels 606, 609
Flavin 377
Flavinadenin-dinucleotid 380, 384, 414, 433
Flavinenzyme 292, 378

Flavinenzyme vgl. Fermente, gelbe
Flavinmononucleotid 380, 384
Flavoenzyme 402, 403, 413, 417—421, 426—431, 458 bis 460, 465
Flavokinase 380
Flavoprotein 613
Fleckfieber, Eisen 132
FleischerscherCornealring 127
Flimmerbereitschaft 711
Flimmerneigung bei Mitralstenose 700
Fließgleichgewicht 449
Flügelmißbildung, Sauerstoffmangel 638
Fluorescyten 119, 273
Fluoressigsäure 432, 580
—, Hemmung des Citronensäurecyclus 412, 413
Fluorid 306
Fluorocytenceroide 150
—, Makrophagen 119
Fokalnekrosen 587
Folsäure 42, 47, 262, 265, 352, 381, 384, 385
Formaldehyd 331, 351
Formalininjektion, Serumeisen 135
α-Formamidinglutarsäure 346
Formazan 420, 421
Formiat 380
Formyl-4-amino-imidazolcarbonsäureamidribotid 381
Fortpflanzungsfähigkeit, Eisenmangel 145
Fremdkörperriesenzellen, elastische Fasern 125
Fremdserumsensibilisierung 588
Fremdsteuerung des Stoffwechsels 464, 466, 468
Fructokinase 314, 315
Fructose 314ff.
Fructosediphosphatase 314
Fructose-1,6,-diphosphat 299, 303, 305, 314, 405
Fructose-1,6-diphosphorsäure 303, 304
Fructose-1-phosphat 314, 315
Fructose-6-phosphat 296, 299, 300, 303, 305, 312—315, 405
Fructose-6-phosphorsäure 304
Frühgeburten, Kernikterus 625
Fumarase 432
—, Mitochondrien 434
Fumarat 428
Fumarsäure 309, 311, 339, 340, 348, 410, 419, 420
4-Fumarylacetessigsäure 339
Funktionsänderungen 571
Funktionseisen 7, 263
Funktionsstörungen 571
Furandicarbonsäure 317
β-3-Furylalanin 385

Gärung 395
—, alkoholische 304, 306
Gärungs-ATP 649
Gärungsferment oxydierendes 407
Galaktosamin 318
Galaktose 315ff.
Galaktose-1-phosphat 315, 316
Galaktowaldenase 316
Galakturonsäure 317
Galle 364
—, Kupfer 58, 164, 165
Galleausscheidung, Einschränkung 578
Gallenfarbstoffe 108, 119, 233ff., 373, 375, 376, 623
—, Bestimmungsmethoden 236
—, Chemie 234ff.
—, Darstellung 234
—, Eigenschaften 234
—, Funktion 238
—, Stoffwechsel 237
—, Vorkommen 234
Gallensäuren 368
Gallensteine, Kupfer 169
—, Kupferreichtum 152
Galvanischer Krampf 723
Galvanonarkose 723
GAMNA-GANDYsche Körperchen 120, 141, 142
— —, experimentelle Erzeugung 142
Ganglienblocker 715
Ganglienzellen, Aktivitätsänderung im O_2 Mangel 614
—, Erregungsübertragung 702, 705
—, irreversible Veränderungen 631
—, nekrotische 616
—, spontane Erregungen 709
Ganglienzellerkrankung 628
Ganglienzellhaltige Strukturen, Atmung 613
Ganglienzellnekrosen, Anoxie 614, 617, 631
—, Unterdruckversuche 572, 618, 619
Ganglienzellödem 615
Ganglienzellveränderungen, irreversibel 616
Ganglion stellare, Tintenfisch 705
Gasaustausch, Störungen 573
Gasspannung im Gewebe, barometrischer Druck 558
GAUCHERsche Krankheit 90, 106
— — und Hämochromatose 138
Gasgangrän 271
Gastritis, schiefrige 126
Gedächtnis 751—753
Geflügellähme 173

Gehirn, Anämie 630
—, Atmung 436
—, Atmungsgröße 613
—, Ausbreitung des Paralyseeisens 133
—, Durchblutung 613
—, Durchblutungsstörungen 619
—, Eisengehalt einzelner Abschnitte 143
—, Erweichungsherde 619
—, hypoxydotische Schädigung 612ff.
Kohlenoxyd 620, 621, 630
—, Kupfergehalt 153, 154, 156, 159, 165, 166
—, Parenchymnekrosen, elektive 619
—, pathologische Eisenablagerungen 126
—, respiratorischer Quotient 612
—, Stoffwechsel 612ff.
—, Unterbrechung der Blutzufuhr 614
Gehirneisen, autochthones 141, 142ff.
—, Nachweis 94, 95
—, physiologisches 92
—, —, Vermehrung 97, 98
—, —, Vorkommen 92
— und Zellatmung 144
Gehirninfarkt 623
Geistige Entwicklung, Morbus caeruleus 645
— Leistung 751—753
Gelbe Fermente 384
— — s. Flavoenzyme
Gemischatmung, sauerstoffarme 571, 575, 578, 598
—, —, Ganglienzellnekrose 616
—, —, Herzmuskelnekrosen 599, 601
—, —, Koagulationsnekrosen 587
—, —, Leberverfettung 584
—, —, Schizophrenie 629
Geschlechtsdifferenz im Eisenstoffwechsel 22, 106, 149
Gewebsatmung, allgemeine Physiologie 395ff.
— und Atmungskapazität von Fermenten 471
—, Cytochrom c 467
—, Definition 395, 400
— und Enzymaktivität 468
—, Größe 481
—, Messung an Gewebsschnitten 469, 470
—, summierte 478, 479
Gesamteisenbestand des Menschen 14, 48, 149, 373
— der Infekttiere 33
Gewebseisen, Gesamtgehalt 135

Gewebseisenmangel bei kindlichen Todesfällen 146
Gewebs-Nadi-Reaktion 436
Gewebszeitreserve 505
Gewichtsreduktion, Morbus caeruleus 645
Gifte der Leberparenchymzellen 590—596
Glaucobilin 234
Gleichgewicht, dynamisches 361, 449
Gleichstromschwelle 675
Gliazellen, Proliferationen 627
—, ALZHEIMERS 175
— —, Kupfer 166, 167
—, Umwandlung in Körnchenzellen 627
Gliazellnekrosen, Unterdruckversuche 619
Globinmangel, Hb-Synthese 264
Globulin 323
Globus pallidus, gliöse Vernarbung 622
— —, Nekrosen 623—626
— —, Nekrosen, symmetrische 572, 573, 619, 643
Glottisödem, akutes 577
Glucagon 464
Gluconeogenese 301
Glucosamin 317ff.
Glucosamin-6-phosphorsäure 318
Glucose 298, 299, 300, 314, 315, 332, 338, 378, 405, 580
—, Umbau in Fett 584
—, Unterdruckversuche 588
Glucoseabbau 299, 413
—, Augenlinse 416
—, Cornea 416
—, direkter, oxydativer 416, 432
—, freie Enthalpie 396
—, Gehirnstoffwechsel 416, 612, 613
— und Glykogenabbau 409
—, Herz 416
—, Leber 416
—, Schema 397, 398
—, Schrittmacherreaktion 462
—, Startreaktion 406ff.
—, summarisch 409
— s. a. Glykolyse
Glucoseantagonisten 386
Glucoseaufnahme, Steuerung 467
Glucosedehydragenase 290
Glucosemangel des Herzens 642
— in der Entwicklung 641
—, experimenteller 630
—, Hirnschäden 627ff.
—, Hypoxydose 629
—, Kalium 611

Glucosemangel bei Schwangerschaft 644
Glucoseoxydase 292
Glucoseoxydation 299
Glucose-1-phosphat 296, 297, 299, 302, 303, 316, 463
Glucose-1-phosphatester 405
Glucose-6-phosphat 296—303, 305, 308, 310—315, 318, 378, 390, 403, 405, 416, 463
Glucose-6-phosphatase 389
Glucose-6-phosphat-dehydrogenase 290, 311, 314, 416
Glucosephosphatisomerase 314
Glucose-6-phosphorsäure 304
D-Glucoson 318
Glucuronsäure 300, 317
Glutamat-Oxydation 590
Glutamin 318, 337, 346, 390
Glutaminsäure 310, 318, 328, 337, 338, 344, 345, 347, 718
L-Glutaminsäure 330, 346, 347, 387
Glutaminsäuredecarboxylase 338
Glutaminsäuredehydrogenase 290, 328, 337
Glutaminsäurehalbaldehyd 347
Glutarsäure 338, 359
Glutathion 324, 331, 390
Glutathion-Homocystin-Transhydrogenase 337
Glutathionreduktase 337
Glycerin 303, 361, 388
Glycerinaldehyd 405
Glycerinaldehyd-3-phosphat 300, 312, 407, 463, 467
Glycerinaldehyd-3-phosphat-dehydrogenase 407
Glycerinaldehydphosphorsäure 305
D-Glycerinaldehyd 315
D-3-Glycerinaldehydphosphat 303
D, L-Glycerinaldehyd 312
D-Glycerinaldehyd-3-phosphat 312, 313
Glycerin-1-phosphat 296
α-Glycerinphosphorsäure 361
Glycerinsäure 405
Glycerinsäure-3-phosphat 407
Glycerophosphat 361, 362
Glycerophosphatase 363
Glycerophosphatdehydrogenase 361
L-α-Glycerophosphat 303, 388
α-Glycerophosphatdehydrogenase I 290
Glycerophosphorylcholin 352
Glycerylphosphoryläthanolamin 362
Glycerylphosphorylcholin 362
Glycinamidribosid 381
Glykocholsäure 331
Glykocyamin 349

Glykogen 299—304, 315, 332, 354, 463
—, Gehirnstoffwechsel 612
Glykogenabbau 455, 610
— und Glucoseabbau 409
—, Startreaktion 404ff.
Glykogenaufbau 302ff., 406
Glykogenolyse, anaerobe 404
Glykogenspaltung 302ff.
Glykogenverlust, Sauerstoffmangel 611
Glykokoll 320, 321, 326, 328, 331ff., 349—351, 370, 371, 380, 381, 388
Glykokolloxydase 292, 331
Glykolaldehyd 300, 305, 319
Glykolsäure 359, 390
Glykolyse 296, 298—300, 303ff.
Glykolyse 296, 298—300, 303ff., 377, 378, 395, 432, 456, 466, 712
—, anaerobe 404, 645
—, —, Hirnrinde der Ratte 648
—, aerobe, Hirnrinde der Ratte 648
—, —, bei malignen Tumoren 472, 645, 648
—, —, bei wachsendem Embryonalgewebe 648
—, Hemmung 466
—, hohe der Tumorgewebe 648, 649
—, Lokalisation 389, 390
—, Reduktionsreaktion 408ff.
—, Schema nach MEYERHOF 404, 405
—, Vorstufe für Atmung 398
—, s. a. Glucoseabbau
Glykoproteide 317
Glykoside, herzwirksame 713
Glyoxylsäure 331, 359, 382, 390
Goethit 89
Gold, Porphyrinurie 273
Goldverbindungen, Blutkrankheiten 139, 140
Gradient der Nucleinsäurensynthese 633
— der Stoffwechselintensität 633
Gradientenhypothese 632
Gravidität 346
—, ektopische 643
—, extrauterine 643, 644
— bei FALLOTscher Tetralogie 643
—, Kupfer 157, 159, 173
Grundgeräusch, biologisches 709
Grundplasma 574
Grundumsatz 478, 479
—, Körpergewicht 477
Grundumsatzsteigerung 742, 743
Gruppennekrosen 587
Guajacol, Potentialversuch 692

Guanidin, Atmung 429
Guanidinoessigsäure 350
Guanin 379
Guanindesoxyribosid 379
Guanosin 380
Guanylsäure 380
GÜNTHERsche Krankheit 275

Haare, Eisengehalt 91
—, Kupfergehalt 158
— bei Kupfermangel 172
Häm 237, 370
— vgl. Hämin
Hämatin 95, 151, 225, 237
Hämatinämie 270
Hämatinikterus 270
Hämatit 89
Hämatoidin 119, 233
Hämatom 119, 120, 234
—, Hämosiderinbildung 124
—, Resorption 123
—, rostbraune Hautflecken 120
—, subdurales 126
Hämatoporphyrie 228
Hämatoprophyrin 205, 230
Hämaturie 123
Hämiglobin 205, 211, 262
— vgl. Methämoglobin
Hämine 225ff., 321
Häminfermente 215ff., 237, 271, 412
—, Lokalisation in der Zelle 226
— und Zellatmung 221, 226ff.
Häminproteide 205ff., 270ff.
—, Stoffwechsel 204, 205
—, Wirkungsmechanismus 206
Hämochromatose 13, 45, 48ff., 90, 96, 125, 126, 274, 771
—, Aderlässe 99
—, Ätiologie 99, 104, 106
—, auslösendes Organ 148, 149
— und autochthones Gehirneisen 144
— durch Bluttransfusionen 100, 103, 116, 121
—, Corticoide 105
—, Differentialdiagnose 94, 127
— und generalisierte Hämosiderose 118, 119
—, Eiweißstoffwechselstörung 100
—, Elektrolythaushalt 105
—, Enzyme 99
—, erhöhte Eisenreduktion 104
—, — Eisenresorption 50
—, familiär gehäuftes Auftreten 106
—, Ferrihydroxydform des Eisens 105
—, Ferritin 50, 51, 99
—, Fibrose der Hypophyse 149
—, Funktionsstörung von Enzymsystemen 104

Hämochromatose, GANDY-GAMNAsche Knötchen 141
—, Geschlechtsgebundenheit 117
—, Hämosiderin 99
—, Hypercuprämie 160
—, Hypogenitalismus 105, 106
—, Hypoplasie der Sexualorgane 98
—, Kalkeiseninkrustationen 140
—, krisenhafte Leibschmerzen 169
— und künstliche Eisenzufuhr 147
—, Kupfer 103, 107, 162—164, 169
—, Lebercirrhose 98—101
—, Lokalisation der Ablagerung 96, 97, 103
— durch Mangelernährung 106 128
—, nervös-hormonale Fehlsteuerung 104
—, Niere 121
—, Pathogenese 137
—, Perniciosa-artige Blutveränderung 103, 107
—, Phosphatverlust 100
— und Plasma-Fe^{59}-Clearance 49
—, primäre Stoffwechselstörung der Leber 104
— und Pseudotuberkulose 106
—, Rückbildung der männlichen Sexualorgane 117
—, Schocktod 99
—, sekundäre 116
—, Störung der Eisenresorption 104
— und Thalassämie 110
— und WILSON-, WESTPHAL-STRÜMPELLsche Krankheit 165
— vgl. Eisenspeicherungskrankheit
Hämochromatoseproblem, Experimentelles 100 ff.
Hämocuprein 53, 54, 152, 157, 171
Hämocyanin 53, 152
Hämofuscin 98, 105, 163
Hämoglobin 205, 206 ff., 237, 239, 321, 322, 324, 370 bis 377, 421
— A 245, 247—253
—, Abbau 210, 268
—, Abbauprodukte, Eigenfluorescenz 123
—, Alkalidenaturierung 249
—, Aminosäurezusammensetzung 247
—, Bestimmungsmethoden 208
—, Biochemie 204 ff.

Hämoglobin C 245—255, 262
—, Chemie 207
— und Cytochrom c 480
— D 245, 246, 248, 250—254
—, Darstellung 207
— E 245, 247—254
—, Eigenschaften 207
—, Eisengehalt 5, 6
—, eisennegativ 138
— und Ferritin, Elektropherogramm 11
—, fetales 245
—, Formel 208
—, frühfetales 245
—, Funktion 211
— G 245, 247—251
— H 245, 247—251
— bei Höhenanpassung 550 bis 557, 560
— I 245, 247—251
—, injiziert, intraperitoneal 118
—, —, subcutan 118
— in Nierentubuli 122
—, Pathologie 245 ff.
— S 245, 246, 254
—, Sauerstoffbindungskurve 438
—, Stoffwechsel 6, 208 ff.
—, Vorkommen 205—207
— vgl. Blutfarbstoff
Hämoglobinämie, puerperale des Rindes 588
Hämoglobinämische Nephrose 112
Hämoglobine, Adsorption 249
—, anormale, Genetik 250
—, Aufbau 209
—, Bestimmungsmethoden 250
—, biologische Funktion 250
—, Chromatographie 249
—, Elektrophorese 248
—, Hitzedenaturierung 249
—, Löslichkeit 248
—, serologische Spezifität 249
Hämoglobinogene Organsiderosen 115
Hämoglobinopathien 245, 269
—, Klinik 253 ff.
Hämoglobinreduktase 377
Hämoglobin-Sättigung 561
Hämoglobinsynthese 209, 210
—, endokrine Störungen 265
—, gesteigerte 267
—, verringerte 263 ff.
Hämoglobinumsatz 267 ff.
—, Bestimmung 267
—, Pathologie 262
—, Störungen 267 ff.
Hämoglobinurie 108, 268
—, Nierenhauptstückhämosiderose 121
—, paroxysmale 123
Hämoglobinurische Nephrose 122, 123

Hämolyse 47, 262, 268
—, gesteigerte 128
— bei Haffkrankheit 122
— bei Infekt 34
—, intravasale 107, 108
— und Knochenmarksfunktion 47
—, Kupfer 163, 171
—, Lebernekrose 588
—, Rh-Faktor 622
Hämolysekörnchen 107
Hämolytica 107, 123
Hämolytische Anämie 113, 137
— — bei akuter Glomerulumnephritis 123
— —, regeneratorische 268
— —, toxische 269
— Diatese 109
— Gifte, Eisenstoffwechsel 115
Hämolytischer Ikterus 274, 275
— —, GANDY-GAMNAsche Knötchen 141
— —, Siderocyten 139
— Schock 122
Hämoproteide 434, 456
Hämorrhagien, capilläre 127
— bei Eisenmangel 146
—, intradurale 126
Hämorrhagische Nephritis 112, 127
Hämosiderin 9, 14, 47, 91, 93, 99, 136, 146
—, Ablagerung bei Lebercirrhosen 45
—, — im Hornhautepithel 127
—, Abtransport 120
—, Dünndarmschleimhaut 768
— im Endometrium 134
—, Ferritin 89, 92, 93
— —, Elektropherogramm 10
— aus Hühnererythrocyten in vitro 121
— im Knochenmark 112
— bei Leberschädigung 13
— aus Menschenblut in vitro 121
— aus Milzinfarkten 120
— und Mitochondrien 89
— nach Röntgenbestrahlung 131, 135
— bei Eisenmangel 145
—, Speicherung 119
—, Zusammensetzung 88, 89
Hämosideringehalt der Leber 91, 92, 97
— des Knochenmarks 91, 92, 97
— der Milz 91, 92, 97
— der Sternzellen 92
Hämosiderinkörnchen, freie, in der Lunge 125
Hämosiderinmangel 145
Hämosiderinprobe, bioptische 94

Hämosiderinreichtum und Bindegewebsproliferationen 124
Hämosiderose, Atombomben 114, 131
—, nach Ferrisaccharatinjektion 147
— nach Hirntraumen 120
— bei Hunden durch Bluttransfusion 117, 118
— der Leber 111
— der Lungen 266
— des Magen-Darmkanals 126
— der Milzpulpa 91, 92, 97, 111, 128, 132
— der Nieren 111
— bei perniziöser Anämie 47
— durch phosphatarme Ernährung 16, 102
—, progrediente, racemöse 127
— durch Radiophosphor 131
— nach Rückenmarksverletzungen 120
— bei Unterdruckversuchen an Ratten 115
haemosiderosis maculosa perstans 127
Haffkrankheit 122, 123, 131, 271
Halbleitertheorie der Proteine 459
Halbwertzeiten von Körpersubstanzen 288
Hallachrom 343
HALLERVORDEN-SPATZsche Krankheit 143
—, Pigmente im Pallidum 144
Halogenessigsäure 574
Halsmarkdurchtrennung bei Hunden, Serumeisenspiegel 150
Halswirbelmißbildungen 636
HARDIN-PASSEY-Melanom 158
Harnsäure 382
—, Allantoin 388
—, Pool 382
Harnstoff 338, 382, 383
Harnstoffbildung 347 ff.
Harnstoff-Pool 348
HARDEN-YOUNG-Ester 303, 304
Haut, Eisenmangel 145
—, elektromotorische Kräfte 685, 686
—, Kupfer 153, 158, 161, 162
—, Ruhepotential 693
Hautpotentiale 695
Hefe, Glucoseaufnahme 467
Hefeferment 292
Heidemoorkrankheit, Kupfer 57
HEINZ-Körper 261, 262
Hemichorea, Cornealring 168
Hemmung der Erregung 705, 706, 725, 736, 748—750
— —, Acetylcholin 720
Hemmungstheorie 688

hemochromatosis of the central nervous System 126
Hepatektomie, Aminosäuren 327
—, Eiweißsynthese 322
Hepatitis epidemica 130
—, Hypersiderämie 137
—, Porphyrinurie 274
— und Serumeisen 43, 770
—, Serumkupferspiegel 165
—, Siderosen 114
Hepatocuprein 53, 152
Hepatolentikuläre Degeneration 106, 163, 164, 165 ff., 173, 175
— —, Ätiologie 167
— — und Kupfer 151, 152, 154, 155, 159, 160, 162
Hereditäre Leptocytose 252
— —, vgl. Thalassämie
Herzdurchmesser, Höhenbewohner 549
Herzenergetik 570
Herzfehlerzellen 124
Herzhypertrophie bei Eisenmangel 145
Herzinfarkt, akuter, Lebernekrosen 589
—, zentrale Verfettung der Leber 585
Herzinsuffizienz energetischdynamisch, EKG 608
Herzminutenvolumen 570
—, Höhenanpassung 514, 548
—, mittlere O_2-Spannung in den Capillaren 561
Herzmißbildungen, Ektopie 637, 642
—, Sauerstoffmangel 636
—, Septumdefekte 637, 639, 644
Herzmuskel, Biochemie 609
—, Hypoxie 611
—, hypoxydotische Schäden 596 ff.
—, vacuolige Veränderung 579
Herzmuskelfasern, Vacuolen, Malonat 609, 610
—, disseminierte Parenchymnekrosen 572, 597
—, nekrotische, Leukocyteneinwanderung 600
—, Verfettung 599, 602
Herzmuskelnekrose, hypoxämische 602, 626
—, Insulinschock 608
—, Kohlenoxyd 599
HESSscher Satz 451
Hexadecandisäure 358
Δ^9-Hexadecensäure 360
Hexaensäure 361
Hexansäure 356
Hexoseisomerase 315
Hexokinase 301, 303, 314, 315, 406, 467
Hexokinaseaktivität 406, 407

Hexokinasereaktion 298
Hexosediphosphatase 315
Hexosediphosphorsäure 305
Hexosephosphate 467
Hippursäure 331
Hirndruck, chronischer 584
—, —, Verfettung des Herzmuskels 602
—, zentrale Atemlähmung, Leberverfettung 585, 586
Hirninfarkt, embolischer 585
Hirnrinde, isolierte 752
Histamin 330, 346, 587, 588, 717, 718
Histaminase und Kupfer 151
Histamininjektion, Serumeisen 135
Histidase 345
Histidin 327, 329, 345, 352
L-Histidin 330, 346
— und Kobalt 64, 65
Histidindecarboxylase 346
Histotropie 748
Hitzekollaps 587
Hitzschlag 114, 123
Höhenanpassung 510, 513, 545 ff.
—, Atmung 545 ff.
—, Blutbild 550 ff.
—, Faktoren 560
—, Herz und Kreislauf 514, 547 ff.
—, Myoglobin 439
—, Säure-Basengleichgewicht 547
—, Serum-Bicarbonat 553
—, Vascularisation 550
— vgl. Adaptation, Akklimatisation, Akkomodation
Höhenfestigkeit 497
Höhenklima und Eisenreserve 8
Höhenkollaps 587
Höhenkrankheit 123
—, Anzeichen 508
—, Bewußtlosigkeit 613
—, Cytochrom c 423
— des Menschen 575
—, Spättodesfälle 626
Höhenpathologie 571
Höhentod, akuter, vacuolige Herzmuskelveränderungen 602
—, experimentell 575
— des Fliegers 571, 577
Homocystein 335, 336, 350—352
Homogentisinsäure 339, 340, 342, 390
Homogentisinsäureoxydase 339
Hormone, Eiweißmangel 324
— und Zink 69
Hunger 503, 574, 584
—, extrem, Mitochondrien 580
—, Fettsäureabbau 414, 416
Hungerdystrophie 130
Hungerhypoxydose 584

Hungerkrankheit, Kupfer 160
—, Lebercirrhosen 130
—, Siderosen 128, 129
Hungern, Kohlenhydratstoffwechsel 310
Hungerosteomalacie 130
Hungerratten, Phosphorylasegehalt 406
Hungertod, experimentell, Ganglienzellnekrosen 617
HUNTERsche Glossitis, Eisenmangel 145
HUNTINGTONsche Chorea, Gehirneisen 143
Hyaluronsäure 318
Hydrocephalus 635
Hydrochinon 217, 218, 401, 402
Hydrogenase 225
Hydromyelie 635
Hydronephros 635
Hydroperoxyd 205, 210, 221, 223—226
Hydroperoxydasen 434, 435
—, histochemischer Nachweis 435 ff.
Hydropische Zellveränderung des Leberepithels 594, 595
Hydroxylamin 425
Hyperalgesie 698
Hyperbilirubinämie 625
Hypercuprämie 159, 160, 165, 174
Hypercuprurie 154, 155, 166, 167
Hyperglykämie 584
Hyperplasie 570
Hyperpolarisation 689
Hyperreflexie 696
Hypersiderämie 111
Hyperthyreose 271
Hypertonie 746, 747
Hypertoniker 744
Hypertrophie der Arterienwände 124
Hyperventilation 730
— des Höhenangepaßten 547, 562
— —, Alkalireserve 514
Hypnose, Kältetremor 736
Hypoadrenalismus 503
Hypocalcämie 611
Hypochrome Anämie 145, 146, 272
Hypocuprämie 155, 172
Hypogenitalismus 105, 106, 149
Hypoglykämie 503, 574, 612, 627, 628
—, EKG 609
—, Frühgeborener 625
—, letale, bei Hungerzuständen 130
—, Mißbildung von Embryonen 642
—, Nekrosen 609
Hypophyse und Hämochromatose 148, 149

Hypophysenpräparate bei SIMMONDsscher Kachexie und Eisenbelastung 149
Hypophysentumor 140
Hypoplasie 570
Hypopolarisation 689
Hyposiderämie 137, 170, 172, 174
— nach ACTH-Injektion 149
— nach Adrenalininjektion 149
—, anaphylaktischer Schock 135
— bei Infekt 34
— nach Nebennierenrindenextraktinjektion 149
— bei Organsiderose 147
— bei SIMMONDscher Kachexie 149
Hyposiderosen 146
Hypotaurin 334
Hypothalamus, Potentiale 752
Hypothyreoidismus 503
Hypoxämie 221, 572, 575
—, akute, Coronarinsuffizienz 599
—, akute, Glykogen 611
—, arterielle 573
—, atemluftbedingt 573
—, atemorganbedingt 573, 585
—, Begriff 500
—, Blut-Gewebsschranke 625
—, chronische, Carcinom 647
— und Coronarinsuffizienz 606
—, EKG 597—599, 600, 602, 604
—, Glucosemangel 573, 574
— in großer Höhe 573
—, inkretorische Drüsen 631
—, interstitielle Pneumonie des Säuglings 606
—, kardial bedingt 585
—, Lokalisation der Schäden 594
—, Lungenödem 590
—, sauerstofffreie Luft 573
—, Senkung des Sauerstoffpartialdrucks 573
—, Substratmangel 588
—, Unterdruckkammer 573
—, vakuolige Veränderung im Läppchenzentrum der Leber 575, 576, 578, 579, 587, 594, 596
—, venöse 573
—, Verfettung der Herzmuskelfasern 599
—, zentrale Verfettung der Leber 584, 585
Hypoxämische Polycythämie, Myoglobin 214
Hypoxanthin 379—382
Hypoxie 573, 578, 598
—, akute 501, 504, 507 ff.
—, —, Atmung 509 ff.
—, —, Bewußtlosigkeit 613

Hypoxie, akute, Kreislauf 514 ff.
—, —, Pigmentausscheidung 554
—, —, Säure-Basen-Gleichgewicht 513 ff.
—, —, Stoffwechselgröße 524, 525
—, allgemeine 500, 503
—, anämische 502
—, Angriffsort 500
—, Begriffsbestimmung 499 ff.
—, chronische 501, 504, 545 ff.
—, —, Anpassungserscheinungen 545
—, —, Atmung 545 ff.
—, —, Blutbild 550 ff.
—, —, Herz und Kreislauf 547
—, —, Regulationserscheinungen 545 ff.
—, —, Säure-Basen-Gleichgewicht 547
—, Coronarinsuffizienz 599
—, Ganglienzellen 631
—, Gehirnschädigung 614
— des Herzmuskels 611
—, histotoxische 503
—, hypoxische 502
—, Intensität 500
—, ischämische 502
—, Krampfströme 630
—, kurzfristige, Änderung des Blutes 556 ff.
—, lokale 503
— und Myoglobin 214
— des Myokards 597
— des Neugeborenen 584
—, perakute 501, 504, 505 ff.
—, —, Wiederbelebungszeit 505
—, primär arterielle 500, 512
—, — venöse 500, 503
—, subkritische, Blutzucker 588
—, totale 505
Hypoxieformen, Systematik 500
Hypoxiehypothese der O_2-Mangelwirkung 543
Hypoxydose 503 ff., 569 ff., 589, 650
—, akute, Angina pectoris 612
—, —, vakuolige Leberparenchymveränderungen 575
—, Auswirkungen am Leberparenchym 574 ff.
—, Begriffsbestimmung 499
—, Carcinogenese 645 ff., 649
—, dysenzymatische 573, 574, 577, 591, 609, 621, 630
—, —, Krämpfe 629
—, —, Tritonkeime 642
—, Ganglienzellveränderungen, irreversibel 616

Hypoxydose, Gehirnschädigung 612 ff., 626
—, Hemmung der postnatalen Entwicklung 644 ff.
—, Herzmuskelschäden 597 ff.
—, histotoxische 573, 574, 587
—, hypoxämische 608
— durch Hypoxie infolge Hypoxämie 573
—, hypoxische 594
—, — nach Erhängen 577
—, hypoglykämische des Gehirns 625
—, —, Kohlenoxyd 621
—, Mißbildungen 633
—, Nekrosen des Leberparenchyms 587 ff.
—, Pathogenetisches Prinzip 569, 571, 649
—, Phosphatidbildung 585
— durch Substratmangel 573
—, teratogenetische Wirkung 634 ff.
—, Verfettung des Leberparenchyms 581 ff., 594
—, Zentralnervensystem 614 ff.
—, vgl. Sauerstoffmangel

Icterus gravis neonatorum 623, 624
— — —, Kupfer 165
Idiopathische Lungenhämosiderose 124, 125, 266
Idiotie 622
Ikterus 269
— hämatogen 268
—, hämolytischer 139, 141, 274, 275
—, —, familiärer 109
—, hepatischer 268
— s. a. Kernikterus
Ileus 746
Imbezillitas phenylpyruvica 339, 340
Imidazolessigsäure 346
Iminosäure 329
Impletol 726
Impulsströmung 735
Inanitionsanämie 107, 136
Inanitionszustände 137
Indophenolblau 435—437
Indophenolblausynthese 435
Induration, braune, der Lunge 124
Infarkt 255, 569, 729
Infekt, Eisenresorption 770
—, Eisenstoffwechselstörung 29 ff., 52, 132 ff.
—, Ferritin 769
— und Inanitionsanämie 136
Infektanämie 34, 35, 38, 107, 266
—, Hämosiderin 132
—, Kausalfaktoren 136
— und Kobalt 136
Infekthämolyse 34

Infektionskrankheiten, Hämolyse 150
—, Kupferstoffwechsel 174
Infektsiderosen 32 ff., 127, 132 ff., 137, 770
Infrarotabsorption des Leberläppchens 590
Innervation lokal und allgemein 739 ff.
Innervationen, antagonistische 735 ff., 739
Inosin 379, 381
Inosindiphosphat 297
Inosinsäure 297, 381
Inosintriphosphorsäure 297
Insektenstiche 123
Inselzelladenom 627
Insuffizienz, energetisch, dynamisch 729
— des Herzens, dynamische 611
— des rechten Herzens 602
Insulin 574
—, Dottersack 641
—, Hexokinase 406
—, Kaninchenkeim 642
— und Zink 68, 69
Insulinhypoglykämie 608
—, EKG 609
— experimentell 628
Insulinschock, psychiatrische Erkrankung 628
—, Schizophrenie 608
Insulintherapie 628, 630
Insulinüberdosierung bei Schwangerschaft 644
Interstitielle Pneumonie des Säuglings, Myolyse 606, 607
Intracelluläre Strukturen 672
Ionenaustausch 696, 702
Ionenlawine 747
Ionenpumpe 691
iron-dextran-complex 147
— intravenös 100
iron encephalopathy 147
Ischämie 569, 620, 731, 747, 750
— angiospastische 628
—, spastische 569
—, totale, Erholungszeit 505
—, —, des Gehirns 505
—, —, Lähmungszeiten verschiedener Hirnabschnitte 507
—,—, Wiederbelebungszeit verschiedener Hirnabschnitte 507
Ischämieschmerz 698
Ichämische Ganglienzellnekrose 616
— Infarkte 255
— Muskelnekrose 271
Isoalloxazin-adenin-dinucleotid 291
Isoalloxazin-adenosin-dinucleotid 418, 419

Isoalloxazinmononucleotid 291, 418, 419
Isoandrosteron 367
Isobuttersäure 332
Isocitricodehydrogenase 432
Isocitronensäure 308, 309, 311, 410, 412
Isocitronensäure-Dehydrogenase 290, 308, 412
Isolation im ZNS 750
Isoleucin 327, 238, 333
Isonicotinsäurehydrazid 385
Isotopen, Cu^{44} 157
— bei Gallenfarbstoffen 238
Isotopenmarkierung 287
Isotopentechnik, Eisenwanderung 136, 137
Isovaleriansäure 333

JENSEN-Sarkom, Kupfergehalt 174
Jodacetamid, Atmung 429
Jodacetat 305, 408
Jodinase 342
Jodessigsäure 414
Jodoform, Lebernekrose 570
JOLLY-Körperchen 139

Kachexia thyreopriva 131
Kälteagglutinine 113, 269
Kältehämoglobinurie paroxysmale 113, 122, 123
Kältereiz 738
Kältetremor 736
Kältezittern 697
Kalium 378, 673, 711, 712, 725
—, Aktionssubstanz 718
— chloricum, Milzpulpasiderose 115
—, Denervierung 735
—, Depolarisator 727
— in Gehirnzellen 337
—, Glucosemangel 611
—, Krampfauslösung 715
—, Membranpotential 716, 722, 724
—, Schmerzauslösung 698
—, spontane Erregungen 709
—, Störung der Erregungsdauer 729
Kaliumanreicherung in der Zelle 692
Kaliumausscheidung bei Dystrophie 130
Kalium chloratum, Nierenschädigung 122
Kaliumchlorat, Vergiftung 258, 262
Kaliumcyanid, Koagulationsnekrosen 609, 610
—, Sauerstoffaufnahme 585
— s. a. Blausäure, Cyanid
Kalium-Ionen, Membranpotential 690
Kaliummalonat 578, 579

Kaliummangel 726
— der Zelle 694
Kalium/Natrium 597, 611, 681, 684, 690, 691, 694, 702, 706, 726
Kaliumverlust 672
— der Muskelzelle 611
Kalkeisenimprägnationen bei Stauungslunge 124
Kalkeiseninkrustationen 109, 110, 112, 140 ff., 144
—, Erythrocytenabbau 120
— bei Tuberkulose 134
Kalkstoffwechselstörung, hypochlorämische 142
Kaltblüter, Malonatversuche 580
Kapselhämosiderose der Milz 120
Karotten, Kupfergehalt 163
Karottenfütterung, Leberpigment 163
Katalase 221 ff., 226, 227, 237, 272, 373, 375, 377, 434, 436
—, Bestimmungsmethoden 222
—, Chemie 222
—, Darstellung 221
—, Eigenschaften 222
—, Funktion 223
— und H_2O_2 205, 210
— und Kupfer 151
—, Stoffwechsel 222
—, Vorkommen 221
Katalasen, Eisengehalt 6
Katalatische Reaktion 435
Katalysator 396
Katalyse 2
Katechin, Eisenablagerung 101
Katelektrotonica 714, 722
Kathepsin 389
Kationentransport 611
Kausalgie 689, 690, 718, 730
KAYSER-FLEISCHERscher Cornealring 61, 152, 155, 162, 165—169
Keilwirbelbildungen, Sauerstoffmangel 638
Keimdrüsenfunktion und Eisenhaushalt 149
Keimesentwicklung, Hypoxydosen, Wirkungsmechanismus 642
Keimpol, Abkühlung 632
—, Erwärmung 632
Kernikterus 111, 623—625
—, experimentell, durch Bilirubin 625
α-Ketoadipinsäure 338
α-Keto-β-aminovaleriansäure 347
2-Ketogluconolacton 317
α-Ketoglutarat 428
α-Ketoglutarsäure 308—311, 328, 344, 359, 387, 388, 410, 412, 416, 426, 464
— dehydrogensase 412
α-Ketoisocapronsäure 329, 333

α-Ketosoivaleriansäure 332
α-Keto-γ-methylthiobuttersäure 335
16-Ketoöstron 370
3-Keto-6-phosphogluconsäure 318, 319
β-Ketoreduktase 414
α-Ketosäure 325, 329
β-Ketothiolase 414
α-Keto-γ-thiomethylbuttersäure 350
Kieselgurkörperchen, Eiseninkrustationen 141
Kloake, Mißbildung, Sauerstoffmangel 637
Kniegelenksempyem und Kupfer 158
Knochenmark, Eisengehalt 6
Knochenmarktätigkeit und Plasmaeisen 47
Knochenneubildung, callöse 140, 141
Knollenblätterschwammgift, Leber, vacuolige Veränderung 591
—, —, Nekrosen 591
Koagulationsnekrosen nach Kaliumcyanid 609, 610
Kobalt, Affinität zu Histidin 64
—, Ausscheidung 63, 64
— und Eisen 3, 4, 65
— in Erythrocyten 65
— und Fermente 67
— als lebensnotwendiges Spurenelement 65
—, Nachweis 63
—, Polycytämie 115
—, Resorption 3, 63
— und Sauerstoff 66
— und Serumeisen 65
—, Transport 64
—, Verstärkung des Penicillineffekts 67
Kobaltmangel 101
Kobaltmangelkrankheit 65
Kobaltodihistidin 66
Kobaltporphyrin 66
Kochsalzlösung, rhythmische lokale Potentiale 710
Kochsalzverlust 694
Körpertemperatur, erniedrigte, Erstickungsdauer 518
— und Sauerstoffaufnahme 527, 528, 531 ff.
—, Verstellung 518, 519
Kohlendioxyd 751
—, Angina pectoris 598
—, Empfindlichkeitsschwellen bei Adaptation 563
—, Membranänderung 722
—, Membranpotential 691, 697 bis 699
—, Schwellen 714
—, zweiphasisch-antagonistisches Verhalten 716

Kohlendioxydbildung, anaerobe 408
Kohlendioxydspannung, Adaptation 562
—, alveoläre, bei Höhenanpassung 512, 546
Kohlenhydratabbau, Acetyl-Coenzym A 411
Kohlenhydrate, anaerober Abbau 404
—, Gehirnstoffwechsel 612
— der Leber 581
Kohlenhydratmast 584
Kohlenhydratstoffwechsel 298 ff., 307 ff.
Kohlenoxyd 107, 144, 215, 256, 294, 424, 434, 503, 572 bis 578, 598, 599, 603, 627, 629, 630, 643
—, Fet in utero 627
—, Gehirnveränderungen 620, 621, 630
—, Herzmuskelnekrose 599, 603
—, Krämpfe 629
— und Myoglobin 621
—, Schwangerschaft 643
Kohlenoxydgehalt der Ausatmungsluft 212
Kohlenoxydhämoglobin 255, 256, 620, 621
—, Nachweis 256
—, Spektrum 217
Kohlenoxydvergiftung, experimentell, symmetrische Pallidumnekrose 620
Kohlensäurenarkose, Krämpfe 629
Kohlensäuretransport 211
Kohlestäubchen, Eiseninkrustationen 141
Koilonychie 40, 145
Kokardenzellen 255
Kollagen 322
Kollaps 620, 628, 746
—, Histamin 588
—, Nekrose des Leberparenchyms 587
—, Parenchymschäden 606
—, protrahierter 587
—, zentraler 631
—, zentrogener 626
Kollapstod, akut infektiös bedingter 584, 589
Kollidon 141
Kontaktgifte 715
Kontraktion 711, 712
Kontraktilität der Gefäßwände 572
Kontraktur 711
Konzentrationsarbeit 404
Kopfmißbildungen, Extrauteringravidität 644
Koproporphyrin 205, 228, 265, 266, 371

Koproporphyrin I 205, 229, 230, 232, 272—275, 371
— III 205, 228, 230, 232, 371, 372
Koprosterin 364
Korksäure 358
Krampf 505, 628—630, 690, 738, 743, 744, 750
Krampfanfälle, Gehirnschäden 629
—, Manifestierung akuter Hypoxydose 629 ff.
—, tonisch-klonische 617, 629
Krampfauslösung 715, 724, 725
Krampfzustände, Sauerstoffmangel 618
Kreatin 331, 338, 390, 610
—, Bildung 349, 350 ff.
Kreatinin 349, 350
Kreatininausscheidung 129
Kreatinphosphat 349
Kreatinphosphorsäure 297, 460, 610, 611, 693, 694
Krebsursache 645, 647
Kreislauf, Physiologie 571
Kreislaufinsuffizienz, allgemeine, Sauerstoffmangel 577, 578
—, tödliche, vacuolige Veränderungen 577, 578
Kreislaufstörungen 587
—, Hypoxydose 632
Kreuzlähme der Pferde 131
KROGHscher Cylinder 476
Kuhmilchanämie der Ratte 145
Kupfer 53 ff., 777
—, Ascorbinsäureoxydase 55, 151, 152
—, Atmungsferment 56
—, Ausscheidung 58, 152, 154, 158, 164, 168
—, BAC-Therapie 61, 62, 103, 154, 166, 167, 169, 173
— und Berufskrankheiten 164
— als Biokatalysator 151
—, Blausäure 574
—, Blei 163, 173
— im Blut 54
—, Butyryl-Co A-Dehydrogenase 151, 291
—, Cytochromoxydase 223
—, Eisen 3, 29, 30, 62, 103, 170, 171
— in Enzymen 151
—, Erythropoese 152, 170, 171
— in Flavoenzymen 418
—, Gallensteine 152, 169
—, Gesamtbestand 53
—, Gravidität 157, 159, 173
—, Hämochromatose 103, 107, 162—164, 169
—, Hämoglobinbildung 56
—, Hämoglobin-Synthese 264
—, Haut 153, 158, 161, 162
—, Katalase 223
—, katalytische Wirkung 56

Kupfer, Knochen 154, 172
—, Kobalt 3
—, Lebercirrhosen 151, 159, 162 ff.
—, Menstruation 155
—, Molybdän 154, 170, 175
—, Nachweis 151, 155
— in Organen Erwachsener 54
— — Neugeborener 54
—, Phosphoranlagerung im Knochen 154
—, Pigmentbildung 56 ff., 152, 162
— im Plasma s. Plasmakupfer
—, radioaktives, s. Radiokupfer
—, Schafe 158
—, Schwangerschaft 153
—, Schweiß 155
—, Speicherung 152, 156
—, Spurenelement 53
—, Tag-Nachtrhythmus 59
—, therapeutische Wirkung 264
—, Tumoren 60, 174
—, Tyrosinase 343
—, Vogelfedern 162
—, Vorkommen im Organismus 152, 153
—, — im Tier- und Pflanzenreich 151
—, Zink 175
Kupferanalysen durch radioaktives Kupfer 157
Kupferapplikation 162, 170
—, Leukocytose 171
Kupferarbeiter, Hautpigmente 162
Kupferbedarf des Menschen 58, 152
Kupferbestand des Menschen 152
Kupferbestimmung 53
Kupfereiweißverbindung als Sauerstoffaktivator 154
Kupfereiweißverbindungen 55, 152, 157, 161
Kupfergehalt alkoholischer Getränke 165
—, Auge 162, 168
—, Erythrocyten 61, 175
—, Faeces 58
—, Galle 58, 164, 165
—, Gehirn 153, 154, 156, 159, 165
— sprossender Gewebe 152
—, Haare 158
—, Haut 158
—, Hühnerembryo 171
—, Karotten 163
—, Leber 152, 164, 171
—, Milch 169
—, Neoplasmen 152, 158, 174
—, Säuglingsleber 152
—, Serum 153, 156—159
Kupferhaltige Fremdkörper 166, 169, 171

Kupferinhibitoren 157
Kupferkalkaufnahme von Schafen 164
Kupferkonzentration rasch wachsender Organe 157
— der Säuglingsleber 152
Kupfermangel 169, 175
— und Eisenverwertung 62, 171
— und Erythrocytenlebensdauer 175
— bei Hunden 172
— bei Schafen 154, 155, 170 bis 173
— bei Schweinen 172
— und Zentralnervensystem 172
Kupfermangelanämie, alimentäre, der Ratte 171
Kupfermangelanämien 56, 154, 155, 163, 169 ff.
Kupfermangelbedingte Skeleterkrankungen 172
Kupfermangelkrankheit 56, 62
Kupfern von Gemüse 164
Kupferpräparat Ebesal-Höchst 163, 168
Kupferpräparate, hämolysierende Wirkung 163, 171
Kupferproteide als Fermente 55
— vgl. Kupfereiweißverbindungen
Kupferreichtum cirrhotisch veränderter Lebern 164
Kupferresorption 3, 58, 777
—, fetale 153
Kupfersaum der Gingiva 162
Kupferspeicherung, Bindungskapazität des Blutplasmas 166
Kupferspeicherungsfähigkeit einzelner Organe 157
Kupferspeicherungskrankheit 61
Kupferspeicherungsversuche 163, 168
Kupferstoffwechsel bei Infektionskrankheiten 174
— im wachsenden Organismus 153
Kupferstoffwechselstörungen 151 ff.
— des Auges 168 ff.
— bei Morbus Wilson 61
Kupferstar 166
Kupfersulfat, intracutane Injektion 161
Kupfertherapie bei eisenrefraktärer Blutarmut 170
— bei Entmarkungskrankheiten des Menschen 173
— bei Infektionskrankheiten 174
— bei Lecksucht der Rinder 173
Kupfertransport bei Kniegelenkempyem 158
— zu tuberkulösen Entzündungsherden 174

Kupfervergiftung 164
—, chronische 163
Kurzwellenbestrahlung des Hirnstamms, Serumeisenspiegel 149
Kynurenin 344, 345, 388, 390
Kynurensäure 344, 345

Laccase 55, 333
Lactacidogen 305
Lacticodehydrogenase 402, 408
Lactoflavin 144, 262, 384
—, Porphyrine 231
Lactoperoxydase 224
Lähmung, zentrale 743
Lähmungszustände, Sauerstoffmangel 618
LAENNECsche Cirrhose 274
Läppchenzentren der Leber 574—596
Latenszeit, äußere, Sauerstoffmangel 505
—, innere s. Gewebszeitreserve
,,Lawinenfaktor'' 684, 695
Lawinenverschüttung 577
Lebercarcinom, Stauungscirrhose 648
Lebercirrhose, Apoferritinverminderung 45
—, Bindegewebsproliferationen 98
—, Eisenpigmentablagerungen 97—99
—, GANDY-GAMNAsche Knötchen 141
— bei Hämochromatose 98 bis 101
—, Hämosiderinablagerungen 45
—, Kupfer 151, 159, 162 ff.
—, Porphyrinurie 274
— bei Spätheimkehrern 130
Lebereiweiß 322
Leberepithelien, blasige Entartung, elektronenoptisch 595
Lebererkrankungen, Eisenstoffwechsel 43 ff.
Lebergifte 590—596
Leberkupfergehalt bei Hämochromatose 103, 107, 162—164, 169
Lebermitochondrien 355
Lebernekrosen, neural vasculär verursacht 593
Leberparenchym, Blutleere 594
— , Durchblutungsstörungen 594
—, Hyperämie 594
—, hypoxydotische Veränderungen 574 ff.
—, Nekrose 594, 626
—, —, Hypoxydose 587 ff.
—, —, Insuffizienz des rechten Ventrikels, akute 588

Leberparenchym, Nekrose, Insuffizienz des rechten Ventrikels, chronische 588, 590
—, Tetrachlorkohlenstoffvergiftg, elektronenoptisch 591
Leberparenchymschäden, hypoxisch irreversibel 594
—, Kupfer 165
—, elektronenoptisch 580
Leberparenchymverfettung, Hypoxydose 581 ff., 594
—, toxische 570, 584, 591
Leberzellsiderose 147
Lecithin 351, 352, 363, 702
Lecithinbildung 361
Lecithinase A 363
Lecksucht bei Rindern und Ziegen 173
LEDERER-Anämie 122
Leitungsanaesthesie 726
LENZ-Effekt 691
Leuchtgasvergiftung 751
Leucin 326—328, 332, 333
D-Leucin 329
L-Leucin 329
Leukämie 127
—, Eisenablagerung 112, 113
—, Eisenstoffwechsel 113
—, GANDY-GAMNAsche Knötchen 141
—, Hyposiderämie 137
Leukoadrenochrom 343, 344
Leukocyten 378, 600
—, eisenhaltige 139
—, Zinkgehalt 70
Leukopenie 172
—, Kupfermangel 170
—, Zink 70
Limonit 89
Linolensäure 361
Linolsäure 360, 361
Linse, Spaltbildung 642, 643
Lipämie 584
— bei Eisenmangel 145
Lipase 389
—, Kupfer 151
Lipide 581
Lipine 581
Lipofuscin 163
Lipoide s. Fette
Lipoidosen, Eisenpigment 138
Lipoinsäure 307, 308
α-Lipoinsäure 426
Lipoxydase 361
Lithocholsäure 368
Locus coeruleus 154
lower nephron nephrosis 108, 113, 122, 271
Luftembolie, subakut tödliche Nekrosen 606
LUGOLsche Lösung, Nierenschädigung 122
Lumbalpunktion, Serumeisenspiegel 149

Luminal, Porphyrinurie 273
Lungenadenom, Urethan 647
Lungenalveolen, mangelhafte Entfaltung 625
Lungenasbestose 125
Lungenembolie 614
—, experimentelle, EKG 604
— große, subakut tödliche, EKG 604
—, —, subakute 577
—, subakut tödliche 590
—, subakute, zentrale Leberverfettung 585, 586
Lungenerkrankung, Polyglobulie 115
Lungenfibrosen 125
Lungenhämosiderose, essentielle 771
—, idiopathische 124, 125, 266
Lungenhämosiderotische Anämie 125
Lungenödem, Herzinfarkt, akuter 589
— und Stauungslunge 124
—, zentrale Verfettung der Leber 585
Lungenresektion Cytochrom c 423
Lungensiderose bei Mitralfehlern 124
Lykopodiumembolie, Nekrosen 606
Lympheisen 17
Lympheiweiß 323
Lymphogranulomatose 60, 113, 132
—, GANDY-GAMNAsche Knötchen 141
—, Hyposiderämie 137
Lyoglykogen 611
Lysin 326—329, 338, 339

Mäusemelanome, Kupfergehalt 174
Magencarcinom 270
—, perniziöse Anämie 647, 648
Magengeschwür 746
Magenschleimhaut, Ruhepotential 693
—, Umbau 648
Magnesium, Atmung 429
—, Mangan 72
Magnesiumausscheidung bei Dystrophie 130
Makrophagen und Fluorocyten 119
Malaria, Eisen im RES 137
Malariabehandlung, Paralyseeisen 133
Malariapigment 119, 137
Malat, Oxydation 410, 590
— vgl. Äpfelsäure
Maleylacetessigsäure 339
malic encyme 310, 411
Malicodehydrogenase 412

Malonat 412, 578—580
—, Herzmuskel 609, 610
—, Versuche an Kaltblütern 580
Malonsäure 309, 359, 383, 591
—, Hemmung des Citronensäurecyclus 412
Mangan, Ausscheidung 71
—, Eisen 4
—, Fermente 72
—, Intoxikation 71
—, Magnesium 72
—, Nachweis 70
—, Porphyrinurie 273
—, Resorption 3, 71
—, Schilddrüse 72
—, Transport 71
—, Verteilung 71
—, Vitamin B_1 72
Mangangehalt des Blutes 71
Manganmangelkrankheit bei Hühnern 72
Manganvergiftungen 73
Mangelernährung, Eisen 150
—, Eisenablagerung 130
—, Hämochromatose 106, 128
—, Hämosiderinablagerung in der Darmwand 126
—, Infektsiderosen 135
—, Kupfer 160
—, Siderosen 101, 102, 128
Marasmus 128
—, infektbedingt, Kupfer 160
—, Kupfer 174
—, Milzsiderosen 137
MARCHIAFAVAsche Krankheit 167
MARCHIAFAVA-MICHELI-Syndrom 123
Marködem, akutes 627
Markscheide 670
Masern, Serumeisen 135
Mediterrananämie s. Thalassämie
Megaloblastische, hyperchrome Anämie 269
Mehlanämie, alimentäre 145
Melanin 57, 343
—, Kupfer 153
— im menschlichen Gehirn 154
Melaninartige Pflanzenpigmente 161
Melaninbildung 161, 167, 436
—, Schema 343
—, Kupfer 158 ff.
Melanodermie 117
—, Kupfer 160
Melanogenese 158—161, 167
Melanome, Kupfer 158, 174
Melanophoren 739
Melanose 98, 105, 130, 174, 175
—, Hämochromatose 117
Melanosen der Haut 167
—, Kupfer 151
Membran und Atmung 694 ff.

Membran, Ionenprozesse 690 ff., 717
—, Ultrastruktur 670
Membranbeschaffenheit und Stoffwechsel 689 ff.
Membrandestabilisatoren 689, 713, 714
Membranen, pharmakologische Wirkungen 712 ff.
Membranerregung 673, 696, 699, 711 ff.
Membrangifte 713
Membrankapazität 672
Membranpermeabilität 684, 685, 727
—, Calcium 730
Membranpotential 671, 672, 722
Membranpotential und Aktionsstrom 682
—, Alkohol 716
—, Anoxie 692, 695, 696, 724
—, Asphyxie 691, 692, 724
—, Calcium 730
—, Cocain 713, 714
—, DONNAN-Gleichgewicht 697
—, Größe und Erregbarkeit 674, 675, 679
—, Herzmuskelfasern 597
—, Ionenkonzentration 690 ff.
—, Kalium 690, 716, 722, 724
—, Kohlensäure 691, 697—699
—, Komponenten 693
—, Kontraktion 711
— und Membranstruktur 689, 694—696, 727
—, Messungen 676
—, Muskelverkürzung 711, 712
—, Schwingungen 710
—, Störungen 724
—, Vagusreiz 708
—, Zellfunktion 687
Membranpotentialänderungen, hypoxische 611, 612
Membranpotentialschwankungen, lokaler Stoffwechsel 708, 709
Membranspannung und Stromdichte 683
Membranstabilisatoren 689, 713, 714
Membranstruktur 670 ff., 726
—, Änderungen 682, 722, 727
—, Calcium 730
—, Erregbarkeit 696, 699
— bei Erregungsvorgang 685, 717
—, Membranpotentiale 689, 694—696, 727
Membranstoffwechsel 692
Membranwiderstand 672, 683
Meningitis 134
Menstruation, Eisen 149
—, Kupfer 155
—, Eisenmangel 40
—, Eisenverlust 22

Mercaptoäthanolamin 357
Merkaptursäuren 333, 335
Mesaortitis syphilitica, Eisen 133, 134
Mesobilifuscin 205, 210, 214, 233, 234, 236, 238, 267, 268, 375
Mesobilileukan 205, 210, 215, 234, 238, 375, 376
Mesobilirubin 233, 235, 237
Mesobilirubinogen 237, 374, 375
—, Urobilinogen 374
Mesohämatin 225
Mesoporphyrin 205, 230, 232
Metallfraktion, disponible 152
Metalloflavoenzyme 418, 419
Methämalbuminämie 270
Methämoglobin 255, 257 ff., 262, 377
— vgl. Hämiglobin
Methämoglobinämie 257
—, Erkennung 257
—, familiäre 259
—, Rückbildung 257
—, Therapeutikum 260
—, Therapie 258
Methämoglobinbildner, Vergiftungen 258
Methanol 351, 390
Methionin 328, 335, 336, 350, 352, 385, 584
—, extrem hohe Dosen 327
Methoxinin 385
Methylacceptoren 584
Methylamin 331
5-Methylbarbitursäure 383
5-Methylcytosin 383
Methyldioxyphenyläthylamin 341
Methyldonator 584
Methylenblau, Atmung 429
—, Hb^{III} 260
—, Wasserstoffacceptor 419, 420
1-Methylharnsäure 382
7-Methylharnsäure 382
Methylhistidin 346
3-Methylhistidin 346
Methylgruppen, labile 335
Methyloxydation 359
Met-Myoglobin 213
Metrazolkrämpfe 697
MEYERHOF-Quotient 466
MICHAELIS-Konstante, K_m 457
Mikrococcus candicans 473
Mikrocytämie 254
Mikrodrepanocytenkrankheit 253, 254
Mikrogyrie, symmetrische, Hypoxämie 643
Mikrophthalmie, erbliche 640
—, Sauerstoffmangel 636
Mikrosomen 389, 433
—, Phosphatide 581
Mikroveraschung, Eisen 140
Milch, Eisengehalt 91

Milch, Kupfergehalt 169
Milchsäure 300, 303, 304, 306, 377, 390, 395, 402, 404, 466, 611, 692
—, dissoziables Alkali 514
—, Sauerstoffschuld 539
L-Milchsäure 354
Milchsäurebildung 408, 409, 468
—, Krebsgewebe 645
Milchsäuredehydrogenase 290, 306
Milchzucker 300, 316
Miliartuberkulose und Stauungslunge 124
milk copper protein 152
Milz, Blutabbaufunktion 107, 108
Milzpulpahämosiderose 91, 92, 97, 111, 128, 132
Milzpulpasiderose 115, 131
Milzpunktate 108
Mißbildung in prämorphologischer Phase, Sauerstoffmangel 638
Mißbildungen am Amphibienkeim, phasenspezifisch 636
—, erbliche, des caudalen Körperpols 640
—, Hypoxydose 632 ff.
—, Lebensalter der Mutter 644
— der Neuralplatte 635
—, phasenspezifische, Sauerstoffmangel 636, 638
—, vererbbare 640
—, Zahl der Geburten 644
Mitochondrien 300, 365, 390, 428, 430—434, 436, 464, 467
—, Amine 388
—, Atmungskette 427
—, Doppellamellen 580
—, —, oväläre Verformung 580
—, elektronenoptisch 611
—, Fermente 227
—, geschwollen 582
—, Hämosiderin 89
—, Hypoxydosen 574, 590 bis 594, 633
—, leere 591
—, Phosphatide 581
—, Stoffwechselleistungen 386, 387
—, Tumoren 649
—, Unterdruckatmung 580
—, Verfettung 585
—, verschiedene Arten 388
—, Verteilung der Atmungsfermente 434
Mitochondrienzahl, Cyclophorasesystem 434
—, Sauerstoffaufnahme 433
Mitochrom 424
Mitralstenose, Flimmerneigung 700

Molekulare Struktur 670
Molybdän 73, 154, 291
— in Flavoenzymen 418
—, Kupfer 154, 170, 175
Mongolenfleck, Kupfergehalt 158
Mongoloide Idiotie 636
Monoaminoxydasen 436
Monobromaceton 574
Monochlormethylphenylketon 574
Monohalogenessigsäure 729
Monojodessigsäure 687
Monojodtyrosin 342
Mononucleose, infektiöse, Siderosen 114
Monostearylphosphatidsäure 362
Morbus ADDISON, Anämie 266
— —, Kupfer 159
— BANTI, GANDY-GAMNAsche Knötchen 141
— caeruleus 645
— Cushing, Polyglobulie 115
— haemolyticus neonatorium 122
— SCHAMBERG 127
— WILSON 777
— —, Kupferstoffwechselstörungen 61
Morphium 726
Morphogenese, biochemische Interpretation 632
Motorische Endplatten 702, 703, 713, 716
Mucopolysaccharide 317, 318
Mucosablock 19, 93, 148
Mucosazelle, Ferritin 768
Multiple Sklerose, Ätiologie 173
Mundwinkelrhagaden 114
—, Eisenmangel 145
Muskelatrophie, Siderose 128
Muskeldystrophie 271, 350
Muskelfarbstoffe 206 ff.
Muskelhämoglobin 473
Muskelporphyrie 131
Muskelsensibilität 737
Muskelspindeln 737
Muskeltonus 741
—, Stoffwechsel 743
Muskelverkürzung, Membranpotential 711, 712
Muskulatur des linken Ventrikels, Fibrosen 606, 609
— des rechten Ventrikels, Hypoxämie 605—607
Myelinscheiden, Penetrationsfähigkeit 714, 716
Myeloblastenleukämien, Serumeisenspiegel 137
Myelocele 635
Myelo-NADI-Reaktion 436
Myobilin 214, 376
Myocardose 694, 726
Myochromogen 213

Myogene Siderose 129
Myoglobin 129, 205, 212 ff., 238, 373, 437 ff., 621
—, Abbau 214
—, Ausscheidung im Harn 270
—, — durch Niere 131
—, Bestimmungsmethoden 213, 214
—, Chemie 213
—, Cytochrom c 480
—, Cytochromoxydaseaktivität 438, 439
—, Darstellung 213
—, Eigenschaften 213
—, Eisengehalt 6
—, fetales 437
—, Funktion 215
—, Herzmuskeltätigkeit 438
Myoglobingehalt und Lebensalter 212
—, Nierentubuli 122
—, Sauerstoffbindungskurve 438
—, Sauerstoffreserve 439
—, Sauerstoffspeicher 438
—, Stoffwechsel 214
—, verschiedener Tierarten 437
—, Vorkommen 212
Myoglobinkonzentration im Alter 438, 439
—, Höhenanpassung 439
—, verschiedener Muskel 438
Myoglobinnephrose 123
Myoglobintypen 247
Myoglobinurie 214, 271
Myoglobinurische Nephrose 131
Myoglobinzerfall 270
Myokard 699, 700
—, Erregungsleitung 727
—, Erregungsprozeß 728
—, Hypoxie 597
Myokardfasern, Fibrillolyse 601
—, Membranpotential 695, 696
Myokardfibrose 105
Myokardzellen 739
Myokinasen 298
Myoporphyrie 271
Myorenales Syndrom 131, 271
Myosiderin 90, 129
— nach Verbrennung 114
Myosin 298, 322
L-Myosin 609
Myositis myoglobinurica 131, 271
Myristinsäure 356
Myxödem, Hb-Bildung 266

Nachpotential 686 ff., 696 ff., 730
—, kontraktives 696, 699
Nachwirkzeit 628, 684
NaCl, Erregung 694

NADI-Reaktion 435—437
—, instabile 436
—, stabile 436
Nährstoffabbau, freie Enthalpie 403
—, Redoxpotential 403
—, Selbststeuerung 462—468
—, Startreaktionen s. d.
—, Wasserstofflieferung 417
Nährstoffe, Transport 399
Nährstoffmolekülabbau, aerober 409ff.
Nährstoffmoleküle, Abbau 404ff.
Nahrungseisen und Depoteisen 150
—, Ionisation 16
α-Naphthol 435
Narkose, Theorie 716
Narkosegifte 621
Narkotica 716, 723
—, Fischkeime 642
Natrium 378, 673
Natriumfluorid 408, 611
Natrium/Kalium 597, 611, 681, 684, 690, 691, 694, 702, 706, 726
—, Erregung 691
Na-Permeabilität 690, 720
Nebennierenrindenextrakt und Eisenstoffwechsel 149
—, Serumeisen 135
Nebennierenstress, Serumeisen 135
Negerhaut und Kupfer 158
Nekrose von Herzmuskelfasern 603, 605
— des Herzmuskels, Insulinschock 608
— der Leber, Arsen 570, 591
— —, Jodoform 570
— —, Phosphor 570
— des Leberparenchyms durch Hypoxydose 587ff.
— — durch Insuffizienz des rechten Ventrikels 588, 590
—, tubuläres Nierenepithel 570
Nekrosen 271, 569
—, Fokalnekrosen 587
—, Globus pallidus 623—626
—, — —, symmetrische 572, 573, 619, 643
Nekrotische Purkinjezellen 617
Neoplasmen und Kupfer 152, 158, 174
Nephrektomie 123
Nephrosen 123
Nervenfaserdicke 740
Nervosität, Schwellen 696
Nervenzellschädigungen, diffuse 629
NEUBERG-Ester 303
Neurales Prinzip 571

Neuralpathologie 570
Neuralplatte 633
—, Mißbildungen 635
Neuron, Erregung 688
Neuronen, Aktivität 614
—, Aktivitätsänderungen 630
—, Entladungsruhe 614
Neurose 743
Neutralfette 581
Nickel 2
Nickhaut, Denervierung 734
Nicotin, Membranpotential 722
Nicotinsäure 289, 345, 384, 385
Nicotinsäureamid 2, 265, 350, 380, 574
Nicotinsäureamidmononucleotid 380
NIEMANN-PICKsche Lipoidose, Eisenpigment 138
Niere und Blutabbauprozesse 121—123
—, Mißbildung, Sauerstoffmangel 637
Nierenhauptstückhämosiderose 121, 163
NISSLsche Erkrankung 628
Nitella 692, 695
Nitritvergiftung 258
Nitrobenzol, Methämoglobin 258
Noradrenalin 336, 341, 343, 350, 612
—, Überträgerstoff 707
Novocain 726, 727, 745
Nucleinsäuren 633, 638
—, Stoffwechsel 378ff.
Nucleolarsubstanz, Steigerung der Abgabe 591
Nucleolenausschleusung 591
Nucleolus 582, 634
Nucleoproteide 574
Nucleoside 378, 379
Nucleosidphosphorylase 297, 379, 380
5-Nucleotidase 379
Nucleotide 378, 379, 388
Nucleus dentatus, Nekrose 622, 623
Nutzzeit 681

Oberflächenfilme 671
OCHOA-Reaktion 308, 411
Ochonose 141
Octanoat, Oxydation 590
Octansäure 356
Octopus 740
—, Tintensack, Kupfer 159
Ödemkrankheit, Kupfer 160
Ölhauttheorie 670
Ölsäure 356, 360
α-Östradiol 370
β-Östradiol 370
Östriol 370
Östrogene 370

Östron 370
Oligämie 578
—, akute, Coronarinsuffizienz 599
—, allgemeine 584, 626, 631
—, Glucose 588
—, Herzinfarkt 590
—, Lebernekrose 588
Oligämische Strukturschäden 649
Omphalocephalie, Sauerstoffmangel 636
one way transfer 151
Ontogenese, peristatische Faktoren 640
Opisthotonus 622
Organsiderosen 147
—, hämoglobinogene 121ff.
Orotsäure 382, 383
Orthostatischer Kollaps 578
Ornithin 328, 329, 338, 348
L-Ornithin 347, 348
Osmotische Arbeit 404
Osteohämochromatose 141
Osteoporose 110
Otocephalie, erbliche 640
Ovalocytenanämie 269
Ovar und Eisenhaushalt 149
Ovarialcystome, Siderosen 114
Ovarialinsuffizienz 644
overshoot 720
Ovulation bei Kaninchen durch Kupfersalze 175
Oxalbernsteinsäure 308, 309, 311, 410
Oxalessigsäure 300, 308—311, 328, 343, 356—387, 405, 408, 410—412, 414
Oxalessigsäurebildung im Citronensäurecyclus 411
Oxalsäure 359, 611
Oxalsäuredehydrogenase 359
β-Oxyacyl-Coenzym, A-Dehydrogenase 353
γ-Oxy-α-amino-buttersäure 335
3-Oxyanthranilsäure 345
β-Oxybuttersäure 355, 356, 415, 426
β-Oxybuttersäuredehydrogenase 290, 356
β-Oxybutyrat 427, 428, 430
17-Oxycorticosteron 369
Oxydaseaktivität, Kupfer 157
Oxydasen 693
—, Färbungsmethoden 436
—, histochemischer Nachweis 435ff.
Oxydasereaktion 436
Oxydation, physikalisch-chemischer Grundvorgang 401
β-Oxydation der Fettsäuren 352ff.
ω-Oxydation der Fettsäuren 358ff.
Oxydationen 569ff., 581

Oxydationen, Hemmung 570, 571, 588, 597, 609
—, — durch Gifte 585, 587
Oxydationshemmende Substanzen, Injektion 580
Oxydationsstörungen, pathogenetisches Prinzip 569, 571
Oxydationsvorgänge, schematische Darstellung 401
Oxydative ATP-Bildung, Hemmung 580
— Decarboxylierung 412
— Stoffwechselvorgänge, Gradient 633
Oxydativer Stoffwechsel, Physiologie 571
17-Oxydesoxycorticosteron 369
Oxydoreduktion 290, 306, 401
oxygen deficiency 499
α-Oxyglutaminsäure 359
α-Oxyglutarsäure 311
Oxyhämoglobin 211, 573, 584
Oxyhämoglobinmangel 588, 598, 599
—, Gehirn 630
— bei Kohlenoxydvergiftung 603
5,6-Oxyindol-2-carbonsäure 343
Oxy-Myoglobin 213
p-Oxyphenyläthanolamin 341
p-Oxyphenylbrenztraubensäure 339, 340, 342
p-Oxyphenylmilchsäure 339, 340
11β-Oxyprogesteron 388
17-Oxyprogesteron 369
Oxyprolin 328, 347
L-Oxyprolin 347, 387
5-Oxytryptamin 330
5-Oxytryptophan 330
Oxytyramin 330, 341, 344
5-Oxyuracil 386

Pachymeningitis haemorrhagica interna 126
Pacinische Körperchen, Erregbarkeit 688
Pädatrophie 130
Pallidumnekrose, elektive, Blausäure 621
—, symmetrische 620—626, 631
—, —, Erythroblastose 624
—, —, Kohlenoxyd 620
—, —, Narkosegifte 621
Pallidumnekrosen 144, 623
Pallidumtypus 627, 631
Palmitinsäure 356, 358, 360
Pankreascirrhose 98
Pankreasinseln und Zink 87
Pankreasfibrose, cystische, Hämosiderose 98

Panmyelopathien, Siderosen 139
Panmyelophtisen, Hämosiderose 140
Pantethein 357, 410
Pantothensäure 357, 384, 410, 574
Papierelektrophorese 9, 88
Paraaminohippursäure 429, 430
Paralyse, Differentialdiagnose 134
—, Eisen 134, 143, 144
—, progressive, Eisen 133
Parasystolie 711
Parenchymnekrosen, elektive, des Gehirns 619
—, —, multiple 605
— des Herzmuskels 600, 602
— —, disseminierte 572, 597
—, Kollaps 606
—, Muskulatur des linken Ventrikels 606
—, Muskulatur des rechten Ventrikels 605—607
—, toxisch ausgelöst 570
Parenchymschäden des Gehirns, Kohlenoxyd 620
Parenchymveränderungen, Sauerstoffmangel 575 ff.
Paroxysmale Myoglobinurie 270
PASTEUR-Effekt 466
Pathokliselehre 629
Pellagra, Eisenspeicherung 102
Pendiomid 715
Pentaensäure 361
Pentdyopent 108, 233, 234, 236
Pentosen 318 ff.
Pentosephosphat 311, 377
Pentosurie 320
Peptidasen 389
Peptidbindungen 324
Peptisches Geschwür, chronisch blutend, Hypoxydose 622
Percain 727
Peristatische Faktoren der Ontogenese 640
Perlcholesteatom des Aderhautgeflechts 138
Permeabilität 670
Perniziöse Anämie 47, 111, 127, 270, 272
— —, Eisenresorptionsstörung 42, 49
— —, Leberkupfergehalt 152, 171
— —, Magencarcinom 647, 648
— — Nierenhauptstückhämosiderose 121
— —, Sierocyten 139
— —, Verfettung des Herzmuskels 602
— —, zentrale Leberverfettung 584
Perniciosaähnliches Blutbild bei Hunden 112

Perosis 72
Peroxydase 434, 436
Peroxydaseaktivität 223
Peroxydasen 223 ff., 226
—, Bestimmungsmethoden 224
—, Chemie 224
—, Darstellung 224
—, Eigenschaften 224
—, Eisengehalt 6, 7
—, Funktion 224
—, Stoffwechsel 224
—, Vorkommen 223
Peroxydatische Reaktion 435
PETERsche Gleichung 403, 404
Pfortaderthrombose, GANDY-GAMNAsche Knötchen 141
Pfortaderunterbindung und Arteria hepatica 578
Phänokopie, Sauerstoffmangel 640
Phalloidin, vacuolige Veränderung 591
Pharmaka, zweiphasisch-antagonistisches Verhalten 715
Phenoloxydase 343
—, Kupfer 151, 154, 157, 161
Phenylalanin 327, 328, 339 ff., 356, 390
L-Phenylalanin 340
β-3-Phenylalanin 385
Phenylbrenztraubensäure 340
p-Phenylendiamin 157, 218, 437
Phenylessigsäure 340, 359
Phenylglucuronsäure 317
Phenylhydrazin, hydropische Zellveränderung 595
—, vacuolige Veränderung 591
Phenylhydrazin, Polycytämie 114, 139
Phenylhydrazinhämolyse 47
Phenylhydroxylamin 258, 259, 262
Phenylmilchsäure 340, 342
Phlorrhizin 406, 408
—, neural vasculäre Wirkung 593
Phosphagen 349
— s. Kreatinphosphorsäure
Phosphagen-P 297
Phosphat 386
—, anorganisches 379, 407, 428, 581, 611, 643
—, energiereiches 633
Phosphatacceptor 465, 466
Phosphataseaktivität 2
Phosphatase 303
Phosphatesterverbindungen 428
Phosphatidarmut 581
Phosphatidbildung 585
Phosphatide 360, 361 ff., 388, 584
—, Mitochondrien 581
Phosphatidmangel 585
Phosphatidneubildung, Versuche mit P^{32} 585

Phosphatidreichtum 581
Phosphoarginin 296
Phosphoenolbrenztrauben-
säure 303, 306
Phosphoenolpyruvat 296
Phosphoglucomutase 302, 405
6-Phosphogluconsäure 299, 300,
308, 310—313, 318, 319,
416
Phosphogluconsäuredehydro-
genase 311, 314, 416
Phosphoglycerinaldehyd 315,
319
Phosphoglycerinsäure 377
2-Phosphoglycerinsäure 297,
306
3-Phosphoglycerinsäure 297,
306, 307
D-3-Phosphoglycerinsäure 303
D-2-Phosphoglycerinsäure 303
Phosphoglyceromutase 306
Phosphohexonsäuredehydro-
genase 290
Phosphohexoseisomerase 305
Phosphokreatin 296
Phosphor, Eisen 100
—, hydropische Zellverände-
rung 594, 595
—, Lebernekrose 570
—, Mitochondrien 585
—, neural vasculäre Wirkung
593
— P^{32}, Hämosiderose 131
—, Porphyrinurie 273
—, weißer 591
Phosphoribokinase 379
5-Phosphoribonsäure 319
Phosphorsäure 357, 361, 379
—, Kreislauf im Organismus
296
Phosphorsäureausscheidung bei
Dystrophie 130
Phosphorsäureverbindungen
296
Phosphorvergiftung, Kupfer-
gehalt der Leber 164
Phosphorylase 302, 405, 406
Phosphorylaseaktivität 464
Phosphorylasegehalt bei Hun-
gerratten 406
Phosphorylierung 295, 456, 462,
467, 590, 693
— und Atmung, Trennung
613
—, Entkoppelung 429
—, oxydative 295, 387, 427
—, —, Entkoppelung 574
—, s. a. Atmungsketten-
phosphorilierung
Phthisis bulbi 127
Phyllochinon 430, 431
Phyllochinonreduktase 430
Phytosterine 364
PICKsche Krankheit 134
Pigment, anthrakotisches 141

Pigmentation der Haare, Kup-
fer 158, 159
Pigmentbefund, Nervendurch-
schneidung 129
Pigmentbildung bei Aspergil-
lus niger 161
— in vitro 161
— und Kupfer 56ff., 152, 162
Pigmentcirrhose 130
— bei Hunger 130
—, Kupfer 162, 163
Pigmentcirrhotische Bauch-
speicheldrüse 169
Pigmentgranula in apokrinen
Hautdrüsen 90
— in Myoepithelien 90
Pigmentierung, eisennegative
der Nieren 163
Pigmentkörnchenzellen 119,
120
Piloten, Höhentod 571, 577
Pilzmycelien, eisenhaltige 142
Pipecolinsäure 339
Placenta, Aminosäuren 327
—, Eisengehalt 25, 26, 41, 91
—, Eisenresorption 148
—, Kalkeiseninkrustationen
142
—, Kupfergehalt 153
Plasmaalbumin 322
Plasmaeisen 15, 263
— und Eisenbindung 27
— und Eisenresorption 20
— und Knochenmark 46, 47
—, Physiologie 23
—, Tagesrhythmus 24
—, Umsatz 27
— vgl. Serumeisen
Plasmaeisenkonzentration 23
Plasmaeiweiß 322, 323
Plasma-Fe ^{59}-Clearance bei
Hämochromatose 49
Plasmaglobulin 322
Plasmakupfer, Bedeutung 58, 59
—, Infekt 60
—, Infektanämien 59
—, Lebererkrankungen 60
—, Leukämien 60
—, Lymphogranulomatose 60
—, maligne Tumoren 60
—, Panmyelopathien 59
—, Psychosen 60
—, rheumatische Erkrankun-
gen 60
—, Schilddrüse 59, 60
—, Schwangerschaft 59
—, Serumeisen 29, 30
Plasmaphosphatide 361
Plasmaproteine 324
Plasmazinkgehalt 68
Plasma vgl. Serum
Plasteine 325
Plastizität des Zentralnerven-
systems 737
Platyneurie 636

Plethora, künstliche, bei Hun-
den 115
Plexussiderose 126
PLUMMER-VINSONsches Syn-
drom 149
— —, Eisenmangel 146
Pneumonie 746
—, Eisen 132, 134
—, Eisenwerte für Lungen-
gewebe 124
—, Zunahme des Milzeisens 137
Poikilocytose bei Thalass-
ämie 254
Poliomyelitis acuta, Hyper-
siderämie 137
—, Serumeisenanstieg 48
Poliomyelitisvirus 745
Polyacrylsäuren 685
Polycytämie, Eisenstoffwechsel
45ff., 114, 115
—, Höhenanpassung 562
—, Kobalt 115
—, Phenylhydrazin 114, 139
Polyglobulie 115
Polyphenoloxydase 54
—, Kupfer 157
Porphin 230
Porphobilin 232
Porphobilinogen 232, 275, 276,
371
Porphyria cutanea tarda
275—277
— erythropoetica 275
— hepatica 276
Porphyrie 90, 138, 232, 272ff.,
275ff.
—, akute, und Zink 68
—, experimentelle 277
—, intermittierend, akute 276
Porphyrie, kongenitale, licht-
sensitive 275
Porphyrieanfall 276
Porphyrinabbau 232, 233
Porphyrinausscheidung 270
Porphyrin c 292
Porphyrine 152, 228ff., 239, 331
—, Bestimmungsmethoden 230
—, Chemie 230
—, Darstellung 229
—, Eigenschaften 229
—, endogene 272
—, exogene 272
—, Funktion 233
—, Kalkstoffwechsel 141
—, Stoffwechsel 231
—, Vorkommen 228
Porphyringehalt und Sidero-
cytenzahl der Erythrocyten
139
Porphyrinring 370, 412
Porphyrinsynthese 464
Porphyrinurie 272 ff.
—, Bleiintoxikation 273
—, Blutkrankheiten 274
—, Hämochromatose 107

Sachverzeichnis.

Porphyrinurie, sekundäre 274
—, toxische 273
Portalring, lymphatischer, Siderose 132
P/O-Verhältnis 428, 466
— und Grundumsatz 430
Prästase 570, 572
Precursor 718
Pregnan-3α-ol-20-on 365
Pregnandiol 368
Pregnandiol-3α,20α 365, 366
Pregnandiol-3β,20α 366
Pregnandion-3,20 365, 366
Pregnanol-3α 365
Pregnanol-3α-on-20 366
Δ^4-Pregnenol-11β-dion-3,20 369
Δ^5-Pregnenol-3β-on-20 369
Pressoramine 344
Pressoreceptoren 735, 738
Progesteron 366, 368, 369, 388, 390
Prokain 713
—, Schwellen 716
Prolin 328, 347
L-Prolin 387
Prolinoxydase 347
Propandiolphosphat 355
Propentdyopent 205, 210, 233, 234, 236, 238, 375, 376
Propionsäure 332, 354, 387
Propionsäurebakterien 411
Prostata, Zinkgehalt 87
Prostatacarcinom und Zink 87
Prostigmin 693, 715
Proteasen 324, 389
Proteine, Biosynthese 326
—, Eisenbindende 15 ff., 20
— und Erregungszustand 721
—, Halbleitertheorie 459
— vgl. Eiweiße
Proteinmangel, Hb-Synthese 264
Proteinsynthese 388, 389
Protoporphyrin 205, 230—232, 265, 266, 370, 371
Protyrosinase 55
Pseudohämoglobin 210, 260, 261
Pseudokalk im Pallidum 144
Pseudokalkkonkremente 141
Pseudomelanose 88
— des Darms 126, 127, 140
— des Magens 126, 127
Psyche s. Seele
Psychosen 736
Pteroylglutaminsäure s. Folsäure
Puffinus, puffinus Myoglobin 438
Pugettia, Grundumsatz 479
Pulmonalarterie, Vervierfachung des Blutdrucks 605
Pulmonalstenosen 644
— bei Schwangerschaft 643

Pulmonalsystem, Druckerhöhung 605, 606
Pulsfrequenz, O_2-Mangel 515, 547, 548
Purinantagonisten 386
Purine 331, 379, 380 ff., 390
Purinring, Biosynthese 381
Purinstoffwechsel, Enzyme 386
Purpura pigmentosa perstans 127
Pyridin 350
Pyridin-Co-Ferment 459
Pyridinfermente, Wasserstofftransport 418
Pyridinnucleotide 380
Pyridinproteide 289—291
Pyridoxal 384
— vgl. Vitamin B_6
Pyridoxal-5-phosphat 329, 384
Pyridoxin 265, 344
Pyridoxinmangel 101
Pyrimidinantagonisten 386
Pyrimidine 379, 380 ff.
—, Abbau 383
Pyrophosphat 316, 380, 428
—, anorganisches 353
Pyrrolfarbstoffe 370 ff.
—, Abbau 373
—, biologische, Übersicht 205
Pyrrolidoncarbonsäure 347
Pyruvat 336, 402, 580
—, Oxydation 590
Pyruvatkinase 408
Pyruvatoxydase-System 384
— vgl. Brenztraubensäure

Q-Enzym 302
Q_M 468
Q_{O_2} 468, 470
Quecksilber, Porphyrinurie 273
—, Resorption 3
Quecksilberlösung, kolloidale 570
Quecksilbervergiftung, Nekrose tubulären Nierenepithels 570
Quercetin 388
Quetschung der Muskulatur 122

Razemase 354
Radioeisen 104
— bei anämischen Tieren 130, 150
—, Aufnahme in Proerythroblasten 139
—, Cytochrom c 220
— und Hb-Synthese 209, 210
— bei Kupfermangel 170
—, Resorptionsversuche 768
— vgl. Eisen Fe^{59}
Radiokupfer, Affinität zu Knochenmark 171
Radiokupferversuche 157, 158, 167

RAYNAUDS symmetrischer Extremitätenbrand 569
Reafferenz 748
Reafferenzprinzip 737
Rechts-Links-Shunt 644—646
—, Gewichtswerte 646
—, Längenwerte 646
Redoxpotential bei Nährstoffabbau 403
—, scheinbares 404
Redoxprozeß, Schema Brenztraubensäure/Milchsäure 402
Redoxprozesse 293, 401
Redoxsystem der Dünndarmschleimhautzellen 16
Redoxsysteme, wasserstoffübertragende, Blockade 66
Reduktionsorte, Histochemie 420 ff.
Reduktionsreaktion der Glykolyse 408 ff.
Regelvorgänge 735 ff.
Regulation des Eisenstoffwechsels Lokalisation 148
Regulationen, abnorme, venöse 570
Reizeisen 148
Reiztheorie 675, 733
Reizwirkung, Summation 690
Relationspathologie 569
RENSHAW-Zellen 707, 725
RES, Eisenanlagerung 116, 117
—, Eisenspeicherung 134, 135, 137
Reserveeisen 261
Resin, Kupfer 166
Resorcin, Methämoglobin 258
Respiratorischer Quotient 546
— — des Gehirns 612
Restatmung 419, 431, 435
Reticulocytenzahl, Höhenanpassung 557
Reticuloendotheliosen, Siderosen 114
Rheobase 672, 681, 698, 733
Rhesusfaktor 122, 622, 623
Rheumaproblem 737
Rhodan 334, 335
Rhodanbildung 388
Riboflavin 380
—, freies 419
—, Mangel 419
Ribonuclease 379
Ribonucleinsäure 388, 634
— und Eiweißsynthese 325
—, Synthese 326
Ribonucleotide 378
Ribose 300, 319, 357
Ribosenucleinsäure 633
Ribosephosphat 311
Ribosephosphatisomerase 311, 314
D-Ribose 318, 319
Ribose-1,5-diphosphat 379, 380

Ribose-1-phosphat 320, 379, 380
Ribose-5-phosphat 300,305,311, 312, 318, 320, 378, 379, 416
Ribulose-5-phosphat 299, 300, 311—313, 318, 319, 416
RIEHLsche Melanose, Kupfer 160
Riesenzellen, Eisenablagerungen 124
Riesenzellepulis 138
—, blastomatöse 128
Riesenzellgeschwülste der Sehnen 128
—, xanthomatöse 138
Rigitität der Muskulatur 622
Robisonester 303, 405
Röntgenbestrahlung, Porphyrinurie 274
—, Siderose 131, 135
— von Tritonkeimen 638
Röntgenbild, Verschattungen der Lunge 124, 125
Rötelnerkrankung, Augenmißbildungen 642
Rosetten, Gehirn 637
—, Retina 637
—, Rückenmark 637, 640
Roteisenstein, Ablagerung in der Lunge 125
Rubidium, Membranpotential 722
Rückenmarkseele 738
Ruhe und Erregung 674
Ruhepotential 690
— der Haut 693
Ruhestoffwechsel 431
Rutin 388
Rythmenentstehung 711

Saccharomyces anamensis 265
Säuglinge, Methämoglobin 258, 259
Säure-Basen-Gleichgewicht, Hypoxie, akute 513ff.
—, —, chronische 547
Salvarsanintoxikation 273
Salzsäuresekretion 146
Sandkörner der Epiphyse 140
Santonin, Nierenschädigung 122
Sarcoma idiopathicum multiplex Kaposi 127
Sarkom der Leber, Arsen 647
Sarkome, Siderosen 114
Sarkosin 331, 332, 350, 351, 433
Sarkosomen 611
Sauerstoff 306
—, Diffusion 399, 473, 474
—, Diffusionskoeffizient 542, 543
—, Grenzradius 542
—, molekularer, bei Nährstoffabbau 395, 398, 409, 418, 433, 434

Sauerstoff, schwerer, Atmungsversuche 398
Sauerstoffaufnahme 479, 519ff., 585
— der Atmungskette 462
—, chemische, Zusammensetzung der Organe 479
— erhöhte im O_2-Mangel 543
— an homologen Geweben 478
— und Sauerstoffspannung 520ff.
— —, Abhängigkeit von Tierart 526
— —, aktiver Regelvorgang 544
— — bei Kaltblütern 522
— —, Körpertemperatur 527, 531ff.
— —, —, Gleichgewichtslagen 537, 538, 540, 544
— —, —, Modellversuche 533, 534
— —, —, zeitlicher Einstellverlauf 535 bis 537, 544, 545
—, Versuche LAVOISIERS 520
Sauerstoffdissoziationskurve des Blutes 561, 562
Sauerstoffdruck 399, 431
—, Bewußtseinstrübungen 613
— im Gehirngewebe 476
—, kritischer 472ff.
Sauerstoffgehalt der Erdatmosphäre 497
Sauerstoffkapazität, mittlere O_2-Spannung in den Capillaren 561
Sauerstoffmangel 711
—, akuter 575
—, —, Leberepithelzelle, elektronenoptisch 582, 583
—, —, Lebernekrose 588
—, allgemeiner 573
—, Aminosäureneinbau 326
—, Anencephalie 636—638
—, Atresie des Darms 637
—, Begriffsbestimmung 499
—, Bewußtlosigkeit 504, 506, 513
—, Blutreaktion 539
—, Capillarisierung 515
—, Coronararterien 597
—, Coronarinsuffiziens 572
—, Diffusion von Astraviolett in Stammganglien 626
—, EKG 609
—, exogen 571
—, Ganglienzellaktivität 614
—, Gehirnschädigung 612ff.
—, Gesamtorganismus 497ff.
— und Glucosemangel 574
—, Glykogenverlust am Herzmuskel 611
—, Herzmuskelnekrosen 572
—, Kalium 611

Sauerstoffmangel, Koronarinsuffizienz 572
—, Membranpotential 722
—, Mißbildungen 632ff.
—, subkritischer, Nekrose des Leberparenchyms 587
—, Stoffwechsel des ZNS 630
—, teratogenetischer Faktor 634ff.
—, tropfige Fettablagerung 585
—, Unterdruck 571, 575
—, —, Vacuolen in Herzmuskelfasern 599
—, Wiederbeatmung, Vacuolen 578
— vgl. Hypoxämie, Hypoxydose, Hypoxie, Unterdruckversuche
Sauerstoffmangelatmung, Angina pectoris 598
Sauerstoffmangelexperiment 575
Sauerstoffmangelhypoxydose und Substratmangel 588
Sauerstoffmangelresistenz, verschiedener Tierarten 499
Sauerstoffmangeltest, Coronarinsuffizienz 599
Sauerstoffmangelversuche, Leberverfettung 584
Sauerstoffmangelwirkung, Mechanismus 541
Sauerstoffmehrverbrauch, Wiederanstieg der Körpertemperatur 541
Sauerstoffmenge, transportierte 551, 552
Sauerstoffreserve von Tauchtieren 440
Sauerstoffsättigung, arterielle im akuten Hypoxieversuch 552
—, —, in großer Höhe 550ff.
—, —, bei Höhenangepaßten 552
— des Coronarbluts 597
—, Erythrocytenzahlen 555
— und Sauerstoffmangel, Höhenabhängigkeit 553
Sauerstoffschuld im Sauerstoffmangel 539ff.
— —, Körpertemperatur 540
— —, Milchsäureanhäufung 539
— — und Sauerstoffaufnahme 540
Sauerstoffspannung, Abfall im Gewebszylinder 542
—, alveoläre, Sauerstoffmangel 513—515, 529, 530, 546
—, —, kritische 513
—, arterielles und capillares Blut 560
— der Erdatmosphäre 497, 498
—, erniedrigte, Atmung 545ff.

Sauerstoffspannung, erniedrigte, Blutbild 550ff.
—, —, Herz- und Kreislauf 547ff.
—, —, Säurebasengleichgewicht 513ff., 547
— im Gewebe 524
— —, O$_2$-Sättigung des Blutes 558
—, limitierender Faktor biologischer Oxydation 523
—, mittlere, capillare 541
—, physiologischer Gradient in den Lebercapillaren 594
Sauerstoffspeicher des Organismus 528, 529
Sauerstofftransport 211
Sauerstoffübertragendes Ferment der Atmung 216
— — —, Bestimmungsmethoden 217
— — —, Chemie 216
— — —, Darstellung 216
— — —, Eigenschaften 216
— — —, Eisengehalt 6, 144
— — —, Funktion 218
— — —, Stoffwechsel 217
— — —, Vorkommen 216
— — — vgl. Cytochromoxydase
Sauerstoffübertragung und Kobalt 66
— und Kupfer 157
Sauerstoffverbrauch, Cytochrom c-Aktivität 471
—, Fermentkonzentration 472
—, Körpergröße 477
— maligner Tumoren 648
—, Messung 468, 469
— bei schwerer Arbeit 461
Sauerstoffversorgung, Grenzschichtdicke 475
Scharlach, Serumeisen 135
Schichtdicke, kritische, der Zelle 472ff.
Schilddrüse und Mangan 72
— und Plasmakupferkonzentration 59, 60
Schilddrüsenwirkstoff, Mangel 574
Schizophrenie, Insulinschock 608, 628
Schlafkrankheit 134
Schlangengift und Zink 70
Schleimhautblockmechanismus, ferritinbedingt 148
Schließungstetanus 677
Schluckbeschwerden 114
Schmerz 737, 746, 747
—, Augenreizstoffe 698
—, heller 740
Schnappatmung 580
Schockbehandlung 608, 628

Schrittmacher 739, 742, 752
— des Herzens 688
Schrittmacherreaktion 462, 464
Schuhschwärze, Methämoglobin 258
Schwachsinn 622
Schwarzwasserfieber 123
—, Eisenablagerungen 115
Schwefelverbindungen, Erythropoese 171
Schweinfurter Grün 164
Schweiß, Eisengehalt 90, 91
—, Kupfergehalt 155
Schwelle, echte 694, 696
—, Membranpotential 676, 677
Schwellen 681, 684, 698, 713, 714, 716, 722, 723, 734
Schwellenänderung, echte 690
Schwellensteigerung, echte 727
Schwermetalle, Ausscheidung 4, 103
—, Deposition 4
—, Eiweißbindung 3
—, Ersetzbarkeit, gegenseitige 3
—, Funktion 1ff.
—, Resorption 3
—, Stoffwechsel 1ff.
—, Transport im Organismus 3
—, Verteilungsmodus 1
Schwermetallreaktionen, katalytische 2
Schwermetallvergiftungen 3
Schwermetallwirkung, unspezifische 2
Schwermetallwirkung, unspezifische 2
Sebacinsäure 358
Sedoheptulose-5-phosphat 319
Sedoheptulose-7-phosphat 300, 312, 313
Seele 740, 744, 747, 751ff.
—, zentrale Tonisierung 736
Selbststeuerung im Nährstoffabbau 462—468
Semipermeabilität 670
Senf und Tetanustoxin 745, 746
Sensibilität als Krankheitsfaktor 738
— des Muskels 737
Sensitivität, Morphologie 696
Sepsis, Zunahme des Milzeisens 137
Septumdefekte der Ventrikel, Sauerstoffmangel 637, 639, 644
— der Vorhöfe, Sauerstoffmangel 637, 639
Serin 328, 331ff., 361, 388
L-Serin 387
Serotonin 330
Serotonin und Zink 87
Serumbilirubin, Höhenangepaßter 554
Serumeisen 15

Serumeisen, Bestimmung 95, 96
— und Eisen der Stammganglien 144
—, Hämosiderin 89
—, Masern 29, 30
—, Schwangerschaft 24, 41
—, Temperaturkurve 24, 30
— und Verschlußikterus 44
Serumeisenanstieg bei Polyomyelitis 48
Serumeisenbewegung, Schema 28
Serumeisenerhöhung, Hepatitis 770
Serumeisenspiegel bei cerebralerregenden Momenten 149
— und Eisenablagerung im Gewebe 129
— bei Hämochromatose 98
— im Hungerzustand 129
— beim Infekt 30, 31
—, Tagesrythmus, Halsmarkdurchtrennung bei Hunden 150
Serumeisenwerte beim Kleinkind 27, 41
— beim Neugeborenen 27, 41
Serumeisen vgl. Plasmaeisen
Serumeiweiß 320
Serumhepatitis 117
Serumkupfer 153, 157
— vgl. Plasmakupfer
Serumkupferanstieg durch Blutentzug bei Vögeln 171
Serumkupferbestimmungen 153, 156
Serumkupferspiegel 155
Serumkupferwerte bei Vitiligo 159
Serum-p$_H$, Höhenangepaßter 553, 554
Serumproteine, Höhenanpassung 557
Sichelphänomen 246, 248, 554
Sichelzellanämie 108, 109, 110
—, Siderocyten 139
Sichelzellanlageträger, Flug in großer Höhe 255
Sichelzellen 246—248, 250 bis 255, 262
Sichelzellhämoglobin 246
Siderinkörnchen 133
Siderinnachweis in der Cutis 127
Siderinpigmente, Herkunft 90
Sideroblastenwerte beim Infekt 36
Siderocyten 93, 138, 139
Siderocytenanstieg nach Splenektomie 108
Siderocytenproblem, Eisennachweis 138
Siderocytenwerte beim Infekt 36
Siderokoniosen 90, 125
— und Stauungslunge 124

Sideropenie 146
Siderophagen 124, 125
Siderophilie 101
Siderophilin 15, 373
Siderose 90, 114, 115, 132
—, Aderhautgeflecht 126
—, aplastische Anämie 139, 140
—, Auge 127
Siderosen, Eiweißmangel 101, 128, 129
— bei entpankreatisiertem Kater 101
—, Erythrocytenabbau 107ff. 123
—, Fehlernährungen 101
—, Hirnanhang 149
—, Kindesalter 131
—, Leber 109, 110
—, Niere 109, 110
—, parenterale Eiweißzufuhr 135
—, Pathogenese 146ff.
—, Röntgenbestrahlung 131, 135
— vgl. Eisenablagerung
Silikose, Atmung 555
— und Stauungslunge 124
SIMMONDsche Kachexie 140
— —, Eisenstoffwechselstörung 131
— —, Hyposiderämie 149
Sinnesorgane, Erregungsauslösung 735
Sinus des Herzens, Membranpotentiale 708
Skeleterkrankungen, Kupfermangel 154, 172
Skeletmißbildungen, Substratmangelhypoxydose 641
Sklerose, Typ SCHOLZ-BIELSCHOWSKY-HENNEBERG 172
Slater-Faktor 426, 427
Sonnenblumenstar 166, 169
—, Kupfer 162
Sorbitdehydrogenase 290
Spättod wiederbelebter Erhängter 627
Spaltung des knöchernen Gaumens 636
SPATZscher Pseudokalk 141
SPATZsches Paralyseeisen 134
Speichelsekretion, paralytische 732
Spermatozoen, Ergothionein 347
Sphingosin 362
spike 686, 729
Spina bifida 126, 644
— —, Sauerstoffmangel 637
Spindelzellensarkome nach Anoxie 647
Spirochaetosis gallinarum 134
Spirographishämin 210
Spirographisporphyrin 217

Spitzenpotential 686ff., 729
Splenektomie 125, 139
Splenogranulomatosis siderotica 142
Splenomegalie 142, 275
Spontaneität des Geistigen 751, 752
Spontanerregungen 731
Sprue 112, 270
—, Kupfer 175
Spurenelemente 2, 264
Squalen 363
S-S-Bindungen, Blausäure 574
Stabilisatoren der Membranen 689, 713, 714
Stärkeembolie, subakut tödliche, Nekrosen 606
Stärkespaltung 302
Startreaktion 468
—, Citronensäurecyclus 411
—, Fettsäureabbau 414, 416
—, Glucoseabbau 406ff.
—, Glykogenabbau 404ff.
—, Nährstoffabbau 399, 468
Stase 570
Status pigmentosus 144
Stauung, kardiale, Oxyhämoglobinmangel 584
—, Vacuolenbildung 577
Stauungscirrhose, Lebercarcinom 648
Stauungshyperämie der Leber 578
Stauungsleber akute 585
—, chronische 589
—, Insuffizienz des rechten Ventrikels 588, 590
Stauungslunge, chronische 125
—, Hämosiderin 124
—, Kalkeiseninkrustation 142
—, Röntgenbild 124
Stauungsnekrose der Leber 588
Stearinsäure 352, 356, 362
Stearyl-Coenzym A 362
Stenosen 598
Stercobilin 205, 225, 233—235, 237, 239, 268, 374—376
l-Stercobilin 237
Stercobilinogen 234—238, 374 bis 376
Stercobilinurie 238
Sterine 363ff.
Sternzellsiderose 147
Steroide 363ff.
Steroidhormone 368
Steuerungsmechanismen im Nährstoffabbau 462—468
Stickoxydulnarkose 621
Stickstoffbeatmung, Neuronenaktivität 614
Stickstoffinhalationstherapie, Schizophrenie 629
Stickstoff-Pool 322
Stoffablagerung 650

Stoffwechsel, Elektrobiologie 669ff.
—, embryonaler 632, 634
— —, exogene Faktoren 634
—, Fremdsteuerung 464, 466, 468
—, intermediärer, Biochemie 287ff.
—, oxydativer, Insuffizienz 571
—, —, Physiologie 571
—, —, Störung 597
—, Tonus 741—743
Stoffwechselantagonisten 384ff.
Stoffwechselgröße im Sauerstoffmangel 524, 525
— —, Abfall nach RGT-Regel 537
Stoffwechselintensität, Gradient 633
Stoffwechselintensivierung, Krampfzustand 630
Stoffwechselprozesse, Lokalisation an Zellstrukturen 386
Stoffwechsel-Pool 288, 361
Stoffwechselreduktion 477, 480, 481
Stoffwechselstörungen, genetisch bedingt 634
Strahlenwirkung, Siderosen 114
Strahlungen, Membranpotential 722
Strangtodesfälle 616
Streptokokkenhämolysin 107
Streptokokkeninjektion, Hämosiderose 135
Streptomycin 140
Stress 744, 747
Striatum 627
Striatumtypus infolge Oligämie 627, 631
Stromdosisverfahren 723
,,Stromlinienschwein" 640
Strophanthin 727
Strukturelemente, Entropie, 3 Typen 449, 450
Strukturschäden, oligämische 649
Strukturumsatz, physiologisch bedingt 451
—, thermodynamisch bedingt 451
Strychnin 707, 715, 745, 749, 752
Strychninkrampf 725
Stummelflügel, Sauerstoffmangel 638
Subarachnoidalblutungen 126
subliminal fringe 748, 749
,,substances actives" 709
Substantia granulofilamentosa 139
Substratmangelhypoxydose 573, 574, 588, 628—632

Substratmangelhypoxydose in der Entwicklung 641
—, Frühgeborener 625
—, Herzmuskel 608
—, Hunger 580
—, Lebernekrose 588
—, Schwangerschaft 644
—, Stoffwechsel des ZNS 630
Substratphosphorylierung 296, 427
Succinat 428—430, 530
— s. a. Bernsteinsäure
Succinodehydrogenase 412, 417, 419, 426, 432, 434
Succinodehydrogenaseaktivität 420, 421
Succinoxydasesystem 419
Succinyl-Coenzym A 358, 371, 412, 464
Suicidversuch mit CO, Gravidität 643
Sulfat 334, 337
—, Oxydation 333
Sulfid 425
β-Sulfinylbrenztraubensäure 334
Sulfit 334, 337, 388
Sulfitoxydase 337, 388
Sulfhämoglobin 210, 255, 258, 260, 261
Sulf-Myoglobin 213
β-Sulfobrenztraubensäure 334, 336
Sulfonal, Porphyrinurie 273
Sulfonamidüberempfindlichkeit 123
Sulfonamide 140, 356
—, Porphyrinurie 273
Sulfosiderose 88, 126
Summierte Gewebsatmung 478, 480
SWAYBACKsche Krankheit 170, 172
Sympathektomie 732
Sympathicolythicum 720
Sympathicotonie 748
Sympathicotoniker 744
Synapsen 701
Synchronismus der Zellen 741
Syncytium 673
Synophthalmie 635

Tätigkeitsumsatz 451
target cells 255
Tauchtiere, Sauerstoffreserve 439
Taurin 330, 333, 334, 336
Telangiektasien 127
Testosteron 367, 369, 390
Tetanie 724, 725, 730
Tetanus 724, 744, 745
Tetanusinjektion, Hyposiderämie 135
Tetrachloräthan, Porphyrinurie 273

Tetrachlorkohlenstoff 45, 574, 581
—, Leberparenchym 590—596
—, —, elektronenoptisch 592, 593
—, Mitochondrien 585, 590
—, Untersuchungen am Homogenat 590
—, — an Gewebsschnitten 590
Tetrachlorkohlenstoffcarcinom 647
Tetraensäure 361
Tetrahydrofolsäure 332
Thalamus, Schrittmacher 752
Thalassaemia minima 252, 253
— minox 252—254
Thalassämie 108, 109, 110, 249, 252—254, 269
—, Eisenablagerung 98
— und Hämochromatose 110
Thallium, Ausscheidung 4
—, Resorption 3
Theobromin 382
Theophyllin 382
Thermodynamik, 1. Hauptsatz 440
—, 2. Hauptsatz 441
Thermoregulation 480
Thesaurismosen 103
Thiamin 384
Thiaminpyrophosphat 384
Thioäthanolamin 410
Thioesterverbindung, energiereiche 411
Thioloprive Substanzen 2, 64
Thionase 335
Thiosulfat 334
Thiouracil 430
Thorium, Ausscheidung 4
Threonin 327, 329
L-Threonin 332
Thrombocyten 378
Thrombose 569, 571
Thymin 338, 383
Thymus und chromaffines Gewebe 145
Thyreoglobulin, Mitochondrien 388
Thyreotoxikose 743
—, Kupfer 159
Thyrosinase 436
Thyroxin 295, 342, 430, 431, 466, 574, 742
—, Atmung 429
Thyroxinsynthese und Mangan 72
L-Thyroxin 342
Tintenfisch 740
—, Kupfer 159
Titan 73
Tocochinon 430, 431
— vgl. Vitamin E
Toluylendiamin 109

Toluylendiaminintoxikation 115
Tonsillen, Eisenreichtum 132
Tonus, cellulärer 742
— nervöser Schaltstellen 735, 736
—, reflektorischer 742
Tonusproblem 741
Tonussubstrat 743
Totalnekrose 569
Toxinwanderung im Nerven 745
TPN 311, 337, 378, 380, 384, 412, 413, 416, 417, 426, 433
— vgl. Triphosphopyridinnucleotid 289
TPN-Cytochrom c-Reduktase 291, 292, 433
Transacetylierung 355, 356 ff., 384
Transaldolase 300, 314, 416
Transaminierung 328, 329, 334, 336, 337, 384, 388
Transferrin 15, 28
Transformylierung 384
Transfusionssiderosen 115, 117, 150
Transketolase 300, 312—314, 319, 416
Transmethylase 351
Transmethylierung 350 ff.
Transpeptidierung 324
Transphosphorylierung 297, 298
Transsudate, Eisenabspaltung aus Hämoglobin 121
Trepanosomiasis, Cornealring 168
2,4,6-Triaminopyrimidin 386
Trichosiderin 91
Trijodthyronin 342
Trimethylamin 351
Trimethylaminoxyd 351
Triokinase 315
Trional, Porphyrinurie 273
Triosealdehyd 407
Triosecarbonsäure 407
Trioseisomerase 315
Triosephosphat 299, 377, 405
Triosephosphatdehydrogenase 290, 305
Triosephosphorsäure 407
Triphenyltetrazoliumchlorid 420, 626
Triphosphopyridinnucleotid 289
Triturus, Durchtrennung der Hinterwurzeln 738
Trommelschlegelfinger 125
Trübe Schwellung 580
Trypanosomiasis 134
Trypsin 389
Tryptamin 330
Tryptophan 161, 327, 344
L-Tryptophan 330, 345, 390

Tryptophanase 384
Tryptophanbande 247
Tuberkulose 746
—, Eisen 132, 134, 137
Tumoren 385, 648, 725
—, Eiweißsynthese 322
—, Hyposiderämie 137
—, Kupfer 157, 158, 174
—, maligne, Anämie 266
—, —, Atmungssystem 472
—, —, Sauerstoffverbrauch 648
—, Purinantagonisten 386
—, Pyrimidinantagonisten 386
—, Siderosen 114
Tumorentwicklung, Hemmung durch Kupfer 174
Tumorgewebe und Zink 69
Tumorkachexie, Kupfer 160
Tumorzellen, Aminosäuren 326
Turacin, Kupfer 152, 162
Turacoverdin, Kupfer 162
turnover time 287
Typhus abdominalis, Hämosiderin 132
Tyramin 330, 341
Tyrosin 161, 339ff., 356, 390
L-Tyrosin 330, 340, 343
Tyrosinase 55, 343, 344
—, Kupfer 151, 161
—, tierische, Melaninbildung 161
— vgl. Phenoloxydase
Tyrosinosis 340, 342

Überlebenszeit des Zentralnervensystems 741
Übertragermechanismen 706 ff.
Übertragersubstanzen 700, 717, 718
—, niedermolekulare 456
Ulcus 747
Ultrastruktur der Membranen 670
Ultraviolettstrahlung, Aktionsstrom 718
Umbaugastritis, chronische 648
Umkehrreaktionen von Erregungsstoffen 720
Undecandisäure 358
Ungesättigte Fettsäure-Acyl-coenzym A-Hydrase 353
Unterbindung der A. hepatica und Pfortader 578
Unterbindungsexperimente 629
Unterdruckhypoxämie 598
—, Herzmuskelnekrosen 600
—, hydropische Zellveränderung 594
—, Krämpfe 630
Unterdruckversuche, akute 575, 576
—, Bewußtlosigkeit 613

Unterdruckversuche, Eisenstoffwechsel, Ratten 114, 115
—, elektronenoptische Untersuchung 580
—, Fibrillolyse der Myokardfasern 601
—, Ganglienzellnekrosen 572, 616, 617
—, Gliazellnekrosen 619
—, Herzmuskelnekrosen 599, 600
—, Koagulationsnekrose 587
—, Lebernekrose 589
—, Leberparenchym 588
—, —, Glucosezusatz 588
—, Mißbildungen, Ratten 636
—, —, Vertebratenkeime 635
—, vacuolige Veränderung 580, 611
—, zentrale Verfettung der Leber 584
— vgl. Sauerstoffmangel
Uracil 382, 383
Urämie 122
Urämische Anämie 139
— —, Serumeisenwerte 123
Uranil 578
Urease 348
L-Ureidobernsteinsäure 383
Urethan, Amphibienkeime 642
—, multiples Lungenadenom 647
—, Porphyrinurie 273
Ureteranlage, Atresie 635
Uricase 382
Uridindiphosphat 297
Uridindiphosphatglucose 316
Uridin-diphosphat-glucuronsäure 317
Uridintriphosphat 316
Uridintriphosphorsäure 297
Uridylsäure 297
Urobilin 205, 233—238, 268, 374—376
—, Cornealring 168
d-Urobilin 237
i-Urobilin 237
Urobilinogen 205, 234—238, 376
—, Höhenanpassung 554
Urogenitalsystem, Mißbildungen, erbliche 640
Urocaninsäure 346
Urochrom B 268
Uroerythrin 268
Uroporphyrin 68, 141, 205, 228, 231, 232, 241, 371
— I 371, 372
— III 371, 372
Uroporphyrinurie I bei Scirus niger 229
Urticaria pigmentosa, Kupfer 159, 160

Vacuolen, elektronenoptisch 580
—, in Herzmuskelfasern, Malonat 609, 610
—, sudannegativ 575
Vacuolige Veränderung, Hemmung der ATP-Bildung 585
— —, Unterdruck 580, 611
Vacuolisierung des Herzmuskels 579
— im Läppchenzentrum der Leber 575, 576, 578, 579, 587, 594, 596
Vacuolisierung von Nierenepithel 580
Vagotonie 748
Vagotoniker 744
Vagus, cervicaler, Durchtrennung, EKG 604
Vagusreiz, Herz 708
Vagusstoff, Acethylcholin 700
Valin 327, 328, 332
Vanadium 1, 73
Vascularisation, erhöhte, Höhenbewohner 550
Vasoconstrictoren 736
Vasodilatoren 736, 738
Vasomotorische Veränderungen, fleckförmige, Parenchymnekrosen 626
Venendruck, erhöhter, Höhenbewohner 549
Ventilationsgröße und Gasspannung 513, 514, 547, 562
Ventrikel, linker 606, 609
—, rechter 605—607
Ventrikelblutung, Serumeisenspiegel 149
Ventrikelseptumdefekt 644
— bei Schwangerschaft 643
Veratrin 689
—, Destabilisator 714
Verblutung 577
Verbrennung 123
— und autochthones Gehirneisen 144
—, Milzpulpahämosiderose 114
—, Regenerationshemmung roter Blutkörperchen 114
Verdoglobin 205, 210, 234, 237, 238, 255, 260, 373
— S s. Sulfhämoglobin
Verdohämin 224
Verdoperoxydase 224, 435, 436
Verfettung der Herzmuskelfasern 599, 602
— des Herzmuskels, hypoxämische 602
— der Leberläppchenperipherie, Hunger 584
—, lipämisch transportativ 584
— des Leberparenchyms 581 ff., 594
— —, toxische 570, 584, 591

Sachverzeichnis. 861

Verfettung des Leberparenchims, zentrale, Anämie 571, 572
Verkürzungszustand des Muskels 711, 712
Verletzungsstrom eines Nerven 713
Verschattungen der Lunge im Röntgenbild 124, 125
Vestibularreizung, Serumeisenspiegel 149
Vinylamin, Nekrose tubulären Nierenepithels 570
Viruspneumonien, Siderosen 114
Vitamin A 264
— A-Esterase 389
— B 265, 384
— B_1 264, 692
— B_1, Kupfer 167
— B_1-Mangel bei Alkoholismus 167
— — und Mangan 72
— B_2 574
— B_4 574
— B_6 265
— B_6, Aminosäurenaufnahme 326
— B^6 vgl. Pyridoxal 326
— B_{12} 2, 42, 47, 262, 265, 269, 270, 335, 351
— B_{12}, antiperniziöser Wirkstoff 65
— B_{12} und Kobalt 65
— C und Catechin 137
— C und Eisen 137
— C, Mangel 265
— C und Nahrungseisen 16
— D 172, 265, 364
— E 350, 430, 431, 574
— K 265, 430
Vitamine 574
Vitaminmangel 264, 265
Vitiligoflecken, Kupfer 159

Wachstumshemmung, Morbus caeruleus 645
Wadenkrampf 738
Wärmeenergie, extensive Größe 443
—, intensive Größe 443
Wärmetönung 441
Wärmewanderung 441
Wäschetinte, Methämoglobin 258
WALDENSTRÖMsches Uroporphyrin 68
WARBURG-KEILIN-System 227, 405, 420, 421, 427

WARBURG-KEILIN-System vgl. Atmungskette, Cytochrom-Cytochromoxydase-System
WARBURGsches Atmungsferment 431, 472
— — s. sauerstoffübertragendes Ferment der Atmung
Wasseranreicherung im Cytoplasma 596
Wasserausgliederung, vacuolige 581
Wasserstoffacceptoren 408, 419
—, Methylenblau 419, 420
Wasserstoffdonator 456
Wasserstoffionenkonzentration im Blut bei Sauerstoffmangel 513
Wasserstoffliefernde Reaktionen 414
Wasserstofflieferung beim Fettsäureabbau 414, 415
Wasserstoffperoxyd und Katalase 205, 210
— vgl. Hydroperoxyd
Wasserstofftransport der Pyridinfermente 418
Wiederbelebungszeit, perakute Hypoxie 505
WIELANDsche Dehydrierungstheorie 223
WERNICKEsche Encephalopathie 173
Willensfreiheit 751
Willkürtätigkeit 737
WILSONsche Krankheit, Cu^{64} 158
WILSON-WESTPHAL-STRÜMPELLsche Krankheit 151, 165
Wismutvergiftung 266
WOOD-WERKMAN-Reaktion 310
Wundstarrkrampf 744, 745, 747

Xanthin 380, 382
Xanthinoxydase 291, 292, 295, 382, 386
Xanthurensäure 344
D(+)-Xylose 320
D-Xylose-1-phosphat 319
L(+)-Xylulose 320

Yohimbin 713, 730

Zahn, Hartsubstanzen 140, 141
Zellarbeit und Struktur 447 ff.
Zellatmung 293
—, Definition 409
—, fermentative, Hemmung 594

Zellatmung, Grundzüge 396 ff.
—, Histochemie 227
—, Physiologie 461 ff.
—, —, allgemeine 395 ff.
—, Regulation 461 ff.
— schematische Darstellung 396 ff.
Zellenergetik, Schema 450
Zellerregung 683, 711 ff.
Zellfunktion, Ionenkonzentration 694
Zelle, Funktion und Bau 740
Zellhämine 6, 225, 226
Zellkern Proteinsynthese 388
Zellkerne, Proteasen 389
Zellschichten als Potentialquellen 721 ff.
Zellstrukturen und Stoffwechselprozesse 386 ff.
ZENKERsche Degeneration der Skeletmuskulatur 131
Zentralnervensystem, Eisenpigmentablagerung 97, 98, 126
—, Fehlbildungen, Sauerstoffmangel 638, 640
—, Hypoxydose 614 ff.
—, Kupfer 172
—, Plastizität 737
—, Ruhepotentiale 721
Zink, Bindung an Insulin 68, 69
—, Carbanhydrase 2, 69, 70, 87, 212
—, Carcinoide 87
—, Carcinom 87
—, Fermente 70
—, Hormondrüsen 69
—, Kupfer 175
— in Leucocyten 70
— in Malignomen 69
— in Megalocyten 69
—, Nachweis 67
—, Pankreasinseln 87
—, Resorption 3, 68
—, Speicherung 68
—, Transport 68
—, Verteilung 68, 69
Zinkgehalt der Prostata 87
Zinkkoproporphyrin 68
Zinkmangeldiät 70
Zinkvergiftungen 70
Zinn, Porphyrinurie 273
Zottenmelanose des Dünndarmes 126
Zuckerhunger des Gehirns 173
Zungenschleimhaut, Atrophie, Eisenmangel 145
Zustandsgrößen 442
Zymohexaseaktivität 2

GPSR Compliance

The European Union's (EU) General Product Safety Regulation (GPSR) is a set of rules that requires consumer products to be safe and our obligations to ensure this.

If you have any concerns about our products, you can contact us on

ProductSafety@springernature.com

In case Publisher is established outside the EU, the EU authorized representative is:

Springer Nature Customer Service Center GmbH
Europaplatz 3
69115 Heidelberg, Germany

www.ingramcontent.com/pod-product-compliance
Lightning Source LLC
Chambersburg PA
CBHW081504230426
43749CB00030B/836